CB018545

Microbiologia

6ª edição

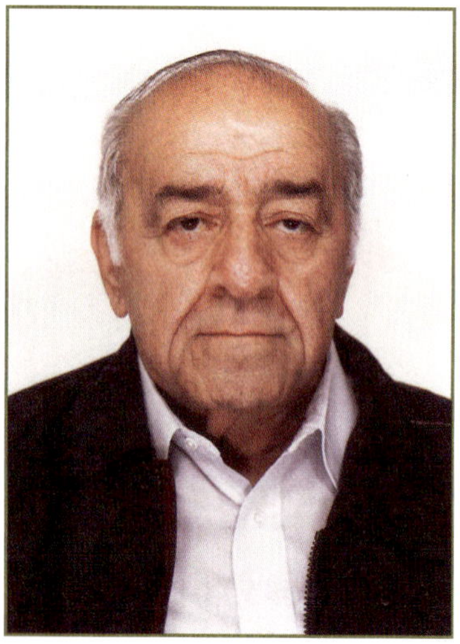

Professor Trabulsi
in memoriam

Luiz Rachid Trabulsi, maranhense, nascido em 18/08/1927.
Médico formado pela Universidade Federal da Bahia e Doutor em Medicina pela Universitats Klinic da Alemanha e pela Universidade de São Paulo.
Chegou a Professor Titular tanto na Escola Paulista de Medicina, atual UNIFESP, como na Universidade de São Paulo. Nesta última, recebeu o título de Professor Emérito do Instituto de Ciências Biomédicas.
Trabalhava no Laboratório de Bacteriologia do Instituto Butantan, quando faleceu em 05/06/2005.
Foi um dos pesquisadores mais produtivos do Brasil, tendo publicado cerca de duzentos trabalhos científicos, com destaque no estudo das Escherichia coli *diarreicogênicas.*
Sua importância à Microbiologia foi reconhecida quando a comunidade científica indicou e aceitou a designação de dois micro-organismos com seu nome: Koserella trabulsii *e* Trabulsiella guamensis.
Orientou inúmeros alunos de graduação e pós-graduação, exercendo sua liderança científica e competência, aliada ao seu espírito paternalista, tornando-se amigo e muito admirado por aqueles com os quais conviveu ao longo de sua trajetória.

TRABULSI-ALTERTHUM

MICROBIOLOGIA

6ª edição

Editores

LUIZ RACHID TRABULSI
Professor Emérito do Instituto de Ciências Biomédicas da Universidade de São Paulo. Professor Titular de Microbiologia (aposentado) do Instituto de Ciências Biomédicas da Universidade de São Paulo. Professor Titular de Microbiologia (aposentado) da Escola Paulista de Medicina, atual UNIFESP

FLAVIO ALTERTHUM
Professor Emérito da Faculdade de Medicina de Jundiaí. Professor Titular de Microbiologia (aposentado) da Faculdade de Medicina de Jundiaí. Professor Titular de Microbiologia (aposentado) do Instituto de Ciências Biomédicas da Universidade de São Paulo.

Editores Setoriais

Bacteriologia Básica
FLAVIO ALTERTHUM

Bacteriologia Médica
MARINA BAQUERIZO MARTINEZ
LEILA CARVALHO CAMPOS

Micologia
OLGA FISCHMAN GOMPERTZ
WALDEREZ GAMBALE

Virologia
MARIA LUCIA RÁCZ

Atheneu

EDITORA ATHENEU

São Paulo — Rua Jesuíno Pascoal, 30
Tel.: (11) 2858-8750
Fax: (11) 2858-8766
E-mail: atheneu@atheneu.com.br

Rio de Janeiro — Rua Bambina, 74
Tel.: (21) 3094-1295
Fax: (21) 3094-1284
E-mail: atheneu@atheneu.com.br

Belo Horizonte — Rua Domingos Vieira, 319 — Conj. 1.104

PRODUÇÃO EDITORIAL: Sandra Regina Santana
CAPA: Telma Alves Monezi
CRÉDITO DAS FIGURAS DOS CAPÍTULOS DE BACTERIOLOGIA BÁSICA: Telma Alves Monezi
CRÉDITO DAS FIGURAS DOS CAPÍTULOS DE BACTERIOLOGIA: Dra. Vanessa Bueris
CRÉDITO DAS FIGURAS DOS CAPÍTULOS DE MICOLOGIA: Telma Alves Monezi

Dados Internacionais de Catalogação na Publicação (CIP)
(Câmara Brasileira do Livro, SP, Brasil)

Microbiologia / editores Luiz Rachid Trabulsi, Flavio Alterthum. -- 6. ed. -- São Paulo: Editora Atheneu, 2015.

Vários editores setoriais.
Vários colaboradores.
ISBN 978-85-388-0677-6

1. Microbiologia I. Trabulsi, Luiz Rachid, 1927-2005. II. Alterthum, Flavio.

CDD-579
15-08324 NLM-QW 200

Índice para catálogo sistemático:

1. Microbiologia 579

TRABULSI, L.R.; ALTERTHUM F.
Microbiologia, 6ª ed.

Colaboradores

Agostino Strina – *Médico, Pesquisador Associado, Instituto de Saúde Coletiva da Universidade Federal da Bahia (UFBA).*

Ana Carolina Bernardes Terzian – *Pós-doutoranda do Departamento de Doenças Dermatológicas, Infecciosas e Parasitárias da Faculdade de Medicina de São José do Rio Preto, SP.*

Ana Carolina de Mello Santos – *Doutora em Ciências. Colaboradora da Disciplina de Microbiologia do Departamento de Microbiologia, Imunologia e Parasitologia da Universidade Federal de São Paulo (DMIP/UNIFESP).*

Ana Carolina Paulo Vicente – *Laboratório de Genética Molecular de Micro-organismos, Instituto Oswaldo Cruz, Fiocruz, Rio de Janeiro, Brasil.*

Ana Carolina Ramos Moreno – *Pós-doutoranda do Instituto de Ciências Biomédicas da Universidade de São Paulo.*

Ana Luíza Mattos-Guaraldi – *Laboratório de Difteria e Corinebactérias de Importância Clínica (LDCIC). Centro Colaborador para Difteria/SVS/MS. Faculdade de Ciências Médicas na Universidade do Estado do Rio de Janeiro (UERJ).*

Ana Paula Silva de Lemos – *Pesquisadora Científica VI, Instituto Adolfo Lutz.*

Angela Freitas Almeida – *Professora Associada da Universidade do Estado do Rio de Janeiro (UERJ).*

Antonio Carlos Rosário Vallinoto – *Professor Associado, Laboratório de Virologia do Instituto de Ciências Biológicas da Universidade Federal do Pará (UFPA).*

Beatriz Ernestina Cabilio Guth – *Professora Associada do Departamento de Microbiologia, Imunologia e Parasitologia da Universidade Federal de São Paulo (DMIP/UNIFESP).*

Benedito Corrêa – *Professor Titular do Departamento de Microbiologia do Instituto de Ciências Biomédicas da Universidade de São Paulo (USP).*

Carla Romano Taddei – *Professora Assistente do Curso de Obstetrícia da Escola de Artes, Ciências e Humanidades da Universidade de São Paulo (USP) – Zona Leste.*

Carlos Frederico Martins Menck – *Professor Titular de Microbiologia do Departamento de Microbiologia do Instituto de Ciências Biomédicas da Universidade de São Paulo (USP).*

Carlos Pelleschi Taborda – *Professor Associado do Departamento de Microbiologia do Instituto de Ciências Biomédicas da Universidade de São Paulo (USP).*

Celidéia Aparecida Coppi Vaz – *Professora Aposentada do Departamento de Imunologia do Instituto de Ciências Biomédicas da Universidade de São Paulo (USP).*

Claudete Rodrigues Paula – *Professora Aposentada do Departamento de Microbiologia do Instituto de Ciências Biomédicas da Universidade de São Paulo (USP). Professora Sênior da Faculdade de Odontologia da USP.*

Daniela Leite – *Pesquisadora Científica do Instituto Adolfo Lutz, Centro de Bacteriologia, Núcleo de Doenças Entéricas e Infecções por Patógenos Especias, Laboratório de Pertussis.*

Dario S. Zamboni – *Departamento de Biologia Celular e Molecular e Bioagentes Patogênicos, Faculdade de Medicina de Ribeirão Preto, Universidade de São Paulo (USP).*

Denise Silvina Piccini Quintas Horton – *Doutorado em Ciências Biológicas (Biologia Molecular) pela Universidade Federal de São Paulo/Escola Paulista de Medicina (UNIFESP/EPM); Pesquisadora Científica V, Laboratório de Bacteriologia do Instituto Butantan, São Paulo, SP.*

Diógenes Santiago Santos – *PhD; Professor Titular da Faculdade de Farmácia da Pontifícia Universidade Católica do Rio Grande do Sul (PUC-RS). Coordenador do Instituto Nacional de Ciência Tecnologia em Tuberculose/MCTI/CNPq/MS/DECIT.*

Doroti de Oliveira Garcia – *Pesquisadora Científica do Centro de Bacteriologia do Instituto Adolfo Lutz, São Paulo.*

Eliane de Oliveira Ferreira – *Professora Adjunto da Universidade Federal do Rio de Janeiro (UFRJ) – Polo Xerém.*

Elsa Masae Mamizuca – *Professora Doutora da Faculdade de Ciências Farmacêuticas da Universidade de São Paulo (USP).*

Enrique Boccardo – *Professor Doutor do Departamento de Microbiologia do Instituto de Ciências Biomédicas da Universidade de São Paulo (USP).*

Gabriel Padilla – *Professor Associado do Departamento de Microbiologia do Instituto de Ciências Biomédicas da Universidade de São Paulo (USP).*

Heriberto Fernandez – *Professor Titular do Instituto de Microbiologia Clínica da Faculdade de Medicina da Universidade Austral do Chile, Valdívia, Chile.*

Hugo Reis Resque – *Doutorando do Departamento de Microbiologia do Instituto de Ciências Biomédicas da Universidade de São Paulo (USP).*

Igor Mimica Mimica – *Professor Titular de Microbiologia da Faculdade de Ciências Médicas da Santa Casa de São Paulo (FCMSCSP).*

Ivanete Kotait – *Pesquisadora Científica do Instituto Pasteur da Secretaria da Saúde de São Paulo.*

John Anthony McCulloch – *Professor Adjunto da Universidade Federal do Pará (UFPA).*

Jorge Timenetsky – *Professor Associado do Instituto de Ciências Biomédicas da Universidade de São Paulo (USP).*

José Alberto Neves Candeias – *Professor Titular Aposentado de Microbiologia do Departamento de Microbiologia do Instituto de Ciências Biomédicas da Universidade de São Paulo (USP).*

Juliana I. Hori – *Departamento de Biologia Celular e Molecular e Bioagentes Patogênicos da Faculdade de Medicina de Ribeirão Preto da Universidade de São Paulo (FMUSP).*

Juliana Pfrimer Falcão – *Professora Doutora do Departamento de Análises Clínicas, Toxicológicas e Bromatológicas da Faculdade de Ciências Farmacêuticas de Ribeirão Preto da Universidade de São Paulo (USP).*

Kátia Brandt – *Professora Adjunta do Departamento Materno-infantil da Universidade Federal de Pernambuco (UFPE).*

Kelly Ishida – *Professora Assistente Doutora do Departamento de Microbiologia do Instituto de Ciências Biomédicas da Universidade de São Paulo (USP).*

Lara Mendes de Almeida – *Pós-doutoranda da Faculdade de Ciências Farmacêutica da Universidade de São Paulo (USP).*

Larissa D. Cunha – *Departamento de Biologia Celular e Molecular e Bioagentes Patogênicos da Faculdade de Medicina de Ribeirão Preto da Universidade de São Paulo (FMUSP).*

Leandro Araujo Lobo – *Professor Adjunto do Departamento de Microbiologia Médica do Instituto de Microbiologia Paulo de Góes da Universidade Federal do Rio de Janeiro (UFRJ).*

Leila Carvalho Campos – *Pesquisadora em Saúde Pública do Centro de Pesquisas Gonçalo Moniz, Fiocruz, Salvador, Bahia.*

Lena Líllian Canto de Sá Morais – *Seção Ambiental do Instituto Evandro Chagas, Ananindeua, Pará, Brasil.*

Leticia Barboza Rocha – *Pós-doutoranda do Instituto Butantan, Laboratório de Bacteriologia do Instituto Butantan, São Paulo, SP.*

Lucas Gonçalves Ferreira – *Pós-doutorando da Faculdade de Ciências Farmacêuticas da Universidade de São Paulo (USP).*

Lúcia Martins Teixeira – *Professora Titular do Instituto de Microbiologia da Universidade Federal do Rio de Janeiro (UFRJ).*

Luiz Augusto Basso – *PhD; Professor Adjunto da Faculdade de Biologia da Pontifícia Universidade Católica do Rio Grande do Sul (PUC-RS).*

Luiz Fernando Almeida Machado – *Professor Associado do Laboratório de Virologia do Instituto de Ciências Biológicas da Universidade Federal do Pará (UFPA).*

Lycia Mara Jenné-Mímica – *Professora Adjunta da Faculdade de Ciências Médicas da Santa Casa de São Paulo (FCMSCSP).*

Magda Carneiro-Sampaio – *Professora Titular do Departamento de Pediatria da Faculdade de Medicina da Universidade de São Paulo (FMUSP).*

Marcelo Jenné Mimica – *Professor da Faculdade de Ciências Médicas da Santa Casa de São Paulo.*

Marcia Regina Franzolin – *Pesquisadora Científica III do Instituto Butantan, São Paulo, SP.*

Maria Candida de Souza Ferreira – *Professora Adjunta. Departamento de Microbiologia Médica do Instituto de Microbiologia Paulo de Góes da Universidade Federal do Rio de Janeiro (UFRJ).*

Maria Lucia Rácz – *Professora Associada Aposentada do Departamento de Microbiologia do Instituto de Ciências Biomédicas da Universidade de São Paulo (USP).*

Maria Luiza Carrieri – *Pesquisadora Científica do Instituto Pasteur da Secretaria da Saúde de São Paulo.*

Maria Teresa Destro – *Diretora Científica para a América Latina do Laboratório Bio Mérieux.*

Marina Baquerizo Martinez – *Professora Titular do Departamento de Análises Clínicas e Toxicológicas da Faculdade de Ciências Farmacêuticas da Universidade de São Paulo (USP).*

Marinês Dalla Valle Martino – Professora da Faculdade de Ciências Médicas da Santa Casa de São Paulo.

Mario Henrique de Barros – *Professor Associado do Departamento de Microbiologia do Instituto de Ciências Biomédicas da Universidade de São Paulo (USP).*

Marluísa de Oliveira Guimarães Ishak – *Professora Associada do Laboratório de Virologia do Instituto de Ciências Biológicas da Universidade Federal do Pará (UFPA).*

Marta Oliveira Domingos – *Pesquisadora Científica I do Instituto Butantan, São Paulo, SP.*

Maurício Lacerda Nogueira – *Professor Adjunto do Departamento de Doenças Dermatológicas, Infecciosas e Parasitárias da Faculdade de Medicina de São José do Rio Preto, SP.*

Maurício Lima Barreto – *Professor Titular do Instituto de Saúde Coletiva da Universidade Federal da Bahia (UFBa)*

Michel Abanto Marin – *Laboratório de Genética Molecular de Micro-organismos do Instituto Oswaldo Cruz, Fiocruz, Rio de Janeiro.*

Nilton Lincopan – *Professor Associado do Departamento de Microbiologia do Instituto de Ciências Biomédicas da Universidade de São Paulo (USP).*

Olga Fischman Gompertz – *Professora Aposentada do Departamento de Microbiologia, Imunologia e Parasitologia da Universidade Federal de São Paulo (DMIP/UNIFESP).*

Osvaldo Augusto Sant'Anna – *Pesquisador Científico VI do Laboratório de Imunoquímica do Instituto Butantan, São Paulo, SP.*

Paula Ristow – *Professora Adjunta do Instituto de Biologia da Universidade Federal da Bahia (UFBa)*

Raphael Hirata Júnior – *Laboratório de Difteria e Corinebactérias de Importância Clínica (LDCIC). Centro Colaborador para Difteria/SVS/MS. Faculdade de Ciências Médicas da Universidade do Estado do Rio de Janeiro (UERJ).*

Regina Maria Cavalcanti Pilotto Domingues – *Professora Associada do Departamento de Microbiologia Médica do Instituto de Microbiologia Paulo de Góes da Universidade Federal do Rio de Janeiro (UFRJ).*

Ricardo Ishak – *Professor Titular do Laboratório de Virologia do Instituto de Ciências Biológicas da Universidade Federal do Pará (UFPA).*

Rita de Cassia Ruiz – *Pesquisadora Científica do Laboratório de Bacteriologia do Instituto Butantan de São Paulo.*

Roberto Antonio de Souza – *Doutor em Ciências na Área de Biociências Aplicadas à Farmácia pelo Programa de Pós-graduação em Biociências Aplicadas à Farmácia da Faculdade de Ciências Farmacêuticas de Ribeirão Preto da Universidade de São Paulo (USP).*

Roberto Nepomuceno de Souza Lima – *Pós-doutorando do Laboratório de Bacteriologia do Instituto Butantan, São Paulo, SP.*

Rodrigo Gay Ducati – *PhD; Pesquisador Associado do Departamento de Bioquímica do Albert Einstein College of Medicine, New York, EUA.*

Rodrigo Tavanelli Hernandes – *Departamento de Microbiologia e Imunologia do Instituto de Biociências da Universidade Estadual Paulista (UNESP) – Botucatu.*

Rosa Maria Silva – *Professora Associada da Disciplina de Microbiologia, Departamento de Microbiologia, Imunologia e Parasitologia da Universidade Federal de São Paulo (DMIP/UNIFESP).*

Rosemeire Cobo Zanella – *Pesquisador Científico VI, Centro de Bacteriologia, Instituto Adolfo Lutz, São Paulo.*

Roxane Maria Fontes Piazza – *Doutorado em Ciências na Área de Biologia da Relação Patógeno-Hospedeiro pela Universidade de São Paulo (USP). Pesquisadora Científica VI do Laboratório de Bacteriologia do Instituto Butantan, São Paulo, SP.*

Sérgio Olavo Pinto da Costa – *Professor Titular de Genética do Instituto de Biociências da Universidade de São Paulo (USP).*

Silvia Yumi Bando – *Pós-doutoranda do Departamento de Microbiologia do Instituto de Ciências Biomédicas da Universidade de São Paulo (USP).*

Silvio Vasconcelos – *Professor Titular da Faculdade de Medicina Veterinária da Universidade de São Paulo (USP).*

Sylvia Cardoso Leão – *MD, PhD; Professora Associada III da Escola Paulista de Medicina da Universidade Federal de São Paulo (EPM/UNIFESP).*

Tânia Aparecida Tardelli Gomes – *Professora Associada Livre-docente do Departamento de Microbiologia, Imunologia e Parasitologia da Universidade Federal de São Paulo (DMIP/UNIFESP).*

Tatiana de Castro Abreu Pinto – *Professora Adjunta do Instituto de Microbiologia Paulo de Goes da Universidade Federal do Rio de Janeiro (UFRJ).*

Telma Alves Monezi – *Mestre em Ciências pelo Departamento de Microbiologia e Doutoranda pelo Departamento de Biologia Celular do Instituto de Ciências Biomédicas da Universidade de São Paulo (USP).*

Thabata Alessandra Ramos Caruso – *Doutora pelo Departamento de Microbiologia do Instituto de Ciências Biomédicas da Universidade de São Paulo (USP).*

Valquíria Bueno – *Departamento de Microbiologia, Imunologia e Parasitologia da Universidade Federal de São Paulo (DMIP-UNIFESP)*

Vânia Lúcia Carreira Merquior – *Professora Associada da Faculdade de Ciências Médicas da Universidade do Estado do Rio de Janeiro (UERJ).*

Veridiana Munford – *Doutora pelo Departamento de Microbiologia do Instituto de Ciências Biomédicas da Universidade de São Paulo (USP).*

Vinicius Buccelli Ribeiro – *Pós-doutorando da Faculdade de Ciências Farmacêuticas da Universidade São Paulo (USP).*

Waldemar Francisco – *Professor Assistente da Faculdade de Ciências Médicas da Santa Casa de São Paulo (FCMSCSP)*

Walderez Gambale – *Professor Aposentado do Departamento de Microbiologia do Instituto de Ciências Biomédicas da Universidade de São Paulo (USP). Professor Titular do Departamento de Morfologia e Patologia Básica da Faculdade de Medicina de Jundiaí.*

Waldir Pereira Elias Junior – *Pesquisador Científico IV do Laboratório de Bacteriologia do Instituto Butantan, São Paulo, SP.*

Dedicatória

Dedico esta edição ao meu irmão Thomaz Alterthum, exemplo de cidadão brasileiro, honesto, batalhador e capaz de motivar e engrandecer àqueles que estão a sua volta.

Flavio Alterthum

Agradecimentos

Agradeço a todos os atuais colaboradores e àqueles que colaboraram em edições anteriores, pois sem eles, esta obra jamais seria concretizada. Agradeço a Telma Alves Monezi, autora de muitas ilustrações, bem como a capa desta nova edição.

Flavio Alterthum

Nota do Editor

Já na edição anterior havia chamado à atenção dos leitores que teriam a oportunidade de encontrar e ler várias vezes palavras com grafias diferentes, mas com significados iguais. Por exemplo, lipídios, lipídeos, lípides; mesossoma e mesossomo etc. Algumas palavras que não existiam na língua portuguesa e foram criadas, "apropriadas", a partir de traduções já consagradas como, por exemplo, os nomes dos antibióticos. Canamicina ou kanamicina; azotreonam ou aztreonam; carbapenem ou carbapenema? Outras como "quorum sensum" e "shift frame" ainda aguardam uma versão aceita pela maioria dos pesquisadores e professores. Isto acontece porque a influência do mundo moderno, informatizado, tecnologicamente evoluído, traz mudanças muito rápidas e nem sempre são acompanhadas com mudanças "oficiais" igualmente rápidas.

Prefácio da Sexta Edição

O Professor Luiz Rachid Trabulsi faleceu em 2005 e, portanto, não participou da elaboração da 5ª e nem desta edição, mas a obra continua com seu nome e que isto lhe sirva de homenagem por todos nós prestada e que tivemos a oportunidade de conviver com ele.

A ciência não para e novos conhecimentos são divulgados numa velocidade e quantidade incríveis. A microbiologia, como todas as outras ciências tem tido seus avanços e uma nova edição do livro "Microbiologia" já se fazia necessário. Claro, está que nem todos novos conhecimentos foram introduzidos nesta nova edição, mas os autores de capítulos tiveram oportunidade de rever, atualizar e corrigir eventuais erros; novos autores foram convidados e trouxeram novas formas de apresentação visando sempre melhorar e tornar mais claro os conteúdos dos seus capítulos.

Estou ciente de que nosso livro tem atendido a alunos de graduação e pós-graduação, profissionais e pesquisadores da área da microbiologia envolvendo a saúde. Algumas vezes com informações a mais do que o necessário para os cursos de graduação e neste caso é importante que os professores façam seus ajustes; outras vezes as informações e o conteúdo, estão na medida certa e aí esperamos satisfazer plenamente os leitores. Para aqueles que desejam ir além, temos sempre uma bibliografia recomendada no final de cada capítulo.

Chamo a atenção para a enorme variedade de bactérias, fungos e vírus citados e estudados em maior ou menor profundidade. Foram mais de duas centenas!

Estamos certamente abertos a receber críticas, sugestões e informações sobre erros encontrados.

São Paulo, outubro de 2015

Flavio Alterthum

Prefácio da Quinta Edição

Após a impressão da 4ª edição, revisada e atualizada em 2005, o Professor Trabulsi e eu já pensávamos na 5ª edição, pois, assim que a concluímos, começaram a aparecer a "olhos vistos" pontos e aspectos que poderiam ser melhorados, além da incorporação de novos conhecimentos.

Infelizmente, para todos nós, o Professor Trabulsi veio a falecer.

Pensei se deveria, poderia e seria capaz de assumir a tarefa de editar a 5ª edição. Conversamos com a família do Professor sobre a manutenção do nome no título da obra e houve concordância. Entrei em contato com os colaboradores e houve unanimidade em participar desta edição que ficará como uma homenagem nossa ao Professor Trabulsi e à sua família.

Praticamente todos os capítulos foram atualizados por seus autores, muitos deles com novas ilustrações. Introduzimos um novo capítulo de "Doenças Sexualmente Transmissíveis" como forma de atender a vários pedidos de estudantes que desejavam ter a oportunidade de estudar um texto completo e comparativo das DST.

O "Apêndice" da 4ª edição foi transformado em capítulo e inserido no Setor da Bacteriologia.

Do ponto de vista formal, introduzimos novas ilustrações, ganhamos cores e modernizamos o visual.

Esperamos que, com estas modificações, o livro continue a ser útil aos seus leitores. Tenho observado que tanto alunos de graduação, pós-graduação e especialização têm encontrado um respaldo teórico de boa qualidade nesta obra.

Estamos certamente abertos a receber críticas, sugestões e informações sobre erros encontrados.

São Paulo, verão de 2008

Flavio Alterthum

Sumário

Parte 1 — Bacteriologia Básica

Parte 2A — Bacteriologia Médica Geral

Parte 2B — Bactérias Patogênicas

Parte 4A — Virologia Geral

Parte 4B — Virologia Especial

Parte 5 — Doenças Sexualmente Transmissíveis por Bactérias, Fungos e Vírus

PARTE 1

Bacteriologia Básica

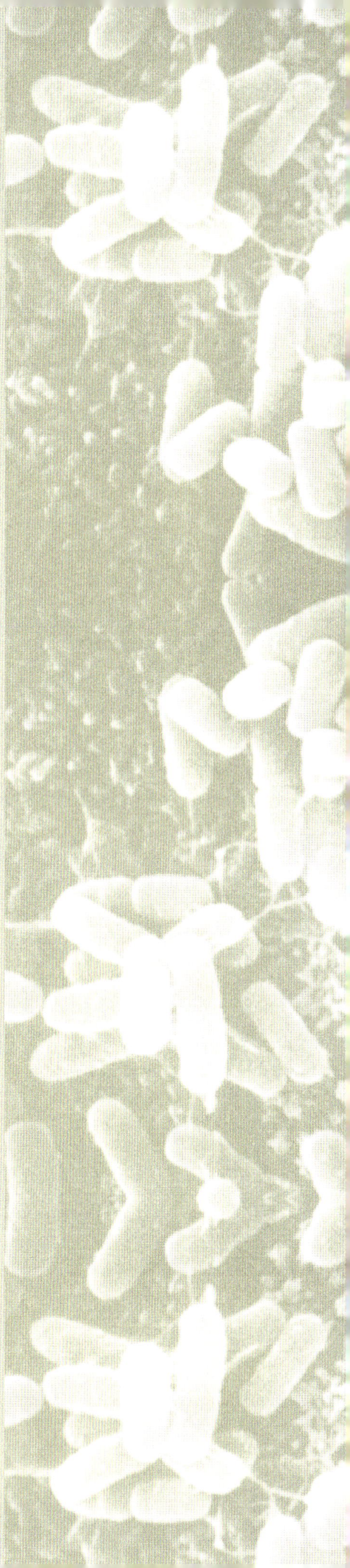

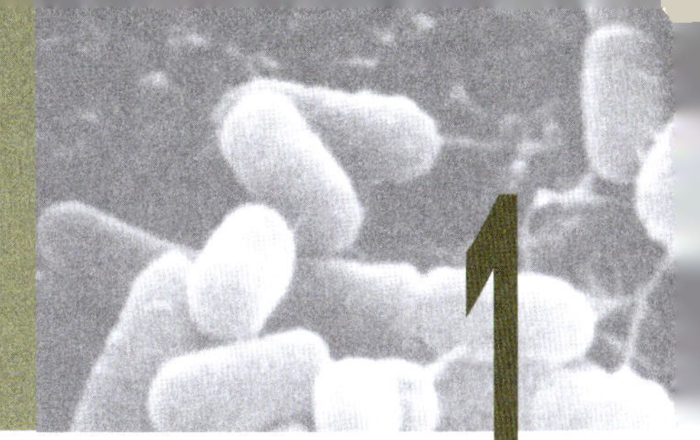

Flavio Alterthum

1

Classificação dos Seres Vivos e Abrangência da Microbiologia

A partir da descoberta e do início dos estudos dos micro-organismos, ficou claro que a divisão dos seres vivos em dois reinos, animal e vegetal, era insuficiente. O zoólogo E. H. Haeckel, em 1866, sugeriu a criação de um terceiro reino, denominado Protista, englobando bactérias, algas, fungos e protozoários. Esta classificação mostrou-se satisfatória até que estudos mais avançados sobre ultraestrutura celular demonstraram duas categorias de células: as procarióticas e as eucarióticas. Na primeira, o equivalente nuclear representado por um único cromossomo não é circundado pela membrana nuclear e, nas eucarióticas, o núcleo é limitado pela membrana nuclear apresentando no seu interior vários cromossomos. Assim, em 1969, R. H. Wittaker propôs a expansão da classificação sugerida por Haeckel, baseada não só na organização celular, mas também na forma de obter energia e alimento em cinco reinos: Animais, Plantas, Fungos, Protistas (microalgas e protozoários) e Monera (bactérias e algas azul-verdes) conforme pode ser visto na Figura 1.1. A Tabela 1.1 resume as principais diferenças entre células pró e eucarióticas. Estudando as similaridades e diferenças do RNA ribossômico, C. Woese propôs, em 1979, uma nova classificação para os seres vivos: Domínio ou suprarreino Arqueobactéria (incluindo bactérias metanogênicas, bactérias termófilas, bactérias acidófilas e bactérias halófilas); domínio ou suprarreino Eubactéria (incluindo as demais bactérias e as cianobactérias) e domínio ou suprarreino Eucarioto (incluindo plantas, animais, fungos, protozoários e algas) (Figura 1.2).

Qualquer que seja a classificação adotada, a microbiologia ainda é o ramo da biologia que estuda os seres vivos microscópicos nos seus mais variados aspectos como morfologia, estrutura, fisiologia, reprodução, genética, taxonomia e também a interação com outros seres e com o meio ambiente.

A microbiologia abrange, ainda, o estudo das aplicações industriais dos micro-organismos, embora a tendência atual seja deixar esta função para a biotecnologia.

Tabela 1.1
Principais Diferenças entre Células Procarióticas e Eucarióticas

Características	*Célula Procariótica*	*Célula Eucariótica*
Tamanho	em média de 1 a 5 μm	Acima de 25 μm
Número de cromossomos	1, circular	Mais de um, lineares
Membrana nuclear	Ausente	Presente
Aparelho mitótico	Ausente	Presente
Mitocôndrias	Ausente	Presente
Cloroplastos	Ausente	Presente em plantas
Aparelho de Golgi	Ausente	Presente
Retículo endoplasmático	Ausente	Presente
Lisossomos	Ausentes	Presentes
Ribossomos	70S, distribuídos no citoplasma	80S, ligados a membranas
Membrana citoplasmática	Sem esterol	Com esterol
Peptideoglicano	Presente*	Ausente

* Ausente em *Mollicutes* e arqueobactérias.

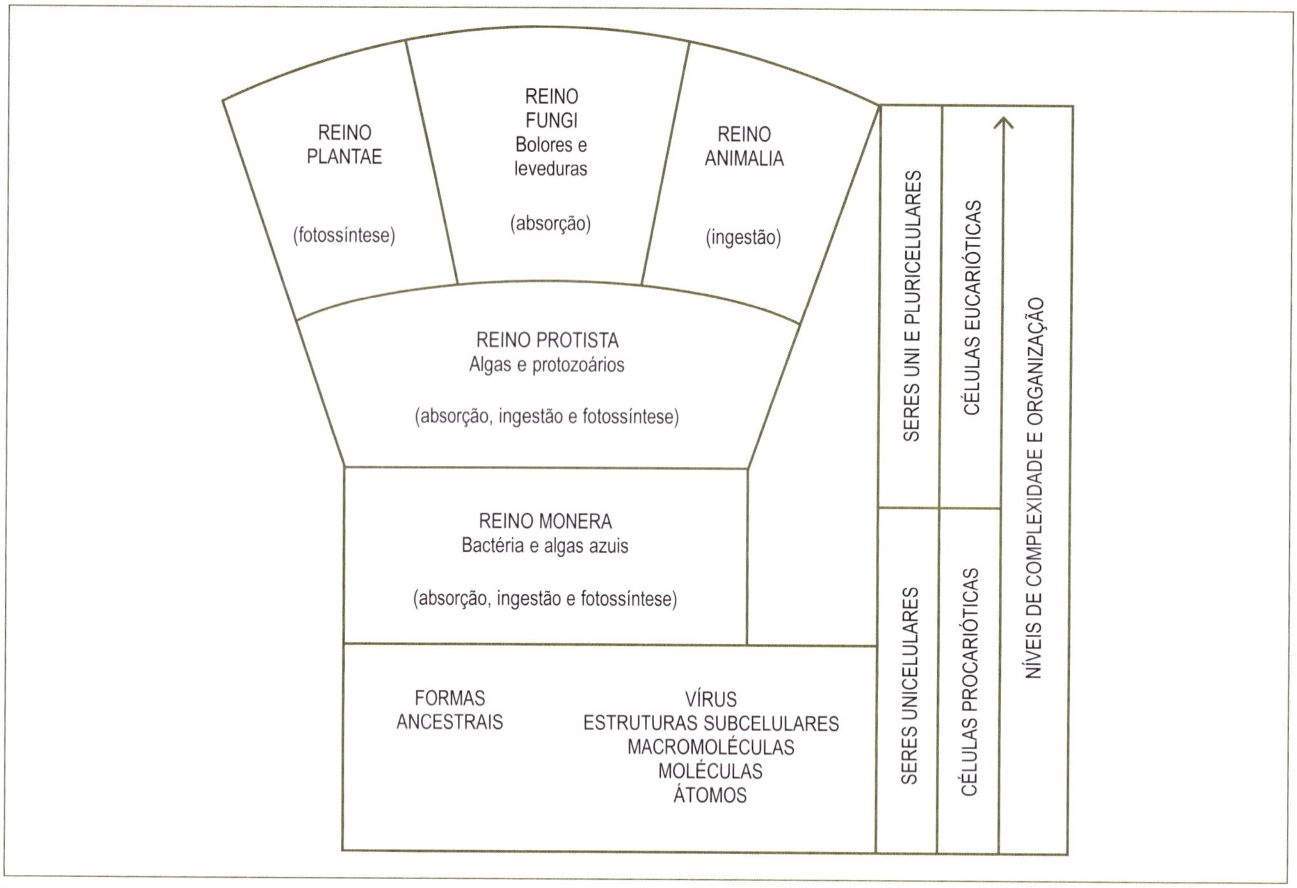

Figura 1.1 – *Classificação e organização dos seres vivos.*

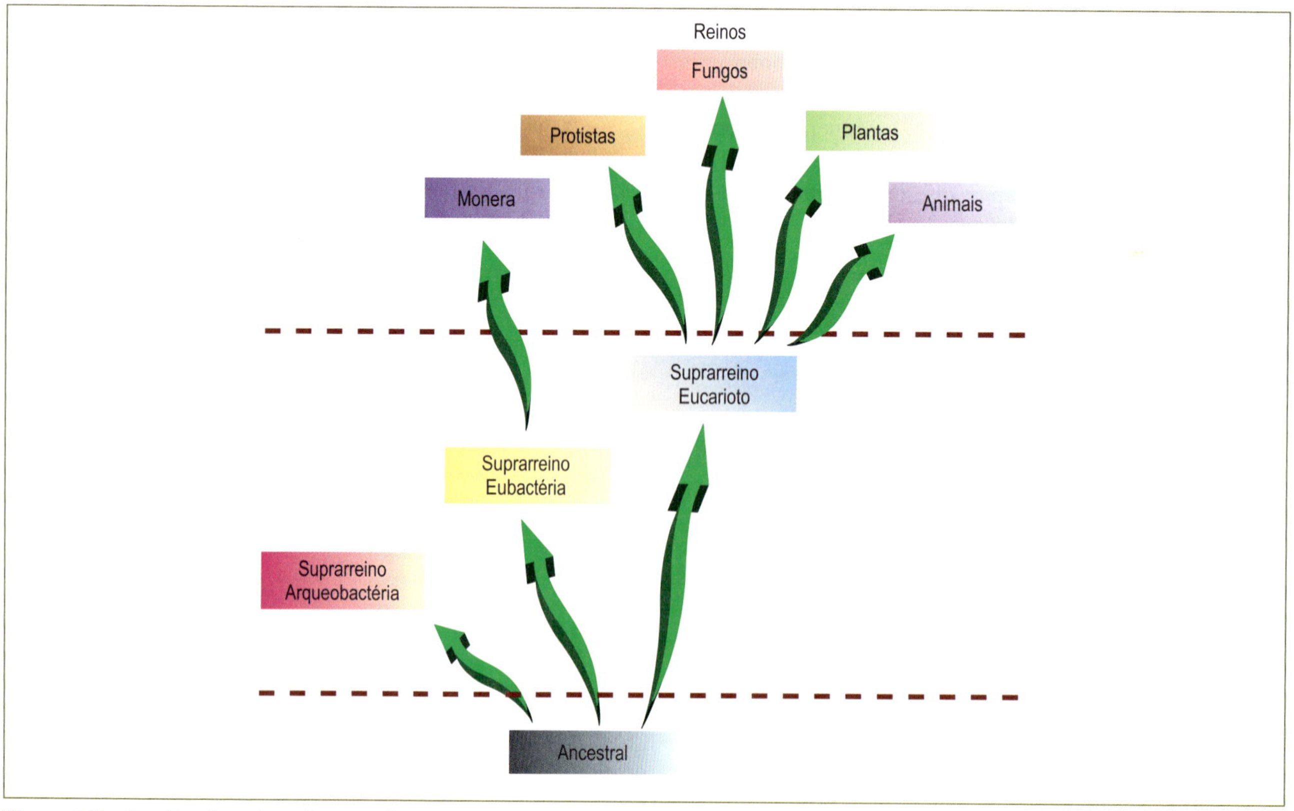

Figura 1.2 – *Classificação e origem dos seres vivos propostas por C. Woese, partindo de um ancestral comum.*

Se considerarmos a célula como a unidade fundamental da vida, os vírus, viroides e os príons não são seres vivos, pois são acelulares, mas são microscópicos e submicroscópicos, sendo também estudados na microbiologia.

Neste livro, estudaremos as características gerais de bactérias, fungos e vírus e suas particularidades quando envolvidos ou responsabilizados por moléstias.

Bibliografia

1. Weeks,B,S . Alcamo's Microbes and Society,3rd edition, 2010.
2. Salyers AA, Whitt DD. Microbiology, Diversity, disease and environment. Oxford: Fitzgerald Science Press; 2001.
3. Schaechter M, Ingraham JL, Neidhardt FC. Microbe. Washington: DC ASM Press; 2006.

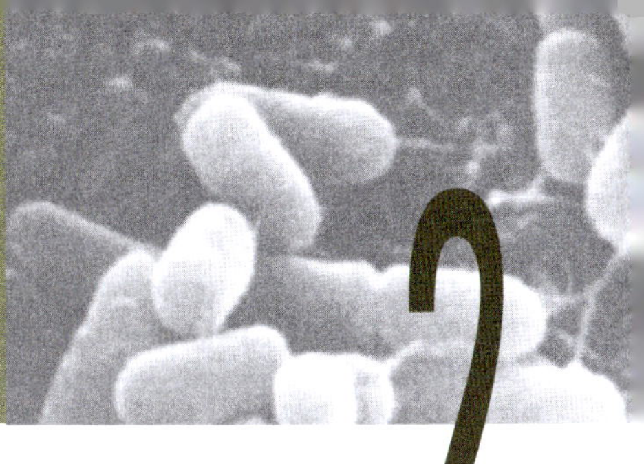

Flavio Alterthum

2 Morfologia e Estrutura da Célula Bacteriana

Forma, Arranjo e Tamanho

As bactérias de interesse médico podem apresentar formas esféricas, cilíndricas e espiraladas, chamadas respectivamente de cocos, bacilos e espirilos (Figura 2.1).

Os cocos são redondos, mas podem ser ovais, alongados ou achatados em uma das extremidades. Quando as bactérias em forma de cocos se dividem, as células podem permanecer unidas umas às outras, surgindo em decorrência cocos aos pares (diplococos), cadeias (estreptococos) e cachos (estafilococos) (Figura 2.2). Menos frequentes são aqueles cocos que se dividem em dois ou três planos e permanecem unidos em grupos cúbicos de oito indivíduos (sarcina).

Os bacilos, ao contrário dos cocos, só se dividem no plano sobre seu eixo menor de tal forma que são poucos os arranjos ou agrupamentos: os diplobacilos aparecem aos pares e estreptobacilos ocorrem em cadeias. Alguns bacilos assemelham-se a lanças, outros têm extremidades arredondadas ou, então, retas.

Em relação ao tamanho a regra geral é que varia de 1 a 5 µm (1µm é a milionésima parte do metro) e uma das exceções é *Epulopiscium fishelsoni* (uma bactéria encontra-

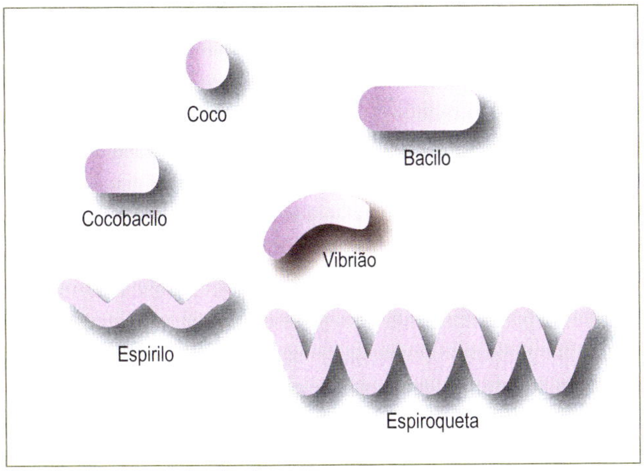

Figura 2.1 – *Principais formas das bactérias.*

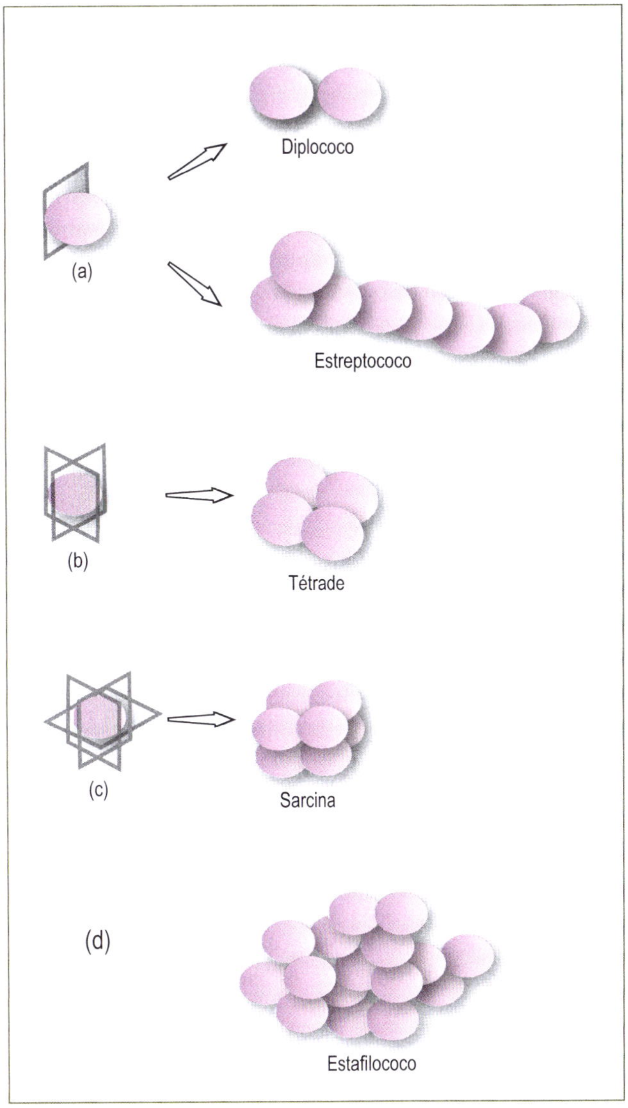

Figura 2.2 – *Formas de agrupamentos dos cocos. (a) Cocos em pares (diplococos) ou em cadeias (estreptococos), formados por divisões em um único plano. (b) Cocos em tétrades, formadas por divisões em dois planos. (c) Cocos em cubos (sarcina), formados por divisões em três planos. (d) Cocos em cachos (estafilococos), formados por divisões em muitos planos.*

da em peixes) da ordem de 500 a 700 μm. O microscópio foi e ainda é, em muitos casos, o equipamento laboratorial mais utilizado no estudo dos micro-organismos. Há duas categorias principais de microscópios utilizados: óptico e eletrônico. Diferem na forma pela qual se dá a ampliação e a visualização do objeto. Na microscopia óptica, um sistema de lentes manipula um feixe de luz que atravessa o objeto e chega ao olho do observador; na microscopia eletrônica, a luz é substituída por um feixe de elétrons e as lentes, por um sistema de campo magnético. A microscopia óptica aumenta até duas mil vezes e tem outras variantes como a microscopia de fase, de campo escuro e de fluorescência. A microscopia eletrônica permite um aumento de cerca de 400 mil vezes e apresenta variantes como as de transmissão e a de varredura.

Alguns bacilos assemelham-se tanto aos cocos que, por isso, são chamados cocobacilos. Lembramos, porém, que a maior parte dos bacilos apresenta-se como bacilos isolados.

O termo bacilo significa determinada forma, e o termo *Bacillus* significa o gênero que tem esta forma. Neste caso, é escrito com letra maiúscula e em itálico, ex.: *Bacillus subtilis,* em que *Bacillus* é o gênero e *subtilis* é a espécie (ver Capítulo 6).

Bactérias espiraladas podem ter uma ou mais espirais. Quando têm o corpo rígido e são como vírgulas, são chamadas vibriões, e espirilos quando têm a forma de saca-rolhas. Há ainda um grupo de organismos espiralados, mas de corpo flexível — os espiroquetas (Figura 2.1).

A forma das bactérias é uma característica genética e geralmente as bactérias são monomórficas, isto é, mantêm uma única forma. Entretanto, algumas condições ambientais e de cultivo podem fazer com que os organismos apresentem formas ou arranjos diferentes. Alguns poucos micro-organismos são pleomórfos. Muitas bactérias foram originalmente descritas através da "forma típica". Por exemplo, a forma típica da *Neisseria gonorrhoeae* em secreção uretral apresenta-se como diplococos Gram-negativos em forma de grão de café, e ainda, fagocitados no interior de neutrófilos. Se cultivarmos esta bactéria em meios de cultura de laboratório, elas perdem este arranjo descrito.

Uma vez que os micro-organismos são transparentes, é frequente o uso de corantes para melhor visualização da forma e do tipo de arranjo. Os métodos de coloração mais empregados em bacteriologia médica são os de Gram e de Ziehl-Neelsen.

O termo Gram origina do nome de Christian Gram, pesquisador dinamarquês que, em 1884, desenvolveu, de maneira empírica, o método de coloração que passou a ter o seu nome e que permite dividir as bactérias em dois grandes grupos: Gram-positivos e Gram-negativos.

O método, ou técnica de Gram, consiste, essencialmente, no tratamento sucessivo de um esfregaço bacteriano, fixado pelo calor, com os seguintes reagentes: cristal violeta, lugol, álcool e fucsina.

Toda bactéria, quer seja Gram-positiva, quer seja Gram-negativa, absorve de maneira idêntica o cristal violeta e o lugol, adquirindo a cor roxa devido ao complexo formado pelas duas substâncias na parede, membrana e no citoplasma da célula. Entretanto, ao serem tratadas pelo álcool, apresentam comportamentos diferentes: as Gram-positivas não se deixam descorar pelo álcool, enquanto as Gram-negativas o fazem sem qualquer dificuldade. Obviamente, as bactérias Gram-positivas mantêm a cor roxa do complexo cristal violeta-lugol, e as Gram-negativas, que o perderam, tornam-se descoradas. Ao receber a fucsina, somente as últimas bactérias se deixam corar, adquirindo a cor vermelha do corante. Assim, quando se examina ao microscópio um esfregaço bacteriano corado pelo método de Gram, as bactérias Gram-positivas se apresentam de cor roxa e as Gram-negativas, de cor avermelhada.

Estruturas Bacterianas e suas Funções

A célula bacteriana apresenta várias estruturas. Algumas delas estão presentes apenas em determinadas espécies, enquanto outras são essenciais. Estas últimas são encontradas em todas as bactérias.

A Figura 2.3 apresenta esquematicamente uma célula bacteriana típica com as principais estruturas externas e internas à membrana plasmática.

Membrana citoplasmática

A membrana citoplasmática bacteriana, também chamada membrana plasmática, é uma estrutura de aproximadamente 8 nm de espessura. Esta estrutura forma uma barreira responsável pela separação do meio interno (citoplasma) e externo (Figura 2.3), sendo vital para a célula.

Estrutura química

Como a maioria das membranas biológicas, a membrana das bactérias é composta de proteínas (60%) imersas em uma bicamada de lipídeos (40%), sendo os fosfolipídeos os mais importantes. As proporções dos componentes são variáveis, dependendo da espécie bacteriana e das condições de cultivo.

Os ácidos graxos dos lipídeos são responsáveis pela condição hidrofóbica da porção interna da membrana, enquanto a parte hidrofílica deles fica exposta ao meio externo aquoso (Figura 2.4). Além das interações hidrofóbicas e pontes de hidrogênio, cátions como Mg^{++} e Ca^{++} são responsáveis pela manutenção da integridade da membrana.

A membrana dos procariotos difere quimicamente da membrana das células eucarióticas, principalmente pela ausência de esteróis.

Funções

1. Transporte de Solutos

A membrana plasmática atua como uma barreira altamente seletiva, impedindo a passagem livre de moléculas e íons, possibilitando, assim, a concentração de metabólitos específicos dentro da célula (algumas substâncias podem estar até mil vezes mais concentradas dentro da célula em relação ao meio externo). Além disso, a excreção de substâncias inúteis à célula também é feita através da membrana.

Moléculas hidrofílicas polares como ácidos orgânicos, aminoácidos e sais minerais não conseguem passar livremente pela membrana e, por isso, devem ser especificamente transportadas. Assim, mesmo uma partícula tão pequena quanto o íon hidrogênio (H^+) não atravessa a barreira passivamente, pois está sempre na forma hidratada, ocorrendo em solução como o íon H_3O^+.

O transporte de substâncias através da membrana do meio externo para o interno e vice-versa ocorre com o auxílio de "proteínas de transporte de membrana". Estas podem ser divididas em duas classes: as proteínas responsáveis pelo transporte de apenas uma substância de um lado para o outro da membrana *uniport* e as que carregam duas substâncias ao mesmo tempo, uma de interesse da célula e outra necessária para que ocorra o transporte da primeira — cotransportadora. Neste último, o transporte das duas substâncias pode ocorrer na mesma direção, *simport*, ou em direções opostas, *antiport*. A característica mais importante do transporte mediado por carregadores proteicos é a sua natureza altamente específica. Alguns carregadores têm afinidade por apenas um único tipo de molécula, enquanto muitos outros são capazes de reagir com toda uma classe de moléculas. Por exemplo, existem carregadores para o transporte de aminoácidos aromáticos que não são capazes de transportar outros aminoácidos.

A maioria das proteínas envolvidas no transporte de solutos está localizada ao longo da membrana com porções expostas tanto ao citoplasma como ao meio externo. Por meio de uma mudança conformacional na proteína, o soluto que se ligou a ela do lado externo é liberado para o lado interno. O mecanismo de transporte que envolve uma proteína transportadora e que ocorre sempre a favor de gradiente é denominado *difusão facilitada* (exemplo, glicerol).

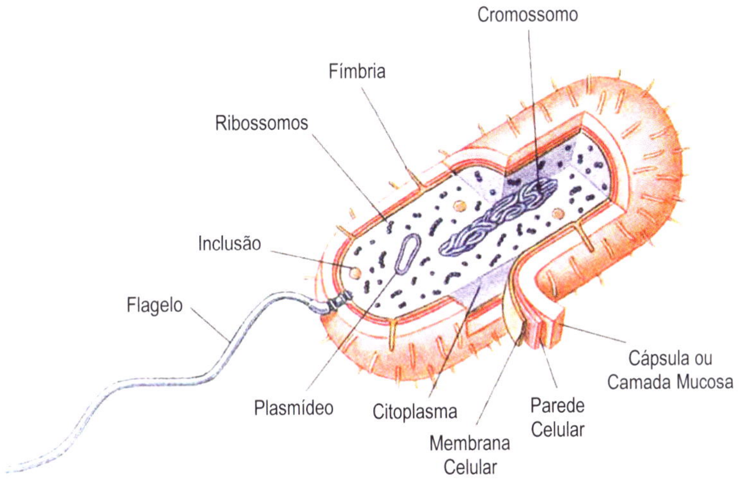

Figura 2.3 – *Estruturas de uma célula bacteriana típica. Corte longitudinal da célula mostrando as estruturas internas e externas à membrana citoplasmática.*

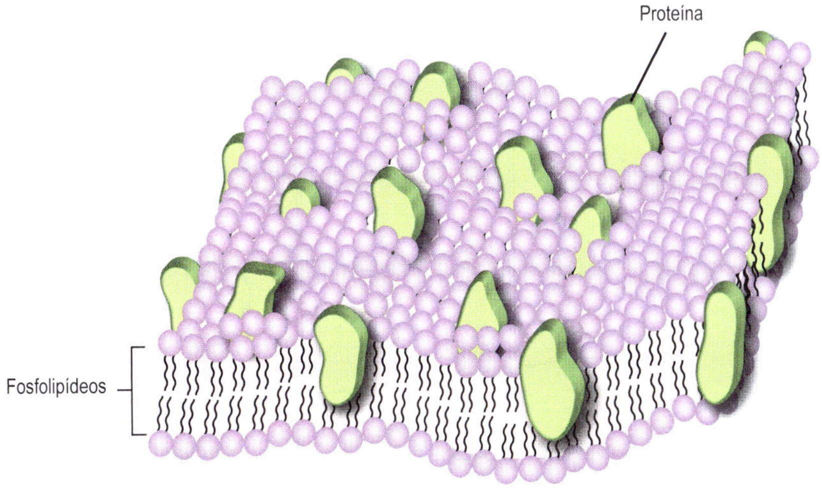

Figura 2.4 – *Representação esquemática da membrana plasmática de bactérias: moléculas de proteína encontram-se imersas na bicamada fluida formada por moléculas de fosfolipídios — "Modelo do mosaico fluido". As superfícies interna e externa da membrana são hidrofílicas; o interior é hidrofóbico.*

Os solutos também podem ser transportados contra um gradiente de concentração e, neste caso, envolvem gasto de energia. A energia pode ser proveniente de compostos com ligações fosfato de alta energia como o fosfoenolpiruvato ou durante reações que liberam energia na célula (ver Capítulo 3). Existem basicamente dois mecanismos que envolvem gasto de energia. O primeiro deles é o *transporte ativo,* no qual a substância a ser transportada se liga a um ou mais carregadores de membrana que a liberam para dentro da célula. Um exemplo desse tipo de transporte é o da maltose, em *Escherichia coli.* A fonte de energia utilizada neste caso é o ATP. Como, aqui, a substância não é alterada quimicamente durante o transporte e, consequentemente, sua utilização nas reações celulares não pode ocorrer imediatamente e a sua concentração intracelular pode atingir níveis muitas vezes maiores que o extracelular. Outros açúcares, assim como um grande número de aminoácidos, ácidos orgânicos e íons inorgânicos, como sulfato, fosfato e potássio, sabidamente, são transportados por esse sistema.

O segundo mecanismo é a *translocação de grupo*, em que, ao contrário do transporte ativo, a substância é alterada quimicamente durante a sua passagem pela membrana (normalmente ocorre uma fosforilação). Açúcares como glicose, manose e frutose são fosforilados durante o transporte pelo sistema da fosfotransferase (Figura 2.5).

A necessidade de um mecanismo de transporte, envolvendo carregadores específicos e energia em micro-organismos, pode ser analisada da seguinte forma: se a difusão fosse o único tipo de transporte disponível, a velocidade de entrada dos compostos na célula dependeria sempre da diferença de concentração entre o meio intracelular e extracelular, de tal forma que os solutos só entrariam na célula quando a sua concentração no meio externo fosse maior que a de dentro da célula. Sabemos que esta situação é bastante rara, pois, ao contrário, os solutos estão quase sempre mais concentrados no meio intracelular em relação ao ambiente. Os mecanismos de *transporte ativo* e *translocação de grupo,* desenvolvidos em bactérias, permitiram que estas fossem capazes de acumular os solutos nas concentrações necessárias, às vezes muito superiores àquelas encontradas no meio externo.

Uma mesma molécula pode ser transportada por transporte ativo ou por translocação de grupo conforme a espécie bacteriana. A glicose, por exemplo, entra na célula por transporte ativo em *Pseudomonas aeruginosa* e pelo sistema da fosfotransferase em *Escherichia coli*.

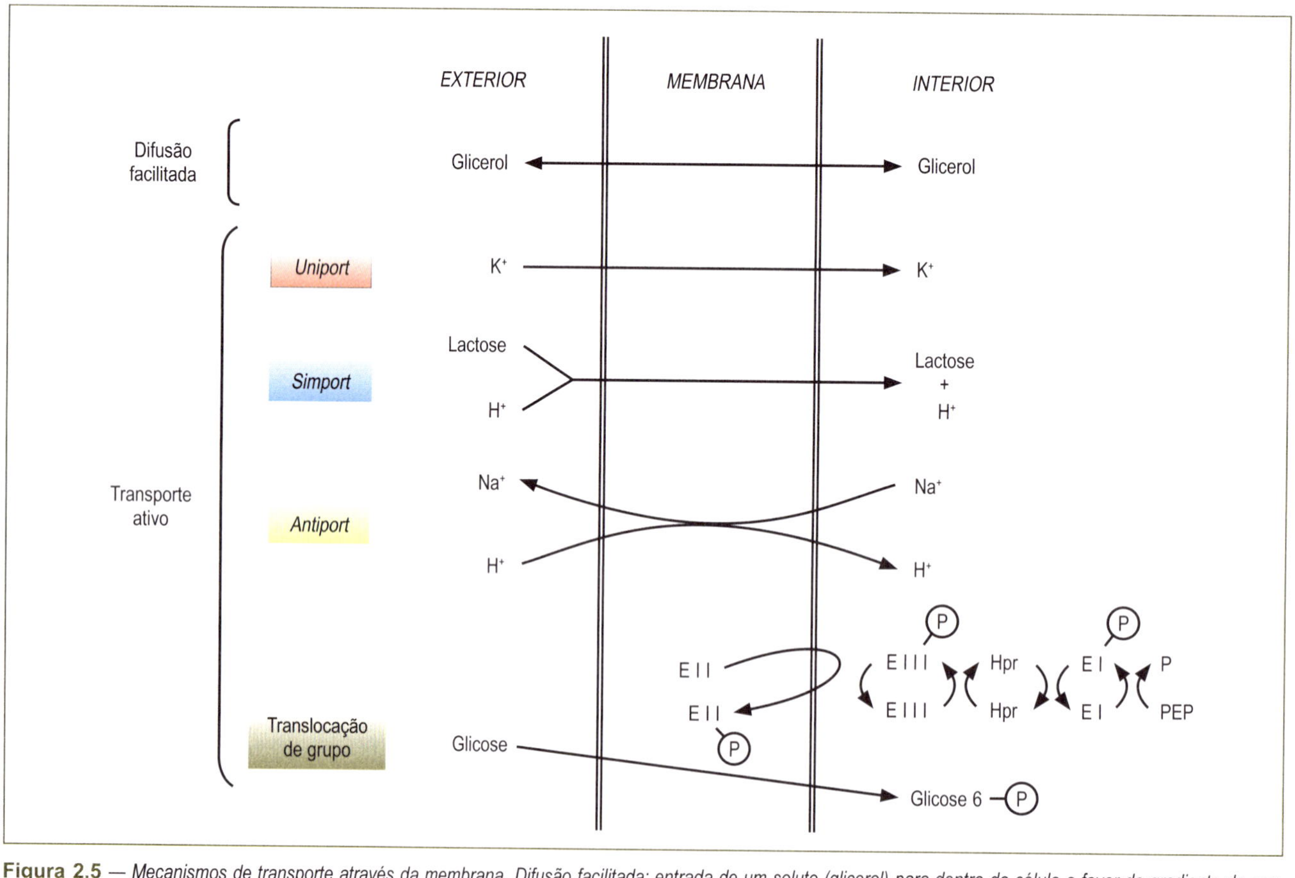

Figura 2.5 — *Mecanismos de transporte através da membrana. Difusão facilitada: entrada de um soluto (glicerol) para dentro da célula a favor do gradiente de concentração.* Uniport: *transporte de um cátion para o interior da célula.* Simport: *entrada simultânea de um soluto (S) e um próton (H⁺).* Antiport: *troca de um cátion por um próton.* Translocação de grupo: *a glicose é fosforilada durante a entrada na célula pelo sistema fosfotransferase composto pelas enzimas EI, EII, EIII e Hpr. O produto final do processo é a glicose-6-fosfato (G-6-P).*

2. Produção de energia por transporte de elétrons e fosforilação oxidativa

A presença dos citocromos e de enzimas da cadeia de transporte de elétrons (ver Capítulo 3) na membrana plasmática lhe confere uma função análoga à da membrana interna das mitocôndrias em células eucarióticas. O transporte de elétrons por fotossíntese em certas bactérias também ocorre na membrana citoplasmática que substitui, em parte, a função dos cloroplastos em algas e plantas.

3. Biossíntese

As enzimas de síntese dos lipídeos da membrana e de várias classes de macromoléculas componentes de outras estruturas externas à membrana (peptidioglicano, ácidos teicoicos, lipopolissacarídeos e polissacarídeos extracelulares) estão ligadas à membrana citoplasmática. Uma vez sintetizadas, estas macromoléculas são permeadas para o lado externo pelos canais chamados junções de Bayer (Figura 2.6). Estes são formados por prolongamentos da membrana citoplasmática que se unem à membrana externa de bactérias Gram-negativas, estabelecendo assim um contato entre o citoplasma e o limite externo da célula.

4. Duplicação do DNA

Algumas das proteínas do complexo de duplicação e separação do DNA estão localizadas na membrana plasmática.

5. Secreção

A membrana está envolvida na secreção de enzimas hidrolíticas que têm como função romper as macromoléculas do meio fornecendo subunidades que servirão como nutrientes. Outras macromoléculas, como toxinas, bacteriocinas, penicilinases, podem ser excretadas através da membrana plasmática.

Mesossomos — A membrana citoplasmática pode apresentar invaginações múltiplas que formam estruturas especializadas denominadas mesossomos. Existem dois tipos: a) septal, que desempenha importante papel na divisão celular, pois, após a duplicação do DNA, ao qual se encontra ligado, atua como o fuso no processo de divisão na célula eucariótica, separando os dois cromossomos e conduzindo-os para os pólos da célula. Além disso, participa também da formação das paredes transversais; b) lateral, que é encontrado em determinada bactéria e parece ter como função concentrar enzimas envolvidas no transporte eletrônico, conferindo à célula maior atividade respiratória ou fotossintética (ver Capítulo 3).

Parede celular

Geralmente, a pressão osmótica do interior das bactérias (15 a 20 atmosferas) é muitas vezes superior à do meio externo, de maneira que a tendência da célula a intumescer é grande e, se não fosse a presença da parede celular, as bactérias estourariam. A manutenção da forma bacteriana (bacilo, coco etc.) é devida a esta estrutura. Além disso, a parede desempenha um papel importante na divisão celular como *primer* ou iniciadora da sua própria biossíntese, dando origem ao septo que separa as duas novas células oriundas da divisão celular.

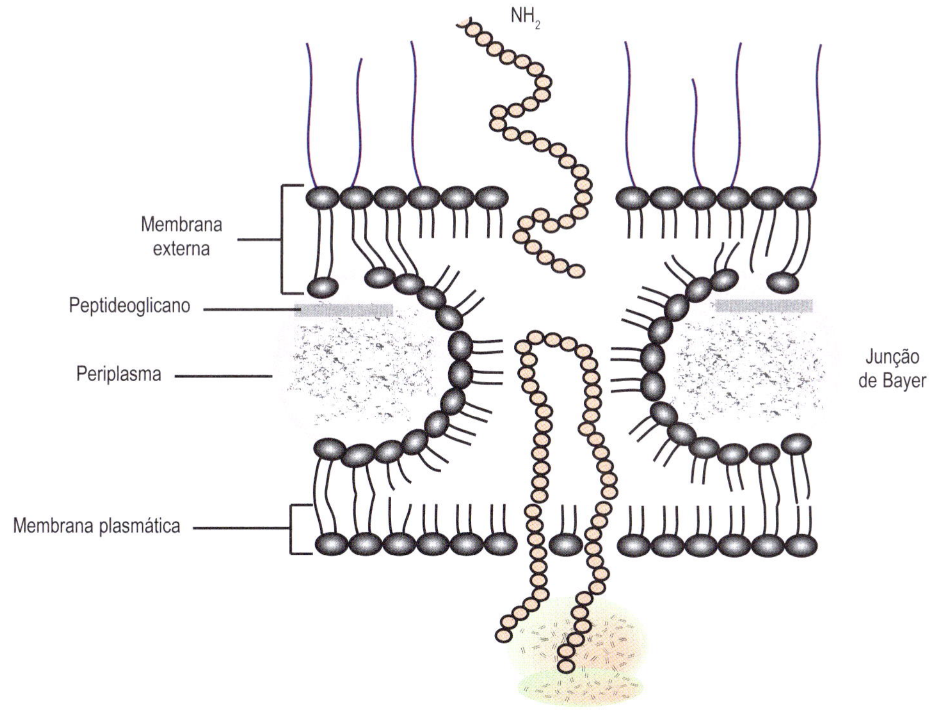

Figura 2.6 — *Junções de Bayer. Exemplo de possível mecanismo de secreção das proteínas que formam a parede das bactérias Gram-negativas. As proteínas são sintetizadas em nível da membrana plasmática e, através das junções de Bayer, são transferidas para o lado externo da célula.*

Estrutura química

Como mostra a Figura 2.7, as paredes de bactérias Gram-negativas e Gram-positivas apresentam diferenças marcantes. Bactérias Gram-negativas possuem uma parede composta de várias camadas que diferem na sua composição química e, consequentemente, é mais complexa que a parede das Gram-positivas que, apesar de mais espessa, apresenta predominantemente um único tipo de macromolécula. O conhecimento das diferenças entre as paredes de bactérias Gram-positivas e Gram-negativas é da mais alta relevância para o estudo dos mecanismos de ação dos antibióticos e quimioterápicos, de patogenicidade e de outros tantos assuntos que estarão relacionados diretamente à composição química e estrutura da parede bacteriana.

Na maioria das bactérias, a parede celular deve a sua rigidez a uma camada composta de uma substância somente encontrada em procariotos e que recebe diferentes denominações como mureína, mucopeptídio, mucocomplexo, peptidioglicano, peptideoglicano, glicopeptídeo ou glicopeptídio. O peptidioglicano representa a maior parte da parede das bactérias Gram-positivas, atingindo de 45% a 50% da massa seca da célula, ao passo que nas Gram-negativas não ultrapassa 5% (Figuras 2.7A e 2.7B). Trata-se de uma macromolécula formada por um arcabouço composto de

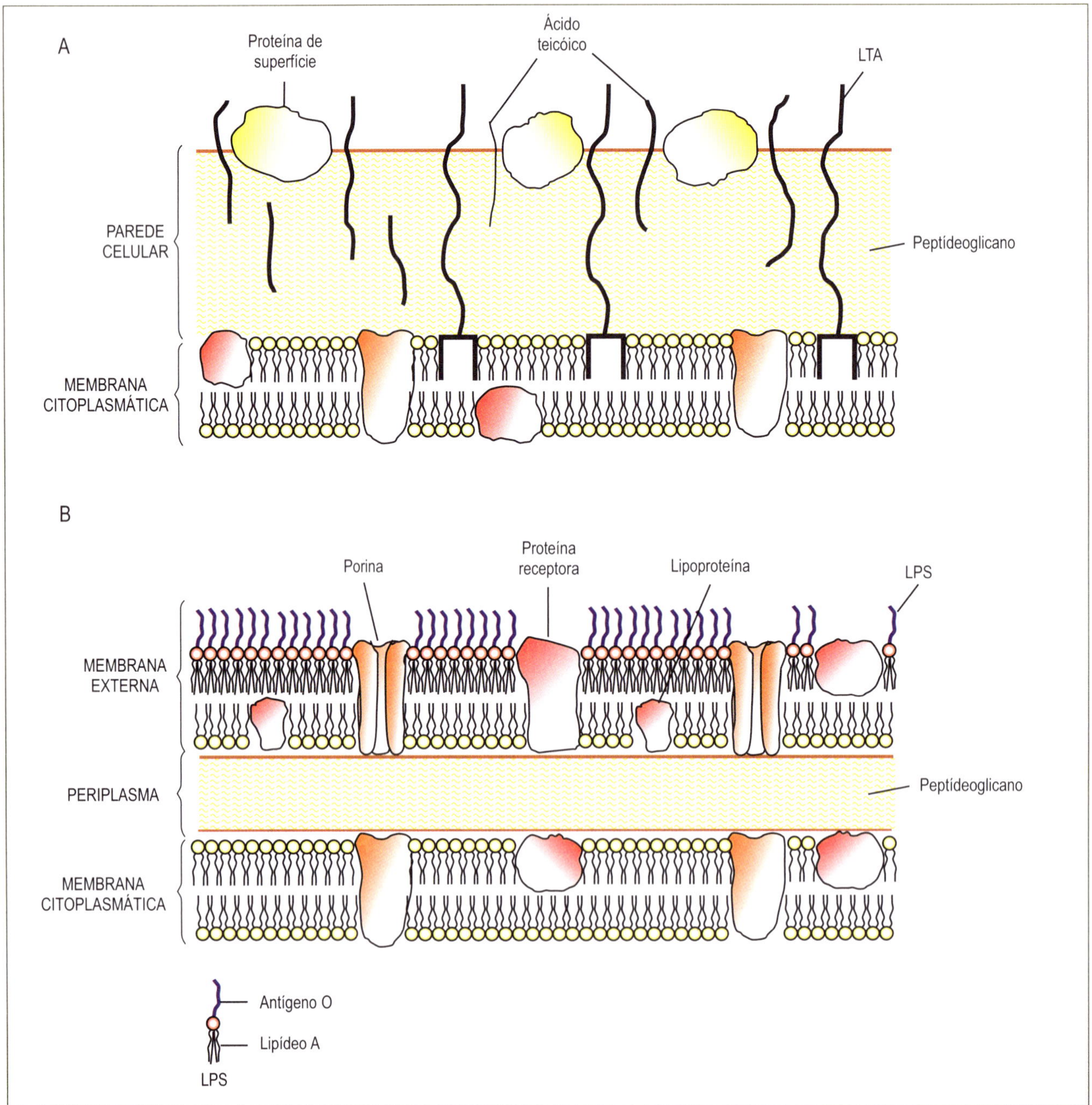

Figura 2.7 — *Representação esquemática das diferenças estruturais entre as paredes de bactérias Gram-positivas (A) e Gram-negativas (B).*

uma alternância de N-acetil-glicosamina (NAG) e ácido N-acetilmurâmico (NAM). A este último encontram-se ligadas, covalentemente, cadeias laterais de tetrapeptídios (CLT). A maior parte dos CLTs conhecidos é composta de L-alanina, D-glutamato, mesodiaminopimelato (ou outro aminoácido diamínico) e D-alanina (Figuras 2.8A, B, e C). As CLTs podem-se interligar diretamente como na maioria das bactérias Gram-negativas ou por meio de outros aminoácidos como ocorre nas bactérias Gram-positivas. O arcabouço é o mesmo na maioria das espécies bacterianas (ver exceções na Tabela 1.1), porém a composição dos tetrapeptídios pode variar parcialmente conforme a espécie. A ligação entre duas cadeias laterais (CLTs) ocorre, na maioria das vezes, entre o quarto aminoácido de uma e o terceiro aminoácido da outra, que, obrigatoriamente, deve ser um aminoácido diamínico para que possa ocorrer a dupla ligação peptídica. O número de interligações entre as CLTs em bactérias Gram-positivas é bem superior ao encontrado em bactérias Gram-negativas (Figuras 2.8A e B). Embora as ligações glicosídicas entre NAG e NAM sejam ligações

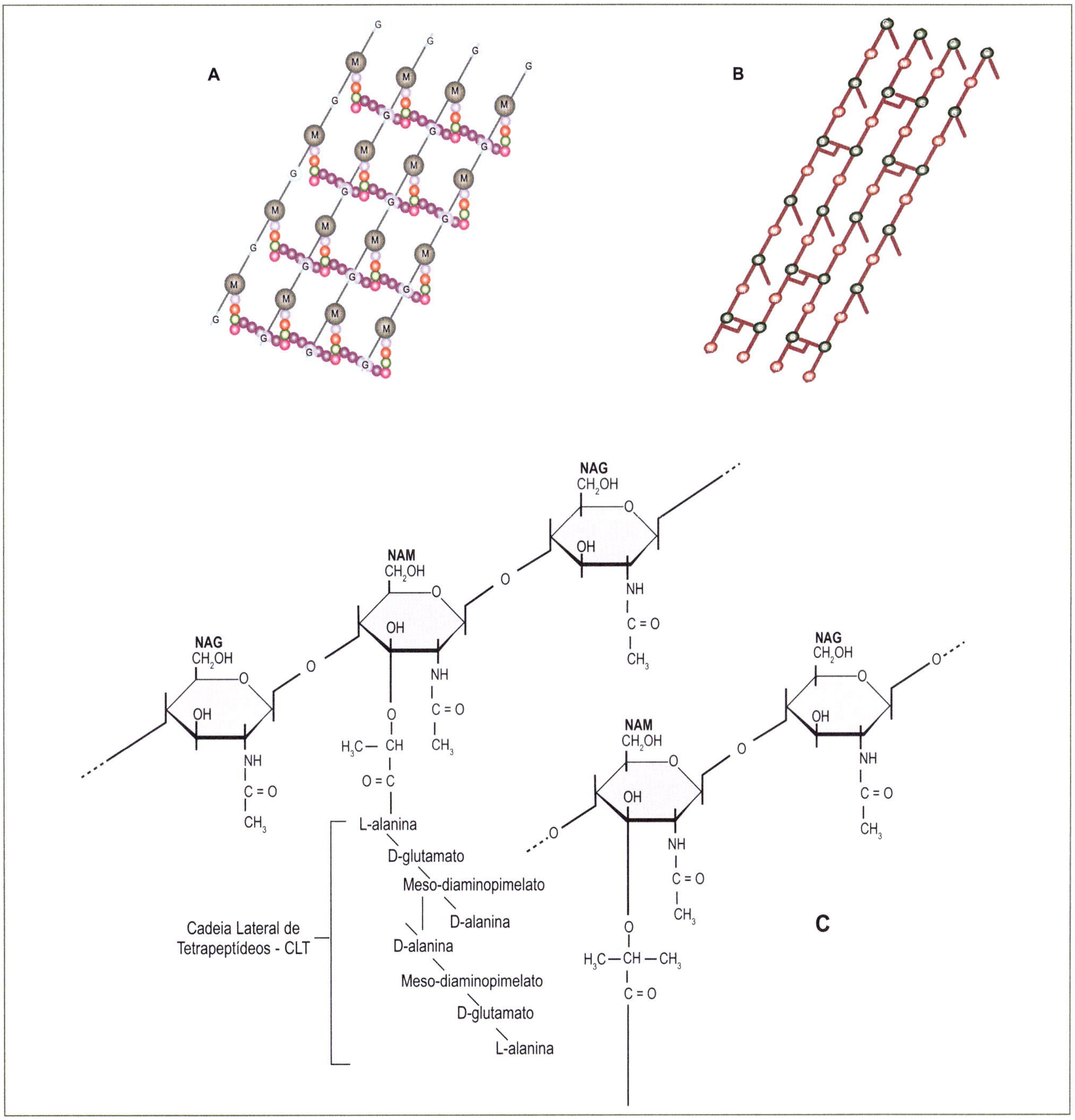

Figura 2.8 — *Esquema do peptideoglicano de bactérias Gram-positivas (A), Gram-negativas (B) e (C) uma unidade do peptideoglicano formada pela alternância de ácido N-acetilglicosamina (NAG) e ácido N-acetilmurâmico (NAM). Ao NAM encontram-se ligadas às cadeias laterais de tetrapeptídios (CLTs): L-alanina (L-ala); D-glutamato (D-glu); meso-diaminopimelato (meso-DAP) e D-alanina (D-ala).*

fortes, apenas estas cadeias não são capazes de prover toda a rigidez que esta estrutura proporciona. A total rigidez do peptidioglicano é atingida quando estas cadeias são interligadas pelos aminoácidos.

A forma da célula é determinada pelo comprimento das cadeias do peptidioglicano e pela quantidade de interligações existentes entre estas cadeias.

Componentes característicos da parede das bactérias Gram-positivas

Nas bactérias Gram-positivas, 70 a 75% da parede são compostos de peptideoglicano. Além desta macromolécula, encontramos proteínas e ácidos teicoicos que podem representar até 50% da massa seca da parede (Figura 2.7A). O termo ácido teicoico inclui todos os polímeros formados por resíduos de glicerol ou ribitol unidos por ligações fosfodiéster, sejam eles encontrados na parede, sejam encontrados na membrana plasmática da célula. Todavia, os ácidos teicóicos têm sido divididos em dois tipos: ácidos teicoicos de parede ligados ao peptidioglicano e ácidos lipoteicoicos (LTA) que, apesar de serem encontrados ao longo da parede, encontram-se intimamente ligados à fração lipídica da membrana plasmática (Figura 2.7A). Suas propriedades são: a) facilitar a ligação e a regulação da entrada e saída de cátions na célula, graças ao grupo fosfato que confere uma carga negativa à molécula que se encontra voltada para o lado externo da célula; b) regular a atividade das *autolisinas* durante o processo de divisão celular. Quando uma célula bacteriana se prepara para se dividir, ocorre o crescimento da parede celular e enzimas denominadas *autolisinas* atuam sobre o peptidioglicano no sentido de romper seus componentes em pontos específicos, permitindo assim a inserção de novas subunidades. Os ácidos teicoicos atuam na regulação da atividade destas *autolisinas*, impedindo que quebras excessivas ocorram, provocando a lise celular; c) constituir sítios receptores de bacteriófagos; d) servir de sítio de ligação com o epitélio do hospedeiro em algumas bactérias patogênicas. Por exemplo, em *Streptococcus pyogenes* o ácido lipoteicoico, juntamente com a proteína M, facilita a ligação da bactéria ao receptor da mucosa respiratória; e) constituir, graças à sua localização na célula, importantes antígenos celulares tornando possível a identificação sorológica de muitas bactérias Gram-positivas.

Componentes característicos da parede das bactérias Gram-negativas

A parede das bactérias Gram-negativas é mais complexa. É formada por uma ou poucas camadas de peptideoglicano e por uma membrana externa. O espaço que separa a membrana citoplasmática da membrana externa é chamado espaço *periplasmático* (Figura 2.7B). As características gerais do peptideoglicano foram descritas, mas é importante destacar que a união entre cadeias paralelas de NAG e NAM é feita diretamente pelas ligações peptídicas entre o terceiro diaminoácido de uma cadeia e o quarto aminoácido da cadeia adjacente, tornando-as mais compactas (Figura 2.8B). O peptidioglicano liga-se à membrana externa por uma lipoproteína (ver adiante) e está embebido no gel periplasmático que contém alta concentração de enzimas degradadoras e proteínas de transporte. Devido à menor concentração de peptideoglicano, a parede das bactérias Gram-negativas é mais suscetível a quebras quando comparadas à de bactérias Gram-positivas. Os ácidos teicoicos não estão presentes em bactérias Gram-negativas.

Membrana externa

Como a maioria das membranas biológicas, a membrana externa das bactérias Gram-negativas é formada por dupla camada lipídica. Caracteristicamente, possui uma camada interna composta basicamente de fosfolipídeos, e uma externa contendo lipopolissacarídeos e proteínas. Como todas as bicamadas lipídicas, possuem o interior hidrofóbico devido às cadeias de ácidos graxos. A parte polissacarídica externa constitui um ambiente hidrofílico (Figura 2.7B).

Lipopolissacarídeo (LPS) — É constituído de um lipídeo complexo (lipídeo A), ao qual está ligado um polissacarídeo chamado *antígeno O* ou antígeno somático. Os açúcares que formam a cadeia lateral deste polissacarídeo variam de espécie para espécie e, por isso, são responsáveis pelas características antigênicas em bactérias Gram-negativas. O LPS é chamado também *endotoxina,* pois é tóxico, provocando muitas vezes respostas fisiológicas, como febre em animais, incluindo o homem (Figura 2.7B).

Proteínas — Como a membrana citoplasmática, a membrana externa das bactérias Gram-negativas é um mosaico fluido com um conjunto de proteínas imersas na matriz lipídica (Figura 2.7B). As principais proteínas com funções conhecidas são:

a) Porinas: proteínas triméricas que formam poros que propiciam a passagem passiva de solutos.
b) Proteínas da membrana externa (*outer membrane proteins* — OMPs): estruturalmente diferentes das porinas, também estão envolvidas no transporte de alguns solutos, além de funcionarem como receptores da fímbria sexual (ver item 4) e de bacteriófagos.
c) Lipoproteínas: proteínas com função estrutural, cuja parte proteica está covalentemente ligada ao peptideoglicano e à parte lipídica imersa na camada interna de fosfolipídeo da membrana externa, fazendo uma ponte entre os dois componentes.

A presença da membrana externa em bactérias Gram-negativas confere características bastante peculiares quando comparadas com as bactérias Gram-positivas. Assim, a forte carga positiva proveniente dos polissacarídeos localizados na membrana externa constitui fator importante na evasão destas bactérias à ação de células fagocitárias e ao complemento durante a invasão de um hospedeiro.

Além disso, a membrana externa constitui uma barreira adicional à entrada de algumas substâncias como antibióticos (por exemplo: penicilina), lisozima, detergentes, metais pesados, sais de bile, enzimas digestivas e alguns corantes. Todavia, a membrana externa não constitui barreira para todas as substâncias do meio, visto que nutrientes passam através dela para chegar à membrana plasmática onde serão transportados para dentro da célula. Esta permeabilidade parcialmente seletiva se deve, sobretudo, à existência das porinas. A passagem de substâncias pelos canais formados por estas proteínas não é específica e, ao contrário, é regulada pelo tamanho da substância.

A existência da membrana externa confere à bactéria uma barreira hidrofóbica adicional dificultando a penetração de algumas substâncias. Sabe-se, por exemplo, que alguns antibióticos como eritromicina e actinomicina, assim como alguns corantes (cristal violeta), metais pesados e sais biliares, não penetram na parede das Gram-negativas tão facilmente quanto o fazem em Gram-positivas.

Espaço periplasmático (Figura 2.7B)

Espaço compreendido entre as membranas externa e plasmática. Além do peptideoglicano, contém uma série de enzimas e proteínas, tais como:

a) enzimas hidrolíticas (proteases, nucleases, lipases), responsáveis pela quebra de macromoléculas, às quais a membrana citoplasmática é impermeável. Produzem, assim, moléculas menores que podem ser transportadas para o interior da célula;
b) enzimas capazes de inativar drogas, tornando a célula resistente a elas. Ex. beta-lactamase (inativa penicilina e outros beta-lactâmicos);
c) proteínas transportadoras de solutos que participam do transporte de substâncias para o interior das células.

Protoplastos e esferoplastos

A remoção da parede celular bacteriana pode ser conseguida com a hidrólise pela lisozima que rompe as ligações glicosídicas entre NAG e NAM, ou pelo bloqueio da síntese do glicopeptídio com o auxílio de um antibiótico como a penicilina (Figura 2.8).

Em meios isotônicos, esses tratamentos originam os protoplastos em bactérias Gram-positivas (formas esféricas) e os esferoplastos em bactérias Gram-negativas (formas esféricas que conservam a membrana externa). Os protoplastos e os esferoplastos são interessantes instrumentos para o estudo de função de parede e de engenharia genética em bactérias.

Bactérias com paredes de composição química diferente ou sem parede

a) Arqueobactérias: não possuem peptideoglicanos típicos com ácido N-acetilmurâmico e D-aminoácidos, característicos das eubactérias. Algumas possuem paredes compostas exclusivamente de N-acetilglicosamina e outras apenas de proteínas.
b) Mollicutes: não possuem parede celular e seu citoplasma é limitado apenas por uma bicamada fosfolipídica associada a proteínas.
c) Formas L: células sem parede originadas de bactérias Gram-positivas ou Gram-negativas selecionadas pelo uso de agentes que destroem a parede (lisozima ou penicilina). Uma vez isoladas, podem ser estáveis (permanecem sem parede na ausência do agente) ou instáveis (quando voltam a sintetizar a parede).

Cápsula, Camada Mucosa e Camada S

Vários procariotos sintetizam polímeros orgânicos que são depositados para fora da parede e são chamados substâncias poliméricas extracelulares (SPE) (Figura 2.3).

O termo cápsula é restrito a uma camada que fica ligada à parede celular como um revestimento externo de extensão limitada e estrutura definida. No entanto, as SPEs podem formar uma massa amorfa mais dispersa, parcialmente desligada da célula e chamada, então, camada mucosa. Ambos os envoltórios, com raras exceções, são de natureza polissacarídica.

A camada S, encontrada, sobretudo nas arqueobactérias, é composta de proteínas ou glicoproteínas ligadas à parede. Parece ser responsável pela sustentação da célula em bactérias que não possuem um peptideoglicano verdadeiro.

Apesar de não serem essenciais à vida da célula, as substâncias poliméricas extracelulares podem desempenhar papéis muito importantes para as bactérias:

a) Reservatório de água e nutrientes: visto serem formadas por macromoléculas muito hidratadas, servem como proteção contra dessecação do meio e podem ser fonte de nutrientes.
b) Aumento da capacidade invasiva de bactérias patogênicas: as bactérias encapsuladas são escorregadias e escapam à ação dos fagócitos. Assim, a perda da cápsula pode resultar na perda do poder invasor e, em alguns casos, da patogenicidade, como ocorre com *Streptococcus pneumoniae* (ver Capítulo 24).
c) Aderência: as cápsulas possuem receptores específicos que servem como sítios de ligação com outras superfícies. Algumas consequências advêm deste fato: 1) Formação de biofilmes — por causa dos SPEs, bactérias podem produzir os biofilmes capazes de aderir a diferentes superfícies como o interior de vasos sanguíneos e cateteres. Os biofilmes também têm sido responsáveis por inúmeros problemas nas indústrias, pois são aglomerados microbianos com atividade corrosiva, causando perfurações nas tubulações. O vazamento de materiais, como óleo, por exemplo, através destes furos, resulta não só em perda econômica como também em fator poluente para o meio ambiente. O processo, chamado mineralização, consiste na transformação microbiana da matéria orgânica e que, neste caso, fica retida nos filmes em compostos inorgânicos. 2) Aumento do poder infectante de alguns tipos de bactérias. Exemplos: bactérias simbiônticas, fixadoras de nitrogênio, como as do gênero *Rhizobium,* ligam-se através das SPEs à superfície de raízes de leguminosas; bactérias formadoras de cáries *(Streptococcus mutans)* produzem um polissacarídeo extracelular que se liga ao esmalte do dente e promove o acúmulo de outros micro-organismos. Quanto maior o número de bactérias lácticas aderidas, maior a produção de ácido pela fermentação microbiana da sacarose, resultando na desmineralização do esmalte do dente.
d) Aumento da resistência microbiana a biocidas: a ação de biocidas que normalmente atuam sobre micro-organismos se torna mais difícil quando estes formam o biofilme. Por isso, está em desenvolvimento a pesquisa de novos

produtos capazes de agir especificamente sobre micro-organismos formadores de biofilmes.

e) Produção industrial de SPEs: polissacarídeos extracelulares de micro-organismos têm sido produzidos e utilizados industrialmente como espessantes de alimentos, tintas etc. Quando purificados, têm sido empregados como substituintes de plasma sanguíneo (exemplo: dextrano).

Flagelos

O flagelo bacteriano confere movimento à célula e é formado de uma estrutura basal, um gancho e um longo filamento externo à membrana (Figura 2.9). O filamento é composto de um único tipo de proteína chamado flagelina.

O comprimento de um flagelo é geralmente maior que o da célula, mas seu diâmetro é uma pequena fração do diâmetro celular. Nem todas as bactérias possuem flagelos. Nas eubactérias de interesse médico, pode-se generalizar, afirmando que muitas espécies de bacilos apresentam flagelos, mas raramente eles ocorrem nos cocos.

A localização (polares ou peritríquios) (Figura 2.10) e o número de flagelos são utilizados na classificação das bactérias em certos grupos taxonômicos. Os flagelos são

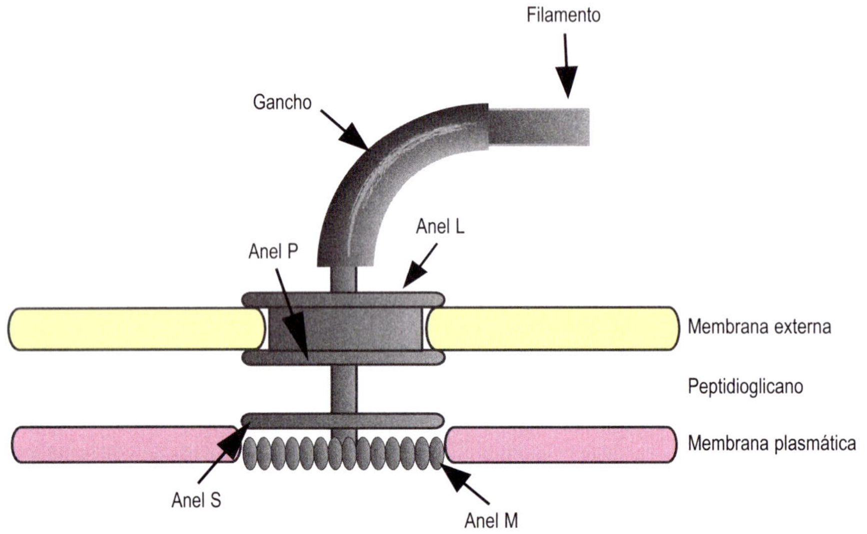

Figura 2.9 — *Modelo de um flagelo de uma bactéria Gram-negativa. Os anéis L e P estão associados à membrana externa e ao peptidioglicano. Os anéis M e S estão associados com a membrana plasmática.*

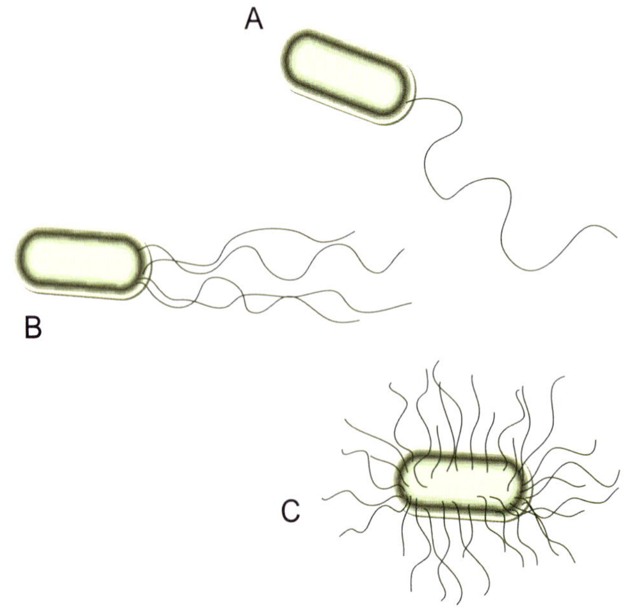

Figura 2.10 — *Localização e número de flagelos em diferentes bactérias. (A) Polar com um único flagelo. (B) Polar com vários flagelos. (C) Peritríquio com muitos flagelos.*

muito finos e apenas com o aumento do seu diâmetro por meio de colorações especiais podem ser visualizados em microscópio óptico.

Os flagelos movimentam-se em velocidades muito elevadas, causando deslocamento das bactérias ao longo de distâncias muito superiores ao seu comprimento. Algumas bactérias movimentam-se por meios diferentes da atividade flagelar como as *Myxobacterales* que deslizam sobre a superfície de um meio sólido com movimentos sinuosos. A velocidade destas bactérias é de apenas alguns micrômetros por segundo.

O movimento que algumas bactérias realizam, estimuladas por fatores físicos ou químicos, é chamado taxia. Quando o agente estimulante é a luz, trata-se de fototaxia; quando o agente é químico, quimiotaxia.

Fímbrias, Pelos ou "Pili"

Muitas bactérias Gram-negativas são dotadas de apêndices filamentosos proteicos que não são flagelos. Tais apêndices, chamados fímbrias (ou pelos), são menores, mais curtos e mais numerosos que os flagelos e não formam ondas regulares (Figura 2.3). As fímbrias podem ser vistas apenas sob microscopia eletrônica. Não desempenham nenhum papel relativo à mobilidade, pois são encontradas tanto em espécies móveis como nas imóveis. Há, contudo, várias funções associadas com diferentes tipos de fímbrias. Um tipo, conhecido como fímbria F ou fímbria sexual, serve como condutor de material genético durante a conjugação bacteriana (ver Capítulo 5).

Outros tipos funcionam como sítios receptores de bacteriófagos e como estruturas de aderência às células de mamíferos e a outras superfícies. Esta propriedade de aderência a superfícies, atribuída às fímbrias, pode ser importante para as bactérias em seu ambiente natural, pois permite sua fixação aos tecidos, por exemplo, dos quais obtém seus nutrientes (ver Capítulo 17).

Nucleoide

O nucleoide procariótico ou o DNA bacteriano, quando devidamente corado, pode ser visualizado com o auxílio do microscópio óptico. Micrografias eletrônicas revelam a ausência de uma membrana nuclear e de um aparelho mitótico. A região nuclear é preenchida por fibrilas de DNA dupla hélice na forma de uma única molécula de aproximadamente 1 mm de comprimento (desdobrada) e peso molecular de 2 a 3 x 10^9d. O DNA com carga negativa é neutralizado, pelo menos parcialmente, por poliaminas pequenas e pelo íon magnésio. Entretanto, foram descobertas proteínas semelhantes às histonas de mamíferos e, provavelmente, elas desempenham um papel semelhante ao das histonas na cromatina eucariótica.

Plasmídios

No citoplasma das bactérias podem existir moléculas de DNA circulares, menores que o cromossomo, cujos genes não determinam características essenciais, porém, muitas vezes, conferem vantagens seletivas às células que as possuem (Figura 2.3). Estes elementos, denominados plasmídios, são capazes de autoduplicação independente da replicação cromossômica e podem existir em número variável (ver Capítulo 5). Exemplos de plasmídios: fatores sexuais (fator – F), fatores de resistência a antibióticos (fator – R), plasmídio de fixação de N_2 ,etc.

Componentes Citoplasmáticos

O citoplasma da célula bacteriana é uma solução aquosa limitada pela membrana plasmática. Imersas no citoplasma existem partículas insolúveis, algumas essenciais (ribossomos e nucleoide) e outras encontradas apenas em alguns grupos de bactérias, nos quais exercem funções especializadas como os grânulos e os vacúolos gasosos.

Ribossomos

Partículas citoplasmáticas onde ocorre a síntese proteica. São compostos de RNA (60%) e proteína (40%). Em procariotos, possuem coeficiente de sedimentação de 70S e são compostos de duas subunidades, 30S e 50S.

Embora a estrutura e o tamanho dos ribossomos sejam diferentes entre procariotos e eucariotos, sua função é a mesma.

Grânulos

Os grânulos e as partículas citoplasmáticas podem ser visualizados utilizando-se colorações especiais e microscopia óptica comum. A natureza química destas estruturas varia de bactéria para bactéria, a sua função, porém, é quase sempre a de substância de reserva e subunidades de macromoléculas para compor outras estruturas celulares.

Uma das granulações mais comuns em procariotos é composta de poli-β-hidroxibutirato (PHB), um composto lipídico formado por subunidades de ácido β-hidroxibutírico unidas por ligações do tipo éster. Existe um considerável interesse na exploração comercial de PHB, pois suas propriedades físicas conferem-lhe uma consistência de plástico. A produção industrial deste polímero a partir de culturas de micro-organismos armazenadores pode gerar plásticos biodegradáveis.

Outros polímeros são produzidos e armazenados por micro-organismos: glicogênio, amido e polifosfatos (grânulos metacromáticos).

O armazenamento de substâncias na forma de polímeros insolúveis permite o acúmulo de reservas sem elevar a pressão osmótica interna da célula. Se o mesmo número de subunidades estivesse presente na forma de monômeros, ocorreria um aumento na pressão osmótica intracelular intolerável pela célula. Mesmo se considerarmos que certa quantidade de energia é gasta para a formação dos polímeros, os benefícios para a célula superam este fato, uma vez que, oportunamente, podem ser oxidados para a produção de ATP, provendo, assim, a viabilidade celular, ainda que sem multiplicação.

Vacúolos gasosos

Os vacúolos gasosos são encontrados no citoplasma de organismos procarióticos que vivem flutuando em lagos, rios ou mares. A membrana destes vacúolos, em vez de ser constituída por bicamadas lipídicas como as outras membranas, é composta apenas de unidades repetidas de proteína, organizadas de maneira a formar uma estrutura rígida somente permeável a gases e impermeável a água ou solutos. A rigidez da membrana e o tamanho da vesícula variam de organismo para organismo e parecem ser determinadas pela combinação das médias da pressão osmótica e hidrostática à qual o organismo é submetido no seu hábitat.

Esporos bacterianos

Os endósporos são estruturas formadas por algumas espécies de bactérias Gram-positivas, sobretudo dos gêneros *Clostridium* e *Bacillus,* quando o meio se torna carente de água ou de nutrientes essenciais. Assim, a formação do esporo em procariotos é um tipo de diferenciação celular que ocorre como resposta a uma situação desfavorável do meio ambiente. Bactérias capazes de esporular são mais comumente encontradas no solo.

O processo de formação do esporo dentro de uma célula vegetativa é chamado esporogênese (Figura 2.11). As mudanças estruturais que ocorrem durante a transformação da célula vegetativa em esporo podem ser estudadas pela microscopia eletrônica. Sob determinadas circunstâncias, em vez de dividir, a célula passa por uma série de eventos que terminam com a formação do esporo. Nos primeiros estágios, uma pequena porção do citoplasma é isolada por um crescimento da membrana citoplasmática (estágios II e III). Forma-se, então, o pré-esporo composto de uma dupla membrana que circunda o cromossomo e o citoplasma. Então, camadas de peptidioglicano são sintetizadas entre as duas membranas, em seguida formam-se as capas do esporo compostas de proteínas. A maior parte da água do citoplasma é eliminada quando se completa a esporogênese. Assim, as reações metabólicas só ocorrem em níveis quase imperceptíveis. O pré-esporo desidratado contém apenas DNA, RNA,

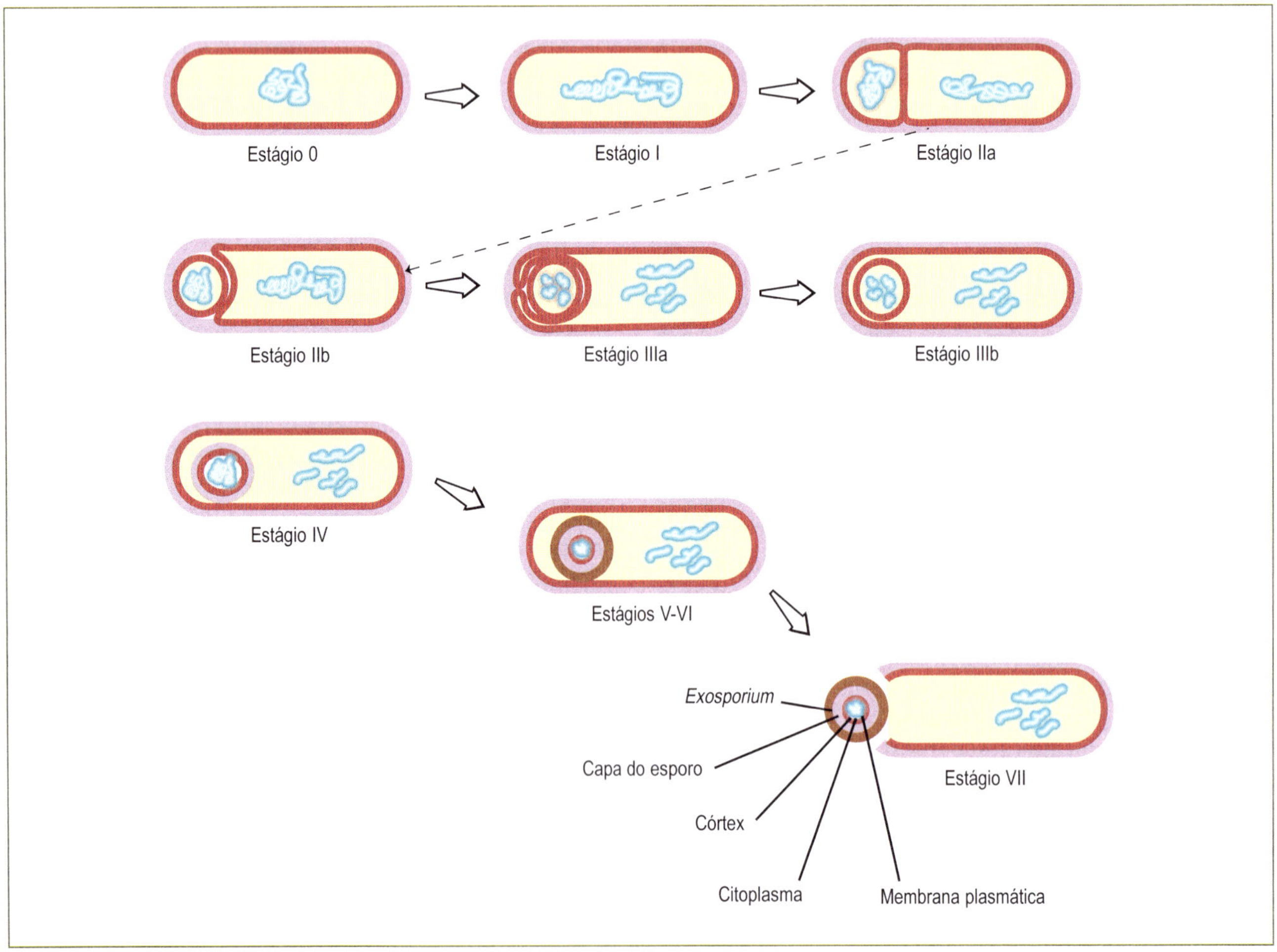

Figura 2.11 — *Formação do endósporo. Estágio 0 — Célula vegetativa contendo dois genomas. Estágio I — Forma-se um filamento composto de dois cromossomos. Estágios IIa e IIb — Um septo assimétrico divide o protoplasma em duas partes. O protoplasma menor é chamado pré-esporo. A membrana plasmática do protoplasma invagina e engloba o pré-esporo. Estágios IIIa e IIIb — O pré-esporo é circundado por duas membranas. Estágio IV — Camadas de peptideoglicano modificado são sintetizadas entre as duas membranas formando uma camada rígida chamada córtex. Estágios V e VI — Formam-se o exosporium e a capa do esporo contendo muitas camadas de proteína. Estágio VII — O esporo maduro é liberado por desintegração da célula vegetativa que lhe deu origem.*

poucos ribossomos, enzimas e algumas moléculas pequenas, porém importantes. Nestas estão incluídas grande quantidade de ácido dipicolínico, junto com grandes quantidades de íons cálcio. O ácido dipicolínico, combinado com o cálcio, é característico do endósporo bacteriano, pois foi encontrado em todos os endósporos examinados e não está presente na célula vegetativa.

Uma vez completada a esporogênese, o esporo é liberado no ambiente, podendo sobreviver por muitos anos sob condições de extremo calor, ausência de água e presença de radiações e substâncias químicas tóxicas.

Mecanismo de Resistência do Esporo e sua Importância

A descoberta da existência dos endósporos associada às suas características de resistência foram de grande importância para a microbiologia, sobretudo do ponto de vista clínico e da indústria de alimentos, pois processos capazes de matar células na forma vegetativa não são suficientes contra a célula na forma esporulada. Assim, enquanto a maioria das células na forma vegetativa é morta com temperaturas em torno de 70°C, os endósporos podem sobreviver por horas em água fervente. Os endósporos de bactérias termofílicas podem sobreviver em água fervente por 19 horas.

A resistência ao calor parece estar associada ao grau de desidratação do esporo, e existem já fortes razões para se acreditar que o dipicolinato de cálcio tem um papel importante nesta característica.

As substâncias químicas que têm efeitos deletérios sobre as bactérias na forma vegetativa agem, normalmente, causando quebra/denaturação/hidrólise de proteínas ou enzimas ou de ácidos nucléicos. Os esporos apresentam menor suscetibilidade a estes agentes, provavelmente por causa da ausência de água necessária à hidrólise.

O esporo não ocorre em todas as espécies bacterianas. A maior parte das espécies, cujos hospedeiros naturais são os animais, incluindo humanos, não forma esporos, pois habita áreas geralmente bastante favoráveis para o desenvolvimento da forma vegetativa. Espécies formadoras de esporo são mais comumente encontradas no solo, como muitos *Bacillus*, *Clostridium*, *Sporosarcina* e *Streptomyces*. Com exceção do *Streptomyces*, todas estas espécies produzem esporos sem função reprodutora. *Streptomyces* produz seus esporos em estruturas especializadas (hifas multinucleadas), esporos estes que, neste caso, constituem o seu modo de reprodução.

Algumas espécies bacterianas formadoras de endósporos são muito importantes como patógenos, como por exemplo, *Bacillus anthracis*, *Clostridium tetani*, *Clostridium perfringens* e *Clostridium botulinum*. O primeiro provoca uma doença fatal em gado, o segundo é o agente etiológico do tétano, o terceiro um dos agentes da gangrena gasosa e o último produz toxinas altamente letais causadoras do botulismo.

Bibliografia

1. Henderson B, Wilson M, McNab R, Lax AJ. Cellular microbiology, bacteria-host Interactions in health and disease. New York: Wiley; 2000.
2. Schaechter M, Ingraham JL, Neidhardt FC. Microbe. Washington DC: ASM Press; 2006.

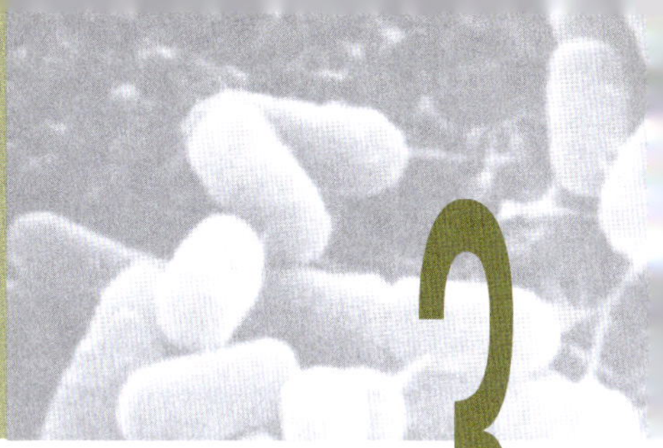

Flavio Alterthum

3

Nutrição e Metabolismo Bacterianos

Basicamente as necessidades nutritivas dos micro-organismos são as mesmas de todos os seres vivos que, para renovarem seu protoplasma e exercerem suas atividades, exigem fontes de energia e fontes de material plástico. Nos seres superiores, todavia, encontramos apenas dois tipos nutritivos:

a) os vegetais que são *fotossintéticos*, isto é, obtêm energia da luz solar, e *autotróficos*, nutrindo-se exclusivamente de substâncias inorgânicas;

b) os animais que são *quimiotróficos*, pois obtêm energia à custa de reações químicas, e *heterotróficas*, por exigirem fontes orgânicas de carbono.

Em relação aos micro-organismos, principalmente às bactérias, há uma variedade de tipos intermediários entre os dois tipos mencionados, como veremos a seguir.

Fontes de Energia

As algas e algumas bactérias são fotossintéticas. Nas algas e cianobactérias, o pigmento principal é a clorofila a como nas plantas; durante o processo, a água é utilizada como doadora de elétrons com desprendimento de oxigênio. Esse processo é importantíssimo e cerca de 50% do oxigênio atmosférico existente provém dele. Em outro grupo de bactérias, o pigmento fotossintético não é a clorofila vegetal e sim a bacterioclorofila; neste, não há produção de oxigênio, pois a água não é utilizada como fonte de elétrons. Bactérias que utilizam compostos inorgânicos (H_2S, por exemplo) para esse fim são chamadas de *litotróficas*; as *organotróficas* são as que exigem doadores orgânicos de elétrons.

A grande maioria das bactérias é *quimiotrófica*, obtendo energia à custa de reações químicas nos quais substratos adequados são oxidados. As *litotróficas* oxidam compostos inorgânicos, enquanto as *organotróficas* oxidam compostos orgânicos. No primeiro grupo, encontramos bactérias de considerável importância industrial, como, por exemplo, as do gênero *Thiobacillus* que são capazes de oxidar enxofre, produzindo ácido sulfúrico. São, por isso, utilizadas na lixiviação de metais ou minérios pobres, como de cobre ou de urânio, nos quais o processo químico usual de extração seria pouco econômico. No segundo grupo (organotróficas), encontramos um grande número de bactérias e todas as de interesse médico.

Fontes de Material Plástico

Para a renovação da matéria viva, os elementos químicos quantitativamente mais importantes são: carbono, hidrogênio, oxigênio, nitrogênio, enxofre e o fósforo.

Fontes de carbono. Para as *autotróficas*, a única fonte de carbono é o CO_2 ou o íon bicarbonato a partir dos quais conseguem sintetizar todos os compostos orgânicos de que necessitam. Alguns grupos de bactérias são *heterotróficas*, exigindo fontes orgânicas de carbono; destas, as mais comuns são os carboidratos, particularmente D-glicose, aminoácidos, ácidos monocarboxílicos, lipídeos, álcoois e mesmo polímeros como amido e celulose podem ser utilizados. Na realidade, qualquer composto orgânico natural e muitos sintéticos podem ser utilizados por algum micro-organismo. Essa versatilidade é de uma extraordinária importância, permitindo o emprego de micro-organismos numa extensa série de transformações úteis para o homem.

Na maior parte das vezes, o mesmo composto é usado para obter energia e esqueletos de carbono. Além disso, algumas bactérias heterotróficas são também capazes de fixar CO_2 (muitas o exigem em quantidades maiores), embora não como fonte única de carbono. Os elementos químicos oxigênio e hidrogênio geralmente fazem parte dos compostos orgânicos.

Fontes de nitrogênio. Quanto à necessidade de nitrogênio há, em linhas gerais, três categorias; algumas bactérias retiram o nitrogênio diretamente da atmosfera (N_2) e o converte a nitrogênio orgânico. Essa "fixação" de nitrogênio é exercida, por exemplo, por bactérias dos gêneros *Azotobacter* e *Rhizobium*. Estas últimas executam esta atividade em simbiose com plantas leguminosas num processo de considerável importância econômica, pois contribuem de maneira significativa na fertilidade e produtividade do solo. A quase totalidade das bactérias utiliza compostos inorgânicos de nitrogênio, em especial sais de amônio e ocasionalmente nitratos (raramente nitritos). Algumas bactérias exigem fontes orgânicas de nitrogênio, representadas por um número variável de aminoácidos. De modo geral, a adição de aminoácidos ou hidrolisados de proteínas favorece o crescimento da maioria das bactérias heterotróficas.

Íons inorgânicos essenciais. Além de carbono e nitrogênio, as bactérias exigem uma série de outros elementos químicos sob a forma de compostos inorgânicos. Alguns são necessários em quantidades apreciáveis — *macronutrientes* —, enquanto, de outros, bastam traços — *micronutrientes*. Entre os primeiros temos o *fósforo*, sob a forma de fosfatos, importante no metabolismo energético e na síntese de ácidos nucléicos: o *enxofre*, necessário por fazer parte de aminoácidos como cistina e cisteína e para a síntese de vitaminas como biotina e tiamina; o *potássio*, ativador de enzimas e regulador da pressão osmótica; o *magnésio*, ativador de enzimas extracelulares e fator importante na síntese de proteínas e união das frações ribossômicas; o *ferro*, componente dos citocromos, de algumas proteínas e de certos pigmentos. O papel de cada micronutriente não é tão bem conhecido, dadas as dificuldades de seu estudo. Tem-se, todavia, demonstrado, em casos específicos, a necessidade de elementos como cobre, cobalto, zinco, manganês, molibdênio, sódio e muitos outros.

Fatores de crescimento. Denominam-se fatores de crescimento os compostos orgânicos indispensáveis a um determinado micro-organismo, mas que ele não consegue sintetizar. Tais fatores, portanto, devem estar presentes no meio para que o micro-organismo possa crescer. Muitos desses fatores são vitaminas, em especial do complexo B; outras vezes, são aminoácidos, nucleotídeos e ácidos graxos. As necessidades dos micro-organismos, nesse particular, são variadíssimas.

Um dos aspectos importantes dessa indispensabilidade resulta do fato de que, quando um micro-organismo exige um determinado fator, seu crescimento será limitado pela quantidade do fator presente no meio. Dentro de certos limites, o crescimento será proporcional ao teor do composto limitante. Isso permite a elaboração de um método de dosagem de certos compostos, como vitaminas e aminoácidos, baseado na medida do crescimento microbiano. Este é o fundamento da *dosagem microbiológica*.

Água

A água não constitui um nutriente, mas é absolutamente indispensável para o crescimento, e é múltiplo seu papel. As bactérias se nutrem pela passagem de substâncias em solução através da membrana citoplasmática. A água é o solvente universal. Além disso, a água exerce função primordial na regulação da pressão osmótica e, pelo seu elevado calor específico, na regulação térmica. A maior parte das bactérias, especialmente as que não esporulam, morre rapidamente pela dessecação.

Tabela 3.1
Composição Química da Célula Bacteriana

Macromoléculas	*Massa Seca (%)*	*Massa/Célula x 10^{-15}g*	*Peso Molecular*	*Número de Moléculas/Célula*	*Diferentes Tipos de Moléculas*
Proteína	55,0	155,0	4.0 x 10^4	2.360.000	1.050
RNA (total)**	20,5	59,0			
23rRNA		31,0	1.0 x 10^6	18.700	1
16rRNA		16,0	5 x 10^5	18.700	1
5rRNA		1,0	3.9 x 10^4	18.700	1
Transportador		8,6	2.5 x 10^4	205.000	60
Mensageiro		2,4	1.0 x 10^6	1.380	400
Regulatório				Variável	?
DNA	3,1	9,0	2.5 x 10^9	2.13	1
Lípide	9,1	26,0	705	22.000.000	4*
Lipopolissacarídeo	3,4	10,0	4346	1.200.000	1
Mucocomplexo	2,5	7,0	(904)n	1	1
Glicogênio	2,5	7,0	1.0 x 10^6	4.360	1
Total de macromoléculas	96,1	273,0			
Material em solução:	2,9	8,0			
Subunidades		7,0			
Vitaminas metabólitos		1,0			
Íons inorgânicos	1,0	3,0			
Massa seca – total	100,0	284,0			

Massa de uma bactéria: 9,5 x 10^{-13}g
Conteúdo aquoso: 6,7 x 10^{-13}g
Massa seca de uma bactéria: 2,84 x 10^{-13}g
* Há quatro classes de fosfolipídeos, cada uma delas com composições variáveis de ácidos graxos.
** Além dos mensageiros, ribossômicos e transportadores ainda há os regulatórios em quantidades variáveis.

Oxigênio Atmosférico

Como a água, o oxigênio atmosférico não é um nutriente e funciona apenas como receptor final de hidrogênio nos processos de respiração aeróbica. Entra na célula por difusão e as bactérias têm comportamentos diferentes na presença de O_2 livre: *aeróbias* exigem a presença de oxigênio livre; algumas, todavia, o exigem em pequena quantidade, não tolerando as pressões normais de O_2 atmosférico; são as *microaerófilas*; *anaeróbias estritas* não toleram a presença de oxigênio livre, morrendo rapidamente nessas condições; *anaeróbias não-estritas* não utilizam o oxigênio atmosférico, mas este não é tóxico, e *facultativas* tanto podem crescer na presença como na ausência de oxigênio livre.

Meios de Cultura

Nas condições artificiais do laboratório, o crescimento de bactérias é conseguido pela semeadura destas em *meios de cultura*, cuja composição deve atender aos princípios expostos nos itens anteriores. Dada a variedade de tipos nutritivos, é fácil compreender que não há um meio de cultura universal. Muitas vezes, o que é exigido por uma determinada bactéria inibe totalmente o crescimento de outras; é o que sucede com a matéria orgânica necessária ao crescimento de heterotróficas que, na maioria das vezes, inibe totalmente a proliferação de autotróficas. Assim, para compor um meio adequado, é necessário conhecer a fisiologia das bactérias em estudo. Lembramos que cada micro-organismo duplicado ou multiplicado deve possuir todos os componentes da célula original. Para se ter uma idéia aproximada da composição química de uma bactéria, por exemplo, a *Escherichia coli*, observe a Tabela 3.1. Os números apresentados são válidos para esta bactéria quando cultivada nas condições estabelecidas (composição do meio de cultura, pH, temperatura etc.); eles não são válidos para outros micro-organismos (outras bactérias ou fungos) e servem apenas de referencial. É preciso salientar que há muitas bactérias para as quais não foi possível descobrir ainda o meio de cultura que permite seu crescimento "in vitro".

Composição dos meios de cultura

Basicamente existem dois grandes grupos de meios de cultura: os meios *sintéticos* e os meios *complexos*. Chamam-se meios sintéticos aqueles cuja composição química é qualitativa e quantitativamente conhecida. Considere-se,

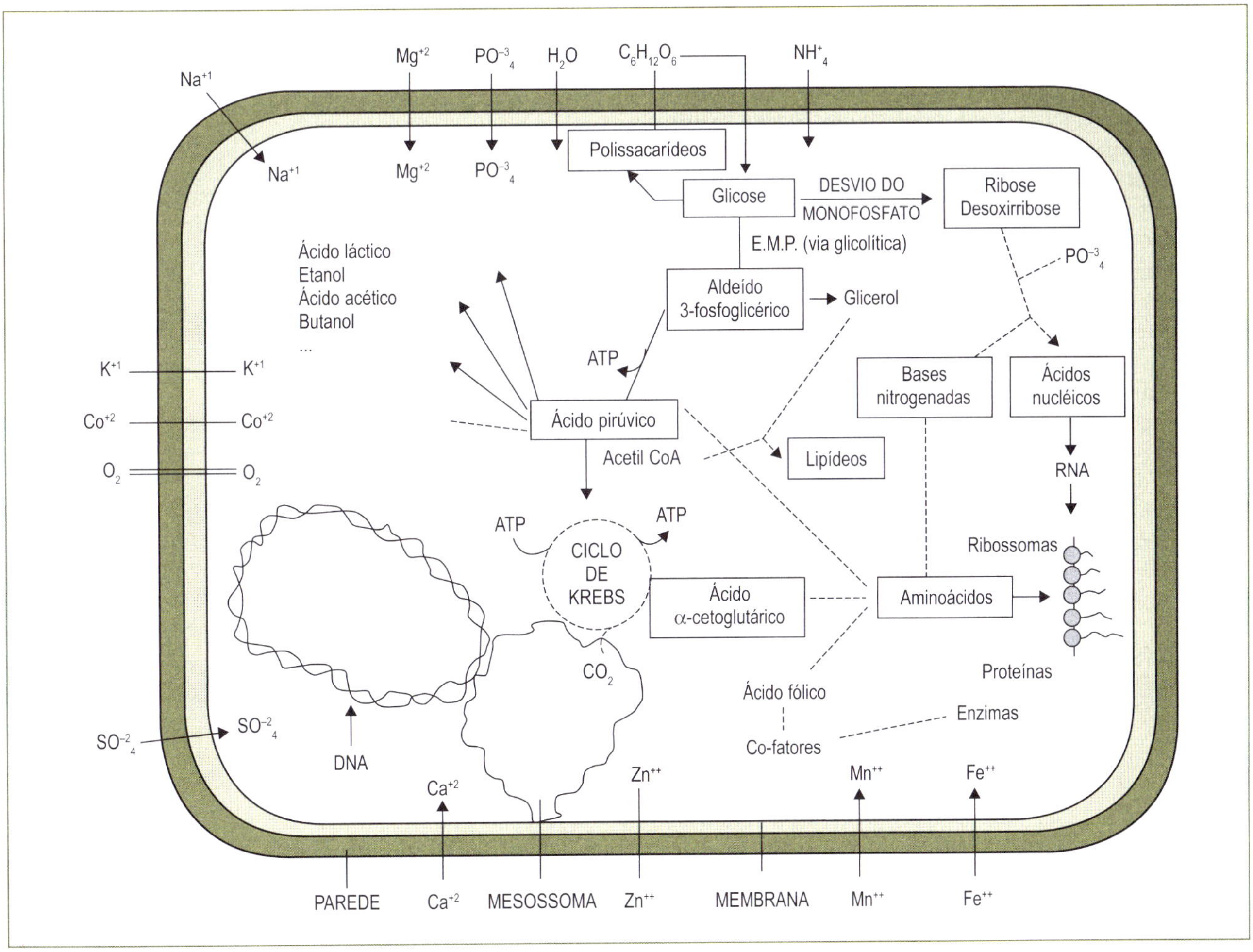

Figura 3.1 — *Esquema geral do metabolismo bacteriano.*

por exemplo, o seguinte meio: NH_4Cl, 1,0g; K_2HPO_4, 1,0 g; $MgSO_4 . 7H_2O$, 0,2 g; $FeSO_4 . 7H_2O$, 0,01 g; $CaCl_2$, 0,02 g; $MnCl_2 . 4H_2O$, 0,002 g; $NaMoO_4 . 2H_2O$, 0,001g; água q.s.p., 1,0 L.

Temos aqui um meio que se enquadra na definição de sintético. Também está de acordo com os princípios gerais, já expostos, no que tange à fonte de nitrogênio e íons inorgânicos; não contém, entretanto, uma fonte de carbono nem fonte de energia.

Isso sucede porque o meio foi planejado para a cultura de fotolitotróficas: só contém material inorgânico, a fonte de carbono é o CO_2 (proveniente do ar) e a fonte de energia é a luz solar. Para que as bactérias cresçam nesse meio, elas devem ser incubadas em presença de luz e em condições de aerobiose.

Se a esse meio de cultura adicionar 0,5 g de glicose, ele continuaria a ser enquadrado na definição de sintético, mas, contendo agora uma fonte orgânica de energia e carbono (glicose), permitirá o crescimento de quimio-organotróficas como, por exemplo, *Escherichia coli*, habitante normal do intestino dos mamíferos. Trata-se de um organismo de excepcionais capacidades de síntese, pois a partir da glicose e dos sais minerais do meio consegue fabricar todos os componentes do protoplasma. Se quisermos, contudo, cultivar uma bactéria com características nutritivas semelhantes a *E.coli*, o bacilo tífico (*Salmonella typhi*), será necessário, além da glicose, adicionar o aminoácido triptofano; *S. typhi* não consegue sintetizar triptofano, que, para ela, como definimos anteriormente, é um *fator de crescimento*. Outros aminoácidos podem ser incluídos, permitindo o crescimento de um número cada vez maior de micro-organismos. O meio, contudo, ainda será considerado como sintético, pois sua composição é sempre bem definida.

Se quisermos cultivar micro-organismos mais exigentes nesse meio, podemos enriquecê-lo com substâncias capazes de fornecer uma variedade grande de aminoácidos e vitaminas como, por exemplo, extrato de carne. Nesse momento, o meio passou a ser complexo, pois contém um produto cuja composição química não é perfeitamente definida, o extrato de carne. Na prática, a maior parte dos meios utilizados é do tipo complexo e as mais variadas substâncias podem ser utilizadas na sua composição: peptonas, extrato de leveduras, extratos de órgãos animais como fígado, coração, extratos de vegetais como soja, arroz, ou outras como sangue, soro etc.

Estado físico dos meios de cultura

os meios de cultura podem ser constituídos simplesmente por soluções aquosas de nutrientes. Geralmente as bactérias têm maior facilidade de iniciar o seu crescimento neste tipo de meio, principalmente se o seu número é de início, pequeno. Quando, todavia, existe mais de um tipo de bactérias no material semeado, o crescimento final será constituído de uma mistura destas, o que impede que se tirem conclusões a respeito da natureza e da atividade de cada uma. Para que as características possam ser reconhecidas ou para que a sua atividade possa ser devidamente estudada, a bactéria deve se encontrar em "cultura pura", isto é, não deve estar misturada a outras.

Para que se possa separá-las proveniente de algum material ou de uma cultura líquida, há necessidade de semeá-las na superfície de um meio *sólido*. Nesse caso, se o material foi adequadamente diluído e o espalhamento bem feito, cada bactéria estará separada de sua vizinha e, multiplicando-se, formará uma **colônia** de organismos iguais a ela, visível macroscopicamente e facilmente transferível para novo meio onde crescerão em cultura pura.

Os meios sólidos são preparados adicionando-se um agente solidificador às soluções de nutrientes. O agente mais usado é o ágar, polissacarídeo extraído de algas, que funde a 100ºC, mas somente solidifica de novo ao redor de 45ºC. A adição de 1,5% a 2% de ágar ao meio de cultura líquido é suficiente para a solidificação destes.

Meios Seletivos e Diferenciais

Meios seletivos são aqueles cujas características impedem o crescimento de certos micro-organismos, permitindo apenas o crescimento de outros. O meio descrito anteriormente é seletivo para fotolitotróficas. Muitas vezes, a seletividade do meio depende da adição de algum composto inibidor dos indesejáveis. Assim, por exemplo, corantes básicos inibem o crescimento de bactérias Gram-positivas, enquanto a azida sódica inibe as Gram-negativas.

Meios diferenciais são aqueles que conferem características especiais às colônias que, em condições normais, seriam idênticas. Assim, bactérias fermentadoras de lactose, semeadas em meio contendo lactose e um indicador, dão colônias de cor diferente das não-fermentadoras, pois, crescendo, fermentam a lactose, originando ácido lático, que faz "virar" o indicador.

Outros Fatores Envolvidos na Nutrição

Temperatura

Cada bactéria tem um ótimo de temperatura para absorção de nutrientes que está intimamente relacionado ao crescimento e ao desenvolvimento das culturas. Assim, as bactérias *psicrófilas* crescem melhor entre as temperaturas de 0ºC a 18ºC; *mesófilas* entre 25ºC e 40ºC e as *termófilas* entre 50ºC e 80ºC.

Concentração hidrogeniônica (pH)

Os valores de pH em torno de 7,0 são os mais adequados para absorção dos nutrientes, embora existam algumas bactérias adaptadas a viver em ambientes ácidos e alcalinos.

Enzimas

A membrana citoplasmática não permite a passagem de nutrientes de elevado peso molecular, no entanto sabemos que elas podem utilizar amido, proteínas, gorduras e outras macromoléculas. A quebra destas para posterior absorção é feita à custa de enzimas extracelulares ou exoenzimas. É interessante ressaltar que bactérias patogênicas podem e

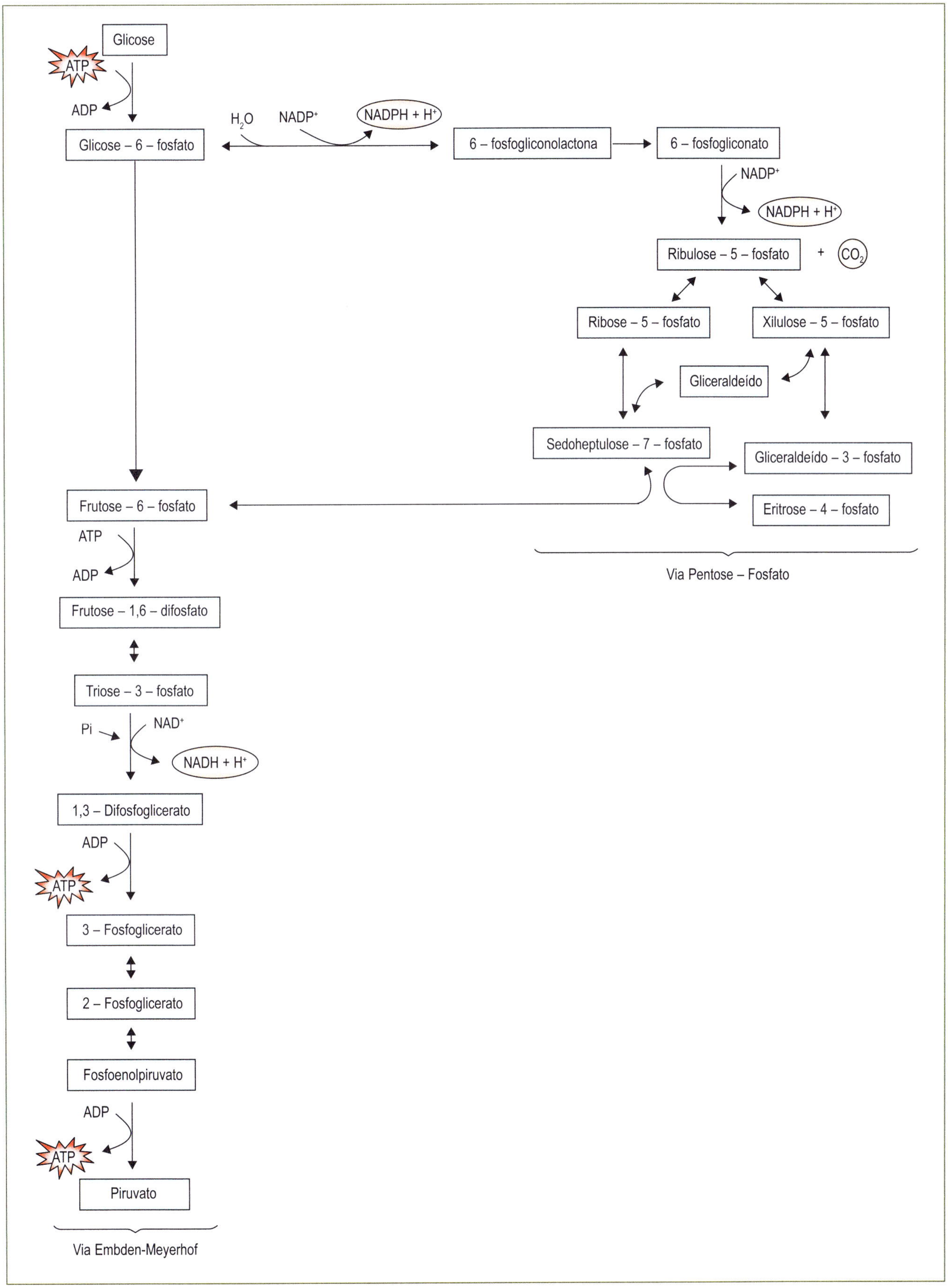

Figura 3.2 — *Via glicolítica e desvio do monofosfato.*

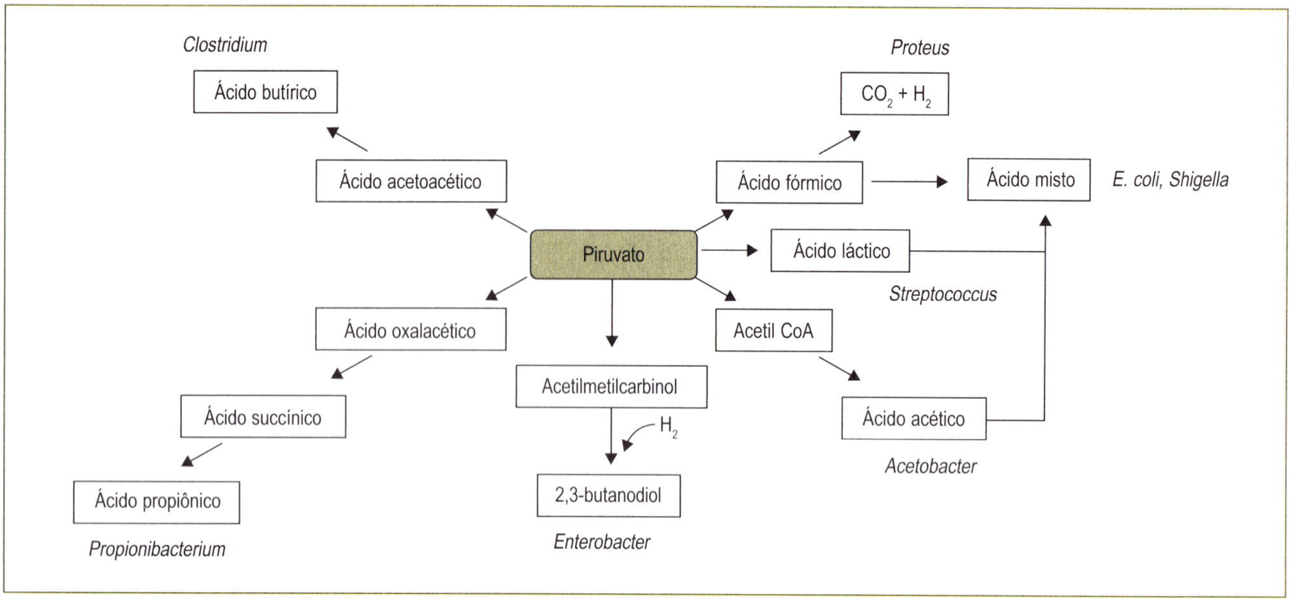

Figura 3.3 — *Alguns exemplos de fermentação com diferentes produtos finais e respectivos micro-organismos produtores.*

muitas vezes utilizam esses substratos, que fazem parte de nosso organismo, como alimento. Neste caso, as enzimas acabam se constituindo em fatores de agressividade (virulência). Outras vezes, as exoenzimas são indiretamente mecanismos de defesa, pois podem inativar antibióticos como as penicilinas, embora novamente a finalidade seja a nutrição.

Conservação dos micro-organismos

Uma vez isolada uma bactéria em cultura pura, poderá ser necessário conservá-la no laboratório para estudo ou uso futuro. Várias são as técnicas empregadas para tal fim, conforme a natureza do organismo em questão. A técnica mais comum consiste em semear em meio sólido distribuído em tubos e, periodicamente, transferi-la para novo meio. O tempo decorrido de uma transferência para outra dependerá da resistência da bactéria. É conveniente que o metabolismo bacteriano seja reduzido tanto quanto possível, pois, nessas condições, ela permanecerá viável por tempo mais prolongado. Para se conseguir tal resultado, há vários recursos que serão aplicados, de acordo com o tipo de bactéria em questão. Uma das técnicas mais simples consiste em se conservar as culturas à temperatura de geladeira; há micro-organismos que permanecem viáveis durante meses. Outra técnica consiste em se recobrir a cultura com uma camada de óleo mineral estéril, reduzindo dessa forma o suprimento de oxigênio e, consequentemente, o metabolismo microbiano. Todos esses processos, todavia, envolvem um trabalho intenso e constante principalmente quando o número de organismos na coleção é grande. Além disso, muita atenção é necessária nas transferências, para evitar uma contaminação. Outro problema importante decorre do fato de que, com o correr do tempo, muitos organismos podem sofrer mutações e, com isso, terem suas características alteradas. Para se contornar este inconveniente, recorre-se ao processo da *liofilização*. Nesse processo, organismos são suspensos em meios adequados (leite, soro ou albumina, por exemplo), colocados em uma ampola e rapidamente congelados no mínimo a temperatura de -30°C. Em seguida, procede-se à secagem do material por sublimação da água e, depois, as ampolas são fechadas hermeticamente. O material pode ser conservado à temperatura ambiente. Outra técnica utilizada é a conservação em temperatura de nitrogênio líquido (–179°C). Empregando as duas últimas técnicas — liofilização e nitrogênio líquido —, os micro-organismos podem ser guardados por muito tempo, até mesmo durante anos, sem que haja necessidade de renovação e sem alterações em suas propriedades.

Há instituições especializadas que identificam, armazenam e vendem bactérias, fungos e vírus. A mais conhecida é a *American Type Culture Collection* — ATCC, dos Estados Unidos.

Metabolismo microbiano

Na Figura 3.1 está representado um momento da vida de uma bactéria organotrófica em plena atividade metabólica, considerando que está colocada num meio de cultura que contenha glicose como única fonte de carbono, sais minerais fornecendo fontes de nitrogênio, hidrogênio, oxigênio, enxofre, fósforo, magnésio etc.

A glicose atravessa a membrana e é fosforilada, transformando-se em glicose-6-fosfato. Esta, através da via glicolítica (detalhes na Figura 3.2), chegará a ácido pirúvico. Este composto, dependendo do micro-organismo e das condições de cultivo, poderá produzir energia através das fermentações exemplificadas pelos produtos, ácido láctico, ácido acético, etanol, butanol etc. (Figura 3.3) ou então ser oxidado via ciclo de Krebs ou ciclo dos ácidos tricarboxílicos (Figura 3.4). Este é o ciclo que irá fornecer as subunidades e gerar ATP através da cadeia de transporte eletrônico em bactérias que fazem respiração (aeróbia ou não). A cadeia de transporte de

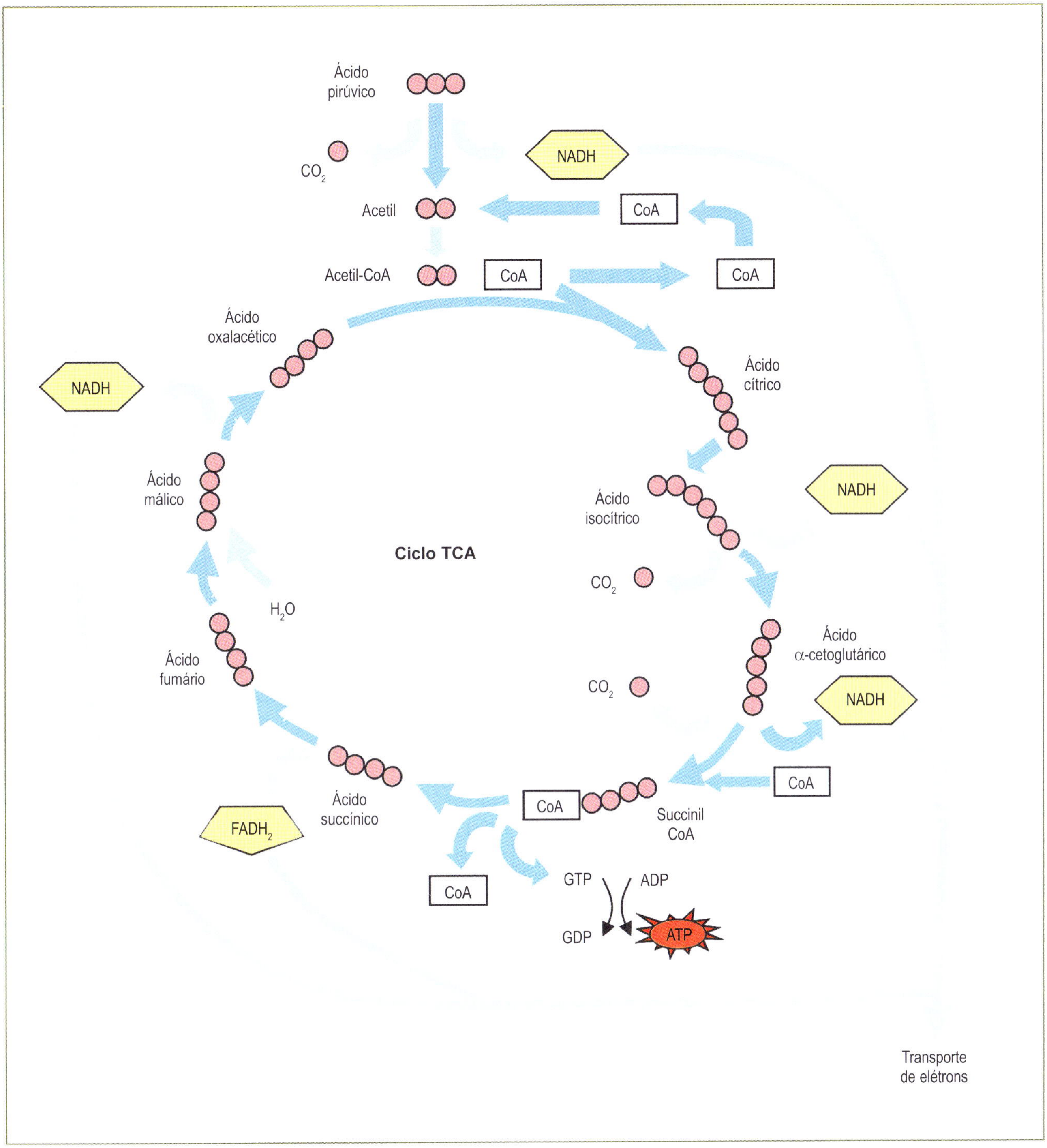

Figura 3.4 — *Ciclo de Krebs.*

elétrons é associada à formação de um gradiente de prótons e o retorno destes ao citoplasma, através da ATP sintase, promove a síntese de ATP. Seus componentes são os mesmos das cadeias de transporte de eucariotos, a saber, NAD, FAD, FeS, CoQ e citocromos. Bactérias que têm metabolismo anaeróbio podem até ter uma cadeia de transporte, mas sem a citocromo oxidase. Algumas bactérias têm cadeias curtas de transporte de elétrons, o que gera menos energia para a célula. Das subunidades formadas destacam-se os ácidos alfacetoglutárico e oxalacético, pois ambos podem ser aminados diretamente dando origem aos respectivos aminoácidos, ácido glutâmico e asparagina. Bactérias anaeróbias que não fazem o ciclo de Krebs completo têm um ramo oxidativo deste ciclo chegando até o ácido alfacetoglutárico e um ramo redutor até ácido aspártico, formando, portanto, as várias subunidades de que as células necessitam (Figura 3.4).

Durante a via glicolítica formam-se duas trioses que poderão, caso a célula necessite, produzir glicerol. A partir do

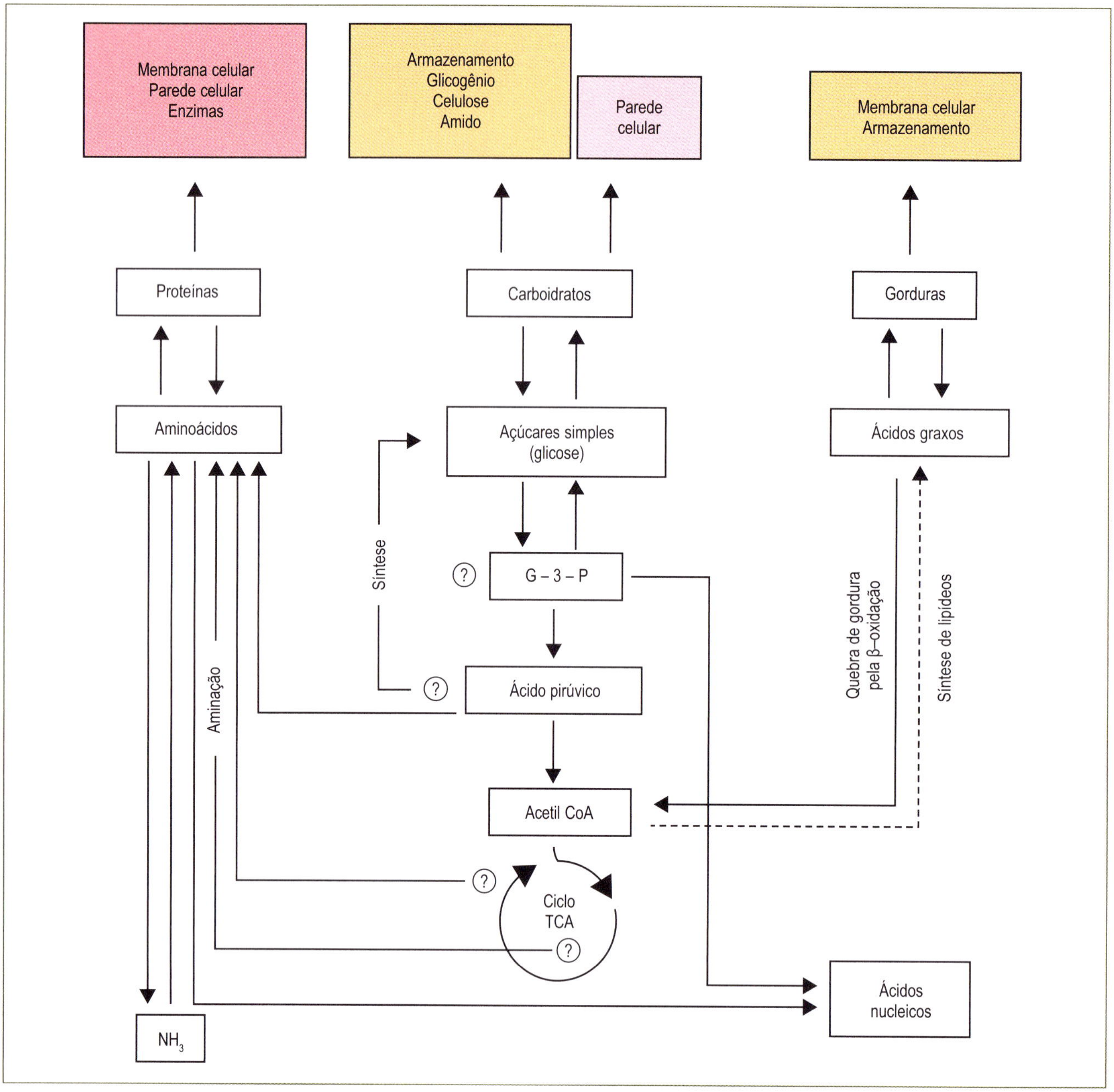

Figura 3.5 — *Esquema genérico de integração do metabolismo.*

ácido pirúvico poderá ser formado o acetil-CoA e este condensado irá gerar malonil-CoA e sucessivamente até formar ácidos graxos de número par de átomos de carbono (6, 8, 10, ... 22). Estes poderão ser esterificados com glicerol, dando origem a famílias de triglicerídeos. Se um dos ácidos graxos for substituído por ácido fosfórico, o composto resultante será o ponto de partida para formação dos fosfolipídeos, componentes da membrana citoplasmática e outras eventuais estruturas membranosas de que a célula poderá dispor.

A glicose-6-fosfato pode, em vez de ser novamente fosforilada, seguir a via do monofosfato (Figura 3.2), que poderá gerar açúcares de 4, 5, 6, 7 e 8 átomos de carbono. Destaque para pentoses — ribose e desoxirribose — constituintes dos ácidos nucléicos (DNA e RNA), entre outros compostos essenciais. Nesta via, forma-se também NADPH, composto importante nas reações de oxirreduções intracelulares.

Se o micro-organismo for colocado na presença de macromoléculas, como proteínas, lipídeos, polissacarídeos, ácidos nucléicos, e possuir proteases, lipases, hidrolases, DNAses, poderá obter mais facilmente as subunidades necessárias ao seu metabolismo, conforme sugere a Figura 3.5.

A origem dos vários aminoácidos pode ser acompanhada, de uma forma genérica, na Figura 3.6.

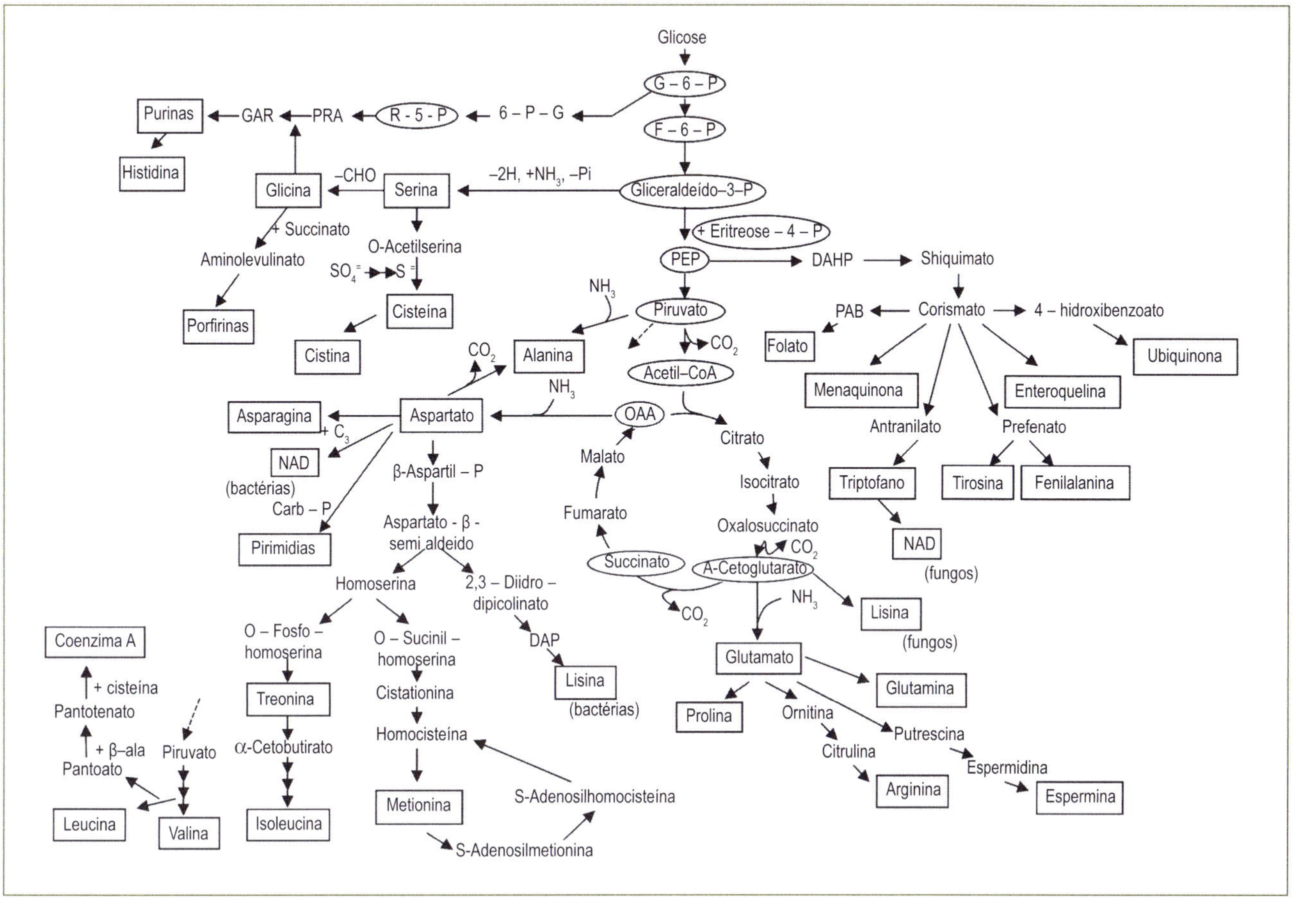

Figura 3.6 — *Vias biossintéticas de produção de aminoácidos e compostos relacionados.*

Para conhecer as reações de biossíntese de proteínas, ácidos nucléicos, lipídeos e polissacarídeos, recomendamos consultar a bibliografia citada no final do capítulo.

Bibliografia

1. Nelson DL, Cox MM. Lehninger. Principles of Biochemistry, 6th ed. Worth Publishers, Menlo Park, 2012.
2. Moat AG, Foster JW. Microbial Physiology, 4th ed. Wiley-Liss, New York, 2002.
3. Schaechter M, Ingraham JL, Neidhardt FC. Microbe, ASM Press, Washington DC, 2006.

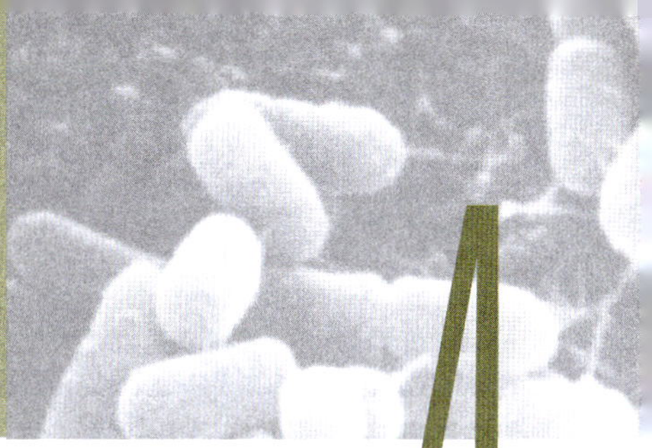

Flavio Alterthum

4

Crescimento Bacteriano

Considerações Gerais

O crescimento em bactérias é frequentemente considerado em dois níveis, a saber: individual e populacional.

Ao contrário dos organismos multicelulares, nos quais o crescimento é usualmente muito fácil de ser discernido, o crescimento individual de uma bactéria requer observações cuidadosas porque o processo pode ser comparativamente rápido e as condições necessárias para a medida podem interferir com o crescimento. Apesar de o aumento em tamanho ser uma característica de crescimento, não é uma condição suficiente. Por exemplo, uma célula acumulando substâncias de reserva ou submetida à plasmoptise não está, em ambos os casos, crescendo. O crescimento é um somatório dos processos metabólicos progressivos, que normalmente conduz à divisão (reprodução) com concomitante produção de duas células-filha a partir de uma. A grande maioria, de fato, divide-se dando origem a duas células-filha iguais (divisão binária), embora algumas espécies formem brotos que crescem até atingir o tamanho da célula-mãe e, então, destacam-se.

Organismos tão pequenos quanto bactérias teriam a forma esférica como resultado de tensões interfaciais, se não possuíssem uma parede celular mecanicamente rígida. Assim, as bactérias, além de esféricas, apresentam-se também sob as formas cilíndrica e espiralada. Há, portanto, que considerar o crescimento nas três dimensões: comprimento, largura e altura.

O termo tamanho adulto é usado para significar o tamanho da bactéria na hora da sua divisão. O tamanho adulto é característico para cada espécie. A idade da bactéria é o espaço de tempo entre uma fissão que a originou e a divisão que a duplicará. O tamanho de uma bactéria é influenciado por fatores hereditários e ambientais.

Métodos de Medida

O desenvolvimento de uma cultura bacteriana pode ser medido tanto por um aumento de quantidade de protoplasma, quanto pelo número de organismos. Nenhum método simples, em uso, permite uma estimativa simultânea de ambos: massa e número. Porém, essas quantidades podem ser relacionadas por comparação com resultados obtidos por vários métodos. Uma vez estabelecida a relação entre os dois métodos, para determinadas linhagens de bactéria, as duas quantidades podem ser estimadas por um único método, desde que as condições da cultura sejam absolutamente as mesmas.

Os métodos para se estimar massa ou aumento da quantidade de protoplasma podem ser diretos e indiretos.

Métodos diretos

a) Centrifugação. Neste método, um volume de cultura é centrifugado em tubo capilar e a altura do sedimento é uma medida da massa protoplasmática. Se o tamanho do micro-organismo for conhecido, o número destes pode ser calculado. Deve-se levar em conta que medidas de volume úmido dão medidas pouco sensíveis do crescimento, sendo, portanto, o erro grande. Este método, entretanto, tem aplicação para a medida do crescimento de leveduras, que são organismos maiores e mais volumosos que bactérias.
b) Peso seco. Neste método, determina-se o peso seco de organismos por unidade de volume de cultura. Esse método ignora o conteúdo aquoso e sua variação durante o crescimento dos micro-organismos, porém é uma medida mais satisfatória que a massa úmida. As determinações de peso seco apresentam certas dificuldades, pois são necessárias grandes quantidades de cultura para evitar erros nas medidas.

Métodos indiretos

a) Nitrogênio. Neste método, as células são lavadas a fim de serem retirados os constituintes nitrogenados do meio, e o nitrogênio da célula é determinado pelo método micro-Kjeldahl.
b) Estimativas colorimétricas ou espectrofotométricas de constituintes do protoplasma. Neste método, um volume apropriado de cultura é lavado e tratado de maneira a liberar constituintes orgânicos do protoplasma. Esses produtos são tratados com reagentes especiais, geran-

do compostos coloridos. Um exemplo é a medida da quantidade de tirosina e triptofano através do método de Folin-Ciocalteu. Compostos com espectros de absorção característicos podem ser determinados espectrofotometricamente, como é o caso dos ácidos nucléicos que podem ser determinados por leituras de absorbância a 258 nm.

c) Medida do consumo de um metabólito ou acúmulo de um produto do metabolismo. O consumo de O_2 e a produção de um ácido a partir de um carboidrato fermentável são exemplos típicos. Essas medidas somente são satisfatórias para situações em que o consumo de O_2 ou a produção do ácido não sofre limitações e, assim, refletem o crescimento.
d) Turbidimetria. Bactérias em suspensão exibem o efeito Tyndall, como acontece com qualquer sistema coloidal. A quantidade de massa bacteriana pode ser medida tanto por absorbância como por nefelometria, que correspondem, respectivamente, à luz absorvida e à luz dispersada no meio. Os fatores que afetam as medidas turbidimétricas são: tamanho e forma das partículas, concentração, índices de refração relativos das partículas e dos meios e comprimento de onda da luz incidente.
e) Consumo de um composto pela massa bacteriana. Se o aumento da massa bacteriana é proporcional ao consumo de uma determinada substância, pode-se correlacionar o desaparecimento da substância de uma solução conhecida com o incremento da massa celular.

Os métodos para se estimar o número de organismos também podem ser diretos e indiretos.

Métodos diretos de contagem de partículas

a) Contadores de partículas. A utilização de aparelhos baseados em desvios ópticos e eletrônicos permite a contagem de partículas individuais em meio aquoso. Exemplo: Coulter Counter, em que são registradas mudanças na condutividade elétrica quando partículas em suspensão são impelidas a passar por um pequeno canal por onde há uma corrente elétrica. Esse contador mede tanto o número quanto o tamanho das bactérias. As estimativas de tamanho são sujeitas a erros, uma vez que volumes iguais com formas diferentes apresentam diferenças na leitura da resistência elétrica. Por outro lado, o aparelho não distingue entre células grandes, únicas e células em término de separação ou gemulação. Além disso, partículas diferentes ou grumos também podem ser registrados.
b) Câmaras de contagem. Neste método, é determinado o número de bactérias em um volume fixo da cultura, usando câmaras com áreas perfeitamente delimitadas. Este método tem a desvantagem de necessitar de um número relativamente grande de micro-organismos para se fazer a medida. Exemplo: Câmara de Neuwbauer.
c) Esfregaços corados. Neste método, um volume conhecido de cultura é espalhado sobre uma determinada área de uma lâmina. O esfregaço é então fixado e corado. Como a área da objetiva é conhecida, o número de germes é estimado a partir da contagem das partículas em vários campos.

Métodos Indiretos de Contagem de Partículas

Estão baseados na capacidade de multiplicação dos micro-organismos, quando transferidos para um meio de cultura novo. Como resultado, estes métodos contam apenas células vivas e nem sempre todas elas.

a) Diluição seriada ou do número mais provável. Neste método, a cultura é diluída até um ponto em que amostras da diluição, quando semeadas em meio apropriado, não apresentam crescimento. Assumindo que os micro-organismos são distribuídos ao acaso nas amostras das diluições, e que qualquer organismo viável presente nestas amostras irá crescer no meio novo, a densidade populacional original será estimada pela aplicação da teoria das probabilidades. A precisão do método é diretamente dependente do número de amostras tomadas por diluição. Mesmo que o número de amostras seja grande, a precisão permanece baixa.
b) Plaqueamento em meio sólido. Neste método, amostras de diluições seriadas da cultura são semeadas em meios de cultura sólidos adequados e incubadas de maneira a permitir o desenvolvimento de colônias (unidades formadoras de colônias — UFC) isoladas. Estas são contadas, e, depois de considerada a diluição, obtém-se o número de bactérias viáveis por mililitro na suspensão original, ou, como mais adequadamente se designa, o número de unidades formadoras de colônias.

Curva de Crescimento

Embora as bactérias desenvolvam-se bem em meios de cultura sólidos, os estudos de crescimento são feitos essencialmente em meios líquidos e as considerações que seguem são válidas para estas condições.

Quando uma determinada bactéria é semeada num meio líquido de composição apropriada e incubada em temperatura adequada, o seu crescimento segue uma curva definida e característica (Figura 4.1).

A curva de crescimento pode ser arbitrariamente dividida em quatro fases:

a) Fase de *lag*, durante a qual praticamente não ocorre divisão celular, porém há aumento de massa.
b) Fase logarítmica, na qual ocorre divisão regular numa velocidade máxima e constante.
c) Fase estacionária, durante a qual a velocidade de multiplicação diminui gradualmente, até que se anule. O número de bactérias presentes, por unidade de volume, permanece constante por um tempo determinado. Durante essa fase, o número de bactérias novas que se formam contrabalança com o número daquelas que estão morrendo.
d) Fase de declínio, em que os micro-organismos gradualmente diminuem em número até que a cultura se torne estéril, ou seja, todos os micro-organismos morrem.

Essas fases foram consideradas para uma contagem do número total de bactérias viáveis, todavia, quando a medida é feita para massa, verifica-se que a curva obtida segue mais ou menos paralela à primeira até o declínio, onde as duas divergem. No entanto, a segunda medida de massa permanece praticamente estacionária ou ligeiramente ascendente.

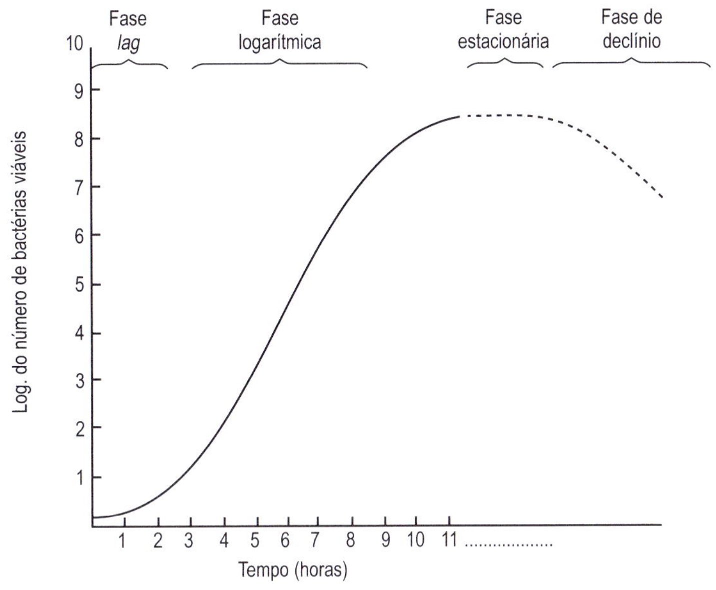

Figura 4.1 — *Curva de crescimento bacteriano.*

A seguir, cada uma das fases será explicada mais detalhadamente.

Fase de *lag*

A fase de *lag* pode ou não existir, dependendo de certos fatores. Tende a ser longa quando o inóculo é pequeno ou provém de uma cultura velha ou quando o meio e a temperatura de incubação são menos favoráveis (não correspondem aos ótimos). Em condições favoráveis, a fase de *lag* tende a ser menor. Entretanto, o fator determinante é o estágio do crescimento em que se encontra a cultura da qual provém o inóculo. Organismos provenientes de uma cultura em fase de *lag*, estacionária ou de declínio demoram algum tempo para iniciar a multiplicação, quando inoculados em meio novo, enquanto organismos originados de uma cultura em fase logarítmica não apresentam *lag*, mas, ao contrário, continuam a se multiplicar na mesma velocidade de crescimento do meio anterior, pelo menos quando o meio novo é igual ou similar ao meio prévio.

A fase de *lag* é considerada um período de adaptação no qual a atividade enzimática múltipla da célula, com os seus produtos, está sendo coordenada para um estado chamado integração total. A célula seria encarada como um sistema de dependências mútuas, no qual o ácido nucléico não pode ser sintetizado sem enzimas; proteínas enzimáticas são formadas sob a orientação do ácido nucléico e são essenciais para a construção da membrana celular, que, por sua vez, controla a entrada e a saída de material da célula. Somente depois que esse sistema estiver funcionando harmoniosamente, a divisão pode ocorrer. A fase de *lag* deve ser encarada como um período não de repouso, mas, ao contrário, de intensa atividade metabólica.

Durante o crescimento de uma bactéria num determinado meio, a síntese de muitas enzimas não requeridas para o desenvolvimento naquele meio é parcial ou totalmente reprimida. Quando esta bactéria é transferida para um meio diferente, há necessidade dessas enzimas reprimidas para a utilização do novo substrato. Nessas condições, a fase de *lag* corresponde ao período de síntese dessas enzimas, chamadas de indução.

Fase logarítmica

A fase logarítmica ou exponencial é aquele período durante o qual a multiplicação é máxima e constante.

Bactérias crescem e reproduzem assexuadamente por fissão binária. Cada duplicação do número de organismos numa cultura representa uma nova geração.

Assim, se imaginarmos a inoculação de uma só célula, a progressão se daria da seguinte maneira:

Número de células

1: 2: 4: 8: 16: 32: 64:

assim por diante ou

2^0: 2^1: 2^2: 2^3: 2^4: 2^5: 2^6: .....

Encontramo-nos diante de uma progressão geométrica de razão 2 (uma bactéria origina duas bactérias).

A expressão matemática para este tipo de crescimento, referido normalmente como crescimento exponencial, é:

$N = N_0 \cdot 2^n$ (1) onde N_0 = nº de micro-organismos no inóculo inicial, N = nº de micro-organismos após determinado tempo t e n = nº de gerações passadas após tempo t.

A equação (1) é raramente utilizada nesta forma por causa das inúmeras mudanças que ocorrem na população durante o crescimento exponencial. Por exemplo, depois de dez gerações, o número de células aumenta milhares de vezes. Torna-se interessante, pois, usar logaritmo para representações gráficas. Desta forma, tomando o logaritmo de ambos os lados da equação (1), teremos:

$\log N = \log N_0 + n \log 2$ (2)

Percebe-se que a equação (1) se transformou na equação de uma reta, onde N_0 é a ordenada na origem e n (número de gerações) é o coeficiente angular.

Pela técnica do plaqueamento em meio sólido com contagem de colônias, pode-se facilmente determinar o número inicial de micro-organismos viáveis (inóculo) e o número final de micro-organismos após um tempo t considerado. Assim, a equação (2) é muito usada para se descobrir o número de gerações (n) e, consequentemente, o tempo de geração (t/n) que é característico para determinado micro-organismo em determinado meio de cultura.

Também podemos obter uma velocidade em termos de número de gerações por unidade de tempo, fazendo-se a partir da equação (2), n/t.

A partir da equação (2) teremos:

$$n \text{ (nº de gerações)} = \frac{\log N - \log N_0}{\log 2}$$

O número de gerações por unidade de tempo, definido como *velocidade exponencial de crescimento*, é dado por:

$$R = \frac{n}{t\text{-}to} = \frac{\log N - \log N_0}{\log 2}$$

ou

$$R = \frac{\log N - \text{Log } N0}{0.0301\ (t\text{-}to)}$$

A recíproca de R ou da velocidade exponencial de crescimento será dada por G (tempo de geração):

$$G = \frac{1}{R} = \frac{t\text{-}to}{n}$$

O tempo de geração, que implica diretamente velocidade de crescimento, depende de uma série de fatores, a saber:

Temperatura de Incubação

Os diferentes micro-organismos apresentam, conforme seu hábitat natural, diferentes ótimos de temperatura em que suas enzimas estão nas formas mais ativas. Assim, obedecida a essa temperatura ideal, o tempo de geração será menor.

Natureza do meio

Em geral, o desenvolvimento bacteriano é mais eficiente em meios complexos do que em meios quimicamente definidos. Por exemplo, *Escherichia coli* apresenta tempo de geração de 20 minutos em caldo comum e 50 minutos em caldo sintético (glicose + sais). Assim, as contribuições do meio de cultura para a velocidade de crescimento são sua concentração e presença de todos os nutrientes essenciais. É bastante notória a influência do meio para aqueles organismos incapazes de sintetizar fatores de crescimento.

Aeração do meio

A influência da presença ou não de O_2 no meio depende diretamente das vias pelas quais os micro-organismos obtêm energia. Assim, a aeração acelera o crescimento de organismos aeróbios estritos e de facultativos fermentativos e é completamente tóxica para os anaeróbios estritos. A quantidade de ar borbulhado em uma cultura deve ser controlada porque, quando em excesso, pode remover o CO_2 necessário em reações de carboxilação.

Concentração de íons hidrogênio

o pH do meio de cultura é um fator muito importante para a atividade enzimática. De maneira geral, o pH neutro é requerido para o melhor desenvolvimento da cultura em termos de velocidade. Porém, dentro de certos limites, uma alteração de pH não afeta consideravelmente o tempo de geração. A membrana bacteriana apresenta um mecanismo muito eficiente para a entrada de íons na célula. Acredita-se, entretanto, que, à medida que o pH se afasta da neutralidade, os íons presentes no meio afetam as proteínas de superfície como, por exemplo, as permeases, impedindo assim uma penetração adequada dos nutrientes.

Natureza do organismo

Dependendo das características metabólicas do micro-organismo, seu tempo de geração será maior ou menor. As variações se estendem desde dez minutos para uma bactéria marinha até semanas para algumas espécies do gênero *Mycobacterium*.

Foi notado que mesmo micro-organismos altamente patogênicos têm seu tempo de geração diminuído quando em desenvolvimento *in vivo*.

A fase logarítmica termina quando as condições do meio de cultura se alteram pela atividade metabólica das bactérias, que não mais provê as condições necessárias para manter o crescimento uniforme. O limite alcançado varia conforme a natureza do meio e as condições de incubação.

Os seguintes fatores são apontados como responsáveis pelo final da fase logarítmica: limitação de nutrientes, acúmulo de metabólitos tóxicos e ausência de O_2 para o caso particular em que micro-organismos facultativos fermentativos estejam se desenvolvendo sem aeração.

Fase estacionária

A falta de nutrientes e o acúmulo de materiais tóxicos no meio podem cessar o crescimento de uma cultura. Culturas bacterianas são difíceis de ser tamponadas e controladas no seu pH e potencial de oxirredução. A mudança destas variáveis é frequentemente responsável pela passagem do crescimento exponencial para a fase estacionária.

Em qualquer cultura em meio líquido, o total de bactérias de uma dada espécie por unidade de volume de meio tende a ser constante.

Removendo-se as células de uma cultura em que o crescimento logarítmico já cessou (já entrou em fase estacionária) e inoculando-se nesse meio um pequeno número de células novas ocorre, ainda, certo crescimento. Neste caso, a parada de crescimento na cultura original não parece ser devida nem à falta de nutrientes nem ao acúmulo de produtos tóxicos. Algumas observações sugerem que um determinado espaço físico, o qual tem sido denominado *espaço biológico*, é necessário para que ocorra o crescimento individual bacteriano. Não há nenhuma explicação razoável para este fenômeno, porém, uma hipótese sugere que, para que o crescimento e a multiplicação possam ocorrer, deve existir pelo menos uma concentração mínima de nutrientes por unidade de superfície ou de volume do organismo. Esta relação foi sugerida com base no fato de que em meios extremamente diluídos, apesar da existência de algum nutriente, não ocorre qualquer crescimento nem multiplicação.

Dessa forma, quando uma cultura aumenta há um decréscimo proporcional na quantidade de nutrientes, até o ponto em que a concentração de nutrientes *por organismo* atinge um nível crítico e a multiplicação cessa. Por outro lado, quando os organismos são removidos e um novo inóculo pequeno é adicionado ao meio, a quantidade de nutrientes *por organismo* aumenta e o crescimento pode ser reiniciado. Deve ser notado, todavia, que o segundo crescimento não é tão intenso quanto o primeiro. Novamente, a concentração relativamente baixa de nutrientes deve ser diminuída para que o crescimento cesse.

Fase de declínio

A fase estacionária é seguida por uma fase na qual ocorre um decréscimo da população.

A causa da morte das células depois de um período de crescimento de uma cultura pode estar relacionada com a natureza e a concentração do fator limitante do crescimento.

Quando a falta de nutrientes é o fator responsável, os organismos que pararam de crescer não estão totalmente desprovidos de qualquer atividade metabólica. As reservas nutritivas internas, os metabólitos intermediários e, finalmente, as próprias estruturas dos organismos podem servir como fonte de combustível para a atividade respiratória. Este consumo de substâncias estruturais não pode prosseguir indefinidamente, pois, num determinado momento, a destruição celular torna-se um fator permanente e a célula não é mais capaz de continuar a dividir, mesmo se transferida para um novo meio.

Quando o fator limitante é o acúmulo de produtos metabólitos tóxicos, a causa de morte celular vai depender da natureza desse fator. Quando se trata de acúmulo de ácidos orgânicos provenientes da fermentação de açúcares, ocorre uma queda no pH e a morte das células segue um declínio exponencial. O contrário ocorre quando se trata de um açúcar não-fermentável, em que a fase de declínio raramente é exponencial. Muito pouco se sabe a respeito desses metabólitos tóxicos e de seu modo de ação.

Crescimento Contínuo

Vimos até agora o crescimento descontínuo quando, a partir do momento em que um meio é inoculado, as condições começam a variar de forma progressiva. Embora muitos estudos possam ser feitos com este tipo de crescimento, seria ideal estudar o crescimento bacteriano de maneira tal que todos os parâmetros ficassem constantes.

Isto se tornou possível com o processo da *cultura contínua*, que consiste em um sistema de células em crescimento no qual os nutrientes são adicionados continuamente e o volume do frasco (Figura 4.2) permanece constante pela retirada simultânea de meio já utilizado. Um sistema de quimiostato é utilizado para tal fim.

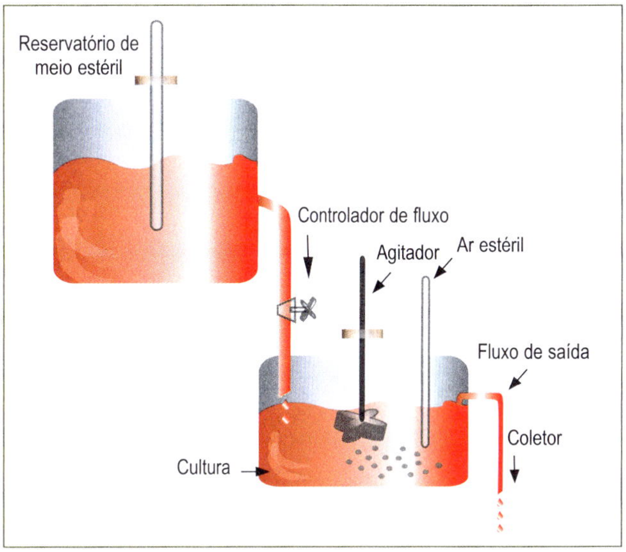

Figura 4.2 — *Esquema de quimiostato.*

Nesta condição de *estado estacionário*, os valores médios de todas as características, calculados por bactéria, como tamanho, composição química e velocidade de crescimento, permanecem constantes em qualquer intervalo de tempo. Como é de se esperar nestas condições de regime estacionário, são constantes também a composição do meio de cultura, a concentração de metabólitos e a massa de células.

Processos industriais e laboratoriais têm sido desenvolvidos para a produção de micro-organismos ou obtenção de seus produtos. Devemos ainda ressaltar a importância que apresenta esse tipo de cultivo no estudo da fisiologia de micro-organismos e de fatores que possam interferir no seu crescimento desde que, nestas condições, trabalhamos com uma população praticamente homogênea, em que todos os indivíduos têm a mesma idade e as mesmas condições fisiológicas. Desde que a velocidade específica de crescimento é uma função da vazão, podemos trabalhar em diferentes velocidades de crescimento alterando a vazão do meio.

No que diz respeito à produção de células, ressaltamos a fabricação de leveduras e a produção de algas em escala industrial como fontes de alimentação animal e humana e fonte de oxigênio para o tratamento contínuo de resíduos.

Em escala de laboratório tem-se obtido a produção de células de mamíferos por este sistema.

Quanto à formação de produtos, temos inúmeros exemplos como: a produção de substâncias por processos fermentativos como o etanol, ácido acético e cerveja. Outras substâncias têm sido obtidas por processos contínuos, embora não em nível industrial: antibióticos, ácido láctico, acetona, butanol etc.

Finalmente, entre as aplicações dos processos de crescimento contínuo, devemos citar os processos de tratamento biológico de águas residuárias com vistas à eliminação de materiais poluentes.

Bibliografia

1. Borzani W, Schmidell W, Lima UA, Aquarone E. Biotecnologia industrial, 1-4. Brasil; Edgard Blücher; 2001.
2. Cadwell DR. Microbial Physiology & Metabolism. 1st ed. Dubuque; WC Brown Publisher; 1995.
3. Henderson B, Wilson M, McNab R, Lax AJ. Cellular microbiology, bacteria-host interactions in health and disease. New York; Wiley; 2000.
4. Moat AG, Foster JW. Microbial physiology. 4th.. ed. New York; Wiley-Liss; 2002.
5. Schaechter M, Ingraham JL, Neidhardt FC. Microbe. Washington DC: ASM Press; 2006.

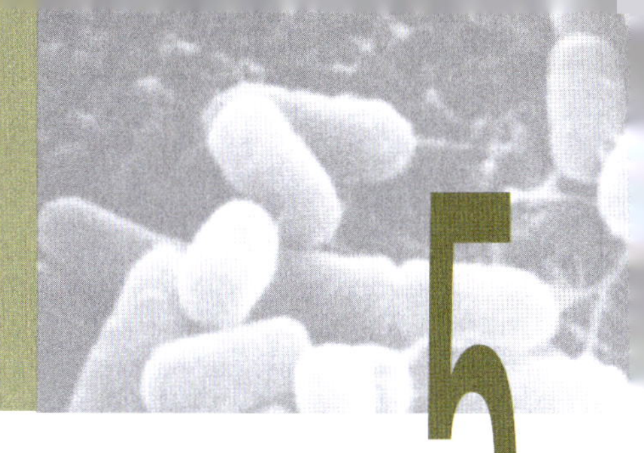

Gabriel Padilla
Sérgio Olavo Pinto da Costa

5

Genética Bacteriana

Introdução

O processo de evolução biológica de todo organismo vivo é produto de alterações no seu material genético. A informação contida neste material está codificada na grande maioria dos organismos pelo ácido desoxirribonucleico (DNA), enquanto em alguns vírus essa informação encontra-se no ácido ribonucleico (RNA). A identificação do DNA como transportador da informação genética tem sido um processo gradual ainda inacabado. Pela facilidade de manipulação, os micro-organismos, mais especificamente as bactérias e os vírus, têm sido o material usado nestas pesquisas.

A molécula de DNA é geralmente uma dupla fita. Alguns vírus possuem RNA em vez do DNA, podendo ser uma molécula de fita simples ou dupla. Poucos vírus possuem DNA de fita simples. O DNA possui em vários organismos as mesmas propriedades ou funções, as quais incluem a capacidade de replicação e transmissão das moléculas hereditárias durante a divisão celular. A unidade de replicação é o replicon, que contém um sítio origem capaz de replicação autônoma.

O DNA em bactérias é uma macromolécula em forma de uma dupla fita circular, com um comprimento de aproximadamente 1,1 mm, altamente empacotado e dobrado para se manter dentro da célula, que mede de 1 a 2 µm de comprimento. O DNA do vírus do polioma consiste em 5.100 pares de bases e tem um comprimento de 1,7 µm (17.000 A°), enquanto o DNA da bactéria *E. coli* possui cerca de 4,6 milhões de bases com um comprimento macroscópico de 1,7 mm, ou seja, aproximadamente 850 vezes maior que a célula bacteriana. O empacotamento do DNA está em torno de um eixo central formando uma estrutura superenrolada (*supercoiled*). Esta forma favorece a ação de certas enzimas, como as DNA girases e as topoisomerases.

Observa-se que existem duas forquilhas em cromossomos circulares que se replicam então em forma bidirecional. A 180° do ponto de origem existe um sítio de terminação. Este processo bidirecional é quase universal, com exceção de alguns vírus e bactérias. A replicação do DNA é semiconservativa, isto é, uma fita do DNA parental é conservada durante o processo de replicação, enquanto a fita complementar é sintetizada novamente. A síntese *in vitro* do DNA requer: a) uma mistura de desoxirribonucleotídeos 5' trifosfato: dATP, dGTP, dCTP, dTTP; b) a presença do íon Mg^{++}, que estabiliza o DNA quando se une a fosfato carregado negativamente; c) uma molécula de DNA de alto peso molecular, na qual o DNA cumprirá uma dupla função, atuando como iniciadora (*primer*) e como molde da fita; d) a presença de DNA polimerase. Esta enzima requer uma hidroxila 3' livre em um dos extremos do DNA, além de uma região de fita simples no outro extremo, significando que a síntese se dá em direção 5' → 3', 3' → 5'. Várias DNA polimerases têm sido descobertas: DNA polimerase I e II, que são enzimas de reparo e DNA polimerase III, que atua na replicação. Em procariotos, estas enzimas têm função endonucleotídica.

A síntese de DNA em uma fita é descontínua, enquanto na outra é contínua. Ambas as fitas são sintetizadas em sentido 5' → 3', mas a fita que está sendo sintetizada em sentido 3' → 5' o faz em fragmentos conhecidos como fragmentos de Okasaki, os quais são unidos por um ligase. Assim, a síntese é contínua para a fita que cresce na direção 5' → 3', chamada fita líder (*laggingstrand*), enquanto a fita que cresce em sentido 3' → 5' o faz em forma descontínua. O processo de replicação em *E. coli* envolve:

1) A replicação começa na origem, *OriC*, onde as fitas do DNA se separam. As proteínas de replicação formam um complexo chamado primossoma. Este complexo segue a forquilha de replicação durante a síntese de DNA.
2) Uma das fitas é cortada na origem, expondo um dos extremos como fita simples. Antes de começar a síntese dos fragmentos de Okasaki na fita descontínua, é necessária a presença da enzima RNA primase. Esta enzima se liga a DnaB (helicase), sintetizando um novo *primer* de dez nucleotídeos de longitude, dissociando-se posteriormente. Os *primers* são feitos em intervalos na fita descontínua. Depois, a DNA polimerase III é usada para alongar os *primers* RNA, produzindo deste modo os fragmentos de Okasaki. A elongação é feita pela DNA polimerase III até o extremo 5' do fragmento prévio de DNA. Os *primers* RNA são removidos por enzimas de reparo (polimerase I) e são substituídos por DNA. A enzima DNA ligase une a extremidade 3' do novo DNA com a extremidade

5' fosfato do fragmento anterior, e a fita complementar, a fita descontínua, é sintetizada.

O cromossomo de *E. coli* tem aproximadamente 4,6 x 10^6 pares de bases. Como a célula se divide a cada 30-40 minutos, isto significa que a duplicação do cromossomo será a uma taxa de 1.584 pares de bases por segundo. A replicação em *E. coli* é bidirecional; cada forquilha de replicação é polimerizada a uma taxa de 792 pares de bases por segundo.

Mutação

As alterações na estrutura química ou física do DNA são conhecidas como *mutações*. Estas podem ser ocasionadas por agentes físicos ou químicos chamados mutagênicos ou agentes genotóxicos. O organismo não exposto a um mutagênico é chamado tipo selvagem, enquanto o organismo com alterações resultantes da ação destes agentes é um mutante. Estes são identificados por variações fenotípicas ou variações que só processos bioquímicos ou biofísicos detectam. As mutações são fontes de uma grande variabilidade genética, e sem elas o processo de adaptação não seria possível. Portanto, existe tendência a uma variabilidade herdada de uma geração a outra. De acordo com o agente, as mutações podem ser *espontâneas* ou *induzidas*.

As mutações espontâneas podem ser causadas por erros durante a replicação do DNA ou pela exposição do organismo a influências extracelulares do meio ambiente, como radiações ou agentes químicos. As mutações induzidas são produto de uma ação deliberada na qual o organismo é exposto à ação de um agente genotóxico. As mutações espontâneas são eventos raros, com frequências de 1×10^9 a 1×10^{12} por geração para um gene particular; ou uma célula bacteriana em um bilhão ou uma em dez bilhões apresentam mutação. As frequências variam para cada tipo de mutação, para cada espécie e para cada linhagem. Algumas regiões do DNA são mais sensíveis à aparição de um evento mutacional, chamadas pontos quentes. As mutações podem envolver uma base só, mutações pontuais. A taxa de mutação a um mutagênico específico depende da natureza da base no extremo 5'. O sistema de reparo varia em sua efetividade devido à presença de bases específicas na região do sítio de mutação. A taxa de mutação pela ação de um agente genotóxico é de 1×10^{-4} ou maior.

A replicação é um processo altamente eficiente, com uma taxa de erro baixa estimada entre 1×10^{-8} e 1×10^{-11}. Para *E. coli* com um cromossomo de $4,6 \times 10^6$ pares de bases, um erro acontece uma vez a cada mil a dez mil replicações. A segurança deste processo está baseada na atividade de várias enzimas que formam um complexo chamado sistema DNA replicase ou replissoma formado por helicases, topisiomerases, proteínas ligadoras de DNA, primases e ligases. Algumas espécies bacterianas apresentam uma taxa maior de mutação espontânea. Foram descobertos em *Escherichia coli* genes mutadores, que elevam a frequência de mutação, por exemplo, o gene que produz a RNA polimerase termolábil. Esta insere nucleotídeos incorretamente durante a replicação a uma taxa maior que a da enzima da linhagem selvagem.

Em bactérias produtoras de antibióticos do gênero *Streptomyces*, essa taxa de mutação espontânea pode ser de 1% a 4% por esporo, mil vezes maior que *E. coli.*

Quando a mutação permanece estável, esta pode ser transferida a outras gerações. No caso de uma linhagem selvagem His^+ = histidina prototrófica que muda para His^- = histidina auxotrófica, esta linhagem pode reverter e voltar a His^+ através das chamadas mutações revertentes. Outra mutação que se apresenta distante do sítio da mutação original é conhecida como mutação supressora.

Existem diferentes tipos de mutação, por exemplo: mutação por substituição de pares de bases. Estas mutações podem ser espontâneas como consequências de rearranjos na distribuição de elétrons nas bases púricas e pirimidínicas, produzindo-se assim alterações ou mutações tautoméricas. Os tautômeros são compostos que diferem na organização dos hidrogênios e dos elétrons. Dois tipos de substituição de bases podem ocorrer: transição e transversão. Na transição, uma base pirimídica é substituída por outra pirimídica. Na transversão, uma base púrica é substituída por outra pirimídica ou vice-versa:

	transição		
T	↔	C	
↕		↕	transversão
A	↔	G	
	transição		

Quando as mutações são estudadas em nível de polipeptídeos, são reconhecidos basicamente quatro tipos de mutações que alteram a atividade destes: *mutações sem sentido*, *mutações de sentido errado*, *mutações de fase de leitura* e *mutação supressora.*

As mutações sem sentido são o produto de códons sem sentido, ou seja, que não especificam para nenhum aminoácido. Elas são reconhecidas como sinais de terminação pelos ribossomos. Os resultados são polipeptídeos mais curtos, cuja atividade encontra-se seriamente comprometida. As mutações de sentido errado afetam uma base, resultando na substituição de um aminoácido por outro no polipeptídeo. Substituição de aminoácidos polares por não polares pode afetar a atividade do polipeptídeo. As mutações de fase de leitura afetam a sequência como um todo, pois elas são os produtos de inserções ou deleções numa sequência. As mutações supressoras podem ser intragênicas, ou seja, perto do gene que sofre a primeira mutação. Alterações de uma base nos tripletes CAG, AAG, GAG, UCG, UGG, UAC, UUG, UGG, UAA podem produzir um códon sem sentido UAG, também conhecidas como mutações âmbar. As outras trincas são UGA (opal) e UAA (ocre).

Entre as principais variações fenotípicas consequentes das mutações, são conhecidos os mutantes:

1. Auxotróficos: são incapazes de sintetizar um ou mais fatores de crescimento como aminoácidos, purinas, pirimidinas, vitaminas. As lesões afetam genes que codificam para enzimas envolvidas na síntese de proteínas. As linhagens do tipo selvagem são prototróficas (capazes de sintetizar o fator de crescimento).

2. Resistente a drogas: mutantes que exibem diferente tolerância a drogas como antibióticos e quimioterápicos.
3. Morfológicos: apresentam alterações, como a incapacidade de produzir flagelo, *pili* ou fímbria, cápsula, ou variações na forma da colônia.
4. Temperatura-sensíveis (ts): são mutantes incapazes de produzir um metabólito ou uma função a temperaturas diferentes à normal (temperatura restritiva). No caso de proteínas, a estrutura destas pode variar como consequência da variação na temperatura. Em condições normais, esta é funcional (temperatura permissiva).
5. Supressor-sensíveis: mutantes incapazes de funcionar, a menos que uma segunda mutação ou fator, ou supressor, esteja presente. Este supressor corrige ou compensa o defeito fenotípico causado pela mutação supressora-sensível.

Os agentes químicos produzem variados tipos de mutação como a substituição induzida que é conseguida pela ação de agentes como 5-bromouracilo, ácido nitroso e agentes alquilantes como mostarda nitrogenada ou etilmetanosulfonato. Acridinas são corantes como proflavina (similar à purina), que podem inserir-se no DNA criando espaços (*gaps*), que induzem a formação de deleções ou inserções. As deleções implicam a perda de nucleotídeos, enquanto na inserção bases nucleotídicas são adicionadas ao DNA.

Agentes físicos, como raios X, produzem deleções ao ocasionarem o rompimento de cadeias opostas. O DNA pode ser afetado também indiretamente, isto é, quando a radiação afeta compostos no citoplasma: radicais livres como H_3O^+ e peróxidos orgânicos podem reagir com o DNA alterado. A luz ultravioleta (UV) pode gerar diferentes tipos de mutação como substituição de bases, alteração no quadro de leitura (*frameshift*), deleções e duplicações. A UV atua diretamente no nível da ligação das bases, produzindo dímeros entre elas. Os dímeros freiam a velocidade da síntese, mas não obrigatoriamente a bloqueiam. UV tem a propriedade de ativar o sistema de reparo do DNA, quando este comete um erro e pode produzir uma mutação, sendo assim uma lesão premutacional. Os transposons e as sequências de inserção atuam como genes mutadores e são considerados os principais agentes das mutações espontâneas. Muitos transposons levam sinais de terminação, e, quando inseridos, a transcrição é interrompida.

Sistemas de Reparo do DNA

Quando a célula é submetida à ação de agentes genotóxicos, as proteínas que intervêm na reparação do DNA são sintetizadas. Dois sistemas são conhecidos: a resposta SOS e a resposta adaptativa. O sistema SOS é induzido primariamente pela luz ultravioleta. A indução de um sinal ativa a expressão de genes que tentaram corrigir as lesões. Os genes expressos podem atuar em nível de reparação de excisões ou reparação pós-replicativa. Esta ação é controlada pelos genes *RecA* e *LexA*. A proteína LexA atua como um repressor dos genes SOS. Quando *RecA* é ativado, e a proteína RecA sintetizada, esta interage com LexA clivando-a. Assim, os genes SOS são desreprimidos. Uma vez feita a reparação, o sinal indutor é eliminado e os genes SOS são inativados.

A reparação por excisão ocorre no escuro e é específica para lesões de fita simples. A lesão é reconhecida pela distorção causada na fita pelos dímeros de timina. Ocorre também uma reparação por fotorreativação, mediada por uma enzima reativadora (fotoliase) que se une ao dímero no escuro removendo-o.

Os dímeros produzem espaços no DNA. O sistema de reparo atua em forma pós-replicativa, na qual estes espaços são preenchidos e a síntese do DNA continua. Existe ainda recombinação entre as fitas do DNA, e, quando esse intercâmbio entre as fitas ocorre, as lesões podem ser removidas por excisão. Apesar de estes sistemas serem eficientes, as mutações ainda podem ocorrer num processo conhecido como "sujeito a erro de excisão".

Recombinação e Transferência Gênica

Enquanto a mutação assegura a variabilidade, a recombinação genética garante que diferentes combinações de genes sejam possíveis. Os mecanismos desenvolvidos evolutivamente, que permitem a recombinação, são: transformação, transdução e conjugação. Recombinação genética se dá por um conjunto de processos que produzem rearranjos entre genes ou parte desses genes. São reconhecidos dois tipos principais de recombinação: recombinação geral ou homóloga e recombinação sítio-específica. A recombinação geral é classicamente reconhecida como a que ocorre entre moléculas extensivamente homólogas, ou seja, entre, no mínimo, centenas de pares de bases de uma dada região do DNA. Ela depende da proteína RecA e da energia de ATP.

A recombinação sítio-específica apresenta duas distintas características: é independente da proteína Rec e requer somente homologia entre as moléculas participantes de DNA, cerca de 10-40 pares e bases. Existem dois tipos de recombinação sítio-específica: a) conservativa, cujo exemplo é a integração do DNA do fago lambda no cromossomo de *Escherichia coli* K-12; e b) replicativa, que inicia a transposição de elementos genéticos e requer uma enzima, a transposase.

Uma terceira categoria é a recombinação ilegítima que tem sido usada para classificar eventos que não envolvem nem extensiva homologia nem sequências específicas. Técnicas de sequenciamento têm mostrado que recombinação ocorre em pequenas regiões de homologia. O melhor exemplo desse tipo de recombinação procede do estudo de alguns fungos dos quais se podem recuperar todos os produtos que consistem em quatro ou oito esporos haploides, que resultam da meiose de um zigoto diploide.

Recombinação é um processo mediado por genes rec (recombinantes). A proteína RecA atua como uma ATPase DNA dependente, que promove o emparelhamento homólogo de uma fita simples de DNA com um DNA linear de fita dupla. Esta proteína é incapaz de emparelhar moléculas de fita dupla. Originalmente, RecA junto a proteínas desestabilizadoras se unem a fita simples. Este complexo forma segmentos ao longo da estrutura fosfato-açúcar do DNA, promovendo a aproximação das fitas. Ocorre então o emparelhamento de bases ou sinapses. O intercâmbio de material entre as fitas requer energia, que é obtida da hidrólise de ATP, uma função da RecA. Os segmentos de DNA intercambiados, finalmente, são ligados para produzir moléculas de DNA.

Transformação

Processo no qual o DNA livre no meio é tomado pela célula, resultando em alterações genotípicas desta. Para conseguir capturar o DNA, a célula precisa encontrar-se no estado de competência. Fatores como composição do meio e estado fisiológico da célula são importantes para o sucesso do processo. Quando a célula atinge o estado de competência, libera-se um fator de competência, que induzirá ao estado competente as células que ainda não estão. A proteína autolisina expõe à membrana as proteínas-de-união de DNA e endonuclases. O DNA é cortado em fragmentos de seis mil a oito mil pares de bases. Uma exonuclease cliva as duas fitas, para que somente uma entre na célula. A fita de DNA mais a proteína, que protege o DNA da digestão de DNases, formam o complexo eclipse. Este complexo será transportado através da membrana citoplasmática, onde a fita simples do DNA se une à homóloga da receptora. A transformação tem sido observada tanto em bactérias Gram-positivas como em Gram-negativas (Figura 5.1).

Transdução

É o processo no qual o DNA bacteriano é transferido entre células mediado por um vírus. Dois tipos são conhecidos:

1) Transdução generalizada, na qual qualquer gene pode ser transduzido. O vírus leva basicamente DNA bacteriano, como foi observado por Zinder e Lederberg em 1952. Depois da lise celular, um alto título (concentração) de vírus é obtido e algumas destas partículas incorporam DNA bacteriano. Estas partículas conseguem infectar outras células, mas não produzem lise, devido basicamente à carência de DNA viral. Por recombinação, o DNA de dupla fita permuta informação com o DNA receptor. No caso de não se produzir integração, a transdução é dita abortiva (Figura 5.2).
2) Transdução especializada ocorre com a transferência de genes bacterianos específicos, que estão localizados próximos do sítio de integração viral. Quando é induzida a inserção do DNA viral, por exemplo, pela ação da UV, no caso de lambda, esta ocorre levando genes de galactose ou biotina.

Conjugação

É o mecanismo de transferência de informação genética que requer contato entre as células. Este intercâmbio implica transferência de molécula de DNA extracromossômica, um plasmídio. A transferência do plasmídio pode ser dividida em quatro estágios: a) formação de uma união específica doador-receptor (contato efetivo); b) preparação para transferência do DNA (mobilização); c) transferência do DNA; d) formação de um plasmídio funcional replicativo no receptor.

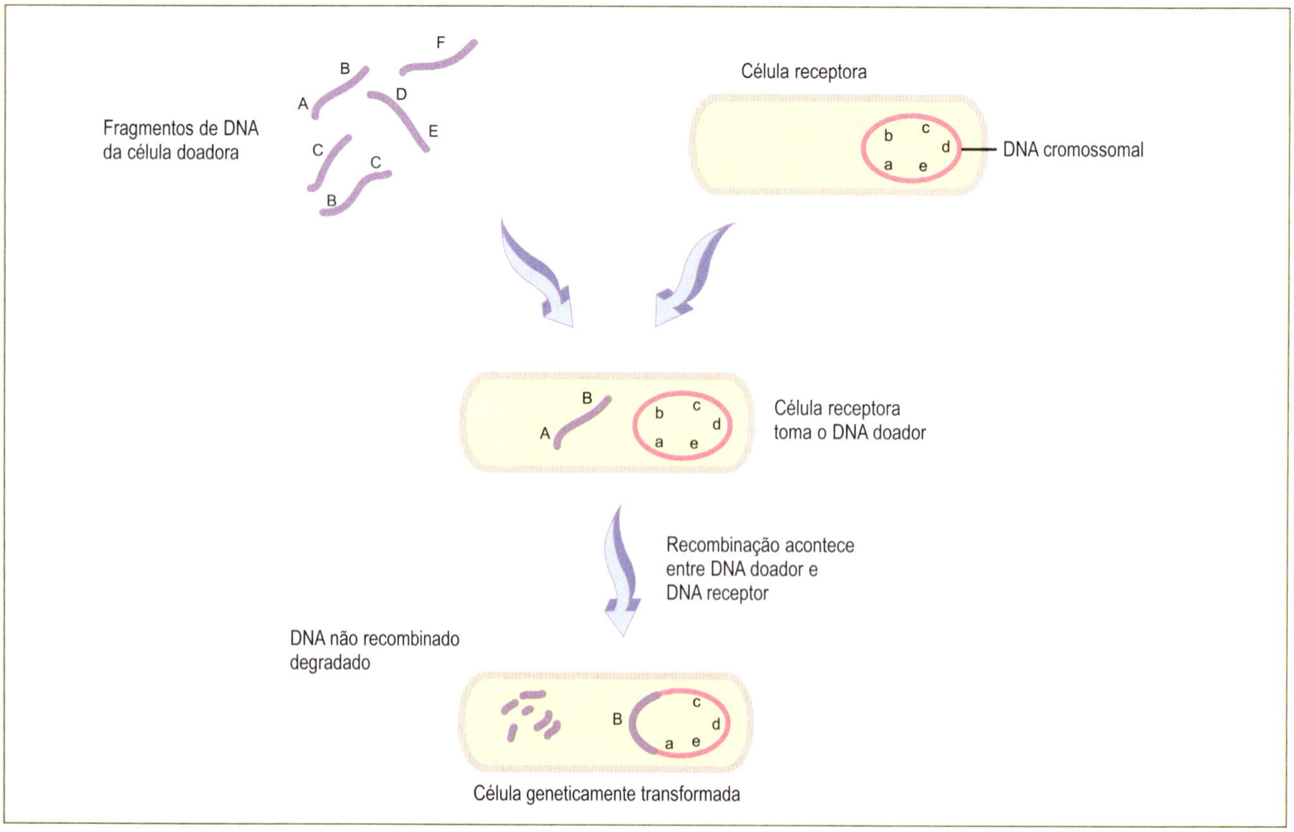

Figura 5.1 — *Esquema da transformação genética em bactérias.*

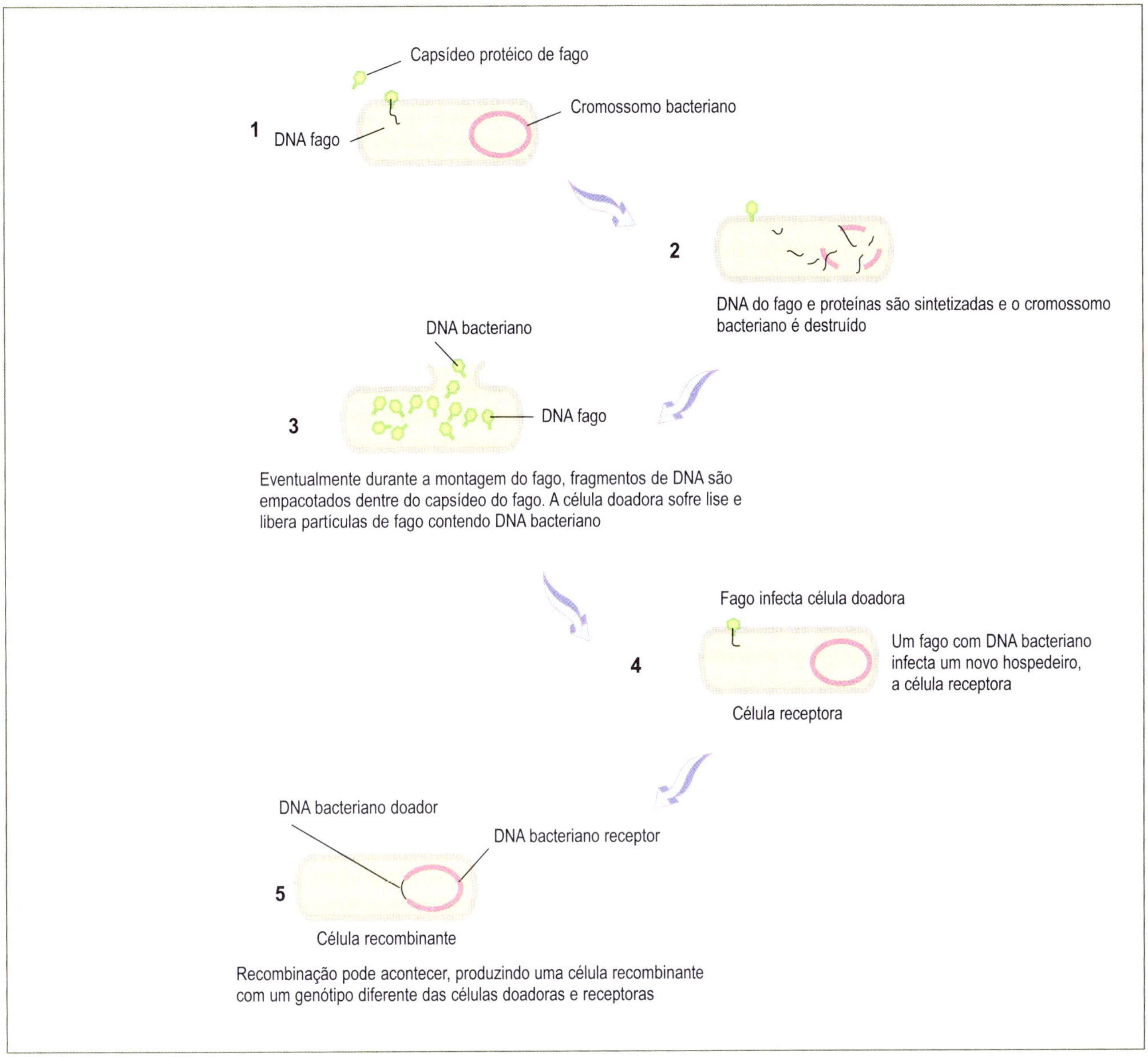

Figura 5.2 — *Esquema da transdução.*

Nem todos os plasmídios são capazes de desenvolver os estágios anteriores. De acordo com a sua funcionalidade, os plasmídios são classificados como:

1. plasmídio conjugativo: plasmídios que levam genes que codificam para contato efetivo;
2. plasmídio mobilizável: plasmídio que prepara seu DNA para transferência;
3. plasmídio autotransmissível: é um plasmídio conjugativo e mobilizável, como, por exemplo, F (Figura 5.3A).

Em alguns casos, um plasmídio pode transferir outro. Por exemplo, uma célula *E. coli* pode ter os plasmídios F e ColE1. F é conjugativo e mobilizável, enquanto ColE1 é só conjugativo. F, então, pode ajudar para transferência de ColE1. A conjugação exige contato entre o doador e/ou receptor. Em *E. coli*, isto é feito pelo *pilus* sexual, que é formado por uma proteína contrátil hidrofóbica, a pilina, que forma esta estrutura tubular (ver capítulo 2). A mobilização começa quando uma proteína corta o DNA em um sítio chamado origem de transferência, ou oriT, em F. Inicia-se uma replicação do tipo círculo rolante. A síntese de DNA ocorre tanto na célula doadora (síntese do DNA da doadora conjugante), que substitui a fita de DNA transferida, como na célula receptora (síntese do receptor conjugante), que duplica o DNA que foi transferido.

Uma célula com plasmídio F integrado é conhecida como Hfr (*high frequency of recombination*), significando que os genes cromossômicos de uma célula Hfr são transferidos a uma célula F–, numa frequência maior do que para uma F+. O processo de transferência Hfr é diferente do de F, pois:

a) leva 100 minutos para a total transferência do cromossomo, enquanto dois minutos no caso do plasmídio F;

b) geralmente a célula receptora se separa antes de a Hfr completar a transferência, em decorrência do movimento browniano; c) no cruzamento Hfr x F^-, a receptora F^- permanece F, devido a que o processo geralmente se interrompe antes de F ser totalmente transferido (Figura 5.3 B). Neste caso, o DNA transferido não se circulariza e não pode replicar, podendo ocorrer recombinação, e gerar somente recombinantes em F^-.

Plasmídios

Plasmídios são moléculas extracromossômicas circulares de DNA encontradas em muitas espécies bacterianas e em algumas espécies de eucariotos. São geralmente moléculas de DNA de fita dupla em forma de círculos fechados ou lineares, e o tamanho varia de 2 a 50 kb em média, podendo existir plasmídios gigantes maiores de 500 kb como nas bactérias *Streptomyces*. Os plasmídios se replicam separadamente ou junto com a célula hospedeira, passando às células-filha. Plasmídios podem ser *curados* ou removidos da célula, depois de serem submetidos a diferentes condições de estresse, como mudanças na temperatura, presença de certos corantes ou carência de certos nutrientes. Os plasmídios não são indispensáveis para a célula, mas podem conferir-lhe vantagens seletivas: por exemplo, possui informação para degradação de certos substratos, resistência a um antibiótico ou a um metal pesado. O primeiro plasmídio descrito apresentava capacidade de ser transferido a uma célula hospedeira durante um processo similar a um cruzamento chamado conjugação. Este plasmídio foi chamado fator sexual, fator de fertilidade, ou fator F. Portanto, a célula que possui o fa-

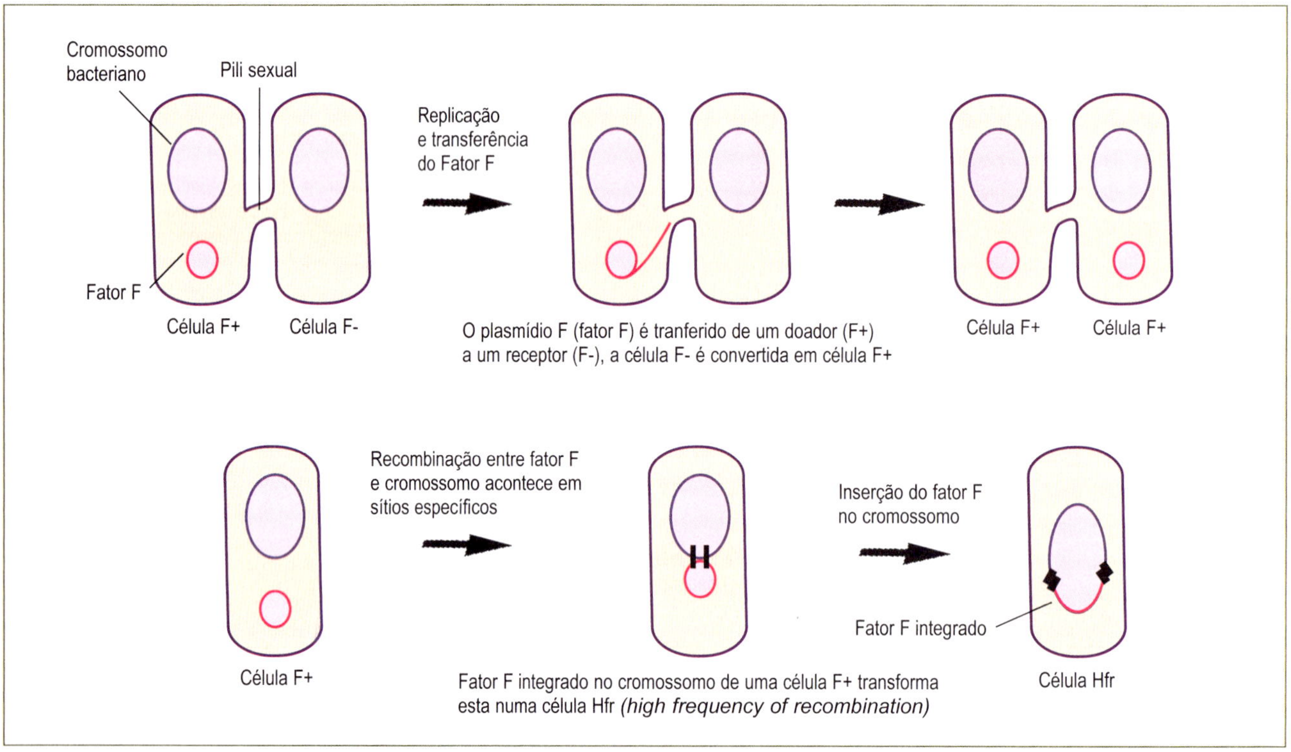

Figura 5.3A — *Esquema da conjugação em bactérias.*

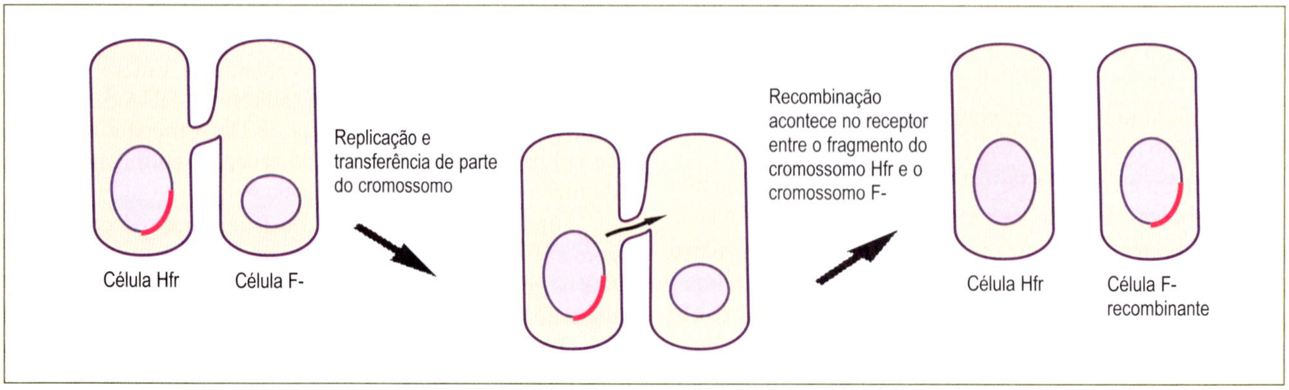

Figura 5.3B — *Esquema da conjugação.*

tor sexual (também conhecida como célula doadora) é capaz de transferir uma cópia do fator sexual à célula receptora.

A replicação do plasmídio pode ocorrer em dois momentos: primeiro, quando a célula bacteriana se divide, o DNA plasmideal também se divide, assegurando que cada célula-filha receba uma cópia deste; segundo, durante o processo de conjugação, a molécula de DNA replicada pode entrar na célula receptora. Parece que, durante a replicação do plasmídio, o DNA adere à membrana citoplasmática e usa as enzimas e maquinaria utilizada para a replicação do DNA cromossomal. A replicação pode ser uni ou bidirecional, dependendo do tipo de plasmídio. Alguns plasmídios se apresentam em baixo número de cópias (um a dez, ou menos), enquanto outros o fazem em alto número (dez a cem). O número de cópias é controlado pela taxa de iniciação da síntese de DNA. O plasmídio replicará até alcançar seu número de cópias. Supõe-se que o plasmídio codifique inibidores que afetam a taxa de iniciação da própria síntese, controlando, portanto, o número de cópias.

Muitos plasmídios têm a habilidade de conferir a propriedade de fertilidade (conjugativo), enquanto outros são não-conjugativos e não conseguem efetuar sua própria transferência. Plasmídios resistentes a antibióticos em bactérias Gram-positivas, como estafilococos, não podem ser transferidos por processo de conjugação. A conjugação ocorre em bacilos, em algumas espécies de estreptomicetos e estreptococos. Os plasmídios de estafilococos só podem ser transferidos por processos de transdução, que envolve a ação de uma partícula viral. Os plasmídios não-conjugativos em Gram-negativas podem ser transferidos somente se a célula também contém plasmídios conjugativos. O fator de transferência de um plasmídio pode, portanto, efetuar a transferência de plasmídios não-conjugativos, processo chamado mobilização do plasmídio.

As bactérias podem conter diferentes tipos de plasmídios. Enterobactérias como *E. coli* possuem um ou dois plasmídios conjugativos por cromossomo, podendo transportar de dez a 15 plasmídios não conjugativos por cromossomo. Quando dois ou mais são herdados em forma estável, são considerados como compatíveis. Outros plasmídios são considerados como incompatíveis quando, após várias divisões celulares, um dos tipos de plasmídio é perdido. Os mecanismos moleculares que controlam esta incompatibilidade não são conhecidos, mas devem ter relação com fatores genéticos que controlam a replicação do plasmídio e a segregação na divisão celular.

Os tipos de plasmídios mais frequentemente observados numa célula hospedeira são os seguintes:

Plasmídios de tipo sexual: são importantes para a transferência de plasmídios a uma célula receptora. Plasmídios do tipo fator sexual são capazes de integrar-se no cromossomo, gerando uma célula conhecida como Hfr (alta frequência de recombinação) ou permanecer independentemente do cromossomo hospedeiro. O plasmídio sexual integrado torna possível a mobilização do cromossomo bacteriano durante a conjugação (Figura 5.4).

Plasmídios R: a resistência a antibióticos em muitos micro-organismos é devida à presença de plasmídios que contêm informação para a síntese de enzimas que inativam antibióticos específicos. Estes são denominados plasmídios de resistência ou fator R. Os plasmídios R têm dois componentes: o determinante de resistência R e o fator de transferência de resistência RTF. O RTF é necessário para a transferência dos determinantes; este contém informação para a formação do *pilus* ou fímbria um requerimento para transferência de DNA por conjugação em bactéria Gram-negativa. Alguns determinantes de resistência não possuem o segmento RTF; portanto, as bactérias que os transportam são incapazes de transferir estes determinantes à outra durante a conjugação. Ambos os fatores, R e RTF, são capazes de replicação autônoma em seus estados independentes (ou seja, estando como peças separadas de DNA), e tanto podem integrar-se dentro de outros elementos extracromossomais como em unidades cromossomais.

Além disso, existem outros plasmídios como os *plasmídios Col:* são plasmídios de *Escherichia coli* capazes de produzir colicinas, que são proteínas capazes de inibir o crescimento de células que não possuem o plasmídio Col.

Plasmídios virulentos: plasmídios em várias bactérias transportam informações que favorecem a virulência durante o processo de infecção em mamíferos, incluindo os humanos.

Plasmídios resistentes a mercúrio e outros íons de metais pesados. Plasmídios que geram hiperplasias em plantas: crista de galo é um tipo de câncer de plantas dicotiledôneas causado por *Agrobacterium tumefaciens*. A proliferação do tecido da planta (formação do tumor) é devido à presença de um plasmídio Ti transportado pela bactéria invasora.

Transposons

Durante os anos 1940 e 1950, Barbara McClintock, trabalhando com milho, demonstrou a existência de elementos reguladores que se deslocam de um sítio a outro no genoma e afetam a expressão gênica. Trinta anos mais tarde, foram reconhecidos segmentos móveis de DNA em bactérias, que são movimentados (transpostos) em baixa frequência dentro do cromossomo. A frequência de *transposição*, tanto em procariotos como em eucariotos, é relativamente baixa, 10^{-7} por geração, dependendo do elemento em particular.

Por ser o cromossomo uma molécula contínua de DNA, a transposição dos elementos móveis é um processo de intercâmbio de DNA, um tipo de recombinação. Entretanto, esta difere da recombinação clássica homóloga, uma vez que não existe intercâmbio de material genético entre sequências homólogas, não sendo necessária a ocorrência de homologia. Além disso, em bactérias, a evidência é clara: a recombinação homóloga depende do produto do gene recA, enquanto o movimento de elementos transponíveis (transposons) ocorre na mesma frequência tanto em células $recA^-$ como $recA^+$.

Muitos transposons de bactéria possuem genes facilmente identificáveis, que podem ou não existir em outro lugar do genoma. Genes de resistência a antibióticos são comuns, e transposons levando estes genes são os mais frequentemente estudados. Estes são designados Tn além da marca (exemplo Tn1 ampicilina). Quando não é reconhecida uma marca, estes elementos são designados *sequências de inserção* ou *elementos IS*, e são designados como IS1, IS2 etc. Os trans-

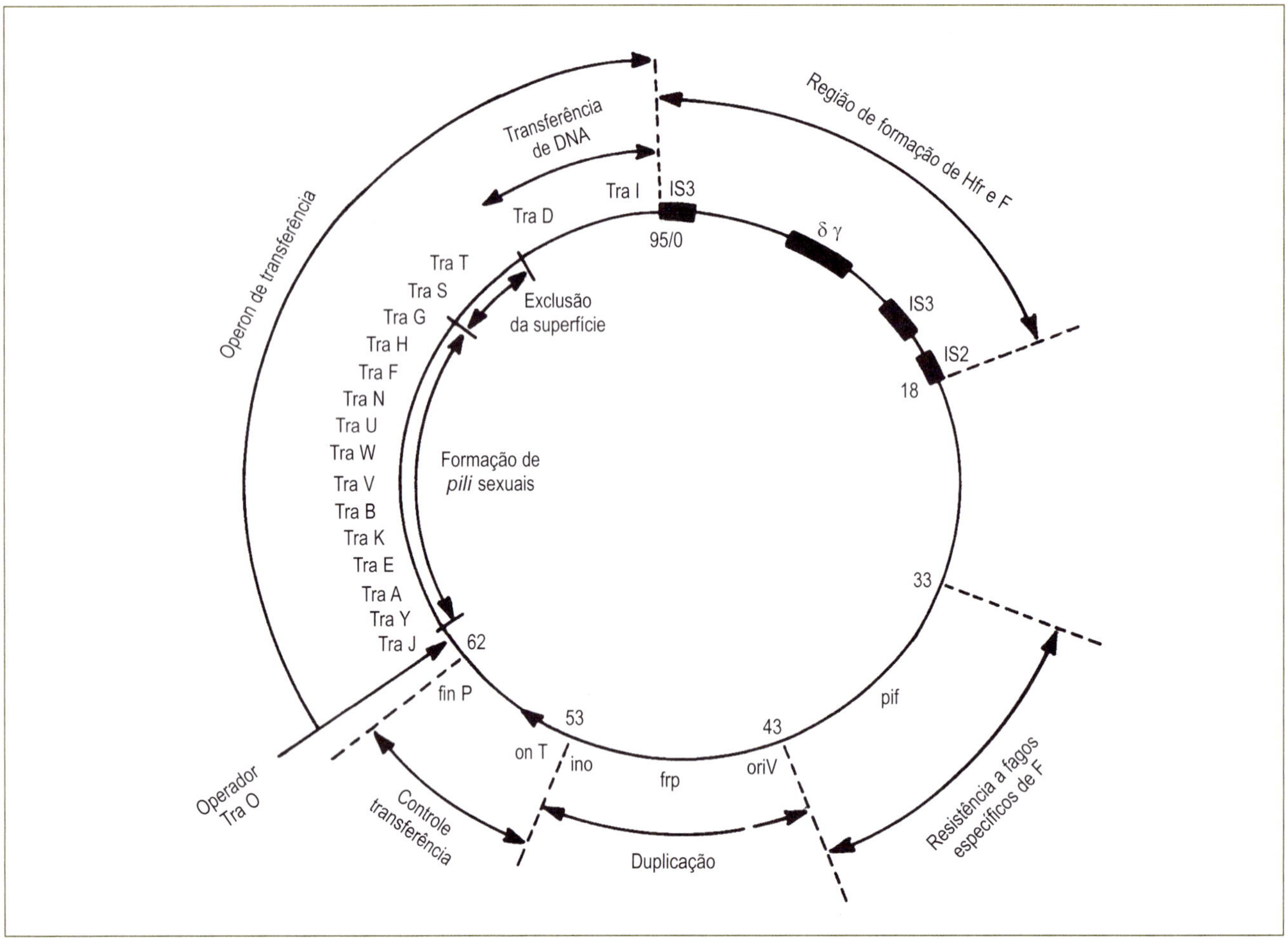

Figura 5.4 — *Esquema do Plasmídio F (fator de fertilidade de E. coli). Tamanho de ~94 kb, cópia única. Possui 19 genes tra (transferência). Os números indicam as posições expressas em quilobase (Kb).*

posons estão frequentemente localizados dentro de um gene particular, gerando uma mutação neste.

Os genes de resistência presentes em transposons são usualmente diferentes daqueles produzidos por mutação no cromossomo. A origem dos genes de transposons é desconhecida. Muitos genes R codificados por plasmídios são levados por transposons neles presentes. Já há algum tempo se especula que genes de resistência a antibióticos aminoglicosídeos de amostras de interesse clínico foram derivados de organismos produtores desses antibióticos. A presença de enzimas modificadoras de aminoglicosídeos tem como função básica fornecer um mecanismo de autoproteção contra o antibiótico produzido. Portanto, os actinomicetos poderiam ter fornecido o contingente inicial de genes a partir dos quais os genes de resistência derivaram. Existe também a teoria de que os genes de resistência seriam derivados de genes bacterianos, que codificam enzimas envolvidas com o metabolismo celular normal, e teriam sofrido mutações. De acordo com esta teoria, a pressão seletiva de aminoglicosídeos teria uma função primordial.

Muitos transposons são flanqueados por sequências de inserção. Estas possuem de 800 a 1.400 pb. Os extremos dos IS possuem características comuns a todos, que são: sequências curtas invertidas de 15 a 40 pb. Os sítios-alvo de inserção de IS não são aleatórios, significando que existem sítios preferenciais. No processo de inserção existe uma duplicação de uma sequência pequena de nucleotídeos, a sequência-alvo na molécula de DNA receptora. Por este motivo, o elemento transponível é sempre flanqueado por nucleotídeos repetidos denominados sequências repetidas diretas (Figura 5.5).

Os transposons levam outros marcadores em adição à informação para transposição. A marca mais comum é a resistência a antibióticos. Outros marcadores são genes para fermentação de lactose, metabolismo de rafinose, formação de enterotoxina em *E. coli* e resistência a metais pesados. Existem basicamente dois tipos de transposons: classes I e II. O transposon classe I tem um marcador genético flanqueado por duas cópias de um elemento IS. O de classe II é uma sequência flanqueada por sequências invertidas repetidas (IR), mas não por elementos IS. Entre as IR encontram-se genes que codificam para a transposição, tanto como outros marcadores genéticos. Esta classe II apresenta-se com frequência em plasmídios. O Tn3 pertence à classe II e contém três genes: A, R e *bla*. A e R estão envolvidos no processo de transposição, enquanto *bla* codifica para a produção de beta-lactamase. A transposição de Tn3 envolve a formação de um intermediário ou cointegrado; este representa na célula a fusão de dois plasmídios. A enzima transposase é o produto do gene A e responsável pela formação do cointegrado. O passo final da transposição inclui o processo de resolução. Isto significa que os dois plasmídios voltam a separar-se. A enzima responsável é a resolvase, codificada pelo gene R. Esta catalisa o intercâmbio sítio específico nos sítios *res*. Os transposons podem ser usados como ferramentas para clonagem. Os genes desejados são introduzidos, clonados em um plasmídio e este finalmente é introduzido em células bacterianas (Figura 5.6).

Existem transposons que são capazes de se transferir de uma célula para outra sem o auxílio de plasmídios, num processo em que é necessário o contato direto entre a célula doadora e a receptora. Este tipo de transposon é ubiquitário de *Streptoo coccus* e é conhecido como *transposon conjugativo*. Ele é importante na disseminação da resistência múltipla de antibióticos nesse gênero bacteriano, e possivelmente em outras bactérias Gram-positivas. O determinante da resistência à tetraciclina pode ter sido o primeiro que adquiriu a capacidade conjugativa, já que tem sua disseminação mais difundida; quase todos os sistemas conjugativos não plasmideanos em estreptococo incluem essa resistência. Um transposon conjugativo que representa bem essa classe é o Tn916. Ele é constituído por um segmento relativamente grande de DNA (16 kb). A evolução da resistência múltipla pode ter sido pela aquisição de marcadores adicionais nesse transposon conjugativo. O interessante é que muitos transposons conjugativos têm forte inclinação para se inserir próximos ao determinante de hemolisina de plasmídios de *S. faecalis*. A presença desses plasmídios dotados de alta mobilidade e abrigando transposons conjugativos aumenta a conjugação cromossomo-cromossomo em cerca de duas ordens de magnitude, acreditando-se que parte desse aumento é devida à carona desses transposons no plasmídio. Além da capacidade de estimular cruzamento bacteriano, os transposons conjugativos diferem dos demais transposons conhecidos pelo fato de não conterem longas sequências repetidas e não causarem duplicação do alvo de DNA no seu sítio de inserção.

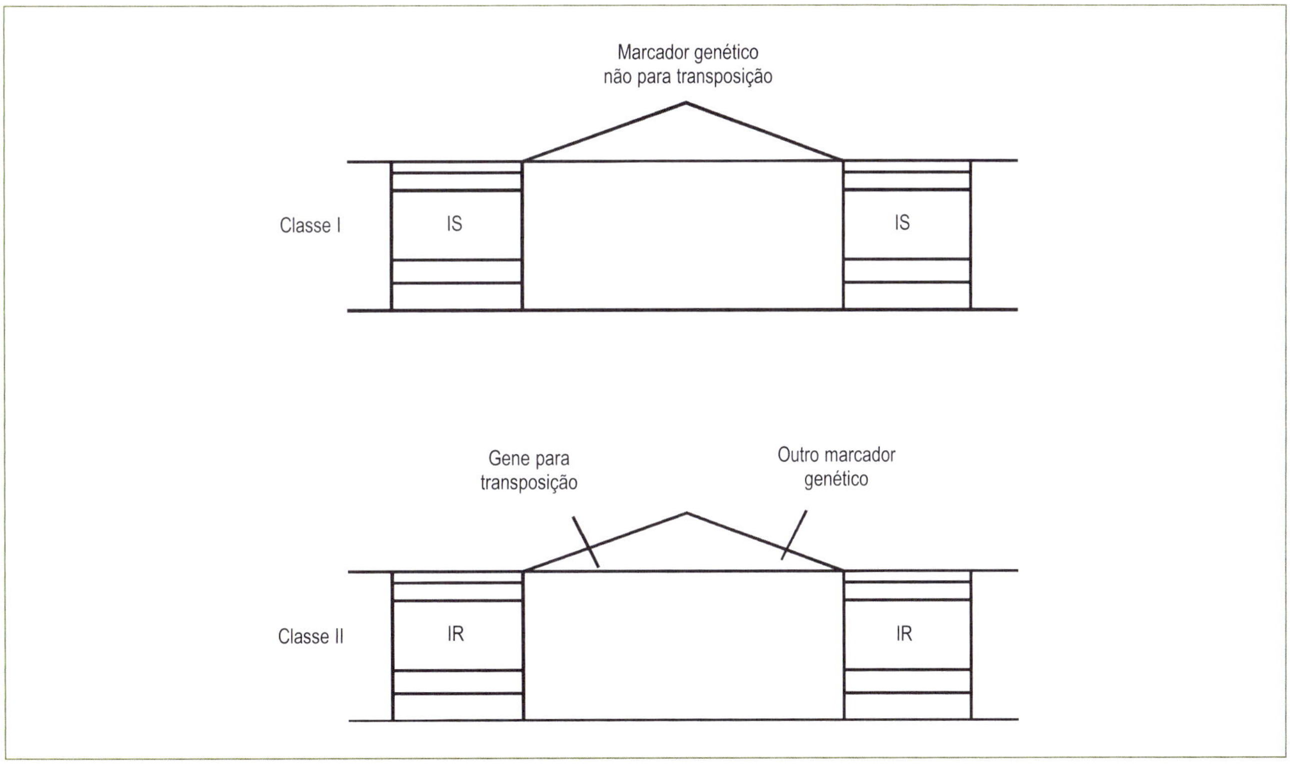

Figura 5.5 — *Tipos de transposons. Representação de transposons classe I e II. A transposição em classe I é estimulada por elementos IS que estão nos laterais do marcador genético interno.*

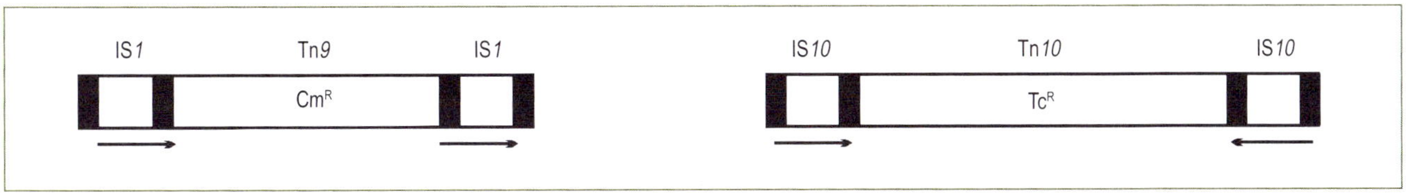

Figura 5.6 — *Os transposons compostos são ladeados por IS (como IS1) ou IS-like (como IS10) em repetição direta (no Tn9) ou inversa (no Tn10).*

Significado médico dos transposons bacterianos

há um significado médico importante dos transposons, primeiramente, porque existem transposons de indiscutível valor em humanos, e, também, porque se encontram frequentemente nas bactérias dos humanos transposons ligados a plasmídios, que são os grandes responsáveis pela resistência bacteriana aos antimicrobianos. O mais bem conhecido transposon que ocorre no homem é o HIV, um retroelemento que se dissemina horizontalmente como um vírus. Contudo, os transposons LINE e os elementos Alu humanos são também dotados de interesse médico. Vários casos de hemofilia ocorreram por uma nova inserção do retrotransposom LINE L1. Até recentemente, inserções de L1 e de Alu causaram doenças. Uma dessas inserções foi no gene supressor de tumor e três no gene da distrofia muscular do tipo Duchenne/Becker.

É bem conhecido o fato de que transposons bacterianos são responsáveis pela disseminação de genes responsáveis pela resistência bacteriana aos antibióticos e quimioterápicos de um genoma bacteriano para outro, via plasmídios. A rápida evolução de plasmídios de resistência (plasmídios R) e, consequentemente, a sua disseminação entre genomas de bactérias hospitalares (mesmo entre espécies e gêneros diferentes) devem-se à transposição desses elementos. Lembremo-nos de que todo plasmídio conjugativo é constituído por dois componentes: genes envolvidos na conjugação, os genes *tra* (componente RTF), e os genes que conferem resistência aos antimicrobianos (determinantes R). Em vários plasmídios R, os determinantes R são ladeados por segmentos de inserção (IS) homólogos. Vários plasmídios R carregam dois ou mais determinantes, cada um deles ladeado por IS. Esses elementos IS são os grandes responsáveis pela rápida evolução dos plasmídios bacterianos que transportam genes que conferem resistência múltipla aos antimicrobianos. Do estudo da organização desses transposons, pôde-se ter conhecimento de uma nova classe de transposons denominada integrons. Muitos dos genes resistentes aos antibióticos encontrados em bactérias Gram-negativas são contidos em cassetes de genes, vários dos quais integrados numa específica posição de um integron.

Integrons e a organização de transposons

cassetes de genes são elementos móveis de DNA que contêm um sítio específico de recombinação, um elemento conhecido como "59 — base" e é reconhecido pelo sistema de recombinação sítio-específico do integron. Integrons são pequenos sistemas genéticos modulares móveis envolvidos na aquisição e disseminação de genes de resistência aos antibióticos entre bactérias Gram-negativas, particularmente, entre enterobactérias. São constituídos por dois segmentos de DNA conservados, que ladeiam uma região central na qual cassetes móveis de genes que codificam funções de resistência aos antibióticos foram inseridos nele. O segmento 5' codifica uma recombinase sítio-específica (integrase) e promotor ou promotores fortes que asseguram a expressão dos cassetes integrados. A integrase é responsável pela inserção de genes de resistência aos antibióticos que se localizam a jusante do promotor. O segmento 3' carrega um gene ubiquitário para resistência à sulfanilamida (*sul*) e dois quadros abertos de leitura com funções ainda não conhecidas. A presença do gene de resistência *sul* localizado fora do cassete de resistência não deixa de ser um tanto surpreendente. Provavelmente, o integron ancestral não conduzia nenhum gene de resistência e o gene *sul* foi integrado ulteriormente nesse segmento 3' e uma razão para isso é que sulfanilamida é o mais antigo antimicrobiano usado. Resumindo, um integron é uma estrutura genética que inclui os determinantes de um sistema de recombinação sítio-específica capaz de capturar e mobilizar genes contidos em elementos genéticos móveis denominados cassetes de genes. Os componentes essenciais de um integron são: o gene *int*, localizado no segmento 5', que codifica uma recombinase sítio-específica; a integrase, um sítio adjacente, *att*, localizado na extremidade do segmento conservado 5', que é reconhecido pela integrase, para a integração de cassetes de genes de resistência e um promotor orientado para a expressão do cassete de genes.

Genes que constituem os cassetes tiveram, provavelmente, suas origens num *pool* de genes de resistência que, acredita-se, surgiram há centenas de milhões de anos de bactérias do solo produtoras de antibióticos, entre elas, actinomicetos. Esses genes podem ter sido originários também de bactérias resistentes ou mesmo de moléculas de DNA codificando resistência, encontradas no ambiente.

Transposons e evolução molecular

elementos genéticos móveis podem ter sido importantes na organização genômica e, portanto, na evolução molecular dos organismos hoje existentes. Adicionam-se, em bactéria, os mecanismos de transferência gênica (transdução, transformação e conjugação) como elementos reestruturadores desses genomas. Não é conhecido, no entanto, se essas atividades de transposição estavam presentes no início da evolução molecular ou se chegaram mais tarde. Um pequeno segmento móvel de DNA, como um transposon, pode ter sido uma estrutura oportuna a participar da reunião de um DNA em expansão. Quando genomas bacterianos em evolução tornaram-se mais complexos ou, com o tamanho atual, a transposição deixou de ser necessária. Muitos transposons podem ter-se perdido enquanto alguns bacterianos se mantiveram, e são os que conhecemos hoje em dia.

A partir de uma perspectiva evolutiva, os elementos genéticos móveis (como também o RNA catalítico — os íntrons) apresentam a característica ímpar de reunir propriedades de auto-organização, evolução e diversificação das bactérias primitivas. O aparecimento de DNA na qualidade de elemento genético móvel, como transposons e DNA circulares covalentemente fechados (CCC), em forma de plasmídios, são bem mais estáveis em temperaturas elevadas e em condições de pH alcalino, do que o DNA cromossômico. Se as condições iniciais para a evolução foram inóspitas, o DNA plasmidiano teria sido o melhor candidato em termos de estabilidade. A integração de vários plasmídios poderia ter levado à formação de pequenos cromossomos. Transposição pode ter reunido genes dispersos em forma de operon.

DNA Recombinante

O desenvolvimento de várias técnicas de biologia molecular abriu uma nova era científica conhecida como Engenharia Genética. A grande maioria das aplicações está baseada na clonagem de vários genes de interesse. As metas primárias deste ramo da biologia são:

1) isolamento de um gene particular, parte de um gene ou de uma região do genoma de interesse;
2) produção de um RNA particular e proteínas em grandes quantidades;
3) melhoramento na produção de compostos bioquímicos (enzimas, drogas), ou de outros compostos orgânicos comercialmente importantes;
4) produção de plantas com características desejáveis (ex.: resistência a enfermidades, menores requerimentos de nutrientes);
5) produção de organismos com características economicamente importantes;
6) produção de vacinas (ver Capítulo 16);
7) geneterapia (ver Capítulo 82).

Os processos metodológicos são iniciados geralmente fazendo um mapa de restrição. Este se baseia na utilização de enzimas de restrição (endonucleases), que têm a propriedade de digerir o DNA em fragmentos. Os sítios de corte são específicos, as enzimas reconhecem fragmentos de DNA com tamanhos variando entre tetrâmeros até hexanucleotídeos. O DNA pode ser cromossômico, plasmidíano ou viral. O fragmento do DNA contendo o gene a ser clonado deve ser inserido dentro de um DNA circular chamado vetor, desta forma se produzirá uma molécula de DNA recombinante ou *quimera*. O vetor atua como um veículo de transporte que levará o gene dentro da célula hospedeira, usualmente uma bactéria. Dentro do hospedeiro, o vetor se multiplicará

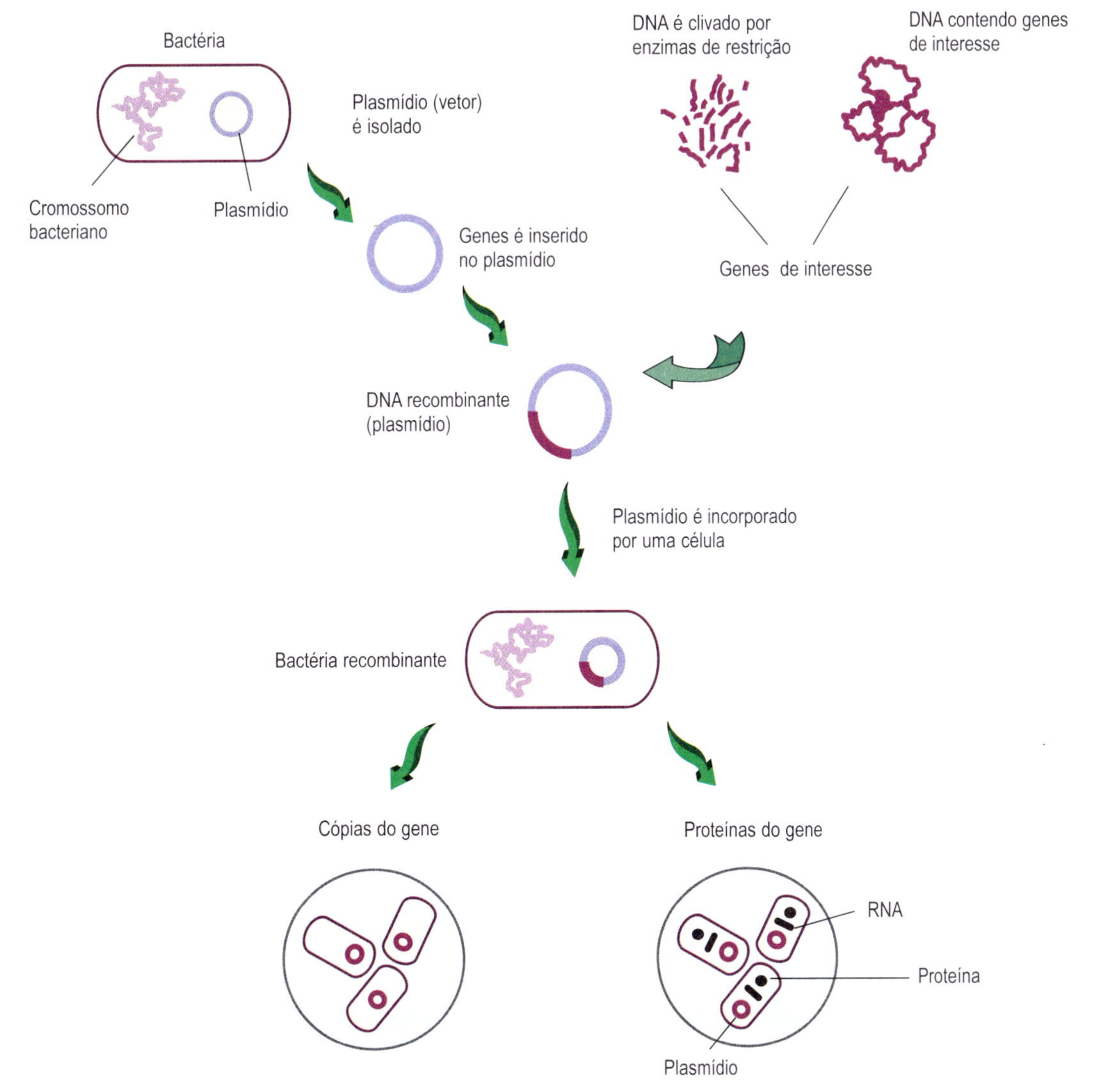

Figura 5.7 — *Esquema do procedimento de DNA recombinante.*

passando a progênie. Outros tipos de enzimas usadas em clonagem são: as nucleases, enzimas que cortam ou degradam DNA ou RNA; as ligases, enzimas que unem fragmentos de DNA; as polimerases, que fazem cópias das moléculas e DNA e RNA; enzimas modificadoras que removem ou acrescentam grupos químicos; topoisomerases, que introduzem ou removem DNA superenrolado de DNA circular covalentemente fechado (Figura 5.7).

Os veículos mais usados são: a) plasmídios, pequenas moléculas de DNA circular encontradas em eubactérias e outros organismos. O plasmídio tem a capacidade de replicar-se independentemente do cromossomo celular; b) cromossomos virais (bacteriófagos).

A molécula de DNA para ser um vetor funcional precisa de: capacidade de replicação no hospedeiro; ter um tamanho pequeno ideal < 10kb; possuir uma marca de seleção (geralmente uma resistência a um antibiótico). Uma vez purificado o DNA, o passo seguinte é a construção da molécula de DNA recombinante.

As Bactérias e a Genômica

Os primeiros genomas de vírus animais, bacteriófagos e organelas, foram elucidados na década de 1980. Os avanços da biologia molecular têm permitido a obtenção de sequências completas de muitos genomas de bactérias, arqueobactérias e eucariotos. Em maio de 1995, Craig Venter do *Institute for Genomic Research* (TIGR) apresentou a primeira sequência genômica de bactéria, a do *Haemophilus influenzae*. O genoma do *H. influenzae* apresenta um pouco mais do que dois milhões de bases e 1.743 genes — uma densidade média de um gene a cada mil bases. Isso significava que cada base do DNA codificava algo importante, virtualmente sem desperdício, nem sequências de "lixo". Mais de mil genes são idênticos a genes conhecidos de outros organismos ou parecidos com eles. Dezessete por cento contribuem para traduzir-se em proteínas, 12% são necessárias para o transporte, 10% são requeridos para produzir energia e 8%, para produzir o envoltório externo da célula bacteriana. Entretanto, cerca de 40% dos genes eram irreconhecíveis; eles não se assemelham a genes conhecidos, embora mais de metade fosse similar a genes previstos.

Oito genes só foram encontrados na forma virulenta tipo B. Esses genes contêm informação para proteína que ajudam as bactérias a aderirem-se às células hospedeiras. Foi também observado que o cromossomo continha 1.465 cópias de um motivo curto de 29 bases, chamado sequência sinal de incorporação, com um núcleo conservado que consiste em AAGTCGGT. A bactéria reconhece e preferencialmente incorpora DNA exógeno com essa sequência.

Uma pista quanto à capacidade de a bactéria se adaptar a mudanças do seu meio ambiente surgiu com a descoberta de um punhado de importantes genes de virulência que abriga curtas extensões de uma sequência repetida de quatro bases que deliberadamente introduzem erros de grafia durante a replicação do DNA. Isso resulta numa ampla variação nas sequências das proteínas, que ajuda a bactéria a enfrentar as mudanças no meio externo. Desde então, um elevado número de genomas têm sido concluídos. Até 2006 foram sequenciados e registrados 30 genomas de arqueobactérias, 380 de eubactérias, 51 de eucariotos, 990 organelas (mitocôndrias e cloroplastos), 294 fagos, 427 plasmídios, 39 viroides e 1.219 vírus animais. Em 2012 o número de genomas sequenciados chegou a 4585 e espera-se que até 2020 100.000 estejam sequenciados. Igualmente até o 2012 um total de 69 genomas humanos completos foram sequenciados. Ver exemplos na Tabela 5.3.1.

Em adição a essas sequências, outras importantes bactérias foram trabalhadas, tais como diversas linhagens de *Escherichia coli*, *Bacillus subtilis*, *Xyllela fastidiosa*, *Pasteurella multocida*, etc.

Em bactérias patogênicas, elementos genéticos que codificam para fatores de virulência são conhecidos como ilhas de patogenicidade. Estes agrupamentos gênicos foram adquiridos por transferência horizontal de genes. Estes variam de 10 a 200 kb em tamanho e codificam para toxinas, fatores de aderência, captura de ferro, invasão e secreção. O conteúdo de G+C nas ilhas é frequentemente maior que em outras regiões do genoma.

Os dados de sequenciamento são úteis para estudos comparativos, inclusive de composição genômica, organização gênica, localização de famílias gênicas, análise de sistemática comparativa de organismos representativos de diferentes linhagens filogenéticas. Tais estudos estão ajudando a ilustrar o papel desempenhado na transferência horizontal (ou lateral) de genes. Mais recentemente, duas linhagens de *Staphylococcus aureus* MRSA (*Staphylococcus aureus* meticilina resistentes) foram sequenciadas. Foram descritas três novas classes de ilhas de patogenicidade: uma família de ilhas de toxina de choque tóxico; ilhas de exotoxina; ilhas de endotoxina e vários candidatos para novos fatores de virulência. É descrita a virulência dessas duas linhagens como devido à aquisição por herança horizontal de genes de muitas outras diferentes espécies e à extrema diversidade de superantígenos. *S. aureus* tem a capacidade de se adaptar a pressões ambientais, tais como antibióticos e o sistema imune humano.

Também, recentemente, foi demonstrado pelo sequenciamento de *Streptococcu spyogenes* do grupo A (GAS) que genes de bacteriófagos e transposons perfazem aproximadamente 10% do DNA total desse organismo, sugerindo que a fonte de transferência horizontal é também significante. De fato, três dos quatro profagos identificados em *S. pyogenes* transportam genes codificando proteínas associadas à virulência, localizados numa extremidade do fago. O interessante é que, apesar de 40 genes associados à virulência terem sido identificados em GAS, nenhum desses genes agrupa dentro de ilhas de patogenicidade, como é o caso de muitos patógenos tal como o MRSA acima referido.

É sabido que o corpo humano contém 10 vezes mais células microbianas que células humanas. Esta diversidade de micro-organismos forma uma comunidade comensal, simbiótica e de micro-organismos patogênicos que convivem no hospedeiro. Esta comunidade é conhecida como microbiota ou microbioma, sendo seu estudo fundamental para entender o equilíbrio interno (homeostasia) e a sobrevivência do gênero humano em diversos ambientes (ver capítulo 12). Sua importância é tal que a composição da microbiota está profundamente relacionada com diversas doenças tais como doenças cardiovasculares, respiratórias, doença inflamatória intestinal, alergia, autoimunidade, obesidade, esclerose múltipla entre outras. A microbiota é variável e depende de fatores inatos no indivíduo, assim como externos tais como alimentação e meio ambiente. A microbiota tem um papel preponderante na formação de biofilmes protetores que competem com bactérias patogênicas por sítios de adesão e microambientes (antagonismo microbiano). A microbiota colabora na regulação do sistema imune e homeostase, também está diretamente ligada ao metabolismo do hospedeiro, auxiliando na digestão e absorção de alimentos, além de produção de vitaminas K e B12. Devido a isto vários estudos complexos têm sido desenvolvidos como é o caso do Projeto da Microbiota Humana (HMP), que busca estudar o papel de micro-organismos na saúde e doença humana. Este projeto permitirá conhecer a composição da microbiota das superfícies mucosas do corpo, incluindo mucosa nasal, cavidade oral, pele, trato gastrointestinal e trato urogenital avaliando o potencial metabólico destas comunidades. Estes dados permitirão gerar um sistema integrado de informação sobre as propriedades biológicas da microbiota e sua relação com hospedeiro.

Do Genoma à Função Bacteriana

Após a finalização do sequenciamento do genoma, o desafio é utilizar os dados para interpretar a função das proteínas, da célula e dos organismos. Não há dúvida que obter, arquivar, ordenar e classificar dados é a chave do processo, mas a bioinformática tem um papel no contexto do conhecimento da vida e evolução. Novas maneiras para identificar e medir todas as moléculas de RNA (transcriptoma) e proteínas (proteoma) na célula irão permitir identificar a participação crítica e as sequências de interações de um dado evento. Agindo assim, cientistas esperam entender processos biológicos, tais como reprodução, envelhecimento, evolução e, evidentemente, causas (e, portanto, cura) de doenças. Um fato que mostra a tarefa por realizar e o estudo da relação entre a estrutura e função, a partir de genomas microbianos recém-decifrados, é que eles podem conter cerca de 20% a 70% de quadros de leitura (ORFs), que informam proteínas ditas de "função desconhecida". Estima-se que cerca de dez proteínas são identificadas por dia e incluídas as cerca de 14 mil resolvidas até hoje.

A Identificação de Genes não Essenciais em *Mycoplasma genitalium*

Uma importante questão quando se tem uma completa sequência genômica é saber quantos desses genes são essenciais para a vida celular, ou seja, qual o número mínimo de genes que são necessários para a vida. Para tal estudo, foi utilizado o menor genoma celular bacteriano, o do *Mycoplasma genitalium*, um habitante comum dos tratos genitais humanos. A equipe de Venter, composta de apenas cinco funcionários, usando oito máquinas ABI, levou poucos meses para concluir o sequenciamento desse organismo que possui somente 580 mil pares bases e 480 genes codificadores de proteínas, mais 37 genes para as diversas espécies de RNA, totalizando 517 genes. A pergunta que fica é se o *M. genitalium* é capaz de manter a vida com apenas um terço dos genes do *H. influenzae*, quantos genes mais seriam dispensáveis? Seria possível definir o número mínimo de genes necessários para manter a vida? A solução veio com experimentos introduzindo um transposon para romper alguns genes (cerca de duas mil inserções diferentes foram realizadas). As inserções do transposon em 93 genes diferentes do *M. genitalium* não tinham aparentemente nenhum efeito sobre a sua saúde. A análise revelou que apenas cerca de 300 dos 480 genes codificadores de proteínas são essenciais para o *M. genitalium* sob condições de crescimento em laboratório e a função de cerca de 100 desses genes continua envolta em mistério.

Bibliografia

1. Costa SOP. Elementos transponíveis em bactérias. In: Melo IS et al. (eds). Recursos genéticos e melhoramento — Microrganismos. Jaguariúna: Embrapa Meio Ambiente; 2002.
2. Mahillon J, Chandler M. Insertion sequences. Microbiol and Mol Biology Rev. 1998;62(3):725-74.
3. Nelson DL, Lehninger AL, Cox MM. Lehninger principles of biochemistry. 3. ed. Wisconsin: Worth Publishers; 2000.
4. The J. Craig Venter Institute. http://www.jcvi.org/cms/home/
5. Tortora GJ, Funke BK, Case CL. Microbiology: an introduction,. 10 Edition. Menlo Park: Benjamin/Cummings; 2012.
6. Madigan, M.T., Martinko, J.M., Dunlap, P.V., Clark. D.P. Brock. Biology of Microorganisms.Pearson International Edition 14th Edition 2014.
7. Whitehead NA et al. Quorum sensing in Gram-negative bacteria. FEMS Microbiology Rev. 2001;25:365-404.
8. The Human Microbiote Project. http://commonfund.nih.gov/hmp/index

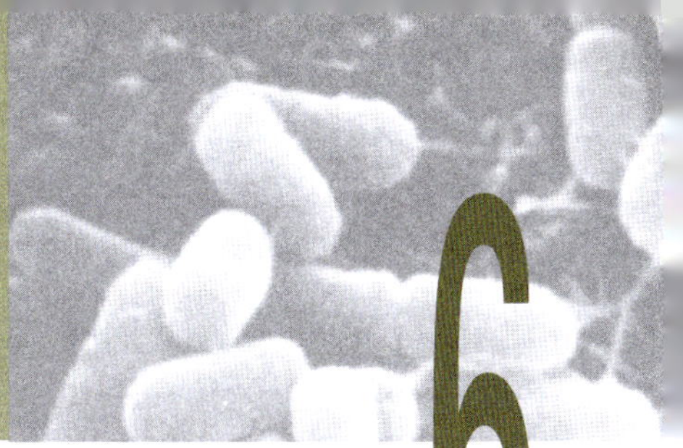

Sílvia Yumi Bando

6

Taxonomia Bacteriana

A enorme biodiversidade microbiológica existente na natureza levou a que, desde cedo, os cientistas procurassem um modo de organizar, ordenar e nomear esta ampla variedade de organismos vivos. Este capítulo apresenta os princípios básicos da taxonomia bacteriana que é responsável pela caracterização e designação dos micro-organismos, bem como pela organização destes em grupos com base na similaridade entre os organismos. A taxonomia está separada em três partes, porém estão inter-relacionadas: classificação, nomenclatura e identificação. O termo sistemática é frequentemente utilizado para taxonomia, entretanto a sistemática compreende um estudo mais complexo envolvendo outras disciplinas, tais como morfologia, ecologia, epidemiologia, bioquímica, biologia molecular e fisiologia.

Nível Taxonômico e Nomenclatura

A taxonomía classifica os organismos em grupos com características similares. Esta classificação segue diferentes níveis hierárquicos: grupos pequenos que compartilham propriedades comuns que, por sua vez, fazem parte de grupos maiores. As categorias frequentemente utilizadas são (em ordem ascendente): espécie, gênero, família, ordem, classe, filo e reino.

A nomenclatura de bactérias é regulamentada pelo "Código internacional para a nomenclatura de procariontes" e compreendem as regras, os princípios e as recomendações para a descrição de uma nova unidade de classificação (ou taxon, no plural taxa), ou seja, espécie, gênero ou família. Conforme essas regras, o nome de uma espécie bacteriana baseia-se no sistema binomial desenvolvido pelo taxonomista sueco Carl von Linné para plantas e animais. Nesse sistema o nome de uma espécie bacteriana é sempre dado como uma combinação em latim constituída de duas partes, o nome do gênero e no nome específico que denota a espécie. Por exemplo, uma das bactérias que habitam o intestino de mamíferos é designada de *Escherichia coli* (nome de gênero e seguido do nome da espécie). Apenas a primeira letra do nome do gênero é escrita com a letra maiúscula e o nome completo deve ficar em itálico ou sublinhado. A raiz para o nome de uma espécie ou de outro taxon pode ser derivada de qualquer língua, mas a terminação deve ser em latim. Na bactéria *Staphylococcus aureus* o nome de gênero é derivado das palavras de origem grega *staphyle* (que significa cacho de uva) e *coccus* (que significa semente). No exemplo anterior a terminação "us" é oriunda do latim e corresponde a uma das terminações utilizadas para substantivos (*Staphylococcus*) e adjetivos (*aureus*) masculinos.

O nome específico é estável e não pode ser alterado, já o nome do gênero pode ser renomeado conforme novas descrições de características. Por exemplo, *Streptococcus pneumoniae* era originalmente chamado de *Diplococcus pneumoniae*. O nome ainda pode ser abreviado representando o nome do gênero por uma letra maiúscula, por exemplo, *S. pneumoniae*.

O "Código internacional para a nomenclatura de procariontes" estabelece que a nomeação de um novo taxon, o nome proposto deve ser submetido e avaliado pelo "International Committe on Systematic of Prokaryotes". Uma vez validado, o nome é divulgado à comunidade científica através da sua publicação na revista científica *International Journal of Systematic Bacteriology* (IJSB).

A unidade taxonômica básica, em microbiologia, é a espécie, embora algumas espécies possuam categorias de subespécies que são baseadas em variações fenotípicas menores, porém consistentes dentro das espécies ou em *clusters* geneticamente determinado de uma cepa dentro da espécie. A maioria das categorias é simplesmente designada de grupos ou filos, sendo comum a utilização de nomes vernaculares, como estreptococos, pneumococos, bacilo da lepra e assim por diante. Além destas, é muito frequente o uso de unidades taxonômicas não formais para a designação de uma bactéria. Por exemplo, cada cultura representa uma "amostra" ou um "clone", no qual todas as células são descendentes de um só ancestral. O termo "amostra" pode também estar relacionado a um mutante que possua alguma característica alterada. Além disso, pode haver também variedades dentro de uma espécie que exiba determinadas diferenças: no comportamento bioquímico (biotipo), na composição antigênica (sorotipo), nos receptores para certos bacteriófagos líticos (fagotipo), nas propriedades patogênicas (patotipo), entre outras.

Principais Características Utilizadas em Taxonomia Bacteriana

São utilizadas diversas características fenotípicas e moleculares para classificar e identificar micro-organismos.

Características fenotípicas

As características fenotípicas principais utilizadas em taxonomia são morfológicas, fisiológicas e metabólicas, pois estão relacionadas diretamente com a expressão de muitos genes que codificam proteínas estruturais, transportadoras e enzimas. Esses genes são, na maioria, estáveis e normalmente não sofrem grandes variações com mudanças ambientais.

Características ecológicas também são importantes uma vez que afetam a relação do micro-organismo com o seu hábitat. Os micro-organismos que habitam dentro do corpo humano são diferentes daqueles aquáticos, terrestres e marinhos. As características taxonomicamente relevantes são, por exemplo, o padrão do ciclo de vida, relações de simbiose, capacidade de causar doença no hospedeiro e hábitats preferenciais de acordo com a temperatura, pH, oxigênio e concentração osmótica. Além disso, em laboratório, o meio de cultura onde o micro-organismo pode crescer, características relacionadas com a fisiologia e o metabolismo.

Características moleculares

Análise proteica

A sequência de aminoácidos de uma proteína reflete a sequência de ácidos nucléicos do gene, desta forma a comparação de proteínas de diferentes micro-organismos torna-se muito útil em taxonomia. Uma abordagem direta é a determinação da sequência de aminoácidos da proteína com a mesma função. Entretanto, o sequenciamento de proteína é caro e demorado, assim outros métodos são bastante utilizados, tais como a análise da mobilidade eletroforética muito utilizada na determinação de relações genéticas de espécies e subespécies e técnicas imunológicas para comparar proteínas de micro-organismos diferentes, pois os anticorpos podem discriminar proteínas similares.

Composição dos Ácidos Nucleicos

A determinação da composição de ácidos nucléicos refere-se à quantidade de guanina e citosina em relação ao total de bases (guanina, citosina, adenina e timina) no DNA e é calculado pela fórmula:

$$\text{mol\% G+C} = \text{moles (G + C)/moles (G+C+A+T)} \times 100$$

Vários métodos podem ser utilizados para determinação do teor de GC a partir do DNA purificado, entre eles destacam-se: a cromatografia líquida de alta pressão, a centrifugação em gradiente de densidade e a desnaturação térmica.

A centrifugação em gradiente de densidade baseia-se no fato de que a densidade do DNA é dependente da quantidade de pareamentos de bases GC e AT. O pareamento GC é formado por uma ligação tripla de pontes de hidrogênio, enquanto o par AT é formado por uma ligação dupla. Portanto, quanto maior a quantidade de GC, maior a densidade do DNA, havendo uma relação direta entre a densidade e a concentração em mol% de GC.

A desnaturação térmica do DNA é um dos métodos mais utilizados para determinar o conteúdo em G+C e baseia-se também na quantidade de pontes de hidrogênio na formação do par de bases. O aquecimento do DNA provoca a separação das duas cadeias de DNA e, consequentemente, há um aumento na absorbância a um comprimento de onda de 260 nm. A ligação dupla do par AT é mais fraca do que a ligação por três pontes de hidrogênio do par GC, portanto, quanto maior o conteúdo em G+C, maior a quantidade de energia térmica requerida para separar as duas cadeias de DNA. O ponto de fusão do DNA, T_m (do inglês *melting temperature*) corresponde à temperatura que provoca a separação das fitas de DNA em 50% entre o estado não desnaturado e o desnaturado. O conteúdo em G+C pode variar entre 24% a 76% dependendo do grupo de micro-organismos. Convém mencionar que o conteúdo em G+C apenas revela a composição em bases nucleotídicas de um micro-organismo e não fornece informações a respeito dos genes adquiridos. De fato, duas bactérias bem diferentes podem apresentar conteúdos de GC idênticos. No entanto, linhagens da mesma espécie bacteriana não diferem mais de 3% no conteúdo em G+C, podendo apresentar uma maior variação entre diferentes espécies de um mesmo gênero.

Reassociação ou Hibridização DNA

Embora a determinação do teor de GC tenha a sua utilidade em taxonomia bacteriana, ela não fornece dados sobre o arranjo linear das bases no DNA. É o arranjo das bases de DNA que determina genes específicos e proteínas e, portanto, determina as características de um organismo. Nos procedimentos de hibridização o DNA de duas amostras distintas é desnaturado pelo aquecimento, são misturados e a temperatura é diminuída para permitir a reassociação das fitas. Essa reassociação ocorrerá entre as fitas de DNA da mesma espécie e entre as fitas da espécie em comparação. O grau de reassociação é dependente do grau de similaridade das moléculas de DNA. Geralmente, uma das moléculas é marcada com um radioisótopo, os fragmentos de fitas simples que não sofreram reassociação são removidos e a radiação é medida e comparada com uma reação-controle na qual a quantidade de radiação é considerada como 100%. As amostras que apresentarem um percentual de reassociação igual ou superior a 70% são consideradas da mesma espécie.

Sequenciamento de Ácidos Nucleicos

O sequenciamento de DNA ou RNA é o método mais direto para comparar a estrutura genômica de diferentes micro-organismos. Algumas moléculas como RNA ribossômico, alguns componentes de parede celular bem como alguns lipídeos e proteínas, que sofreram uma variabilidade pequena durante a evolução, são utilizados como marcadores taxonômicos. Assim, a comparação entre essas sequências permite delinear as relações entre diferentes taxas bem como destas com outros organismos superiores.

Sistemas de Classificação

A classificação é responsável pelo agrupamento de bactérias que compartilham certas características comuns em grupos taxonômicos denominados taxa (singular: taxon). Existem dois sistemas de classificação: a classificação natural ou fenético; e a classificação artificial ou filético. O sistema de classificação natural baseia-se em características fenotípicas, principalmente morfológicas e fisiológicas dos micro-organismos. Por outro lado, o sistema de classificação artificial baseia-se nas relações filogenéticas das bactérias por meio da comparação de sequências de várias macromoléculas ou genes que as codificam.

Filogenia Bacteriana

A partir da década de 1970, com o advento das técnicas em biologia molecular e sua utilização em estudos filogenéticos, possibilitou-se a reconstrução da filogenia dos maiores grupos bacterianos. No entanto, apesar do impacto da filogenia molecular, atualmente as classificações bacterianas são híbridas e utilizam-se métodos artificiais e filogenéticos, especialmente, nos níveis de gênero e de família. Embora as classificações atuais não reflitam a verdadeira filogenia dos procariontes, é extremamente importante ter uma classificação aceita para permitir a identificação das bactérias conhecidas, possibilitando a descrição de bactérias novas.

O manual de Bergey de Bacteriologia Sistemática *(Bergey's Manual of Systematic Bacteriology)* em quatro volumes e a sua edição mais condensada de Bacteriologia Determinativa *(Bergeys Manual of Determinative Bacteriology)* constituem uma enciclopédia em nomenclatura, classificação e identificação bacteriana, mundialmente aceita pelos bacteriologistas. Ela contém informações obtidas por métodos fenotípicos e moleculares, além de chaves dicotômicas úteis para fins de identificação de bactérias de interesse médico, industrial e ambiental. Mais recentemente, em maio de 2001, foi editado o primeiro volume da segunda edição do Manual de Bergey no qual a taxonomia de procariontes é organizada filogeneticamente baseada em dados de sequenciamento de RNAr e foram reclassificadas antigas bactérias bem como descritas outras novas bactérias.

A classificação hierárquica dos taxa no Domínio Bactéria pode ser encontrada na página da Internet que contém uma base de dados atualizada dos nomes de bactérias válidos e publicados na revista científica IJSB.

As árvores filogenéticas ou dendrogramas expressam as relações evolutivas entre um grupo de espécies e são construídas, geralmente, pelos marcadores taxonômicos específicos, tais como as sequências de RNAr. Uma árvore filogenética é composta de "nós" e "ramos ou galhos", e cada galho une nós adjacentes. Os nós representam unidades taxonômicas e os ramos definem as relações entre essas unidades em termos de descendência e ancestralidade. O tamanho dos ramos frequentemente representa um número de mudanças que ocorrem em relação ao último nó. As unidades taxonômicas representadas pelos nós podem ser espécies, populações, indivíduos, proteínas ou genes.

Nas árvores filogenéticas deve-se distinguir entre nós internos e externos. Os nós externos representam as unidades taxonômicas que estão sendo comparadas e podem ser chamadas de OTUs *(Operational Taxonomic Unit)*. Os nós internos representam unidades ancestrais. A Figura 6.1 ilustra uma árvore na qual os ramos em escala são proporcionais ao número de mudanças a partir do último ancestral. Nessa figura os nós A, B, C, D e E são externos e representam as diferentes unidades taxonômicas, enquanto os números 1, 2, 3, 4 e 5 são internos e representam as linhagens ancestrais.

A árvore pode apresentar ou não raiz. Uma árvore sem raiz compara uma característica de um grupo de organismos relacionados, tais como a sequência de seus RNAr 16S. A árvore com raiz precisa ter uma espécie que é distantemente relacionada com as espécies em comparação ou uma característica adicional com a qual comparar as espécies.

Os dados oriundos das sequências das subunidades de macromoléculas, bem como de outros métodos, são utilizados na preparação de uma matriz de distância e analisados pelos programas de computador específicos para a construção de árvores filogenéticas.

Com base na sequência nucleotídica do RNA ribossômico, as bactérias podem-se dividir em dois grandes domínios denominados Eubactéria e Archea, que evoluíram por linhas diferentes a partir de um ancestral comum. Com base nas informações das análises do RNAr 16S, são reconhecidos pelo menos 12 grupos filogenéticos diferentes de eubactérias. Na Figura 6.2 estão representados esses 12 grupos de

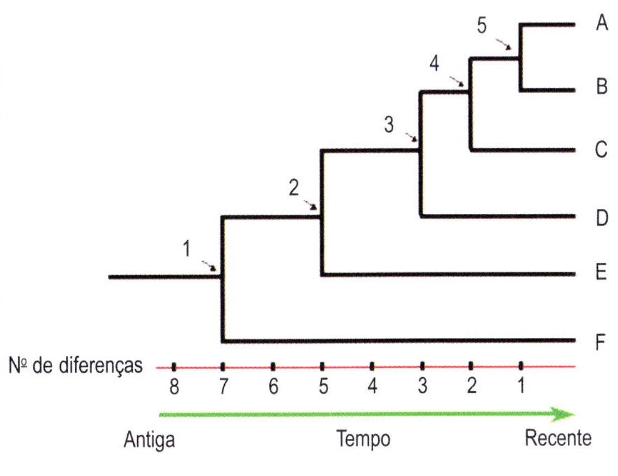

Figura 6.1 – *Árvore filogenética ou dendograma – seis espécies diferentes. Os nós externos (A, B, C, D, E e F) representam as espécies em estudo. Os nós internos (1, 2, 3, 4 e 5) representam as espécies ancestrais e o ramo representa o tempo de separação ou distância entre as espécies.*

eubactérias, cada um deles contém regiões ou sequências específicas dentro do ribossomo. Essa região que distingue cada grupo é designada "sequência assinatura".

Além das árvores filogenéticas, também podem ser constituídas árvores que expressam relações de similaridade de várias características, tais como bioquímicas, genéticas, áreas geográficas entre um grupo de espécies.

Identificação

A identificação consiste na determinação da espécie ou de outra unidade taxonômica de uma bactéria recém-isolada. Por exemplo, os bacteriologistas clínicos frequentemente têm que verificar se uma bactéria patogênica específica está presente em um determinado material clínico, de modo que se possa fazer o diagnóstico de uma doença. Da mesma forma, os microbiologistas de alimentos necessitam determinar a presença ou não de bactérias como *Salmonella, Listeria,* ou de outras bactérias patogênicas em alimentos.

O processo de identificação primeiro assume que a bactéria de interesse já tenha sido descrita e nomeada. Este é o caso da maioria das bactérias de interesse médico. Entretanto, na área ambiental é comum o isolamento de bactérias novas. Estima-se que menos de 1% das espécies de procariontes tenha sido isolada e estudada em laboratório.

As características usadas para a identificação bacteriana são as fenotípicas baseadas no emprego de uma série de testes bioquímicos e as genotípicas baseadas na detecção de sequências genéticas específicas pelas sondas genéticas ou PCR. Entretanto, como a identificação é um procedimento essencialmente rotineiro, as características utilizadas devem ser de fácil demonstração e sempre em menor número possível. Atualmente, são encontrados no comércio vários sistemas automatizados de identificação.

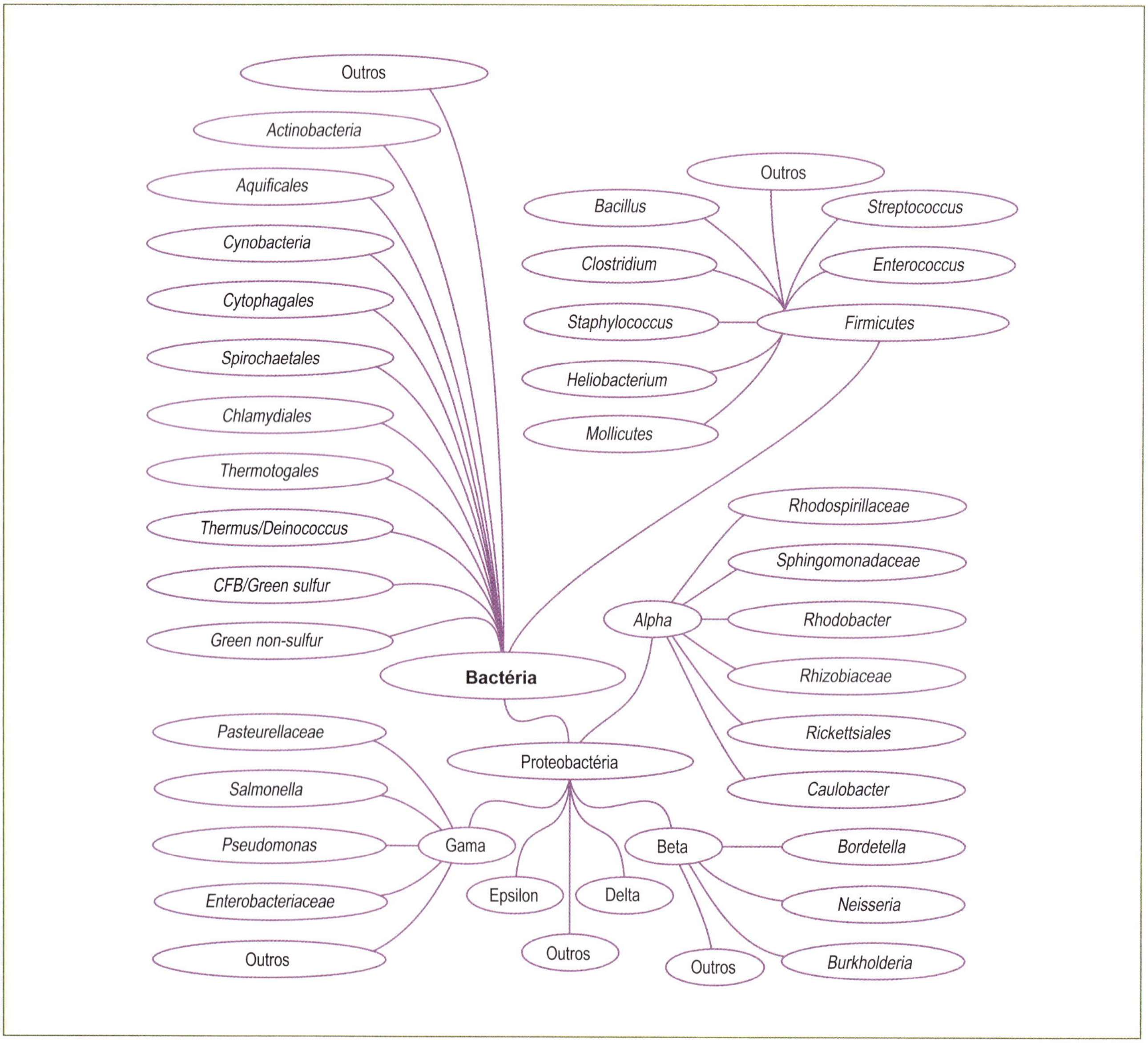

Figura 6.2 — *Grupo das eubactérias.*

Algumas espécies bacterianas somente podem ser identificadas mediante o emprego de grande número de testes bioquímicos. Para a identificação destas espécies, o bacteriologista é obrigado a recorrer a laboratórios especializados, geralmente chamados de Centros de Referência. Quando culturas suspeitas pertencentes a estas espécies são isoladas em laboratórios de diagnóstico, o bacteriologista geralmente interrompe sua identificação em gênero. Mais raramente, algumas culturas são identificadas até a família. Em bacteriologia médica, muitas vezes a identificação em espécie não satisfaz, sendo importante a identificação além da categoria, isto porque muitas espécies englobam variedades que diferem quanto à patogenicidade ou características epidemiológicas. As variedades mais comuns foram descritas anteriormente, ou seja, biotipo, sorotipos, fagotipos e patotipos. A divisão de espécies em sorotipos e biossorotipos é importante no estudo das enterobactérias que causam infecção intestinal, por exemplo.

Espécie

Tradicionalmente uma espécie bacteriana compreende um grupo de bactérias que compartilham um conjunto de características fenotípicas e uma história evolutiva comum e, portanto, muito mais relacionadas entre si do que com outras espécies. A definição de uma espécie bacteriana difere da que é empregada para os eucariontes. Esta definição é muito subjetiva e tem sido interpretada de formas diferentes pelos bacteriologistas. Devido a isso, alguns têm agrupado bactérias bem diferentes em uma espécie ou gênero. Por outro lado, existem aqueles que consideram que uma pequena diferença seja o suficiente para designação de uma nova espécie.

Embora não haja uma definição universal de espécie em bacteriologia, foi proposta uma definição menos arbitrária baseada nos valores de homologia de DNA. De acordo com essa proposta, duas amostras da mesma espécie devem apresentar um percentual em moles de guanina mais citosina (mol% C + C) similar e devem exibir 70% ou mais de homologia DNA/DNA. Os procedimentos utilizados para a determinação dessas características são descritos a seguir.

Gênero

A aplicação da técnica de hibridização DNA/DNA para determinar se uma espécie bacteriana pertence a um gênero é limitada e, em alguns casos, espécies do mesmo gênero apresentam pouca ou nenhuma reassociação. No momento, não existe uma definição uniforme do que constitui um gênero bacteriano e na maioria deles a definição baseia-se em uma ou mais características fenotípicas.

"Taxas" superiores

Está cada vez mais aparente que os níveis taxonômicos superiores têm algum significado e podem ser distinguidos através da comparação das sequências de certas moléculas. Entre as moléculas que têm sido utilizadas, estão o RNAr, o citocromo C e a ribulose bifosfato carboxilase, entre outras, devido ao fato de permanecerem altamente conservadas durante a evolução. Os ribossomos compartilham muitas similaridades, indicando a natureza conservativa da estrutura. Os ribossomos dos procariontes contêm três tipos de RNA: 5S, 16S e 23S. Tanto o 5S como o 16S têm sido utilizados na determinação das relações entre bactérias. O 16S é maior (1.500 bases) e, portanto, contém mais informações do que o 5S (120 bases). O método de análise que fornece mais informações é o sequenciamento de nucleotídeos, sendo demonstrado que algumas regiões são mais conservadas e permitem comparar bactérias mais distantes, enquanto as regiões mais variáveis permitem a comparação de bactérias mais próximas e relacionadas. Outro método para avaliar similaridades em nível de gênero ou em um nível superior é a hibridização RNA/DNA (ribotipagem), um procedimento semelhante ao de reassociação DNA/DNA.

Bibliografia

1. Prescott LM, Harley JP, Klein DA. The diversity of the microbial world. In: Prescott LM. Microbiology. Dubuque, IA:. WCB - Wm. C. Brown Publishers; 1996, p. 391-400.
2. Staley J, Krieg NR. Bacterial classification I. Classification of procaryotic organisms: an overview. In: Krieg NR, Holt JG (eds.). Bergey's manual of systematic bacteriology. Baltimore: The Williams & Wilkins Co; 1984; v. 1, p. 1-4.
3. Wayne LG, Brenner DJ, Colwell RR, Grimont PAD, Kandler O, Krichevsky MI et al. Report of the ad hoc committee on reconciliation of approaches to bacterial systematics. Int J SystBacteriol. 1987;37:463-4.

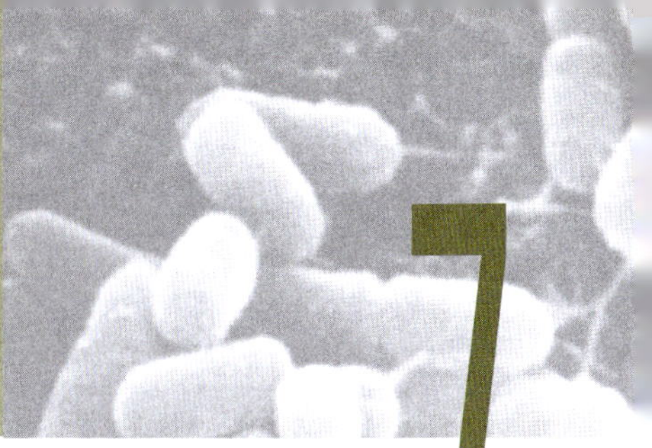

Flavio Alterthum

7

Controle dos Micro-organismos

O controle dos micro-organismos é um tema abrangente e de inúmeras aplicações práticas envolvendo toda a microbiologia e não só aquela aplicada à medicina. Aqui, faremos considerações sobre as formas de matar ou remover todos os micro-organismos, reduzir o número e inibir o crescimento. O tópico de como mantê-los vivos, porém inativos, será superficialmente abordado.

Levaremos em conta os agentes físicos e químicos e como estes interferem no controle, lembrando que os agentes quimioterápicos serão estudados em capítulos à parte, relativo ao controle após a instalação de um processo infeccioso com ou sem doença.

Antes de discorrer sobre os métodos físicos e químicos de controle, é importante definir termos relacionados a este tópico. Para tanto, sugerimos que consulte as Tabelas 7.1 e 7.2.

Métodos Físicos de Controle

Calor – considerações gerais

o método mais empregado para matar micro-organismos é o calor, por ser eficaz, barato e prático. Do ponto de vista microbiológico, os micro-organismos são considerados mortos quando perdem, de forma irreversível, a capacidade de se multiplicar.

Quando se pretende esterilizar um objeto, o método será aquele que, ao ser empregado, deve ser eficaz e matar as formas de vida microbianas mais resistentes — os endósporos bacterianos — independentemente de o objeto conter ou não estes organismos. Devemos lembrar que os objetos poderão ter micro-organismos diferentes, em quantidades diferentes e em estágios metabólicos diferentes.

Tabela 7.1
Terminologia Relacionada ao Controle do Crescimento Microbiano

Termo	*Definições e Comentários*
Esterilização	Processo de destruição, inativação definitiva e/ou remoção de todas as formas de vida de um objeto ou material. Inclui os endósporos que são as formas mais resistentes de vida. É um processo absoluto, não havendo graus de esterilização.
Desinfecção	Destruição (morte) de micro-organismos capazes de transmitir infecção, patógenos, portanto. São usadas geralmente substâncias químicas que são aplicadas em objetos ou materiais. Reduzem ou inibem o crescimento, mas não esterilizam necessariamente.
Antissepsia	Desinfecção química da pele, mucosas e tecidos vivos. Antissepsia é um caso particular da desinfecção.
Germicida	Agente químico genérico que mata germes, micróbios: bactericida — mata bactérias; virucida — mata vírus; fungicida — mata fungos; esporocida — mata esporos etc.
Bacteriostase	A condição na qual o crescimento bacteriano está inibido, mas a bactéria não está morta. Se o agente (substância ou condição) for retirado, o crescimento pode recomeçar. Substâncias químicas, quimioterápicos, podem ser bacteriostáticos. Refrigeração pode funcionar como microbiostática para a maioria dos organismos.
Assepsia	Ausência de micro-organismo em uma área. Técnicas assépticas previnem a entrada de (sem infecção) micro-organismos.
Degermação	Remoção de micro-organismos da pele por meio da remoção mecânica e/ou pelo uso de antissépticos. Exemplos; antes das injeções, o algodão embebido em álcool é passado na pele; igualmente o álcool-iodado, preparando o campo cirúrgico.

Tabela 7.2
Sumário dos Métodos Físicos Empregados no Controle do Crescimento Microbiano

Método	*Mecanismo de Ação*	*Comentários*	*Uso Preferencial*
1. *Calor úmido* a) Fervura	Desnaturação de proteínas	Mata bactérias, fungos e muitos vírus em 15 min. Não é eficaz para todos os endósporos	Processo de desinfecção de larga utilização caseira
b) Autoclavação	Desnaturação de proteínas	Método eficaz de esterilização Ficar atento ao trinômio tempo × temperatura × pressão	Meios de cultura, soluções, utensílios e instrumentais que toleram temperatura e pressão
c) Pasteurização	Desnaturação de proteínas	Mata bactérias patogênicas eventualmente transmissíveis pelo leite e reduz o número de todos os micro-organismos presentes. Inativa enzimas	Leite, creme de leite, cerveja, vinho
2. *Calor seco* a) Flambagem	Oxidação de todo material até tornar cinzas	Método eficaz de esterilização	Alça e fio de platina
b) Incineração	Oxidação de todo material até tornar cinzas	Método eficaz de esterilização	Papéis, carcaças de animais, restos de curativos, algodão e gazes utilizados em hospitais
c) Fornos	Oxidação	Método eficaz de esterilização. Ficar atento ao binômio tempo × temperatura	Vidraria e outros materiais resistentes a altas temperaturas
3. *Filtração*	Remoção mecânica	Separação de bactérias, fungos em meios ou soluções líquidas e gases	Útil na eliminação total de bactérias e fungos em produtos líquidos termolábeis e na filtração do ar em câmaras e salas
4. *Radiações* a) Ionizantes	Destroem DNA, formam radicais superativos	Método eficaz de esterilização, mas de custo elevado (raios gama)	Usado para esterilização de produtos cirúrgicos
b) Não ionizantes	Alteram DNA através da formação de dímeros	As radiações ultravioleta têm emprego restrito como esterilizante	Lâmpadas germicidas (UV)
5. *Baixas temperaturas* Geladeira (-0°C), congelador (-20°C) e nitrog. líquido (-179°C)	Interrupção do metabolismo	Efeito microbiostático	Preservação de micro-organismos

Os micro-organismos morrem pela desnaturação de proteínas e fluidificação dos lipídeos na presença de calor úmido e por oxidação, quando se trata de calor seco, e há variações de resistência de organismo para organismo. Estas diferenças podem ser expressas por três parâmetros: ponto de morte térmica, que vem a ser a temperatura mais baixa capaz de matar todos os micro-organismos de uma dada espécie, em suspensão, em dez minutos; tempo de morte térmica, que vem a ser o menor tempo capaz de matar todos os micro-organismos, numa suspensão, numa dada temperatura; e o terceiro parâmetro, relacionado ao grau de resistência ao calor, é o tempo de redução decimal (D), que vem a ser o tempo expresso em minutos, no qual 90% da população é morta, numa dada temperatura. Estes três parâmetros têm utilidade nas práticas de esterilização quer em aplicações médico-hospitalares e laboratoriais como também em microbiologia industrial (alimentos, por exemplo).

Quando uma população microbiana é aquecida, a redução do número de viáveis ocorre de forma exponencial. Por exemplo, se uma população inicial de um milhão de bactérias for aquecida e após um minuto for feita uma nova contagem de viáveis e encontrarmos 100 mil viáveis, no minuto seguinte, uma amostra revelará a presença de dez mil indivíduos vivos e assim sucessivamente até os seis minutos, quando teremos a probabilidade de não mais encontrar organismos vivos (Figura 7.1). A partir deste momento, prosseguindo as contagens, minuto a minuto, o que detectaremos é somente uma probabilidade, cada vez menor, de encontrar micro-organismos vivos. Do ponto de vista prático, um material será considerado estéril quando trabalhamos na faixa de probabilidade de $1/10^{-6}$, ou seja, submetendo-se o material ao processo de esterilização após 12 minutos naquela temperatura, a probabilidade de encontrar um organismo vivo é de um para um milhão (Figura 7.1).

As considerações mencionadas nos mostram que, quanto maior o número inicial de organismos presentes, maior será o tempo necessário para esterilizar ou quanto menor o número inicial, menor será o tempo para esterilizar.

Calor úmido

um dos métodos mais frequentes de redução do número de micro-organismos é a fervura (100°C), que mata todas as formas vegetativas dos patógenos, muitos vírus, fungos e seus esporos em até 15 minutos. Alguns endósporos bacterianos e alguns vírus, entretanto, não são destruídos tão rapidamente. Um dos tipos de vírus da hepatite, por exemplo, sobrevive até 30 minutos de fervura e alguns endósporos bacterianos resistem até 20 horas. A fervura não é um método de esterilização, mas, sendo submetida a uma fervura de 15 minutos, a maioria dos patógenos será morta e isto faz com que este processo seja empregado de forma eficiente para tornar alimentos e água seguros para serem ingeridos.

A esterilização empregando calor úmido requer temperaturas acima de fervura da água (120°C). Estas são conseguidas nas autoclaves (Figura 7.2), e este é o método preferencial de esterilização desde que o material ou substâncias a serem esterilizados não sofram alterações pelo calor ou umidade. Quanto maior a pressão no interior da autoclave, maior a temperatura atingida (Tabela 7.3). A esterilização é mais facilmente alcançada quando os organismos estão em contato direto com vapor ou contidos em pequenos volumes aquosos; nestas condições, o calor úmido (121°C), a pressão de 15 libras/polegada quadrada, matará todos os organismos, incluindo os endósporos, em cerca de 15 minutos.

A autoclavação é empregada para esterilizar meios de cultura, instrumentos cirúrgicos, seringas de vidro, soluções e numerosos outros materiais que suportam altas

Tabela 7.3
Temperatura do Vapor de Água sob Pressão (ao Nível do Mar)

*Pressão do Vapor em lib/pol²**	*Temperatura 0°C*
0	100
5	110
10	116
20	126
30	135

*Quanto maior a pressão, maior a exigência de segurança das autoclaves.

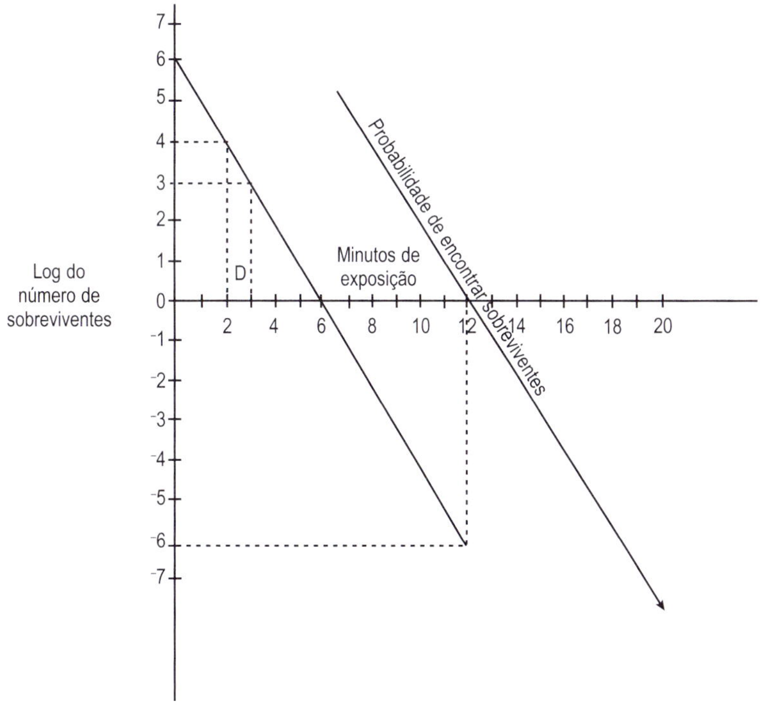

Figura 7.1 — *Inativação de esporos bacterianos durante o processo de esterilização empregando pressão de uma atmosfera e calor úmido a 121°C.*

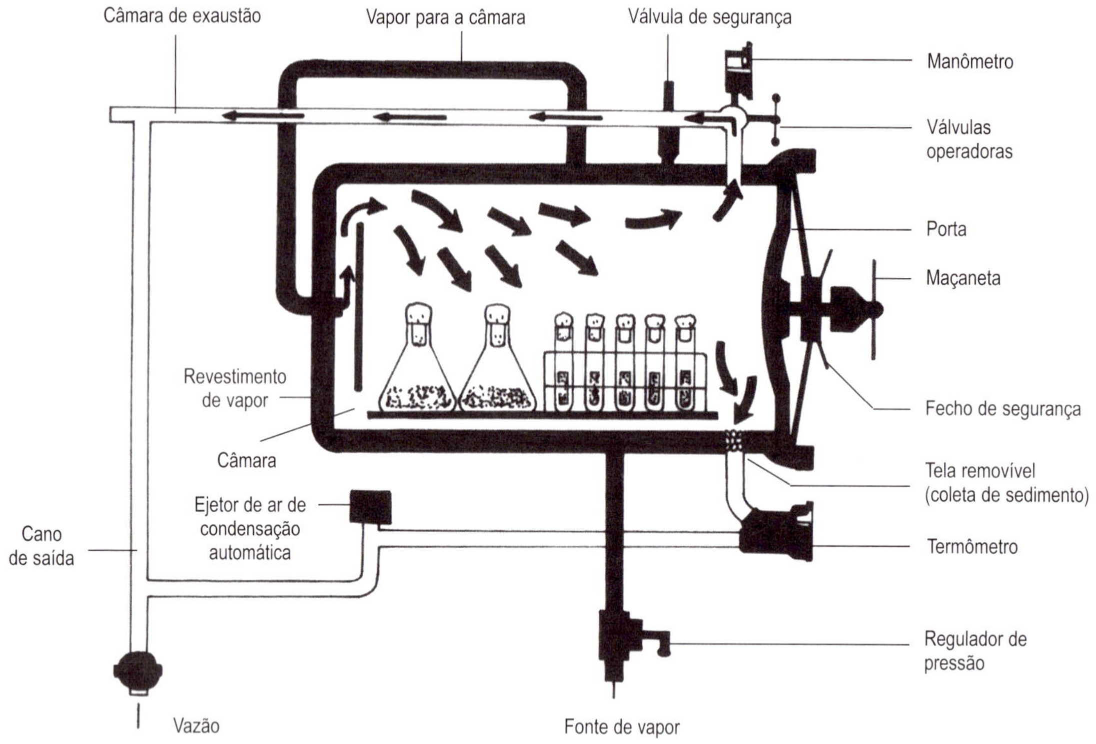

Figura 7.2 — *Esquema de uma autoclave, aparelho destinado à esterilização.*

temperaturas e pressões. É importante ressaltar que grandes volumes de líquido, ou, ainda, materiais sólidos, requerem um tempo extra para que a temperatura atinja a desejada no seu interior.

Pasteurização

Louis Pasteur, nos primórdios da microbiologia como ciência (1864), desenvolveu um método de prevenção da perda de qualidade dos vinhos, destruindo, pelo calor, bactérias capazes de deteriorar esta bebida. Tal método, posteriormente aplicado ao tratamento do leite para eliminar possíveis patógenos veiculados por este alimento, recebeu o nome de *pasteurização*. Consiste em aquecer o produto a uma dada temperatura, num dado tempo, e a seguir resfriar bruscamente. Até alguns anos atrás, para o leite, a temperatura empregada era 63°C e o tempo, 30 minutos. Atualmente, a pasteurização do leite emprega temperaturas mais elevadas (72°C) e menor tempo (15 segundos). É importante salientar que a pasteurização, por qualquer que seja o tempo e a temperatura empregados, reduz o número de micro-organismos presentes, mas não assegura uma esterilização, daí a necessidade de manter o leite em baixas temperaturas. O leite pode ser esterilizado e, para isso, são empregados processos que elevam a temperatura para 74°C. A seguir, o leite é aquecido de forma super-rápida a 140°C durante alguns segundos e imediatamente resfriado.

Calor seco

A forma mais simples de esterilização, empregando o calor seco, é a flambagem. Os microbiologistas empregam rotineiramente em laboratório este procedimento ao esterilizarem as alças de platina. A incineração também é uma forma de esterilizar, empregando calor seco, usada para queimar sacos e copos de papel, plástico, carcaça de animais, órgãos e tecidos suspeitos de contaminação, materiais descartáveis que já foram utilizados etc.

Outra forma de esterilização empregando calor seco é feita em fornos, e nestes o binômio tempo e temperatura deve ser observado atentamente. Cabe aqui também observar que grandes volumes ou fornos (estufas) cheios requerem um tempo extra até atingir, na sua parte central, a temperatura de esterilização. A maior parte da vidraria empregada em laboratórios é esterilizada desse modo.

Radiações

As radiações têm seus efeitos dependentes do comprimento de onda, da intensidade, da duração e da distância da fonte. Há pelo menos dois tipos de radiações empregados no controle dos micro-organismos: ionizantes e não-ionizantes.

As ionizantes, como, por exemplo, as radiações gama, têm comprimento de onda mais curto que as não-ionizantes e carregam mais energia. Isótopos radioativos como o cobalto^{90} podem emitir as radiações gama e estas podem ser canalizadas para os processos de esterilização. O principal efeito da radiação ionizante é a ionização da água, formando radicais super-reativos (superóxidos) e estes reagem com componentes celulares orgânicos, dentre eles o DNA, matando ou inativando os micro-organismos. Inúmeros produtos hospitalares de uso descartável, como seringas plásticas, luvas, cateteres, fios, suturas, são esterilizados por este método.

As não-ionizantes têm comprimento de onda mais longo que as anteriores e a mais empregada é a luz ultravioleta (UV). A UV provoca a formação de ligações químicas entre as timinas adjacentes e estes dímeros alteram a replicação do DNA no momento da reprodução. O comprimento de onda de 260 nm é o mais eficaz, pois esta radiação é mais absorvida pelo DNA. As lâmpadas germicidas são usadas para o controle dos micro-organismos do ar e frequentemente são encontradas em centros cirúrgicos, enfermarias, berçários, capelas de fluxo laminar etc.

As desvantagens do uso de UV são: baixo poder de penetração, ou seja, esta radiação só é eficaz se os micro-organismos estiverem nas superfícies dos materiais a serem esterilizados, e os efeitos deletérios sobre a pele e os olhos, causando queimaduras graves.

Micro-ondas

Os fornos de micro-ondas têm sido cada vez mais utilizados em laboratórios e as radiações emitidas não afetam diretamente os micro-organismos, mas geram calor. É possível até esterilizar materiais, meios de cultura, mas são escassos os trabalhos mostrando tempo e potência do forno necessários. Há que deixar claro que o calor gerado é o responsável pela morte dos micro-organismos.

Indicadores biológicos

De grande aplicação prática são os indicadores biológicos, que são suspensões-padrão de esporos bacterianos submetidos à esterilização juntamente com os materiais a serem processados em autoclaves, estufas e câmaras de irradiação. Terminado o ciclo de esterilização, os indicadores são colocados em meios de cultura adequados para o desenvolvimento destes esporos e, se não houver crescimento, significa que o processo de esterilização está validado. Estes testes devem ser conduzidos periodicamente para controle dos equipamentos e do processo empregado.

O *Geobacillus stearotermophilus*, antigamente denominado *Bacillus stearotermophilus*, e o *Bacillus athrophaeus*, antigamente denominado *Bacillus subtilis*, são empregados como indicadores biológicos para calor úmido e seco, respectivamente. *Bacillus pumilus* é empregado para radiações e *Bacillus athrophaeus* é usado como indicador biológico para o processo de esterilização que emprega o óxido de etileno.

Há também indicadores químicos que são igualmente tiras de papel, embebidas, porém, em substâncias especiais que mudam de cor ao atingir determinadas temperaturas.

Filtração

A passagem de soluções ou gases através de filtros de poros suficientemente pequenos que retêm micro-organismos pode ser empregada na remoção de bactérias e fungos deixando, entretanto, passar a maioria dos vírus.

As velas porosas de porcelana foram muito usadas no passado e atualmente são empregadas membranas filtrantes de nitrocelulose e acetato de celulose para este fim.

A filtração tem como principais aplicações na esterilização de soluções termos sensíveis e na entrada de salas ou ambientes onde qualquer micro-organismo do ar é indesejável.

Pressão osmótica

A alta concentração de sais ou açúcares cria um ambiente hipertônico que provoca a saída de água do interior da célula microbiana, condensando o citoplasma e retraindo a membrana. Nestas condições, os micro-organismos deixam de crescer e isto tem permitido a preservação de alimentos, principalmente peixes, carnes (salga) e frutas (conservas), evitando a deterioração causada por bactérias e bolores.

Dessecação

Na falta total de água, os micro-organismos não são capazes de crescer, multiplicar, embora possam permanecer viáveis por vários anos. Quando a água é novamente reposta, os micro-organismos readquirem a capacidade de crescimento. Esta peculiaridade tem sido muito explorada pelos microbiologistas para preservar micro-organismos e o método mais empregado é o da liofilização. Neste processo, a água é sublimada do interior das células e os micro-organismos são armazenados em ampolas, fechadas a vácuo, podendo ser preservados viáveis por dezenas de anos.

Métodos Químicos de Controle

Considerações gerais

Os meios práticos de prevenir a putrefação e a decomposição da matéria orgânica foram utilizados pelo homem desde a época em que se desconhecia, por completo, o papel dos micro-organismos nesses processos. As carnes dos mamíferos e peixes eram preservadas pela dessecação e salga. Em certas fermentações, como, por exemplo, a láctica e a acética, o próprio produto formado atua como conservante.

As técnicas de conservação de alimentos e prevenção de moléstias foram transmitidas de geração a geração e, entre povos, pelas conquistas. O embalsamento era praticado pelos egípcios, passando óleos essenciais e preservando suas múmias em locais secos. Os persas utilizavam recipientes de prata e cobre para preservar, em boas condições, a água que bebiam. Aristóteles recomendou a Alexandre, o Grande, que seus soldados fervessem a água que iriam beber e enterrassem as excretas. Embora já houvesse sido feita a correlação entre putrefação e algumas doenças, devido ao odor desprendido dos corpos, os pesquisadores só deram a devida importância a essa correlação por volta do início do século

XIX. Labarraque, em 1825, recomendou o uso do cloro para a desinfecção de feridas e, logo mais tarde, Alcock, em 1827, sugeriu este mesmo agente, em solução, para o tratamento da água a ser ingerida. Em 1828, na França, Collins empregou compostos clorados para combater uma epidemia de febre puerperal. No ano seguinte, Holmes, nos Estados Unidos, afirmava que esta moléstia era contagiosa e transmitida, na maioria das vezes, por enfermeiras. Cinco anos mais tarde, relatou seu completo êxito na prevenção desta infecção, fazendo com que as enfermeiras e os médicos lavassem as mãos em soluções cloradas após examinar os pacientes.

Em 1847, Semmelweiss, também usando cloro, impediu a disseminação de moléstias infecciosas. Seu trabalho era repleto de dados estatísticos e representou o resultado de quase dez anos de observações em seu hospital. A despeito de seus êxitos na prevenção das moléstias, criou tantos inimigos pela sua verdadeira mania de desinfecção que acabou sendo despedido do hospital onde realizou o célebre trabalho.

Curiosamente, o médico inglês Joseph Lister é o nome mais conhecido na área da desinfecção. Empregando fenol, introduziu a técnica antisséptica em operações cirúrgicas, reduzindo o número de infecções pós-operatórias. Talvez seu trabalho tenha sido associado aos de Pasteur; da mesma maneira que existiam na atmosfera germes causadores de fermentações, também podiam estar presentes no ar das enfermarias os germes responsáveis por abscessos, tão frequentes após as cirurgias da época.

Os agentes químicos empregados no controle dos micro-organismos podem ser esterilizantes ou desinfetantes. Os esterilizantes matam todos os micro-organismos em um ambiente ou material e os desinfetantes reduzem a carga microbiana de tal forma que o material tratado deixa de representar um risco de disseminação de micro-organismos e, consequentemente, de moléstias infecciosas no caso de patógenos. Desinfetante é o agente químico capaz de provocar a desinfecção e é aplicado em superfícies inanimadas. Antissepsia também é um processo de desinfecção empregando-se geralmente substâncias químicas (antissépticos) que, por sua vez, devem destruir ou inibir os micro-organismos em tecidos vivos. Por esta razão, devem ser substâncias de baixa toxicidade, e foram denominadas *desinfetantes cutâneos*. Estes conceitos foram sendo modificados e deturpados pelo uso inadequado, pela ignorância leiga e pela propaganda, de maneira que se utilizam ambos como sinônimos. Fala-se, por exemplo, em "desinfetar uma ferida". Enfatizar a volta aos conceitos antigos talvez seja lutar inutilmente contra a corrente lingüística, e é preferível considerar a desinfecção como processo geral e a antissepsia como caso particular. Não se deve confundir tais processos com a *assepsia*, que significa tomar medidas ou usar técnicas especiais para que uma determinada área ou objeto estéril, isento portanto de micro-organismos, não venham a ser contaminados.

As características ideais de um desinfetante ou antisséptico são: a) possuir alta eficácia germicida, entendendo-se, por isto, ser de efeito rápido e ter amplo espectro antimicrobiano e ação prolongada; b) apresentar estabilidade química, devendo ser solúvel em água e nos líquidos orgânicos; c) ser inodoro ou ter odor agradável; d) ser incolor; e) não produzir manchas.

Algumas características são específicas para desinfetantes, como, por exemplo, a capacidade de penetração nas camadas de matéria orgânica sem perder sua ação germicida e a ausência de ação corrosiva. Outras são indispensáveis para os antissépticos, como, por exemplo, não ser irritante, não interferir no processo de cicatrização e não ser absorvido pela pele.

Principais grupos

Os agentes químicos serão apresentados em grupos que tenham em comum ou as funções químicas (álcoois, aldeídos), ou elementos químicos (halogênios, metais pesados etc.) ou mecanismos de ação (agentes oxidantes, agentes de superfície etc.).

Álcoois

Os álcoois possuem muitas qualidades desejáveis dos desinfetantes: baratos, facilmente obtidos e bactericidas diante das formas vegetativas. Nos álcoois alifáticos, este último efeito aumenta com o tamanho da cadeia carbônica. Deve-se ressaltar a atividade bactericida dos álcoois, pois frequentemente as preparações de outros antissépticos ou desinfetantes são feitas em soluções alcoólicas.

A desnaturação de proteínas e a solubilização de lipídeos são as explicações mais aceitas para a ação antimicrobiana. Na ausência de água, as proteínas não são desnaturadas tão rapidamente quanto na sua presença e isto explica por que o álcool etílico absoluto é menos ativo do que as misturas de álcool e água. Efeitos secundários na interferência do metabolismo e eventualmente lise das células também foram atribuídos aos álcoois, especialmente aos que contêm cadeia de quatro ou cinco átomos de carbono.

De todos os álcoois, o *álcool etílico* é o antisséptico mais empregado, especialmente em situações que levam à ruptura da integridade da pele, como as injeções, punções etc. Na desinfecção de termômetros, a exposição durante cinco minutos em uma solução alcoólica a 70% inativa todas as formas vegetativas, desde que estes instrumentos sejam previamente limpos com uma esponja úmida a fim de eliminar o possível muco presente.

O *álcool isopropílico* puro apresenta ação germicida superior à do álcool etílico, além de ser menos corrosivo para os instrumentos.

Alguns glicóis podem ser usados, dependendo das circunstâncias, como desinfetantes do ar. O *propilenoglicol* e o *etilenoglicol* são os mais empregados nas desinfecções de câmaras, quartos e salas. É importante frisar a necessidade de certa quantidade de vapor de água e de que os germes estejam dispersos em microgotas para que os glicóis exerçam sua ação.

Aldeídos e derivados

Deste grupo, o mais empregado ainda é o *aldeído fórmico*. Por ser facilmente solúvel em água, é empregado sob a forma de solução aquosa em concentrações que variam de 3% a 8%. Foi muito utilizado para fumigação nas desinfecções terminais. É bastante utilizado associado a outros potencializando a ação desinfetante.

Com bons resultados, o aldeído fórmico tem sido substituído pelo *aldeído glutárico* em soluções aquosas alcalinas a 2%.

A *metenamina* é um antisséptico urinário que deve sua atividade à liberação do aldeído fórmico, de acordo com a seguinte reação:

$$N_4(CH_2)_6 + 6H_2O \xrightarrow{H^+} 4NH_3 + 6(HCHO)$$

Em algumas preparações, a metenamina é misturada ao ácido mandélico, o que aumenta seu poder bactericida.

O mecanismo de ação dos aldeídos é a alquilação direta dos grupos funcionais das proteínas, tais como aminas, carboxilas e hidroxilas, formando hidroximetilderivados inativos.

Fenóis e derivados

O *fenol* (ácido carbólico) é um desinfetante fraco, tendo interesse apenas histórico, pois foi o primeiro agente a ser utilizado como tal na prática médica e cirúrgica.

Os fenóis atuam sobre qualquer proteína, mesmo aquelas que não fazem parte da estrutura ou protoplasma do micro-organismo, significando que, em meio orgânico protéico, os fenóis perdem sua eficiência por redução da concentração atuante. Para exercerem uma atividade bactericida *in vivo*, é necessário concentração de 0,2% a 1%, dependendo da espécie microbiana.

Com a mesma toxicidade, porém cerca de três vezes mais ativo que o fenol, os *cresóis* são empregados em mistura contendo os três isômeros, e o mais ativo é o metacresol. A creolina (mistura dos cresóis) é utilizada na desinfecção de pisos, vasos sanitários, excretas etc. Dada a baixa solubilidade em água, é utilizada em solução a 50%, saponificada com óleo vegetal.

O *timol* é cerca de 30 vezes mais ativo que o fenol e possui menor toxicidade. As soluções a 5% em álcool (uma vez que é muito pouco solúvel em água) são utilizadas como antissépticos, particularmente em infecções causadas por fungos.

A introdução dos halogênios nas moléculas de fenóis torna estes compostos mais ativos. Assim, os *derivados halogenados*, 4-clorocresol e 4-cloroxilenol são bons desinfetantes ou antissépticos em concentrações que variam de 5% a 0,5%, fazendo parte da composição dos sabões. Comparativamente ao timol, o *4-clorotimol* é duas vezes e meia mais potente.

O *triclosan* (bisfenol) tem ampla atividade bacteriostática bem como fungistática. Não é tóxico e são raros os casos de sensibilização quando aplicado na pele. Por isso, entra na composição de muitos sabões medicinais, desodorantes, antiperspirantes e pastas de dentes.

Os compostos fenólicos e seus derivados, dado seu poder biocida, têm uma ampla aplicação nas indústrias de alimentos e rações, na preservação de madeiras, nas indústrias de cosméticos e perfumarias, além de usos nas áreas médicas humanas, veterinária e odontológica.

Halogênios e derivados

Entre os halogênios, o *iodo* sob forma de tintura é um dos antissépticos mais utilizados na prática cirúrgica. Bactericida, fungicida e esporocida, as soluções alcoólicas a 2% de iodo exercem ação imediata. O mecanismo de ação é combinação irreversível com proteínas, provavelmente através da interação com os aminoácidos aromáticos, fenilalanina e tirosina.

O *cloro gasoso* tem potente ação germicida e pode ser utilizado na desinfecção de água, desde que não haja excesso de matéria orgânica. Dissolvido neste meio, produz ácido hipocloroso, de acordo com a reação:

$$Cl_2 + H_2O \longrightarrow 2\ HClO$$
$$2HClO \longrightarrow H_2O + \tfrac{1}{2}\ O_2$$

Uma vez que o cloro é rapidamente perdido sob forma de gás, as soluções são úteis somente quando preparadas no momento de usar. Por outro lado, o *ácido hipocloroso*, mesmo na forma não-dissociada, tem efeito bactericida. Dissocia lentamente liberando oxigênio nascente, que também é germicida, pois oxida os grupos SH de certas enzimas vitais.

Entre os compostos que liberam vagarosamente cloro e, consequentemente, ácido hipocloroso, a *tosilcloramida sódica* e a *dicloramina T* são largamente utilizadas, além do próprio *hipoclorito de sódio* ou *cálcio* (líquido de Dakin). Como liberadores de cloro e mais estáveis do que as cloraminas citadas, usam-se os *derivados do ácido cloroisocianúrico* e *halozone* empregados como sanitizantes.

O cloro ataca os grupos alfa-aminados das proteínas, formando cloroaminoácidos instáveis.

Ácidos inorgânicos e orgânicos

Talvez um dos ácidos inorgânicos mais populares como antissépticos seja o *ácido bórico*, porém, em vista dos numerosos casos de intoxicação, seu emprego é desaconselhado.

Desde há muito tempo têm sido usados alguns ácidos orgânicos, como o *ácido acético* e o *ácido láctico*, não como antissépticos, mas sim na preservação de alimentos.

Igualmente, o *ácido benzóico* e *seus derivados*, *ácido sórbico* e *ácido cítrico*, são empregados como conservantes de alimentos e bebidas por suas qualidades bacteriostática e fungistática.

Como antissépticos das vias urinárias, o *ácido mandélico* e o *ácido nalidíxico* são empregados com frequência.

Os *ácidos graxos*, tais como o caproico e o undecilênico, possuem atividade antifúngica e são utilizados topicamente em preparações contendo de 2% a 10%.

Agentes de superfície

Embora os sabões se encaixem nesta categoria, são compostos aniônicos que possuem limitada ação quando comparada com a de substâncias catiônicas.

Entre os *detergentes catiônicos*, os derivados de amônia têm grande utilidade nas desinfecções e antissepsias. Caracteristicamente, estas moléculas são hidrofílicas numa extremidade e hidrofóbicas na outra. O grupo hidrofílico é um sal quaternário de amônia e o grupo hidrofóbico pode ser ou uma cadeia longa de hidrocarboneto, ou um núcleo benzênico, ou ambos.

Os compostos mais empregados são: *cloreto de benzalcônio, cloreto de benzetônio, cloreto de cetilpiridíneo* e *cetrimida*. Convém lembrar que esses agentes se inativam ao interagirem com sabões; portanto, após utilização do sabão, na pele ou em instrumentos, este deve ser removido completamente, com lavagens de água antes de se empregarem detergentes catiônicos, a fim de que a desinfecção ou antissepsia seja eficaz. As concentrações variam de 0,005% a 1%, conforme sejam empregados como antissépticos ou desinfetantes.

O modo preciso de ação dos catiônicos não está totalmente esclarecido, sabendo-se, porém, que alteram a permeabilidade da membrana, inibem a respiração e a glicólise de formas vegetativas de bactérias, tendo também ação sobre fungos, vírus e esporos bacterianos.

Biguanidas

A *clorohexidine* tem sido usada com excelentes resultados na antissepsia de pele, na lavagem de mãos de cirurgiões e de pessoal médico e paramédico em geral, na preparação de pacientes antes das cirurgias, em urologia, em obstetrícia e ginecologia, em queimados e na prevenção e tratamentos de doenças orais. Usado na concentração de 0,5% é bacteriostático, e bactericida em concentrações elevadas de até 4%. Adsorve-se a parte externa dos micro-organismos, ligando-se aos grupos fosfatos da parede e depois da membrana provocando danos e liberando o conteúdo citoplasmático.

Metais pesados e derivados

os sais de mercúrio foram de grande importância como desinfetantes e antissépticos. Entretanto, o baixo índice terapêutico dos mercuriais e o perigo de intoxicação por absorção fizeram com que aos poucos deixassem de ser usados. Curiosamente, alguns derivados mercuriais tiveram grande aceitação, embora dotados de fraca atividade bactericida e bacteriostática *in vivo*, como o *merbromino* (Mercurocromo).

O efeito predominante é bacteriostático, pois a combinação do mercúrio com os grupos SH dos aminoácidos sulfurados pode ser competitivamente removida.

Dos sais de prata, o mais importante é o nitrato, utilizado largamente em soluções oftálmicas a 1%, a fim de prevenir a *oftalmia neonatorum*. Em alguns países, o processo de Credé está sendo substituído pela penicilina, a fim de prevenir a infecção gonocócica. Não parece ser o mais indicado, pois é frequente encontrar-se *N. gonorrhoeae* resistente a este antibiótico, além da possibilidade de iniciar-se uma sensibilização do recém-nascido.

Sais de cobre como o sulfato têm sido usados no tratamento de águas (piscinas, reservatórios e águas de refrigeração de ar-condicionado), atuando sobre algas, fungos e muitos vírus.

Agentes oxidantes

a propriedade comum destes agentes é a liberação de oxigênio nascente, que é extremamente reativo e oxida, entre outras substâncias, os sistemas enzimáticos indispensáveis para a sobrevivência dos micro-organismos.

O mais empregado, sem dúvida, é a *água oxigenada* em solução a 3%, ressaltando-se que qualquer substância orgânica presente diminui o seu efeito. Aliás, este só é exercido enquanto estiver liberando oxigênio, ao contrário de muitos antissépticos, que têm efeito residual relativamente longo. A água oxigenada é particularmente adequada para lavagem de feridas e mucosas onde haja tecido morto, pois a produção de gás, em virtude da ação da catalase, facilita a limpeza da área ou da cavidade afetada.

Muito usado antigamente, o *permanganato de potássio* é outro agente oxidante empregado em diluições de 1:5.000-1:2.000 para lavagens de feridas e mucosas. Concentrações superiores provocam irritações tissulares.

O *ozônio* tem sido utilizado, em larga escala, no tratamento de água de consumo.

Embora mais instável quimicamente, o *ácido peracético* associado a água oxigenada e ácido acético revelou-se um bom desinfetante e sanitizante.

Esterilizantes gasosos

Embora tenha atividade esterilizante lenta, o *óxido de etileno* tem sido empregado com sucesso na esterilização de instrumentos cirúrgicos, fios de agulhas para suturas e plásticos. Deve ser empregado com cautela e em mistura com outros gases (nitrogênio e dióxido de carbono), pois, em combinação com o ar, forma mistura explosiva. Cerca de quatro mil vezes mais eficaz que o óxido de etileno, a *beta-propiolactona* tem as desvantagens de apresentar baixo poder de penetração e ser tóxica. Ambos possuem mecanismo de ação análogo aos aldeídos, qual seja, a alquilação direta dos grupos carboxilas, hidroxilas e sulfidrilas, inativando certas enzimas.

Plasma de peróxido de hidrogênio já é utilizado em escala hospitalar no Brasil desde o final da década de 90.

O plasma é o quarto estado da matéria (sólido, líquido, gasoso e plasma) e pode ser criado (gerado) no interior de aparelhos, criando uma nuvem de íons, elétrons e partículas neutras, todas altamente reativas. O peróxido de hidrogênio é o precursor químico que no interior do equipamento de esterilização é inicialmente levado ao estado gasoso e a seguir através de ondas eletromagnéticas é gerado o estado de plasma. Os componentes celulares reagem com as moléculas ativadas (íons, elétrons, radicais livres) levando a perda irreversível do crescimento dos micro-organismos. Tem como vantagens o uso de baixas temperaturas, não deixar resíduos e ciclos curtos de esterilização e como desvantagens o custo ainda elevado, a incompatibilidade com algumas substancias e requerer embalagens especiais.

Avaliação da atividade dos desinfetantes

a análise química destes agentes não é suficiente para exprimir a atividade antimicrobiana. Embora o ensaio químico revele com precisão a presença de um ou vários compostos ativos, estes são fortemente influenciados por compatibilidades físico-químicas, alterando a atividade antimicrobiana esperada. Desta maneira, as avaliações pelos métodos microbiológicos são necessárias.

Apesar de existirem vários métodos microbiológicos, não há um único que seja de aceitação universal, uma vez que as exigências de cada país são variadas e, assim, um desinfetante aceito num país pode ser rejeitado em outro.

O método do *coeficiente fenólico* é muito conhecido, mas atualmente em desuso. O coeficiente fenólico é um valor obtido através de uma relação entre o inverso das maiores diluições de um desinfetante em teste e o fenol, que provocam o mesmo efeito deletério sobre bactérias. Assim, um produto com coeficiente fenólico maior do que o de outros não é necessariamente mais eficaz, pois o que importa é a diluição recomendada para o seu uso.

O método da *diluição-uso* é adotado no Brasil como método oficial de avaliação microbiológica de desinfetantes para efeito de registro. O método tem como princípio verificar se a diluição recomendada pelo fabricante e descrita no rótulo do produto é capaz de matar as bactérias aderidas em 59 cilindros de aço inoxidável. Se isto não ocorrer, o produto é desqualificado e, consequentemente, não pode ser registrado.

No Brasil, existem denominações oficiais de *desinfetantes:* os *domésticos*, os *institucionais* (ambientes públicos, escolas, clubes etc.) e os *hospitalares.*

Para serem registrados como tais, estes devem atingir os padrões microbiológicos predeterminados diante da metodologia da diluição-uso. Assim, os desinfetantes domésticos devem ser testados diante de duas espécies bacterianas padronizadas, os institucionais e hospitalares usados em áreas não-críticas (áreas administrativas, corredores) são testados diante de três espécies bacterianas padronizadas. Para aqueles utilizados em áreas críticas (centro cirúrgico, UTI), utilizam-se quatro espécies bacterianas padronizadas e um fungo filamentoso.

Apesar de o método da diluição-uso ser um dos mais propagados, trata-se de um ensaio laboratorial, diferente das condições reais durante o uso de um desinfetante. Este aspecto tem sido muito discutido diante de outros métodos laboratoriais. Desta maneira, os métodos que mais se aproximam da realidade são os mais desejáveis, isto é, condições que reproduzem as do seu emprego normal. Consequentemente, não existe um único método que reproduza todas as condições. Por exemplo, a atividade antimicrobiana de um desinfetante numa bancada de mármore de uma enfermaria provavelmente não é a mesma do que sua atividade no piso de uma unidade de terapia intensiva, uma vez que as condições ambientais são diferentes.

O teste *in vitro* para avaliar a ação de antissépticos também é feito pelo coeficiente fenólico, porém com algumas modificações (germe, temperatura e tempo). Os testes *in situ*, embora não-oficiais, servem de indicação sobre a capacidade de inibir ou destruir os micro-organismos.

Escolha e uso

De maneira geral, os desinfetantes não devem ser entendidos como "líquidos miraculosos" capazes de resolver todos os problemas de contaminação, mas sim como agentes complementares no contexto geral da desinfecção. Não se deve correlacionar o cheiro de um produto com seu poder bactericida, uma vez que existem produtos quase inodoros que são muito eficazes e outros com forte odor sem atividade antimicrobiana. Métodos bastante simples e baratos como a lavagem com água quente e sabão e fervura eliminam muitas formas de micro-organismos e apresentam as vantagens de não serem tóxicos e corrosivos.

Ao se utilizar um produto químico como agente desinfetante, deve-se considerar, em princípio, se este é capaz de eliminar os micro-organismos indesejáveis de um ambiente em níveis seguros.

Nos hospitais, as infecções são geralmente provocadas por poucas espécies bacterianas e, assim, os desinfetantes utilizados em ambientes hospitalares devem ser ativos contra aquelas espécies de bactérias ou pelo menos em seus representantes-padrões. No caso de micro-organismos mais resistentes, devem-se tomar medidas específicas contra sua possível transmissão, considerando o composto ativo, sua concentração e tempo de contato ótimo para que seja eficaz.

É importante ressaltar que não existe um desinfetante ideal que seja barato, de fácil obtenção, não-corrosivo, não-tóxico e eficaz contra a maioria dos micro-organismos indesejáveis. Portanto, é necessário adequar o uso, bem como a escolha, de um desinfetante dentre muitos disponíveis.

Bibliografia

1. Block SS. Disinfection, sterilization and preservation. 5th ed. Philadelphia: Lea & Febiger; 2001.
2. Mc Donnell GE. Antisepsis, disinfection and sterilization. Washington DC: ASM Press; 2007.

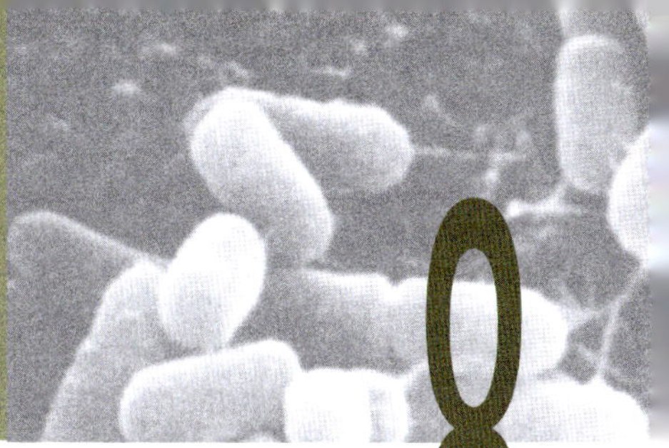

Flavio Alterthum

8

Origem e Natureza Química dos Principais Agentes Antibacterianos

Quimioterapia é o tratamento de moléstias com substâncias químicas. Algumas são sintetizadas em laboratório e, por isso, são chamadas quimioterápicas; outras são produzidas por seres vivos e são chamadas antibióticos. Os antibióticos são produzidos, na sua grande maioria, por micro-organismos que fazem a síntese total ou parcial da molécula e, neste caso, são concluídos posteriormente em laboratório (antibióticos semissintéticos).

A maioria dos antibióticos usados na clínica é produzida por bactérias do gênero *Streptomyces* e alguns por fungos dos gêneros *Penicillium* e *Cephalosporium* (Tabela 8.1).

Quimioterápicos e antibióticos podem ter ação antibacteriana, antifúngica, antiviral e ainda antiblástica. A ação antimicrobiana pode levar à inibição do crescimento, à inativação ou à morte do agente infeccioso.

Nos próximos capítulos, estudaremos os agentes antibacterianos que nos parecem mais importantes, do ponto de vista médico. Os antifúngicos e os antivirais serão abordados mais adiante, nos Capítulos 71 e 81, respectivamente.

A estrutura química dos quimioterápicos e antibióticos é bastante variada pelo fato de serem compostos orgânicos cíclicos com muitas possibilidades de radicais ligados.

Os principais grupos estão na Tabela 8.2.

Tabela 8.1
Origem dos Principais Antibióticos

Micro-organismos Produtores	*Antibióticos*
Penicillium	Penicilinas
Cephalosporium	Cefalosporinas
Streptomyces	Estreptomicina, neomicina Canamicina, tobramicina, Cloranfenicol, eritromicina, Rifampicina, vancomicina, Tienamicina
Micromonospora	Gentamicina, sisomicina
Bacillus	Polimixinas, bacitracina
Chromobacterium	Azotreonam

β-lactâmicos

Nesta categoria, estão incluídas as penicilinas, as cefalosporinas, os monobactâmicos e as carbapenemas. Todos estes possuem em comum o anel β-lactâmico, que é composto de três átomos de carbono e um de nitrogênio, conforme pode ser observado na Figura 8.1.

Penicilinas

A diferença química existente entre as várias penicilinas está no radical R ligado ao ácido 6-amino-penicilânico (Figura 8.1). Como já mencionamos, algumas penicilinas são sintetizadas integralmente pelos fungos do gênero *Penicillium*, como as penicilinas G e V; outras são sintetizadas a partir do ácido 6-amino-penicilânico, previamente produzido pelo fungo e posteriormente modificado. As penicilinas semissintéticas apresentam vantagens sobre as naturais e são mais prontamente absorvidas e mais estáveis.

Algumas penicilinas podem ser inativadas por enzimas chamadas penicilinases. Rompem o anel β-lactâmico, tornando o produto (ácido penicilinóico) inativo do ponto de vista antibacteriano. Penicilinases ou β-lactamases, como também designadas, são produzidas por vários tipos de bactérias tornando-as resistentes às penicilinas. Por outro lado, algumas substâncias como o ácido clavulânico e a sulbactama contêm o anel β-lactâmico, baixa atividade antibacteriana e alta afinidade pelas lactamases. Têm sido empregadas em associação com antibióticos, protegendo-os da ação das β-lactamases.

Monobactâmicos

Esta classe de β-lactâmicos foi originalmente detectada em extratos de cultura de *Chromobacterium violaceum*. Um dos monobactâmicos atualmente sintetizados em laboratório é o aztreonam ou azotreonam (Figura 8.2), que tem como característica principal sua resistência à ação das penicilinases e cefalosporinases, além de amplo espectro de ação.

Tabela 8.2
Relação dos Principais Antibacterianos de Origem Natural (Antibióticos), Semissintéticos e Sintéticos

Ácido clavulânico	(N) β-lactâmico
Ácido fusídico	(N) esteroidal
Ácido nalidíxico	(Q) quinolona
Ácido oxolínico	(S) 1ª geração de quinolonas
Ácido pipemídico	(S) 1ª geração de quinolonas
Ácido piromídico	(S) 1ª geração de quinolonas
Amicacina	(SS) aminoglicosídeo
Amoxicilina	(SS) análogo da ampicilina
Amoxicilina/clavulanato	(SS/N) β-lactâmico e inibidor de β-lactâmico
Ampicilina	(SS) β-lactâmico
Ampicilina/sulbactam	(SS/SS) β-lactâmico e inibidor de β-lactamase
Azitromicina	(SS) macrolídeo
Azlocilina	(SS) penicilina
Azotreonam	(Q) monobactâmico
Bacampicilina	(SS) β-lactâmico da classe das penicilinas
Bacitracina	(N) peptídeo
Canamicina	(N) amino ciclitol
Carbenicilina	(SS) β-lactâmico da classe das penicilinas
Cefaclor	(SS) 2ª geração de cefalosporinas
Cefadroxil	(SS) 1ª geração de cefalosporinas
Cefalexina	(SS) 1ª geração de cefalosporinas
Cefalotina	(SS) 1ª geração de cefalosporinas
Cefamandol	(SS) 2ª geração de cefalosporinas
Cefapirina	(SS) 1ª geração de cefalosporinas
Cefazolina	(SS) 1ª geração de cefalosporinas
Cefepima	(SS) 4ª geração de cefalosporinas
Cefixima	(SS) 3ª geração de cefalosporinas
Cefmetazol	(SS) 2ª geração de cefalosporinas
Cefonicid	(SS) 2ª geração de cefalosporinas
Cefoperazona	(SS) 3ª geração de cefalosporinas
Cefotaxime	(SS) 3ª geração de cefalosporinas
Cefotetan	(SS) 2ª geração de cefalosporinas
Cefoxitina	(SS) 2ª geração de cefalosporinas
Cefpiroma	(SS) 4ª geração de cefalosporinas
Cefpodoxima	(SS) 3ª geração de cefalosporinas
Cefprozil	(SS) 3ª geração de cefalosporinas
Cefradina	(SS) 1ª geração de cefalosporinas
Ceftadizima	(SS) 3ª geração de cefalosporinas
Ceftibuten	(SS) 3ª geração de cefalosporinas
Ceftizoxime	(SS) 3ª geração de cefalosporinas
Ceftriaxone	(SS) 3ª geração de cefalosporinas
Cefuroxima	(SS) 2ª geração de cefalosporinas
Cicloserina	(N) análogo de aminoácido
Cinoxacina	(Q) quinolona
Ciprofloxacina	(Q) quinolona fluorada
Claritromicina	(SS) macrolídeo
Clindamicina	(SS) análogo clorado da lincomicina
Clofazimine	(Q) derivado fenazínico
Cloranfenicol	(Q) quimioterápico
Clortetraciclina	(N) tetraciclina
Cloxacilina	(SS) cloro derivado da oxacilina
Colistina	(N) polimixina E
Cotrimoxazol	(S) sulfa
Dalbavancina	(N)lipoglicopeptídeo
Dalfopristina	(SS) estreptogramina
Daptomicina	(SS) lipopeptídeo
Demeclocilina	(N) análogo clorado e dimetilado da tetraciclina
Dicloxacilina	(SS) dicloro derivado da oxacilina
Diritromicina	(SS) macrolídeo
Doxicilina	(SS) derivado da tetraciclina
Eritromicina	(N) macrolídeo
Ertapenem	(SS) carbapenêmico
Etambutol	(Q) quimioterápico
Etionamida	(Q) quimioterápico
Flomoxef	(SS) oxacefalosporina fluorada
Floxacilina	(SS) flúor derivado da oxacilina
Fluritromicina	(SS) macrolídeo
Fosfomicina	(N) ácido fosfônico
Furazolidona	(Q) nitrofurano
Gatifloxacina	(S) 4ª geração de quinolonas
Gentamicina	(N) aminoglicosídeo

Continua >>>

Tabela 8.2 ***(continuação)***
Relação dos Principais Antibacterianos de Origem Natural (Antibióticos), Semissintéticos e Sintéticos

Gramicidina	(N) peptídeo
Imipenem	(Q) carbapenêmico
Isoniazida	(Q) quimioterápico
Josamicina	(N) macrolídeo
Latamofex	(SS) 3ª geração de cefalosporinas
Lincomicina	(N) estreptogramina
Linezolida	(S) oxazolidona
Lomefloxacina	(Q) difluor quinolona
Mandelato de metenamina	(Q) quimioterápico
Meropenem	(Q) carbepenêmico
Meticilina	(SS) β-lactâmico da classe das penicilinas
Metronidazol	(Q) nitroimidazol
Mezlocilina	(SS) penicilina
Midecamicina	(N) macrolídeo
Minociclina	(SS) derivado da tetraciclina
Miocamicina	(SS) macrolídeo
Moxifloxacina	(S) 4ª geração de quinolonas
Mupirocina	(N) ácido pseudomônico
Nafcilina	(SS) penicilina
Neomicina	(N) aminoglicosídeo
Netilmicina	(SS) aminoglicosídeo
Nitrofurantoína	(Q) derivado imidazólico
Nitrofurazona	(Q) semicarbazona
Norfloxacina	(Q) fluorquinolona
Novobiocina	(N) cumarina
Ofloxacina	(Q) carboxiquinolona fluorada
Oleandomicina	(N) macrolídeo
Omeprazole	(Q) imidazólico
Oritavancina	(N)lipoglicopeptídeo
Oxacilina	(SS) penicilina
Oxitetraciclina	(N) tetraciclina
Penicilina G	(N) penicilina
Penicilina V	(SS) penicilina
Piperacilina	(SS) penicilina
Piperacilina/tazobactam	(SS) penicilina e inibidor de β-lactamase
Pirazinamida	(Q) quimioterápico
Polimixina	(N) ciclopeptídeo
Quinuprisitina	(SS) estreptogramina
Rifabutina	(SS) rifamicina
Rifampina	(SS) rifamicina
Rifaxima	(SS) rifamicina
Roxitromicina	(N) macrolídeo
Spectinomicina	(N) aminociclitol
Spiramicina	(N) macrolídeo
Streptomicina	(N) aminoglicosídeo
Sulbactam	(Q) inibidor de β-lactamase
Sulfacetamida	(Q) sulfonamida
Sulfadiazina	(Q) sulfonamida
Sulfadimetoxina	(Q) sulfonamida
Sulfametoxazol	(Q) sulfonamida
Sulfanilamida	(Q) sulfonamida
Sulfatiazol	(Q) sulfonamida
Sultamicilina	(SS) ampicilina e sulbactam
Tazobactam	(Q) inibidor de β-lactamase
Teicoplanina	(N) glicopeptídeo
Telavancina	(N) tetraciclina
Tetraciclina	(SS) penicilina
Ticarcilina	(N) lipoglicopeptídeo
Ticarcilina/clavulanato	(SS/N) penicilina e inibidor de β-lactamase
Tigeciclina	(SS) tetraciclina
Tobramicina	(N) aminoglicosídeo
Trimetoprim	(Q) 5-diamino-trimetoxi-benzopirimidina
Troleandomixina	(SS) macrolídeo
Trovafloxacina	(S) 3ª geração de quinolonas
Vancomicina	(N) glicopeptídeo

Abreviaturas: N = produto natural (antibiótico), SS = produto semissintético, partindo de um produto natural, Q = quimioterápico, produto totalmente sintetizado em laboratório.

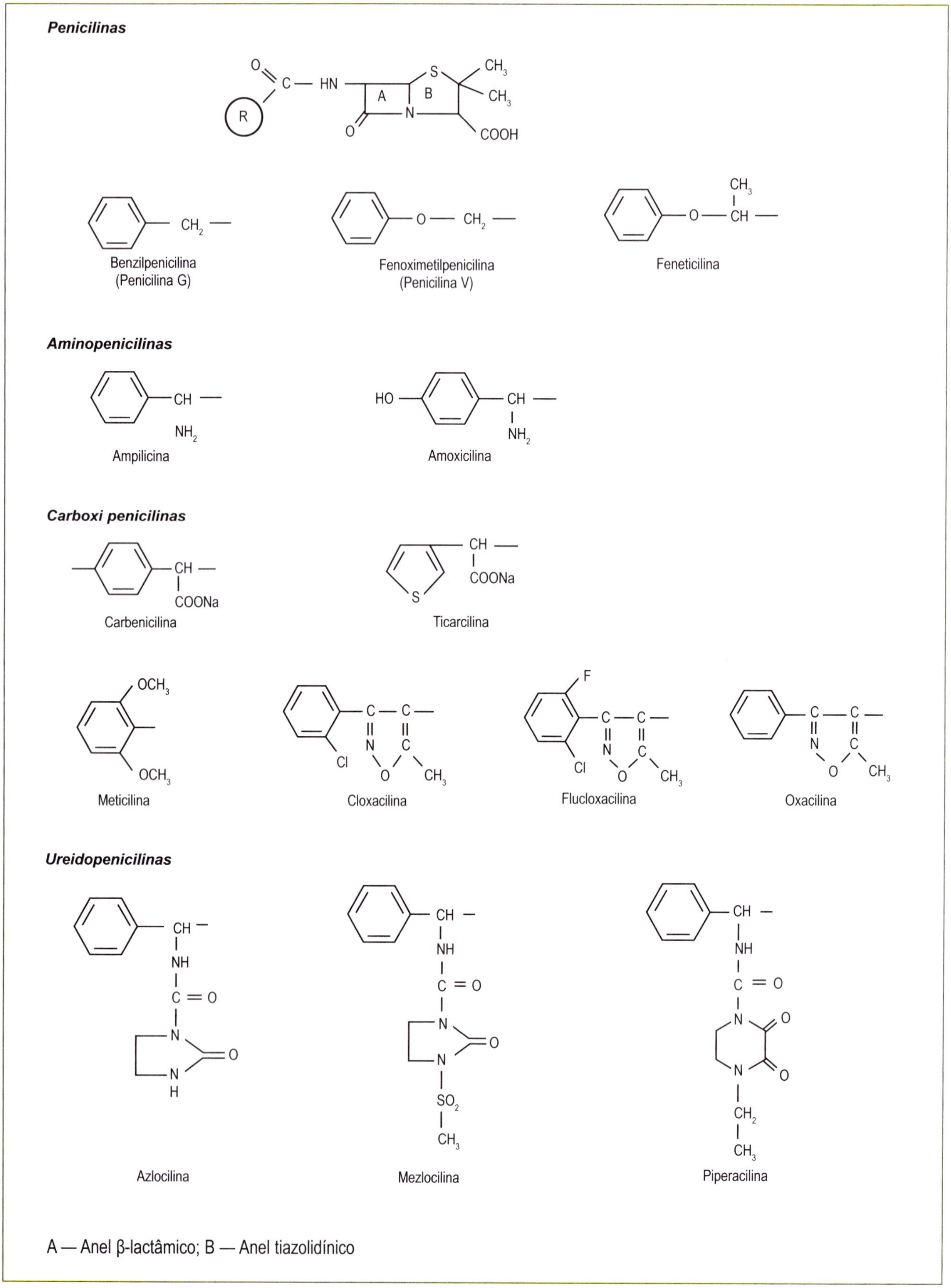

Figura 8.1 — *Estrutura de algumas penicilinas. (A) anel β-lactâmico e (B) anel tiazolidínico.*

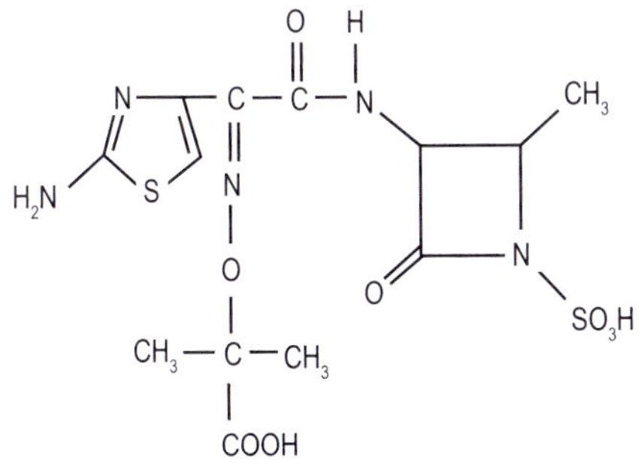

Aztreonam

Figura 8.2 — *Estrutura química do azotreonam.*

Cefalosporinas

Produzidas por fungos pertencentes ao antigo gênero *Cephalosporium*, hoje *Acremonium*, têm sido sucessivamente modificadas gerando produtos de primeira, segunda, terceira, quarta e quinta geração (Figura 8.3).

Carbapenemas

Originalmente produzidos por *Streptomyces*, estes β-lactâmicos semissintéticos têm amplo espectro de ação. São também conhecidos como tienamicinas, e imipenem, meropenem, ertapenem e doripenem são alguns que têm emprego terapêutico.

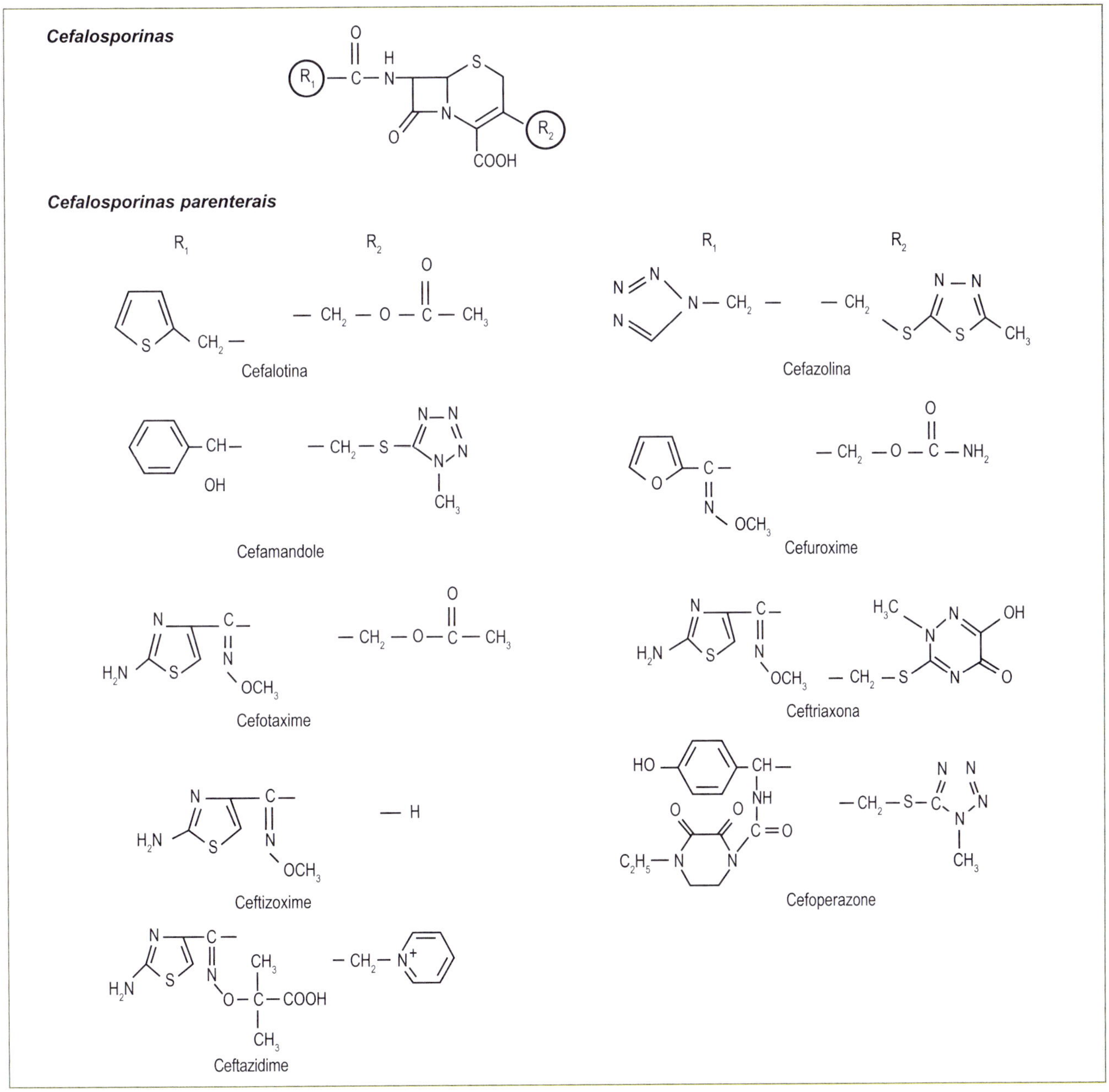

Figura 8.3 — *Estrutura de algumas cefalosporinas.*

Continua >>>

Cefalosporinas parenterais

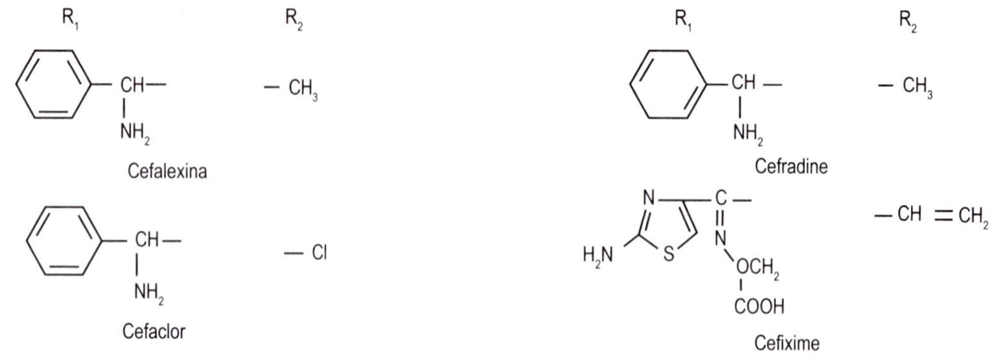

Figura 8.3 — *Estrutura de algumas cefalosporinas (continuação).*

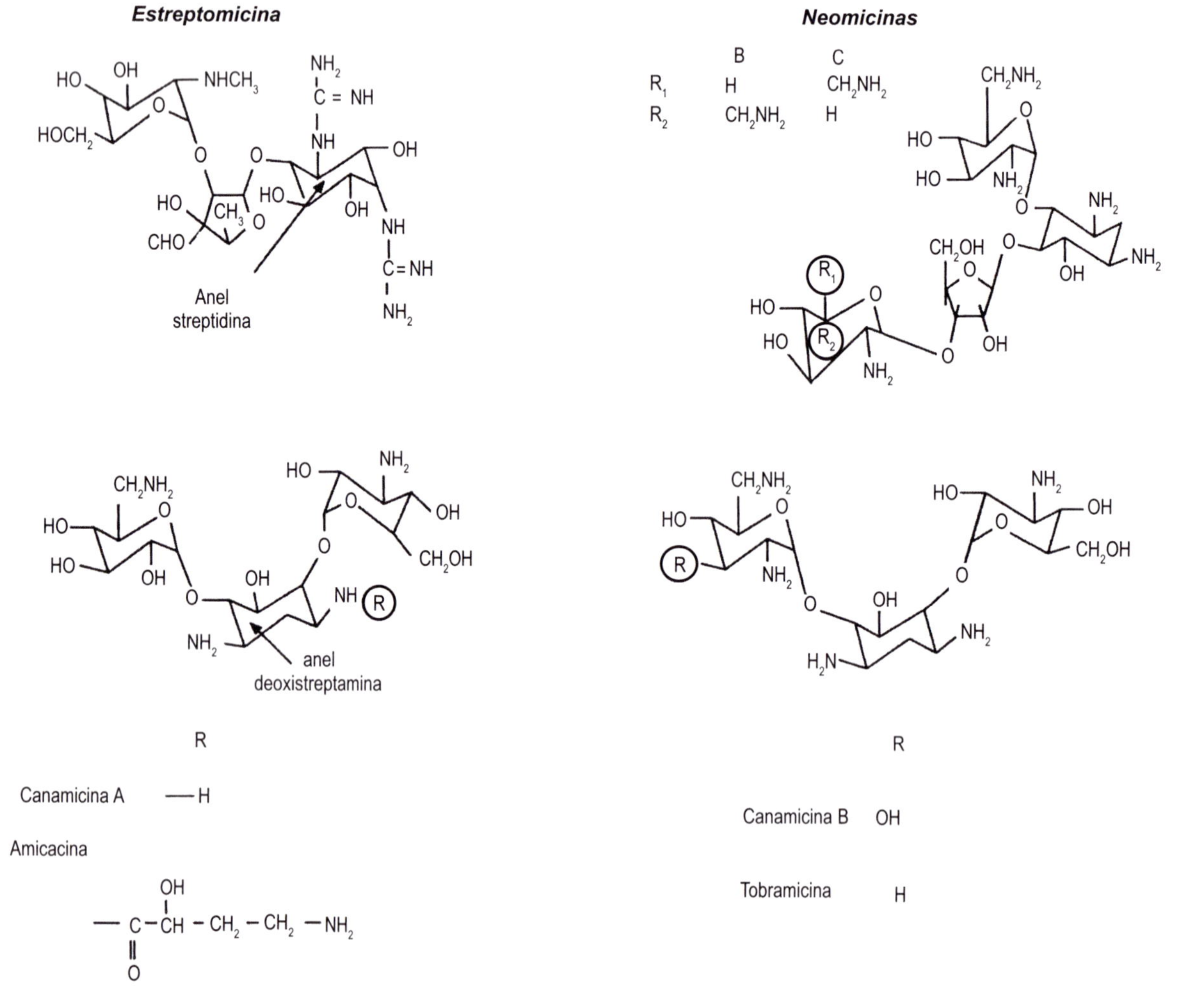

Figura 8.4 — *Fórmula estrutural de alguns aminoglicosídeos.*

Continua >>>

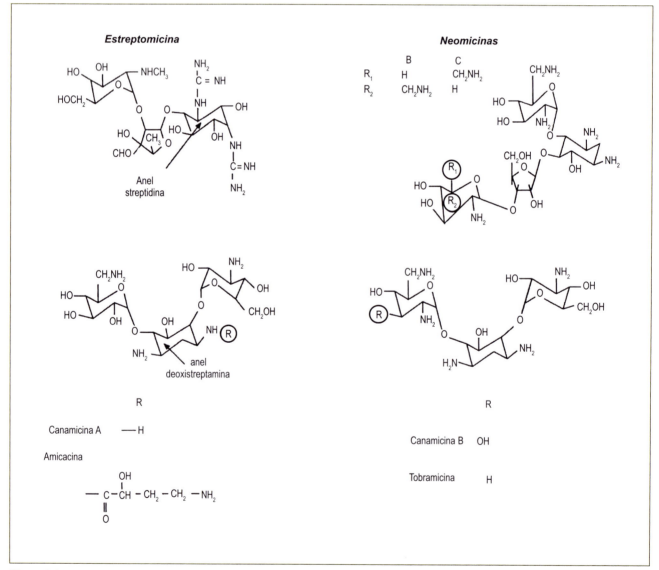

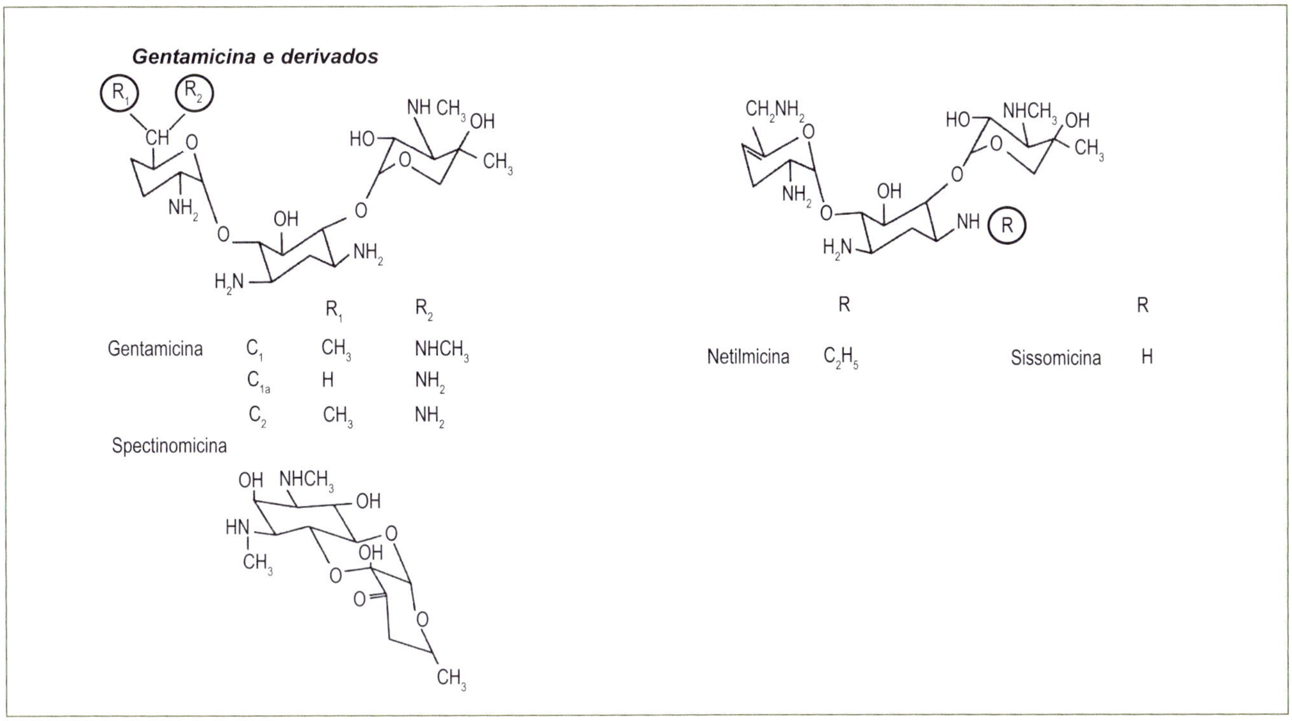

Figura 8.4 — *Fórmula estrutural de alguns aminoglicosídeos.*

Aminoglicosídeos

O principal antibiótico deste grupo é a estreptomicina (Figura 8.4), produzida desde a década de 1940 a partir de culturas de *Streptomyces griseus*. Outros antibióticos de estrutura semelhante são canamicina, neomicina e gentamicina.

Tetraciclinas

A característica deste grupo de antibióticos, produzidos por bactérias do gênero *Streptomyces,* é o tetra anel, e as diferenças residem nos grupos químicos ligados a ele (Figura 8.5).

Rifamicinas

São antibióticos produzidos pelo *Streptomyces mediterranei*. A rifamicina mais importante é a rifampicina (Figura 8.6), obtida no laboratório a partir da rifamicina SV.

Macrolídeos

O principal representante desta categoria é a eritromicina, produzido pelo *Streptomyces erythreus*. O anel lactônico liga-se através de pontes glicosídicas a aminoaçúcares (Figura 8.7). Há outros macrolídeos como midecamicina, miocamicina, roxitromicina, claritromicina e azitromicina.

Polipeptídeos

Os membros deste grupo caracterizam-se pela cadeia de aminoácidos. Bacitracina e polimixina são dois exemplos

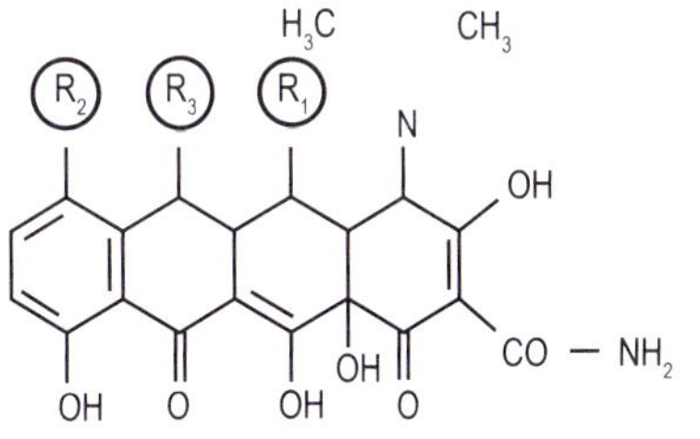

	R_1	R_2	R_3
Tetraciclina	—H	— H	CH_3 / OH
Oxitetraciclina	—OH	— H	CH_3 / OH
Clortetraciclina	—H	— Cl	CH_3 / OH
Minociclina	—H	— N(CH_3)(CH_3)	H / H
Doxiciclina	—OH	— H	CH_3 / H

Figura 8.5 — *Fórmula estrutural de algumas tetraciclinas.*

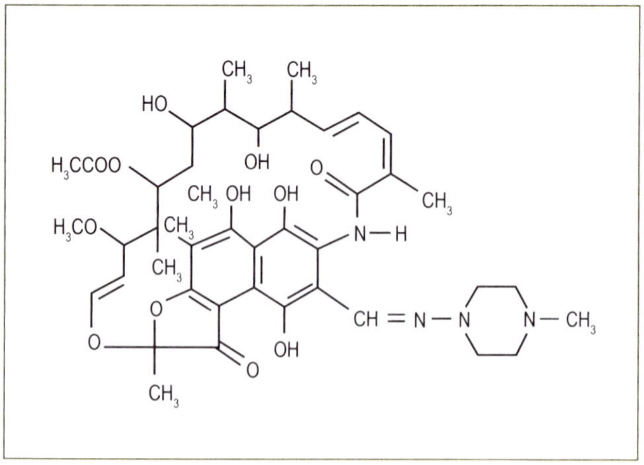

Figura 8.6 — *Fórmula estrutural da rifampicina.*

deste grupo. A primeira é produzida por *Bacillus subtilis* e a segunda, por *Bacillus polymyxa* (Figura 8.8).

Cloranfenicol

Produzido por *Streptomyces venezuelae*, o cloranfenicol tem uma estrutura química relativamente simples (Figura 8.9). Atualmente, já é sintetizado integralmente em laboratório, assim como seu análogo, o tianfenicol.

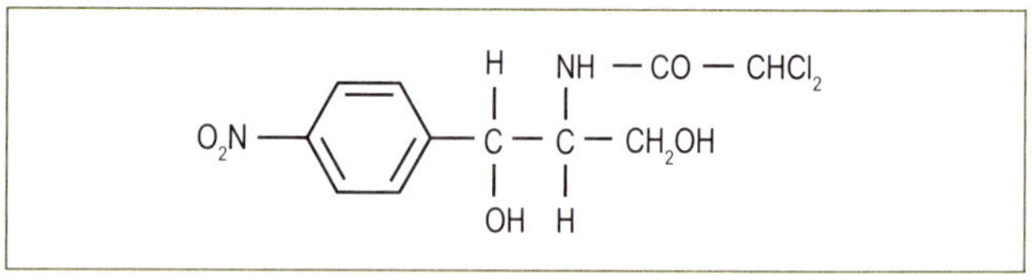

Figura 8.9 — *Fórmula estrutural do cloranfenicol.*

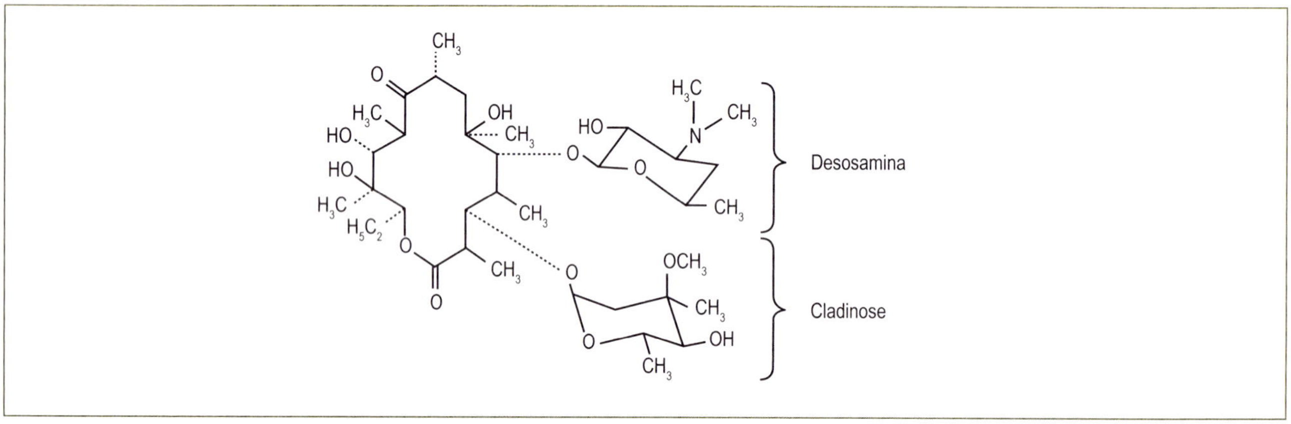

Figura 8.7 — *Fórmula estrutural da eritromicina.*

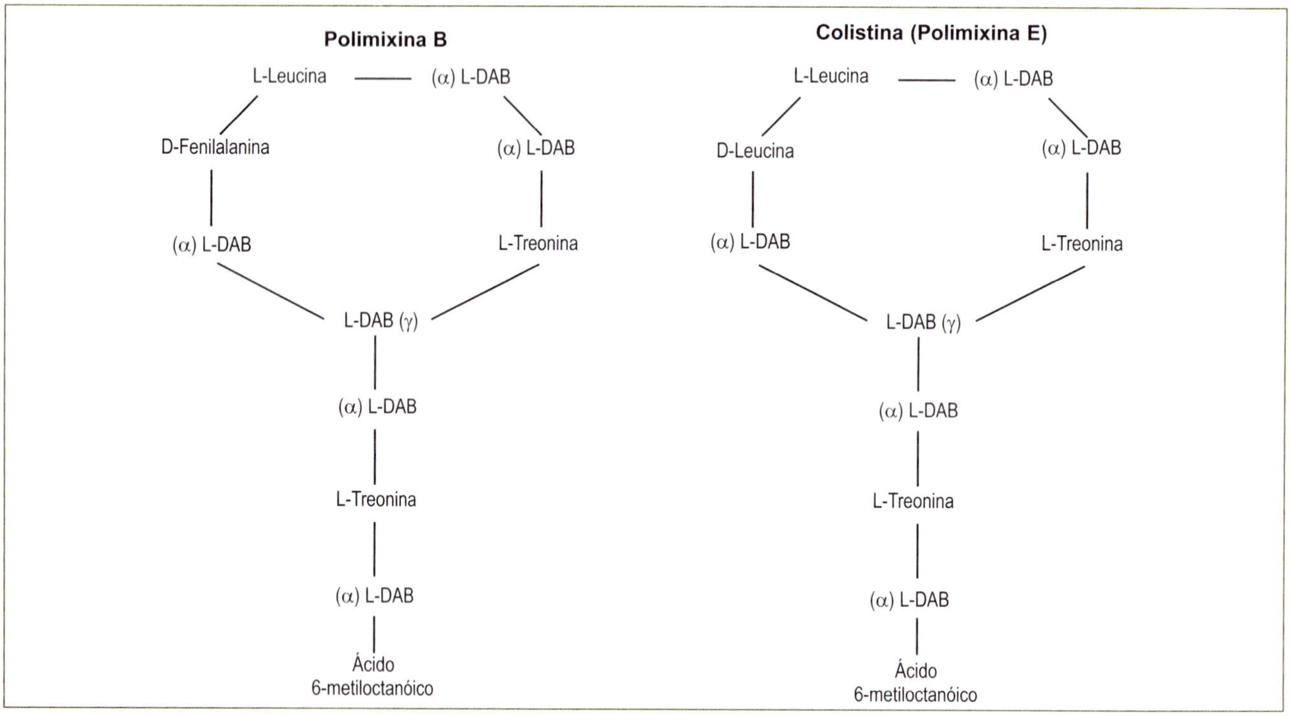

Figura 8.8 — *Estrutura da polimixina B. Variações no número de carbonos na cadeia de ácido graxo e em aminoácidos da porção peptídica dão origem às diferentes polimixinas. DAB = ácido diaminobutírico.*

Quinolônicos

Os quinolônicos compreendem os ácidos nalidíxico e oxolínico, (1ª. geração) bem como os flúor derivados, por exemplo, norfloxacino e o ciprofloxacino (Figura 8.10) de 2ª. geração. Levofloxacina (3ª. geração) e moxifloxacina e gatifloxacina são de 4ª. geração.

Sulfonamidas

As sulfonamidas são derivadas da sulfanilamida (para--aminossulfonamida) e têm estrutura semelhante à do ácido para-aminobenzoico, PABA, substância esta necessária à síntese do ácido fólico. A Figura 8.11 apresenta a fórmula da sulfanilamida e os principais derivados que, de acordo com as substituições, podem gerar compostos mais ativos de maior ou menor absorção e eliminação.

Trimetoprim

Usado em associação com as sulfas, o trimetoprim é um derivado diaminopirimidínico, cuja fórmula pode ser vista na Figura 8.12.

Metronidazol

É um quimioterápico que vem sendo progressivamente utilizado no tratamento de infecções por micro-organismos anaeróbios (Figura 8.13).

Outros

Lincomicina e clindamicina são lincosaminas. Produzida pelo *Streptomyces lincolensis*, a lincomicina é um aminoácido ligado a um aminoaçúcar. A clindamicina é um derivado da lincomicina (Figura 8.14).

As fórmulas estruturais dos glicopeptídeos vancomicina, teicoplanina e mupirocina estão nas Figuras 8.15 e 8.16 respectivamente.

Dalbavancina, oritavancina e telavancina são lipoglicopeptídeos.

Daptomicina é um lipopeptídeo.

Tigeciclina é um glicilglicina derivado da minociclina.

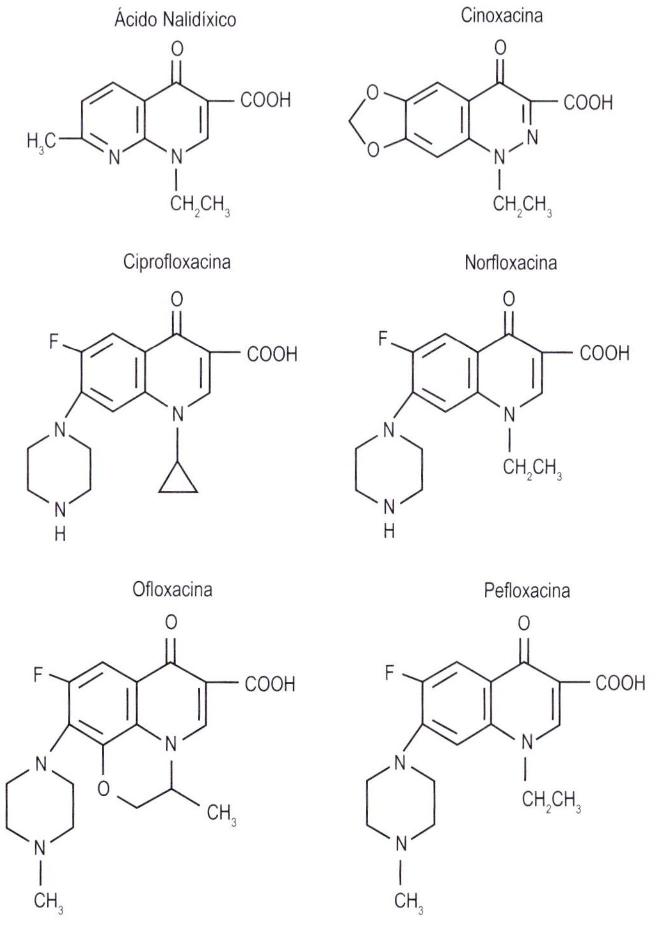

Figura 8.10 — *Fórmula estrutural de alguns derivados quinolônicos*

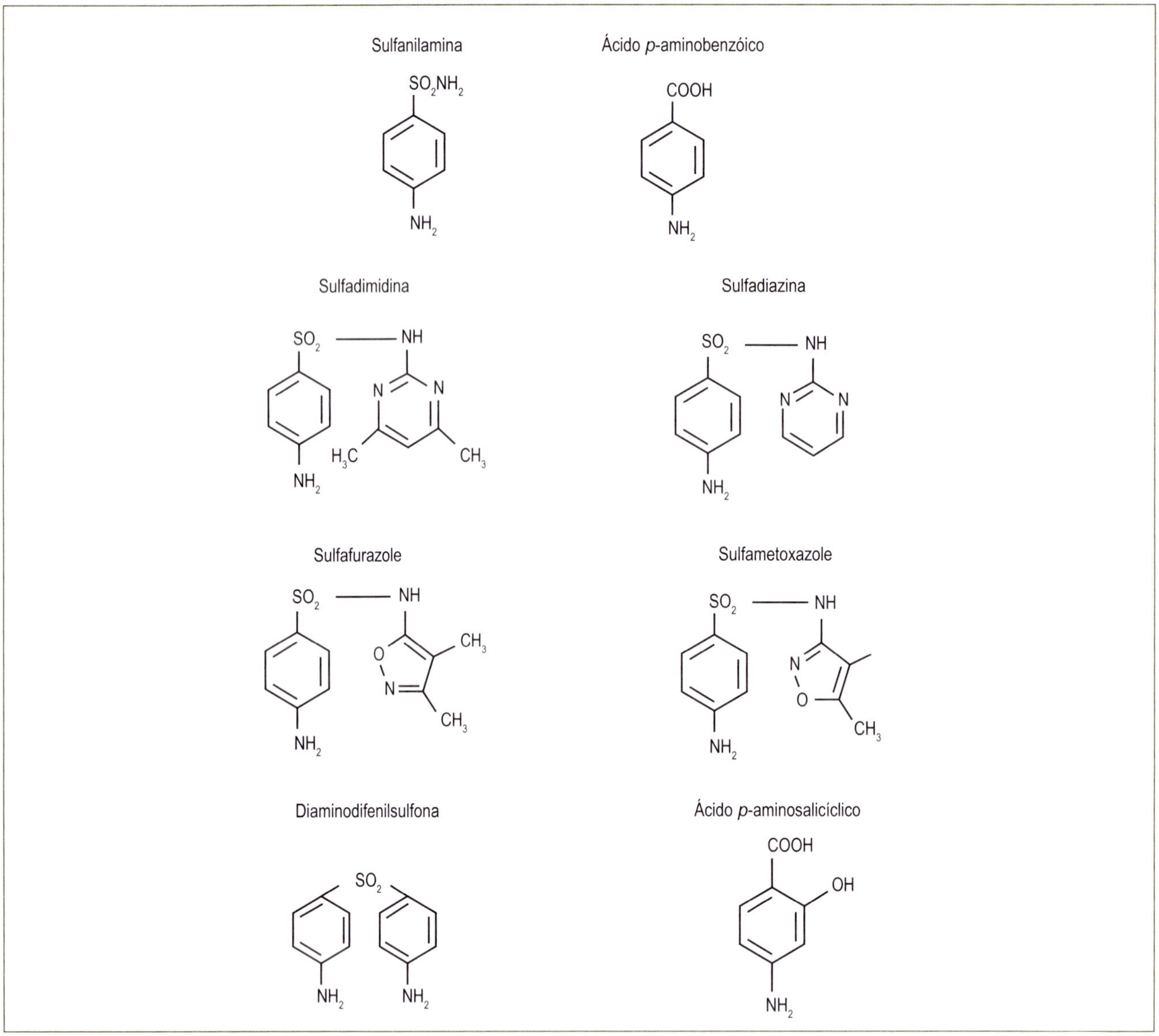

Figura 8.11 — *Fórmula estrutural do ácido para-aminobenzóico e de algumas sulfonamidas.*

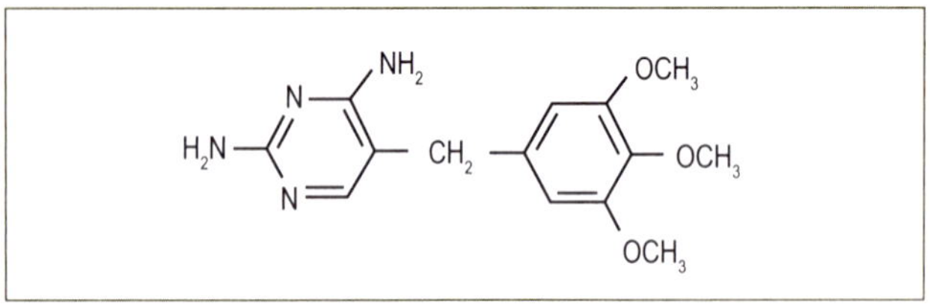

Figura 8.12 — *Fórmula estrutural da trimetoprim.*

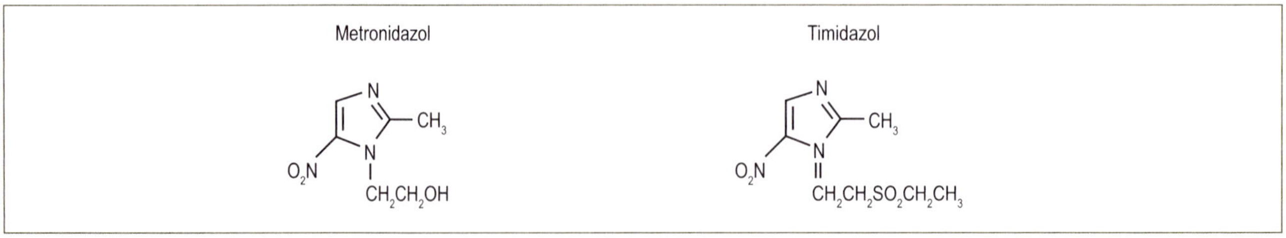

Figura 8.13 — *Fórmula estrutural do metronidazol e timidazol.*

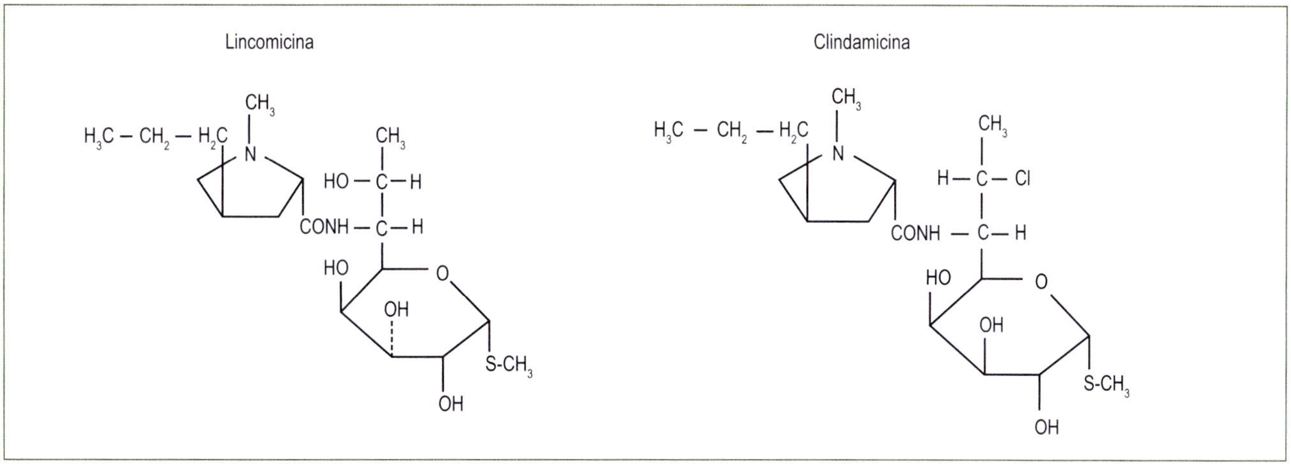

Figura 8.14 — *Fórmula estrutural da lincomicina e clindamicina.*

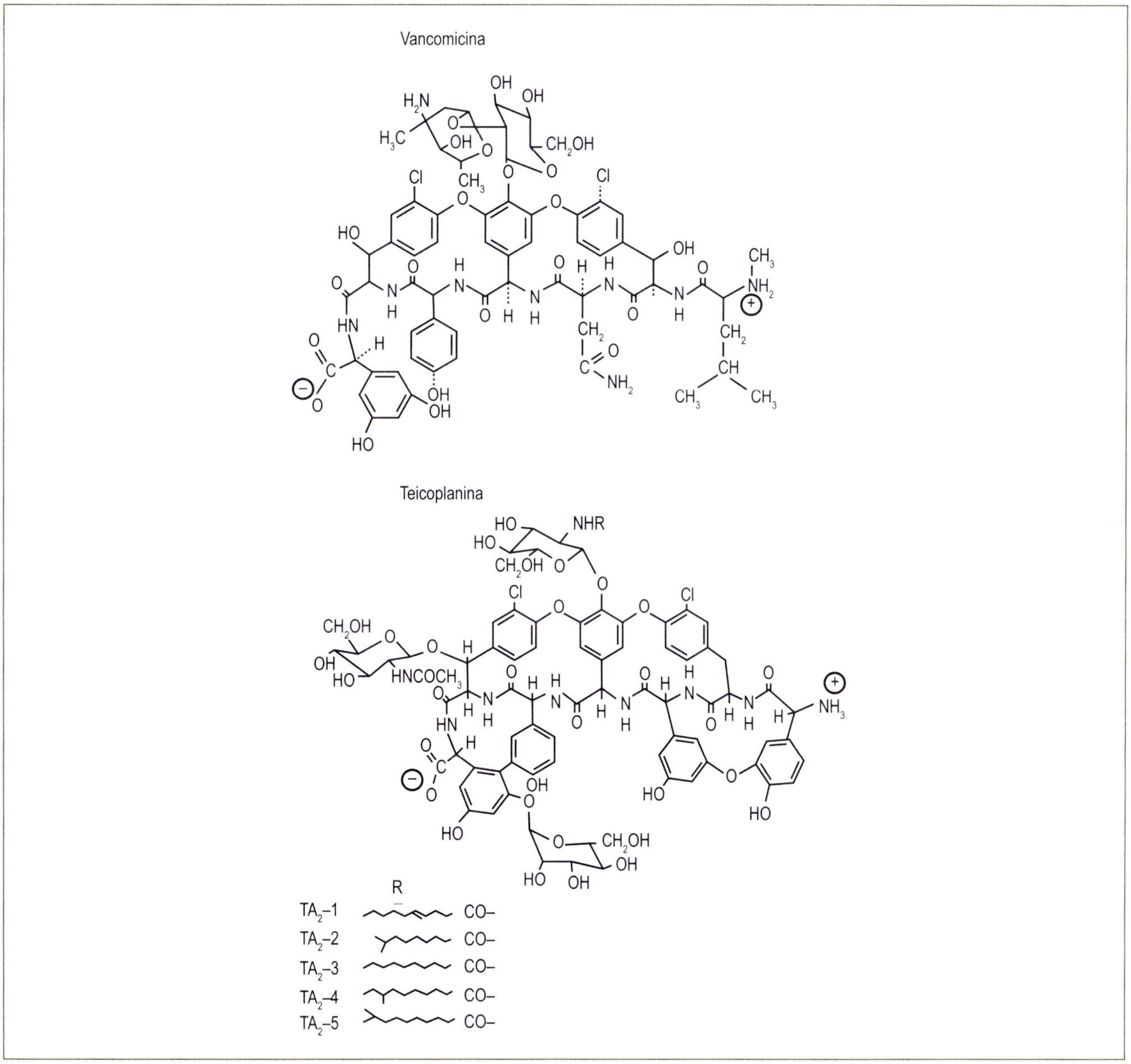

Figura 8.15 — *Estrutura dos antibióticos glicopeptídeos vancomicina e teicoplanina.*

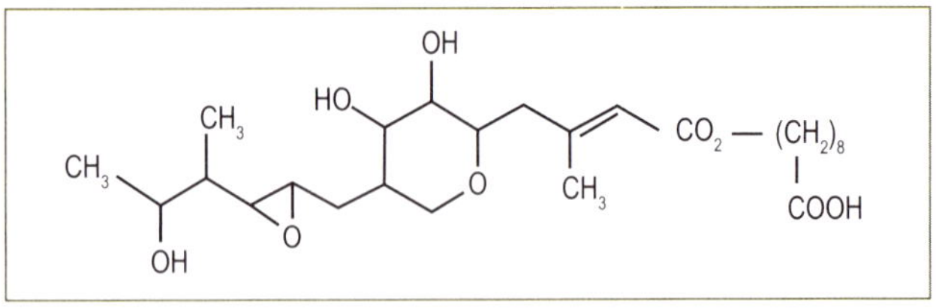

Figura 8.16 — *Estrutura da mupirocina.*

Bibliografia

1. Bryskier,A, Antimicrobial Agents: Antibacterials and Antifungals. ASM Press, Washington DC, 2005
2. Guia Sanford para Terapia Antimicrobiana, 43a.Ed, 2013.
3. Lorian,V. Antibiotics in laboratory medicine. 5th ed. Baltimore: Lippincot Williams & Wilkins Company, 2005.
4. Versalovic,J; Carrol,KC; Funcke,G; Jorgensen,JH, Landry,M-L;Warnock,DW, Manual of Clinical Microbiology, 10th. Ed.ASM Press, Washington DC, 2011.

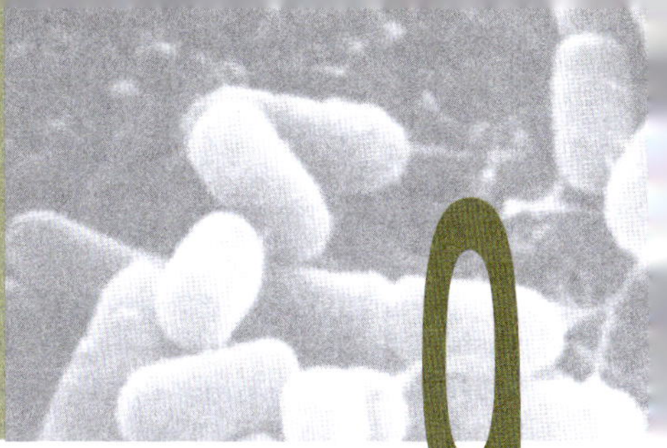

Flavio Alterthum

9

Mecanismos de Ação dos Antibacterianos e Mecanismos de Resistência

A essência do tratamento antimicrobiano é a toxicidade seletiva — matar ou inibir o micro-organismo sem afetar o hospedeiro. Os antibióticos e os quimioterápicos que atuam sobre as bactérias, interferem com diferentes atividades da célula bacteriana, causando a sua morte ou somente inibindo o seu crescimento. Os primeiros são chamados bactericidas e os segundos, bacteriostáticos. Embora os antibacterianos sejam normalmente divididos nas duas categorias, deve ser lembrado que algumas drogas, tipicamente bacteriostáticas, podem ser bactericidas para determinadas espécies de bactérias. Por exemplo, o cloranfenicol é um agente bacteriostático por excelência, mas funciona como bactericida para o *Haemophilus influenzae* e o *Streptococcus pneumoniae*, enquanto as penicilinas são drogas bactericidas típicas que em certas circunstâncias funcionam como bacteriostáticas.

Do ponto de vista clínico, tanto os bacteriostáticos como os bactericidas são extremamente eficientes. Entretanto, tratando-se de pacientes com defesas imunológicas reduzidas, é preferível o uso de bactericidas. As interações dos antibacterianos com a célula bacteriana podem ocorrer no nível da parede (estrutura e biossíntese), membrana citoplasmática (estrutura e função), síntese de proteínas e síntese de ácidos nucléicos.

Antibacterianos que Atuam na Parede

Dos antibacterianos que atuam neste nível, os mais empregados são os antibióticos β-lactâmicos. Didaticamente, podemos dividir a síntese da camada de peptideoglicano em três etapas: uma ocorrendo no citoplasma, outra na membrana citoplasmática e a terceira externamente à membrana. Conforme pode ser visto na Figura 9.1, os antibióticos β-lactâmicos interferem com a terceira etapa da síntese, isto é, aquela que se passa externamente à membrana citoplasmática. Pensava-se até pouco tempo que estes antibióticos impediam apenas a união das cadeias peptídicas, competindo para isto com as transpeptidases responsáveis pela sua união (Figura 9.1). Sabemos, entretanto, que esta ação, embora realmente exista e seja importante, é apenas uma entre várias outras. Estes novos conhecimentos surgiram com a descoberta das chamadas proteínas fixadoras de penicilinas (*protein binding penicillins* ou PBP), em consequência de estudos sobre algumas enzimas bacterianas, denominadas autolisinas.

As PBP são proteínas existentes na parte externa da membrana citoplasmática, que participam da terceira etapa da síntese da camada de peptideoglicano e possuem a capacidade de se fixar tanto às penicilinas quanto às cefalosporinas. A função de cada uma destas proteínas é conhecida e sabemos que podem funcionar como transglicosidases, transpeptidases e carboxipeptidases. Quanto à capacidade da fixação das penicilinas e cefalosporinas, foi também verificado que alguns destes antibióticos se fixam em apenas uma PBP, e outros, em duas ou mais, embora esta especificidade relativa tenda a desaparecer com o aumento da concentração destas drogas. Diante dos resultados de numerosos estudos já realizados, podemos dizer que os antibióticos β-lactâmicos interferem com a síntese do peptideoglicano através de vários mecanismos e que estes não são idênticos para todos eles. Por exemplo, se tratarmos uma cultura de *Escherichia coli* com cefalexina (uma cefalosporina), as células que proliferam em presença do antibiótico formam grandes filamentos porque são incapazes de sofrer o processo de divisão normal. Ao contrário, se a mesma bactéria for tratada com mecilinama (uma penicilina), as células se dividem, mas, em vez de formarem bacilos curtos, formam cocos grandes, contendo muitas septações. Os estudos de fixação destes dois antibióticos às PBP mostraram que a cefalexina se fixa à PBP 3 e a mecilinama, à PBP 2. Inferiu-se destes estudos que a PBP 2 está relacionada com o alongamento da camada de peptidioglicano e a PBP 3, com a formação de septos. Foi graças a estes estudos que se concluiu também que a síntese da camada de peptideoglicano não é um processo uniforme. Pelo menos dois tipos de sínteses devem existir: um relacionado à formação de septos e divisão celular e outro, relacionado ao alongamento da célula. Deve ser dito, entretanto, que, não obstante a existência de vários mecanismos de ação, todos os antibióticos β-lactâmicos bloqueiam a etapa final da síntese da camada de peptideoglicano, o que quase sempre resulta na morte da bactéria, quando esta se encontra na fase de divisão.

As autolisinas são enzimas que participam da formação do peptideoglicano. A função destas enzimas, entretanto, não é propriamente de síntese, mas de destruição. Elas abrem espaços no peptideoglicano, onde são adicionadas novas unidades de ácido N-acetilmurâmico e N-acetilglicosamina sintetizadas pela célula. Tem sido demonstrado que a fixação dos antibióticos β-lactâmicos às PBP leva a um aumento da atividade das autolisinas, resultando em um desequilíbrio na síntese da camada de peptideoglicano, com lise da célula bacteriana. O aumento de atividade de autolisinas, em algumas bactérias, parece estar associado à perda de ácido lipoteicóico, uma substância que controla a atividade de autolisinas.

Resumindo o que foi relatado, a tendência atual é acreditar que os β-lactâmicos inibem o crescimento do peptideoglicano, interferindo com a função de várias enzimas que participam da sua síntese final e não somente com a função das transpeptidases, conforme se pensava antes. Concomitantemente, estes antibióticos aumentam também a atividade das autolisinas que seriam as substâncias responsáveis pela lise da célula bacteriana.

Os ácidos penicilânico e cefalosporânico são as respectivas moléculas dos antibióticos β-lactâmicos diretamente responsáveis pelo mecanismo de ação destes antibióticos. As cadeias laterais estão relacionadas com outras atividades, como resistência a β-lactamases, biodisponibilidade e capacidade de atravessar a membrana externa das bactérias Gram-negativas.

Alguns compostos possuem o anel β-lactâmico bastante estável, mas não têm atividade antibacteriana, mas sim uma característica interessante, que é a de se combinar fortemente com as β-lactamases. Assim sendo, são associadas às penicilinas servindo, desta forma, de "escudos" ou protetores. Ácido clavulânico, sulbactam e tazobactam são alguns exemplos.

Outros como os carbapenemicos e carbacefenicos têm o anel β-lactâmico bastante estável e ação antibacteriana. Imipenem, meripenem, doripenem, ertapenem e faripenem são os alguns exemplos. O mecanismo de ação é semelhante ao da penicilina.

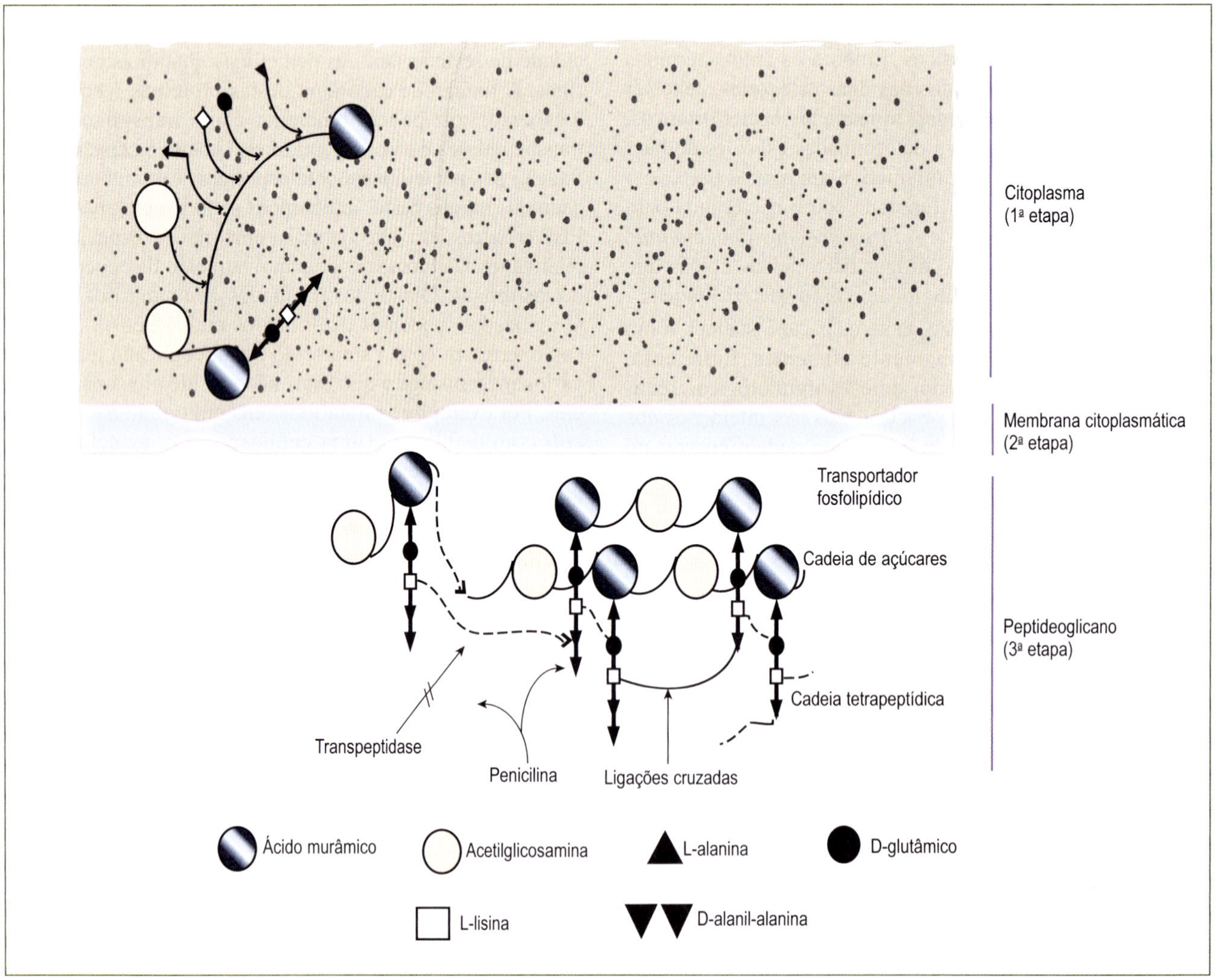

Figura 9.1 — *Etapas da síntese do peptideoglicano. Os antibióticos β-lactâmicos (penicilinas e cefalosporinas) interferem com a terceira etapa da síntese através de vários mecanismos. A figura mostra a inibição da transpeptidase.*

Glicopeptídeos: vancomicina e teicoplanina são dois exemplos e cujo mecanismo de ação é impedir a transferência da subunidade usada na adição de nova molécula ligando-se ao acil-D-alanil-D-alanina terminal do pentapeptídeo (Figura 9.1.) assim como a dalbavancina, oritavancina e telavancina, os mais recentes lipoglicopeptídeos apresentados.

Bacitracina: impede a defosforilação do carreador lipídico que transfere a subunidade de peptideoglicano que está sendo formado. Atua, portanto, na síntese da parede, mas como local de ação, a membrana citoplasmática.

Fosfomicina: impede a ligação entre N-acetil-glicosamina e N-acetil-murâmico inibindo a piruvil-transferase, enzima responsável por esta ligação.

Antibacterianos que Atuam no Nível da Membrana Citoplasmática

Estes antibióticos assemelham-se aos detergentes catiônicos, graças à presença, em sua molécula, de grupamentos básicos (NH_3^+) e de uma cadeia lateral de ácido graxo (ver Capítulo 8, Figura 8.8). Quando alcança a membrana citoplasmática, o ácido graxo mergulha na sua parte lipídica e a porção básica permanece na superfície (Figura 9.2). A intercalação das moléculas do antibiótico na membrana provoca sua desorganização, com saída dos componentes celulares e morte da bactéria. Não obstante, as semelhanças das membranas citoplasmáticas, em geral, as polimixinas, são mais ativas contra as bactérias porque reagem com alguns fosfolipídeos só existentes nestes procariotos.

Antibacterianos que Interferem na Síntese de Proteínas

Para compreender melhor os mecanismos de ação dos antibióticos que atuam no nível dos ribossomos, vejamos resumidamente as etapas da síntese protéica (Figura 9.3).

A síntese protéica é iniciada com a formação do complexo de iniciação, constituído por RNA mensageiro (m-RNA), fração 30S do ribossomo e formil-metionil t-RNA (met-tRNA). A este conjunto acopla-se a fração 50S, formando-se o ribossomo 70S.

No ribossomo 70S existem dois sítios denominados sítio do doador e sítio do receptor. Na formação deste ribossomo, o códon número 1 do m-RNA acoplado ao met-tRNA localiza-se no sítio do doador e o número 2, no sítio do receptor, que está livre. Em seguida, um t-RNA, transportando um aminoácido específico, reconhece o códon número 2 ocupando o sítio do receptor. A seguir, a peptidiltransferase transfere o formil-metionil para o aminoácido ligado ao t-RNA que ocupa o sítio do receptor. O t-RNA, livre do formil-metionil, sai do ribossomo deixando desocupado o sítio do doador. A seguir, o m-RNA se desloca no ribossomo (translocação) levando o códon número 2, ligado ao t-RNA com dois aminoácidos, para o sítio do doador e colocando no sítio do receptor o códon número 3. Este códon será então reconhecido por um terceiro t-RNA, trazendo um aminoácido específico. O processo se repete até que entre no ribossomo o códon de terminação da cadeia peptídica.

Atuam no nível dos ribossomos aminoglicosídeos, tetraciclinas, cloranfenicol, eritromicina, lincomicina e clindamicina. Os aminoglicosídeos e as tetraciclinas se fixam às subunidades 30S, e os outros antibióticos, às subunidades 50S. Ao se fixarem, inibem a síntese protéica por diferentes mecanismos.

Os aminoglicosídeos provocam vários tipos de alteração, e a mais importante é a leitura errada do código genético conduzindo a proteínas não funcionais. A estreptomicina se fixa apenas a uma proteína da fração 30S do ribossomo, enquanto a canamicina, gentamicina e, provavelmente, os demais se fixam às várias proteínas. Esta característica explica a elevada taxa de mutação para resistência à estreptomicina. Os aminoglicosídeos são antibióticos bactericidas.

As tetraciclinas bloqueiam a síntese protéica porque, quando fixadas à subunidade 30S, impedem a fixação dos RNA transportadores (t-RNA) ao ribossomo. Desta maneira, não ocorre incorporação de novos aminoácidos e a cadeia peptídica não se forma.

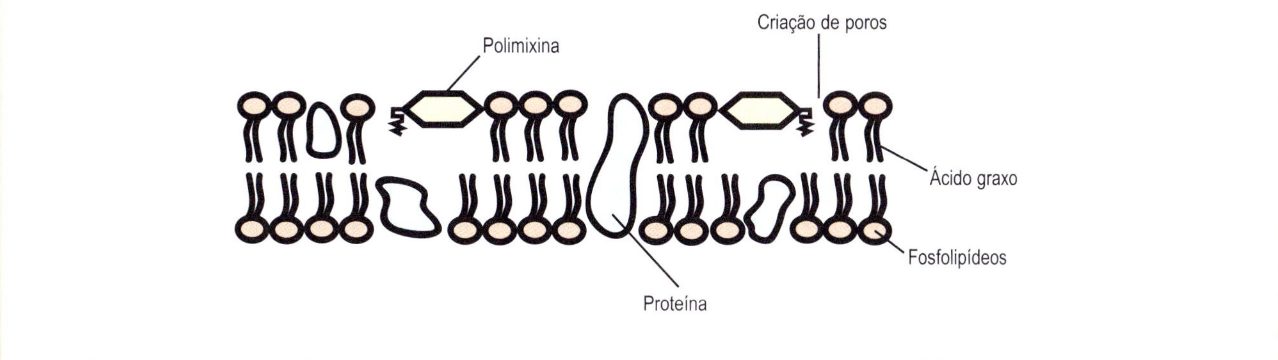

Figura 9.2 — *Mecanismo de ação da polimixina.*

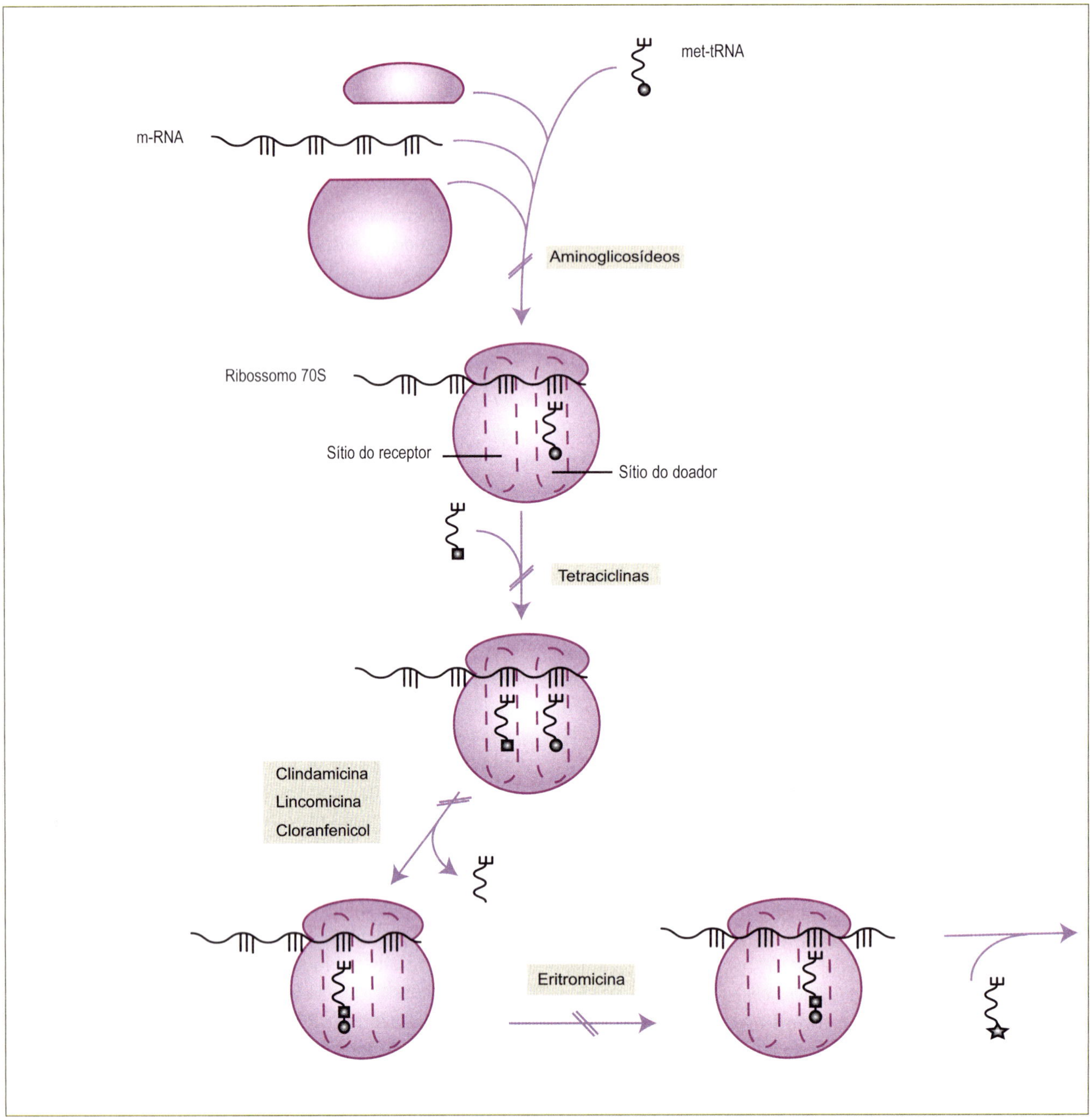

Figura 9.3 — *Etapas da síntese protéica bloqueadas pela ação de antibióticos.*

Cloranfenicol, lincomicina e clindamicina, aparentemente, possuem o mesmo mecanismo de ação, que seria impedir a união dos aminoácidos pela inibição da peptidiltransferase.

A eritromicina bloqueia a síntese protéica porque, quando fixada à subunidade 50S, impede os movimentos de translocação.

Embora a síntese protéica seja muito semelhante nas bactérias e nas células do hospedeiro, existem diferenças entre seus ribossomos, e os coeficientes de sedimentação são, respectivamente, 70S e 80S. Estas diferenças explicam a ação seletiva dos aminoglicosídeos.

Antibacterianos que Interferem na Síntese de DNA

Atuam neste nível o metronidazol, os derivados quinolônicos e as rifampicinas.

O metronidazol é degradado através da nitroso-redutase, formando produtos tóxicos que se intercalam na molécula de DNA quebrando-a. Deste modo, o metronidazol pode ser considerado um quimioterápico que impede a síntese de DNA, sendo, portanto, bactericida.

A rifampicina combina-se de maneira irreversível com as RNA-polimerases, bloqueando a transcrição do DNA. Como esta combinação é irreversível, este antibiótico é bactericida e sua ação seletiva é explicada pelas diferenças existentes entre as RNA-polimerases encontradas nas bactérias e no organismo.

Os derivados quinolônicos também interferem com a síntese de DNA, inibindo a ação das DNAgirases e a topoisomerase IV. A DNAgirase é uma enzima tetramérica composta de duas subunidades A e duas subunidades B, codificadas pelos genes gyrA e gyrB. A topoisomerase IV tem duas subunidades C e duas E, codificadas pelos genes pasC e pasE, respectivamente. A função destas enzimas é promover o enrolamento e desenrolamento da molécula de DNA, para que ocupe o menor espaço dentro da célula.

A interferência na síntese do DNA também pode estar localizada em outra etapa uma vez que este processo é complexo. A biossíntese do ácido fólico por bactérias que o sintetizam tem uma aplicação ampla uma vez que as nossas células não sintetizam este composto essencial e que nosso organismo recebe pronto através da alimentação. Na composição do ácido fólico, três moléculas são associadas: ácido glutâmico, uma pteridina e ácido para-amino-benzóico, conforme pode ser observado na Figura 9.4.

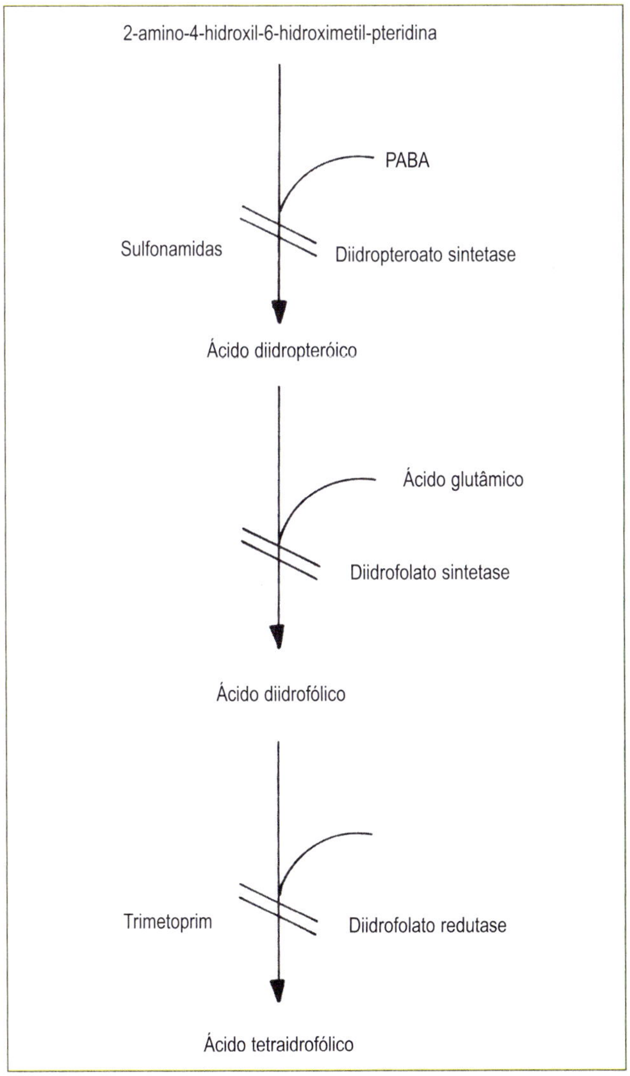

Figura 9.4 — *Síntese do ácido tetraidrofólico e mecanismos de ação das sulfonamidas e trimetoprim.*

As sulfonamidas e o trimetoprim interferem com a síntese do ácido tetraidrofólico. As primeiras drogas bloqueiam a transformação do ácido paraminobenzóico (PABA) em ácido diidropteróico e o trimetoprim, a transformação do ácido diidrofólico em ácido tetraidrofólico (Figura 9.4). O ácido tetraidrofólico é necessário para a síntese de purinas, metionina, timina e serina. Este ácido é a coenzima que promove o transporte de unidades de um só carbono, de uma molécula para outra, nos processos metabólicos.

Mecanismos de Resistência

Três condições devem ser preenchidas para que um antibacteriano iniba ou mate uma bactéria: a existência de um alvo, o antibacteriano deve ter a capacidade de atingir o alvo e não pode ser inativado antes de atingi-lo. Tempo e concentração também são parâmetros fundamentais.

As bactérias podem ser classificadas em sensíveis e resistentes aos antimicrobianos. Em geral, classificam-se como resistentes às bactérias que crescem *in vitro*, nas concentrações que os antimicrobianos atingem no sangue quando administrados nas recomendações de uso clínico. Leia mais no capítulo 11.

A resistência pode ser natural ou adquirida. A natural corresponde a uma característica da espécie bacteriana e todas as amostras desta espécie têm esta propriedade. Na adquirida, somente parte das amostras é resistente.

Um conceito importante que deve ficar claro é que o antimicrobiano não induz a resistência e sim é um agente selecionador dos mais resistentes existentes no meio de uma população.

A aquisição de resistência por uma célula bacteriana sensível é sempre decorrência de uma alteração genética que se expressa bioquimicamente.

As alterações genéticas podem ser originadas de mutações cromossômicas ou pela aquisição de plasmídios de resistência ou por transposons (ver Capítulo 5).

A resistência mediada por mutações é geralmente simples, isto é, atinge apenas um antibacteriano, porque dificilmente uma célula bacteriana sofre mutação simultânea para dois ou mais antimicrobianos. A mediada por fator R (plasmídio) pode ser simples, mas na maioria das vezes é múltipla, tornando a bactéria resistente a dois ou mais antibacterianos. Isto se deve à presença de genes de resistência, para diferentes antibacterianos, em um só plasmídio. Contribui ainda para existência de amostras com resistência múltipla a presença de dois ou mais plasmídios R diferentes numa mesma bactéria. Além disso, não é rara a associação de resistência por mutação e plasmídios R em uma só bactéria. Bactérias, com este perfil de resistência, são mais frequentemente selecionadas em hospitais onde há intenso uso de antibacterianos.

Tanto a resistência cromossômica como a extracromossômica podem ser transferidas de uma bactéria para outra, embora esta última seja a mais estudada em vista da sua maior importância prática. Como vimos no Capítulo 5, a transferência pode ser por conjugação, transdução ou transformação. Além disso, a frequência de transferência pode ser muito elevada e pode ocorrer entre bactérias da mesma espécie ou entre espécies distintas.

São vários os mecanismos químicos que podem levar uma bactéria a se tornar resistente: produção de enzimas que modificam a molécula do antibacteriano tornando-o inativo; diminuição da permeabilidade à entrada do antibacteriano; alteração do alvo; síntese de novas enzimas que não sofrem ação do antibacteriano e expulsão do antibacteriano da célula. Estes mecanismos serão vistos ao estudarmos os grupos de antibacterianos individualmente.

β-lactâmicos

As bactérias geralmente se tornam resistentes a estes antibióticos através da produção das β-lactamases. Estas são enzimas dotadas da capacidade de hidrolisar o anel β-lactâmico, transformando os antibióticos correspondentes em produtos inativos. As penicilinas dão origem ao ácido penicilinóico e as cefalosporinas, ao ácido cefalosporóico.

As β-lactamases produzidas por *Staphylococcus aureus* são codificadas por plasmídios e hidrolisam a benzil-penicilina e muitas outras, mas, de modo geral, não são ativas contra meticilina, oxacilinas e cefalosporinas.

Em bactérias Gram-negativas, já foi possível detectar mais de 30 tipos diferentes de β-lactamases codificadas e transferidas através de plasmídios. A mais amplamente difundida TEM-1 é codificada por plasmídios e transposons. SHV-1, OXA, PSE são outras β-lactamases encontradas em *Klebsiella*, *Neisseria*, *Pseudomonas* etc.

Aminoglicosídeos

São três os mecanismos químicos da resistência a estes antibióticos: alterações de permeabilidade, modificações ribossômicas e produção de enzimas inativantes. Os dois primeiros são mediados por mutação e o último, por plasmídio.

As mutações podem afetar tanto o sítio de ação (alvo) — o ribossomo — como o transporte para o interior da célula. As mutações que afetam o sítio de ação são mais importantes com relação à estreptomicina, pois, além de frequentes, determinam elevados níveis de resistência. A estreptomicina combina-se com a proteína S12 da subunidade 30S. Aminoglicosídeos, como canamicina, gentamicina, amicacina e outros, combinam-se com várias proteínas desta subunidade e da subunidade 50S.

A mutação que modifica o transporte dos aminoglicosídeos para o interior da célula parece ser o principal mecanismo de resistência de patógenos bacterianos à amicacina.

A resistência mediada por plasmídios é sempre decorrente da produção de enzimas que modificam as moléculas dos aminoglicosídeos. Três grupos de enzimas modificadoras são conhecidos: fosfo-transferases (PT), adenil-transferases (ADT) e acetil-transferases (ACT). Na Tabela 9.1 mostrado o espectro de atividade de algumas destas enzimas em relação a alguns aminoglicosídeos, bem como as bactérias capazes de produzi-las.

Os três tipos de enzimas reduzem a atividade dos aminoglicosídeos porque modificam as moléculas dos antibióticos reduzindo a capacidade de fixação destes aos ribossomos. Além disso, o transporte para o interior da célula também fica prejudicado. A resistência mediada por plasmídios é, em geral, a principal forma de resistência aos aminoglicosídeos, tanto em Gram-positivos como em Gram-negativos.

Tetraciclinas

De modo geral, as bactérias tornam-se resistentes às tetraciclinas por aquisição de plasmídios de resistência. A resistência é devido a proteínas denominadas Tet (Tet A, B, C e D) que, uma vez formadas, localizam-se na membrana citoplasmática, provocando a saída quase imediata do antibiótico da célula. Não há evidências de inativação da droga ou modificação do alvo (ribossomo). Há, entretanto, algumas observações de proteínas citoplasmáticas cuja função é proteger o ribossomo do ataque do antibiótico.

Tabela 9.1
Algumas Enzimas Modificadoras das Moléculas de Canamicina, Amicacina e Gentamicina

Enzima	*Canamicina*	*Amicacina*	*Gentamicina*	*Bactérias Produtoras*
PT (3')	+	v	-	Gram-positivas e Gram-negativas
PT(2')	+	-	+	Gram-positivas
ADT (4')	+	+	-	*Staphylococcus*
ADT (2')	+	v	+	Gram-negativas
ACT (3)	v	-	+	Gram-negativas
ACT (2)	-	-	+	*Providencia* sp.
ACT (6)	-	+	v	Gram-positivas e Gram-negativas

Cloranfenicol

A resistência bacteriana ao cloranfenicol é mediada pela enzima cloranfenicol-acetil-transferase (CACT) que, ao acetilar a droga, faz com que ela perca a afinidade pelo seu alvo. Outro possível mecanismo de resistência apresentado por alguns Gram-negativos é a perda de permeabilidade.

Eritromicina

A resistência a este antibiótico pode ser decorrente de mutação ou plasmídios de resistência. Tanto *Streptococcus pyogenes*, *Staphylococcus aureus* como algumas outras bactérias têm modificações na proteína L15 da subunidade 50S do ribossomo decorrente de mutações. A resistência mediada por plasmídio é decorrente de metilação do RNA ribossômico.

Rifamicinas e Quinolônicos

A resistência a estas drogas ocorre devido a mutações que alteram as enzimas RNA polimerases e DNAgirases, que são inibidas, respectivamente, pelas rifamicinas e quinolônicos. As alterações fazem com que estas enzimas não mais se combinem com os dois grupos de drogas. Mutações alterando a permeabilidade às quinolonas já foram detectadas, bem como a presença de sistemas de efluxo. Plasmídios albergando genes de resistência às quinolonas também já foram descritos.

Sulfonamidas e Trimetoprim

A resistência bacteriana às sulfas pode ser decorrente de mutação ou da aquisição de plasmídios de resistência. As mutações podem levar à superprodução de PABA e a alterações estruturais de enzimas que participam da síntese do ácido tetraidrofólico. Os plasmídios codificam uma diidropteroato sintase, com a qual as sulfonamidas não se combinam. Embora as bactérias possam se tornar resistentes a trimetoprim por meio de mutação, o mecanismo genético mais importante é por meio de plasmídio que codifica a síntese da diidrofolato redutase, que é resistente à ação da droga.

Glicopeptídeos

Os enterococos resistentes a estes antibióticos (vancomicina e teicoplanina) produzem uma enzima que permite que o estágio final da ligação, bloqueado anteriormente pela ação das drogas, seja agora concluído.

Efeito da Resistência na Vida Útil dos Antibacterianos

A substituição das amostras sensíveis por amostras resistentes, na gênese de muitas infecções bacterianas, tem sido um fator constante de diminuição do valor terapêutico de muitos antimicrobianos. Este fator adquire importância ainda maior, quando nos lembramos de que a amostra selecionada pode ser resistente também a outros antimicrobianos.

A capacidade de adquirir resistência, bem como o grau de resistência adquirida, é propriedade bastante variável entre bactérias. Algumas raramente adquirem resistência e outras o fazem com grande frequência. Estafilococos, enterobactérias e micobactérias estão entre os que mais adquirem resistência. Veja mais informações no Capítulo 10 e demais capítulos que estudam gêneros e espécies bacterianas de interesse médico.

Bibliografia

1. Bryskier A. Antimicrobial agents. Antibacterial and antifungals. Washington DC: ASM Press; 2005.
2. Collier L, Ballows A, Sussman M. Topley & Wilson's, microbiology and microbial infections. 9th ed. London: Arnold; 1998, v. 2.
3. Goldman E, Green LH. Practical Handbook of Microbiology. 2nd.ed. CRC Press, Florida 2008.
4. Hopper DC, Rubinstein E. Quinolon antimicrobial agents. Washington DC: ASM Press; 2003.

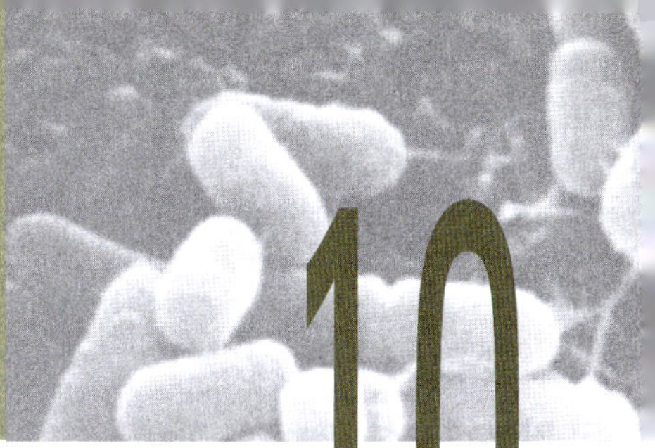

Marcelo Jenné Mimica
Lycia Mara Jenné Mimica
Igor Mimica Mimica

10

Características dos Principais Grupos de Antibacterianos
Espectro de Ação e Indicações

Atualmente, mais de cinco mil antibióticos são conhecidos; destes, aproximadamente mil foram estudados, e apenas uma centena deles é utilizada na prática terapêutica.

A maioria é produzida por fungos ou bactérias, vários destes são quimicamente modificados (semi-sintéticos) e outros totalmente sintéticos.

β-Lactâmicos

São em geral bactericidas, inibindo a síntese da parede celular bacteriana. A este grupo pertencem os seguintes antimicrobianos:

1. Penicilinas e seus derivados
2. Cefalosporinas
3. Carbapenêmicos
4. Monobactâmicos
5. Inibidores de β-lactamases

Penicilinas

A penicilina G ou benzilpenicilina foi o primeiro antibiótico a ser descoberto (Fleming,1929) e continua sendo hoje um dos melhores antibacterianos disponíveis se considerarmos sua alta atividade em bactérias sensíveis e sua baixa toxicidade para o ser humano.

Tem ação bactericida inibindo a síntese de parede celular das bactérias em multiplicação. Assim, com a elevada pressão osmótica intracelular que ocorre normalmente no interior da célula bacteriana e a falta da barreira normal (parede celular), há entrada de água na célula bacteriana, ocorrendo a morte da bactéria por lise osmótica.

A penicilina G é ativa contra cocos e bacilos Gram-positivos, cocos Gram-negativos e espiroquetas, mas não apresenta atividade satisfatória contra os bacilos Gram-negativos. Esta falta de atividade é explicada pela incapacidade da benzilpenicilina atravessar a membrana externa dessas bactérias.

As concentrações inibitórias mínimas de penicilina G diante das bactérias sensíveis são muito baixas (0,003 a 0,03 U/ml).

Devido a sua atividade, baixa toxicidade e baixo custo, penicilina G é a droga de escolha para o tratamento das infecções causadas pelos seguintes agentes:

- *Streptococcus pyogenes;*
- *Streptococcus agalactiae;*
- *Streptococcus bovis;*
- *Streptococcus pneumoniae* (embora a resistência do pneumococo à penicilina venha sendo descrita cada vez com maior frequência);
- *Streptococcus* grupo viridans;
- *Neisseria meningitidis;*
- *Neisseria gonorrhoeae;*
- *Corynebacterium* spp.;
- *Listeria* spp.;
- *Treponema, Borrelia, Leptospira;*
- Anaeróbios: *Peptostreptococcus* spp.,*Veillonela* spp., *Actinomyces* spp., *Clostridium* spp.

A penicilina G, porém, apresenta alguns inconvenientes considerando sua farmacocinética, estabilidade e espectro de ação.

Como a vida média deste antibiótico é muito curta, são empregados dois derivados que tem absorção e eliminação lentas: a penicilina procaína e a penicilina benzatina, que podem ser administradas a cada 12 horas e cada 15 a 21 dias respectivamente, por via intramuscular.

A fenoximetilpenicilina é outro derivado da penicilina que é resistente à inativação ácida do estômago e, por este motivo, pode ser administrada pela via oral.

Outros derivados da penicilina

Penicilinas de amplo espectro: ampicilina, amoxacilina

Essas drogas se caracterizam por apresentar estabilidade em meio ácido e ter efeito sobre cocos e bacilos Gram-positivos e negativos. No entanto, podem ser inativadas pela ação de enzimas, as β-lactamases (estafilocócica e das bactérias Gram-negativas), razão pela qual grande parte dos patógenos atualmente apresenta resistência a estes antimicrobianos. Além da ação contra as bactérias sensíveis à penicilina, são ainda ativas contra enterococos, *Listeria* spp. e *Haemophilus influenzae* não produtor de β-lactamase. A amoxicilina está disponível em apresentação oral, e a ampicilina, parenteral e oral.

Penicilinas de espectro reduzido, resistentes a β-lactamases (penicilinases)

Oxacilina, cloxacilina, dicloxacilina: estas drogas, também chamadas de isoxazolilpenicilinas, são resistentes à ação das β-lactamases estafilocócicas, embora não tenham ação contra os bacilos gram-negativos. Seu espectro de ação é em *Staphylococcus aureus* sensíveis. Atualmente só a oxacilina se encontra disponível no mercado, com apresentação parenteral.

Penicilinas antipseudomonas

Carbenicilina, ticarcilina, piperacilina, azlocilina e mezlocilina. As duas primeiras são chamadas de carboxipenicilinas e são especialmente ativas sobre *Pseudomonas aeuruginosa* e *Proteus* indol positivos. Não são drogas de primeira escolha em relação às demais bactérias porque existem outras drogas mais ativas e de menor custo.

Azlocilina, mezlocilina e piperacilina são ureidopenicilinas que apresentam boa atividade antipseudomonas e em outras bactérias Gram-negativas, especialmente *Klebsiella* spp., *Enterobacter* spp. e *Proteus* indol positivos.

Cefalosporinas

De acordo com a época em que foram introduzidas na terapêutica e principalmente por suas propriedades, dividimos as cefalosporinas em quatro grupos:

1. Cefalosporinas de primeira geração: são ativas contra bactérias Gram-positivas e algumas Gram-negativas. Não possuem ação contra enterococos, *Pseudomonas*, *Listeria*, clamídeas e estafilococos resistentes à oxacilina. Suas principais indicações clínicas são o tratamento de infecções estafilocócicas sensíveis à oxacilina, infecções respiratórias provocadas por *Haemophilus influenzae*, pneumococo sensível à penicilina e outros *Streptococcus (pyogenes, agalactiae e* grupo viridans*)* e ainda prevenção de infecções cirúrgicas. Fazem parte deste grupo: cefalotina, cefazolina (parenterais), cefalexina, cefadroxil (orais), cefradina (parenteral e oral).
2. Cefalosporinas de segunda geração: são mais resistentes à ação das β-lactamases produzidas pelas bactérias Gram-negativas. Compõem este grupo: cefoxitina, cefamandol (patenterais), cefaclor (oral) e cefuroxima (parenteral/oral).

Cefoxitina é a cefalosporina (no caso, cefamicina) de melhor atividade sobre bactérias anaeróbias estritas. Apresenta, também, boa atividade em algumas espécies de enterobactérias. Não é indicada em infecções causadas por estafilococos. Cefuroxima e cefamandol têm boa atividade em *Haemophilus influenzae, Moraxella catarrhalis, Streptococcus pneumoniae* e *Neisseria gonorrhoeae.*

3. Cefalosporinas de terceira geração: ceftriaxona, cefotaxima, cefoperazona, ceftazidima (parenterais), cefpodoxima e cefixima (orais) são ainda mais resistentes à inativação pelas β-lactamases das bactérias Gram-negativas. Apresentam boa atividade contra estes agentes, principalmente contra enterobactérias e *Haemophilus influenzae.* Cefoperazona e especialmente ceftazidima são também muito ativas em *Pseudomonas aeuruginosa.* Por esta razão, as cefalosporinas de terceira geração são indicadas no tratamento das infecções provocadas por bactérias Gram-negativas resistentes a outros antimicrobianos, como acontece no caso das infecções intra-hospitalares. Pela sua capacidade de penetrar através da barreira hemoliquórica, estes antimicrobianos são utilizados no tratamento das meningites causadas por enterobactérias, pneumococo parcialmente resistente à penicilina e *Haemophilus influenzae.* Assim como as outras cefalosporinas, as de terceira geração não têm atividade sobre enterococos, listerias e clamídeas. São menos ativas que as de primeira geração sobre estafilococos e menos ativas que as de segunda geração sobre anaeróbios.
4. Cefalosporinas de quarta geração: cefepima e cefpiroma (parenterais). Apresentam o mesmo espectro de ação das anteriores, acumulando o espectro da ceftazidima para Gram-negativos o do ceftriaxone para *Streptococcus* e o das cefalosporinas de primeira geração para *Staphylococcus.*
5. Novas cefalosporinas ("quinta geração"): com espectro contra Gram-negativos similar ao do cefepime e da ceftazidima, a ceftarolina e o ceftobiprole são as únicas cefalosporinas com ação contra *Staphylococcus aureus* resistentes à oxacilina.

Carbapenêmicos

Nestes antimicrobianos, a cadeia cíclica ligada ao anel β-lactâmico tem o átomo de enxofre substituído por carbono, constituindo o anel carbapenem, e como cadeia lateral um grupo hidroxietil. Estas estruturas dão a estes antibacterianos um amplo espectro de ação e uma grande estabilidade diante das β-lactamases.

Atualmente existem quatro antimicrobianos deste grupo disponíveis: imipinem, meropenem, ertapenem e doripenem. Estas drogas têm atividade contra a maioria dos cocos Gram-positivos e negativos e em bacilos Gram-positivos e negativos, aeróbios e anaeróbios. Alguns bacilos Gram-negativos não fermentadores da glicose, micobactérias, estafilococos resistentes a oxacilina, clamídeas e micoplasmas são resistentes aos carbapenêmicos. As legionelas podem se apresentar sensíveis *in vitro*, porém não devem ser tratadas com estes antibióticos pela sua baixa concentração intracelular. O ertapenem não apresenta boa atividade contra *Pseudomonas aeruginosa* e *Acinetobacter* spp.

O imipenem sofre hidrólise pela enzima renal desidropeptidase l, produzida no túbulo renal. Esta ação enzimática inativa o antimicrobiano. Por este motivo, o imipenem é associado à cilastatina sódica, que tem ação inibitória na desidropeptidase renal.

Monobactâmicos

São antimicrobianos que possuem somente o anel β-lactâmico associado a extensas cadeias laterais.

O único monobactâmico utilizado na prática clínica, atualmente, é o aztreonam.

É um antimicrobiano de boa atividade sobre bactérias Gram-negativas aeróbias (enterobactérias, neisserias e *Pseudomonas aeruginosa*) e nenhuma atividade sobre Gram-positivos, anaeróbios, legionelas e *Acinetobacter baumanii*. Esta falta de atividade é devida à sua baixa capacidade de ligação às proteínas fixadoras de penicilinas (PBP) da parede celular bacteriana. É altamente resistente à inativação pelas β-lactamases bacterianas.

Inibidores de β-lactamases

Existem várias substâncias capazes de inibir estas enzimas bacterianas. Um grupo é capaz de destruir as enzimas ao mesmo tempo em que é destruído pela ação destas. Por este motivo, estes inibidores são chamados de suicidas. Estas substâncias, com exceção talvez do sulbactam, não têm atividade antimicrobiana e, para serem úteis do ponto de vista terapêutico, devem ser associadas a antimicrobianos β-lactâmicos. Desta forma, bactérias resistentes ao antimicrobiano passam a ser sensíveis, pela presença do inibidor.

Os inibidores utilizados em terapêutica são o ácido clavulânico, o tazobactam e o sulbactam sódico. São utilizados em associação com: amoxicilina (amoxicilina + ácido clavulânico), ticarcilina (ticarcilina + ácido clavulânico), piperacilina (piperacilina + tazobactam) e ampicilina (ampicilina + sulbactam).

Aminoglicosídeos

Estes antimicrobianos são constituídos por uma unidade aminociclitol unida por pontes osídicas a duas ou três unidades de aminoaçúcares. Por este motivo, a denominação mais correta deste grupo de antibacterianos é aminociclitóis aminoglicosídeos.

Os principais aminoglicosídeos são: estreptomicina, kanamicina, gentamicina, neomicina, tobramicina, amicacina e netilmicina

São drogas bactericidas, que alteram a função dos ribossomos bacterianos. São ativas contra bactérias Gram-negativas aeróbias e contra alguns estafilococos. Gentamicina, amicacina, tobramicina e netilmicina são ativos também contra *Pseudomonas aeuruginosa* e *Acinetobacter baumanii. Pseudomonas cepacia* é resistente. Em hospitais é frequente a resistência adquirida das enterobactérias e outros bacilos Gram-negativos a diferentes aminoglicosídeos. Neste sentido, amicacina e netilmicina são os que apresentam atividade sobre maior número destas cepas.

Estreptomicina é o aminoglicosídeo com melhor atividade sobre *Mycobacterium tuberculosis*. Por este motivo, a diidroestreptomicina tem como indicação principal o tratamento da tuberculose (a estreptomicina foi abandonada por ser muito tóxica).

Estas drogas são inativas em bactérias anaeróbias estritas, porque não são transportadas através da membrana citoplasmática para o interior da bactéria.

Também não são efetivas isoladamente contra os estreptococos e enterococos, porém apresentam sinergismo de ação com penicilinas no tratamento de infecções provocadas por *Streptococcus* do grupo *viridans* e contra o enterococo. Esta associação é o tratamento de primeira escolha nas endocardites estreptocócicas subagudas. Este sinergismo é devido ao fato de as penicilinas bloquearem a síntese da camada de peptideoglicano nas bactérias, facilitando a entrada dos aminoglicosídeos ao interior da bactéria.

A neomicina é altamente tóxica quando administrada por via parenteral e, por este motivo somente é utilizada de forma tópica e por via oral no tratamento do coma hepático, pela redução da microbiota intestinal e ainda como preparo de cólon, pelo mesmo mecanismo, no pré-operatório de pacientes submetidos à cirurgia do intestino grosso.

Glicopeptídeos

Este grupo é composto de dois antibacterianos de importância na terapêutica: vancomicina e teicoplanina, que possuem ação bactericida, inibindo a síntese da parede celular bacteriana nos cocos Gram-positivos, com exceção do enterococo, quando tem ação bacteriostática quando utilizadas isoladamente, e bactericida quando associadas à aminoglicosídeos.

A vancomicina é ativa em bactérias Gram-positivas, e sua maior indicação é para o tratamento das infecções provocadas por *Staphylococcus aureus* e *Staphylococcus epidermidis* resistentes a oxacilina.

Apresenta ainda sinergismo com gentamicina no tratamento de infecções por *Enterococcus faecalis*.

Administrada por via oral é eficaz no tratamento da enterocolite pseudomembranosa provocada pelo *Clostridium difficile* e que aparece como complicação oportunista do uso de antibacterianos de largo espectro.

A resistência adquirida à vancomicina era um fato raro, mas que tem sido descrita em enterococos; ocorre por mutação e potencialmente pode ser transferida ao *Staphylococcus aureus*.

Teicoplanina tem espectro de ação semelhante ao da vancomicina. Apresenta como vantagens: vida média mais longa, o que permite sua utilização em dose única diária, e uma menor toxicidade renal quando comparada à vancomicina.

Tetraciclinas

As tetraciclinas são antibacterianas de amplo espectro, geralmente bacteriostáticos, embora a resistência adquirida a este grupo de antimicrobianos entre bactérias Gram-positivas e Gram-negativas seja um fato muito frequente hoje. A principal característica destas drogas é a capacidade de difundir ao interior das células do hospedeiro, o que permite sua utilização no tratamento de patógenos intracelulares. Assim, as principais indicações destes antibacterianos são o tratamento de infecções provocadas por clamídeas, riquétsias, micoplasmas, brucelas, borrelias e *Calymmatobacterium*.

Cloranfenicol

Antibacteriano de largo espectro de ação predominantemente bacteriostática, para o qual existem elevadas taxas de cepas resistentes tanto de bactérias Gram-positivas como Gram-negativas. Porém, é muito ativo em bactérias anaeróbias estritas, sendo uma das principais drogas utilizadas para o tratamento das infecções causadas por estes micro-organismos. Também continua sendo a droga de primeira escolha para o tratamento da febre tifóide, devido às raras ocorrências de *Salmonella typhi* resistentes ao cloranfenicol. Outra indicação desta droga é a meningite provocada por *Haemophilus influenzae* produtor de β-lactamases. Diante desta bactéria, assim como ao pneumococo, o cloranfenicol age de forma bactericida.

Macrolídeos

O antibacteriano mais frequentemente utilizado dentro deste grupo é a eritromicina. Esta droga age principalmente sobre bactérias Gram-positivas e cocos Gram-negativos, espiroquetas e alguns bacilos Gram-negativos. É considerada a droga de escolha para o tratamento das infecções causadas por *Mycoplasma pneumoniae, Legionella pneumophila, Bordetella pertussis, Bartonella* spp.e *Campylobacter jejuni.* Além destas indicações, é utilizada ainda no tratamento da faringite aguda estreptocócica (quando o paciente é alérgico à penicilina), nas infecções produzidas por pneumococo, *Staphylococcus aureus* sensível à oxacilina, *Corynebacterium diphteriae* e *Bacillus anthracis*.

Novos macrolídeos como a midecamicina, miocamicina, roxitromicina, claritromicina e azitromicina apresentam atividade antibacteriana semelhante à da eritromicina, porém possuem algumas propriedades farmacocinéticas diferentes, como, por exemplo, maior vida média e maior concentração nos tecidos, permitindo administração em dose única diária.

Lincosaminas

São dois os antimicrobianos importantes neste grupo: lincomicina e clindamicina. O espectro e o mecanismo de ação são semelhantes aos dos macrolídeos, com os quais podem ter resistência cruzada.

Clindamicina é bactericida, ativa contra estafilococos e estreptococos, mas não ao enterococo, que é naturalmente resistente. É particularmente ativa contra as bactérias anaeróbias estritas, sendo uma das drogas de escolha para o tratamento das infecções causadas por estes agentes. Os bacilos Gram-negativos aeróbios são naturalmente resistentes.

Lincomicina tem um espectro de ação semelhante, embora seja menos ativa que clindamicina, especialmente diante dos anaeróbios estritos.

Quinolonas

Desde a descoberta do ácido nalidíxico (ácido 1-etil-7-metil-1,8-naftiridina-4-ona-3-carboxílico), numerosos outros antibacterianos com estrutura química similar foram sintetizados. O ácido nalidíxico tem atividade sobre bactérias Gram-negativas, especialmente da família *Enterobacteriaceae*, mas não possui atividade sobre *Pseudomonas aeruginosa*. Esta droga se concentra exclusivamente na urina e no parênquima renal, sendo, por este motivo, indicada somente no tratamento das infecções do trato urinário.

Outros medicamentos sintetizados posteriormente e de estrutura e atividade semelhante foram: ácido oxolínico, ácido piromídico, cinoxacina e ácido pipemídico. Todas estas drogas apresentam atividade e indicação similares às do ácido nalidíxico.

Alguns autores classificam as quinolonas de acordo com sua ampliação de espectro, em 1ª, 2ª, 3ª, e 4ª gerações.

As inicialmente descritas (ácido nalidíxico, cinoxacina, ácido oxolínico) são de primeira geração, as de segunda são as fluoroquinolonas ou quinolonas fluoradas: norfloxacina, ciprofloxacina, lomefloxacina, ofloxacina. Em 1997, foram sintetizadas as "fluoroquinolonas de espectro ampliado": levofloxacina (3ª geração), trovafloxacina (retirada do mercado logo após por seus efeitos tóxicos), moxifloxacina e gatifloxacina (4ª geração).

As fluoroquinolonas são potentes agentes sintéticos ativos *in vitro* contra uma grande variedade de espécies bacterianas. Estas drogas têm como mecanismo de ação a inibição da síntese do DNA bacteriano.

A resistência é exclusivamente do tipo cromossômico, não tendo sido descrita resistência plasmideal. Este fato torna estas drogas particularmente atraentes para uso hospitalar, já que nos hospitais a resistência transferida por plasmídios é especialmente freqüente.

O espectro de atividade das fluoroquinolonas inclui a maioria dos agentes de infecção urinária, patógenos gastrintestinais, *Neisseria gonorrhoeae* e outras bactérias mais difíceis de serem erradicadas, como os bacilos Gram-negativos multirresistentes a β-lactâmicos e aminoglicosídeos e os *Staphylococcus* resistentes à oxacilina.

Outros antibacterianos

Sulfonamidas, trimetoprim e cotrimoxazol

As sulfonamidas são drogas de largo espectro de ação. Entretanto, seu uso clínico é bastante limitado atualmente devido à disponibilidade de antimicrobianos mais eficazes. As sulfonamidas continuam indicadas no tratamento das infecções por *Nocardia asteroides.*

Embora possua atividade antibacteriana própria, o trimetoprim é sempre usado em associação com sulfas ou outros antimicrobianos como a rifampicina com os quais existe sinergismo. A associação mais utilizada é com o sulfametoxazol (cotrimoxazol). O sinergismo se explica porque os dois antimicrobianos atuam em pontos diferentes da via de síntese do ácido tetraidrofólico.

O cotrimoxazol tem amplo espectro de ação, embora mais da metade das cepas de bacilos Gram-negativos apresente resistência adquirida a este quimioterápico. A indicação mais importante deste antimicrobiano é o tratamento e a prevenção da pneumonia causada por *Pneumocystis carinii* em pacientes imunocomprometidos.

Metronidazol

Este quimioterápico tem alta atividade contra bactérias anaeróbias estritas, sendo uma das drogas de escolha para o tratamento das infecções causadas por estes agentes. A droga é também efetiva contra *Gardnerella vaginalis*, *Campylobacter fetus* e *Helicobacter pylori*.

Nitrofurantoína

É um derivado nitrofurânico, especialmente ativo contra bactérias Gram-positivas e Gram-negativas. Como a droga quando administrada por via oral se concentra na urina, este quimioterápico é particularmente indicado no tratamento das infecções do trato urinário.

Oxazolidinonas

O único antimicrobiano deste grupo atualmente é a linezolida, que age interferindo na síntese protéica bacteriana, ligando-se ao ribossomo. Tem ação exclusiva em cocos Gram-positivos aeróbios e sua indicação principal é o tratamento de infecções produzidas por Gram-positivos, incluindo enterococo resistente à vancomicina (VRE) e *Staphylococcus* spp. resistentes à oxacilina e à vancomicina.

Lipoglicopeptídeos

Dalbavancina, oritavancina e a telavancina tem duplo mecanismo de ação, inibição da síntese da parede celular e mudança na permeabilidade da membrana celular bacteriana. Têm boa atividade contra os estafilococos e enterococos, inclusive as cepas resistentes à vancomicina.

Estreptograminas

Quinupristina-dalfopristina é o primeiro agente deste grupo, uma associação de dois antibióticos que agem sinergicamente interferindo na síntese protéica bacteriana. Possui atividade somente em bactérias Gram-positivas, com ação bactericida contra *Staphylococcus* e *Streptococcus*, e bacteriostática contra *Enterococcus faecium*. Não tem ação contra *Streptococcus faecalis*.

Lipopeptídeos

A daptomicina é um antibiótico natural descoberto em 2003, bactericida, com espectro de atividade em patógenos Gram-positivos, incluindo os resistentes à oxacilina e à vancomicina. Age alterando a permeabilidade da membrana plasmática.

Glicilciclinas

A tigeciclina é um derivado da minociclina (tetraciclina), com ação bacteriostática através da inibição da síntese protéica bacteriana. Não é afetada pelos mecanismos de resistência conhecidos às tetraciclinas e age em bactérias resistentes aos β-lactâmicos e às fluoroquinolonas. Com esta característica, atinge amplo espectro de atividade contra enterococos resistentes à vancomicina, *Staphylococcus aureus* resistentes à oxacilina e várias espécies de bacilos Gram-negativos aeróbios e anaeróbios multirresistentes. Porém, sua atividade contra *Pseudomonas aeruginosa* e *Proteus* spp. é limitada.

Além de conhecer os antibióticos disponíveis, alguns princípios devem ser observados na introdução de terapia antimicrobiana:

1. Conhecer os micro-organismos mais frequentes em determinados tipos de infecção.
2. Realizar exame para pesquisa direta (por coloração de Gram) quando há urgência na decisão terapêutica.
3. Aguardar resultado da cultura e do teste de sensibilidade, quando possível, para indicação da droga mais eficaz contra o agente da infecção.
4. Quando urgente, a introdução do antibiótico deve ser feita após coleta do material infectado, para posterior conferência da sensibilidade da bactéria ao antimicrobiano administrado.
5. De preferência, administrar drogas bactericidas, principalmente se o paciente tiver alteração de imunidade.
6. Avaliar a toxicidade do antimicrobiano e, em casos de insuficiência renal, adequar a dosagem.
7. Avaliar os custos da antibioticoterapia.
8. Verificar criteriosamente dose, via de administração, intervalo e duração da terapêutica antimicrobiana.
9. A indicação de associação de antibióticos deve ser cuidadosa, para evitar diminuição ou até inativação de algumas drogas; são indicadas em infecções mistas, infecções de etiologia desconhecida, e sinergismo contra alguns agentes (por exemplo: penicilina + aminoglicosídeo em infecções por enterococo).
10. Quando há falta de resposta terapêutica no tratamento das infecções com antimicrobianos, alguns fatores devem ser avaliados:
    - Resistência do micro-organismo ao antibiótico; verificar a sensibilidade da bactéria isolada à droga utilizada, no antibiograma.
    - Dosagem inadequada.
    - Processos fechados, que não permitem a penetração adequada do antibiótico, requerendo drenagem (por exemplo: abscessos).
    - Processos obstrutivos, mantendo ou facilitando a multiplicação bacteriana (por exemplo: cálculos renais).
    - Presença de cateteres vasculares ou urinários, ou outros corpos estranhos.

Bibliografia

1. Versalovic, J; Carrol, KC; Funke, G; Jorgensen, JH; Landry, ML; Warnock, DW. Manual of Clinical Microbiology, 10th ed., ASM Press, Washington, DC, 2011.
4. Mandell, GL; Bennett, JE; Dolin, R. Mandell, Douglas, and Bennett's Principles and Practice of Infectious Diseases, 7th ed., Churchill Livingstone, Philadelphia, 2009.
5. Cherry, J; Demmler-Harrison, GJ; Kaplan, SL; Steinbach, WJ; Hotez, P. Feigin and Cherry's Textbook of Pediatric Infectious Diseases, 7th ed., Saunders, Philadelphia, 2013.
6. Bryskier, A. Antimicrobial Agents: Antibacterials and Antifungals, 1st ed., ASM Press, Washington, DC, 2005.
7. Lorian V. Antibiotics in laboratory medicine. 5th ed. Baltimore: Williams & Wilkins Co.; 2005.
8. van Hal SJ, Paterson DL.New Gram-positive antibiotics: better than vancomycin? Curr Opin Infect Dis. 2011;24(6):515-20.
9. Shah PM. Parenteral carbapenems. Clin Microbiol Infect 2008;14(suppl. 1):175-80.
10. Lentino JR, Narita M, Yu VL. New antimicrobial agents as therapy for resistant gram-positive cocci.Eur J ClinMicrobiol Infect Dis 2008;27:3-15.

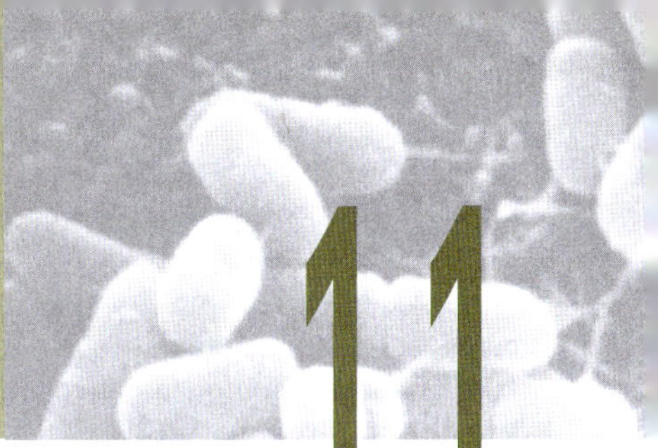

Marinês Dalla Valle Martino

11

Métodos para Detecção do Perfil de Sensibilidade das Bactérias aos Antibióticos

Introdução

A determinação do perfil de sensibilidade das bactérias aos antimicrobianos é uma ferramenta extremamente importante tanto do ponto de vista clínico quanto epidemiológico.

O sucesso no tratamento de uma infecção depende de vários fatores associados ao hospedeiro, à bactéria isolada e ao antimicrobiano utilizado, de acordo com o seguinte:

- *hospedeiro:* perfil imunológico e o sítio de infecção associada ao quadro clínico;
- *antimicrobiano:* farmacocinética (absorção, distribuição, biotransformação e excreção da droga) e farmacodinâmica (relação da concentração do fármaco com a sua atividade antimicrobiana);
- *bactéria:* perfil de sensibilidade e possibilidade de adquirir e expressar fatores de resistência durante o tratamento.

Desta forma, a determinação do perfil de sensibilidade das bactérias aos antimicrobianos é uma ferramenta extremamente importante, tanto do ponto de vista clínico quanto epidemiológico.

A indicação dos testes é fundamentalmente dirigida para aquelas bactérias que tem comportamento incerto diante de uma terapêutica empírica, pela possibilidade de aquisição e/ou expressão de um mecanismo de resistência.

Um ponto fundamental para estabelecer o perfil de sensibilidade de uma bactéria é determinar o valor da Concentração Inibitória Mínima da bactéria (CIM) em relação ao antimicrobiano, ou seja, a menor concentração do antimicrobiano que é capaz de inibir a sua multiplicação e estabelecer os pontos de corte (*breakpoints*) para interpretação dos testes de sensibilidade.

Esta determinação pode ser realizada através dos testes de sensibilidade e, existem vários métodos que se dispõem para esta tarefa.

Para que os resultados obtidos possam ter acurácia é necessário que vários aspectos técnicos sejam seguidos.

Existem vários comitês que trabalham na padronização dos testes de sensibilidade como o *Clinical Laboratory Standards Institute* (CLSI), o *European Committee on Antimicrobial Susceptibility Testing* (EUCAST) e mais recentemente o *Brazilian Committee on Antimicrobial Susceptibility Testing* (BrCAST).

Para cada método são preconizados aspectos que dizem respeito ao inóculo, meio de cultura, temperatura, tempo e atmosfera de incubação, bem como as cepas-padrão utilizadas no controle de qualidade do teste. Em cada combinação micro-organismo e droga são também estabelecidos os critérios interpretativos de acordo com o seguinte:

- *sensível:* o isolado é inibido quando doses usuais dos antimicrobianos são utilizadas;
- *intermediário:* inclui isolados cuja CIM possa ser atingida por níveis de antimicrobianos no sangue e nos tecidos, mas a taxa de resposta possa ser menor que para àqueles classificados como sensíveis. A categoria intermediária implica eficácia clínica em sítios aonde fisiologicamente as drogas são mais concentradas como, por exemplo, as quinolonas e beta-lactâmicos na urina, ou quando doses maiores que as usuais possam ser utilizadas (beta-lactâmicos). Esta categoria ainda inclui uma zona de classificação de incerteza aonde podem existir fatores técnicos não controlados;
- *sensível dose-dependente (SDD):* trata de uma categoria recentemente introduzida para interpretação do perfil de sensibilidade de bactérias. Implica que a susceptibilidade do isolado é dependente do regime terapêutico utilizado. Estas doses são superiores àquelas referendadas para classificação da categoria sensível;
- *resistente:* refere-se a isolados que não são inibidos por concentrações de antimicrobianos utilizados em doses habituais ou que os limites indicam a presença de um mecanismo de resistência como, por exemplo, a produção de beta-lactamases.

Espera-se que os testes de sensibilidade possam detectar os principais mecanismos de resistência, porém deve-se ficar sempre atento para a detecção de novos mecanismos que possam ser descritos.

Os testes de sensibilidade podem ser realizados manualmente ou de forma automatizada e assim, produzirem resultados qualitativos ou quantitativos (quando verdadeiramente determinam o valor da CIM).

Métodos Manuais

- *Disco-difusão:* flexível e bem padronizado para uma série gêneros e espécies de bactérias; consiste no plaqueamento de um inóculo padronizado em 1,5 x 10^8 U.F.C./ml (0,5 da escala de McFarland) em um meio sólido e adição de discos de papel-filtro impregnados com concentrações pré-estabelecidas de antimicrobiano. Em geral, distribui-se até 12 discos em uma placa de 150 mm e 6 discos na placa de 100mm, Após incubação, procede-se a leitura dos halos de inibição de crescimento ao redor dos discos. Para cada combinação micro-organismo e droga se faz a interpretação da categoria (S, R, I, SDD) consultando-se as tabelas dos órgãos de padronização. A vantagem do método está na simplicidade de execução, facilidade na leitura e eliminação do uso de dispositivo automatizado para execução. Ao contrário de todos os métodos que serão descritos abaixo, produz resultados somente qualitativos. É o teste mais acessível a todos os laboratórios clínicos e desde que o controle de variáveis como espessura do ágar, armazenamento dos discos, pH do meio sejam seguidos, os resultados são aceitáveis. Uma das desvantagens do método, é que não existe padronização para todas as bactérias e todos antibacterianos.
- *Diluição em caldo-macrodiluição:* tem como princípio, inocular uma quantidade padronizada de um inóculo bacteriano de 1-5 x 10^5 U.F.C./ml em tubos previamente preparados com diluições seriadas de antimicrobiano (por exemplo 16, 8, 4, 2, 1 mcg/ml). Após um período de incubação determinado, o tubo com menor concentração de antimicrobiano que não apresenta turvação, representará a CIM. Apesar da vantagem em amostrar um grande inóculo, é uma técnica bastante trabalhosa e de difícil reprodutibilidade.
- *Diluição em caldo-microdiluição:* com o mesmo princípio da diluição em caldo, ao invés do uso de tubos, volumes menores são inoculados em placas de Elisa, destinadas a este fim. Em uma mesma placa podem ser testados diferentes antimicrobianos para a mesma bactéria (12 antimicrobianos em 8 diluições) ou, diferentes bactérias para o mesmo antimicrobiano. Os antimicrobianos podem ser mantidos nas placas liofilizados ou congelados. A leitura das placas pode ser feita de forma visual ou por sistema automatizado. Trata-se de método bastante reprodutível com possibilidade de preparo de várias placas ao mesmo tempo.
- *Difusão em ágar com diferentes gradientes de concentração:* é um método comercial, aonde fitas plásticas impregnadas, com concentrações crescentes de antimicrobianos, são colocadas em uma placa previamente semeada com um determinado inóculo bacteriano. Após incubação da placa, forma-se uma elipse e no ponto de intersecção entre a elipse e a fita, determina-se a CIM. Trata-se de um método de alto custo, portanto a sua indicação é quando o número de antimicrobianos testados é pequeno. Comparando-se com outros métodos de referência, pode-se encontrar variação de uma diluição (geralmente super estima a CIM). As características deste método estão disponíveis em dois produtos comerciais em nosso meio que são o Etest® (bioMerieux) e MICE® (Microdilution Evaluator, Oxoid). Entre as vantagens do método destaca-se o fato da flexibilidade na escolha do antibiótico que se pretende testar e muito útil quando se pretende testar um limitado número de antibióticos. No nosso meio é ainda considerado um método de custo elevado.
- *Diluição em ágar:* realiza-se a diluição seriada de um determinado antimicrobiano; posteriormente se faz a fusão do ágar no tubo e a introdução de um volume constante da solução. Verte-se a cada mistura em uma placa, de forma a se obter placas com diferentes concentrações. Após a solidificação do ágar com auxílio do "repicador de Steers" que funciona como um carimbo, é realizada a semeadura de várias amostras em cada placa. Após secagem dos inóculos as placas são incubadas. A leitura determina a CIM considerando a menor diluição correspondente ao crescimento do inóculo. É um método bastante trabalhoso, implicando na confecção de uma série de placas para cada antimicrobiano. Por permitir o estudo simultâneo de várias bactérias, tem aplicação na área de pesquisa. Na rotina laboratorial, este princípio é aplicado para triagem da resistência de certos micro-organismos a concentrações pré-determinadas de antimicrobianos.

Métodos Automatizados

São métodos que através da turbidimetria, colorimetria e fotometria possuem a vantagem de liberação de resultados em um período de tempo reduzido. Utilizam cartões, placas ou galerias que são específicos para Gram-negativos e Gram-positivos e que, após serem inoculados, são incubados no equipamento. Os sistemas disponíveis no nosso meio são o Vitek® (bioMerieux), Phoenix® (BD) e Microscan® (Siemmens). Todos eles são acoplados a um software e que após leitura automatizada, tem a capacidade de interpretar os resultados obtidos. Dependendo dos valores de CIM obtidos caracterizam-se por serem métodos semi-quantitativos.

Principais Perfis de Resistência Bacteriana

Dentre as diversas espécies bacterianas, alguns perfis têm maior importância clínica e epidemiológica. Embora os métodos moleculares sejam considerados o padrão-ouro, a detecção fenotípica tem relevância.

Staphylococcus resistentes à penicilina

Os *Staphylococcus aureus* foram as bactérias que tiveram o primeiro uso clínico das penicilinas, porém já na década de 40, apareceram cepas produtoras de beta-lactamase determinadas pela presença do gene *blaZ* e portanto resistentes à penicilina.

Detecção fenotípica

Indicado em cepas com CIM $\leq$ a 0.12 mcg/ml ou com halo de inibição de crescimento $\geq$ 29 mm. O teste mais sensível é através da observação da borda do halo de inibição de crescimento ao redor do disco de penicilina com 10 Unidades, no teste de disco-difusão. Existe a opção de inicialmente ser realizado o teste com nitrocefin. Se o teste for positivo libera-se o *Staphylococcus* como preditor de beta-lactamase. Caso seja negativo, então procede-se ao teste com o disco de penicilina, onde a presença de um halo de inibição de crescimento com bordas bem definidas significa produção de beta-lactamase.

Staphylococcus aureus resistentes à meticilina (MRSA)

Descritos já na década de 60-70, inicialmente eram associados à Infecções Relacionadas à Assistência à Saúde (IRAAS), porém no final dos anos 90, clones associados a infecções comunitárias emergiram.

Ocorre a produção de um receptor – *Protein Binding Penicillin* (PBP) do tipo 2a ou seja, PBP2a, que é codificado pelo gene *mec*A, com baixa afinidade para beta-lactâmicos. O gene *mec*A é carreado em um elemento genético móvel denominado de Cassete Cromossômico Estafilocócico *mec* (SCC*mec*). Classicamente os tipos I, II e III são mais associados aos *S. aureus* de característica hospitalar. O tipo IV (comunitário) é menor e não possui genes de resistência acoplados, o que se reflete no teste de sensibilidade, aonde não se detecta resistência a outras classes de antimicrobianos, além dos beta-lactâmicos. Atualmente, existem outros SCC*mec* descritos e esta associação entre *S. aureus* hospitalares e comunitários já não é tão estática.

Detecção fenotípica

A susceptibilidade a oxacilina é melhor avaliada no método de disco-difusão utilizando cefoxitina (disco com 30 mcg);

O teste fenotípico é feito com a incorporação de 6mcg/ml de oxacilina em meio Mueller-Hinton suplementado com 4% de NaCl. Pode-se realizar também a detecção de PBP 2a por método comercial.

Destaca-se ainda, que recentemente foi descrito um novo gene análogo ao *mec*A, denominado de *mec*C, cuja detecção fenotípica também é feita com o uso do disco de cefoxitina.

Staphylococcus aureus intermediário à vancomicina (VISA)

Reportado inicialmente no Japão em 1996, esta resistência é atribuída a presença de uma parede celular mais espessa contendo peptídeos que podem se ligar à vancomicina, impedindo sua ação. Trata-se de resistência já descrita em nosso meio desde 2001.

Staphylococcus aureus resistente à vancomicina (VRSA)

Em junho de 2002, foi identificado em Michigan o primeiro VRSA. Este *S. aureus* possuía o gene *vanA*, o mesmo que confere resistência aos *Enterococcus* spp. Houve a transferência de um plasmídeo contendo o transposon do gene *vanA*, Tn*1546*, de um *Enterococcus faecalis* resistente à vancomicina para um *S. aureus* resistente à oxaxilina (MRSA). Por sua vez, este MRSA já possuía um plasmídeo codificando a resistência à gentamicina e produção de beta-lactamase. O transposon foi incluído no plasmídeo estafilocócico com capacidade de ser transmitido a outros estafilococos, enquanto o restante do plasmídeo enterocócico se perdeu.

Detecção fenotípica

Utiliza-se ágar BHI incorporado com 6 mcg/ml de vancomicina. O crescimento de pelo menos 1 colônia prediz sensibilidade reduzida aos glicopeptídeos.

Staphylococcus aureus resistentes a macrolídeos

A resistência dos estafilococos aos macrolídeos se dá por dois mecanismos principais:

a) *efluxo* – determinado pela presença do gene mrsA (specific methionine sulfoxide reductase)

b) *alteração ribossomal* – determinada pela presença do gene *erm* (erythomycin ribosome methilation). Esta resistência ocorre tanto para a eritromicina quanto para a clindamicina, e pode ser determinada de forma constitutiva ou induzida. No caso de ser induzida há necessidade de uma técnica específica de indução para a detecção laboratorial da resistência à clindamicina.

Detecção fenotípica

Deve-se colocar os discos de eritromicina e clindamicina com uma distância entre 15 e 26 mm de distância (centro a centro do halo). Após incubação por 16-18 horas a temperatura de 35°C ± 2 em ar ambiente, uma zona de achatamento no halo da clindamicina (zona D) indica a resistência induzível à clindamicina.

Enterococcus resistente à vancomicina (VRE)

Os primeiros relatos de VRE ocorreram na Inglaterra e França em 1988.

Na resistência à vancomicina, devido a alteração na porção terminal do peptideoglicano, há diminuição de afinidade do antimicrobiano pelo receptor. De acordo com o padrão de resistência apresentado, existem vários genótipos e fenótipos, cuja base da resistência resulta na produção de precursores de peptideoglicanos, na qual a porção terminal é diferente de D-alanil-D-alanina, o principal alvo da vancomicina.

Detecção fenotípica

Pode ser feita através do método de ágar diluição com BHI ágar incorporado com 6mcg/ml de vancomicina. O crescimento de pelo menos 1 colônia prediz o diagnóstico de VRE.

Streptococcus pneumoniae resistentes à penicilina

O principal mecanismo de resistência do pneumococo às penicilinas é diminuição de afinidade para as proteínas ligadoras de penicilina (PBP). Cepas sensíveis tem seis proteínas que se ligam a penicilina e que são a 1a, 1b, 2a, 2b, 2x e 3. A 2b é a mais importante porque a inibição desta proteína leva a lise da célula.

Detecção fenotípica

A detecção da sensibilidade dos pneumococos à penicilina pode ser feita com o uso do disco de oxacilina (1mcg). Isolados com halos de inibição de crescimento $\geq$ 20 mm são considerados sensíveis e correspondem a CIM inferior a 0.06 mcg/ml. Para halos $\leq$ 19 mm, deve ser feita a determinação da CIM de penicilina.

Para os Gram-negativos, a produção de beta-lactamases é um mecanismo de destaque. Dentro da classificação de Ambler destacam-se no grupo A as beta-lactamases de espectro estendido e as *Klebsiella-pneumoniae* carbapenemase (KPC), no grupo B as metalo-betalactamases como as NDM (New-Deli metalobeta-lactamase), IMP e VIM, grupo C as ampC e no grupo D as oxacarbapenemases como Oxa-48.

Enterobactérias

Produtoras de Beta-Lactamases de Espectro Estendido (ESBL): são beta-lactamases capazes de conferir resistência às penicilinas, cefalosporinas de primeira, segunda, terceira e quarta gerações e aztreonam (excluindo as cefamicinas); são inibidas por inibidores de beta-lactamases como o ácido clavulânico, sulbactam e tazobactam. Estas beta-lactamases são originadas das TEM-1, TEM-2 e SHV. Com importância inicial em cepas de *Klebsiella pneumoniae* e depois em *E.coli,* devido a localização plasmidial pode ser transferida para diferentes espécies bacterianas.

Detecção fenotípica

Inicialmente considera-se para triagem cepas de *E. coli*, *K. pneumoniae*, *K. oxytoca*e *Proteus mirabilis com* CIM $\geq$2 µg/ml para ceftriaxona e/ou cefotaxima, e/ou ceftazidima e/ou aztreonam e no caso de *Proteus mirabilis* considerar somente ceftazidima e cefotaxoma. A técnica recomendada para o teste confirmatório fenotípico é comparar a CIM obtida quando o teste é feito com o antimicrobiano isolado versus a incorporação de um inibidor de beta-lactamase (ácido clavulânico) com o antimicrobiano. A obtenção da variação de 3 ou mais diluições no resultado da CIM confirma o teste de triagem. Este mesmo princípio pode ser aplicado ao método de disco-difusão utilizando-se discos impregnados ou não com ácido clavulânico. Neste último caso, variações na diferença dos halos de inibição de crescimento acima de 5 mm são significativas.

Anteriormente, quando este teste fenotípico era positivo, recomendava-se liberar todas as cefalosporinas e o aztreonam (independentemente da CIM previamente obtida) como resistentes.

Atualmente tanto o CLSI quanto o EUCAST recomendam estes testes somente para fins epidemiológicos e a interpretação do teste se faz isolada para cada antimicrobiano.

Enterobactérias resistentes a carbapenens (CRE)

A resistência das enterobactérias aos carbapenens pode estar associada à produção de beta-lactamases, impermeabilidade da membrana externa e hiperexpressão de bombas de efluxo. A produção de carbapenemase quer como a *Klebsiella pneumoniae carbapenemase* (KPC) e as metalo-betalactamases como a New-Deli Metalo betalactamase (NDM) despertam interesse no nosso meio. Esta importância é justificada quer pela dificuldade no diagnóstico e também pela facilidade de disseminação, uma vez que os genes que as codificam localizam-se em plasmídeos ou transposons.

Detecção fenotípica

De acordo com os resultados dos halos de inibição de crescimento ou CIM para os carbapenens devem ser realizados testes com ácido fenil-borônico, EDTA (ácido etilenodiamino tetra-acético) e cloxacilina. Estas substâncias apresentam-se como potenciadoras ou inibidoras de carbapenemase. A positividade do teste se faz quando existe a diferença de 5 mm entre a leitura dos discos incorporados com os substratos juntamente aos antimicrobianos e avaliados isoladamente.

As KPCs são inibidas pelo ácido fenill-borônico mas não são potencializadas pela cloxacilina, como ocorre com isolados produtores de enzimas ampC. As metalobeta-lactamases do tipo NDM são inibidas pelo EDTA.

O teste de Hodge, que consiste na semeadura de uma placa com um inóculo de uma cepa de *E.coli* bem sensível (*E.coli* ATCC 25922), um disco de ertapenem ou meropenem no centro e estria a partir da borda do disco da cepa a ser investigada, tem sido criticado devido a sua sensibilidade, principalmente em relação à detecção de cepas produtoras de metalobeta-lactamses. Outro ponto diz respeito à subjetividade na interpretação do teste, já que é considerado positivo quando ocorre uma reentrância no halo de inibição de crescimento e a intersecção do crescimento do micro-organismo que é testado.

Outros Métodos

Além dos métodos clássicos descritos anteriormente e dos moleculares, outras alternativas despontam na rotina laboratorial. De grande interesse, é o uso do MALDI TOF

(Matrix Assisted Laser Desorption Ionization – Time Of Flight para detecção do perfil de sensibilidade. Já bem estabelecido para identificação, este método que consiste na emissão de feixes de laser em uma placa tratada com uma matrix, aonde ocorre ionização das proteínas ribossomais e migração para um campo com velocidade relacionada ao tamanho desta partícula. Uma vez capatadas, estas partículas dão origem a um espectro. Até o momento, esta método tem focado a detecção de alguns mecanismos de resistência do tipo produção de beta-lactamases como as carbapenemases. Temos duas linhas de equipamentos no nosso meio que são o Vitek MS (bioMerieux) e o MALDI BiotyperBD.

Considerando-se a importância destas rotinas, espera-se que cada vez mais sejam incluídos métodos que possam ser rápidos e acurados o suficiente para auxiliarem a decisão terapêutica.

Bibliografia

1. Agência Nacional de Vigilância Sanitária (ANVISA) Nota Técnica Nº 01/2013. Medidas de Prevenção e Controle de Infecções por Enterobactérias Multiresistentes. http://portal.anvisa.gov.br/wps/wcm/connect/ea4d4c004f4ec3b98925d9d785749fbd/Microsoft-+Word++NOTA+T%C3%89CNICA+ENTEROBACTERIAS+17+04+2013(1).pdf?MOD=AJPERES. Acessado em 23/05/2014.
2. Clinical Laboratory Standards Institute.Performance Standards for Antimicrobial SusceptibilityTesting; Twenty-Fourth Informational Supplement, M100-S24. Wayne (PA): CLSI; 2014.
3. The European Committee on Antimicrobial Susceptibility Testing – EUCAST. Acesso livre:http://www.eucast.org/fileadmin/src/media/PDFs/EUCAST_files/Disk_test_documents/EUCAST_breakpoints_v1.0_20091221.pdf. Acessado em 23/05/2014.

PARTE 2A

Bacteriologia Médica Geral

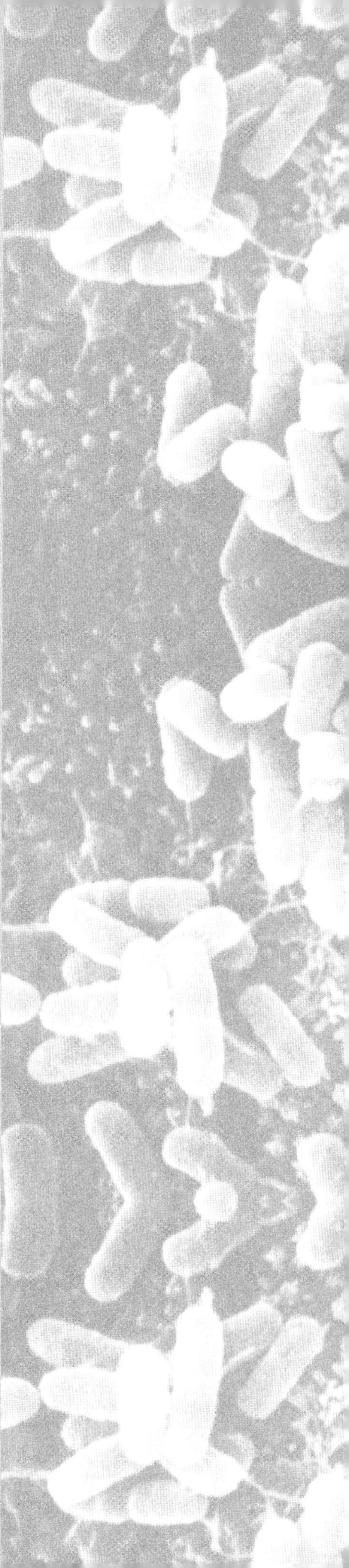

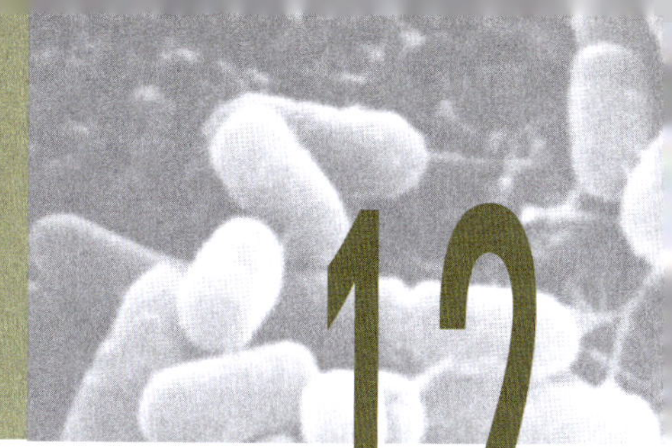

Carla Romano Taddei
Kátia Brandt
Magda Carneiro-Sampaio

12

Microbiota Humana

Entende-se por **microbiota** do organismo a presença de micro-organismos que estabelecem residência permanente ou não, sem causar infecções ou nenhum outro dano ao hospedeiro em situações normais.

No corpo humano a microbiota distribui-se pelas partes do corpo que estão em contato com o meio externo como pele e mucosas. A colonização destas regiões do organismo não ocorre de maneira homogênea, sendo que cada sítio possui uma microbiota com características próprias.

A microbiota pode ser dividida em i) **transitória** ou **alóctone**, compreendendo os micro-organismos que permanecem por pouco tempo no organismo, sem estabelecer uma colonização significativa; ou ii) **residente** ou **autóctone,** compreendendo os micro-organismos que colonizam o organismo em condições de simbiose com o hospedeiro, por período de tempo indeterminado, em situações normais.

São vários os benefícios observados entre essa relação de simbiose entre hospedeiro e micro-organismo, tendo destaque para o antagonismo microbiano, em que a microbiota protege o hospedeiro impedindo a colonização por micro-organismos potencialmente patogênicos, através da competição por nutrientes, sítios de adesão, produção de substâncias nocivas aos patógenos e alterações das condições ambientais, como alteração de pH local e disponibilidade de oxigênio.

Qualquer alteração na microbiota, portanto, pode resultar no desenvolvimento de doenças causadas por micro-organismos patogênicos. Além disso, é importante ressaltar que a microbiota de um determinado sitio do hospedeiro pode causar infecções quando, em situações anormais, atingem outros sítios, originariamente estéreis ou compostos por uma microbiota diversa.

A instalação desta microbiota ainda é um assunto em estudo. Durante a gestação, o ambiente uterino é estéril e o recém-nascido passa a ser colonizado ainda no canal vaginal materno, durante o parto normal. Crianças nascidas de parto cesáreo passam a ser colonizadas logo após o nascimento, por micro-organismos maternos, do ambiente local e da equipe médica que o manipula. Recentemente foi publicado um estudo com evidências de colonização intrauterina por bactérias simbiontes da microbiota materna, porém, ainda não há dados que expliquem o mecanismo de translocação destas bactérias para o útero materno, nem a passagem dos mesmos pela barreira placentária.

Com poucos dias de vida, o recém-nascido já se encontra totalmente colonizado, porém, o tempo que a microbiota residente leva para se estabelecer pode variar, levando até dois anos para se estabilizar, como é o caso da microbiota intestinal.

A evolução da instalação da microbiota ainda não é totalmente conhecida, porém, sabe-se que alguns fatores são fundamentais na primeira infância da criança, como por exemplo, condições socioeconômicas, sanitárias, alimentares e interferência medicamentosa.

A seguir estão listados os diferentes sítios do organismo humano colonizados e os principais micro-organismos encontrados.

Pele

A pele apresenta uma microbiota residente bem definida e mais concentrada na região das axilas e períneos, apresentando cerca de 10^6 bact./cm^2. Nas outras regiões, a concentração bacteriana é de cerca de 10^4 bact./cm^2. A pele está regular e frequentemente em contato com as bactérias no meio ambiente, porém, as condições para colonizar uma pele saudável estão limitadas aos sítios anatômicos onde a umidade, a temperatura e a presença de nutrientes (como suor e sebo) permitem a sobrevivência das bactérias.

A microbiota da pele encontra-se aderida à superfície do extrato córneo e no interior do folículo piloso. Uma vez que a microbiota do extrato córneo é removida por processos mecânicos ou químicos, a microbiota do folículo piloso é a responsável pela recolonização da pele, e em até 8 horas, a microbiota já está restabelecida.

A população bacteriana da pele inclui principalmente bactérias Gram-positivas aeróbias obrigatórias, como *Micrococcus,* anaeróbias facultativas, como *Staphylococcus* e *Corynebacterium,* e anaeróbias estritas como *Propionibacterium*.

O gênero *Staphylococcus* é um dos principais colonizadores da pele humana. *S. epidermidis* está presente como principal componente da microbiota da pele em 90% da população; já *S. aureus* é encontrado em torno de 10 e 40%. As mulheres, porém, apresentam altos índices de colonização na região da vulva por este micro-organismo, cerca de 60% da população feminina em idade fértil. De 50 a 70% dos profissionais de saúde que trabalham em hospitais apresentam as fossas nasais colonizadas por *S. aureus*. *S. saprophyticus* está presente como colonizador da vulva, e tem papel importante na Infecção no Trato Urinário (ITU) em mulheres jovens.

As regiões do ouvido externo e ouvido médio apresentam a microbiota semelhante à da pele. A conjuntiva é normalmente estéril, porém, pode ser colonizada por *Corynebacterium xerosis* e *S. epidermidis*.

Vias Aéreas

As fossas nasais são colonizadas predominantemente por *Staphylococcus* e *Corynebacterium*. Há indivíduos que após receberem antibióticos β-lactâmicos passam a serem colonizados por *Klebsiella pneumoniae*, *E. coli* e *P. aeruginosa*, devido à supressão ou redução da microbiota da região. Esse fato tem especial importância em indivíduos que trabalham na área da saúde.

Na faringe e traqueia encontramos *Streptococcus* alfa-hemolíticos e não hemolíticos, *Neisseria*, *Staphylococcus*, difteróides, *Haemophilus* e *Mycoplasma*. Os bronquíolos e alvéolos são normalmente estéreis.

Trato Genital Feminino

A composição da microbiota do Trato Genital feminino varia com a idade, pH, secreção hormonal, ciclo menstrual, uso de anticoncepcional e atividade sexual.

Quando a menina nasce, o nível de estrogênio materno presente no organismo estimula a proliferação de *Lactobacillus*, gênero dominante nos primeiros seis meses de vida.

A presença de *Lactobacillus* em mulheres saudáveis é importante na manutenção do equilíbrio da microbiota, uma vez que as bactérias deste gênero fermentam o glicogênio presente na vagina, diminuindo o valor do pH local, criando, assim, um ambiente desfavorável às bactérias com crescimento em pH neutro.

Estudos recentes utilizando metodologias moleculares mostram que a microbiota vaginal em mulheres em idade reprodutiva é composta por cerca 85% de *Lactobacillus*, além de *Gardnerella* e *Atopodium*. Devido à contaminação com a microbiota da pele e do Trato Gastrointestinal, a microbiota da região externa da vagina pode apresentar os gêneros *Staphylococcus* coagulase negativo, *S. saprophyticus* e *E. coli*.

Durante a pré-menarca e a menopausa, o valor do pH vaginal aumenta e a população de *Lactobacillus* já não é mais tão abundante, coexistindo com *Corynebacterium*, *Staphylococcus* e *Escherichia*.

Trato Genital Masculino

A microbiota da uretra é composta basicamente por *Staphylococcus epidermidis*, *Corynebacterium*, *Streptococcus* e *E. coli*.

Cavidade Bucal

A cavidade bucal possui uma microbiota muito diversificada, estendendo-se à superfície dos dentes, mucosas e gengiva. Estima-se que mais de 700 espécies bacterianas habitam a cavidade bucal, e mais da metade deste número são bactérias que não podem ser cultivadas, evidenciando a complexidade desta comunidade.

A saliva contém 10^8 bactérias/ml e as placas dentais contém 10^{11} bactérias/cm.

Os gêneros predominantes na cavidade bucal são *Staphylococcus*, *Streptococcus*, *Neisseria*, *Bacteroides*, *Actinomyces*, *Prevotella*, *Porphyromonas*, *Treponema*, e *Mycoplasma*. O esôfago não apresenta microbiota própria e as bactérias presentes são originadas da cavidade oral, do trato respiratório superior ou dos alimentos ingeridos.

A microbiota bucal tem grande importância médica e odontológica, uma vez que algumas doenças como cárie, periodontites, actinomicoses e endocardites subagudas são causadas por membros da microbiota oral.

Trato Gastrointestinal

O trato gastrointestinal (TGI) alberga o maior número e a maior diversidade de coleções bacterianas que colonizam o corpo humano. Embora as bactérias possam ser encontradas em todo TGI, maior número de bactérias residem no cólon e ceco. A população microbiana do TGI seria da ordem de 10^{11} a 10^{12} UFC/ml de conteúdo intestinal, e estima-se a existência de aproximadamente 700 diferentes espécies de micro-organismos, a maioria bactérias.

O estômago é caracterizado pelo pH baixo em adultos saudáveis, limitando o nível de colonização da microbiota a 10^3 UFC/ml de suco gástrico. Neste ponto do TGI, os micro-organismos usualmente presentes são *Lactobacillus*, *Streptococcus e Candida albicans* e um alto percentual de pessoas são colonizados por *Helicobacter pylori*, porém, o reconhecimento de *H. pylori* como membro da microbiota estomacal ainda é discutido. O duodeno é composto por uma microbiota semelhante ao estômago e no jejuno, é observada uma colonização de 10^5 a 10^7 UFC/ml. A microbiota consiste principalmente de *Streptococcus*, *Lactobacillus*, *Haemophilus*, *Veillonella*, *Bacteroides*, *Corynebacterium* e *Actinomyces*.

No íleo a população de bactérias é representada por 10^7 a 10^8 UFC/ml e a microbiota é composta por anaeróbios facultativos, Enterobactérias e anaeróbios obrigatórios tais como, *Bacteroides*, *Veilonella*, *Clostridium*, *Lactobacillus* e *Enterococcus*. O cólon apresenta a maior densidade e diversidade de micro-organismos no corpo humano, na ordem de 10^{10} e 10^{11} UFC/ml e os gêneros mais frequentemente encontrados são *Bacteroides*, *Bifidobacterium*, *Escherichia coli*,

Clostridium, Eubacterium, Bacillus, Peptostreptococcus, Fusobacterium e Ruminococcus.

De uma maneira geral, as bactérias anaeróbias facultativas como *E. coli, Enterococos faecalis* e *E. faecium* são as primeiras bactérias a colonizarem o TGI do recém-nascido, devido ao elevado teor de oxigênio que existe inicialmente. À medida que estas bactérias consomem o oxigênio, o meio se torna mais adequado para as bactérias anaeróbias estritas, como *Bifidobacterium, Bacteriodes* e *Clostridium*. Depois disso, pouco se conhece sobre quem são e como e quando se dá a entrada dos outros componentes do ecossistema digestivo.

Devido a presença de produtos ácidos, originados de processos fermentativos, o valor do pH luminal é, aproximadamente, 5,5. Este ambiente levemente acidificado permite a competição entre as bactérias produtoras de ácidos graxos de cadeia curta (AGCC), e bactérias que utilizam carboidratos, como *Bacteroides* spp., além de estimular a produção de butirato. A diminuição desse valor do pH, dificulta a permanência de bactérias do gênero *Eubacterium*, utilizadoras de lactato, e com isso, permitem acúmulo de ácido láctico.

A presença de butirato no cólon intestinal é responsável por modificações da microbiota. Os substratos butirogênicos levam a modulação da população microbiana colônica, induzindo a multiplicação de espécies produtoras de butirato e permitindo um equilíbrio entre a presença de *Eubacterium* spp. e *Bifidobacterium* spp. Bactérias produtoras de butirato são capazes de fermentar produtos do metabolismo de oligossacarídeos produzidos por bifidobactérias. Produtos intermediários de processos fermentativos de bifidobactérias da microbiota, como lactato, por exemplo, são encontrados em baixas concentrações em indivíduos saudáveis, pois são metabolizados por *Eubacterium* spp.

O equilíbrio da diversidade na microbiota intestinal é mediado por interações bacterianas que modula a composição da microbiota controlando a densidade celular. Essas interações são observadas tanto na produção de AGCC como visto acima, como também no controle de expressão gênica por "quorum sensing" (ver capítulo 18). Bactérias benéficas controlam via "quorum sensing" a densidade polulacional de bactérias patogênicas presentes na microbiota, como *Clostridium*, por exemplo.

A microbiota intestinal, adquirida no período pós-natal é composta por uma grande diversidade de bactérias e desempenha diferentes funções no hospedeiro humano. O conteúdo bacteriano intestinal, ainda não totalmente conhecido, é influenciado por fatores internos e principalmente externos que, portanto modulam sua composição e função. Componentes específicos da microbiota intestinal, com destaque principalmente para as bifidobactérias, foram associados a efeitos benéficos para o hospedeiro como modulação imune e antagonismo contra patógenos, contribuindo ainda no processo de nutrição e metabolismo. Existem, em contrapartida, evidências do envolvimento da microbiota (ou da desregulação da mesma) em certos estados patológicos como a doença inflamatória intestinal e o câncer colônico. Maior destaque tem sido dado à microbiota intestinal nas últimas décadas devido a resultados promissores, tanto preventivos como terapêuticos, com o uso dos pré e probióticos, produtos que visam modular de maneira benéfica a microbiota intestinal.

A microbiota bacteriana intestinal normal tem papel fundamental na proteção ecológica do hospedeiro impedindo o estabelecimento de bactéria patogênica no TGI. Este fenômeno é conhecido como "resistência à colonização", "interferência microbiana" ou "efeito barreira". Entre os mecanismos usados pelas bactérias fala-se na produção de substratos que inibiriam o crescimento das bactérias patogênicas (antagonismo), competição por nutrientes e competição por sítios de adesão.

A mucosa intestinal humana é a principal interface entre o sistema imunológico e o ambiente externo. O intestino é considerado o maior órgão imunológico do corpo humano, abrigando cerca de 80% das células imunológicas e é responsável pela produção de um terço de anticorpos, necessários ao Sistema Imunológico Inato e Adaptativo, além de modular as funções digestivas, imunológicas, metabólicas, endócrinas e o tropismo intestinal. A microbiota tem efeito estimulante no desenvolvimento do sistema imunológico do hospedeiro. A presença destas bactérias na luz intestinal não existe de forma "silenciosa" para o sistema imunológico, uma vez que os linfócitos B locais produzem continuamente anticorpos contra diversos componentes bacterianos. O padrão de produção de anticorpos pelos linfócitos B intestinais é diferente do sistema imunológico sistêmico, de maneira que o isótipo de imunoglobulina produzido preferencialmente é a IgA, que possui várias funções importantes na proteção das superfícies mucosas. São produzidos dímeros de IgA ligadas a um componente secretório, sendo o complexo molecular chamado IgA secretória, diferente daquela encontrada no sangue. Esta IgA secretória alcança o lúmen intestinal e reage com antígenos específicos, impedindo a interação física dos agentes nocivos com a superfície da mucosa.

O efeito estimulante da microbiota no tecido imunológico do hospedeiro está envolvido em aspectos da resistência que são importantes nos estágios inicias das infecções pelos patógenos. No TGI existe um estado de modulação imunológica constante. Ao mesmo tempo em que o sistema imunológico está pronto para reagir contra bactérias patogênicas, é capaz também de se manter tolerante em relação à microbiota, sendo esta capacidade chamada de tolerância oral, que é um processo ativamente mantido.

Uma terceira função atribuída à microbiota intestinal está relacionada à sua contribuição para a nutrição e metabolismo do hospedeiro. Esta contribuição pode ser evidenciada pela sua capacidade de interferir no valor do pH do intestino e na motilidade intestinal, favorecendo a absorção de íons e água e na diferenciação de células da mucosa. A microbiota ainda exerce atividade bioquímica produzindo vitamina K e outras vitaminas.

Algumas diferenças são observadas na composição e no processo de colonização da microbiota dependendo do tipo de parto. A microbiota da criança que nasce por parto vaginal é derivada inicialmente da microbiota fecal materna que contamina o canal de parto. Mais tarde a criança adquire bactérias presentes nos alimentos e no meio ambiente. Na criança que nasce por meio de parto cesáreo, não há participação da microbiota fecal materna, e o estabelecimento da microbiota intestinal normal é mais tardio.

As crianças amamentadas com leite materno têm mais bifidobactérias e estafilococos na microbiota intestinal, em relação às que tomam mamadeira que têm maior número de enterococos e clostrídeos. O leite materno favorece o crescimento de alguns grupos bacterianos de importância para a saúde do hospedeiro como as bifidobacterias cujo crescimento é favorecido pelos fatores *bifidi*. A baixa capacidade tamponante do leite humano permite também uma melhor atuação das bactérias produtoras de ácido lático pela redução do valor do pH intestinal desfavorável ao crescimento de vários micro-organismos patogênicos. As crianças amamentadas ao seio, quando comparadas com as alimentadas artificialmente, são menos colonizadas por enterobactérias, como *E. coli* e *Klebsiella*, sendo ainda menor o número de sorotipos de *E. coli* enteropatogênicos.

Quando o desmame inicia, as crianças são expostas, pela primeira vez, a muitos carboidratos, diferentes e complexos. Uma quantidade significativa destes carboidratos vai escapar da digestão no intestino delgado e chegar ao cólon, assim como toda fonte de fibra dietética. Sabe-se que esses produtos servem de substratos alimentares para as bactérias colônicas e, possivelmente, influenciariam a composição da microbiota intestinal das crianças neste período de vida. Segundo estudos experimentais, o impacto da introdução de alimentos não lácteos, provavelmente persistirá até a vida adulta.

O uso de antibiótico pode afetar o padrão de colonização do TGI na criança. Os agentes antimicrobianos têm efeitos específicos em componentes individuais da microbiota ao invés de uma supressão geral e não específica e o perfil microbiano resultante influencia a população que emerge após a parada do tratamento.

Algumas características fazem com que determinadas bactérias sejam consideradas benéficas para os seres humanos. As bifidobactérias e os lactobacilos talvez sejam os principais representantes entre as bactérias benéficas. São micro-organismos que não apresentam nenhum fator de patogenicidade para o homem e nunca foram envolvidas em episódios infecciosos no trato gastrointestinal. Alguns fatores favorecem a implantação destas bactérias no TGI dos recém-nascidos como o "fator bífido", nutriente presente no leite materno que favorece especificamente a instalação e atuação destas bactérias, além de características próprias deste gênero bacteriano com uma alta capacidade de adaptação destas ao trato gastrointestinal humano.

A otimização da microbiota intestinal pelo uso de pré e probióticos durante o período de colonização intestinal tem sido sugerida, entretanto, ressalta-se a importância de se conhecer mais profundamente como ocorre a instalação da microbiota e quais as consequências, em longo prazo, de possíveis intervenções neste processo.

As técnicas moleculares têm revelado uma grande diversidade da microbiota nas amostras analisadas. Análises filogenéticas baseadas em sequências de DNA têm sido utilizadas para caracterizar microbiota de fezes humana. A biblioteca de *16S rRNA* (RNA ribossomais) vem demonstrando uma ótima técnica molecular para evidenciar a composição da microbiota intestinal.

A alta especificidade e a natureza cumulativa dos bancos de dados de sequências de DNA de RNA ribossômicos têm incentivado a descoberta e o reconhecimento desta biodiversidade. As moléculas de rRNA são excelentes para a medida da inter-relação evolucionária. Em contraste com a taxonomia tradicional que é baseada nos traços fenotípicos, este tipo de taxonomia reflete a inter-relação evolucionária natural entre os organismos.

Utilizando-se a sequência de ácidos nucléicos derivados diretamente da comunidade microbiana, combinado com reação de polimerase em cadeia (PCR) e clonagem, inúmeros micro-organismos, inclusive os não cultiváveis, tornam-se acessíveis para caracterização e identificação. Com o uso de técnicas moleculares avançadas, nas quais se podem examinar múltiplos organismos de múltiplos doadores, uma descrição exata da complexidade destas comunidades bacterianas pode ser obtida.

Probióticos

Apesar de todos os efeitos benéficos, existem evidências do envolvimento da microbiota (ou da desregulação da mesma, chamada disbiose) em certos estados patológicos, como processos alérgicos, obesidade, doença inflamatória intestinal e o câncer colônico, entre outros. Com o objetivo de tentar corrigir esses efeitos danosos da disbiose, os probióticos, prebióticos e simbióticos vem sendo estudados.

Os prebióticos são substâncias não digeríveis, presentes nos alimentos, que estimulam seletivamente o crescimento e atividade de bactérias no cólon, trazendo efeitos benéficos ao hospedeiro. Além de favorecer o crescimento de bactérias benéficas para o hospedeiro, os prebióticos exercem efeito direto sobre a saúde do hospedeiro. Inulina e oligofrutose (ou fruto-oligossacarídeos - FOS), galacto-oligossacarídeos (GOS) e lactose, são os principais compostos prebióticos. Estes compostos estão presentes naturalmente em alimentos como a cebola, o alho, chicória e o leite. No leite materno existe a presença de oligossacarídeos não absorvíveis, conhecidos como fatores bifidogênicos. Eles são substâncias prebióticas e favorecem a implantação destas bactérias no TGI dos recém-nascidos. Os prebióticos também podem ser encontrados em produtos farmacêuticos e fórmulas infantis. Estes compostos, quando fermentados pelas bactérias colônicas, levam a produção de AGCC, principalmente o acetato, o propionato e o butirato (efeito butirogênico). A maioria dos AGCC é absorvida pelo organismo humano sob a forma de energia. O butirato é oxidado e utilizado pelo próprio epitélio colônico e é considerado o AGCC com maior impacto sobre saúde epitélio intestinal. Ele cria um ambiente mais ácido, que protege contra a colonização por patógenos, possui efeito trófico no epitélio, favorece a diferenciação do enterócito, inibindo a proliferação (efeito anticarcinogênico) e possui atividade anti-inflamatória.

Os probióticos são definidos como organismos vivos que proveem benefícios ao hospedeiro, quando inoculadas em quantidades adequadas. Os probióticos devem possuir pré-requisitos básicos para serem utilizados no ser humano, incluindo: ausência de propriedade virulenta, capacidade de sobreviver no ambiente gastrointestinal, capacidade de aderir às superfícies mucosas e células epiteliais e ação inibidora de patógenos.

Entre os anaeróbios, alguns bacilos Gram-positivos, como *Bifidobacterium* spp. e *Lactobacillus* spp., representam as principais bactérias simbiontes benéficas, sendo algumas espécies possuem os pré-requisitos para probióticas. Deve ficar claro, portanto que, nem toda bactéria simbionte pode ser considerada probiótica. A levedura *Saccharomyces boulardii* também tem seus efeitos benéficos e probióticos comprovados. O potencial probiótico difere entre cepas. Cada cepa bacteriana tem sítios de aderência definidos e efeitos específicos, portanto, para cada situação clínica, existiria um, ou um conjunto de micro-organismos, com potencial efeito benéfico. Deve-se ressaltar o benefício transitório do uso do probiótico uma vez que, os probióticos utilizados atualmente, não colonizam de forma permanente o trato gastrointestinal, exercendo seu efeito apenas enquanto estão sendo consumidos pelo organismo humano.

Os mecanismos através do quais os probióticos exercem seus efeitos benéficos não são totalmente conhecidos e são possivelmente multifatoriais (Figura 12.1). Estudos indicam que o uso de probióticos pode aumentar a expressão de genes envolvidos na sinalização de proteínas das junções firmes, prevenindo a ruptura da barreira intestinal e também favorecendo sua recuperação após dano.

Além disso, a capacidade de adesão tem sido uma das principais características buscada nos novos probióticos. Essa propriedade é importante para que interajam com as células epiteliais e células imunes do hospedeiro, e também para que estes atuem como antagonistas da adesão de pató-

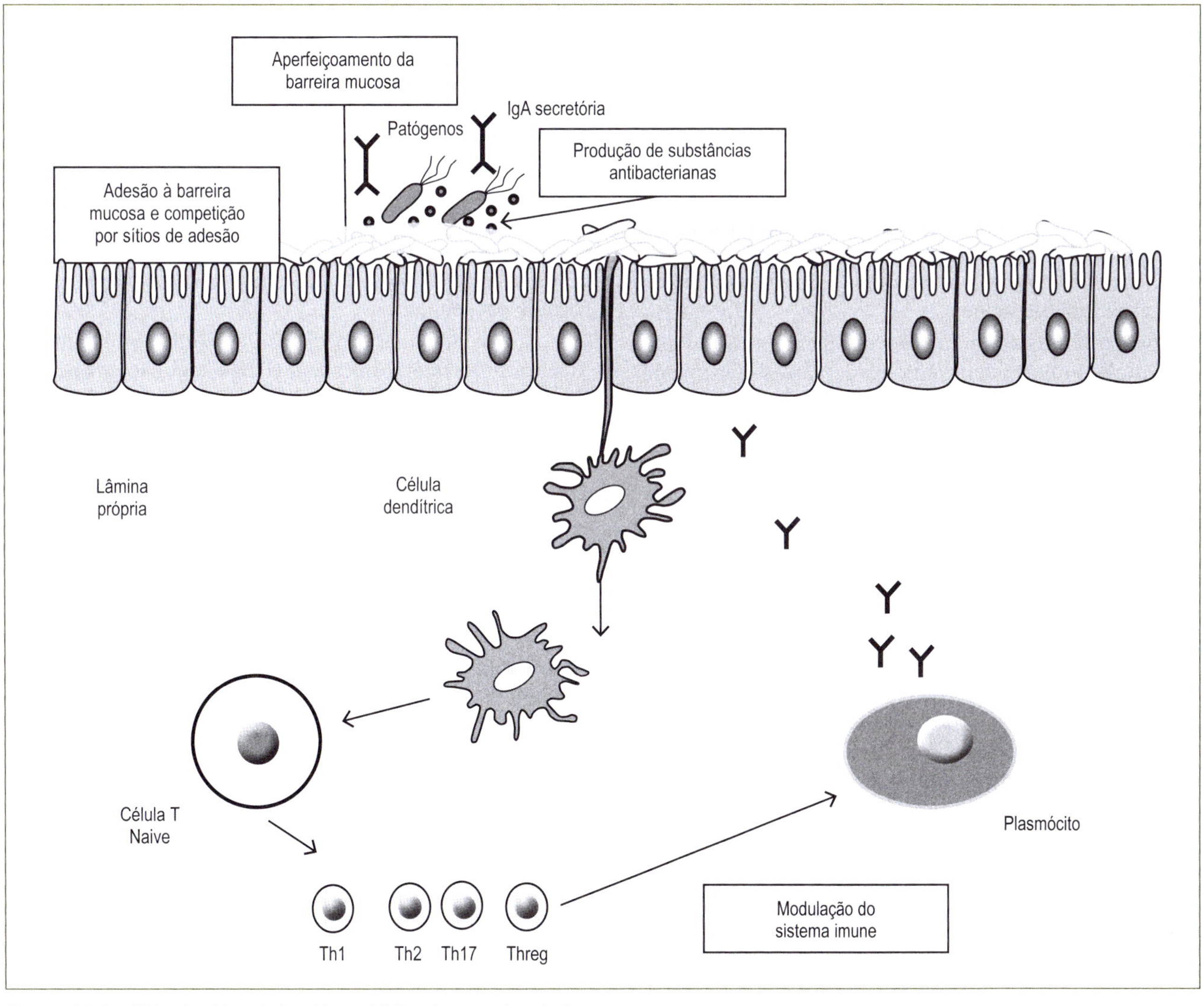

Figura 12.1 – *Efeitos benéficos de bactérias probióticas à mucosa intestinal.*

genos. Algumas cepas de probióticos, como *Lactobacillus reuteri, Lactobacillus plantarum, Bifidobacterium lactis, Bifidobacterium bifidum* e *Bifidobacterium longum* produzem e secretam proteínas adesinas de muco, denominadas MUB (*mucus-binding protein*) que ficam ancoradas na parede celular, permitindo a adesão a estruturas específicas da mucosa intestinal humana.

A competição pelos sítios de adesão nas células epiteliais e na camada de muco também é um efeito benéfico das bactérias probióticas, assim como das bactérias simbiontes. Lactobacilos e bifidobacterias demonstraram inibir a adesão de uma variedade de patógenos, incluindo *E. coli, Salmonella, Helicobacter pylori, Listeria monocytogenes* e rotavírus. Algumas bifidobacterias e lactobacilos compartilham os mesmos receptores de adesão de certos enteropatógenos, o que justificaria a competição pelos sítios de adesão na mucosa do hospedeiro.

Alguns probióticos são capazes de sintetizar ácidos orgânicos e substâncias antibacterianas denominadas bacteriocinas. Os ácidos orgânicos, particularmente o ácido acético e o ácido lático, têm um forte efeito inibitório sobre bactérias Gram-negativas, e têm sido considerados os principais compostos antibacterianos responsáveis pela atividade inibitória dos probióticos sobre patógenos. Quando penetram a célula bacteriana, eles causam a redução do valor do pH intracelular ou o acúmulo de ácidos orgânicos ionizados, levando a morte bacteriana pela formação de poros e/ou inibição da síntese da parede celular. Foi demonstrado que determinados lactobacilos e bifidobacterias probióticas são capazes de matar diretamente a *Salmonella typhimurium*, in vitro. Além disto, alguns probióticos, principalmente lactobacilos, seriam capazes de produzir substancias inibidoras do crescimento de fungos.

Os probióticos são capazes de interagir com o sistema imune do hospedeiro através de vários mecanismos. Bactérias probióticas têm demonstrado aumentar os níveis de IgA total e específica contra patógenos em vigência de infecção, sem induzir a produção de IgA contra o próprio probiótico. Micro-organismos simbiontes e probióticos podem induzir um estado de tolerância imunológica mediado pela ativação dos receptores do tipo Toll (TLR) na superfície das células dendríticas. Após ativação pelas bactérias probióticas, as células dendríticas iniciam uma resposta apropriada, induzindo a diferenciação do linfócito Tho em Treg, que tem um efeito inibitório sobre a resposta inflamatória Th1, Th2 e Th17. *Lactobacillus* induzem a diferentes perfis de secreção de citocinas pró e anti-inflamatória.

Vários estudos têm demonstrado a importância da sinalização de probióticos através do TLR 2, como uma via importante para que alguns lactobacilos e bifidobaterias probióticas exerçam seu efeito imunomodulador, ora induzindo a síntese de citocinas de defesa, ora inibindo a síntese de citocinas pró-inflamatória ou induzindo a síntese de citocinas anti-inflamatórias. A utilização de algumas cepas de lactobacilos parece ter papel importante na indução de resposta de defesa contra patógenos invasores, através da sinalização do TLR 4. A sinalização através do receptor TLR 9 também parece ser uma via para obtenção de uma resposta anti-inflamatória induzida pelo probiótico.

Probióticos e doenças intestinais

Ao lado da terapia de reidratação oral, o uso de probióticos para diarreia aguda parece reduzir a frequência evacuatória e a duração da diarreia em 1 dia (efeito observado principalmente em países em desenvolvimento). Estudos utilizando *S. boulardii, L. rhamnosus GG* e outras cepas, registraram redução na ocorrência de diarreia nosocomial, redução na diarreia associada ao uso de antibiótico e redução na diarreia por *Clostridium difficile*.

A síndrome do intestino irritável (SII) é uma das desordens gastrointestinais mais comuns dos países desenvolvidos e em desenvolvimento, afetando 10% a 15% da população. Ocorrem episódios recorrentes de dor abdominal, associada a distúrbios do hábito intestinal, na ausência de doença orgânica. Tal distúrbio está relacionado a alterações da motilidade intestinal e na sensibilidade visceral. Estudos sugerem a ocorrência de alteração na composição da microbiota intestinal destes indivíduos, não estando claro se esta alteração é primária ou secundária à dismotilidade intestinal. Estudos atuais ainda sugerem que os probióticos podem ser benéficos na SII através de diversos mecanismos: redução da hipersensibilidade visceral, efeito benéfico sobre a motilidade gastrointestinal, diminuição da permeabilidade intestinal, combate a disbiose e melhor resposta imune. Várias cepas de probióticos isoladas (*L. rhamnosus GG, B. infatis, B. lactis, B. bifidum*) ou em associação demonstraram efeitos benéficos diversos, embora não reprodutíveis com outros tipos de probióticos. Porém, o tipo de probiótico utilizado deve ser escolhido de acordo com a sintomatologia específica do paciente.

Apesar de muita expectativa, o uso dos probióticos na doença inflamatória intestinal (DII) ainda não alcançou os resultados esperados. Nenhum feito consistente foi observado na prevenção ou tratamento da doença de Crohn. Já na retocolite ulcerativa benefícios foram observados com o uso de mistura de probióticos na indução e na manutenção da remissão de doença. O impacto do *Lactobacillus GG* e do VSL#3, na prevenção primária e redução na recorrência de bolsite também estão bem estabelecidos.

Existem evidências de que alteração na microbiota de recém-nascidos prematuros pode atuar como um dos fatores de predisposição para a enterocolite necrosante. O intestino imaturo do bebê prematuro é propenso à inflamação e perda da integridade epitelial. Os probióticos teriam o potencial de interferir neste processo. Estudo de meta-análise indica que o uso de determinados probióticos (*Bifidobacterium, Lactobacillus, Saccharomyces* e *S. thermophilus*) em prematuros, reduz a frequência e a mortalidade por enterocolite necrosante. Ainda assim a Academia Americana de Pediatria recomenda que sejam realizados mais estudos para que se estabeleça a dose e a cepa específica de probiótico que deve ser recomendada.

Mudanças nos hábitos de higiene das sociedades modernas levaram a mudanças na composição da microbiota, favorecendo a maior indução de indivíduos alérgicos (chamada hipótese da higiene expandida). O uso dos probióticos tem sido sugerido como uma intervenção capaz de prevenir ou atenuar o curso das doenças alérgicas. O uso de algumas cepas de probióticos (*Lactobacillus GG e B. lactis*) no período neonatal pode reduzir a ocorrência de eczema, por exemplo.

Bibliografia

1. Adlerberth I. Establishment of normal intestinal microflora in the newborn infant. In: Hanson LA, Yolken RH, editors. Probiotics, Other Nutritional Factors and Intestinal Microflora. Nestlé Nutrition Workshop Series, vol 42. , Philadelphia: Lippincott-Raven Publishers; 1999. p. 63-78. 10.
2. Ercolini, D. PCR-DGGE fingerprinting: novel strategies for detection of microbes in food. J. Microbiol. Methods, 2004 56: 297–314.
3. Favier, C. F., Vaughan, E. E., De Vos, W. M., Akkermans, A. D. L. Molecular Monitoring of Succession of Bacterial Communities in Human Neonates. Appl. Environ. Microbiol. 2002 68:(1) 219-226.
4. Grompe, M. The rapid detection of unknwon mutations in nucleic acids. Nature Genetics, 1993 5: 111-117.
5. Kovatcheva-Datchary P, Egert M, Maathuis A, Rajilić-Stojanović M, de Graaf AA, Smidt H, de Vos WM, Venema K. Linking phylogenetic identities of bacteria to starch fermentation in an in vitro model of the large intestine by RNA-based stable isotope probing. Environ Microbiol. 2009;11(4):914-26. doi: 10.1111/j.1462-2920.2008.01815.x.
6. Kovatcheva-Datchary P, Zoetendal EG, Venema K, de Vos WM, Smidt H. Tools for the tract: understanding the functionality of the gastrointestinal tract. Therap Adv Gastroenterol. 2009;2(4):9-22. doi: 10.1177/1756283X09337646.
7. Muyzer, G. Smalla, K. Application of denaturing gradient gel electrophoresis (DGGE) and temperature gradient gel electrophoresis (TGGE) in microbial ecology. Antonie van Leeuwenhoek , 1998, 73: 127–141.
8. Thompson-Chagoyán OC1, Maldonado J, Gil A. Colonization and impact of disease and other factors on intestinal microbiota. Dig Dis Sci. 2007;52(9):2069-77.

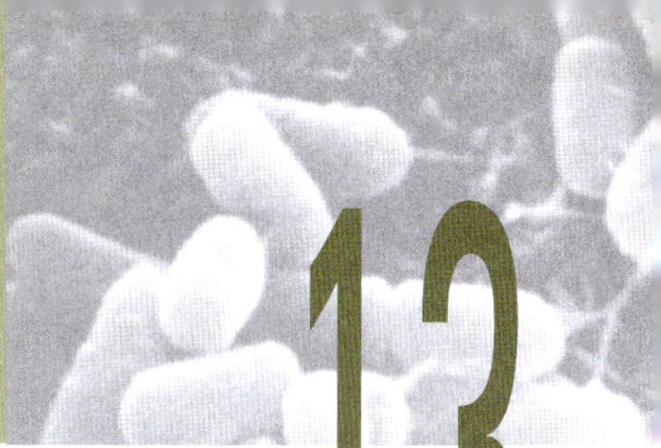

13

Maurício Lima Barreto
Agostino Strina

Epidemiologia Aplicada às Doenças Bacterianas: uma Introdução

As infecções bacterianas têm tido um papel marcante na história da humanidade. Desde tempos remotos, diversos agentes bacterianos têm sido responsáveis por doenças endêmicas ou epidêmicas que tiveram efeitos devastadores sobre a população humana. Com a ampliação do comércio internacional a partir da Idade Média, epidemias de doenças como cólera e peste, com frequência, dizimavam populações de cidades das mais diversas regiões do globo. A partir da segunda metade do século XIX, melhorias nas condições de vida associadas às ações de saneamento ambiental, às vezes grandiosa como as realizadas em Paris, e, no decorrer do século XX, o advento dos antibióticos e das vacinas fizeram crer que dispúnhamos dos recursos para o controle definitivo de tais infecções. Entretanto, fatos recentes indicam que estamos longe deste esperado fim, já que as bactérias e outros micro-organismos começam, novamente, mesmo nas áreas desenvolvidas do globo, a demonstrar a sua crescente importância como causa de morbidade e de mortalidade, bem como a sua capacidade de causar surpresas e pânico pelas suas inesperadas manifestações, ou mesmo de serem identificados como agentes etiológicos de doenças que, por muito tempo, foram caracterizadas como crônicas não infecciosas (p. ex.: *Helicobacter pylori* como agente etiológico da úlcera gástrica, ou algumas infecções bacterianas associadas ao risco de formação das placas ateromatosas nas artérias). Em vista deste novo quadro, em época recente cunharam-se os termos *emergentes* e *reemergentes*, para denominar, respectivamente, doenças infecciosas recentemente reconhecidas ou doenças infecciosas antigas que, após longos períodos de declínio na sua ocorrência, ressurgiram recentemente.

Foi no final do século XIX que a ideia do contágio, isto é, a transmissão da infecção de um indivíduo a outro, finalmente prevaleceu sobre seu oponente, a teoria miasmática, que atribuía as doenças às emanações mefíticas do solo, e que os avanços da microbiologia permitiram, a partir da obra pioneira de Pasteur e Koch, de demonstrar e confirmar o papel de microscópicos organismos vivos como causa imediata e necessária de numerosas doenças, com o isolamento, em rápida sucessão entre 1866 e 1894, dos agentes etiológicos do antraz, da tuberculose, da difteria, do tétano e da peste. Junto com os avanços técnicos, apareceu a necessidade de mostrar a relação causa-efeito de um agente específico com uma específica doença. Foram publicados, assim, em 1882 os quatro postulados de Henle-Koch (associação constante do patógeno e hospedeiro, isolamento do patógeno, inoculação do patógeno e reprodução dos sintomas, reisolamento do patógeno), revistos e ampliados mais tarde nos dez postulados de Evans (1976).

De forma crescente, têm-se acumulado evidências de que as intervenções humanas, com sua capacidade de gerar modificações complexas no ambiente circundante, associadas ao potencial de mudanças na estrutura genética das bactérias, têm atuado de forma sinérgica no sentido de gerar variantes bacterianas de maior patogenicidade ou dotadas de resistência aos recursos tecnológicos disponíveis para combatê-las. Assim, entender os fatores que contribuem para a disseminação das infecções bacterianas em populações humanas com vistas a ampliar as possibilidades de sua prevenção tem sido o objetivo central da epidemiologia aplicada ao campo particular das infecções bacterianas.

Define-se a epidemiologia como o estudo da distribuição e dos determinantes de estados e eventos relacionados à saúde em populações e a aplicação deste conhecimento no sentido da melhoria dos níveis de saúde. O pensamento epidemiológico e sua aplicação antecederam a demonstração laboratorial e clínica dos micro-organismos responsáveis pelas doenças infecciosas. Como exemplo, podemos citar os trabalhos notáveis e pioneiros de Ignaz Semmelweis e John Snow. Semmelweiss, em 1848, conseguiu demonstrar que a mortalidade por febre puerperal das parturientes no Hospital Geral de Viena foi dramaticamente reduzida em consequência da lavagem as mãos, com uma solução de cloro, pelos profissionais que as atendiam, enquanto Snow usando uma engenhosa e original estratégia de investigação mostrou, durante o surto de cólera em Londres de 1854, que o enorme excesso de casos da doença em certas áreas da cidade era devido ao uso da água contaminada com material fecal.

O foco da epidemiologia é a população, mesmo que o indivíduo seja, em geral, a unidade de investigação epidemiológica. As inferências epidemiológicas são derivadas da análise de eventos ocorridos em grupos de indivíduos e nunca em indivíduos isoladamente. Isto não deve levar à conclusão de que eventos ocorridos no plano dos indivíduos ou mesmo no plano subindividual, tais como os eventos no nível molecular, não tenham importância para a epidemiologia. Deve-se destacar que, em paralelo ao desenvolvimento dos métodos epidemiológicos clássicos, progressos no campo da biologia molecular e da genética, por exemplo, têm possibilitado identificar novas características presentes na estrutura das bactérias que, eventualmente, podem ser usadas para fins epidemiológicos, seja como marcadores da passagem destas pelo organismo do hospedeiro ou para classificá-la em subtipos, o que muitas vezes ajuda a entender problemas relacionados à fonte de origem ou a variações na patogenicidade de um dado agente bacteriano. Assim, os determinantes que contribuem para a ocorrência das infecções bacterianas nas populações podem, em um extremo, estar relacionado a fenômenos históricos, econômicos ou sociais e, no outro extremo, estar relacionado às características genéticas ou moleculares dos seres humanos ou das bactérias.

Entre tais extremos, fatores macro e microambientais, fatores comportamentais ou fatores individuais podem estar presentes compondo o conjunto dos determinantes da ocorrência de uma dada infecção ou doença em uma população específica. É importante enfatizar que, enquanto o foco da investigação epidemiológica pode variar com relação ao nível explicativo — da sociedade às moléculas —, a sua inferência é sempre populacional. Uma "população" pode ser entendida desde a população total da Terra, a população de uma cidade ou um bairro, até o conjunto de pessoas que frequentam uma escola ou utilizam os serviços de um determinado hospital em um dado período de tempo.

Vários usos têm sido definidos para a epidemiologia, entre os quais podemos destacar: a) análise de uma situação geral ou específica de saúde de uma população (p. ex.: qual a importância da meningite por *Haemophilus influenzae* em nosso país? ou quais os agentes bacterianos mais frequentes nas infecções adquiridas por pacientes da unidade de tratamento intensivo de um determinado hospital?); b) vigilância epidemiológica (p. ex.: qual a magnitude e quais as causas de um surto de diarreia em uma determinada cidade? ou quais as causas e os agentes etiológicos associados a um aumento súbito de mortalidade em um berçário?); c) investigações causais e explicativas (p. ex.: quais as causas associadas a uma maior incidência de tuberculose em certas áreas de uma cidade? ou quais as causas de surtos frequentes de gastroenterite entre os alunos de uma escola primária? ou quais os fatores de risco para gastrenterite associada à infecção por *Campylobacter* em um inquérito em base nacional?); d) avaliação de programas de serviços e tecnologias de saúde (p. ex.: qual a eficácia de uma nova vacina no controle da meningite meningocócica tipo B?, ou qual a efetividade do treinamento do pessoal em técnicas de desinfecção na incidência de infecções adquiridas em um hospital?).

Infecção e Doença

As infecções bacterianas podem ser divididas em dois grandes grupos: *exógenas* e *endógenas*. São consideradas exógenas as infecções cujos agentes atingem o hospedeiro a partir de um reservatório ou fonte externa, e endógena as infecções causadas por agentes da microbiota normal do próprio hospedeiro.

Quando a bactéria se instala com sucesso no hospedeiro, ela o infecta, ou seja, multiplica-se no seu organismo, podendo vir ou não a provocar a doença. Muitas bactérias fazem parte da microbiota normal que o homem abriga em vários dos seus órgãos e, em geral, causam apenas infecção, podendo, então, instaurar-se uma relação de *simbiose*, em que tanto o homem como as bactérias recebem benefícios, ou de *comensalismo*, em que as bactérias recebem benefício, sem que o homem seja prejudicado. A doença só ocorre quando a bactéria expressa seu efeito patogênico e provoca manifestações clínicas. A *patogenicidade*, isto é, a capacidade de uma bactéria de produzir sintomas no hospedeiro infectado, é uma característica básica do agente e, para se expressar, depende também das condições do hospedeiro, isto é, da sua *susceptibilidade*. A susceptibilidade é a expressão de um grande número de fatores do hospedeiro, tais como idade, gênero, patrimônio genético, estado nutricional e os mecanismos de defesa celulares e humorais coletivamente denominados *imunidade*, a qual inclui a *imunidade natural* ou *inata* (a barreira da pele e dos epitélios de outros órgãos, células fagocitárias- macrófagos, neutrófilos, células dendríticas – e *natural killers* (NK), citocinas, sistema do complemento) e a *imunidade adquirida passiva* (adquirida naturalmente por via transplacentária ou transferida artificialmente por meio de anticorpos específicos) ou *ativa* (adquirida como resultado de uma infecção ou da aplicação de uma vacina).Condições favoráveis para que bactérias com baixo poder patogênico, tal qual aquelas componentes da microbiota humana normal, expressem sua patogenicidade, tem sido cada vez mais frequente. Estas condições estão associadas a condições como: uso de antibióticos e imunossupressores, atos cirúrgicos, doenças como câncer, diabetes ou AIDS que reduzem a imunidade, ou ao uso de sondas e cateteres de demora, comum em pacientes hospitalizados.

Enquanto a clínica tem por centro a doença, a epidemiologia, apesar de usar com frequência a doença como ponto de partida, tem maior interesse na infecção. Os fatores que determinam a infecção ou a doença nem sempre são os mesmos, e os fatores que determinam a infecção são mais relevantes para a prevenção. A infecção pode ocorrer sem doença, e este estado geralmente é chamado *infecção inaparente*. Muitas vezes, a única manifestação de uma infecção inaparente é uma resposta imunológica, celular ou humoral, cuja presença pode ser traçada por diferentes tipos de *biomarcadores*, alguns dos quais (p. ex.: os anticorpos da classe IgG), os quais podem ser detectáveis muitos anos após a infecção ter ocorrido. Desta forma, muitos deles se constituem em importantes recursos para o estudo da epidemiologia destas infecções, mesmo que sejam desprovidos de significância clínica. A evolução clínica das doenças infecciosas bacterianas no tempo pode dar-se de forma aguda (p. ex.: meningite meningocócica) ou crônica (p. ex.: tuberculose). Enquanto, muitas vezes, os agentes bacterianos se caracterizam por assumir uma ou outra forma separadamente, algumas infecções agudas podem se tornar crônicas.

Para entender a dinâmica das doenças infecciosas, é importante distinguir três períodos de tempo:

1. O *período latente*, do início da infecção até o momento em que o hospedeiro torna-se capaz de transmitir o agente a outro hospedeiro;
2. O *período de incubação*, que corresponde ao ciclo de multiplicação da bactéria no organismo; é nesse intervalo de tempo que a bactéria, contornando as defesas do organismo (ver Capítulo 17.3, Fatores de Virulência III: Evasinas), prolifera o suficiente para dar início às manifestações clínicas características da doença;
3. O *período de transmissibilidade*, durante o qual o indivíduo infectado, esteja ou não doente, é capaz de transmitir o agente infeccioso para um indivíduo sadio.

Para sobreviverem e se multiplicarem, os agentes infecciosos necessitam de condições apropriadas. Os locais em que tais condições existem são denominados de *reservatórios*, os quais podem ser o ser humano, outros seres vivos ou inanimados. Uma característica importante dos agentes infecciosos é a sua capacidade de dinamicamente mover-se entre hospedeiros diversos, denominada de *transmissão*. Um conceito importante é o *intervalo serial*, isto é, o período de tempo entre casos sucessivos na transmissão de uma doença (Figura 13.1). Cada agente tem formas de transmissão que lhe são características.

A transmissão pode dar-se de forma direta ou indireta. Na *transmissão direta*, o agente transfere-se do indivíduo infectado para o indivíduo suscetível por contato físico direto ou através de suas secreções (saliva, secreções oro nasais, esperma etc.). Assim, a tosse, o beijo ou o ato sexual

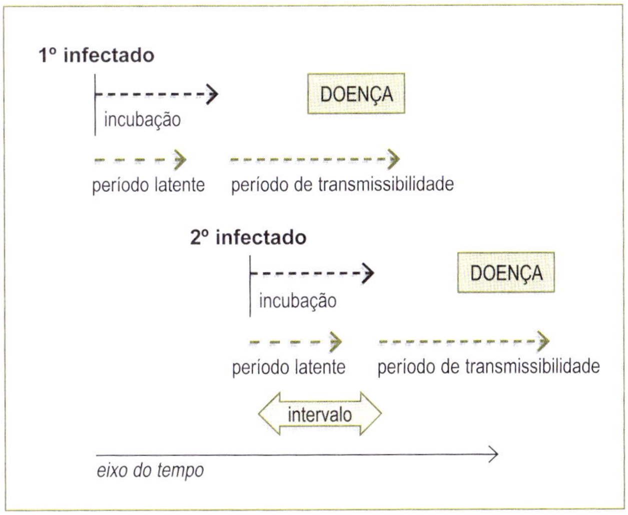

Figura 13.1 – *Dinâmica das doenças infecciosas.*

podem ser um mecanismo através do qual ocorre a transmissão direta (p.ex.: na tuberculose pulmonar, na gonorreia ou na sífilis). Quando na cadeia de transmissão existe algum estágio no trânsito do agente entre o indivíduo infectado e o indivíduo suscetível, fala-se de *transmissão indireta*, a qual pode acontecer de diversas maneiras:

a) Através de objetos ou veículos contaminados: água, alimentos, roupas usadas etc.;

b) Através de aerossóis, ou seja, micro partículas em suspensão contendo material infectante (os núcleos de Wells dos aerossóis secundários);

c) Através de vetores, seres vivos que podem desempenhar um papel puramente mecânico de transporte do agente (como as moscas na transmissão da *Chlamydia trachomatis*), ou um papel ativo quando no interior deles o agente se multiplica ou cumpre parte necessária de seu ciclo vital (p.ex.: as pulgas na transmissão da *Yersinia pestis* ou os mosquitos anófeles na transmissão dos plasmódios da malária).

Outro conceito importante é o de *infectividade*, isto é, a capacidade de um agente infeccioso de causar uma nova infecção num hospedeiro suscetível, medida pela proporção de infectados entre os expostos, que no caso das doenças de transmissão direta, pode ser medido pela *taxa de ataque secundário*, ou seja, a proporção de indivíduos suscetíveis que se infectam após exposição ao caso primário (ou caso-índice).

As doenças infecciosas, ao ocorrer em uma população, assumem diferentes formas. Diz-se que uma doença é:

a) Endêmica quando mantém um nível de ocorrência relativamente estável, não importando que este nível seja alto ou baixo (p. ex.: a tuberculose e a hanseníase, apesar de apresentarem níveis de ocorrência distintos no Brasil, são endêmicas);

b) Holoendêmica quando a infecção atinge toda uma população, afetando, porém, predominantemente os grupos mais jovens desta população;

c) Hiperendêmica quando é constantemente presente na população, com uma alta taxa de incidência e/ou prevalência, e afeta todos os grupos igualmente.

Medidas dos Eventos Epidemiológicos

A epidemiologia utiliza-se de uma série de indicadores para medir as ocorrências de eventos epidemiológicos. Muitos destes indicadores são coeficientes ou taxas em que o numerador é a frequência de um marcador biológico ou clínico na população e o denominador é a população exposta ao risco da ocorrência que o marcador está identificando. Os indicadores podem ser divididos em indicadores de mortalidade e indicadores de morbidade.

Os indicadores de mortalidade compreendem os indicadores de *mortalidade geral* (p. ex.: taxa de mortalidade geral no Brasil ou taxa de mortalidade no hospital X) e os indicadores de *mortalidade específica* (p. ex.: taxa de mortalidade por meningite meningocócica em Salvador, ou taxa de mortalidade por infecções bacterianas adquiridas em uma UTI).

Os indicadores de morbidade mensuram as ocorrências relacionadas às infecções e às doenças em uma população. Estes podem ser divididos em medidas de prevalência e medidas de incidência. A *prevalência* refere-se aos casos de infecção ou doença existentes em um dado momento ou em um dado período de tempo. A *incidência* refere-se aos casos novos ocorridos em um dado período de tempo. Na investigação epidemiológica mais rigorosa, principalmente nos estudos longitudinais, a questão do tempo pode tornar-se um problema menos simples. O período de tempo total a ser usado no denominador é o somatório do período de tempo que cada indivíduo, componente da amostra do estudo, supostamente ficou em risco da infecção ou da doença (isto é, sem ainda ter adquirido a infecção ou a doença). Muitas vezes, o período de tempo é igual para todos os indivíduos que compõem a população. Porém, em muitos estudos epidemiológicos longitudinais, os tempos de exposição dos vários indivíduos são diferentes. Nestes casos, utiliza-se uma unidade padronizada de tempo — a *pessoa-tempo* (p.ex.: 4 casos novos da doença observados em 20 pessoas, que ficaram expostas ao risco de adoecer por um total de 95,5 meses, correspondem a uma incidência de [4 pessoas/95,5 meses] = 0,042 pessoas-mês ou 0,504 pessoas-ano [0,042 × 12]). Existem ainda os indicadores que mensuram a gravidade de uma doença, e o mais usado deles é a *taxa de letalidade*, que mede a relação entre o número de óbitos por uma doença específica e o número de casos desta mesma doença.

Os indicadores epidemiológicos podem ser decompostos:

1. com relação às características das pessoas envolvidas na ocorrência (quem?),tais como, a posição socioeconômica, a classe social, etnia, gênero, idade, comportamentos e estilos de vida;
2. com relação aos espaços onde as ocorrências aconteceram (onde?)
3. com relação ao tempo (quando?): se uma doença infecciosa se apresenta abruptamente em uma população ou quando aumenta além dos níveis esperados, diz-se estar diante de um *surto*, se geograficamente restrito, ou de uma *epidemia*, se geograficamente generalizada, reservando-se o termo *pandemia* para uma epidemia que atinge diversas nações (p. ex.: a sétima pandemia de cólera teve início em 1961 na Indonésia e espalhou-se rapidamente para outros países da Ásia, África e Europa, alcançando em 1991 a América Latina, continente que estava livre de cólera há mais de um século).

A exploração destas dimensões, com a finalidade de caracterizar o evento epidemiológico, recebe a denominação genérica de *epidemiologia descritiva*.

Reprodutibilidade e Validade das Medidas Epidemiológicas

As variáveis utilizadas em investigações epidemiológicas necessitam ter como características fundamentais o alto grau de precisão (reprodutibilidade) e de validade para que seja possível derivar inferências razoáveis a partir delas. A *reprodutibilidade* ou *precisão* diz respeito à característica de uma medida de ter valores similares quando a medição é repetida, seja em diferentes momentos de tempo, seja por diferentes observadores. Se a medida assume a forma categórica (p. ex.: sim/não ou alto/médio/baixo), o grau de sua reprodutibilidade pode ser verificado pela medida de sua taxa global de concordância ou por um indicador de concordância ajustada — o índice *Kappa*. Em caso de uma variável contínua, a reprodutibilidade pode ser medida através do desvio-padrão, coeficiente de variação ou coeficiente de correlação intraclasse. A *validade*, por sua vez, é obtida através da mensuração da sensibilidade e da especificidade. A *sensibilidade* diz respeito à capacidade de a variável identificar as condições verdadeiramente positivas, enquanto a *especificidade* diz respeito à capacidade de a variável identificar aquelas condições verdadeiramente negativas. Quando a variável a ser validada é o resultado de um teste diagnóstico, outros indicadores importantes de validade são o *valor preditivo positivo* (VPP), que mensura a proporção daqueles que são verdadeiramente positivos entre os positivos ao teste, e o *valor preditivo negativo* (VPN), que mensura a proporção daqueles que são verdadeiramente negativos entre os negativos ao teste.

Desenhos de Estudos Epidemiológicos

Caracterizado um evento epidemiológico, a etapa seguinte seria buscar as suas causas (por quê?), ou seja, os fatores que aumentam ou reduzem a sua ocorrência. Para tanto, a epidemiologia dispõe de uma série de recursos metodológicos que tornam possível esta tarefa. É central nessa etapa da investigação, conhecer como um determinado fator afeta (aumentando ou diminuindo) a ocorrência de um evento epidemiológico, buscando identificar associações que sejam efetivamente causais. Os estudos epidemiológicos são concebidos para identificar associações causais, na busca de separá-las daquelas associações espúrias ou não causais. Isto tem implicações importantes, pois, na busca de prevenir infecções ou doenças de forma efetiva, interessa intervir sobre fatores que efetivamente modifiquem o curso destas infecções ou doenças.

Na pesquisa epidemiológica, a unidade de estudo pode ser o indivíduo ou um agregado de indivíduos existente em uma unidade geográfica (cidade, município, estado etc.) ou uma instituição (escola, hospital etc.). Outra importante distinção é entre os estudos do tipo observacional (o investigador desenha o seu estudo para o registro e analise de eventos ocorridos na população, sem pretender interferir nestes eventos) e os estudos de intervenção ou experimentais (o investigador introduz ativamente intervenções que interferem no estado de saúde dos indivíduos participantes da pesquisa – por exemplo, uma vacina ou uma intervenção educacional).

Os desenhos básicos dos estudos observacionais cuja unidade de estudo é o indivíduo e de acordo com a forma do arranjo temporal entre o fator supostamente causal (ou protetor) e o desfecho, são três: o estudo de coorte, o estudo caso-controle e o estudo transversal ou seccional (Figura 13.2).

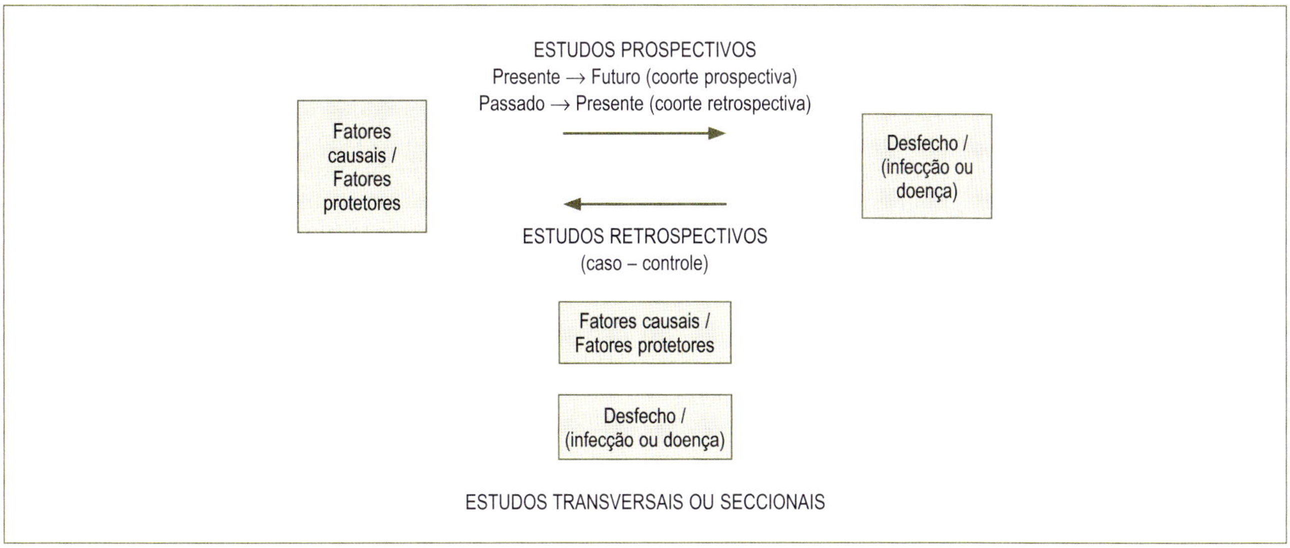

Figura 13.2 – *Esquema dos possíveis estudos epidemiológicos de acordo com a relação temporal entre os fatores causais/protetores e o desfecho*

O *estudo de coorte* ou *longitudinal* caracteriza-se pela constituição e acompanhamento ao longo do tempo de pelo menos dois grupos de indivíduos, um exposto e o outro não exposto a um determinado fator (que se supõe que seja causal ou protetor),com o objetivo de conhecer se a exposição a este fator modifica ou não o padrão de ocorrência do desfecho. O tamanho dos grupos e o tempo de seguimento (que pode variar de algumas horas a muitos anos) dependem de uma série de características do problema estudado, principalmente das frequências do fator e do desfecho. Diferentemente do que, como veremos, ocorre nos estudos de intervenção em que os grupos do estudo são constituídos por processos aleatórios, no estudo de coorte o investigador deve aproveitar-se de grupos naturalmente existentes na população, o que cria a possibilidade de que fatores intervenientes espúrios possam estar presentes, confundindo as associações encontradas. Neste sentido, tentativas de reduzir os potenciais efeitos de tais variáveis espúrias passam pela definição prévia de características para a formação dos grupos a serem estudados, porem sempre existirão fatores capazes de confundir que precisarão ser corrigidos no processo de análise. Os estudos de coorte podem ser *prospectivos* (o estudo inicia no presente e os participantes são acompanhados para a avaliação do desfecho no futuro) ou *retrospectivos* (tanto a exposição como os desfechos ocorreram antes do início do estudo, e os dados da coorte de indivíduos já foram registrados).

O *estudo caso-controle* parte do desfecho (por ex. casos de uma doença) e busca saber retrospectivamente a história de exposição dos indivíduos ao suposto fator causal ou fator protetor investigado. Para tanto, deve-se criar um grupo de controles comparável ao grupo de casos, porém livre do desfecho sendo investigado. Analisar a relação entre as frequências da exposição prévia ao suposto fator causal ou fator protetor nos dois grupos é a base sobre a qual se constroem as inferências neste tipo de estudo.

O *estudo transversal* ou *seccional* é aquele em que o desfecho e seus supostos fatores causais ou protetores são estudados em um mesmo momento do tempo. Por isto, é considerado o desenho mais frágil no que concerne ao poder de demonstrar uma associação como causal ou protetora. O estudo longitudinal, por sua vez, é considerado o mais rigoroso para demonstrar tais associações, enquanto seja mais exigente em termos do tempo e dos mais recursos necessários para sua implementação.

Os estudos observacionais cuja unidade de estudo é uma agregado de indivíduos denominam-se *estudos ecológicos* ou *de agregados*. Neles, as variáveis analisadas representam propriedades de grupos ou lugares, e são classificadas em: *medidas contextuais* (derivadas de observações individuais dentro de cada grupo, em forma de médias, proporções ou taxas; p.ex.: taxa de mortalidade infantil), *medidas ambientais* (características do lugar em que os membros do grupo vivem que têm um análogo ao nível individual; p.ex.: nível de poluição atmosférica) e *medidas globais* (atributos do grupo ou lugar, sem análogo ao nível individual; p.ex.: coordenadas geográficas ou densidade demográfica). Quanto ao tipo de desenho, os estudos ecológicos podem ser: a) *de múltiplos grupos*, como objetivo de comparar taxas de doenças entre diferentes lugares no mesmo período de tempo, ou estudar associações entre nível médio de exposição (p.ex.: abastecimento de água apropriado) e desfecho (p.ex.: taxa de internação hospitalar por doenças infecciosas intestinais); b) *de séries temporais*, com o objetivo de comparar em uma população geograficamente definida as taxas da doença ao longo do tempo; c) *mistos*, os quais, combinando as características dos dois tipos anteriores, estudam a associação entre mudança da exposição e mudança das taxas da doença entre diferentes grupos ao longo do tempo.

A forma padrão de apresentação dos dados de um estudo epidemiológico é uma tabela 2X2, ou tabela de contingência, em cujas linhas são colocadas a exposição, presente ou ausente (seja ela um fator de risco ou proteção, ou uma intervenção), separadamente nas duas colunas do desfecho (doença sim/não, óbito sim/não, etc.) (Figura 13.3A). Lembrando que os estudos transversais fornecem medidas de prevalência, e os estudos longitudinais medidas de incidência, neles, essencialmente, relacionam-se a frequência da ocorrência do desfecho no grupo exposto (a/e_1) com a frequência da ocorrência do desfecho no grupo dos não expostos (c/e_2). A relação $[(a/e_1) / (c/e_2)]$, denomina-se de razão de prevalência, no caso dos estudos transversais, e de risco relativo, no caso de estudos longitudinais.

Nos estudos caso-controle, entretanto, não conhecemos o número de pessoas expostas e não expostas, mas apenas a proporção de pessoas expostas entre os casos e entre os controles; por isso, a medida de associação estimada é a razão entre a chance de exposição ao suposto fator causal ou protetor dos casos (a/c) e dos controles (b/d), denominada de razão de *odds* (razão de chances ou *odds ratio* = ad/bc).

Nos estudos ecológicos a distribuição conjunta da cada combinação de variáveis (a, b, c, d) é desconhecida, e apenas se conhecem as distribuições marginais (e_1, e_2, m_1, m_2) (Figura 13.3B),não sendo, portanto, possível realizar inferências ao nível individual, que resultariam enviesadas pela assim chamada "falácia ecológica". A integração dos estudos ecológicos com estudos de base individuais, nos denominados estudos multiníveis tem permitido investigar o efeito de exposições registráveis no nível ecológico (ou do agregado) sobre o indivíduo, isto tem sido particularmente interessante na epidemiologia das doenças infecciosas, já que riscos contextuais afetam o risco individual de infecção ou adoecimento.

No tocante aos *estudos experimentais*, os modelos mais adequados são os denominados *ensaios randomizados, sejam clínicos* ou *comunitários*. Os ensaios randomizados são estudos prospectivos em que a intervenção a ser avaliada é um suposto fator protetor, sendo, portanto, cientificamente e eticamente justificada a avaliação do seu efeito para, em caso comprovado, permitir o seu uso pela população. A denominação clínica ou comunitária está relacionada com o tipo da intervenção que está sendo avaliada. No caso de esta ser um medicamento ou outra intervenção curativa, temos os ensaios clínicos (p. ex.: um novo antibiótico) e, no caso de ser uma intervenção preventiva (p. ex.: avaliar a eficácia de uma nova vacina contra a *Escherichia coli* enterro-hemorrágica- EHEC, ou um novo antisséptico para lavagem das mãos), temos os ensaios comunitários. No primeiro, os indivíduos da população em estudo são pacientes que sofrem de uma doença ou de uma infecção, para o qual se está buscando a cura; no segundo, tem-se por objetivo a busca de medidas de prevenção, pois enquanto os indivíduos da população estudada são sadios e, portanto não sofrem da doença ou do evento de saúde que se quer prevenir, porém estão sob risco do mesmo. A estrutura básica de um ensaio randomizado compreende: a) uma população selecionada, seja de doentes (ensaio clínico), seja de sadios em risco (ensaio comunitário); b) uma amostra definida desta população com poder suficiente para testar a hipótese e se fazer as inferências adequadas; c) a formação de dois ou mais grupos de forma aleatória, sem interveniência do investigador ou do investigado; d) a aplicação da intervenção em teste sobre um grupo e de uma intervenção-controle ou placebo em pelo menos outro grupo, quando de forma duplo-cega, ou seja, sem que nem o investigador nem o investigado possam identificar o grupo em que cada indivíduo está alocado; e) acompanhamento desta população pelo tempo necessário a produzir um número de desfechos suficiente para dar poder às análises; f) análise dos dados, a qual consiste fundamentalmente em comparar a incidência do desfecho no grupo em que se administrou a intervenção com a incidência no grupo

A

	Doença		
Fator estudado	Sim	Não	Total
Presente	a	b	e_1
Ausente	c	d	e_2
	m_1	m_2	N

B

	Doença		
Fator estudado	Sim	Não	Total
Presente	?	?	e_1
Ausente	?	?	e_2
	m_1	m_2	N

Figura 13.3 – *A. Estudo ao nível individual; B. Estudo ecológico*

controle/placebo, testando-se a hipótese de que a incidência no primeiro grupo é menor do que no segundo.

As análises dos estudos epidemiológicos passam pelo uso de recursos diversos, muitos provenientes da estatística e da matemática. Entre estes recursos incluem-se desde os testes mais simples da inferência estatística até os métodos avançados de análise multivariada e da modelagem matemática, os quais, em seu conjunto, capacitam a epidemiologia a lidar com as várias e sutis questões envolvidas, em última instância, nos esforços de separar as associações causais das associações não causais.

Epidemiologia Molecular, Epidemiologia Genômica e Epidemiologia Genética

A epidemiologia molecular das doenças infecciosas utiliza-se de métodos da biologia molecular para o estudo dos determinantes e da distribuição das doenças nas populações. As novas tecnologias de análise de ácidos nucléicos e seus produtos de expressão auxiliam na identificação, de grande precisão e em diferentes substratos, dos traços da presença ou dos efeitos das bactérias, os quais são denominados genericamente *biomarcadores* e podem ser classificados em marcadores do agente, marcadores de exposição e marcadores de suscetibilidade.

Os *marcadores do agente* são aqueles relacionados com características dos agentes infecciosos. Os métodos de *fenotipagem* revelam as características morfológicas, bioquímicas, sorológicas e funcionais das bactérias. O isolamento do agente pela cultura é o método de *fenotipagem* mais tradicionalmente utilizado, tem alta especificidade diagnóstica e é o padrão-ouro nos testes de novos métodos diagnósticos. Outros métodos de fenotipagem, que requerem previamente a cultura do agente, são os testes bioquímicos para diferenciar os biotipos, a sorologia que permite definir os sorotipos, além de diversas outras técnicas que agrupam os agentes por suscetibilidade a antimicrobianos, inibição do crescimento por bacteriocinas, lise por bacteriófagos, etc. Os métodos de *genotipagem*, baseados na análise do ácido nucléico cromossômico ou extracromossômico, incluem técnicas tais como a análise de polimorfismo de tamanho de fragmentos de restrição (RFLP), acoplada à hibridização com Southern blot, e a eletroforese de campo pulsátil (PFGE), que emprega endonucleases *rare cutters* gerando fragmentos de DNA muito maiores daqueles do RFLP e utilizam-se com frequência da reação em cadeia de polimerase(PCR).Os avanços na biologia molecular, portanto, têm tornado possível o desenvolvimento de métodos não culturais de verificação da presença de bactéria. Neste grupo, incluem-se ainda os métodos de detecção de antígenos específicos do agente.

Os *marcadores de exposição* são consequentes à resposta imune, humoral ou celular do hospedeiro em relação ao agente microbiano e servem para identificar a presença de bactérias no corpo humano através da verificação da existência destes marcadores em diferentes fluidos corporais. Os testes mais rotineiramente utilizados são os de anticorpos no soro, a despeito de muitos outros fluidos corporais (fezes, urina, saliva, líquido cefalorraquidiano etc.) poderem, eventualmente, ser utilizados. Na epidemiologia, muita ênfase tem sido dada ao uso de fluidos como a saliva, que simplificariam o processo de obtenção de amostras em populações sadias, em geral refratárias ao fornecimento de amostras como o sangue, que exige métodos invasivos. As técnicas de detecção de anticorpos têm evoluído rapidamente, tanto no sentido de tornarem-se de realização mais simplificada e de menor custo, quanto no de apresentarem maiores níveis de sensibilidade, especificidade e reprodutibilidade. Entre elas, destacam-se: fixação de complemento, aglutinação, ELISA (*enzyme-linked immuno absorbent assay*) e *westernblot*. No tocante à imunidade humoral, é ainda importante destacar que muitos dos anticorpos produzidos podem estar presentes após vários anos da ocorrência da infecção, enquanto outros são de vida mais efêmera. Os testes de imunidade celulares mais tradicionais são os testes intradérmicos (p. ex.: teste de Mantoux para infecção pela *Mycobacterium tuberculosis*); mais recentemente, o uso da dosagem de citocinas específicas abriu novas possibilidades.

Os *marcadores de suscetibilidade* definem o quão suscetível o organismo se encontra com relação às infecções em geral ou a uma infecção específica. Muitos dos marcadores de exposição são também marcadores de suscetibilidade, como acontece com alguns anticorpos, enquanto outros são apenas marcadores de suscetibilidade. Assim, por exemplo, indivíduos com deficiência de certos componentes do complemento são mais suscetíveis com relação a diversas infecções bacterianas. Tendo em vista que os contatos com agentes infecciosos vão sendo experimentados no decorrer da vida, a suscetibilidade aos agentes infecciosos varia significativamente com a idade; pois, com o tempo, os indivíduos têm uma maior chance de se expor aos agentes infecciosos, mudando como consequência seu estado de suscetibilidade. A possibilidade de transmissão transplacentária de anticorpos protetores para certos agentes infecciosos faz com que, nos primeiros meses de vida, possa existir resistência a certos agentes, a qual será subsequentemente perdida à medida que esses anticorpos sejam inativados. Características genéticas específicas são também fatores que podem ter forte influência no grau de suscetibilidade dos indivíduos a agentes específicos.

A epidemiologia molecular, ao tornar possível a definição e identificação dos subtipos dos agentes infecciosos com maior precisão, detalhes e rapidez do que pelas técnicas convencionais, permite:

1. determinar com eficiência a dinâmica da transmissão espacial e temporal das doenças (p.ex.: as doenças diarreicas de origem bacteriana, classificadas no passado como endêmicas ou epidêmicas, hoje são, na maior parte das vezes, atribuídas a surtos, que podem ser em muitos casos modestos e circunscritos);
2. facilitar a distinção entre variantes patogênicas e não-patogênicas de um organismo, como no clássico exemplo da *Escherichia coli*;
3. conseguir identificar surtos em situações que aparentemente representem casos isolados, por

exemplo a metodologia padrão de subtipagem do *Micobacterium tuberculosis* por meio da diferenciação, por localização genômica e número de cópias, da sequência IS*6110* permitiu verificar que, contrariamente ao que até então se supunha, uma alta proporção dos casos de tuberculose entre imigrados em Amsterdã era o resultado não da reativação de antigas infecções endógenas e sim, por se tratar de casos distribuídos em *clusters* com diferentes padrões de bandas de IS*6110*, de infecções exógenas recentes;

4. estudar fatores de risco, por exemplo os fatores de risco para infecções recentes por *Micobacterium tuberculosis*, cujo conhecimento tem importantes implicações para as atividades de controle da tuberculose.

Os estudos das bases genéticas dos mecanismos de adaptação e transmissão das bactérias constituem a área de investigação e aplicação mais recente da epidemiologia molecular. Desde 1995, quando foi publicada a primeira sequência genômica completa do *Hemophilus influenzae*, mais de 1.500 genomas bacterianos completos têm sido até agora sequenciados e disponibilizados para estudos, inclusive epidemiológicos, permitindo que a moderna epidemiologia molecular confunda-se com a epidemiologia genômica.

A epidemiologia genética tem como objeto de estudo os determinantes genéticos das doenças e os efeitos conjuntos dos genes e dos determinantes não genéticos. As doenças mendelianas, causadas por mudanças em apenas um gene, são eventos geralmente raros. Muitas condições, no entanto, aparentam possuir uma componente genética por apresentarem *clustering*, isto é, agregação, em famílias, ou em determinados grupos étnicos. As ferramenta analíticas da epidemiologia genética variam de acordo com as questões da investigação:

1. estudos comparativos de gêmeos ou de adotados ou de migrantes, para identificar o peso respetivo da contribuição genética e ambiental;
2. estudos de segregação em famílias, para a definição do padrão de transmissão do traço genético;
3. estudos de ligação, sempre em famílias, cujos membros são gentotipados com marcadores situados a intervalos regulares no inteiro genoma, buscando localizar regiões cromossômicas contendo um número maior do que o esperado de alelos compartilhados entre os doentes;
4. estudos de associação de alelos, realizados em indivíduos doentes e não doentes não aparentados, pertencentes à população geral, os quais podem ser de dois tipos: estudo de genes candidatos, os quais implicam em hipótese prévia sobre o papel de determinados genes doenças específicas, ou estudos de varredura genômica, realizados sobre o inteiro genoma, que não requerem hipóteses prévias e que permitem identificar novos genes envolvidos na ocorrência de doenças. Os marcadores utilizados nesses últimos estudos são os micros satélites (pequenas sequências nucleotídicas repetidas e altamente polimórficas) ou os polimorfismos de nucleotídeo único (SNP), os quais estão se tornando cada vez mais utilizados nas pesquisas genéticas, devido ao número crescente de SNPs que podem ser registráveis nas varreduras genômicas (até 5 milhões nas plataformas mais recentes).

No caso das doenças infecciosas, a epidemiologia genética tem se concentrado, essencialmente por meio de estudos de varredura genômica e estudos de indivíduos com defeitos monogênicos raros, na identificação dos fatores de suscetibilidade às infecções.

Concluindo, deve-se enfatizar que os métodos e recursos para estudo da epidemiologia das doenças bacterianas incluem de um lado os recursos da investigação epidemiológica em geral, centrados em entender o evento epidemiológico e explicar o complexo problema das associações causais, e do outro lado os recursos gerados da biologia molecular e da genômica, com suas aplicações na investigação bacteriológica, os quais, quando racionalmente associados, têm permitido avanços importantes no campo especifico da epidemiologia bacteriana. O uso balanceado e racional dos recursos provenientes desses dois campos tem permitido que se entenda melhor a dinâmica das infecções bacterianas nas populações humanas, abrindo, assim, em última instância, novas perspectivas para o seu controle.

Bibliografia

1. Almeida Filho N, Barreto ML (org). Epidemiologia & Saúde: Fundamentos, Métodos, Aplicações. Rio de Janeiro: Guanabara Koogan; 2011.
2. Barreto ML, Teixeira MG, Carmo EH. Infectious diseases epidemiology. J Epidemiol Community Health. 2006; 60 (3): 192-95.
3. Chapman SJ, Hill AV. Human genetic susceptibility to infectious disease. Nat Rev Genet. 2012; 13(3):175-88.
4. Evans AS. Causation and diseases. A chronological journey. New York and London: Plenum Medical Book Company; 1993.
5. Mahan MJ, Kubicek-Sutherland JZ, Heithoff DM. Rise of the microbes.Virulence. 2013; 4 (3) :213-22.
6. Medronho RA (org.). Epidemiologia. 2ª ed. Rio de Janeiro: Atheneu; 2009.
7. Nelson KE, Williams CM. Infectious disease epidemiology: theory and practice. 2nd ed. Boston: Jones and Bartlett Publishers; 2007.
8. Palmer LJ, Burton PR, Smith GD (eds). An introduction to genetic epidemiology. Bristol: The Policy Press; 2011.
9. Pereira MG. Epidemiologia: teoria e prática. Rio de Janeiro: Guanabara Koogan; 1995.
10. Riley LW. Molecular epidemiology of infectious diseases. Principles and practices. Washington: ASM Press; 2004.
11. Rouquayrol MZ, Gurgel M (org). Rouquayrol - Epidemiologia & Saúde. 7a ed. Rio de Janeiro: MedBooki; 2013.
12. Schulte PA, Perrera FP (eds). Molecular epidemiology: principles and practices. San Diego: Academic Press; 1993.
13. Vynnycky E, White RG. An introduction to infectious diseases modeling. Oxford: Oxford University Press, 2010.

Marina Baquerizo Martinez
Carla Romano Taddei

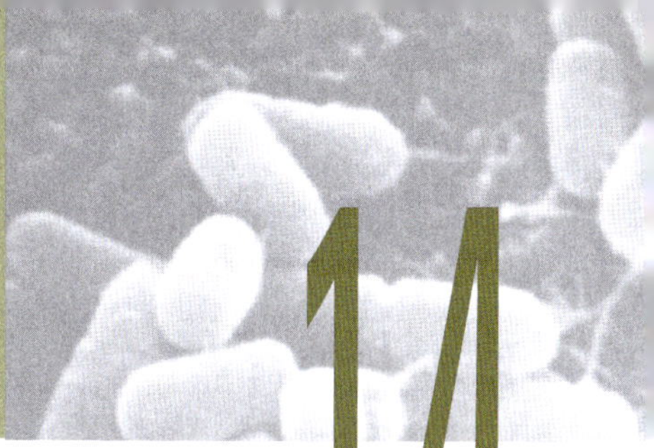

14

Métodos de Diagnóstico

O diagnóstico das infecções bacterianas pode ser realizado por diversos procedimentos. O diagnóstico de certeza é realizado pelo isolamento e pela identificação do agente bacteriano a partir de materiais clínicos colhidos adequadamente do sítio de infecção, conhecido normalmente como exame bacteriológico ou cultura. Outros métodos podem ser utilizados para o diagnóstico, a saber: demonstração das bactérias por técnicas de coloração, de antígenos (Ags) por métodos imunológicos, pesquisa de genes específicos do agente microbiano, pesquisa de anticorpos e resposta imunológica celular. Os procedimentos que utilizam métodos para a demonstração do agente diretamente no material clínico apresentam grande interesse, pois são geralmente rápidos por dispensarem as técnicas de cultivo, contudo, são métodos presuntivos.

Demonstração Direta da Bactéria

O primeiro passo no processamento do material clínico para a identificação do patógeno é o exame microscópico da amostra clínica. O exame direto é rápido e o custo é baixo. Métodos para demonstração direta do agente têm como objetivo revelar e enumerar micro-organismos e células eucarióticas. A observação dos micro-organismos pode indicar presumivelmente agentes etiológicos, orientar o microbiologista na escolha dos meios de cultura mais indicados para aquele material e ao médico, a melhor terapia empírica a ser ministrada. Outros dados importantes podem ser obtidos, como, por exemplo, a qualidade da amostra clínica e a intensidade da resposta inflamatória.

Exame ao Microscópio Óptico com Iluminação Direta

Exame direto

Material celular e micro-organismos são frequentemente transparentes e podem ser mais bem distinguidos pelo uso de corantes. A visualização direta das amostras clínicas em diversas montagens a fresco, entre lâminas e lamínulas, dá informações quanto à composição celular, morfologia do micro-organismo e motilidade. As amostras podem ser observadas por microscópio óptico de luz direta, de contraste de fase ou de campo escuro.

As montagens do material clínico entre lâmina e lamínula podem ser feitas com diferentes soluções. Para exame a fresco de espécimes clínicas pouco espessas, a montagem com solução fisiológica é bastante útil, por exemplo, no exame de secreções vaginais para a identificação de fungos, leucócitos e células indicadoras. Solução de KOH a 10% é bastante utilizada quando se quer clarificar amostras clínicas para a pesquisa de fungos. Corantes como tinta da china são utilizados para a pesquisa de micro-organismos que possuem cápsula, principalmente *Cryptococcus neoformans* em liquido cefalorraquidiano. Corantes como azul de metileno podem ser utilizados para uma variedade de propósitos: em amostras de fezes para se detectar leucócitos, identificar grânulos metacromáticos de *Corynebacterium diphtheriae* e revelar micro-organismos fusiformes e espiroquetas a partir de material de infecções orais na angina de Vincent.

Coloração de Gram

A coloração de Gram é o teste mais útil no laboratório de microbiologia. É o método de coloração diferencial mais utilizado em exames diretos ao microscópio de amostras clínicas e de colônias bacterianas devido ao seu largo espectro de coloração. Este espectro inclui praticamente todas as bactérias, muitos fungos e parasitas tais como *Trichomonas, Strongyloides* e cistos de vários protozoários. As exceções significantes incluem *Treponema, Mycoplasma, Chlamydia* e *Rickettsia*, que são pequenos demais para a visualização em microscopia óptica de luz direta ou porque perderam a parede.

Pela coloração de Gram dividem-se as bactérias em dois grandes grupos, Gram-positivas e Gram-negativas. Os micro-organismos Gram-positivos são aqueles que retêm o corante cristal violeta devido ao aumento na quantidade de ácido teicóico e a diminuição da permeabilidade da parede celular aos solventes orgânicos, por conterem menos lipídeos na parede celular. A parede das bactérias Gram-negativas apresenta grande quantidade de lipídeos, que aumenta a permeabilidade aos solventes orgânicos permitindo a descoloração. Estes micro-organismos perdem, portanto, o cristal violeta, corando-se com o corante de fundo, safranina ou fucsina.

A coloração, a morfologia, a disposição e a quantidade de micro-organismos dão informações preliminares quanto à identificação e importância deles na amostra (ver Capítulo 2).

Coloração ácido-resistente

certos micro-organismos possuem nas suas paredes, ácidos graxos de cadeia longa (ácido micólico), que conferem impermeabilidade ao cristal violeta a outros corantes básicos. Calor ou detergentes devem ser usados para permitir a entrada de corantes primários nessas bactérias. Uma vez dentro da célula bacteriana, o corante não é eliminado mesmo com solvente álcool-ácido. A coloração álcool-ácido diferencia um grupo específico de bactérias, a saber: *Mycobacterium, Nocardia, Rhodococcus, Tsukamurella, Gordona, Legionella micdadei.* Além disso, cora oocistos de *Cryptosporidium, Isospora, Sarcocystis* e *Cyclospora.* É o método usado para a pesquisa de micobactérias nos diferentes materiais clínicos, sendo de grande valor diagnóstico. A presença de bacilos álcool-ácidos-resistentes no escarro é fortemente sugestiva de tuberculose pulmonar. O exame de esfregaços corados pelo método de Zihel-Neelsen é o único recurso disponível para o diagnóstico da hanseníase.

Exame ao microscópio óptico com iluminação de campo escuro

o exame microscópico em campo escuro é uma das técnicas mais usadas para o diagnóstico da sífilis primária. Devido à pequena espessura do *Treponema pallidum,* não se observa a célula bacteriana em microscopia óptica comum utilizando-se colorações usuais no laboratório clínico, a não ser pela coloração da prata após fixação do esfregaço. Um resultado positivo em exame microscópico é definitivo para sífilis se a infecção por outros treponemas patogênicos puder ser excluída. Isso é possível pela observação da morfologia e da motilidade da célula bacteriana. A iluminação obtida pelo campo escuro aumenta a resolução do microscópio, permitindo a visualização do *Treponema* vivo.

Detecção de Antígenos

O diagnóstico das doenças infecciosas com testes imunológicos pode ser feito pela pesquisa de Ags diretamente na amostra clínica ou para a identificação de um dado agente após ele ter sido isolado em cultura.

Diferentes métodos imunológicos podem ser utilizados para esse fim. Atualmente, há crescente interesse nesta área, não só pela vantagem de os métodos permitirem um diagnóstico rápido, como também pela especificidade e sensibilidade que eles apresentam. Os métodos mais empregados em laboratório clínico são os testes de aglutinação e os métodos imunológicos que utilizam um suporte sólido.

O teste de aglutinação mais comum no laboratório clínico é aquele que utiliza partículas de látex absorvidas com anticorpos específicos contra Ags bacterianos de superfície. Esse método tem sido utilizado na detecção de vários agentes, por exemplo: *Haemophilus influenzae, Neisseria meningitidis, Streptococcus pneumoniae, S. pyogenese C. neoformans,* principalmente em casos de meningites, nos quais o diagnóstico rápido é fundamental para o sucesso do tratamento.

Um teste com grande sensibilidade é o método imunológico de suporte sólido (Figura 14.1). O mais utilizado é o ELISA (*Enzyme-Linked Immuno Sorbent Assay*). Para a detecção de Ags, utiliza-se com maior frequência um dos três métodos de ELISA de captura, a saber: competitivo, direto ou indireto. No método competitivo, Ag marcado com enzima ou com iodo radioativo é misturado à amostra clínica. Haverá uma competição entre o Ag adicionado e o presente na amostra por uma quantidade limitada de anticorpos (Ac) ligados à uma fase sólida, normalmente uma placa de poliestireno. Deve-se adicionar sempre um controle negativo que será uma amostra negativa contendo somente Ag marcado. Ags que não se ligaram são tirados do teste por lavagens sucessivas. O resultado é dado pela diferença entre a leitura do controle negativo e da amostra clínica.

O método de captura direto para a pesquisa de Ags envolve a adição da amostra clínica a Acs específicos aderidos a uma superfície sólida. Antígenos que não se ligaram são retirados por lavagens antes da adição de um segundo Ac marcado (conjugado), geralmente com uma enzima. Ensaios que utilizam a associação de Acs monoclonais com policlonais frequentemente têm uma melhor performance. O método indireto é similar ao direto, porém o segundo Ac não é marcado e um terceiro Ac marcado, que é um Ac anti-imunoglobulina é adicionado. Esse teste tem se tornado popular, pois diferentes antígenos podem ser pesquisados com um mesmo conjugado. O teste indireto amplifica o sinal, sendo, portanto, mais sensível. Contudo, reações inespecíficas podem ocorrer.

Esses testes têm sido empregados para detectar a presença de diversos patógenos: *Chlamydia trachomatis, Rotavirus,* citomegalovírus, *Legionella pneumophila.*

Outra técnica que pode ser empregada é a que se utiliza de anticorpos específicos marcados com isotiocianato de fluoresceína. Atualmente os laboratórios clínicos substituíram essa técnica imunológica por outras como ELISA e aglutinação, devido principalmente ao alto custo da manutenção do microscópio e dos conjugados. Além disso, o método exige mão-de-obra altamente qualificada. Porém, os métodos de imunofluorescência direta (IFD) ou indireta (IFI) são ainda empregados por alguns laboratórios no diagnóstico da sífilis primária, legionelose, tracoma, linfogranuloma venéreo, uretrites e cervicites por *C. trachomatis*, entre outras.

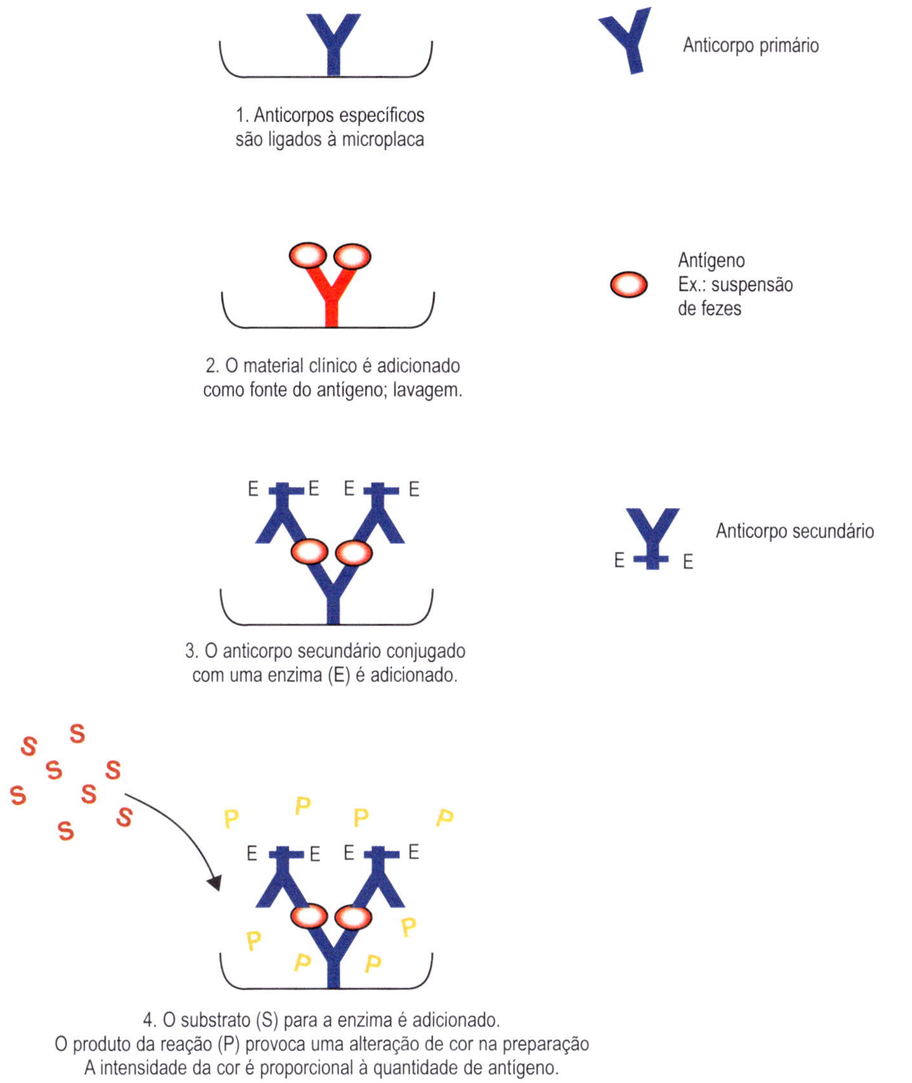

Figura 14.1 – *Método de ELISA (*Enzyme-Linked Immuno Sorbent Assay*) para a detecção de antígenos.*

Detecção de Ácidos Orgânicos

Alguns micro-organismos, durante o processo metabólico, produzem substâncias que podem ser detectadas por cromatografia a gás. Geralmente são ácidos graxos específicos, cuja detecção pode caracterizar a bactéria em espécies ou gêneros. Durante os anos de 1970, vários métodos foram propostos com base nessa propriedade utilizando-se cromatografia a gás para a identificação de *Pseudomonas aeruginosa, M. tuberculosis, Staphylococcus* sp., *Streptococcus sp* e diversos gêneros de bactérias anaeróbias estritas. O método tem sido utilizado com sucesso no diagnóstico de septicemias (estafilococos e estreptococos), meningites (*M. tuberculosis*) e de artrites sépticas. Entretanto, o alto custo do aparelho torna seu emprego limitado.

Pesquisa de DNA

O diagnóstico microbiológico convencional das infecções bacterianas envolve o isolamento do micro-organismo e sua caracterização fenotípica e bioquímica, como visto ao longo dos capítulos deste livro. Porém, em alguns casos, estas etapas consomem tempo, são caras e muitas vezes inviáveis, como, por exemplo, o diagnóstico de *Mycobacterium leprae* e *Chlamydia* sp., uma vez que esta bactéria não cresce *in vitro*.

Com o advento da biologia molecular, várias técnicas genéticas de identificação bacteriana têm surgido ao longo das últimas décadas, permitindo um diagnóstico mais rápido, preciso e seguro.

As técnicas moleculares de identificação bacteriana envolvem a pesquisa de ácidos nucléicos através de hibridação com sondas genéticas, amplificação de fragmentos de ácidos nucléicos a partir de um oligonucleotídeo com sequência conhecida ou tipagem molecular.

Sondas Genéticas

Sondas genéticas são fragmentos de fita simples de ácidos nucléicos (DNA ou RNA), com sequências conhecidas, que são marcadas com enzimas, substratos antigênicos, radioisótopos, marcadores de afinidade ou moléculas quimioluminescentes. As sondas genéticas reconhecem e se ligam com uma alta especificidade a uma sequência complementar do material genético do micro-organismo a ser identificado (Figura 14.2). Para que isso ocorra, as condições da reação de hibridação devem ter elevada estringência, com altas temperaturas e baixas concentrações de sais, permitindo, desta forma, que a sonda se ligue a uma sequência perfeitamente complementar a ela.

O uso de moléculas radioativas para a marcação de sondas tem sido substituído ao longo dos últimos anos por outros marcadores, visando, desta forma, a uma maior segurança para o laboratório. Os marcadores de afinidade são os mais comumente utilizados, como, por exemplo, a biotina e a digoxigenina, que são incorporadas ao fragmento genético através de reações enzimáticas, conhecidas por *nick translation* e *random-priming*. Vários métodos para a marcação de sondas genéticas já estão disponíveis comercialmente sob a forma de *kits*.

As reações de hibridação podem ocorrer sobre um suporte sólido, *in situ* ou em fase líquida (Figura 14.3). Nas reações em suporte sólido, as bactérias são inoculadas em placas de meio de cultura. O suporte sólido (por exemplo, filtros de nitrocelulose) é colocado sobre a superfície do ágar contendo as colônias bacterianas e submetido a um tratamento para lisar as bactérias, expondo e desnaturando o DNA. Então, sob condições de alta estringência, o filtro é incubado com uma solução contendo sonda genética para um fator que se queira pesquisar. Esta técnica pode ser realizada diretamente com o ácido nucléico do micro-organismo estudado. Neste caso, o DNA ou RNA é transferido para a membrana de nitrocelulose, a partir de gel de agarose. Estas reações recebem o nome de *Southern-blot* e *Northern-blot*, respectivamente.

A hibridação *in situ* é uma variação do método de hibridação em fase sólida. Nesta técnica, a sonda é incubada com fragmentos de tecido ou células íntegras, fixados em lâminas microscópicas. A reação de hibridação é realizada pelo mesmo método de fase sólida. Geralmente, o tecido a ser pesquisado é embebido em parafina ou formalina, permitindo uma maior fixação da amostra. Este teste é amplamente utilizado em laboratórios clínicos na detecção e tipagem do papilomavírus humano (HPV).

Para as reações em fase líquida, é importante que o fragmento de sonda genética não se auto-anele. O ácido nucléico a ser pesquisado é incubado em solução com a sonda, seguindo as mesmas condições de estringência descritas acima. Uma pequena quantidade de ácido nucléico pode ser detectada, embora, ótimos resultados são obtidos quando se faz a extração e purificação prévia deste.

Após o final da reação de hibridação, quando a sonda se liga ao ácido nucléico alvo, as moléculas marcadoras incorporadas à sonda devem ser detectadas. Para isso, utilizam-se substâncias marcadas com afinidade às moléculas da sonda e para a revelação, substratos colorimétricos ou quimioluminescentes são adicionados à reação. A técnica de sondas genéticas é utilizada em estudos epidemiológicos para pesquisar genes de virulência bacterianos, como por exemplo, genes que codificam toxinas, fímbrias, ilhas de patogenicidade, plasmídeos e adesinas. O uso de sondas pode ser empregado também para detecção direta do micro-organismo da amostra clínica, como o Papilomavírus humano, além de *C. trachomatis*, *G. vaginalis*, *Streptococcus* do grupo A, *N. gonorrhoeae*, *L. pneumophila* e *T. vaginalis*, entre outros. Além disso, esta técnica permite a confirmação do diagnóstico da infecção envolvendo uma variedade de micro-organismos, como, por exemplo: *Campylobacter* sp., *Enterococcus* sp., *Streptococcus* do grupo B, *Mycobacterium* sp., *Listeria monocytogenes*, entre outros.

Reação da polimerase em cadeia (PCR)

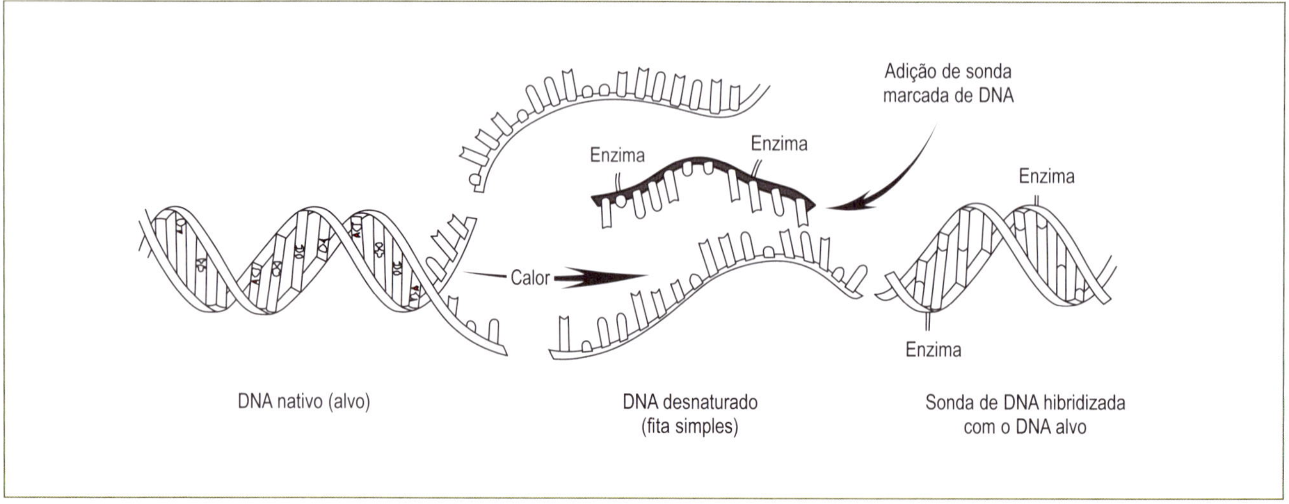

Figura 14.2 – *Desnaturação da fita dupla de DNA em fita simples por aquecimento e combinação de uma das fitas simples com a sonda marcada (hibridização).*

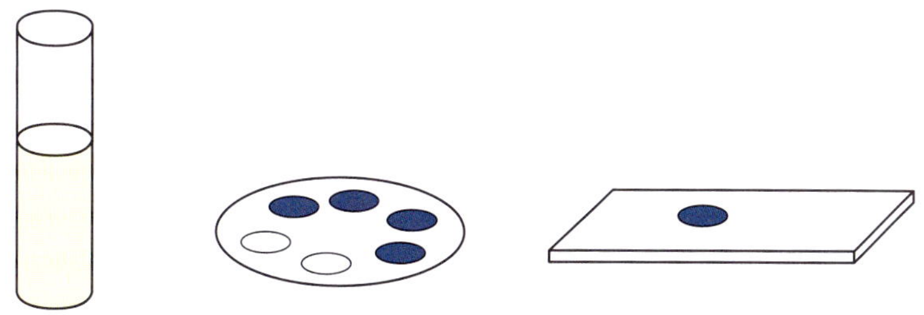

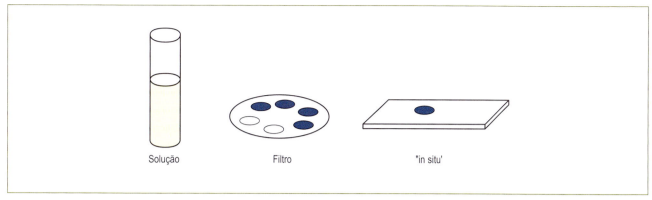

Figura 14.3 – *Tipos de ensaio de hibridização utilizados em laboratórios clínicos.*

A reação da polimerase em cadeia (*Polimerase Chain Reaction – PCR*) é um método que permite a amplificação *in vitro* de segmentos de DNA. Esta técnica foi primeiramente descrita em 1985 e, desde então, tem sido amplamente utilizada na biologia molecular.

Para que a reação ocorra, é necessária a utilização de dois iniciadores que se anelam com as fitas complementares do DNA, em regiões que flanqueiam o segmento a ser amplificado, agindo como sítios para a ação da enzima DNA polimerase, que estenderá o fragmento alvo (Figura 14.4). A enzima mais comumente utilizada é a *Taq* DNA polimerase, extraída da bactéria *Thermus aquaticus*, embora já exista no mercado uma série de *Taq* recombinantes, além de DNA polimerases extraídas de outras bactérias termofílicas.

A metodologia da reação consiste na amplificação do fragmento do DNA alvo, através de variações de temperatura, durante vários ciclos. Cada ciclo é composto de três temperaturas diferentes, a saber: temperatura de desnaturação, geralmente 94°C, permitindo que a molécula de DNA se abra; temperatura de anelamento, variando para cada par de iniciadores utilizados, permitindo que os iniciadores se anelem à sequência complementar da molécula de DNA alvo; e, finalmente, a temperatura de elongação, de 72°C, permitindo que a enzima DNA polimerase estenda o fragmento. Este ciclo é repetido por 25 a40 vezes, conforme a necessidade de cada reação, e a visualização do resultado da reação é feita em gel de agarose.

Ao longo dos últimos anos, uma série de variações desta técnica foi padronizada, permitindo sua ampla utilização em pesquisa e diagnóstico laboratorial, como por exemplo, na detecção de genes de virulência, análise do genoma de micro-organismos isolados em estudos epidemiológicos ou surtos e pesquisa de genes de resistência a antibióticos.

Alguns exemplos de variações da técnica de PCR estão listados a seguir:

- **Multiplex PCR.** Neste caso, são utilizados vários pares de iniciadores, específicos para diferentes sequências-alvo, numa mesma reação de amplificação. Este procedimento permite que várias sequências de uma mesma molécula de DNA sejam lidas, múltiplos fatores de virulência de um mesmo patógeno sejam pesquisados, ou ainda que múltiplos micro-organismos sejam pesquisados na mesma amostra. É importante que os diferentes fragmentos amplificados tenham tamanhos diferentes e que os iniciadores utilizados tenham a mesma temperatura de anelamento. No laboratório clínico, esta metodologia pode ser empregada para pesquisa de *Mycoplasma* sp., *Chlamydia* sp., *Neisseria* sp. e alguns vírus, como *Herpes simplex* tipos I e II.
- **Nested PCR.** Nesta técnica, duas amplificações são realizadas: a primeira etapa de amplificação é realizada com um par de iniciadores, por 20 a 30 ciclos, e o produto desta reação é transferido para outro tubo, onde uma segunda amplificação será realizada, tendo como molde o DNA amplificado na primeira. Porém, na segunda amplificação, os iniciadores utilizados irão se anelar em uma região mais interna do fragmento amplificado na primeira reação, permitindo, desta forma, uma maior especificidade da reação.
- **RT-PCR.** A técnica de RT-PCR oferece uma maneira rápida, versátil e extremamente sensível de se analisar a expressão de um gene-alvo, podendo oferecer também informações semiquantitativas da expressão. Através desta técnica, o RNAm é utilizado como molde para a síntese de cDNA, transcrição pela enzima transcriptase reversa. O próximo passo envolve a amplificação do cDNA através de uma reação de PCR padrão. RT-PCR pode ser utilizado também para a detecção e o diagnóstico de RNA vírus.
- **PCR em tempo real.** Este procedimento compreende uma amplificação convencional de DNA, porém a detecção do resultado é feita ao longo dos ciclos de amplificações. As primeiras reações em tempo real realizadas no laboratório utilizavam brometo de etídio ou alguma outra molécula fluorescente (SYBR Green, por exemplo) na reação, que à medida que o DNA vai sendo amplificado, vai se intercalando na dupla fita, resultando num aumento de fluorescência, a qual é detectada por uma luz UV acoplada ao termociclador. Porém, hoje a técnica mais utilizada em PCR em tempo real é a denominada TaqMan, na

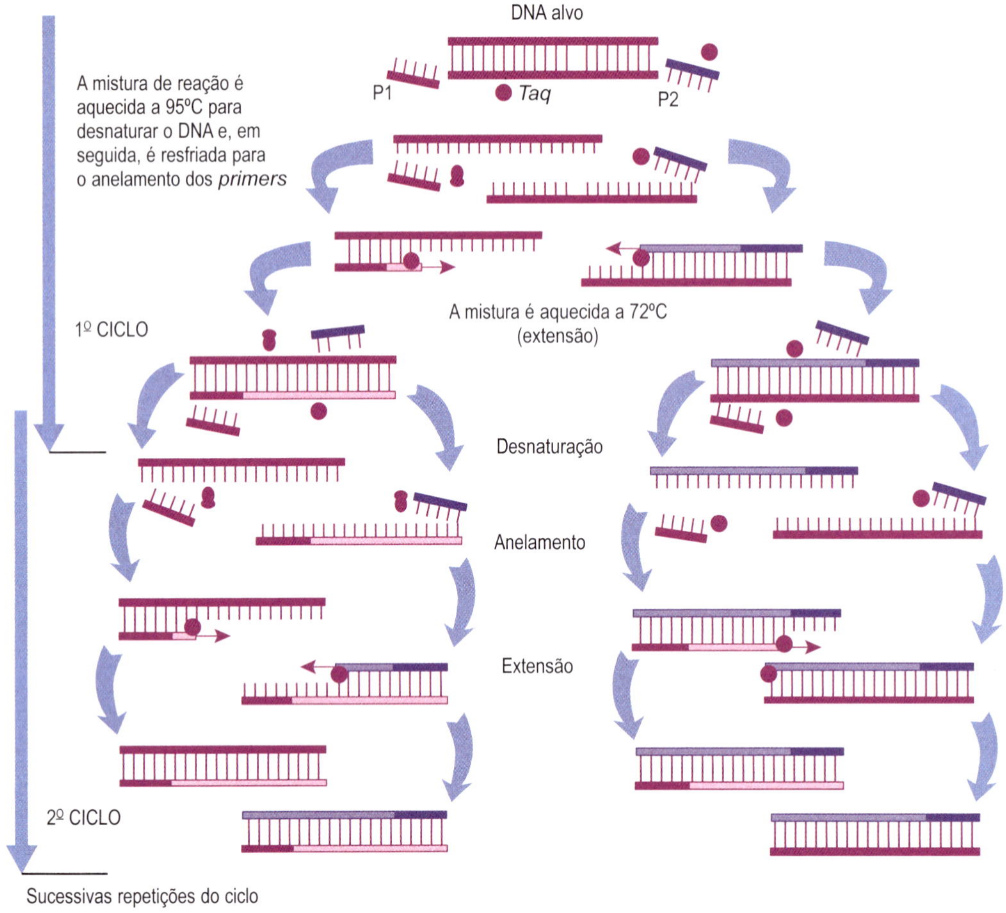

Figura 14.4 – *Reação da polimerase em cadeia (PCR).*

qual se adiciona ao *mix* de reação uma sonda com sequência complementar a uma pequena região do fragmento amplificado. Nesta sonda, estão acopladas duas moléculas – a molécula *reporter*, fluorescente, e a molécula *quencher*. Quando esta sonda está ligada ao fragmento, a molécula *quencher* absorve a fluorescência da molécula *reporter* e o sinal não é liberado. À medida que a enzima Taq DNA polimerase começa a amplificar o fragmento, devido à sua atividade exonuclease 5'-3', a sonda é desligada da fita molde de DNA e a molécula repórter é liberada, emitindo sinal de fluorescência, o qual é detectado pelo leitor acoplado ao sistema. O uso desta metodologia permite que o tempo para o diagnóstico seja menor, além de diminuir também os custos do teste, uma vez que a etapa de visualização em gel de agarose é dispensável. A sua aplicação envolve o diagnóstico direto da amostra clínica ou, ainda, a pesquisa de genes de virulência ou resistência do micro-organismo isolado.

Métodos Bacteriológicos

Isolamento

O processamento inicial da amostra clínica para o exame bacteriológico é um procedimento que envolve várias considerações. Deve-se primeiro avaliar a amostra e a sua origem anatômica. Esses dados determinarão qual o melhor tratamento da amostra antes da inoculação, por exemplo: centrifugação ou homogeinização, conservação, entre outras. A segunda etapa é a seleção do meio de cultura a ser empregado para cada amostra e, por final, a escolha da temperatura e atmosfera de incubação.

Sempre que possível, todas as etapas requeridas para o processamento das amostras, devem ser realizadas dentro de uma capela de fluxo-laminar com nível de segurança biológica. A preservação da amostra quanto à manutenção da umidade e do pH é imprescindível para se manter a viabilidade dos micro-organismos. Vários meios de transporte estão disponíveis para o uso. A escolha dependerá do tipo da amostra clínica e do provável agente microbiano presente na amostra.

A temperatura e atmosfera (atm) de incubação são dois fatores importantes a serem considerados para que se tenha sucesso no isolamento e na identificação do micro-organismo. Geralmente a temperatura de incubação utilizada para a maioria dos micro-organismos patogênicos ao homem gira em torno de 35ºC a 37ºC. Quanto à atm, algumas bactérias exigem 5% ou 10% de CO_2 no ar, outras são microaerófilas ou anaeróbias estritas. Para a escolha da atmosfera a ser empregada é, portanto, fundamental o conhecimento dos micro-organismos que provavelmente poderão estar numa dada amostra clínica. Alguns são bastante sensíveis a variações de temperatura e atm, por exemplo, *N. gonorrhoeae*. Algumas bactérias podem ser enriquecidas a 4ºC, como *L. monocitogenes* e *Yersinia enterocolitica*. A temperatura pode também ser um fator seletivo, por exemplo, para o isolamento de *Campylobacter jejuni* das fezes, utiliza-se 42ºC como temperatura de incubação, inibindo assim outras espécies de *Campylobacter* que não são termofílicas. Para a obtenção de atm de microaerofilia (menos que 6% de O_2) ou anaerobiose, vários procedimentos podem ser utilizados. No laboratório clínico o mais prático é o uso de jarras de anaerobiose, utilizando-se envelopes que possuem geradores de CO_2 e H_2 na concentração necessária para uma ou outra atm (Figura 14.5). É importante salientar que o uso de jarra de vela fornece uma concentração de 3% de CO_2 apenas.

Somente a partir de 1960 é que avanços na identificação e na habilidade de interpretar os resultados se fizeram sentir. O uso de tubos e placas com meios de cultura foram a base da identificação, em que características morfológicas e bioquímicas eram estudadas, a saber: morfologia macroscópica e microscópica das colônias, provas bioquímicas para se identificar o metabolismo, testes de aglutinação para pesquisa de Ags e perfil de suscetibilidade aos antimicrobianos. Esses métodos dependem principalmente de reações enzimáticas que permitem trocas de pH ou produção de compostos coloridos ou fluorescentes quando da utilização de substratos específicos. Esses métodos ficaram conhecidos como convencionais e até hoje são considerados de referência, pelos quais se confirma a identidade das amostras bacterianas isoladas.

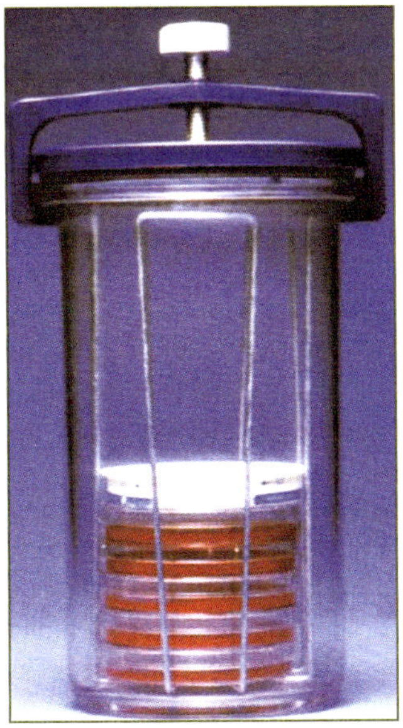

Figura 14.5 – *Jarra de anaerobiose utilizada para o cultivo de bactérias anaeróbias.*

Os métodos de isolamento das bactérias envolvidas em infecções praticamente não sofreram alterações. Meios de cultura seletivos e enriquecidos utilizados na rotina laboratorial ainda são os preconizados naquela época, como, por exemplo: ágar sangue, ágar chocolate, ágar MacConkey, ágar SS, ágar EMB, caldo tioglicolato e outros. Mais recentemente, foram introduzidos meios de cultura cromogênicos. Estes meios permitem a identificação presuntiva do micro-organismo de acordo com a coloração que este apresenta após o seu crescimento no meio semeado. Estes meios são compostos por substratos enzimáticos sintéticos (reagentes cromogênicos) que se ligam aos açúcares utilizados pela bactéria durante seu crescimento. Quando a bactéria utiliza um ou mais carboidratos, os reagentes cromogênicos são liberados e se precipitam no meio de cultura, permitindo a coloração diferenciada. São utilizados amplamente em análises clínicas, análises de alimentos e análise ambiental. Permitem a diferenciação entre as espécies de *Candida* sp., espécies de *Listeria* sp., além da diferenciação entre colônias de *E. coli* e coliformes. Permitem, também, a identificação de colônias de bactérias Gram-positivas, como, por exemplo, *Staphylococcus aureus* e *Enterococcus* spp., e de bactérias Gram-negativas patogênicas, como *Salmonella typhi* e *E. coli* O157:H7.

Identificação bioquímica

As metodologias empregadas na identificação de amostras bacterianas isoladas de sítios de infecção tiveram modificações importantes nos últimos 40 anos, porém os fundamentos continuaram os mesmos. As provas bioquímicas estão fundamentadas, principalmente: a) na pesquisa de enzimas estruturais, importantes no metabolismo do micro-organismo (fenilalanina desaminase, catalase, descarboxilases, citocromo C oxidase); b) na pesquisa de produtos metabólicos e catabólicos (acetoína, indol, ácidos orgânicos); c) na sensibilidade a diferentes compostos (bacitracina, optoquina, novobiocina) (Cap. 64). Hoje métodos automatizados com miniaturização das provas bioquímicas e diminuição no tempo de incubação são bastante empregados, principalmente em laboratórios de grande porte. Nesses sistemas, a seleção do conjunto de substratos é feita cuidadosamente a fim de permitir que as provas positivas e negativas produzam resultados que possam levar à identificação do patógeno. Na maioria dos sistemas automatizados diferentes conjuntos são oferecidos para se identificar diferentes micro-organismos. Normalmente, são agrupados por características semelhantes, a saber: membros da família Enterobacteriaceae, cocos Gram-positivos, bacilos Gram-negativos não fermentadores, bactérias anaeróbias estritas e leveduras. Testes adicionais para a identificação microbiana podem ser adicionados.

Os métodos automatizados, rápidos ou não, devem ser escolhidos pela acurácia que ele apresenta. Normalmente os micro-organismos devem ser identificados com uma acuidade de 95% em relação ao método convencional. Eles fornecem o índice de probabilidade de acerto na identificação de um dado micro-organismo. Contudo, os microbiologistas não devem tornar-se dependentes destes índices, principalmente, quando o resultado não é lógico. Bactérias podem não reagir como o esperado em um sistema comercial, ou ainda, por problemas técnicos, ser aplicada uma mistura de bactérias. Os métodos automatizados frequentemente não permitem conferir a qualidade do inóculo, outra deficiência está no tamanho deste que deve ser aplicado. Erros na identificação podem ocorrer e o microbiologista deve estar sempre atento aos resultados fornecidos. Quando seu julgamento sugerir uma taxonomia diferente daquela fornecida pelo aparelho, devem-se utilizar métodos convencionais para a identificação daquela amostra. Além disso, alguns sistemas não são capazes de identificar com maior acuidade micro-organismos mais fastidiosos; para estes, os métodos convencionais são os mais recomendados. Como se pode observar, a microbiologia ainda está longe da automação que encontramos em outros setores do laboratório clínico. Para detalhamento da identificação, ver Capítulo 63 – Fundamentos da Identificação Bioquímica das Bactérias.

Métodos moleculares de tipagem

outros métodos moleculares têm sido amplamente utilizados nos dias atuais, porém não com o objetivo direto de diagnóstico, mas de caracterização bacteriana, permitindo a análise de diferenças e similaridades entre amostras bacterianas envolvidas numa mesma patologia, ou ainda, para se verificar a origem de cepas bacterianas envolvidas em surtos ou epidemias. Com os dados obtidos, pode-se construir dendogramas que mostram a similaridade existente entre amostras filogeneticamente próximas.

- **Análise do perfil plasmideal.** Além do DNA cromossomal, algumas bactérias possuem um ou mais fragmentos circulares de DNA chamados plasmídeos. Estes plasmídeos, muitas vezes, contêm informações importantes para a patogenicidade bacteriana, como, por exemplo, genes que codificam fatores de virulência ou genes responsáveis pela resistência a antibióticos. A extração dos plasmídeos de uma amostra bacteriana é realizada com soluções que rompem a parede bacteriana e degradam as proteínas, permitindo que as moléculas de DNA circulares sejam recuperadas em soluções. A análise é, então, realizada em gel de agarose, permitindo que diferentes amostras sejam comparadas quanto ao seu perfil plasmidial, quanto à presença de plasmídeos envolvidos na patogenicidade bacteriana, ou simplesmente para se investigar a distribuição das cepas em estudos epidemiológicos.
- **Polimorfismo de tamanhos dos fragmentos de restrição (RFLP).** O DNA cromossomal e o plasmideal podem ser digeridos com endonucleases de restrição, enzimas que cortam o DNA em posições constantes dentro de um sítio específico, geralmente de quatro a seis bases nucleotídicas. Este corte é altamente específico, permitindo que os fragmentos de DNA resultantes sejam obtidos com reprodutibilidade, quando usada a mesma enzima. A variação dos fragmentos gerados por uma enzima de restrição específica é denominada polimorfismo de tamanhos dos fragmentos de restrição (*Restriction Fragment Length Polymophism* – RFPL). A visualização do perfil de restrição é observada em gel de agarose. Esta metodologia permite, ainda, a realização da tipagem molecular de fatores de virulência entre uma amostragem grande de bactérias.
- **PCR-RFLP.** A técnica de RFLP descrita acima também pode ser realizada utilizando-se o fragmento de DNA amplificado após reação de polimerase em cadeia (PCR), possibilitando desta forma que o perfil de restrição de um único gene com sequência conhecida possa ser analisado e comparado com o perfil de outras cepas ou sorogrupos bacterianos. Esta metodologia permite a análise de diversos genes bacterianos, por exemplo, genes de virulência, da flagelina, da pilina, de toxinas, operons ribossômicos, entre outros.
- **RAPD-PCR.** Esta técnica é também conhecida por amplificação randômica de DNA polimórfico (*Random Amplification of Polimorphic DNA* – RAPD-PCR), e sua metodologia consiste na amplificação de DNA utilizando um par de iniciadores com baixa relação de complementaridade ao DNA-alvo, gerando, assim, anelamentos imperfeitos ao longo da molécula de DNA. A reação ocorre em condições de baixa estringência e é possível obter mais de 50 fragmentos amplificados do DNA. Esta técnica de tipagem molecular permite a análise do genoma de micro-organismos, possibilitando sua comparação entre isolados de amostras clínicas.
- **Ribotipagem.** Os RNA ribossômicos encontram-se associados ao longo de todo o DNA bacteriano. Desta forma, é possível obter padrões de bandeamento quando o cromossomo é clivado com enzimas de restrição. A detecção deste polimorfismo é feita com a hibridação dos fragmentos obtidos com uma sonda de RNAr. Esta técnica é conhecida por ribotipagem e pode ser considerada uma variação da técnica de RFLP, utilizando, neste caso, sondas específicas para RNAr. Há algumas vantagens em se usar este método, quando comparado com a tipagem de DNA, como, por exemplo: os genes de RNAr aparecem em várias cópias diferentes em sítios diferentes no genoma com diferentes regiões de flanqueamento, há uma grande variabilidade entre os genes do RNAr 16S e 23S, além da variabilidade das regiões entre os genes 16S e 23S. A ribotipagem permite que padrões de bandeamento resultantes possam ser comparados com espécies conhecidas de micro-organismos para determinar sua relação genética e evolucionária.

- **Eletroforese de campo pulsado (PFGE).** Fragmentos de DNA maiores de 40 kb não são eficientemente resolvidos em géis de agarose, submetidos a um único campo elétrico. Desta forma, o método de eletroforese em campo pulsado (*Pulsed Field Gel Eletrophoresis* – PFGE) é utilizado quando se pretende analisar fragmentos de DNA cromossomais digeridos, com alto peso molecular. Nesta técnica, as moléculas de DNA são submetidas a campos elétricos aplicados em duas direções alternadas, permitindo que as moléculas sejam reorientadas antes de ocorrer a migração. Porém, para que o método seja reprodutível, é necessário que a molécula de DNA esteja intacta antes de ser clivada pelas enzimas de restrição. Então, a extração do DNA é feita após serem imobilizadas pela fixação da bactéria numa matriz de agarose antes de ser rompida. A escolha das enzimas de restrição é uma etapa importante, pois devem originar poucos fragmentos de alto peso molecular, permitindo que todo o DNA cromossomal da bactéria possa ser analisado. Esta metodologia é utilizada para tipagem de várias bactérias Gram-positivas e Gram-negativas, como *S. aureus*, *P. aeruginosa*, *L. monocitogenes*, *N. meningitides*, enterobactérias, *Mycobacterium* sp., entre outros.
- **Eletroforese de isoenzimas (MLEE).** A técnica de eletroforese de enzima multilocos (*Multilocus Enzyme Eletrophoresis* – MLEE) é uma metodologia-padrão para a análise genética em populações eucarióticas, porém, nos últimos anos, ela vem sendo utilizada para estimar a diversidade genética e a estrutura em populações naturais de diversas espécies bacterianas. MLEE estabeleceu base genética para a análise de variações em sorotipos e em outras características fenotípicas, além de fornecer muitos dados para a sistemática e para sistemas de marcadores epidemiológicos de doenças infecciosas. O princípio da técnica se baseia na detecção de eletromorfos (variação da mobilidade) de uma enzima que pode ser igualada com alelos dos genes estruturais correspondentes. O perfil de eletromorfos pode ser equiparado aos genótipos de multi locos cromossomais. MLEE mede a variação alélica de 20 a 40 genes de enzimas estruturais selecionados randomicamente do genoma cromossomal. Variações na mobilidade de uma enzima constitutiva para diferentes cepas de uma espécie podem ser atribuídas a isoenzimas ou a aloenzimas. Essa variação é determinada pela detecção das mudanças causadas por substituições de um ou mais aminoácidos, que afetam a carga eletrostática da configuração de polipeptídeos, originando diferentes perfis de migração das enzimas numa dada condição de eletroforese.
- **Análise do gene RNA ribossomal 16S (16S rRNA).** Nas últimas décadas, técnicas moleculares de sequenciamento de DNA têm-se revelado uma ferramenta imensamente poderosa para identificar micro-organismos, além de determinar a inter-relação evolucionária dos mesmos. O gene que codifica o RNAr tem regiões de consenso que estão presentes em todas as bactérias, e regiões de variabilidade que são específicas para gêneros e espécies. Dentro destas regiões variáveis há também pequenas áreas de hipervariabilidade, que podem ser únicas para diferenciar cepas dentro de uma mesma espécie. A sequência do gene que codifica o RNAr pode , portanto,ser usada para diferenciar espécies e identificar cepas dentro de uma comunidade bacteriana mista e complexa, usando-se a tecnologia de sequenciamento.
- **MALDI-TOF.** Esta é uma promissora metodologia de espectrometria de massa utilizada na identificação de micro-organismos. O nome MALDI significa Ionização/Dessorção de Matriz Assistida por Laser ou *Matrix Assisted Laser Desorption/Ionization* e TOF refere-se ao tempo de voo ou *time of flight*. Nesta técnica, a amostra é misturada a uma matriz, geralmente composta por ácidos fracos, em uma placa metálica introduzida no espectrômetro de massa. Feixes de laser ultravioleta são emitidos na matriz, a qual transfere um ou mais prótons para as moléculas da amostra, que está na forma sólida em contato com a matriz, evaporando-a com a formação de íons com massa e cargas diferentes. Quando esses íons são submetidos a um campo elétrico, se deslocam através do tubo de voo, que possui na sua extremidade um detector. A distância percorrida por um determinado íon em um determinado tempo origina a relação carga/massa daquele íon. Desta forma, a soma das relações carga/massa dos íons de uma amostra origina o espectro de massa. Os dados contidos no espectro de massa são, então, comparados a banco de dados que contêm espectros de referência para identificação de espécies.

Bibliografia

1. Almeida Jr JN et al. Aplicação da tecnologia de espectrometria de massa MALDI-TOF em laboratórios de microbiologia clínica. Microbiologia in Foco 23: 10-16, 2014.
2. Isenberg H. Clinical Microbiology Procedure Handbook, v.1 e v.2 - 2º ed. Washington, American Society for Microbiology, 2004.
3. McPherson MJ, Moller SG. The Basics – PCR. New York: Springer; 2000.
4. Versalovic J et al. Manual of Clinical Microbiology. 10 ed. Washington, American Society for Microbiology, 2011.

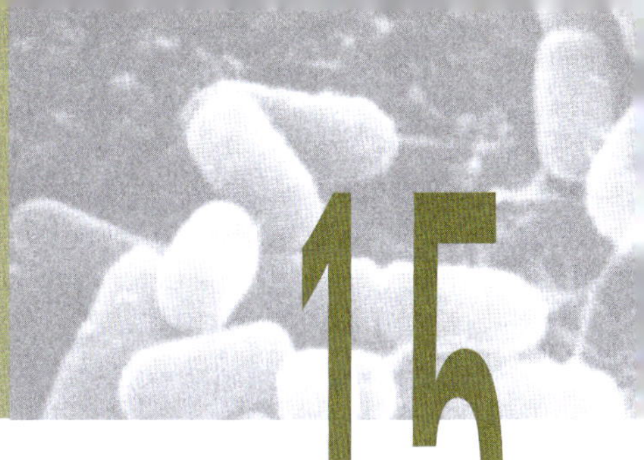

Osvaldo Augusto Sant'Anna
Valquíria Bueno

15 Imunidade

Nada em biologia faz sentido, a não ser à luz da evolução. Esse princípio, formulado por Theodosius Dobzhansky, adquire contornos marcantes quando estudamos aspectos que envolvem as relações entre os micro-organismos e as respostas imunológicas. As doenças infecciosas são, provavelmente, a principal origem de pressão seletiva sobre a evolução do sistema imune com suas redes de células e moléculas que interagem no desenvolvimento de respostas aos agentes estranhos. O sistema imune, por sua vez, também exerce pressão seletiva sobre as características de virulência, infectividade e toxicidade dos micro-organismos. A resposta imune resulta da coevolução, durante longos anos, tanto de vertebrados como de micro-organismos, e inclui o estabelecimento de relações comensais e simbióticas constantes. As características constitutivas, os mecanismos operacionais, o complexo de efeitos pleiotrópicos do sistema imune serão afetados, em especial, pelas experiências prévias dos indivíduos com moléculas presentes em micro-organismos, ou com moléculas administradas através de vacinações, constituindo uma rede funcional como apresentado na Figura 15.1.

Há 150 anos, com os cientistas experimentais Louis Pasteur, Robert Koch e Paul Ehrlich, a disseminação dos conhecimentos produzidos sobre as relações entre as moléstias e os agentes infecciosos protagonizaria uma das mais notáveis revoluções na biologia, modificando definitivamente a vida do homem e o curso da história da humanidade. À época havia uma questão central: por que uma pessoa ou um animal que tenha sido vacinado, que recebeu um micro-organismo atenuado resiste à inoculação desse mesmo micróbio em sua forma virulenta? Esse enigma persistiu até a chegada em 1888, no Laboratório de Pasteur, em Paris, do zoólogo e microbiologista russo Élie Metchnikoff que descobrira que nas estrelas-do-mar, quando ocorria um ferimento, havia células que migravam para o local afetado. Decidiu experimentar: implantou espinhos nos equinodermos constatando que ficavam rapidamente revestidos por células. Estudando a origem dos órgãos digestivos de larvas das estrelas, observou que essas mesmas células, não relacionadas diretamente à digestão, cercavam, engolfavam e fragmentavam partículas de corante. Chamou-as de fagócitos – do grego- *células que engolem*. Metchnikoff, ao analisar o sangue, o baço e o fígado de coelhos mortos pelo bacilo do carbúnculo, observou a presença das bactérias cercadas e engolfadas pelos fagócitos. Demonstrou então que em coelhos que sobreviviam, quando desafiados com bacilos virulentos após serem vacinados, ocorria fagocitose e destruição das bactérias. Estes experimentos demonstraram que os fagócitos são as primeiras células de defesa contra infecções agudas, participando do complexo processo da inflamação.

Em 1889, o bacteriologista Hans Buchner demonstrou a atividade bactericida do soro. As revistas científicas da época publicariam vários artigos sobre a capacidade de morte de bactérias pelos soros de animais imunizados. Richard Pfeiffer publicou observações de que a inoculação do *Vibrio cholerae* na cavidade peritoneal de cobaias, previamente imunizadas, era seguida pela rápida destruição das bactérias devido à lise desses patógenos; além disso, esse fenômeno podia ser transmitido passivamente através da transferência do soro de uma cobaia imunizada, para a cavidade peritoneal de uma cobaia normal. E era exatamente no peritônio que Metchnikoff descobrira uma população significativa de grandes fagócitos: os macrófagos. Metchnikoff provou, também, que bactérias virulentas podem escapar da destruição, se no animal as funções dos fagócitos forem inibidas. Esse ardoroso partidário dos fagócitos polemizou com Emil von Behring, que acreditava que a proteção contra as infecções provinha do soro. Na realidade, os dois estavam corretos e com o tempo ficou provado que a defesa contra infecções depende tanto das células da linhagem branca do sangue, os leucócitos, como de componentes do soro que ajudam essas células em suas atividades. Ehrlich demonstrou experimentalmente que, quando em coelhos eram injetadas previamente quantidades crescentes de toxina, eles ficavam resistentes a inoculações de concentrações 5.000 vezes maiores que a dose normalmente fatal. Ehrlich propôs que a toxina se ligaria aos receptores na superfície dos leucócitos induzindo a síntese de mais receptores, que seriam então secretados no soro. Com esta hipótese previu a participação conjunta de leucócitos na produção de anticorpos e a existência de determinantes nas toxinas e micróbios, os antígenos. A denominação antígeno vem de *antibody generation* [geração de anticorpo].

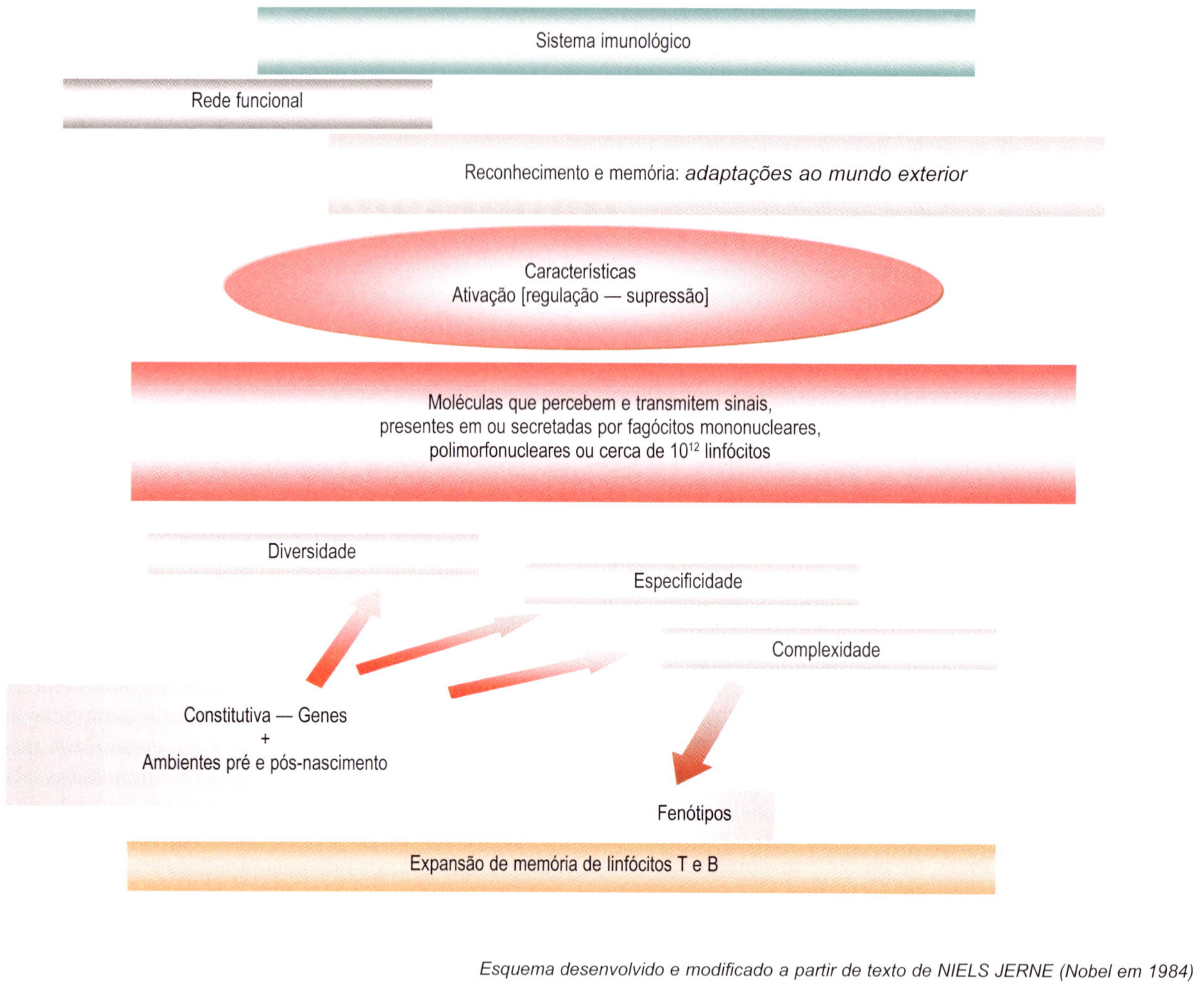

Figura 15.1 – *Aspectos conceituais sobre a rede imunológica e a geração da diversidade das respostas.*

Os anticorpos são produzidos quando substâncias proteicas ou glicídicas estranhas ao hospedeiro são administradas. Substâncias com estas características são denominadas de imunógeno. A produção de anticorpos, mesmo sendo pequena, é indicativa de que o antígeno foi suficiente para sensibilizar o indivíduo. Por ocasião de um segundo contato com esse mesmo antígeno, os níveis de anticorpos aumentam rapidamente e significativamente. Portanto, ao encontrar uma segunda vez os mesmos determinantes presentes na molécula do imunógeno, o indivíduo estará preparado para uma resposta mais rápida, elevada e eficaz, seja na imunidade protetora ou na prejudicial ao organismo, como nos processos alérgicos ou anafiláticos. Esses eventos demonstram que há uma memória imunológica. Na Figura 15.2 são apresentados os principais protagonistas da resposta imune inata e adquirida.

Tanto a resposta imune como a memória, são em geral restritas aos agentes que as iniciam e, em condições normais, as reações contra componentes próprios não ocorrem. O sistema imune discrimina entre o próprio e o não-próprio, constituindo a tolerância imunológica. O reconhecimento do próprio inicia-se ainda durante a gestação no timo e saindo desse órgão as possíveis células autorreativas entrarão em contato com mecanismos periféricos envolvidos na manutenção da tolerância. A quebra da tolerância ao próprio conduz à autoimunidade. Alguns micro-organismos, especialmente parasitas, desenvolveram ao longo de sua história natural mecanismos de escape do sistema imune, expressando moléculas que mimetizam constituintes do próprio. O exemplo clássico é dado pelo *Trypanosoma cruzi* que expressa epítopos comuns ao do miocárdio. Assim, durante alguns processos infecciosos, epítopos presentes no patógeno que

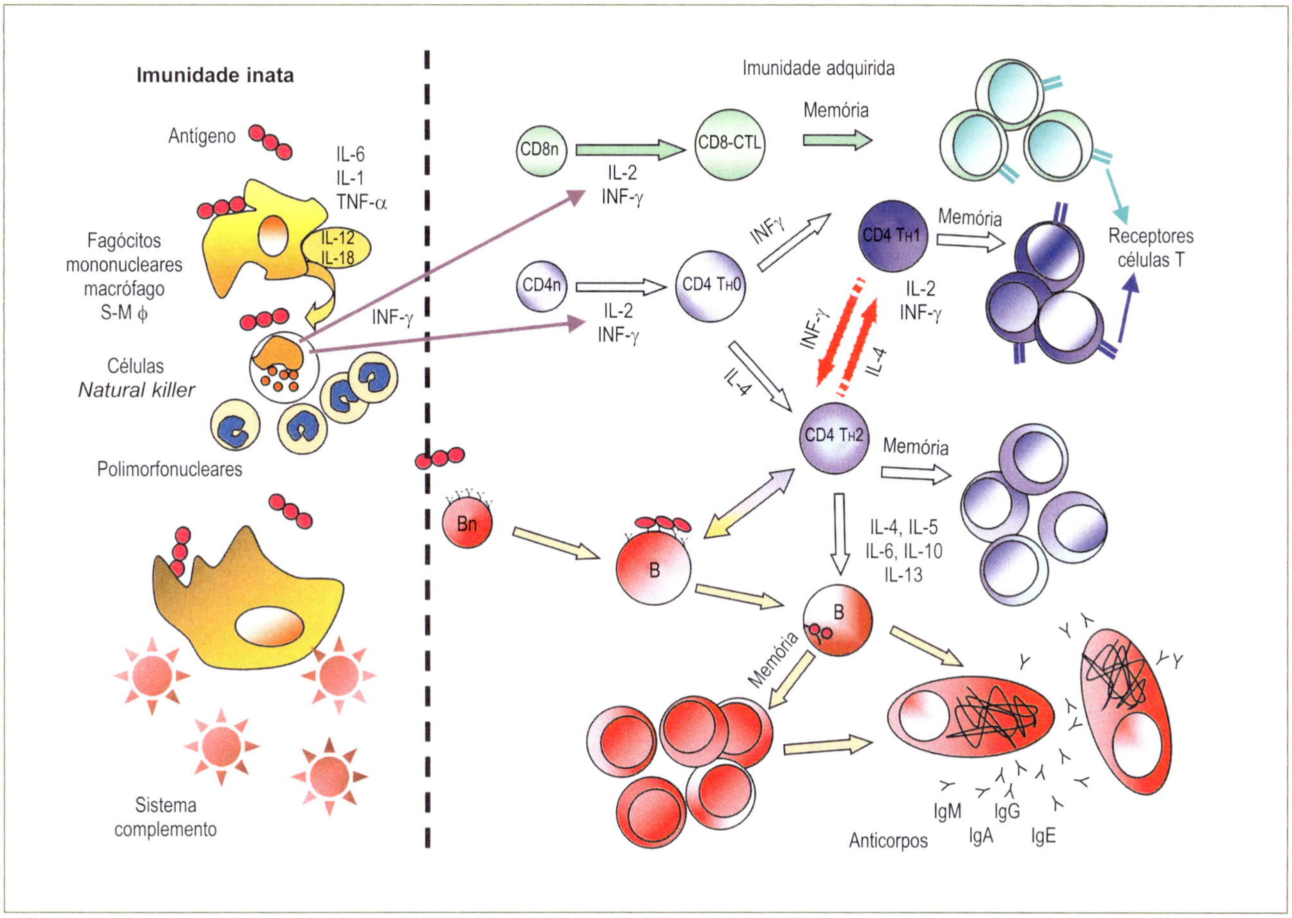

Figura 15.2 – *Células e moléculas que participam da imunidade inata e imunidade adquirida. Os segmentos que contam com a participação dos linfócitos T CD4⁺, T CD8⁺ e B envolvem memória.*

sejam semelhantes a determinantes próprios poderão também desencadear processos autoimunes. Em outras palavras, pode haver uma falha no reconhecimento específico, o que leva à leitura comum de moléculas microbianas e próprias. Há, portanto, alterações nos processos de reconhecimento de antígenos-alvo. Quanto mais idoso o organismo, maiores as chances de falhas no reconhecimento e de ocorrência de processos autoimunes. Há também um componente hereditário no desenvolvimento de certas doenças indicando a participação de fatores genéticos além dos componentes ambientais, como a participação de micro-organismos infecciosos no desenvolvimento de uma determinada síndrome. Os processos autoimunes podem ser órgão-específicos, como no caso da tireoidite de Hashimoto, da anemia perniciosa, da diabete juvenil, ou não órgão-específicos, como, por exemplo, a artrite reumatóide e o lúpus eritematoso sistêmico.

O reconhecimento específico e a memória caracterizam a imunidade adquirida ou adaptativa nos vertebrados superiores. Essa é dependente dos linfócitos e de uma ampla diversidade de moléculas, algumas referidas genericamente como pertencentes à superfamília das imunoglobulinas, como as moléculas de classe I e II codificadas pelo Complexo Principal de Histocompatibilidade, denominado MHC, que serão apresentadas adiante.

Imunidade Inata

A resposta imune inata – filogeneticamente muito antiga –, além dos fagócitos já mencionados anteriormente é também representada pelo complexo de proteínas plasmáticas com atividade enzimática capazes de induzir lise de bactérias e outras células, complexo este denominado sistema complemento.

Vários descobrimentos recentes elucidaram como os patógenos são reconhecidos pelas células da resposta imune inata. Os fagócitos são capazes de reconhecer sequências altamente conservadas e padrões moleculares presentes em micro-organismos, mas não presentes no ser humano. Esse reconhecimento se dá através de estruturas de membrana ou citoplasmáticas como, por exemplo, os *Toll-like receptors* (TLR). Nos TLRs se ligam os lipopolissacarídeos (LPS) de paredes bacterianas, flagelinas, intiminas, entre outros. Essa ligação inicial é seguida por moléculas adaptadoras que se associam e através de fosforilações pró-fatores são ativados (pró-caspase 1) ou inibidores (IκB) são desativados liberando por exemplo o NF-κB (nuclear factor κB) que migra para o núcleo agindo sobre regiões promotoras da síntese de IL-1β, TNF-α (tumor necrosis factor alpha), e IL-8 entre outros. Tais fatores, quando secretados, causam febre, ativam linfócitos e macrófagos, agem como quimio-atrativos para outras células do sistema imune, perpetuando assim o estímulo inicial.

Proteínas "Toll" foram inicialmente caracterizadas em Drosófilas e, graças aos trabalhos de Jules Hoffman e Bruce Beutler (Nobel 2011 em Medicina) soube-se que a depleção de toll causa resposta imune ineficaz e que LPS é "percebido" pelo sistema imune quando se liga ao toll.

Posteriormente Janeway trabalhou com a clonagem e caracterização do homólogo humano toll-like receptor 4 (TLR4), enquanto 12 funcionais TLRs já foram identificados em camundongos.

TLR1, TLR2, TLR4, TLR5 e TLR6 são expressos na superfície de células apresentadoras de antígeno, enquanto TLR3, TLR7, TLR8 e TLR9 operam intracelularmente e reconhecem ácidos nucleicos não próprios. TLR4 tem ação citoplasmática e extracelular. O fator de diferenciação mieloide 88 (myeloid differentiating factor 88 – MyD88) é um adaptador para a transdução de sinal intracelular e ativação do fator nuclear-κB (nuclear factor-κB – NF-κB).

Com relação ao sistema complemento, os estudos de Pfeiffer mostraram a lise do *Vibrio cholerae* em cobaias previamente imunizadas e os de Jules Bordet demonstraram ser possível reproduzir essa lise incubando os vibriões com soro imune fresco, mas não com o soro aquecido a 56°C por 30 minutos. Essas observações representaram as primeiras evidências de um fator sérico não específico – portanto, distinto dos anticorpos – que se denominou complemento [C], que no decorrer das décadas evidenciou-se ser composto de uma série de mais de 20 proteínas. Esses componentes estão presentes em forma solúvel no soro, ou encontram-se ligados às superfícies de células como plaquetas, células do endotélio ou epitélio, monócitos, linfócitos B, neutrófilos e células dendríticas. Além de evocar a lise celular, os componentes do sistema complemento participam dos processos de fagocitose e de ativação de linfócitos B, além de mediar adesão de neutrófilos e eosinófilos ao endotélio. Portanto, pelas suas funções biológicas e distribuição em todo o organismo, o sistema complemento é extremamente importante, participando diretamente no segmento da imunidade anti-infecciosa inata. Entre os componentes há os fatores quimiotáticos que atraem células inflamatórias e, entre esses o principal é o componente C5a. Além desse fragmento, as proteínas C3a e C4a agem na desgranulação de mastócitos e basófilos, que são células ricas em histamina, heparina e serotonina, substâncias farmacologicamente ativas que medeiam reações anafiláticas.

A resposta inata não depende do contato prévio com o agente infeccioso e, a cada novo contato, por não haver memória dos fagócitos, as reações se processam na mesma velocidade e amplitude do primeiro encontro com o patógeno. Há barreiras naturais: a pele é o exemplo mais evidente. Pode evitar infecções por impedimento físico de acesso de muitos micro-organismos ao corpo. A importância da pele como barreira inata pode ser aquilatada em indivíduos queimados, quando os processos infecciosos podem ser dramáticos. Nas mucosas que revestem os tratos respiratório, digestivo, urinário, o muco produzido juntamente com a ação de movimentos ciliares age impedindo a adesão de micro-organismos às células epiteliais, sendo barreiras à entrada de patógenos, seja vírus, fungos ou bactérias. Saliva, urina, lágrimas e outros fluidos secretados possuem substâncias bactericidas como lisozimas e lactoperoxidase.

Imunidade Adquirida

Na seção anterior mencionamos que os receptores Toll [TLRs] agem na interface entre o microambiente da infecção e a síntese e ativação de citocinas (que descreveremos adiante) como IL-1, IL-6, IL-12 e TNF, intervindo no segmento específico da imunidade adaptativa de defesa contra infecções. Fatores de transcrição NF-κB, proteínas como a MyD88 e a TAK-1 ao serem ativados pós ligação toll-padrões moleculares de patógenos (PAMPs) irão agir de forma coestimuladora sobre as células apresentadoras de antígeno [APC].

Num contexto abrangente, a defesa natural do hospedeiro contra infecções ou toxinas, assim como a indução de proteção através de vacinas, depende de mecanismos definidos como não específicos e específicos. Diante de uma toxina, de um patógeno, os indivíduos reagem diferentemente, apresentando graus distintos de resistência ou suscetibilidade ao agente infeccioso.

A característica de resistência dependerá da capacidade dos indivíduos responderem ao estímulo inicial através da ativação de células fagocíticas como os macrófagos e os polimorfonucleares; dependerá também da capacidade em ativar o sistema complemento, além de produzir citocinas e fatores de crescimento, que serão secretados e estimularão a resposta adaptativa. Esse segmento é representado pelos linfócitos e seus receptores nas membranas ou moléculas secretadas, como os anticorpos. Alguns antígenos naturais são estimuladores ou mitógenos potentes de linfócitos, induzindo sua ativação direta. O exemplo clássico desses superantígenos é representado pela enterotoxina de *Staphylococcus aureus*, capaz de levar à liberação de altas concentrações de citocinas (proteínas que serão descritas mais adiante) e produzir efeitos severos como choque e morte.

Os trabalhos fundamentais de Metchnikoff, Ehrlich e Bordet constituem a origem da imunologia. Esses cientistas foram os primeiros protagonistas de discussão sobre as questões envolvendo características como especificidade, afinidade, gênese dos anticorpos e suas diversidades estruturais e funcionais. No decorrer do século XX, os fenômenos e mecanismos da imunidade nortearam o desenvolvimento dos conhecimentos que resultaram no esclarecimento dos vários aspectos celulares e moleculares que caracterizam as relações intrínsecas do sistema imune e dessas com os agentes infecciosos e processos tumorais.

Resposta Mediada por Células

Em fins dos anos 1950 e início dos anos 1960, surgiram evidências de que os linfócitos estavam envolvidos em diferentes tipos de reações imunes. Demonstrou-se, por exemplo, que havia a rejeição dos tecidos do hospedeiro pelos linfócitos presentes no enxerto, a denominada reação do enxerto contra o hospedeiro. Mais tarde seria determinado que esses eram linfócitos T citotóxicos, descritos como $TCD8^+$ ou CTL. Ainda nessa época, experimentos demonstrariam o papel dos linfócitos na imunidade mediada por células: a drenagem crônica do conduto torácico em ratos levava à diminuição da resposta de anticorpos e abolição das reações contra enxertos. Assim, os linfócitos são responsáveis por dois tipos de imunidade: a humoral, mediada por anticorpos, os linfócitos B; a mediada diretamente por células, os linfócitos T, denominados T auxiliares (*helper*), T_H e T citotóxicos (CTL). Linfócitos B e T_H cooperam para que haja a produção efetiva de anticorpos.

Hoje se sabe que o sistema imunológico é uma rede funcional de moléculas capazes de reconhecer e transmitir sinais. Essas moléculas são receptores presentes nas membranas celulares ou são secretadas pelas células imunocompetentes como os polimorfonucleares e monócitos/macrófagos que respondem pela imunidade natural, através da resposta inflamatória; e os linfócitos $TCD4^+$ (subpopulações T_H1 e T_H2), $TCD8^+$ e B, responsáveis pela imunidade adaptativa, pelo reconhecimento específico dos antígenos e que possuem memória.

As diversas populações interagem e cooperam em processos de ativação, regulação e supressão que incluem moléculas de natureza proteica denominadas citocinas. A descoberta das citocinas deu-se quando do estudo de doenças infecciosas: a injeção de endotoxina de bactéria Gram-negativa em animais resultava no aparecimento no sangue de uma proteína termolábil; era capaz de induzir febre e foi denominada pirogênio endógeno. Descobriu-se depois que se tratava de um fator produzido por macrófagos ativados e que estimulava o crescimento de linfócitos. Assim, foi descrita a primeira interleucina (entre leucócitos), a IL-1. Outro estudo pioneiro que contribuiu para o conhecimento das citocinas foi a descoberta da chamada *interferência viral*, através da qual a infecção por um vírus bloqueia a infecção por outro vírus competitivo. Demonstrou–se, ainda, que vírus mortos inibiam a infecção de membranas corio-alantoides por vírus vivos. O fator solúvel, denominado interferon, era produzido por células do hospedeiro e preveniam a infecção de outras células. Atualmente três tipos de interferon – INF-γ, INF-β e INF-α – constituem essa família de proteínas. A maioria das citocinas é constituída por uma estrutura básica denominada feixe quádruplo helicoidal. Já a estrutura básica dos receptores das citocinas nas células imunocompetentes apresenta grande variabilidade e complexidade, porém, sempre expressa pelo menos uma cadeia transmembrana. A rede de citocinas é funcional e responsável por várias funções como: estimulações das proliferações de linfócitos T, de linfócitos B, ou inibição da ativação dos monócitos. As APC, como os macrófagos, as células dendríticas distribuídas nos mais variados tecidos [na pele há as células de Langerhans], são fonte de uma série de citocinas como IL-1 (interleucina 1), TNF (fator de necrose tumoral), IL-12 e de fatores de crescimento como GM-CSF (fator estimulador de colônias de granulócitos e macrófagos). Há também os denominados fatores supressores como o TGF-β (fator de crescimento de linfócito T-β) e a IL-10.

Como resultado da apresentação de antígeno e exposição à IL-1 e à IL-12, as células auxiliares T_HCD4^+ adquirem fenótipo ativado e passam a ser fonte de citocinas, em especial IL-2, interleucina responsável pela estimulação e expansão clonal de linfócitos T, e INF–γ. As interleucinas IL-4, IL-5, IL-6, IL-10 são responsáveis pela diferenciação de linfócitos B em diferentes estágios de maturação no decorrer da imunidade. Portanto, os linfócitos T_HCD4^+ desempenham papel central na formação da rede de comunicações funcionais e pleiotrópicas de citocinas que atuam em diversos processos de ativação, inibição, regulação, diferenciação, proliferação dos vários tipos celulares. Agem em linfócitos citotóxicos – IL-2, IL-6, IL-12 via APC, células *natural killer* [NK] – IL-2, IL-12 –, eosinófilos – IL-3, IL-5 –, e células hematopoiéticas – IL-3, IL-6, IL-7 e GM–CSF. Na Tabela 15.1 descrevem-se as atividades de algumas citocinas.

Resposta Adquirida

A associação antígeno–anticorpo representou a base dos estudos iniciais sobre o entendimento da capacidade que os organismos possuem de reagir a um dado patógeno ou a toxinas das mais diversas naturezas.

Os anticorpos são proteínas de peso molecular elevado, pertencentes à família das gamaglobulinas. A primeira demonstração sobre sua natureza foi feita, em 1939, por Arne Tiselius e Elvin Kabat; passados 20 anos, Pierre Grabar mostrou que as globulinas do soro humano, que possuíam atividade de anticorpo, distribuíam-se em classes e, tempos depois, as imunoglobulinas passaram a ser classificadas, tanto de acordo com suas características físico-químicas, como pelas funções biológicas que desempenham: IgD, IgM, IgG, IgA e IgE são as classes ou isótipos. No homem a classe IgG inclui os isótipos IgG1, IgG2, IgG3 e IgG4, a IgA os isótipos IgA1 e IgA2; em camundongos são identificados os isótipos IgG1, IgG3, IgG2a e IgG2b. Foi proposto o modelo de quatro cadeias de aminoácidos, hoje admitido como unidade básica de todas as classes de imunoglobulinas. Duas cadeias pesadas H *(heavy)*, com cerca de 450 resíduos de aminoácidos, unidas covalentemente entre si por pontes de enxofre – S – S – e duas cadeias leves L *(light)*, com 215 aminoácidos cada, unidas por fora às cadeias H, através de pontes – S – S. Assim, os anticorpos têm a forma de uma molécula em Y: duas pinças esquematizadas nas porções superiores, N terminais, constituídas por parte das cadeias H e pelas cadeias L que se ligam ao antígeno [fragmento Fab], enquanto a extremidade inferior COOH terminal é constituída pelas porções das cadeias H [fragmento Fc]. O fragmento Fc encontra receptores em células do organismo, sendo a região responsável pelas atividades biológicas das diferentes classes de imunoglobulinas.

A diferença básica entre as várias imunoglobulinas está concentrada nos sítios que interagem com o antígeno.

Tabela 15.1
Principais Citocinas e Algumas de suas Atividades

Citocinas	*Atividades*
IL-1, IL-6, TNF	Inflamatórias
INF-α, INF- ß, INF-γ	Antivirais
IL-8, IL-5	Fator quimiotático
CSF de macrófagos e granulócitos, IL-11, IL-3	Fatores estimulantes de colônias (CSF)
I IL-2, IL-4, IL-5, IL-7, IL-9, IL-10, IL-12, IL-13, TGF-β	Reguladores da função dos linfócitos
IL-4 [T_H2], IL-5 [T_H2], IL-2 [T_H1],	Ação na secreção de IgM
IL-4 [T_H2], IL-6 [T_H2], IL-2 [T_H1], INF-γ	Ação na secreção de IgG
IL-5 [T_H2], TGF-β	Ação na secreção de IgA
IL-4 [T_H2], IL-13 4 [T_H2]	Ação na secreção de IgE

Alguns dos capítulos mais recentes e interessantes da imunologia foram escritos a partir da questão sobre a origem da diversidade dos anticorpos. Uma das teorias sobre a formação dos anticorpos foi proposta, em 1957, por Frank Burnet e baseava-se no fato de que, para cada determinante antigênico, há um clone preexistente de linfócitos, cuja expansão e subsequente reação são estimuladas pela interação desse antígeno com receptores específicos nessas células. Burnet foi também responsável com Gustav Nossal e Peter Medawar pelos estudos pioneiros sobre o fenômeno da tolerância imunológica, que significa a redução parcial ou a eliminação completa da resposta específica contra um determinado antígeno. A tolerância ocorre naturalmente para antígenos próprios do indivíduo, evitando que haja uma autodestruição, ou pode ainda ser artificialmente induzida durante o desenvolvimento embrionário e ao longo da vida.

As características dos patógenos e seus produtos exigem um repertório variado de respostas alternativas, capazes de neutralizar e/ou limitar um dado processo infeccioso. Assim, o organismo sempre responde de modo ativo através da proliferação e diferenciação de células e com a liberação de moléculas contra o micro-organismo invasor. Por exemplo, os anticorpos são primordiais contra as toxinas tetânicas e diftéricas, ou contra as infecções por patógenos extracelulares capazes de escapar dos fagócitos, como *Escherichia coli* enteropatogênica ou enterro-hemorrágica causadoras de moléstias gastrintestinais, *Vibrio cholera*, *S. aureus*, ou *Streptococcus pyogenes*. Os anticorpos são também relevantes na imunidade contra infecções virais como a raiva, hepatite B, influenza, infecções por *HIV* e *Herpes simplex*. No entanto, nesses processos infecciosos há também a participação essencial do segmento de imunidade mediada por células, e as CTL desempenham papel definitivo na eliminação do patógeno.

Por outro lado, nas infecções desencadeadas por micro-organismos intracelulares a imunidade mediada por células é a via essencial de controle do processo infeccioso. Entre os patógenos que induzem a participação dos linfócitos T citotóxicos e macrófagos, encontram-se as bactérias *Mycobacterium leprae* e *M. tuberculosis*, *Listeria monocytogenes*, as do gênero *Salmonella*, e os fungos *Candida albicans*, *Aspergillus fumigatus* e *Histoplasma capsulatum*.

Na Figura 15.3 acham-se resumidamente representadas as células que intervêm nos segmentos da imunidade adquirida contra patógenos intra ou extracelulares.

O reconhecimento de antígenos por células B e T faz-se de modo similar, por receptores presentes em suas membranas. No caso dos linfócitos B, os receptores específicos (BCR) são moléculas de imunoglobulinas que apresentam os mesmos sítios de ligação com os antígenos dos anticorpos que virão a ser produzidos no decorrer da resposta imune. O reconhecimento faz-se através de complexo bimolecular (BCR Fab–antígeno). Os linfócitos B são células apresentadoras de antígeno, podendo ligar-se diretamente ao antígeno, capazes de reconhecer proteínas, carboidratos, lipídeos, ácidos nucléicos. As células que ligam um dado determinante antigênico – epítopo – são as mesmas que, ao se diferenciarem em plasmócitos, passam a secretar anticorpos a esse epítopo. Os receptores dos linfócitos T (TCR) reconhecem especificamente os epítopos, peptídeos, através de um complexo trimolecular que envolve a participação de células apresentadoras de antígeno associado às moléculas do complexo principal de histocompatibilidade – MHC – [TCR–proteínas–MHC]. Portanto, as células B podem interagir com antígenos não protéicos solúveis, enquanto as células T não o fazem.

A principal função das moléculas MHC é a de facilitar a apresentação de fragmentos de macromoléculas na superfície das células, promovendo o reconhecimento específico por

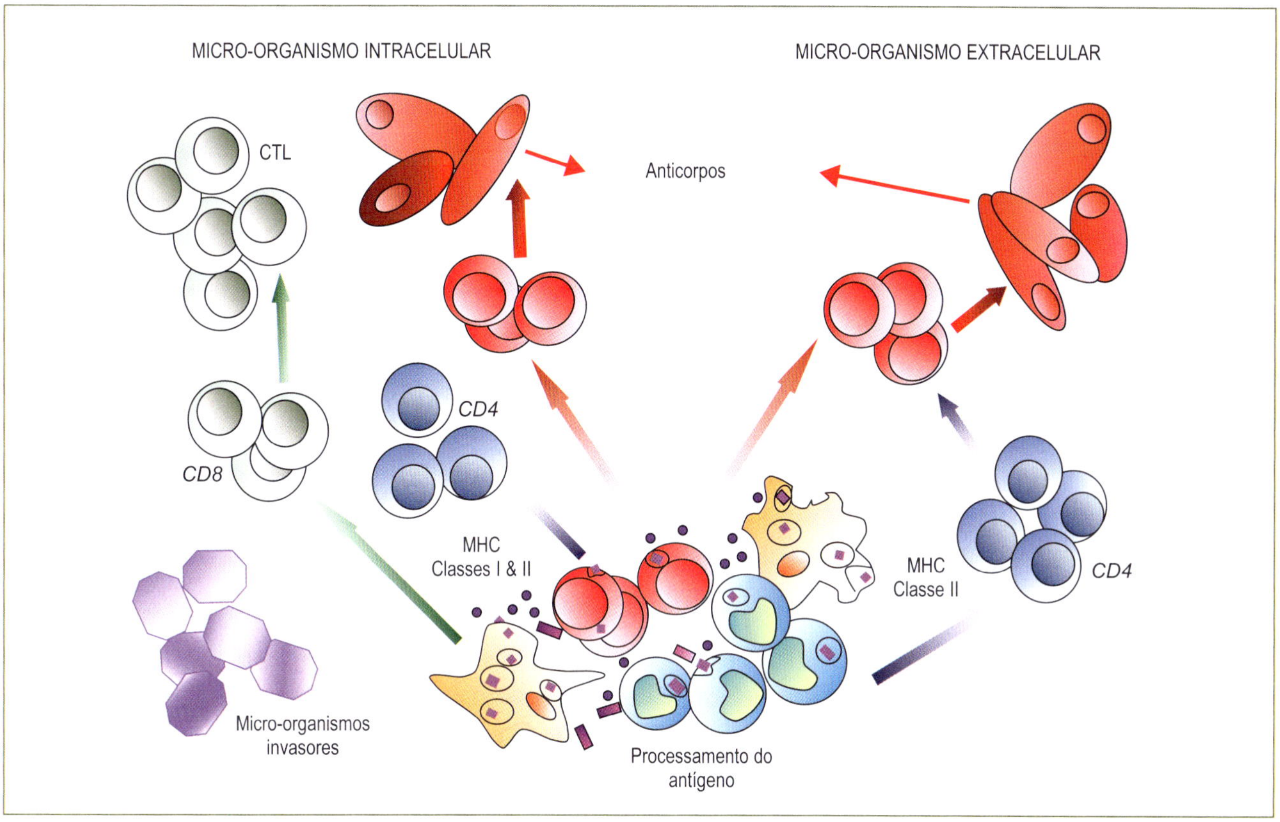

Figura 15.3 – *O repertório de alternativas de respostas efetoras diante de patógenos intracelulares e extracelulares.*

células do sistema imune. Essas moléculas compreendem uma região com vários *loci* ligados, sendo dois os conjuntos de genes mais relevantes que codificam a expressão dos antígenos de classe I e classe II. As glicoproteínas de classe I estão presentes nas células nucleadas, possuem uma cadeia α ancorada à membrana formada por três domínios α_1, α_2 e α_3. A estrutura do MHC classe I acomoda peptídeos pequenos, de cerca de nove aminoácidos, que serão reconhecidos pelos TCR dos linfócitos $CD8^+$ ou CTL. As moléculas MHC classe II têm distribuição restrita, estão presentes nas células capazes de interiorizar e processar antígenos exógenos, por exemplo, em células T ativadas, linfócitos B, macrófagos, células dendríticas e de Langerhans. As moléculas classe II também são glicoproteínas, mas constituídas de duas cadeias α e β. Os MHCII podem se ligar a peptídeos de até 15 aminoácidos de tamanho, apresentando-os às células TCD4+. Antígenos apresentados pelas moléculas classe II são, na maioria das vezes, catabolizados na célula que sintetizou o MHCII – Figura 15.4.

Existem aspectos comuns no desenvolvimento de linfócitos T e B, entre os quais se destaca a exclusão alélica. Esse mecanismo de expressão se aplica a ambas linhagens e resulta na habilidade de células maduras expressarem um receptor apresentando cadeias α/β ou γ/δ no caso dos TCR, e um único idiotipo de imunoglobulina no caso dos BCR. Em células diploides existe tanto um alelo materno como um paterno de cada gene e ambos se expressam de modo codominante. Os genes dos receptores de célula T e anticorpos são autossômicos e, portanto, a princípio, células individuais podem expressar dois anticorpos diferenciados ou receptores T resultantes de rearranjos entre os *loci* parental e maternal. Como resultado, entretanto, cada célula B ou T expressará várias especificidades antigênicas devido à montagem casual na membrana da célula de pares diferentes de cadeias H e L nas células B ou diferentes cadeias α e β nas T. Isso não ocorre, pois a evolução levou a uma estratégia que permitiu a inativação do segundo alelo quando o primeiro (materno ou paterno) tenha completado um rearranjo (expressão de peptídeos funcionais) viável. Esse processo é conhecido como exclusão alélica. Se o rearranjo das principais cadeias for impreciso, a molécula não é viável; resta, portanto, uma segunda opção e se esta for imprecisa, a célula morre.

No caso da diferenciação dos linfócitos no timo, alguns dos passos principais incluem: a chegada ao timo sem expressar TCR e correceptores específicos seja $CD4^+$ ou $CD8^+$. Assim, as células T precursoras são duplo-negativas $CD4^-$/$CD8^-$. Rearranjos γ/δ ocorrem nos primeiros estágios de diferenciação e passam a surgir células TCR-γ/δ – $CD3^+$. Essas, que predominam nos primeiros estágios, irão representar apenas 5% da população T adulta. Outras T progenitoras rearranjam os *loci* β/α e as que o fazem com sucesso expressam cadeias β na superfície, ligadas à expressão de CD4 e CD8, passando ao rearranjo da cadeia α. As células que falham, não produzindo rearranjo funcional, morrem por apoptose – morte programada. Células que têm êxito passam à seleção pelo MHC e contra a reatividade ao próprio.

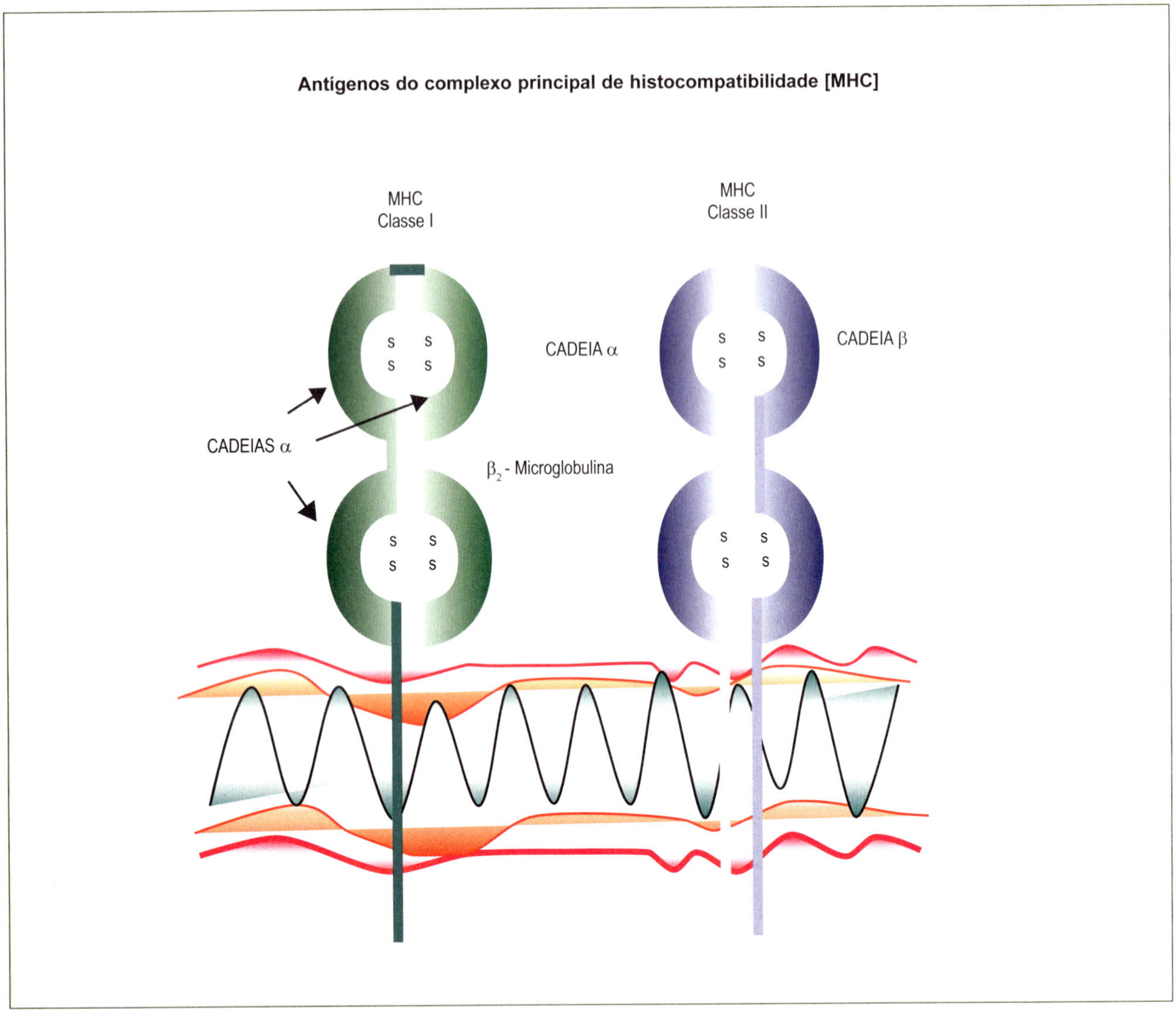

Figura 15.4 – *Moléculas de histocompatibilidade de classe I e II responsáveis pela apresentação de antígenos (peptídeos). As moléculas classe I estão presentes em todas as células nucleadas, enquanto as classes II, apenas em células imunocompetentes.*

A retirada do timo (timectomia) na fase neonatal investigada por Sakaguchi causava o desenvolvimento de doenças autoimunes em camundongos. Também foi mostrado que células T CD4+ derivadas do timo e expressando o receptor-α da IL-2 (CD25) são responsáveis pela manutenção da tolerância imunológica ao próprio. Assim, células CD25+CD4+ foram denominadas reguladoras (Tregs) por suas características anérgicas e supressoras após estímulo via TCR com APCs do baço. Forkhead Box P3 (Foxp3) é um fator de transcrição crítico para o desenvolvimento e função das células T reg. Células Foxp3+CD25+CD4+ derivadas do timo foram denominadas células T reguladoras naturais (nTreg). Na sequência demonstrou-se que células Foxp3-CD25-CD4+ da periferia poderiam ser induzidas a células T reguladoras na presença de TGF-β o que levou tais células a serem denominadas células T reguladoras induzidas (*i*Treg). No ser humano, o exemplo mais importante das Treg é a doença autoimune fatal IPEX (síndrome da imunodesregulação, poliendocrinopatia, enteropatia-ligada ao X) causada por mutações no gene *FOXP3*. Por outro lado, as Treg se encontram aumentadas em situações clínicas e experimentais de tumores e constituem um obstáculo para o sucesso da imunoterapia de tumores.

Há uma grande complexidade de antígenos na natureza, e a resposta imune que se desencadeia é acompanhada por uma grande complexidade e variedade de mecanismos de defesa. O sistema imune é representado por uma rede estrutural e funcional complexa de mensageiros químicos, moléculas capazes de perceber, interagir, reagir especificamente a estímulos internos e externos. Essas moléculas são sintetizadas e/ou estão presentes nas superfícies celulares e/ou são secretadas na corrente circulatória pelos polimorfonucleares, por fagócitos-mononucleares, pelos linfócitos e plasmócitos. Essas estruturas atuam como receptores ou ligantes aos determinantes antigênicos e o conjunto de reações resultantes representa a resposta imune.

Nos últimos 30 anos, vários aspectos sobre a resposta imune foram esclarecidos, e alguns dos mecanismos genéticos que intervêm na resistência natural ou adquirida a diferentes micro-organismos patogênicos ou a diferentes toxinas puderam ser mais bem compreendidos. Esses estudos levaram à demonstração de que genes localizados no complexo principal de histocompatibilidade controlam o reconhecimento e a resposta a vários estímulos antigênicos. Esses grupos de genes são responsáveis, entre outras características, pela rejeição de tumores e transplantes. O tipo de herança dessas características é monogênica, isto é, controlada por um par de genes que expressam segregação mendeliana. Outros estudos demonstraram que os vários segmentos da imunidade, como a produção de anticorpos, a imunidade mediada por células, a resposta inflamatória e a tolerância imunológica, são independentemente controlados por vários genes – controles poligênicos –, e que fatores ambientais são extremamente importantes na determinação das capacidades dos indivíduos reagirem contra infecções ou às imunizações. Muitos outros trabalhos mostraram que os organismos têm milhares de genes e não bilhões como se pensava que se combina para produzir milhões de imunoglobulinas diferentes que se processam durante o desenvolvimento do indivíduo. Nos linfócitos, milhões de imunoglobulinas que reagirão com milhares de antígenos distintos são consequência da combinação de segmentos de DNA que dispõem das informações genéticas dessas moléculas. Assim, cada cadeia de imunoglobulina passa a ser sintetizada e constituída de domínios; cada um desses segmentos, denominados V, D, J, é codificado por um gene representado pelos alelos diferentes característicos de uma dada espécie e de uma determinada população. Durante a maturação dos linfócitos B, cada célula junta os pedaços ao acaso formando uma cadeia. Existem 100 genes V, 4 D e 6J, podendo sintetizar $100 \times 4 \times 6 = 2.400$ tipos de cadeia pesadas; para as cadeias leves existem 50 V e 8 D, portanto 400 tipos diferentes. Pelas associações entre as cadeias pesadas e leves, existirão $2.400 \times 400 = 960.000$ imunoglobulinas distintas. As células da medula que darão origem aos linfócitos B têm todos os genes que formarão os anticorpos, mas, ao se diferenciarem, cada célula terá uma combinação específica, sintetizando apenas um anticorpo. As células B sofrem um grande número de mutações somáticas, ou seja, mutações próprias a cada indivíduo e que não são transmitidas para os descendentes. Essas mutações somáticas permitem que uma pessoa produza nada mais nada menos do que 10^9 imunoglobulinas distintas.

Microbiologia e imunologia marcaram as passagens dos séculos XIX como as primeiras ciências experimentais. Durante todo o século XX, o saber solidificou-se, tornando-se evidente a complexidade dos passos imunológicos que compõem o fenômeno de resistência às infecções. Este capítulo traz apenas recortes sobre as imunidades inata e adquirida e sobre os mecanismos imunobiológicos que atuam de modo integrado e eficientemente. Cada um dos grupos celulares, cada família de moléculas e suas ações são fruto da evolução contínua que se processa e se processará por muitos, muitos longos anos.

Que os estudantes sintam-se motivados para seguir nos estudos das imunidades, vivendo e contribuindo para a geração de conhecimentos.

Bibliografia

1. Calich VLG, Vaz CAC. Imunologia. ed. São Paulo: Revinter; 2001.

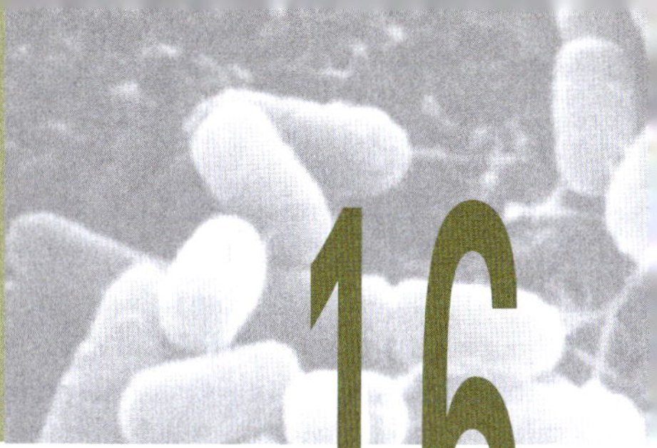

Marta Oliveira Domingos
Osvaldo Augusto Sant'Anna

16

Vacinas

Existem vários tipos de vacinas contra agentes infecciosos, e as vacinas aprovadas para uso em humanos são: 1) vacinas inativadas que utilizam micro-organismos íntegros, mortos ou inativados; 2) vacinas atenuadas que utilizam micro-organismos vivos cuja virulência foi reduzida significativamente; 3) vacinas acelulares ou que contêm subunidades de antígenos purificados do patógeno; 4) vacinas que utilizam proteínas carregadoras conjugadas a polissacarídeos capsulares de bactérias patogênicas; 5) vacinas contra toxinas que utilizam toxoides ou anatoxinas – toxinas inativadas – como antígeno. Outras classes de vacinas, as de DNA e aquelas para administração nasal e oral ainda estão sob extensa investigação laboratorial e ensaios clínicos. Todavia, algumas que utilizam micro-organismos vivos geneticamente modificados já estão licenciadas para uso em veterinária.

Vacinas Inativadas

Dois exemplos de vacinas preparadas com patógenos inteiros inativados são os da vacina contra coqueluche preparada a partir de suspensões de bacilos mortos, e a vacina Salk contra a poliomielite que utiliza poliovírus inativados.

Existem dois tipos de vacinas contra coqueluche: a vacina inativada que utiliza suspensões de *Bordetella pertussis* mortas por tratamento químico ou por aquecimento, e a vacina acelular que utiliza componentes antigênicos do *B. pertussis*. Tanto a vacina inativada quanto a vacina acelular induzem boa proteção imune. A vacina contra coqueluche que contém o micro-organismo íntegro inativado pode causar efeitos colaterais como vermelhidão no local da aplicação e febre. Choro prolongado e espasmos podem ocorrer, mas são menos frequentes. As vacinas contra *B. pertussis* são administradas pela via intramuscular, geralmente com as vacinas antidiftérica e antitetânica.

Como descrito, a primeira vacina contra a poliomielite foi desenvolvida por Salk nos anos 1950, através da inativação do poliovírus em formalina; aplicada pela via intramuscular e, sendo o vírus morto, suscita essencialmente imunidade do tipo humoral. Já a vacina Sabin é atenuada, conferindo vantagens relativamente à Salk. Um desses benefícios é a transmissão de imunidade de uma pessoa para outra em regiões onde a higiene e as condições sanitárias são precárias. Essa difusão ocorre graças à capacidade do vírus atenuado conseguir sobreviver por certo tempo nas fezes, permitindo sua propagação no meio, atingindo a comunidade. Além disso, a vacina Sabin induz imunidade na mucosa, ao contrário da vacina Salk, que promove pouca ou nenhuma imunidade ao longo dos tecidos de revestimento gastrintestinal. Portanto, em casos de infecção com cepas virulentas, estas infelizmente conseguirão multiplicar-se no intestino, sendo transmitidas pelas fezes a outras pessoas.

Em sentido abrangente, os processos de inativação de patógenos levam à destruição de suas capacidades de replicação e, consequentemente, causam doença. Entretanto, os procedimentos podem, eventualmente, destruir determinantes antigênicos importantes para indução de uma resposta imune eficaz. Para evitar esse problema, é necessário que os epítopos essenciais para a indução de resposta imune protetora não sejam destruídos no processo de inativação. Na maior parte dos casos, a imunidade conferida por vacinas inativadas, mesmo na presença de adjuvantes, é sempre inferior à imunidade induzida por vacinas atenuadas.

Vacinas de Subunidades ou Acelulares

Essas vacinas, ao invés de portarem o micro-organismo inteiro, contêm apenas algumas moléculas relevantes para indução de proteção eficaz contra o agente infeccioso. As vacinas acelulares induzem sintomas colaterais mais amenos comparadas com as vacinas que utilizam o micro-organismo inativado. Isso se deve, provavelmente, ao fato de as acelulares serem mais bem purificadas quanto à presença de componentes tóxicos não imunogênicos. Todavia, o processo de purificação dos epítopos principais do patógeno as torna muito caras. Por isso, muitos países, embora dispondo de tecnologia de obtenção dos dois tipos de vacinas, utilizam as formuladas com o micro-organismo íntegro inativado.

As vacinas acelulares geralmente utilizam sais de alumínio como adjuvante e alguns exemplos de vacinas acelulares utilizadas rotineiramente na clínica médica são a vacinas contra a coqueluche (*B. pertussis*) e contra a hepatite B.

As acelulares contra a coqueluche são produzidas a partir de antígenos purificados do *B. pertussis* e incluem o toxoide *pertussis* que, além de portar determinantes antigênicos de interesse na indução de proteção, é um excelente adjuvante. Quando da preparação da vacina acelular tem-se a remoção de componentes tóxicos não protetores, especialmente o lipopolissacarídeo – LPS. Dessa maneira, os efeitos colaterais induzidos pela vacina acelular contra coqueluche são muito mais amenos do que os efeitos induzidos pela vacina inativada.

A vacina contra hepatite B é acelular e porta o antígeno S como imunizante. Esse antígeno é uma glicoproteína da superfície do envoltório do vírus que interage com receptor específico na membrana da célula-alvo do hospedeiro. Portanto, ocorre a fixação da partícula viral, garantindo sua neutralização por anticorpos. Desta maneira, indução de anticorpos protetores que impeçam a ligação do antígeno S ao receptor celular e, subsequentemente, a entrada do vírus na célula-alvo assegura o combate à doença. Há dois tipos de vacinas contra hepatite B licenciadas para uso em seres humanos: a que utiliza o antígeno S purificado a partir do plasma humano e outra recombinante obtida por engenharia genética.

Vacinas que Utilizam Toxoides

Algumas vacinas utilizam toxinas inativas como antígenos e os exemplos clássicos são dados por aquelas contra o tétano e a difteria. A inativação das toxinas tetânica e diftérica é feita por tratamento com formaldeído e nesse processo não há destruição da maioria dos determinantes antigênicos dessas toxinas. A imunização feita com o uso de toxoides adsorvidos em sais de alumínio como adjuvantes induz a formação de anticorpos neutralizantes capazes de inibir a ação da toxina natural não inativada.

Vacinas Atenuadas

Essas são compostas de micro-organismos vivos cuja virulência foi abrandada por envelhecimento, alterações das condições de crescimento do patógeno e modificação do patógeno por engenharia genética. Há ainda as vacinas que utilizam variantes naturais patogênicas para outras espécies, como a, já descrita, vacina de Jenner contra varíola. As vacinas atenuadas são mais eficazes do que as inativadas, pois nas primeiras ocorre a multiplicação do micro-organismo no hospedeiro, induzindo assim uma resposta imune melhor. Existe, porém, a possibilidade de os micro-organismos atenuados reverterem às condições de virulência original, resultando no desenvolvimento da doença ao invés de proteção contra o agente infeccioso. A vacina oral contra a pólio, por exemplo, apesar de eficaz e segura, em condições extremamente raras (cerca de 1 em 2,4 milhões de doses) pode causar paralisia na criança vacinada, ou em crianças cujos vírus foram transmitidos pelo contato com essa criança vacinada. As vacinas atenuadas também oferecem um risco maior para indivíduos imunossuprimidos e são contraindicadas para gestantes ou portadores do vírus HIV. Outros exemplos de vacinas atenuadas usadas são a bacteriana BCG contra a tuberculose e as vacinas virais contra sarampo, rubéola, caxumba e febre amarela. Saliente-se que as vacinas atenuadas não requerem adjuvantes, pois são suficientemente imunogênicas na indução de resposta imune eficaz.

Vacinas Conjugadas

As vacinas conjugadas foram elegantemente desenvolvidas para aumentarem a imunogenicidade de polissacarídeos. Esses antígenos são classificados como timo-independentes do tipo 2 (TI-2), capazes de ativar diretamente as células B, levando à produção de anticorpos sem a cooperação das células T auxiliares. Todavia, os polissacarídeos não ativam células B imaturas, apenas células B maduras; a maior parte dos linfócitos B de recém-nascidos e lactentes é imatura, tornando-os extremamente vulneráveis a patógenos capsulados. A resposta imune humoral é essencial na defesa contra bactérias capsuladas, uma vez que os polissacarídeos, que as revestem, garantem sua resistência ao ataque de células do sistema mononuclear–fagocítico, como macrófagos e células dendríticas. Por essa razão, os anticorpos que se ligam simultaneamente às bactérias através dos fragmentos Fab e aos receptores dos fagócitos via fragmento Fc, os anticorpos opsonizantes, são essenciais para a destruição das bactérias pelos fagócitos.

Assim, para aumentar a imunogenicidade das vacinas em crianças jovens, principalmente lactentes, polissacarídeos capsulares de certas bactérias de interesse clínico como o *Haemophilus influenzae* do tipo B ou o *Streptococcus pneumoniae* foram purificados e conjugados a proteínas carregadoras. A conjugação da molécula de polissacarídeo com carregador faz com que células T auxiliares possam cooperar com os linfócitos B para a indução de uma resposta de anticorpos antipolissacarídeos duradoura e eficaz contra o patógeno.

H. influenzae de tipo B provoca meningite, pneumonia e enfisema. Os lactentes com até 3 meses de vida podem ser protegidos por anticorpos transmitidos passivamente pela mãe. No entanto, na ausência desses anticorpos, as crianças passam a ser vulneráveis às infecções pelo *H. influenzae*, desde que ainda não sejam capazes de desenvolver sua própria imunidade contra os antígenos lipopolissacarídicos. Por isso as vacinas contra esse patógeno são conjugadas. Três das quatro vacinas licenciadas contra o *H. influenzae* têm sido eficazes, denominadas HbOC, PRP–OMP e PRP–T. A vacina HbOC utiliza o polissacarídeo capsular do *H. influenzae* conjugado com toxina diftérica mutante não-tóxica; a vacina PRP–OMP utiliza o PRP – polyribosyl-ribitol-phosphate – conjugado com o complexo proteico da membrana externa de *Neisseria meningitidis*; e a vacina PRP-T utiliza o PRP conjugado com o toxoide tetânico. Há ainda a vacina PRP-D conjugada com o toxoide diftérico, que também obteve licença para uso em humanos, porém, comparada com as outras três, mostrou-se menos eficaz em proteger crianças menores de 18 meses.

As vacinas conjugadas pneumocócicas polivalentes incluem vários tipos de *S. pneumoniae*. Aproximadamente 90 sorotipos foram identificados, e a vacina polivalente antipneumocócica, que vem sendo utilizada desde a década de 1980, contém antígenos capsulares de 23 desses sorotipos, os que com maior frequência causam doença no ser humano. A vacina pneumocócica polivalente é utilizada para prevenir infecção aguda causada pela bactéria responsável por doenças graves como pneumonia, meningite e septicemia. A vacina pneumocócica polivalente é preparada a partir de polissacarídeos capsulares purificados, sendo indicada contra infecções causadas por qualquer um dos 23 sorotipos de *S. pneumoniae* incluídos na vacina, sendo os dos sorotipos: 1, 2, 3, 4, 5, 6B, 7F, 8, 9N, 9V, 10A, 11A, 12F, 14, 15B, 17F, 18C, 19A, 19F, 20, 22F, 23F, 33F. A vacina polivalente não é recomendada para crianças menores de 2 anos, pois nessa faixa etária as respostas aos antígenos polissacarídicos não são adequadas. Por isso, em fevereiro de 2000, foi licenciada para uso clínico uma vacina conjugada heptavalente contra o pneumococo, recomendada para administração rotineira em menores de 2 anos. Essa vacina utiliza sete antígenos capsulares do *S. pneumoniae* conjugados individualmente à proteína diftérica detoxificada. Contudo, no Brasil a cobertura oferecida por essa vacina é de aproximadamente 63,5%, pelo fato de ela não incluir os sorotipos 1 e 5, bastante frequentes em nosso meio.

Vacinas Geneticamente Construídas

Vacinas recombinantes

Uma das principais vantagens proporcionadas pela tecnologia de DNA recombinante na área de vacinas inclui a possibilidade de obterem-se proteínas de agentes infecciosos que não se desenvolvem em meios de cultura. Um bom exemplo de vacina recombinante que se utiliza dessa vantagem é a vacina recombinante contra hepatite B. O antígeno capsular do vírus, o HbsAG utilizado na vacina recombinante, é produzido pelo fungo *Saccharomyces cerevisae* transfectado para expressar e produzir o antígeno Hbs em grande quantidade. Em contraste com o antígeno obtido do plasma humano, o HbsAG recombinante produzido pela levedura não é glicosilado. Mesmo assim, a vacina formulada com o antígeno recombinante mostrou-se imunogênica em animais e humanos, com potência semelhante à vacina preparada com o antígeno derivado do plasma. Antes da introdução da vacina recombinante contra a hepatite B, a única maneira de se obter o antígeno capsular HbsAG utilizado na vacina realizava-se através da purificação desse antígeno no soro de pacientes infectados.

A tecnologia de DNA recombinante também permitiu o desenvolvimento de vacinas recombinantes atenuadas. Estas utilizam bactérias ou vírus não patogênicos, transfectados com segmentos de DNA específicos que codificam para proteínas de agentes infecciosos. Os micro-organismos transfectados ou recombinantes começam então a produzir a proteína codificada pelo DNA, sendo utilizados como vetores em vacinas. A virulência dos patógenos também pode ser minorada através de mutações induzidas nos genes de virulência do patógeno para que, uma vez atenuados, possam ser utilizados na formulação de vacinas.

Plantas Transgênicas – Vacinas Comestíveis

Plantas transgênicas expressando antígenos virulentos de patógenos têm sido testadas em animais de laboratório, visando a um novo processo de vacinação oral. Alguns experimentos demonstraram que camundongos alimentados com o tubérculo de batatas expressando a subunidade B da toxina termo lábil – LT-B – de *Escherichia coli* enterotoxigênica produziram respostas imunes, tanto no soro sérico como na mucosa, que protegeram parcialmente os animais dos efeitos causados pela toxina bacteriana natural purificada. Outro resultado positivo foi obtido em ensaios clínicos em seres humanos, em que 10 dos 11 voluntários que ingeriram batatas cruas transgênicas que expressavam LT-B desenvolveram um nível significativo de anticorpos. Mais ainda, os participantes do grupo-controle que não ingeriram a batata transgênica não produziram anticorpos específicos contra o antígeno. Esse resultado mostrou que a molécula de LT-B, quando expressa em batatas transgênicas, é protegida durante a digestão e capaz de induzir imunidade em seres humanos. A aversão humana a batatas cruas, no entanto, pode impedir a utilização desse sistema como vacina comestível. Todavia, bananas são comidas cruas e podem ser dadas a crianças jovens sem causar problemas; por essa razão, a banana tem sido uma das alternativas escolhidas para a elaboração de vacinas transgênicas comestíveis. Um grande número de antígenos tem sido expressado em plantas transgênicas para que possam ser utilizadas como vacina comestível como a vacina contra hepatite em tabaco e alface, vacina contra cólera em batatas e vacinas contra a raiva em batatas e tomates. As vacinas de plantas transgênicas comestíveis exibem várias vantagens sobre as vacinas parenterais, pois eliminam o desconforto das injeções, a necessidade de refrigeração, esterilização e pessoal treinado para a vacinação. Contudo, o conceito de plantas transgênicas comestíveis como vacinas orais levantam preocupações quanto à possibilidade de indução de tolerância oral ao antígeno transfectado ou a antígenos próprios dos vegetais, quanto à quantidade de planta necessária a ser ingerida para indução de imunidade ativa eficaz e quanto à eficiência da vacina comestível na proteção contra patógenos não entéricos.

Vacinas de DNA

Recentemente descobriu-se que animais inoculados com um segmento de DNA purificado específico para um antígeno patogênico expressam esse antígeno codificado pelo DNA inoculado, iniciando uma resposta imune protetora contra esse antígeno. Essa descoberta propiciou o nascimento de um novo tipo de vacina, a de DNA. Essa vacina emprega genes que codificam nas células do hospedeiro, proteínas do patógeno. As vacinas de DNA representam uma nova maneira de expressar antígenos *in vivo* que possam gerar tanto respostas imunes humorais quanto celulares.

Construção da Vacina de DNA

Utilizando a tecnologia de DNA recombinante, plasmídios bacterianos são inseridos com um segmento de DNA que codifica para uma determinada proteína patogênica. Além do gene que codifica para esta proteína, o segmento de DNA inserido no plasmídio também contém sequências promotoras e sequências de Poli A que permitem a expressão da proteína patogênica em células eucarióticas. O plasmídio inserido com o segmento de DNA é introduzido em bactérias e estas transformantes são cultivadas em meio para que produzam várias cópias do plasmídio. Após a multiplicação, as bactérias são lisadas e o plasmídio de DNA é purificado.

Administração e Eficácia das Vacinas de DNA

As vacinas de DNA podem ser injetadas em solução salina pelas vias tradicionais como intramuscular ou subcutânea. Também podem ser inoculadas diretamente dentro das células através de "balas" de DNA que bombardeiam as células com microesferas de ouro recobertas de DNA. As vacinas de DNA injetadas em solução salina com seringa e agulha são liberadas nos espaços extracelulares, enquanto o DNA aplicado como "bala", geralmente na pele, é introduzido diretamente dentro das células. As respostas imunes induzidas por injeção e "bombardeamento" requerem diferentes quantidades de DNA e podem induzir tipos diferentes de células T auxiliares.

Experimentos realizados *in vivo* têm demonstrado que as vacinas de DNA são eficientes em induzir imunogenicidade em vários modelos animais. Foi demonstrado que a vacina de DNA com genes para os antígenos HbsAG e HBcAG do *H. influenzae* do tipo B é capaz de induzir anticorpos e células T citotóxicas contra esses antígenos, além de proteção contra a hepatite B. Vacinas de DNA expressando o antígeno HSP–65 do *M. leprae* também foram capazes de induzir respostas imunes do tipo humoral e celular contra o antígeno e proteção contra um desafio com *M. tuberculosis*.

As vacinas de DNA não têm qualquer risco de infecção, são capazes de sensibilizar o sistema imune para respostas do tipo T_H1 e T_H2, induzem respostas imunes longas, sendo estáveis tanto em baixas quanto em altas temperaturas. Todavia, ainda existe a preocupação com a indução de autoimunidade como resultado da longa expressão do antígeno do patógeno. Atenção especial também tem sido dada ao fato de que, ao contrário dos vírus que utilizam a célula hospedeira para sintetizar proteínas, as células de animais, bactérias e parasitas possuem mecanismos próprios e distintos de síntese proteica. Dessa maneira, proteínas bacterianas produzidas por uma célula animal não sofrem as mesmas modificações e nem possuem as mesmas estruturas de quando produzidas por células bacterianas ou de leveduras. Apesar dessa limitação, trabalhos realizados com vacinas de DNA obtiveram bons resultados contra agentes bacterianos e parasitários. Outro fator crítico da vacina de DNA é que o custo de produção da vacina pode ser muito elevado. Nesse caso, o uso de adjuvantes como sistemas carregadores e imunoestimulantes pode ser útil, pois a utilização destes pode fazer com que a quantidade de DNA empregada na vacinação diminua consideravelmente.

Adjuvantes

O termo adjuvante é derivado do latim *adjuvare* que significa "ajudar". Portanto, por definição, qualquer material que misturado ao antígeno aumente o nível da resposta imune ao antígeno coadministrado é denominado adjuvante. Sendo a definição de adjuvante extremamente abrangente, existem substâncias completamente diferentes, tanto quanto à composição química, como quanto ao mecanismo de ação. Nos últimos anos, uma grande variedade de moléculas e substâncias foi caracterizada como adjuvante e, portanto, existe certo número de critérios diferentes que permitem classificar os adjuvantes de maneira que uma comparação racional possa ser realizada.

Os adjuvantes podem atuar basicamente das seguintes maneiras:

1. Formando um depósito no local da administração, o que permite a liberação lenta do antígeno. Exemplos: compostos minerais, adjuvantes à base de óleos, lipossomos, microesferas de polímeros com tamanhos menores de 10 μm.
2. Atuando como veículos carregadores de antígeno e que podem direcionar os epítopos às células-alvo como as dendríticas, os macrófagos e as células M nas placas de Peyer, quando das vacinas orais. Podem proteger o antígeno contra degradação durante a passagem pelo trato gastrintestinal e manter o antígeno em contato íntimo com a molécula imunoestimulante. Exemplos: lipossomos, adjuvantes à base de óleo, microesferas de polímeros menores que 10 μm.
3. Atuando como imunoestimulantes. Exemplos: muramil-dipeptídeo – MDP, lipopolissacarídeos – LPS, toxina *pertussis*, citocinas.

Os adjuvantes que funcionam como veículos carregadores e/ou depósitos de liberação lenta de antígenos, são substâncias que formam partículas em que moléculas de antígeno ou imunoestimulantes podem ser incorporados ou adsorvidos. Esses adjuvantes podem possuir uma ou mais das seguintes propriedades: direcionar o antígeno às células-alvo do sistema imune; proteger a molécula de antígeno contra degradação e proteólise; manter o antígeno e a molécula imunoestimulante em contato; atuar como agente de liberação lenta de antígeno; liberar o antígeno no citoplasma para a indução de células T citotóxicas, CTL.

Vários desses adjuvantes particulados não possuem propriedades imunoestimulantes; dessa maneira, para que possam induzir uma boa resposta imune, o antígeno deve ser incorporado no adjuvante juntamente com o imunoestimulante. O adjuvante completo de Freund, por exemplo, uma emulsão de partículas de água em óleo, utiliza micobactéria morta como estimulante.

Na Tabela 16.1 é apresentado um sumário das propriedades dos principais adjuvantes que atuam como liberadores lentos de antígeno e/ou veículo carregador.

Tabela 16.1
Características dos Adjuvantes Particulados

Adjuvantes	*Imunomodulação*	*Alvo*	*Apresentação*	*Indução de CTL*	*Depósito*
Sais de alumínio	Forte T_H2, IgE	+	-	-	+TC[a]
Emulsões A/O	Fraca T_H1 e T_H2	-		- ou +++[b]	+++TC
Emulsões O/A	Fraca T_H1 e T_H2	+	+++	-	-
ISCOMs	Forte T_H1 e T_H2	+++	++++	++++	-
Lipossomos		++	+++	++	-
Micropartículas					
< 10 µm	-	+++	-	-	-
> 10 µm	-	-	-	-	+++TL[c]
Sais de cálcio[d]	-	+	-	-	+TC
Proteossomos Virossomos	-	++	+++	-	-
Stearil tyrosine	Moderada T_H1 e T_H2	-	-	-	+TC
γ-Inulina	Moderada T_H1	-	-	-	-
Algamulina	Moderada T_H1 e T_H2	+	-	-	+TC

[a]TC. tempo curto (≤ 2 semanas); [b] Boa indução de LTC apenas quando o peptídeo se acha exposto, [c]TL, tempo longo (semanas a meses). [d] Aprovado para uso em humanos A/O = água em óleo; O/A= óleo em água; [e] Consultar capítulo anterior. ISCOM (Immune Stimulating Complexes) = Complexos Imunoestimulantes. LTC = Linfócitos T Citotóxicos. (Vaccine. 1997; 15: 248-56.)

Os adjuvantes imunoestimulantes independem de qualquer partícula ou natureza multimérica para ativar o sistema imune e são, em sua grande maioria, imunomoduladores solúveis. As atividades induzidas por esses adjuvantes são: induzir secreção de citocinas; aumentar a superfície de moléculas coestimulatórias na superfície de linfócitos e células apresentadoras de antígeno – APCs; aumentar e prolongar a expressão de moléculas do MHC nas APCs; direcionar o antígeno às células-alvo. Alguns exemplos de imunoestimulantes são o *muramyl dipeptide* (MDP) e derivados, saponinas, toxina do *Vibrio cholera* (CT) e a LT–B da *E. coli*, citocinas, lipídeo A, polímeros de carboidratos.

Na Tabela 16.2 encontram-se as propriedades dos adjuvantes que atuam como imunoestimulantes.

Desses adjuvantes descritos, o único aprovado e utilizado na vacinação de humanos é o derivado de sais de alumínio; estes são insolúveis e precipitam na forma de gel de hidróxido, fosfato ou alúmen, constituindo partículas que variam de 100 a 1.000 nm. O imunógeno pode ser ligado por interações eletrostáticas ao gel pré-formado, ou durante a mistura *in situ*. Os sais de alumínio induzem uma forte resposta do tipo T_H2 e aumentam a fagocitose pelos macrófagos, além de induzir anticorpos da classe IgE; são baratos e simples de formular. Ocasionalmente, vacinas que contêm sais de alumínio como adjuvante têm sido associadas com reações locais, tais como eritema, nódulos subcutâneos, hipersensibilidade de contato e inflamação granulomatosa. Várias vacinas do cronograma de rotina de imunizações utilizam sais de alumínio como adjuvantes.

Geração de Imunidade em Mucosas

A resposta imune induzida pela maior parte das vacinas rotineiramente utilizadas na clínica médica é do tipo humoral. Por isso, vários estudos vêm sendo realizados para o

Tabela 16.2
Características dos Principais Adjuvantes com Propriedades Imunoestimulantes

Adjuvantes	*Imunomoduladores*	*Alvo*	*Apresentação*	*CTL*
[a]MDP-hidrofílico	T_H2+++	-	-	-
[b]MDP-Lipofílico	T_H1+++	-	-	-
[c]Saponinas	T_H1,T_H2+++	-	+++	-
[d]Lipid A (MPL)	T_H1+++	-	-	-
[e]Citocinas	Vários	-	-	
Polímeros de carboidrato	ModT_H1, Ind. IL1	+++	-	
Toxina da Cholera (CT)	T_H2++++	+++		
LT-B de E. coli	T_H2++++	+++		
CpG	T_H1 e/ou T_H2			+

[a]Uso em emulsões de água e óleo; [b]Uso em emulsões de óleo e água;[c]forma ISCOMs. Uso em lipossomos; [d] Uso em emulsões de óleo em água, lipossomos, saponinas; [e]Uso preferencialmente em adjuvantes particulados. [f]Consultar capítulo anterior. LTC= Linfócito T Citotóxico. MDP = Muramyl Dipeptide. LT-B = Subunidade B da Toxina Termolábil de E. coli enterotoxigênica. ISCOMs = (Immune Stimulating Complexes) = Complexos Imunoestimulantes. MPL = Monophosphoryl Lidid A. CpG = Cytosine-phosphodiester-Guanine. (Vaccine, 15: 248-56, 1997)

desenvolvimento de novas formulações que possam induzir tanto imunidade mediada por células quanto humoral. Estudos também têm sido direcionados para o desenvolvimento de vacinas que induzam imunidade na superfície das mucosas, pois é através desses tecidos que os vários patógenos têm acesso ao organismo. Todavia, para induzir imunidade local faz-se necessário que as vacinas sejam administradas oralmente ou pelas vias nasal, retal ou vaginal, já que o contato do antígeno diretamente com a mucosa é essencial para gerar uma resposta imune efetiva. Frequentemente, no entanto, os processos de imunização resultam em resposta sistêmica inadequada, ou mesmo tolerância imunológica. Por esta razão, a via parenteral, apesar de ineficaz em induzir proteção na superfície das mucosas, é, com exceção da vacina oral Sabin contra a poliomielite, a via utilizada em todas as vacinas do calendário de imunizações.

Uma vacina oral deve ser capaz de induzir anticorpos protetores da classe IgA na superfície da mucosa e evitar tolerância imunológica. Para isso, várias estratégias vêm sendo utilizadas para formulações de vacinas que possam induzir imunidade e proteção na superfície das mucosas. Algumas das estratégias adotadas nos seus desenvolvimentos são: produção de vacinas orais que utilizem bactérias entéricas recombinantes não-patogênicas expressando antígenos de patógenos em sua superfície; produção de vacinas orais que utilizem bactérias patogênicas cuja virulência foi atenuada por técnicas de engenharia genética; vacinas formuladas com veículos carregadores de antígenos capazes de proteger os epítopos contra a degradação durante a passagem pelo tubo digestivo. Entre esses carregadores tem-se micropartículas de polímeros biocompatíveis e biodegradáveis, ou partículas de óleo. Além dessas estratégias, busca–se o desenvolvimento de adjuvantes que induzam, pela via oral, imunidade sistêmica e de mucosa ao antígeno coadministrado. Entre os adjuvantes orais mais estudados estão a toxina da cólera (CT) e a toxina termo lábil (LT) da *E. coli* enterotoxigênica. As moléculas CT e LT estão entre os mais potentes adjuvantes de mucosa até hoje descritos. Todavia, por serem tóxicas em suas formas naturais, várias vacinas recombinantes não tóxicas dessas moléculas têm sido produzidas. Oligonucleotídeos sintéticos contendo sequências de CpG também têm demonstrado ser muito eficazes em induzir imunidade sistêmica e de mucosa. Sequências de CpG também atuam sinergeticamente com as moléculas de CT na indução de respostas imunes sistêmica e de mucosa.

Apesar do progresso alcançado na área de vacinas e do empenho de várias organizações na distribuição de material e treinamento de pessoal em programas de imunizações, a vacinação ainda não é acessível a uma grande parte das populações carentes do mundo. Cerca de dois milhões de crianças ainda morrem ou são afetadas a cada ano por doenças que poderiam ser prevenidas por vacinas. Desta maneira, a produção de vacinas orais eficazes que possam ser produzidas a baixo custo e facilmente distribuídas às populações mais carentes e/ou localizadas em regiões de difícil acesso será de extrema importância na erradicação de doenças infecciosas em âmbito global.

Bibliografia

1. Plotkin SA, Orenstein WA. Vaccines. 3rd ed. Philadelphia: WB Saunders Company; 1999.

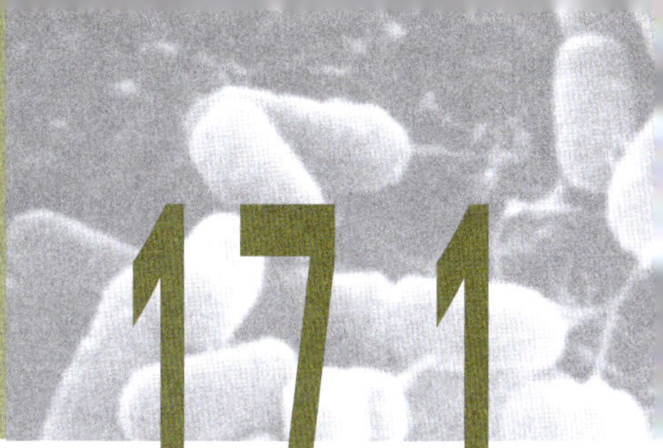

17.1

Carla Romano Taddei
Marina Baquerizo Martinez

Fatores de Virulência I: Adesão, Invasão e Sideróforos

Nós estamos continuamente expostos a micro-organismos, mas somente uma pequena parte destas interações leva a uma infecção e doença. O processo patogênico inclui uma série de eventos complexos nos quais vários componentes microbianos interagem com o hospedeiro determinando se a doença irá se instalar. Esses fatos incluem a formação de biofilme, variação de hidrofobicidade da superfície e a presença de certos genes que codificam fatores de virulência. Além destes componentes, as bactérias podem interagir sinergicamente, aumentando o potencial patogênico de cada micro-organismo, que está interagindo. Fatores predisponentes do hospedeiro também têm um grande papel no processo patogênico e instalação da doença.

Durante muito tempo o estudo das doenças infecciosas ficou restrito ao diagnóstico e ao tratamento da doença. Porém, se tem conhecimento que esta abordagem não é suficiente para entendermos e prevenirmos a doença. É necessário que estudemos como o organismo se defende e qual a interação entre o hospedeiro e o parasita. Quanto mais se souber, mais cedo poderá se intervir no processo para se evitar a doença. Um melhor conhecimento dos mecanismos de patogenicidade e de defesa leva a novas propostas de prevenção e a diagnósticos mais específicos.

O processo de instalação da doença se dá, normalmente, em três etapas, a saber: contato, invasão e disseminação.

Fatores de virulência são definidos como estruturas ou metabólitos bacterianos utilizados por bactérias no desenvolvimento do processo infeccioso. Fatores de virulência bacterianos permitem que o patógeno entre, replique, dissemine e persista no hospedeiro, seja por mecanismos de destruição ou escape (ver capítulo 17.3 - Evasinas) do Sistema Imunológico.

As definições de virulência e patogenicidade têm sido discutidas nos últimos anos. Patogeniciadade é definida como a capacidade da bactéria em causar dano ao hospedeiro. Virulência é a capacidade relativa da bactéria em causar um dano ao hospedeiro, uma vez que, virulência não é uma propriedade microbiana independente, porque não pode ser definido independentemente de um hospedeiro. Assim, a classificação de um fator de virulência depende dos atributos bacterianos de virulência.

Neste capítulo, discutiremos mecanismos de entrada e persistência da bactéria no hospedeiro, como a adesão, invasão e produção de sideróforos. Outros fatores de virulência importantes na patogenicidade das bactérias serão discutidos adiante.

Adesão

A aderência do micro-organismo nas mucosas do hospedeiro é um pré-requisito para a infecção, permitindo que resistam a mecanismos de expulsão, como por exemplo, mucosas ciliadas, fluxo de secreções e movimentos peristálticos intestinais, e, desta forma, proliferam e colonizam o tecido.

O primeiro estágio da adesão bacteriana nas células do hospedeiro é geralmente mediado por adesinas, responsáveis por reconhecer e se ligar aos sítios específicos do receptor da superfície da célula hospedeira.

Três tipos de interação entre adesina e receptor já foram descritos, a saber: i) interação mediada pela ligação de lectinas. Esta ligação pode ocorrer tanto entre lectinas bacterianas e carboidratos do hospedeiro, como por exemplo, lectinas e glicoproteínas, ou entre lectinas do hospedeiro e carboidratos da bactéria, como por exemplo, lectina do hospedeiro e LPS bacteriano. A ligação entre lectinas bacterianas e carboidratos do hospedeiro é a interação mais comumente observada no processo de adesão; ii) interações entre proteínas bacterianas e proteínas do hospedeiro, como por exemplo a ligação entre glicopeptídeos bacterianos com fibronectinas do hospedeiro; iii) interações entre hidrofobinas, frequentemente envolvendo grupamentos hidrofóbicos de proteínas e lipídeos, como por exemplo, proteína ligadora de lipídeo, encontrada na membrana de *Campylobacter* sp e a membrana lipídica da célula do hospedeiro.

As adesinas são estruturas proteicas, e são divididas em duas categorias: as fímbrias ou pili e as adesinas afimbriais. As fímbrias ou pili são apêndices formados por proteínas em forma de bastão, que se estendem para o exterior da bactéria, e as adesinas afimbriais são proteínas diretamente associadas à superfície da célula bacteriana.

Fímbrias

As fímbrias são as estruturas adesivas mais encontradas nas bactérias Gram- negativas. Baseada na morfologia de sua estrutura e/ou nos padrões de hemaglutinação, as fímbrias foram classificadas em 4 categorias/famílias.

A primeira categoria engloba a maioria das adesinas e correspondem a fímbrias montadas pela via chaperonina/*usher.* Estas fímbrias estão ancoradas na membrana externa da célula e geralmente compreendem duas partes: bainha e extremidade aderente. A bainha é formada pelas subunidades principais da fímbria (A) e a extremidade aderente pela adesina principal e proteínas auxiliares (G, F E). A montagem da fímbria na membrana externa ocorre em diferentes etapas. Inicialmente, ocorre a secreção das subunidades do pili para o espaço periplasmático, pelo sistema de secreção tipo *sec* (ver capítulo 19), onde ocorre a ligação com as chaperoninas. As chaperoninas são proteínas que impedem que as pilinas adquiram sua configuração final e as carregam para o complexo de proteínas de membrana externa na plataforma de montagem. Então, o complexo pili-chaperoninas interagem com as proteínas *usher* (o termo *usher* pode ser traduzido como assistente) e outras proteínas (C, H) que compõem a plataforma de montagem. Tem inicio, então, a montagem de fato, começando com as proteínas da extremidade aderente e vinda, em seguida, as subunidades que formam a bainha. Os pili P de *E. coli*, pili tipo 1 de *E. coli*, *Salmonella* sp e *Klebsiela pneumoniae* e o pili tipo 2 e 3 de *Bordetella pertussis* são exemplos de fímbrias desta categoria.

A segunda categoria representa as fímbrias que são montadas com a participação do sistema de secreção do tipo II (ver Capítulo 19). As subunidades destas fímbrias são secretadas para o periplasma da bactéria onde a fímbria é montada. Em seguida, o complexo proteico que caracteriza o sistema de secreção do tipo II a transporta para o exterior. Esta categoria é basicamente representada pelas fímbrias do tipo IV (família *tfp, type four usher*). As duas categorias acima descritas incluem as adesinas mais frequentes e mais estudadas.

A terceira e a quarta categorias têm como representantes as fímbrias do tipo *curli* e os fatores de colonização conhecidos como CFA, respectivamente. A via de montagem das *curli* é chamada via de nucleação extracelular e a de CFA via chaperonina/usher alternativa. Na via de nucleação extracelular as subunidades da fímbria são secretadas como proteínas solúveis e precipitadas em finas fibrilas na superfície da fímbria. A quarta via é semelhante à primeira em funcionamento, mas difere quanto aos componentes.

Adesinas afimbriais

Adesinas afimbriais são estruturas da superfície celular das bactérias envolvidas no processo de adesão, porém, que não se assemelham às estruturas de fímbrias e pilis.

Proteínas embutidas ou associadas à membrana externa de bactérias Gram-negativas e à superfície de bactérias Gram-positivas têm sido relacionadas ao processo de adesão às células do hospedeiro, como proteínas de membrana externa, proteínas autotransportadoras e LPS.

A estrutura da membrana externa de bactérias Gram-negativas já foi discutida no capítulo 2. Algumas proteínas associadas à bicamada lipídica adquirem o papel de adesinas, quando em contato coma célula do hospedeiro. A própria estrutura do lipopolissacarídeo (LPS) tem sido relacionada a atividades de adesão.

Estruturas da parede de bactérias Gram-positivas também estão envolvidas com propriedades adesivas, como MSCRAMMS *(Microbial Surface Componentes Recognizing Adhesive Matrix Molecules)*, especialmente no que se refere a *Staphylococcus* sp. Essas adesinas ligam-se às moléculas da matriz extracelular de hospedeiros, como por exemplo, colágeno, fibronectina e ácido hialurônico.

As proteínas autotransportadoras são aquelas que contêm na sua estrutura o aparato de transporte, o qual fica ancorado à membrana, e pode ter função de adesão. As proteínas autotransportadoras da família SPATE geralmente possuem três domínios: o primeiro corresponde a uma sequência longa de peptídeos, incluindo o domínio N-terminal, o core hidrofóbico da proteína e o sítio de clivagem sec-dependente; o segundo domínio corresponde à proteína excretada, e o terceiro domínio corresponde à região de passagem da proteína pela membrana externa, denominado "?-barrel". Este domínio autotransportador possui 30-kDa e permanece ancorado na membrana externa após a passagem da proteína. Esta família de proteínas tem sido identificada apenas em bactérias patogênicas, e inclui uma variedade de toxinas virulentas como Pet, Pic, EspC, SigA, SepA, Tsh, e EspP.

Papel da adesão na formação de biofilmes

Biofilmes são agregados bacterianos aderidos em uma superfície biótica ou abiótica, envoltos por uma camada de exopolissacarídeos, produzidos pelas próprias bactérias que compõem o biofilme, mantendo uma estrutura firme. A formação de biofilme se inicia com a adesão de uma ou mais células bacterianas em uma superfície, onde se multiplicam, liberam vários polímeros, especialmente polissacarídeos, mantendo o agregado bacteriano. Esse fenômeno de agregação é intensificado pela interação entre as adesinas das bactérias que compõem o biofilme, associado à produção de proteínas específicas, como é o caso da proteína Ag43 de *E. coli*, que induz autoagregação de bactérias não fimbriadas. A secreção de polissacarídeos na matriz do biofilme é capaz de interceptar bactérias adicionais, como é o caso de glucosamina e galactose ambas secretadas por *S. aureus*. Esses polissacarídeos promovem a adesão, intercepção de outras bactérias, com consequente formação dos agregados bacterianos, importantes para a formação e maturação do biofilme em dispositivos médicos.

Invasão

Vários micro-organismos desenvolveram a habilidade de invadir (entrar) células não fagocitárias. Esta propriedade é essencial para a patogenicidade dos micro-organismos cujo ambiente intracelular é essencial ou preferencial para seu desenvolvimento. Em geral os micro-organismos invasivos pertencem a dois grupos: intracelular obrigatório e facultativo. Várias enterobactérias, tais como: *Salmonella, Yersinia, Shigella sp* e certas cepas de *E. coli* pertencem a este último grupo.

Toda célula de mamífero pode internalizar pequenas partículas, mas somente fagócitos profissionais podem internalizar grandes partículas. Células do epitélio, do endotélio e fibroblastos não captam esses tipos de partículas, portanto, parasitas capazes de entrarem nessas células devem promover as suas próprias internalizações. A entrada bacteriana, portanto, é o resultado de uma sofisticada manipulação da maquinaria da célula do hospedeiro por estes patógenos. Hoje já se conhece dois diferentes caminhos pelos quais as bactérias podem ganhar o meio intracelular: (i) interação de alta afinidade entre os ligantes da bactéria e os receptores do hospedeiro (invasina de *Yersinia*); (ii) entrada devido à sinalização e subseqüente modulação do citoesqueleto das células do hospedeiro (invasina de *Salmonella*, EIEC e de *Shigella*).

Diferentes micro-organismos podem se ligar ao mesmo receptor, por exemplo, integrina, mas nem sempre o resultado é a internalização. O fenômeno de internalização promovido pelas invasinas parece estar ligado à qualidade de afinidade ao sítio β1 da família das integrinas. Invasinas têm alta afinidade, enquanto as adesinas, baixa atividade. Além disso, parece que o número de receptores presentes na célula também é importante para a internalização da bactéria.

Fatores de virulência importantes na patogenicidade de bactérias invasoras serão discutidos nos capítulos específicos de cada micro-organismo.

Sideróforos

O ferro é um elemento essencial para todos os organismos vivos. Este íon é um biocatalisador bastante versátil. Esta característica é responsável por seu envolvimento em tantos processos celulares essenciais, como respiração e síntese de ribonucleotídeos. Apesar de sua importância, o ferro não está prontamente disponível em ambientes aquáticos ou terrestres ou em hospedeiros animais.

A maior parte do ferro disponível é encontrada intracelularmente associada às proteínas, tais como mioglobina, ferritina, hemossiderina e em heme proteínas, como a hemoglobina. A pequena quantidade de ferro extracelular está ligada às glicoproteínas transferrina, presente no sangue, e lactoferrina, presente nas secreções e em superfícies mucosas. Estima-se que os micro-organismos requerem ferro em concentrações entre 10^{-8} a 10^{-6} M para suprir suas necessidades metabólicas. Contudo, apesar do conteúdo de ferro do plasma humano ser alto (20 μM), a quantidade de ferro livre está na ordem de 10^{-18} M. Esta concentração extremamente baixa é insuficiente para o crescimento bacteriano.

Como a concentração de ferro é limitada, diversas estratégias têm sido usadas pelas bactérias para obter tanto o ferro livre quanto aquele complexado a compostos. As principais estratégias usadas pelas bactérias para adquirir ferro do hospedeiro incluem (i) a produção e utilização de sideróforos; (ii) a captação de ferro de compostos, tais como: heme, transferrina (Tf) e lactoferrina (Lf), sem o uso de sideróforos; e (iii) a redução de Fe III a Fe II, com subsequente transporte de Fe II.

Os sideróforos são compostos de baixo peso molecular (500 a 1000 Da), marcados por uma grande afinidade por Fe III. Estes compostos podem ser divididos em dois grupos principais: os fenolatos (catecóis) e os hidroxamatos (Figuras 17.1.1 A e B). Eles são expressos apenas quando o micro-organismo encontra-se em meio restrito de ferro. Estas duas classes de sideróforos formam complexos solúveis com Fe III, os quais são absorvidos por receptores específicos da membrana externa. No grupo dos fenolatos temos a enterobactina como um membro clássico, que parece estar presente em quase todas as enterobactérias. Dentre os hidroxamatos encontra-se a aerobactina, a qual é produzida por diversas bactérias patogênicas da família Enterobacteriaceae.

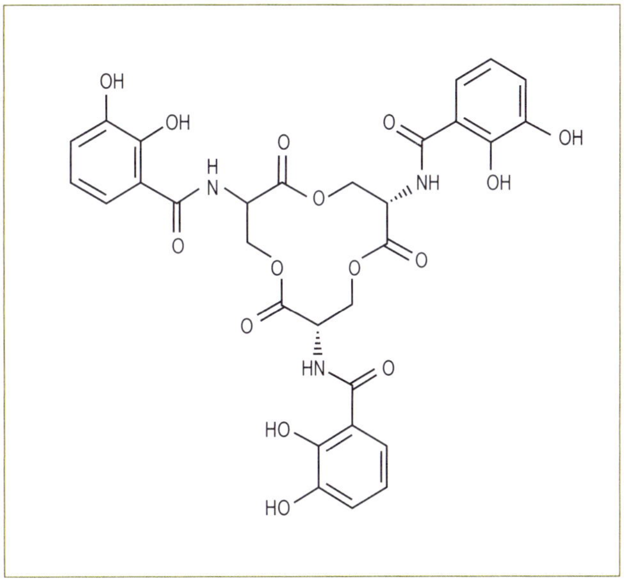

Figura 17.1.1 – *A: Enterobactina de E.coli.*

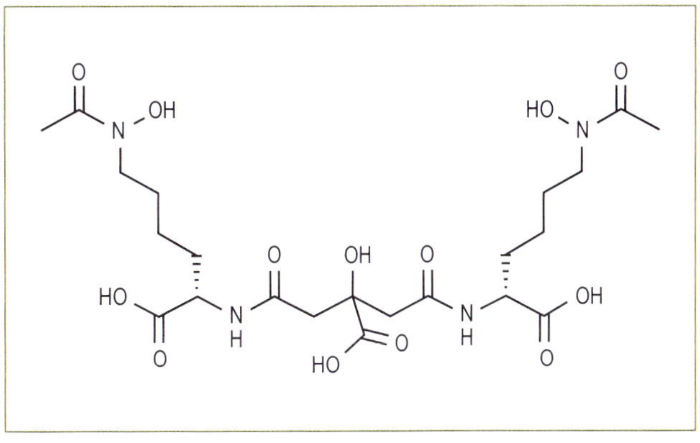

Figura 17.1.1 – *B: Estrutura da aerobactina.*

A enterobactina é um catecol derivado do ácido 2, 3-dihidroxibenzóico, codificada por genes cromossômicos, apresenta maior afinidade pelo ferro do que a aerobactina, sendo, porém, altamente sensível à oxidação e ao pH. A síntese de enterobactina necessita dos produtos dos genes *entA, entB, entC*, os quais catalisam a conversão de ácido corísmico em ácido 2, 3-dihidroxibenzóico, e dos produtos dos genes *entD-entG*, os quais catalisam a produção de uma molécula de enterobactina a partir de três moléculas de ácido 2, 3-dihidroxibenzóico e de L-serina. Além destes genes envolvidos na síntese, dois genes adicionais foram descritos, os genes *fep* e *fes*. O produto do gene *fes* atua como uma esterase, a qual degrada enterobactina em 2, 3-dihidroxibenzoilserina como um meio de liberar o ferro quelado. O gene *fep* codifica a síntese do receptor para o complexo enterobactina-Fe III.

Neste sistema, proteínas de membrana externa reguladas pelo ferro (IROMPs) servem como receptores para o complexo sideróforo-Fe III e são essenciais para sua captação. As IROMPs das bactérias entéricas têm massas moleculares que variam de 74 a 84kDa e só são expressas sob condições limitantes de ferro. Este sistema de transporte de ferro é controlado pelo produto do gene *fur*, um regulador universal de todos os sistemas de transporte de ferro em *E. coli*. O sistema de assimilação de aerobactina-Fe III estudado em *E. coli* ColV é mediado por um plasmídio. O operon inclui os genes responsáveis pela biossíntese da aerobactina, *iucA-D*, e o gene *iutA*, o qual codifica um polipeptídeo de 74kDa que atua como receptor para aerobactina-Fe III. Este operon também é regulado pelo produto do gene fur.

Bibliografia

1. Abigail AS and Dixie DW. Virulence Factors that promote colonization. In: Bacterial Pathogenesis. Washington: ASM Press, 1994.
2. Guerinot, L.M. Microbial iron transport. Annu. Rev. Microbiol., 48: 743-772, 1994
3. Neilands JB (1995) Siderophores: structure and function of microbial iron transport compounds. J BiolChem 270: 26723–26726.
4. Ofek I, Hasty DL and Doyle RJ. Bacterial adhesion to animal cells and tissues. Washington: ASM Press,2003.

Roxane Maria Fontes Piazza
Leticia Barboza Rocha
Denise Silvina Piccini Quintas Horton

17.2 Fatores de Virulência II: Toxinas

Em microbiologia, o termo toxina tem sido usado para designar qualquer substância de origem microbiana capaz de causar efeitos deletérios ao organismo animal. Desde o final do século XIX as toxinas bacterianas são classificadas em endotoxinas e exotoxinas. A Tabela 17.2.1 mostra as principais diferenças entre as duas categorias de toxinas.

Endotoxinas

Endotoxinas referem-se a moléculas tóxicas microbianas intracelulares ou parte integrante da célula, portanto, não são liberadas para o meio pelo micro-organismo. A endotoxina mais estudada corresponde ao lipolissacarídeo (LPS) presente na membrana externa da *Escherichia coli* e de outros membros da família Enterobacteriaceae. A molécula do LPS compreende três partes: lipídeo A, cerne e o antígeno O (Figura 17.2.1). O lipídeo A é um glicolipídeo composto de dissacarídeos, aos quais se encontram ligados ácidos graxos de cadeia curta e grupos fosfatos. O cerne consiste de um pequeno número de açúcares comuns a praticamente todas as enterobactérias, sendo dois característicos: ácido deoxioctanoico (KDO) e heptose. O antígeno O consiste de uma variedade de resíduos oligossacarídicos, cujas cadeias recobrem a superfície da célula e a protegem da ação de substâncias hidrofóbicas, como a bile. A parte tóxica do LPS é o lipídeo A, que também confere toxicidade aos lipo-oligossacarídeos de certas bactérias Gram-negativas como *Neisseria* sp e *Bordetella pertussis*.

As atividades biológicas das endotoxinas são diversificadas e extremamente complexas. Elas se ligam a diferentes células do organismo, principalmente às proteínas séricas específicas, as LBPs – proteínas de ligação ao *LPS*. Essas LBPs rapidamente catalisam a transferência do LPS tanto para o receptor CD14 presente na membrana plasmática, como para CD14 solúvel. O complexo LPS–CD14 liga-se a proteína MD2, a qual se associa ao receptor *Toll-like* 4 (TLR-4) iniciando assim o processo de sinalização e ativação celular. O LPS induz a liberação de substâncias vasoativas, ativa o sistema complemento pela via alternativa através da ação sobre o componente C3, e dispara a cascata de coagulação provocando obstrução intravascular disseminada. O reconhecimento do LPS pelo sistema imune inato pode levar à produção desmedida de citocinas, resultando em colapso cardiovascular e instabilidade hemodinâmica, fato que pode causar a septicemia em humanos. A Figura 17.2.2 ilustra as interações e mecanismos mais importantes das endotoxinas.

Em uma infecção por bactérias Gram-negativas sempre ocorre lise da célula bacteriana com liberação da endotoxina. Por outro lado, em baixa concentração, a toxina liberada ajuda o organismo a compor uma resposta protetora, caracterizada por febre, vasodilatação e ativação das respostas imune e inflamatória. Em altas concentrações de toxina, entretanto, como ocorre em septicemias, alguns dos efeitos se intensificam, levando o paciente ao choque que pode ser mortal.

Nas infecções por bactérias Gram-positivas, a liberação de componentes da parede bacteriana pode provocar manifestações semelhantes às provocadas pelas endotoxinas. Veremos, em seguida, que os superantígenos produzidos por bactérias Gram-positivas também podem provocar choque mediado por citocinas.

Alguns autores incluem a delta endotoxina (também conhecida como toxina Cry ou Cyt) de *Bacillus thuringiensis* componente das endotoxinas. Esta toxina possui ação inseticida, ou seja, após adesão no epitélio intestinal de insetos, ela sofre ativação por clivagem proteolítica e age na formação de canais de cátions, levando a lise celular.

Exotoxinas

Atualmente, existem vários sistemas de classificação ou identificação das exotoxinas, ou seja, pelo organismo produtor, organismo suscetível, estrutura, letra (como A, B, C ordenando a identificação), habilidade em suportar condições ambientais (temperatura, radiação) dentre outras. Aqui nós classificamos de acordo com o efeito da toxina na célula suscetível.

Tipo I

Toxinas ativas em superfície celular

As toxinas deste grupo interferem indiretamente no metabolismo celular eucariótico pela ativação de cascata

Tabela 17.2.1 Características Gerais das Exotoxinas e Endotoxinas		
Propriedades	*Exotoxinas*	*Endotoxinas*
Fonte bacteriana	Bactérias Gram-positivas e Gram-negativas	Bactérias Gram-negativas
Produção	Produtos metabólicos do crescimento celular	Presente no LPS da membrana externa da parede celular, sendo liberado somente após destruição da bactéria
Bioquímicas	Proteínas ou pequenos peptídeos	Porção lipídica (lipídeo A) do LPS
Farmacológicas	Apresentam funções específicas para uma determinada estrutura celular, afetam principalmente, funções celulares, células nervosas e trato gastrointestinal	Geral, como febre, fraquezas, dores e choque. Todos produzem o mesmo efeito
Estabilidade ao aquecimento	Não são estáveis, podem ser destruídas entre 60-80°C (exceto a enterotoxina estafilocócica e as toxinas termoestáveis)	Estáveis, permanecem inalteradas mesmo após tratamento por 1 hora a 121°C (autoclave).
Toxicidade (capacidade de causar doença)	Alta	Baixa
Produção de febre	Ocasionalmente	Sim
Conversão em toxoides (toxinas inativas)	Sim	Não
Neutralização pelas antitoxinas	Sim	Não são facilmente neutralizadas
Dose letal	Reduzida	Consideravelmente elevada
Doenças clássicas	Gangrena gasosa, tétano, botulismo, difteria e escarlatina	Febre tifóide, infecções do trato urinário e meningite meningocócica

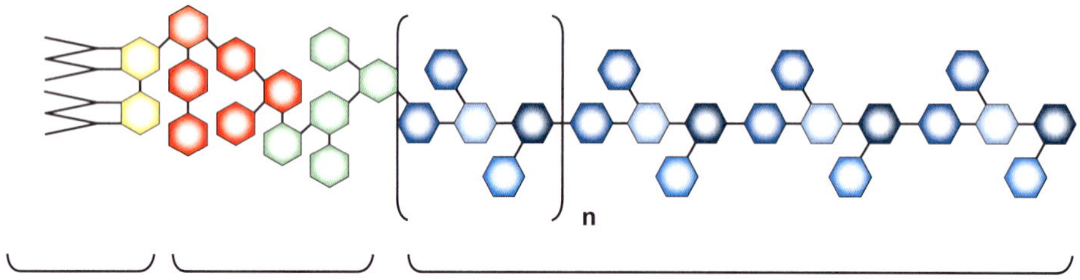

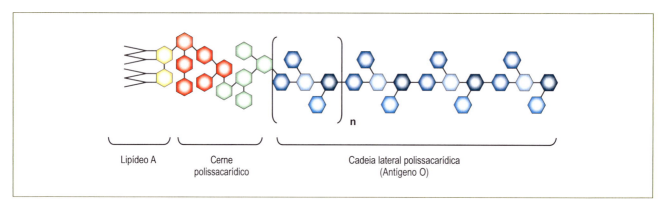

Figura 17.2.1 – *Figura ilustrativa da estrutura do LPS.*

intracelular após ligação com seu receptor na membrana citoplasmática. As toxinas deste grupo correspondem aos superantígenos e as toxinas da família ST (Tabela 17.2.2).

Superantígenos

Ao contrário dos antígenos proteicos em geral, os superantígenos não são processados pelos macrófagos e têm a capacidade de se ligar simultaneamente às moléculas de MHC na superfície de macrófagos e aos receptores presentes na superfície dos linfócitos Th. Estas características permitem que os superantígenos unam ao mesmo tempo muitos macrófagos e linfócitos Th, o que resulta na produção de grandes quantidades de IL-2, que por sua vez vai estimular a produção de TNF-α e de outras citocinas por outros tipos células. A produção destas substâncias em cadeia leva invariavelmente às manifestações clínicas observadas nos pacientes infectados por bactérias produtoras de superantígenos ou que ingeriram enterotoxinas estafilocócicas. Várias bactérias produzem superantígenos, incluindo *Mycoplasma arthiditis* e *Yersinia pseudotuberculosis,* porém as mais frequentes e estudadas são produzidas por *Staphylococcus aureus* e *Streptococcus pyogenes* (Ver capítulos 20 e 25,

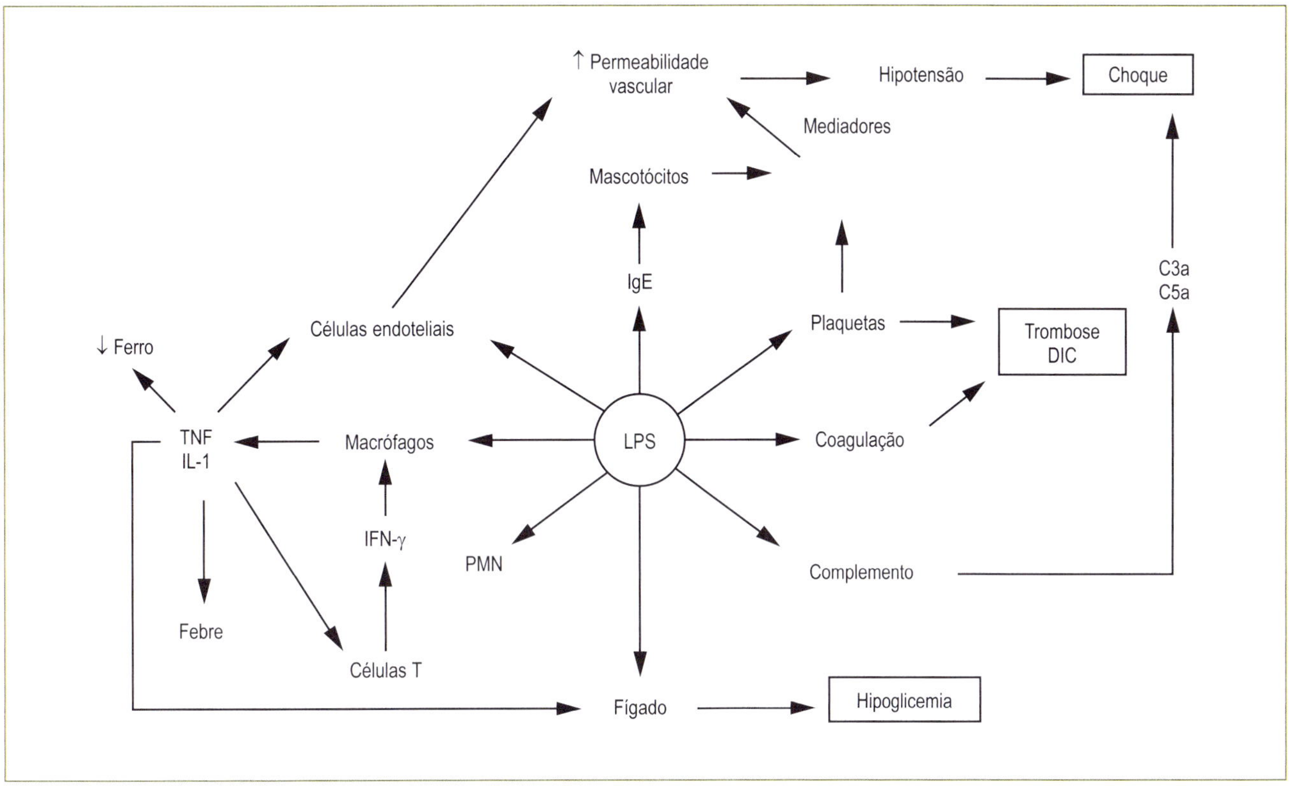

Figura 17.2.2 – *As várias atividades do LPS. Endotoxinas bacterianas (LPS) ativam quase todos os mecanismos imunes, assim como a via de coagulação, o que, juntos, fazem do LPS o mais poderoso estímulo imune conhecido. DIC = coagulação intravascular disseminada. IFN-γ = iterferon gama, IL-1 = interleocina 1, PMN = polimorfo nuclear e TNF = fator tumoral de necrose.*

Tabela 17.2.2
Toxinas do Tipo I

Toxina (doença)	*Bactéria produtora*	*Especificidade da célula hospedeira*	*Mecanismo de ação*	*Consequências da ação das toxinas*
Toxina da Síndrome do Choque Tóxico (TSST) (Síndrome do Choque Tóxico)	*Staphylococcus aureus* (Gram-positiva)	Macrófagos e células T	Estimula a produção de citocinas pelas células T	Febre e outros sintomas da Síndrome do Choque Tóxico
Exotoxina Pirogênica estreptocóccica (Spe) (Síndrome semelhante ao choque tóxico, escarlatina)	*Streptococcus pyogenes* (Gram-positiva)	Macrófagos e células T	Estimula a produção de citocinas pelas células T	Febre e outros sintomas da Síndrome semelhante ao Choque Tóxico
Enterotoxina estafilocóccica (doenças causadas por via alimentar)	*Staphylococcus aureus* (Gram-positiva)	Nervo vago; células T e macrófagos	Estimula a produção de citocinas pelas células T	Provoca vômito e outros sintomas
STa (Toxina termoestável) (diarreia)	*Escherichia coli* enterotoxigênica (ETEC) (Gram-negativa)	Células do epitélio intestinal (liga-se a guanilato-ciclase)	Estimula a superprodução de cGMP	Diarreia

respectivamente). A Figura 17.2.3 mostra de maneira esquemática a interação dos superantígenos com as células apresentadoras de antígenos e linfócitos. A figura apresenta ao mesmo tempo o que ocorre quando o antígeno é normalmente processado pelos macrófagos.

Toxinas ST

As toxinas ST (toxinas termoestáveis) compreendem uma família de pequenos peptídeos não imunogênicos produzidos por *E. coli* e outras bactérias, dentre elas a mais estudada é a ST de ETEC (ver capítulo 39).

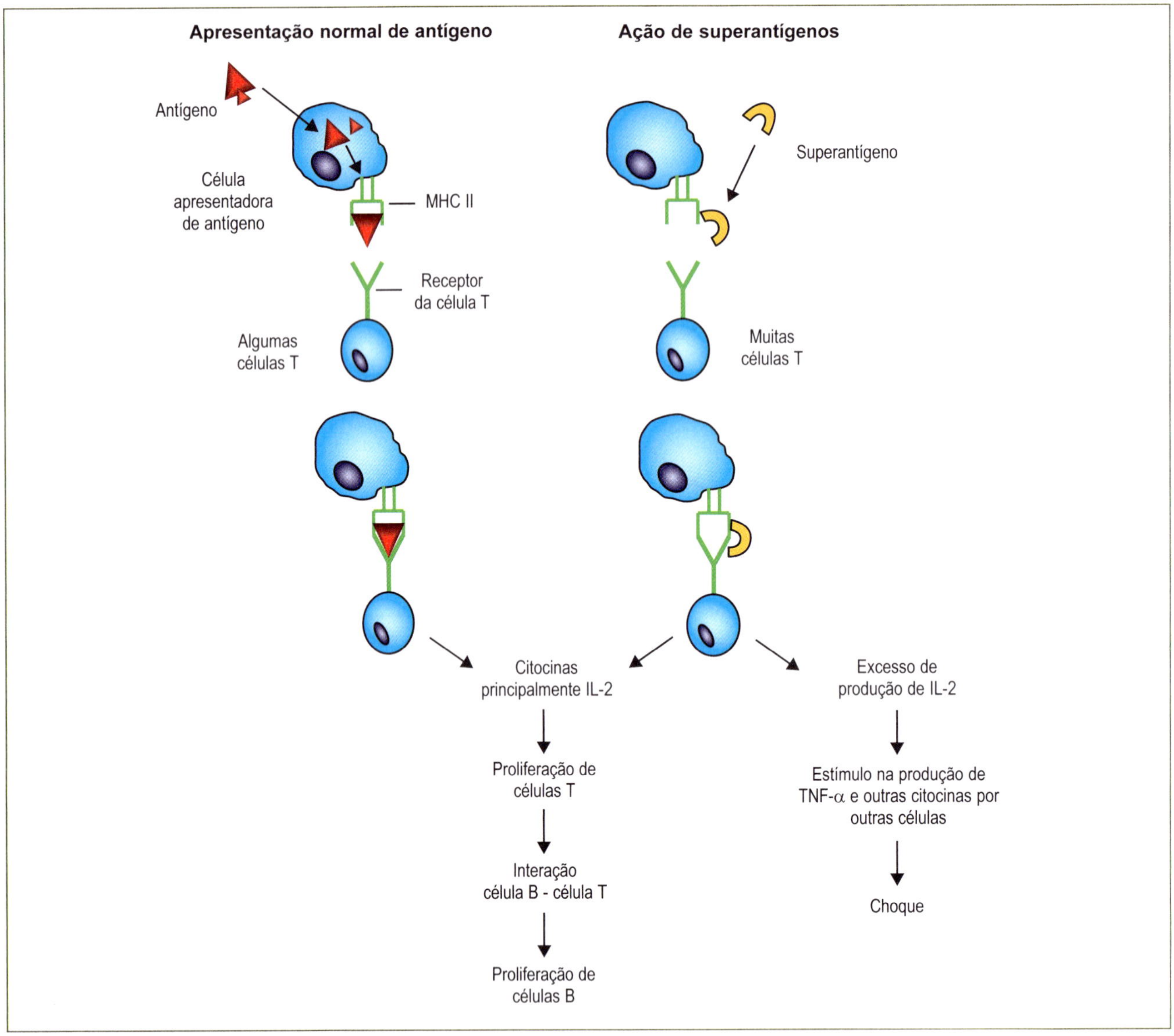

Figura 17.2.3 – *Apresentação normal de antígenos e interação de superantígenos com as células apresentadoras de antígenos.*

Tipo II

Toxinas formadoras de poros

As toxinas deste grupo são citolisinas causadoras de morte e lise celular eucariótica pela formação de poro na membrana citoplasmática. Como as hemácias são as células mais comumente usadas para estudá-las, muitas são conhecidas como hemolisinas, porém, elas danificam a membrana de diversas células. Como fator de virulência, as bactérias as utilizam para matar fagócitos e para romper a membrana dos fagossomas. Outro papel seria romper as hemácias para obter ferro da hemoglobina. A maioria das toxinas que danificam a membrana celular, o fazem se inserindo na membrana e formando poros (Figura 17.2.4A) e, por esta razão, são conhecidas como toxinas formadoras de poros. Outros mecanismos podem estar envolvidos, como por exemplo, toxinas tipo fosfolipases, que retiram o fosfato dos fosfolipídeos, desestabilizando a membrana. Outras toxinas apresentam o mesmo efeito, mas por outros mecanismos de ação (Figura 17.2.4B). As principais toxinas desse grupo são descritas resumidamente na Tabela 17.2.3 (descritas com maior profundidade nos capítulos dos patógenos que as produzem).

Tipo III

Toxinas intracelulares

Este grupo de toxinas possui habilidade de entrada no citoplasma da célula alvo para exercer seus efeitos.

Efetores secretados tipo 3

Estudos têm revelado a existência de um importante grupo de proteínas que são injetadas diretamente no citosol das células do hospedeiro, exercendo os mais variados efeitos. Embora algumas não apresentem as características de uma toxina, elas têm sido estudadas no capítulo de toxinas

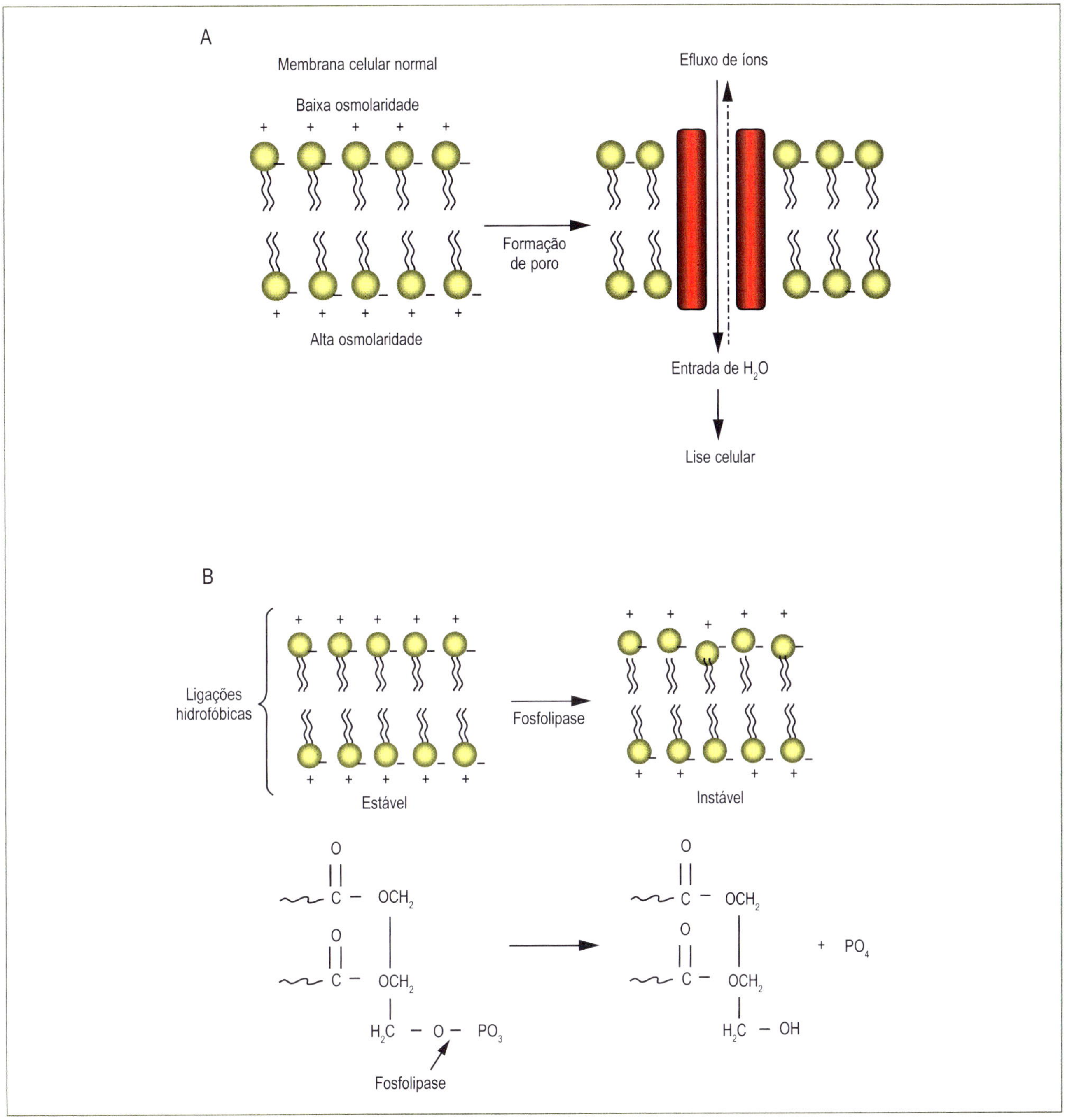

Figuras 17.2.4 – *(A) Representação esquemática da ação de uma proteína formadora de poro na membrana celular. (B) Alteração da permeabilidade da membrana celular pela remoção dos grupos polares.*

por vários autores. A maioria destas proteínas é secretada pelo sistema de secreção do tipo III (Ver capítulo 19), sendo fundamentais para a patogenicidade de diferentes bactérias enteropatogênicas, como *Yersinia* sp, *Salmonella*, *Shigella*, EPEC e EHEC (Ver capítulos 36 e 37).

Toxinas do tipo AB

Este grupo reúne o maior número de toxinas e provavelmente as mais importantes como fatores de virulência. Uma característica comum a todas elas é a presença de dois tipos de subunidades na molécula, uma chamada subunidade B e a outra subunidade A. A letra B vem de *binding*, pois é esta a subunidade responsável pela ligação da toxina ao seu receptor celular. A subunidade A é a porção enzimaticamente ativa, que penetra na célula e exerce os efeitos biológicos da toxina (Figura 17.2.5A). Após sua fixação nas células do hospedeiro, estas toxinas são endocitadas, seguida da liberação da subunidade A no citoplasma da célula (Figura 17.2.5B). Em outras toxinas AB a subunidade A é introduzi-

Tabela 17.2.3 Toxinas do Tipo II				
Toxina (doença)	*Bactéria produtora*	*Especificidade da célula hospedeira*	*Mecanismo de ação*	*Consequências da ação das toxinas*
α-toxina (gangrena gasosa)	*Clostridium perfringens* (Gram-positiva)	Diferentes tipos celulares	Atividade de fosfolipase	Destrói fagócitos, causa danos ao tecido
α-toxina (necrose)	*Staphylococcus aureus* (Gram-positiva)	Diferentes tipos celulares	Forma poros nas membranas plasmáticas	Causa danos ao tecido
Listeriolisina O (LLO) (listeriose)	*Listeria monocytogenes* (Gram-positiva)	Diferentes tipos celulares	Forma poros nas membranas celulares	Causa danos ao tecido
Pneumolisina (pneumonia)	*Streptococcus pneumoniae* (Gram-positiva)	Células alveolares e endoteliais; células ciliadas (liga-se ao colesterol)	Forma poros nas membranas das células pulmonares; inibe a atividade das células ciliadas	Causa danos ao pulmão; ativa o complemento; respostas antifagocítica e inflamatória
Estreptolisina O (SLO) (febre reumática)	*Streptococcus pyogenes* (Gram-positiva)	Diferentes tipos celulares (liga-se ao colesterol)	Forma poros nas membranas celulares	Febre reumática
Hemolisina A (HlyA) (infecções do trato urinário)	*Escherichia coli* uropatogênica (Gram-negativa)	Diferentes tipos celulares	Citotoxina formadora de poros ativada pelo cálcio	Danos aos rins

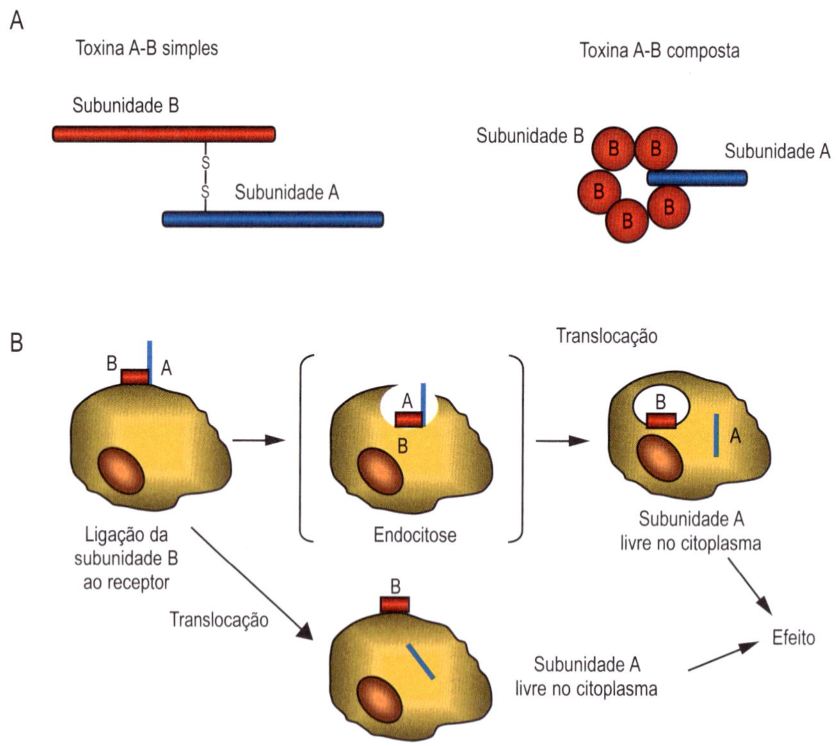

Figura 17.2.5 – *Estrutura, ligação e internalização de toxinas do tipo A-B.*

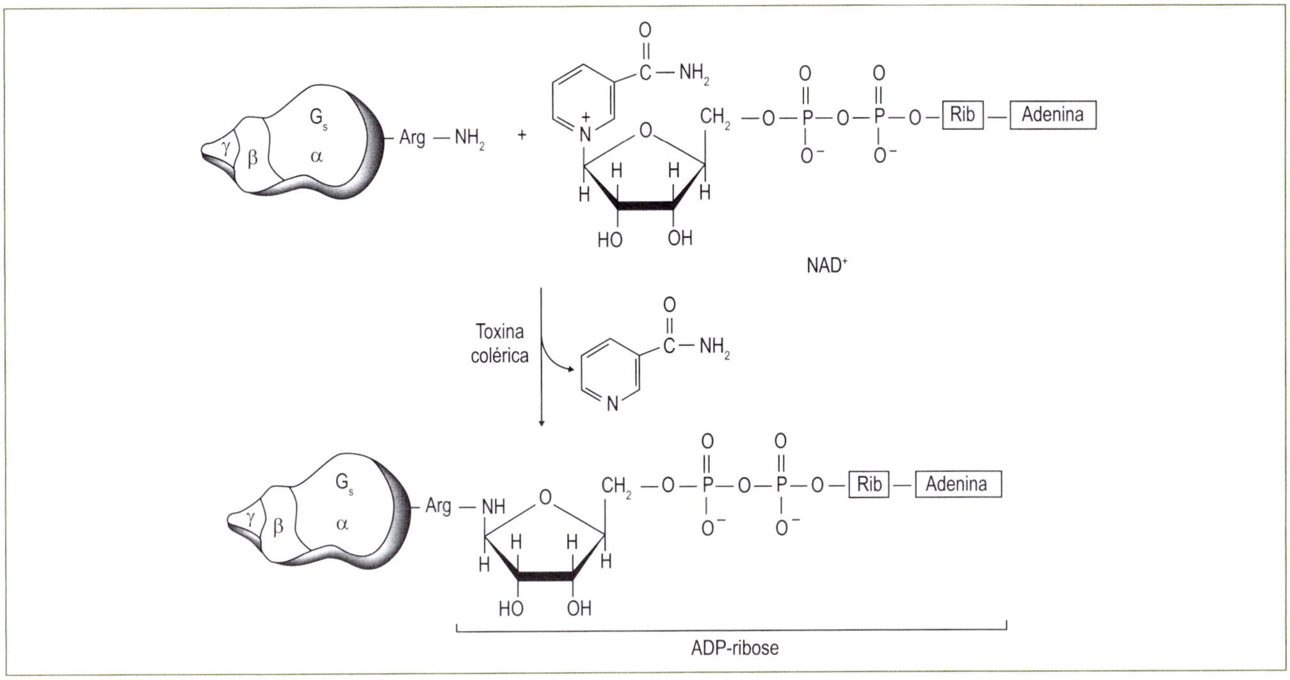

Figura 17.2.6 – *ADP-ribosilação da proteína Gα.*

Tabela 17.2.4
Toxinas do Tipo III

Toxina (doença)	*Bactéria produtora*	*Especificidade da célula hospedeira*	*Mecanismo de ação*	*Consequências da ação das toxinas*
Toxina diftérica (difteria)	*Corynebacterium diphtheriae* (Gram-positiva)	Diferentes tipos celulares (liga a HB-EGF*)	Subunidade A ribosila ADP em EF-2*; bloqueia a síntese protéica	Formação de pseudomembrana; danos ao coração e a outros órgãos
Toxina colérica (cólera)	*Vibrio cholerae* (Gram-negativa)	Células do epitélio intestinal (liga a GM_1)	Subunidade A se liga a proteína reguladora e ribosila o ADP; perda do controle do nível de cAMP	Diarreia abundante
LT (toxina termolábil) (diarreia infantil; diarreia do viajante).	*Escherichia coli* enterotoxigênica (ETEC) (Gram-negativa)	Células do epitélio intestinal	O mesmo da toxina da colérica	Diarreia abundante
Toxina de Shiga (Stx) (desinteria)	*Escherichia coli* produtora da toxina de Shiga (STEC); *Shigella dysenteriae* (ambas Gram-negativas)	Diferentes tipos celulares	Quebra o rRNA da célula hospedeira; bloqueia a síntese de proteínas	Diarreia, Colite Hemorrágica (CH), Síndrome Hemolítica Urêmica (SHU)
Toxinas Botulínicas (A – G) (botulismo)	*Clostridium botulinum* (Gram-positiva)	Neurônios (Sistema Nervoso Periférico)	Atividade proteolítica; clivam sinaptobrevina, sintaxina ou SNAP-25*; afeta o controle da transmissão de nervos	Paralisia flácida
Toxina tetânica (tétano)	*Clostridium tetani* (Gram-positiva)	Neurônios (Sistema Nervoso Central)	O mesmo da toxina botulínica, porém o substrato é apenas a sinaptobrevina	Paralisia espástica
Toxina pertussis (coqueluche)	*Bordetella pertussis* (Gram-negativa)	Células do epitélio respiratório	Proteína reguladora hospedeira ADP-ribosilada; perda do controle do nível de cAMP	Contribui para a tosse produção de excesso de muco
Adenilato ciclase invasiva (coqueluche)	*Bordetella pertussis* (Gram-negativa)	Células do epitélio respiratório	Sintetiza cAMP depois de se ligar a calmodulina da célula hospedeira	Os mesmos da toxina pertussis
Exotoxina A*	*Pseudomonas aeruginosa* (Gram-negativa)	Diversos tipos celulares	Ribosila ADP da célula hospedeira em EF-2*; bloqueia a síntese de proteínas; síntese regulada por ferro.	Causa danos ao tecido; inibe fagocitose
Proteínas do sistema de secreção tipo III (Lesão *attaching and effacing*)	*Escherichia coli* enteropatogênica (EPEC) e *Escherichia coli* enterohemorrágica (EHEC)	Células do epitélio intestinal	Provoca rearranjo do citoesqueleto, resultante de mudanças na rede de microfilamentos de actina.	Causa destruição das microvilosidades intestinais; diarreia

HB-EGF – Fator de crescimento epidermal ligante à heparina, EF-2 – Fator de alongamento e SNAP-25 – Proteína associada ao sinaptossomo de 25 KDa, *(infecções pulmonares em pacientes com fibrose cística) da diretamente no citoplasma (Figura 17.2.5B). A interação destas toxinas com os diferentes tipos de célula é descrita nos capítulos sobre os respectivos patógenos.

Na maioria das vezes, a atividade principal da subunidade A é remover a ADP-ribose da NAD e transferi-la para diferentes proteínas da célula as quais uma vez ribosiladas perdem as suas funções normais. Os efeitos desta perda dependem da função da proteína, dentre eles, inibição da síntese proteica, ativação ou inibição dos segundos mensageiros (Figura 17.2.6). Uma atividade comum da subunidade A consiste de proteólise de alvos específicos. Essa atividade proteolítica pode estar associada a substratos componentes de sistemas de liberação de neurotransmissores (mais bem descrita nos capítulos 51 e 52). A subunidade A de algumas toxinas apresenta outros tipos de atividade. As principais toxinas AB são descritas resumidamente na Tabela 17.2.4 .

Enzimas hidrolíticas ou causadoras de dano à matriz extracelular

Muitas bactérias produzem enzimas hidrolíticas, como hialuronidases, colagenases e proteases, capazes de degradar componentes da matriz extracelular, desorganizando a estrutura dos tecidos. A degradação dos componentes da matriz gera uma série de nutrientes que são utilizados pelas bactérias. Contudo, estas enzimas são secretadas por uma variedade de organismos e usualmente não são consideradas toxinas.

Bibliografia

1. Pascale Cossart, Patrice Bouquet, Staffan Normark & Rino Rappuolli. Cellular Microbiology, 2º ed. ASM Press, Washington, D.C. 2005.

Ana Carolina Ramos Moreno
Carla Romano Taddei
Marina Baquerizo Martinez

17.3 Fatores de Virulência III: Evasinas

A imunidade inata do organismo é composta por defesas físico-químicas, humoral e celular. As barreiras físico-químicas são a pele, mucosas, secreções e tecidos ciliados. A barreira humoral compreende os fatores imunologicamente ativos do sangue e fluidos, como sistema complemento e lisozimas e a celular é formada por um um grupo de células que são ativadas para eliminar as bactérias invasoras, como os neutrófilos (Tabelas 17.3.1 e 17.3.2). Mediante um processo de entrada de um patógeno e consequente agressão ao hospedeiro,esses mecanismos efetores, geralmente, rápidos e eficientes permitem a completa eliminação do patógeno.

Quando o Sistema Imunológico é induzido pela exposição a antígenos externos ou patógenos, outros mecanismos de defesa são estimulados, ativando desta forma, a imunidade adiquiridaa este antígeno/patógeno específico. Para isso porém, o reconhecimento do patógeno tanto pelas células epiteliais como pelas células imunológicas é o elemento chave da ativação da resposta imune adiquirida. Neste capítulo, a batalha entre o patógeno e o hospedeiro será abordada a partir da perspectiva bacteriana. Como as bactérias podem evadir dos mecanismos de defesa das células epiteliais e do sistema imunológico para sobreviver no hospedeiro? Uma das estratégias das bactérias é a produção de evasinas, que são fatores de virulência que promovem a subversão bacteriana às defesas inatas e adquiridas do organismo. Discutiremos aqui características básicas da relação das

Tabela 17.3.1
Defesas da Pele e das Superfícies das Mucosas

Região	*Defesas*	*Função*
Pele	Região desidratada, pH (~5,0) e temp < 37°C Descamação das células Microbiota residente	Limita o crescimento bacteriano Remoção de bactérias Competição com sítios de colonização
Folículo piloso e glândulas sudoríparas	Lisozima, lipídios tóxicos	Morte bacteriana
Região inferior à da pele	SALT (tecido linfático associado à pele)	Morte bacteriana, exposição de antígenos
Superfície mucosa	Camada de mucina	Barreira física e fixação da bactéria
Camada de Mucina	Lisozima Anticorpos IgA Lactoferrina Lactoperoxidase	Digestão do peptídeoglicano Prevensão da adesão bacteriana nas células da mucosa, ajuda a adesão da bactéria na mucina Sequestra ferro, impede o crescimento bacteriano. Gera radicais de superóxidos
Muco da membrana mucosa	Descamação de células Zônulas de Ocludência	Remoção de bactérias aderidas Prevenção da invasão bacteriana através do espaço intercelular
Região inferior à da mucosa	MALT (tecido linfoide associado à mucosa)	Produção de IgA, fagocitar células bacterianas mortas.

Adaptado de Salyers M, Whitt DD, 2004.

Tabela 17.3.2 Defesas Celulares e Teciduais			
Defesas	*Localização normal*	*Função*	*Estruturas bacterianas envolvidas na evasão*
Transferrina	Sangue e tecidos	Regula a concentração de ferro	Sideróforos, OMPs
Neutrófilos	Sangue e tecidos (atraídos pelo sítio de infecção)	Ingestão e morte bacteriana	
Monócitos	Sangue (atraídos pelo sítio de infecção)	Fagócitos fracos e produzem citocinas	
Macrófagos	Tecidos (especialmente linfonodos, baço, fígado e pulmões)	Fagócitos ativos, produzem citocinas, apresentação de antígeno ao linfócito T	Proteínas de superfícies fixadoras de imunoglobulinas
Complemento	Sangue e tecidos	Ativação e atração de fagócitos, opsonização, morte bacteriana	Cápsula, C5a proteases,
Proteínas ligante de manose	Produzidas pelo fígado	Ativa complemento, adesão da superfície bacteriana	
Linfócitos T	Sangue (atraídos pelo sítio de infecção)	Produção de citocitas, ativação de linfócitos B	
Linfócitos B	Sangue (atraídos pelo sítio de infecção)	Produção de anticorpos	
Anticorpos (IgG, IgM)	Sangue	Opsonização (IgG), Ativação do complemento (IgM>IgG), neutralização de toxinas	Variação antigênica de antígenos de superfície inativação da opsonização

bactérias com os processos de fagocitose, sistema complemento, produção de citocinas, linfócitos e anticorpos. Uma visão mais ampla da imunidade está descrita no Capítulo 15.

Apesar de todos os esforços do sistema de defesa do hospedeiro, as bactérias patogênicas sobrevivem num organismo humano imunocompetente, pois eficientemente controlam e bloqueiam o sistema complemento e as reações imunológicas. Assim, as bactérias utilizam inúmeras estratégias altamente sofisticadas para controlar, modular e bloquear a resposta do complemento do hospedeiro, e também controlar o sistema imune inato e adquirido.

Fagocitose

A internalização de um agente patogênico pela célula hospedeira pode ser considerada vantajosa ou lesiva, o que vai depender da eficácia dos fatores de evasão presentes no micro-organismo circunstâncial. Por exemplo, para um patógeno colonizar e estabelecer a infecção no hospedeiro, muitas vezes ele necessita atravessar as barreiras de proteção, tais como os epitélios. Alguns agentes patogênicos induzem a sua internalizaçãoem células não fagocíticas, como células epiteliais ou fibroblastos e podem estabelecer uma infecção dentro e/ou fora do epitélio (*Salmonella* sp, *Shigella* sp, *Escherichia coli* enteroinvasora, *Listeria* sp). Em tais casos, a capacidade para entrar nas células hospedeiras é benéfica para o patógeno, pois uma vez dentro da célula epitelial, eles não podem ser reconhecidos pelos fagócitos. Por outro lado, o englobamento dos patógenos por fagócitos profissionais, como neutrófilos, macrófagos e células dendríticas, é uma estratégia eficaz utilizada pelo hospedeiro para prevenir e erradicar a infecção. Alguns patógenos, contudo, podem sobreviver dentro de fagócitos, como o *Mycobacterium tuberculosis*.

Muitos patógenos desenvolveram estratégias para evitar a sua internalização por células fagocíticas (Tabela 17.3.3). A evasão bacteriana à fagocitose pode ocorrer por diferentes mecanismos. A alteração dos padrões moleculares associados aos patógenos (PAMPS) impede que os fagócitos reconheçam as bactérias pelos receptores padrão de reconhecimento de patógenos (PRRs). Esse mecanismo acontece quando as bactérias produzem uma cápsula de polissacarídeo que a circunda, escondendo fisicamente os PAMPs. Essa estratégia é utilizada por várias bactérias como *Neisseria meningitidis*, *Haemophilus influenzae*, *Pseudomonas aeruginosa*. Outra maneira de ocultar os PAMPs é através da modificação química das moléculas, alterando a estrutura da molécula original por outra estrutura que não é mais reconhecida pelo fagócito. Como exemplo, algumas bactérias modificam o LPS para se esquivar da detecção do fagócitopelo TLR-4 (Exemplos: *Salmonella typhimurium*, *Yersinia* spp). A alteração da flagelina, subunidade proteica do flagelo, também é um fator que evasão do reconhecimento da bactéria pelo TLR-5 do hospedeiro (Exemplos: *Campylobacter jejuni*, *Helicobacter pylori*, *Bartonella bacilliformis*). Mascarar a superfície bacteriana com susbstâncias do próprio organismo, como a fibrina (*Staphylococcus* sp) e a fibronectina

(*Treponema pallidum*) também impede que os fagócitos reconheçam as bactérias.

Uma das formas pelo qual os fagócitos reconhecem as bactérias é quando estas se escontram opsonizadas. Um mecanismo de impedir que as opsoninas se liguem às bactérias é através do impedimento físico proporcionado pelas cápsulas. Existem estratégias mais específicas para evitar a opsonização, como a produção de imunoglobulina (Ig) proteases (*Streptococcus pneumoniae*, *Neisseria* spp, *Staphylococcus aureus,* ver item Antígenos), clivam as IgA opsonização também pode ser impedida pela eliminação dos opsoninas. Exemplo dessa estratégia inclui o sequestro do fator H, um regulador de ativação do complemento, por *Neisseria meningitidis, Staphylococcus aureus*, *Borrelia burgdorferi*e e *Streptococcus* spp. Além disso, algumas bactérias como *Streptococcus pyogenes* e *Staphylococcus aureus* produzem proteínas de ligação de anticorpo que limpam os anticorpos opsonizantes.

Também devem ser levados em consideração os mecanismos pelos quais as bactérias induzem a morte dos fagócitos, impedem sua digestão intracelular, inibem a fusão do fagossomo com o lisossomo, escapam do fagossomo, ou resistem à lise celular do conteúdo do fagolisossomo.

Complemento

O sistema complemento é um importante mecanismo efetor da resposta imune inata e adquirida que permite uma remoção rápida e eficaz das bactérias. Cerca de 30 proteínas no sangue formam uma cascata proteolítica chamada de sistema do complemento. Sua ativação ocorre através de três vias: a via clássica, a via alternativa e a via das lectinas. Estas vias diferem no seu modo de reconhecimento, mas convergem em uma etapa central: a clivagem do componente C3 do complemento. A ativação de C3 resulta na deposição de moléculas de C3b à superfície microbiana que opsoniza o micro-organismo para a remoção eficiente pelos fagócitos (opsonização). O componente C5 da cascata do complemento também está envolvido quando é dividido em C5a e C5b. Assim como o C3a, são elementos importantes da resposta inflamatória pois atraem os fagócitos para o local da infecção. C5b é o primeiro componente do complexo C5b-C9, também conhecido como MAC, que é um complexo que se insere na membrana citoplasmática da bactéria e leva à lise celular com consequente morte do patógeno.

Como dito anteriormente, um dos mecanismos para se evitar a opsonização da bactéria por Ig ou por componentes do sistema complemento, é a cápsula bacteriana. Outros mecanismos estão relacionados à inativação do sistema complemento em algum estágio da sua cascata de sinalização. Desta forma, as bactérias podem inteferir a nível de: (a) ativação do estágio inicial do complemento, (b) afetar a ação da C3 convertase, (c) inteferir na C5 convertase e (d) afetar a ação do complexo MAC. Na Figura 17.3.1, podemos visualizar de forma resumida o controle das funções efetoras do sistema complemento por evasinas bacterianas.

Tabela 17.3.3
Mecanismos de Evasão Bacteriana do Sistema Imunológico do Hopedeiro

Estratégia	*Patógeno*	*Evasina/efetor?*	*Função*	*Consequencia fenotípica*
Encapsulamento	*N. meningitidis* *H. influenzae* *P. aeruginosa* *S. pneumoniae*	Cápsula	Circunda a parede celular	Oculta determinantes imunogênicos
Evasão ao TLR*	*S. typhimurium*	PagL, PagP LpxE, LpxF	Modifica lipídeo A	Impede reconhecimento por TLR4
	H. pylori *C. jejuni* *H. pylori*	Flagelina	Produz flagelina modificada no domínio D1	Impede reconhecimento por TLR5
Clivagem de Ig**	*S. pneumoniae* *Neisseria sp.* *H. influenzae*	IgA protease	Cliva IgA	Inibe opsonização do antígeno
	S. pyogenes *S. aureus*	IdeS, EndoS GluVB	Cliva IgG Cliva IgG	
Ligação ao Complemento/Ig	*N. meningitidis* *S. aureus*	fHbp SdrE	Bloqueia fator H Bloqueia fator H e C3b	Inibe ativação da cascata alternativa do complemento
	Streptococcus sp.	Proteína M, Proteína G	Bloqueia fração Fc de IgG	Inibe opsonização do antígeno
Variação antigênica de antígenos de superfície	*Salmonella sp.*	Flagelo	Variação da estrurura antigênica do flagelo	Inibe reconhecimento e opsonização do antígeno

* TLR – receptores do tipo Toll (Tolllike Receptor). ** Ig– imunoglobulina. Adaptado de Sarantis H and Grinstein S, 2012.

Citocinas e Linfócitos T

A ativação dos receptores do tipo Toll (TLRs) leva a produção de citocinas pró-inflamatórias, como TNF-α, IL-6 e IL-12. Essas citocinas induzem uma inflamação local, sustentam a sobrevivência e a expansão de linfócitos T e B e ativam as células "natural killer" (NK). Existem alguns subgrupos de TLR que podem induzir a produção de IFN tipo I (IFN-α/β). Essa família de citocinas pode inibir e/ou induzir apoptose nas células do hospedeiro, expondo assim as bactérias intracelulares para o meio extracelular, possibilitando a sua morte por outras células infiltradas do sistema imunológico. A sinalização dos TLRs leva à modulação das moléculas de apresentação de antígenos bacterianos (MHC classe I e classe II) e das moléculas co-estimulatórias (CD40, CD80 e CD 86). Estas, por sua vez, possuem o efeito global de gerar respostas imunes adaptativas de proteção por meio da ativação de células T antígeno-específicas. A ativação de alguns TLRs, como o TLR-2 e TLR-4, também induzem uma atividade antibacteriana intracelular.

Não é nenhuma surpresa que as bactérias podem modular a secreção de citocinas, quimiocinas e a expressão de MHC-I e –II, assim como a expressão de moléculas coestimulatórias. Estes fenômenos afetam toda a resposta inflamatória gerada no sítio de infecção. Como exemplo, *Staphylococcus* sp produzem o antígeno SSL5 que atua em diferentes frentes para impedir a ativação de neutrófilos. SSL5 atua tanto na modulação da produção de quimiocinas como na expressão de seus receptores em neutrófilos, além de se ligar à P-selectina dos neutrófilos. Adicionalmente, outras moléculas secretadas por bactérias, como as proteases alcalinas e as elastases de *P. aeruginosa*, degradam

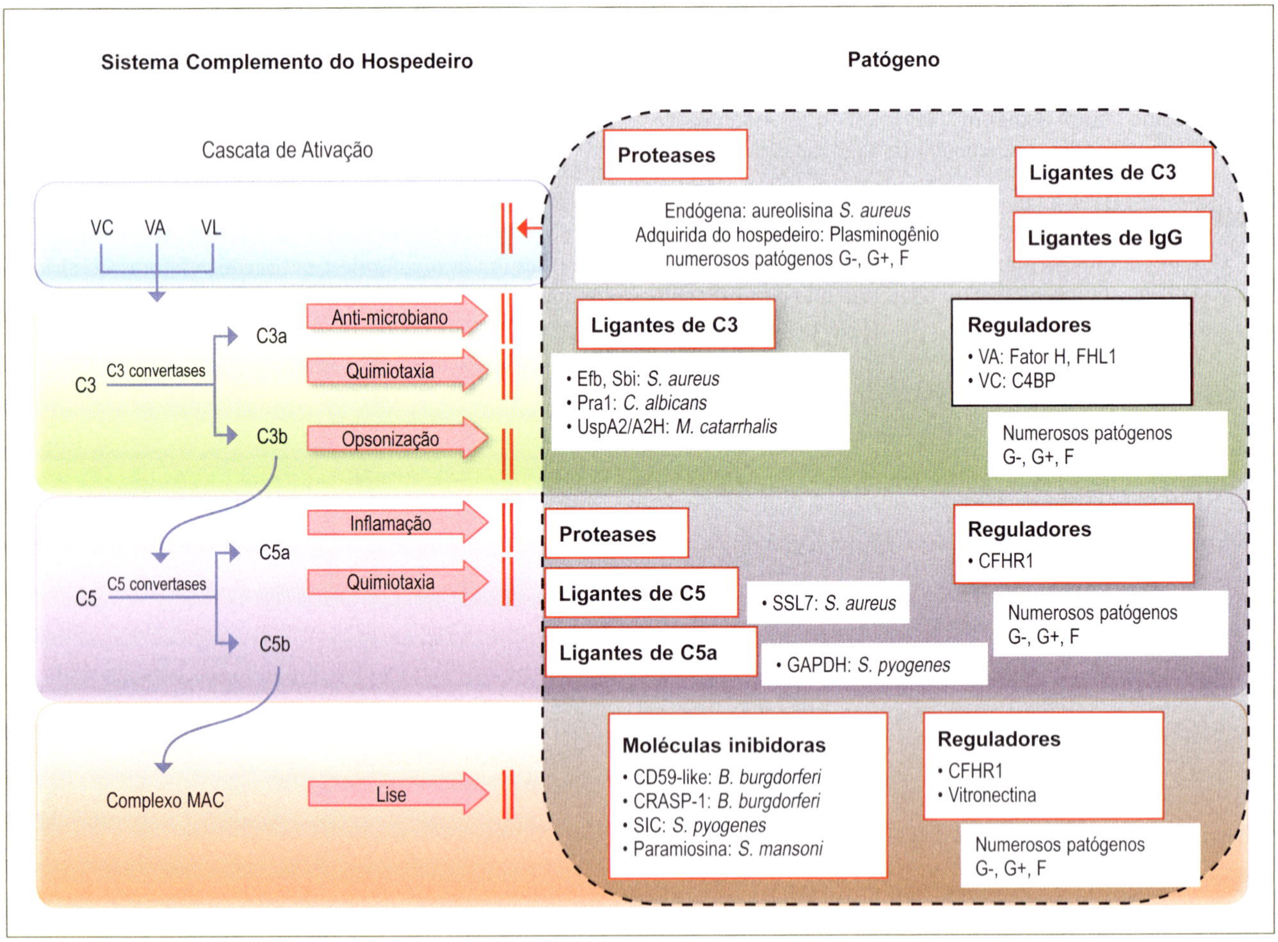

Figura 17.3.1 – *Micro-organismos patogênicos controlam funções efetoras do sistema complemento humano. Evasinas de micro-organismos patogênicos podem controlar a progressão e a amplificação da cascata de ativação do complemento, e assim interferir em cada nível de ativação. A ativação do complemento é naturalmente controlada em cada nível por diferentes fatores do hospedeiro, como proteases e proteínas de aquisição de C3, bem como pré-proteases, como o plasminogênio. O plasminogênio é ativado e convertido em plasmina, tanto por evasinas dos patógenos como por moléculas efetoras do hospedeiro. Algumas proteínas se ligam em C3b, interferem na funcionalidade de C3a e bloqueiam a interação de C3b com os receptores CR3 e CR4, bem como a interação de C3d com o receptor CR2. Além disso, muitos patógenos se ligam a proteínas plasmáticas do hospedeiro e a proteínas reguladoras do complemento, como por exemplo os fatores H, FHL1 e C4BP, que influenciam a atividade C3 convertase e favorecem a dissociação da cascata de ativação. Proteínas microbianas interferem em nível de C5 pela degradação de C5a, e/ou se ligando a C5b, bloqueando sua atividade. Os patógenos também podem adquirir CFHR1, um inibidor da C5 convertase humana. Proteínas microbianas também podem intervir no final da castata do complemento, pela ligação com C7 e pela aquisição de CFHR1 e moléculas inibidoras da formação do complexo MAC. VC: via clássica; VA: via alternativa; VL: via das lectinas; G-: bactérias Gram-negativas; G+: bactérias Gram-positivas; F: fungos.*

várias proteínas importantes envolvidas na resposta inata. Imunoglobulinas e as citocinas TNF-α e IFN-γ foram descritas como substratos das elastases das *P. aruginosa*. As proteases alcalinas degradam flagelina e assim previnem a ativação de TLR-5.

O fator de transcrição NF-κB é essencial na ativação da resposta inflamatória, assim como na produção de citocinas. As bactérias, em contrapartida, desenvolveram estratégias que interferem diretamente nas vias de sinalização do hospedeiro pela regulação ou mimenitazação das proteínas do hospedeiro envolvidas a ativação deNF-κB. Na Tabela 17.3.4, é possível observar os inibidores bacterianos que atuam na cascata de sinalização de NF-κB e suas consequências. A capacidade dos patógenos prevenirem ou diminuírem a resposta imune do hospedeiro associada com a imunidade antibacteriana provê uma grande vantagem de sobrevivência às bactérias. Pela inibição da atividade de NF-κB, as bactérias evoluiram mecanismos que facilitam a extensão da invasão bacteriana, com subsequente estabelecimento da doença. A maioria das bactérias impedem a ativação de NF-κB a nível do complexo Iκκ, o que é uma estratégia alvo, uma vez que este complexo atua como um ponto convergente da regulação de múltiplos estágios da cascata de sinalização. Outros mecanismos moleculares também estão envolvidos, como fosforilação, acetilação e ubiquitinação de vários alvos moleculares requeridos para a ativação adequada deNF-κB.

Anticorpos

Aprodução de anticorpos ocorre de maneira antígeno-específica, após a apresentação do antígeno aos Linfócitos T CD4, via MHC, como já descrito no capítulo 15.

Vários mecanismos de evasão bacteriana contra a ação dos anticorpos produzidos durante a resposta imunológica já foram descritos. Uma das etapas fundamentais no processo infeccioso é a adesão do micro-organismo na superfície do hospedeiro, mediada por adesinas, como visto no capítulo 17.1. Quando as fímbrias ou pili bacterianos são reconhecidos pelas células imunológicas e a produção de imunoglobulinas anti-fímbria está ativa, a bactéria começa a modificar a extrutura antigênica da fímbria, o que tornará a resposta

Tabela 17.3.4
Fatores Bacterianos que Inibem a Via de Sinalização do NK-κB

Local de ação	*Evasina bacteriana*	*Bactéria*	*Mecanismos de inibição*
Domínio TIR	TlpA	*Salmonella enterica Serovar enteritidis*	Impede sinalização mediada por TLR-4, IL-1β e MyD88
	TcpC		Liga-se a MyD88
	TcpB	*Brucella melitensis*	Mimetiza TIRAP, previne a interação entre MyD88 e TLR-2/ TLR-4, liga-se à TIRAP, induzindo sua ubiquitinação e degradação.
Complexo IKK	NleE	*E. coli* (EPEC)	Bloqueia TAK1 e a ativação de IKK-β
	NleC	*E. coli* (EPEC/EHEC)	Promove a degradação de IκBα
	YopJ	*Yersinia pestis*	Deubiquitina TRAF-2, TRAF-6 e IκBα. Acetila MEK-2, IKK-α e IKK-β
	AvrA	*Salmonella typhimurium*	Deubiquitinafosfo-IκBα e β-catenina. Deacetila JNK-K
	SseL	*S. typhimurium*	Deubiquitinafosfo-IκBα
	*Chla*Dub1	*C. trachomatis*	Liga-se e deubiquitinaIκBα
	IpaH9.8	*Shigella*	Ubiquitina NEMO
	InlC	*L. monocytogenes*	Impede a fosforilação de IκBα
	NleH1/NleH2	*E. coli* (EHEC)	Previne a uniquitinação de IκBα
	CP0236	*C. pneumoniae*	Liga-se ao fator de ativação 1 de NK-κB (Act-1)
SCF-βTrCp	OspG	*Shigella*	Liga-se a Ubc-12 ubiquitinado
	ROS	*Lactobacillus rhamnosus*	Inativa Ubc-12
	Filamentos de hemaglutinina	*Bordetella pertussis*	Previne a atividade do proteossomo
Transcrição de NK-κB	NleH1	*E. coli* (EHEC)	Liga-se à RPS-3 e previne sua fosforilação
	NleC	*E. coli* (EPEC/EHEC)	Cliva p65 Promove a degradação de p50
	CT441	*Chlamydia trachomatis*	Cliva p65

do hospedeiro obsoleta. *Salmonella* sp. apresenta variação de fase da expressão de flagelo, por exemplo.Além de pili, outras proteínas de superfície bacteriana que são alvos de anticorpos, também podem variar, inativando a ação dos mesmos.

Uma maneira de escapar da ação dos anticorpos é a camuflagem da bactéria com proteínas do hospedeiro, por exemplo. A proteínas A presente na superfície de *S. aureus* liga-se à fração Fc das imunoglobulinas (ver capítulo 20), consequentemente, deixando a fração antígeno-específica do anticorpo livre. Isso impedirá a opsonização da bactéria, e a mesma não será reconhecida pelo sistema imunológico. Outras proteínas já foram relacionadas a este evento de camuflagem das bactérias, como por exemplo, fibronectina do hospedeiro, lactoferrina ou transferrina.

Nas mucosas do hospedeiro, uma das formas de imunidade adaptativa é a produção de IgA secretora, como visto anteriormente (Tabela 15.1, Capítulo 15).A imunoglobulina IgA é produzida localmente nos tecidos mucosos como dímeros unidos por um peptídeo curto, denominado cadeia J. Após a formação do dímero, ocorre a ligação do componente secretor (CS) à molécula, o que propiciará a secreção da imugnoglobulina para a parte externa da mucosa, daí o termo IgA secretora. Após a formação do complexo IgA-CS, a molécula se liga ao receptor pIgAR presente na membrana basolateral das células endolteliais, e o conjunto é endocitado e transportado para a superfície da mucosa, onde ocorre a clivagem do receptor, com a liberação da IgA secretora. Muitos patógenos, porém, produzem toxinas que clivam esta imunoglobulina, impedindo a ação opsonizante da mesma. É o caso das IgA proteases produzidas por *N. meningitides*, *S. pneumoniae* e *H. influenza* (Tabela 17.3.3).

Além da degradação de IgA secretória em mucosas, proteínas tóxicas produzidas por bactérias também podem clivar outras imunoglobulinas, como as proteínas IdeS e EndoS de *S. pyogenes* e GluVB de *S. auresus* que clivam IgG (Tabela 17.3.3), e desta forma, inibem a opsonização do antígeno.

Bibliografia

1. Abigail AS, Dixie DW.Virulence Factors that promote colonization. In: Bacterial Pathogenesis. Washington: ASM Press, 1994.
2. Bardoel BW, van Strijp JAG. Molecular battle between host and bacterium: recognition in innate immunity. 2011. J. Mol. Recognit, p.1077–1086. DOI: 10.1002/jmr.1156
3. Le Negrate G. Subversion of innate immune responses by bacterial hindrance of NF-kB pathway. 2012. Cellular Microbiology, 155–167. doi:10.1111/j.1462-5822.2011.01719.x
4. Sarantis H, Grinstein S. Subversion of Phagocytosis for Pathogen Survival. 2012. Cell Host & Microbe, p.419-431. http://dx.doi.org/10.1016/j.chom.2012.09.001
5. Zipfel PF, Hallström T, Riesbeck K. Human complement control and complement evasion by pathogenic microbes – Tipping the balanceMolecular. 2013. Immunology, p.152–160. http://dx.doi.org/10.1016/j.molimm.2013.05.222

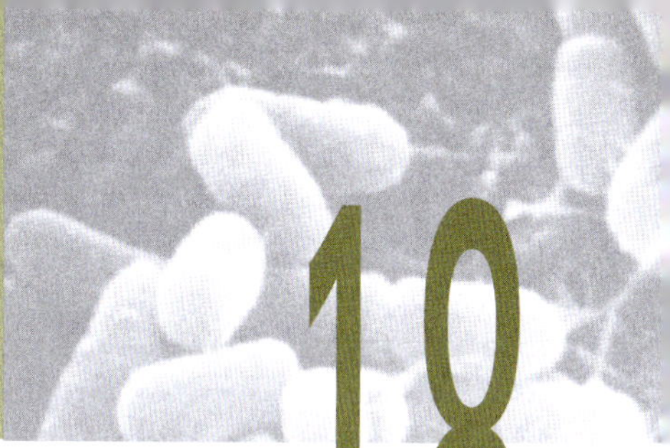

Eliane de Oliveira Ferreira
Roberto Nepomuceno de Souza Lima

18

Genética da Virulência

As células procarióticas são conhecidas por apresentarem mecanismos diversos, complexos e eficientes de troca de material genético entre bactérias da mesma espécie e de espécies diferentes. A presença desses mecanismos conhecidos como conjugação, transformação e transdução, somadas a característica de mutações, inerentes ao processo de duplicação celular ou a ações ambientais, como a presença de luz ultravioleta, levam a um aumento muito grande na diversidade genética observada em bactérias. Esse fato está diretamente associado a observação de grande variação na composição gênica observada entre bactérias de diferentes gêneros até àquelas pertencentes a mesma espécie. Deste modo, a presença destas modificações interfere na observação da aquisição e transferência de genes que codificam fatores de virulência, associados à bactérias patogênicas e sua geração. Além disso, essas modificações gênicas estão associadas à capacidade de manutenção de infecções crônicas por parte das bactérias, com a observação de alterações genéticas envolvidas com atenuação bacteriana ou a redução dos mecanismos de resposta do hospedeiro à presença das bactérias. Fora esses fatos, as bactérias são organismos altamente versáteis e capazes de regular a síntese de suas proteínas de acordo com uma resposta ambiental. Desta forma, um controle muito fino da regulação gênica deve existir para que não haja desperdício de energia. As bactérias normalmente controlam a expressão gênica regulando a transcrição do nível de RNAm e os genes com função cognata são usualmente regulados de forma coordenada pelo fato de no genoma estarem localizados próximos. Esta regulação coordenada dos genes em *clusters* é alcançada pela regulação da produção de uma fita de RNAm longa que contém a informação de diversos genes (RNAm policistrônico). Por isso, as bactérias "sentem" o ambiente em que estão e expressam um conjunto apropriado de genes necessários para o seu habitat regulando a transcrição desses genes. Provavelmente, os mecanismos existentes para que este controle aconteça é diretamente proporcional a diversidade microbiana e neste capítulo alguns dos mecanismos mais utilizados serão abordados.

Mecanismos de Transferência Horizontal de Marcadores de Virulência

A patogenicidade bacteriana está relacionada a presença de componentes genéticos que codificam produtos como toxinas e fatores de virulência usualmente não existentes em bactérias não patogênicas. Esses genes podem ser adquiridos por processos de transferência genética horizontal entre bactérias da mesma espécie ou de espécies distintas, pelos mecanismos de transformação, transdução e conjugação, descritos em capítulos anteriores.

Caracteristicamente, o material genético bacteriano é representado por um genoma base onde estão presentes os genes responsáveis pela codificação de fatores essenciais para a sobrevivência bacteriana e um conjunto de genes "flexíveis", que codificam fatores adicionais capazes de terem papéis benéficos para a bactéria e, desta forma, ser mantido em seu genoma. A organização genética e composição do genoma base bacteriano é em geral conservado em espécies bacterianas relacionadas. Já o genoma variável apresenta uma constituição distinta representada pela observação de elementos genéticos móveis, como plasmídeos, ilhas de patogenicidade, sequencias de inserção, transposons, integrons e bacteriófagos.

Essa plasticidade genômica é essencial para o processo de evolução e adaptação entre bactéria e seu hospedeiro. A obtenção de fatores de virulência contribui para a evolução de bactérias patogênicas a partir de seus variantes comensais, os chamados clones patogênicos (Figura 18.1). Deste modo, podemos observar diferentes fatores de virulência obtidos pelos mecanismos de transferência horizontal, sendo a incorporação de bacteriófagos e plasmídeos os exemplos mais estudados. A internalização de fagos é responsável pela capacidade de produção da toxina Stx por *Escherichia coli* enterohemorrágica, pela produção da toxina colérica pelo *Vibrio cholerae*, toxina diftérica pelo *Corynebacterium diphtheriae*, toxina botulínica pelo *Clostridium botulinum* e citotoxina de *Pseudomonas aeruginosa*, enquanto a entrada de plasmídeos está relacionada a fatores de virulência en-

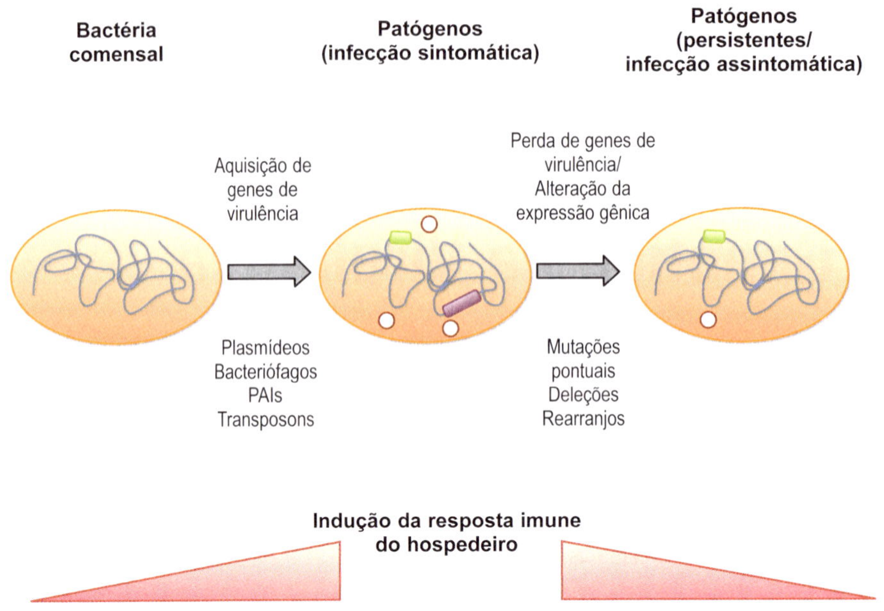

Figura 18.1 – *Plasticidade genômica. A aquisição de elementos genéticos como bacteriófagos, plasmídeos, PAIs e transposons que codificam fatores de virulência contribuem para o surgimento de bactérias patogênicas. Durante a infecção a fluidez genômica, a deleção, rearranjo ou modificação na expressão gênica permite uma melhor adaptação do patógeno ao hospedeiro, permitindo uma infecção persistente ou assintomática.*

contrados em *Shigella, Salmonella, Yersinia* e *Clostridium tetani*, entre outros. Um elemento genético importante na obtenção de fatores de virulência e, por conseguinte, na patogenicidade bacteriana, são os transposons. Esses componentes gênicos, também conhecidos por "elementos saltitantes" apresentam uma característica estrutural conservada, no qual é observada a presença de sequências repetidas em suas extremidades, além de genes que codificam a enzima transposase, responsável pelo deslocamento do elemento genético entre regiões do DNA cromossômico ou entre este e o DNA plasmidial. Em geral, transposons carreiam um ou mais genes que codificam componentes que podem trazer vantagens à bactéria que o alberga, como a codificação de fatores de resistência a antimicrobianos ou a presença de fatores de virulência como os relacionados com a produção da toxina termoestável (ST) de *Escherichia coli* enterotoxigênica, a enterotoxina de *Clostridium perfringens* e a toxina EAST, enterotoxina termoestável de *Escherichia coli* enteroagregativa.

Um elemento genético interessante, relacionado ao aumento da variabilidade genética bacteriana é conhecido como integron. Esse componente apresenta uma estrutura básica composta de essencialmente três partes: o gene que codifica a integrase (*intI*), responsável pela recombinação e internalização deste componente, um sítio primário de recombinação (*attI*) e um promotor próprio que permite a transcrição direta dos genes que participam desse elemento. Assim como no caso dos transposons, os integrons foram primariamente relacionados à presença de genes que codificam fatores de resistência a antimicrobianos. No entanto já existe a descrição de integrons que agregam diversos genes relacionados à fatores de virulência, como o gene que codifica a toxina termoestável de *V. choleare* ou o polissacarídeo capsular de *V. vulnificus*.

Os mais novos elementos genéticos responsáveis pela obtenção e transferência horizontal de fatores de virulência são chamados de ilhas de patogenicidade (PAI) (Figura 18.2). Esses elementos são definidos como grandes regiões genômicas (entre 10 e 200 kb) presentes em variantes bacterianos patogênicos, que albergam um ou mais genes que codificam fatores de virulência, apresentam conteúdo C+G distinto daquele observado no restante do genoma, e são em geral flanqueados por sequencias repetidas inseridas próximos a genes que codificam tRNA. Os fatores de virulência codificados pelo PAI podem ser classificados em diferentes grupos, de acordo com sua função: fatores de aderência, sideróforos (garantem a aquisição de ferro pela bactéria), cápsulas, exotoxinas, invasinas, sistemas de secreção do tipo 3 (T3SS) e do tipo 4 (T4SS), entre outros. Esses elementos apresentam comumentemente genes de mobilidade, como sequencias de inserção, integrases e transposases. Exemplos de fatores de virulência obtidos por PAI são observados em *Vibrio cholerae* codificando a adesina TCP, em *Escherichia coli* uropatogênica que produz as adesinas P e S, a citotoxina de *Helicobacter pylori*, a hemolisina de *E. coli* uropatogênica, a invasina de *Salmonella* Typhi, entre

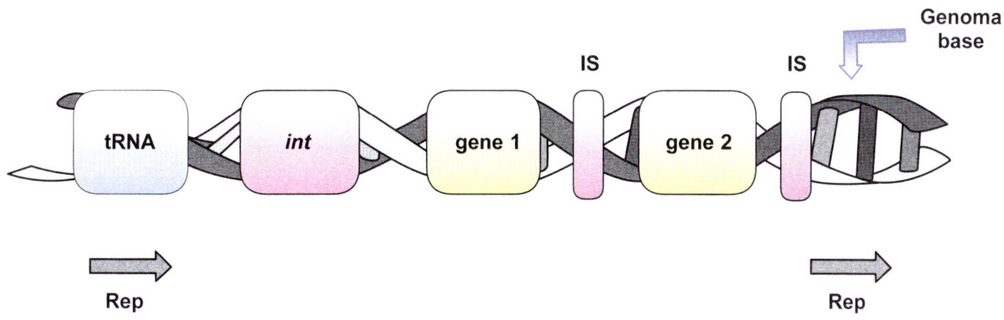

Figura 18.2 – *Características gerais das ilhas de patogenicidade (PAI). Esses elementos genéticos são regiões de DNA geralmente adquiridas por transferência horizontal e inseridas próximo a genes que codificam tRNA. Uma ilha de patogenicidade típica é flanqueada por sequencias repetidas (Rep) e genes que codificam fatores de virulência (representados pelos genes 1 e 2). As PAIs podem carrear diferentes fatores que permitem sua mobilidade, como genes que codificam integrases (int) e seqüências de inserção (IS).*

outros exemplos. Durante a infecção a fluidez genômica na forma de rearranjos do DNA, deleções e mutações pontuais podem resultar em patógenos persistentes, como o caso de *E. coli* uropatogênica (UPEC) e/ou em alterações de níveis transcricionais de genes relacionados à fatores de virulência como descrito a seguir.

Regulação dos Genes de Virulência

Adaptabilidade é uma característica crucial que as bactérias apresentam que permite com que elas prosperem em uma ampla variedade de condições ambientais. Estes organismos versáteis apresentam um enorme reservatório de informações genéticas que codificam mecanismos que permitem que as bactérias lidem com uma variedade de desafios. Os dados das sequências dos genes nos permitem estimar o número total de genes em um vasto número de bactérias, e nas sequências conhecidas até agora esses números variam de 700 a 9000, apesar de uma faixa de 600 a 800 genes sejam utilizados de uma única vez. Com estas sequências gênicas é possível também identificar aqueles genes responsáveis pela regulação de diversos fatores, entre eles estão os relacionados com a virulência bacteriana. Em termos de consumo de ATP, a expressão gênica é um processo "caro" para a célula (aproximadamente 3000 molécula de ATP por proteína sintetizada) e, desta forma este processo precisa ser finamente controlado para evitar que gastos desnecessários ocorram. O patógeno oportunista *Pseudomonas aeruginosa*, por exemplo, que pode sobreviver a uma variedade de ambientes, tem 468 proteínas que regulam a sua resposta a diferentes estímulos, enquanto *Helicobacter pylori*, que é adaptada especificamente ao estômago humano, tem apenas 18 proteínas.

Para controlar a expressão dos genes em resposta a um estímulo ambiental, a célula bacteriana precisa produzir certas proteínas (por exemplo, estruturais e ribossomais) em diferentes níveis, enquanto outras proteínas, tais como as regulatórias, são produzidas apenas a nível basal. Apesar de a síntese proteica possuir níveis elevados e baixos de produção em resposta a alterações ambientais, ou a diferentes estágios de crescimento, o potencial de expressão máximo é fixado em diferentes níveis. Felizmente, estes mecanismos que controlam os níveis de produção proteica são similares, o que facilita o seu estudo.

Ao avaliarmos o fluxo da informação da estrutura do gene a atividade de uma enzima como produto final (Figura 18.3), nós observamos que o controle é alcançado em três estágios principais: produção de RNA mensageiro (RNAm), tradução desta mensagem até a proteína, e o controle da atividade da enzima daquela proteína. Para cada etapa desta estrutura, existe uma infinidade de potenciais fatores regulatórios que serão explicados a seguir.

Número de cópias do gene

A maioria dos genes no cromossomo bacteriano está presente em uma única cópia (com algumas exceções, como os genes para o RNAr). O número de cópias dos genes não é um método muito importante de controle para a maioria das atividades metabólicas da célula bacteriana. Ela se torna importante quando consideramos as características mediadas pelos plasmídeos, particularmente com relação à clonagem e expressão de DNA heterólogo. Alguns plasmídeos estão presentes na célula em várias cópias e isto é uma reflexão no seu nível de expressão de acordo com o número de genes que eles carreiam.

Controle Transcricional

Promotores

Os genes bacterianos fazem parte de uma única unidade de transcrição conhecida como operon. E todo o operon é transcrito por um único promotor em uma longa molécula de RNAm, na qual cada proteína é traduzida separadamente.

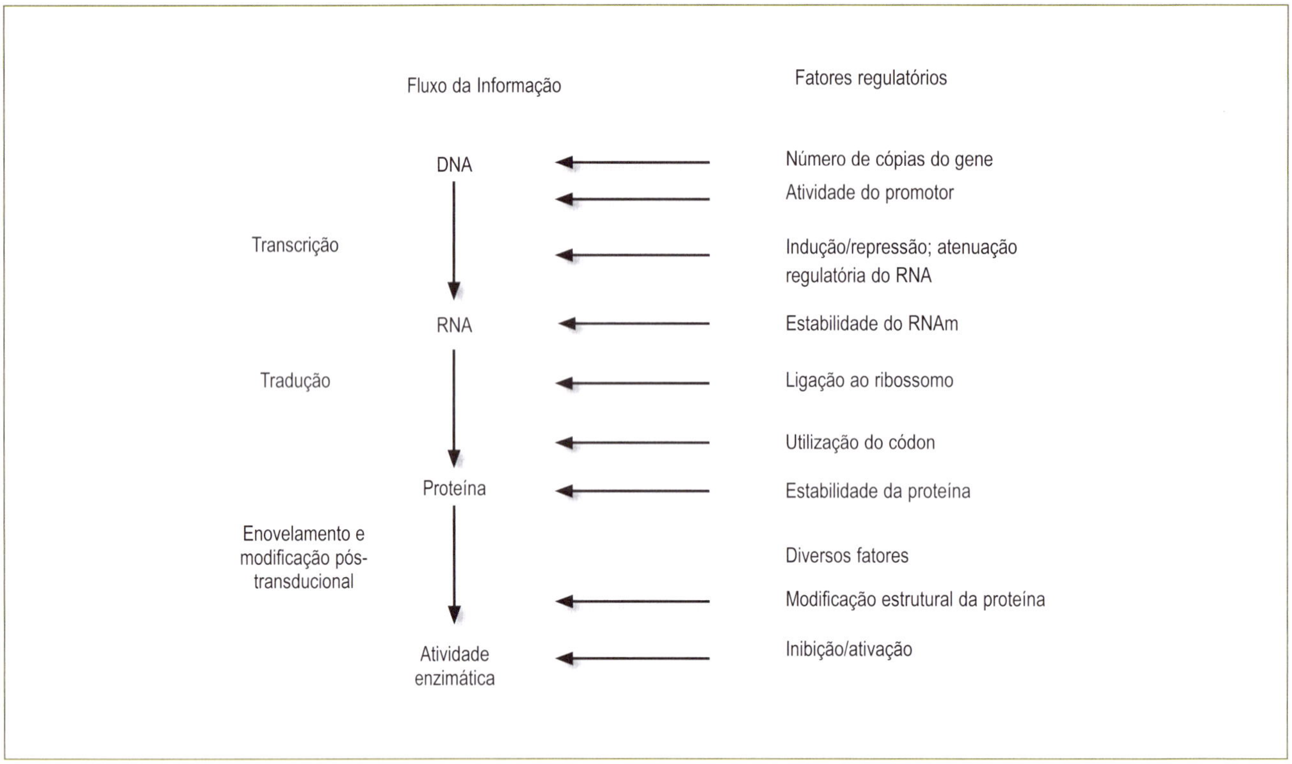

Figura 18.3 – *Fluxo da informação e fatores regulatórios. Fonte: modificado do livro Molecular Genetics of Bacteria, Jeremy W. Dale and Simon F. Park)*

O principal mecanismo de controle da expressão de genes em bactérias é pela regulação da quantidade de RNAm produzido daquele gene, que é primeiramente determinado pela afinidade da RNA polimerase por um promotor. Promotores fortes são extremamente eficientes e levam a altos níveis de transcrição, enquanto outros, ditos fracos, geram baixos níveis transcricionais. A natureza do promotor é fundamental para manter o controle de um nível fixo da expressão de diferentes genes. A partir da comparação de centenas dessas regiões, um consenso pode ser estabelecido. A maioria dos promotores de *Escherichia coli* tem duas regiões (*motifs*) que estão envolvidas no reconhecimento pela RNA polimerase. Estas regiões, TTGACA e TATAAT em posições centrais de 35 e 10 bases antes do início do sítio da transcrição, sendo chamadas de posições -35 e -10, respectivamente. Esta região também é conhecida como *Pribnow box*. Os promotores fortes, que podem transcrever genes a cada 2 segundos, tendem a ter uma sequência consenso bem próxima desta, enquanto promotores fracos apresentam alterações na sequência de bases nessas regiões, ou apresentam diferenças no espaço entre as *motifs*. Outras regiões promotoras diferentes das *motifs* -35 e -10 podem afetar a eficiência do promotor. Aqueles promotores que controlam a transcrição dos operons do RNAr são os promotores mais ativos em *E. coli* e contabilizam mais de 60% da transcrição da célula e diretamente da produção de mais de 2.000 moléculas de RNAm. É importante lembrarmos que todo este controle gênico dos promotores mencionado está sob condições "normais", já que sob condições de estresse este controle pode ser drasticamente afetado.

Operons e regulons

Como já mencionado, os genes bacterianos fazem parte de uma única unidade transcricional, *o* operon. Todos os genes contidos em um operon são transcritos a partir do controle de um promotor e a regulação transcricional pode-se aplicar no operon como parte de um todo. Assim, os genes contidos em um operon são transcritos e regulados de forma coordenada. Esta forma de organização gênica parece ser uma característica única das bactérias e, em *E. coli* por exemplo, existem em torno de 4.290 genes no genoma, onde muitos deles estão organizados em 578 operons conhecidos. Um dos exemplos mais conhecidos é o operon lac de *E. coli* que codifica a β-galactosidase responsável pela degradação do açúcar lactose.

Nem todos os genes que apresentam um controle coordenado estão organizados em operons. Em alguns casos, grupos de genes em diferentes regiões do cromossomo são regulados de forma ajustada. Um grupo de genes ou operons, expressos de regiões promotoras separadas, mas controlados pela mesma molécula regulatória são chamados de *regulon*. Por exemplo, a biossíntese da arginina requer oito genes (*arg*A-H), mas três desses genes (*arg*C, *arg*B e *arg*H) formam um operon com um único promotor. Um quarto gene, o *arg*E é de maneira divergente transcrito por um promotor adjacente, enquanto os três genes remanescentes (*arg*A, *arg*F e *arg*G) são encontrados em diferentes regiões do cromossomo, cada um com o seu promotor. Apesar disso, os genes são controlados de maneira coordenada para a biossíntese da arginina.

Sistema de Regulação Gênica de Dois Componentes

As bactérias apresentam mecanismos para sentir e responder a condições externas e a outros estímulos, sem que essas condições alterem o estado das condições internas da célula. O mecanismo para transmitir sinais externos para o interior das células é chamado de transdução de sinal. Entre os mecanismos mais comuns está o sistema de regulação gênica de dois componentes (Figura 18.4). De maneira geral, estes sistemas apresentam uma proteína transmembrana chamada de histidina da proteína kinase (HPK) e uma proteína localizada no citoplasma chamada de regulador da resposta (RR). A HQ apresenta dois domínios, um deles exposto fora da célula, em uma posição ideal para detectar os sinais ambientais. Por outro lado, o domínio transmissor do sinal está localizado na face interna da membrana plasmática voltada para o citoplasma para interagir com o RR. Quando um estímulo acontece, isto leva a uma alteração conformacional da HPK, que se autofosforila em um sítio que compreende ao resíduo conservado da histidina e subseqüentemente ela transfere um grupamento fosfato para o RR. Nesta forma, o RR é capaz de se ligar ao DNA para regular a transcrição de genes alvos. O RR também consiste de dois domínios: um domínio receptor que contem um resíduo de aspartato que recebe o grupamento fosfato, e um domínio que pode se ligar ao DNA. A desfosforilação do RR é importante para terminar o sinal e pode ser feito pelo próprio RR ou uma fosfatase específica. Pelo fato do domínio do sistema de dois componentes ser modular, este esquema é altamente adaptável em uma simples via de resposta pode haver múltiplos RRs. Apesar de eles serem chamados de sistema de dois componentes, devido a um contexto histórico, é importante observarmos que eles contêm mais de dois componentes e são muitas vezes conhecidos como sistema de fosforilação.

Existem mais de 300 sistemas de dois componentes descritos em bactérias. *E. coli* e *P. aeruginosa*, por exemplo, possuem 32 e 89 RRs, 30 e 55 HPQs, respectivamente. Existe apenas uma espécie bacteriana que não possui este sistema, *Mycoplasma genitalium.* Estas bactérias parecem ter evoluído em uma forma simples de vida, contendo genes suficientes para o seu crescimento e replicação, tendo perdido muito da sua capacidade regulatória para reduzir o tamanho do seu genoma.

Quorum sensing

As bactérias comunicam-se umas com as outras utilizando uma sinalização química de moléculas. Especificamente, elas liberam, detectam e respondem ao acúmulo destas moléculas, chamadas de auto indutores (AIs, do inglês: *auto inducers*). A detecção dos AIs permite com que as

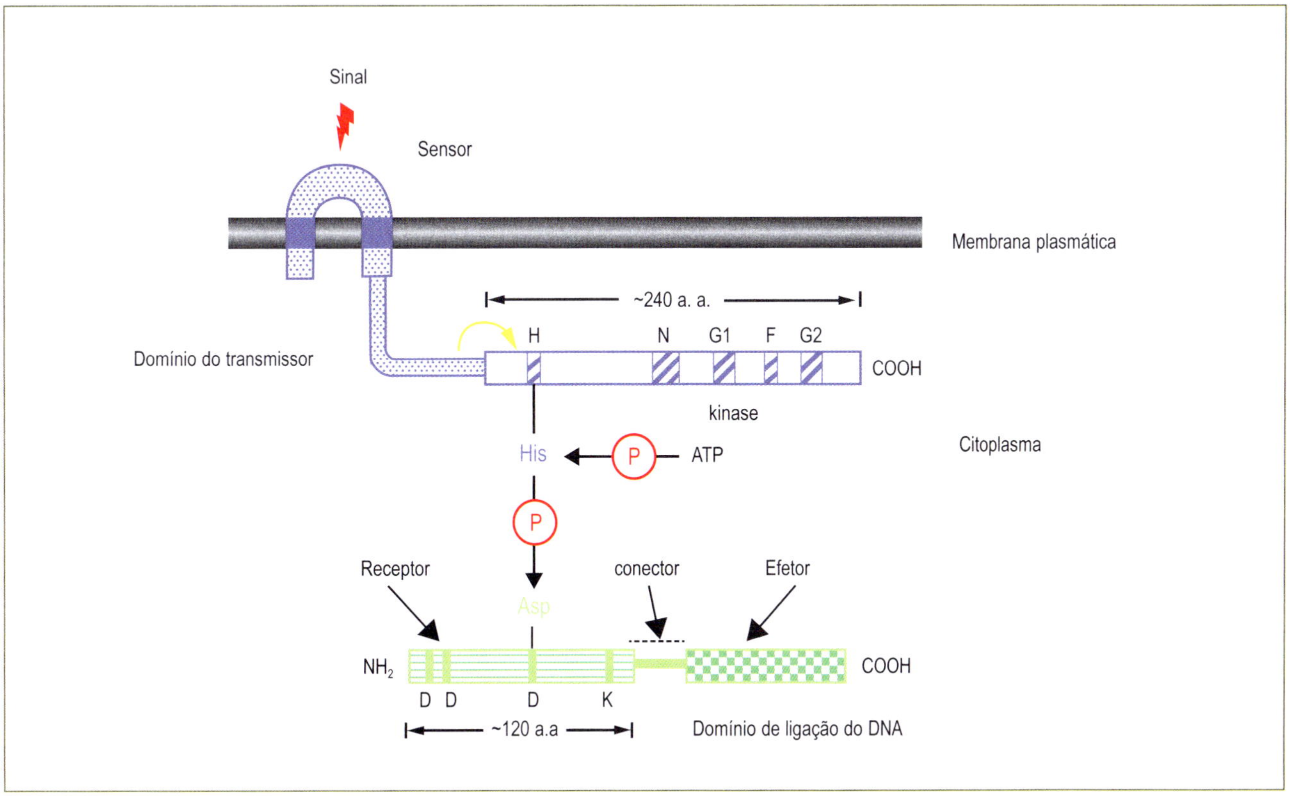

Figura 18.4 – *Sistema regulatório de dois sinais. O sistema externo interage com uma proteína específica de membrana, levando a uma alteração conformacional, o que ativa uma autofosforilação do domínio da proteína localizado no citoplasma. O fosfato é transferido para o domínio receptor, fazendo com que o domínio efetor se ligue ao domínio dos genes regulatórios do DNA. Fonte: modificado do site cmr.asm.org.*

bactérias sejam capazes de distinguir entre uma densidade populacional bacteriana baixa ou alta, o que faz com que haja um controle da expressão de genes que acompanha e responde, juntamente com o número de células. Este processo, denominado *quorum sensing* (QS), permite com que uma população de bactérias controle coordenadamente a expressão de genes de toda uma comunidade bacteriana. O QS de certa forma confunde a distinção que existe entre células eucarióticas e procarióticas, já que permite as bactérias comportarem-se como organismos multicelulares, o que trás diversos benefícios que seriam inatingíveis para elas individualmente. Diversos comportamentos são regulados pelo QS, incluindo a simbiose, a produção de antibióticos, a conjugação plasmidial e uma diversidade enorme de fatores de virulência.

O QS foi descrito primeiramente na bactéria bioluminescente *Vibrio fischeri* encontrada em diversos ambientes marinhos. *V. fisheri* vive em simbiose com diversos animais marinhos, como por exemplo, a lula havaiana - *Euprymna scolopes*. Nesta parceria, o hospedeiro usa a luz produzida pelo *V. fischeri* para propósitos específicos, tais como atrair a presa, evitar os predadores ou até mesmo para achar um parceiro (a). Em troca da luz, *V. fischeri* reside em um ambiente rico em nutrientes. Um complexo enzimático denominado luciferase é responsável pela produção da luz em *V. fischeri* e a bioluminescência só acontece quando esta bactéria atinge altas concentrações. Tal processo é controlado pelo QS. Especificamente, a produção, o acúmulo e a resposta são controlados pela presença da menor quantidade de homoserinas lactonas aciladas (HSL, do inglês: homoserine lactones), autoindutores, que regulam a produção de luz de acordo com a concentração de *V. fisheri*, permitindo a emissão de luz somente dentro do órgão especializado da lula. A razão pela qual este fenômeno acontece é devido a grande quantidade de nutrientes neste órgão, que permite com que *V. fischeri* alcance altas densidades populacionais e, segundo porque dentro deste órgão os AIs não difundem e alcançam altas concentrações capazes de serem detectada pelo *V. fischeri*. Este circuito de regulação do QS em *V. fisheri* foi descoberto na década de 1980. Os autores demonstraram que, com o aumento da densidade bacteriana de *V. fischeri*, a concentração do AI também aumentava. Quando esta concentração atingia a escala de micromolar, o AI interage com uma proteína chamada de LuxR (receptor/regulador), formando o complexo LuxR/AI que se liga ao promotor da luciferase ativando a sua transcrição. Desta forma, este circuito QS permite com que a produção da luz (Bioluminscência) esteja finamente correlacionada com a densidade populacional bacteriana (Figura 18.5). Por dez anos, o sistema de sinal-resposta de *V. fischeri* LuxI/LuxR era curioso e o único exemplo de comunicação bacteriana que parecia ter evoluído com o propósito de colonização simbiótica de um hospedeiro. Porém, hoje em dia sabe-se que existem mais de 70 sistemas QS do tipo LuxI/R em bactérias Gram-negativas. As bactérias Gram-positivas também apresentam um sistema de comunicação baseado tipicamente em oligopeptídeos modificados como AIs. Estes sinais são normalmente conhecidos como polipeptídeos autoindutores – AIPs (do inglês: autoinducing polypeptides). Os AIPs são produzidos no citoplasma como peptídeos precursores e são subsequentemente clivados, modificados e exportados. Os AIPs interagem especificamente com domínios externos de proteínas sensoras do tipo kinase da membrana citoplasmática. A interação do AI com seu sensor cognato estimula a atividade kinase do sensor da proteína kinase, resultando na fosforilação de sua proteína regulatória. A resposta da proteína do regulador fosforilada liga-se ao DNA e altera a transcrição dos genes alvo. Entre os exemplos de comportamentos controlados pelo QS dos AIPs estão a competência genética e esporulação de *Bacillus subtilis*, a competência para a aquisição de DNA em *Streptococcus pneumoniae* e fatores de virulência em *Staphylococcus aureus* e *Enterococcus faecalis*. Apesar dos sinais de AIs e do aparato de detecção, serem similares, tanto o QS por LuxIR e AIPs funcionam de maneira em que a resposta é elucidada apenas para o AI da espécie bacteriana que está produzindo. Esta especificidade da sinalização acontece devido as diferenças sutis em seus AI e receptores.

Controle Transducional

Após a produção do RNAm, a próxima etapa é a sua ligação aos ribossomos e a tradução da sequência em proteína. Este esquema parece desempenhar um papel não muito importante para o controle da expressão gênica em bactérias. De certa forma, isto não é uma surpresa, já que seria um desperdício produzir uma grande quantidade de RNAm que não seria utilizado para a tradução. O controle da tradução pode, porém ser importante na engenharia genética bacteriana, onde altos níveis de um gene específico precisam ser transcritos.

A ligação do ribossomo ao RNAm ocorre em um sítio específico (do inglês: *ribosome-binding site*- RBS) sete bases *upstream* do códon de iniciação da tradução AUG (esta distância pode variar). Em bactéria, esta sequência determina onde o ribossomo deverá se ligar ao RNAm e então determina qual códon AUG será utilizado para o início da tradução. Em operons policistrônicos, o ribossomo, após se ligar ao primeiro gene, se dissocia do RNAm. O próximo gene deverá conter um sítio no qual o RNA possa se ligar para que este possa ser traduzido. A eficiência deste evento pode variar o que pode resultar em um baixo nível de tradução de alguns genes. Este efeito, conhecido como polaridade, é uma alternativa a atenuação do mecanismo referido no item sobre operon em alcançar diferentes níveis de expressão de genes.

A eficiência da tradução também pode ser influenciada pela natureza dos códons dos genes. Muitos aminoácidos podem ser possuir mais de um códon de leitura. Na maioria das vezes estes códons são efetivamente equivalentes, já que o mesmo RNAt irá reconhecê-los igualmente bem. Porém, algumas vezes diferentes RNAt são responsáveis pelo reconhecimento de diferentes códons e alguns desses RNAt estão presentes na célula em baixíssima quantidade. Uma

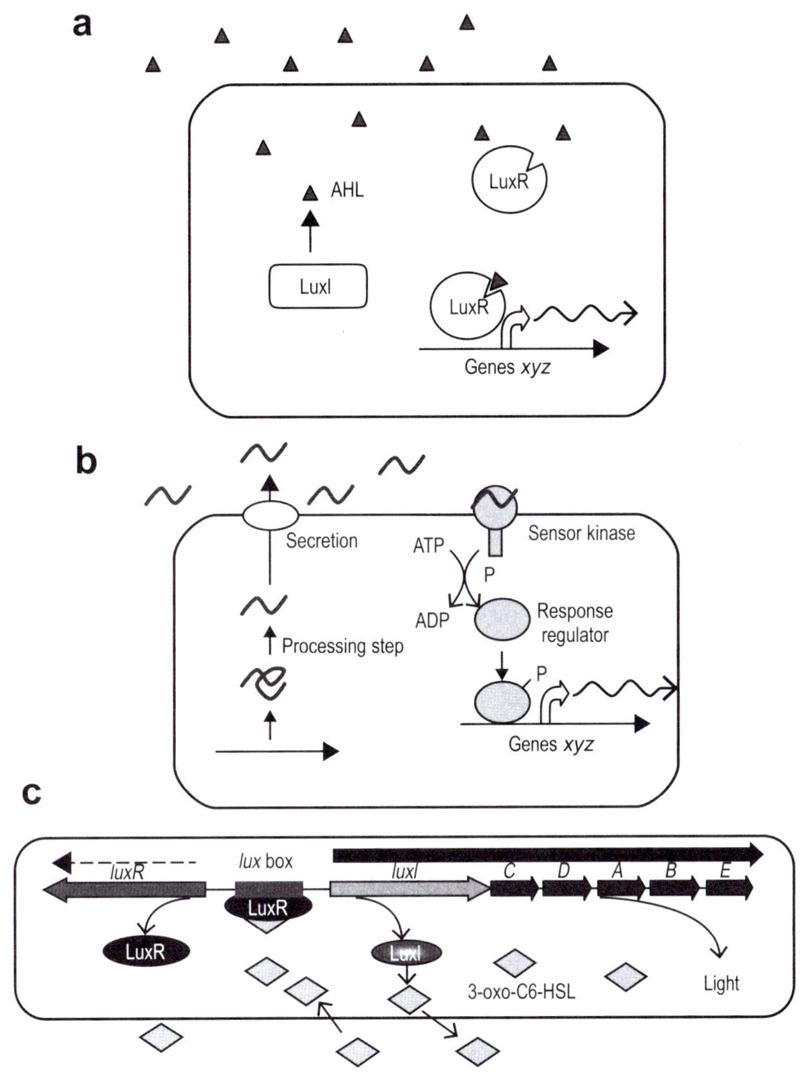

Figura 18.5 – *Três tipos do sistema Quorum sensing. a - Em bactérias Gram-negativas, as AHL (triângulos vermelhos) são produzidos por proteínas tipo LuxI e detectadas pelas proteínas tipo LuxR. As AHLs difundem-se pela membrana celular e aumentam a concentração no ambiente externo proporcionalmente ao aumento do número de células. LuxR, quando reconhece ao AI cognato, liga-se a elementos do DNA e ativa a transcrição dos genes alvo (xyz); b - As bactérias Gram-positivas sintetizam oligopeptídeos (linhas onduladas vermelhas), AIPs, que normalmente são modificadas a aminoácidos específicos e secretadas ativamente. A detecção destas moléculas ocorre via dois componentes transcricionais de sinal, levando a fosforilação de uma proteína regulatória, que se liga ao promotor do DNA e regula a transcrição dos genes alvo (xyz) (Fonte: Federle e Bassler, 2003); c - QS em* Vibrio fischeri. *A proteína LuxI sintetiza os AIs (losangos), 3-0x0-C6-HSL que aumenta sua concentração proporcionalmente ao número de células. Este acúmulo de AIs acontece tanto no meio extra quanto intracelular. Desta forma, Lux R reconhece o AI o que leva a formação de um complexo. Este complexo liga-se a região lux box que irá controlar a transcrição dos genes luxR, luxI e luxCDABE, levando a geração de luz.*

mutação na região RBS pode eliminar ou aumentar a síntese de uma dada proteína. A alteração de uma base na sequência do RNAm que é traduzida em proteína, pode alterar a sequência de aminoácidos da proteína tornando-a menos ativa ou menos estável. Algumas vezes a mutação pode tornar a proteína mais eficiente ou ser, de alguma maneira, favorável à bactéria. Por exemplo, uma mutação no gene que codifica a proteína ligadora de penicilina (PBP), que age como um receptor para esse antibiótico tornando a bactéria sensível, fez com que tal proteína perdesse sua função e tornou a bactéria mutante resistente à penicilina.

Bibliografia

1. Antunes LCM, Ferreira RBR. Intercellular communication in bacteria. Critical Reviews in Microbiology, 35: 69-80, 2009.
2. Antunes LCM, Ferreira RBR, Buckner MMC, Finlay BB. Quorum sensing in bacterial virulence. Microbiology, 156: 2271-2282, 2008.
3. Burrus V, Waldor MK. Shaping bacterial genomes with integrative and conjugative elements. Res. Microbiol., 155: 376-386. (2004);
4. Cambray G, Guerout AM, Mazel D. Integrons. Annu Rev Genet., 44: 141-166. (2010);

5. Dobrindt U, Hochhut B, Hentschel U, Kacker J. Genomic islands in pathogenic and enviromental microorganisms. Nature, 2: 414-424. (2004);

6. Dobrindt U, Zdziarski J, Salvador E, Hacker J. Bacterial genome plasticity and its impact on adaptation during persistent infection. Int J Med Microb., 300: 363-366. (2010);

7. Rocha EPC, The organization of the bacterial genome. Ann. Rev. Genet. 42: 211-233, 2008

8. Olson EJ, Hartsough LA, Landry BP, Shroff R, Tabor JJ. Characterizing bacterial gene circuit dynamics with optically programmed gene expression signals. Nature Methods, 11: 449–455, 2014.

9. Hacker J, Blum-Oehler G, Hochhut B, Dobrindt U. The molecular basis of infectious diseases: pathogenicity islands and other mobile genetic elements. A review. Acta Microbiol Immunol Hung., 50: 321-330. (2003);

10. Jeremy W. Dale e Simon F. Park: Molecular Genetics of Bacteria, 5º edição, Editora: Wiley-Blackwell. 2010.

11. Mazel D. Integrons: agents of bacterial evolution. Nature, 4: 608-620. (2006);

12. Robert AP, Chandler M, Courvalin P, Guédon G, Mullanu P et al. Revised nomenclature for transposable genetic elements. Plasmid, 60: 167-173. (2008);

13. Salyers AA, Whitt DD. Bacterial pathogenesis. 3rd. ed. Washington DC: ASM Press, 2011.

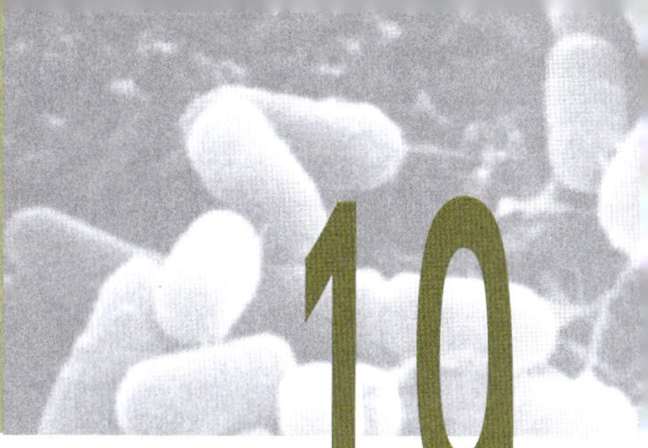

Waldir Pereira Elias Junior
Roberto Nepomuceno de Souza Lima
Leila Carvalho Campos

19 Sistemas de Secreção de Proteínas

A patogenicidade bacteriana depende da capacidade de produzir adesinas, toxinas, exoenzimas, proteases e outros fatores de virulência, os quais precisam estar dispostos na superfície da bactéria, serem secretados para o meio extracelular ou injetados diretamente na célula hospedeira. Esses fatores de virulência são constituídos por proteínas sintetizadas no citoplasma bacteriano, as quais apresentam tráfegos celulares muito organizados para atingir o meio extracelular, denominados sistemas de secreção. Esses sistemas são distintos entre os dois principais grupos de bactérias, ou seja, Gram-positivos e Gram-negativos. Devido às diferenças dos envoltórios celulares desses dois grupos, as proteínas direcionadas para o meio extracelular têm que atravessar uma bicamada lipídica nas Gram-positivas (monodérmicas) e duas bicamadas lipídicas nas Gram-negativas (didérmicas).

Dessa forma, a secreção de proteínas nas bactérias Gram-negativas é particularmente complexa, atravessando a membrana citoplasmática, a camada de peptideoglicano e a membrana externa. Por outro lado, nas bactérias Gram-positivas as proteínas secretadas precisam atravessar apenas a membrana citoplasmática e a camada de peptideoglicano para atingir o ambiente extracelular.

A exportação de proteínas do citoplasma através da membrana citoplasmática das bactérias Gram-positivas ou da membrana interna das Gram-negativas é mediada por alguns sistemas de secreção que são comuns a ambos os tipos de bactérias. No caso das bactérias Gram-negativas, a secreção dessas proteínas através desses sistemas comuns finaliza no espaço periplasmático. Deste modo, sistemas de secreção adicionais precisam ser utilizados para o transporte através da membrana externa. Além disto, as bactérias Gram-negativas desenvolveram sistemas de secreção alternativos e especializados, que não utilizam o sistema de secreção comum e que são capazes de atravessar tanto a membrana interna quanto a membrana externa da bactéria.

Seis sistemas de secreção especializados das bactérias Gram-negativas foram descritos até o momento, sendo designados por números romanos de I a VI, conforme a cronologia da descrição dos mesmos. Eles podem ser divididos entre aqueles que utilizam ou não o sistema de secreção comum, ou seja, Sec-dependentes e Sec-independentes, respectivamente. Os sistemas tipo II e V são Sec-dependentes e os tipos I, III, IV e VI são Sec-independentes. No caso das bactérias Gram-positivas, estudos recentes mostram que existe um sistema alternativo de secreção de proteínas conhecido como sistema de secreção tipo VII ou, mais apropriadamente denominado, Wss (WXG100 *secretion system*). Este sistema foi inicialmente identificado em *Mycobacterium tuberculosis*, uma bactéria que possui um envelope celular altamente complexo, semelhante às Gram-positivas (bicamada lipídica única), mas com envelope de ácidos micólicos (micomembrana).

Secreção Através da Membrana Interna

Sistema de secreção comum (sistema Sec)

Este sistema é comum nas bactérias Gram-positivas e Gram-negativas e promove o transporte de proteínas na forma desdobrada através da membrana citoplasmática (Figura 19.1). As proteínas secretadas por este sistema são sintetizadas como pré-proteínas, contendo uma sequência de 15 a 26 aminoácidos na sua extremidade amino terminal denominada sequência sinal ou sequência líder. Esta sequência é necessária para que as proteínas sejam reconhecidas e transportadas pelo sistema Sec, sendo clivada por uma peptidase durante o processo de transporte através da membrana.

A função do peptídeo sinal pode ser uma alteração nas propriedades conformacionais da proteína, fazendo com que se dobre mais lentamente e ainda um auxiliar na inserção na membrana. O peptídeo sinal não é estritamente necessário para secreção, mas a maioria das proteínas exportadas o contém. Proteínas que vão ser exportadas tendem a tomar sua conformação mais lentamente, seja pela sequência sinal, pela própria sequência das proteínas, ou pela ligação a chaperonas, tais como a SecB, impedindo as dobras.

A secreção pode ocorrer durante ou após a tradução da proteína (Figura 19.1). Na segunda opção, a pré-proteína se destaca do ribossomo e é direcionada para o sistema Sec. A

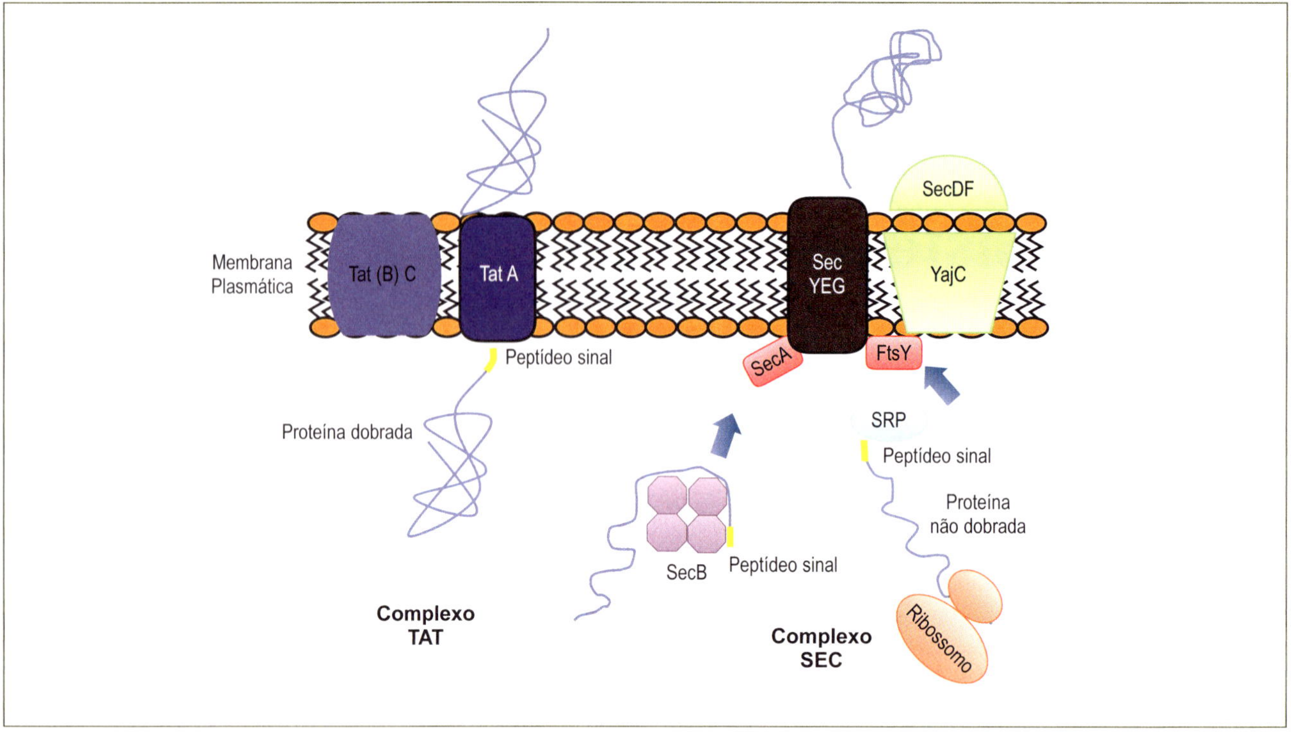

Figura 19.1 – *Sistemas comuns de transporte bacterianos, Sec e Tat. Representação esquemática dos sistemas comuns de transporte encontrado em bactérias gram-positivas e gram-negativas. Sistema Tat é responsável pelo reconhecimento e transporte de proteínas sintetizadas e dobradas. Já o sistema Sec realiza o transporte de proteínas recém sitetizadas ou associadas à chaperona SecB, que não possuem sua conformação tridimencional final.*

transferência envolve o reconhecimento da proteína recém-sintetizada contendo a sequência sinal, pela chaperona SecB e uma posterior associação com a proteína SecA. SecB impede que a proteína tome sua conformação final antes de ser exportada e também impede a formação de agregados, funções de uma chaperona. Após o início de translocação, SecB é liberada, sendo reutilizada em outro substrato (proteína).

SecA é uma proteína grande e periférica da membrana interna, que se liga a SecB e à proteína recém sintetizada. Ela é um dímero com atividade ATPase que fornece parte da energia para o processo de translocação. SecA interage com as proteínas SecYEG formando o que chamamos de translocase, que representa um poro por onde a proteína atravessa até atingir o espaço periplasmático. Proteínas adicionais (SecD, SecF e YajC) ajudam a estabilizar o complexo. A proteína YidC por sua vez, está envolvida na exportação de várias proteínas para a membrana citoplasmática.

A proteína SecA atua de uma forma cíclica, transportando a pré-proteína aos poucos através do poro. Parece que ela mesma acompanha um pouco a proteína, voltando depois para o poro. De cada vez ela transporta um pequeno pedaço, quebra ATP e libera a proteína, repetindo este processo até o final do transporte. O peptídeo líder é a primeira parte a passar pelo poro, enquanto a parte hidrofóbica fica retida na membrana e o restante é exportado. Uma peptidase (SPase) corta um ponto entre o peptídeo líder e o resto da proteína logo que esta região chega ao periplasma.

Quando a secreção ocorre ao mesmo tempo da tradução da proteína (Figura 19.1), o peptídeo sinal se liga à partícula SRP (*signal recognition particle*) e todo o complexo formado por SRP/ribossomo/cadeia proteica nascente é direcionado para o sistema Sec com o auxílio do receptor de SRP (FtsY), que hidrolisa GTP e entrega o peptídeo sinal para a translocase SecYEG, seguindo a partir de então o mesmo caminho descrito para a secreção pós-tradução.

Sistema de transporte TAT (*twin-arginine translocation*)

Este sistema pode ser encontrado em bactérias Gram-positivas e Gram-negativas e é utilizado para o transporte de proteínas dobradas na sua estrutura final,contendo na sequência sinal amino terminal dois resíduos de arginina pareados (sequência sinal Tat) (Figura 19.1). O sistema consiste de três subunidades que são integradas na membrana, denominadas TatA, TatB e TatC, que juntas formam o receptor e o sistema de secreção para as proteínas. TatC e TatB formam um complexo que está envolvido no reconhecimento da sequência sinal Tat e sua inserção na membrana, enquanto TatA é responsável pelo evento de translocação propriamente dito. Durante ou imediatamente após o processo de translocação, o peptídeo sinal hidrofóbico é clivado por uma peptidase (Spase) resultando na liberação da proteína madura.

Proteínas de virulência transportadas pelo sistema TAT descritas em *Pseudomonas aeruginosa*, *Legionella pneu-*

mophila, *Yersinia pseudotuberculosis*, *Escherichia coli* e *Staphylococcus aureus*, estão envolvidas na captação de ferro, formação de biofilme, motilidade, toxicidade, crescimento celular e osmoproteção.

Sistema de Secreção Tipo I (T1SS)

O sistema de secreção do tipo I, também conhecido como sistema ABC de transporte, foi o primeiro sistema de transporte multiproteico caracterizado em bactérias Gram-negativas, sendo um sistema ativo, ubiquitário e que obtém a energia para sua ação pela clivagem de moléculas de ATP.

A proteína protótipo desse sistema é a α-hemolisina de *Escherichia coli*.O T1SS é responsável pela secreção de outros fatores de virulência bacterianos, como a adenilatociclase de *Bordetella pertussis*, lipases de *Serratia marcescens*, leucotoxina e proteases de *Pseudomonas aeruginosa*. Este sistema também é empregado para a internalização de nutrientes essenciais para a sobrevivência, como açúcares, aminoácidos, poliaminas, entre outros.

O sinal para exportação reside na porção carboxiterminal da proteína, contendo motivos repetitivos ricos em resíduos de glicinas (GGxGxD), o qual não é clivado após a secreção da proteína diretamente no meio extracelular.

Os componentes proteicos desses sistemas são divididos em três domínios funcionais: o domínio integral de membrana (DIM), responsável pela formação de um poro transmembrânico na membrana citoplasmática que permite a passagem do substrato; o domínio ligador de nucleotídeos (DLN), capaz de se ligar a moléculas de ATP e promover sua clivagem para fornecer energia ao sistema e o domínio ligador de substrato (LS), encontrado apenas em sistemas importadores e que apresenta o papel de reconhecimento, ligação e direcionamento do substrato para os demais componentes do sistema. Tanto DIM quanto DLN podem ser compostos por uma dupla de proteínas enquanto o componente LS é exclusivamente representado por uma única proteína que tem como característica principal ter sua estrutura conservada dentre os mais diversos ABC transportadores: proteína bilobular com um vão interno onde se dá a interação com o substrato, semelhante à conformação de uma planta carnívora.

Em sistemas T1SS relacionados à secreção de compostos, é frequentemente observada a presença de proteínas acessórias que promovem a formação de um canal ligando diretamente os componentes citoplasmáticos do sistema ABC de transporte e proteínas presentes na membrana externa, facilitando a translocação dos compostos pelo espaço periplasmático (Figura 19.2).

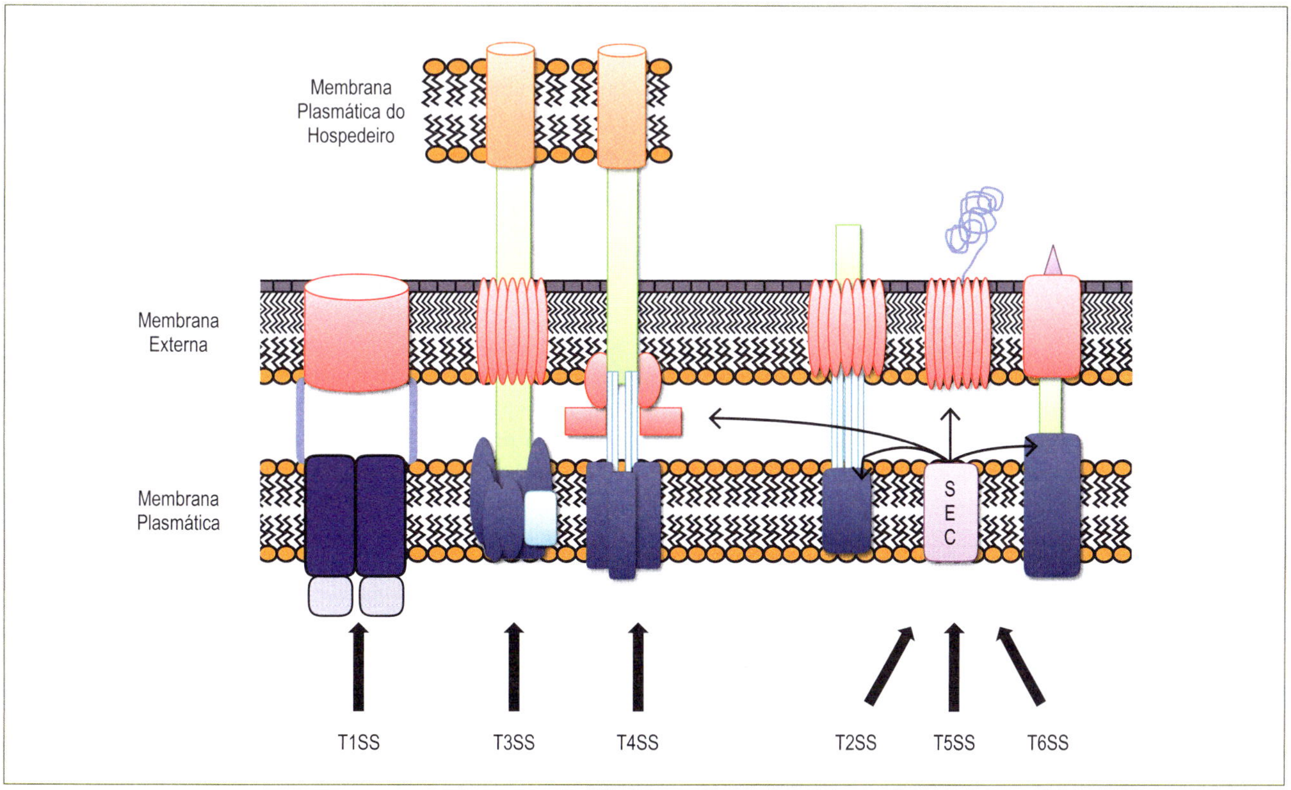

Figura 19.2 – *Principais sistemas de transporte em bactérias gram-negativas. Representação esquemática e simplificada dos componentes e estruturas presentes nos transportadores do tipo 1 ao 6. T1SS, T3SS permitem a secreção de proteínas presentes no citoplasma bacteriano (Sec-independentes), já os demais transportadores dependem do fato de as proteínas a serem secretadas cruzem a membrana plasmática via sistema Tat ou Sec (Sec-dependentes). O sistema T4SS permite a secreção de proteínas diretamente do citoplasma ou proteínas previamente translocadas pelo sistema Sec. As setas indicam a direção de secreção. Todos os sistemas de transporte são ativos e dependentes de ATP, com exceção do sistema T5SS. Está representado na figura a membrana citoplasmática da célula hospedeira na qual são inseridas porinas que permitem a secreção direta entre proteínas do citoplasma da célula protcariótica para o citoplasma da célula hospedeira pelos sistemas T3SS e T4SS.*

Sistema de Secreção Tipo II (T2SS)

O sistema de secreção do tipo II foi primeiramente descrito em *Klebsiella oxytoca,* através do sistema Pul que secreta a pululanase, enzima que degrada carboidratos complexos. Tem como características a homologia ao sistema de secreção e montagem de fímbrias do tipo IV e a dependência da clivagem de ATP para o transporte. O T2SS é composto por um conjunto de 12 a 15 proteínas que permitem a secreção de proteínas conformacionais. Os estudos desse sistema de transporte são focados em bactérias patogênicas animais e vegetais e foi relacionado à secreção de diversos fatores de virulência, principalmente toxinas, como a termolábil de *Escherichia coli*, a colérica de *Vibrio cholerae* e a exotoxina A de *Pseudomonas aeruginosa*; enzimas hidrolíticas (celulases, elastases, proteases, lipases) de *Aeromonas hydrophila, Klebsiella oxytica, Pseudomonas aeruginosa* e *Legionella pneumophila.* Diferentemente do sistema T1SS e do sistema T5SS, esse sistema é capaz de secretar um número grande de proteínas, como observado em *Legionella pneumophila*, na qual um único sistema é capaz de secretar mais de 25 diferentes proteínas.

Apesar de sua importância na patogenicidade bacteriana, T2SS é majoritariamente utilizado como um sistema relacionado à nutrição bacteriana, já que é responsável pela secreção de diversas enzimas hidrolíticas capazes de degradar biopolímeros, como carboidratos, lipídios, proteínas ou ácidos nucleicos. As proteínas secretadas por esse sistema atravessam a membrana citoplasmática pelo sistema Sec ou Tat e no espaço periplasmático têm acesso aos componentes proteicos do T2SS que levam ao canal transmembrânico de membrana externa (Figura 19.2). Além da secreção de proteínas para o ambiente extracelular, o T2SS também é utilizado para o transporte de proteínas que ficam ancoradas na membrana externa, como lipoproteínas, proteínas com atividade catalítica, proteínas multiméricas e proteínas que contenham cofatores.

Sistema de Secreção Tipo III (T3SS)

O T3SS é um sistema de secreção extremamente complexo e bastante organizado, correspondendo a uma verdadeira maquinaria nanomolecular composta por 20 a 30 proteínas. Essa estrutura se projeta da superfície da bactéria podendo ser visualizada através de algumas técnicas de microscopia eletrônica, pois pode apresentar mais de 100 nm de comprimento. Apresenta uma estrutura análoga ao flagelo bacteriano, projetando-se desde a membrana citoplasmática da bactéria até a inserção na superfície da célula do hospedeiro, lembrando um arranjo de seringa e agulha. Por isso, essa estrutura complexa também é conhecida como "injetossoma". Tem como principal característica a translocação das proteínas diretamente no interior da célula eucariótica de forma dependente do contato bactéria-célula eucariótica.

O T3SS pode ser resumido em um complexo proteico inserido na membrana citoplasmática da bactéria, um complexo que atravessa a membrana externa, uma proteína que liga esses dois complexos através do periplasma, a porção protéica externa que se projeta da superfície da bactéria inserindo-se na membrana citoplasmática da célula eucariótica através de proteínas que fazem um poro na membrana da célula eucariótica. Além disso, há a necessidade de uma ATPase localizada na base do aparato na porção citoplasmática da bactéria e chaperonas citoplasmáticas (Figura 19.2). Conforme mencionado anteriormente, essa estrutura montada se assemelha aos anéis flagelares inseridos na membrana citoplasmática e externa e ao filamento flagelar.

Além da secreção de efetores, o T3SS secreta também alguns componentes do injetossoma, tais como as proteínas que formam o poro de inserção na célula hospedeira. Em geral o poro de inserção da agulha do T3SS na membrana citoplasmática da célula eucariótica é formado por mais de uma proteína, transportada pelo próprio sistema. Alguns exemplos são: YopB, YopD e LcrV em *Yersinia* spp.; IpaB, IpaC e IpaD em *Shigella* spp.; EspB/EspD em *Escherichia coli* enteropatogênica e enterohemorrágica.

Embora as proteínas que compõem o injetossoma sejam bastante conservadas entre as diversas espécies que apresentam o T3SS, as moléculas efetoras que são transportadas são bastante específicas para cada espécie.Os genes que codificam as várias proteínas que compõem o complexo de secreção estão localizados em ilhas de patogenicidade, as quais podem também conter os genes que codificam as proteínas translocadas (efetores).

As chaperonas citoplasmáticas específicas do T3SS podem ser classificadas em pelo menos cinco classes, com base nas análises estruturais e funcionais. Chaperonas da classe I auxiliam as proteínas efetoras, as de classe II interagem com as proteínas translocadoras, as de classe III relacionam-se ao aparato flagelar bacteriano relacionado, a classe IV é constituída pela chaperona CesA de EspA de *E. coli* enteropatogênica e a classe V inclui as proteínas YscE/YscG de *Yersinia* spp. e PscE/PscG de *Pseudomonas* spp.

O T3SS é Sec-independente, ou seja, as proteínas são secretadas a partir do citoplasma bacteriano diretamente no citoplasma na célula alvo, através do interior do canal formado pela agulha do sistema. O sinal para exportação parece residir na porção 5´ do RNA mensageiro codificador, mas sinais na porção amino terminal das proteínas, bem como a participação de chaperonas nesse reconhecimento não foram descartados até o momento.

O T3SS tem grande importância em termos de patogenicidade, visto pelos inúmeros fatores de virulência que são transportados. Por serem diretamente injetados na célula hospedeira, atuam subvertendo funções celulares importantes, causando alterações na arquitetura e metabolismo celular.

O T3SS foi inicialmente descrito em *Yersinia pestis* e visualizado em *Salmonella* Typhimurium, sendo posteriormente detectado em *Escherichia coli* enteropatogênica e enterohemorrágica, *Shigella flexneri*, *Yersinia* spp., *Bordetella* spp., *Pseudomonas aeruginosa*e em alguns patógenos de planta(*Xanthomonas* spp., *Erwinia* spp., *Pseudomonas* spp. e *Ralstonia solanacearum*).

As proteínas que são secretadas diretamente na célula hospedeira são chamadas de efetores. Dentre eles são bastante estudadas as Yop de *Yersinia* spp.,Ipa de *Shigella* spp., Esp/Map de *Escherichia coli* enteropatogênica e enterohemorrágica, Exo de *Pseudomonas aeruginosa*, Sip/Sop de *Salmonella* Typhimurium e Inc de *Chlamydia* spp. Essas proteínas efetoras estão envolvidas em processos de adesão, invasão, sobrevivência intracelular e subversão de processos celulares.

O T3SS é sem dúvida o aparato de secreção mais bem adaptado para subverter as atividades celulares da célula hospedeira e uma estratégia eficaz para a bactéria evitar a ação dos mecanismos imunes frente aos seus fatores de virulência, uma vez que os efetores são injetados diretamente na célula eucariótica.

Sistema de Secreção Tipo IV (T4SS)

O sistema de secreção tipo IV (T4SS) é bastante versátil, utilizado para transportar tanto proteínas como DNA através do envelope celular, sendo encontrado em bactérias Gram-positivas, Gram-negativas e algumas arqueobactérias. O T4SS uma adaptação do sistema de conjugação bacteriana mediado pelo pilus sexual. Embora seja tradicionalmente classificado como um sistema Sec-independente, recentemente o T4SS tem sido apontado como Sec-variável, ou seja, algumas proteínas podem ser transportadas de forma dependente do sistema Sec.

Esse sistema é dividido em três grupos, de acordo com sua função.

O primeiro grupo transfere DNA de uma célula para outra através de um processo denominado conjugação, dependente do contato célula-célula. O T4SS conjugativo mais caracterizado consiste no complexo Ti (sistema VirB/VirD) de *Agrobacterium tumefaciens*, que transfere um plasmídio oncogênico (plasmídio Ti) que se integra no cromossomo da planta e leva à formação de tumores, conhecidos como galha da coroa.

O segundo, medeia a liberação ou a captação de DNA (transformação) a partir do meio extracelular, independente do contato com a célula alvo. Dois sistemas bem caracterizados são o sistema ComB de *Helicobacter pylori* que capta o DNA do meio extracelular e a ilha genética (GGI) de *Neisseria gonorrhoeae* que secreta DNA para o meio extracelular.

O terceiro tipo de T4SS é utilizado para transferir proteínas efetoras. Muitos T4SS desta categoria são encontrados em bactérias patogênicas, desempenhando um importante papel no estabelecimento da interação patógeno-hospedeiro e/ou transferindo proteínas efetoras tóxicas ou complexos proteicos para o citoplasma da célula hospedeira, subvertendo múltiplas funções celulares para o seu próprio benefício. Encontram-se neste grupo os sistemas T4SS de *Bordetella pertussis*, *Legionella pneumophila, Coxiella burnetii, Brucella* spp.,*Bartonella* spp. e *Helicobacter pylori*. As proteínas de virulência são injetadas diretamente no interior da célula hospedeira, tais como CagA de *Helicobacter pylori* e DotA/LidA de *Legionella pneumophila*. A toxina pertússica (PT) é uma exceção, sendo secretada no meio extracelular para depois se ligar à célula alvo e ser internalizada. Também de forma distinta ao padrão de proteínas transportadas pelo T4SS, as subunidades (S1-S5) da PT são transportadas pelo sistema Sec para o espaço periplasmático, onde perdem o peptídeo sinal, são arranjadas como holotoxina e transportadas em seguida pelo T4SS

A maioria dos sistemas T4SS é constituída por três subestruturas funcionais: pili ou adesinas da superfície celular que medeiam o contato entre as células; um canal de transporte que conduz os substratos através do envelope da célula bacteriana e uma proteína tipo IV acopladora (T4CP) que atua como um receptor de substrato na entrada do canal de secreção, no lado citoplasmático. As proteínas T4CP medeiam as múltiplas interações proteína-proteína com componentes do sistema de secreção localizados no citoplasma ou na membrana interna. Uma atividade ATPase é normalmente necessária para fornecer energia ao processo de secreção.

O sistema VirB/VirD4 de *A. tumefaciens* é considerado o protótipo dos sistemas T4SSs (Figura 19.2). Este sistema contém 12 ou mais proteínas (VirB1-VirB11 e VirD4) que forma um aparelho de secreção que se estende por todo o envelope celular. Cada proteína está presente em múltiplas cópias. Esses componentes estão organizados em três subcomplexos principais: um subcomplexo citoplasma-membrana interna, composto por três ATPases (VirB4, VirB11 e VirD4) e as proteínas VirB3, VirB6 e VirB8 que ancoram VirB4 à membrana interna. Um subcomplexo central composto pelas proteínas VirB7, VirB9 e VirB10 que possuem segmentos transmembrana que se inserem em ambas as membranas interna e externa e se estendem ao longo de toda a espessura da bicamada, participando ativamente na transferência do substrato através do envelope bacteriano; e o terceiro subcomplexo formado por VirB2 e VirB5 que formam o pilus extracelular, importante para o contato direto com a superfície da célula hospedeira.

Sistema de Secreção Tipo V (T5SS)

As proteínas transportadas por este um sistema são conhecidas como autotransportadoras (AT). Isso devido às descrições iniciais que mostravam que as informações para o transporte residiam na própria proteína, ou seja, sem o envolvimento de proteínas acessórias e sem acoplamento de fosfato para geração de energia. Atualmente esse conceito de autotransporte está sendo revisto uma vez que, pelo menos para algumas proteínas, há a participação de chaperonas periplasmáticas e proteínas de membrana externa que auxiliam durante o transporte.

O T5SS é um sistema Sec-dependente, iniciando com a travessia da proteína pela membrana citoplasmática via sistema Sec. Consequentemente, a proteína carrega um peptídeo sinal na porção amino terminal, que é clivado durante essa passagem. O restante da molécula contém basicamente dois domínios chamados de passageiro e transportador (β-barril), ligados por uma sequência de ligação necessária para a translocação do domínio passageiro.

O domínio passageiro corresponde à porção madura da proteína que vai atingir o meio extracelular e o domínio β-barril faz a inserção na membrana externa permitindo a passagem do domínio passageiro (Figura19.2). Essa estrutura básica da proteína e sua secreção originou a nomenclatura autotransportadora. As AT são moléculas grandes; o domínio β-barril é constituído de cerca de 14 folhas β anfipáticas e a proteína madura tem alta massa molecular, geralmente acima de 100 kDa.

A proteína protótipo do T5SS é uma IgA1 protease de *Neisseria* spp. Atualmente são conhecidas inúmeras proteínas AT relacionadas com virulência, principalmente proteases, toxinas e adesinas. A presença de AT já foi descrita em muitos grupos de Gram-negativos, como nos membros da família Enterobacteriaceae e em *Neisseria* spp.,*Haemophilus influenzae*, *Bordetella* spp., *Chlamydia* spp., *Rickettsia* spp., *Pasteurella haemolyticae Aggregatibacter actinomycetemcomitans*.

Análises das relações filogenéticas entre os domínios passageiros da vasta lista de proteínas AT permitem a classificação das mesmas em 11 clusters ou grupos: Grupo 1, família de AT tipo subtilases; Grupos 2 e 11, AT de *Helicobacter pylori*; Grupos 3 e 4, família de AT tipo adesina AIDA (antígeno 43 e adesina AIDA-I); Grupos 5 e 8, AT tipo serinoproteases (IgA1 protease e proteases da família Enterobacteriaceae – SPATE); Grupo 6, AT de *Bordetella* spp.; Grupo 7, AT de *Chlamydia* spp.; Grupo 9, AT de *Rickettsia* spp.; Grupo 10, lipases e esterases; Grupo "outras adesinas e sialidases".

Fazem parte do grupo das SPATEs proteínas com atividades citotóxica, enterotóxica e de mucinase de *Shigella* spp.,*Escherichia* coli diarreiogênicas e uropatogênicas. O grupo das AT sem atividade de protease incluem adesinas também de *Shigella* spp., *Escherichia* coli diarreiogênicas e uropatogênicas. Nos outros grupos encontram-se AT com atividades de adesinas e proteínas que atuam no interior da célula eucariótica.

O T5SS pode ser subclassificado em: Va (AT-1), Vb (*two-partner secretion pathway*),Vc (AT-2), Vd e Ve.O sistema Va refere-se ao clássico transporte descrito anteriormente, onde a proteína é sintetizada no citoplasma contendo o peptídeo sinal, domínio passageiro, sequência de ligação e domínio β-barril.As IgA1 proteases de *Neisseria* spp., *Escherichia coli* e *Salmonella enterica* são transportadas dessa forma. O sistema Vb difere do clássico transporte das AT pelo fato de que o domínio passageiro e o domínio β-barril são sintetizados separadamente, ou seja, as duas proteínas são transportadas pelo sistema Sec e em seguida cooperam para o transporte do domínio passageiro. As adesinas HMW1 e 2 de *Haemophilus influenzae*, a hemolisina ShlA de *Serratia marcescens*, e a hemaglutinina filamentosa de *Bordetella* spp.são exemplos de AT secretadas pelo sistema Vb. Já o sistema Vc é similar ao clássico Va, diferindo no pequeno tamanho do domínio β-barril (~70 aminoácidos), necessitando da inserção de mais de um domínio transportador (β-barril) na membrana externa para que o proteína seja secretada. As adesinas triméricas Hia de *Haemophilus influenzae* e YadA de *Yersinia enterocolitica* são exemplos de AT transportadas dessa forma. O sistema Vd é uma variação do Vb (*two-partner system*), onde as duas partes da proteína (domínios passageiro e transportador) estão unidas por um domínio tipo POTRA (*polypeptide-transport-associated domain*). Essa variação foi recentemente descrita através da proteína PlpD de *Pseudomonas aeruginosa*. Por último, o sistema Ve corresponde à secreção das proteínas intimina de *Escherichia coli* enteropatogênica e enterohemorrágica e invasinas de *Yersinia* spp. Esse sistema corresponde ao Va de forma invertida, ou seja, a porção aminoterminal corresponde ao domínio de inserção (β-barril) na membrana externa e a carboxiterminal é a proteína a ser secretada (domínio passageiro).

Estudos recentes mostraram o envolvimento de proteínas acessórias no processo de secreção de algumas AT, incluindo as chaperonas SurA, DegP, Skp e Fka, que assessoram o tráfego periplasmático, e um complexo proteico Bam (insertase/foldase), que auxilia no transporte pela membrana externa.

Após o transporte o domínio passageiro pode ficar exposto na membrana externa ou livre no meio extracelular atuando como diferentes tipos de fatores de virulência (adesinas, toxinas, proteases).

Sistema de Secreção Tipo VI (T6SS)

O T6SS também é uma maquinaria bacteriana nanomolecular especializada no transporte de proteínas. Dentre os sistemas de secreção de bactérias Gram-negativas é o mais recente em termos de descrição. Por isso alguns aspectos funcionais e estruturais ainda não estão totalmente esclarecidos.

Foi descrito inicialmente em *Vibrio cholerae* e *Pseudomonas aeruginosa*, através de análises *in silico*, identificando componentes similares a IcmF/DotU do T4SS de *Legionella pneumophila* em *clusters* de genes sem homologia com o T4SS. Atualmente o T6SS já foi encontrado em *Salmonella enterica*, *Escherichia coli* enteroagregativa, *Aeromonas hydrophila*, *Edwardsiella tarda*, *Burkholderia mallei*, *Francisella tularensis* e *Yersinia pestis*

Poucos efetores que são transportados pelo T6SS foram caracterizados com relação à atividade funcional. O mecanismo de ação dessas proteínas resume-se à virulência (ação pró-inflamatória e antifagocítica), anti-virulência (ação anti-inflamatória) e competição (atividade antibacteriana). A toxina Hcp1 de *Pseudomonas aeruginosa* forma poros na célula hospedeira, a VgrG-1 de *Vibrio cholerae* tem ação sobre as proteínas do citoesqueleto levando à morte do macrófago. Recentemente outras proteínas foram associadas a atividadesdo tipo toxina antitoxina e de controle de populações através da injeção de proteínas letais, como as Tse1 e Tse3 de *Pseudomonas aeruginosa*. Essas proteínas controlam po-

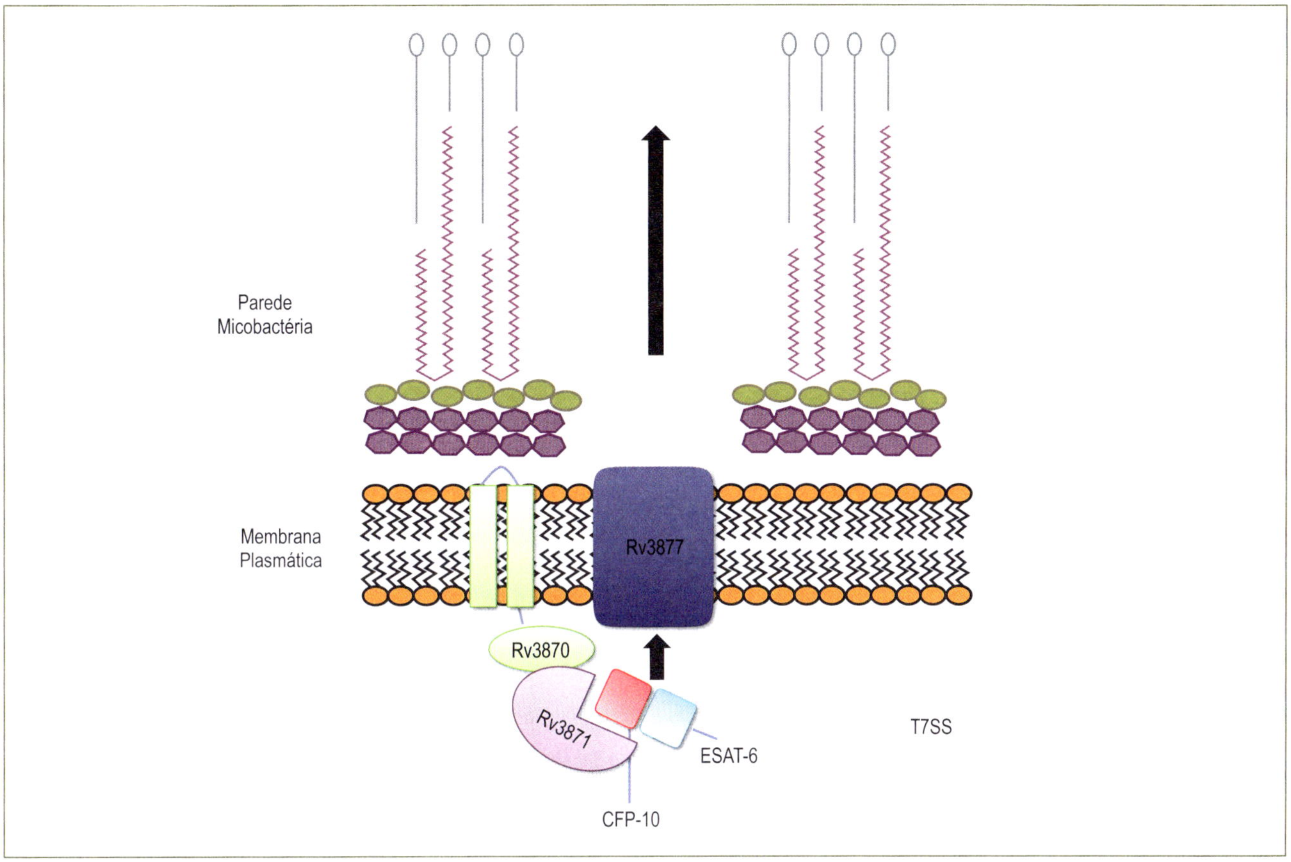

Figura 19.3 – *Sistema de secreção do tipo 7 (T7SS). Encontrado em micobactérias, é um sistema multiprotéico responsável pelo reconhecimento e secreção de fatores de virulência desse grupo bacteriano, que apresenta um envoltório particular, com grande característica hidrofóbica.*

pulações bacterianas em infecções mistas através da injeção de proteínas letais para outras espécies.

Até o presente momento nenhum sinal de secreção comum foi identificado nas proteínas que são secretadas. Portanto, o T6SS é classificado como um sistema Sec-independente, que necessita de uma ATPase para gerar energia ao sistema. As proteínas são secretadas no meio extracelular ou diretamente no interior da célula hospedeira de forma contato-dependente.

O T6SS tem uma estrutura que se projeta para fora da bactéria assemelhando-se à estruturada cauda do bacteriófago, ou seja, o tubo proteico que se insere na bactéria injetando o DNA do fago. Os componentes estruturais Hcp e VgrG do T4SS são homólogos a proteínas que compõem a cauda do bacteriófago T4.O sistema compreende um grande número de proteínas, formando uma estrutura que atravessa a membrana citoplasmática, um complexo proteico que liga a membrana citoplasmática à membrana externa através do peptideoglicano e o complexo de projeção em estrutura de agulha semelhante ao bacteriófago; além da ATPase na base da estrutura, na fração citoplasmática (Figura 19.2).

Aparentemente o T6SS secreta proteínas efetoras que são transportadas para o interior da célula eucariótica subvertendo a sua atividade, bem como toxinas livres que controlam a população bacteriana no mesmo nicho que ocupam.

Sistema de Secreção Tipo VII (T7SS) ou Wss (WXG100 *Secretion System*)

Este foi sistema foi identificado em *Mycobacterium tuberculosis*, porém sua existência já havia sido proposta através de várias análises *in silico* antes mesmo da sua identificação propriamente dita. O T7SS secreta as proteínas através da membrana citoplasmática e micomembrana, envelope celular altamente complexo, hidrofóbico e impermeável. Uma vez que esse sistema é característico de Gram-positivos (apenas uma bicamada lipídica), alguns autores questionam a utilização da nomenclatura numérica (T7SS), a qual deveria ser reservada a sistemas de secreção em bactérias didérmicas (com duas bicamadas lipídicas ou Gram-negativas). Esses autores propõem o uso da nomenclatura *WXG100 secretion system* (Wss), referindo-se ao motivo "WXG" (triptofano-aminoácido variável-glicina) que identifica as proteínas secretadas pelo sistema.

Embora ainda pouco elucidado, este sistema de secreção é necessário para a secreção de duas proteínas que são importantes alvos das células T e que são necessárias para a virulência da micobactéria: CFP-10 (*culture filtrate protein of 10 kDa*) e ESAT-6 *(early secreted antigenic target of 6 kDa)*.

Modelos atuais sugerem a presença de um translocon de membrana interna formado pela proteína de membrana Rv3877 e um canal separado na micomembrana composto por proteínas ainda desconhecidas (Figura 19.3). As proteínas CFP-10 e ESAT-6 formam um complexo no citoplasma, contendo um peptídeo sinal na terminação carboxiterminal da proteína CFP-10. O peptídeo sinal, por sua vez, liga-se a uma proteína de reconhecimento (Rv3871) que está acoplada a outra proteína ancorada à membrana (Rv3870). O complexo efetor é então transportado através de uma proteína de membrana formadora de canal (R3877), embora não se saiba como ocorre a passagem através da micomembrana.

O genoma da micobactéria contém várias cópias do *cluster* de genes que compõem o T7SS/Wss, de forma que provavelmente numerosas moléculas efetoras são exportadas através deste sistema. Os genes do T7SS/Wss também estão presentes em outros patógenos Gram-positivos, incluindo *Staphylococcus aureus*, *Listeria monocytogenes*, *Streptococcus agalactiae* e *Bacillus anthracis*. De forma semelhante ao T6SS, o papel das proteínas transportadas pelo T7SS/Wss ainda está sendo caracterizado, bem como a estrutura de secreção dessas moléculas ainda não é definitiva.

Bibliografia

1. Abdallah AM, van Pittius NCG, Champion PAD, Cox J, Luirink J et al. Type VII secretion – mycobacteria show the way. Nat. Rev. Microbiol., 5:883-891, 2007.
2. ChatziKE, Sardis MF, Karamanou S, Economou A. Breaking on through to the other side: protein export through the bacterial Sec System. Biochem J. 449:25-37, 2013.
3. Desvaux M, Hébraud M, Talon R, Henderson IR. Secretion and subcellular localizations of bacterial proteins: a semantic awareness issue. Trends Microbiol., 17:139-145, 2009.
4. Filloux A. The rise of the type VI secretion system. F1000 Prime Rep., 5:52, 2013.
5. Leyton DL, Rossiter AE, Henderson IR. Fromself sufficiency to dependence: mechanisms and factors important for autotransporter biogenesis. Nat. Rev. Microbiol., 10:213-225, 2012.
6. Waksman G, Orlova EV. Structural organization of the type IV secretion systems. Curr. Op. Microbiol., 17:24-31, 2014.
7. Wallden K, Rivera-Calzada A, Waksman G. Type IV secretion systems: versatility and diversity in function. Cell Microbiol., 12:1203-1212, 2010.
8. Wilson BA, Salyers A, Whitt DD, Winkler ME. Bacterial Pathogenesis: a molecular approach. 3rd ed., ASM Press, 2011.

PARTE 2B

Bactérias Patogênicas

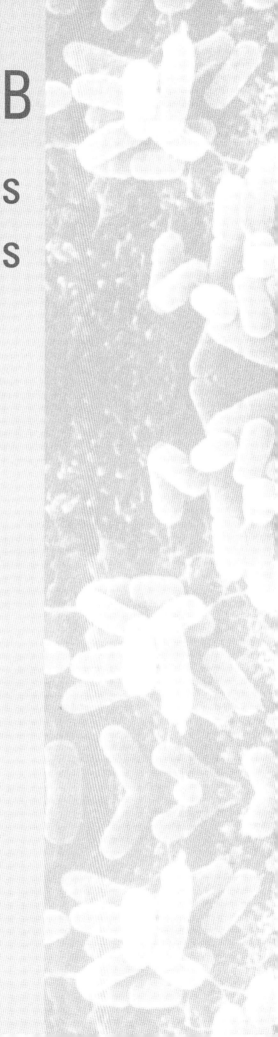

John Anthony McCulloch
Elsa Masae Mamizuca

20

Staphylococcus aureus

Características Morfofisiológicas e Taxonômicas

Os estafilococos são cocos Gram-positivos que apresentam resistência a uma ampla gama de condições ambientais, podendo sobreviver em ambientes secos, com pH mínimo de 4.2, máximo de 9.3, com ótimo de 7,0-7,5 e, as temperaturas mínima de 6 e máxima de 48ºC, com ótimo de 37ºC. Toleram ainda altas concentrações de cloreto de sódio de até 25%, com ótimo de 7-10%. São anaeróbios facultativos, não fastidiosos, não móveis, e quando cultivados em meio sólido tendem a se agrupar em cachos que podem ser evidenciados por microscopia óptica através de uma coloração de Gram. A etimologia do gênero "*Staphylococcus*" vem, inclusive, da palavra grega para uva, *σταφυλή* (staphylé). No entanto, o mero agrupamento das células em cachos não serve como critério de identificação de gênero.

Análises filogenéticas moleculares mostraram que os gêneros *Staphylococcus* e *Micrococcus*, anteriormente inseridos na família *Micrococcaceae* ao lado dos gêneros *Stomatococcus* e *Planococcus*, não são relacionados. Devido à similaridade do conteúdo G+C, *Staphylococcus* pertencem agora ao grupo *Bacillus-Lactobacillus-Streptococcus* e, de acordo com uma nova proposta de classificação, o gênero foi incluído em uma nova família denominada *Staphylococcaceae*, que pertence à ordem *Bacillales*, classe *Bacilli*.

Os cocos Gram-positivos da família Staphylococcaceae (que inclui o gênero *Staphylococcus*) podem ser distinguidos na rotina laboratorial através da prova da catalase, que consiste na pesquisa da presença desta enzima que catalisa a quebra de peróxido de hidrogênio em água e oxigênio molecular, esse último sendo detectado na prova pela produção de uma fase gasosa sob forma de efervescência. No entanto, isolados da família Micrococcaceae também são catalase positivas, mas não são usualmente isolados de amostras humanas. A distinção de *Staphylococcus sp.* de espécies da família Micrococcaceae pode ser feita através do teste de sensibilidade à bacitracina na concentração 0,04U, sendo Staphylococcaceae resistente a esse antibiótico (Figura 20.1).

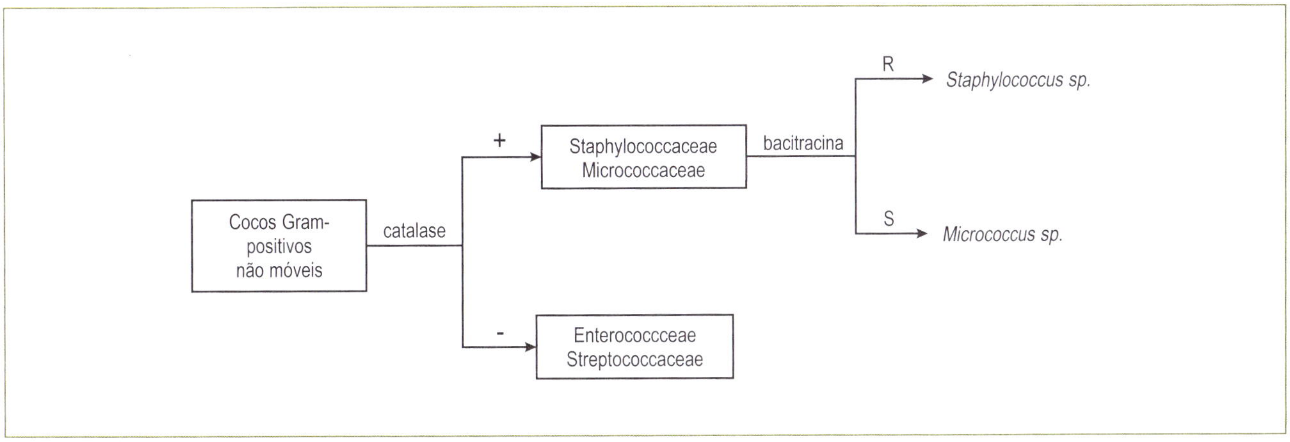

Figura 20.1 – *Esquema simplificado para a identificação do gênero Staphylococcus.*

Staphylococcus aureus

Staphylococcus aureus é uma das espécies bacterianas mais estudadas pela ciência, o que não é de se surpreender, por apresentar um impacto expressivo na saúde pública. Desde o primeiro isolamento por Ogston e a descrição da espécie por Rosenbach, no final do século XIX, a identificação de *S. aureus* como o agente etiológico de infecções em seres humanos e outros animais tem sido constante. Ao longo desse tempo, *S. aureus* mostrou-se um inimigo formidável, tornando-se resistente a praticamente todo quimioterápico concebido pela humanidade, prevalecendo em nichos e contextos surpreendentes. O sequenciamento de vários genomas de *S. aureus* tem mostrado que a plasticidade genômica da espécie é notável, e que grupos de linhagens possuem diferentes graus de virulência e resistência a antibióticos. A capacidade dessa espécie em albergar genes oriundos de outras espécies de forma estável confere-lhe a resiliência que fomenta o seu sucesso.

Identificação laboratorial

A identificação laboratorial de *S. aureus* é relativamente simples quando comparada a identificação específica de outros patógenos porque envolve apenas três provas, caso o isolado tenha sido obtido de material humano. A identificação conclusiva de *S. aureus* a partir de amostras ambientais, no entanto, envolve a distinção entre *Staphylococcus* e outros gêneros catalase positivos, o que deve ser feito com uma prova de sensibilidade à bacitracina (Figura 20.1). Como infecções por cocos Gram-positivos, catalase positivos por outros gêneros que não sejam *Staphylococcus* são extremamente raras, na clínica, presume-se que isolados de cocos Gram-positivos catalase positivos pertençam ao gênero *Staphylococcus*.

A distinção de *S. aureus* de outras espécies pertencentes ao mesmo gênero pode ser feita também de forma presuntiva caso o isolado tenha sido obtido a partir de amostras humanas, já que essa é a única espécie de *Staphylococcus* produtor de coagulase comumente isolada de humanos. A prova da DNAse, que envolve avaliação da produção de nucleases capazes de digerir DNA *in vitro*, em meio específico contendo DNA, pode também ser realizada em paralelo ou em substituição à prova da catalase. A única espécie de *Staphylococcus* isolada de amostra humana que apresenta um teste de DNAse positiva é *S. aureus*. Amostras oriundas de animais não humanos necessitam provas de fermentação de trealose e maltose, que são ambas positivas apenas para *S. aureus*, quando a identificação conclusiva da espécie é necessária.

Ecologia e epidemiologia

S. aureus é frequentemente encontrado em comunidades microbianas associadas a um hospedeiro humano ou outro animal. A relação entre *S. aureus* e o hospedeiro é, no entanto, volátil, já que a espécie nem sempre está presente na microbiota, e quando está à relação é comensal, mas pode rapidamente tornar-se parasítica, o que caracteriza *S. aureus* como patógeno oportunista.

O carreamento de *S. aureus* por hospedeiros assintomáticos influencia a epidemiologia das infecções causadas pela espécie, já que linhagens virulentas e/ou resistentes podem ser transportadas sem detrimento ao hospedeiro até que a bactéria_encontre-se em situação propícia para que uma infecção se instale. Isso dificulta muito o controle da disseminação de *S. aureus*, já que é inviável impedir a colonização da população em geral de forma eficiente. Tal controle profilático da espécie envolveria o uso de quimioterápicos em carreadores sãos ou o desenvolvimento de uma vacina efetiva. A eliminação profilática de *S. aureus* de uma população de hospedeiros sãos e assintomáticos por uso de quimioterápicos é arriscada porque pode levar à resistência não só de *S. aureus*, mas de outras espécies na rica microbiota humana, o que inviabiliza o procedimento exceto para populações que estão em alto risco de infecção.

No corpo humano, *S. aureus* pode ser isolado de vários sítios, mas o isolamento a partir de amostras obtidas da cavidade nasal anterior é mais constante do que o isolamento a partir de outros sítios. Sítios de colonização não nasal incluem a faringe, a vagina, axilas e alguns sítios de pele queratinizada, especialmente o períneo, o tronco e os membros superiores, com maior prevalência na mão. A colonização de indivíduos humanos por *S. aureus* difere em três grupos populacionais. Cerca de 20% da população humana quase nunca apresenta colonização por *S. aureus*. Outros 20% da população apresenta colonização persistente por uma única linhagem de *S. aureus*. Os 60% restantes da população apresenta uma colonização intermitente por diferentes linhagens de *S. aureus*, perdendo e adquirindo essas linhagens ao longo do tempo. O padrão de colonização persistente por uma única linhagem é mais comum em crianças do que em adultos já que esse padrão pode mudar com a idade. A colonização por uma única linhagem pode constituir um fator de proteção contra a colonização por outras linhagens, e levando-se em consideração que há uma forte correlação entre colonização por uma linhagem e infecção pela mesma, a colonização persistente por linhagens pouco ou menos virulentas pode ser vantajosa ao hospedeiro.

Animais não humanos também podem ser colonizados por *S. aureus*, especialmente aqueles que têm contato com humanos, como animais de companhia, animais produtores de alimento, como bovinos, ovinos, caprinos, suínos e aves, bem como outros animais de criação como coelhos e cavalos. Já está bem estabelecido que a transmissão de *S. aureus* entre esses animais e humanos ocorre em ambas as direções, no entanto, a dinâmica dessa transmissão ainda não está bem estabelecida, já que fica nebuloso determinar qual grupo de hospedeiros funciona como reservatório. A proximidade de humanos a esses animais, somado ao uso de antibióticos como promotores de crescimento pode ter consolidado a crescente prevalência de *S. aureus* resistente a meticilina (MRSA) nessa população não humana.

Patogênese

Quando a relação com o hospedeiro não é comensal, *S. aureus* pode agir como o agente etiológico de diferentes síndromes bem caracterizadas pertencentes a três categorias distintas de doença.

Infecções superficiais

A primeira categoria consiste de infecções supurativas (que resultam na formação de pus) em tecidos moles superficiais. Nesse tipo de infecção, o inóculo vem do meio externo e leva ao crescimento bacteriano localizado em sítios como feridas cirúrgicas, lesões decorrentes de queimaduras e outras infecções da derme e tecido subcutâneo. Infecções piogênicas localizadas do folículo piloso são denominadas furunculose, e quando há uma extensão dessa infecção com o acometimento e comunicação de vários folículos pilosos numa região da derme, a síndrome é denominada de carbúnculo. Infecções superficiais da derme por *S. aureus*, não necessariamente envolvendo o folículo piloso, constituem uma síndrome denominada de impetigo, em que lesões, pontuais e características, se formam, especialmente, na face. Essas lesões podem ser bolhosas, com formato vesicular, caso a cepa de *S. aureus* causando a infecção seja produtora de uma toxina esfoliativa (veja adiante). *S. aureus* também pode causar celulite, uma condição caracterizada por crescimento bacteriano e inflamação difusa, mas localizados, da derme e tecido subcutâneo sem a formação de pus. O tratamento de celulite causada por *S. aureus* pode ser complicado, e eventualmente pode requerer a retirada cirúrgica da área lesionada.

Infecções profundas

Infecções mais profundas, de natureza sistêmica, constituem a segunda categoria de infecções por *S. aureus*, e incluem a disseminação, por bacteremia, das células bacterianas e a sua instalação em sítios distantes do local de entrada na via sistêmica. A bacteremia por *S. aureus*, por si só, pode causar uma série de complicações como choque séptico, trombose e até óbito. *S. aureus* é o agente etiológico mais prevalente em bacteremias tanto nosocomiais como comunitárias. A aquisição da via sistêmica por *S. aureus* pode servir também de rota para a instalação de focos de infecção secundária, que podem culminar na formação de abscessos profundos, osteomielite, infecções de tecido cartilaginoso, endocardite e meningite, essa última trazendo complicações neurológicas.

S. aureus também pode causar infecções do trato respiratório inferior. A pneumonia causada por essa espécie pode tanto ser primária ou decorrente de instalação a partir de outros sítios por disseminação hematogênica. Ademais, a aquisição de pneumonia por *S. aureus* pode ser tanto nosocomial como comunitária. Algumas cepas produzem uma versão clínica de pneumonia denominada pneumonia necrotizante, que tem curso muito agressivo e não raro é fatal, causando hemorragia do trato respiratório e destruição tissular do pulmão. Pneumonias causadas por *S. aureus*, especialmente pneumonia necrotizante, têm sido ligadas a infecções prévias por vírus respiratórios.

Síndromes toxigênicas

Uma terceira categoria de doenças causadas por *S. aureus* é composta por síndromes associadas à produção de toxinas, muitas vezes com ação sistêmica ou à distância. Essas síndromes são desencadeadas pela ação de toxinas que agem como superantígenos. Os superantígenos têm a propriedade de estabilizar a ligação entre duas células do sistema imune, a célula apresentadora de antígenos (APC) e o linfócito T (LyT). O contacto entre essas duas células durante a resposta imune leva à ativação do linfócito T, culminando na proliferação desse último e na sua produção de interleucinas pró-inflamatórias. Normalmente, essa apresentação de antígeno pela APC ao LyT é fugaz, mas a interação dos superantígenos com essas duas células leva a uma proliferação e ativação do LyT com conseqüente produção exacerbada de citocinas com conseqüente alteração fisiológica do hospedeiro. Diferentes superantígenos de *S. aureus* elicitam diferentes graus de exacerbação da resposta imune, com a produção de diferentes síndromes, dependendo do(s) superantígeno(s) expressos pela cepa.

TSS (síndrome do choque tóxico)

A síndrome mais severa causada por um superantígeno estafilocócico é a Síndrome do Choque Tóxico (TSS - *Toxic Shock Syndrome*), que tem efeito verdadeiramente holístico na perda de homeostasia do hospedeiro. A TSS é causada pela produção da Toxina da Síndrome do Choque Tóxico (TSST - *Toxic Shock Syndrome Toxin*), um superantígeno que apenas algumas cepas de *S. aureus* conseguem produzir. Ainda, a mera produção de TSST por uma cepa não é suficiente para o desencadeamento de TSS em um hospedeiro, uma vez que a produção de anticorpos anti-TSST impede a ação da TSST como superantígeno. O risco de desenvolver TSS, portanto, depende não só da cepa causando infecção/colonização, como também da resposta imune do hospedeiro. A TSS é caracterizada por febre, hipotensão, erupção cutânea, descamação cutânea, e acometimento de três ou mais dos seguintes sistemas orgânicos: trato gastrointestinal; musculatura; mucosas; sistema renal; sistema hepático; sistema nervoso central; e sistema sanguíneo. A TSS é classificada do ponto de vista clinico- epidemiológico em duas grandes categorias: casos menstruais e casos não menstruais.

Casos menstruais de TSS na década de 1980 foram descritos e o uso de tampões absorventes higiênicos durante o período menstrual foi identificado como fator de risco para o desencadeamento de TSS. Uma cepa de *S. aureus* que possui o gene que codifica a toxina (*tst*) e que esteja colonizando a vagina necessita de oxigênio para a produção de TSST. Como a vagina é normalmente anaeróbia, certos tipos de tampão higiênico fomentam o oxigênio necessário para a produção de TSST em bolsas de ar presente no emaranhado de fibras que o compõem. De fato, a retirada do mercado de tampões higiênicos de alta absorção compostos de poliacrilato e rayon, correlacionou-se com uma queda na incidência de TSS. O uso prolongado de tampões de alta absorção é um fator de risco para o desencadeamento de TSS. Metade dos casos de TSS, no entanto, é não menstrual e são associados a infecções primárias por *S. aureus* produtor de TSST, especialmente infecções cutâneas. A incidência de casos não-menstruais de TSS não tem caído, ao contrário da dos casos menstruais.

Toxinfecção alimentar

A ingestão de toxinas superantigênicas de *S. aureus* pré-formadas em alimento em decorrência do crescimento bacteriano no alimento resulta no desencadeamento de uma síndrome chamada toxinfecção alimentar estafilocócica. Essas toxinas superantigênicas são denominadas de enterotoxinas estafilocócicas (SEs). Já foram caracterizadas mais de onze SEs em *S. aureus*, no entanto, diferentes linhagens produzem diferentes combinações de SEs. A manipulação de alimentos por indivíduos portadores de *S. aureus* produtor de SEs e o subsequente armazenamento desse alimento em temperatura que não impeça o crescimento de *S. aureus* por tempo suficiente a ponto de a população bacteriana atingir fase estacionária de crescimento é a principal causa epidemiológica de toxinfecção alimentar estafilocócica. SEs podem também ser produzidas em lacticínios por *S. aureus* que se encontrava no leite usado para a sua produção, devido à mastite causada pela cepa no ruminante leiteiro que originou o produto. Os sintomas de toxinfecção alimentar iniciam rapidamente após ingestão de toxina pré-formada e são caracterizados por náusea e emese, com ou sem o acompanhamento de diarreia. Por não ocorrer produção das SEs no corpo do hospedeiro, a toxinfecção alimentar estafilocócica é autolimitante, já que a concentração de SEs diminui com a emese e diarreia, o que configura a síndrome como relativamente benigna. Apesar de serem superantígenos, as propriedades eméticas das SEs estão codificadas em domínios não-superantigênicos das estruturas proteicas das toxinas, e que, portanto, o efeito emético das SEs é um tanto dissociado aos seus poderes superantigênicos. No entanto, há correlação entre as propriedades superantigênicas e eméticas, já que mutações no domínio superantigênico de algumas SEs diminui ou elimina a sua função emética.

SSSS

Outra síndrome desencadeada por uma toxina de *S. aureus* é a Síndrome da Pele Escaldada Estafilocócica (SSSS - *Staphylococcal Scalded Skin Syndrome*) que envolve a produção de toxina esfoliativa (ET), que são serinoproteases muito específicas que clivam moléculas que participam da junção célula-célula na epiderme (desmogleína), resultando no despregamento do estrato granuloso da epiderme. Isso resulta na formação de lesões bolhosas patognomônicas à síndrome, em conjunto com febre e letargia. Assim como com as SEs, as ETs possuem propriedades superantigênicas, no entanto, ainda não há consenso sobre o papel da superantigenicidade das ETs na SSSS. As ETs podem ser produzidas por células numa infecção localizada e migrar pela via circulatória a sítios distantes agindo sobre a epiderme nesses locais, de forma que nem toda lesão de SSSS é infectada pelo *S. aureus* produtor de ET. Quando o efeito das ETs produzidas permanece localizado e a infecção é sob forma de impetigo, as lesões do impetigo formam vesículas, o que se chama de impetigo bolhoso.

Fatores de virulência

Essas três formas de agravo de saúde causadas por *S. aureus* ocorrem devido à presença e à expressão de genes que codificam fatores de virulência na cepa. É importante perceber que devido à plasticidade genômica de *S. aureus*, nem toda linhagem da espécie possui a mesma constituição genética e, portanto, a prevalência desses genes que levam à patogênese varia bastante em subpopulações. Determinadas cepas de *S. aureus* têm, portanto, capacidade de causar apenas certos tipos de infecção ou intoxicação, dependendo do conjunto de genes acessórios de virulência que estão presentes e ativos na cepa. Ademais, esses genes são expressos apenas em determinadas condições e a instalação de um processo infeccioso depende também da resposta do hospedeiro à infecção.

Cápsula

Praticamente todos os isolados de *S. aureus* produzem uma cápsula de natureza polissacarídica que engloba a célula. Essa cápsula inibe a fagocitose da célula pelo sistema imune do hospedeiro e é sintetizada por um *cluster* de genes que varia de cepa para cepa. O *cluster* codifica a expressão de um de onze tipos diferentes de cápsula polissacarídica, todas compostas de polímeros de ácidos hexosaminurônicos com uma sequência característica para cada tipo. A maior parte dos *S. aureus* encontrada em humanos apresenta uma cápsula do tipo 5 ou 8. Linhagens que produzem cápsulas do tipo 1 e 2 formam colônias de aspecto mucóide, são muito virulentas, mas são raramente isoladas de humanos. O uso de antígenos capsulares como alvo para o desenvolvimento de vacinas, o que pareceria, *prima facie*, uma boa estratégia, dada a exposição da cápsula, não tem sido, contudo, efetivo para a proteção contra infecção ou colonização por *S. aureus*, e uma vacina efetiva permanece elusiva.

Proteínas de superfície

Uma série de proteínas transmembrânicas, encrustadas na parede celular de *S. aureus*, ficam voltadas ao meio externo e possibilitam a interação da célula com diferentes substratos e com tecido de um hospedeiro, de forma que algumas possam funcionar como *adesinas*. Adesinas que se ligam a substratos da matriz extracelular de hospedeiros são denominadas de MSCRAMMs, do inglês *Microbial Surface Components Recognizing Adhesive Matrix Molecules*. Esses Componentes de Superfície Microbiana que Reconhecem Moléculas da Matriz extracelular do tecido dos hospedeiros medeiam à adesão da célula a esses compostos, assim ancorando a célula a um sítio específico do hospedeiro, o que dificulta a sua remoção com o fluxo de fluidos biológicos ou outros meios físicos. Diferentes MSCRAMMs podem estar presentes ou ausentes em determinadas cepas, e há correlação entre a expressão de determinado MSCRAMM com o tipo de infecção causada pela cepa.

A presença de proteína ligadora de colágeno (CNA) correlaciona-se mais fortemente com infecções de tecidos duros (osteomielite e artrite séptica) do que com infecções de tecidos moles, apesar de poder estar presente em cepas isoladas desse último tipo de infecção.

A proteína ligadora de fibrinogênio (Clf), também chamada de *Clumping Factor*, liga-se ao fibrinogênio, o precursor solúvel da fibrina, que por sua vez faz parte da cascata de coagulação. O fibrinogênio é encontrado em alta concentração no plasma e prontamente recobre corpos estranhos inseridos em tecidos biológicos, como próteses e cateteres, e *S. aureus* pode, portanto, usar o fibrinogênio que recobre esses materiais como alvos, assim conseguindo se aderir a esse material inanimado.

A fibronectina é outra molécula da matriz extracelular que ocorre de maneira ubíqua em tecidos e fluidos, e é alvo de proteínas ligadoras de fibronectina (FnBPs), outras MSCRAMMs de *S. aureus* que permitem a adesão da célula a uma grande extensão de sítios no hospedeiro.

Uma adesina de *S. aureus* que não é uma MSCRAMM é a proteína A estafilocócica (SpA), que, apesar de ser adesina, participa da evasão da resposta imune ao ligar-se aos receptores Fc de imunoglobulinas de classe IgG. Como a porção Fc das IgGs ficam então ligadas à SpA, isso dificulta o reconhecimento desse receptor das imunoglobulinas por células do sistema imune do hospedeiro, assim dificultando os processos de opsonização e fagocitose na resposta imune contra *S. aureus*.

Enzimas extracelulares

A produção de enzimas pela célula bacteriana, que então são secretadas ao meio externo, e que vão agir em substratos extracelulares de forma a conferir vantagem nutricional e reprodutiva à bactéria, faz parte da estratégia de *S. aureus* no processo de infecção de um hospedeiro. Dentre o gênero *Staphylococcus*, *S. aureus* é uma das espécies que produz grande quantidade dessas enzimas extracelulares, muitas das quais são denominadas *invasinas*, por mediarem o processo de penetração da célula bacteriana em camadas mais profundas do hospedeiro.

A maior parte das invasinas são enzimas líticas, já que catalisam a quebra de moléculas complexas do hospedeiro, de forma a degradar o tecido do hospedeiro, providenciando, assim, uma solução de continuidade das barreiras físicas do hospedeiro e a possibilidade da bactéria atingir camadas mais profundas. Um efeito colateral dessa degradação é a geração de oligo-compostos, como peptídeos, aminoácidos, ácidos graxos e nucleotídeos, que então podem servir de material nutriente para a célula bacteriana, que assim evita a necessidade de sintetizar esses compostos *ab initio*.

Além de proteases, *S. aureus* também produz nucleases, com ação catalítica sobre ácidos nucléicos. A nuclease termoestável (TNase) tem ação como endonuclease (cliva ácidos nucléicos) e exonuclease (digere ácidos nucléicos a partir de suas extremidades), e age ainda sobre DNA e RNA, além de ser termo-estável. As lipases de *S. aureus* degradam triacilglicerois e fosfolipideos que compõem células do hospedeiro. Hialuronidases degradam ácido hialurônico, parte da matriz extracelular dos tecidos conjuntivo e epitelial. A enzima catalase detoxifica o peróxido de hidrogênio, uma espécie reativa de oxigênio produzida pelo *burst* respiratório de células do sistema imune do hospedeiro, decompondo-o em água e oxigênio molecular, servindo, assim, de fator para a evasão da resposta imune.

A enzima coagulase, codificada pelo gene *coa* em *S. aureus*, promove a coagulação do plasma e fluidos ricos em fibrinogênio, sem a ativação da cascata de coagulação fisiológica. A última etapa da cascata de coagulação é a polimerização de fibrinogênio (solúvel) em fibrina (insolúvel), catalisada pela trombina. A trombina, por sua vez, circula normalmente no sangue na forma do precursor inativo - protrombina. A coagulase produzida por *S. aureus* reage com a protrombina, formando um complexo chamado esfafilotrombina, que, por sua vez, tem a capacidade de transformar fibrinogênio em fibrina, assim formando um coágulo nas imediações das células estafilocócicas. Esse mecanismo de patogenicidade é essencial para a formação de abscessos, que podem ser considerados processos "metastáticos" em que após invasão das células bacterianas há a adesão e colonização em sítios profundos do hospedeiro com crescimento do inóculo semeado localmente em um abscesso. No início do processo de crescimento do abscesso, a formação de um coágulo no entorno das células bacterianas dificulta o acesso de células do sistema imune do hospedeiro para combater a infecção, assim permitindo o crescimento bacteriano localizado. A produção de coagulase num isolado bacteriano pode ser avaliada no laboratório clínico através do ensaio da coagulase, que envolve a incubação do isolado em plasma de coelho.

Toxinas citolíticas

Uma classe de fatores de virulência de *S. aureus* são toxinas citolíticas. Essas proteínas causam a formação de poros na membrana citoplasmática de células do hospedeiro, com o consequente extravasamento do conteúdo dessas células e da morte celular. Essas toxinas citolíticas são dirigidas a células do sangue do hospedeiro, algumas direcionadas a hemácias (eritrolisinas) e outras a leucócitos (leucotoxinas).

Todas as leucotoxinas de *S. aureus* são compostas por heterodímeros (duas subunidades diferentes) que se polimerizam para formar "barris" transmembrânicos nas células alvo, com consequente distúrbio osmótico da célula, que acaba sendo lisada. São quatro as leucotoxinas de *S. aureus*: a gama-hemolisina (HlgACB); a leucotoxina AB/GH (LukAB/GH); a leucotoxina ED (LukED) e a leucocidina de Panton-Valentine (PVL). Dessas, somente a gama-hemolisina consegue também lisar hemácias. A prevalência de cada leucotoxina em linhagens de *S. aureus* também é variável. Enquanto cerca de 90% das cepas de *S. aureus* clínicas são portadoras de gama-hemolisina, a leucocidina de Panton-Valentine só é encontrada em cerca de 5% dos isolados. O papel dessa última leucotoxina, a PVL, na virulência de cepas de *S. aureus* tem sido controverso já que, embora haja uma alta prevalência de cepas produtoras de PVL entre casos de pneumonia necrotizante e de infecções com destruição tissular, parece não haver correlação entre virulência e prognóstico de uma infecção e presença de PVL na cepa que a causa.

Infecções adquiridas na comunidade com cepas resistentes à meticilina de *Staphylococcus aureus* (MRSA) têm um curso clínico mais agressivo e envolvem principalmente a pele e os pulmões. Estas infecções aparecem como surtos entre presos, desportistas, homens que fazem sexo com homens e militares. A maior agressividade destas estirpes é devido à produção de várias toxinas , principalmente a leucocidine de Panton-Valentine . Embora a detecção somente do gene que codifica para essa toxina não seja uma característica distintiva destas estirpes.

As citotoxinas com ação sobre hemácias em *S. aureus* incluem a alfa-hemolisina, cujo monômero polimeriza a heptâmeros na membrana plasmática de hemácias, as lisando. A beta-hemolisina tem um mecanismo de ação hemolítica distinto, sendo uma esfingomielinase que hidrolisa a esfingomielina, um fosfolipídeo componente da membrana plasmática, cujo enfraquecimento leva ao rompimento da célula. A delta-hemolisina tem a ação mais fraca entre as hemolisinas de *S. aureus*, e um mecanismo de ação ainda não definido.

Regulação da expressão gênica e *quorum sensing*

O sucesso de *S. aureus* de prevalecer em diversas condições ambientais e em diferentes contextos clínicos se dá, em parte, à sua capacidade de expressar diferentes genes em diferentes condições e em diferentes fases de crescimento. Os fatores de virulência de *S. aureus* podem ser vistos como genes acessórios, uma vez que não são estritamente essenciais para a reprodução e metabolismo da célula bacteriana, mas fomentam vantagem seletiva à espécie por possibilitar o crescimento num contexto de infecção, assim parasitando o hospedeiro. A instalação de uma infecção envolve, após colonização e adesão, a invasão de tecidos e/ou células, a evasão da resposta imune e a toxigênese, etapas que ocorrem nessa ordem. A coordenação temporal da expressão dos fatores de virulência necessários para a instalação de uma infecção é feita através de sistemas reguladores com ação sobre os genes que codificam esses fatores de virulência. Já foram caracterizadas 36 famílias de sistemas reguladores de expressão gênica em *S. aureus*, todavia, o papel de cada uma, e especialmente a interação entre esses sistemas ainda estão sendo elucidados. Está claro que um gene de virulência está suscetível, muitas vezes, ao controle transcricional de mais de um desses sistemas reguladores, e que há, inclusive, competição entre esses sistemas pela modulação da expressão de um determinado gene de virulência. Dentre os vários sistemas de regulação da expressão gênica em *S. aureus*, e o mais bem estudado e que tem um papel maior sobre a expressão de virulência na espécie é o sistema *agr* (*Accessory Gene Regulator*). Esse sistema tem um papel de *quorum sensing*, ou seja, de detecção, por parte de uma célula individual, da concentração de outras células bacterianas iguais em seu entorno. O funcionamento do sistema *agr* resulta na capacidade de célula em expressar diferencialmente determinados genes de virulência de acordo com a fase de crescimento populacional. Cepas com deleções funcionais do sistema *agr* são menos virulentas e são associadas a infecções crônicas, sendo a minoria dos isolados clínicos de *S. aureus*. Essas linhagens com *agr* disfuncional tendem a não persistir em populações selvagens.

O sistema *agr* é composto de dois operons colocalizados e divergentes (um em cada fita de DNA), conforme pode ser visto na Figura 20.2. O operon regulado pelo promotor P2 codifica a transcrição policistrônica de quatro genes, cujos produtos (AgrA, AgrB, AgrC e AgrD) interagem em forma de circuito de modo dependente da fase de crescimento da população bacteriana. O mecanismo molecular pelo qual isso ocorre é que o peptídeo AgrD é processado pela endopeptidase AgrB, culminando na produção de um pepideo autoindutor (AIP). Esse AIP é secretado para o meio extracelular onde é reconhecido pela proteína transmembrânica AgrC. O AIP tem um efeito agonista sobre AgrC de modo a ativar a porção quinase e intracelular de AgrC, que então fosforila AgrA. AgrA fosforilado então é indutor dos promotores P2 e P3, amplificando o sinal e também aumentando a transcrição de RNAIII, o produto de transcrição sob controle do promotor P3. O RNAIII assume uma conformação secundária específica e age ele mesmo como indutor e repressor da transcrição de inúmeros genes de virulência.

A interação de RNAIII com mRNAs de fatores de virulência pode facilitar a tradução de um mRNA em proteína ao aumentar a exposição do sítio de ligação ao ribossomo (RBS) do mRNA, assim facilitando a sua tradução. Reciprocamente, o RNAIII pode se anelar à porção 5' não traduzida de um outro mRNA, assim cobrindo o RBS do mRNA, o que inibe a sua tradução, e ademais promove a sua degradação por RNAses nativas diminuindo a meia vida do mRNA com consequente diminuição na produção desse fator de virulência. Como a produção de RNAIII é dependente da concentração extracelular de AIP, a concentração de RNAIII dentro de uma única célula bacteriana é maior no final da fase exponencial de crescimento e durante a fase estacionária. Nessas fases, o RNAIII promove a tradução dos genes da cápsula, das proteases, lipases, das hemolisinas com atuação sobre hemácias, das leucotoxinas, das enterotoxinas (ETs), da toxina esfoliativa e da TSST. A alta concentração de RNAIII ao mesmo tempo inibe a tradução das MSCRAMMs e da coagulase, assim promovendo a invasão dos tecidos do hospedeiro e o desencadeamento de síndromes toxigênicas.

Dentre as diferentes linhagens de *S. aureus*, há polimorfismo dos genes AgrD e AgrC, que codificam o precursor do AIP e o seu receptor, respectivamente. Dessa forma, a ligação de cada polimorfo de AIP com o receptor AgrC só culmina em uma transdução de sinal e fosforilação de AgrA, se o AIP e o AgrC pertencerem ao mesmo grupo polimórfico. Existem quatro grupos de sistema *agr*, denominados grupos *agr* I a IV, e a ligação do AIP de um grupo ao receptor per-

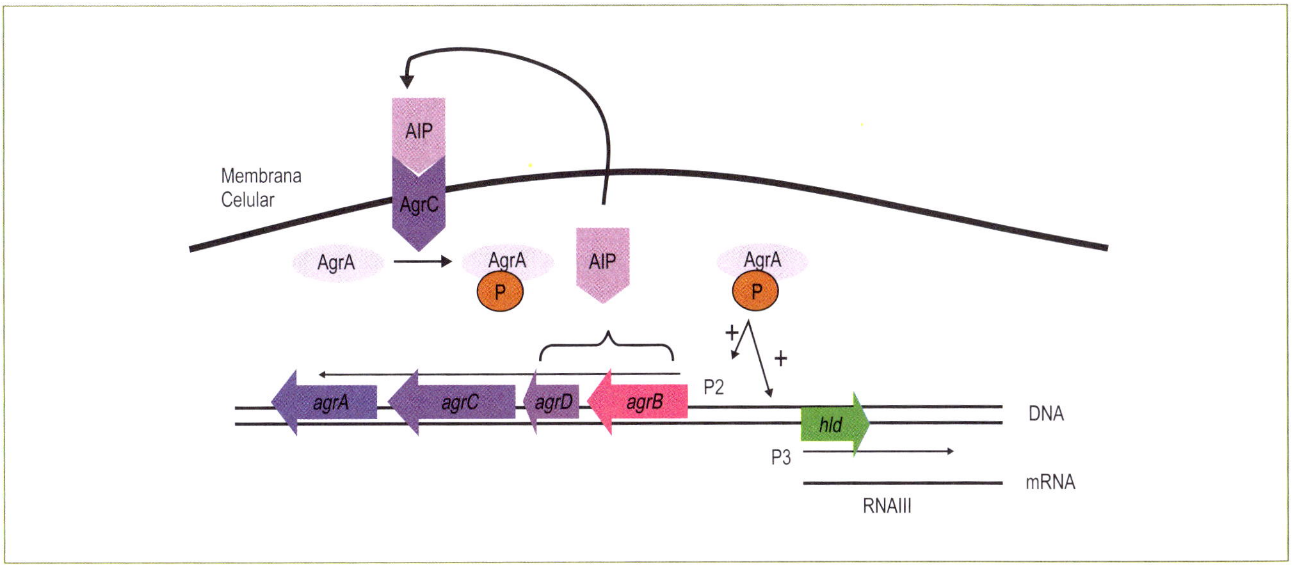

Figura 20.2 – *Arquitetura e circuito do sistema agr de Staphylococcus aureus.*

tencente a um grupo diferente, leva ao bloqueio do receptor AgrC por competição, e a consequente baixa transcrição de RNAIII naquela linhagem. Logo, em uma coinfecção por *S. aureus* com linhagens pertencentes a grupos *agr* diferentes, há interferência do *quorum sensing* de cada linhagem, de forma que apenas uma conseguirá desencadear a fase de invasão no processo de infecção, e essa cepa é a que tenderá a prevalecer. A interferência artificial do sistema *agr* através da utilização de fármacos que são antagonistas do receptor AgrC de todos os grupos, ou através da degradação de AIP está sendo estudada como terapia alternativa ao controle da infecção por *S. aureus*, em lugar do uso de antibióticos, no entanto, essa estratégia ainda não está aprovada pelas agências governamentais de saúde.

Resistência aos antibióticos

S. aureus conseguiu adquirir resistência a praticamente todos os antibióticos já desenvolvidos, e essa característica de ter populações estáveis resistentes a antibióticos com alta prevalência no meio ambiente é um sério motivo de preocupação, já que compromete a eficácia da utilização de antibióticos contra infecções estafilocócicas a um longo prazo. Diferentes linhagens apresentam diferentes perfis de resistência aos antibióticos disponíveis no mercado, no entanto, há uma desconcertante alta prevalência de cepas que apresentam resistência a múltiplos antibióticos, e cujas opções terapêuticas sejam muito restritas.

Produção de beta-lactamases

O uso da penicilina como terapia corrente antiestafilocócica durou não mais do que dez anos. A resistência à penicilina então detectada em *S. aureus* era devida à produção de beta-lactamases pela bactéria, que secretadas ao meio externo promovem a hidrólise do grupo farmacofórico dos antibióticos beta-lactâmicos, o anel beta-lactâmico. *S. aureus* pode produzir quatro tipos de beta-lactamase, denominadas A, B, C e D, que podem ser produzidas concomitantemente por uma única cepa. As quatro beta-lactamases têm ação hidrolítica sobre penicilina G e aminopenicilinas (amoxicilina, ampicilina), sendo que as beta-lactamases B, C e D têm maior ação sobre cefalosporinas de primeira geração e a beta-lactamase A tem uma maior ação sobre cefalosporinas de segunda geração. Logo, a produção de beta-lactamases em *S. aureus* compromete o uso de penicilinas e cefalosporinas como terapia antiestafilocócicas. As beta-lactamases produzidas por *S. aureus*, podem, todavia, ser bloqueadas por um inibidor de beta-lactamase tal como ácido clavulânico e sulbactam. A prevalência de *S. aureus* produtor de beta-lactamase no final da década de 1940 já era de 50%. A prevalência atual é de cerca de 90%.

A detecção laboratorial da produção de beta-lactamases em *S. aureus* pode ser feita no laboratório através de um simples antibiograma por disco-difusão (técnica de Kirby-Bauer). Para tal, utiliza-se um disco de uma aminopenicilina (ampicilina ou amoxicilina) e outro com o mesmo antibiótico adicionado de um inibidor de beta-lactamase (ampicilina-sulbactam ou amoxicilina-ácido clavulânico). Determina-se que a resistência a beta lactâmicos é devida à produção de beta-lactamase quando há resistência ao beta-lactâmico sozinho, e sensibilidade ao beta-lactâmico adicionado de inibidor de beta-lactamase. Contudo, como veremos a seguir, a resistência a beta-lactâmicos em *S. aureus* não é exclusivamente causada pela ação de beta-lactamases.

Resistência à meticilina

Para contornar o problema de resistência a beta-lactâmicos, em 1959 a indústria farmacêutica lançou no mercado uma penicilina estável que não era degradada pelas beta-lactamases, a meticilina. Em 1961 foram encontradas cepas resistentes à meticilina no Reino Unido. Este evento foi um verdadeiro rubicão na quimioterapia antiestafilocócica. Pouco tempo depois, cepas resistentes à meticilina foram encontradas em outros países da Europa, nos Estados Unidos e no Japão. A disseminação da resistência à meticilina foi global e hoje em dia, *Staphylococcus aureus* resistente à meticilina (MRSA) é um dos maiores problemas no que concernem infecções nosocomiais devido à sua alta prevalência e limitada opção terapêutica.

Como a meticilina não é degradada pelas beta-lactamases, a resistência a este agente antimicrobiano era devido a outro mecanismo. Esse mecanismo leva à resistência não só à meticilina, mas a todos os antibióticos beta-lactâmicos (com a exceção dos mais recentes, como o ceftobiprole). A meticilina não é mais utilizada na clínica como antibiótico, pois apresenta toxicidade ao hospedeiro. Para a terapia antiestafilocócica são utilizados, em seu lugar, os beta-lactâmicos análogos oxacilina, cloxacilina, dicloxacilina, flucoxacilina e naficilina. Todavia, o acrônimo MRSA é utilizado para denominar *S. aureus* com este tipo de resistência aos beta-lactâmicos. No laboratório clínico, a detecção de MRSA é feita utilizando-se a oxacilina, e no Brasil, MRSA é ora referido como "*S. aureus* resistente à oxacilina" (ORSA). Todavia, como MRSA é o termo internacional utilizado na quase totalidade das publicações científicas, ele será adotado no presente texto.

Todos os antibióticos beta-lactâmicos inibem a síntese da parede celular de bactérias através do impedimento de enzimas que catalizam a transpeptidação do peptidoglicano. Estas enzimas são chamadas de proteínas ligadoras de penicilina (PBPs – *penicillin binding proteins*). Com a estrutura incompleta do peptidoglicano, a parede celular da bactéria é enfraquecida e a célula morre. Os antibióticos beta-lactâmicos agem como falsos substratos para as PBPs, pois se assemelham ao resíduo alanil-alanina do pentapeptídeo ligado à cadeia heteropolimérica de ácido N-acetil-murâmico (NAM) e N-acetil-glicosamina (NAG).

S. aureus expressa quatro tipos de PBPs, denominadas de PBP1, PBP2, PBP3 e PBP4. MRSA expressa uma forma alternativa da PBP2, que em sua forma alternativa é chamada de PBP2a. A PBP2a consegue fazer a transpeptidação das cadeias heteropoliméricas de NAG-NAM, todavia tem uma baixa afinidade pelos beta-lactâmicos e portanto o processo de transpeptidação na parede celular continua mesmo na presença destes antibióticos. Assim, a expressão de PBP2a no lugar de PBP2 leva à resistência a todos os antibióticos beta-lactâmicos de uma só vez.

A PBP2a é codificada pelo gene *mecA*, que encontra-se presente em um elemento genético móvel que contém vários outros genes que funcionam em conjunto com o *mecA*. Este elemento móvel é chamado de Cassete Cromossômico Estafilocócico *mec* (SCC*mec* – *Staphylococcal Cassette Chromosome mec*). Em MRSA, o SCC*mec* encontra-se inserido no cromossoma bacteriano, perto da origem de replicação, em um sítio específico (*attBscc*). A arquitetura do SCC*mec* é composta de diferentes regiões cujas funções são diferentes. Através dos anos desde o seu surgimento, o SCC*mec* divergiu em onze tipos diferentes, denominados tipos I a XI, cujos tamanhos e composições são diferentes. Todos os SCC*mec*, todavia, possuem dois agrupamentos de genes que os caracteriza, o complexo *mec* e o complexo *ccr*.

Complexo mec

A PBP2a age em conjunto com as outras quatro PBPs convencionais, todavia, ao contrário destas, a PBP2a não é constitutiva. A expressão do gene *mecA*, que resulta na expressão de PBP2a, somente ocorre na presença de antibióticos beta-lactâmicos. Na ausência de beta-lactâmicos, o gene *mecA* tem a sua transcrição reprimida pelo produto do gene *mecI*, a proteína MecI. Esta proteína encontra-se ligada à região promotora do gene *mecA*, impedindo a sua transcrição. Outro gene presente no complexo *mec*, o gene *mecR1*, codifica uma proteína transmembrânica (MecR1), cujo domínio extracelular funciona como sensor de beta-lactâmicos. Quando um antibiótico beta-lactâmico liga-se à proteína MecR1, a porção intracelular da proteína é ativada e degrada a proteína MecI (que reprime o gene *mecA*), portanto induzindo a expressão de PBP2a somente na presença de antibióticos beta-lactâmicos (Figura 20.2). O complexo *mec* apresenta polimorfismo. Foram descritos, no gênero *Staphylococcus*, cinco tipos de complexo *mec*, denominados A, B, C, D e E. O último tipo de complexo *mec* a ser descrito, o tipo E, é composto por uma versão do gene *mec* com apenas 68,7% de identidade média aos genes *mecA*, uma diferença tão significativa que esse polimorfismo do gene *mec* foi denominado *mecC*, e é encontrado apenas no SCC*mec* tipo XI.

Complexo ccr

Sendo um elemento genético móvel, o SCC*mec* consegue ser excisado e reintegrado do cromossoma bacteriano. Já foi demonstrado que o SCC*mec* consegue se inserir em um plasmídeo e de lá se integrar em um outro cromossoma bacteriano. Dois genes são responsáveis pela excisão da integração do SCC*mec* na posição e orientação corretas: *ccrA* e *ccrB* (*cassette chromossome recombinase A* e *B*) que codificam duas recombinases da família invertase/resolvase. Estes dois genes encontram-se flanqueados por outras *orf*s (*open reading frames*) dentro do complexo *ccr*. Entre os vários tipos de SCC*mec* existentes, já foram descritos três alelos para cada gene *ccr*, ou seja, *ccr*A1, *ccr*A2 e *ccr*A3, e *ccr*B1, *ccr*B2 e *ccr*B3. Os complexos *ccr* são denominados de tipos 1-3, baseados nos alelos dos genes *ccrA* e *ccrB* presentes. Um quarto tipo de complexo *ccr* foi descrito em que há apenas a presença de um único gene *ccr* que tem a capacidade de tanto promover a excisão do SCC*mec* quanto de o inserir na orientação correta. Este gene *ccr* foi denominado *ccrC*.

A classificação mais recente dos complexos *mec* e *ccr* e os critérios para classificação do SCC*mec* podem ser vistas na URL http://www.sccmec.org/Pages/SCC_TypesEN.html.

Resistência aos glicopeptídeos

O advento de MRSA, especialmente da versão nosocomial portadora de SCC*mec* II e III, tornou a luta contra *S. aureus* árdua, tendo em vista que as opções terapêuticas contra HA-MRSA apresentam-se bastante limitadas. Certas cepas de MRSA na década de 1990 apresentavam resistência a praticamente todas as classes de antibiótico disponíveis com exceção dos glicopeptídeos. O glicopeptídeo vancomicina, lançado em 1956, cujo uso havia praticamente caído em esquecimento por ser uma droga de espectro estreito (só funciona contra gram-positivos) e de uso exclusivamente parenteral, começou a ser utilizada como primeira opção terapêutica para o tratamento de infecções por MRSA, sendo em vários casos a única opção terapêutica. A comunidade científica apresentava, com razão, medo do surgimento de MRSA resistente a vancomicina. Novas drogas com ação contra MRSA multirresistente estão, ou em fase de teste, ou disponíveis em certas instituições de saúde, todavia apresentam alto custo e certos problemas farmacodinâmicos, e vancomicina é amplamente usada no Brasil para o tratamento de HA-MRSA.

Em 1997, foi isolada a primeira cepa de MRSA com sensibilidade reduzida à vancomicina, no Japão. De acordo com o CLSI, as cepas de *S. aureus* que apresentarem uma CIM de vancomicina entre 8 e 16 μg/mL são consideradas como sendo intermediárias à vancomicina (e devem portanto serem chamadas de VISA – *vancomycin intermediate S. aureus*) e que apenas as cepas que apresentarem uma CIM > 32 μg/mL são consideradas resistentes à vancomicina (devendo ser chamadas de VRSA). Cepas VISA apresentam tipicamente uma CIM em torno de 8μg/mL de vancomicina, e apesar de serem denominadas de "intermediárias", pacientes infectados por cepas que apresentam uma CIM $\geq$ 8 μg/mL já não respondem ao tratamento com vancomicina.

Assim como os beta-lactâmicos, os antibióticos glicopeptídeos inibem a formação da parede celular bacteriana através do impedimento da transpeptidação dos terminais peptídicos (pentapeptídeo e pentaglicina) do peptideoglicano, todavia, o fazem de outra forma. Ao invés de inibir as enzimas responsáveis pela transpeptidação (PBPs), a vancomicina liga-se especificamente a um dos substratos das PBPs, o resíduo D-alanil-D-alanina do pentapeptídeo. Como resultado, as PBPs não conseguem efetuar a transpeptidação do peptideoglicano, pois a vancomicina encontra-se ligada ao seu substrato.

O resultado é que a síntese de peptideoglicano fica comprometida, o que leva ao enfraquecimento da parede celular, tornando a bactéria susceptível à lise.

Mecanismo de Resistência de Baixo Nível à Vancomicina

Os mecanismos de resistência à vancomicina que levam a uma CIM intermediária (fenótipo VISA) e a uma CIM alta (fenótipo VRSA) são diferentes. O mecanismo de resistência de baixo nível à vancomicina em *S. aureus* trata-se de um evento complexo e inconsistente. Os eventos genéticos que levam a um fenótipo VISA podem diferir entre cepas que apresentam esse fenótipo, e a resistência à vancomicina assemelha-se mais a uma adaptação metabólica à presença do antibiótico do que a herança de um fenótipo através de um único determinante genético bem caracterizado e constante. A mudança fisiológica que causa resistência de baixo nível à vancomicina em *S. aureus* é um engrossamento da parede celular e consequente aumento do número de sítios de ligação D-alanil-D-alanina. Por motivos ainda não completamente elucidados, este engrossamento da camada de peptideoglicano leva à uma CIM de vancomicina maior, supostamente por esgotamento de moléculas de vancomicina no meio e/ou pelo impedimento de sua ação em camadas mais profundas da parede celular, ou ainda por outro motivo. Algumas cepas VISA ainda secretam verdadeiros pedaços de parede celular ao meio externo, o que podem funcionar como falsos alvos para a vancomicina, assim quelando-a fora da célula.

O aumento na espessura da parede celular observada em todas as cepas VISA estudadas pode ser o resultado de diferentes mudanças na fisiologia da célula. É importante perceber que o processo de formação de peptideoglicano é dinâmico, em que ao mesmo tempo em que há síntese, há a atuação de enzimas que degradam o peptideoglicano formado, conferindo plasticidade à megamolécula rígida que compõe a parede celular. Assim, um acúmulo de parede celular pode ser o resultado do aumento da síntese de precursores peptideoglicanos ou da diminuição da degradação da parede celular. O engrossamento da parede celular pode ser atingido por uma determinada célula de diferentes maneiras, de forma que as mutações em genes que ocorrem em uma cepa VISA não são necessariamente as mesmas que ocorrem em outra cepa VISA.

Não há relatos de aquisição de resistência de baixo nível à vancomicina em *S. aureus* sem que o paciente no qual tenha ocorrido a infecção tenha sido exposto a uma terapia com vancomicina. Também não há evidências de transmissão lateral de cepas VISA ou de material genético que resulte num fenótipo VISA. O surgimento de resistência de baixo nível à vancomicina ocorre isoladamente em cada caso, com o uso prolongado e indevido deste antibiótico, através da seleção incremental de mutações que permitam a cepa de adaptar-se ao meio com vancomicina. Em estudos genômicos determinou-se que mutações em aproximadamente 30 genes diferentes sejam responsáveis por uma queda na sensibilidade à vancomicina. Os genes envolvidos fazem parte do metabolismo da parede celular, do sistema de transcrição de genes, e da família de proteínas que controlam o transporte de substâncias através da parede celular. Todavia, ainda não foi descrito um único marcador genético constante que possa ser encontrado em todas as cepas VISA.

Resistência Heterogênea à Vancomicina

De modo semelhante ao que ocorre com MRSA, algumas cepas VISA apresentam um perfil de resistência heterogênea à vancomicina, em que subpopulações apresentam CIM de vancomicina mais altas do que a maioria das cepas. Postula-se que todas as cepas com resistência homogênea à vancomicina foram selecionadas a partir de precursores que apresentavam uma resistência heterogênea (hetero-VISA). O fenótipo hetero-VISA é particularmente difícil de detectar no laboratório clínico, e, portanto apresenta grave ameaça ao surgimento de cepas com resistência homogênea à vancomicina, pois muitas vezes passam despercebidas durante o curso de uma antibioticoterapia com vancomicina.

Staphylococcus aureus com resistência de alto nível à vancomicina (VRSA)

No ano de 2002, foram isoladas pela primeira vez, 2 cepas clínicas de *S. aureus* que apresentavam resistência à vancomicina (VRSA, CIM > 16µg/mL). O mecanismo de resistência à vancomicina nestas cepas é diferente do que ocorre em cepas VISA. Nestes isolados, há a expressão de um terminal diferente de D-alanil-D-alanina no pentapeptídeo no precursor do peptideoglicano, e portanto uma perda da especificidade de ligação da vancomicina ao seu alvo. No lugar de D-alanil-D-alanina, as VRSA conseguem expressar D-alanil-D-lactato. Os genes responsáveis por essa mudança de fisiologia são os que fazem parte do operon *vanA*, encontrado em *Enterococcus sp* resistente à vancomicina (VRE), indicando que houve transferência do elemento genético móvel de VRE para *S. aureus*. Até hoje foram descritas apenas quatro cepas VRSA em pacientes, inclusive em um paciente que não havia sido exposto à vancomicina. A não disseminação de VRSA desde a sua primeira descrição, há mais de uma década, tem sido uma surpresa agradável.

Bibliografia

1. Abad CL, Pulia MS, Safdar N. Does the Nose Know? An Update on MRSA Decolonization Strategies. Current infectious disease reports, 15(6):455-464, 2013.
2. CLSI. Performance Standards for Antimicrobial Disk Susceptibility Tests ; Approved Standard — Eleventh Edition. CLSI document M02-A11. [S.l: s.n.], 2012. v. 32.
3. David MZ, Daum RS. Community-associated methicillin-resistant Staphylococcus aureus: epidemiology and clinical consequences of an emerging epidemic. Clinical microbiology reviews, 23(3):616–87, 2010.
4. Gray B, Hall P, Gresham H. Targeting agr- and agr-Like quorum sensing systems for development of common therapeutics to treat multiple gram-positive bacterial infections. Sensors (Basel, Switzerland), 13(4):5130-5166, 2013.
5. Hiramatsu K et al. Genomic Basis for Methicillin Resistance in Staphylococcus aureus. Infection & chemotherapy, 45(2):117-36, 2013.
6. Howden BP et al. Reduced vancomycin susceptibility in Staphylococcus aureus, including vancomycin-intermediate and heterogeneous vancomycin-intermediate strains: resistance mechanisms, laboratory detection, and clinical implications. Clinical microbiology reviews, 23(1):99-139, 2010.
7. Lowy FD. Staphylococcus aureus infections. The New England journal of medicine, 339(8):520-32, 1998.
8. Mole B. MRSA: Farming up trouble. Nature, 499(7459):398-400, 2013.
9. Ortega E et al. Multiple roles of Staphylococcus aureus enterotoxins: pathogenicity, superantigenic activity, and correlation to antibiotic resistance. Toxins, 2(8):2117-2131, 2010.
10. Patti JM et al. MSCRAMM-mediated adherence of microorganisms to host tissues. Annual review of microbiology, 48:585-617, 1994.

Lara Mendes de Almeida
Elsa Masae Mamizuka

21

Staphylococcus epidermidis e Outras Espécies de Estafilococos Coagulase-negativos

Estafilococos coagulase-negativos (SCoN) pertencem ao gênero *Staphylococcus* spp, atualmente composto por 37 espécies. Diferem de *Staphylococcus aureus* e das demais espécies coagulase-positivas do gênero em muitos aspectos, não só pela ausência da enzima coagulase. Essa denominação específica atribuída ao grupo se deve à importância da pesquisa dessa enzima na prática clínica. São bactérias que constituem a microbiota da pele e de membranas mucosas de humanos e de outras espécies animais. Geralmente estabelecem uma relação simbiótica com seus hospedeiros, mas podem desencadear processos infecciosos ao invadir o tecido colonizado. Em ambientes hospitalares, esse processo normalmente ocorre por meio da inoculação de agulhas, cateteres e outros dispositivos médicos.

Staphylococcus epidermidis é a espécie do grupo de SCoN encontrada com maior frequência na microbiota epitelial humana. Considerada por muito tempo uma espécie comensal é agora vista como um importante patógeno oportunista responsável por infecções nosocomiais associadas a dispositivos médicos de longa permanência. No início da década passada, análises do genoma de *S. epidermidis* mostraram que a espécie possui muitos genes que parecem estar envolvidos com funções de adaptação ao ambiente natural o que, segundo alguns pesquisadores, demonstra a natureza oportunista das infecções causadas por essa bactéria.

O aumento do uso de aparelhos protéticos e também do número de pacientes imunocomprometidos são fatores que vem favorecendo a patogenicidade de *S. epidermidis* em ambientes hospitalares. Atualmente, a espécie é a principal causa de bacteremia primária e a terceira causa de infecções nosocomiais. O estabelecimento de *S. epidermidis* em hospitais e demais instituições de saúde se deve basicamente ao fato de a espécie ter a pele humana como nicho natural e à sua habilidade de aderir a materiais biológicos e formar biofilmes.

As infecções causadas por *S. epidermidis*, ao contrário daquelas causadas por *S. aureus*, não demonstram sinais muito evidentes, o que dificulta o diagnóstico. Além disso, a interpretação da presença de *S. epidermidis* em uma cultura como causa da infecção ou como indício de uma contaminação nem sempre é algo muito simples a ser determinado na prática clínica. O tratamento de infecções associadas a esse patógeno também pode ser bastante complicado e demorado devido tanto aos efeitos dos biofilmes na defesa do hospedeiro e na atuação dos antimicrobianos como à presença de diferentes genes de resistência a antimicrobianos em isolados dessa espécie. Nesse contexto, o significado clínico de *S. epidermidis* vem adquirindo maior relevância.

Fatores de Virulência de *Staphylococcus epidermidis*

Um menor potencial de virulência sempre foi atribuído a *S. epidermidis* quando comparado a *S. aureus*. No entanto, essa espécie do grupo de SCoN também possui elementos de defesa que permitem sua evasão do sistema imune do hospedeiro assim como algumas toxinas que auxiliam no processo invasivo.

Exopolímeros

O exopolímero PGA (*poly-γ-glutamic acid*), por exemplo, é considerado um fator de virulência produzido por *S. epidermidis* e por outras espécies de SCoN, mas não por *S. aureus*. Esse polímero tem um importante papel contra a resposta imune inata do hospedeiro, evitando a fagocitose por neutrófilos e interações com peptídeos antimicrobianos conhecidos como AMPs (*cationic antimicrobial peptides*). PGA também promove o crescimento de *S. epidermidis* a altas concentrações de sal, sendo, dessa forma, um fator determinante na fase de colonização. É codificado pelo operon *cap*. Outro exopolímero de *S. epidermidis* que atua contra a resposta imune inata do hospedeiro é PNAG (*poly-N-acetylglucosamine*). Embora seja mais conhecido por seu envolvimento com a produção de biofilme, PNAG também atua no processo de defesa contra neutrófilos, complemento, imunoglobulinas e AMPs.

Lipoproteínas e Ácidos Lipoteicoicos

Algumas estruturas presentes na superfície celular de bactérias Gram-positivas, como lipoproteínas e ácidos lipoteicoicos, podem ser reconhecidas pelo sistema imune estimulando a resposta inata do hospedeiro. *S. epidermidis* possui essas estruturas, também conhecidas como PAMPs (*pathogen-associated molecular patterns*), que estimulam a fagocitose e a liberação de citocinas. Por outro lado, *S. epidermidis* tem a habilidade de perceber a produção de moléculas prejudiciais ao seu desenvolvimento por meio de um sistema denominado Aps. Esse sistema é ativado por diferentes AMPs produzidas pelo hospedeiro e estimula a regulação de uma resposta defensiva contra esses peptídeos antimicrobianos.

Os mecanismos envolvidos com a resposta imune adquirida do hospedeiro devido a infecções causadas por *S. epidermidis* ainda são pouco compreendidos. Embora ocorra a produção de anticorpos contra algumas proteínas de *S. epidermidis*, esse processo de defesa parece não ser tão eficiente. A produção dos exopolímeros que protegem as células do reconhecimento dos anticorpos ou, ainda, o fato de o sistema imune humano desenvolver uma resposta menos agressiva a bactérias comensais prevalentes são algumas das hipóteses sugeridas por pesquisadores para explicar a pouca eficiência do sistema imune do hospedeiro.

Elementos relacionados à adaptação ao ambiente

Staphylococcus epidermidis é uma bactéria bem adaptada a diferentes condições ambientais e isso se deve à presença de alguns elementos no genoma dessa espécie. Cepas portadoras da serina protease Esp, por exemplo, têm maior habilidade para inibir a colonização nasal e a formação de biofilme por *S. aureus*, sendo, portanto, favorecidas no processo de colonização de determinados nichos. Outro elemento que parece estar envolvido com a adaptação da espécie é conhecido como ACME (*Arginine Catabolic Mobile Element*). Esse elemento genético móvel é identificado na maioria das cepas de *S. epidermidis* e vem sendo associado a uma maior habilidade de colonizar a pele e membranas mucosas.

Biofilme e Fatores de Regulação

A produção de biofilmes - aglomerados multicelulares aderidos a superfícies - é o processo mais importante associado à virulência de *S. epidermidis* e, também, o mais estudado. A formação de um biofilme por *S. epidermidis* é caracterizada por algumas etapas específicas (Figura 21.1).

A etapa inicial consiste na colonização de superfícies abióticas por *S. epidermidis* e interações entre as células bacterianas. Superfícies de cateteres, por exemplo, ou de outros dispositivos médicos são recobertas por proteínas da matriz extracelular logo após tais dispositivos serem introduzidos no organismo humano. *S. epidermidis*, assim como *S. aureus*, possui um conjunto de proteínas de superfície denominadas MSCrAMMs (*microbial surface components recognizing adhesive matrix molecules*) que interagem com determinadas proteínas dessa matriz. Essas interações podem ocorrer com maior especificidade, como é o caso da interação da proteína SdrG (também conhecida como Fbe) com o fibrinogênio e o da proteína SdrF com o colágeno ou, de forma menos específica, como é o caso das autolisinas Atle e Aae que se ligam tanto ao fibrinogênio como à fibronectina. O envolvimento de uma protease denominada ClpP com a aderência de *S. epidermidis* a superfícies abióticas também tem sido proposto por alguns pesquisadores. Nessa fase inicial, também são formados os canais que distribuem nutrientes a todas às células do biofilme, promovendo o crescimento desse aglomerado de células.

A fase de adesão é seguida por um processo de agregação intercelular. Nesse momento, diferentes macromoléculas da superfície de *S. epidermidis*, algumas proteínas, exopolissacarídeos e até mesmo os ácidos teicóicos parecem estar envolvidos com a formação da matriz extracelular do biofilme.

O polímero PNAG mencionado anteriormente, também conhecido como PIA (*polysaccharide intercellular adhesin*), ao ser produzido por cepas de *S. epidermidis* envolve e promove a interação das células bacterianas. A síntese desse polímero é feita pelos produtos dos genes do operon *icaA-*

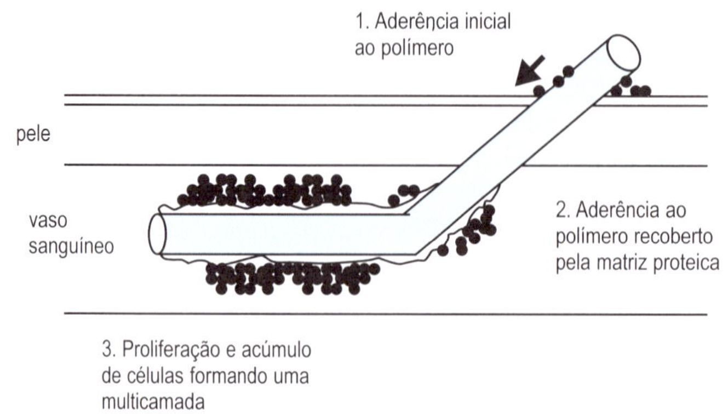

Figura 21.1 – *Etapas da formação de biofilme por* Staphylococcus epidermidis *sobre a superfície do polímero implantado no vaso sanguíneo do hospedeiro.*

DBC (*intercellular adhesion*) e está, entre outros fatores, sob a regulação de sistemas reguladores globais. No entanto, ainda se discute se essa etapa inicial do desenvolvimento do biofilme está ou não sob a influência do sistema regulador Agr-*quorum sensing* (*staphylococcal accessory gene regulator*). A produção de PNAG tem se mostrado determinante para o processo de formação de biofilme em experimentos realizados *in vitro*. Porém, esse polímero não é o único meio que *S. epidermidis* dispõe para formar biofilmes. Cepas de *S. epidermidis* que não possuem o operon *ica* utilizam as proteínas de superfície Bap e Aap nesse processo.

Por fim, ocorre a etapa de rompimento do biofilme, que além de limitar sua expansão promove a disseminação da infecção devido ao desprendimento de grupos de células bacterianas. Ao contrário das etapas iniciais de aderência e agregação intercelular, a fase de rompimento parece estar sob a regulação do sistema regulador Agr-*quorum sensing*.

Toxinas

Diferente de *S. aureus*, *S. epidermidis* não possui, até onde se sabe, uma ampla variedade de toxinas. Nessa espécie de SCoN, a produção de toxinas praticamente limita-se a pequenos peptídeos com funções citolíticas, conhecidos como PSM (*phenol-soluble modulin*). Essas citolisinas pré-inflamatórias exercem uma atividade antimicrobiana contra outras espécies de bactérias, incluindo *S. aureus*, o que favorece a prevalência de *S. epidermidis* no processo de colonização da pele. A δ-toxina (PSMγ) produzida por *S. epidermidis* tem sido associada a casos de enterocolite necrotizante em neonatos.

Patogênese

Estafilococos coagulase-negativos estão bem adaptados tanto a ambientes hospitalares como industriais, podendo sobreviver em superfícies inanimadas por semanas ou até meses. São causas frequentes de infecções de corrente sanguínea decorrentes da introdução de cateteres intravasculares e do uso de outros dispositivos médicos. Nas últimas décadas, *S. epidermidis* se destacou entre as espécies do grupo de SCoN associadas a casos de infecção hospitalar, especialmente como causa de infecções envolvendo próteses ortopédicas e casos de endocardite relacionada a válvulas protéticas.

Por ser também uma bactéria comensal, diferentes estudos têm sido realizados com o intuito de identificar marcadores genéticos que possam distinguir cepas comensais de *S. epidermidis* daquelas que podem causar infecções. A presença dos genes do operon *ica*, que regula a produção de PNAG no processo de formação do biofilme, por exemplo, já foi relacionada a cepas invasivas em muitos estudos, porém alguns relatos não confirmaram essa correlação. Já a sequência de inserção IS256 parece estar associada à adaptação da espécie durante o processo infeccioso. Esse elemento genético ocorre em múltiplas cópias no genoma de *S. epidermidis* e sua detecção tem sido associada a cepas formadoras de biofilme. IS256 promove uma variação de fase da expressão do operon *icaADBC*. Essa sequência de inserção também está inserida no Tn4001, o qual confere resistência aos aminoglicosídeos e pode interferir na sensibilidade aos demais antimicrobianos devido à sua inserção em operons reguladores de genes relacionados à resistência. As MSCrAMMs também já foram consideradas como possíveis marcadores de cepas infecciosas, porém nenhuma diferença significativa quanto ao número ou natureza dessas proteínas de superfície foi observada entre cepas comensais e cepas isoladas de sítios infecciosos.

Subpopulações de *S. epidermidis* e *S. lugdunensis* denominadas SCVs (*small-colony variants*) podem causar infecções crônicas, especialmente em pacientes com osteomielite, fibrose cística e abscessos. Casos graves de endocardite relacionada a válvulas naturais têm sido atribuídos a *S. lugdunensis*, sendo a severidade das infecções causadas por essa espécie muito similar a um quadro infeccioso desenvolvido por *S. aureus*. Outra importante espécie de SCoN a ser considerada é *S. saprophyticus* subsp. *saprophyticus*. Depois de *E. coli*, é a principal causa de cistite em jovens do sexo feminino. Infecções do trato urinário devido a essa espécie são normalmente recorrentes.

Assim como em *S. aureus*, o sistema Agr-*quorum sensing* é um dos mais importantes sistemas de regulação dos fatores de virulência em *S. epidermidis*, sendo o *agr* grupo I identificado com maior frequência em isolados patogênicos dessa espécie.

Identificação laboratorial

A necessidade de diferenciar as espécies de SCoN ainda é discutida pelo fato de não implicar em alterações na terapia. Por outro lado, alguns isolados de SCoN tem sido cada vez mais descritos como causas de graves infecções. Testes para a identificação da espécie ou testes de sensibilidade a antimicrobianos não são realizados quando o isolado de SCoN é considerado contaminante ou colonizador. Quando sua relação com o processo infeccioso é significativa, os testes de sensibilidade são requeridos. O contexto clínico em que uma espécie de SCoN é obtida é muito importante para definir o isolado como contaminante, colonizador ou patógeno e, consequentemente, determinar a necessidade dos testes para a identificação da espécie e do perfil de sensibilidade a antimicrobianos.

A identificação de uma espécie de SCoN segue o esquema proposto para *S. aureus* até a etapa do teste da coagulase (ver capítulo 20, *S. aureus*). Esse teste consiste na detecção da coagulase livre por meio da inoculação de uma colônia de SCoN bem isolada em cerca de 0.5 ml de plasma de coelho. Na presença da enzima estafilocócica, o fibrinogênio do plasma é convertido em fibrina resultando na coagulação do plasma. A incubação é feita a 37°C por 4 horas. Caso nenhum coágulo seja observado durante esse período, o tubo contendo o plasma inoculado deve ser novamente incubado e uma nova leitura após 18 horas deve ser realizada. O tempo da incubação deve ser respeitado uma vez que certas cepas podem produzir uma enzima, a estafiloquinase, que pode lisar o coágulo após sua formação gerando resultados falso-negativos.

As espécies desprovidas da enzima coagulase (SCoN) podem, então, ser diferenciadas por meio de uma série de testes fenotípicos convencionais geralmente baseados na detecção de enzimas específicas, na utilização de determinados aminoácidos, na produção de ácidos a partir de diferentes tipos de açúcar e na sensibilidade a alguns antimicrobianos (Tabela 21.1).

Métodos automatizados ou kits de identificação comerciais são utilizados em muitos laboratórios clínicos, mas, devido a variações fenotípicas, os resultados podem ser imprecisos. Métodos moleculares baseados na determinação de sequências de nucleotídeos de genes conservados como o gene da termonuclease (*nuc*) ou o gene RNAr 16S já foram desenvolvidos para a identificação das principais espécies de SCoNs. Métodos de tipagem molecular têm sido muito usados em estudos epidemiológicos de diferentes espécies de SCoNs, sendo a eletroforese em gel de campo pulsado (*pulsed-field gel electrophoresis*, PFGE) um dos mais discriminatórios. A técnica de MLST (*multilocus sequence typing*), baseada na análise de fragmentos internos de genes conservados da espécie, foi desenvolvida até o momento apenas para *S. epidermidis*.

Em algumas situações específicas, a identificação da espécie de SCoN é recomendada. Em infecções do trato urinário, por exemplo, a confirmação de *S. saprophyticus* isolado de amostras de urina pode ser feita por meio do teste da resistência à novobiocina. Em casos de pacientes com suspeita de endocardite, *S. lugdunensis* isolado de hemocultura pode ser diferenciado das demais espécies de SCoN por resultados positivos nos testes da ornitina descarboxilase e pirrolidonil arilamidase (PYR). Cepas de *S. lugdunensis*, no primeiro teste, serão capazes de transformar a ornitina presente no meio em um composto básico de amina primária (putrescina), resultando em uma elevação do pH e, consequentemente, na mudança do indicador de amarelo para púrpura. No segundo teste, o desenvolvimento da cor vermelha no meio indicará a atividade da enzima pirrolidonil arilamidase, presente em cepas de *S. lugdunensis*.

Tabela 21.1
Testes Fenotípicos Comumente Utilizados para a Diferenciação das Principais Espécies Clínicas de SCoN
(Adaptado de *Manual of Clinical Microbiology* – 10 ed. v. 2, 2011)

Espécies de SCoNs	Arginina arilamidase	pyrrolidonil arilamidase	ornitina descarboxilase	urease	B-Glucosidase	B-Glucuronidase	B-Galactosidase	Arginina	Acetoína	Nitrato	Esculina	Noivobiocina	Trealose	Manitol	Manose	Xilose	Arabinose	Maltose	Lactose
S. auricularis	+	Φ	-	-	-	-	Φ*	Φ	-	Φ*	-	-	+*	-	-	-	-	+*	-
S. capitis subsp. Capitis	-	-	-	-	-	-	-	Φ	Φ	Φ	-	-	-	+	+	-	-	-	-
S. capitis subsp. Ureolyticus	-	Φ*	-	+	-	-	-	+	Φ	+	-	-	-	+	+	-	-	+	Φ*
S. cohnii subsp. Cohnii	-	-	-	-	-	-	-	-	Φ	-	-	+	+	Φ	Φ*	-	-	Φ*	-
S. cohnii subsp. Urealyticus	-	Φ	-	+	-	+	+	-	Φ	-	-	+	+	+	+	-	-	+*	+
S. haemolyticus	-	+	-	-	Φ	Φ	-	+	+	+	-	-	+	Φ	-	-	-	+	Φ
S. hominis subsp. hominis	-	-	-	+	-	-	-	Φ	Φ	Φ	-	-	Φ	-	-	-	-	+	Φ
S. hominis subsp. novobiosepticus	nd	-	-	+	-	-	-	-	Φ	Φ	-	+	-	-	-	-	-	+	Φ
S. lugdunensis	-	+	+	Φ	+	-	-	-	+	+	-	-	+	-	+	-	-	+	+
S. saprophyticus subsp. saprophyticus	-	-	-	+	Φ	-	+	-	+	-	-	+	+	Φ	-	-	-	+	Φ
S. simulans	-	+	-	+	-	Φ	+	+	Φ	+	-	-	Φ	+	Φ	-	-	±*	+
S. xylosus	-	Φ	-	+	+	+	+	-	Φ	Φ	Φ	+	+	+	+	+	Φ	+	φ

+, 90% ou mais das cepas são positivas; -, 90% ou mais das cepas são negativas; ±, 90% ou mais das cepas são positivas com reação fraca; φ, 11-89% das cepas são positivas; nd, não determinado; *, reação lenta.

Epidemiologia

As espécies de SCoN que constituem a microbiota da pele e mucosas de humanos podem colonizar diferentes sítios do seu hospedeiro, porém algumas são encontradas em maior número em determinados nichos. *S. epidermidis*, por exemplo, é prevalente em áreas úmidas como axilas, dedos do pé e narinas anteriores. *S. auricularis* constitui a microbiota do canal auditivo externo. *S. capitis* subsp. *capitis* é encontrado próximo de glândulas sebáceas, especialmente na testa e escalpo, enquanto *S. capitis* subsp. *ureolyticus*, em alguns indivíduos, pode ser encontrado nas axilas. *S. haemolyticus* e *S. hominis* preferem as áreas da pele com maior concentração de glândulas apócrinas, como axilas e púbis. *S. saprophyticus* subsp. *saprophyticus* coloniza o reto e o trato genitourinário de mulheres jovens. *S. lugdunensis* é muito encontrado na virilha e *S. cohnii* nos pés.

Algumas espécies de SCoN são consideradas transitórias, pois podem ser encontradas em humanos devido ao contato com animais domésticos. *S. xylosus*, *S. simulans* e *S. sciuri* são exemplos dessas espécies comensais da pele e de membranas mucosas de vários animais que eventualmente também são encontradas em humanos. Outras espécies de SCoN são relacionadas a determinadas espécies animais: *S. sciuri* subsp. *carnaticus* a bovinos; *S. sciuri* subsp. *rodentium* a roedores; *S. vitulinus* a cavalos e baleias; *S. arlettae* a aves e mamíferos. E, por fim, algumas espécies de SCoNs estão mais associadas a produtos alimentícios, como: *S. hyicus*, *S. lentus*, *S. kloosii*, *S. galinarum*, *S. fleurettii*, *S. condimenti*, *S. carnosus*, *S. piscifermentans*, *S. carnosus* subsp. *carnosus* e *S. succinus* subsp. *casei*.

A epidemiologia molecular de *S. epidermidis* é a mais estudada dentre as espécies de SCoN, no entanto, permanece ainda pouco definida. Em ambientes hospitalares observa-se a persistência de determinados clones endêmicos, muitas vezes, por décadas. Linhagens de um complexo clonal (CC) específico definido pela técnica de MLST, o CC2, estão amplamente disseminadas em hospitais de diferentes países. O sucesso da dispersão de clones ST-2 (CC2), por exemplo, em ambientes hospitalares parece estar associado à presença da IS256 e dos genes *ica*, dois elementos encontrados com muita frequência nesses clones relacionados a processos invasivos. Exposições a antimicrobianos cada vez mais frequentes com consequente pressão seletiva estariam, ao que parece, promovendo a emergência desses isolados.

Outras espécies de SCoN como *S. haetmolyticus*, *S. hominis* e *S. warneri* também têm sido associadas a sérias infecções hospitalares em diferentes países, incluindo meningite, bacteremia, endocardite e sepse.

Sensibilidade a antimicrobianos e tratamento

Dentre as espécies de SCoN, *S. epidermidis*, *S. haemolyticus* e *S. hominis* apresentam com maior frequência resistência a múltiplos antimicrobianos, sendo a resistência à penicilina devido à produção de β-lactamase superior a 90% em isolados de ambientes hospitalares.

A resistência à meticilina/oxacilina em algumas espécies de SCoN supera o observado para *S. aureus*, cerca de 75 a 90% das cepas de *S. epidermidis* isoladas em hospitais de diferentes países são resistentes à meticilina/oxacilina. Assim como em *S. aureus*, a resistência a esse β-lactâmico em SCoN é mediada pelo gene *mecA*, inserido em um elemento genético móvel muito particular do gênero, conhecido como SCC*mec* (*Staphylococcal cassette chromosome mec*). Esse gene codifica uma proteína denominada PBB2a (*penicillin-binding protein*) que se liga à penicilina, porém com menor afinidade pelo fármaco em relação às demais PBPs. Essa atuação da PBP2a resulta em níveis elevados de resistência à meticilina/oxacilina.

Muitos estudos epidemiológicos têm mostrado que a aquisição de SCC*mec* tem ocorrido independentemente em diferentes populações de SCoN, no entanto, a evolução desses elementos genéticos móveis com a formação de novas variantes vem sendo notada especialmente em linhagens de *S. epidermidis* pertencentes ao CC2.

Além da resistência aos β-lactâmicos, cepas de *S. epidermidis* tem se tornado resistente a outros antimicrobianos como gentamicina, fluoroquinolonas, tetraciclinas, cloranfenicol, eritromicina, clindamicina e estreptograminas, geralmente por meio da aquisição de plasmídeos contendo genes que codificam elementos que promovem a alteração do alvo do antimicrobiano ou sua liberação para fora da célula bacteriana por meio de sistemas de efluxo.

O uso de penicilinas resistentes a β-lactamases é recomendado para o tratamento de infecções causadas por cepas de SCoNs sensíveis à meticilina/oxacilina. No entanto, devido ao elevado índice de resistência a esses antimicrobianos em SCoN, o tratamento geralmente é feito com vancomicina. Um grande número de infecções devido a *S. epidermidis*, relacionadas a cateteres, ainda pode ser tratado com esse glicopeptídeo, apesar da produção de biofilme diminuir a atuação do antimicrobiano. Resistência intermediária à vancomicina já foi descrita em isolados de *S. epidermidis*.

Em alguns casos, novos agentes antimicrobianos como a linezolida, por exemplo, são considerados como opções terapêuticas para o tratamento de infecções causadas por cepas de SCoN. Dados dos principais programas de monitoramento da resistência a antimicrobianos têm mostrado uma excelente atuação da linezolida contra patógenos Gram-positivos multirresistentes desde sua introdução na prática clínica em 2000. No entanto, embora a resistência à linezolida permaneça rara, inferior a 0,1%, novos mecanismos foram descobertos em um curto período de tempo, especialmente em estafilococos. A resistência a essa nova oxazolidinona em SCoN tem sido principalmente mediada pela presença de uma mutação no domínio V do RNAr 23S do ribossomo bacteriano. Casos de cepas de SCoN resistentes à linezolida portadores da mutação G2576T têm ocorrido com frequência cada vez maior em diferentes países. Muitos desses relatos descrevem a ocorrência de surtos clonais de SCoN em unidades de terapia intensiva. Outro mecanismo de resistência à linezolida, bem menos comum, foi justamente identificado pela primeira vez em uma cepa de *S. sciuri* de origem animal. O gene *cfr* - que recebe essa denominação por ter sido associado inicialmente à resistência ao cloranfenicol e ao florfenicol - codifica uma metiltransferase que promove a metilação do gene RNAr 23S na posição A2503, o que afeta a ligação de várias classes de antimicrobianos (fenicol, lincosamida, pleuromutilina e estreptogramina A), incluindo as oxazolidinonas. Geralmente é identificado em plasmídios com tamanhos entre 17 e 43 Kb. A aquisição do gene *cfr* parecia estar restrita a isolados de *Staphylococcus* spp. provenientes de animais. No entanto, desde o primeiro relato de uma cepa clínica MRSA *cfr*-positiva na Colômbia, tem se observado um aumento significativo do número de isolados clínicos de estafilococos contendo esse gene. Desde 2001, diferentes espécies de SCoN resistentes à linezolida têm sido descritas na Europa (53,6%), na América do Norte (42,5%), na América do Sul (2,8%) e Ásia (1,1%). Diferente do que se tem observado para *S. aureus*, em cerca de 50% dos casos foram relatadas disseminações clonais dessas espécies de SCoN, sendo as mais frequentes: *S. epidermidis* (76,4%), *S. hominis* (9,1%) e *S. haemolyticus* (8,8%). Em praticamente 100% dos casos, esses isolados resistentes foram associados a infecções sanguíneas.

Uma análise da estrutura da população de *S. epidermidis* mostra que, até o momento, a resistência à linezolida nessa espécie, ao contrário do que tem ocorrido com *S. aureus*, está restrita a apenas um CC, no caso, o CC2. A mutação G2576T está amplamente distribuída entre os isolados *S. epidermidis* do CC2, especialmente nos ST-2, ST-5, ST-6, ST-22, ST-23 e ST-87. Muitos estudos têm mostrado que clones como o ST-2, amplamente disseminados em hospitais de diferentes países, podem apresentar diferentes mutações no domínio V do gene RNAr 23S, também associadas com a resistência à linezolida.

Bibliografia

1. Gu J, Li H, Li M, Vuong C, Otto M, Wen Y, Gao Q. Bacterial insertion sequence IS256 as a potential molecular marker to discriminate invasive strains from commensal strains of Staphylococcus epidermidis. J Hosp Infect. 61, 342–348. 2005; 61(4): 342-8.
2. Hellmarka B, Söderquista B, Unemoa M, Nilsdotter-Augustinsson A. Comparison of Staphylococcus epidermidis isolated from prosthetic joint infections and commensal isolates in regard to antibiotic susceptibility, agr type, biofilm production, and epidemiology. Int J Med Microbiol. 2013; 303(1): 32-9.
3. Otto M. Staphylococcus epidermidis - the "accidental" pathogen. Nature reviews. Microbiology. 2009; 7(8): 555–67.
4. Rupp ME. Clinical Characteristics of Infections in Humans Due to Staphylococcus epidermidis. Methods Mol Biol. 2014; 1106: 1-16.
5. Sonja MK. Schoenfeldera CL, Eckartb M, Hennig S, Kozytskab S, Ziebuhr W. Success through diversity – How Staphylococcus epidermidis establishes as a nosocomial pathogen. Int J Med Microbiol. 2010; 300(6): 380-6.
6. Thomas JC, Vargas MR, Miragaia M, Peacock SJ, Archer GL, Enright MC. Improved multilocus sequence typing scheme for Staphylococcus epidermidis. Journal of Clinical Microbiology. 2007; 45(2): 616–9.
7. Versalovic J et al. Manual of Clinical Microbiology – 10 ed. Washington, DC: ASM Press, 2011. v. 2.
8. Weidenmaier C and Peschel A. Teichoic acids and related cell-wall glycopolymers in Gram-positive physiology and host interactions. Nat Rev Microbiol. 2008; 6(4): 276-87.
9. Yao Y, Sturdevant DE, Otto M. Genomewide analysis of gene expression in Staphylococcus epidermidis biofilms: insights into the pathophysiology of S. epidermidis biofilms and the role of phenol-soluble modulins in formation of biofilms. J Infect Dis. 2005;191(2): 289-98
10. Zhang YQ, Ren SX, Li HL, Wang YX, Fu G, Yang J, Qin ZQ, Miao YG, Wang WY, Chen RS, Shen Y, Chen Z, Yuan ZH, Zhao GP, Qu D,Danchin A, Wen YM. Genome-based analysis of virulence genes in a non-biofilm forming Staphylococcus epidermidis strain (ATCC 12228). Mol Microbiol. 2003; 49(6): 1577-93.

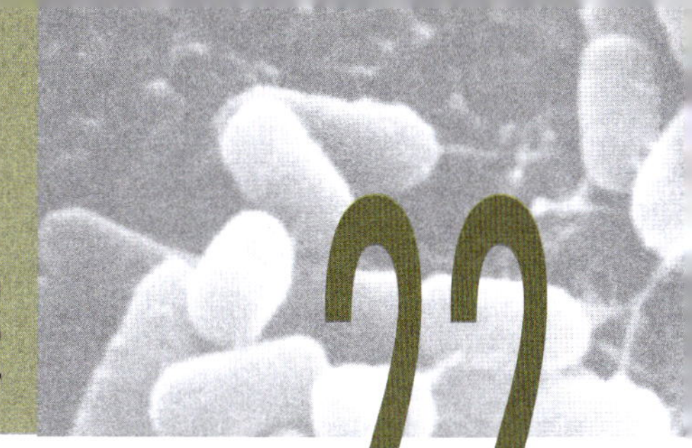

22

Lúcia Martins Teixeira
Tatiana de Castro Abreu Pinto
Vânia Lúcia Carreira Merquior

Streptococcus, *Enterococcus* e Gêneros Relacionados

Os gêneros *Streptococcus* e *Enterococcus* englobam os cocos Gram-positivos, catalase-negativos, de maior importância em medicina humana e veterinária. De modo geral, esses micro-organismos são nutricionalmente exigentes, mas crescem bem em ágar sangue e em caldo nutriente contendo glicose. São anaeróbios facultativos, e alguns podem crescer melhor em atmosfera enriquecida com CO_2 (5%) ou em anaerobiose. O arranjo celular característico é em forma de cadeias, o que deu origem à denominação "estreptococos" (cocos dispostos em cadeias), ou aos pares.

Do ponto de vista ecológico, esses micro-organismos são bastante heterogêneos, pois são encontrados nos mais diferentes ambientes. Muitos são integrantes da microbiota normal do corpo humano, particularmente vias aéreas superiores e trato intestinal. Algumas espécies são reconhecidamente patógenos clássicos para seres humanos e/ou animais, enquanto outras são tipicamente oportunistas. Alguns destes oportunistas raramente são associados a infecções, enquanto outros vêm apresentando importância crescente, devido à capacidade de causar infecções relacionadas à assistência à saúde (ainda frequentemente referidas como infecções hospitalares) e de adquirir novos mecanismos de resistência aos antimicrobianos.

A diferenciação dos principais gêneros de cocos Gram-positivos catalase-negativos tem por base as características morfológicas e fisiológicas, exploradas através de diferentes testes (Tabela 22.1). Ultimamente, tem-se dado ênfase à caracterização baseada em métodos moleculares, o que tem resultado em modificações importantes na classificação tradicional destes micro-organismos.

Neste capítulo, conceituaremos os gêneros *Streptococcus* e *Enterococcus* e, adicionalmente, serão comentados o significado clínico e os testes que permitem a diferenciação de outros gêneros relacionados, que apenas ocasionalmente são associados a infecções.

Streptococcus

Os *Streptococcus* compreendem um conjunto heterogêneo de cocos que se dividem num só plano, agrupando-se em cadeias de tamanho variável. Embora esses micro-organismos façam parte da microbiota normal, alguns deles são responsáveis por uma variedade de manifestações clínicas e são considerados importantes agentes infecciosos tanto para o homem, quanto para diversos animais. Seu metabolismo é fermentativo e o ácido láctico é o produto final predominante da fermentação da glicose. A maioria necessita de meios enriquecidos, geralmente pela adição de sangue, para o crescimento.

Vários sistemas de classificação foram desenvolvidos para os estreptococos, levando à utilização de diversas designações que, frequentemente, se tornam um obstáculo ao entendimento, já que sua adoção não é universal. Entre esses sistemas se destacam aqueles baseados em características hemolíticas (de acordo com o tipo de hemólise observado em meios contendo sangue), fisiológicas (de acordo com o comportamento em diversos testes fisiológicos) e antigênicas (de acordo com a composição antigênica, que é à base da classificação em grupos sorológicos de Lancefield, conforme mencionado adiante).

A identificação dos estreptococos é, entretanto, até hoje, relativamente complexa e fundamentada num sistema dicotômico, com base na observação inicial das propriedades hemolíticas das amostras. Dessa forma, os estreptococos são classificados como β-hemolíticos (quando causam a lise total das hemácias) ou não β-hemolíticos. Estes últimos podem ser subdivididos em α-hemolíticos (quando causam a lise parcial das hemácias) e gama ou não hemolíticos (Figura 22.1). Alguns estreptococos β-hemolíticos são identificados presuntivamente a partir de características fisiológicas, embora a sua identificação confirmatória seja baseada em características sorológicas. Por outro lado, a identificação dos estreptococos não β-hemolíticos é fundamentada em propriedades fisiológicas.

A classificação dos estreptococos em grupos sorológicos baseia-se nas características antigênicas de um polissacarídeo, de composição variável, chamado carboidrato C, localizado na parede celular, que pode ser detectado por diferentes técnicas imunológicas, destacando-se, entre elas, a precipitação em tubo capilar e a aglutinação pelo látex. Tomando por

Tabela 22.1
Características Fenotípicas dos Diferentes Gêneros de Cocos Gram-positivos Catalase-negativos

GÊNERO	*CARACTERÍSTICAS FENOTÍPICAS*[a]									
	VAN	*GAS*	*PYR*	*LAP*	*BE*	*NaCl*	*Crescimento: 10°C*	*Crescimento: 45°C*	*MOT*	*HEM*
Em cadeias:										
Streptococcus	S	-	-[b]	+	-[c]	-	V	V	-	α/β/n
Enterococcus	S/R	-	+	+	+	+	+	+	V	α/n
Lactococcus	S	-	+	+	+	V	+	(-)[d]	-	α/n
Vagococcus	S	-	+	+	+	+[e]	+	(-)[d]	V	α/n
Leuconostoc	R	+	-	-	V	V	+	V	-	α/n
Weissella	R	+	-	-	V	+	V	V	-	α/n
Abiotrophia	S	-	+	+	-	-	-	-	-	α
Granulicatella	S	-	+	+	-	-	-	-	-	α
Globicatella	S	-	+	-	-	+	-	-	-	α
Em grupos ou tétrades:										
Aerococcus	S	-	+	-	V	+	-	+	-	α
Pediococcus	R	-	-	+	+	V	-	+	-	α
Tetragenococcus	S	-	-	+	+	+	-	+	-	α
Gemella	S	-	+	V	-	-	-	-	-	α/n
Helcococcus	S	-	+	-	+	+	-	-	-	n
Alloiococcus	S	-	+	+	-	+	-	-	-	n
Dolosigranulum	S	-	+	+	-	+	-	-	-	n
Facklamia	S	-	+	+	-	+	-	-	-	n
Ignavigranum	S	-	+	+	-	+	-	-	-	α

[a] Características fenotípicas: VAN, suscetibilidade à vancomicina (discos de 30 µg); GAS, produção de gás a partir de glicose em meio de Mann, Rogosa, Sharpe Lactobacillus broth (MRS); PYR, produção de pirrolidonil-arilamidase; LAP, produção de leucine-aminopeptidase; BE, hidrólise da esculina na presença de bile; NaCl, crescimento em presença de cloreto de sódio a 6,5%; MOT, motilidade; HEM, hemólise.
S, sensível, R, resistente; ?, ?, n, alfa, beta e não hemolítico, respectivamente; -, > 95% de reações negativas; ?95% de reações positivas; V, reações variáveis.
[b] Amostras de Streptococcus do grupo A são PYR positivas; os demais estreptococos são, em geral, PYR negativos.
[c] Amostras do complexo S. bovis/S. equinus são BE positivas, assim como cerca de 5% a 10% dos estreptococos viridans.
[d] Algumas amostras crescem devagar a 45°C.
[e] As amostras são positivas após incubação prolongada (cinco ou mais dias, em geral).

base este polissacarídeo, os estreptococos foram divididos em 20 grupos sorológicos (grupos de Lancefield), designados por letras maiúsculas do alfabeto (A, B, C, D, E, F, G, H, K, L, M, N, O, P, Q, R, S, T, U e V). Alguns grupos, particularmente o A, são divididos em tipos sorológicos, relacionados à presença de proteínas imunologicamente distintas na superfície da célula.

O método de sorogrupagem desenvolvido por Lancefield é conveniente, sendo amplamente aceito para a identificação dos estreptococos β-hemolíticos. Entretanto, salvo raras exceções, não se mostrou de utilidade prática para a identificação de estreptococos não β-hemolíticos.

O emprego de testes fenotípicos para a classificação de algumas espécies ou categorias de *Streptococcus* não contempla uma discriminação precisa. Entretanto, aquelas de maior importância clínica podem ser identificadas por testes relativamente simples. Um sistema conveniente de diferenciação permite dividi-los nas seguintes categorias: estreptococos β-hemolíticos (*S. pyogenes*, *S. agalactiae*, *S. dysgalactiae* e outras espécies dos grupos C e G, assim

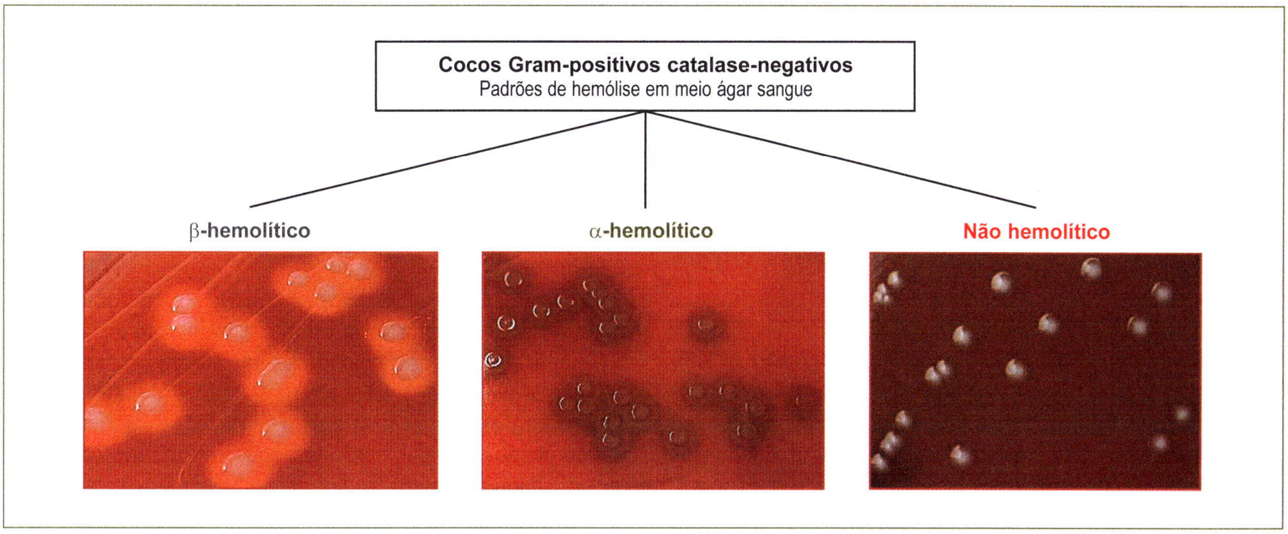

Figura 22.1 – *Padrões de hemólise apresentados por cocos Gram-positivos catalase negativos, em meio de ágar sangue de carneiro. Imagens disponíveis em: www.bacteriainphotos.com; www.microbiologyinpictures.com*

como outras de ocorrência menos frequente), *Streptococcus pneumoniae,* estreptococos do complexo *Streptococcus bovis/Streptococcus equinus* e estreptococos do grupo "viridans".

Devido a sua destacada importância como agentes de infecções em seres humanos, as espécies *Streptococcus agalactiae Streptococcus pneumoniae*, e *Streptococcus pyogenes* estão apresentados, separadamente, nos Capítulos 23, 24 e 25, respectivamente. Os estreptococos dos grupos C e G, bem como os do complexo *Streptococcus bovis/ Streptococcus equinus* e os estreptococos do grupo "viridans" são descritos a seguir.

Na Tabela 22.2 é apresentado um esquema simplificado para a diferenciação das principais categorias ou espécies de estreptococos encontrados em espécimes clínicos de origem humana.

Streptococcus dos Grupos C e G

As amostras de estreptococos β-hemolíticos dos grupos C e G isoladas de seres humanos e que formam colônias grandes, geralmente, pertencem às espécies *Streptococcus dysgalactiae* subsp. *equisimilis* ou *Streptococcus equi* subsp. *zooepidemicus* e são semelhantes ao *S. pyogenes*, com relação a alguns fatores de virulência. Causam infecções graves, como bacteremias, endocardites, meningites, artrites sépticas, infecções respiratórias, além de infecções cutâneas, de menor gravidade. As manifestações clínicas das faringites causadas pelos estreptococos dos grupos C e G são pouco comuns, porém, quando presentes são semelhantes àquelas causadas por *S. pyogenes*, mas não se observa o desenvolvimento de febre reumática, apesar de ocasionalmente serem associadas à glomerulonefrite. O isolamento de amostras do grupo G, identificadas como *Streptococcus canis*, a partir

Tabela 22.2
Esquema Simplificado para a Diferenciação das Principais Categorias ou Espécies de Estreptococos Encontrados em Espécimes Clínicos de Origem Humana

Espécie/Categoria	*Característica*								
	Grupo sorológico	*Hemólise*	*Bacitracina*	*Optoquina*	*Bile Solub*	*CAMP*	*BE*	*PYR*	*NaCl 6,5%*
S. pyogenes	A	beta	S	R	-	-	-	+	-
S. agalactiae	B	beta	R	R	-	+	-	-	(+)
Grupos C e G	C ou G	beta	R	R	-	-	-	-	-
S. bovis/equinus	D	alfa/gama	R	R	-	-	+	-	-
S. pneumoniae	-	alfa	R	S	+	-	-	-	-
Grupo viridans	(-)	alfa	(R)	R	-	-	(-)	-	-

Características: Bile Solub, teste da bile solubilidade; CAMP, produção do fator CAMP; BE, teste da bile esculina; PYR, produção de pirrolidonil-arilamidase; NaCL 6,5%, crescimento na presença de cloreto de sódio a 6,5%; S, sensível; R, resistente; em parênteses, eventuais exceções podem ocorrer.

de quadros de sepse em seres humanos, já foi documentado. Os estreptococos dos grupos C e G que formam colônias pequenas são usualmente identificados como *Streptococcus anginosus* (também conhecidos como *Streptococcus milleri*) e, embora façam parte da microbiota normal da orofaringe, podem causar infecções piogênicas, notadamente abscessos em diversos órgãos.

Complexo *Streptococcus bovis/ Streptococcus equinus*

Os estreptococos pertencentes a este complexo de espécies são possuidores de antígeno do grupo D. Os estreptococos do grupo D eram, antigamente, divididos em duas categorias: os enterococos e os não-enterococos. Com a alocação dos enterococos em um novo gênero (*Enterococcus*), os estreptococos do grupo D ficaram representados, em termos de importância médica, pela espécie *Streptococcus bovis*, a qual hoje é conhecida como um complexo de espécies de difícil discriminação. À medida que novas metodologias foram sendo introduzidas para o estudo de *S. bovis*, foi sendo constatada a necessidade do esclarecimento de questões taxonômicas, resultando na descrição de um complexo que reúne espécies bastante relacionadas. Tal complexo tem sido frequentemente, denominado "complexo *Streptococcus bovis*", "complexo *Streptococcus bovis/Streptococcus equinus*", ou simplesmente "complexo *bovis*" ou "grupo *bovis*". Entre os membros desse complexo, *Streptococcus gallolyticus* ssp. *gallolyticus*, *S. gallolyticus* ssp. *pasteurianus* e *Streptococcus infantarius* ssp. *coli* destacam-se por serem os mais frequentemente isolados a partir de espécimes clínicos de origem humana.

À semelhança dos enterococos, esses micro-organismos são encontrados, normalmente, no trato gastrointestinal. Porém, destacam-se como importantes agentes etiológicos de endocardite, que é o quadro infeccioso mais comumente associado a estes micro-organismos. Estas infecções acometem principalmente os idosos (faixa etária > 60 anos) e apresentam uma taxa de mortalidade elevada, quando comparada à de endocardite de outras etiologias.

Uma particularidade interessante é a tendência à associação do isolamento de membros do "complexo *S. bovis*" a partir de sangue com a ocorrência concomitante de lesões malignas ou pré-malignas do intestino grosso, embora não haja evidência de qualquer relação etiopatogênica. Devido a esta associação, é recomendável pesquisar a presença desse tipo de doença maligna em pacientes com bacteremia causada por esses micro-organismos.

Streptococcus do grupo *viridans*

Os estreptococos *viridans* constituem um conjunto de micro-organismos de caracterização menos definida e padronizada que os demais estreptococos. Destacam-se por serem negativos nos testes convencionais que são utilizados para identificação das outras categorias de estreptococos; não são β-hemolíticos, não possuem antígenos dos grupos B ou D, não são solúveis em bile nem sensíveis à optoquina e a maioria não cresce em caldo contendo concentrações elevadas de cloreto de sódio.

Diferentes nomenclaturas e testes são utilizados para caracterizar as diversas espécies de estreptococos *viridans*. Uma das propostas mais atuais e de caráter eminentemente prático é a de alocá-las em cinco principais grupos de espécies: *Streptococcus mutans, Streptococcus salivarius, Streptococcus sanguinis, Streptococcus mitis* e *Streptococcus anginosus*.

A maioria dessas espécies faz parte da microbiota normal do trato respiratório superior, em particular, dos diferentes nichos ecológicos da cavidade oral. Como agentes etiológicos, são associados à bacteremia, endocardite, abscessos, infecções do trato geniturinário e infecções de feridas. Os estreptococos "viridans" são também importantes causas de sepse e bacteremia em pacientes neutropênicos com câncer. Nos pacientes imunodeprimidos, as infecções causadas por estes micro-organismos podem ter uma evolução com consequências graves, tais como o desenvolvimento de choque séptico. As espécies *Streptococcus sanguis* e, especialmente, *Streptococcus mutans* participam na formação da placa dental, devido à capacidade de sintetizar glicanas a partir de carboidratos.

No passado, os estreptococos "viridans" eram universalmente sensíveis à penicilina. Entretanto, o aumento na frequência de isolamento de amostras resistentes, a este e a outros antimicrobianos, pode ser observado, particularmente, a partir de 1990. Em geral, os componentes do grupo *S. mitis* são os que exibem as taxas mais elevadas de resistência aos antimicrobianos.

Enterococcus

Os *enterococcus* constituem um importante grupo de micro-organismos que se destacam, cada vez mais, como patógenos oportunistas, cuja biologia e taxonomia têm passado por significativas alterações nos últimos anos. Considerados, por longo tempo, como uma das categorias de estreptococos possuidores de antígeno do grupo D, esses micro-organismos eram diferenciados das espécies do grupo D não enterococos (por exemplo, *Streptococcus bovis)* com base em características fisiológicas e de suscetibilidade a agentes físicos e químicos, incluindo antimicrobianos. Essas diferenças, associadas aos dados obtidos por metodologias de hibridização de ácidos nucléicos e de sequenciamento de genes, no início dos anos 1980, demonstraram a distância genética entre amostras identificadas como enterococos, portadores do antígeno D de Lancefield, e aquelas que compartilham o mesmo antígeno de grupo, porém classificadas como não enterococos. Assim, as espécies reconhecidas como enterococos (consideradas até então membros do gênero *Streptococcus*) foram transferidas para um gênero novo, denominado *Enterococcus*. Outros estreptococos do grupo D pertencentes à categoria dos enterococos foram, desde então, transferidos para o gênero *Enterococcus*, assim como, diversas novas espécies têm sido adicionadas, muitas das quais têm emergido como agentes de infecções. Atualmente, são conhecidas cerca de 50 espécies e *Enterococcus* é considerado como um gênero ubíquo, por ser constituído de espécies adaptadas a uma variedade de hospedeiros e ambientes. As espécies *Enterococcus faecalis* e *Enterococcus faecium* são as mais frequentemente isoladas a partir de seres humanos. As demais espécies raramente são isoladas como causa de infecções humanas, embora sua frequência possa eventualmente se elevar quando da ocorrência de surtos hospitalares. Várias espécies podem, geralmente, ser encontradas como membros da microbiota normal, sobretudo do trato intestinal, de seres humanos ou animais.

Enterococcus constituem um gênero muito peculiar pela sua resistência intrínseca aos principais grupos de antimicrobianos usados em terapia e pela sua notável capacidade de manifestar novos modelos e mecanismos de resistência adquirida que os têm posto em destaque entre as bactérias de maior versatilidade no cenário atual da resistência bacteriana aos antimicrobianos. Estas características têm sido responsabilizadas pela atual expressão desses micro-organismos entre os principais agentes de infecções hospitalares.

Gêneros Relacionados

Os demais gêneros de cocos Gram-positivos catalase-negativos encontram-se listados na Tabela 22.1 acima. Vários desses gêneros são membros da microbiota da pele, cavidade oral e do trato respiratório superior. Esses micro-organismos são de baixa virulência, agindo quase sempre como oportunistas em indivíduos imunocomprometidos ou apresentando outros fatores de risco em consequência de hospitalizações prolongadas, antibioticoterapia, emprego de procedimentos invasivos e a presença de corpos estranhos nos tecidos. O gênero *Helcococcus* é habitante normal da pele, estando também relacionado à infeções em pacientes imunocomprometidos. Quatro espécies já foram reconhecidas: *H. kunzii*, *H. sueciensis* e *H. seattlensis* isoladas de infecções oportunistas em seres humanos (como feridas, abscessos cerebrais e infecções por válvulas protéticas); e *H. ovis*, que é mais relacionada às infecções em animais. Dentre as nove espécies e três subespécies de *Lactococcus*, *L. garviae* apresenta destaque entre as infecções humanas e animais. Esta espécie é um importante patógeno de peixes, com consideráveis reflexos econômicos, por frequentemente ser identificada como um problema relevante para a aquicultura. Ainda em animais, *L. garviae* pode também causar mastite bovina. Em humanos, esta espécie está mais frequentemente envolvida em casos de endocardites, particularmente relacionada à presença de válvulas protéticas. *Pediococcus* e *Leuconostoc* estão geralmente presentes em alimentos, podendo ser encontrados também no trato intestinal. Os membros destes dois gêneros destacam-se, também, por apresentarem resistência intrínseca à vancomicina. O gênero *Aerococcus* é constituído, até o momento, de sete espécies distintas, sendo *A. urinae* e *A. sanguinicola* considerados patógenos humanos emergentes. Estas duas espécies são isoladas, principalmente, de infecções do trato urinário, porém, já foram identificadas como agentes de endocardites e bacteremias. Os demais gêneros de cocos Gram-positivos catalase-negativos que apresentam características fenotípicas semelhantes aos *Streptococcus* ou *Enterococcus*, também podem, eventualmente, estar envolvidos em infecções humanas, sendo isolados em maior frequência de sangue, urina, líquor e secreções de feridas.

Bibliografia

1. Chirouze C, Patry I, Duval X, Baty V, Tattevin P, Aparicio T, Pagenault M, Carbonnel F, Couetdic G, Hoen B. Streptococcus bovis/Streptococcus equinus complex fecal carriage, colorectal carcinoma, and infective endocarditis: a new appraisal of a complex connection. Eur J Clin Microbiol Infect Dis 2013; 32:1171-1176.
2. Chow SK, Clarridge JE 3rd. Identification and clinical significance of Helcococcus species, with description of Helcococcus seattlensis sp. nov. from a patient with urosepsis. J Clin Microbiol. 2014;52:854-858.
3. Facklam RR. What happened to the streptococci: overview of taxonomic and nomenclature changes. Clin Microbiol Rev. 2002; 15:613-30.
4. Rasmussen M. Aerococci and aerococcal infections. J Infect. 2013; 66:467-474.
5. Ruoff KL. Aerococcus, Abiotrophia, and other aerobic catalase-negative, Gram-positive cocci . In: Versalovic J, Carroll KC, Jorgensen JH, Landry ML, Warnock DW (eds.). Manual of Clinical Microbiology, Washington DC: ASM Press; 2011, p. 365-376.
6. Russo G, Iannetta M, D'Abramo A, Mascellino MT, Pantosti A, Erario L, Tebano G, Oliva A, D'Agostino C, Trinchieri V, Vullo V. Lactococcus garvieae endocarditis in a patient with colonic diverticulosis: first case report in Italy and review of the literature. New Microbiol. 2012; 35:495-501.
7. Spellerberg B, Brandt C. Streptococcus. In: Versalovic J, Carroll KC, Jorgensen JH, Landry ML, Warnock DW (eds.). Manual of Clinical Microbiology, Washington DC: ASM Press; 2011, p. 331-349.
8. Teixeira LM, Carvalho MG, Shewmaker PL, Facklam RR. Enterococcus. In: Versalovic J, Carroll KC, Jorgensen JH, Landry ML, Warnock DW (eds.). Manual of Clinical Microbiology, Washington DC: ASM Press; 2011, p. 350-364.
9. Teixeira LM, Merquior VLC, Shewmaker PL. Vagococcus. In: Batt CA, Tortorello, ML (eds.). Encyclopedia of Food Microbiology, vol 3. Elsevier Ltd, Academic Press; 2014, p. 673-679.

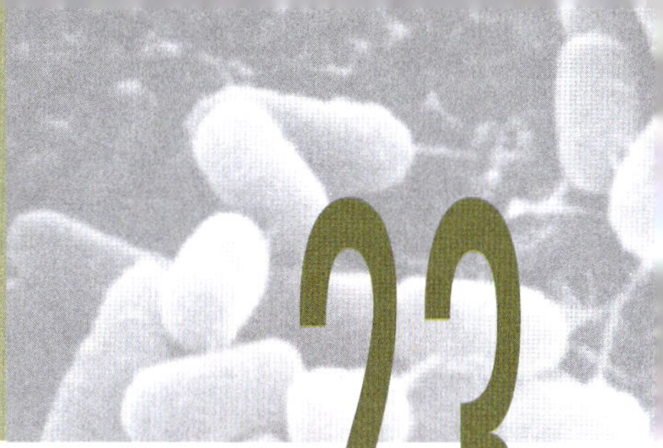

Lúcia Martins Teixeira
Vânia Lúcia Carreira Merquior
Tatiana de Castro Abreu Pinto

23

Streptococcus agalactiae

Streptococcus agalactiae foi inicialmente isolado de leite bovino, em 1887, e associado basicamente à etiologia da mastite bovina até a década de 1930, quando foi descrita a sua presença em secreções vaginais de pacientes assintomáticas e sua associação com sepse e pneumonia puerperal e neonatal. Entretanto, somente a partir da década de 1970 foi confirmada a atuação desse micro-organismo como patógeno em seres humanos. A partir de então, este agente emergiu como causa frequente de bacteremias, pneumonias e meningites em crianças com idade inferior a 3 meses de idade, assim como de infecções em adultos, homens ou mulheres (gestantes ou não). A gravidade do problema estimulou a implantação de medidas profiláticas, tais como o uso de antibióticos durante o parto (*Intrapartum Antibiotic Prophylaxis, IAP*) e estudos relacionados à elaboração de vacinas. Na década de 1990, foi revelado um aumento na detecção de *S. agalactiae* em infecções, incluindo infecções urinárias, em mulheres não grávidas e homens com condições debilitantes ou com mais de 60 anos de idade.

S. agalactiae apresenta um antígeno específico em sua parede celular que corresponde a um polissacarídeo com uma estrutura central composta de ramnose, glucose e fosfato, e cadeias laterais trissacarídicas compostas por ramnose, galactose e *N*-acetilglicosamina. Este composto constitui o antígeno de grupo B, do sistema de classificação de Lancefield, o que levou ao uso frequente da denominação "estreptococos do grupo B" e da sigla GBS (derivada do inglês *group B streptococci*) quando se faz referência a essa espécie.

Os micro-organismos da espécie *S. agalactiae* possuem características morfológicas, nutricionais e fisiológicas comuns às outras espécies do gênero, embora apresentem características peculiares, tais como produção do fator CAMP e capacidade de hidrolisar o hipurato.

Embora as amostras de *S. agalactiae* possam apresentar variabilidade nas características hemolíticas, a maioria daquelas isoladas a partir de seres humanos é β-hemolítica, o que faz com que esta espécie seja considerada um componente da categoria dos estreptococos β-hemolíticos.

Fatores de Virulência

A parede celular de *S. agalactiae* é constituída por peptideoglicano, vários carboidratos, ácidos teicóicos e proteínas. Estes compostos assumem um arranjo em camadas não delimitadas, no qual o peptideoglicano constituiria a camada mais interna e significativa. Açúcares aminados, glicosamina e ácido murâmico também estão presentes na composição do peptideoglicano, assim como açúcares como glicose, galactose e ramnose.

Além do antígeno de grupo citado anteriormente, a espécie *S. agalactiae* apresenta cápsula polissacarídica com composição variável e algumas outras estruturas heterogêneas associadas à parede celular (Figura 23.1), de natureza polissacarídica e/ou proteica, que servem como base para estudos epidemiológicos, assim como de patogenicidade da espécie e de desenvolvimento de vacinas, uma vez que o grau de virulência parece estar relacionado à composição das estruturas de superfície. O ácido lipoteicoico, por exemplo, apresenta propriedades semelhantes à cápsula na indução da produção de citocinas e atua também como adesina, possibilitando a aderência de *S. agalactiae* a diferentes tipos celulares epiteliais.

S. agalactiae também apresenta, em sua superfície, proteínas antigênicas com função principal de adesinas e que são variavelmente expressas por cepas de diferentes sorotipos. O valor destas estruturas como antígenos vacinais vem sendo intensamente investigado. A maioria dessas adesinas é exposta na superfície mantendo-se ligada à parede celular bacteriana através de seu domínio C-terminal, porém um pequeno grupo de proteínas expostas pode ser encontrado associado à superfície celular sem uma ancoragem reconhecida (*anchorless proteins*), utilizando para tal prováveis interações de carga ou hidrofóbicas. Neste último grupo está incluída a GAPDH (gliceraldeído-3-fosfato desidrogenase), uma enzima da via glicolítica tipicamente encontrada no citoplasma, que ao ser exposta na superfície bacteriana liga-se a diferentes componentes da matriz extracelular, como plasminogênio, plasmina, fibronectina e fibrinogênio, sendo, portanto, importante no processo de colonização do hospedeiro humano pelo micro-organismo.

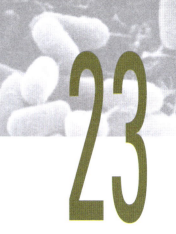

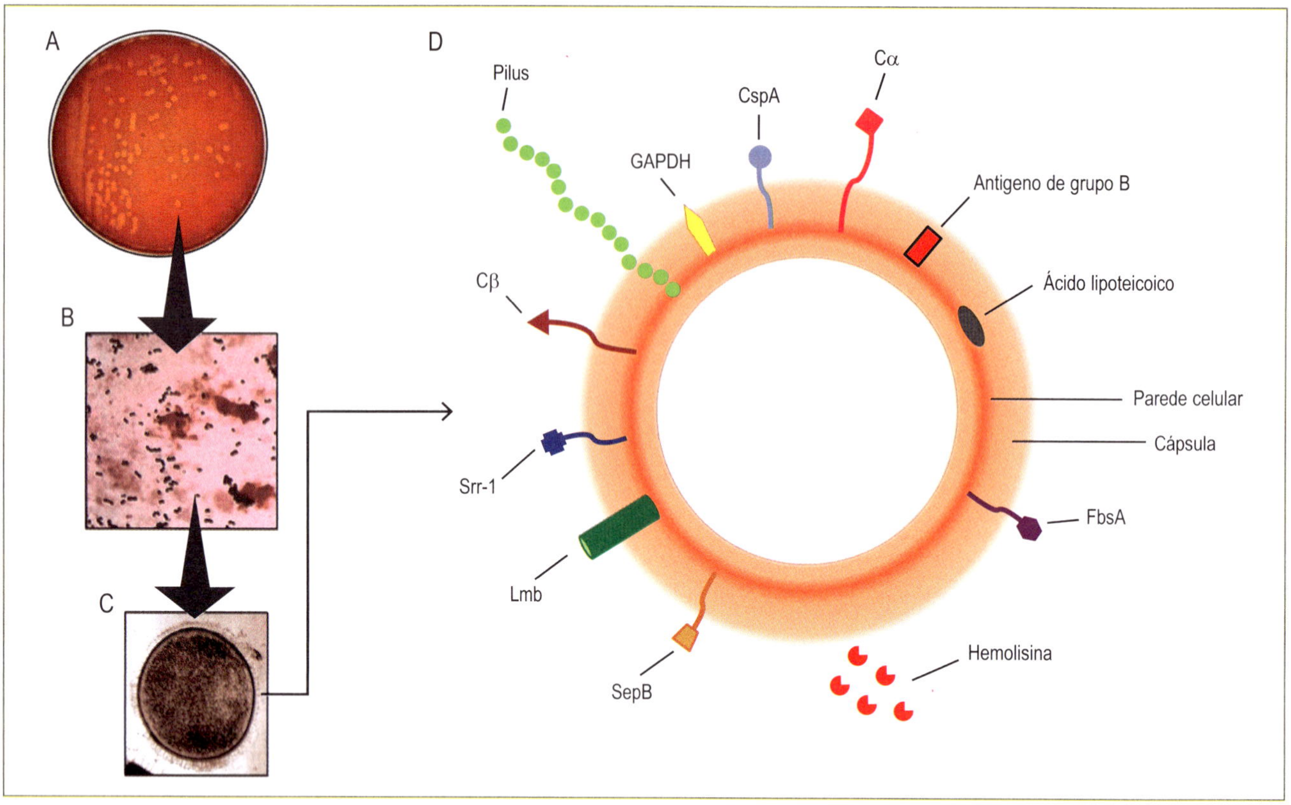

Figura 23.1 – *Características coloniais em meio de ágar sangue de carneiro (A), morfotintoriais após coloração pelo método de Gram (B) e celulares em microscopia eletrônica (C) de* Streptococcus agalactiae *e representação esquemática das estruturas e antígenos de sua superfície (D).*

Cápsula

Em geral, mais de 90% das amostras de *S. agalactiae* isoladas de seres humanos expressam um dos dez tipos capsulares até então identificados (Ia, Ib, II, III, IV, V, VI, VII, VIII, IX). Cada um destes polissacarídeos capsulares consiste em um polímero de peso molecular elevado, composto de sete unidades monossacarídicas repetidas de galactose, glicose, *N*-acetilglicosamina e ácido *N*-acetilneuramínico (ácido siálico). Os polissacarídeos capsulares são fatores de virulência essenciais em *S. agalactiae*, inibindo a fagocitose e a ativação do complemento na ausência de anticorpos específicos. O ácido siálico é um fator essencial para a patogenicidade de amostras do sorotipo III. Cápsulas com níveis elevados deste constituinte impedem a deposição de C3b através da aquisição do fator H de regulação do sistema complemento. A remoção dos resíduos de ácido siálico possibilita a ativação do complemento. Entre outras evidências que apontam o papel da cápsula como um fator de virulência está a sua associação com a indução da produção de citocinas pró-inflamatórias detectáveis em casos de artrite e choque séptico.

Proteínas da família Alp

Um dos principais grupos de proteínas em *S. agalactiae* é representado pela grande família de proteínas Alp (*α-like proteins*), que inclui principalmente as proteínas Cα, Alp2, Alp3, Alp4, R e Rib. Estas proteínas são variavelmente expressas na superfície bacteriana dependendo do sorotipo das amostras, podem também ser utilizadas como alvos para estudos epidemiológicos, e compartilham em suas estruturas a presença de uma longa região com unidades repetitivas adjacentes idênticas. Atuam na virulência de GBS por serem capazes de se ligar a células epiteliais humanas e induzir a produção de anticorpos protetores específicos.

A proteína Cα, protótipo desta família e capaz de se ligar a glicosaminoglicanos do hospedeiro, foi originalmente descrita como uma subunidade do antígeno C, que também incluía a subunidade Cβ, descrita a seguir. A observação posterior em diferentes estudos de que a distribuição de Cα e Cβ ocorria de forma independente entre as amostras de *S. agalactiae* evidenciou que não se tratavam de subunidades de uma mesma proteína ou antígeno, mas sim de duas proteínas diferentes e não relacionadas. Por exemplo, enquanto Cα é frequentemente observada entre amostras pertencentes ao tipo capsular Ia e raramente entre aquelas do sorotipo Ib, Cβ é raramente encontrada nas amostras do sorotipo Ia mas é frequente entre aquelas do tipo Ib.

Proteína C-beta (β)

Além das diferenças na ocorrência entre as proteínas Cα e Cβ, são também observadas divergências em relação às suas estruturas, composição e função, o que corrobora com a sua classificação em diferentes classes de proteínas. Cβ é capaz de se ligar à porção Fc de IgAs humanas e apresenta propriedade ligante ao fator H do sistema complemento, sugerindo um papel importante na evasão do sistema imune pelo micro-organismo. Em oposição ao que é observado para Cα, Cβ é sensível à tripsina e não apresenta uma longa região com unidades repetitivas adjacentes. Sua característica é a presença de unidades ricas em resíduos de prolina na região C-terminal.

Proteínas que se ligam à matriz extracelular

A aderência a proteínas da matriz extracelular é considerada um fator importante na patogênese de infecções por *S. agalactiae*. Em micro-organismos desta espécie, a ocorrência de uma lipoproteína com atividade ligante à laminina (Lmb), a principal componente da membrana basal e um dos constituintes da matriz extracelular, facilita o fenômeno da aderência a tecidos humanos. Além disso, *S. agalactiae* apresenta em sua superfície proteínas ligantes a fibronectina e fibrinogênio, incluindo FbsA e FbsB (*fibrinogen-binding proteins*) e CspA (*cell-surface protease A*). Ainda, proteínas apresentando repetições com resíduos ricos em serina (Srr-1 e Srr-2) permitem a ligação à queratina humana, presente em tecidos epiteliais do pulmão, da pele e da vagina.

Algumas dessas proteínas envolvidas na adesão apresentam ainda atividade proteolítica sobre os componentes da matriz extracelular e/ou sobre quimiocinas, como CspA, promovendo a invasão de tecidos e também o escape do sistema imune. Outra proteína de superfície, mais recentemente descrita e que apresenta essa dupla funcionalidade, é BibA (*GBS immunogenic bacterial adhesin*).

Pili

Estudos recentes demonstraram a ocorrência de pili em amostras de *S. agalactiae*. Esses apêndices poliméricos parecem estar envolvidos com a adesão da bactéria às células hospedeiras, com a formação de biofilmes, além de conferir maior resistência a fagócitos e peptídeos antimicrobianos. As cepas de *S. agalactiae* podem apresentar três diferentes variantes de pili: PI-1, PI-2a e PI-2b. Acredita-se que todas as cepas expressem PI-2a ou PI-2b, sendo que muitas delas também possuem PI-1. Os genes responsáveis pela produção de pili são encontrados em discretas regiões genômicas denominadas PI (*pilus islets*; ilhotas de pilus). Cada PI compreende todos os genes responsáveis pela montagem e expressão de pilus, incluindo: 1) genes que codificam para proteínas com um domínio C-terminal que será ancorado à parede celular, 2) genes que codificam para a proteína estrutural principal (*backbone protein*, BP), 3) genes que codificam para proteínas auxiliares (*ancillary protein*, AP), e 4) genes que codificam para sortases que atuam polimerizando as subunidades.

Enzimas e outros produtos

Uma característica das infecções causadas por *S. agalactiae* é o pequeno fluxo de neutrófilos aos sítios de infecção no hospedeiro humano. Um dos fatores que está relacionado a este aspecto é a produção de uma enzima ligada à superfície bacteriana que cliva e inativa o componente sérico C5a de seres humanos, um dos principais quimioatrativos para polimorfonucleares, denominada C5a peptidase (ScpB). Essa proteína também apresenta atividade ligante à fibronectina e às células epiteliais humanas, evidenciando uma dupla funcionalidade.

S. agalactiae também secreta uma proteína com atividade hidrolítica sobre o ácido hialurônico, um importante polímero de glicosaminoglicana não sulfatado de alto peso molecular encontrado na matriz extracelular, em fluidos corpóreos e em vários tecidos dos organismos superiores como cordão umbilical, fluido sinovial, cartilagem e cérebro. Teoricamente, a degradação de ácido hialurônico na matriz extracelular facilitaria a disseminação pelos tecidos do organismo infectado devido ao aumento da permeabilidade tecidual.

A hemolisina de *S. agalactiae* forma poros nas membranas celulares de diferentes células, verificando-se que a atividade hemolítica pode ser correlacionada com a produção de pigmentos por amostras dessa espécie, o que sugere a associação genética entre essas duas características.

As amostras de *S. agalactiae* podem ainda produzir outras proteases, nucleases, pululanases, e outras enzimas, que podem atuar como potenciais fatores de virulência. Outra proteína importante é o fator CAMP (assim denominado em referência aos autores Christie, Atkins e Munch-Peterson, os quais primeiramente descreveram o fator), considerado como um fator de virulência devido à sua capacidade de se ligar as imunoglobulinas G e M, via fração Fc. Por outro lado, a detecção da produção do fator CAMP é de auxílio significativo na identificação de *S. agalactiae* (ver Diagnóstico adiante).

Aspectos genéticos da virulência

Já se encontram disponíveis as sequências completas de genomas de cepas representantes dos principais sorotipos de *S. agalactiae* associados a doenças em seres humanos, o que vem contribuindo muito para a elucidação de diversos aspectos da biologia, evolução e patogênese de *S. agalactiae*. Diversas proteínas expostas na superfície celular vêm sendo identificadas pela análise genômica, a exemplo da proteína Sip (*surface immunogenic protein*), cujo papel na virulência ainda é bastante desconhecido, mas a sua presença presumivelmente ubíqua na espécie aliada à sua eficiente capacidade de gerar imunidade protetora a torna um alvo em potencial para o desenvolvimento de vacinas anti-GBS independentes de sorotipo. Além disso, a genômica comparativa revela que uma grande parte dos genes que compõem o cromossomo de *S. agalactiae* é compartilhada por outras espécies importantes de estreptococos, incluindo *S. pyogenes* e *S. pneumoniae*, sugerindo que os eventos de transferência horizontal de genes, mais especificamente a conjugação, são muito importantes e frequentes nesta espécie. Entre as regiões gênicas que mostram evidência de terem sido transferidas horizontalmente, estão incluídos diversos determinantes genéticos de virulência de *S. agalactiae*, a exemplo das ilhotas de patogenicidade responsáveis pela produção de pilus (PI).

Patogênese

S. agalactiae pode colonizar assintomaticamente os tratos genital e intestinal de mulheres e causar infecções graves em recém-nascidos. Contribui para isto a imaturidade do sistema imunológico da criança. Deficiências imunológicas também facilitam as infecções nos idosos e adultos portadores de doenças que comprometem as defesas do organismo.

Uma etapa crítica para o desenvolvimento de doença invasiva do recém-nascido é a colonização reto-vaginal da mulher grávida. *S. agalactiae* adere de maneira altamente eficiente ao epitélio vaginal, placenta, células epiteliais da boca e da faringe, epitélio e endotélio alveolares e cada uma destas interações é potencialmente relevante para a transmissão vertical da bactéria e para o início da infecção neonatal.

A ruptura prematura das membranas placentárias também favorece a colonização fetal. No entanto, há evidências de que *S. agalactiae* pode penetrar na cavidade amniótica através da placenta íntegra e causar infecções fulminantes no feto ainda dentro do útero. A aspiração do líquido amniótico contaminado pelo feto e de secreção vaginal pelo recém-nascido pode levar a bactéria até os alvéolos pulmonares, onde ela proliferará abundantemente se não for eliminada rapidamente pelos macrófagos pulmonares. É possível que as lesões pulmonares estejam associadas às propriedades citotóxicas da hemolisina ou da citolisina produzida no local da infecção. *S. agalactiae* pode penetrar nas células pulmonares estimulando sua própria endocitose e, assim, ter acesso à corrente sanguínea (Figura 23.2). Amostras dos diferentes sorotipos de *S. agalactiae* são capazes de invadir as células epiteliais dos alvéolos. Vários estudos sugerem que a invasão celular é uma etapa decisiva na patogênese das doenças causadas por esse micro-organismo, sendo a sobrevivência no interior das células humanas uma característica importante na evasão do sistema imune.

Depois do acesso de *S. agalactiae* aos pulmões ou ao sangue, ocorre o recrutamento da resposta imunológica, cujo objetivo é eliminá-lo do organismo. O recém-nascido, em

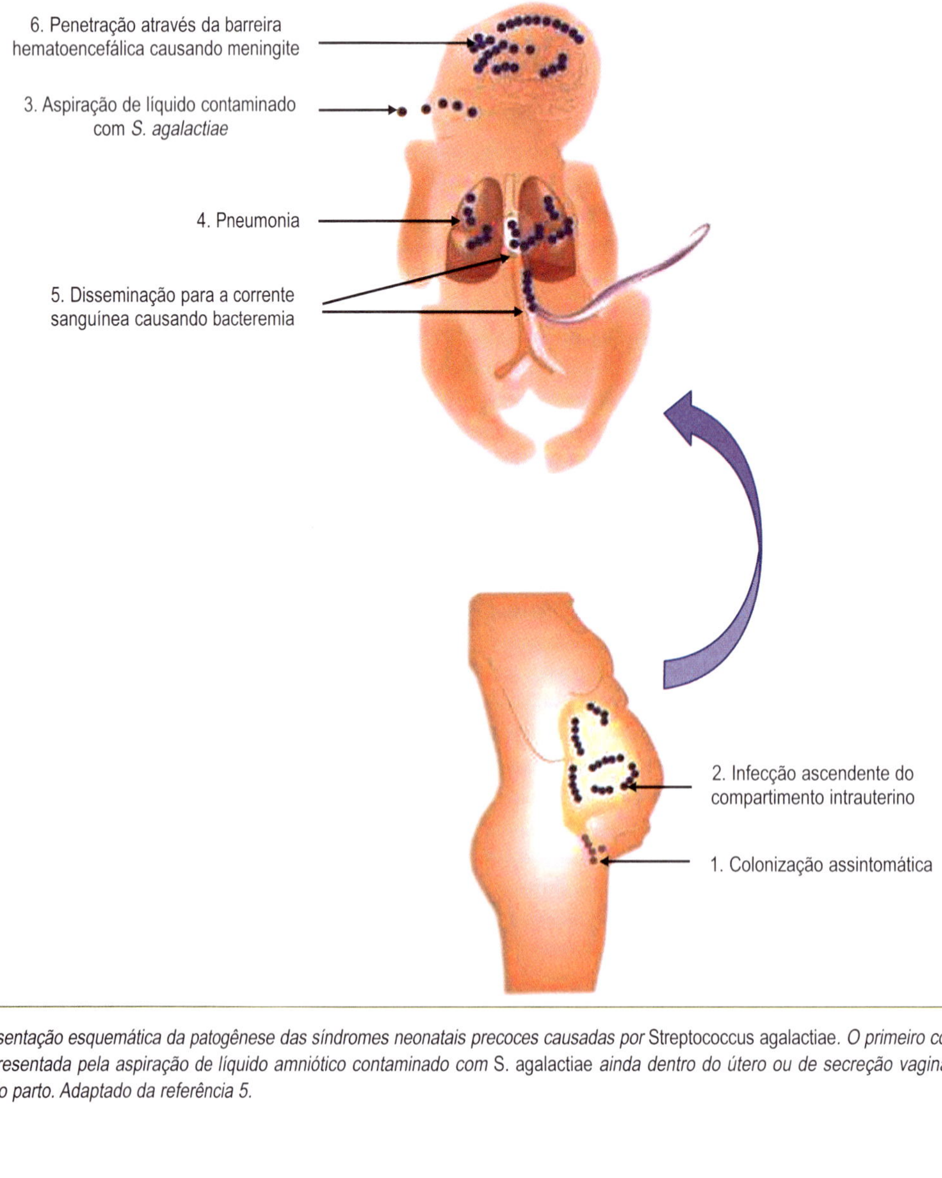

Figura 23.2 – *Representação esquemática da patogênese das síndromes neonatais precoces causadas por* Streptococcus agalactiae. *O primeiro contato com o neonato (etapa 3) pode ser representada pela aspiração de líquido amniótico contaminado com* S. agalactiae *ainda dentro do útero ou de secreção vaginal materna durante a passagem pelo canal do parto. Adaptado da referência 5.*

particular o prematuro, tem menor quantidade de macrófagos alveolares do que o adulto, além de apresentar deficiências quantitativas no sistema complemento e redução na atividade quimiotáxica dos neutrófilos. A cápsula da bactéria limita ainda mais a sua fagocitose pelos macrófagos pulmonares, favorecendo a disseminação da bactéria pelo organismo. *S. agalactiae* pode sobreviver por até 48 horas no interior dos macrófagos e, além disso, a eficiência da fagocitose na ausência de anticorpos anticapsulares e de complemento é muito reduzida. O recrutamento de neutrófilos para o local da infecção é ainda prejudicado pela ação da enzima C5a peptidase. A bactéria pode se disseminar pela corrente circulatória e proliferar em diferentes tecidos (meninges, ossos e articulações). A indução das citocinas pró-inflamatórias pela bactéria é responsável pelo início do choque séptico.

Manifestações clínicas

Em recém-nascidos

Dois tipos de síndromes clínicas são descritos em neonatos: a síndrome precoce (*early onset syndrome*) e a síndrome de ocorrência tardia (*late onset syndrome*). As infecções precoces ocorrem na primeira semana de vida e as tardias 7 a 90 dias após o nascimento. As infecções precoces podem ser adquiridas no útero em consequência da aspiração de líquido amniótico contaminado ou durante a passagem pelo canal do parto colonizado por GBS, e são muito mais frequentes (aproximadamente 80% de todos os casos). As manifestações clínicas precoces mais comuns incluem a pneumonia, artrite séptica, sepse e meningite. A infecção tardia mais comum é a bacteremia associada à meningite. As fontes de infecções mais prováveis são a própria mãe da criança e outras crianças doentes e afetam principalmente neonatos provenientes de gestação normal e sem complicações aparentes nos procedimentos de obstetrícia ou quadros de síndrome precoce.

Em parturientes

Em parturientes, os estreptococos do grupo B estão associados a doenças que variam desde a infecção urinária branda até quadros de sepse grave, tromboflebite séptica e meningite. A maior parte das infecções invasivas é relacionada à corrente sanguínea, mas quadros de osteomielite, endocardite e meningite também podem ocorrer.

Além das infecções do trato urinário, frequentemente representadas por bacteriúria assintomática, as síndromes não invasivas associadas a *S. agalactiae* durante a gravidez e o período após o parto incluem quadros de infecção intra-amniótica (corioamnionite), endometrite (que frequentemente pode ser também acompanhada de bacteremia), infecções de ferida cirúrgica (pós-cesariana ou outros), celulite e fascite.

Em homens e em mulheres não parturientes

O trato gastrointestinal é um reservatório importante para os estreptococos do grupo B em indivíduos adultos, e o trato genital masculino é também considerado como uma importante fonte de pielonefrite e prostatite associadas a este micro-organismo em idosos. A presença de condições crônicas debilitantes é comum nos pacientes infectados, e estudos populacionais indicam que as taxas de incidência são significativamente mais elevadas em pacientes com *diabetes mellitus*, cirrose, infecção por HIV, distúrbios neurológicos e câncer, sendo, então, estes considerados fatores de risco para a aquisição de infecções por estreptococos do grupo B.

Entre os adultos, as infecções de pele e de tecidos moles e a bacteremia sem um foco primário identificável são as manifestações mais comuns. Várias destas infecções são adquiridas durante período de hospitalização devido a outras doenças. O espectro clínico também inclui urosepse, pneumonia, peritonite, meningite, artrite séptica e endocardite. As infecções de pele incluem celulite, úlceras e mais da metade dos casos ocorre em indivíduos com *diabetes mellitus*. Em homens idosos, a infecção do trato urinário e a prostatite são comuns, e os pacientes com urosepse apresentam comumente uma anormalidade urológica debilitante (uropatia obstrutiva, uso de cateter, etc.).

Diagnóstico

Os espécimes clínicos mais indicados para a pesquisa de portadores são aqueles colhidos da vagina, cérvice uterina e região anorretal. Para a pesquisa em recém-nascidos, o material deve ser coletado logo após o nascimento, a partir do cordão umbilical, canal auditivo externo, garganta e reto. Nas crianças com sintomatologia, deve ser coletado sangue, liquor e urina. O uso de meios seletivos é indicado quando o material clínico é proveniente de áreas com microbiota normal. Caso contrário, basta a semeadura em placas de ágar sangue e em um meio de enriquecimento. A identificação presuntiva de *S. agalactiae* é geralmente feita pelo teste de CAMP (Figura 23.3). Este teste é baseado na detecção de uma substância (fator CAMP) produzida por GBS, a qual

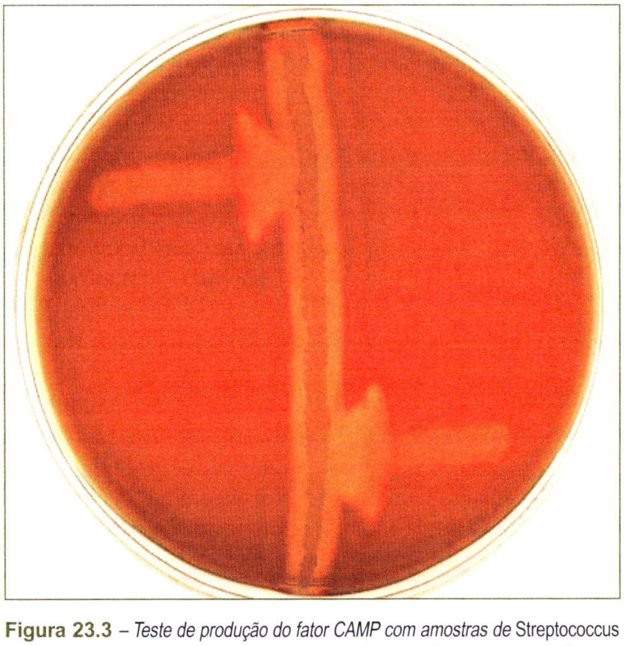

Figura 23.3 – *Teste de produção do fator CAMP com amostras de* Streptococcus agalactiae. *A formação de uma área de hemólise em forma de seta indica um teste positivo.*

potencializa a ação hemolítica da β-lisina de *Staphylococcus aureus*, tendo como efeito a formação de uma área de hemólise sinérgica, em forma de seta ou meia-lua, quando esses dois micro-organismos são semeados sob a forma de estrias perpendiculares em placas contendo ágar sangue de carneiro. Para a identificação definitiva recorre-se à pesquisa do antígeno do grupo B, através de métodos sorológicos empregando antissoro específico. O diagnóstico rápido das infecções causadas pelo *S. agalactiae* também pode ser feito pela pesquisa do antígeno B ou de genes espécie-específicos por PCR, diretamente nas secreções e no liquor.

Epidemiologia

O papel dos fatores socioeconômicos que influenciam direta ou indiretamente as taxas de prevalência e incidência de infecções por estreptococos do grupo B é pouco conhecido. Com base em estudos realizados nos Estados Unidos, observa-se que fatores como a aplicação e a qualidade dos procedimentos de diagnóstico, acompanhamento pré-natal, medidas preventivas, profissionais e intervenções obstétricas diversas variam entre diferentes instituições e hospitais. Considerando-se estes aspectos, é possível que condições socioeconômicas, as quais influenciam diretamente os aspectos relacionados à hospitalização, à adoção de planos de saúde, profissionais qualificados, educação dos pacientes e os procedimentos subsequentes, constituam importantes variáveis para o favorecimento de infecções por estreptococos do grupo B em populações com qualidade de vida mais baixa.

As doenças neonatais por *S. agalactiae* ocorrem em 0,5 a 5,7 neonatos vivos, considerando-se cada 1.000 nascimentos. Cerca de 1% a 2% dos recém-nascidos de mães colonizadas desenvolvem infecções invasivas do tipo precoce, mas o risco destas infecções aumenta quando um dos seguintes fatores está presente: nascimento prematuro, pouco peso ao nascer, elevado intervalo de tempo entre o rompimento das membranas e o parto, ruptura das membranas anterior ao início do trabalho de parto, aminionite, colonização reto-vaginal da gestante, densa colonização materna por estreptococos do grupo B, idade materna (< 20 anos de idade), bacteriúria durante a gestação, infecção urinária durante a gravidez, baixos níveis de anticorpos maternos específicos para a cápsula bacteriana, histórico de perda de feto ou aborto espontâneo, múltiplas gestações, cesariana e a prolongada duração do monitoramento intrauterino. Já as síndromes tardias ocorrem em 0,3 a 1,8 neonatos considerando-se 1.000 nascidos vivos. Em adultos (excluindo mulheres grávidas), a incidência é de 6,5/100.000 e a taxa de mortalidade é alta tanto para crianças quanto para adultos (8% e 12%, respectivamente).

O trato gastrointestinal parece ser o reservatório primário de *S. agalactiae* e o trato geniturinário, o secundário. O micro-organismo também pode ser encontrado na uretra de parceiros sexuais de mulheres colonizadas e na orofaringe de homens e mulheres. Durante a gravidez, pode colonizar o trato urinário provocando bacteremia assintomática. Estimativas indicam que entre 15% e 35% das mulheres grávidas apresentam colonização por estreptococos do grupo B na vagina e/ou no reto, frequentemente na ausência de manifestações clínicas. A publicação de um manual para a prevenção de doenças associadas a estreptococos do grupo B, em 1996, pelo Centers for Disease Control and Prevention (CDC, Atlanta, EUA), com a mais recente atualização em 2010, e um intenso trabalho de divulgação deste, têm favorecido a redução das taxas de transmissão e de infecção precoce em neonatos. Entre as recomendações, destacam-se a realização de cultura reto-vaginal de todas as gestantes entre a 35ª e 37ª semana de gravidez e a administração de antibióticos no momento do parto (IAP) naquelas cuja cultura gere um resultado positivo para GBS. As infecções do tipo tardio, no entanto, não são afetadas por esta abordagem por terem frequentemente uma origem nosocomial.

A frequência dos diferentes tipos capsulares entre diferentes síndromes causadas por GBS é variável. Nas infecções do tipo precoce destaca-se o sorotipo Ia, nas de início tardio há a predominância do sorotipo III, e entre as infecções em adultos não gestantes destaca-se o sorotipo V, em algumas regiões. Entretanto, a frequência dos diferentes sorotipos pode ser variável de acordo com a área geográfica e período de tempo, entre outros fatores.

Tratamento, prevenção e controle

O antibiótico de escolha continua sendo a penicilina, em doses 10 vezes superiores às usadas, por exemplo, para o tratamento das infecções causadas por *S. pyogenes*. Como pode ocorrer tolerância, uma alternativa recomendada é a associação de penicilina com gentamicina ou outro aminoglicosídeo. Apenas recentemente, as primeiras amostras de *S. agalactiae* resistentes à penicilina foram relatadas, e essa continua sendo uma característica raramente observada nesta espécie. Em pacientes alérgicos aos β-lactâmicos, recomenda-se a administração de eritromicina. Para este último antibiótico, no entanto, a resistência entre as amostras de *S. agalactiae* parece ter emergido com tendências a rápida ascensão nas últimas décadas em diferentes locais do mundo.

No sentido de prevenir as infecções do recém-nascido, os obstetras têm usado, com relativo sucesso, a administração parenteral da ampicilina no momento do parto (IAP), quando as condições da parturiente sugerem a possibilidade de infecção. Para aquelas pacientes que apresentam alergia aos beta-lactâmicos, são indicadas clindamicina ou eritromicina; mas se a amostra de *S. agalactiae* apresentar-se resistente a esses últimos, a vancomicina é utilizada.

Existem vários estudos em andamento sobre vacinas à base de polissacarídeos capsulares que, em testes experimentais, estimulam a formação de anticorpos altamente protetores. Testes clínicos com vacinas conjugadas abarcando os cinco principais sorotipos de *S. agalactiae* (Ia, II, III, IV e V) têm demonstrado imunogenicidade e segurança, mas nenhuma vacina foi até o momento licenciada para uso. Uma alternativa, contudo, consiste na utilização de proteínas como alvos vacinais de forma que se obtenha proteção independente de sorotipo, destacando-se as da família Alp, a C5a peptidase, a proteína β, as proteínas de pilus, a Sip, entre outras. Os resultados destes estudos são bastante promissores, principalmente os obtidos com vacinas contendo o polissacarídeo conjugado a uma proteína carreadora.

Bibliografia

1. Fischeti VA, Novick RP, Ferreti JJ, Portnoy DA, Rood JI (eds.). Gram-positive pathogens. ASM Press; Washington: 2000, p. 125-162.
2. Johri AK, Lata H, Yadav P, Dua M, Yang Y, Xu X, Homma A, Barocchi MA, Bottomley MJ, Saul A, Klugman KP, Black S. Epidemiology of Group B *Streptococcus* in developing countries. Vaccine. 2013; 31S:D43–D45.
3. Kilian, M. *Streptococcus* and *Lactobacillus*. In:Borriello SP, Murray PR, Funke G (eds.). Topley and Wilson´s microbiology and microbial infections. 10th ed. London, Edward Arnold; 2005, 833-881.
4. Lindahl G, Stålhammar-Carlemalm M, Areschoug T. Surface proteins of *Streptococcus agalactiae* and related proteins in other bacterial pathogens. Clin Microbiol Rev. 2005; 18:102-27.
5. Nobbs AH, Lamont RJ, Jenkinson HF. *Streptococcus* adherence and colonization. Microbiol Mol Biol Rev. 2009; 73:407–450.
6. Rajagopal L. Understanding the regulation of Group B Streptococcal virulence factors. Future Microbiol. 2009; 4:201–221.
7. Stevens DL, Kaplan EL. Streptococcal infections: clinical aspects, microbiology, and molecular pathogenesis. New York: Oxford University Press; 2000, p. 180-237.

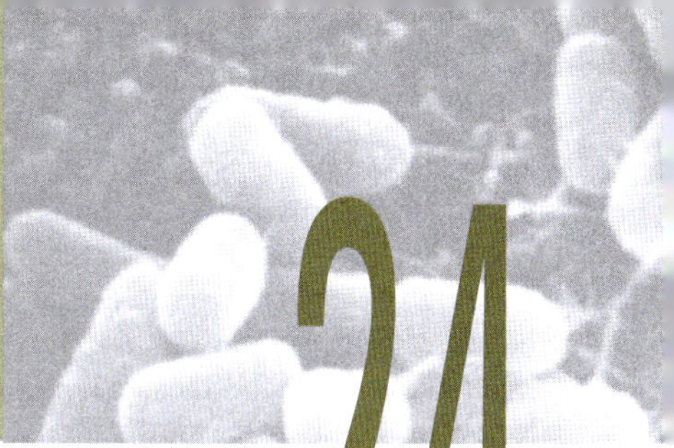

Lúcia Martins Teixeira
Vânia Lúcia Carreira Merquior
Leila Carvalho Campos
Tatiana de Castro Abreu Pinto

24

Streptococcus pneumoniae

Streptococcus pneumoniae, frequentemente referido como pneumococo, é uma espécie constituída por cocos Gram-positivos que se dispõem aos pares ou em cadeias curtas. Quando se apresentam aos pares, as bordas adjacentes são achatadas e as externas lanceoladas, lembrando o formato de chama de vela (Figura 24.1). Como as demais espécies do gênero *Streptococcus,* os pneumococos são anaeróbios facultativos, não produzem catalase e crescem bem em ágar sangue e em outros meios ricos. Em ágar sangue, as colônias são alfa-hemolíticas e imprimem cor esverdeada ao meio (Figura 24.1). São auxotróficos para a colina, um dos principais constituintes da parede celular. Embora seja encontrado, com frequência, no trato respiratório superior de indivíduos assintomáticos, *S. pneumoniae* é um dos principais patógenos humanos, responsável, em particular, por infecções graves em crianças e indivíduos idosos. Historicamente, os

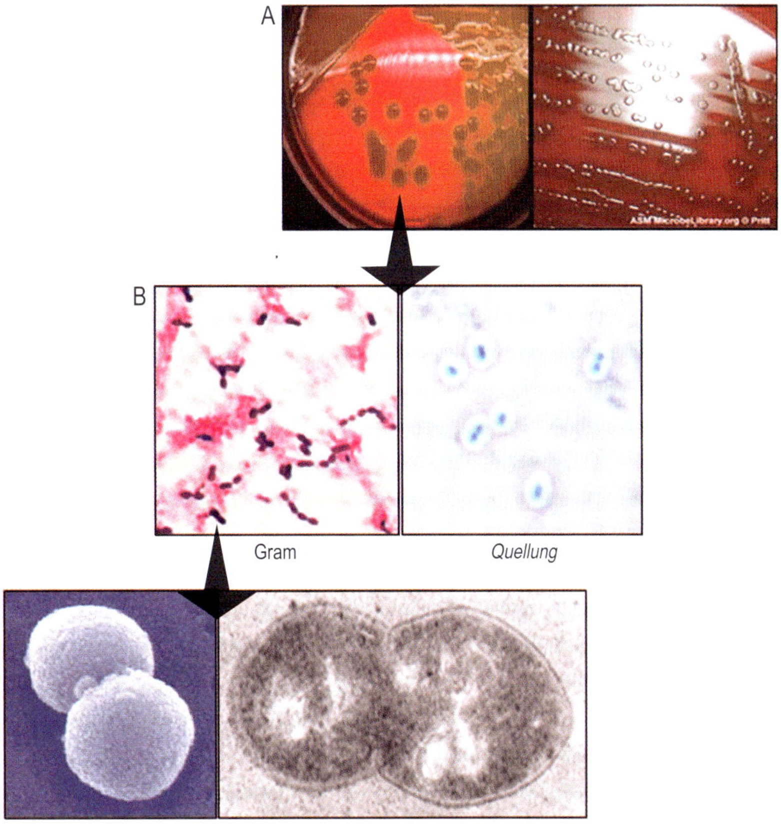

Figura 24.1 – *Características coloniais (A), morfotintoriais (B) e celulares (C) de* Streptococcus pneumoniae. *Notar a presença de* α*-hemólise e cor esverdeada do meio de ágar sangue de carneiro (A). Quando corados pelo método de Gram (em B à esquerda), nota-se a presença de cocos Gram-positivos aos pares (diplococos) e em cadeias curtas, os quais são também visualizados na reação de Quellung (em B à direita). A morfologia das células em microscopia eletrônica (C) lembra o formato de chama de vela.*

pneumococos apresentam aspectos extremamente interessantes por terem sido modelo para importantes descobertas da Biologia Molecular, Microbiologia e Imunologia. Foi trabalhando com esses micro-organismos que Griffth descobriu o fenômeno da transformação em 1928 (ver Capítulo 5) e que Avery, McLeod e McCarty demonstraram, em 1944, que os ácidos nucleicos, e não as proteínas são as biomoléculas que contêm a informação genética. Não deixa de ter também valor histórico a demonstração de que a cápsula polissacarídica de pneumococos foi o primeiro antígeno não proteico a ser caracterizado.

Fatores de Virulência

Os principais fatores de virulência de pneumococos incluem a cápsula, a parede celular e várias proteínas localizadas na superfície da célula ou no citoplasma. Várias dessas estruturas e proteínas produzidas pelas células de *S. pneumoniae* estão representadas na Figura 24.2.

Cápsula

A cápsula é um polímero de alto peso molecular, composto de subunidades oligossacarídicas repetitivas, cada uma contendo de duas a oito moléculas. Protege a célula bacteriana da fagocitose e é considerada como o seu principal fator de virulência. Devido a sua diversidade antigênica estrutural, a cápsula polissacarídica, além de fator de virulência primário, é explorada como principal alvo nas reações sorológicas para a identificação e diferenciação de sorotipos. Os polissacarídeos capsulares são a base da divisão dos pneumococos em mais de noventa sorotipos distintos. A identificação dos sorotipos é feita por meio de reações com antissoros específicos. Para tal, uma das técnicas mais usadas é a de intumescimento capsular ou reação de *Quellung* (Figura 24.1). O *locus* capsular (*locus cps*) apresenta uma organização similar em todas as amostras, com uma região específica para cada tipo capsular e outra comum a todos os sorotipos. Esses *loci* ocupam a mesma posição no cromossomo e estão sujeitos à variação de fase, que torna os pneumococos mais facilmente adaptáveis aos diferentes microambientes do organismo (ver adiante). O polissacarídeo capsular de pneumococos é altamente imunogênico e é utilizado no preparo das vacinas, pois induz o desenvolvimento de anticorpos, que conferem proteção contra as infecções pneumocócicas invasivas.

Parede celular

As estruturas básicas da parede celular dos pneumococos são o peptideoglicano (PG) e os ácidos teicoico e lipoteicoico. Estes últimos são quimicamente similares, diferindo em sua ligação com outros constituintes celulares. O ácido teicoico (também conhecido como substância ou polissacarídeo C) está ligado aos resíduos de ácido murâmico do PG e o ácido lipoteicóico (também conhecido como polissacarídeo ou antígeno F) aos lipídeos da membrana citoplasmática. Ambos são ricos em resíduos de fosforil-colina, um álcool aminado muito importante na biologia desses micro-organismos. Além de ser uma molécula-chave no processo de invasão, a fosforil-colina atua como uma adesina, sendo ainda o sítio de ligação das proteínas que se ligam à colina ou CBP (*cholin binding proteins*). Os genes responsáveis pela adição de colina aos ácidos teicoicos são conhecidos, e mutações que afetam essa região podem ser letais. Resíduos de colina são também encontrados como constituintes da parede celular de outros patógenos respiratórios, como *Haemophilus*, *Neisseria* e *Mycoplasma*, o que sugere que atuem como elementos de interação com a mucosa respiratória do hospedeiro.

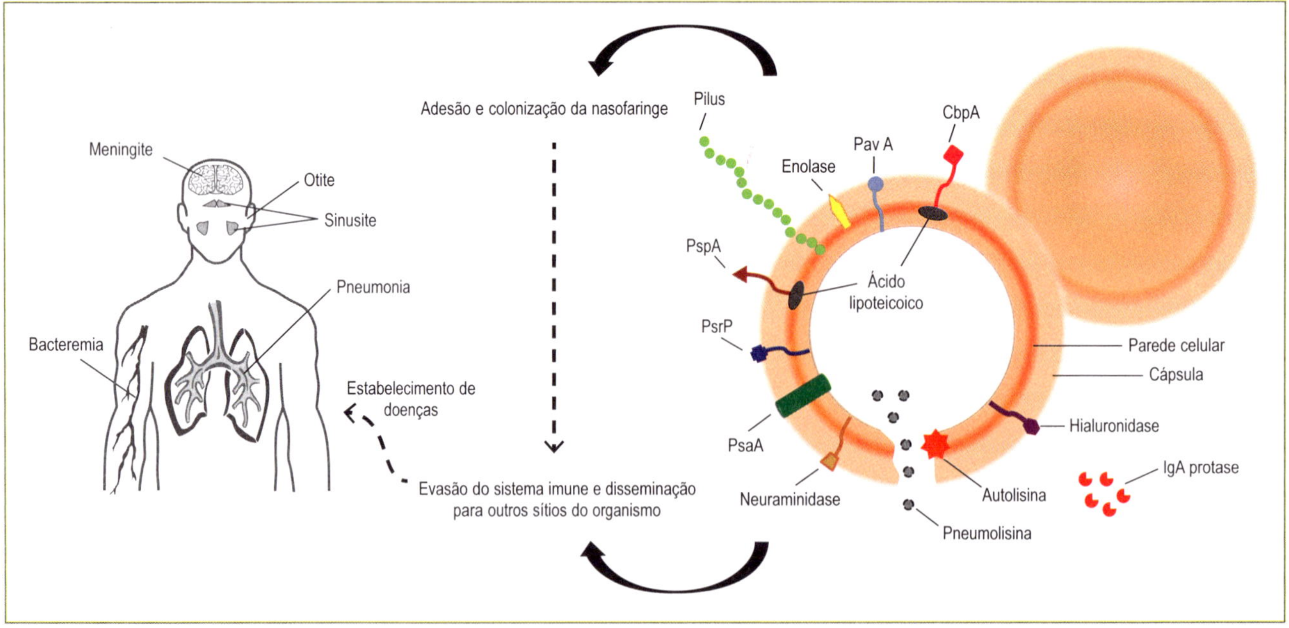

Figura 24.2 – *Principais doenças causadas por* Streptococcus pneumoniae *e representação esquemática das estruturas de superfície e outros produtos desse micro-organismo.*

A parede celular dos pneumococos é um forte indutor de inflamação. Este fato pode ser observado pela reprodução de sintomas característicos de pneumonia, otite e meningite, após tratamento de animais de laboratório apenas com os seus componentes. Assim, esta estrutura como um todo, ou através de seus componentes, pode ser considerada um importante fator de virulência e é capaz de exercer efeitos semelhantes aos observados por ação das endotoxinas de bactérias Gram-negativas.

O ácido teicoico juntamente com o seu complemento de ácido murâmico é também conhecido como substância C, conforme já mencionado. A proteína presente no sangue humano, denominada de proteína C reativa, recebeu esta designação porque tem a capacidade de precipitar, em presença de cálcio, a substância C de pneumococos. Esta proteína está presente em baixos níveis no sangue de indivíduos normais, tendo sua concentração aumentada na vigência de processos inflamatórios.

Proteínas

A análise genômica de amostras de pneumococos sugere a existência de um grande número de proteínas de superfície, assim como proteínas citoplasmáticas, as quais podem ser liberadas ou excretadas para o meio extracelular, em níveis variados. Determinadas proteínas, originalmente citoplasmáticas, podem ainda estar expostas na superfície celular por meio de interações de carga ou hidrofóbicas (*anchor less proteins*). Estão incluídas, neste último grupo, várias enzimas da via glicolítica (enolase, gliceraldeído-3-fosfato desidrogenase, 6-fosfogluconato desidrogenase), que ao serem expostas na superfície bacteriana se ligam a diferentes componentes da matriz extracelular e a células epiteliais, sendo, portanto, importantes no processo de colonização do hospedeiro humano.

Apesar do grande número de proteínas descritas até o presente, somente algumas parecem estar envolvidas com a virulência da bactéria e têm sido alvo de estudos para a elucidação da patogênese das pneumococcias e do desenvolvimento de novas abordagens vacinais para a prevenção destas infecções.

Proteínas que se ligam à colina (CBP): LytA, PspA e CbpA

As CBPs estão ancoradas à superfície celular dos pneumococos pela interação entre seus domínios repetitivos e a colina dos ácidos teicoicos de parede celular. O número de CBPs diferentes na célula pneumocócica varia de acordo com a amostra. Existem 10 na cepa de referência R6, enquanto 15 são encontradas na cepa de referência TIGR4. Diversas CBPs tem sido associadas com a virulência do micro-organismo, destacando-se a autolisina (LytA), a proteína A da superfície de pneumococos (PspA, *pneumococcal surface protein A*) e a adesina conhecida como CbpA.

LytA é uma enzima pertencente ao grupo das autolisinas, responsável pela degradação do peptideoglicano e consequente lise celular, na fase estacionária do crescimento bacteriano e em presença de antibióticos ou outras substâncias. Apresenta dois domínios funcionais, sendo um (C terminal) responsável pela sua ligação à colina e o outro (N terminal) pela sua atividade enzimática (amidase). Atua direta e indiretamente na patogênese da infecção pneumocócica. A ação indireta é resultante da liberação dos constituintes da parede celular e de pneumolisina, que são substâncias dotadas da capacidade de causar inflamação.

A proteína de superfície PspA inibe a deposição e ativação do sistema complemento, se liga à lactoferrina, é expressa por virtualmente todos os sorotipos de maior importância clínica e, em modelos animais, demonstrou funcionar como um antígeno que promove o desenvolvimento de anticorpos protetores.

CbpA (também conhecida como PspC, SpsA, PbcA) é considerada uma das principais adesinas de pneumococos. Mutantes deficientes em CbpA são incapazes de colonizar eficientemente a mucosa respiratória de camundongos e de aderir a células pulmonares e endoteliais. Através da sua ligação ao receptor de imunoglobulina polimérica (pIgR), esta adesina induz o processo de endocitose, favorecendo a translocação dos pneumococos a partir das células epiteliais da nasofaringe para a corrente sanguínea, sugerindo sua participação na patogênese da meningite pneumocócica. Outras propriedades de CbpA incluem a sua capacidade de se ligar a IgA secretora e ao terceiro componente do complemento (C3b), bem como ao fator H, impedindo a lise mediada pelo complemento.

Adesina A da superfície de pneumococos (PsaA)

É uma lipoproteína multifuncional detectada em todos os sorotipos de *S. pneumoniae*, também conhecida como antígeno A da superfície de pneumococos, que participa ativamente da ligação do micro-organismo à célula hospedeira. Pertence ao sistema transportador do tipo ABC, responsável pelo transporte de íons Mn^{2+} e Zn^{2+} para o citoplasma da célula bacteriana. Além disso, esta lipoproteína também desencadeia uma resposta protetora em animais, e sua deleção em amostras de pneumococos está associada à redução na virulência e na capacidade de adesão com o concomitante aumento da susceptibilidade ao estresse oxidativo. É possível que seu papel na adesão seja também indireto, já que a presença ou ausência de Mn^{2+} e Zn^{2+} modulam a expressão de outros genes de virulência, como, por exemplo, aqueles que codificam adesinas, particularmente CbpA. Estudos *in vitro* mostraram, também, seu papel na adesão bacteriana às células da nasofaringe através de sua ligação com o receptor E-caderina. Em função de ser bastante conservada entre os diferentes sorotipos, essa lipoproteína é um forte candidato para o desenvolvimento de vacinas.

Pneumolisina (Ply)

Esta hemolisina é uma citotoxina intracelular produzida por virtualmente todas as amostras clínicas de *S. pneumoniae*, sendo liberada, geralmente, quando o micro-organismo sofre ação da autolisina. Faz parte de um grupo de proteínas comuns em bactérias Gram-positivas, conhecidas como citolisinas dependentes de colesterol, ou CDCs. Seu mecanismo de ação é, portanto, dependente da ligação às moléculas de colesterol presentes nas células do hospedeiro. É tóxica para quase todos os tipos de células eucarióticas, nas quais tem a capacidade de criar poros que resultam em lise celular. Os poros são formados por oligômeros da toxina que se inserem na membrana citoplasmática da célula-alvo. Além de sua capacidade lítica, a pneumolisina expressa uma gama de outras propriedades reconhecidamente citotóxicas, entre as quais estão a diminuição dos movimentos ciliares das células do epitélio brônquico e a inibição direta da fagocitose. Em baixas concentrações podem ainda estimular a produção de citocinas pró-inflamatórias, a proliferação de linfócitos, e a síntese de anticorpos e, ainda, reduzir a migração de neutrófilos. A deleção do gene responsável pela produção de Ply em amostras de pneumococos leva a redução da virulência tanto em modelos intranasais, quanto em infecções sistêmicas.

Hialuronidase (Hyl)

Esta enzima pertence à família das enzimas que clivam o ácido hialurônico, sendo também produzida por outras espécies de bactérias Gram-positivas. O ácido hialurônico, uma vez clivado ou degradado, torna o tecido conjuntivo mais frouxo, o que facilita a invasão bacteriana. Assim sendo, a hialuronidase desempenha papel importante na patogênese das infecções pneumocócicas.

Neuraminidase (Nan)

Duas principais neuraminidases (NanA e NanB) foram descritas em amostras de pneumococos. Essas enzimas clivam as moléculas de ácido siálico ou neuramínico que fazem parte da estrutura da mucina, reduzindo a viscosidade do muco. Estas enzimas também têm ação sobre glicolipídeos, glicoproteínas e oligossacarídeos, alterando a superfície das células epiteliais do hospedeiro, provavelmente expondo receptores e aumentando a capacidade de aderência do micro-organismo.

IgA protease

Esta enzima é capaz de degradar imunoglobulinas da subclasse A_1 (é uma IgA_1 protease). Como estas fazem parte de um importante mecanismo de defesa do hospedeiro, acredita-se que a produção de IgA_1 protease possa ter um papel significativo na virulência dos pneumococos, particularmente com relação às mucosas do trato respiratório.

Pili

A presença de pili na superfície das células de pneumococos foi reconhecida em 2006, e atualmente duas diferentes variantes podem ser observadas, em prevalências ainda pouco conhecidas. Essas estruturas, constituídas de múltiplas subunidades proteicas, também participam na adesão às células eucarióticas, e na formação de biofilmes, além de induzir a produção de citocinas pró-inflamatórias. Devido a sua extensão até o meio extracelular, permitem a aderência de longo alcance, ultrapassando muitas vezes a camada de muco que reveste os tecidos humanos. Assim como em *Streptococcus agalactiae* (ver Capítulo 23), os genes responsáveis pela expressão de pili em *S. pneumoniae* encontram-se reunidos em ilhas de patogenicidade, localizadas no cromossomo bacteriano e denominadas de PI (*pilus islets*). Diferenças na composição e organização dos genes constituintes da ilha e em seus reguladores determinam as variantes de pili observadas entre as amostras de pneumococos.

Outros fatores de virulência

S. pneumoniae também pode apresentar, em sua superfície, a proteína PsrP, membro da família das proteínas ricas em resíduos repetitivos de serina (*Serine-Rich Repeat Proteins*; SRRPs), as quais estão presentes também em outras espécies de estreptococos e que participam do processo de adesão do micro-organismo ao hospedeiro, possivelmente ligando-se à queratina humana. Os pneumococos podem ainda expressar PavA, que atua ligando-se a componentes da matriz extracelular e a células epiteliais e endoteliais. Além disso, pode ser observada nas células de *S. pneumoniae* a produção de diversas enzimas, tais como serina-proteases e pululanases, que parecem ter múltiplas e importantes funções no estabelecimento e/ou evolução das infecções pneumocócicas.

Aspectos genéticos da virulência

Nos últimos anos, diversos estudos tem se dedicado ao entendimento da regulação genética dos mecanismos de patogenicidade de pneumococos. O sequenciamento completo do genoma de *S. pneumoniae*, além de contribuir para a compreensão de sua patogênese, tem revelado informações de grande importância médica. Um dos aspectos até então mais estudados está relacionado a questão da variação de fase, que é crucial na compreensão da versatilidade destes micro-organismos em se adaptarem aos diferentes ambientes que encontram na sua trajetória pelo organismo do hospedeiro. Os pneumococos podem expressar de maneira reversível, e com elevada frequência, muitos dos seus constituintes de superfície associados à virulência, de acordo com suas necessidades de sobrevivência no organismo. Isto é sugerido pelo estudo de dois tipos de variantes coloniais que podem ser observados quando a bactéria é cultivada em meio de ágar Todd-Hewitt acrescido de extrato de levedura: variantes opaca e transparente. As diferenças entre os dois tipos de variantes não são apenas morfológicas. Ao contrário, envolvem a expressão de constituintes que são cruciais na virulência. A variabilidade na composição e expressão das estruturas de superfície, aparentemente, está relacionada às diferenças na capacidade de colonização e invasão, entre amostras de pneumococos. A variante transparente apresenta maior capacidade de aderência do que a variante opaca, fato este explicado pela menor expressão da cápsula e maior expressão de proteínas de superfície (Tabela 24.1). Outro aspecto genético da virulência que deve ser mencionado diz respeito à competência natural dos pneumococos para realizar transformação, um mecanismo de troca genética. Muitas evidências sugerem que não é só *in vitro* que o fenômeno ocorre. Parece ser comum a troca de genes capsulares *in vivo* mesmo porque diferentes sorotipos podem colonizar o indivíduo ao mesmo tempo. Além disso, a recombinação gênica do *locus* capsular apresenta implicações importantes para a

Tabela 24.1
Características de Virulência das Variantes de Pneumococos de Colônia Transparente e de Colônia Opaca

Característica	*Transparente*	*Opaca*
Cápsula	+	+ + +
Ácido teicóico	+ + +	+
Colina	+ + +	+
CbpA (proteína que se liga à colina)	+ + +	+
PspA (proteína de superfície)	+	+ + +
Capacidade de colonização	+ + +	+
Capacidade de invasão	+	+ + +

eficácia de vacinas baseadas nos polissacarídeos capsulares; pois, a emergência de variantes que escapam da cobertura vacinal reduz os efeitos das medidas preventivas usuais. Adicionalmente, este processo tem importante significado clínico, já que vem sendo responsabilizado pela aquisição de resistência aos antimicrobianos, particularmente penicilina, por estes micro-organismos.

Patogênese

A infecção pneumocócica tem início com a colonização da nasofaringe pelo micro-organismo; etapa na qual diversas estruturas de superfície e enzimas podem estar envolvidas, como a CbpA e as neuraminidases. A partir da região inicialmente colonizada, os pneumococos podem alcançar o ouvido médio, por meio da trompa de Eustáquio (tuba auditiva), e os pulmões, através dos brônquios. Podem, ainda, entrar na corrente circulatória por meio de mecanismos ainda não bem estabelecidos. De acordo com as vias de disseminação, o portador da bactéria poderá vir a ter otite média, pneumonia, meningite ou mais raramente outros tipos de infecção. Para que os pneumococos sobrevivam e se multipliquem, é necessário transpor as defesas do organismo, representadas principalmente pela opsonofagocitose. Para isto, dependem principalmente da presença da cápsula e das proteínas que interferem com as atividades do complemento e dos anticorpos. A disseminação dos pneumococos para o ouvido médio e para os pulmões é um processo praticamente direto, mas para atingirem as meninges, é necessário atravessar a barreira hemoliquórica, normalmente impermeável às bactérias. A reação inflamatória na infecção pneumocócica é basicamente causada pelos elementos da parede celular que são liberados durante a autólise da bactéria, que ativam o complemento e estimulam a produção de citocinas.

Doenças

As doenças mais frequentemente associadas a *S. pneumoniae* são pneumonia, meningite, bacteremia, otite média e sinusite (Figura 24.2).

Pneumonia

É uma infecção aguda, normalmente precedida por um estado gripal, que afeta os lóbulos inferiores dos pulmões (pneumonia lobar), sendo mais frequente em crianças e nos idosos. A pneumonia ocorre quando os micro-organismos sobrevivem à fagocitose pelos macrófagos pulmonares e proliferam nos alvéolos, onde sofrem autólise promovendo a liberação de substâncias que provocam inflamação. Em um pequeno número de casos pode ocorrer derrame pleural purulento (empiema) ou somente seroso.

Meningite

S. pneumoniae é um dos agentes mais comuns de meningite bacteriana, tanto em crianças como em adultos, com predominância em pacientes com idade abaixo dos 5 anos. Pode resultar de bacteremias primárias, mas muitas vezes se instala em associação a otites, sinusites e pneumonias. Em pessoas que sofreram fratura do crânio, pode ocorrer devido a comunicações que se estabelecem entre o espaço subaracnoideo e os seios paranasais. A meningite pneumocócica pode ser letal, mesmo nos casos tratados adequadamente.

Bacteremia

A bacteremia é a apresentação clínica invasiva mais comum da infecção pneumocócica entre crianças de até 2 anos de idade. Ocorre em aproximadamente 25% dos casos de pneumonia e em cerca de 80% dos casos de meningite pneumocócica.

Otite e sinusite

S. pneumoniae é uma das principais causas de otites e sinusites. Frequentemente, estes processos são complicações de infecções virais do trato respiratório, que provocam obstrução dos seios paranasais e da trompa de Eustáquio.

Outras doenças

Os pneumococos podem também causar outras infecções de ocorrência mais rara, como endocardite, osteomielite e artrite.

Diagnóstico

Diferentes abordagens diagnósticas são possíveis e algumas delas dependem do local da infecção. A abordagem clássica é a cultura em meios ricos, tais como ágar sangue e ágar chocolate. No ágar sangue, os pneumococos formam colônias circundadas por halos de α-hemólise (Figura 24.1), que podem ser facilmente identificadas através de testes simples, tais como o de suscetibilidade à optoquina e o de bile-solubilidade. Em casos de meningite, a cultura deve ser sempre precedida do exame microscópico de esfregaços corados pelo Gram, pois a presença de diplococos Gram-positivos no material é altamente sugestiva de meningite pneumocócica (Figura24.1). Outro método que pode ser usado tanto para o liquor como para o sangue é a pesquisa de antígenos capsulares por diferentes técnicas imunológicas. Mais recentemente, foi demonstrado que a metodologia da reação em cadeia da polimerase (PCR) pode ser extremamente útil para o diagnóstico das infecções pneumocócicas. A técnica pode ser aplicada diretamente a diferentes materiais clínicos (escarro, sangue, liquor e secreções em geral) e vários genes podem ser selecionados como alvos para serem amplificados, entre eles o gene que codifica a autolisina (gene *lyt*A).

Epidemiologia

S. pneumoniae é um habitante normal das vias áreas superior, sobretudo da nasofaringe: cerca de 5% a 70% dos indivíduos são portadores de um ou mais tipos sorológicos. As infecções pneumocócicas ocorrem através da transmissão pessoa a pessoa, por intermédio de aerossóis/gotículas, sendo a colonização nasofaríngea um pré-requisito para a ocorrência da doença pneumocócica. A partir da nasofaringe, a bactéria pode se espalhar para a mucosa adjacente e causar doença invasiva. Entretanto, a maioria dos indivíduos colonizados por *S. pneumoniae* permanece assintomática, sendo esta bactéria considerada um componente comum da microbiota nasofaringeana em indivíduos saudáveis. A colonização é mais comum na criança durante os primeiros 2-3 anos de vida e, de modo geral, tem início logo aos seis meses de idade. Até os cinco anos de idade, os eventos de colonização são sucessivos e um único indivíduo pode ser colonizado, concomitantemente, por mais de um sorotipo. A colonização nasofaríngea em crianças menores de cinco anos representa um importante reservatório para a transmissão deste patógeno na comunidade. Este fato contribui para a disseminação horizontal de pneumococos entre os indivíduos de uma população. Ao mesmo tempo, condições de vida precárias, número de crianças nos domicílios e infecções frequentes no trato respiratório são fatores de risco que contribuem para o desenvolvimento da doença invasiva. Fatores inerentes ao hospedeiro também influenciam nas taxas de colonização, entre eles, idade, gênero, perfil genético, amamentação e exposição a ambientes com tabagistas. A frequência de portadores é mais elevada durante o inverno e meses mais frios e entre indivíduos que frequentam ambientes com aglomeração de pessoas. Embora se acredite que os pneumococos de qualquer um dos sorotipos capsulares possam causar infecções, alguns são mais frequentes, podendo a sua distribuição variar de acordo com a idade, região geográfica e o período de tempo. De um modo geral, cerca de 20 sorotipos estão associados com mais de 80% dos casos de doença pneumocócica invasiva que ocorre em todas as faixas etárias. Na América Latina, 13 dos sorotipos mais frequentes (1, 3, 4, 5, 6A, 6B, 7F, 9V, 14, 18C, 19A, 19F, 23F) são responsáveis por cerca de 85% das doenças invasivas. Os sorotipos associados com doenças e com o estado do portador são os mesmos, mas acredita-se que as infecções sejam causadas por sorotipos recém-adquiridos, e não pelos já existentes no portador. As infecções pneumocócicas permanecem como uma das principais causas de morbidade e mortalidade em todo o mundo (especialmente em crianças e idosos). Nos países em desenvolvimento, estima-se que pelo menos um milhão de crianças morra anualmente em decorrência da pneumonia pneumocócica, sendo mais da metade com faixa etária inferior a cinco anos. As condições predisponentes mais comuns da pneumonia são infecções virais respiratórias, alcoolismo, doenças pulmonares crônicas, diabetes e insuficiência cardíaca congestiva.

Tratamento e Controle

Os pneumococos foram considerados, por um longo período, como naturalmente sensíveis à penicilina, constituindo este o antimicrobiano de escolha para o tratamento das pneumococcias. Na década de 1970, no entanto, foi detectada a emergência de amostras resistentes à penicilina e, desde então, a sua ocorrência tem aumentado progressivamente, com frequência variável entre regiões geográficas distintas. Há evidências de que determinados clones resistentes tenham se disseminado por diversos países. Como os pneumococos sofrem transformação facilmente, acredita-se que a sua resistência foi adquirida por incorporação de genes provenientes de espécies de estreptococos que fazem parte da microbiota normal. A resistência à penicilina entre esses micro-organismos é uma característica adquirida em etapas múltiplas e cumulativas, associada à codificação de proteínas que se ligam à penicilina com baixa afinidade para este antimicrobiano. Ressalta-se que, quando a amostra de pneumococos é sensível ou em algumas situações em que a amostra apresenta sensibilidade reduzida, o antimicrobiano de escolha continua sendo a penicilina G. Entretanto, se o nível de resistência é elevado, outros antimicrobianos devem ser usados. A resistência simples ou múltipla pode também ser observada para outros antimicrobianos, entre os quais se incluem os de uso alternativo para o tratamento de pneumococcias, tais como cloranfenicol, eritromicina, sulfametoxazol-trimetoprim e tetraciclina. A resistência ao cloranfenicol é devida à produção de uma enzima, a cloranfenicol acetil-transferase, enquanto a resistência à eritromicina é associada a dois mecanismos principais: um envolvendo a expulsão do antibiótico do interior da célula através de uma bomba de efluxo, e o outro a modificação no alvo ribossômico. O aumento da incidência de infecções pneumocócicas causadas por cepas resistentes aos antimicrobianos tem sido atribuído a clones resistentes pertencentes a um limitado número de sorotipos, os quais tem se disseminado, apresentando altas taxas de não susceptibilidade à penicilina bem como padrões de multirresistência a diversos antimicrobianos.

As iniciativas para o desenvolvimento de uma vacina antipneumocócica foram dirigidas para o polissacarídeo capsular, particularmente, sabendo-se que este elemento é altamente imunogênico e que confere um importante efeito protetor contra as infecções invasivas. Atualmente diferentes formulações vacinais estão disponíveis para a prevenção das pneumococcias. A primeira contém os antígenos capsulares dos 23 sorotipos mais frequentes (1, 2, 3, 4, 5, 6B, 7F, 8, 9N, 9V, 10A, 11A, 12F, 14, 15B, 17F, 18C, 19A, 19F, 20, 22F, 23F e 33F), de acordo com resultados de estudos feitos nos EUA e na Europa. Como esta vacina não induz memória imunológica, ela é indicada apenas para indivíduos maiores de 2 anos de idade, que apresentam doença de base (de caráter imunossupressor e/ou genético), na ocorrência de surtos em adultos e para todos os indivíduos com idade igual ou superior a 65 anos. Outras formulações vacinais baseiam-se na conjugação de um painel de polissacarídeos capsulares a proteínas carreadoras desenvolvidas com a intenção de contornar os problemas relacionados à vacina polissacarídica. São elas: a vacina 7-valente, introduzida nos EUA e na Europa no início dos anos 2000; a vacina 10 valente, introduzida em 2010 no Calendário Brasileiro de Imunizações; e a vacina 13-valente. Estas duas últimas representam opções mais abrangentes e vem substituindo a vacina 7-valente, que, por sua vez, vem sendo retirada do mercado mundial.-

A vacina pneumocócica conjugada 7-valente (PCV7), é constituída pelos polissacarídeos capsulares dos sorotipos 4, 6B, 9V, 14, 18C, 19F e 23F, conjugados a uma proteína carreadora correspondente a uma variante não tóxica da toxina diftérica (CRM_{197}). A vacina 10-valente (PCV10), por sua vez, possui três sorotipos (1, 5, 7F) a mais que a PCV7. Com a introdução de PCV10 no Calendário Brasileiro de Imunizações espera-se a cobertura de cerca de 80% dos sorotipos responsáveis por doenças pneumocócicas invasivas, assim como a redução do número de casos de otite média aguda (AOM) ocasionados por *Haemophilus influenzae* não tipável. Deve-se isto ao fato de que a proteína D de *H. influenzae* não tipável é carreadora dos polissacarídeos de 8 dos sorotipos presentes nesta vacina (1, 5, 7F, 4, 6B, 9V, 14, 23F); enquanto os demais sorotipos (18C e 19F) são conjugados aos toxoides tetânico e diftérico, respectivamente). Atualmente encontra-se também disponível, a vacina pneumocócica 13-valente (PCV13), também conjugada com a proteína CRM_{197}, que além de englobar os sorotipos presentes na PCV7 e PCV10, contém também os sorotipos 3, 6A e 19A. Países como Estados Unidos, Itália e Canadá já implementaram a PCV13 com o objetivo de ampliar a cobertura vacinal.

A introdução das vacinas pneumocócicas conjugadas resultou em uma mudança dramática nos índices de doença pneumocócica em todo o mundo. Nos Estados Unidos, o primeiro país a utilizar a PCV7, observou-se uma significativa redução na incidência geral, e particularmente na população-alvo, constituída por crianças menores de 5 anos. Considera-se que os índices diminuíram também nas outras faixas da população (crianças mais velhas não vacinadas, adultos e idosos) em função da redução da colonização da nasofaringe e da transmissão dos sorotipos vacinais a partir das crianças vacinadas (imunidade de rebanho). Por outro lado, com consequência, tem sido observado um aumento da incidência de doenças causadas por sorotipos não contidos na vacina. Esta evidência tem sido atribuída a dois eventos importantes: 1) troca capsular (do inglês, *capsular switching*), onde os genes que codificam para um sorotipo capsular são trocados através de processos de transformação e recombinação, com os genes que codificam para outro tipo capsular e; 2) substituição de sorotipos (do inglês, *serotype replacement*), que se refere à diminuição na prevalência de sorotipos de pneumococos que são incluídos na vacina (sorotipos vacinais), acompanhada por um aumento correspondente de sorotipos não incluídos na vacina (sorotipos não-vacinais), que preenchem o nicho ecológico primeiramente ocupado pelos sorotipos vacinais.

Investigações atuais estão direcionadas para o desenvolvimento de vacinas baseadas no emprego de antígenos proteicos que sejam comuns a todos os sorotipos de pneumococos. Os antígenos mais promissores são as proteínas PspA, PsaA e Ply. Para o desenvolvimento de novas vacinas é de fundamental importância o conhecimento da diversidade de amostras de *S. pneumoniae* que circulam nas populações, no sentido de selecionar constituintes celulares que melhor reflitam o perfil epidemiológico regional, o que contribuirá para aperfeiçoar estratégias de prevenção e diagnóstico.

Bibliografia

1. Bergmann S, Hammerschmidt S. Versatility of pneumococcal surface proteins. Microbiology. 2006; 152:295-303.
2. Dockrell DH , Whyte M K B, Mitchell TJ. Pneumococcal pneumonia: mechanisms of infection and resolution. Chest 2012; 142: 482 – 491.
3. Fischeti VA, Novick RP, Ferretti, JJ, Portnoy DA, Rood JI. Gram-positive pathogens. Washington: ASM Press; 2000, p. 191-258.
4. Henriques-Normark B, Tuomanen, EI. The pneumococcus: epidemiology, microbiology, and pathogenesis. Cold Spring Harb Perspect Med 2013; doi: 10.1101/cshperspect.a010215.
5. Kadioglu A, Weiser JN, Paton JC, Andrew PW. The role of Streptococcus pneumoniae virulence factors in host respiratory colonization and disease. Nature Rev. 2008; 288-301.
6. López, R. Pneumococcus: the sugar-coated bacteria. Int Microbiol. 2006; 9:179-90.
7. Mitchell AM, Mitchell TJ. Streptococcus pneumoniae: virulence factors and variation. Clin Microbiol Infect. 2010; 16:411–418.
8. Mook-Kanamori BB, Geldhoff M, van der Poll T, van de Beek D. Pathogenesis and pathophysiology of pneumococcal meningitis. Clin Microbiol Rev 2011; 24: 557–591.
9. Musher DM. Streptococcus pneumoniae. In: Mandell GL, Bennett JE, Dolin R (eds.). Mandell, Douglas, and Bennett's principles and practice of infectious diseases, 7 ed. Philadelphia: Churchill Livingstone Elsevier Co.; 2010. p.2623- 2627.
10. Nobbs AH, Lamont RJ, Jenkinson HF. Streptococcus adherence and colonization. Microbiol Mol Biol Rev. 2009; 73:407–450.

Lúcia Martins Teixeira
Vânia Lúcia Carreira Merquior
Tatiana de Castro de Abreu Pinto

25

Streptococcus pyogenes

A espécie *Streptococcus pyogenes* é a principal representante dos estreptococos β-hemolíticos, e forma cadeias relativamente longas quando cultivada em meio líquido. As necessidades nutricionais são complexas, mas, de modo geral, crescem bem em meio de ágar sangue e em meios líquidos contendo glicose. Em sua parede celular está ancorado um polímero constituído de ramnose e N-acetil-D-glicosamina, numa proporção 2:1, que constitui o antígeno de grupo A de Lancefield. Por isso, os membros da espécie *S. pyogenes* são também conhecidos como estreptococos do grupo A ou pela sigla GAS (do inglês, *group A streptococci*).

A espécie *S. pyogenes* tem mostrado, ao longo do tempo, uma elevada capacidade de adaptação ao hospedeiro humano, atuando como importante agente etiológico de uma série de manifestações clínicas (Figura 25.1), entre as quais predomina a orofaringite, assim como sequelas não supurativas, representadas pela febre reumática e a glomerulonefrite. Além disso, a frequência e o impacto, em termos de morbidade e mortalidade de algumas das manifestações clínicas, vêm aumentando ao longo dos anos. Por exemplo, a partir da década de 1980, observou-se o aumento do número de casos e da gravidade de infecções estreptocócicas invasivas, com quadros de fascite necrosante, miosite, bacteremia e sepse. *S. pyogenes* chegou a ser referido pela imprensa leiga como "bactéria que come carne humana" (*flash eating bacteria*), devido à destruição intensa de tecidos que ocorre em

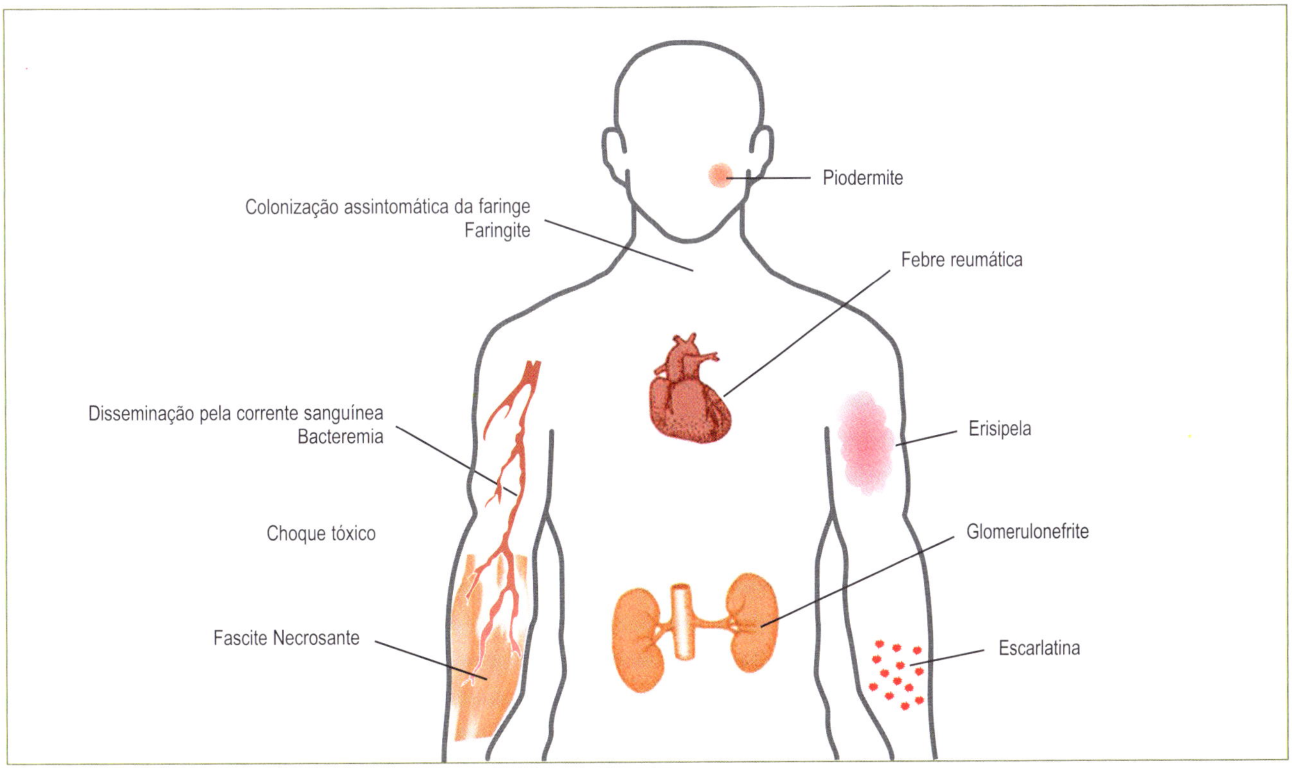

Figura 25.1 – *Principais doenças causadas por* Streptococcus pyogenes.

quadros clínicos como a fascite necrosante. Além disso, em 1987, foi relatada a ocorrência de infecções causadas por *S. pyogenes*, cujo quadro clínico era semelhante ao da síndrome do choque tóxico estafilocócico. Uma série de critérios posteriormente estabelecidos permitiu definir a síndrome do choque tóxico estreptocócico (*streptococcal toxic shock syndrome*, STSS; ou *toxic shock like syndrome*, TSLS), a qual foi considerada uma nova manifestação clínica associada à infecção por *S. pyogenes*. Esta síndrome é caracterizada por hipotensão e choque, promovendo a falência múltipla de órgãos e, apesar da semelhança com a síndrome do choque tóxico estafilocócico, apresenta taxas de mortalidade superiores, variando entre 20% e 50%. *S. pyogenes*, também, apresenta uma importância histórica como causa de sepse e infecções puerperais. Apesar do declínio dramático dessas infecções durante o século 20, devido principalmente à adoção de medidas de higiene e assepsia no momento do parto e no ambiente hospitalar, uma inexplicável reemergência dessas síndromes vem sendo sugerida nas últimas duas décadas. Apesar de *S. agalactiae* (ver Capítulo 23) ser mais frequente em infecções no período puerperal, as manifestações clínicas associadas a *S. pyogenes* nas gestantes são geralmente muito mais graves.

Fatores de Virulência

S. pyogenes possui vários constituintes celulares e produz diversas substâncias que contribuem em maior ou menor grau para a sua virulência (Figura 25.2). Sendo considerada a espécie de *Streptococcus* mais versátil em relação à patogenicidade, muitos de seus fatores de virulência são geralmente considerados multifuncionais, estando envolvidos em várias e diferentes etapas da patogênese.

Cápsula

A maioria das amostras de *S. pyogenes* possui uma cápsula constituída de ácido hialurônico, quimicamente idêntico ao existente no organismo humano. Atribui-se a este fato a sua não imunogenicidade. Com relação à virulência, a principal função da cápsula é proteger a bactéria das células fagocitárias, sendo demonstrado que os estreptococos capsulados dificilmente são fagocitados e os não capsulados, além de serem facilmente fagocitados, são também destruídos pelos fagócitos. *In vitro*, os estreptococos perdem a sua cápsula no fim da fase exponencial da curva de crescimento, o que coincide com a produção intensa de hialuronidase.

Proteína M

Trata-se de uma proteína fibrilar, em dupla hélice, que se encontra ancorada no peptideoglicano da parede celular bacteriana e se estende até a superfície, projetando-se para o exterior, além da cápsula. É um importante fator de virulência e apresenta grande importância prática, pois, devido à sua variabilidade antigênica, permite classificar os *S. pyogenes* em sorotipos. São conhecidos mais de 80 tipos

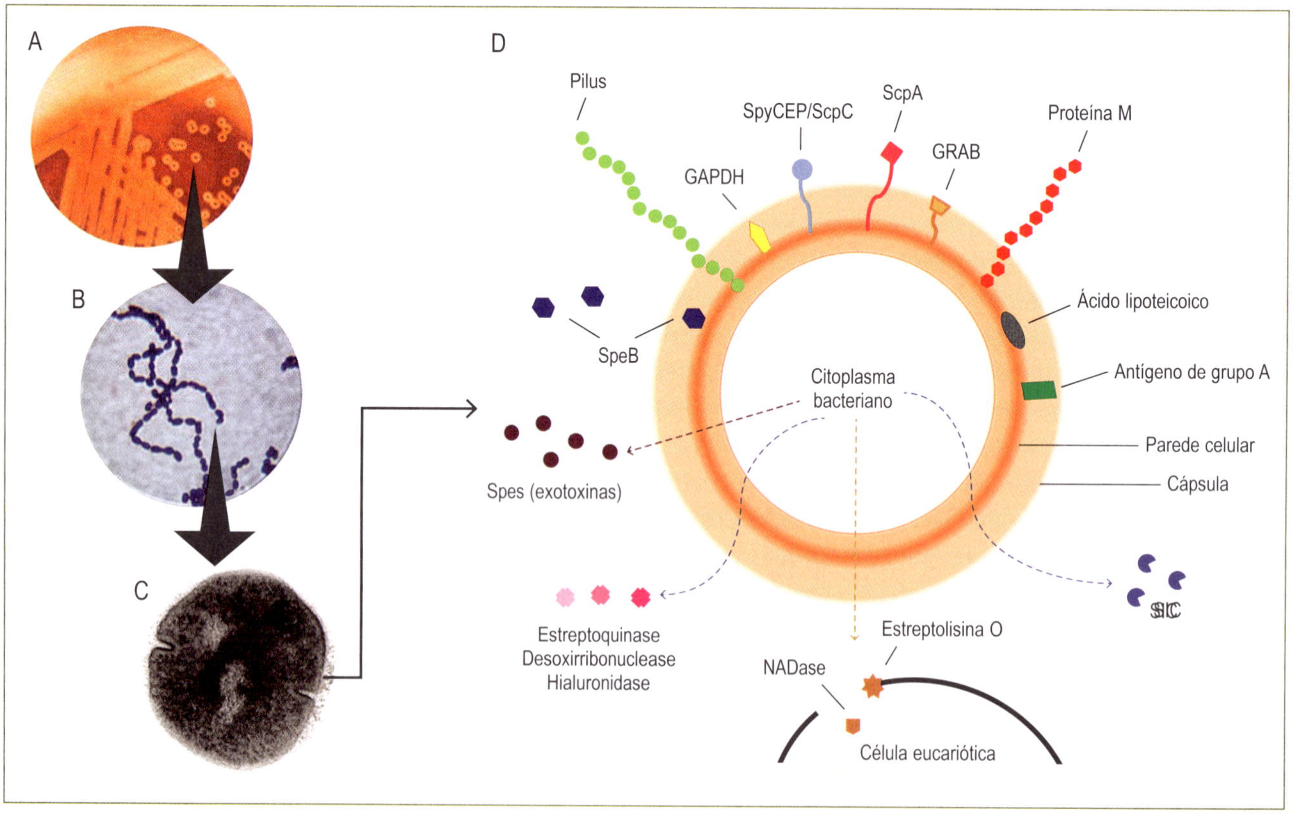

Figura 25.2 – *Características coloniais (A), morfotintoriais (B) e celulares (C e D) de* Streptococcus pyogenes. *Notar as colônias beta-hemolíticas em meio de ágar sangue de carneiro (A), a presença de cocos Gram-positivos em longas cadeias (B), e a representação esquemática das estruturas de superfície e outros fatores de virulência (D).*

M e esta caracterização é muito útil para o entendimento da epidemiologia e patogenia das infecções por *S. pyogenes*. Os tipos M eram determinados através de testes sorológicos utilizando-se antissoros específicos. Atualmente, o mesmo objetivo está sendo alcançado pela análise dos genes *emm*, codificadores da proteína M. Com o uso dessa técnica, denominada tipagem *emm*, já foi detectada a existência de mais de 200 tipos distintos. Como fator de virulência, a proteína M desempenha funções importantes: adere à fibronectina e ao plasminogênio da matriz extracelular e a células epiteliais e endoteliais, funcionando como adesina; interage com o fibrinogênio mascarando a presença da bactéria no organismo; e liga-se aos componentes do complemento e à porção Fc dos anticorpos, bloqueando as suas interações com os fagócitos. Devido a estas últimas atividades (e possivelmente outras), a proteína M é fortemente antifagocitária. Além da proteína M, *S. pyogenes* produz outras proteínas semelhantes (ditas M-*like*) que podem participar de sua virulência, por exemplo, ao fixar anticorpos pela porção Fc.

Pili

S. pyogenes foi a primeira das principais espécies de estreptococos a ter reconhecida a presença de pili em sua superfície celular. A função fundamental desta estrutura polimérica, constituída por múltiplas subunidades proteicas, é a adesão a proteínas da matriz extracelular e a células do hospedeiro, uma vez que se estende da parede celular bacteriana até o meio extracelular, tendo também importante papel na formação de biofilme e na resistência a fagócitos. Em *S. pyogenes*, acredita-se que esta estrutura também seja capaz de reconhecer e se ligar aos componentes da saliva humana. Os genes responsáveis pela expressão dessas proteínas estão incluídos em uma região genômica, conhecida como FCT. Esta denominação, FCT, tem origem nas principais proteínas codificadas nesta região, são elas: proteína ligadora de Fibronectina ou proteína F (PrtF), proteína ligadora de Colágeno (Cpa) e antígeno T. Interessantemente, o antígeno T, utilizado há mais de 50 anos como base para um sistema de sorotipagem complementar das cepas de *S. pyogenes*, foi revelado como o principal componente da estrutura dos pili recentemente descrita. Além disso, assim como o antígeno T, tanto PrtF quanto Cpa podem participar da virulência deste micro-organismo, caracterizando esta região genômica como uma ilha de patogenicidade importante em *S. pyogenes*. Nove variantes de pili já foram observadas entre as cepas de *S. pyogenes* (tipos FCT-1 a 9), decorrentes de alterações na composição e distribuição dessas três proteínas. Aparentemente existe alguma correlação entre os tipos M e FCT, por exemplo, FCT-1 está geralmente associado aos sorotipos M6 e M119, os quais são reconhecidos como relevantes formadores de biofilme.

C5a peptidase (ou ScpA)

É uma protease exposta na superfície do micro-organismo que degrada o componente C5a do complemento, reduzindo o recrutamento de leucócitos para o local da infecção. Além disso, ScpA também participa na adesão do micro-organismo à fibronectina da matriz extracelular e a células epiteliais.

SpyCEP (ou ScpC)

É uma serina protease, descrita recentemente e virtualmente expressa por todas as amostras de *S. pyogenes*. Esta enzima cliva e, consequentemente, inativa todo o repertório de quimiocinas responsáveis por recrutar os neutrófilos humanos, o que indica seu importante papel na evasão do sistema imune do hospedeiro. Estudos *in vivo* vêm demonstrando que esta protease é tanto necessária, quanto aparentemente suficiente para causar a disseminação de amostras invasivas de *S. pyogenes*. Já foi relatado que amostras associadas a quadros invasivos graves, como fascite necrosante, apresentam uma maior expressão desta proteína.

Proteína inibidora do complemento ou SIC (*Streptococcal Inhibitor of Complement*)

Esta proteína inibe a lise celular mediada pelo sistema complemento, impedindo a deposição de componentes e do complexo de ataque à membrana. Esta proteína é, aparentemente, secretada apenas por amostras pertencentes ao sorotipo M1, o qual é geralmente associado a quadros clínicos mais graves e invasivos. Por este motivo, acredita-se que SIC possa estar envolvida, também, em outras etapas da evasão do sistema imune do hospedeiro, tais como a inibição da ação de lisozimas, de peptídeos antimicrobianos e de inibidores de proteases.

Estreptoquinase, desoxirribonuclease e hialuronidase

São enzimas produzidas pela maioria das amostras de *S. pyogenes*. A estreptoquinase, também chamada fibrinolisina, tem a capacidade de dissolver coágulos, pela transformação do plasminogênio em plasmina. A desoxirribonuclease degrada o DNA e a hialuronidase dissolve a substância fundamental do tecido conjuntivo, o ácido hialurônico. Em virtude de suas atividades, é provável que as três enzimas participem da patogênese das infecções estreptocócicas. Na verdade, são muitas as evidências a favor desta possibilidade, mas não existe comprovação definitiva com relação a qualquer uma delas. A maioria dos convalescentes de infecções estreptocócicas apresenta anticorpos contra as três enzimas, sendo a pesquisa destes utilizada para fins de diagnóstico.

Estreptolisinas

São duas as hemolisinas produzidas por *S. pyogenes*: estreptolisina S e estreptolisina O. A estreptolisina S é responsável pelo halo de hemólise em torno das colônias de *S. pyogenes*, tanto na presença como na ausência de oxigênio. Entretanto, aparentemente, não é imunogênica. Evidências recentes sugerem que pode ser responsável pela morte de fagócitos, além de poder estar envolvida na invasão de tecidos mais profundos. A estreptolisina O só é ativa na ausência de oxigênio. Como é imunogênica, a maioria dos pacientes apresenta anticorpos séricos contra ela na fase de convalescência. A estreptolisina O contribui para a virulência de *S.*

pyogenes pela ação lítica em hemácias, leucócitos e possivelmente outras células. A sua capacidade de formar poros nas membranas das células eucarióticas parece, também, ser essencial para a ação de outra enzima produzida por *S. pyogenes*, a NADase (nicotinamida adenina dinucleotidase), que ao entrar nas células hospedeiras por esses poros pré-formados exerceria suas funções pro-apoptóticas, ajudando assim na sobrevivência e proliferação do micro-organismo. Uma alta produção e expressão de estreptolisina O e NADase vem sendo associada a um maior potencial patogênico apresentado por amostras do sorotipo M1. Além disso, a estreptolisina O é cardiotóxica, quando injetada por via endovenosa em animais de laboratório.

Exotoxinas pirogênicas

Essas exotoxinas são também conhecidas como SPEs (*Streptococcal Pyrogenic Exotoxins*), incluindo no momento SPEA, SPEC, SPEG, SPEH, SPEI, SPEJ, SPEK, SPEL, SPEM, SMEZ e SSA, sendo as amostras de *S. pyogenes* geralmente produtoras de 4 a 5 delas. São consideradas superantígenos, uma vez que induzem a produção de IL-1, IL-2, IL-6 e TNF por linfócitos e macrófagos. As SPEs correspondem às toxinas eritrogênicas, que seriam responsáveis pelo eritema da escarlatina. SPEA, SPEJ e SMEZ são as mais associadas às infecções invasivas, enquanto SPEC, SPEI e SSA às não invasivas. Amostras de *S. pyogenes* produtoras de SPEA costumam ser frequentemente isoladas de casos de choque tóxico estreptocócico, e essa exotoxina é fortemente associada aos sorotipos M1 e M3.

SpeB

SpeB foi originalmente descrita como um dos superantígenos produzidos por *S. pyogenes*, por isso a mesma nomenclatura foi utilizada para sua denominação. No entanto, estudos mais recentes revelaram que esta proteína é, na verdade, uma cisteína protease potente e multifuncional, que pode ser tanto secretada para o meio extracelular, quanto exposta na superfície do micro-organismo. Entre suas várias funções, destacam-se: a capacidade de ligação a laminina da matriz extracelular, degradação de proteínas do hospedeiro, e ativação de interleucinas. Quando secretada para o meio extracelular cliva IgG, e quando associada a superfície celular bacteriana assume basicamente um papel de adesina. A produção desta proteína por amostras de *S. pyogenes*, juntamente com a ocorrência de mutações no sistema regulatório CovRS (ver adiante), está relacionada à transição de um fenótipo colonizador (considerado relativamente inócuo) para um perfil invasivo (ou hipervirulento).

GRAB

S. pyogenes apresenta em sua superfície uma molécula denominada GRAB (*G-related α2-macroglobulin-binding protein*), cuja principal função parece ser a autoproteção contra a ação de todas as proteases produzidas e secretadas pelo próprio micro-organismo. Esta adesina é capaz de recrutar e se ligar a α2-macroglobulina humana, que recobrindo a superfície do micro-organismo inibe a ação de proteases.

Outros fatores

Dentre os outros fatores envolvidos na virulência de *S. pyogenes*, destacam-se: o ácido lipoteicóico, que atua como uma adesina e estimula a produção de citocinas; proteínas da família Alp (também encontradas entre amostras de *S. agalactiae*), que estão envolvidas com a aderência do micro-organismo ao tecido hospedeiro; proteínas que se ligam a fibronectina, como SfbI e FbaA, ou a laminina como Lbp, Lsp e Lmb. SfbI ainda é capaz de se ligar a células epiteliais e endoteliais e a IgGs, enquanto FbaA se liga também ao fator H do complemento, evidenciando mais uma vez a multiplicidade de efeitos biológicos relacionados aos fatores de virulência de desses micro-organismos. Além disso, assim como em outras espécies de estreptococos, *S. pyogenes* também pode apresentar, em sua superfície, proteínas com função e localização originalmente citoplasmáticas, como GAPDH (gliceraldeído 3-fosfato desidrogenase) e enolase, que ao serem expostas ao meio extracelular passam a auxiliar na adesão do micro-organismo.

Aspectos genéticos da virulência

Até aproximadamente uma década atrás, apenas alguns fatores de virulência eram identificados e reconhecidos em *S. pyogenes*, incluindo a proteína M, a cápsula de ácido hialurônico e as exotoxinas pirogênicas. Apenas alguns anos após o primeiro sequenciamento completo do genoma de uma amostra de *S. pyogenes* tornar-se disponível, em 2001, ao menos mais outras 13 proteínas que contribuem para a patogênese deste micro-organismo foram descritas. Além disso, outro importante impacto das investigações genômicas com GAS vem sendo o melhor entendimento de como este patógeno coordena a expressão dos vários genes codificadores de fatores de virulência. Uma das principais descobertas foi a revelação de que a produção desses fatores de virulência é extremamente variável e dependente do ambiente, e do estágio e condições de crescimento do micro-organismo.

A versatilidade de *S. pyogenes* em se adaptar facilmente às diferentes condições ambientais que encontra no organismo humano explica, pelo menos em parte, o seu sucesso como um patógeno responsável por uma variedade de infecções superficiais e profundas. Esta facilidade de adaptação é o reflexo do controle da expressão de genes de virulência ser estritamente regulado por sistemas específicos. Dentre estes se destaca o sistema de dois componentes CovRS (*control of virulence genes*). Este regula de forma negativa os mais importantes genes de virulência de *S. pyogenes*, incluindo os responsáveis pela expressão de cápsula (operon *has*ABC), proteínas de superfície (como as ligadoras de fibronectina e laminina e SpyCEP), e produtos extracelulares (como SpeB, estreptoquinase e estreptolisina). Como exemplo da importância que CovRS tem na patogênese de *S. pyogenes*, estudos vêm demonstrando que amostras apresentando mutações pontuais nos genes *cov*RS (que resulte na atenuação do regulador e consequente maior expressão dos genes sob seu controle), geralmente expressam um fenótipo hipervirulento. A maior ocorrência dessas mutações em amostras pertencentes ao sorotipo M1 vem sendo utilizada para explicar em parte a reemergência recente deste sorotipo como causa de infecções invasivas graves.

Outro importante regulador de genes de virulência em *S.pyogenes* é Mga (*multiple-gene regulator*), o qual é frequentemente referido como regulador global de virulência. Mga regula positivamente diversos genes responsáveis pela produção de adesinas de superfície celular (incluindo os genes *emm* e *fba*A) e de fatores envolvidos com a evasão do sistema imune (incluindo os genes *sic* e *scp*A), assim como também apresenta a capacidade de autoativação. Todos esses genes estão dispostos fisicamente próximos no cromossomo de *S. pyogenes*, constituindo uma ilha de patogenicidade. Juntamente com *mga*, esses genes formam um regulon central de *S. pyogenes*. Mga é ativado na fase exponencial do crescimento bacteriano e em resposta a certas condições ambientais, tais como níveis de CO_2 elevados, temperatura normal do corpo humano e restrição na disponibilidade de ferro.

Apesar da grande maioria dos genes associados à virulência em *S. pyogenes* encontrarem-se no cromossomo, alguns deles, como os responsáveis pela produção das exotoxinas Spes, são codificados por bacteriófagos, evidenciando que o mecanismo de transdução genética é importante para a evolução, diversidade e o sucesso desta espécie.

Patogênese

Uma ampla gama de manifestações clínicas pode ser associada a *S. pyogenes*, desde a colonização assintomática da faringe até infecções extremamente graves e invasivas como a fascite necrosante. A maioria das infecções causadas por *S. pyogenes* tem início nas vias aéreas superiores (faringe) ou na pele. Qualquer que seja a porta de entrada, *S. pyogenes* somente causa infecção se for capaz de vencer os mecanismos de defesa do hospedeiro, representadas pela fagocitose e por anticorpos contra toxinas e demais fatores de virulência. Além disto, estes micro-organismos podem inativar o complemento e ter sua presença mascarada pela cápsula e fibrinogênio fixado pela proteína M. As sequelas não supurativas (febre reumática e glomerulonefrite) são de natureza imunológica.

Já é reconhecido há muito tempo o conceito de que dentro desta espécie bacteriana existem amostras "especialistas" em infecções da faringe e amostras "especialistas" em infecções cutâneas, enquanto outras são consideradas "generalistas" e causam ambos os tipos de infecção em taxas semelhantes. Tal tendência é considerada dependente do tipo M apresentado pela amostra (Tabela 25.1). No entanto, mais recentemente, vem sendo elucidado que não somente o sorotipo M, mas também o tipo da região FCT são fatores determinantes do tropismo tecidual de *S. pyogenes*. Por exemplo, os tipos M mais associados a infecções cutâneas, como M49, sempre apresentam a proteína ligadora de colágeno Cpa na região FCT, fato este que é explicado pela presença abundante de colágeno na derme humana.

Nas infecções da faringe, *S. pyogenes* é, de modo geral, transmitido por meio de aerossóis/gotículas e a primeira etapa da infecção consiste em sua adesão ao epitélio da mucosa. Apesar das elucidações mais recentes, até hoje não existe consenso entre os pesquisadores quanto às adesinas que participam deste processo. Aparentemente, várias adesinas podem participar simultaneamente, sendo as mais importantes as proteínas F e M que se ligam a proteínas da matriz extracelular. As proteínas ligadoras de fibronectina parecem ser fundamentais para a patogênese desses micro-organismos, tanto nas infecções de faringe quanto nas cutâneas. *S. pyogenes* tem a capacidade de invadir células de cultura de tecidos, mas não se sabe se na faringite ocorre invasão da mucosa. Entretanto, a existência de portadores normais sugere que somente a adesão não é suficiente para causar faringite. Embora a intensidade da faringite seja variável e o processo autolimitado, complicações decorrentes desta infecção são observadas, sendo as mais frequentes a escarlatina, o choque tóxico, as bacteremias e infecções de outros tecidos por contiguidade. A escarlatina e o choque são decorrentes da ação de toxinas, enquanto a bacteremia

Tabela 25.1
Sorotipos M de *Streptococcus pyogenes* Associados a Faringites e Piodermites

Tipos M	*Faringite*	*Piodermite*
1	+	
2		+
3	+	+
4		+
5	+	
6	+	
12		+
14	+	
18	+	
19	+	
24	+	
25		+
49		+
55		+
57		+
59		+
80	+	

resulta da invasão da corrente circulatória uma vez que o micro-organismo consiga subverter as defesas do organismo. A principal complicação não supurativa da faringite estreptocócica é a febre reumática, que é um processo com base imunológica (ver adiante).

As infecções cutâneas são geralmente adquiridas por contato com pacientes portadores de piodermites e se instalam quando a pele apresenta lesões provocadas por traumas, picadas de inseto, cirurgias e por outros meios nem sempre evidentes. As infecções podem ser superficiais ou profundas, estas podendo ser fatais. Com frequência relativamente elevada, as infecções profundas são acompanhadas de bacteremia e de choque. Este pode ocorrer quando o estreptococo produz um dos superantígenos ou toxinas pirogênicas. A sequela não supurativa que pode se seguir às infecções cutâneas é a glomerulonefrite difusa aguda.

Doenças

Faringites

As faringites são causadas por vírus e bactérias, sendo as virais mais frequentes do que as bacterianas. Entre as bacterianas, em torno de 90% são causadas por *S. pyogenes*. Atualmente, devido ao uso de antibióticos, somente de 1 a 3% das faringites apresentam complicações, as mais comuns sendo otites, mastoidites e bacteremias. A infecção é transmitida por gotículas infectadas provenientes de pacientes com o mesmo tipo de processo. Aglomerações humanas em ambientes fechados facilitam a transmissão. As faringites podem ser acompanhadas de escarlatina, cujas manifestações aparecem em um a dois dias após o início da infecção, desaparecendo em cinco a sete dias.

Piodermites

As piodermites são infecções purulentas da pele causadas, na maioria das vezes, por estreptococos e/ou estafilococos. O impetigo e a erisipela constituem as piodermites estreptocócicas mais comuns.

O impetigo estreptocócico, também conhecido como impetigo crostoso ou não bolhoso geralmente se localiza nas áreas expostas do corpo, ocorrendo com mais frequência em crianças no verão, sendo de localização preferencialmente facial, embora muitas vezes predomine nas extremidades (pernas e braços), espalhando-se para outras áreas do corpo por auto contaminação. Mesmo nas formas extensas raramente o impetigo é acompanhado de manifestações gerais. A infecção é adquirida por contato com pacientes portadores do mesmo tipo de processo. O índice de contágio, elevado entre lactentes e crianças jovens, é bem menor nos adultos. Os fatores predisponentes incluem higiene e saúde precárias, desnutrição, clima quente, dermatoses prévias, como escabiose, varicela, eczema de contato e atópico, bem como outras erupções. Os estreptococos do grupo A não conseguem sobreviver bem na pele intacta, sendo necessário um mínimo trauma superficial na camada córnea para que haja penetração e proliferação. De modo geral, a bactéria penetra na derme através de lesões da epiderme, provocadas por traumatismos, picadas de insetos e processos cirúrgicos. A lesão primária é uma frágil pústula subcórnea que se inicia como uma vesícula que progride rapidamente para uma lesão recoberta por crosta espessa, Essa lesão contém estreptococos beta-hemolíticos do grupo A e, com menor frequência e durante o curso da doença, se torna secundariamente colonizada por estafilococos. Assim sendo, em aproximadamente 50% dos casos a infecção é mista, isto é, conta com a participação de outros micro-organismos, com destaque para *Staphylococcus aureus*.

A erisipela é uma infecção aguda de pele, envolvendo a mucosas adjacentes algumas vezes, e que se caracteriza pela formação de lesões de coloração vermelha intensa, aparência lisa e brilhante e forma e extensão variáveis, acompanhadas de dor local, febre e calafrios. Tipicamente, a pele afetada encontra-se mais elevada do que a pele não envolvida. Os locais mais frequentemente comprometidos são as pernas e a face. A epiderme pode se descolar, formando bolhas volumosas e tensas com conteúdo amarelo-citrino não purulento podendo evoluir para ulceração superficial. É mais comum em crianças e em idosos, sendo geralmente precedida de infecções respiratórias e cutâneas. Em indivíduos idosos, a erisipela pode ser acompanhada de bacteremia.

Sepse puerperal

A introdução da penicilina na prática clínica, desde os anos 1940, controlou de forma eficiente a ocorrência de sepse puerperal até os anos de 2000, quando a reemergência de *S. pyogenes* como agente dessa doença voltou a representar uma real ameaça. A fonte de infecção mais comum é a nosocomial, sendo a incisão dos partos cesarianos uma importante porta de entrada do micro-organismo. No entanto, especula-se que a sepse puerperal também possa ser resultado da disseminação pela corrente sanguínea de infecções distais como faringites, ou mais raramente a partir da colonização vaginal por este micro-organismo. Os sintomas iniciais são gerais, incluindo mialgia, febre e dor abdominal, e geralmente aparecem dentro de 2 a 48 horas após o parto. A evolução do quadro para estados críticos e até a morte pode ocorrer dentro de horas ou dias. O sorotipo M28 se destaca nas infecções puerperais por GAS, sendo associado a quase um terço dos casos, e estudos recentes sugerem que este sorotipo apresenta em sua superfície um perfil de adesinas similar ao observado no patógeno neonatal clássico *S. agalactiae*, o que favoreceria sua ocorrência no período puerperal.

Fascite necrosante

É uma infecção profunda do tecido conjuntivo subcutâneo, que se caracteriza por destruição dos tecidos muscular e gorduroso e se dissemina ao longo do plano fascial. Acredita-se que a protease SpeB seja importante neste processo. É introduzida na pele através de soluções de continuidade da epiderme semelhantes às que ocorrem nas piodermites. A fascite é uma doença grave que evolui rapidamente, com elevados índices de mortalidade.

Síndromes tóxicas

As mais comuns são a escarlatina e o choque tóxico estreptocócico. De modo geral, a escarlatina é uma complicação das faringites causadas por amostras de *S. pyogenes* lisogenizadas por fagos que codificam as toxinas pirogênicas SPEA e SPEC. O choque tóxico estreptocócico caracteriza-se por febre, calafrios, mal-estar geral, náuseas, hipotensão e choque, promovendo a falência múltipla de órgãos. A maioria dos pacientes é portadora de fascite e apresenta bacteremia. As amostras de GAS mais comuns no choque tóxico são as dos sorotipos M1, M3, M12 e M28, e geralmente produzem SPEA.

Sequelas pós-estreptocócicas

Febre reumática

A doença caracteriza-se por lesões inflamatórias não supurativas, envolvendo o coração, as articulações, os tecido celular subcutâneo e o sistema nervoso central. Os indivíduos que sofrem um episódio de febre reumática são particularmente predispostos a outros episódios, em consequência de infecções estreptocócicas subsequentes das vias aéreas superiores. Várias hipóteses têm sido levantadas para explicar a patogênese da febre reumática, mas o peso das evidências sugere tratar-se de uma doença imunológica. Uma das evidências é a existência de antígenos comuns aos tecidos cardíacos e a certas estruturas da célula estreptocócica (proteína M, membrana citoplasmática). As infecções estreptocócicas não tratadas podem ser seguidas por febre reumática em até 3% dos casos em populações militares, e na população em geral os dados são bastante variáveis. Atualmente, a doença é considerada rara nos Estados Unidos e na Europa, apesar da ocorrência esporádica e recente de surtos nesses locais, mas parece continuar com elevada frequência na maioria dos países em desenvolvimento, onde é considerada a maior fonte de problemas cardíacos na população pediátrica.

Glomerulonefrite

A glomerulonefrite pode aparecer depois da faringite e das piodermites, sendo mais frequente após as últimas. Como a febre reumática, trata-se também de uma doença de natureza imunológica. Além da presença de vários antígenos comuns ao tecido renal e à estrutura da célula estreptocócica, outras evidências reforçam a idéia de que a glomerulonefrite seja de natureza imunológica. A frequência de aparecimento é bastante variável, dependendo muito do sorotipo M do estreptococo causador da infecção prévia. Quando a infecção cutânea é causada por um tipo altamente nefritogênico, como o sorotipo M49, a frequência pode ser superior a 20%.

Resposta imunológica

Pouco se sabe sobre o desenvolvimento de imunidade após as infecções estreptocócicas cutâneas. Entretanto, está bem estabelecido que as faringoamigdalites levam ao desenvolvimento de imunidade persistente. Esta imunidade é mediada por anticorpos contra a proteína M, sendo, portanto, sorotipo-específica. As faringoamigdalites repetidas são, em geral, causadas por diferentes sorotipos M. Quando o indivíduo possui anticorpos séricos contra a toxina eritrogênica, não desenvolve o eritema característico da escarlatina. Os anticorpos que se formam contra a estreptolisina O, desoxirribonuclease e hialuronidase, são de grande importância para o diagnóstico (ver adiante). As relações entre a resposta imunológica dos pacientes e o aparecimento de febre reumática e glomerulonefrite são complexas, fugindo ao âmbito deste livro. No entanto, vale ressaltar que indivíduos apresentando certos alelos HLA (*human leukocyte antigen* ou antígeno leucocitário humano), codificadores do MHC humano, parecem apresentar uma maior predisposição ao desenvolvimento de febre reumática.

Diagnóstico e Tipagem

O diagnóstico da infecção é feito pelo isolamento e identificação do micro-organismo. O isolamento de *S. pyogenes* é facilmente obtido em placas contendo meio de ágar sangue, onde a bactéria forma colônias β-hemolíticas (Figura 25.2). A maneira mais segura e prática para identificar *S. pyogenes* é verificar se a amostra isolada possui o antígeno do grupo A. *S. pyogenes* pode ser presuntivamente identificado por ser sensível à bacitracina e hidrolisar o substrato pirrolidonil-ß-naftilamida (teste do PYR).

Também foram desenvolvidos vários testes para o diagnóstico rápido das infecções por *S. pyogenes*. Esses testes são baseados no emprego de reagentes específicos para detectar a presença do antígeno do grupo A ou de genes espécie-específicos diretamente em espécimes clínicos, através de reações sorológicas ou de amplificação por PCR, respectivamente.

O diagnóstico também pode ser feito de forma indireta. Pacientes infectados por *S. pyogenes* produzem anticorpos contra a estreptolisina O, hialuronidase e desoxirribonuclease. A pesquisa de anticorpos contra estreptolisina O é positiva em 85% dos pacientes, ao passo que a pesquisa de anticorpos para hialuronidase e desoxirribunoclease é positiva em 95%, e a pesquisa para os três anticorpos é positiva em praticamente todos os pacientes. Entretanto, em virtude do aparecimento tardio dos anticorpos, o estudo da resposta sorológica está primariamente indicado quando do diagnóstico da febre reumática e glomerulonefrite. Deve ser lembrado que, após piodermites, os níveis de antiestreptolisina O são geralmente baixos, porque esta hemolisina é provavelmente inativada pelos lipídeos cutâneos. O teste sorológico mais indicado para o estudo da resposta sorológica de pacientes com piodermites é a pesquisa de antidesoxirribonuclease. O diagnóstico das demais infecções causadas por *S. pyogenes* é geralmente feito somente pelo isolamento e identificação do micro-organismo. É importante lembrar que a ausência de resposta sorológica potente geralmente indica que as manifestações reumatológicas e renais não estão relacionadas a uma infecção por *S. pyogenes*.

Muitas vezes é importante saber o sorotipo da amostra de *S. pyogenes* envolvida em determinada situação epidemiológica. Atualmente, dispõe-se de vários sistemas para esta finalidade. O sistema clássico tem por base a variabilidade da porção *N*-terminal da proteína M, que permite dividir a espécie em mais de 80 sorotipos detectáveis por técnicas sorológicas, usualmente a precipitação em capilar. Este sistema vem sendo substituído por uma abordagem de sequenciamento e análise de diversidade dos genes codificadores da proteína M, a tipagem *emm*. Um segundo esquema de tipagem sorológica utilizado é baseado no antígeno T, originalmente nomeado pela sua característica de resistência a tripsina. No entanto, este também foi substituído por uma abordagem genética, que consiste na caracterização e determinação dos tipos das regiões FCT, onde o gene codificador do antígeno T (gene *tee*) está incluído. Ultimamente, tem havido muitos esforços no sentido de padronizar métodos moleculares que possam substituir os métodos sorológicos. Para fins puramente epidemiológicos como, por exemplo, quando se deseja apenas rastrear ou distinguir uma amostra de outra, vários métodos que detectam polimorfismo do cromossomo podem ser usados, tais como a eletroforese em campo pulsado (PFGE) e a tipagem de múltiplos loci (MLST).

Epidemiologia

A faringite estreptocócica é uma das infecções mais frequentes na infância e juventude. A incidência é maior entre cinco e 15 anos, com o pico ocorrendo nos primeiros anos de frequência à escola. A infecção se transmite normalmente pelo contato direto de pessoa a pessoa, por meio de gotículas de saliva ou de secreção nasal. Aglomerações, como as encontradas em colégios e alojamentos militares, favorecem a transmissão da infecção. É possível que a passagem de pessoa a pessoa selecione amostras mais virulentas. A infecção é mais frequente nas épocas mais frias. Em crianças, a porcentagem de portadores normais é de 15% a 20%, e no adulto é consideravelmente mais baixa. Poeira, roupas, lenços e outros fomites contaminados não são importantes na transmissão da infecção.

As piodermites são mais frequentes em crianças entre dois e cinco anos, pertencentes a populações que vivem em más condições de higiene. A infecção é mais frequente durante épocas quentes e em regiões tropicais. A transmissão da piodermite não é bem conhecida. As possíveis vias são contato direto, contaminação do meio ambiente e certos vetores como moscas.

Tratamento e Controle

Vários antibióticos apresentam boa atividade contra *S. pyogenes*, mas o de escolha é a penicilina G. Um aspecto importante da terapêutica é o fato de até agora não ter ocorrido seleção de amostras resistentes a, pelo menos em escala significativa. Há, no entanto, o relato de infecções que não respondem bem ao tratamento por outras razões. Dessa maneira, as infecções causadas pelo micro-organismo podem ser tratadas sem necessidade de antibiograma para verificar se a amostra isolada é resistente. O tratamento com clindamicina também é recomendado em quadros clínicos de alto risco. Para pacientes alérgicos à penicilina, recomenda-se o emprego de eritromicina. Entretanto, a ocorrência de amostras resistentes à eritromicina tem sido documentada em diversas regiões em índices crescentes. O objetivo da terapêutica da faringite é erradicar a bactéria do organismo e, com isto, fazer a profilaxia da febre reumática. O tratamento da piodermite tem o objetivo de prevenir a glomerulonefrite.

Tem havido grande esforço no sentido de obter-se uma vacina capaz de proteger contra as infecções estreptocócicas. O antígeno mais usado para o preparo das vacinas é a proteína M. Alguns resultados parecem promissores, mas não existe ainda nenhuma vacina licenciada. Os sorotipos considerados para inclusão na formulação vacinal são aqueles associados a maior virulência e/ou resistência, e o conhecimento dos tipos circulantes em cada região é, portanto, de grande importância. Enquanto os sorotipos M1, M3, M4, M6, M12, M28, e M89 são mais associados a doenças graves, os tipos M4, M6, M11, M12, e M28 são geralmente relacionados com a resistência a antimicrobianos, sendo todos eles considerados como alvos vacinais. Entretanto, dado o grande número de sorotipos M existentes, e o certo risco associado à produção de anticorpos contra esta proteína no desenvolvimento de sequelas não supurativas autoimunes, a praticidade de uma vacina que cubra somente alguns deles tem sido alvo de debates. Neste sentido, mais recentemente vem sendo também consideradas como alvos vacinais em potencial outras proteínas expostas na superfície celular bacteriana, tais como SpyCEP, ScpA e pili, que seriam altamente imunogênicas e atuariam independentemente de sorotipo.

Bibliografia

1. Bessen DE. Population biology of the human restricted pathogen, Streptococcus pyogenes. Infect. Genet. Evol. 2009; 9(4):581-593.
2. Cunningham MW. Pathogenesis of group A streptococcal infections. Clin. Microbio. Rev. 2000; 13:470-511.
3. Lynskey NN, Lawrenson RA, Sriskandan S. New understandings in Streptococcus pyogenes. Curr. Opin. Infect. Dis. 2011; 24:196-202.
4. Nobbs AH, Lamont RJ, Jenkinson HF. Streptococcus adherence and colonization. Microbiol. Mol. Biol. Rev. 2009; 73:407-450.
5. Olsen RJ, Musser JM. Molecular pathogenesis of necrotizing fasciitis. Annu. Rev. Pathol. Mech. Dis. 2010; 5:1-31.
6. Reglinski M, Sriskandan S. The contribution of group A streptococcal virulence determinants to the pathogenesis of sepsis. Virulence. 2014; 5:127-136.
7. Smeesters PR, McMillan DJ, Sriprakash KS. The streptococcal M protein: a highly versatile molecule. Trends Microbiol. 2010; 18:275-282.

Lúcia Martins Teixeira
Tatiana de Castro Abreu Pinto
Vânia Lúcia Carreira Merquior

26

Enterococcus

O gênero *Enterococcus* é composto de cocos Gram-positivos cujas células, em geral, se apresentam isoladas, organizadas aos pares ou em cadeias curtas (Figura 26.1). Não possuem a enzima citocromo-oxidase, sendo negativos no teste da catalase; porém, algumas amostras podem produzir uma pseudocatalase, determinando um teste fracamente positivo. Os membros deste gênero são anaeróbicos facultativos e crescem bem em meio de ágar sangue, preparado com sangue de carneiro, apresentando colônias alfa ou não hemolíticas (Figura 26.2). Entretanto, algumas amostras se apresentam β-hemolíticas, quando o meio de cultura é confeccionado com sangue humano, de coelho ou de cavalo. Características peculiares desses micro-organismos incluem a capacidade de crescer em condições variadas de temperatura (de 10ºC a 45ºC) e de pH (de 4,0 a 9,6), bem como na presença de concentrações elevadas de cloreto de sódio (NaCl a 6,5%) e de sais biliares. Assim, a caracterização fisiológica do gênero tem por base o uso de testes que exploram estas características. Também, a maioria dos integrantes deste gênero produz as enzimas pirrolidonil arilamidase e leucina aminopeptidase, que hidrolisam os substratos L-pirrolidonil-β-naftilamida (PYR) e L-leucina-β-naftilamida (LAP), respectivamente, constituindo testes-chave na caracterização de *Enterococcus*. A maioria das amostras apresenta o antígeno do grupo D de Lancefield associado à parede celular, mas a sua detecção é algumas vezes difícil e depende do protocolo utilizado para extração e da qualidade do antissoro utilizado.

Atualmente, o gênero *Enterococcus* é composto de cerca de 50 espécies, associadas a uma variedade de ambientes e hospedeiros. Nos seres humanos, *Enterococcus faecalis* e *Enterococcus faecium* são as espécies identificadas com maior frequência, tanto colonizando diversos sítios anatômicos, quanto participando em diferentes quadros infecciosos. Outras espécies, tais como *Enterococcus avium, Enterococcus casseliflavus, Enterococcus durans, Enterococcus gallinarum, Enterococcus hirae, Enterococcus mundtii* e *Enterococcus raffinosus* podem estar associadas às infecções humanas, inclusive eventualmente relacionadas à ocorrência de surtos.

Estes micro-organismos exibem diversos mecanismos de resistência aos antimicrobianos, tanto intrínsecos (determinados por genes localizados no cromossomo), quanto adquiridos (decorrentes de mutações ou genes extra-cromossômicos). Amostras de *Enterococcus* resistentes a múltiplos antimicrobianos têm sido responsabilizadas por índices elevados de morbidade e de mortalidade em pacientes hospitalizados, por limitar drasticamente as opções

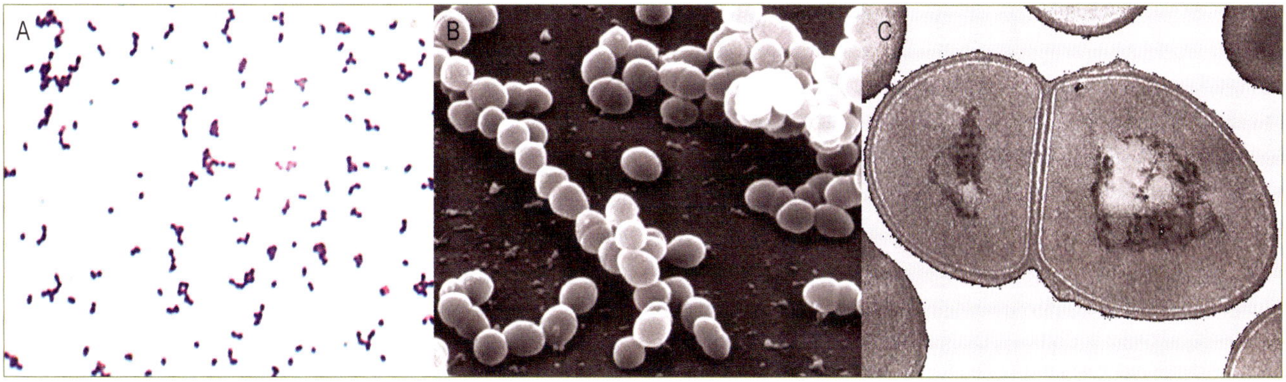

Figura 26.1 – *Células de* Enterococcus *coradas pelo método de Gram (A) e em preparações visualizadas por microscopia eletrônica de varredura (B) e de transmissão (C). Imagens B e C em www.visualphotos.com.*

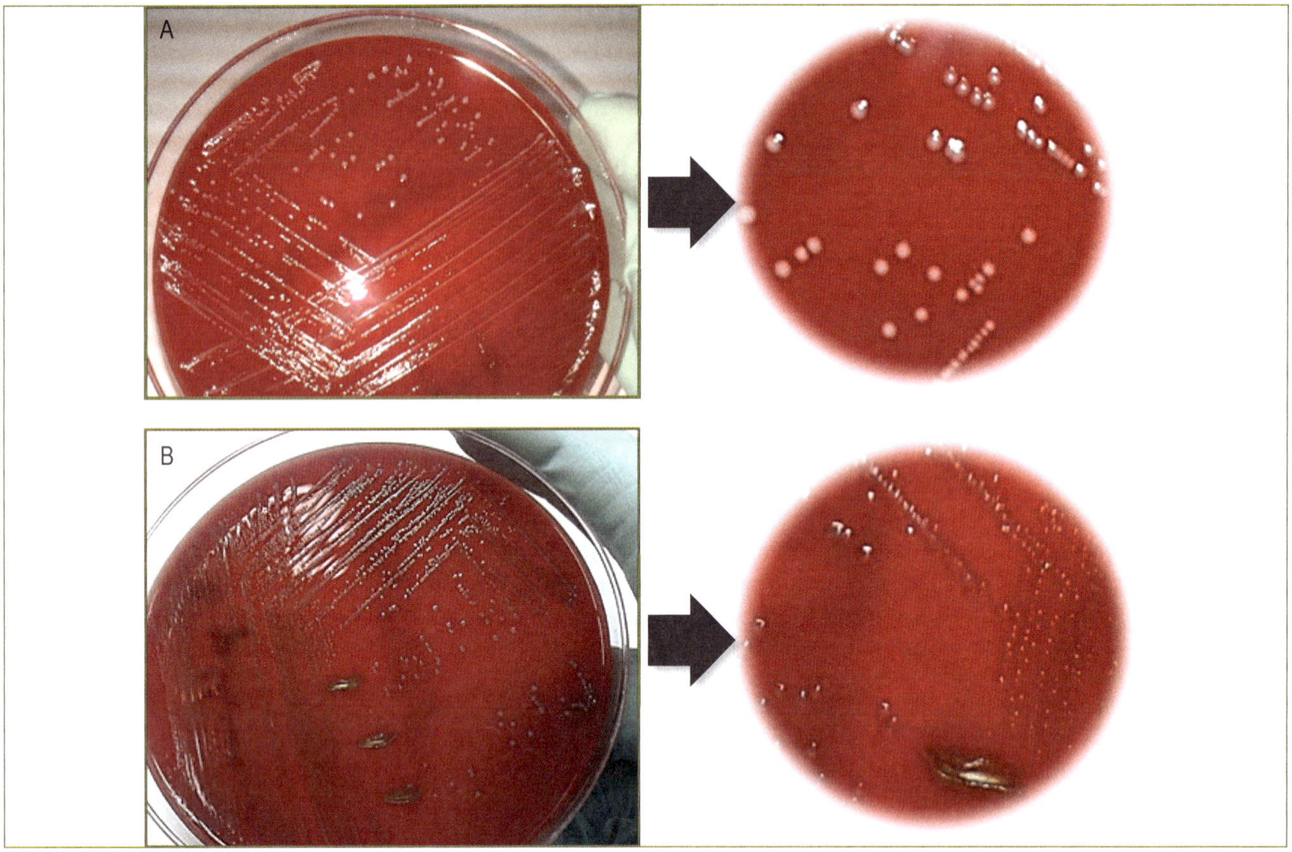

Figura 26.2 – *Colônias características de* Enterococcus *não hemolíticas (A) ou alfa hemolíticas (B), em meio de ágar sangue de carneiro.*

terapêuticas. Além dos atributos de resistência, a persistência de *Enterococcus* no ambiente hospitalar, também tem sido associada à expressão de fatores específicos de virulência e à capacidade de formação de biofilme.

Fatores de virulência

O sucesso das espécies de *Enterococcus* como importantes agentes de infecções em seres humanos parece não ser exclusivamente o resultado de uma vantagem seletiva representada pela expressão de uma variedade de mecanismos de resistência aos antimicrobianos. Estes micro-organismos, apesar de já terem sido considerados apenas comensais e de baixo potencial patogênico por não expressarem toxinas potentes com significativa atividade pró-inflamatória (como *Staphylococcus* e *Streptococcus*), exibem uma coletânea de fatores potencialmente envolvidos com a virulência, os quais são principalmente associados à espécie *E. faecalis*.

Dentre os principais determinantes de virulência associados à patogênese de *E. faecalis*, destacam-se como fatores secretados a citolisina e a gelatinase. Dentre os determinantes associados à superfície celular, já foram descritas diversas adesinas que desempenham papel relevante na colonização dos tecidos do hospedeiro. As principais adesinas já identificadas em *E. faecalis* são a substância agregativa (ou de agregação), proteína Esp e proteínas que se ligam a componentes da matriz extracelular do hospedeiro (pertencentes a família MSCRAMMs, *microbial surface componentes recognizing adhesive matrix molecules*), particularmente as que se ligam ao colágeno.

Genes de virulência estão dispostos em plasmídeos conjugativos e em ilhas de patogenicidade, sendo facilmente disseminados entre linhagens distintas de *Enterococcus*. Em geral, a presença de determinantes de virulência está mais associada às amostras isoladas de quadros infecciosos do que de portadores sadios.

Citolisina

É uma toxina hemolítica produzida por cerca de 30% das amostras de *E. faecalis* e em aproximadamente 60% daquelas isoladas de infecções clínicas humanas. Demonstrou atividade patogênica em todos os modelos animais utilizados para o estudo de *E. faecalis*. Estudos clínicos também têm evidenciado que as infecções mais graves são causadas por amostras produtoras de citolisina. Apresenta atividade lítica para eritrócitos humanos, de cavalos e de coelhos e também para certos leucócitos humanos, como polimorfonucleares e macrófagos. Por outro lado, não é ativa para hemácias bovinas e de carneiro. É interessante o fato de que a citolisina expressa atividade tanto contra células de mamíferos como contra células bacterianas. Neste aspecto, pode ser considerada, também, uma bacteriocina relacionada ao grupo dos lantibióticos, ativa contra Gram-positivos (estafilococos e estreptococos), mas não contra bactérias Gram-negativas.

Na espécie *E. faecalis* a atividade hemolítica-citolítica requer a presença de seis genes: *cylL*$_L$, *cylL*$_S$, *cylM*, *cylB*, *cylA e cylI*. Outros dois genes, *cylR1* e *cylR2*, são responsáveis pela expressão de CylR1/CylR2, um regulador de dois componentes, que atua na repressão do operon da citolosina. Todos estes genes são necessários para expressão e regulação da molécula ativa e estão localizados em plasmídios autotransmissíveis ou em uma ilha de patogenicidade. A molécula funcional é heterodimérica e possui dois domínios, uma região operacional CylL$_L$, que é termoestável, e uma segunda região ativadora CylL$_S$, que é termolábil. Estas subunidades têm afinidade uma pela outra e, na ausência da célula-alvo, formam complexos inativos. As proteínas CylM e CylA participam em etapas de modificação pós-transcricional da molécula funcional em estágios intra e extracelular, respectivamente. CylB é uma proteína transmembrânica, que participa no transporte do peptídeo para o meio extracelular. A autoproteção da célula produtora é conferida por uma proteína da membrana citoplasmática (CylI). Os componentes CylR1 e CylR2 participam na regulação da expressão. A expressão, maturação, secreção e ativação da citolisina são apresentadas esquematicamente na Figura 26.3.

Gelatinase

A gelatinase produzida por enterococos é uma metalopeptidase extracelular, codificada pelo gene *gelE*. Esta proteína possui homologia com outras proteases, particularmente com a elastase de *Pseudomonas aeruginosa*. Funcionalmente, a gelatinase de enterococos hidrolisa gelatina, colágeno, elastina, caseína, hemoglobina, glucagon, neurotensinas e outros peptídeos bioativos, sugerindo que participe do processo inflamatório no hospedeiro. A gelatinase de enterococos é cotranscrita com uma serina protease e é regulada por *quorum sensing*, envolvendo genes reguladores específicos (*fsrABC*), semelhante ao sistema Agr de estafilococos (que regula a expressão de diversos genes de virulência em *Staphylococcus aureus*).

Participa na degradação dos tecidos do hospedeiro e modulação da resposta imune. Apresenta um papel importante na remoção de proteínas deficientes da parede celular bacteriana, mantendo a estabilidade de certas adesinas, como a substância agregativa. Também participa na ativação de autolisinas, levando a liberação de DNA extracelular na formação de biofilmes.

Amostras de *E. faecalis* exibindo gelatinase são isoladas de espécimes clínicos representativos de infecções graves (como endocardites), bem como de fezes de indivíduos sa-

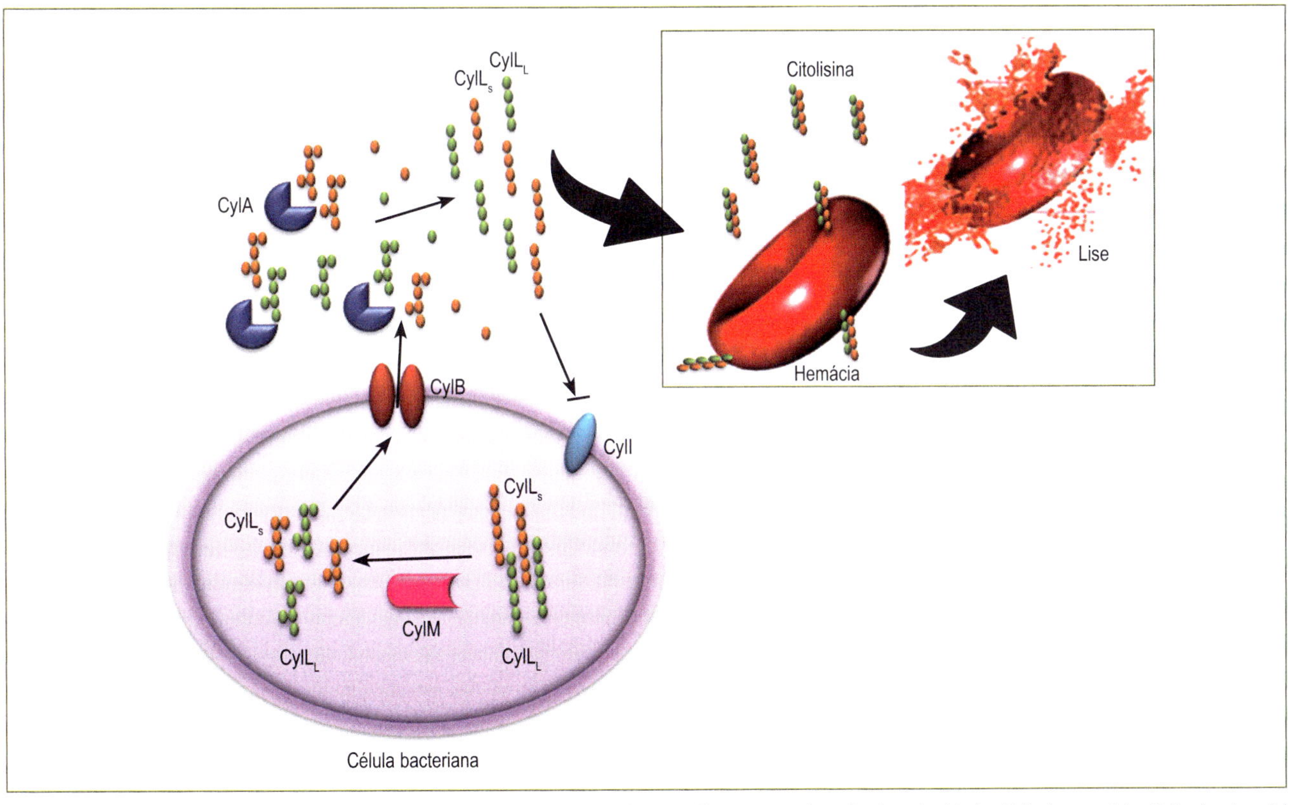

Figura 26.3 – *Modelo de expressão, maturação, secreção e ativação da citolisina em* Enterococcus faecalis. *As subunidades CylL$_L$ (em verde) e CylL$_S$ (em laranja) são modificadas para CylL$_{L'}$ e CylL$_{S'}$ por ação de CylM (em rosa), no interior da célula bacteriana, e transportadas para o meio extracelular pela proteína transmembrânica autotransportadora CylB (em vermelho). Uma vez fora da célula, as subunidades estruturais são ativadas, para CylL$_{L''}$ e CylL$_{S''}$, por ação de CylA (em azul escuro), formando as moléculas que lisam as células-alvo (no exemplo, hemácias). A proteína CylI (em azul claro), protege a célula da atividade lítica da citolisina, por um mecanismo ainda desconhecido. Modificado de Haas, Shepard & Gilmore, 2002 (referência 3).*

dios, demonstrando que determinantes de virulência podem ser encontrados em amostras colonizando o trato intestinal.

Substância agregativa

A substância agregativa é um dos fatores mais estudados entre os que estão envolvidos na aderência de enterococos às células do hospedeiro. Esta proteína da superfície bacteriana é uma adesina filamentar, cuja expressão é induzida por feromônio. Encontra-se inserida na parede celular e, caracteristicamente, se apresenta em forma de tufos distribuídos irregularmente na superfície da célula bacteriana. Primariamente, é responsável pelo contato bactéria-bactéria, promovendo a formação de agregados celulares, que precedem a transferência genética de plasmídios em eventos de conjugação. A substância agregativa depois de sintetizada se posiciona na superfície da célula doadora para então interagir com o seu ligante, normalmente presente na superfície da célula receptora. A expressão de substância agregativa é dependente da presença de feromônios, que são pequenos peptídeos codificados pelo cromossomo bacteriano e que são capazes de penetrar nas células doadoras, para então interagir de maneira específica com o plasmídio a ser estimulado. De todos os plasmídios responsáveis pela expressão de substância agregativa, o pAD1, que carreia o gene *asa1*, que codifica para a proteína Asa1, é o mais estudado. Além deste, destacam-se também os plasmídeos pCF10, pPD1 e pAM373 que albergam os genes *prgB*, *asp* e *asa373*, que codificam para as proteínas Asa10, Asp e Asa373 respectivamente. A substância agregativa favorece a interação entre *E. faecalis* e células tubulares renais, a sobrevivência dentro de leucócitos polimorfonucleares e macrófagos, a internalização por células epiteliais intestinais e a formação de extensos agregados bacterianos na válvula cardíaca.

Proteína Esp (*Enterococcal surface protein*)

É uma proteína associada à superfície de enterococos, que apresenta características bioquímicas e funcionais similares a outras adesinas bacterianas. A proteína Esp, codificada pelo gene *esp*, é encontrada mais frequentemente em amostras de *E. faecalis* isoladas de bacteremias e endocardites do que naquelas obtidas de colonização intestinal. O gene estrutural é único, mas pode permitir formas alternativas da expressão de Esp, contribuindo para a evasão do sistema imunológico do hospedeiro, facilitando a persistência do micro-organismo no sítio de infecção. Aparentemente, a presença de Esp também parece facilitar a formação de biofilmes em superfícies abióticas por amostras de *E. faecalis*. Uma proteína homóloga, denominada Esp_{fm}, já foi descrita como importante fator de virulência em amostras de *E. faecium*.

Proteínas que ligam colágeno

A adesina de superfície denominada Ace, presente em amostras de *E. faecalis*, interage com colágeno tipo I e IV e com laminina e pertence a família de proteínas MSCRAMMs. A proteína Ace desempenha uma importante função nos estágios iniciais da colonização, possivelmente por mediar à aderência de *E. faecalis* ao colágeno exposto no sítio de injúria vascular. Mutantes apresentando deleção do gene *aceI* apresentam-se substancialmente atenuados em modelos experimentais de endocardites e infecções do trato urinário, se comparados à amostra parental.

Um gene homólogo a *ace*, designado *acm*, pode estar presente em amostras da espécie *E. faecium*. Amostras comunitárias de *E. faecium* (isoladas de fezes de indivíduos sadios), ao contrário das isoladas de pacientes hospitalizados, raramente expressam Acm ou aderem ao colágeno.

Outros fatores potencialmente associados à virulência

Outros fatores já apontados como capazes de determinar fenótipos de virulência em *Enterococcus* são: (i) pili Ebp (*endocarditis and biofilm-associated pilus*) de *E. faecalis* e o homólogo Ebp_{fm} de *E. faecium*, que são importantes para a formação de biofilmes por estes micro-organismos; (ii) proteína EfaA que é considerada uma importante adesina de *E. faecalis*, apresenta homologia com outras proteínas de superfície de *Streptococcus* e são expressas na presença de soro humano; (iii) antígeno polissacarídico de *Enterococcus* Epa (*enterococcal polysaccharide antigen*), presente na parede celular de *E. faecalis*, é rico em ramnose, também participa da formação de biofilmes, facilita a translocação do micro-organismo através do epitélio intestinal, além de reduzir a susceptibilidade à fagocitose por polimorfonucleares. Além destes, o ácido lipoteicoico da parede celular, glicolipídeos de membrana, a expressão de hialuronidase (que hidrolisa o ácido hialurônico), peroxidases que protege contra radicais tóxicos de oxigênio (mediadores da morte por fagócitos), proteínas associadas a condições de estresse, dentre outros, estão potencialmente associados à patogênese de *Enterococcus*.

Mecanismos de resistência aos antimicrobianos

uma característica importante de *Enterococcus* é a presença de resistência intrínseca, além da progressiva resistência adquirida, a vários antimicrobianos frequentemente utilizados no tratamento das infecções causadas por bactérias Gram-positivas. Os vários perfis intrínsecos exibidos pelos enterococos, determinados por genes localizados no cromossomo, incluem a resistência aos beta-lactâmicos, às combinações trimetoprim-sulfametoxazol e quinupristina-dalfopristina (esta última observada na espécie *E. faecalis*) e a concentrações baixas de aminoglicosídeos, clindamicina e glicopeptídeos (esta última observada nas espécies *E. casseliflavus* e *E. gallinarum*). Mecanismos adquiridos, decorrentes de mutações ou aquisição de DNA extracromossômico, como plasmídios e transposons, induzem resistência a concentrações elevadas de beta-lactâmicos, aminoglicosídeos (como gentamicina e estreptomicina), glicopeptídeos (vancomicina e teicoplanina), cloranfenicol, eritromicina, tetraciclina, clindamicina e fluoroquinolonas (por exemplo, ciprofloxacina). Dentre os mecanismos adquiridos já identificados em *Enterococcus*, a resistência a concentrações elevadas de aminoglicosídeos, que determina o fenótipo HLRA (*high-level resistance to aminoglycosides*), e de glicopeptídeos, que define as amostras VRE (*vancomycin-resistant enterococci*), são os que apresentam maior relevância clínica, configurando situações de surto ou endemicidade em várias instituições de saúde de todo o mundo.

A resistência a concentrações elevadas de aminoglicosídeos é decorrente da aquisição de genes codificadores de enzimas modificadoras de aminoglicosídeos (EMAs), pertencentes às classes das fosfotransferases (APH), acetiltransferases (AAC) ou nucleotidiltransferases (ANT), que conferem alteração/inativação da ação do antimicrobiano. A presença de HLRA resulta na diminuição do sinergismo entre os aminoglicosídeos e antimicrobianos inibidores da parede celular (beta-lactâmicos e glicopeptídeos) reduzindo, assim, as opções terapêuticas para as infecções causadas pelos enterococos, particularmente as de maior gravidade (como endocardites e bacteremias).

Infecções decorrentes de amostras de *Enterococcus* exibindo mecanismos de resistência adquirida à vancomicina (amostras VRE) também se configuram como consideráveis problemas na definição da escolha terapêutica. Amostras VRE, que usualmente exibem multirresistência, apresentam uma elevada capacidade de disseminação, sendo rapidamente transmitidas de paciente para paciente, determinando situações de difícil controle nas instituições de saúde. Já foram descritos nove fenótipos de resistência aos glicopeptídeos, porém os denominados VanA e VanB, que determinam resistência a concentrações elevadas de vancomicina, são os mais frequentes nas infecções de origem hospitalar. A identificação da resistência aos glicopeptídeos tem importância clínica e epidemiológica e envolve a utilização de métodos fenotípicos (como disco-difusão e determinação da concentração inibitória mínima – CIM) e genotípicos (como a identificação do respectivo genótipo de resistência, por testes baseados na reação em cadeia da polimerase - PCR). A Figura 26.4 ilustra os principais fenótipos de resistência aos glicopeptídeos observados entre amostras de *Enterococcus*.

Patogênese e Infecções

Os enterococos podem causar uma variedade de infecções monomicrobianas e polimicrobianas, principalmente em pacientes em estado clínico grave. Estes quadros infecciosos incluem predominantemente: infecções do trato urinário, bacteremias, endocardites, infecções intra-abdominais, do trato biliar e de feridas, incluindo úlceras de decúbito e úlceras do pé diabético.

	Fenótipo	Características de susceptibilidade	Espécies
	**VanA**	Vancomicina = R Teicoplanina = R	*E. faecalis; E. faecium; E. avium; E. raffinosus; E. gallinarum; E. casseliflavus; E. durans; E. mundtii; E. hirae*
	**VanB**	Vancomicina = R Teicoplanina = S	*E. faecalis; E. faecium*
	**VanC**	Vancomicina = I Teicoplanina = S	*E. casseliflavus* *E. gallinarum*
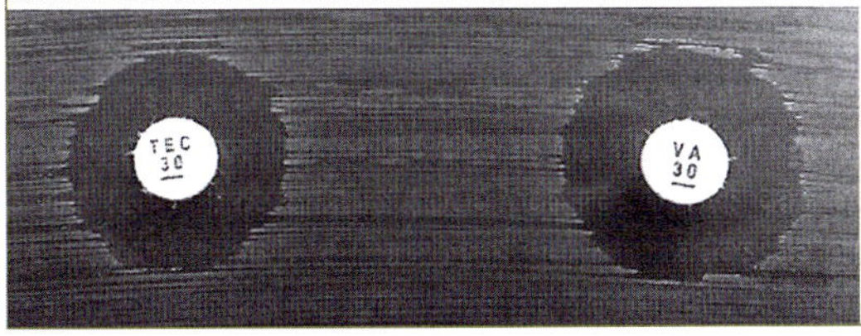	**Sensível a vancomicina e teicoplanina**	Vancomicina = S Teicoplanina = S	*Todas*

Figura 26.4 – *Principais características associadas aos fenótipos de susceptibilidade aos glicopeptídeos (vancomicina e teicoplanina) mais frequentemente encontrados em amostras de* Enterococcus. *As imagens demonstram os resultados obtidos em testes de susceptibilidade pelo método de difusão em ágar (disco-difusão); S, sensível; R, resistente; I, intermediário.*

A origem das amostras de enterococos que causam infecções do trato urinário é, predominantemente, a microbiota gastrintestinal do próprio paciente e as manifestações clínicas podem variar de bacteriúria assintomática até pielonefrite enterocócica. Por outro lado, a bacteremia enterocócica pode ter origem em outros sítios de infecção ou colonização. Em quadros sem a presença de endocardite, o trato urinário é a origem mais comum, sendo outros sítios importantes o trato hepatobiliar e as infecções intra-abdominais. Infecções enterocócicas de tecidos moles são outra fonte de bacteremia, porém muitas delas não apresentam sítio de origem óbvio e, possivelmente, estão relacionadas aos acessos e dispositivos intravasculares.

Embora as endocardites causadas por enterococos aconteçam predominantemente na comunidade, estas também acometem pacientes hospitalizados. Nas endocardites, a fonte de aquisição dos micro-organismos não é completamente conhecida, mas acredita-se que as infecções do trato genitourinário possam ser um foco primário. Pacientes com patologia valvular cardíaca de base possuem maior risco de desenvolver endocardites por enterococos. Além disso, o uso de drogas intravenosas parece também ser um fator predisponente para essas infecções.

Os enterococos raramente são isolados em cultura pura nas infecções intra-abdominais, de pele, tecidos moles, feridas cirúrgicas, úlceras diabéticas de membros inferiores, úlceras de decúbito e queimaduras. Assim, em certas situações o seu real papel na patogênese destas infecções é ocasionalmente questionado.

Os enterococos raramente causam infecções do sistema nervoso central, a não ser em neonatos. No entanto, já foram relatados casos de meningite em pacientes imunocomprometidos. O desenvolvimento de meningite está associado a defeitos anatômicos no sistema nervoso central ou a procedimentos neurológicos prévios. A presença de derivações ventrículo-peritoneais também parece favorecer a aquisição de meningite por enterococos. Outras infecções incomuns causadas por enterococos incluem as endoftalmites, otites médias e infecções do trato respiratório.

Diagnóstico

O isolamento de enterococos a partir de espécimes clínicos não oferece dificuldades, uma vez que estes micro-organismos podem ser cultivados nos meios de cultura comuns, inclusive naqueles seletivos para bactérias Gram-negativas, produzindo colônias visíveis em 24 horas de incubação. Podem ser facilmente identificados através de suas características fisiológicas, destacando o fato de serem positivos para os testes de hidrólise da esculina na presença de bile, hidrólise da pirrolidonil-ß-naftilamida (PYR) e da leucina-ß-naftilamida (LAP), e de crescerem em meios contendo concentrações elevadas de NaCl (6,5%). Estes testes, entre outros, são úteis para diferenciar os membros do gênero *Enterococcus* dos outros gêneros de cocos Gram-positivos, catalase-negativos. O esquema convencional proposto para a caracterização em espécies é baseado no comportamento destes micro-organismos frente a uma bateria de testes fisiológicos e demanda um período de incubação de até sete dias

Tabela 26.1
Esquema Simplificado de Testes Fenotípicos para a Caracterização das Principais Espécies de *Enterococcus* Associadas ao Hospedeiro Humano

Espécies	*Testes Fisiológicos*[a]											
	ARG	*ARA*	*MAN*	*MGP*	*RAF*	*SBL*	*SOR*	*SAC*	*MOT*	*PIG*	*PYU*	*TEL*
E. faecalis	+	-	+[b]	-	-	+	-	+[b]	-	-	+	+
E. faecium	+	+	+[b]	-	V	V	-	+[b]	-	-	-	-
E. casseliflavus	+[b]	+	+	+	+	V	-	+	+[b]	+[b]	V	-[b]
E. gallinarum	+[b]	+	+	+	+	-	-	+	+[b]	-	-	-
E. mundtii	+	+	+	-	+	V	-	+	-	+	-	-
E. durans	+	-	-	-	-	-	-	-	-	-	-	-
E. hirae	+	-	-	-	+	-	-	+	-	-	-	-
E. avium	-	+	+	V	-	+	+	+	-	-	+	-
E. raffinosus	-	+	+	V	+	+	+	+	-	-	+	-

[a]Testes fisiológicos: descarboxilação da arginina (ARG); produção de ácidos a partir de arabinose (ARA), manitol (MAN), metil-α-D-glicopiranosídeo (MGP), rafinose (RAF), sorbitol (SBL), sorbose (SOR) e sacarose (SAC); motilidade (MOT); produção de pigmento (PIG); utilização do piruvato de sódio (PYU); crescimento em 0,04% de telurito (TEL); +, reação positiva; -, reação negativa; V, resultado variável. [b]Podem ocorrer exceções ocasionais (<3% das cepas apresentam reações atípicas).
Adaptado de Teixeira et al., 2011 (referência 6).

(Tabela.26.1). Apesar de relativamente complexa e laboriosa, a caracterização precisa das espécies de *Enterococcus* ganha importância por vários aspectos, incluindo tanto o aumento, nos últimos anos, do número de casos clínicos na medicina humana envolvendo espécies não pertencentes a *E. faecalis* e *E. faecium*, quanto a particularidades relacionadas a susceptibilidade aos antimicrobianos e expressão de fatores de virulência. Diversas abordagens moleculares têm sido desenvolvidas para a identificação dos representantes do gênero *Enterococcus*, tornando, assim, esse processo mais rápido e menos laborioso. Dentre eles, destaca-se a metodologia de amplificação baseada na reação em cadeia da polimerase (PCR, do inglês *Polymerase Chain Reaction*) para identificação de sequências alvo espécie e/ou gênero específico. Neste sentido, destacam-se os seguintes genes: *rrs*, que codifica para o rRNA 16S; *tuf*, responsável pela expressão do fator de elongação EF-Tu envolvido na formação da cadeia peptídica durante a síntese proteica; *rpoB*, codificante da subunidade □ da RNA polimerase; e *sodA*, que codifica para a enzima superóxido dismutase. Mais recentemente, a inclusão na rotina laboratorial da metodologia de espectrometria de massa através da ionização e dessorção a laser assistida por matriz (*matrix-assisted laser desorption ionization time-of-flight mass spectrometry*, MALDI-TOF MS) para a identificação e classificação bacteriana tem mostrado uma boa acurácia na identificação das diferentes espécies de *Enterococcus*.

Como já comentado anteriormente, a determinação da susceptibilidade aos antimicrobianos é também uma etapa fundamental no diagnóstico laboratorial dos enterococos. A caracterização dos fenótipos de resistência a níveis elevados de aminoglicosídeos e aos glicopetídeos é fundamental para a orientação da escolha terapêutica.

Epidemiologia

Os enterococos estão entre os agentes mais comuns de infecções relacionadas à assistência a saúde. Há fortes evidências de que estas infecções são causadas por amostras selecionadas no próprio hospital, embora a infecção se estabeleça através do trato gastrointestinal. Dito de outro modo, a amostra selecionada no hospital primeiro coloniza o trato gastrointestinal para, em seguida, causar infecção. A bactéria é transmitida facilmente no hospital pelas mãos dos funcionários, que se contaminam com as roupas e objetos dos pacientes e com o manuseio dos equipamentos. O controle da disseminação de amostras de enterococos resistentes aos múltiplos antimicrobianos é recomendado pela vigilância epidemiológica periódica, a fim de detectar as fontes de transmissão e reduzir a possibilidade da emergência de surtos hospitalares.

Até os anos 1990, a maioria (cerca de 80 a 95%) das infecções enterocócicas era causada pela espécie *E. faecalis*, seguida de *E. faecium*, com percentuais bem menores (em torno de 5 a 10%). Desde então, em algumas regiões do mundo, a diferença entre as freqüências de isolamento dessas duas espécies vem diminuindo, devido ao aumento na ocorrência de infecções associadas a *E. faecium*. Esta mudança na epidemiologia das infecções causadas por desses micro-organismos apresenta relevância clínica, pois a obtenção de sucesso no tratamento das infecções causadas por *E. faecium* é mais difícil por apresentarem uma frequência mais elevada de amostras resistentes aos antimicrobianos (como vancomicina e ampicilina).

Métodos moleculares utilizados na avaliação da clonalidade de amostras de enterococos, tais como PFGE (*Pulsed-Field Gel Electrophoresis*) e MLST (*Multilocus Sequence Typing*), têm contribuído para o melhor conhecimento da estrutura populacional desses micro-organismos. Marcadores genéticos de resistência aos antimicrobianos e de virulência têm sido associados ao sucesso desses micro-organismos na conquista do ambiente hospitalar, e são utilizados como indicadores para caracterização de amostras pertencentes a complexos clonais (CC) mundialmente dispersos, que têm sido referidos como de alto risco ou pela sigla HiRECC (*high-risk enterococcal clonal complex*). O protótipo é o complexo clonal de *E. faecium* denominado CC-17, cujos principais marcadores incluem a resistência a ampicilina e ciprofloxacina, além da presença do gene que codifica para a proteína Esp.

Tratamento

O tratamento das doenças causadas por enterococos depende da espécie envolvida, bem como da localização e gravidade da infecção. É fundamental a caracterização destes micro-organismos, pois mesmo dentre as espécies mais frequentes em infecções humanas, *E. faecalis* e *E. faecium*, as diferenças nos perfis de susceptibilidade podem ser consideravelmente significativas. As infecções enterocócicas de menor gravidade (não complicadas) e ocasionadas por amostras de *E. faecalis* ou *E. faecium* sensíveis aos antimicrobianos de escolha, podem ser resolvidas com monoterapia, sendo comum o emprego de ampicilina.

Por outro lado, infecções graves, como endocardites, necessitam de terapia combinada baseada na utilização de mais de um antimicrobiano em um regime sinérgico. Nestes casos, vem sendo utilizada, tradicionalmente, a associação entre um aminoglicosídeo (apenas gentamicina ou estreptomicina são recomendados) e um agente ativo contra a parede celular, tal como a penicilina ou ampicilina. Nos casos de resistência aos beta-lactâmicos, outros antimicrobianos que também agem na parede bacteriana, como vancomicina ou daptomicina, podem ser utilizados para a terapia sinérgica. Entretanto, amostras apresentando resistência a níveis elevados de aminoglicosídeos (fenótipo HLRA) em infecções graves configuram um grande obstáculo por eliminar a eficácia da prática terapêutica usual.

Infecções causadas por VRE também são um problema clínico relevante, principalmente porque amostras albergando os fenótipos VanA ou VanB são tipicamente resistentes a diversas outras classes de antimicrobianos, além dos glicopeptídeos. Nestes casos, para infecções de menor gravidade, o emprego de monoterapia, baseada nos resultados dos testes laboratoriais de susceptibilidade aos antimicrobianos, costuma ser eficaz. Porém, ainda não está definida a terapia ideal para as infecções graves. Alternativas que têm demonstrado algum sucesso nestes casos incluem o emprego de linezolida ou da combinação quinupristin-dalfopristina (exceto para *E. faecalis* que exibe resistência intrínseca).

Bibliografia

1. Arias CA, Murray BE. The rise of the *Enterococcus*: beyond vancomycin resistance. Nature Rev. 2012; 10:266-278.
2. Gilmore MS, Lebreton F, van Schaik W. Genomic transition of enterococci from gut commensals to leading causes of multidrug-resistant hospital infection in the antibiotic era. Curr Opin Microbiol. 2013; 16:10-16.
3. Haas W, Shepard BD, Gilmore MS. Two-component regulator of *Enterococcus faecalis* cytolysin responds to quorum-sensing autoinduction. Nature. 2002; 415:84-87.
4. Hollenbeck BL, Rice LB. Intrinsic and acquired resistance mechanisms in *Enterococcus*. Virulence 2012; 3:421-433.
5. Lebreton F, van Schaik W, McGuire AM, Godfrey P, Griggs A, Mazumdar V, Corander J, Cheng L, Saif S, Young S, Zeng Q, Wortman J, Birren B, Willems RJ, Earl AM, Gilmore MS. Emergence of epidemic multidrug-resistant *Enterococcus faecium* from animal and commensal strains. MBio 2013; 20;4 pii: e00534-13.
6. Teixeira LM, Carvalho MG, Shewmaker PL, Facklam RR. *Enterococcus*. In: Jorgensen JH, Landry ML, Warnock DW (eds.). Manual of Clinical Microbiology, Washington DC: ASM Press; 2011, p. 350-364.
7. Teixeira LM, Merquior VLC. *Enterococcus* In: de Fillippi I, McKee ML (eds.). Molecular Typing in Bacterial Infections, New York: Springer Science; 2013, p. 17-26.
8. Van Tyne D, Martin MJ, Gilmore MS. Structure, function, and biology of the *Enterococcus faecalis* cytolysin. Toxins 2013; 5:895-911.
9. Werner G, Coque TM, Franz CM, Grohmann E, Hegstad K, Jensen L, van Schaik W, Weaver K. Antibiotic resistant enterococci-tales of a drug resistance gene trafficker. Int J Med Microbiol. 2013; 303:360-379.
10. Willems RJ, Bonten MJ. Glycopeptide-resistant enterococci: deciphering virulence, resistance and epidemicity. Curr Opin Infect Dis. 2007; 20:384-390.

Ana Paula Silva de Lemos
Waldir Pereira Elias Junior
Leila Carvalho Campos

27 *Neisseria*

As espécies do gênero *Neisseria* que são encontradas em humanos são: *N. gonorrhoeae*, *N. meningitidis*, *N. lactamica*, *N. cinerea*, *N. polysaccharea*, *N. subflava* biovariedades subflava, perflava e flava, *N. sicca*, *N. mucosa*, *N. flavescens* e *N. elongata* subespécies *elongata*, *glycolytica* e *nitroreducens*.

Com exceção de *N. gonorrhoeae* e *N. meningitidis*, as outras espécies não são patogênicas e fazem parte da microbiota do trato respiratório superior, mas podem eventualmente ser isoladas de processos infecciosos, particularmente em pacientes imunodeprimidos.

N. gonorrhoeae é sempre considerada patogênica, independentemente do sítio de isolamento, e pode infectar a mucosa genital, anal e da orofaringe e, ocasionalmente, a conjuntiva do recém-nascido. *N. meningitidis* pode colonizar a orofaringe sem causar doença e ocasionar eventos invasivos, como a doença meningocócica (meningite e/ou meningococcemia) e processos em decorrência da disseminação hematogênica (osteomielite, artrite, pericardite e peritonite).

As espécies de *Neisseria* compreendem diplococos Gram-negativos que apresentam a morfologia característica representada por lados adjacentes achatados, dando um formato semelhante a grãos de feijão (Figura 27.1). *N. elongata* e *N. weaveri* (encontrada como microbiota do trato respiratório de cães) representam exceções quanto a essa morfologia, apresentando-se como cocobacilos aos pares ou em cadeias curtas.

Os diplococos medem entre 0,6 e 1,5 µm, são imóveis, não esporulam e algumas espécies apresentam cápsula. Todas as espécies são oxidase positiva, ou seja, apresentam a enzima citrocomo C oxidase, característica facilmente verificada através da oxidação do reagente p-aminodimetilalanina. Com exceção das subespécies *elongata* e *nitroreducens* de *N. elongata*, todas as espécies produzem a enzima catalase, a qual degrada o peróxido de hidrogênio em água e oxigênio.

Todas as espécies são aeróbias e apresentam temperatura ótima de crescimento entre 35°C e 37°C (algumas espécies podem ser cultivadas sob temperaturas inferiores). As es-

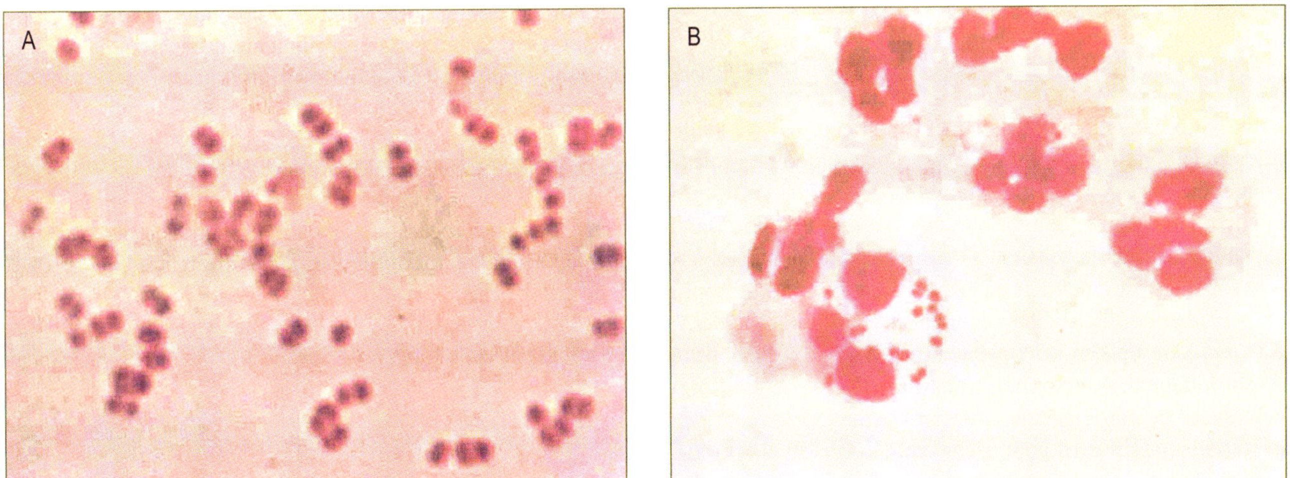

Figura 27.1 – *Diplococos Gram-negativos. A) Bacterioscópico realizado a partir de cultura de* Neisseria gonorrhoeae *corado por Gram. B) Bacterioscópico de LCE apresentando leucócitos e diplococos Gram-negativos intracelulares.*

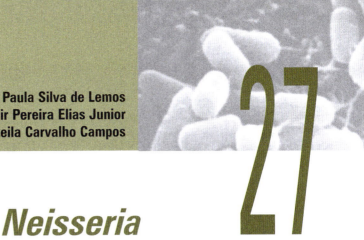

Tabela 27.1
Diferenciação das Espécies de *Neisseria* através de Provas Bioquímicas

Espécie	*Produção de ácido a partir de*						*Nitrato Redutase*	*DNAse*	*Polis-sacárideo*	*Hemólise**	*Hidrólise Tributirato*
	Glicose	*Maltose*	*Lactose*	*Sacarose*	*Frutose*	*Manose*					
N. meningitidis	+	+	-	-	-	-	-	-	-	-	-
N. gonorrhoeae	+	-	-	-	-	-	-	-	-	-	-
N. sicca	+	+	-	+	+	-	-	-	+	+**	-
N. subflavasubflava	+	+	-	-	-	-	-	-	-	-	-
N. subflavaperflava	+	+	-	+	+	-	-	-	+	-	-
N. subflava flava	+	+	-	-	+	-	-	-	-	-	-
N. flavescens	-	-	-	-	-	-	-	-	+	-	-
N. mucosa	+	+	-	+	+	-	+	-	+	-	-
N.lactamica	+	+	+	-	-	-	-	-	-	-	-
N. cinereae	-	-	-	-	-	-	-	-	-	-	-
N. polysacchareae	+	+	-	-	-	-	-	-	+	-	-
N. elongata	-	-	-	-	-	-	-	-	-	-	-
N. denitrificans	+	-	-	+	+	+	-	-	+	-	-
N. canis	-	-	-	-	-	-	+	-	-	-**	-
M. catarrhalis	-	-	-	-	-	-	+	+	-	-	+

*Em 11 a 89% dos casos
** Pesquisa em ágar sangue de carneiro

pécies patogênicas são mais exigentes e crescem em meios enriquecidos, como o ágar sangue ou ágar chocolate (ágar nutriente acrescido de 5% de sangue de carneiro hemolisado). A incubação em atmosfera úmida e contendo 5% de CO_2 auxilia no cultivo das espécies de *Neisseria.*

As diferentes espécies podem ser distinguidas tomando-se por base determinadas características metabólicas tais como a produção de ácido a partir de carboidratos, redução de nitrato a nitrito e a produção de certas enzimas. A Tabela 27.1 apresenta os principais testes bioquímicos empregados na diferenciação entre as principais espécies de *Neisseria.*

Neisseria gonorrhoeae

N. gonorrhoeae foi descrita pela primeira vez por Albert Neisser, em 1879, a partir do exame de exsudato de um caso de gonorreia, embora o termo gonorreia (fluxo de sêmen) tenha sido estabelecido por Galeno no século II, fazendo referência ao corrimento purulento característico da uretrite gonocócica. *N. gonorrhoeae*, também conhecida como gonococo, é um diplococo Gram-negativo que não apresenta cápsula e é bastante sensível a condições ambientais adversas, sofrendo facilmente o processo de autólise. Para propósitos epidemiológicos e não de identificação, as cepas de *N. gonorrhoeae* podem ser tipadas através da auxotipagem e da sorotipagem. A auxotipagem baseia-se nas diferentes necessidades de nutrientes ou co-fatores para o crescimento da bactéria e classifica os gonococos em mais de 30 auxotipos. A sorotipagem com 12 anticorpos monoclonais, direcionados contra a proteína PorB da membrana externa classifica as cepas nos grupos IA e IB, subdivididos em sorovares.

Fatores de virulência

Embora a *N. gonorrhoeae* não secrete toxinas, vários fatores relacionados à virulência, mais especificamente à adesão e invasão da célula hospedeira são conhecidos nessa espécie. A maioria desses fatores está presente na superfície do gonococo. A seguir são apresentados os principais fatores de virulência do gonococo.

Fímbria tipo IV

Principal fator de virulência necessário à infecção, participando do processo de adesão às células e tecidos. Esta fímbria é constituída por várias subunidades da proteína PilE (pilina principal), arranjadas em uma conformação helicoidal, contendo em sua extremidade a proteína PilC, que consiste na adesina propriamente dita. Além da adesão, a fímbria tipo IV está envolvida em várias outras funções como, por exemplo, na captação de DNA do meio extracelular, aumentando assim a frequência de transformação e mantendo a diversidade genética da bactéria. Também está envolvida na motilidade da bactéria (*twitching motility*) através de um processo de expansão e retração de sua estrutura, em uma ação coordenada pelas proteínas PilC e PilT. Esta fímbria medeia a fixação do gonococo a vários tipos de células, incluindo células epiteliais da boca e da vagina, eritrócitos, neutrófilos, etc.

PorB

É uma porina majoritária (proteína PI). Porinas são proteínas integrais que formam poros hidrofílicos e permitem a passagem de nutrientes e produtos metabólicos através da membrana externa de bactérias Gram-negativas. A função de

PorB está relacionada à penetração do gonococo na célula hospedeira e parece prevenir a formação do fagolisossomo em neutrófilos. Esta proteína liga-se também a reguladores solúveis do sistema complemento (proteína ligadora de C4b, fator H); envolvida na regulação da ativação do complemento na superfície do gonococo. Cada cepa de gonococo expressa um tipo de PorB, entretanto, existem diferenças antigênicas entre PorB de cepas diferentes.

Proteínas Opa (*opacity proteins*)

Inicialmente denominadas proteínas PII ou de classe 5, essas proteínas estão associadas à opacidade da colônia e são encontradas em bactérias de colônias que apresentam o fenótipo opaco. São proteínas transmembrana envolvidas no processo de adesão ao epitélio. O genoma do gonococo alberga até11 cópias de genes *opa*, que codificam proteínas antigenicamente distintas. A expressão dessas proteínas está sujeita ao processo de variação de fase, que ocorre em cada gene *opa* individualmente. Uma cepa de gonococo pode não expressar Opa, expressar um tipo ou vários tipos simultaneamente.

Proteína Rmp (*reduction modifiable protein*)

Proteína de membrana externa, também denominada PIII. É uma proteína de função desconhecida estreitamente associada à LOS (ver adiante) e PorB.

LOS

A membrana externa da *N. gonorrhoeae* é composta de um tipo curto de lipopolissacarídeo (LPS), no qual faltam cadeias laterais repetitivas do antígeno O, ou seja, o antígeno O consiste de um oligossacarídeo simples. Por esse motivo o LPS de *N. gonorrhoeae* é denominado LOS.

O LOS é uma endotoxina. Ele está relacionado indiretamente aos danos celulares observados na infecção, estimulando a produção do fator de necrose tumoral (TNF), além de proteases e fosfolipases, desencadeando a reação inflamatória. *N. gonorrhoeae* pode ligar resíduos de ácido siálico (*N*-acetilneuramínico) sérico a resíduos de galactose do LOS, tornando a cepa resistente à atividade bactericida do soro. Isso ocorre devido ao fato do ácido siálico ser uma molécula do hospedeiro e, dessa forma, não ativar a cascata do complemento. Além disso, previne o acesso dos anticorpos contra Por e outros antígenos de superfície do gonococo. A estrutura do LOS é bastante heterogênea, uma vez que pode sofrer o processo de variação de fase (ver adiante).

IgA1 protease

Consiste em uma serina protease que cliva a IgA1 humana e, dessa forma, auxilia no processo de colonização dos epitélios. A clivagem da IgA interfere nas funções protetoras desse isotipo na mucosa. Além disso, os fragmentos Fab-α da IgA1 liberados pela clivagem retêm a capacidade de se ligar ao antígeno, podendo bloquear o acesso de anticorpos IgG e IgM. Outra função biológica dessa enzima recentemente descrita refere-se à clivagem da LAMP1, uma glicoproteína presente na membrana dos lisossomos, onde se processa a degradação de material endocitado pelas células. A função da LAMP1 está provavelmente relacionada à proteção da membrana dos lisossomos da digestão por hidrolases. A sua clivagem teria um efeito negativo na função dos lisossomos, favorecendo a sobrevivência da bactéria dentro das células epiteliais. Existem tipos distintos de IgA1-protease em *N. gonorrhoeae* devido à transferência horizontal dos determinantes genéticos dessa enzima. Produtos resultantes da clivagem da IgA1 já foram detectados na secreção genital de mulheres com gonorreia.

Proteína App (*adhesion and penetration protein*)

Homóloga à proteína Hap de *Haemophilus*, é uma proteína autotransportadora (ver capítulo 19) que é liberada no meio extracelular e parece estar envolvida na adesão às células epiteliais e na disseminação do gonococo.

Sistema de captação de ferro

N. gonorrhoeae também apresenta um complexo sistema de captação de ferro, o qual contribui no processo da patogênese, captando ferro essencial para o processo de invasão. O gonococo pode captar ferro através de duas vias. Uma delas utiliza receptores de superfície que permitem o uso de sideróforos produzidos por outras bactérias. A outra via utiliza a transferrina ou a lactoferrina, captadas por proteínas de superfície do gonococo conhecidas como TbpA/TbpB e LbpA/LbpB, proteínas ligadoras da transferrina e da lactoferrina, respectivamente. A ligação da TbpA com a transferrina humana promove modificações conformacionais na molécula da transferrina, diminuindo sua afinidade pelo ferro, o qual se liga então à região específica de ligação do ferro na TbpA, que funciona como poro para a passagem do ferro para o periplasma da bactéria.

Patogênese

N. gonorrhoeae é adquirida através do contato sexual e estabelece a infecção no trato urogenital através da interação com as células epiteliais não ciliadas.

O primeiro estágio na patogênese da *N. gonorrhoeae* consiste na aderência da bactéria às microvilosidades do epitélio colunar não ciliado (Figura 27.2). Essa adesão inicial é mediada por uma fímbria do tipo IV composta principalmente da proteína PilE, além de apresentar em sua extremidade a proteína PilC, responsável pela ligação ao receptor celular. A fímbria de *N. gonorrhoeae* é uma estrutura dinâmica que se expande e se retrai rapidamente, diminuindo a distância entre a bactéria e a membrana da célula eucariótica. O receptor celular da fímbria tipo IV parece ser uma glicoproteína de membrana denominada CD46, que pertence à família de reguladores de ativação do complemento, usada como receptor celular por uma série de patógenos bacterianos e virais.

Após essa adesão inicial, ocorre uma aderência mais íntima e forte do gonococo ao epitélio, a qual é mediada pelas proteínas Opa. Membros da família de moléculas de

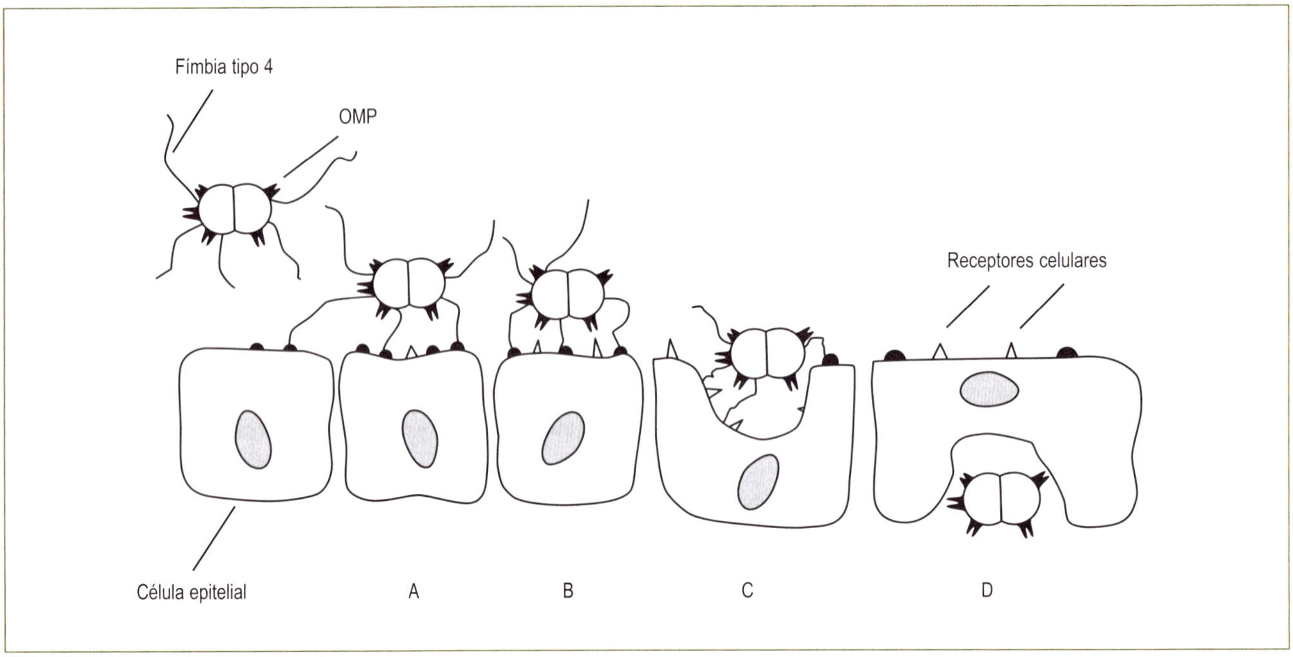

Figura 27.2 – *Estágios da patogênese das infecções causadas por* Neiseria gonorrhoeae. *(A) Adesao inicial dos gonococos as células epiteliais mediada pela fímbria tipo 4. (B) Adesão íntima secundária dos gonococos mediada por proteínas de membrana externa (OMP). (C) Endocitose direcionada pelos gonococos nas células epiteliais. (D) Transcitose dos gonococos para camada subepitelial e disseminação para sítios distantes da infecção inicial.*

adesão celular relacionadas ao antígeno carcinoembrionário (CEACAM) funcionam como receptor celular das proteínas Opa. As CEACAM são glicoproteínas que estão presentes em células epiteliais, endoteliais e fagócitos e funcionam como receptores para entrada de bactérias e vírus, além de outras funções celulares. Algumas proteínas Opa também utilizam como receptor celular moléculas de proteoglicanas sulfato de heparana (HSPG), que são proteínas conjugadas à glicosaminoglicanas e ligadas covalentemente a cadeias de sulfato de heparana, associadas à superfície celular e à matriz extracelular. Vibronectina e fibronectina funcionam como moléculas ponte entre o gonococo e o receptor HSPG.

A adesão íntima mediada pelas proteínas Opa permite a entrada do gonococo na célula epitelial através do mecanismo conhecido como endocitose direcionada pelo patógeno. A proteína de membrana externa PorB parece estar relacionada a esse processo. PorB é responsável pela nucleação da actina, auxiliando na formação dos pseudópodos. Além disso, PorB pode entrar na célula hospedeira desencadeando a série de sinais para iniciar a endocitose direcionada. Em seguida, o vacúolo endocítico contendo a bactéria é transportado para a membrana basal da célula infectada, onde é liberado através de exocitose, atingindo a camada subepitelial. Uma vez no tecido subepitelial, o gonococo é captado pelos fagócitos profissionais desencadeando inflamação e influxo de polimorfonucleares. Este processo leva à descamação do epitélio, desenvolvimento de microabscessos submucosos e formação de exsudato. Este dano tecidual é principalmente devido à liberação do fator de necrose tumoral (TNF) dos fagócitos e de produtos bacterianos, como peptidoglicano e o lipooligossacarídeo (LOS). *N. gonorrhoeae* engolfada pelos leucócitos polimorfonucleares (PMN) são secretadas em exsudatos ricos em PMN. Além disto, alguns gonococos podem apresentar mecanismos de evasão contra a morte intracelular dentro dos fagócitos e continuam a multiplicar-se dentro das células do hospedeiro. Na mulher, a infecção no trato genital inferior é tipicamente assintomática.

Variação de fase e variação antigênica em *N. gonorrhoeae*

As variações antigênicas e de fase são características importantes na patogenicidade da *N. gonorrhoeae*, uma vez que permitem que o gonococo escape da resposta imune do hospedeiro. A variação de fase refere-se à expressão gênica do tipo *on/off*, ou seja, uma expressão de um determinado gene pode ser "ligada" ou "desligada" em determinados momentos. Já a variação antigênica refere-se a variações na sequência do gene que provocam mudanças dos aminoácidos que compõem a proteína codificada pelo gene. Além dessas variações genéticas, *Neisseria* apresenta um estado natural de competência para a transformação, adquirindo facilmente DNA exógeno de amostras heterólogas de *Neisseria*. Esses fenômenos levam *Neisseria* a um estado constante de variação antigênica e funcional, tornando a resposta imune do hospedeiro obsoleta.

No gonococo, o principal antígeno de superfície que sofre variações de fase e antigênica corresponde à fímbria tipo IV. No processo de variação de fase, *N. gonorrhoeae* altera seu estado de cepa fimbriada (Pil^{+}) para não fimbriada (Pil^{-}) e vice-versa. A proteína PilE, que corresponde à pilina da fímbria, é o alvo nesse processo (Figura 27.3). Três processos de variação de fase da fímbria tipo IV ocorrem no gonococo:

1. Existem dois sítios de processamento pós-tradução da proteína PilE, conhecidos como P^+ e P^s. Quando PilE é clivada no sítio P^+, o gonococo expressa o fenótipo fimbriado (Pil^+). Por outro lado, quando PilE é clivada em P^s, perde a porção hidrofóbica da molécula necessária para a correta montagem da fímbria e é secretada para fora da célula bacteriana. Nesse caso o gonococo expressa o fenótipo não fimbriado (Pil^-).
2. A proteína PilC é necessária para a correta montagem da fímbria tipo IV. Na fração inicial do gene *pilC*, há uma região que apresenta uma longa sequência de guaninas. Essas regiões gênicas que contêm grandes sequências repetidas do mesmo nucleotídeo podem sofrer um processo conhecido como *slipped-strand mispairing*. Nesse processo, ocorre mudança no número de bases repetidas durante o processo de duplicação do DNA, o que pode acarretar uma mudança no quadro de leitura (*frame-shift*). Esse deslizamento no quadro de leitura pode gerar a leitura de um códon de terminação, provocando a tradução de PilC não funcional ($PilC^-$). A falta de PilC funcional determina o fenótipo não fimbriado (Pil^-), uma vez que PilC é essencial para a montagem da fímbria.
3. Existem várias cópias do gene da pilina no cromossomo, mas geralmente apenas uma é expressa por apresentar um promotor. Essa cópia expressa do gene é conhecida como *pilE* e as cópias silenciosas como *pilS*. Uma vez que *pilE* e *pilS* apresentam sequências internas repetidas, pode ocorrer recombinação homóloga entre *pilE* e *pilS*, resultando em trocas de porções internas do gene *pilE* (gerando PilE variantes). Além disso, na recombinação, pode ocorrer a troca de DNA não pareado, o que acarreta na tradução de uma proteína muito maior do que a normal, a qual não é processada e montada, mudando o fenótipo de fimbriado (Pil^+) para não fimbriado (Pil^-).

O principal mecanismo que promove variação antigênica no gonococo também envolve a recombinação homóloga entre diferentes versões de *pilE* e *pilS*, produzindo variantes de *pilE* (Fig. 27.3). O DNA envolvido na recombinação pode ser proveniente do cromossomo da bactéria ou ser DNA captado pelo gonococo pelo processo de transformação.

Além dos processos de variação de fase e antigênica que sofre a fímbria tipo 4, contribui para o aparecimento de subpopulações antigenicamente distintas de gonococo a variação de fase sofrida pelas proteínas de superfície Opa e pelo LOS. A variação de fase nas proteínas Opa ocorre devido à inserção ou deleção de uma ou mais cópias de nucleotídeos pentaméricos (5´-CTCTT-3´) dentro da sequência dos genes *opa*, o que acarreta em mudanças no quadro de leitura (*frame-shift*) desses genes. Esse processo de *slipped-strand mispairing* é semelhante ao descrito para PilC, no qual o deslizamento no quadro de leitura pode gerar um códon de terminação. A enzima glicosil-transferase, que está envolvida na biossíntese das cadeias variáveis de carboidratos do LOS, sofre variação de fase através desse mesmo processo, promovendo variações na sua constituição.

Infecções causadas pela *N. gonorrhoeae*

As infecções gonocócicas ocorrem em sua maior parte na forma clínica da gonorreia (também conhecida como uretrite gonocócica ou blenorragia), mas podem também se apresentar como infecções das mucosas da orofaringe e anorretal, além da conjuntiva neonatal. A gonorreia é uma doença sexualmente transmissível que provoca no homem uma uretrite e na mulher uma cervicite, que podem se estender para os órgãos contíguos ao foco inicial da infecção. A conjuntiva do recém-nascido pode ser infectada acidentalmente durante o parto. A uretrite no homem é caracterizada por um processo inflamatório agudo e piogênico da uretra anterior que apresenta como sintoma, geralmente entre três e sete dias após o contágio, um corrimento uretral purulento, acompanhado de disúria (dificuldade de urinar) e algúria (dor durante a micção). A partir da uretra, se não tratada, a infecção pode estender-se para a próstata, vesícula seminal e epidídimo. Na mulher, a forma clínica mais comum de infecção é a cervicite, acompanhada de corrimento urinário e disúria, embora cerca de 50% das mulheres sejam assintomáticas. A partir do cérvix, a infecção pode estender-se para o útero, para as trompas de falópio e para os ovários. A mulher adulta raramente apresenta vulvovaginite, provavelmente devido à presença de epitélio escamoso, o qual não é suscetível à infecção pela *N. gonorrhoeae*. Entretanto, meninas podem apresentar um quadro de vulvovaginite, uma vez que o epitélio vaginal antes da puberdade não está queratinizado. A faringite e a protite causadas pela *N. gonorrhoeae* ocorrem como sequela de práticas sexuais oral e anal, respectivamente, tanto no homem quanto na mulher. Em aproximadamente um terço das mulheres com cervicite causada pela *N. gonorrhoeae* ocorre o quadro clínico de protite resultante de uma disseminação da infecção genital. Tanto a faringite como a protite podem ser assintomáticas ou se apresentarem como infecções brandas. As infecções da conjuntiva ocorrem mais frequentemente no recém-nascido infectado no canal do parto, cujo quadro é conhecido como oftalmia neonatal.

Caso a infecção cervical não seja tratada, ela pode ascender, como mencionado anteriormente, podendo atingir o peritônio e causando a doença inflamatória pélvica. Em cerca de 10% a 20% das mulheres a infecção gonocócica cervical evolui para a doença inflamatória pélvica caracterizada por salpingite, peritonite pélvica ou abscessos tubo-ovarianos. Em cerca de 0,5% a 3% dos indivíduos com gonorreia assintomática não tratada, o gonococo invade a corrente circulatória dando origem à infecção gonocócica disseminada, manifestada na forma de artrites, endocardites, meningites e lesões cutâneas.

Resposta imunológica

A gonorreia é uma doença recorrente no mesmo indivíduo, devido provavelmente à grande diversidade antigênica do gonococo. A infecção natural estimula a produção de anticorpos secretores e séricos contra uma série de antígenos de superfície do gonococo (Opa, Por e LOS), mas não está estabelecido se estes são protetores. Se forem, são cepa-específicos, ou seja, não reagem contra cepas diferentes de *N. gonorrhoeae*.

Anticorpos contra a OMP Rmp são produzidos em decorrência da infecção e reagem com a superfície do gonococo, bloqueando a ação de anticorpos contra a PorB e LOS, inibindo a ação lítica do complemento. Dessa forma, anticorpos anti-Rmp podem aumentar a suscetibilidade a infecções por *N. gonorrhoeae*. Fatores de defesa não específicos do hospedeiro estão relacionados à resistência natural à infecção da *N. gonorrhoeae*. Indivíduos com deficiência em um ou mais componentes do sistema complemento têm suscetibilidade aumentada a infecções pelo gonococo.

Diagnóstico

O diagnóstico laboratorial das infecções gonocócicas é realizado por meio do exame bacterioscópico das secreções uretral, cervical, orofaríngea, retal ou conjuntival, corado pelo método de Gram, e através do cultivo das secreções para o isolamento e a identificação do gonococo. No homem o sedimento do primeiro jato de urina também pode ser utilizado para o exame bacterioscópico.

No homem com suspeita clínica de uretrite gonocócica, o exame bacterioscópico da secreção uretral é de bastante valor. Observam-se diplococos Gram-negativos (DGN) e numerosos leucócitos polimorfonucleares contendo ou não DGN intracelulares (Fig. 27.1). No início da doença, a maioria dos gonococos está fagocitada, observando-se poucos DGN fora dos leucócitos. O número de bactérias extracelulares aumenta conforme a evolução da doença. Segundo vários autores o achado de DGN intra e extracelulares na secreção uretral masculina é suficiente para estabelecer o início do tratamento específico, entretanto, o diagnóstico final deve ser confirmado após o isolamento e a identificação do gonococo. Nas outras infecções gonocócicas, o bacterioscópico das secreções é apenas de valor presuntivo. Nesses casos, o achado de DGN deve ser interpretado com cuidado e confirmado através do isolamento do patógeno, uma vez que a presença de DGN e mesmo de cocobacilos Gram-negativos saprófitas na vagina e no reto é muito abundante, o que dificulta a observação microscópica do gonococo.

Testes alternativos rápidos para a identificação de *N. gonorrhoeae* diretamente no material clínico têm sido desenvolvidos. Esses testes baseiam-se nas técnicas de ELISA (*Enzyme-linked Immunosorbent Assay*), sondas genéticas, reação de polimerase em cadeia (PCR) e imunofluorescência com anticorpos monoclonais. Entretanto, não substituem a identificação bacteriológica do agente etiológico.

O cultivo das secreções uretral, cervical, faríngea ou retal para a pesquisa da *N. gonorrhoeae* deve ser realizado no meio seletivo de Thayer-Martin. Esse meio seletivo consiste do ágar chocolate acrescido de vancomicina, colistina e trimetoprim, antibióticos aos quais o gonococo apresenta resistência natural, além do antifúngico nistatina. As placas devem ser incubadas a 35°C a 37°C, em atmosfera úmida contendo 5% de CO_2 e devem ser examinadas durante 72 horas. As colônias suspeitas, apresentando de 0,5 a 1 mm de diâmetro (Fig. 27.4), devem ser examinadas pela coloração de Gram e pela reação de oxidase. Colônias de DGN que apresentarem a reação de oxidase positiva devem ser avaliadas por provas bioquímicas para identificação da espécie de *Neisseria* (Tabela 27.1). As provas de fermentação de carboidratos são realizadas em ágar cistina tripticase (ágar CTA) contendo 1% do carboidrato e vermelho de fenol como indicador de pH. Alguns testes sorológicos são disponíveis comercialmente para a identificação da espécie *N. gonorrhoeae* após o cultivo em meios seletivos.

Epidemiologia e controle

O único hospedeiro do gonococo é o homem. A gonorreia é a segunda causa entre as doenças sexualmente transmissíveis nos EUA, país onde a sua detecção é de notificação obrigatória, e continua sendo um importante problema de saúde pública mundial. As infecções gonocócicas não só tiveram sua frequência bastante aumentada nos últimos anos, como se tornaram mais diversificadas. Sua incidência geralmente está associada a baixas condições socioeconômicas em áreas de maior concentração urbana e é maior no sexo masculino. As maiores taxas ocorrem em mulheres entre 15 e 19 anos e homens entre 20 e 24 anos. No adulto, a infecção é sempre transmitida através do contato sexual. Dessa forma, indivíduos com múltiplos parceiros sexuais estão mais expostos à contaminação. O recém-nascido adquire a oftalmia neonatal durante o parto normal, o que é facilmente prevenido pela aplicação profilática de nitrato de prata ou de pomada oftálmica de eritromicina nos olhos do recém-nascido. Há evidências de que a criança pode adquirir a infecção através de contato não sexual com pessoas infectadas. Aproximadamente 10% dos homens e 40% das mulheres albergam o gonococo em seus órgãos genitais sem apresentar sintomatologia. Uma medida bastante importante para limitar a disseminação da gonorreia consiste em estender o tratamento para os parceiros sexuais, seguindo a cadeia epidemiológica de transmissão.

Não há vacina efetiva contra o gonococo, embora vários estudos estejam em andamento no sentido de desenvolver vacinas utilizando a subunidade PilE da fímbria tipo IV, a proteína de superfície Por e a proteína captadora de ferro TbpA. Portanto, o uso de preservativos é a única medida preventiva disponível contra a gonorreia.

Tratamento

Para o tratamento da gonorreia sem complicações é preconizado o uso de uma dose única de ceftriaxona, 250 mg, acompanhada de azitromicina (1 g, oralmente) ou doxiciclina (100 mg oralmente; duas vezes ao dia durante sete dias), para impedir a resistência bacteriana e combater a coinfecção por *Chlamydia trachomatis*. A azitromicina também pode ser utilizada como tratamento alternativo

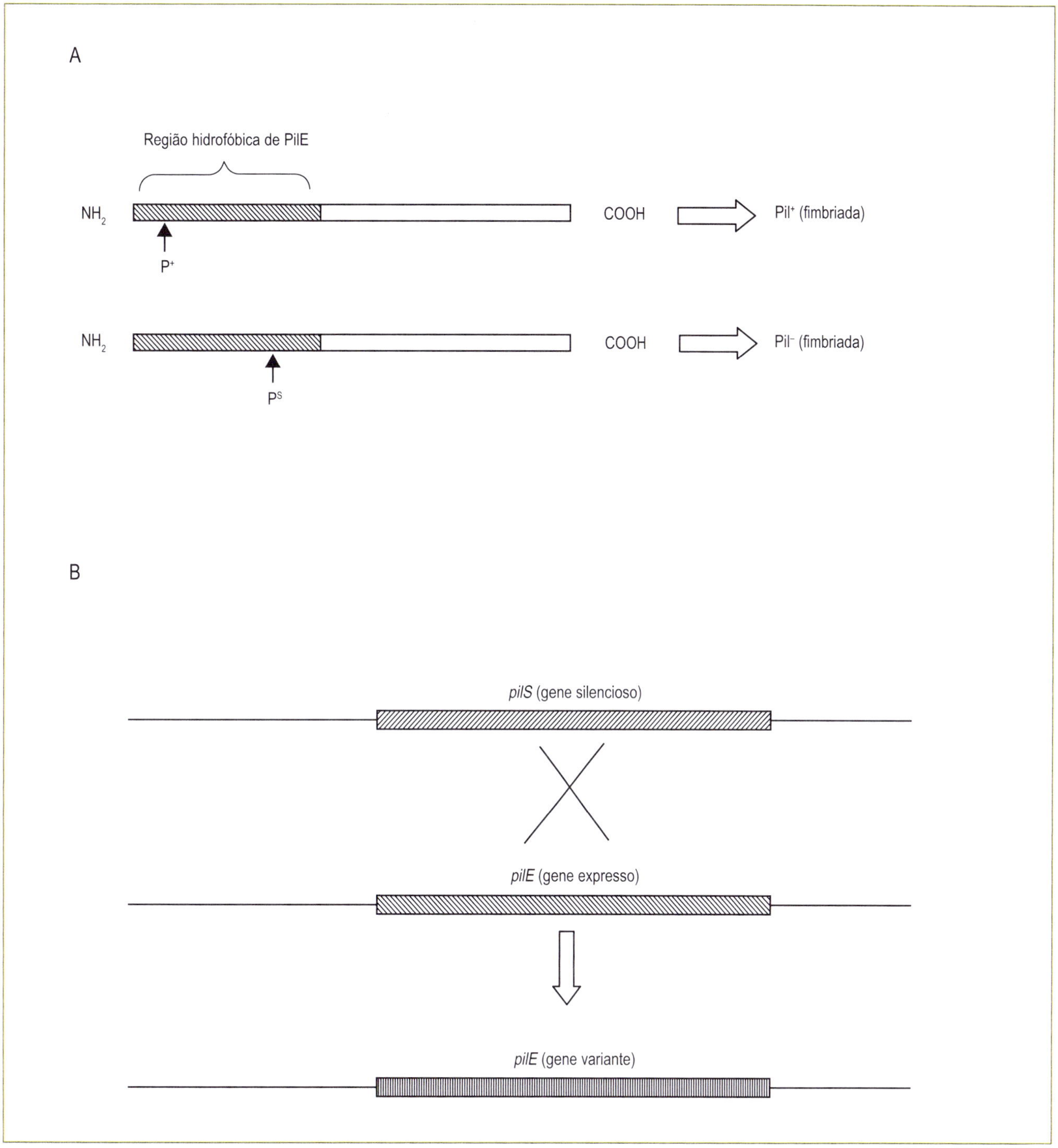

Figura 27.3 — *Mecanismos de variação de fase e antigênica da fímbria tipo A. (A) A clivagem da porção hidrofóbica da proteína PilE no sítio P^+ determina o fenótipo fimbriado (Pil^+), enquanto a clivagem em P^S determina o fenótipo não-fimbriado (Pil^-) do gonococo (variação de fase). (B) A recombinação homóloga entre pilE e pilS resulta em trocas de porções internas do gene pilE acarretando a síntese de variantes funcionais da proteína PilE (variação antigênica) ou não funcionais (variação de fase), as quais determinam o fenótipo não-fimbriado (Pil^-).*

nos casos de pacientes que apresentem reações alérgicas a penicilina, mas o seu uso deve ser limitado em função da resistência antimicrobiana. As fluoroquinolonas não são mais recomendadas para o tratamento devido a ocorrência de cepas resistentes. Pacientes com sintomas persistentes após o tratamento devem ser avaliados através da cultura e do teste de susceptibilidade aos antimicrobianos.

Neisseria meningitidis

A doença meningocócica (DM) é conhecida desde 1805, quando Vieussex descreveu uma epidemia de febre cerebrespinhal em Genebra - Suíça e até hoje continua sendo uma importante causa de morbidade e mortalidade em todo o mundo. A DM ainda permanece como uma das mais

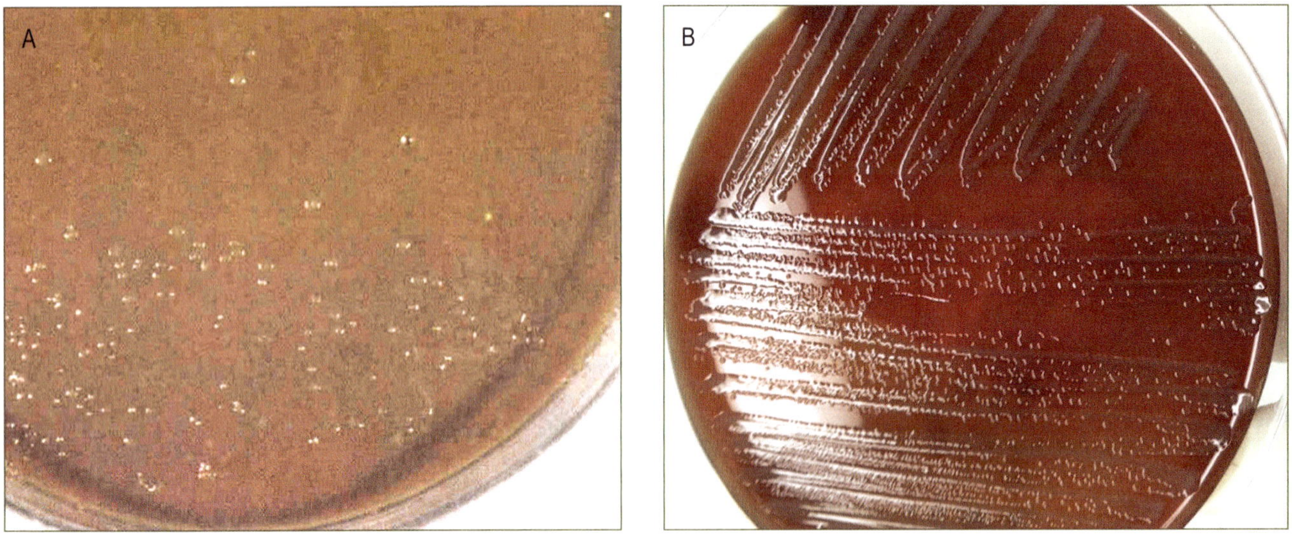

Figura 27.4 – *Cultivo de espécies de* Neisseria. *(A)* Neisseria gonorrhoeae *em ágar Thayer-Martin. (B) Cultivo de* Neisseria meningitidis *em ágar sangue.*

preocupantes infecções em função de sua rápida progressão e tendência em causar surtos e epidemias.

Em 1884 o agente etiológico da DM foi descrito por Marchiafava e Celli como um micrococo oval intracelular e, isolado pela primeira vez em 1887 em uma amostra de LCE líquido cefalo espinhal) por Anton Weichselbaume, que posteriormente foi denominado *Neisseria meningitidis*, também conhecido como meningococo.

A superfície do meningococo revela uma estrutura típica de envelope celular das bactérias Gram-negativas. O envelope é composto de membrana citoplasmática, camada de peptideoglicano e membrana externa. A membrana externa é constituída de LPS e de uma bicamada fosfolipídica, na qual as proteínas estão inseridas. As cepas patogênicas, isoladas de infecções sistêmicas, têm a membrana externa circundada por uma cápsula de natureza polissacarídica. A cápsula do meningococo consiste de um polissacarídeo aniônico de alto peso molecular e diferenças em sua natureza imunoquímica são a base para a sorogrupagem, ou seja, a classificação das cepas em sorogrupos. São descritos 12 sorogrupos até o momento: A, B, C, E, H, I, K, L, X, Y, Z e W.

As OMPs (proteínas de membrana externa) presentes em *N. meningitidis* são classificadas de forma distinta à classificação das OMP de *N. gonorrhoeae*. No meningococo as OMPs são classificadas em cinco classes (1, 2, 3, 4 e 5), enquanto no gonococo são classificadas em três grupos (PI, PII e PIII). Todas as cepas de meningococo possuem proteínas de classe 2 ou 3, também denominadas PorB. Essas classes de proteínas funcionam como poros seletivos para ânions, através dos quais os solutos hidrofílicos atravessam a membrana externa, por meio de um processo semelhante à difusão. As proteínas de classe 4, também denominada Rmp (*redution modifiable protein*), cuja função ainda é desconhecida, estão presentes em todas as cepas de meningococo e entre as cepas se mostram estruturalmente conservadas. As proteínas da classe 1, também denominadas PorA, e as proteínas da classe 5, denominadas Opa (*opacity associated protein*) e Opc (*outer membrane protein class 5 precursor*), estão presentes na maioria das cepas de meningococo. As de classe 1 funcionam como poros seletivos para cátions e as de classe 5, ao contrário das demais, se expressam em quantidades variáveis.

Adicionalmente à sorogrupagem, as cepas de *N meningitidis* podem ser classificadas em sorotipos e sorosubtipos baseando-se na antigenicidade das proteínas das classes 2/3 ou 1 , respectivamente; assim, como podem ser classificadas em imunotipos, baseados na diversidade antigênica dos lipooligossacarídeos (LOS). Durante a última década do século XX e a primeira década do século XXI novas técnicas de tipagem baseadas em biologia molecular vieram somar aos métodos clássicos de tipagem , de abordagem fenotípica e sorológica. Em meningococo, o sequenciamento de genes que codificam OMPs, tais como PorA (porina A), FetA (proteína regulada pelo ferro), NadA (adesina A), Fhbp (lipoproteína que se liga ao fator H do soro humano) e, genes constitutivos como abcZ (*putative ABC transporter*), adK (*adenylate kinase*), aroE (*shikimate dehydrogenase*), fumC (*fumarate hydratase*), gdh (*glucose-6-phosphate dehydrogenase*), pdhC (*pyruvate dehydrogenase subunit*) e pgm (*phosphoglucomutase*) hoje são uma ferramenta importante para caracterização precisa das cepas para o monitoramento de clones circulantes e, implementação de estratégias para prevenção e controle da doença.

Fatores de virulência e patogênese

A colonização da superfície das mucosas das vias respiratórias superiores pelo meningococo é o primeiro passo para o estabelecimento do estado de portador, que pode variar de dias a meses e, mais infrequentemente, desencadear a doença meningocócica. A transmissão ocorre entre humanos através de gotículas respiratórias e secreções, mas o tamanho do inóculo necessário para transmissão ainda é desconhecido. A colonização do meningococo no trato respiratório superior pode ser dar de forma assintomática, ou pode ocasionar uma reação inflamatória local, invasão das superfícies das mucosas, invasão da corrente sanguínea, podendo provocar uma sepse fulminante ou uma infecção focal como meningite. A adesão às superfícies da mucosa é essencial para a sobrevivência do meningococo. Múltiplas adesinas que reconhecem diferentes receptores do hospedeiro humano já foram identificadas, como Pili, PilC, PilQ, Opa, Opc, LOS, proteína que se liga ao fator H do soro (FHBP), PorA, HrpA, PorB e NadA.

A colonização do hospedeiro pelo meningococo se dá inicialmente pela adesão às células epiteliais não ciliadas da nasofaringe. Essa adesão inicial é mediada pela ligação da fímbria tipo 4 ao receptor celular CD46 (glicoproteína de membrana relacionada à atividade do complemento). Subsequentemente, ocorre a ligação das proteínas Opa aos receptores CEACAM (moléculas de adesão celular relacionadas ao antígeno carcinoembrionário) e das Opc aos seus receptores nas células epiteliais, que são as HSPG (proteoglicanas sulfato de heparana). As Opc são OMP com características adesivas, semelhantes em tamanho, mas antigênica e estruturalmente distintas das proteínas Opa. As funções de ligação celular e invasão são idênticas às apresentadas pelas Opa. A bactéria sofre, então, endocitose pelas células epiteliais e atinge o tecido subepitelial via vacúolos fagocíticos. Essa endocitose direcionada pelo patógeno é mediada pela OMP de classe 2 ou 3 (PorB), responsável pela nucleação da actina, além de desencadear uma série de sinais que iniciam a endocitose direcionada.

Todas as cepas patogênicas de meningococo secretam uma exoenzima, a IgA1-protease, que cliva a imunoglobulina IgA, interferindo nas funções protetoras desse isotipo na mucosa. Além disso, os fragmentos Fab-α da IgA1 liberados pela clivagem retêm a capacidade de se ligarem ao antígeno, podendo bloquear o acesso de anticorpos IgG e IgM. Outra função biológica dessa enzima recentemente descrita refere-se à clivagem da LAMP1, que teria um efeito negativo na função dos lisossomos, favorecendo a sobrevivência da bactéria dentro das células epiteliais. O meningococo é capaz de se replicar intracelularmente e isto em parte é devido a capacidade da bactéria de adquirir ferro através de sistemas especializados de transporte tais como receptores que se ligam a hemoglobina (TbpAB) e proteínas que se ligam a lactorrefina (LbpAB).

Durante a multiplicação e lise bacteriana podem ser liberadas as estruturas de membrana externa do meningococo, na forma de vesículas, também chamadas de *blebs,* contendo importantes fatores de virulência como proteínas, lipídeos, polissacarídeo capsular e grande quantidade de LOS.

O LOS desempenha papel importante na entrada da bactéria nas células da mucosa e na sua sobrevivência após a invasão na corrente sanguínea, por se tornarem resistentes a anticorpos ou ao sistema complemento, por meio de mecanismos de escape como a sialização de sua molécula.

A cápsula do meningococo possui propriedades antifagocítica e antibactericida e assim constitui importante fator de virulência, contribuindo para a sobrevivência do meningococo durante a invasão na corrente sanguínea e no LCE.

Infecções causadas pela *N. meningitidis*

A DM pode ser classificada em três distintas apresentações clínicas: (i) meningite sem meningococcemia que é a apresentação clínica mais frequente, (ii) meningite associada à meningococcemia, e (iii) meningococcemia sem meningite, a maioria associado com o desenvolvimento de púrpura fulminans.

A meningite, observada em aproximadamente 45% dos casos, é caracterizada por início abrupto de febre, dor de cabeça e rigidez do pescoço. Por vezes, estas características clínicas são acompanhadas por náuseas, vômitos, fotofobia e estado mental alterado. Em crianças, os sintomas podem ter um início mais lento, os sinais podem ser inespecíficos, e rigidez de nuca pode estar ausente. A meningococcemia, manifestação mais grave da bacteremia, inclui um início súbito de febre e uma erupção petequial ou purpúrica, que pode progredir para púrpura fulminante. O curso clínico pode incluir hipotensão, hemorragia suprarrenal aguda, insuficiência de múltiplos órgãos, choque, e morte. Dos casos que sobrevivem à doença invasiva, 10 -20 % apresentam sequelas, incluindo perda de membros, cicatrizes extensas da pele, perda auditiva ou retardo mental.

Outra manifestação clínica é a pneumonia, cujo diagnóstico é difícil porque o isolamento do organismo a partir de expectoração não distingue as pessoas que são portadoras daquelas com a pneumonia causada pelo organismo.

Manifestações menos comuns da DM incluem miocardite, endocardite ou pericardite, artrite, conjuntivite, uretrite, faringite e cervicite .

Resposta imunológica

O estado de imunidade natural desenvolve-se, provavelmente, a partir de contatos repetidos e intermitentes com o próprio meningococo e/ou com espécies de *Neisseria* não patogênicas, como ocorre com a *N. lactamica* que frequentemente coloniza a nasofaringe de crianças. Há evidências ainda de que algumas bactérias entéricas contribuam para essa imunidade, por induzirem anticorpos que reagem cruzadamente com o meningococo, como é o caso das espécies *Bacillus pumillus* e *Escherichia coli* portadoras dos antígenos capsulares K1 e K2, as quais se relacionam antigenicamente com os meningococos dos sorogrupos A, B e C, respectivamente.

Anticorpos, sistema complemento e fagócitos são os principais mecanismos de defesa necessários contra doença meningocócica. O sistema complemento desempenha função importante na proteção da doença, o que tem sido demonstrado através de estudos envolvendo pacientes com deficiências em proteínas de complemento. Deficiência em C3 ou nas frações terminais C5 a C9 leva maior susceptibilidade a infecções meningocócicas, e comumente a episódios repetidos.

Diagnóstico

O diagnóstico laboratorial da doença meningocócica é realizado por exame bacterioscópico do LCE corado pelo método de Gram e através do cultivo deste, ou de outro fluido orgânico usualmente estéril , como sangue, líquido sinovial, pleural ou pericárdico, para o isolamento e a identificação do meningococo. Pode-se ainda utilizar raspado ou aspirado das lesões cutâneas (petéquia ou púrpura), típicas da meningococcemia. Na DM, o LCE normalmente se apresenta turvo, apresentando um aumentado número de leucócitos, com predomínio de polimorfonucleares, concentração alta de proteínas e baixa de glicose. A bacterioscopia, considerada critério diagnóstico para DM no Brasil, tem importante valor, uma vez que o encontro de formas bacterianas, devidamente caracterizadas, pode indicar com precisão a antibioticoterapia mais adequada, assim como prevenir casos secundários entre os contatos. Observam-se diplococos Gram-negativos e leucócitos polimorfonucleares contendo ou não DGN intracelulares (Figura 27.1). A pesquisa de polissacáride capsular no LCE, através das técnicas imunológicas de contraimunoeletroforese (CIE) ou de aglutinação de partículas de látex sensibilizadas com anticorpos específicos, é bastante empregada. Atualmente com o advento das técnicas de biologia molecular, a técnica de PCR, em seu formato convencional ou em tempo real, se apresenta como uma excelente ferramenta que tem levado a uma melhora no diagnóstico da DM, quando o cultivo bacteriano tem sua sensibilidade diminuída pelo uso da antibioticoterapia prévia, além de ser uma ferramenta poderosa pela vantagem de resultados rápidos, importantes tanto nos casos individuais como na elucidação de surtos e epidemias. Várias estratégias são atualmente descritas e geralmente envolvem um processo de dois passos: (i) detecção de DNA meningocócico e, (ii) genogrupagem para identificar os sorogrupos. A detecção de DNA do meningococo pode envolver a amplificação de sequências específicas e universais dentro de genes conservados, tais como o gene de rRNA 16S e sequenciamento do produto de PCR para identificar as espécies bacterianas. Diversos loci cromossômicos têm sido alvo, incluindo a sequência de inserção IS1106, o gene que codifica a sintase dihydropteroate (DHP), os principais genes de porinas porA e porB, o gene *ctrA* que codifica uma proteína da membrana externa envolvida no transporte de cápsula, e o gene crgA que codifica um regulador de transcrição, pertencente à família LysR. Quando o DNA do meningococo é detectado, o sorogrupo pode ser determinado por genogrupagem. Vários ensaios de genogrupagem foram desenvolvidos para determinação dos sorogrupos A, B, C, E, W, Y, X e Z. Alelos específicos do gene siaD podem ser detectados por PCR usando-se iniciadores específicos para cada sorogrupo. O sorogrupo A pode ser identificado por meio da amplificação do gene mynB / sacC, que é provavelmente responsável pela polimerização do N-acetil-d-manosamina fosfato.

Mas, apesar das vantagens do PCR, o cultivo bacteriano ainda é considerado um padrão ouro como critério diagnóstico para DM, além de permitir monitorar características antigênicas e clones circulantes permitindo melhor prevenção e controle da doença.

O meio de cultura mais utilizado para o isolamento do meningococo a partir de amostras não contaminadas, como LCE e sangue, é o ágar sangue ou chocolate, tendo como base o ágar Muller-Hinton ou outro similar. Para materiais biológicos originários de sítios contaminados, como a nasofaringe, devem-se empregar meios seletivos, tal como o Thayer-Martin. A temperatura ótima de crescimento é de 36°C a 37°C. As placas contendo esses meios devem ser pré-aquecidas a 37°C antes da semeadura do LCE, uma vez que o meningococo é muito sensível a temperaturas inferiores ou superiores a 37°C, e devem ser incubadas e observadas por até 48 horas. Dióxido de carbono (5%) e umidade favorecem o crescimento. As colônias suspeitas apresentando de 1 a 2 mm de diâmetro devem ser examinadas pela bacterioscopia por Gram e pela reação de oxidase. Colônias de DGN apresentando teste de oxidase-positivo devem ser submetidas a provas bioquímicas para determinação da espécie, entre elas, as provas de oxidação de carboidratos realizadas em ágar CTA (Ver Tabela 27.1 e Figura 27.5).

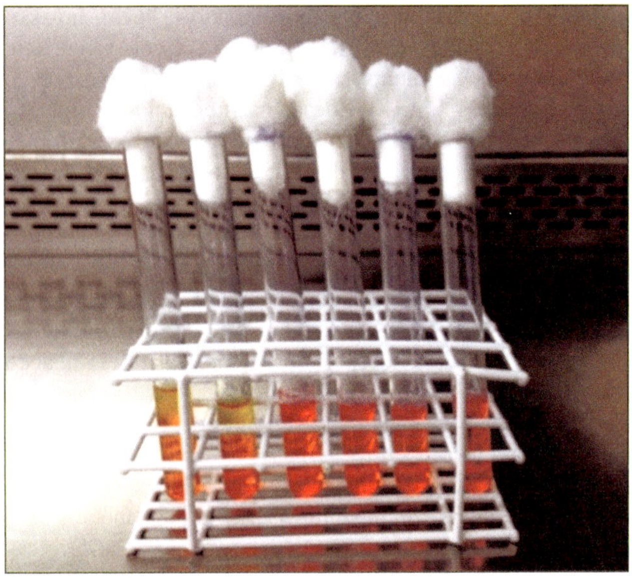

Figura 27.5 – *Prova de utilização de glicose, maltose, lactose, frutose, manose, sacarose em* N. meningitidis.

Epidemiologia e controle

A DM acomete pessoas de todas as idades, porém aproximadamente 50% dos casos ocorrem em crianças menores de 5 (cinco) anos. Apesar de lactentes e crianças pequenas serem a faixa etária de maior risco e o pico de incidência ser em menores de um ano de idade, em diversos países ocorre um segundo pico mais tarde em adolescentes e jovens entre 15 e 19 anos. Isto não é verificado na maioria dos países da América Latina, incluindo o Brasil.

O homem é o único reservatório da *N. meningitidis*, que coloniza a nasofaringe em cerca de 10% da população sem causar doença. Em estudo de meta análise, publicado em 2010, concluiu-se que a prevalência de portadores na infância foi de 4,5% até um pico de 23,7% na idade de 19 anos, e posteriormente, na vida adulta diminuiu para 7,8% em indivíduos de 50 anos. Quando analisamos surtos da doença, podemos concluir que adolescentes e adultos jovens são particularmente mais vulneráveis ao estado de portador, provavelmente por características comportamentais próprias desta faixa etária, como por exemplo, frequência a bares, danceterias, eventos superlotados, beijo, fumo.

A transmissão do meningococo ocorre através do contato direto com secreções da nasofaringe do portador assintomático ou do doente. Os principais sorogrupos associados à doença invasiva são: A, B, C, W, Y e X. A Organização Mundial de Saúde calcula que cerca de 170.000 mortes/ano ocorrem em decorrência da DM no mundo. As taxas de incidência anual variam entre 1 a 100 casos/100.000 habitantes em distintas regiões do planeta.

O entendimento da epidemiologia da doença meningocócica está intimamente relacionado ao entendimento da biologia da população bacteriana. As observações iniciais da associação de determinados fenótipos com a doença sugeriam que as populações bacterianas eram, em geral, clonais. Entretanto, estudos posteriores demonstraram que a população do meningococo é especialmente interessante por ser naturalmente competente para o evento de troca genética horizontal. As análises de sequenciamento gênico identificaram várias estruturas de genes em mosaico, evidenciando que a troca horizontal de material genético entre o gênero Neisseria é intensa e exerce um papel importante na sua evolução. Entre esses genes apresentando estrutura em mosaico, foram descritos os genes responsáveis pelo baixo nível de resistência aos ?-lactâmicos, que codificam as chamadas proteínas de ligação à penicilina, as PBPs (proteína que se liga a penicilina) e os genes que codificam as proteínas de membrana externa. De acordo com SMITH et al., 1993, a população do meningococo apresentaria cruzamentos ao acaso, sem qualquer impedimento, ou seja apresentaria o evento chamado panmixia (*pan*= tudo, todo; *mixis*= misturar), o que nos permitiria caracterizar a população como *panmítica*, baseada em sua habilidade em promover o evento de recombinação gênica. Embora a estrutura do meningococo seja *panmítica*, a maioria dos isolados de surtos ou epidemias se restringe a poucos grupos genéticos, as chamadas linhagens hipervirulentas que se disseminam globalmente, apresentando uma estrutura marcadamente clonal. SMITH et al. em 1993, na tentativa de conciliar a apresentação de estrutura clonal das linhagens hipervirulentas com a característica *panmítica* da população meningocócica, cunharam o termo população epidêmica para caracterizá-las. Neste modelo proposto, haveria uma super-representação temporal de alguns genótipos, as linhagens hipervirulentas, com estrutura clonal. Estas linhagens se multiplicariam rapidamente, disseminando-se e causando epidemias até que, hipoteticamente, os eventos de troca genética horizontal passassem a ocorrer com maior frequência, o que promoveria uma ruptura nessa cadeia de transmissão e, como consequência, o desaparecimento gradual desses clones em poucos anos. Em contraposição ao sugerido por SMITH et al. em 1993, sobre a biologia do meningococo sorogrupos A, B e C foi demonstrado por meio de técnica de MEE, que o sorogrupo A possuía uma estrutura clonal e com limitada variabilidade gênica. Foi proposto que o meningococo sorogrupo A apresentaria um comportamento biológico diferente em relação aos sorogrupos B e C, sendo a troca horizontal uma ocorrência pouco frequente. A recombinação rara do meningococo A poderia ser explicada pela composição não siálica de seu polissacarídeo capsular, o que dificultaria os eventos de recombinação gênica com os sorogrupos B, C, W135 e Y que possuem ácido siálico na sua composição polissacarídica. Considerando-se a epidemiologia global da doença meningocócica, verifica-se que um número limitado de clones tem sido causador de epidemias e hiperendemias sendo eles, os complexos clonais ST-1, ST-4, ST-8, ST-11, ST-32, ST-41/44, ST-103.

As epidemias causadas pelo sorogrupo A caracterizadas por um alto coeficiente de incidência na região do Sub-Sahara Africano, conhecido como o cinturão da meningite, têm apresentado caráter cíclico, ocorrendo a cada 10 anos. As epidemias causadas pelo sorogrupo B e C apresentam taxas moderadas de incidência, sendo que as causadas pelo sorogrupo B instalam-se mais lentamente do que as causadas pelo sorogrupo C e tendem a permanecer em níveis acima do normal por várias décadas. Embora a quase totalidade dos relatos dos surtos e epidemias estarem associados aos sorogrupos A, B e C, em 2000 houve a disseminação global de uma cepa sorogrupo W, que até então era um sorogrupo incomum associado às infecções invasivas, causando um surto internacional associado ao evento de peregrinação a Mecca, o Hajj. Outra mudança na epidemiologia da doença foi observada nos Estados Unidos durante a década de 90, com um substancial aumento da incidência causada pelo sorogrupo Y em várias áreas do país. O sorogrupo X se apresentava pouco associado à DM, mas, durante 2006-2010, surtos de DM pelo sorogrupo X ocorreu em Níger, Uganda, Quênia, Togo e Burkina Faso, este último com pelo menos1.300 casos dentre 6.732 casos de DM relatados.

Em nosso meio, a DM ocorre na forma de casos isolados, mas também sob a forma de ondas epidêmicas em intervalos regulares. No Brasil, na primeira metade da década de 1970, duas epidemias ocorreram concomitantemente, caracterizando um fenômeno peculiar. A primeira, durante 1971 e 1972, foi causada pelo sorogrupo C, tendo como responsável a linhagem hipervirulenta do complexo ST-11. A segunda foi causada pelo sorogrupo A. Após 1974 a prevalência de ambos os sorogrupos começou a cair. No período de 1980 a 1987 o sorogrupo B tornou-se prevalente, com poucos casos causados pelo sorogrupo C. Em 1988 foi então caracterizada uma nova epidemia, causada pela linhagem hipervirulenta, complexo ST-32. O sorogrupo B foi responsável por aproximadamente 80% de todos os casos de DM ocorridos respectivamente nos períodos de 1988 a 1990. No início da década de 1990 e até meados de 1996, o sorogrupo C, pertencente à linhagem hipervirulenta ST-8, foi responsável por vários surtos no Brasil. Em início de 2000, a incidência da DM causada pelo sorogrupo C começou a aumentar em alguns estados brasileiros, estando associado à emergência de um novo clone, descrito como ST-103. Hoje, o sorogupo C é responsável por 75% dos casos sorogrupados no Brasil. No período de 2011 a 2013, os sorogrupos W e Y foram responsáveis por 8,5% dos casos sorogrupados no estado de São Paulo.

As vacinas polissacarídicas são pouco imunogênicas em lactentes, e por não induzirem memória imunológica são recomendadas apenas para o controle de surtos e epidemias e, para proteger grupos de alto risco de infecção, por períodos curtos de tempo. Atualmente são disponíveis quatro tipos de vacinas baseadas em polissacarídeos capsulares purificados: A, C, A+C e A+C+W+Y. Recentemente foram disponibilizadas as chamadas vacinas conjugadas, que são constituídas de polissacarídeo capsular conjugado a proteínas carreadoras, com o objetivo de indução de memória imunológica, além de promover a chamada proteção coletiva ou de rebanho por erradicar o meningococo da nasofaringe dos indivíduos vacinados, assim evitando a disseminação da bactéria e, protegendo a população não vacinada. Atualmente vacinas conjugadas contra os sorogrupos A, C, W e Y são disponíveis. Em 1999, o Reino Unido introduziu a vacina conjugada contra o sorogrupo C nos indivíduos abaixo de 24 anos e, estudos demonstraram um forte impacto na redução de casos causados pelo sorogrupo C. Em 2010, o Brasil introduziu, no programa nacional de imunização (PNI), uma vacina conjugada contra o sorogrupo C em crianças menores de 1 (um) ano de idade e, estudos estão sendo feitos para se avaliar o impacto da vacina. Atualmente uma vacina polissacarídica conjugada contra os sorogrupos A, C, W e Y está licenciada para indivíduos de 11 a 55 anos nos EUA e, também na Europa, fornecendo uma proteção eficaz contra estes sorogrupos. No Brasil está licenciada, mas ainda oferecida apenas em clínicas privadas, uma vacina tetravalente (A, C, W e Y) para maiores de 2 (dois) meses de idade.

Diferentemente dos demais antígenos capsulares, o polissacarídeo do sorogrupo B do meningococo, um homopolímero do ácido siálico [(α2$\rightarrow$8) ácido *N*-acetilneuramínico], possui uma baixa imunogenicidade, provavelmente pela identidade estrutural entre sua molécula e as glicoproteínas polissialiladas do tecido cerebral humano. Esta similaridade inviabiliza a utilização de uma vacina polissacarídica contra o meningococo do sorogrupo B. Diante das dificuldades de se utilizar o polissacarídeo B como antígeno vacinal, diferentes antígenos subcapsulares têm sido pesquisados. Foram produzidas vacinas proteicas compostas de vesículas de membrana externa (OMV). No entanto, elas induzem imunidade principalmente contra a proteína PorA que é altamente variável, e estudos de eficácia têm demonstrado uma resposta sorosubtipo específica. Proteínas induzidas pelo ferro (IRPs) tais como TbpA e TbpB também foram propostas como antígenos vacinais, mas também apresentaram uma resposta imunológica tipo específica. Outras OMPs, tais como, HsF, NspA e OMP85, assim como OMPs da *N. lactamica*, também foram investigadas como o propósito de um antígeno eficaz contra meningococo sorogrupo B. Diante da limitação pela alta variabilidade antigênica , a genômica foi utilizada para o desenvolvimento de vacinas, em um processo designado vacionologia reversa, este conceito foi o primeiro a ser aplicado para *N. meningitidis* B. Recentemente uma vacina contendo três proteínas recombinantes : FHBP (proteína do meningococo que se liga ao fator H do soro), NadA (adesina e invasina do meningococo) e NHBA (proteína do meningococo que se liga à heparina), assim como contendo vesículas de membrana externa de uma cepa de meningococo B, foi licenciada na Europa e Austrália para pessoas a partir de 2 meses de idade.

Tratamento

A penicilina G é droga de escolha para o tratamento da meningite meningocócica e da meningococcemia, enquanto a rifampicina é adotada como agente quimioprofilático. Recentemente tem sido relatada resistência à penicilina, mediada por cromossomo e mais raramente em plamídios. Como droga alternativa ao tratamento da doença, as cefalosporinas de terceira geração constituem uma boa opção pela sua ação efetiva contra os principais agentes bacterianos associados a meningites, por ultrapassar com facilidade a barreira meníngea, atingindo concentrações satisfatórias no LCE, além de apresentar baixa toxicidade.

Bibliografia

1. Caugant DA. Population genetics and molecular epidemiology of Neisseria meningitidis. Apmis., v.106, p.505-525, 1998.
2. Christensen H, May M, Bowen L, Hickman M, Trotter CL. Meningococcal carriage by age: a systematic review and meta-analysis. The Lancet Infectious Diseases., 10: 853-861, 2011.
3. Cushing K, Cohn A. Meningococcal Disease. VPD Surveillance Manual 4nd, 2008.
4. Dehio C, Gray-Owen SD, Meyer TF. The role of neisserial Opa proteins in interactions with host cells. Trends Microbiol., 6: 489-495, 1998.
5. Gray-Owen SD, Dehio C, Rudel T, Naumann M, Meyer TF. *Neisseria*. In: Groisman, E.A. (ed). Principles of Bacterial Pathogenesis. 1st ed. Academic Press, San Diego, 2001.
6. Henderson IR, Owen P, Nataro JP. Molecular switches – the ON and OFF of bacterial phase variation. Mol Microbiol.,33:919-932, 1999.
7. Janda WM, Knapp JS. *Neisseria* and *Moraxellacatarrhalis*. In: Murray PR, Baron EJ, Jorgensen JH, Pfaller MA, Yolken RH (eds.). Manual of clinical microbiology. 8th ed. Washington: ASM Press; 2003, p. 585-608.
8. Murray PR, Baron EJ, Jorgensen JH, Pfaller MA, Yolken RH. Manual of Clinical Microbiology. 8th edition American Society for Microbiology, Washington, DC, USA, 2003.
9. Smith JM, Smith NH, O´Rourke M, Spratt BG. How clonal are bacteria? Proc. Natl. Acad. Sci.,90:4384-4388, 1993.
10. Stephens DS. Biology and pathogenesis of the evolutionarily successful, obligate human bacterium *Neisseria meningitidis*. Vaccine 27S (2009) B-71-B77, 2010.
11. Van Ulsen P, Tommassen J. Protein secretion and secreted proteins in pathogenic *Neisseriaceae*. FEMS Microbiol. Rev., 30: 292-319, 2006.
12. Virji M. Pathogenic neisseriae: surface modulation, pathogenesis and infection control. Nat. Rev. Microbiol., 7: 274-286, 2009.

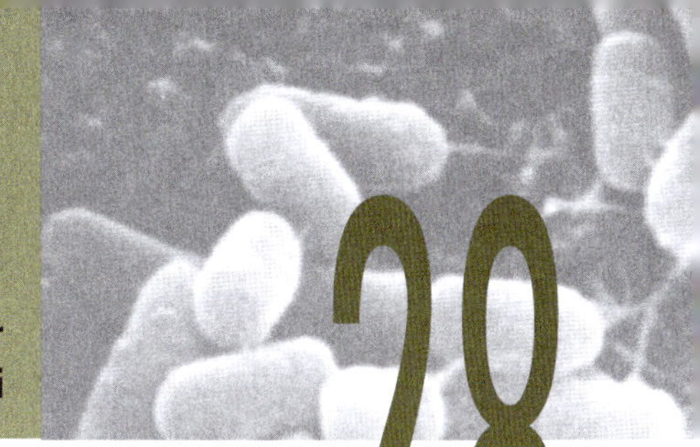

Raphael Hirata Júnior
Ana Luíza Mattos-Guaraldi

Corynebacterium diphtheriae e Outras Espécies do Gênero

28

Introdução

O gênero *Corynebacterium* está incluído entre os micro-organismos conhecidos como CMN (*Corynebacterium*, *Mycobacterium* e *Nocardia*) que apresentam como constituinte de parede celular os ácidos micólicos. A palavra *corynebacterium* originou do grego (*koryne* = clava; *bakterion* = pequeno bastonete). O gênero *Corynebacterium* pertence ao grupo de bastonetes Gram-positivos irregulares (BGPIs), de crescimento aeróbico ou anaeróbio facultativo, imóveis, incapazes de formar esporos e catalase-positivos. Nos últimos anos foram descritas em torno de 90 espécies de corinebactérias, sendo que aproximadamente 40 foram relacionadas com infecção e/ou a colonização da pele, vias aéreas superiores, trato gastrintestinal e trato urogenital de humanos e/ou animais (Tabela 28.1).

As espécies *Corynebacterium diphtheriae*, *Corynebacterium ulcerans* e *Corynebacterium pseudotuberculosis* quando infectadas por bacteriófagos específicos portadores do gene *tox* (β tox$^+$, γ tox$^+$, ω tox$^+$) capazes de integrar em regiões cromossomais das espécies adquirem a faculdade de produzir uma potente exotoxina de natureza proteica que pode atuar em todos os tecidos com especial tropismo para o miocárdio, sistema nervoso, rins e suprarrenais, a toxina diftérica (TD).

Corynebacterium diphtheriae e *Corynebacterium ulcerans*

O gênero *Corynebacterium* foi descrito por Edwin Klebs e Friedrich Löefler em 1884 de modo a incluir o agente etiológico clássico da difteria, a espécie *C. diphtheriae*. Principalmente os BGPIs pertencentes a esta espécie tendem a exibir pleomorfismo celular e podem se apresentar em forma de letras chinesas ou paliçadas e geralmente com extremidades em forma de clavas ou alteres (Figura 28.1). No citoplasma bacteriano pode ocorrer deposição de grânulos de polimetafosfato (também denominados de granulações metacromáticas ou grânulos de volutina). A bacterioscopia direta do material clínico após coloração pelo método de Gram pode ser sugestiva quando vizualizados bastonetes ou cocobacilos dispostos em formato de letras chinesas ou paliçadas. Granulações metacromáticas, quando presentes, podem também ser visualizadas pela coloração de Albert Laybourn. *C. diphtheriae*, quando isolado do trato respiratório existe tendência à apresentação típica de BGPIs dispostos em paliçadas ou letras chinesas. Entretanto, formas cocobacilares podem ser observadas quando o micro-organismo é proveniente de outros materiais, tais como sangue e lavado brônquico (nos casos de pneumonia), o que pode confundir o pessoal técnico.

Para a pesquisa da presença de *C. diphtheriae* em materiais clínicos podem ser utilizados diferentes meios de cultura, incluindo os meios de enriquecimento como o meio de Löeffler e os meios seletivos contendo telurito de potássio (Ágar-Chocolate-telurito ou ágar sangue-cistina-telurito). A maior parte das cepas do gênero *Corynebacterium* é capaz de reduzir o telurito quando do cultivo em meio Ágar-Chocolate contendo telurito de potássio, um meio sólido seletivo para os BGPIs. Nos meios contendo telurito, o bacilo diftérico apresenta maior resistência quando comparado a outras bactérias e forma colônias de coloração cinza ao negro, cujo tamanho e outras características dependem da subespécie. O meio de Löeffler é bastante rico em soro que propicia um crescimento bacteriano mais rápido (4 a 16 horas) além de permitir o desenvolvimento de morfologia celular característica das corinebactérias, o que favorece o exame microscópico a partir do cultivo primário. A cultura bacteriana também deve ser feita através de semeadura da secreção em meio de ágar sangue utilizado na pesquisa de *Streptococcus pyogenes* e outros patógenos eventuais.

As cepas de *C. diphtheriae* são divididas em quatro variedades (subespécies), segundo a morfologia colonial e o perfil bioquímico: *gravis*, *mitis*, *intermedius* e *belfanti*. *C. diphtheriae* subsp. *gravis* apresenta colônias grandes, achatadas e rugosas, raramente apresentando granulações metacromáticas. São capazes de fermentar glicogênio e amido. O *C. diphtheriae* subsp. *intermedius* apresenta colônias diminutas, achatadas e umbilicadas, não hemolíticas. O *C. diphtheriae* subsp. *mitis* apresenta colônias lisas, convexas, negras e brilhosas; hemolíticas e frequentemente com granulações metacromáticas. O *C. diphtheriae* subsp. *belfanti* se

Tabela 28.1

Perfis Fenotípicos das Principais Espécies de *Corynebacterium* Relacionadas com Processos Infecciosos em Humanos

Micro-organismos#	*Testes bioquímicos convencionais*							*Produção de ácido a partir de*				
	*Hemólise**	*Lipofilia***	*DNAse*	*Cistinase[&]*	*PYZ*	*Redução nitrato*	*Urease*	*Glicose*	*Maltose*	*Sacarose*	*Glicogênio/ Amido*	*CAMP[&&]*
Espécies potencialmente toxinogênicas												
C. diphtheriae												
subsp. *gravis*	–	-	+	+	–	+	–	+	+	V	+/+	–
subsp. *mitis*	V	-	+	+	–	+	–	+	+	V	-/–	–
subsp. *intermedius*[c]	–	+	+	+	–	+	–	+	+	V	-/–	–
subsp. *belfanti*	–	-	+	+	–	–	–	+	+	V	-/–	–
C. ulcerans	+	-	+	+	–	-	+	+	+	-	V/+	Rev
C. pseudotuberculosis	+ (beta)	-	–	+	–	V	+	+	+	V	-/–	Rev
Espécies não toxigênicas												
C. afermentans	–	V	–	–	+	–	–	–	–	–	-/–	V
C. amycolatum	–	-	–	–	+	V	V	+	V	V	V/–	–
C. jeikeium[c]	–	+	–	–	+	–	–	+	V	–	-/–	–
C. minutissimum	–	-	V	–	+	–	–	+	+	V	-/–	–
C.propinquum	–	-	–	–	V	+	–	–	–	–	-/–	–
C. pseudodiphtheriticum	–	-	–	–	+	+	+	–	–	–	-/–	–
C. striatum	–	-	–	–	+	+	–	+	–	V	V/+	V
C. urealyticum[c]	–	+	V	–	+	–	+	–	–	–	-/–	–
C. xerosis	–	-	–	–	+	V	–	+	+	+	V/V	–

[#]. *Todos catalase-positivos e esculina-negativos; *, Hemácias de carneiro; **, Bactérias lipofílicas, que crescem rapidamente em meios contendo 1% de Tween 80;;[&],Atividade de cistinase observada pela produção de H_2S em meio Tinsdale ou Pisu; [&&], Reação de CAMP realizado em agar sangue de carneiro semeado com* Staphylococcus aureus *produtor de beta-lisina (ATCC 25923); DNAse, Atividade deoxiribonucleásica; PYZ, Atividade pirazinamidásica; +, positivo; -, negativo; V, Variável; Rev, Reação reversa.*

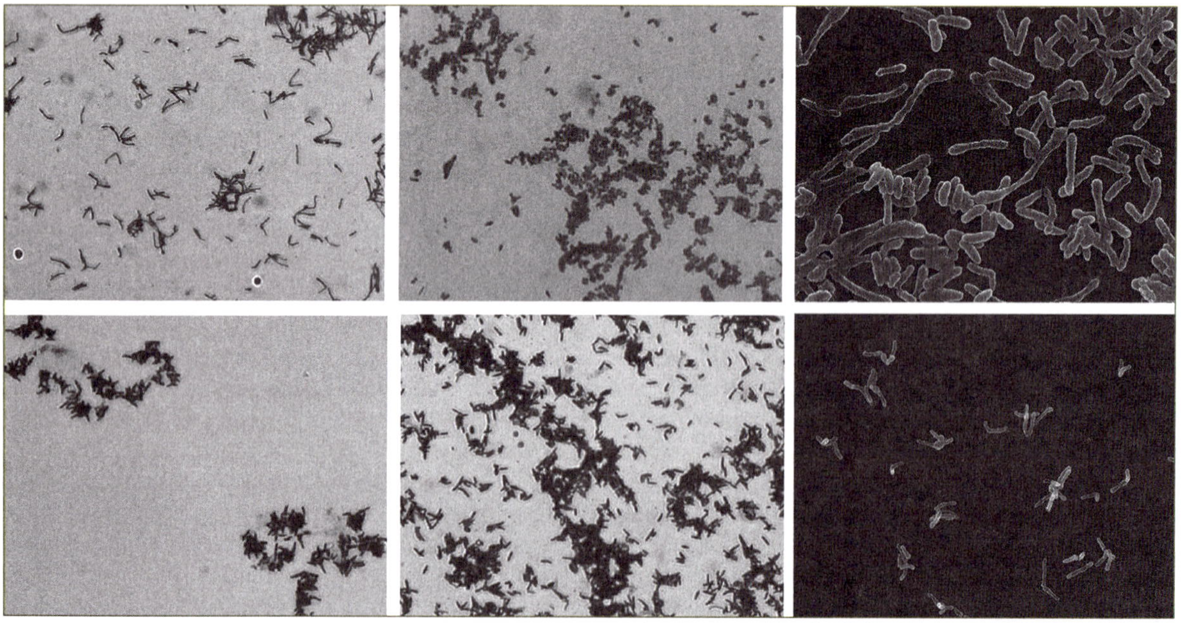

Figura 28.1 – *Fotomicrografias da coloração de Gram e de Microscopia Eletrônica de Varredura apresentadas por amostras de* Corynebacterium diphtheriae, *mostrando a variabilidade no comprimento e arranjos bacterianos. A mesma propriedade pode ser observada para outras espécies do gênero* Corynebacterium.

diferencia da subespécie *mitis* pela incapacidade de redução do nitrato.

No Brasil, a grande maioria das cepas de *C. diphtheriae* isoladas de quadros de faringite é capaz de fermentar a sacarose, diferindo das amostras do hemisfério norte, que normalmente são incapazes de fermentar este carboidrato. Estudos envolvendo o sequenciamento da região *rpoB* confirmaram a identidade de cepas de *C. diphtheriae* brasileiras em fermentar a sacarose. Os bacteriologistas devem tomar cuidado ao descartar os micro-organismos classificados como "difteroides", já que há relatos de amostras de bacilo diftérico isoladas de locais inusitados como sangue e/ou que exibem comportamentos atípicos, como as amostras fermentadoras de sacarose.

A espécie *C. ulcerans*, gelatinase-positiva e nitrato-negativa foi descrita por Gilbert & Stewart em 1926. *C. ulcerans* e *C. pseudotuberculosis* são capazes de hidrolisar a ureia, o que os diferencia presuntivamente da espécie tipo do gênero, o *C. diphtheriae*.

A capacidade de produzir cistinase favorece a identificação das amostras de *C. diphtheriae* e *C. ulcerans* quando cultivadas em meio Tinsdale. Ambas as espécies são incapazes de produzir a enzima pirazinamidase (PYZ negativos), sendo capazes de produzir DNAse (sendo prova importante para a identificação diferencial de *C. diphtheriae* e *C. ulcerans* de outras espécies de *Corynebacterium sp.*, inclusive *C. pseudotuberculosis*) e reduzir nitrato a nitrito (com exceção de *C. diphtheriae* var. *belfanti*). A produção de urease pode ser observada para *C. ulcerans*, sendo também uma prova diferencial da espécie *C. diphtheriae*.

Difteria

A difteria (crupe) é uma doença toxi-infecciosa comunitária, de evolução aguda e preponderantemente respiratória e de notificação compulsória. A doença permanece como uma importante causa de morbidade e mortalidade em todo o mundo, inclusive em países em que foram implantados programas de imunização infantil. A transmissão do micro-organismo ocorre pelo contato de indivíduos suscetíveis com os portadores sintomáticos ou assintomáticos (respiratórios ou cutâneos). O período de incubação da doença é de aproximadamente seis dias. Portadores assintomáticos capazes de transmitir difteria são os reservatórios principais de *C. diphtheriae* toxinogênico, sendo responsável pela disseminação do patógeno na população.

Após a colonização, o micro-organismo inicia o processo infeccioso localizado no trato respiratório superior, com a formação de pseudomembrana branco-acinzentada que se estende através de estruturas do trato respiratório tais como tonsilas, naso e orofaringe. Existem situações de maior gravidade, com a extensão da pseudomembrana à laringe e trato respiratório inferior (difteria maligna). No tecido conjuntivo subjacente à pseudomembrana ocorre angiogênese (que induz o sangramento nas tentativas de remoção da mesma), que favorece a absorção da toxina diftérica produzida pelos micro-organismos. Como efeitos da toxemia o indivíduo apresenta prostração, inapetência, febre relativamente baixa (38ºC), além da dispneia pelo processo inflamatório local, podendo o quadro evoluir para o edema de pescoço (popularmente referido como pescoço de touro). Durante a fase inicial da doença, em 67,5% dos casos, ocorre angina do tipo catarral em que a garganta do paciente apresenta várias ilhas de pontos esbranquiçados, porém, sem a formação de pseudomembrana. Frequentemente o paciente se apresenta ansioso, taquicárdico e com halitose.

Com a evolução da doença, é observada a formação de pseudomembrana de coloração acinzentada principalmente nas tonsilas, oro e nasofaringe. Estas placas pseudomembranosas são geralmente constituídas de eritrócitos, leucócitos, células epiteliais necróticas, bactérias e fibrina, sendo um sinal patognomônico da doença, sobretudo quando ocorre sangramento na tentativa de remoção, o que se deve a alta vascularização do tecido conjuntivo subjacente.

Nos casos mais graves da doença, denominados de difteria maligna ou hipertóxica, o início é súbito, ocorre um aumento importante do volume dos gânglios da cadeia cervical e edema periganglionar, caracterizando o chamado pescoço taurino, além de taquiesfigmia, hipotensão arterial, miocardite e neurite. Ainda hoje, merece especial atenção o fato de que mais de 50% dos casos de difteria maligna são fatais, principalmente em decorrência de bloqueio atrioventricular e arritmias complexas. Quadros de difteria maligna ocorrem em 6% dos indivíduos que foram imunizados na infância e em 14% dos indivíduos não vacinados.

Apesar de no passado as variedades terem sido relacionadas à gravidade dos quadros de difteria, atualmente não existe tal correlação (todas são capazes de causar quadros de difteria de extrema gravidade, exceto *C. diphtheriae* subsp. *belfanti*, isoladas com maior frequência de quadros de pneumonia comunitária). Assim, a caracterização em variedades/subespécies ficou restrita às características regionais e epidemiológicas da doença. Durante as epidemias de difteria ocorre tendência à disseminação clonal das cepas de *C. diphtheriae*. Portanto a caracterização por ribotipagem ou outra técnica molecular das amostras bacterianas assume maior importância quando comparado à caracterização bioquímica dos biótipos (*gravis*, *mitis*, *intermedius*). Além disso, cepas classificadas bioquimicamente como *mitis* ou *gravis* podem ser caracterizadas dentro de um mesmo ribotipo. Assim, análises de sequenciamento genômico demonstram que a caracterização em biótipos não apresenta confiabilidade, não obstante em alguns locais ou regiões do mundo não ser possível a caracterização através do ribotipo ou sequenciamento de lócus conservados (MLST – *Multi-Locus Sequence Types*).

Apesar dos relevantes conhecimentos adquiridos durante os anos em diferentes áreas (microbiologia, patologia, medicina interna e preventiva), as estratégias disponíveis para erradicá-la ainda são insuficientes. Uma maior integração entre as áreas de prevenção e controle e a rede assistencial visando melhorias no diagnóstico, tratamento e prevenção da doença e consequente interrupção da cadeia de transmissão ainda se faz necessária.

A capacidade de produzir doenças invasivas adiciona um novo aspecto atípico ao processo infeccioso causado pelo *C. diphtheriae* uma vez que, independente da capacidade de produção de toxina diftérica, pode ser responsável por quadros de endocardite, sepse, osteomielite, artrite, abscesso esplênico e pneumonia. Um considerável aumento no número de casos de infecções invasivas tem sido observado, sendo a endocardite a principal manifestação e responsável por um elevado índice de mortalidade (15-50%), inclusive de indivíduos previamente imunizados. Alguns pesquisadores sugerem que a ocorrência de endocardite por *C. diphtheriae* talvez seja mais comum do que se supõe. A presença de fatores de risco não tem sido necessária para o desenvolvimento do quadro tanto em adultos quanto em crianças. Determinados grupos são mais suscetíveis às infecções invasivas a partir de lesões cutâneas albergando o micro-organismo, incluindo usuários de drogas, pacientes infectados pelo HIV e outros estados de imunocomprometimento. Dados vêm demonstrando que a incidência de infecções por *C. diphtheriae* em pacientes com câncer foi cerca de 400 vezes maior que na população geral, demonstrando o potencial de amostras de *C. diphtheriae* de causar processos infecciosos em indivíduos em diversos graus de imunossupressão.

Difteria zoonótica

Classicamente, a espécie *Corynebacterium ulcerans* tem sido descrita como agente etiológico de quadros diversos de infecções em animais, principalmente de mastites em gado bovino. Os primeiros casos de infecções em humanos foram normalmente associados ao consumo de leite não fervido/pasteurizado e derivados, além de casos de trabalhadores rurais portadores assintomáticos de *C. ulcerans* na nasofaringe. Isso mostra a capacidade desse patógeno de circular entre hospedeiros humanos e animais e de causar difteria de natureza zoonótica.

Atualmente, também tem sido descritos casos de difteria causados por cepas de *C. ulcerans*. A partir de 1990, passaram a ser relatados diversos casos de pacientes humanos que não apresentavam fatores de risco associados às infecções pelo *C. ulcerans*, tais como consumo de leite crú ou contato com animais de fazenda. Além de bovinos e caprinos, pequenos animais de estimação (cães e gatos) passaram a ser responsáveis pela transmissão de *C. ulcerans* para hospedeiros humanos. Apesar da transmissão homem-a-homem de *C. ulcerans* ainda não ter sido solidamente notificada, vários pesquisadores recomendam o isolamento de pacientes infectados.

Durante a última década, em alguns países europeus, a difteria de natureza zoonótica tem sido mais prevalente que a difteria clássica causada pelo *C. diphtheriae*. *C. ulcerans* vem sendo motivo de preocupação das autoridades em Saúde Pública em diversos países industrializados. Cerca de 75% dos casos de difteria no continente Europeu nos últimos anos, foi decorrente de transmissão zoonótica de *C. ulcerans*, para adultos imunizados ou parcialmente imunizados com toxoide diftérico. Nos países em desenvolvimento o número de casos notificados de infecção pelo *C. ulcerans* é bastante reduzido, possivelmente devido a subnotificação de casos devido a carência de disponibilidade de redes de laboratórios habilitados para o isolamento e identificação da espécie. Além do Reino Unido, poucos são os países que apresentam rotinas laboratoriais estabelecidas e que exijam a notificação compulsória de infecções humanas pelo *C. ulcerans* e que contemplem, também, o isolamento de amostras atoxinogênicas. Na América Latina, há relato de casos de infecção humana apenas no Brasil.

Amostras de *C. diphtheriae* ou *C. ulcerans* tox^+ também são isoladas de quadros de difteria cutânea. Em tais situações é possível observar a pseudomembrana formando-se sobre o tecido conjuntivo exposto, e o paciente também pode apresentar a sintomatologia de febre, inapetência e prostração, entretanto em menor incidência, quando comparado ao quadro respiratório. Entretanto, indivíduos considerados hígidos com pequenas lesões de pele podem ser portadores de *C. diphtheriae* atoxinogênicos (13% da população de comunidades carentes), sem apresentar o quadro de difteria, relevando as ulcerações de pele como sítio de colonização importante para *C. diphtheriae*. A espécie também foi isolada em 8,3% das úlceras leishmanióticas em Corte da Pedra, Bahia, Brasil, sem a ocorrência de quadro de difteria.

Toxina diftérica

A toxina diftérica (TD), o fator de virulência mais investigado das cepas toxigênicas é uma toxina do tipo AB (com uma atividade ligante B (do inglês: *binding*) e a porção ativa A (capaz de inibir a síntese de proteínas da célula). A molécula de natureza proteica possui três domínios (Figura 28.2): (*i*) um com atividade ligante (domínio B) ao receptor celular, atualmente reconhecido como fator de crescimento epitelial ligante de heparina (HB-EGF), (*ii*) um domínio responsável pela translocação do fragmento A de DT através da membrana plasmática até o citoplasma da célula alvo e o terceiro domínio com atividade ribosilásica (região A), capaz de bloquear a síntese de proteínas de células sensíveis através da ribosilação do fator de alongamento da síntese de proteínas EF_2 (ocorrendo o processo de morte celular por necrose). O processo de ribosilação, dependente de ADP-ribose, ocorre especificamente em um resíduo modificado de histidina (diftamida), presente no EF_2, estando ausente em alguns mamíferos tais como camundongos (razão pela qual esta espécie é resistente à toxina diftérica). Estudos com mutações na região ribosilásica da toxina revelaram que a toxina diftérica também foi capaz de induzir morte celular por apoptose. A TD absorvida liga-se às células que apresentam maior número de receptores para a mesma, incluindo miocárdio, suprarrenais e sistema nervoso. As alterações graves na atividade da musculatura cardíaca são decorrentes da miocardite diftérica, incluindo bloqueio cardíaco, sendo fatal na maioria dos casos. As lesões no miocárdio aumentam os marcadores de lesão cardíaca na difteria, tais como creatinina fosfoquinase (CPK) e a creatinina cinase CK-MB. o nível de lesão miocárdica pode contribuir para o prognóstico da doença.

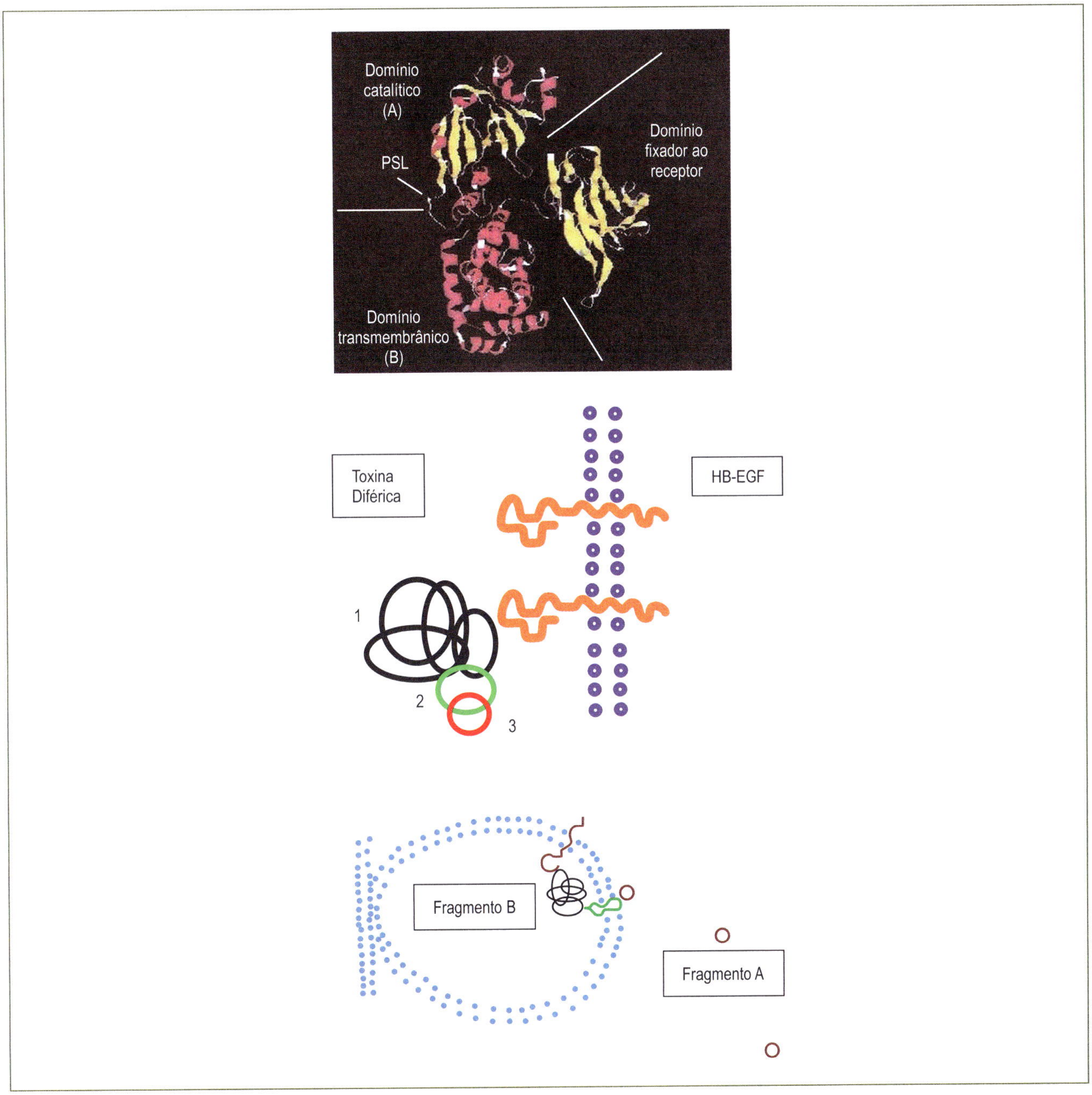

Figura 28.2 – *Estrutura cristalográfica da toxina diftérica (topo). Os domínios de ligação da toxina (1) ao receptor (HB-EGF) e o domínio transmembrânico (2) fazem parte do fragmento B, enquanto o domínio catalítico constitui o fragmento A da toxina diftérica. PSL: Alça sensível à protease que cliva a molécula da toxina em dois fragmentos. O fragmento B é o utilizado para a produção de toxoide diftérico.*

Outras propriedades de virulência em *C. diphtheriae* e *C. ulcerans*

C. diphtheriae é capaz de aderir a diversos tipos celulares (células epiteliais HEp-2, pneumócitos A549, monócitos/macrófagos U937 e células endoteliais (HUVECs)) e ganhar o espaço intracelular, tornando errôneo o conceito de que a difteria e as infecções por *C. diphtheriae* têm caráter geral de serem causadas por micro-organismo que não tem capacidade de acessar tecidos mais profundos. Além de aderir a diversos tipos celulares, *C. diphtheriae* é capaz de aderir ao fibrinogênio humano, o que pode contribuir para o estabelecimento de quadros de endocardites e formação de biofilmes em cateteres, conforme previamente observado em caso de formação de biofilme por *C. diphtheriae* em cateteres urinários.

Diversos estudos têm investigado os mecanismos de patogenicidade, além da produção de TD em amostras de *C. diphtheriae*. Entretanto, pouco tem sido documentado sobre os fatores de virulência de *C. ulcerans* e de *C. pseudotuberculosis*. Além de produzir TD, esses micro-organismos produzem uma fosfolipase D (PLD), codificada por gene cromossomal. Tal toxina está envolvida na patogenicidade das infecções. Os mecanismos de virulência descritos para *C. pseudotuberculosis* incluem os lipídios tóxicos associados à parede celular que podem mediar a resistência bacteriana ao ataque dos fagócitos. Atualmente uma exotoxina do tipo PLD é considerada o principal fator de virulência produzido por *C. pseudotuberculosis* durante a infecção. PLD apresenta atividade de esfingomielinase e pode aumentar localmente a permeabilidade vascular, contribuindo para disseminação do patógeno nos tecidos do hospedeiro. *C. ulcerans* também é capaz de produzir PLD, além de TD. Não é recente a preocupação de que o *C. ulcerans* poderia apresentar o potencial de emergir como patógeno capaz de albergar o bacteriófago codificador de TD e, portanto, causar quadros de difteria clássica. Estudos mostraram que alguns bacteriófagos teriam seletividade sobre *C. ulcerans* não induzindo a produção de TD. Contudo, também foi constatada a capacidade de o bacteriófago β infectar amostras de *C.diphtheriae*, *C. pseudotuberculosis* e *C. ulcerans*, constituindo risco para o surgimento de quadros de difteria causados por tais espécies. A variabilidade na capacidade de produção de TD entre as amostras de *C. ulcerans* já foi documentada. A maioria dos casos clínicos em humanos e animais foi relacionada com cepas produtoras de TD. Os efeitos de TD produzida pelo *C. ulcerans* são: freqüente ocorrência de sangramento nasal durante infecções; lesões de pele que mimetizam a difteria cutânea típica; lesões da árvore traqueobrônquica com pseudomembrana, hemorragia, comprometimento de linfonodos cervicais e morte celular por apoptose. A ocorrência de necrose e ulceração da mucosa, síndromes clínicas no trato respiratório inferior, como pneumonia e nódulos pulmonares granulomatosos, foram atribuídas à produção de TD e PLD.

Tratamento da difteria – soroterapia e antibioticoterapia

O tratamento da difteria baseia-se na internação hospitalar, com administração de soro antidiftérico (SAD - produzido em cavalos) almejando a neutralização de TD, cuja dose tóxica para um indivíduo adulto é de aproximadamente 0,5μg/Kg. Paralelamente à administração do SAD, a terapia antimicrobiana com aplicação de penicilina ou eritromicina, elimina a viabilidade microbiana, reduzindo a absorção da toxina diftérica. O principal risco da terapia com o SAD é o desenvolvimento de reações de hipersensibilidade do tipo III (doença por complexos imunes), em especial se o paciente já foi tratado pela administração de outras antitoxinas (soros antitetânico e antiofídicos) também produzidas em cavalo. O desenvolvimento de quadro de hipersensibilidade é de extrema letalidade para o paciente submetido ao tratamento com o SAD, daí a preocupação com a administração do soro por parte do corpo médico, gerando angústias a respeito da toxigenicidade das amostras bacterianas. Assim, métodos rápidos e precisos para a detecção de corinebactérias potencialmente toxigênicas é importante.

A pesquisa de produção de toxina pelo teste de Elek ainda é realizada pela maioria dos laboratórios em todo o mundo. Ensaios de PCR fornecem vantagens por serem rápidos, simples e fácil interpretação, além de ser de custo relativamente baixo para a maioria dos laboratórios de saúde pública. Foi proposta uma reação de PCR multiplex visando a amplificação de regiões gênicas que confirmam as cepas do gênero *Corynebacterium sp.* (*rpoB*), a toxina diftérica (*dipht 4*), *dtxR* (para *C. diphtheriae*), 16srDNA (para *C. ulcerans* e *C. pseudotuberculosis*) e gene da fosfolipase D (com *primers* específicos para *C. pseudotuberculosis*) (Figura 28.3). Ensaios fenotípicos também podem ser realizados em meio Hermann tais como os testes de ELEK, a imunodifusão radial simples além de testes imunocromatográficos (Figura 28.4) e a determinação da produção de TD em ensaios de citotoxicidade para células VERO.

No diagnóstico bacteriológico da difteria, o material de orofaringe, nasofaringe e/ ou de lesão cutânea deve ser colhido das bordas da pseudomembrana. Durante a coleta, não deve ser removida a pseudomembrana dos sítios de infecção de modo a evitar um aumento da liberação de toxina diftérica na corrente sanguínea. Em casos de dificuldades na identificação bioquímica e na pesquisa de produção de toxina de amostras clínicas potencialmente toxinogênicas, recomenda-se encaminhar o material ou contactar Laboratórios de Referência em Difteria para orientação.

C. diphtheriae é geralmente sensível à penicilina e eritromicina. Os percentuais de resistência à penicilina e eritromicina entre as amostras brasileiras foi de 14,8% e 4,2%, respectivamente. Não foram detectadas cepas de *C. diphtheriae* resistentes à azitromicina, vancomicina, imipenem e gentamicina. Relatos de resistência à eritromicina transmitida por plasmídios foram realizados na década de 1980. Investigações realizadas no Brasil não encontrou plasmídios entre as cepas de *C. diphtheriae* isoladas no Brasil. Assim, os antibióticos penicilina e eritromicina, ainda são administrados durante o tratamento da difteria.

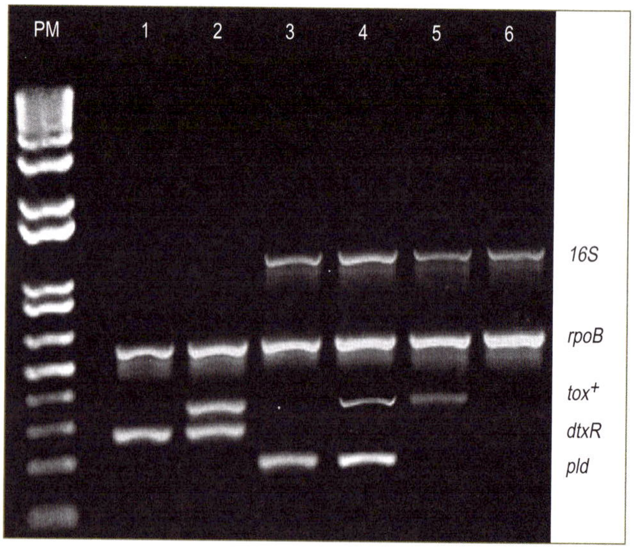

Figura 28.3 – *Multiplex PCR evidenciando cepas de* C. diphtheriae *não toxigênico (linha 1),* C. diphtheriae *toxigênico (linha 2),* C. pseudotuberculosis *não toxigênico (linha 3) e toxigênico (linha 4). Cepas de* C. ulcerans *toxigênico e não toxigênico aparecem nas linhas 5 e 6, respectivamente.*

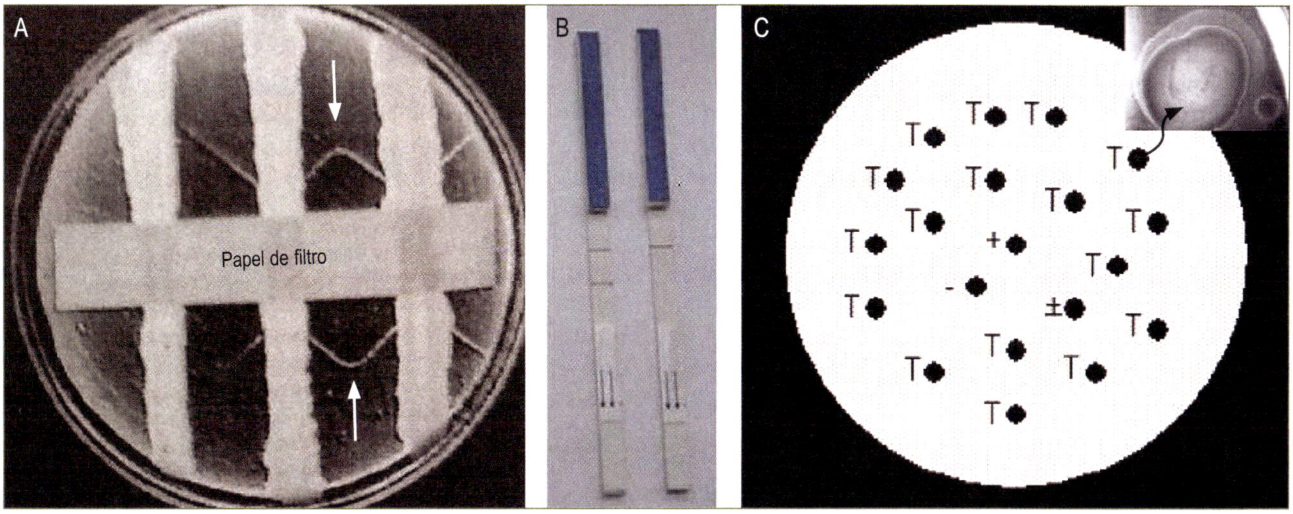

Figura 28.4 – *Testes fenotípicos para detecção de toxina diftérica: A – Teste de Elek: formação de halos de precipitação formados entre as cepas produtoras de toxina, semeadas perpendicularmente ao papel de filtro impregnado com anticorpos antitoxina diftérica. B – Ensaio imunocromatográfico: as amostras bacterianas são semeadas em meio contendo peptona e extrato de leveura e as fitas imunocromatográficas são introduzidas no meio. A fita da esquerda (com duas linhas de precipitação foi retirada do cultivo da cepa C.* diphtheriae *produtora da toxina). C: Imunodifusão radial simples, o anticorpo é introduzido no meio de cultivo. O halo de precipitação é observado em torno da colônia bacteriana no detalhe. Controles positivos, positivos fracos e negativos são incluídos junto com as cepas deste (T).*

Prevenção

A prevenção da difteria é conferida pela administração de toxoide diftérico (vacina antidiftérica), fragmento da toxina diftérica desprovida da atividade tóxica que mantém a imunogenicidade, preponderantemente a região do fragmento B de DT. A cobertura vacinal dos últimos anos em diversos países tem chegado acima de 95% da população, em especial a população infantil. Tais dados têm mostrado quedas acentuadas na incidência de epidemias e surtos epidêmicos da doença observados nos países onde a cobertura vacinal atinge níveis acima de 98%. Entretanto, nos países onde a cobertura vacinal é falha ou quando a população adulta não é coberta pela vacinação, pode ocorrer deslocamento da doença para faixas etárias acima das observadas no passado (muitas vezes acima dos 15 anos). Na maior epidemia de difteria da era pós-vacinal (acima de 150.000 casos com cerca de 5000 óbitos), ocorrida durante a década de 1990 nos antigos Estados da União Soviética, a difteria foi controlada após a instituição de um programa de vacinação da população adulta.

Uma vez que a vacina protege apenas contra a ação de TD, mesmo que bem aplicados, os programas de imunização não conseguem eliminar a circulação de cepas endêmicas e epidêmicas de *C. diphtheriae*, tampouco de *C. ulcerans*.

Outras espécies de corinebactérias relacionadas com processos infecciosos em humanos

Desde 1970, alguns pesquisadores começaram a relatar casos de infecções graves causadas por outros BGPIs, também referidos como corineformes e/ou "difteroides". A reclassificação taxonômica dos BGPIs é frequente conforme aumenta o grau de conhecimento relativo a suas características fenotípicas (Ver Tabela 28.1) e genotípicas, portanto, dificultando a valorização microbiológica e clínica do isolamento, a escolha do esquema de identificação para o diagnóstico laboratorial, a identificação de gênero e espécies além da antibioticoterapia.

Além das corinebactérias potencialmente produtoras de toxina, que são patógenos obrigatórios para humanos e/ou animais (*C. diphtheriae*, *C. ulcerans* e *C. pseudotuberculosis*), diversas outras espécies encontram-se bem estabelecidas como verdadeiros patógenos. O aparecimento de amostras multirresistentes aos antimicrobianos utilizados no tratamento e o aumento do número de casos de infecções de origens diversas, por vezes culminando em óbito tanto de pacientes imunocomprometidos quanto imunocompetentes, têm contribuído para aumentar o interesse pelas corinebactérias tanto nos países industrializados quanto em desenvolvimento.

Em alguns casos, é difícil a distinção entre colonização e infecção. Dentre os fatores predisponentes às infecções pelas corinebactérias oportunistas destacam-se os estados de malignidade, idade avançada, transplantes, síndrome de imunodeficiência adquirida (SIDA), diabetes, neutropenia, hospitalização e/ou antibioticoterapia por período prolongado além de procedimentos invasivos (cateterismo, implantes e válvulas) e terapias medicamentosas com altas doses de glicocorticosteroides.

As espécies *C. pseudotuberculosis, Corynebacterium kutscheri e Corynebacterium renale* normalmente são encontradas infectando animais e, raramente os humanos. Dentre as espécies isoladas de humanos a partir da década de 90 podemos incluir: *Corynebacterium amycolatum, Corynebacterium argentoratense, Corynebacterium auris, Corynebacterium confusum, Corynebacterium coyleae, Corynebacterium durum, Corynebacterium falsenii, Corynebacterium genitalium, Corynebacterium imi-*

tans, *Corynebacterium kroppenstedtii*, *Corynebacterium lipophiloflavum*, *Corynebacterium matruchotii*, *Corynebacterium minutissimum*, *Corynebacterium mucifaciens*, *Corynebacterium propinquum*, *Corynebacterium pseudodiphtheriticum*, *Corynebacterium pseudogenitalium*, *Corynebacterium riegelii*, *Corynebacterium striatum*, *Corynebacterium sundsvallense*, *Corynebacterium thomssenii* e *Corynebacterium xerosis*. Espécies diversas, até mesmo *C. diphtheriae*, têm sido frequentemente relacionadas (60%) com quadros de infecções nosocomiais. No ambiente hospitalar, *C. striatum* vem ganhando destaque devido a capacidade de causar surtos epidêmicos e de apresentar resistência intrínseca a maioria dos antibióticos recomendados ao tratamento de outros BGPIs.

No Brasil, escassos são os trabalhos voltados para a caracterização de corinebactérias em processos infecciosos humanos. No Rio de Janeiro, foi relatado o isolamento de *C. pseudodiphtheriticum*, *C. amycolatum*, *C. minutissimum*, *C. propinquum* e *C. striatum* a partir dos seguintes espécimes clínicos obtidos de pacientes atendidos em hospital universitário: urina, sítios intravenosos (cateteres e sangue), feridas cirúrgicas e/ou outros tipos de lesões cutâneas e abscessos.

Diagnóstico laboratorial

O reconhecimento de infecções causadas por BGPIs depende muito da habilidade dos laboratórios na identificação das espécies. Em muitos laboratórios a relevância do isolamento de BGPIs não tem sido considerada, resultando em atraso na implementação de terapia adequada e consequente agravamento do quadro clínico do paciente infectado.

Poucos são os laboratórios que dispõem de recursos materiais e profissionais qualificados para a caracterização fenotípica e/ou genotípica de BGPIs. Além dos métodos bioquímicos convencionais encontram-se comercialmente disponíveis sistemas automatizados de identificação. Métodos moleculares geralmente são utilizados em Laboratórios de Referência. A identificação das outras espécies do gênero *Corynebacterium* através de provas bioquímicas convencionais e galerias de identificação pode fornecer resultados contraditórios quando do sequenciamento de regiões cromossomais conservadas tais como dos genes *rpoB* ou *16SrRNA*, devido a similaridades bioquímicas entre as amostras/grupos. A identificação através de técnicas de Maldi-Tof, tem sido coerentes com o sequenciamento das regiões *rpoB* para algumas espécies do gênero.

Muitas espécies de corinebactérias, além de serem encontrados na microbiota anfibiôntica humana, apresentam o crescimento lento (algumas espécies necessitam de pelo menos 48 horas de incubação para que as colônias sejam observadas). Portanto, as metodologias usualmente empregadas na maior parte dos laboratórios de microbiologia clínica, descartam esses micro-organismos, restringindo o isolamento desse grupo microbiano, subestimando a sua importância clínica e a real incidência nos processos infecciosos em pacientes imunossuprimidos.

Nas últimas décadas, a despeito dos avanços da terapia antimicrobiana, a incidência de infecções causadas por micro-organismos multirresistentes vem aumentando e dificultando, principalmente, o tratamento de infecções nosocomiais. A ampla variabilidade no perfil de resistência aos antimicrobianos também vem sendo motivo de discussão em espécies do gênero *Corynebacterium*. Embora tenham sido realizados estudos relativos aos perfis de suscetibilidade aos agentes antimicrobianos de amostras desse gênero, de diferentes espécies, potencialmente patogênicas para humanos, ainda não foi possível estabelecer critérios de padronização para confecção de testes de sensibilidade pelo CLSI (Clinical Laboratories Standards Institute). O antimicrobiano mais utilizado na terapia empírica das infecções invasivas causadas por *Corynebacterium sp.* é a vancomicina, especialmente nas infecções causadas por *C. jeikeium*, *C. amycolatum* e *C. striatum*, espécies que podem adquirir resistência múltipla aos agentes antimicrobianos incluindo penicilina e eritromicina. Ainda não foi descrita a resistência à vancomicina por *Corynebacterium sp.*

Segundo o CLSI (2012), a suscetibilidade das corinebactérias e outros membros do grupo aos agentes antimicrobianos deve ser avaliada através da determinação da concentração inibitória mínima em caldo Müeller Hinton ajustado de cátions. Entretanto, estudos padronizaram as técnicas de disco difusão, aplicando os critérios para *Staphylococcus aureus*, assim como a utilização de Epsylometer (E test) para determinação da CIM em placas de ágar sangue.

Corynebacterium afermentans

As subespécies *C. afermentans* subsp. *afermentans* (não lipofílica) e *C. afermentans* subsp. *lipophilum* podem colonizar a pele humana. Entretanto, foram descritos casos de abscesso pulmonar e empyema em pacientes com SIDA além de casos de sepse, endocardite, abscesso hepático e cerebral, otite média aguda. As amostras de *C. afermentans* subsp. *afermentans* são frequentemente susceptíveis aos antibióticos β-lactâmicos, apesar de já terem sido isoladas cepas multirresistentes. Da mesma forma que para *C. afermentans* subsp. *afermentans*, *C. afermentans* subsp. *lipophilum* isoladas de sangue e de feridas cutâneas superficiais foram susceptíveis aos antibióticos β-lactâmicos. Ocorre variabilidade na reação de CAMP, sendo *C. afermentans* subsp. *lipophilum* a única espécie lipofílica capaz de apresentar reação positiva no teste de CAMP (Figura 28.5).

Corynebacterium jeikeium

Pode ser encontrado na microbiota de pele e mucosas de indivíduos hospitalizados. Podendo ser isolado de feridas cirúrgicas, sangue e líquor, além de cateteres de longa permanência em indivíduos submetidos à quimioterapia de neoplasias malignas. A espécie é capaz de adquirir resistência múltipla sendo em algumas situações sensível apenas à vancomicina.

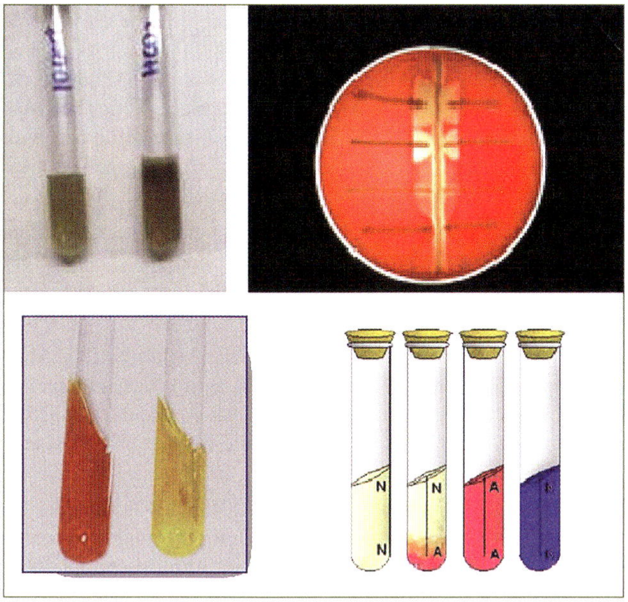

Figura 28.5 – Algumas das provas bioquímicas convencionais para Corynebacterium sp.*: A: prova de produção de cistinase em meio PISU (tubo da direita é positivo (escuro)), B: prova de CAMP: A estria central corresponde a semeadura de* S. aureus *ATCC 25923. As duas primeiras estrias superiores são exemplos de CAMP positivo, a terceira estria é CAMP negativo e a última estria corresponde à reação de CAMP reverso; C e D: meio duplo açúcar (glicose a 0,1% e maltose a 1%) e uréia (1%). C: tubo da esquerda representa a fermentação de glicose e maltose e o tubo da direita exemplifica uma prova negativa. D: 1º tubo a partir da esquerda – negativo para os dois açúcares, o 2º positivo para glicose, 3º positivo para maltose e o 4º tubo urease positivo.*

Complexo *Corynebacterium xerosis/striatum/minutissimum/amycolatum*

Existem diversas características bioquímicas presuntivas para as diferentes espécies, entretanto o sequenciamento de regiões tais como *rpoB* e *16SrDNA* fornecerem dados mais fidedignos para a caracterização das espécies. *C. amycolatum* e *C. striatum* são membros do grupo que desenvolvem resistência múltipla a diversos agentes antimicrobianos, sendo necessária a avaliação da sensibilidade. Não foram descritas amostras resistentes à vancomicina. Estes micro-organismos podem ser isolados de infecções em dispositivos intravasculares em pacientes portadores de neoplasias, sob tratamento quimioterápico citostático. Podem ser encontrados na microbiota da pele e serem transmitidos entre pacientes internados em hospitais, apesar de *C. minutissimum* poder ser isolado de infecção de pele comunitária (eritrasma).

Corynebacterium pseudodiphtheriticum

Micro-organismo frequentemente encontrado na microbiota de naso e orofaringe de humanos sendo isolado de quadros de infecções do trato respiratório inferior em pacientes imunocomprometidos (portadores de HIV, diabetes, transplantados em quimioterapia imunossupressora, portadores de tumores malignos, além de doenças coronarianas), em algumas situações adquiridas em ambiente hospitalar. Entretanto o micro-organismo também já ter sido isolado de quadros de pneumonia em indivíduos imunocompetentes.

Corynebacterium pseudotuberculosis

Agente etiológico de infecções em animais, principalmente nos gados ovinos e caprinos, causando linfadenite caseosa e em búfalos uma doença de pele edematosa, da qual é possível isolar cepas toxigênicas (*tox*$^{+}$). Apesar de poder ser infectado por bacteriófagos indutores de produção de toxina (assim como *C. ulcerans* e *C. diphtheriae*), apenas um relato demonstrou o isolamento de *C. pseudotuberculosis* de um usuário de drogas endovenosas, em que foram observados sinais de toxemia. Poucos relatos de infecções em seres humanos indicaram o contato com animais infectados, incluindo casos de exposição ocupacional, ingestão de carnes malcozidas ou cruas e leite contaminado. Assim como em *C. ulcerans*, um dos principais fatores de virulência é a produção de fosfolipase D (PLD), enzima capaz de degradar lipídeos de membranas celulares. Na maioria dos casos em humanos foi necessária a intervenção cirúrgica como remoção da lesão em associação ao tratamento antimicrobiano. Da mesma forma que para *C. ulcerans*, *C. pseudotuberculosis* também é capaz de apresentar CAMP reverso (Figura 28.5).

Corynebacterium urealyticum

Pode ser encontrado na pele e mucosas de humanos principalmente em áreas perigenitais e perineais, além da microbiota de animais diversos. Está entre as espécies de corinebactérias mais frequentemente isoladas de trato urinário humano, relacionado aos quadros de cistite, sendo causa de cistite incrustante, além de pielouretrites e pielonefrites. Também podem ser isolados de infecções de feridas cirúrgicas, endocardites, pneumonias, peritonites (em especial pacientes submetidos à diálise peritoneal), osteomielite e septicemias. Exibem tendência à resistência múltipla aos agentes antimicrobianos, inclusive para a penicilina.

Bibliografia

1. Baio PV, Mota HF, Freitas AD, Gomes DL, Ramos JN et al. Clonal multidrug-resistant *Corynebacterium striatum* within a nosocomial environment, Rio de Janeiro, Brazil. Mem Inst Oswaldo Cruz 2013; 108: 23-29.
2. Camello TCF, Souza MC, Martins CAS, Damasco PV, Marques EA et al. *Corynebacterium pseudodiphtheriticum* isolated from relevant clinical sites of infection: a human pathogen overlooked in emerging countries. Lett Applied Microbiol 2009; 48; 458–464.
3. Camello TCF, Mattos-Guaraldi AL, Formiga LCD, Marques EA. Nondiphtherial *Corynebacterium* species isolated from clinical specimens of patients in a university hospital, Rio de Janeiro, Brazil. Braz J Microbiol 2003; 34: 39-44.
4. CLSI - Clinical Laboratory Standards Institute. Performance standards for antimicrobial susceptibility testing; Twenty-second informational supplement. Document M100-S22. Vol. 32 No 3.

5. Dias AA, Santos LS, Sabbadini PS, Santos CS, Silva Junior FC et al. *Corynebacterium ulcerans* diphtheria: an emerging zoonosis in Brazil and worldwide. Rev Saúde Pública 2011; 45: 1176-1191.
6. Efstratiou A, George RC. Laboratory guidelines for the diagnosis of infections caused by *Corynebacterium diphtheriae* and *Corynebacterium ulcerans*. World Health Organization. Commun Dis Public Health 1999; 2, 250–257.
7. Funke G, Bernard KA. Coryneform Gram-positive rods. In J Versalovic, KC Carrol, G Funke, JH Jorgensen, ML Landry, DW Warnock (Eds). Manual of Clinical Microbiology 10th Ed, 2011. American Society for Microbiology.
8. Gomes DL, Martins CA, Faria LM, Santos LS, Santos CS et al. *Corynebacterium diphtheriae* as an emerging pathogen in nephrostomy catheter-related infection: evaluation of traits associated with bacterial virulence. J Med Microbiol 2009; 58:1419–1427.
9. Hirata R Jr, Pacheco LG, Soares SC, Santos LS, Moreira LO et al. Similarity of *rpoB* gene sequences of sucrose-fermenting and non-fermenting *Corynebacterium diphtheriae* strains. Antonie Van Leeuwenhoek 2011; 99(3):733-737.
10. Martinez MB, Trabulsi LR. *Corynebacterium diphtheriae* e outras espécies do gênero. In L. R. Trabulsi e F. Alterthum (Eds). Microbiologia 4ª Edição. Cap. 28,pp. 229 – 233. Editora Atheneu, 2004.
11. Mattos-Guaraldi AL, Hirata R Jr, Damasco PV. Difteria no Brasil e no mundo: aspectos sobre o cenário atual. Rev Imunizações **SBIm** 2011; 4: Suplem 1: 1-19.
12. Mattos-Guaraldi AL, Levy CA. Bacilos Gram Positivos. In Microbiologia Clínica para o Controle de Infecção Relacionada a Assistencia a Saude. Modulo 6: Detecção e identificação de bactérias de importancia médica/Agencia Nacional de Vigilancia Sanitaria.– Brasilia: Cap 6, pp:83-97. Anvisa, 2013.
13. Mattos-Guaraldi AL, Sampaio JLM, Santos CS, Pimenta FP, Pereira GA et al. First detection of *Corynebacterium ulcerans* producing a diphtheria-like toxin in a case of human with pulmonary infection in the Rio de Janeiro metropolitan area, Brazil. Mem Inst Oswaldo Cruz 2008; 103: 396-400.
14. Pimenta FP, Damasco PV, Cerbino C Neto, Lopes GS, Hirata R Jr et al. Diphtheria-neutralizing antibody levels in healthy adults from Rio de Janeiro, Brazil. Mem Inst Oswaldo Cruz 2006; 101:.459-462.
15. Pimenta FP, Hirata R Jr, Rosa AC, Milagres LG, Mattos-Guaraldi AL. A multiplex PCR assay for simultaneous detection of *Corynebacterium diphtheriae* and differentiation between non-toxigenic and toxigenic isolates. J Med Microbiol 2008; 57:1438–1439.
16. Pimenta FP, Souza MC, Pereira GA, Hirata R Jr, Camello TC et al. DNase test as a novel approach for the routine screening of *Corynebacterium diphtheriae*. Lett Appl Microbiol 2008; 46:307–311.
17. Torres LF, Ribeiro D, Hirata R Jr, Pacheco LG, Souza MC et al. Multiplex polymerase chain reaction to identify and determine the toxigenicity of *Corynebacterium* spp with zoonotic potential and an overview of human and animal infections. Mem Inst Oswaldo Cruz 2013; 108: 272-279.
18. Trost E, Blom J, Soares SC, Huang IH, Al-Dilaimi A et al. Pangenomic study of *Corynebacterium diphtheriae* that provides insights into the genomic diversity of pathogenic isolates from cases of classical diphtheria, endocarditis, and pneumonia. J Bacteriol 2012;194:3199-3215.

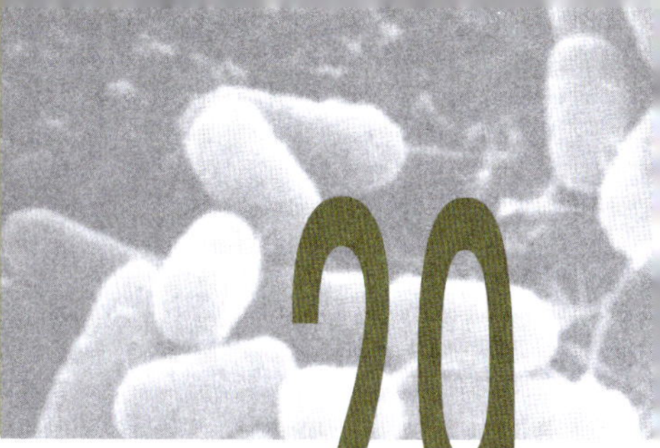

Vinicius Buccelli Ribeiro
Maria Teresa Destro

29

Listeria monocytogenes

Introdução

Listeria monocytogenes é conhecida desde o final do século XIX, embora sua identificação e nomenclatura definitiva como espécie bacteriana tenha sido acordada somente em 1940. O nome *Listeria* deriva do nome de Lorde Joseph Lister, cirurgião inglês conhecido como "pai da antissepsia" e o nome monocytogenes, da observação inicial sobre a capacidade da bactéria em causar monocitose em coelhos, mas não em humanos.

Listeria monocytogenes é uma bactéria Gram-positiva, desprovida de cápsula, que apresenta motilidade por meio de flagelos peritríquios (característica quando cultivada de 10-25°C, mas não a 37°C), não formadora de esporos, anaeróbia facultativa, fermentadora de glicose e capaz de se multiplicar em faixas de 4°C e 45°C, suportando ainda variações de pH de 4,3 a 9,4 e concentrações de NaCl de 20% a 30%. Apresenta-se na forma de bastonetes curtos, regulares com extremidades arredondadas e de dimensões entre 0,5 a 2 μm de comprimento e 0,5 μm de diâmetro.

L. monocytogenes é uma espécie diversificada com relação às suas características fenotípicas e genotípicas, e numerosos métodos de subtipagem têm sido utilizados para o agrupamento de cepas semelhantes. A sorotipagem tradicional de *L. monocytogenes* é baseada na reação das células contra um painel de antissoros, originando uma designação numérica do antígeno somático em combinação de uma designação alfabética para o antígeno flagelar. Embora existam 13 sorotipos de *L. monocytogenes* (1/2a, 1/2b, 1/2c, 3a, 3b, 3c, 4a, 4b, 4ab, 4c, 4d, 4e e 7), cerca de 95% de todos os casos de doenças associados a essa bactéria são causadas por cepas dos sorotipos 1/2a, 1/2b e 4b. Além disso, cepas do sorotipo 4b são responsáveis pela maioria dos surtos de doença de origem alimentar e quase 50% de todos os casos esporádicos da doença. As cepas de *L. monocytogenes* também podem ser classificadas em pelo menos quatro linhagens evolutivas [I, II, III (III-A), e IV (III-B)]. Essas linhagens são geneticamente distintas e diferem em seus nichos ecológicos e associações com hospedeiros (Tabela 29.1).

O desenvolvimento de novos métodos de biologia molecular permitiu uma melhor caracterização e organização taxonômica dentro do Gênero *Listeria*, sendo que este pertence, juntamente com o Gênero *Brochothrix*, à Família Listeriaceae, Ordem Bacillales, Classe Bacilli e Filo Firmicutes. O Gênero *Listeria* consiste de doze espécies: *L. monocytogenes*, *L. innocua*, *L. welshimeri, L. seeligeri, L. ivanovii, L. grayi, L. marthii*, *L. rocourtiae*, *L. denitrificans, L. fleischmannii, L. murrayi e L. weihenstephanensis*. Enquanto tanto *L. ivanovii* quanto *L. monocytogenes* são consideradas patogênicas para mamíferos, *L. ivanovii* é considerada rara e predominantemente patogênica para ruminantes. *L. monocytogenes* é a espécie mais comumente associada à doença tanto em animais quanto em humanos.

L. monocytogenes é um importante patógeno oportunista humano, causador de diversas infecções graves em indivíduos imunocomprometidos, mulheres grávidas, idosos e recém-nascidos. A doença causada por esse micro-organismo é denominada listeriose, sendo que na grande maioria dos casos é adquirida após a ingestão de alimentos contaminados e podendo se manifestar apenas como uma gastroenterite, ou ainda meningite, encefalite, infecção materno-fetal e septicemia, resultando em taxas de mortalidade que variam de 20-30%. Embora seja um micro-organismo ubiquitário, bem adaptado ao ambiente, capaz de ser isolado de diversas fontes ambientais como água, solo, produtos alimentícios, animais e humanos, ele possui um arsenal de genes que facilitam sua sobrevivência intracelular, uma vez que é capaz de invadir e sobreviver no interior de células do hospedeiro, escapando, assim, do sistema imune.

L. monocytogenes pode estar presente não só em alimentos e ingredientes crus, como também em alimentos submetidos a tratamentos térmicos, sendo nesse caso resultado de contaminações cruzadas pós-processamento. Esse risco é provavelmente maior em alimentos prontos para o consumo (*read-to-eat* - RTE), que apresentam vida de prateleira refrigerada longa possibilitando a multiplicação de *L. monocytogenes*.

Tabela 29.1
Linhagens de *Listeria monocytogenes*

Linhagem	*Sorotipos*	*Características*
I	1/2b, 3b, 3c, e 4b	Linhagem com menor diversidade e níveis de recombinação quando comparada com outras linhagens. Isoladas de origens diferentes, mas principalmente a partir de amostras humanas
II	1/2a, 1/2c, e 3a	Linhagem mais diversa e com elevados níveis de recombinação. Também isolada de origens diferentes, mas principalmente em alimentos e ambientes naturais de criação de animais
III (IIIA)	4a, 4b atípica, e 4c	Linhagem diversa e com níveis de recombinações intermediarias entre as linhagens I e II. Ruminantes são as fontes da maioria dos isolados
IV (IIIB)	4a, 4b atípica, e 4c	Linhagem pouco estudada com a maioria dos isolados obtidos a partir de ruminantes

Diversos surtos de doença de origem alimentar, resultando em listeriose invasiva, têm sido documentados como sendo causados por veículos diferentes, tais como leite, queijos macios, manteiga, peixes defumados, produtos RTE a base de carne, salsichas, produtos à base de carne de peru, hortaliças e frutas, entre outros. Dentre esse alimentos relatados, aproximadamente 32% dos casos/surtos podem ser atribuídos a queijos ou produtos embutidos.

Fatores de Virulência

Internalinas

São proteínas que funcionam como invasinas, ou seja, que induzem à internalização da *L. monocytogenes* em células epiteliais não fagocíticas. Atualmente, já foram identificados no genoma de *L. monocytogenes* 27 genes que codificam internalinas, sendo que apenas três deles (*inlA, inlB* e *inlC*) codificam as três internalinas mais importantes na patogenicidade deste micro-organismo: InlA (internalina A), InlB (internalina B) e InlC (internalina C). Estas internalinas apresentam, em comum, um domínio repetido rico em leucina (LRR: *leucine rich repeats*) envolvido nas interações proteína-proteína. Os genes *inlA* e *inlB* estão presentes na maioria dos isolados de *L. monocytogenes*, mas ausentes em cepas não invasoras ou espécies não patogênicas, como *Listeria innocua*.

Os processos de invasão induzidos por InlA e InlB são aparentemente similares (tipo zíper), entretanto, as duas proteínas seguem diferentes vias de sinalização celular para induzir à internalização bacteriana. InlA é uma proteína de 800 aminoácidos contendo 15 unidades LRR. Seu receptor celular é a E-caderina, uma glicoproteína encontrada nas *gap junctions* e na região basolateral das células epiteliais intestinais. A E-caderina também está presente na superfície de hepatócitos, células dendríticas, células endoteliais da microvasculatura cerebral, nas células epiteliais que cobrem o plexo coroide e nas vilosidades coriônicas da placenta.

Todos esses sítios são alvos potenciais durante a infecção por *L. monocytogenes*. A interação da InlA com a E-caderina ocorre através do seu domínio LRR, levando à adesão bacteriana e induzindo à fagocitose, através de um mecanismo que envolve o rearranjo do citoesqueleto de actina da célula hospedeira, com consequente internalização bacteriana. InlA e InlB apresentam especificidades celulares diferentes e, consequentemente, desempenham um papel importante no tropismo celular. A interação de InlA é espécie-específica e parece ser restrita às células que expressam E-caderina. Além disso, apresenta um papel crucial para o micro-organismo cruzar a barreira placentária. InlB, por outro lado, é capaz de induzir a entrada da bactéria após a formação de um *ruffling* na membrana da célula hospedeira e a fosforilação de várias proteínas intracelulares envolvidas no controle do citoesqueleto de actina, incluindo uma quinase (Met, conhecida como fator de crescimento de hepatócitos) que parece ser o receptor de sinalização em uma variedade de tipos celulares, incluindo linhagens epiteliais e de fibroblastos, tais como células Vero, HEp-2, HeLa, CHO, L2 e SI80, bem como hepatócitos e células endoteliais. InlB é uma proteína de 630 aminoácidos e com 7 unidades LRR, que pode estar fracamente associada ao ácido lipoteicoico da superfície bacteriana ou pode ser secretada em sua forma solúvel. Nestas duas situações, InlB atua como uma molécula de sinalização celular que coopera eficientemente para a invasão da célula hospedeira pelo micro-organismo. InlB interage com moléculas de superfície celular que irão participar ativamente dos fenômenos de invasão e no espalhamento da listeria para células adjacentes.

O papel de InlC foi o último a ser caracterizado e está relacionado à disseminação célula-célula de *L. monocytogenes* após internalização nas células epiteliais. InlC se liga à proteína adaptadora presente em células de mamíferos Tuba através de um domínio SH3 C-terminal que, normalmente, envolve a proteína reguladora de actina humana N-WASP. InlC promove a formação de uma protrusão através da inibição de Tuba e N-WASP. Tuba e N-WASP são conhecidas por controlar a estrutura das junções apicais em células epiteliais e a disseminação bacteriana seria mediada por InlC que atenuaria a tensão cortical, melhorando assim a habilidade das bactérias móveis em deformar a membrana plasmática em protusões.

Listeriolisina O (LLO)

Considerada como principal fator de virulência de *L. monocytogenes,* a listeriolisina O (LLO) é uma hemolisina (Hly) codificada pelo gene *hly* e pertencente à família das toxinas formadoras de poros colesterol dependentes *(cholesterol-dendent pore-forming toxin),* necessária para a sobrevivência e proliferação das listerias dentro de macrófagos e fagócitos não profissionais. Com um pH ótimo entre 4,5 e 6,5, como no ambiente acidificado dos vacúolos, essa hemolisina causa a lise da membrana do fagossomo, bem como o rompimento do vacúolo de dupla membrana formado durante o espalhamento da bactéria célula a célula. A perda espontânea da produção de LLO resulta na perda da virulência. Os poros ou as lesões da membrana causadas pela LLO parecem facilitar o acesso das fosfolipases (ver adiante), levando a uma total dissolução da barreira física que delimita o compartimento fagossômico.

Antes de entrar nas células hospedeiras, *L. monocytogenes* tem a capacidade de explorar a maquinaria epigenética dessas células através da modulação da sua expressão gênica. LLO atuaria diretamente nesse processo podendo induzir modificações nas histonas e consequentemente suprimir a expressão de diversos genes ligados à imunidade da célula hospedeira. Muitas outras respostas celulares são estimuladas por LLO, tais como: secreção de interleucina-1 em macrófagos, indução de apoptose, expressão de moléculas de adesão celular em células endoteliais infectadas, secreção de mucina em células intestinais polarizadas e secreção de citocinas em células esplénicas.

Estudos indicam que LLO extracelular potencializa a invasão celular por *L. monocytogenes* em vias InlA/InlB dependentes e independentes. Um novo papel de atuação direta de LLO na adesão bacteriana às células epiteliais foi proposto em um estudo que indicou que LLO seria suficiente para induzir a entrada de *L. monocytogenes* em células HeLa e HepG2 na ausência de sinalização de InlA ou InlB.

Fosfolipases

L. monocytogenes produz duas fosfolipases C denominadas PlcA e PlcB, codificadas pelos genes *plcA* e *plcB*, respectivamente. Essas enzimas atuam em pH ótimo de 5,5–7,0 consistente com seu papel na degradação dos fosfolipídeos presentes na membrana dos fagossomos acidificados. Enquanto PlcB é capaz de degradar a maioria dos fosfolipídeos, PlcA é específica para fosfatidilinositol. Por ter a capacidade de degradar a maioria dos fosfolipídeos de membrana, PlcB apresenta um papel primordial na patogênese das infecções por *L. monocytogenes,* enquanto PlcA parece potencializar a atividade da primeira. Estudos mostram que PlcB é secretada pela bactéria como uma pró-enzima inativa, que, por sua vez, é processada no meio extracelular através de clivagem proteolítica com atuação de uma metaloprotease (Mpl). PlcB também tem potencial para promover a lise do vacúolo primário na ausência de LLO.

Fator nucleador de actina (ActA)

Semelhante a *Shigella* spp. e *Rickettsia* spp., *L. monocytogenes* é capaz de se mover através do citoplasma da célula hospedeira impulsionada por uma longa cauda de actina polimerizada. A proteína ActA é uma proteína secretada pela célula bacteriana que tem um papel essencial na motilidade bacteriana baseada em actina.

Produto do gene *actA,* a proteína ActA madura possui três domínios distintos: a) N-terminal rico em resíduos catiônicos; b) região central rica em unidades repetidas de prolina e c) domínio C-terminal, hidrofóbico, que ancora a proteína em uma das extremidades da célula bacteriana. Na região C-terminal se ligam proteínas como a profilina e VASP e, embora não sejam necessárias ao processo, sua ausência pode causar uma redução na taxa de movimento intracelular. Profilina é uma proteína ligadora de G-actina, que tem como função trazer ATP-actina à extremidade do filamento de actina que está sendo formado. A proteína VASP, por sua vez, parece fazer uma ponte entre os complexos profilina/actina e ActA e entre ActA e a cauda de actina propriamente dita, favorecendo a formação da rede de actina que é usada para a propulsão bacteriana através do citosol. Na região terminal da bactéria é que ocorre a nucleação de actina propriamente dita, sendo os monômeros de actina continuamente depositados formando uma longa cauda, que leva à propulsão bacteriana. As proteínas do complexo Arp2/3 da célula hospedeira participam diretamente do processo de nucleação da actina.

Em *L. monocytogenes* a proteína de superfície Acta é a única determinante necessária para a motilidade baseada em filamentos de actina. Este processo de polimerização em uma das extremidades da célula bacteriana produz energia para impulsioná-la a se mover no citoplasma, a uma velocidade de aproximadamente 10mm/min (Figura 29.1).

Permease Hpt

Listeria monocytogenes faz uso de hexoses fosfatos (HP) da célula hospedeira como uma fonte de carbono e energia para a sua rápida multiplicação intracelular. A absorção de HP é mediada pela permease Hpt, codificada pelo gene *hpt*, um homólogo bacteriano da translocase de mamífero que transporta a glicose-6-fosfato, a partir do citosol para o retículo endoplasmático, na etapa final da gluconeogênese e da glicogenólise. A expressão de Hpt também é rigorosamente controlada pelo fator PrfA (regulador central de virulência), que após a entrada nas células hospedeiras, induz a ativação de um conjunto de fatores de virulência necessários para o parasitismo intracelular das listerias (Figura 29.2).

Mpl (Metaloprotease)

Dependente de zinco, esta metaloprotease (codificada por *mpl*) contribui indiretamente para a virulência de *Listeria monocytogenes* ao participar da ativação da fosfolipase PlcB, após esta ser liberada em seu estado de proenzima.

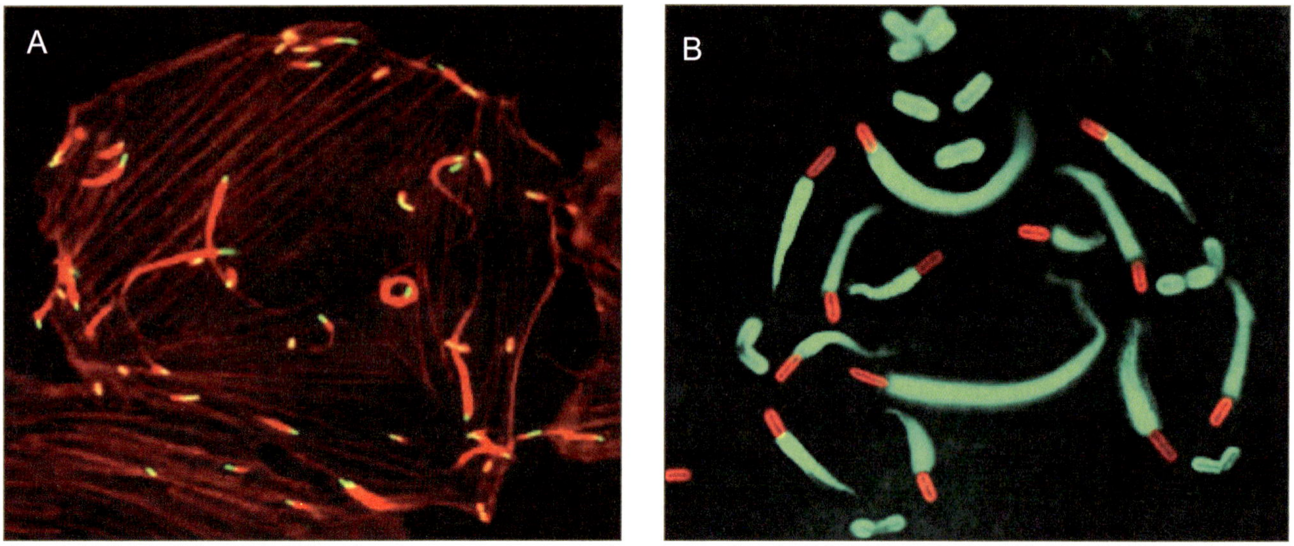

Figura 29.1 – *Imagens de microscopia de fluorescência do movimento intracelular (A) e polimerização de cauda de actina (B) de* L. monocytogenes. *Créditos: (a) Pascale Cossart; (b) Daniel Portnoy.*

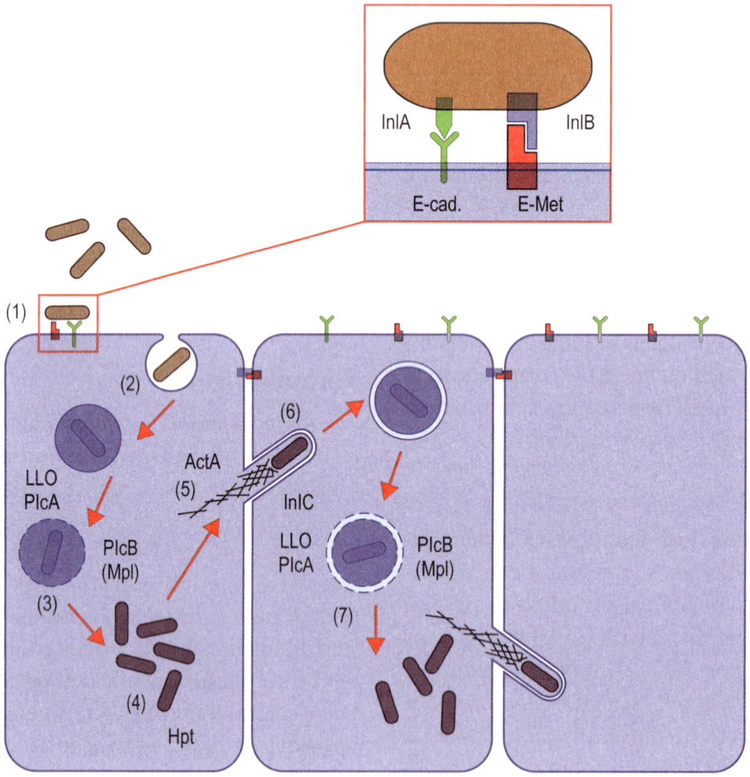

Figura 29.2 – *O ciclo de infecção intracelular de* L. monocytogenes. *(1) Entrada na célula é promovida por duas proteínas de superfície, as internalinas InlA e InlB, que através dos seus domínios repetitivos ricos em leucina (LRR) interagem com os ligantes específicos de superfície das células hospedeiras (E- caderina e c-Met, respectivamente). (2) Fagocitose pela célula hospedeira através do mecanismo de "zíper". (3) O vacúolo fagocítico é lisado através da ação conjunta de três fatores: listeriolisina O (LLO), e as fosfolipases PlcA e PlcB (necessita ser ativado pela metaloprotease Mpl após ser secretado). (4) Listeria se multiplica rapidamente no citoplasma hospedeiro utilizando hexoses fosfatos, captadas através da permease Hpt. (5) Propagação direta de célula para célula. Este mecanismo é mediado pela proteína de superfície ActA que induz a polimerização de actina. (6) Quando as bactérias atingem a periferia da célula, se projetam através de estruturas semelhantes a um pseudópode, invadindo a célula vizinha. Este processo é auxiliado pela proteína InlC. (7) A fagocitose destas estruturas por células adjacentes resulta na formação de um vacúolo de dupla membrana, sendo que a* Listeria monocytogenes *consegue novamente escapar, iniciando um novo ciclo de proliferação. Adaptado de las Heras et al., 2011.*

Ami: uma autolisina relacionada à adesão bacteriana

Ami é uma amidase composta por 917 aminoácidos, que apresenta um domínio aminoterminal semelhante ao domínio da amidase da autolisina Atl de *Staphylococcus aureus*. Além da atividade lítica sob a parede celular da listeria durante a multiplicação, Ami está envolvida na adesão bacteriana em células-alvo. O significado das propriedades adesivas das autolisinas ainda não é claro, mas entre as várias hipóteses descritas, as autolisinas/adesinas seriam fatores de colonização primitivos que permitiriam às bactérias interagir com moléculas de superfícies análogas para seus receptores naturais, como os ácidos teicoico e lipoteicoico.

P60: uma hidrolase de parede celular relacionada à invasão

Além de InlA, InlB e InlC, já descritas anteriormente como atuantes no processo de invasão, há ainda o gene *iap* que codifica uma proteína de 60 kDa (p60, *invasor-associated protein*), que está associada com a superfície das listerias e representa o mais importante produto extracelular de todos os isolados de *L. monocytogenes*, participando ativamente na invasão das células epiteliais e hepatócitos.

A deficiência na produção de p60 leva *L. monocytogenes* a expressar colônias alteradas, com um fenótipo rugoso, formando estruturas filamentosas longas compostas por várias células agrupadas. A adição exógena desta proteína leva à desagregação dessas estruturas em cadeia e à restauração da capacidade invasiva. Embora estes mutantes produzam níveis de hemolisinas comparáveis aos fenótipos selvagens, sua virulência é drasticamente reduzida. Bactérias com este fenótipo apresentam deficiência na invasão de células, particularmente de fibroblastos.

Determinantes genéticos dos fatores de virulência

Os principais e mais importantes determinantes de virulência de ***Listeria*** identificados até o momento são codificados por genes cromossomais. Entre outros, os genes para a produção da listeriolisina O *(hly)*, proteína ActA (*actA*) e das fosfolipases A e B (*plcA* e *plcB*) são codificados em uma ilha de patogenicidade de 9 kb, denominada ***Listeria*** *Pathogenicity Island* 1 (LIPI-1). Por outro lado, os membros da família das internalinas, são geralmente encontrados em *clusters* de dois ou de vários genes, como é o caso da ilha de internalina formada pelo *operon inlAB* (internalinas InlA e InlB).

Recentemente, uma nova hemolisina envolvida no processo de infecção e denominada listeriolisina S, codificada pelo gene *lls*, foi descrita e identificada na chamada *Listeria Pathogenicity Island* 3 (LIPI-3). Outros estudos utilizando técnicas moleculares tais como *microarray*, identificaram em *L. monocytogenes* um gene de transporte ferroso (sideróforo) que é considerado um fator de virulência para vários agentes patogênicos, incluindo *o Staphylococcus aureus* e *Bacillus anthracis*. Além disso, já foram identificados no genoma de *L. monocytogenes* outros fatores de virulência que se apresentam de forma isolada e não em agrupamentos ou ilhas de patogenicidade tais como o gene *inlC,* que codificada uma internalina envolvida na invasão celular (InlC).

Regulação da expressão dos genes de virulência

embora saibamos da capacidade de *L. monocytogenes* sobreviver em ambientes adversos, a maioria dos estudos são focados na compreensão sobre a virulência e patogênese na infecção das células do hospedeiro. Este micro-organismo possui uma ilha de patogenicidade chamada de LIPI-1 que, conforme citado anteriormente, contém um arsenal de genes que são responsáveis pela invasão, replicação na célula hospedeira, incluindo macrófagos e fagócitos não profissionais, além de facilitar a multiplicação intracelular e o espalhamento para as células adjacentes. A expressão de tais genes é regulada por um ativador transcricional que parece ter uma função de regulação global dos genes de virulência em *L. monocytogenes* conhecido como um fator regulador positivo A (*positive regulatory factor A*, PrfA). PrfA controla a expressão do gene ***hly*** e de outros genes de LIPI-1, como também de vários genes da subfamília de internalinas. PrfA também regula negativamente outros genes, como *clpC*, mediador da resposta ao estresse e os genes *motA* e *flaA*, associados com a motilidade bacteriana.

Em condições normais, PrfA é sintetizada em níveis basais, sob uma forma inativa. O sistema PrfA é ativado quando uma combinação de sinais ambientais (ex.: temperatura de 37°C; ambiente citoplasmático) é reconhecida pela bactéria. Após essa ativação, a proteína PrfA sofre uma transformação alostérica, passando da forma inativa para a forma ativa. Com isto, PrfA induz a transcrição de vários genes de virulência, bem como da sua própria síntese. Quando os estímulos ambientais cessam, o *regulon PrfA* é então desativado.

L. monocytogenes possui quatro fatores sigma alternativos (σ^B, σ^C, σ^H, σ^L), sendo que σ^B, codificado pelo gene *sigB*, é conhecido como regulador de genes importantes para a sobrevivência em condições de estresse ambiental, tais como baixo pH, estresse oxidativo, e restrição de carbono, nas bactérias gram-positivas. Enquanto a função de PrfA como ativador central dos genes de virulência de *L. monocytogenes* já está bem estabelecida, evidências indicam que σ^B também contribui para transcrição de alguns genes de virulência nesse micro-organismo. Exemplos de genes dependentes de σ^B e associados à virulência incluem *inlAB*, que codificam as internalinas A e B, que são importantes para a invasão das células epiteliais humanas. Estudos recentes também descrevem a atuação de σ^B no processo de ativação do fator PrfA, bem como na atuação em conjunto com este fator na ativação de diversos genes relacionados à virulência (Figura 29.3).

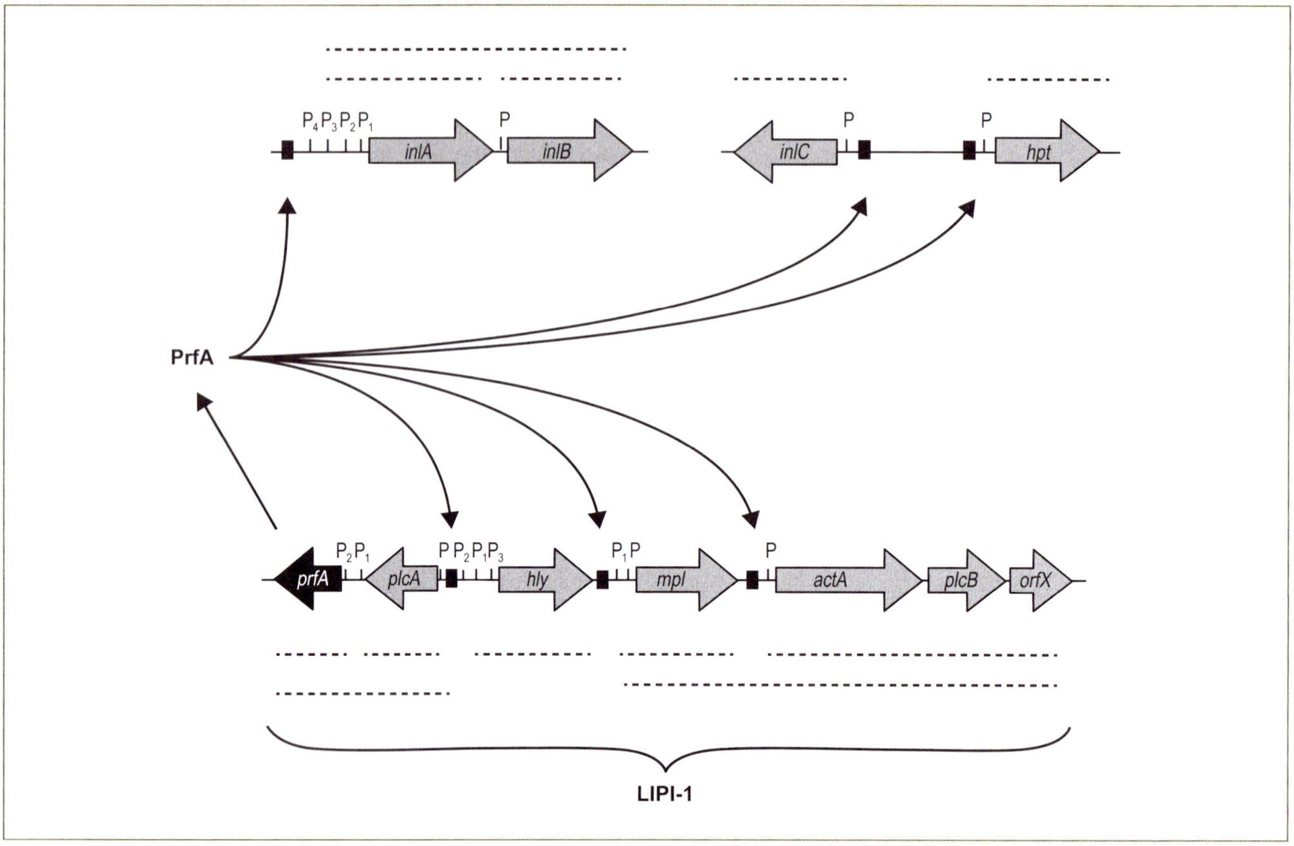

Figura 29.3 – *O regulon PrfA que inclui a Ilha 1 de Patogenicidade de Listeria (LIPI-1), codificando LLO (gene hly), ActA, PlcA, PlcB, Mpl e PrfA, além de outros três loci cromossômicos adicionais: o operon inlAB e os monocistrons inlC e hpt. Genes voltados para a direita são codificados no sentido positivo. "PrfA box" são indicados por quadrados pretos. Os promotores conhecidos e as transcrições são indicados por "P" e linhas tracejadas, respectivamente. orfX – open reading frame, não codificante para um produto específico.*

Patogênese

Listeriose é uma doença que tem origem a partir de uma infecção causada por *L. monocytogenes*. Além de afetar humanos, ela está associada também a doença em animais, especialmente ruminantes, manifestando-se clinicamente como encefalite ou infecção uterina (e consequente aborto). Contudo, os animais podem ser portadores e disseminar este micro-organismo em números significativos no ambiente. Em humanos, existem duas formas clínicas associadas à infecção por *L. monocytogenes*, a invasiva e a não invasiva. A forma invasiva ocorre normalmente em pessoas com sistema imune debilitado. A forma não invasiva da doença, menos grave, ocasiona uma gastroenterite febril, geralmente associada a sintomas gripais que podem ocorrer em pessoas saudáveis que tenham ingerido números elevados de células de *L. monocytogenes*.

Além dos dois quadros citados anteriormente, pode ser observada a listeriose cutânea que, tal como a gastroenterite febril, é autolimitada. Apresenta-se como uma infecção cutânea eczematosa, causada por exposição direta de pele intacta à *L. monocytogenes*, provavelmente após o contato com animais doentes e/ou materiais infectados resultantes de aborto.

A ocorrência ou não de listeriose, em todas as suas formas, depende principalmente do estado imunitário do hospedeiro, da virulência da estirpe e nos casos de uma listeriose de origem alimentar, da quantidade de células bacterianas ingeridas.

O período de incubação da doença em humanos é longo e bastante incerto podendo ir de 11 a 70 dias, ou até 90 dias, após contato com o agente patogênico, sendo em média entre 21 a 30 dias. A duração da doença é também variável necessitando na grande maioria dos casos intervenção médica. Os casos de listeriose gastrointestinal diferem dos de listeriose invasiva por apresentarem menor tempo de incubação e pelos sintomas mais brandos. A doença ocorre tipicamente 24 horas (entre 6 horas até 10 dias) após a ingestão de grandes quantidades de bactéria e normalmente tem duração média de 1 a 3 dias (entre 1 e 7 dias), sendo autolimitante. Os sintomas mais comuns incluem febre, diarreia aquosa, náuseas, dores de cabeça, dores nas articulações e musculares.

Na grande maioria dos casos, a infecção começa após a ingestão de alimentos contaminados com *L. monocytogenes*. Após a ingestão da bactéria por um hospedeiro susceptível, ela é capaz de fazer uma transição para um estado fisiológico que promove a sua sobrevivência e replicação nas células hospedeiras. A alcalinização do estômago com antiácidos, bloqueadores da produção de suco gástrico, ou cirurgias de úlceras podem facilitar a infecção.

No intestino, a bactéria adere à mucosa intestinal e induz a sua fagocitose, podendo utilizar as células M ou as criptas das células intestinais como porta de entrada. Uma vez no interior do fagossomo, o micro-organismo rompe a membrana e escapa para o citoplasma da célula hospedeira, onde pode se dividir e invadir os enterócitos vizinhos. Através da formação de uma cauda polar de actina, a bactéria se move em direção à membrana plasmática da célula infectada, formando, então, projeções em forma de pseudópodos, que são fagocitados pela célula hospedeira vizinha; a bactéria fica envolvida em uma dupla membrana. Em seguida, a dupla membrana é dissolvida por enzimas bacterianas e a bactéria escapa outra vez para o citoplasma celular. Novos filamentos de actina são formados, a bactéria se move em direção a outra célula e o ciclo se repete. Deste modo, a *L. monocytogenes* pode se mover de uma célula para outra sem estar exposta a anticorpos, sistema de complemento ou neutrófilos.

Listeria é rapidamente translocada para tecidos mais profundos, demonstrando que a travessia da barreira intestinal ocorre na ausência de uma replicação intraepitelial inicial. Entretanto, a bactéria prolifera na parede intestinal, sendo as placas de Peyer o seu sítio preferencial. Neste local, a bactéria pode ser visualizada no interior de células mononucleares, possivelmente macrófagos residentes e células dendríticas, determinando reações piogranulomatosas no foco da infecção.

As listerias que atravessam a barreira intestinal são carreadas através dos linfonodos e do sangue para os linfonodos mesentéricos, baço e fígado. Embora os macrófagos residentes do fígado desempenhem um papel importante na tentativa de conter a infecção, os hepatócitos representam o sítio preferencial de multiplicação de *Listeria*. Durante os estágios iniciais da infecção, os hepatócitos respondem à presença de *Listeria* pela liberação de quimiocinas e consequente mobilização de neutrófilos e pela indução de apoptose, que resulta na formação de microabscessos. Se a infecção não é controlada no fígado, a intensa proliferação bacteriana pode resultar na liberação da bactéria para a circulação. Embora ***L. monocytogenes*** seja um patógeno capaz de atingir múltiplos órgãos, as principais formas clínicas da listeriose mostram que a bactéria apresenta um tropismo para a placenta e para o sistema nervoso central (SNC). No caso da listeriose fetal, a bactéria se propaga pela via transplacentária hematogênica, levando à colonização da membrana corioamniótica. A translocação através da barreira endotelial pode fazer com que a bactéria atinja a corrente sanguínea do feto, levando a uma infecção generalizada, que pode resultar em óbito ainda no interior do útero, ou no nascimento prematuro de um neonato com várias lesões piogranulomatosas miliares (granulomatosis infantiseptica).

Em humanos, as infecções do SNC se apresentam primariamente sob a forma de meningite que é, entretanto, frequentemente associada com a presença de infecções focais no parênquima cerebral, especialmente nas células do tronco, sugerindo um tropismo pelo tecido nervoso. O neurotropismo e a predileção especial pelo romboencéfalo são claramente observados nos ruminantes, nos quais as infecções do SNC se desenvolvem primariamente como encefalites. Mais recentemente, esse tipo de problema foi também diagnosticado, no Canadá, em indivíduos do sexo masculino, sem doenças prévias (Figura 29.4).

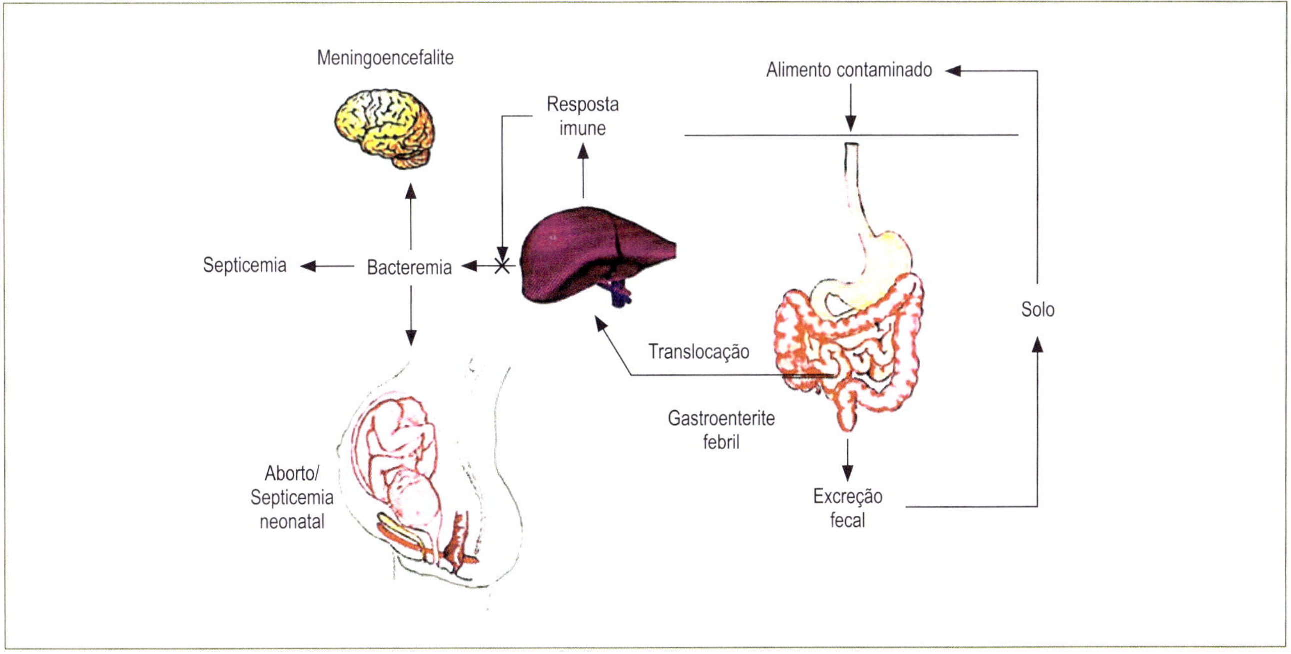

Figura 29.4 – *Representação esquemática da fisiopatologia da infecção por* L. monocytogenes. *Adaptado de Vazquez-Boland et al., 2001.*

Doenças

Infecção na gestação

A apresentação da listeriose durante a gravidez inclui, geralmente, sintomas leves comuns a uma gripe, incluindo febre e outros sintomas tais como dores nas costas (que pode ser confundido com uma infecção urinária), dores de cabeça, vômito/diarreia, dores musculares e dores de garganta. *Listeria* consegue proliferar em áreas da placenta não alcançadas pelos mecanismos de defesa usuais. Cerca de 20% das infecções perinatais resultam em natimorto ou morte neonatal. O trabalho de parto prematuro também é comum.

Infecção neonatal

Embora a listeriose materna possa ser leve, a doença neonatal é muitas vezes grave, podendo ser fatal. Listeriose neonatal pode ocorrer por transmissão vertical de *L. monocytogenes* da mãe para o feto, por ingestão do líquido amniótico infectado, transplacentariamente através da circulação materna ou ainda após o parto devido à passagem do feto pelo canal vaginal infectado pelo micro-organismo.

Quando ocorre a infecção no útero, o feto pode estar natimorto ou morrer dentro de poucas horas em função de uma infecção disseminada conhecida como *granulomatosis infantiséptica*. Esta é caracterizada pela presença de vários microabscessos ou granulomas, particularmente no fígado e no baço. A bactéria é detectada no mecônio através da coloração de Gram. As infecções neonatais podem se manifestar de duas formas: a) septicemia de início precoce, quando bactéria pode ser isolada da conjuntiva, ouvido externo, nariz, garganta, mecônio, fluido amniótico, placenta e sangue; b) meningite de início tardio, que ocorre cerca de duas semanas após o parto.

Bacteremia

E a manifestação mais comum da infecção por *Listeria monocytogenes*. As manifestações clínicas incluem tipicamente febre e mialgias, embora sintomas prodrômicos como diarreia e náusea possam ocorrer. Os pacientes imunocomprometidos são mais propícios de apresentarem uma cultura sanguínea positiva do que os indivíduos saudáveis, nos quais a bacteremia transitória é difícil de ser detectada.

Meningites

Segunda manifestação mais frequente da infecção por L. monocytogenes. Esse patógeno apresenta um tropismo para o sistema nervoso central (SNC), particularmente para o tronco cerebral e meninges. De modo geral, a infecção por *Listeria é* uma das três principais causas de meningite neonatal, estando em segundo lugar entre as meningites que ocorrem em adultos com mais de 50 anos de idade. Também constitui a causa mais comum de meningite em pacientes com linfomas, transplantados ou imunossuprimidos por corticosteroides.

Abscessos cerebrais

Abscessos cerebrais macroscópicos constituem cerca de 10% das infecções causadas por *L. monocytogenes* no SNC. Nesses casos, a bacteremia está quase sempre presente e em 25% dos casos é observada uma meningite concomitante, com isolamento de *L. monocytogenes* de amostras do SNC.

Infecções localizadas

A bacteremia pode levar, de maneira menos frequente, à hepatite e abscessos hepáticos, coleocistite, peritonite, abscessos esplénicos, infecções pleuropulmonares, infecções nas articulações, osteomielite co-infecciosa.

Gastroenterites

Forma menos frequente de listeriose, tendo sido relatados poucos surtos com essa manifestação. Os casos de listeriose gastrointestinal (não invasiva) diferem dos de listeriose invasiva por apresentarem menor tempo de incubação e pelos sintomas mais brandos. Os sintomas mais comuns incluem febre, diarréia aquosa, náuseas, dores de cabeça, dores nas articulações e musculares.

Isolamento e Identificação

O cultivo primário da bactéria proveniente de sítios normalmente estéreis pode ser feito diretamente em ágar triptose contendo ou não 5% de sangue de carneiro. Por outro lado, espécies obtidas de sítios não estéreis, isoladas de alimentos ou do meio ambiente devem ser semeadas em meios de enriquecimento antes de seu isolamento. As colônias de ***Listeria*** que se desenvolvem, tanto em ágar infusão de cérebro e coração (BHI), quanto em ágar soja triptona contendo extrato de levedura (TSAYE), após 24 a 48 horas de incubação a 35°C a 37°C são pequenas, translúcidas, vistas com bordos inteiros e apresentando tonalidade azul-esverdeada ou azul-acinzentada, quando a placa é examinada através de iluminação oblíqua.

Até alguns anos era avaliada a habilidade de *Listeria* de se multiplicar a temperaturas de refrigeração realizando o "enriquecimento a frio", ou seja, submetendo a amostra à incubação a 4°C, o que desencoraja a multiplicação de outros micro-organismos que pudessem estar presente. No entanto, esta metodologia tem sido abandonada devido à sua morosidade e menor precisão que os meios de cultura seletivos para enriquecer e isolar o micro-organismo a partir de locais contaminados, tais como alimentos ou de fezes. A detecção rápida, pelo menos ao nível de gênero, é possível utilizando testes imunológicos, automatizados ou não, ou através de testes baseados na hibridização de DNA. Testes sorológicos empregando soros antilisteriolisina podem auxiliar no diagnóstico de listeriose tanto invasiva, quanto a não invasiva. Além disso, a identificação ao nível de espécie é possível, utilizando técnicas moleculares baseadas na Reação de Polimerização em Cadeia do DNA (PCR), utilizando-se *primers* específicos para *L. monocytogenes*.

A identificação bioquímica convencional, que distingue a *L. monocytogenes* das outras espécies do mesmo gênero,

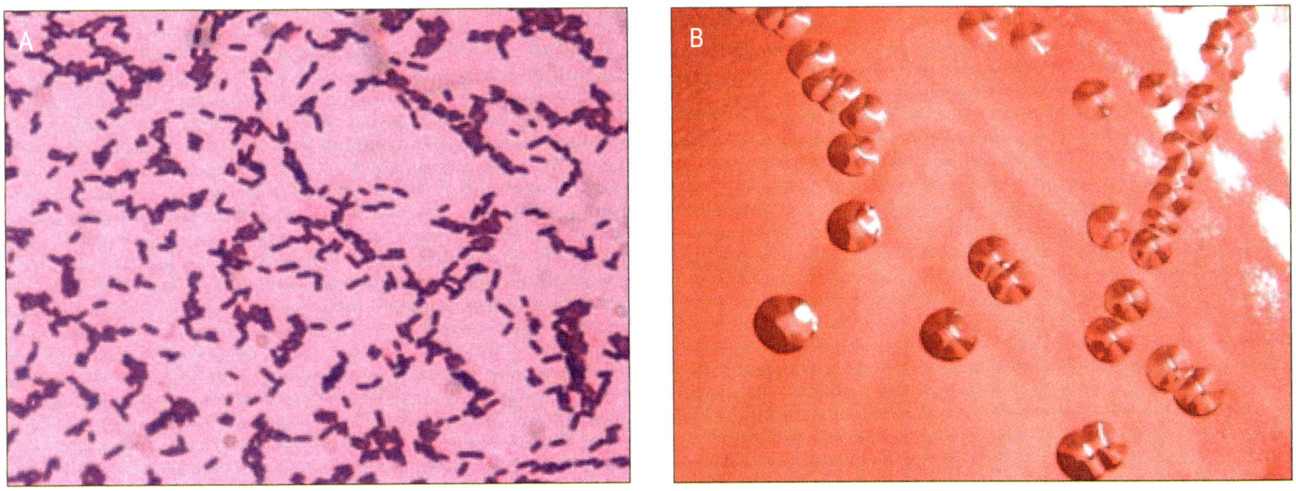

Figura 29.5 – *(A) Morfologia de* L. monocytogenes *em esfregaço com coloração Gram. (B) Aspecto das colônias de* L. monocytogenes *em ágar sangue.*

é baseada nos seguintes testes: coloração de Gram, que mostra bacilos Gram-positivos pleomórficos; observação da mobilidade típica a 10°C e 25°C; produção de ácido a partir da glicose; hidrólise da esculina e reações positivas para os testes de Voges-Proskauer e vermelho metila. A utilização de ágar sangue é particularmente importante devido ao tipo de hemólise que é bastante sugestivo (Figura 29.5).

Epidemiologia

Listeria monocytogenes teve seu reconhecimento como importante patógeno humano na década de 1980, depois de surtos de listeriose ocorridos na América do Norte e na Europa terem sido epidemiologicamente considerados de origem alimentar. Após esses surtos que apresentaram elevada taxa de letalidade, as indústrias processadoras de alimentos foram alertadas para a importância da ocorrência deste micro-organismo em seus produtos.

Listeria spp. tem distribuição mundial, mas a doença em humanos é mais frequentemente relatada em países desenvolvidos. Isto pode ser justificado não só pela existência de redes de vigilância mais eficazes naqueles países, como também pela mudança dos hábitos alimentares nas sociedades industrializadas, onde há cada vez mais procura por alimentos prontos para o consumo, apontados como um dos principais responsáveis por casos/surtos de doença.

Casos de listeriose são frequentes e vêm sendo relatados há pelo menos três décadas. Na Europa, a taxa de detecção anual é de aproximadamente 0,3 – 7,5 casos por 100.000 habitantes da população em geral, e 12 casos a cada 100.000 mulheres grávidas. Já nos EUA, estima-se que a incidência de casos confirmados laboratorialmente esteja entre 0,25 e 0,32 casos por 100.000 habitantes, ou seja, dentre os 48 milhões de casos anuais de enfermidades transmitidas por alimentos, que resultam em 128.000 hospitalizações e 3.000 mortes, a listeriose responda por aproximadamente 1.590 desses casos, resultando em 1.455 hospitalizações e 255 mortes, ou seja, mostrando ser essa bactéria uma importante causa de mortalidade. A subnotificação é um dos grandes problemas nos estudos epidemiológicos das doenças clínicas e de origem alimentar. No Brasil, poucos estudos clínicos têm sido realizados nos últimos anos, tornando escassos os dados epidemiológicos sobre a ocorrência desse micro-organismo no país.

Tratamento e Controle

De um modo geral, a antibioticoterapia é recomendada para casos de listeriose. Entretanto, considerações terapêuticas devem incluir os seguintes fatos: 1) o aparecimento da doença atípica está associado à susceptibilidade do hospedeiro e a natureza não específica da sintomatologia pode tornar o diagnóstico e tratamento difíceis, e 2) o ciclo de vida intracelular do micro-organismo apresenta desafios terapêuticos. Ambos os fatores podem atrasar o diagnóstico e o início do tratamento.

O antibiótico de escolha para o tratamento das listerioses deve penetrar nas células hospedeiras, difundir-se no interior das células e se manter estável no ambiente intracelular. Como resultado destas exigências, os antibióticos usuais podem ser ineficazes em até 70% dos casos de listeriose. A maior parte da experiência de tratamento de *L. monocytogenes* é com o uso de ampicilina, penicilina e amoxicilina, e até o presente momento, nenhuma resistência à penicilina têm sido detectada. Durante a gravidez, a recomendação para o tratamento de primeira linha é a administração de $\geq$ 6g/dia de ampicilina e 4g/dia de eritromicina, como segunda linha de tratamento. A duração em ambos os regimes é de 14 dias, embora a duração do tratamento possa ser maior nos diferentes casos clínicos como, por exemplo, em pacientes imunocomprometidos.

Uma vez que os casos de listeriose estão frequentemente associados a alimentos produzidos comercialmente, evitar a contaminação dos alimentos suscetíveis seria a solução ideal, embora não facilmente exequível. A prevenção da infecção está ligada, principalmente, ao emprego de boas práticas de produção pelas indústrias ou locais de preparo dos alimentos e à conscientização do consumidor. Os indivíduos pertencentes aos grupos de risco devem submeter os alimentos à cocção adequada, evitar o consumo de leite ***in natura***, queijos elaborados com leite não pasteurizado e vegetais crus sem lavagem adequada. Como o micro-organismo se desenvolve em temperaturas de refrigeração, os alimentos acondicionados nestas condições devem ser aquecidos adequadamente antes do consumo. O desenvolvimento, pelas autoridades sanitárias de diversos países, de campanhas educativas voltadas às populações de risco tem demonstrado efetividade no controle das infecções por esse patógeno.

Bibliografia

1. de las Heras A, Cain RJ, Bielecka MK, Vázquez Boland JA. Regulation of Listeria virulence: PrfA master and commander. Curr Opin Microbiol. 2011;14(2):118-27.
2. Gray MJ, Freitag NE, Boor KJ. How the bacterial pathogen *Listeria monocytogenes* mediates the switch from environmental to pathogenic. Infect Immun. 2006; 74:2505-12.
3. Goldfine H and Shen H. *Listeria monocytogenes*: pathogenesis and host response. Springer; 2007.
4. Hofer H, Hofer CB. *Listeriose*. In: Coura JR (ed.). Dinâmica das doenças infecciosas e parasitárias. Rio de Janeiro: Guanabara Koogan; 2005, 2:1539-45.
5. Poulsen KP and Czuprynski CJ. Pathogenesis of listeriosis during pregnancy. Anim Health Res Rev. 2013; 14(1): 30–39.
6. Orsi RH, den Bakker HC, Wiedmann M. *Listeria monocytogenes* lineages: Genomics, evolution, ecology, and phenotypic characteristics. Int J Med Microbiol. 2011; 301(2):79-96.
7. Ryser ET and Marth, EH. *Listeria*, Listeriosis and Food Safety. Marcel Dekker, Inc. Nova York. 3ed., 2007.
8. Salyers AA, Whitt DD. *Listeria monocytogenes*. In: Bacterial pathogenesis. Washington: ASM Press; 1994; 182-9.
9. Scallan E, Hoekstra RM, Angulo FJ, Tauxe RV, Widdowson MA, Roy SL, Jones JL, Griffin PM. Foodborne illness acquired in the United States - major pathogens. Emerg Infect Dis. 2011; 17: p.7–15.
10. Toledo-Arana A, Dussurget O, Nikitas G, Sesto N, Guet-Revillet H, Balestrino D, Loh E, Gripenland J, Tiensuu T, Vaitkevicius K, Barthelemy M, Vergassola M, Nahori MA, Soubigou G, Régnault B, Coppée JY, Lecuit M, Johansson J, Cossart P. The *Listeria* transcriptional landscape from saprophytism to virulence. Nature. 2009; 18(459):950-6.
11. Vásquez-Boland JA, Kuhn M, Berche P, Chakraborty T, Domínguez-Bemal G, Goebel W et al. *Listeria* pathogenesis and molecular virulence determinants. Clin Microbiol Rev. 2001; 14:584-640.
12. World Health Organization (WHO). Risk assessment of *Listeria monocytogenes* in ready-to-eat foods. Interpretative summary. 2012. Disponível em: www.who.int/foodsafety/publications/micro/en/mra4.pdf. Acessado em: 28/10/2013.

30

Marina Baquerizo Martinez

Bacillus anthracis e Outros Bacilos Aeróbios Esporulados

B. anthracis é um patógeno humano e animal conhecido desde 1887, quando foi descrito por Koch como o agente do antraz ou carbúnculo. Foi o primeiro micro-organismo conclusivamente relacionado a uma doença. No passado, sua grande importância prendia-se principalmente ao fato de causar grande epizootia com elevadas perdas econômicas. Em meados de 1800, por exemplo, *B. anthracis* causou a morte de aproximadamente 50% dos carneiros da Europa. A doença humana quase sempre foi dependente do contato com animais doentes ou produtos provenientes destes animais. A introdução da vacinação animal e de medidas higiênicas adequadas reduziram bastante a importância de *B. anthracis* como patógeno humano e animal até recentemente. Entretanto, nos últimos anos, sua importância teve um impulso enorme não só devido à sua possível utilização como arma de guerra biológica, mas principalmente, porque foi utilizada para fins de terrorismo nos EUA em 2001. Os dois tipos de situação têm estimulado grande número de estudos sobre as características de *B. anthracis*, em particular sobre os seus fatores de virulência, patogênese de suas infecções e desenvolvimento de vacinas.

B. anthracis, como todos os membros do gênero *Bacillus*, é uma bactéria Gram-positiva esporulada que, quando cultivada no laboratório, costuma apresentar-se em longas cadeias serpentinosas, a maioria das células mostrando esporo central ou subterminal (Figura 30.1). Entretanto, em material clínico, as células são isoladas e não apresentam esporos.

B. anthracis é uma bactéria facultativa anaeróbia que cresce bem em ágar sangue e em outros meios não seletivos. Pode ser facilmente cultivada em aerobiose.

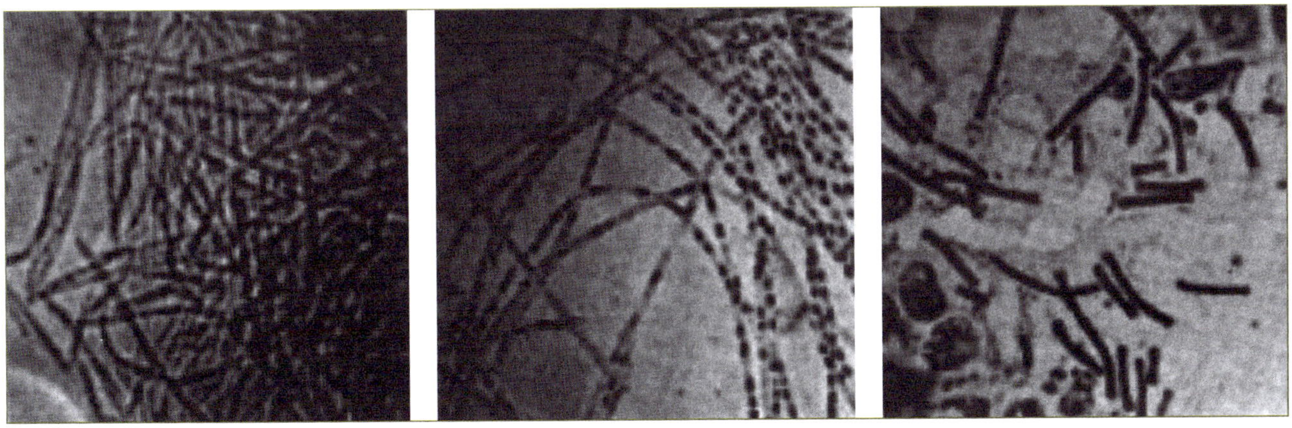

Figura 30.1 – *Esfregaço de* Bacillus anthracis *cultivado em laboratório.*

Fatores de Virulência

Toxinas

B. anthracis produz duas toxinas, uma denominada toxina letal (LeTx) e a outra, toxina edemaciante (EdTx). As duas toxinas são do tipo AB, mas, ao contrário destas toxinas, apresentam duas subunidades A diferentes ligadas a uma mesma subunidade B (Figura 30.2).

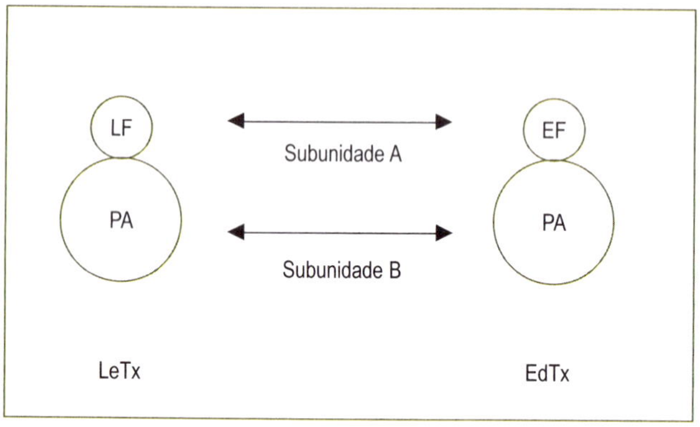

Figura 30.2 – *Estrutura das toxinas letal (LeTx) e edemaciante (EdTx) de* Bacillus anthracis. *LF e EF (subunidades A) e PA (subunidade B) são sintetizadas independentemente, associando-se depois que PA é ativado (ver texto e Fig. 30.3).*

LeTx é a toxina responsável pelo choque e pela morte dos pacientes com antraz sistêmico, provavelmente devido a sua interação com os macrófagos do organismo, que resulta na indução de IL-1, TNF e lise destas células. O papel central dos macrófagos e de IL-1 no choque provocado por LeTx pode ser demonstrado experimentalmente em camundongos. Estes animais tornam-se resistentes ao choque quando são depletados de macrófagos ou tratados com anti-IL-1 e antagonistas do receptor desta citocina. A parte tóxica de LeTx, também conhecida como fator letal (LF), é uma metaloprotease que cliva vários tipos de peptídeos, inclusive cinases (Mek1 e Mek2) que ativam o sistema MAPK de transdução de sinal. A inibição deste sistema deve ser importante na patogênese do antraz, mas não explica a grande sensibilidade dos macrófagos à LeTx. Estudos recentes estão indicando a participação de outros fatores independentes de Mek1 e Mek2.

EdTx é a toxina responsável pelo edema do antraz. Sua parte ativa, também conhecida como fator edemaciante (EF), é uma adenil-ciclase, ativada pela calmodulina. O AMPc formado pela ação de EF é a substância responsável pelo acúmulo de líquido nas células e tecidos.

O modelo atual de interação das toxinas do antraz com as células do hospedeiro é apresentado esquematicamente na Figura 30.3.

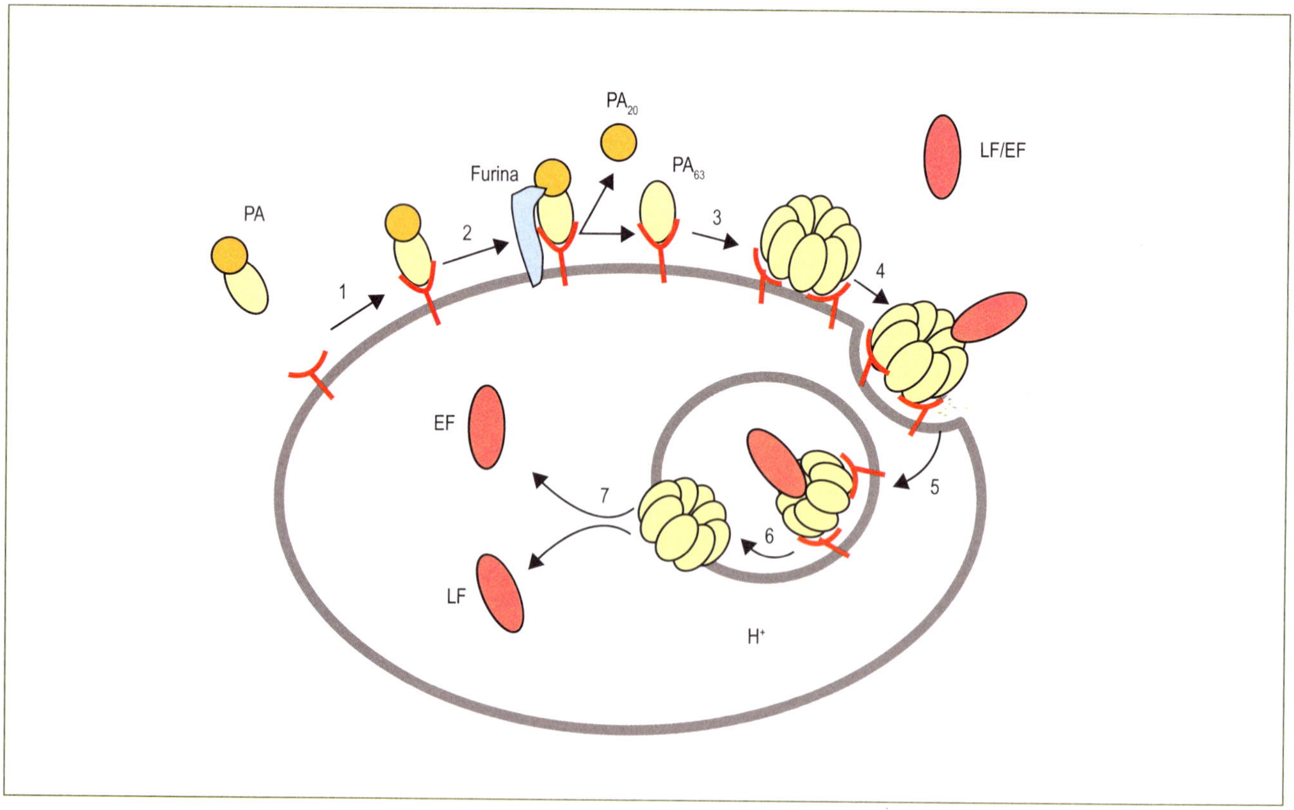

Figura 30.3 – *Modelo da interação das toxinas de* Bacillus anthracis *com a célula hospedeira. (A) PA liga-se ao seu receptor na superfície da célula. (B) A furina cliva PA liberando PA20. PA63 permanece ligado ao receptor. (C) PA63 sofre oligomerização formando um heptâmero. (D) LF e EF ligam-se ao heptâmero de PA63, que pode receber até sete moléculas de LF e EF (cada unidade de PA63 para uma de EF ou LF). (E) Endocitose mediada pelo receptor. (F) Acidificação do endossomo que leva à inserção do heptâmero. (G) Translocação de LF/EF para o citosol.*

Cápsula

B. anthracis é portador de uma cápsula, que, ao contrário das cápsulas de outras bactérias Gram-positivas, é composta de ácido glutâmico. Sua principal função é impedir a fagocitose da bactéria.

Determinantes genéticos

Regulação

De maneira interessante, a virulência de *B. anthracis* parece ser totalmente codificada por genes plasmidiais. De fato, as amostras virulentas transportam dois plasmídios de alto peso molecular, um contendo os genes que codificam as toxinas (pOX1) e outro os genes que codificam a cápsula (pOX2). Os dois plasmídios contêm também genes reguladores específicos e outros não-específicos. O plasmídio pXO1 é regulado por CO_2 (Figura 30.4).

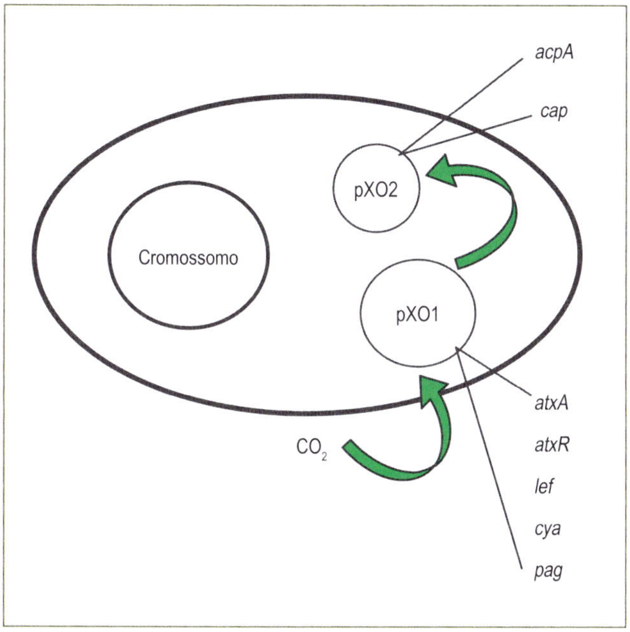

Figura 30.4 – *Plasmídios de virulência pXO1 e pXO2 de* Bacillus anthracis *(ver texto); atxA e atxR — genes reguladores de lef (fator letal), cya (fator edemaciante) e pag (antígeno protetor); acpA — gene regulador dos genes que codificam a cápsula (cap).*

Patogênese da Infecção Humana

A contaminação do homem se faz pela aquisição do esporo bacteriano. Uma vez no organismo, o esporo germina dando origem à forma vegetativa da bactéria. Dependendo da porta de entrada, a doença pode permanecer localizada ou disseminar-se, tornando-se uma infecção sistêmica. A infecção localizada, representada basicamente pelo carbúnculo, é mediada por toxina. *B. anthracis* começa a produzir toxinas logo após a germinação. Várias moléculas são produzidas, que formarão um complexo responsável pela patogênese. O antígeno de proteção (AP) e o fator de edema (FE) se combinam para formar a toxina de edema (EdTx). PA e o fator letal (FL) se combinam para formar a toxina letal (LeTx). Após a ligação desses complexos a receptores de superfície da célula do hospedeiro, a fração PA dos complexos facilita a translocação das toxinas para o citosol, onde FE e FL exercem os seus efeitos tóxicos.

EdTx que penetra em diferentes tipos de células e induz a formação de AMP cíclico, que deve ser responsável pelo edema do carbúnculo. As infecções sistêmicas são mediadas pela toxina LeTx, que, uma vez dentro dos macrófagos, induz à formação de grandes quantidades de IL-1, que deve ser a causa do choque apresentado pelo paciente. As infecções sistêmicas são mais comuns após a inalação e ingestão dos esporos.

Doenças

As formas clínicas naturais mais comuns do antraz são: a cutânea, a respiratória e a gastrointestinal. A forma cutânea é a mais frequente (99% dos casos). Esta forma é também conhecida como carbúnculo hemático e pústula maligna. Ela decorre da introdução do esporo nos tecidos através de cortes ou abrasões na pele e geralmente é adquirida pelo contato com animais doentes, produtos animais ou mesmo com o solo contaminado. A lesão tem início como uma pequena pápula que, após alguns dias, sofre ulceração em sua parte central, secando em seguida e adquirindo uma crosta de cor escura bastante característica. É comum a ocorrência de um edema acentuado. Em torno de 20% dos casos não tratados, a forma cutânea torna-se septicêmica. Na forma respiratória, a doença é adquirida pela inalação de esporos geralmente presentes em produtos animais contaminados como peles e lãs. Ao alcançarem os alvéolos pulmonares, os esporos são fagocitados por macrófagos, germinam no interior destas células e a forma vegetativa da bactéria é lançada na corrente sanguínea provocando septicemia e choque. A inalação de antraz é particularmente mortal, como demonstrado em uma liberação acidental de 1979 na Rússia de *B. anthracis*, 88% (66/75) dos pacientes notificados com antraz por inalação morreram. A forma gastrointestinal ocorre após a ingestão dos esporos e se manifesta clinicamente por anorexia, vômitos, dores abdominais e, às vezes, diarréia sanguinolenta. Como na forma pulmonar, a bactéria também atinge a circulação, causando septicemia e choque. As septicemias causadas pelo *B. anthracis* são muito graves, evoluindo com elevados índices de mortalidade.

Diagnóstico

O diagnóstico do antraz é feito pelo isolamento e pela identificação de *B. anthracis*. O isolamento é feito por semeadura do material clínico em placa de ágar sangue e a identificação presuntiva, pelas características culturais e morfológicas da bactéria. A identificação definitiva da bactéria pode ser feita pelas suas características bioquímicas e pela pesquisa das toxinas através de métodos moleculares.

Epidemiologia

O hábitat natural de *B. anthracis* é o solo, onde os esporos podem permanecer viáveis por dezenas de anos. O antraz, por sua vez, é uma doença que ocorre primariamente em herbívoros. O homem é infectado pela exposição a animais doentes ou a produtos provenientes destes animais. A doença é um sério problema de saúde pública nos países onde a vacinação animal não é praticada.

O homem adquire a infecção quando é contaminado pelos esporos da bactéria que podem entrar no organismo através de três vias: inoculação, inalação e ingestão. Aproximadamente 99% dos casos de antraz resultam da inoculação dos esporos em áreas expostas da pele. A inalação é mais comum em profissionais que trabalham com os produtos animais mencionados acima. A ingestão é rara no homem, mas é a via mais comum nos animais. A transmissão do antraz não ocorre de homem para homem.

Tratamento

A abordagem para a prevenção e tratamento de antraz difere daquela para outras infecções bacterianas. A produção de toxina, o potencial de resistência aos medicamentos antimicrobianos, a ocorrência frequente de meningite e a presença de esporos latentes devem ser levados em consideração quando da escolha de profilaxia pós-exposição (PEP) ou para uma combinação de antimicrobianos para o tratamento de antraz.Os pacientes internados com antraz sistêmica deve ser imediatamente tratado intravenosamente com uma combinação de no mínimo três antibióticos de amplo espectro enquanto aguarda os resultados dos testes confirmatórios, pois qualquer atraso pode ser fatal. Naturalmente, a produção de β-lactamases por *B. anthracis* é variável, portanto particularmente o uso de cefalosporinas não se recomenda. Além disso, há relatos na literatura de cepas multirresistentes.

A presença na forma de esporos de *B. anthracis* requer profilaxia prolongada de drogas antimicrobianas. Períodos de incubação, de até 43 dias, foram observados em seres humanos e em primatas de 58 dias, cujos esporos viáveis foram detectados em pulmão, por até 100 dias, após a exposição do aerossol.

A penicilina, ciprofloxacina, doxiciclina, levofloxacina e clindamicina são os antibióticos de escolha.

Vacinação

A vacina veterinária em uso é preparada com esporos de uma amostra de *B. anthracis* isolada por M. Stern em 1937. Esta amostra é toxigênica, mas não é capsulada, uma vez que perdeu o plasmídio pXO2. A vacina humana é basicamente preparada com o antígeno PA (*alum precipitado*) e atualmente é produzida nos EUA e na Inglaterra. Várias doses são necessárias para que o indivíduo se torne imunizado. Recentemente, foi demonstrado que uma vacina anticápsula teve ação protetora em camundongos.

Outros Bacilos Esporulados

O gênero *Bacillus* compreende mais de 50 espécies, algumas delas sendo bastante conhecidas. Por exemplo, *B. subtilis* é um dos contaminantes mais comuns em laboratório. *B. cereus* tem sido responsabilizado por casos de intoxicação alimentar em diferentes países. Duas formas clínicas de intoxicação são conhecidas. Uma manifesta-se principalmente por vômitos (forma emética) e outra por diarreia (forma diarreica). A primeira é mediada por uma toxina termoestável, cujo mecanismo de ação não é conhecido. O período de incubação é de aproximadamente seis horas e a duração média dos sintomas é de nove horas. O alimento mais comumente implicado é o arroz. A forma diarreica é mediada por uma toxina termolábil semelhante à toxina colérica, inclusive com relação ao seu mecanismo de ação. O período de incubação é de 8 a 10 horas e a duração dos sintomas é de, em média, 24 horas. Os alimentos mais implicados são carnes e vegetais. Outra espécie do gênero *Bacillus* bastante conhecida, principalmente em agricultura, é *B. thuringiencis*. Esta espécie produz uma toxina altamente letal para certas espécies de insetos e assim é muita usada no combate a pragas. Um achado recente e bastante surpreendente refere-se à semelhança existente entre os cromossomos de *B. anthracis*, *B. cereus* e *B. thuringiencis*. Na realidade, tendo-se por base esta semelhança, as três bactérias pertencem a uma única espécie, embora sejam extremamente diferentes em suas características fenotípicas. Estas diferenças são mediadas por plasmídios específicos. Do ponto de vista evolutivo, pode-se pensar que a diversificação foi decorrência de uma simples aquisição de diferentes tipos de plasmídios pela mesma espécie de bactéria. Demonstrou-se recentemente que alguns destes plasmídios podem ser transferidos por conjugação de uma espécie para outra.

Bibliografia

1. Chabot DJ et al .Anthrax capsule vaccine protects against experimental infection.Vaccine. 2004; 15;23(1):43-7.
2. Hanna P, Ireland J. Understanding *Bacillus anthracis* pathogenesis. Trends Microbiol. 1999; 7:180-2.
3. Helgason E, Okstad OA, Caugant DA, Johansen HA, Forret A et al. *Bacillus anthracis*, *Bacillus cereus* and *Bacillus thuringiencis*— one species on the basis of genetic evidence. Appl Environ Microbiol. 2000; 66:2627-30.
4. Hendricks KA, Wright ME, Shadomy SV, *et al* Workgroup on Anthrax Clinical Guidelines. Centers for disease control and prevention expert panel meetings on prevention and treatment of anthrax in adults.Emerg Infect Dis. 2014; 20(2).
5. Koheler TM. *Bacillus anthracis*. In: Fischetti VA, Novick RP, Ferretti JJ, Portnoy DA, Rood JI (eds.). Gram-positive pathogens. Washington: ASM Press; 2000, p. 519-28.
6. Logan NA, Turbull PCB. *Bacillus* and other aerobic endospore-forming bacteria. In: Murray, PM et al. Manual of Clinical Microbiology. 8th ed. Washignton: ASM Press; 2003, p. 445-60.

31

Rosemeire Cobo Zanella

Haemophilus influenzae e Outras Espécies do Gênero

As bactérias do gênero *Haemophilus* pertencem à família *Pasteurellaceae* que inclui também os gêneros *Actinobacillus*, *Aggregatibacter* e *Pasteurella*. As principais espécies de *Haemophilus* que estão associadas à infecção ou colonização nos seres humanos são: *H. influenzae*, *H. haemolyticus*, *H. ducreyi*, *H. aegyptius*, *H. parahaemolyticus*, *H. parainfluenzae*, *H. paraphrophilus* e *H. pittmaniae*.

Membros do gênero *Haemophilus* são Gram-negativos, imóveis, não formam esporos e sua morfologia pode ser de um cocobacilo ou bacilo curto, sendo por isso considerado um bacilo pleomórfico (Figura 31.1).

São anaeróbios facultativos, oxidase e catalase positivos e requerem meios enriquecidos para seu crescimento, com Fator X (hemina) e/ou Fator V (nicotinamida adenina dinucleotídeo – NAD). A necessidade destes fatores de crescimento depende da espécie, como *H. influenzae*, *H. haemolyticus e H. aegyptius* requerem ambos os fatores (X e V), enquanto outras espécies requerem somente um dos fatores (Tabela 31.1). A dependência dos fatores pode ser determinada pela prova do satelitismo ou pela prova em disco como ilustrado nas Figuras 31.2 e 31.3.

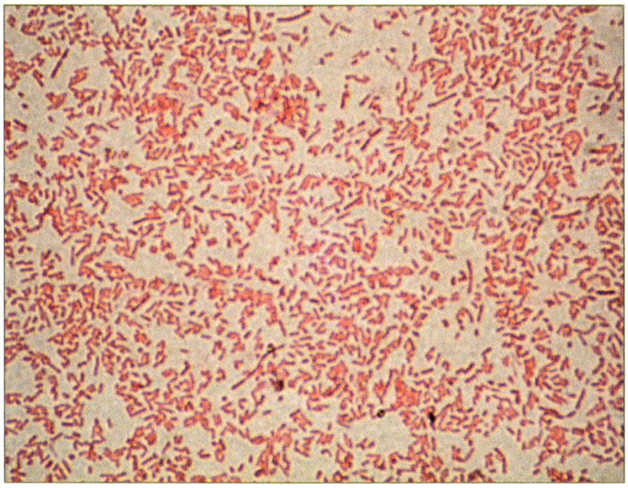

Figura 31.1 – *Morfologia microscópica de* Haemophillus influenzae *(Disponível em: www.mf.uni-lj.si/).*

No ágar chocolate as colônias de *Haemophilus* spp. são pequenas, translúcidas e apresentam coloração acinzentada após incubação por 24 horas, apresentando ótimo crescimento em ambiente rico em umidade, atmosfera com 5-7% de CO_2 e temperatura de 35-37°C (Figura 31.4). Espécies de *Haemophilus*, com exceção do *H. ducreyi*, tipicamente fermentam diferentes substratos bioquímicos. Em particular, a fermentação da glicose, sacarose, lactose, manose e xilose são características úteis para a identificação das espécies que pertencem a este gênero.

H. influenzae

H. influenzae é a principal espécie do gênero, podendo ou não expressar antígenos capsulares, sendo as cepas capsuladas classificadas em seis sorotipos denominados de: a,b,c,-d,e,f. A cepa não capsulada (HiNC) ou não tipável (HiNT) é assim denominada quando a bactéria não possui genes para a expressão da cápsula. Os tipos capsulares antigenicamente e imunologicamente distintos foram primeiramente descritos em 1931 por Margaret Pittman. Fenotipicamente, esta espécie pode ser classificada em oito biotipos (I a VIII), de

Tabela 31.1
Necessidade dos Fatores X e V pelas Espécies de *Haemophilus*

Espécies	*Fator X*	*Fator V*
H. influenzae	+	+
H. haemolyticus	+	+
H. ducreyi	+	-
H. paraphrophilus	-	+
H. parainfluenzae	-	+
H. parahaemolyticus	-	+
H. pittmaniae	-	+

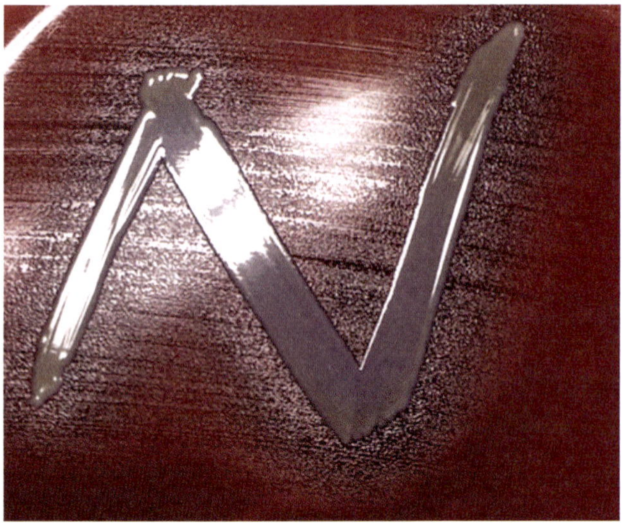

Figura 31.2 – *Prova do satelitismo. Crescimento de* Haemophilus influenzae *em ágar sangue ao redor do crescimento de* Staphylococcus aureus.

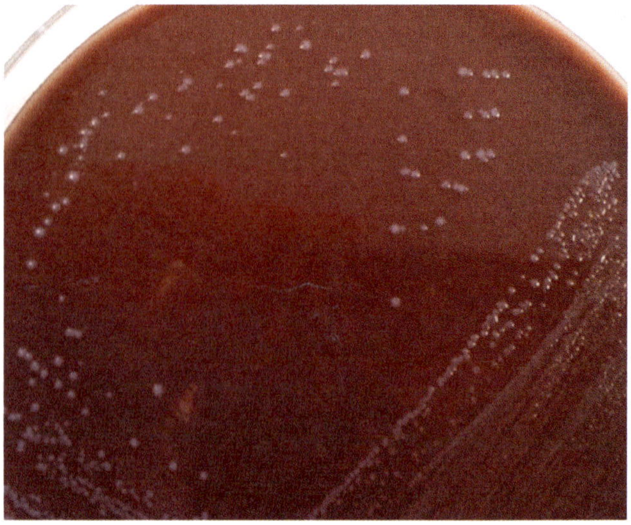

Figura 31.4 – *Crescimento de* Haemophilus spp. *em ágar chocolate.*

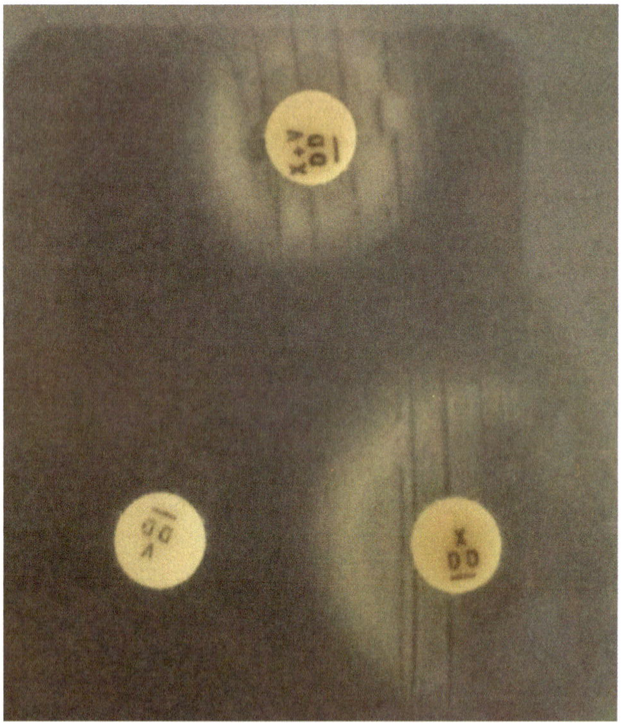

Figura 31.3 – *Teste para fatores de crescimento X e V para* Haemophilus spp. *Observar crescimento de colônias apenas em volta do disco X+V e entre os discos X e V para* H. influenzae.

acordo com três reações bioquímicas: produção de indol, presença de urease e atividade da ornitina descarboxilase.

Epidemiologia

Entre as cepas capsuladas, *H. influenzae* tipo b (Hib) é a principal responsável por causar doenças invasivas como meningite, bacteremia, septicemia, entre outras. Antes da introdução da vacina conjugada contra *H. influenzae* tipo b na década de 80, esta bactéria era responsável por cerca de 50 a 65% dos casos mundiais de meningites bacterianas. Entre os sobreviventes, 15 a 30% apresentavam sequelas neurológicas e os casos fatais variavam de 2 a 5%.

O uso mundial da vacina conjugada Hib na década de 1990 levou a um declínio global de doenças invasivas por Hib em crianças, resultando em uma efetividade de mais de 90%. No Brasil, a vacina foi introduzida no Programa Nacional de Imunizações (PNI) do Ministério da Saúde (MS) em 1999 para crianças menores de 2 anos de idade, com um esquema de 3 doses (2,4,6 meses de idade).

Antes da introdução da vacina no Brasil, no período entre 1990 e 1999, a incidência anual média de meningite bacteriana causada pelo Hib em menores de 1 ano de idade foi de 22,3 casos/100.000 habitantes e em crianças menores de 4 anos foi de 8,8 casos/100.000 habitantes. A letalidade nestes grupos era de 19,9% e 17,1%, respectivamente. A manutenção da alta cobertura vacinal (95%) no Brasil permitiu a diminuição das doenças causadas pelo sorotipo b de *H. influenzae*. A incidência anual média de meningites bacterianas causadas por Hib, no período de 2000 a 2012, em menores de 1 ano de idade foi de 3,1 casos/100.000 habitantes e em crianças menores de 4 anos foi de 0,7 casos/100.000 habitantes.

Transmissão e patogênese

H. influenzae, capsulado e não capsulado, são parte da microbiota transitória das mucosas do trato respiratório humano. Indivíduos saudáveis que portam estas bactérias na nasofaringe são denominados portadores assintomáticos. O estado de portador é importante na transmissão desta bactéria para os indivíduos mais suscetíveis à infecção como crianças menores de cinco anos, idosos e indivíduos imunodeprimidos causando diversas doenças.

A transmissão ocorre de pessoa a pessoa e é disseminada por gotículas oriundas das vias respiratórias. Em alguns indivíduos, o micro-organismo pode causar doença, mas o processo de invasão da bactéria para a corrente sanguínea não está completamente definido, assim como o período de incubação. A ocorrência prévia de uma infecção no trato respiratório por outros micro-organismos, como vírus, pode contribuir para esta invasão.

A patogênese das infecções causadas por *H. influenzae* também não está completamente definida, mas a presença da cápsula polissacarídica é um grande fator de virulência. As bactérias capsuladas penetram o epitélio da nasofaringe e invadem diretamente os capilares sanguíneos. Já as bactérias não capsuladas são menos invasivas, porém, assim como as capsuladas, induzem uma resposta inflamatória que pode causar a doença. A invasão ocorre quando há disseminação da bactéria do trato respiratório para o sistema circulatório, podendo então migrar para qualquer lugar do organismo.

Aspecto clínico

Infecções sistêmicas causadas por *H. influenzae*, como meningite, epiglotite, celulite e bacteremia, são normalmente causadas por cepas capsuladas do tipo b e geralmente do biotipo I e II, principalmente em crianças não vacinadas, salvo algumas exceções. Atualmente, a grande maioria das infecções causadas por *H. influenzae* são causadas por cepas não capsuladas (HiNC) e esta bactéria é uma importante causa de conjuntivite, otite média, sinusite, bronquite e pneumonia.

Fatores de virulência

Cápsula polissacarídica

A cápsula é o principal fator de virulência e a cepa de *H. influenzae* sorotipo b (Hib) é a mais frequentemente associada com doenças humanas. A cápsula consiste de repetidos polímeros de ribosil, ribitol e fosfato (polirribosil ribitol fosfato – PRP) e possui propriedades antifagocíticas. Cepas capsuladas apresentam maior tendência a causar infecções invasivas.

Lipooligossacáride

Lipopolissacarideos (LPS) e lipooligosacarideos (LOS) são os maiores componentes da membrana externa de bactérias Gram-negativas. A diferença entre o LPS e o LOS está no comprimento da cadeia do polissacarideos que se estende a partir do núcleo do lipídeo A.

O LOS de *H. Influenzae* tem uma única unidade de oligossacarideo, cuja composição pode variar entre os seguintes açúcares: glicose, galactose, N-acetilglicosamina e ácido siálico. É um grande fator de virulência, principalmente para as cepas não capsuladas (HiNC), atuando como endotoxina no processo de adesão às células do hospedeiro e na resistência ao poder bactericida do soro. O LOS confere a carga negativa da superfície da bactéria.

Pili

Dois tipos de pili são encontadas nas cepas de *H. influenzae*: pili hemaglutinante e pili tipo IV (Tfp). A expressão da pili hemaglutinante depende de um operon composto por cinco genes (*hifABCDE*) que codifica proteínas estruturais e proteínas que ajudam no transporte e montagem. Esta estrutura promove aderência às células epiteliais respiratórias e ao muco respiratório, auxiliando na colonzação do trato respratório superior do hospedeiro. A pili tipo IV (Tpf) estão associado principalmente as cepas de *H. influenzae* não capsulados (HiNC). Este tipo de pili também está associada ao processo de adesão e colonização de células epiteliais.

Adesinas adicionais

Além do pili, outras adesinas estão presentes nas cepas de *H. influenzae* e são membros da família de proteínas autotransportadoras. Estas proteínas são capazes de transportar o peptídeo para a superfície da célula e podem promover a adesão da bactéria em diferentes tipos de células. Entre elas estão a HMW1 e HMW2, que são encontradas em 75% das cepas de *H. influenzae* não capsulados (HiNC); a *H. influenzae* adesina (Hia) encontrada em 80% das cepas de HiNC que não possuem a adesina HMW1/HMW2; e a adesina Hap.

IgA protease

A imunoglobulina IgA1 é um importante componente da resposta imunológica das mucosas e a IgA1 protease, expressada pelo *H. influenzae,* neutraliza estes anticorpos que impedem a colonização e a sobrevivência da bactéria. Embora a IgA1 protease possa estar associada com a virulência da bactéria, ela não parece ser essencial. Recentemente, uma segunda IgA protease, IgAB, tem sido identifcada em algumas cepas de *H. influenzae* não capsulado (HiNC).

Proteínas de membrana externa

A obtenção de ferro é essencial para a sobrevivência da bactéria durante a infecção. No hospedeiro, o ferro é primeiramente estocado intracelularmente. O ferro extracelular é sequestrado do soro pela transferrina e da mucosa pela lactoferrina, ambas proteínas ligadoras de ferro. Este processo faz com que o ferro livre seja insuficiente para garantir a sobrevivência da bactéria no hospedeiro. Porém, existem bactérias que conseguem obter o ferro de outros compostos através de proteínas específicas localizadas na membrana externa, como é o caso do *H. influenzae* que obtem o ferro a partir da transferrina, da hemoglobina e da hemopexina.

Infecções causadas por *H. influenzae*

Pneumonia e traqueobronquite

H. influenzae é o segundo agente etiológico mais importantedas pneumonias bacterianas adquiridas na comunidade em adultos. Cepas de *H. influenzae* não capsulado (HiNC) são responsáveis por mais de 80% destas infecções. Estes pacientes são geralmente idosos e com histórico de doença pulmonar crônica ou fumantes.Pneumonia por *H. influenzae* pode ocorrer por consequência de uma bacteriemia ou pode se desenvolver por expansão ou complicação de uma infecção primária do trato respiratório como, por exemplo, de uma bronquite crônica ou traqueobronquite aguda.

Meningite e sepse

H. influenzae é a causa mais comum de meningite em crianças com idade entre 2 meses e 2 anos de idade, com 95% dos casos atribuídos ao Hib, principalmente em crianças não vacinadas. Muitos casos de meningite em adultos por *H. influenzae* são causados por cepas não capsuladas (HiNC) e a patogênese é diferente daquela causada por Hib. Estas bactérias atingem o sistema nervoso central por extensão direta, associada à infecção dos seios da face ou ouvidos médios e/ ou trauma envolvendo os seios da face ou crânio.*H. influenzae* biogrupo aegyptius é a causa da Febre Purpúrica Brasileira, uma doença fulminante com índice de mortalidade superior a 60% e que acomete crianças com menos de 10 anos de idade de forma epidêmica e/ou esporádica. Esta doença, primeiramente reconhecida no Brasil, é uma síndrome aguda que na maioria dos casos apresenta uma associação significativa com a ocorrência de conjuntivite purulenta 3 a 15 dias antes do aparecimento das manifestações clínicas, como febre alta, lesões hemorrágicas na pele (petéqueas e/ou púrpura) e choque.

Otite média e sinusite

H. influenzae é um dos mais frequentes agentes que causa infecção do ouvido médio. Esta infecção é frequentemente observada em crianças entre 6 meses e 2 anos de idade. Cerca de 90% das cepas isoladas dos casos de otite média em crianças são não capsuladas (HiNC). Pacientes com otite média por *H. influenzae* geralmente apresentam dor de ouvido com ou sem drenagem. Cepas de *H. influenzae* não capsuladas (HiNC) também podem causar sinusite aguda ou crônica em adultos e crianças.

Outras infecções

Uma variedade de outras infecções menos comuns causadas por *H. influenzae* em adultos tem sido relatadas. Entre elas temos epiglotite, pericardite, osteomielite, endocardite, infecção intra-abdominal e infecção do trato urinário.

Infecções causadas por outras espécies de *Haemophilus*

H. ducreyi

É o agente etiológico do cancroide (cancro mole), que é uma doença sexualmente transmissível. A doença é transmitida por contato sexual e a mulher pode ser uma portadora assintomática, ou seja, transmite a doença sem apresentar o quadro da infecção (ver mais informações no Capítulo 99).

Outras espécies

H. haemolyticus, *H. parahaemolyticus*, *H. parainfluenzae*, *H. paraphrophilus* e *H. pittmaniae* são parte da microbiota transitória das mucosas do trato respiratório superior humano, raramente causam infecção.

Diagnóstico Laboratorial

Exame direto do material clínico

Meningite por *H. influenzae*, não pode ser distinguida com base na apresentação clínica, exame físico ou anormalidade do líquido cefalorraquidiano (LCR) das meningites causadas por outros patógenos comuns a este tipo de infecção. Um teste rápido e presuntivo para o diagnóstico pode ser realizado a partir do exame direto do LCR (bacterioscopia), usando a coloração de Gram. O LCR recebido deve ser centrifugado para concentração do material que será utilizado para a bacterioscopia e cultura. Nas preparações coradas pelo Gram, *Haemophilus* apresenta-se como pequenos cocobacilos Gram-negativos.

Detecção de antígenos

Técnicas imunoquímicas comerciais estão disponíveis para a detecção do *H. influenzae* diretamente do LCR e de outros fluídos. Entretanto, enquanto estas técnicas oferecem uma maior rapidez na identificação do patógeno, elas possuem uma baixa sensibilidade e especificidade. O uso destas técnicas para a detecção de *H. influenzae* tem limitações, principalmente por elas detectarem principalmente o *H. influenzae* tipo b (Hib) cuja frequência diminuiu muito após a introdução da vacina.

Métodos moleculares

Técnicas modernas como a Reação em Cadeia da Polimerase em Tempo Real (*Real-Time Polymerase Chain Reaction* - PCR-TR) que utilizam os recursos da biologia molecular para diagnóstico bacteriológico é fundamental. Esta técnica proporciona maior rapidez na liberação do resultado e maior sensibilidade e especificidade quando comparada com a cultura, pois detectam o DNA bacteriano sem a necessidade de se obter um crescimento bacteriano prévio.

Isolamento e identificação

A cultura bacteriana é considerada o padrão-ouro para a detecção de bactérias patogênicas em material clínico. O isolamento da bactéria de diferentes sítios permite a caracterização total do agente etiológico e é de fundamental importância para o diagnóstico e vigilância epidemiológica da doença.

O isolamento de *Haemophilus* a partir de material clínico depende da coleta apropriada, do transporte adequado, assim como do uso de meio de cultura próprio e das condições de incubação. As bactérias deste gênero são muito sensíveis às temperaturas extremas, portanto a amostra clínica deve ser enviada ao laboratório rapidamente e sem refrigeração. Para o isolamento é necessário o uso de meios de cultura enriquecidos, que contenham no mínimo 10 μg/ml de fatores V e X livres no meio, entre eles o mais conhecido é o ágar Chocolate.

A identificação das cepas isoladas pode ser feita por métodos fenotípicos ou genotípicos. Na identificação fenotípica é feita a determinação da necessidade dos fatores

V e X (Ver Figuras 31.2 e 31.3), utilização de carboidratos (Figura 31.5) e, para a determinação dos tipos capsulares é feita a reação de soroaglutinação com antissoros específicos. Na identificação genotípica pode-se utilizar a PCR (reação em cadeia da polimerase) ou PCR-TR (reação em cadeia da polimerase em tempo real).

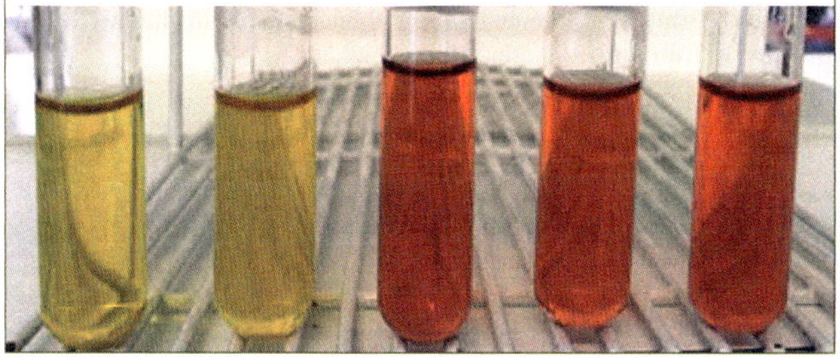

Figura 31.5 – *Testes bioquímicos convencionais que mostram reações positivas e negativas para a fermentação da glicose, xilose, sacarose, lactose e manose por* Haemophilus spp.

Perfil de suscetibilidade aos antimicrobianos

A resistência à ampicilina e a outros antibióticos β-lactâmicos é normalmente mediada pela produção da enzima β-lactamase codificada pela presença de um plasmídeo, TEM-1 ou ROB-1. Outro importante mecanismo de resistência é a resistência à ampicilina por cepas não produtoras de β-lactamase, conhecidas como BLNAR (β-lactamase negativa ampicilina resistente). Este perfil se dá pela alteração de proteínas de superfície (PBP3) que diminuem a sua afinidade as penicilinas e cefalosporinas, de frequência rara no Brasil. A resistência ao cloranfenicol é normalmente mediada por uma cloranfenicol acetil-tranferase, codificada pela presença do gene *cat*.

Tratamento e Controle

O tratamento de escolha para as infecções causadas por *H. influenzae* são os antibióticos β-lactâmicos. Quando a infecção é causada por uma cepa não produtora de β-lactamase, a ampicilina é o antibiótico indicado para o tratamento. Caso contrário, utiliza-se uma cefalosporina de 3ª geração, ceftriaxona ou cefotaxima. Existem também terapias alternativas como o uso do cloranfenicol, cefepima, meropenem ou de uma fluorquinolona.

A implantação da vacina conjugada para *H. influenzae* tipo b (Hib) ocasionou uma mudança importante no quadro epidemiológico de infecções causadas por *H. influenzae* em diversos países, quase erradicando a doença invasiva por Hib.

Bibliografia

1. Centro de Vigilância Epidemiológica - São Paulo (CVE). Meningites por *Haemophilus influenzae* b: casos, coeficientes de incidência (por 100.000 hab.) e porcentagem segundo faixa etária, Estado de São Paulo - 1998 a 2013. 2013. Disponível em: http://www.cve.saude.sp.gov.br/htm/resp/meni_chife.htm. Acessado em: 01 de julho de 2013.
2. Johnston JW, Apicella MA. *Haemophilus influenzae*. Elsevier Inc.2009, p.153-162.
3. Ledeboer NA, Doern GV. *Haemophilus*. In: Versalovic J, Carroll KC, Funke G, Jorgensen JH, Landry ML, Warnock DW. Manual of Clinical Microbiology, 10th ed. American Society for Microbiology Press, Washington, DC. 2011, p. 588-602.
4. Tunkel AR, Hartman BJ, Kaplan SL, Kaufman BA, Roos KL, Scheld WM, Whitley RJ. Practice guidelines for management of bacterial meningitis. Clinical Infectious Disease, 2004, 39:1267-84.

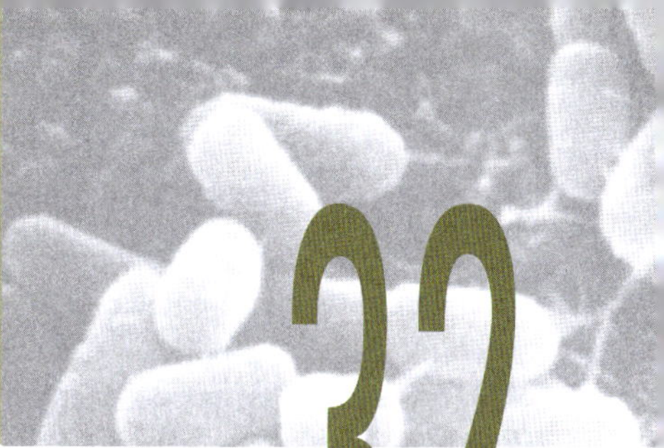

Daniela Leite

32

Bordetella pertussis

Bordetella pertussis é o agente etiológico da coqueluche, doença descrita em 1679 por Sydenham, o qual a designou de tosse violenta. Foi mencionada pela primeira vez na Inglaterra em 1540, e a primeira epidemia foi observada em Paris no ano de 1578. Em 1900, Jules Bordet e Octave Gengou observaram microscopicamente o organismo causador no escarro de um paciente com coqueluche e, em 1906, esses pesquisadores relataram a presença de leucócitos e bactérias Gram-negativas com morfologia cocobacilar em material clínico, caracterizando a infecção bacteriana. Apesar de não conseguirem seu isolamento nas primeiras tentativas, comprovaram a associação entre a infecção por estes micro-organismos e os sintomas de coqueluche.

B. pertussis é um pequeno cocobacilo (0,8 × 0,4 μm) Gram-negativo, aeróbio estrito, com temperatura ótima de crescimento entre 35 e 37°C pertencente ao gênero *Bordetella.* Juntamente com a *B. pertussis,* mais sete espécies estão descritas neste gênero, sendo: *B. parapertussis, B. bronchiseptica, B. avium, B. hinzii, B. holmesii, B. trematum* e *B. petrii.*

B. pertussis, B. parapertussis, B. bronchiseptica e *B. holmesii,* representam as quatro espécies que tem sido descritas como associadas às infecções respiratórias em seres humanos e outros mamíferos (Tabela 32.1).

B. pertussis é o agente da coqueluche endêmica e epidêmica em todo o mundo e a *B. parapertussis* é responsável pela chamada síndrome coqueluchoide, doença semelhante à coqueluche, porém mais branda. Estas duas espécies não possuem nenhum reservatório animal ou ambiental, sendo o homem seu único hospedeiro.

B. pertussis, *B. parapertussis* e *B. bronchiseptica* são espécies sorologicamente relacionadas e são similares quanto à morfologia da colônia, tamanho das células e características tintoriais. Estas espécies podem ser diferenciadas pelas suas características nutricionais, de crescimento, atividades bioquímicas e antígenos de superfície.

Bordetella pertussis é imóvel e oxida aminoácidos. Não apresenta crescimento em meios de cultura comuns, sendo a espécie mais fastidiosa e suscetível a substâncias e metabólitos tóxicos, como os ácidos graxos, íons metálicos e peróxidos, presentes em muitos meios de cultura. Para o seu isolamento, os meios de cultura devem ser suplementados com carvão, sangue, albumina ou amido para a absorção e neutralização destas substâncias tóxicas. A nicotinamida também é necessária para o seu crescimento como fonte de energia.

Fatores de Virulência

Os principais fatores de virulência de *B. pertussis* podem ser classificados em adesinas e toxinas. As toxinas incluem a citotoxina traqueal (CT), toxina pertussis (PT), toxina dermonecrótica ou toxina termo-lábil (HLT) e a toxina adenilato ciclase (ACT). As adesinas são a hemaglutinina

Tabela 32.1
Espécies de *Bordetella* Associadas a Doenças em Seres Humanos

Micro-organismo	*Derivação histórica*
Bordetella	Denominação honrosa atribuída a Jules Bordet, que primeiramente isolou o micro-organismo
B. pertussis	*per*, muito ou "grave"; *tussis*, "tosse" (tosse grave)
B. parapertussis	*para*, "semelhante" (semelhante a coqueluche)
B. bronchiseptica	*bronchus*, a traquéia; *septicus*, séptico (brônquio infectado)
B. holmesii	Denominada devido ao microbiologista Barry Holmes

filamentosa (FHA), pertactina (PRN) e duas adesinas fimbriais, FIM2 e FIM3. As atividades dos fatores de virulência estão apresentadas na Tabela 32.2.

B. pertussis é a única espécie entre as *Bordetellae* que expressa o principal fator de virulência, a toxina pertussis (PT). Essa toxina é uma proteína do tipo AB_5 com 105 KDa de tamanho. Composta da subunidade A, enzimaticamente ativa, também chamada S1 e a subunidade B organizada em uma estrutura de anel pentamérica composta das subunidades S2, S3, duas S4 e S5.

Ao ser secretada, parte da molécula da toxina é retida na superfície da célula e parte é lançada para o meio ambiente. A parte lançada ao meio ambiente funciona como toxina e a parte retida, como uma adesina que fixa a bactéria à superfície das células do hospedeiro. As subunidades B fixam a toxina à superfície da célula para que a subunidade A possa penetrar e exercer sua função de ribosilar e inibir a atividade da subunidade α das proteínas G, que regulam a atividade da adenilato-ciclase. A desregulação dos níveis de adenosina monofosfato cíclico (AMPc) ocasiona um aumento das secreções respiratórias e produção de muco. A toxina PT também é responsável pela leucocitose, linfocitose, sensibilização à histamina e outros sintomas clínicos da doença.

A toxina adenilato ciclase (AC) também promove aumento da produção de AMPc pela célula, por um mecanismo distinto apresentado pela toxina pertussis. A AC é ativada pela calmodulina intracelular e catalisa a conversão da adenosina trifosfato (ATP) em AMPc nas células eucarióticas. Essa toxina pode estar associada à proteção da bactéria durante os primeiros estágios da doença.

A citotoxina traqueal é um monômero de baixo peso molecular do peptideoglicano da parede celular que tem afinidade específica por células epiteliais ciliadas. Em baixas concentrações causa inibição do movimento ciliar e em concentrações maiores, obtidas tardiamente no processo infeccioso, provoca a eliminação das células ciliadas observada durante a coqueluche. Interfere também na síntese de DNA (ácido desoxirribonucleico), afetando, consequentemente, a regeneração das células lesadas. Esse processo leva à disfunção dos mecanismos de limpeza da árvore respiratória e à tosse característica associada com a coqueluche.

A toxina dermonecrótica, ou toxina termo-lábil, tem se mostrado como um potente vasoconstritor em experimentos com camundongos, estando associada à isquemia, inflamações e lesões necrosantes da pele. Em altas concentrações esta toxina causa reações letais para estes animais e é provável que seja responsável pela destruição tecidual localizada nas infecções em seres humanos, porém estudos adicionais são necessários para comprovar essa hipótese.

A proteína P69 ou pertactina é uma proteína pertencente à família das proteínas secretoras, tendo um importante papel na adesão e invasão das células do epitélio ciliado e, em função de suas características de imunogenicidade, é utilizada na composição das vacinas acelulares.

A adesina mais importante é a hemaglutinina filamentosa, envolvida na aderência de *B. pertussis* ao epitélio ciliado e aos macrófagos e na capacidade de aglutinar hemácias. Esta adesina é altamente imunogênica e forma estruturas filamentosas na superfície da célula bacteriana. As células ciliadas são as células-alvo, provavelmente por serem ricas no receptor para a adesina, o que demonstra tropismo durante a infecção. Vários estudos experimentais demonstraram que a adesão mediada pela hemaglutinina promove a entrada da *B. pertussis* nas células-alvo, porém o significado disso na patogênese da infecção ainda não está bem estabelecido. Essa adesina é encontrada também em *B. parapertussis* e apresenta epítopos comuns aos de *Haemophilus influenzae* não capsulados.

Os aglutinógenos (AGGs) são proteínas de superfície bacteriana. Dos seis aglutinógenos específicos, AGG1 é comum a todas as cepas e AGG2 (Fim2) e AGG3 (Fim3) representam estruturas de fímbrias. Estas estruturas estão envolvidas na etapa inicial da adesão e colonização do epitélio ciliado do trato respiratório. São utilizados na composição

Tabela 32.2
Principais Fatores de Virulência Descritos em *B. pertussis*

Fatores de Virulência	*Atividade*
Adesinas	
Hemaglutinina filamentosa (FHA)	Adesão, invasão, fixação no epitélio respiratório ciliado
Pertactina (PRN)	Adesão ao epitélio respiratório ciliado; invasão; aglutinação de eritrócitos
Aglutinógenos fímbrias (tipos 2 e 3)	Adesão, fixação no epitélio respiratório ciliado; estimulação de resposta imune humoral;
Toxina pertussis (PT)	Fixação da bactéria à superfície das células do hospedeiro;
Toxinas	
Toxina pertussis (PT)	Adesão, invasão, toxicidade, linfocitose, inibição de função fagocítica leucocitária;
Adenilato Ciclase (ACT)	Inibição de função fagocitária, indução da apoptose em macrófagos
Citotoxina traqueal (CT)	Ciliostasia, efeitos citopáticos na mucosa traqueal;
Toxina dermonecrótica (HLT)	Vasoconstrição

das vacinas antipertussis e na produção de antissoros específicos, usados na caracterização da composição antigênica de cepas de *B. pertussis*.

A expressão dos genes de virulência de *B. pertussis* é regulada pelos mecanismos de variação de fase e modulação fenotípica. A variação de fase pode resultar no surgimento de variantes virulentas e avirulentas. A modulação fenotípica ocorre em função de fatores ambientais como temperatura e componentes químicos do meio de cultura, sendo reversível e é mediada pelos produtos do operon *bvg* (*Bordetella virulence genes*) que codifica um sistema de transdução de sinal. Esse operon é ativado á 37 °C e desativado a 25 °C assim como a presença no meio de cultura de algumas substâncias como sulfato de magnésio e nicotinamida também desativam a *bvg*. A ativação do operon *bvg* resulta na expressão de todos os genes de virulência (exceto, talvez, para a citotoxina traqueal) levando ao desenvolvimento de todos os sintomas da doença no indivíduo infectado pela *B. pertussis*.

Patogênese

A coqueluche é uma doença respiratória aguda, sendo altamente contagiosa e rapidamente disseminada em indivíduos suscetíveis. A transmissão direta do organismo ocorre de pessoa a pessoa por contato íntimo, através de gotículas respiratórias ou aerossóis formados durante ato de tossir.

Outros agentes também podem causar a síndrome coqueluchoide, entre os quais *B. parapertussis*, *Mycoplasma pneumoniae*, *Chlamydophila pneumoniae*, adenovírus, vírus sincicial respiratório e os vírus influenza e parainfluenza.

A *B. pertussis* exibe um forte tropismo pelos cílios da mucosa respiratória, sendo o principal local de infecção desta bactéria, invadindo e danificando o epitélio das vias aéreas e alvéolos através da ação combinada dos diversos fatores de virulência que interferem no movimento ciliar normal.

A colonização é seguida pela proliferação na superfície da mucosa ciliada, resultando em ciliostase e danos para o epitélio respiratório, indução da liberação de muco e influxo para dentro do lúmen do trato respiratório. Rompimento da função normal da mucosa ciliada e danos ao epitélio respiratório são as patologias primárias associadas às infecções por *B. pertussis*.

Após a exposição à *B. pertussis*, quatro etapas estão envolvidas na patogênese da doença: fixação, evasão de defesas do hospedeiro, danos locais e doença sistêmica. A ligação da *B. pertussis* com o epitélio respiratório, a existência de lesões locais e absorção de toxina depende da alteração e diminuição dos mecanismos de defesa do hospedeiro (cílios e neutrófilos).

A *B. pertussis* não atravessa a camada epitelial e os efeitos locais ou sistêmicos típicos desta patologia são causadas pela absorção sistêmica da toxina.

Manifestações Clínicas

A coqueluche clássica é uma doença com três estágios: catarral, paroxístico e convalescença, com duração média de 4-12 semanas. O período de incubação dura em torno de 7-10 dias, podendo ter um intervalo de 5-21 dias. Logo após o período de incubação, inicia-se a fase catarral.

Na fase catarral a coqueluche é altamente contagiosa, com uma taxa de ataque secundário de até 90% entre os contatos domiciliares não imunes. Essa fase é caracterizada por coriza, ligeira elevação da temperatura e início de tosse, sendo similar ao resfriado comum.

Após cinco ou seis dias, a tosse aumenta gradualmente em severidade, começando assim os paroxismos. No início a tosse é leve e ocorre de duas a três ao dia, aumentando em frequência e severidade até o guincho típico ser ouvido, marcando o início do estágio paroxístico.

Durante esta fase, não há febre ou outros sinais e sintomas sistêmicos. A tosse paroxística é seguida de um esforço inspiratório massivo que pode produzir o guincho característico, provocando a ocorrência de vômitos, principalmente em crianças.

O número de paroxismos varia de acordo com a severidade do caso, podendo ser de doze a cinquenta em 24 horas. As crises estão frequentemente associadas à alimentação, bocejos, espirros ou exercícios físicos e são usualmente mais frequentes à noite. A duração média deste estágio é de aproximadamente um mês. O aumento na intensidade ocorre nas primeiras duas semanas, tornando-se estacionária por volta de uma semana e gradualmente diminuindo em severidade.

A fase de convalescença é marcada pela diminuição de intensidade dos paroxismos, o guincho cessa e a tosse assemelha-se mais a uma bronquite comum. Este estágio normalmente continua por mais três semanas, mas pode ser prolongada por vários meses. O curso clínico pode ser influenciado por vários fatores incluindo idade, sexo e estado vacinal (Tabela 32.3).

As complicações mais importantes são pneumonia, seguida de sinusite, otite média, infecções secundárias virais e

Tabela 32.3
Apresentação Clínica da Coqueluche

	Incubação	*Catarral*	*Paroxístico*	*Convalescença*
Doença	7 – 10 dias	1 – 2 semanas	2 – 4 semanas	3 – 4 semanas (ou mais)
Sintomas	Nenhum	Rinorreia, mal-estar, febre, espirros, anorexia	Tosse repetitiva com sibilos, vômitos, leucocitose	Diminuição dos paroxismos, desenvolvimento de complicações secundárias (pneumonia, convulsões, encefalopatia)

bacterianas, deficiência nutricional decorrente dos vômitos e complicações neurológicas devido à hipóxia e apneia.

O prognóstico da doença está diretamente relacionado à idade do paciente. Em recém-nascidos há um maior índice de internações, dano cerebral ou encefalopatia e risco significativo de óbito. A doença é mais grave em crianças menores de seis meses, particularmente em prematuros não imunizados ou com a imunização incompleta.

Diagnóstico

O diagnóstico de coqueluche pode ser um desafio, dada a frequentes apresentações atípicas da doença. Os critérios de confirmação podem ser laboratorial, clínico ou clínico-epidemiológico.

Laboratorialmente a coqueluche pode ser confirmada pelos métodos da cultura, imunológicos e moleculares. O método da cultura e os moleculares são recomendados no início da doença, enquanto os métodos imunológicos são especialmente úteis no diagnóstico da doença em adultos e nas fases mais tardias (Figura 32.1).

O método da cultura é considerado como o padrão ouro no diagnóstico da coqueluche. É altamente específico (100%), mas a sensibilidade (12-60%) depende de diversos fatores como a antibioticoterapia prévia, duração dos sintomas, idade e estado vacinal, coleta, condições de transporte do material, tipo e qualidade do meio de isolamento e transporte, presença de outras bactérias na nasofaringe, tipo de *swab* utilizado na coleta, tempo decorrido desde a coleta, transporte e processamento da amostra e laboratório especializado.

Nas infecções agudas são obtidas altas taxas de isolamento de *B. pertussis* quando a coleta do material é realizada no início dos sintomas (2-4 semanas). O índice de positividade diminui para aproximadamente 15-20% com culturas de secreção nasofaringeanas coletadas após seis semanas do início dos sintomas.

O meio de cultura Regan-Lowe (RL) sólido (ágar carvão contendo sangue de cavalo ou carneiro e acrescido de cefalexina) é o meio de escolha para o isolamento de *B. pertussis*. Este meio é superior ao ágar carvão sem sangue e ágar Bordet-Gengou.

O diagnóstico da coqueluche pela técnica de anticorpo fluorescente direto (DFA), que permite a detecção dos micro-organismos diretamente da secreção nasofaríngea, apresenta falhas na especificidade e sensibilidade, devido ao número de organismos necessários para a visualização microscópica. É um método laboratorial útil, mas deve ser sempre acompanhado pela cultura. Devido à dificuldade na interpretação do DFA, seu sucesso é diretamente proporcional à experiência do técnico, assim como resultados falso-positivos podem ocorrer pelas falhas em reconhecer a morfologia de *B. pertussis*.

Para a detecção de anticorpos de *B. pertussis,* a técnica de ELISA (*Enzyme-Linked Immunoabsorbent Assay*) tem sido um método útil para demonstrar um aumento significativo nos títulos de anticorpos séricos contra a toxina pertussis nas amostras de soros coletados na fase aguda e na convalescença.

Diversos protocolos da reação em cadeia da polimerase (PCR) foram desenvolvidos nos últimos anos para diferentes alvos no genoma de *B. pertussis*: sequência de inserção IS*481*, gene promotor da toxina pertussis (*ptxA*-Pr), toxina pertussis subunidade S1 (*ptxS1*), gene porina, pertactina, filamentos de hemaglutinina e o gene adenilato ciclase.

A PCR pode fornecer resultados rápidos, fator importante para o tratamento do paciente e controle de surtos. Esta técnica tem se mostrado mais sensível do que DFA e a cultura. Devido à alta sensibilidade e habilidade em detectar organismos não viáveis, a PCR fornece resultados positivos por um período maior da doença quando comparado com a cultura.

A PCR em tempo real (PCR-TR) oferece vantagens em relação a PCR convencional, como a eliminação do processo pós-PCR, maior sensibilidade e especificidade, redução no tempo de liberação dos resultados e redução no risco de contaminação significativa causada através da abertura de tubos para a manipulação. Nesta técnica não há manipulação de reagentes potencialmente carcinogênicos, como o brometo

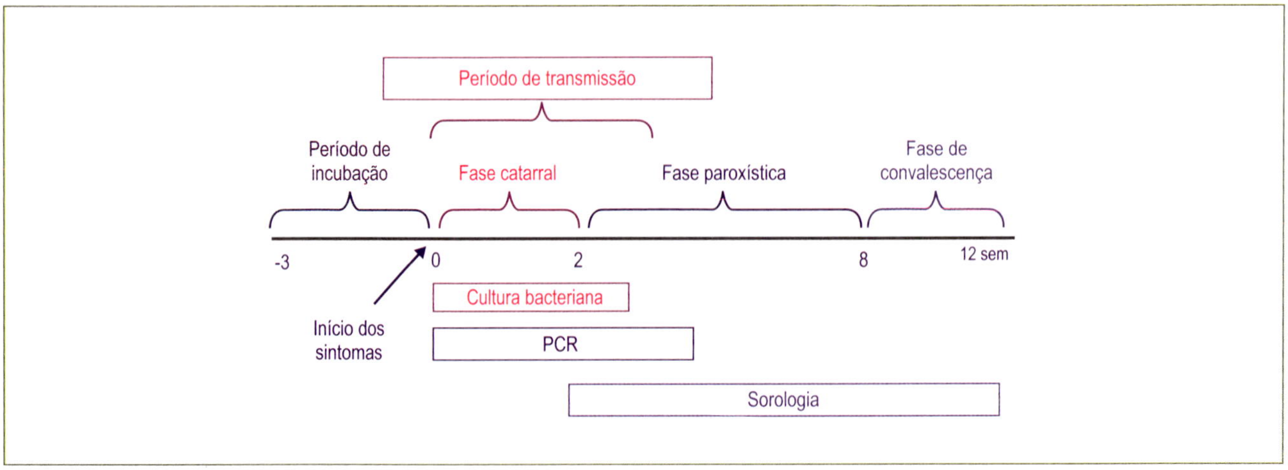

Figura 32.1 – *Estágios (em semanas) da coqueluche e métodos laboratoriais recomendados nas diferentes fases para o diagnóstico da doença.*

de etidio, intercalante de bases de DNA utilizados para corar géis de agarose. Essa metodologia diagnóstica requer uma plataforma de instrumentação que contém um termociclador com sistema ótico ou câmera CCD (*Charge Coupled Device*) acoplados a um computador com *software* para a aquisição de dados e análise da reação.

A metodologia utiliza um sistema de sonda (*probe*) fluorescente e iniciadores (*primers*) que reconhecem sequências específicas no DNA alvo emitindo um sinal fluorescente.

Vários estudos têm mostrado a utilidade da PCR-TR na detecção de agentes patogênicos. A alta sensibilidade (70-90%), em alguns casos excedendo a sensibilidade de métodos convencionais, e a alta especificidade (86-100%), juntamente com um menor tempo de resposta para os resultados, baixo risco de contaminação e facilidade de desempenho, torna a PCR-TR um método alternativo para o diagnóstico de muitas doenças infecciosas, dentre elas a coqueluche.

Epidemiologia

Embora a coqueluche esteja relativamente controlada pelos extensivos programas de vacinação, observa-se uma permanente circulação de *B. pertussis* em todo o mundo, sendo ainda de ocorrência comum em áreas geográficas com baixa cobertura vacinal. Nestas regiões, as crianças são os principais reservatórios de *B. pertussis;* no entanto, onde as coberturas vacinais são altas, adolescentes e adultos jovens constituem as principais fontes de transmissão da doença.

O ressurgimento de *B. pertussis*, mais pronunciado em adolescentes e adultos, mesmo em países com alta cobertura vacinal pode estar relacionado à cobertura vacinal abaixo do ideal; baixa eficácia da vacina; perda da imunidade natural ou vacinal ao longo dos anos e cepas circulantes de *B. pertussis* antigenicamente distintas das cepas vacinais.

Segundo a OMS, ocorrem, anualmente, cerca de 50 milhões de casos de coqueluche no mundo com aproximadamente 300 mil mortes. É a quinta maior causa de óbitos em crianças abaixo de cinco anos de idade entre as doenças imunopreveníveis. Representa 11% dos óbitos, precedido em ordem de frequência por *Streptococcus pneumoniae* (28%), sarampo (21%), rotavirus (16%) e *Haemophilus influenzae* tipo B (15%).

Em populações aglomeradas, condição que facilita a transmissão, a incidência da coqueluche pode ser maior na primavera e no verão, porém em populações dispersas nem sempre se observa esta sazonalidade. Não existe uma distribuição geográfica preferencial nem característica individual que predisponha à doença, a não ser a presença ou ausência de imunidade específica.

A coqueluche prevalece entre as doenças mais antigas preveníveis por vacinas eficazes, que estão disponíveis há mais de 50 anos em muitos países. O uso da vacina contra coqueluche diminuiu significativamente a ocorrência de epidemias em todo o mundo; no entanto, a coqueluche ainda persiste como importante problema de saúde pública, ocorrendo de forma endêmica e epidêmica, mesmo nos países em que as coberturas vacinais no primeiro ano de vida são superiores a 95%. A coqueluche tem períodos de ressurgimento, sendo responsável por um número significativo de surtos da doença e aumento da mortalidade e morbidade. Epidemias de coqueluche ocorrem a cada dois a cinco anos, atingindo indivíduos de diferentes faixas etárias.

As vacinas celulares, compostas de suspensões bacterianas inativadas pelo calor, foram introduzidas em muitos países, nos anos 50 e 60. Com o intuito de amenizar os efeitos colaterais produzidos por essas vacinas, foram desenvolvidas vacinas acelulares, menos reatogênicas, que diferem pela quantidade de toxoide diftérico e de componentes *pertussis*. As vacinas acelulares são compostas de toxina *pertussis* adicionadas de uma, duas ou quatro adesinas (FHA; FHA com PRN; FHA com PRN e FIM2/FIM3) quimicamente ou geneticamente destoxificadas.

A vacina contra a coqueluche está sempre combinada àquelas contra o tétano e a difteria, chamada tríplice bacteriana, DTP (difteria, tétano e *pertussis*). Esta vacina pode estar associada a outras vacinas, chamadas vacinas combinadas, como a tetra, a penta e a hexa. As possíveis apresentações dessa vacina são: Tríplice Bacteriana de células inteiras (DTPw) pediátrica; Tríplice Bacteriana acelular (DTPa) pediátrica e Tríplice Bacteriana acelular (dTpa) adulto. As combinações podem ser: Tetra de células inteiras - DTPw + Hib (contra difteria, tétano e *pertussis* e infecções graves causadas pelo *Haemophilus influenzae*); Tetra acelular - DTPa + Hib; Penta acelular – DTPa + Hib + Pólio Injetável e Hexa acelular – DTPa + Hib + Pólio Injetável + Hepatite B.

O esquema vacinal no Brasil corresponde a três doses da vacina combinada tetravalente DTPw+Hib aos dois, quatro e seis meses de idade e dois reforços, um aos 18 meses e o outro entre quatro e seis anos de idade com DTPw . A proteção satisfatória só ocorre após a terceira dose, aos seis meses de idade, deixando então os bebês em risco até esta idade. O último reforço é aplicado entre os quatro e seis anos de idade e mantém a imunidade por aproximadamente dez anos. Após este período, a imunidade cai, deixando os adolescentes e adultos suscetíveis, fazendo-se necessário reforço com a vacina do tipo adulto.

Tratamento

Quanto ao tratamento, agentes antimicrobianos administrados na fase catarral podem melhorar a doença. Na fase paroxística, não têm efeito sobre a evolução da doença; no entanto, são indicados para limitar a propagação do agente. Pacientes não tratados podem ser transmissores durante três semanas ou mais desde o início da tosse típica, apesar da transmissão diminuir rapidamente após a fase catarral.

Os macrolídeos eritromicina, claritromicina e azitromicina são os antibióticos utilizados no tratamento da doença que apresentam os melhores resultados terapêuticos. A azitromicina é a droga de escolha principalmente para crianças menores de um mês de vida, por ser uma droga um pouco menos tóxica entre os macrolídeos, enquanto a claritromicina não é recomendada para crianças desta faixa etária.

Esse grupo de antimicrobianos é capaz de erradicar o organismo causador da doença em um ou dois dias, quando sua administração se dá durante a fase catarral ou no início da paroxística. A antibioticoterapia adequada promove a diminuição do período de transmissão da doença para cinco dias.

Bibliografia

1. Gentile A. Infección por *Bordetella pertussis*. *Bordetella pertussis* infection. Pediatría práctica. Arch Argent Pediatr. 2010;108(1):78-81.
2. Loeffelholz M. Towards improved accuracy of *Bordetella pertussis* nucleic acid amplification tests. J Clin Microbiol. 2012; 50(7): 2186-2190.
3. Matoo S, Cherry JD. Molecular pathogenesis, epidemiology, and clinical manifestations of respiratory infections due *Bordetella pertussis* and other *Bordetella* subspecies.Clin Microbiol Rev. 2005; 18(2): 326-382.
4. Murray PR, Rosenthal KS, Pfaller MA. Microbiologia Médica. 6 ed. 2009. Elsevier Editora Ltda. p. 347-352.
5. Tatti KM, Wu KH, Tondella ML, Cassiday PK, Cortese MM, Wilkins PP, et al. Development and evaluation of dual-target real-time polymerase chain reaction assays to detect *Bordetella* spp. Diagn Microbiol Infect Dis. 2008; 61(3):264-272.

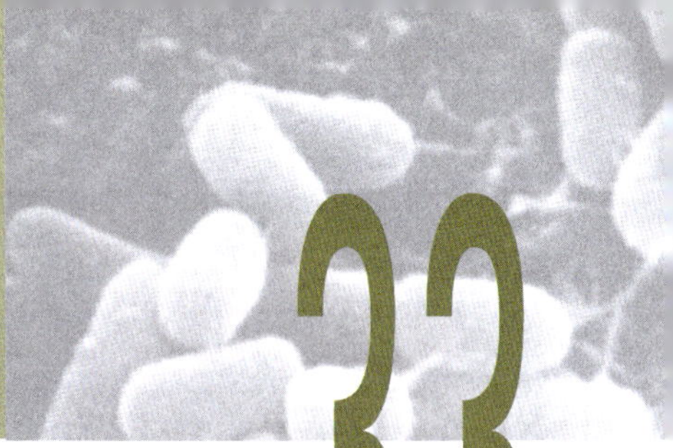

33

Silvio Vasconcelos

Brucella e *Francisella*

Brucella

Introdução

O gênero *Brucella*, incluído na classe de alfa-proteobactérias, ordem *Rhizobiales*, Família Brucellaceae, é constituído por dez espécies diferenciadas entre si pelas suas características antigênicas, bioquímicas e respectivos hospedeiros preferenciais: *B. abortus* (bovinos e bubalinos), *B. melitensis* (caprinos e ovinos), *B. suis* (suínos), *B. ovis* (ovinos), *B. canis* (cães), *B. neotomae* (rato do deserto), *B. ceti* (golfinhos e baleias), *B. pinnipedialis* (focas), *B. microti* (voles), *B. inopinata*. No Quadro 33.1 são relacionados os hospedeiros preferenciais e os secundários das diversas espécies de *Brucella* spp.

Brucella spp. são cocobacilos curtos com 0,5-0,7 µm de diâmetro por 0,6-1,5µm de comprimento (Figura 33.1), não possuem cápsula, não formam esporos, são imóveis, não possuem flagelos e são aeróbios, no entanto, no primo isolamento, algumas estirpes requerem atmosfera com 10% de CO_2. São Gram negativos e coram-se bem pelos métodos de Koster e Ziehl-Neelsen modificado. Nos meios de cultivo as suas colônias podem se apresentar sob as formas lisas ou rugosas (Figura 33.2).

As variações fenotípicas intraespécies relacionadas a necessidade de CO_2, produção de H_2S, prova de urease, inibição do crescimento em concentrações variáveis de tionina e fucsina, aglutinação por antissoros A, M ou R e a lise pelo fago Tbilisi permitem a caracterização de sete biotipos para a *B. abortus*, cinco para *B. suis* e três para *B. melitensis* (Quadro 33.2). As espécies de *Brucella* spp. já registradas no Brasil são: *B. abortus* (biótipos 1,2,3 e 6); *B. suis* (biótipo 1), *B. ovis* e *B. canis*. As técnicas moleculares baseadas no sequenciamento e análise do polimorfismo de nucleotídeos em genes conservados têm possibilitado a identificação das espécies de *Brucella*.

Todos os membros do gênero *Brucella* compartilham um DNA com conteúdo de bases homogêneo de 55-58% mol guanina + citosina o que confirma a estreita relação existente entre as espécies. A *Brucella* não apresenta estruturas extracromossômicas de replicação tais como plasmídeos ou fagos o que é evidenciado pela ausência de exotoxinas e da transferência de resistência aos antibióticos. O sequen-

Quadro 33.1
Animais Vertebrados Segundo a Espécie de *Brucella* spp. e a Condição de Ser Hospedeiro Preferencial ou Secundário

Espécies de Brucella	*Hospedeiros preferenciais*	*Hospedeiros secundários*
B.abortus	Bovinos e bubalinos.	Ovinos, caprinos, suínos, equinos, alces, bisons, camelos, humanos
B. melitensis	Caprinos e ovinos	Bovinos, bubalinos , camelos, humanos
B. suis	Suídeos	Equinos, lebres, renas, caribous, Humanos
B.ovis	Ovinos.	...
B. canis	Canídeos	Humanos
B. neotomae	Rato do deserto	...
B. ceti	Golfinhos e baleias	Humanos
B. pinnipedialis	Focas	...
B. microti	Voles, raposas vermelhas	
B. inopinata		Humanos

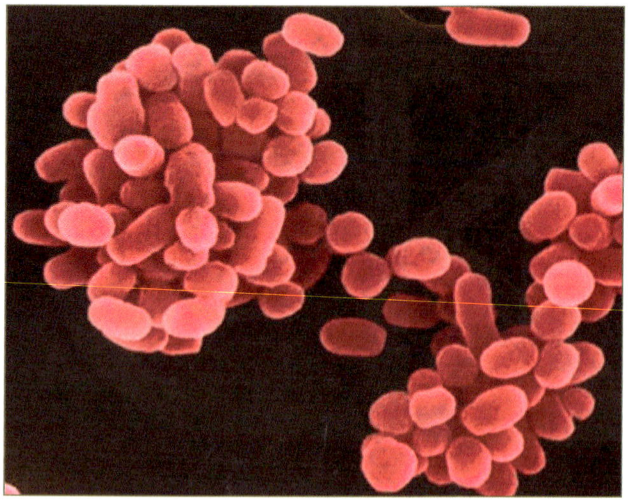

Figura 33.1 – *Conjunto de células de* Brucella *spp.*

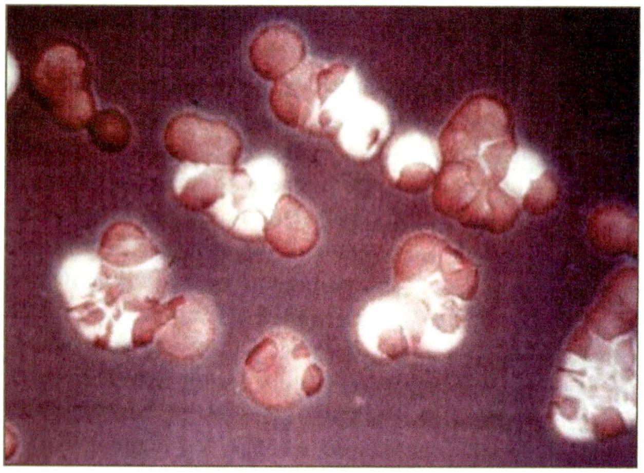

Figura 33.2 – *Colônias de* Brucella *spp. lisas e rugosas, coloração cristal violeta.*

ciamento do genoma da *Brucella* confirmou a existência de dois cromossomas designados como I e II. O cromossoma I codifica a maioria dos processos de transcrição e translação, síntese proteica, bem como as proteínas relacionadas aos fagos. O cromossoma II está envolvido com os processos de transporte de membrana e de regulação do metabolismo energético.

A parede celular da *Brucella* spp. é constituída por uma camada externa de lipopolissacarídeos (LPS), principal fator de virulência do micro-organismo, que apresenta antígenos de superfície principais (A ou M). A parte hidrofílica do LPS da bactéria contém o lipídeo A, um oligossacarídeo central, composto de glicose, manose e quinovosaminas e uma cadeia polissacarídica mais externa, denominada de cadeia O, presente apenas nas bactérias lisas (Figura 33.3). Na membrana externa da bactéria estão presentes proteínas (OMPS) de diferentes pesos moleculares que influenciam a manutenção da infecção brucélica, bem como, a invasão e sobrevivência do micro-organismo no interior das células do hospedeiro.

A sobrevivência da *Brucella* spp. em ausência de parasitismo é variável de acordo com o tipo de substrato em que se encontre e com as condições ambientais existentes. Quando protegida por matéria orgânica como nos produtos do abortamento, restos placentários, fezes, leite e derivados podem permanecer viáveis durante meses. No entanto são destruídas em poucas horas quando expostas diretamente aos raios solares. Os procedimentos de pasteurização rápida (71,7ºC/15 segundos) ou lenta (62,8 a 65,6ºC/30 minutos) destroem o micro-organismo. Os desinfetantes químicos: clorados com 2,5% de cloro ativo, formaldeído 2%, compostos fenólicos 2,5%, álcool 70%, cresol 3%, hidróxido de sódio 2% e carbonato de cálcio 1/10 inativam o agente após, no máximo, 30 minutos de contato.

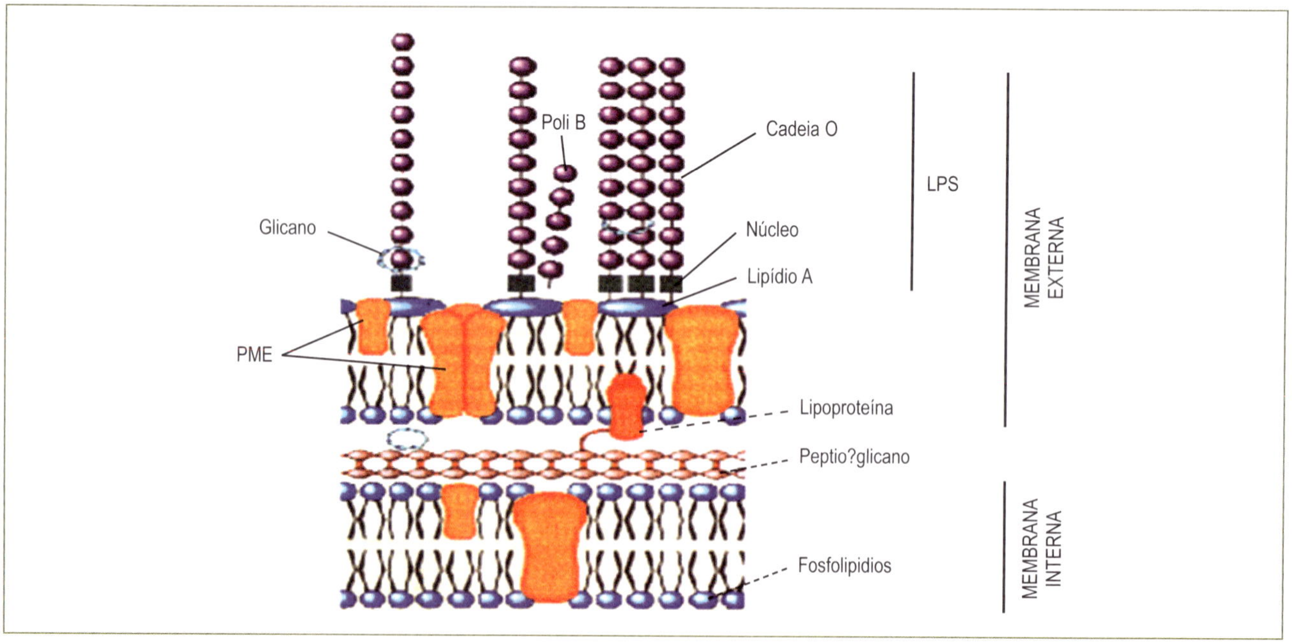

Figura 33.3 – *Componentes da parede da* Brucella *spp.*

Quadro 33.2
Características Culturais e Propriedades Bioquímicas das Principais Espécies de *Brucella* que Infectam os Mamíferos Terrestres

Espécie de Brucella	*Exigência de CO_2*	*Produção de H_2S*	*Atividade de urease*	*Crescimento em meios contendo*	
				Tionina (20 g/ µmL)	*Fucsina básica (20 g/ µmL)*
B. abortus	V	V	P	V	V
B. melitensis	N	N	V	P	P
B. suis	N	V	P	P	V
B. ovis	P	N	N	P	N
B. canis	N	N	P	P	N

N = negativo; P = positivo; V = variável entre os biotipos.

Patogenia

O principal mecanismo de transmissão da *Brucella* para os vertebrados suscetíveis é o contágio indireto através da ingestão de alimentos contaminados. A mucosa do trato digestivo e a conjuntiva são as principais portas de entrada. Nos suínos a transmissão venérea pela cópula, já foi amplamente confirmada. Nos bovinos, quando os reprodutores, doadores de sêmen estão infectados a transmissão pode ser efetuada pela técnica de inseminação artificial. Os seres humanos adquirem a brucelose particularmente pela ingestão de leite e derivados proveniente de vacas, búfalas e cabras infectadas porem o contágio também pode ocorrer pelo manipulação de fetos abortados, restos placentários e de vísceras provenientes de animais com brucelose.

As *Brucella* spp. são bactérias intracelulares facultativas que conseguem inibir a fusão do fagosomo-lisosomo e deste modo sobrevivem e se multiplicam no interior das células infectadas. O processo infeccioso evolui em quatro etapas: aderência, invasão, estabelecimento e disseminação no interior do hospedeiro. Após a instalação o micro-organismo fica sequestrado no interior das células do sistema mononuclear fagocitário.

Nas vacas, porcas e cabras na primeira ou segunda gestação pós-infecção a *Brucella* é atraída para o útero e provoca a necrose da união carúncula-cotiledone, que culmina com o abortamento, registrado, usualmente no terço final da gestação. A retenção de placenta é uma complicação frequente que pode determinar a infertilidade. Os reprodutores machos infectados podem apresentar orquite, epididimite e esterilidade. Nas infecções crônicas podem ser observadas lesões ósseas e articulares, bem como dos ligamentos e membranas sinoviais, essas manifestações ocorrem particularmente nos equideos. Nos mamíferos marinhos as manifestações observadas foram: abortamento, meningoencefalites, pneumonias, abcessos cutâneos e infecções ósseas.

Nos seres humanos a brucelose usualmente é inespecífica e os sintomas apresentados incluem febre remitente, intermitente, irregular ou ondulante, sudação profusa e artralgias de pequenas e grandes articulações. Com a evolução do processo podem surgir complicações cardiovasculares, neurológicas, respiratórias, dos órgãos geniturinários, cutâneas e oculares.

Nos animais infectados as vias de eliminação da *Brucella* spp. são leite, produtos do abortamento, placenta, sêmen e os corrimentos vaginais. Destaque-se que as vacas, búfalas e cabras infectadas, mesmo sem abortar eliminam a bactéria nos corrimentos vaginais por cerca de 30 dias após o parto. A presença do agente nos gânglios supramamários está estreitamente relacionada a sua eliminação no leite das vacas e cabras infectadas inclusive quando produzido por animais que não apresentem qualquer tipo de lesão na glândula mamária.

Diagnóstico

Os sinais clínicos e as evidências epidemiológicas podem levantar a suspeita da brucelose, porém a confirmação definitiva deverá apoiar-se no resultado dos exames laboratoriais que podem ser dirigidos para a demonstração da presença do micro-organismo ou do seu ácido nucleico, bem como, para a presença dos anticorpos produzidos pelo sistema imune dos animais infectados.

No caso de abortamento os materiais de escolha para a pesquisa da presença da *Brucella* spp. incluem: conteúdo gástrico, baço, rins, pulmão e fígado do feto abortado. Em animais adultos, necropsiados o exame detalhado deve ser dirigido para os gânglios linfáticos com especial atenção para os supramamários. Nos seres humanos e nos cães a pesquisa do agente pode ser efetuada no sangue.

A pesquisa da *Brucella* spp. é realizada por cultivo em meios artificiais apropriados como ágar – sangue ovino (5%) desfibrinado. Em materiais contaminados por micro-organismos oportunistas pode ser usado o meio de Farrel com antimicrobianos (ácido nalidíxico, bacitracina, ciclo-hexamida, nistatina, polimixina B e vancomicina). O meio de cultivo de fase dupla, líquida e sólida de Ruiz & Castañeda tem sido tradicionalmente empregado para o isolamento em hemocultivos ou outros substratos colhidos de seres humanos Os meios semeados são incubados a temperatura de 37°C e no caso positivo as colônias são observadas dentro de três a cinco dias.

A pesquisa do DNA da *Brucella* spp. pode ser efetuada pela técnica de PCR. Os materiais examinados incluem tecidos de neonatos ou de fetos abortados, leite, sangue total, soro, sêmen, fluidos corpóreos e alimentos como queijos. Diversos procedimentos têm sido investigados para o aprimoramento dos processos de extração e purificação do DNA. Diferentes pares de iniciadores têm sido utilizados para a identificação da *Brucella* spp. em nível de gênero incluindo os dirigidos para códigos sequenciais, espaçadores transcritos intergenes, proteínas de membrana externa (omp) e os arbitrários. Novos procedimentos tem possibilitado a diferenciação das espécies de *Brucella* spp. tanto no formato convencional como nas reações em tempo real. Contudo a sensibilidade e a especificidade dos métodos baseados na reação de PCR ainda não estão bem estabelecidas e a validação do seu emprego em espécimes clínicos ainda precisa ser confirmada.

Os métodos indiretos que demonstram a presença de anticorpos têm sido tradicionalmente empregados para a confirmação laboratorial da brucelose. As provas de aglutinação com a estirpe padrão de *Brucella abortus* 1119-3, nas modalidades rápida com antígeno acidificado tamponado corado pelo Rosa de Bengala (triagem) e lenta em soros tratados pelo 2 mercapto-etanol (confirmatória) são a base dos programas de controle da brucelose nos rebanhos animais. A reação de fixação de complemento é preconizada para casos de exportação de reprodutores. As reações imunoenzimáticas como a de ELISA podem ser automatizadas, porém são menos específicas que as provas de aglutinação. A interpretação dos resultados dos testes sorológicos implica no conhecimento dos fatores que determinam as reações falso positivas (vacinação, conservação do antígeno, reações cruzadas com outros micro-organismos como a *Yersinia enterocolitica* O:9, *Escherichia coli* O:157, *Vibrio cholerae*, *Francisella tularensis* e alguns sorotipos de *Salmonella* spp.) e falso negativas (imunossupressão próxima do parto ou abortamento, uso de drogas imunossupressoras, temperatura de execução das provas).

Tratamento

Nos seres humanos o tratamento da brucelose é efetuado com o emprego de tetraciclinas (principalmente doxiciclina e miniciclina), os aminoglicosídeos, a rifampicina, o cotrimoxazol, as quinolonas e as cefalosporinas de terceira geração. A escolha da associação entre antimicrobianos vai depender das particularidades do paciente, como idade, gravidez e gravidade do estado clínico.

Nos animais produtores de alimentos: bovinos, bubalinos, suínos, caprinos e ovinos o tratamento com antibióticos não apresenta resultado satisfatórios tanto em termos de resultado efetivo como no relativo a relação custo/benefício e pelo risco de saúde pública, a legislação brasileira preconiza a eutanásia dos animais infectados. O tratamento de cães com brucelose pode ser tentado, porém nem sempre será bem sucedido. A castração dos cães infectados reduz o risco de transmissão, contudo não o elimina. Após a castração os animais deverão ser tratados com doxiclina e aminoglicosídeos.

Prevenção

A prevenção da brucelose assenta-se na aplicação integrada de recursos profiláticos nos três níveis da sua cadeia de epidemiológica: fontes de infecção, vias de transmissão e suscetíveis.

Nas fontes de infecção constituídas pelos animais produtores de carne e leite as ações de controle incluem a confirmação diagnóstica e a eliminação dos infectados. No ano de 2001 foi implantado no Brasil um Programa Nacional de Controle e Erradicação da Brucelose bovina e bubalina no qual os criadores inscrevem-se voluntariamente e escolhem um Médico Veterinário credenciado pelo Serviço Veterinário Oficial para a realização do monitoramento sorológico dos animais da propriedade e que fica responsável pelo acompanhamento do destino dado aos infectados e inconclusivos. Nas granjas leiteiras produtoras de leite do tipo A ou B, o controle sorológico da brucelose dos animais da propriedade é obrigatório e deve ser realizado semestralmente. No controle da brucelose suína o diagnóstico sorológico é interpretado como prova de rebanho e uma vez confirmada a existência da infecção é recomendado o abate de todo o plantel. A segregação das fêmeas que abortarem até que a suspeita diagnóstica venha a ser esclarecida contribuirá para a redução da carga de contaminação ambiental. O controle sanitário rigoroso com monitoramento sorológico dos doadores de sêmen na fase de quarentena nas centrais de inseminação artificial é imperioso.

Nas vias de transmissão especial cuidado deve ser tomado com o destino adequado dos produtos do abortamento (feto e placenta) que devem ser cremados ou enterrados. A limpeza e a desinfecção das instalações zootécnicas contribuem para a redução da carga de contaminação ambiental. O controle do trânsito de veículos de transporte e de visitantes nas explorações pecuárias e inclusive da movimentação de animais entre propriedades, bem como para feiras, exposições e leilões deve fazer parte do programa de manejo sanitário. A pasteurização ou fervura do leite e inclusive da matéria prima empregada para o preparo de produtos lácteos como queijos, manteiga, iogurtes e de outros alimentos frescos que contem leite em sua formulação assume importância capital para a redução dos riscos de contágio de seres humanos.

Nos bovinos e bubalinos suscetíveis, é preconizada a imunização das fêmeas impúberes (três a oito meses de idade) com a vacina B-19 em uma única aplicação. A vacina produzida com a estirpe B-19 de *B. abortus* é viva atenuada para os bovídeos, porém patogênica para os seres humanos e para os bovinos machos, mesmo os impúberes. A vacina B-19 é aglutinogênica e o seu emprego pode mascarar os resultados dos exames sorológicos, particularmente quando é empregada em animais com mais de oito meses de idade. No Programa Nacional de Controle e Erradicação da Brucelose de bovinos e bubalinos, em vigor no Brasil as bezerras imunizadas com a vacina B-19 na idade recomendada só são submetidas a provas sorológicas a partir dos 24 meses de idade e nesta oportunidade o critério de interpretação dos exames foi ajustado para descontar a possível interferência vacinal. Outra vacina viva destinada a imunização de bovídeos é a produzida com a estirpe rugosa, RB-51 de *B. abortus,* originária de um mutante obtido por cultivo em meio com antibióticos, cujo LPS é destituído a cadeia O. A estirpe RB-51 é não aglutinogênica e pode ser aplicada em animais adultos que não tenham sido imunizados com a estirpe B-19 ou em caso de focos. No Brasil a vacinação de bovídeos contra a brucelose é controlada pelo Ministério da Agricultura Pecuária e Abastecimento e só pode ser realizada por Médicos Veterinários especialmente credenciados para a sua execução. No Brasil ainda não foram disponibilizadas vacinas antibrucelose destinadas a imunização de pequenos ruminantes, suínos, equídeos e cães. Nos países onde há o registro da infecção de caprinos pela *B. melitensis*, é possível a realização da imunização de tais animais com a *B. melitensis*, estirpe REV-1. Até o presente não há vacinas antibrucelose destinadas a imunização de seres humanos, mesmo para os grupos de risco: médicos veterinários, magarefes, ordenhadores e tratadores de animais. Nestes casos devem ser tomados os cuidados preventivos inespecíficos tais como o uso de equipamentos de proteção individual. Para a população em geral devem ser desencadeadas as ações de educação em saúde com especial destaque para os cuidados com o consumo de leite e derivados.

Francisella

Introdução

A *Francisella* spp. é um bacilo pleomórfico (0,2 × 0,2 a 0,7 µm), Gram-negativo que tende a ter uma aparência cocobacilar. É um micro-organismo, imóvel, aeróbio obrigatório, catalase-positivo fraco, oxidase negativo, não esporulado, incluído no grupo das bactérias intracelulares facultativas.

O gênero *Francisella*, Família Francisellaceae, é um membro da subclasse das gama Proteobactérias. O gênero contém quatro espécies *F. tularensis*, *F. phiromiragia, F. novicida e F. noatunensis* com 98,3% de similaridade na sequência do rRNA 16S.

Na atualidade são reconhecidas três subespécies de *Francisella tularensis* diferenciadas entre si pelas características bioquímicas, epidemiológicas e de virulência (Quadro 33.3): *F. tularensis* subspécie *tularensis* (tipo A) encontrada na América do Norte, *F. tularensis* subspécie *holarctica* (tipo B) registrada em todo o hemisfério norte e na Eurásia e *F. tularensis* subspécie *mediasiática* presente na Ásia Central. Estirpes de *Francisella* spp. estreitamente relacionadas com a *F. phiromiragia* foram designadas como *F. noatunensis* e têm sido identificadas como agentes etiológicos de doenças em peixes, para essa espécie já foram propostas duas subespécies: *F. noatunensis* subspécie *orientalis e F. noatunensis*, subespécie *noatunensis,* para esta última subspécie já foi aventada a criação de uma nova espécie com a denominação de *F. piscicida.*

Nos mamíferos incluindo o homem a Tularemia é causada por duas subespecies de *F. tularensis*: *F. tularensis* subespécie *tularensis*, responsável pela maioria dos casos fatais e a *F. tularensis* subespécie *holarctica* que determina quadros leves, raramente fatais. A *F. tularensis* subespécie *mediasiatica* é pouco patogênica e raramente causa infecções em seres humanos. Os casos de infecção em seres humanos provocados pela *F. phiromiragia* e *F. novicida* só têm sido registrados em indivíduos que tenham o sistema imune comprometido.

As diferenças moleculares da *Francisella ssp* possibilitaram o desenvolvimento de ensaios de PCR destinados `a caracterização das subespécies do micro-organismo. Tais ensaios permitem a identificação das subespécies com base nas diferenças dos produtos de DNA amplificados.

A *Francisella* spp. pode sobreviver por três a quatro meses na água, na lama e em cadáveres de animais em decomposição.

Quadro 33.3
Características Discriminantes de Espécies e Subspécies de *Francisella*

Característica	*F. tularensis subspecies*			*F. novicida*	*F. philomiragia*
	tularensis	*holarctica*	*mediasiatica*		
Exigência cisteina/cistina	P	P	P	N	N
maltose	P	P	N	fraca	P
sacarose	N	N	N	P	P
D-glicose	P	P	N	P	fraca
Glicerol	P	N	P	fraca	N
citrulina ureidase	P	N	P	P	...
oxidase	N	N	N	N	P
H_2S	P	P	P	P	P

P = positivo N = negativo V = variável entre os biotipos

Hospedeiros vertebrados (fontes de infecção)

A *Francisella* spp. pode infectar mais de 100 espécies de animais silvestres e domésticos. Surtos epidêmicos foram registrados em rebanhos de ovinos e em criações de animais pilíferos tais como visões, castores, raposas, lagomorfos e roedores. Na América do Norte os hospedeiros silvestres de maior importância epidemiológica são coelhos silvestres (*Sylvilagus* spp.), lebres (*Lepus californicus*), castores (*Castor canadensis*), ratos almiscarados (*Ondatra zibethicus*) e camundongos microtinos (*Microtus* spp.). Entre os animais domésticos além dos ovinos já foram registrados casos em equinos, suínos, canídeos e felinos. O ser humano é um hospedeiro acidental, terminal. O registro de casos de franciselose em peixes é um evento recente e já foi confirmado tanto em peixes de água doce como salgada com destaque para a tilápia (*Oreochromis niloticus*), o salmão-do-Atlântico (*Salmo salar*) e o bacalhau-do-Atlântico (*Gadus morhua* L.).

Invertebrados (vetores-vias de transmissão)

A *Francisella* spp. já foi encontrada em quatro gêneros de carrapatos: *Amblyoma*, *Dermacentor*, *Haemaphysalis* e *Ixodes*, considerados como vetores biológicos pois neles foi demonstrada a transmissão transovariana e transestadial. A presença do agente já foi confirmada em moscas (*Chrysops* spp.), mosquitos (*Aedes* spp., *Culex* spp. e *Anopheles* spp.), pulgas e piolhos.

Patogenia

Os mecanismos de contágio envolvidos com a transmissão da *Francisella* spp. incluem: a) picada de artrópodes vetores, b) contato com animais infectados ou seus órgãos, tecidos e fluidos, c) ingestão de água ou alimentos contaminados e d) inalação de aerossóis infectantes.

Após a penetração no hospedeiro vertebrado a bactéria é fagocitada pelos macrófagos, porém, consegue inibir a fusão do fagossomo/lisossomo e se multiplica nos fagossomos acidificados. A gravidade da doença depende fundamentalmente da capacidade do hospedeiro mobilizar a resposta imunológica de base celular. A dose infectante é variável com a espécie animal, porém bastante baixa. O período médio de incubação é de 3 a 5 dias, contudo pode apresentar extremos de 1 a 21 dias. Em animais necropsiados as lesões observadas incluem linfadenites e lesões miliares no fígado e baço. Nos casos de comprometimento pulmonar podem ser observadas áreas de hepatização.

Nos animais infectados por *Francisella* spp. o quadro clínico é muito variável. Em ovinos já foram registrados surtos com grande letalidade. Nos equinos os sintomas observados foram descoordenação motora, febre e depressão. Em suínos jovens os sinais registrados foram: febre, dispneia e depressão. Os gatos apresentaram febre, anorexia e apatia.

Nos seres humanos infectados por *Francisella* spp. as diversas formas clínicas da doença estão usualmente associadas as vias de penetração do agente causal. Em todas as formas o quadro se instala com: hipertermia acompanhada de fraqueza progressiva, desconforto, anorexia, dores musculares/articulares e emagrecimento. Quando a penetração do agente ocorre através da pele, observa-se uma ulceração necrotizante acompanhada de tumefação do gânglio regional que pode supurar, ulcerar e esclerosar. Os sinais respiratórios como tosse, dor da garganta e subesternal podem ocorrer mesmo quando a doença não é adquirida por inalação. No caso das infecções estabelecidas pela ingestão de alimentos ou de água contaminados os sintomas gastrointestinais incluem náusea, vômito e diarreia.

Diagnóstico

Os materiais de escolha para a demonstração da presença de *Francisella* spp.,bem como, de seus antígenos ou DNA incluem: sangue, soro sanguíneo, secreções respiratórias, suabes de lesões visíveis ou das área afetadas, aspirados de gânglios linfáticos ou de lesões, biópsias de tecidos e órgãos e tecidos colhidos em casos de necropsias (pulmões, fígado, baço, líquido cérebro espinhal, medula óssea).

A *Francisella* spp. é cultivada em meios a base de Agar suplementado com cisteína/cistina. As placas são incubadas em aerobiose a temperatura de 37°C por até sete dias. Nos materiais contaminados os antibióticos são acrescentados na formulação do meio.

O teste de imunofluorescência direta pode ser empregado para a demonstração de antígenos de *Francisella* spp. em lâminas com esfregaços de órgãos, tecidos ou humores. O conjugado consiste na gama globulina do soro-hiperimune, produzido em coelho, marcada com o isotiocianato de fluoresceína.

A detecção do DNA da *Francisella* spp. nos espécimes clínicos pode ser efetuada pela técnica de PCR dirigida para os genes *fopA* ou *tul4* que codificam as proteínas de membrana do micro-organismo.

O teste de escolha para a demonstração da presença de anticorpos anti*Francisella* spp. é o de aglutinação em placa ou em tubo. Os antígenos empregados podem ser células totais inativadas ou de subunidades, como LPS ou frações proteicas e de carboidratos da membrana externa (OMP). Os testes imunoenzimáticos (ELISA) combinados com *Western blot* também têm sido empregados.

Tratamento

A estreptomicina foi a primeira droga utilizada para o tratamento da infecção pela *Francisella* spp., porém, devido aos seus efeitos indesejáveis de ototoxidade e nefrotoxidade, foi substituída por outros aminoglicosideos entre os quais a gentamicina que tem sido da escolha preferida. O emprego de bacteriostáticos tais como o cloranfenicol e as tetraciclinas não é recomendado devido a possibilidade de ocorrerem recidivas.

Prevenção

A prevenção da infecção dos animais domésticos e de companhia, pela *Francisella* spp. nas áreas endêmicas apoia-se no controle da infestação por carrapatos. Não existem vacinas comerciais indicadas para a imunização de animais. Para os seres humanos são recomendadas medidas de prevenção inespecíficas tais como uso de repelentes e vestimentas apropriadas que previnam a infestação por carrapatos e as picadas de outros artrópodes. A manipulação de animais silvestres só deve ser realizada com o emprego de luvas. Nas áreas endêmicas não deve ocorrer o consumo de água não tratada, bem como, da carne de animais silvestres. Nos Estados Unidos e na Rússia foram obtidas experiências bem sucedidas com emprego de vacinas vivas modificadas destinadas a imunização de grupos de risco.

Bibliografia

1. Acha PN, Szyfres B. Zoonosis y enfermedades transmissibles comunes al hombre y a lós animales. 3ª. Ed. v.1, Bacteriosis y Micosis. Washington. (Organizacion Panamericana de la Salud, Publicacion Cientifica Y Técnica 580), p. 28-56; p.284-292, 2003.
2. Baddour MM. Diagnosis of Brucellosis in Humans: a Review. J. Vet. Adv., v. 2, n. 4, p.149-156, 2012.
3. Banai M, Corbel M. Taxonomy of Brucella. The Open Veterinary Science Journal, v. 4, p. 85-101, 2010.
4. BRASIL. MINISTÉRIO DA AGRICULTURA PECUÁRIA E ABASTECIMENTO. Programa Nacional de Controle e Erradicação da Brucelose e Tuberculose Animal (PNCEBT)/ organizadores Figueiredo VC, Lôbo JR, Gonçalves VSP. Brasilia: MAPA/DAS/DAS, 2006. 188pp.
5. Dahouk SA, Sprague LD, Neubauer H. New developments in the diagnostic proceduresfor zoonotic brucellosis in humans. Rev. sci. tech. Off. int. Epiz., v. 32, n. 1, p. 177-188, 2013.
6. Godfroid J, Garin-Bastuji B, Saegerman C, Blasco JM. Brucellosis in terrestrial wildlife. Rev.sci.tech.Off.int.Epiz. v.32, n.1, P. 27-42, 2013.
7. Lage AP, Poester FP, Paixão TA, Silva TMA, Xavier MN et al. Brucelose bovina uma atualização. Rev. Bras. Reprod. Anim., Belo Horizonte, v.32, n.3, p. 202-212, 2008.
8. Lawinsky MLJ, Ohara PM, Elkhoury MR, Faria NC, Cavalcante KRLJ. Estado da arte da brucelose em humanos. Rev Pan-Amaz Saude , v.1, n.4, p.75- 84. 2010.
9. Mikalsen J, Olseri AB, Tengs T, Colquhoun DJ. Francisella philomiragia subsp. notuanensis subsp.nov., isolated from farmed Atlantic cod (Gadus morhua L.). International Journal of Systematic and Evolutionary Microbiology, v. 57, p.1960-1965, 2007.
10. Nymo IH, Tryland M, Godfroid J. A review of Brucella infection in marine mammals, with special emphasis on Brucella pinnipedialis in the hooded seal (Cystophora cristata) Veterinary Research, v. 42, p. 93-106, 2011.
11. Paulin LM, Ferreira Neto JS. O combate à brucelose bovina. Situação brasileira. FUNEP. Jaboticabal, 2003, 154pp.
12. Quinn PJ, Markey BK, Carter ME, Donnelly WJ, Leonard FC. Microbiologia Veterinária e Doenças infecciosas. Porto Alegre, Artmed, 2005. p. 149-151; p.166-171.
13. Ribeiro MG, Motta RG, Almeida CAS. Brucelose equina: aspectos da doença no Brasil. Rev. Bras. Reprod. Anim., Belo Horizonte, v.32, n.2, p. 83-92, 2008.
14. Sjödin A, Svenson K, Örman C, Ahlinder J, Lindgren P et al. Genome characterization of genus Francisella reveals insight to similar evolutionary paths in pathogens of mammals and fish. BMC Genomics, v. 13, p. 268-280, 2012.
15. Supriya C, Umapathy BL, Ravikumar KL. Brucellosis: Review on the Recent Trends in Pathogenicity and Laboratory Diagnosis. J.Lab. Physicians. v. 2,n.2, p. 55–60. 2010.
16. WORLD HEALTH ORGANIZATION. Brucellosis in humans and animals. 2006, 89 pp. (WHO/CDS/EPR/2006-7).
17. WORLD HEALTH ORGANIZATION. WHO Guidelines in Tularemia. Geneva. 2007, 115pp. (WHO/CDS/EPR/2007.7).
18. YU WL, NIELSEN K. Review of detection of Brucella spp by polymerase chain reaction. Croat. Med. J. v.51, p. 306-313, 2010.

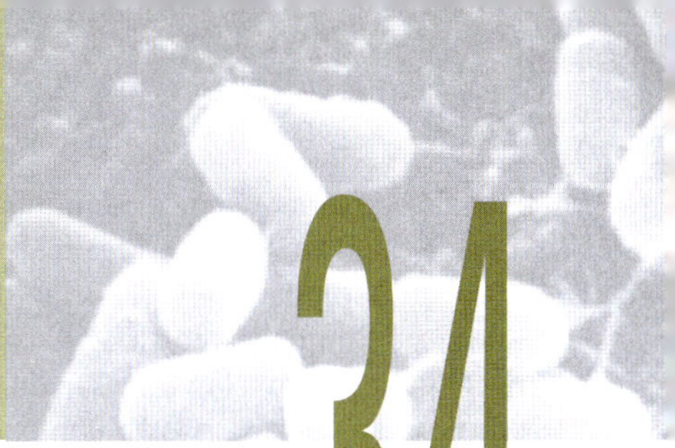

Juliana I. Hori
Dario S. Zamboni

34

Legionella

O gênero *Legionella* foi estabelecido pela primeira vez após um grave surto de pneumonia ocorrido entre os participantes da "Convenção Americana dos Legionários" realizada em 1976 em um hotel na Filadélfia, Estados Unidos. O surto acometeu 185 participantes da reunião e, destes, 29 (15%) faleceram. Após meses de intensa investigação, o agente causador do surto foi identificado como um bacilo Gram-negativo, posteriormente denominado de *Legionella pneumophila* e a pneumonia por ele causada foi chamada de doença dos legionários ou legionelose.

O gênero *Legionella* compreende cerca de 50 espécies sendo que, pelo menos 24 destas foram isoladas de humanos. Porém, o principal agente etiológico causador da doença dos legionários é a *L. pneumophila*, que dependendo da região, pode ser responsável por até 90% dos casos.

As espécies de *Legionella* podem ser divididas em sorotipos, sendo que *L. pneumophila* é a espécie que contém o maior número de sorotipos descritos (15 sorotipos) e onde o sorotipo 1 é o principal responsável pelos casos de legioneloses ocorridos no mundo.

Nutricionalmente, as legionelas são bactérias fastidiosas, e requerem meios de cultura suplementados com L-cisteína e sais de ferro para o seu crescimento. Além disso, é necessária a adição de carvão ativado aos meios de cultura sólidos, pois o ágar microbiológico, usado para a confecção de meios sólidos é tóxico para essas bactérias. Embora as legionelas sejam micro-organismos aeróbios, elas não fermentam ou oxidam a glicose e, portanto, a principal fonte de energia utilizada por elas são os aminoácidos. Entre os componentes inorgânicos essenciais o ferro e o potássio são necessários em altas concentrações.

Patogênese

Como mencionado anteriormente, a espécie clinicamente mais importante do gênero é a *L. pneumophila*. Trata-se de um bacilo Gram-negativo, intracelular facultativo que mede em torno de 0,3 a 0,9 μm de diâmetro por 2 a 5 μm de comprimento. Apresenta um único flagelo polar e várias fímbrias.

L. pneumophila é encontrada ubiquamente em ambientes aquáticos, onde infecta uma variedade de protozoários unicelulares incluindo diversas espécies de amebas. Uma exceção é a espécie *Legionella longbeachae*, que reside primariamente no solo podendo infectar amebas e possivelmente vermes ali presentes (conforme será mencionado a seguir). A relação com hospedeiros protozoários é essencial para a ecologia da bactéria e sobrevivência no ambiente. Além de proporcionar um nicho replicativo e proteger as bactérias das condições severas do ambiente, a replicação intracelular em amebas induz um aumento na resistência de *L. pneumophila* a antibióticos, ácidos e estresse osmótico e termal.

A infecção em humanos é acidental e não faz parte do ciclo natural da bactéria no ambiente. A infecção ocorre quando indivíduos inalam gotículas de água contendo as bactérias ou contaminadas com amebas infectadas por *Legionella*. Essas gotículas são geralmente formadas quando a água contaminada é pulverizada por sistemas construídos pelos humanos como fontes, sistemas de irrigação, umidificadores, chuveiros, sistemas de refrigeração, entre outros. Uma vez inaladas, as gotículas de água contaminada chegam aos pulmões, onde encontram os macrófagos alveolares, que fagocitam as bactérias e iniciam o processo de eliminação dos micróbios intracelulares. No entanto, a *Legionella* é capaz de subverter os mecanismos microbicidas do macrófago sendo capaz de se replicar no interior dos mesmos.

O ciclo de vida intracelular da bactéria em amebas é muito similar ao encontrado em macrófagos humano. Em geral, as bactérias são internalizadas por fagocitose convencional. Porém, o mecanismo atípico de *coiling* fagocitose também tem sido observado em células de mamíferos e amebas. Com relação à fagocitose mediada por opsonização, ainda não está completamente esclarecida a sua relevância para a entrada da bactéria nas células, dado que os níveis de proteínas do sistema complemento e mesmo de outras opsoninas são geralmente baixos nos alvéolos pulmonares. Minutos após a sua internalização, o fagossoma contendo a bactéria, também conhecido como LCV (do inglês, *Legionella Containing Vacuole*), é circundado por pequenas vesículas derivadas do retículo endoplasmático, as quais se fundem com a membrana do vacúolo contendo as bactérias. Em seguida, organelas do próprio hospedeiro como ribossomos e mitocôndrias também são recrutadas para as proximidades do LCV. A formação do LCV ocorre concomitantemente com a evasão da via endocítica, evitando assim a fusão do fagossoma contendo as bactérias com os lisossomas. O vacúolo contendo as legionelas não somente protege as bactérias de serem degradadas pela célula hospedeira como também proporciona um nicho rico em nutrientes necessários para a replicação bacteriana. A eficiente formação do LCV e o sucesso na replicação intracelular de *L. pneumophila* se deve à presença, nessas bactérias, de um sistema de secreção do tipo IV, denominado de Dot/Icm e de diversas proteínas efetoras bacterianas que são secretadas no citoplasma da célula hospedeira (conforme discutido adiante).

Após a replicação no interior do LCV, as bactérias se diferenciam em uma forma transmissiva. Nesta fase, ocorre um aumento nos níveis de expressão de genes de virulência importantes para o egresso da bactéria. Neste instante elas passam a ser altamente móveis e com a necessidade de encontrarem uma nova célula a ser infectada. As bactérias na forma transmissiva não sofrem divisão celular e são mais resistentes ao estresse ambiental do que as bactérias que se encontram na forma replicativa no interior do LCV.

Um processo importante observado em macrófagos infectados por *L. pneumophila* é o fato de as bactérias induzirem uma citotoxicidade celular mediada pela formação de poros na membrana da célula hospedeira. Anteriormente, acreditava-se que essa formação de poro era resultado da inserção de proteínas da própria bactéria na membrana da célula hospedeira. Entretanto, recentemente, diferentes trabalhos têm demonstrado que a ocorrência desses poros é devido à ativação da imunidade inata do próprio hospedeiro que reconhece componentes bacterianos como, por exemplo, a flagelin, culminando na formação e ativação dos inflamassomas.

Os inflamassomas são complexos multiproteicos formados por diferentes proteínas no citoplasma celular que culminam com a ativação de caspase-1, uma molécula presente no macrófago, que uma vez ativada, induz morte celular e secreção de citocinas inflamatórias como IL-1β e IL-18. Esse processo contribui para a geração de uma resposta inflamatória no hospedeiro. Se este mecanismo de formação de poro auxilia no egresso da bactéria das células de mamíferos, ainda não está esclarecido.

A Figura 34.1 ilustra o ciclo de infecção de macrófagos por *L. pneumophila*.

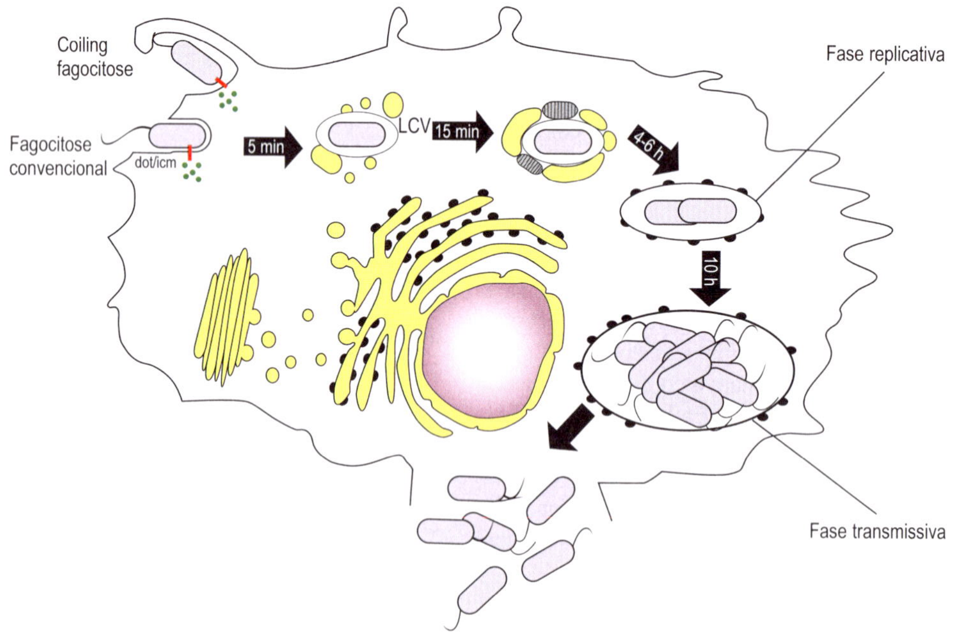

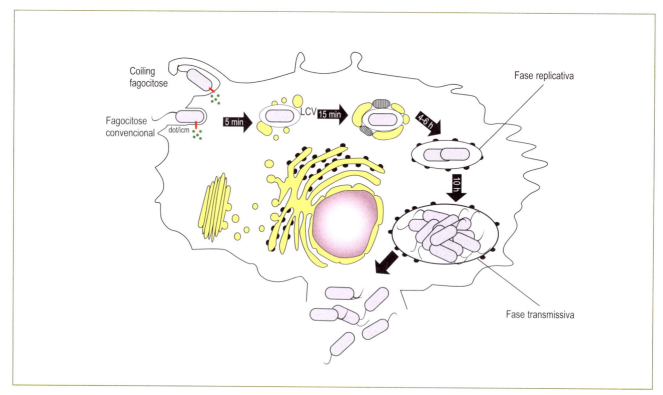

Figura 34.1 – *Ciclo de vida intracelular de* L. pneumophila. *Durante o processo de entrada nos macrófagos,* L. pneumophila *inicia a secreção de diversas proteínas bacterianas no citoplasma dos macrófagos. Essas proteínas, chamadas proteínas efetoras, são secretadas diretamente no citoplasma da célula por meio do sistema de secreção do tipo IV denominado Dot/Icm. Com isso, ocorre a inibição do amadurecimento desse vacúolo e não é formado o fagolisossoma. O vacúolo contendo* L. pneumophila *se associa com mitocôndrias e vesículas derivadas do retículo endoplasmático. Esse processo leva à formação de um vacúolo propício para a replicação bacteriana. A* L. pneumophila *encontra-se na fase replicativa e inicia a multiplicação intracelular. Posteriormente* L. pneumophila *se transforma na fase transmissiva, quando ocorre aumento da expressão de genes do flagelo e outros fatores de virulência, que são importantes para o egresso do macrófago infectado e infecção de uma nova célula hospedeira.*

Fatores e Genes de Virulência

L. pneumophila apresenta alguns fatores de virulência que são comuns a outras bactérias patogênicas como, por exemplo, o lipopolissacarídeo (LPS) presente na membrana externa, o flagelo, o pili e outras proteínas da membrana bacteriana. Entretanto, a presença do sistema de secreção do tipo IV, Dot/Icm, em *L. pneumophila* é fundamental para a sua virulência.

Como mencionado anteriormente, o sistema Dot/Icm é responsável pela secreção de uma série de proteínas bacterianas diretamente no citoplasma dos macrófagos. Essas proteínas atuam diretamente na subversão de importantes vias do hospedeiro resultando na biogênese do LCV, replicação intracelular bacteriana e consequente desenvolvimento da doença. Além disso, o sistema Dot/Icm também está envolvido com a inibição da apoptose e com a entrada da bactéria nos macrófagos. Devido ao seu papel essencial na modulação das funções celulares, essas proteínas secretadas pelo sistema de secreção do tipo IV também são chamadas de efetores.

O desenvolvimento de diversos métodos de detecção de translocação de proteínas em micro-organismos, somado à técnicas envolvendo genética, bioinformática e biologia celular, têm levado a identificação de um grande número de efetores translocados pelo Dot/Icm de *L. pneumophila.* Até o momento, mais de 270 efetores já foram identificados.

Grande parte dos efetores descritos tem como alvo a via endocítica. Por exemplo, os efetores VipA, VipD e VipF estão envolvidos com a interferência no tráfego de proteínas lisossomais. Já o efetor RalF apresenta um domínio Sec7 que é característico de pequenas GTPases presentes no hospedeiro e que são reguladores essenciais do tráfego de vesículas. Foi demonstrado que RalF atua no recrutamento da GTPase Arf1para a membrana do LCV, interferindo com o tráfego retrógrado de vesículas do Golgi para o retículo endoplasmático. Assim como RalF, DrrA/SidM também é um efetor importante para o recrutamento de GTPases para o LCV.

L. pneumophila também secreta efetores que apresentam domínios semelhantes às proteínas eucarióticas que se associam com a E3 ubiquitina ligase, atuando dessa forma nas vias de ubiquitinação da célula e outros efetores que atuam nas vias de metabolismo de lipídeo, sinalização celular e no processo de autofagia da célula.

Doenças

As legioneloses apresentam duas modalidades clínicas: a doença dos legionários e a febre de Pontiac, ambas adquiridas pela via respiratória.

Doença dos legionários

Após ser inalada, *L. pneumophila* infecta macrófagos alveolares nos pulmões causando uma pneumonia aguda. Em pacientes com a doença dos legionários o exsudato alveolar é caracterizado principalmente pela presença de neutrófilos e macrófagos. Algumas características da doença dos legionários incluem febre, tosse, mialgias, calafrios, dispneia e diarreia. Dentre as manifestações clínicas incomuns estão a náusea, o vômito, a letargia e a fraqueza. Também tem sido relatado alterações mentais como alucinação, depressão e delírio em cerca de 25% dos pacientes.

Geralmente a doença se desenvolve em pacientes imunocomprometidos e muitos dos surtos ocorrem principalmente em hospitais. As taxas de mortalidade variam de 1 a 30% em pacientes não-imunossuprimidos e até 80% em pacientes imunocomprometidos. A maioria dos indivíduos sadios recupera-se da doença após 7 a 10 dias. Fatores como a virulência da cepa, o grau de comprometimento do sistema imune do paciente e a demora no inicio do tratamento, estão associados com o aumento da taxa de mortalidade da doença dos legionários. É importante ressaltar que *L. pneumophila* é um micro-organismo ambiental e, portanto, um patógeno oportunista e acidental de humanos. A transmissão de *L. pneumophila* entre humanos nunca foi reportada.

Febre de Pontiac

A febre de Pontiac assemelha-se a uma gripe que geralmente é autolimitante. A incidência é alta, porém, a taxa de mortalidade é nula. Os pacientes apresentam febre, calafrios, tosse seca, mal-estar e dor de cabeça, mas a doença não se desenvolve em pneumonia e o paciente geralmente se cura após 2 a 5 dias.

Diagnóstico

Atualmente, diferentes métodos de diagnóstico de *Legionella* estão disponíveis. Dentre eles incluem-se: cultura de secreções respiratórias, aglutinação em lâmina com partículas de látex, imunofluorescência direta, PCR e análise de antígenos de *Legionella* em urina.

O diagnóstico definitivo da doença dos legionários é estabelecido através da cultura do micro-organismo em meio seletivo contendo os nutrientes necessários para o crescimento de *Legionella*. A sensibilidade da cultura é comparável à de outros métodos, porém, é um método vantajoso devido a sua especificidade, principalmente quando a prevalência da doença na população é baixa. Para se realizar o diagnóstico microbiológico pela cultura são necessários procedimentos invasivos como, coleta do líquido pleural, aspirado transtraqueal ou obter amostras provenientes de broncoscopia. Para evitar os procedimentos invasivos, na maioria das vezes o diagnóstico é realizado por meio de estudos sorológicos, pela análise da elevação do titulo de anticorpos (soroconversão) ou pela análise de antígenos de *Legionella* na urina. Resultados falso-positivos já foram relatados, principalmente causados por esporos de *Bacillus cereus*.

Não há um único teste laboratorial totalmente satisfatório para o diagnóstico de legionelose. A cultura microbiológica complementada com outros métodos de diagnóstico como, por exemplo, o teste da urina seria o procedimento recomendado.

Epidemiologia

A pneumonia causada pela doença dos legionários contribui com cerca de 2 a 15% das pneumonias não nosocomiais adquiridas e que requerem hospitalização. A forma mais comum de aquisição de legionelose é por meio da inalação de gotículas de água contendo *L. pneumophila* provindas de sistemas de distribuição de água que estão contaminados. Porém, a maioria dos pacientes que adquirem essa forma de pneumonia não é diagnosticada. Por exemplo, nos Estados Unidos (onde a notificação é obrigatória e o diagnostico é realizado como rotina) são reportados cerca de 1.000 casos por ano, embora a estimativa de casos da doença dos legionários seja em torno de 20.000 casos.

Já a legionelose nosocomial, adquirida em hospitais, é geralmente mais grave. De acordo com dados do centro de controle e prevenção de doenças norte-americano (CDC, *United States Centers for Disease Control and Prevention*), 23% dos casos de legionelose relatados podem ser nosocomiais. Neste caso, as consequências da doença são mais graves onde as taxas de mortalidade podem se aproximar de até 50%.

No Brasil, o diagnostico não é realizado como rotina nos hospitais e existem poucas abordagens na literatura sobre a prevalência de *Legionella* no País. Um estudo realizado no estado de São Paulo, na década de 90, demonstrou que de junho de 1989 a março de 1990 houve oito casos da doença em uma unidade de transplante renal. Em 1993, outro grupo de pesquisadores avaliou a sorologia de pacientes de dois hospitais da cidade de São Paulo e observaram que 16% dos pacientes foi soro positivo. Em pacientes considerados de grupo de alto risco, como os transplantados renais, a sorologia chega a 33%.

Estudos mais recentes mostram que cerca de 5% das pneumonias não nosocomiais adquiridas no estado do Rio Grande do Sul são causadas por *L. pneumophila*. Outro estudo realizado em 16 hospitais no estado do Rio de Janeiro indicou que pelo menos cinco deles continham água contaminada por *L. pneumophila*. Esses dados refletem a necessidade de se ter um maior monitoramento para essa doença no Brasil, principalmente em ambientes hospitalares.

Tratamento

Historicamente, o antibiótico utilizado para o tratamento de infecções causadas por *Legionella sp* é a eritromicina. Porém, o seu uso resulta em alguns efeitos colaterais como intolerância gastrintestinal e ototoxicidade. Atualmente, a azitromicina tem sido o antibiótico de escolha, demonstrando boa atividade *in vitro* e maior absorção no tecido pulmonar.

As legionelas produzem cefalosporinases que inviabilizam o uso de penicilina e cefalosporinas para o seu tratamento. Além disso, os aminoglicosídeos também não são efetivos.

Em pacientes em estado mais grave a terapia é administrada endovenosamente até se obter uma melhora clínica. Em seguida, a terapia é mantida por via oral por até 14 dias.

A ecologia e sobrevivência das legionelas no ambiente é favorecida pela presença de protozoários como, por exemplo, as amebas que sobrevivem e se multiplicam em ambientes de reservatório de água. Dessa forma, medidas eficazes de tratamento de água, como a correta cloração, principalmente em hospitais e sistemas de abastecimento de água, pode ser uma boa maneira de se prevenir e controlar a doença.

Outras Espécies do Gênero *Legionella*

Além de *L. pneumophila*, cerca de 20 outras espécies de legionelas já foram descritas como patógenos de humanos. A pneumonia causada por espécies não *pneumophila* se assemelham clinicamente com a causada por *L. pneumophila*, porém, a maioria dessas infecções ocorre em pacientes imunossuprimidos.

Dentre as espécies não *pneumophila* isoladas de pacientes, as mais comuns são: *L. longbeachae* (3.9%), *L. bozemanae* (2.4%), *L. micdadei*(0.6%), *L. dumoffii*(0.6%), *L. feeleii*(0.4%), *L. wadsworthii* (0.2%), *L. anisa* (0.2%) e espécies não conhecidas (0.2%).A maioria dessas espécies habitam ambientes aquáticos e infectam protozoários de água doce, com exceção da espécie *L. longbeachae* que é encontrada em solos. Estudos recentes demonstram que *L. longbeachae* é responsável por cerca de 30-50% das infecções causadas por *Legionella* em países do hemisfério sul, como a Austrália e Nova Zelândia. Trabalhos experimentais mostram também que *L. longbeachae* é altamente virulenta e letal em modelos de camundongos. Visto que *L. longbeachae* sobrevive e se mantém no solo, atividades de jardinagem são consideradas fatores de risco para infecção por *L. longbeachae*, uma vez que solos comerciais utilizados para plantio já foram associados a surtos causados por essa espécie.

Bibliografia

1. Hubber A, Roy CR. Modulation of host cell function by Legionella pneumophila type IV effectors. Annu Rev Cell Dev Biol. 2010; 26:261-83.
2. Levin AS, Caiaffa Filho HH, Sinto SI, Sabbaga E, Barone AA, Mendes CM. An outbreak of nosocomial Legionnaires' disease in a renal transplant unit in São Paulo, Brazil. Legionellosis Study Team. J Hosp Infect. 1991; 18:243-8.
3. Massis LM, Zamboni DS. Innate immunity to Legionella pneumophila. Front Microbiol. 2011; 2:1-7.
4. Mazieri NA, de Godoy CV. Legionellosis associated with pneumopathies in São Paulo. Study of the etiologic confirmation by isolation and serology. Rev Inst Med Trop Sao Paulo. 1993; 35:1-10.
5. Newton HJ, Ang DKY, van Driel IR, Hartland EL. Molecular Pathogenesis of Infections Caused by Legionella pneumophila. Clin Microbiol Rev. 2010; 23:274-98.
6. Swanson MS, Hammer BK. Legionella pneumophila pathogesesis: a fateful journey from amoebae to macrophages. Annu Rev Microbiol. 2000; 54:567-613.

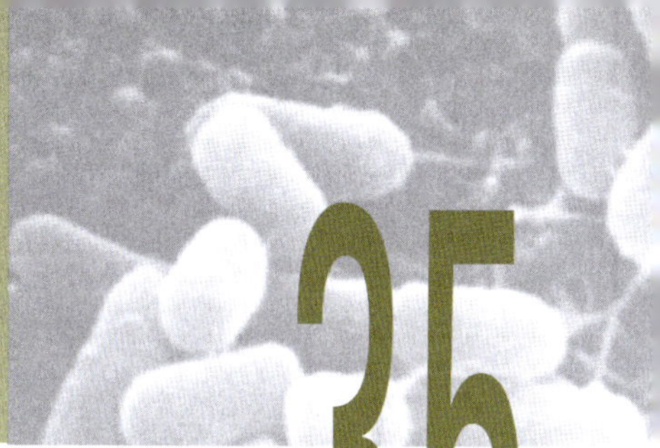

Marina Baquerizo Martinez
Carla Romano Taddei

35

Enterobacteriaceae

A família Enterobacteriaceae, uma das mais importantes famílias bacterianas, compreende o ser vivo mais conhecido (*E. coli* K12) e muitos dos patógenos mais isolados para o homem e os animais. Com relação ao homem, estes patógenos estão entre os principais agentes de infecção hospitalar e, sem dúvida, constituem a principal causa de infecção intestinal em muitos países. As suas relações com os animais também interessam muito ao homem não só porque causam perdas econômicas, mas também porque os animais representam um vasto reservatório de patógenos humanos. Por estas razões, poucos micro-organismos têm sido tão estudados quanto vários membros desta família.

Gêneros e Espécies

A cada ano, observa-se que novos membros são incluídos nesta família. Provavelmente, há centenas de espécies, se não milhares. O emprego de métodos moleculares na classificação dos gêneros e espécies da família Enterobacteriaceae resultou em várias modificações da classificação clássica que tinha por base métodos fenotípicos. Obviamente, estas modificações eram necessárias do ponto de vista científico, mas sob a óptica da microbiologia clínica o estudo destes micro-organismos está se tornando cada vez mais complexo. Embora, não haja consenso, se aceita que a família é constituída por aproximadamente 40 gêneros e mais de 170 espécies. Neste capítulo, dividiremos os gêneros da família em dois grandes grupos que chamaremos de tradicional e não tradicional. O grupo tradicional (Tabela 35.1) corresponde aos gêneros conhecidos antes de 1980, que inclui em torno de 90% das amostras mais frequentemente isoladas de infecções humanas. O grupo não-tradicional inclui três subgrupos: espécies de origem humana, porém raras, espécies predominantemente de origem ambiental e espécies não isoladas do homem até agora (Tabela 35.2).

Aspectos Estruturais

As enterobacteriáceas são bacilos Gram-negativos cujas células apresentam membrana citoplasmática, espaço periplásmico, peptideoglicano ou mureína e membrana externa. A maioria apresenta filamento flagelar que nasce no citoplasma e muitas possuem cápsulas ou estrutura tipo capsular conhecidas como antígenos K. A membrana externa contém o LPS, porinas e diferentes tipos de fímbrias. Diferentes tipos de plasmídios são transportados por muitas amostras. O cromossomo é único e circular. A Figura 35.1 é uma representação esquemática de uma célula de uma enterobactéria.

Aspectos Fisiológicos

As enterobacteriáceas são micro-organismos anaeróbios facultativos, Gram-negativos, reduzem nitrato a nitrito, fermentam a glicose e não produzem a enzima citocromo oxidase C. São capazes de metabolizar uma ampla variedade de substâncias como carboidratos (mono-di-trissacarídeos e polímeros), proteínas e aminoácidos, lipídeos e ácidos orgânicos. Produzem catalase, utilizam glicose e amônia como fontes únicas de carbono e nitrogênio, respectivamente. Estas propriedades metabólicas são extensivamente usadas na classificação e identificação dos gêneros e espécies da família. De grande importância para a compreensão das relações bactéria–célula eucariótica foi a descoberta recente dos mecanismos de secreção de proteínas, muito em particular do sistema de secreção do tipo III, que injeta proteínas efetoras no citosol das células hospedeiras (ver Capítulo 19).

Aspectos Genéticos

Os estudos clássicos de genética culminaram recentemente com o sequenciamento do cromossomo e de vários plasmídios de enterobactérias. A quantidade de informação obtida tem sido imensa e algumas já foram ou serão abordadas em outros capítulos. Aqui, serão mencionadas somente as relações genômicas reveladas pela análise comparativa dos genomas sequenciados. O quadro que está se delineando é o de que o genoma de enterobactéria é constituído por um cerne comum a todas as espécies, o qual é marcado por ISs (sequência de inserção), fagos, ilhas de patogenicidade, pseudogenes, sequências repetidas, mutações e deleções que explicariam as diferenças entre as espécies (Figura 35.2).

Tabela 35.1 Gêneros e Principais Espécies Tradicionais da Família Enterobacteriaceae	
Gêneros	*Espécies*
Citrobacter	*freundii**
	*diversus**
	amalonaticus
	farmeri
	youngae
	(outras)
Edwardsiella	*tarda*
	hoshinae
Enterobacter	*aerogenes**
	*cloacae**
	*"agglomerans group"**
	gergoviae
	sakazakii
	taylorae (cancerogenus)
	(outras)
Escherichia	*coli**
	fergusonii
	hermannii
	vulneris
Hafnia	*alvei*
Klebsiella	*pneumoniae**
	*oxytoca**
	ozaenae
	rhinoscleromatis
	(outras)
Morganella	*morganii**
Proteus	*mirabilis**
	*vulgaris**
	*penneri**
Providencia	*rettgeri**
	*stuartii**
	*alcalifaciens**
	*rustigianii**
Salmonella	*enterica**
	gomboni
Shigella	*dysenteriae*
	*flexneri**
	boydii
	*sonnei**
Serratia	*marcescens**
	*liquefaciens**
	rubidea
	plymuthica
	odifera
	(outras)
Yersinia	*enterocolitica**
	pseudotuberculosis
	pestis
	frederiksenii
	kristensenii
	rohdei
	bercovieri
	molleretii

*Espécies mais frequentes.

Estrutura Antigênica

Várias das estruturas celulares são antigênicas, entre elas estão os flagelos, o LPS e as cápsulas. Os flagelos são chamados antígenos H e as cápsulas, antígenos capsulares ou antígenos K. A molécula do LPS contém o antígeno O que corresponde ao polissacarídeo da cadeia lateral da molécula.

Esses antígenos representam a base da identificação sorológica dos membros da família Enterobacteriaceae, que muito contribuiu para o conhecimento da epidemiologia das infecções e da patogenicidade de muitas delas.

Fatores de Virulência

As enterobacteriáceas apresentam ou produzem uma gama enorme de fatores de virulência comprovados e potenciais. A maioria destes fatores é expressa pelas variedades patogênicas de *E. coli, Shigella, Salmonella* e *Yersinia*. Com relação aos patógenos que causam bacteremias e septicemias apresentam particular importância os antígenos K que compreendem as cápsulas propriamente ditas. De modo geral, a cápsula protege o patógeno da ação dos fagócitos e dos anticorpos. Os fatores de virulência comprovados serão discutidos nos capítulos referentes aos patógenos que os produzem e, quanto aos potenciais, vale mencionar os dois mais conhecidos: EAST e CDT. A toxina EAST *(Enteroaggregative E. coli Stable Toxin)* é um pequeno peptídeo da família das toxinas ST (ver Capítulo 39) codificada por genes cromossômicos ou plasmidiais muito comum em certas categorias de *E. coli* diarreiogênicas como EAEC e EHEC e também é expressa por uma proporção relativamente alta de amostras de *E. coli* isoladas da microbiota de indivíduos hígidos. Outra toxina CDT é uma proteína definida praticamente pela sua ação distensora e letal sobre células HeLa que também é produzida por diferentes amostras de *E. coli,* embora menos frequentemente do que EAST.

O lipídeo A e o peptideoglicano são também fatores de virulência porque a febre e as manifestações gerais das infecções pelas enterobacteriaceas são mediadas por citocinas cuja produção é estimulada por essas substâncias.

A expressão dos fatores de virulência é mediada por sistemas complexos de regulação, sensíveis a diferentes condições ambientais, que permitem as enterobacteriáceas patogênicas se adaptarem a diferentes nichos ecológicos.

Infecções

As enterobacteriáceas podem causar infecções intestinais e extraintestinais, essas últimas podem ser localizadas ou sistêmicas. As infecções localizadas mais frequentes são as das vias urinárias, dos pulmões, do sistema nervoso central, da pele e do tecido celular subcutâneo (feridas). Tanto as infecções intestinais como as extraintestinais podem permanecer localizadas ou se transformarem em infecções sistêmicas; as bacteremias são bastante frequentes. Estas também podem ocorrer em consequência da translocação para a corrente sanguínea de enterobacteriáceas presentes nos intestinos. Diferentes fatores podem favorecer a translocação. Descreveremos, em seguida, o comportamento das

Tabela 35.2
Gêneros e Principais Espécies Não-tradicionais em Infecções Humanas da Família Enterobacteriaceae

Isolados de Pacientes	*Primariamente Ambientais*	*Não isolados do Homem*
Cedecea davisae	*Budvicia aquatica*	*Arsenophonus nasoniae*
Cedecea lapagei	*Buttiauxella noackiae*	*Brenneria species*
Cedecea neteri	*Edwardsiella hoshinae*	*Buchnera aphidicola*
Cedecea genomospecies 3	*Trabulsiella guamensis*	*Buttiauxella species*
Cedecea genomospecies 5	*Pragia fontium*	*Edwardsiella cochleae*
Kluyvera ascorbata		*Obesumbacterium proteus*
Kluyvera cryocrescens		*Pantoea species*
Kluyvera georgiana		*Pectobacterium species*
Leclercia adecarboxylata		*Photorhabdus species*
Leminorella grimontii		*Sodalis glossinidius*
Leminorella richardii		*Wigglesworthia glossinidia*
Leminorella genomospecies 3		*Xenorhabdus species*
Moellerella wisconsensis		
Photorhabdus luminescens		
Rahnella aquatilis		
Rahnella genomospecies 2		
Rahnella genomospecies 3		
Tatumella ptyseos		
Yokenella regenburgei		

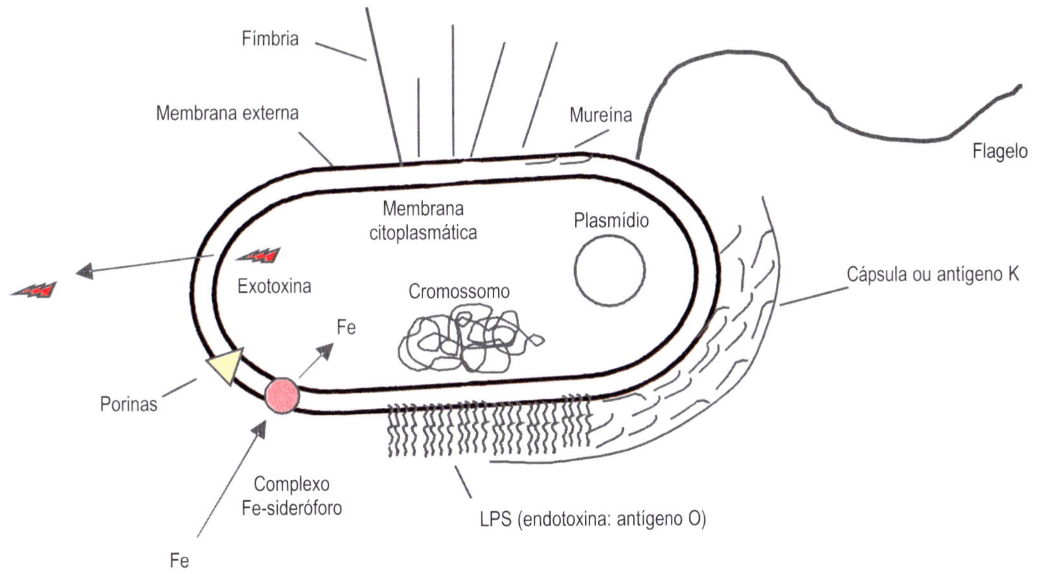

Figura 35.1 – *Representação esquemática de uma célula de* Enterobacteriaceae.

espécies ou dos gêneros tradicionais com relação à capacidade de causar infecção intestinal ou extraintestinal.

Edwardsiella

E. tarda é a espécie mais importante isolada de casos de infecções em seres humanos. Há relatos de isolamentos ocasionais de urina, sangue e fezes. É conhecida como agente de gastrenterites e infecções de feridas. Embora não seja incluída entre os enteropatógenos, vários estudos clínico-bacteriológicos têm demonstrado que ela pode causar diarreia. Estes estudos são corroborados pela observação de que *E. tarda* invade e destrói células HeLa (Figura 35.3). Frequentemente é encontrada em animais aquáticos, répteis, cobras e focas.

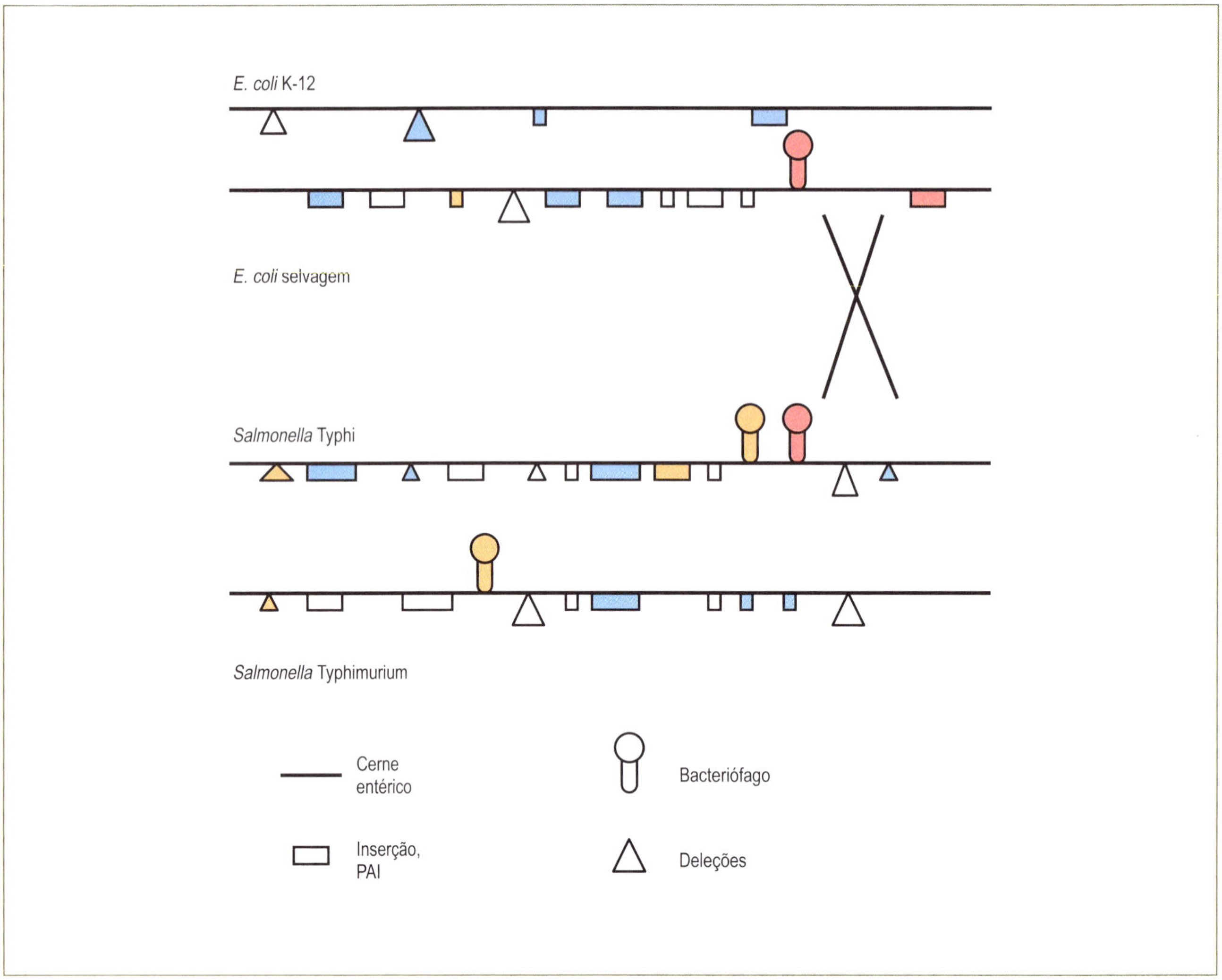

Figura 35.2 — *Representação esquemática do genoma de* Escherichia coli *e* Salmonella.

Providencia

Uma das espécies do gênero *Providencia*, *P. alcalifaciens*, tem potencial de enteropatogênica. É mais frequente em crianças com diarreia do que em controles e um de seus ribotipos invade células HeLa (Figura 35.4). A primeira amostra da espécie envolvida com quadro diarreico foi isolada das fezes de uma criança em São Paulo. As demais espécies do gênero têm sido isoladas de pacientes com infecção urinária.

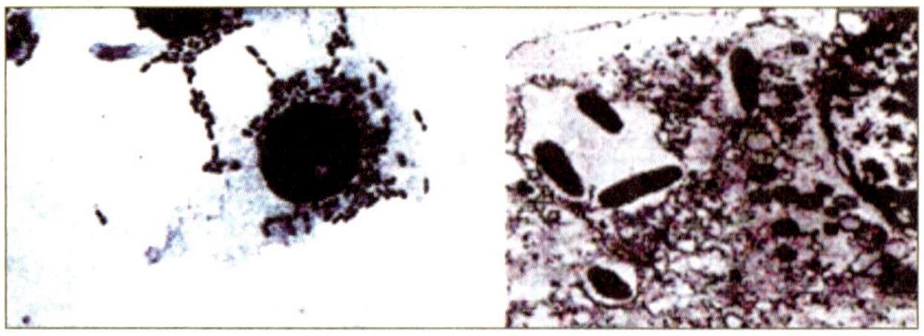

Figura 35.3 - *Invasão de células HeLa por* Edwardsiella tarda *(Marques LRM et al., 1984).*

Hafnia

Hafnia alvei é a única espécie do gênero. Há trabalhos indicando que a espécie pode estar associada à diarreia de turistas e crianças. Um problema sério diz respeito à identificação correta das amostras isoladas. Em um dos trabalhos mais convincentes em que as amostras de *H. alvei* apresentavam inclusive o gene *eae*, comprovou-se posteriormente que a amostra isolada era na realidade uma *Escherichia coli*. Raramente, *H. alvei* pode estar associada a infecções extraintestinais, principalmente das vias biliares.

Klebsiella

O gênero *Klebsiella* possui duas espécies, *K. oxytoca* e *K.pneumoniae*, esta última com três subespécies, a saber: *K.pneumoniae spp pneumoniae, K.pneumoniae spp rhinoscleromatis* e *K.pneumoniae spp ozaenae*. São frequentemente isoladas de materiais biológicos humanos. A espécie mais isolada é *K. pneumoniae*. É encontrada nas fezes de 30% dos indivíduos normais e, em menor frequência, na nasofaringe. Nas fezes de crianças e depois do uso de anti-

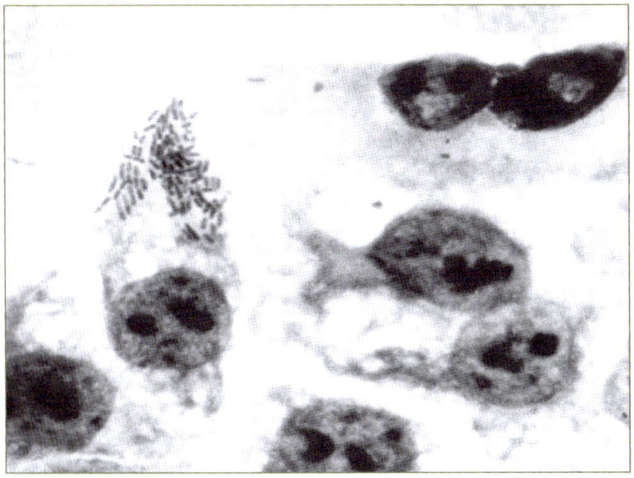

Figura 35.4 – *Invasão de* Providencia alcalifaciens *a células HeLa (aumento 1000X) (Guth BEC & Pedroso MZ, 1997).*

bióticos, a frequência é mais elevada. *K. pneumoniae* é uma causa importante de pneumonias, bacteremias e de infecções em outros órgãos. É uma bactéria com relevância crescente nas infecções hospitalares e na condição de patógeno oportunista, frequentemente causa infecções em pacientes imunocomprometidos. Neste sentido, as populações de maior risco incluem os recém-nascidos (RN), pacientes cirúrgicos, portadores de neoplasias e diabetes. Pacientes com algumas patologias, como etilismo e diabetes, apresentam taxas de 35% e 36% de colonização de *K. pneumoniae* na orofaringe, respectivamente, fato que favorece o desenvolvimento de pneumonia por este micro-organismo.

A facilidade para colonizar mucosas privilegia *K. pneumoniae* como patógeno oportunista. Infecções por este agente comprometem, principalmente, o trato urinário e o trato respiratório, levando à bacteremia grave e à pneumonia aspirativa, com altas taxas de morbidade e mortalidade. A pneumonia adquirida na comunidade, principalmente por indivíduos etilistas crônicos e com comprometimento da função pulmonar, acontece na maioria das vezes em virtude da dificuldade destes pacientes em eliminar as secreções das vias aéreas superiores, sendo estes materiais aspirados para as vias aéreas inferiores, causando a infecção.

Entre a variedade de infecções extrapulmonares associadas à *K. pneumoniae*, a infecção urinária, tanto em crianças quanto em adultos, é a mais prevalente. A meningite é observada em neonatos portadores de derivação ventrículo-peritoneal e em pacientes com procedimentos neurocirúrgicos de grande porte, relacionados ou não a extravasamento de líquido cefalorraquidiano. *K. pneumoniae* também pode causar endocardite, infecções dos tecidos moles, feridas cutâneas e enterite.

No ambiente hospitalar, as taxas de colonização por *K. pneumoniae* aumentam em razão direta ao tempo de internação do paciente. Altas taxas de colonização por *Klebsiella* podem estar mais associadas ao uso de antimicrobianos do que com os procedimentos hospitalares em si. São relatados percentuais de até 77% nas fezes, 19% na orofaringe e 42% nas mãos. Há evidências, porém, de que alguns procedimentos invasivos em pacientes hospitalizados, como utilização de cateter vesical e/ou intubação para ventilação mecânica, sejam fatores de risco para colonização por *K. pneumoniae*.

Surtos hospitalares provocados por organismos multirresistentes a antibióticos, como cepas de *K. pneumoniae* produtoras de β-lactamases de espectro estendido *(extended-spectrum beta-lactamases – ESBL)*, têm sido relatados em diversos países nos últimos anos. Sua importância se traduz, principalmente, pelas limitações terapêuticas apresentadas e pelo significativo impacto na prática clínica, por esses micro-organismos estarem relacionados a altas taxas de morbidade, mortalidade e tratamento hospitalar oneroso.

Uma nova enzima denominada KPC (*K. pneumoniae* carbapenemase) foi identificada em cepas de *K. pneumoniae* envolvidas em um surto hospitalar no início dos anos 2000. Desde então, vários surtos ocorreram no Brasil e estudos mostraram que esta enzima pode ser produzidas por outras enterobactérias, como *Enterobacter* sp e *Salmonella* sp. A relevância clínica da identificação desta enzima se baseia no fato de que ela confere uma resistência ainda maior aos antibióticos, podendo inativar penicilinas, cefalosporinas e monobactâmicos.

Os demais membros do gênero são raramente isolados e estão associados a doenças pouco comuns. *K. rhinoscleromatis* é o agente do rinoescleroma, uma doença granulomatosa crônica que afeta as mucosas do nariz, os seios paranasais, a faringe, a laringe e as vias aéreas inferiores. O exame histopatológico das lesões mostra necrose e fibrose com a presença característica de células espumosas contendo bacilos Gram-negativos (células de Mikulicz). Atribui-se *K. ozenae* à etiologia da ozena, que corresponde a uma rinite atrófica crônica, acompanhada de secreção nasal mucopurulenta fétida. É possível que a *Klebsiella* seja apenas um invasor secundário e não o agente da doença. Finalmente, *K. granulomatis* é o agente do granuloma inguinal, uma doença transmitida sexualmente que se caracteriza por ulcerações nos órgãos genitais e nas regiões inguinal e perianal (ver Capítulo 99). A doença é mais frequente no sexo masculino e nos trópicos. *K. granulomatis* não é cultivável, pertencia ao gênero *Calimmatobacterium,* mas foi transferida para o gênero *Klebsiella* devido a semelhanças moleculares. Contribuíram também para a transferência as semelhanças anatomopatológicas entre o granuloma inguinal, o rinoescleroma e a ozena.

Citrobacter

São 11 espécies descritas e não são consideradas enteropatógenos.. Este grupo de bactérias tem pouca importância clínica, porém as mais importantes são *C. freudii* e *C. diversus (C. koseri)*. A primeira tem sido ligada a infecções urinárias, bacteremias e infecções respiratórias entre outras. A espécie *C. diversus* é suspeita de estar envolvida em casos de meningites em recém-nascidos. Uma espécie que tem sido bastante citada ultimamente é *C. rodentium*, que, embora não cause infecção no homem, compartilha fatores de virulência (intimina) com patógenos humanos como *E. coli* enteropatogênica clássica e *E. coli* enterohemorrágica.

Enterobacter

Duas espécies, *E. cloaceae* e *E. aerogenes*, predominam sobre todas as demais como causa de infecções humanas em vários órgãos. Uma característica importante das duas espécies é a capacidade de contaminar equipamentos médicos e soluções para uso parenteral. Assim como *Klebsiella*, apresentam-se multirresistentes e estão envolvidas em surtos de infecção hospitalar, causando, principalmente, infecções urinárias e infecções respiratórias.

Proteus

Proteus mirabilis é a espécie mais importante, principalmente com relação a infecções urinárias adquiridas na comunidade e em hospitais. As espécies de *Proteus* produzem grandes quantidades de urease que degrada a ureia formando amônia e outros produtos. Acredita-se que a alcalinização da urina durante as infecções urinárias causadas por estes organismos contribua para a formação de cálculos urinários.

Morganella

São conhecidas duas subespécies de *Morganella morganii*, ambas envolvidas com infecções urinárias. As duas também produzem urease.

Serratia

A grande maioria das infecções é causada pela *Serratia marscescens* que, como *Enterobacter*, costuma contaminar equipamentos médicos e soluções com baixo poder desinfetante. *Serratia* é um importante patógeno nosocomial que pode causar infecção urinária, bacteremias e infecções respiratórias.

Escherichia coli

A diversidade patogênica de *E. coli* chega a ser fantástica. A espécie compreende pelo menos cinco categorias de amostras que causam infecção intestinal por diferentes mecanismos e várias outras especificamente associadas com infecções urinárias, meningites e provavelmente outras infecções extraintestinais. As categorias que causam infecção intestinal são coletivamente chamadas de *E. coli* diarreiogênica (ver Capítulos 36 a 40) (Quadro 35.1) e as associadas a infecções extraintestinais de EXPEC *(Extra intestinal Pathogenic E. coli)* (ver Capítulo 41). Além de ser um patógeno importante, *E. coli* é membro da microbiota intestinal normal do homem, sendo encontrada nas fezes de todos os indivíduos hígidos. Esta estreita associação com as fezes do homem (e também dos animais) representa a base do teste para verificar contaminação fecal da água e dos alimentos, tão usado em saúde pública. Em termos quantitativos, *E. coli* provavelmente seja o patógeno humano mais importante.

Membros da família Enterobacteriaceae envolvidos em infecções gastrointestinais, *E. coli* diarreiogênica; *Shigella; Salmonella* e *Yersinia enterocolitica*, encontram-se em outros capítulos (ver Capítulos 36 a 40 e 42 a 44).

Quadro 35.1
Categorias de *Escherichia coli* Diarreiogênica*

E. coli enteropatogênica (EPEC)
E. coli enteroemorrágica (EHEC)
E. coli enteroagregativa (EAEC)
E. coli enterotoxigênica (ETEC)
E. coli enteroinvasora (EIEC)

* Deixamos de incluir DAEC (E. coli que adere difusamente) porque o processo de adesão difusa não define uma categoria de *E. coli* diarreiogênica. O processo é mediado por diferentes fímbrias encontradas em amostras de *E. coli* não patogênica e em amostras de *E. coli* associadas a infecções urinárias e intestinais (EPEC, ETEC e EAEC).

Outros gêneros e espécies não tradicionais

a maioria destes gêneros foi caracterizada por métodos moleculares a partir de 1980 e inclui um número variável de espécies. Conforme se observa na Tabela 35.2, alguns estão associados a infecções humanas, outros são principalmente ambientais e ainda outros estão associados a vegetais e insetos. É interessante que a *Buchnera aphydicula* é um endossimbionte. Quanto às espécies associadas a infecções humanas, todas são raramente isoladas, não se conhecendo ainda o papel patogênico de muitas delas.

Diagnóstico

O diagnóstico das infecções intestinais está descrito nos respectivos capítulos. Com relação às infecções extraintestinais, o diagnóstico tem por base o isolamento da enterobacteriácea e sua identificação. O isolamento não oferece dificuldade, porque as enterobacteriáceas crescem bem nos meios de cultura simples e também em meios seletivos como o de MacConkey, bastante usado em diagnóstico. Com relação à identificação das espécies, devemos considerar separadamente as mais frequentes e típicas das mais raras e difíceis. A identificação das primeiras pode ser bastante fácil requerendo apenas algumas características culturais e um número limitado de provas bioquímicas. Alguns exemplos de características culturais muito úteis em identificação podem ser mencionados:

Morfologia das colônias: em placas de MacConkey, *E. coli* e *Klebsiella pneumoniae* formam colônias altamente sugestivas das espécies (Figuras 35.5A e 35.5B). Já em placa de ágar- sangue, *Proteus mirabilis* tem um crescimento em forma de véu bastante característico (Figura 35.6). Este véu se deve à forma de crescimento, que ocorre em ciclos, devido à variação da quantidade de flagelos expressos pela célula bacteriana.

Pigmentação: algumas enterobacteriáceas produzem pigmento característico. O mais típico e proeminente é o pigmento vermelho produzido por *Serratia marcescens* (Figura 35.7).

Outras características podem ser utilizadas na identificação quando meios de isolamento chamados cromogênicos são utilizados. Eles têm por base substratos e indicadores que tornam a morfologia das colônias de algumas enterobacteriáceas praticamente definidoras da espécie (Figura 35.8).

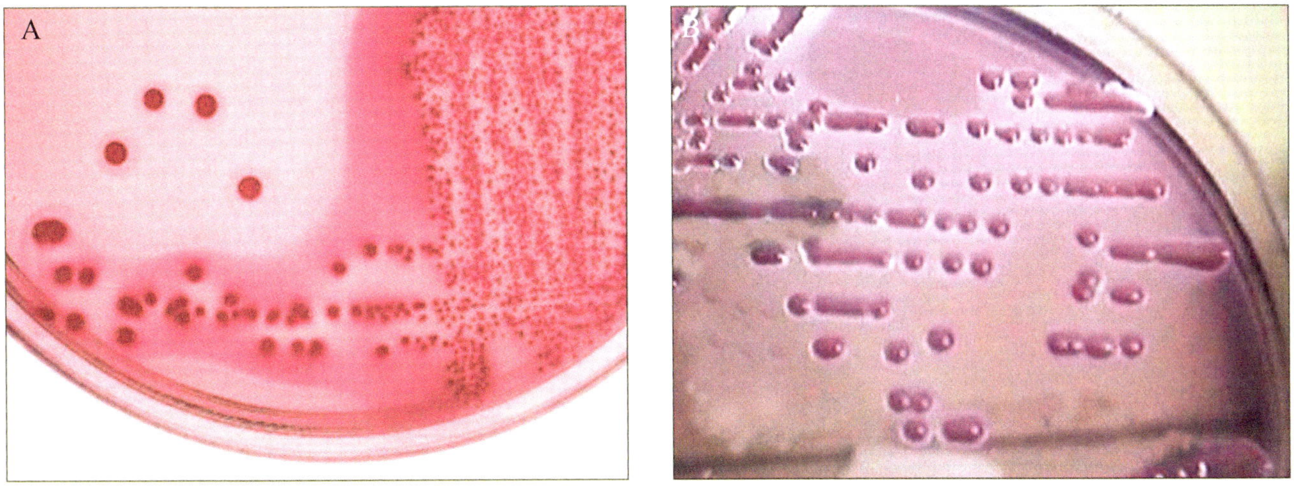

Figura 35.5 – *Morfologia das colônias de* Escherichia coli *(A) e* Klebsiella pneumoniae *(B) em placas de MacConkey.*

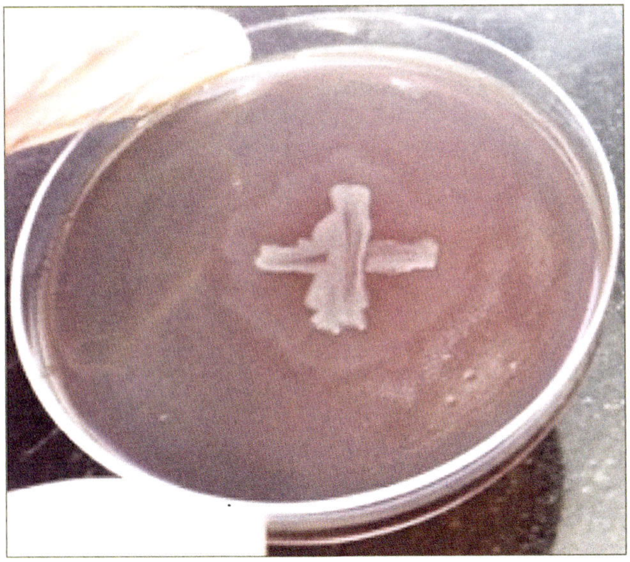

Figura 35.6 – *Crescimento em forma de véu de* Proteus mirabilis.

Testes bioquímicos. Na Tabela 35.3 é mostrado o comportamento de algumas espécies de Enterobacteriaceae, quando submetidas a um número relativamente pequeno de testes bioquímicos (ver Capítulo 63). Estes testes podem ser feitos de forma clássica, em que são utilizados meios de cultura sólidos ou líquidos distribuídos em tubos de ensaio ou em diferentes modalidades de *kits*. Um dos mais antigos é o *kit* do sistema API.

A abordagem descrita é totalmente satisfatória para as enterobacteriáceas mais frequentemente isoladas, embora outros métodos de identificação mais complexos estejam disponíveis. Entretanto, dependendo do nível de exigência na identificação da espécie da família Enterobacteriaceae, muitos mais testes bioquímicos devem ser usados, bem como outros métodos de identificação, incluindo sequenciamento do gene ribossômico 16S.

Sorotipagem

Devido à presença dos antígenos O, K e H, as espécies de enterobacteriáceas podem ser divididas em sorogrupos e sorotipos. A rigor, qualquer espécie pode ser dividida, mas a metodologia tem sido empregada nas espécies de interesse epidemiológico, por exemplo, para o estudo dos agentes de infecção intestinal. Atualmente o método está restrito a poucos centros de referência.

Tipagem por métodos moleculares: vários métodos moleculares podem ser usados para rastrear e diferenciar amostras das diferentes espécies de enterobacteriáceas envolvidas em surtos epidêmicos de infecções hospitalares e da comunidade (ver Capítulo 14).

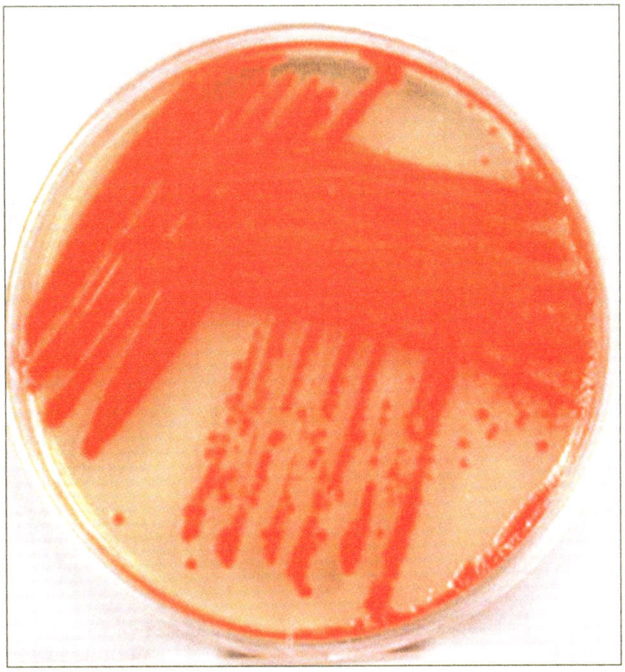

Figura 35.7 – *Produção de pigmento vermelho por* Serratia marcescens.

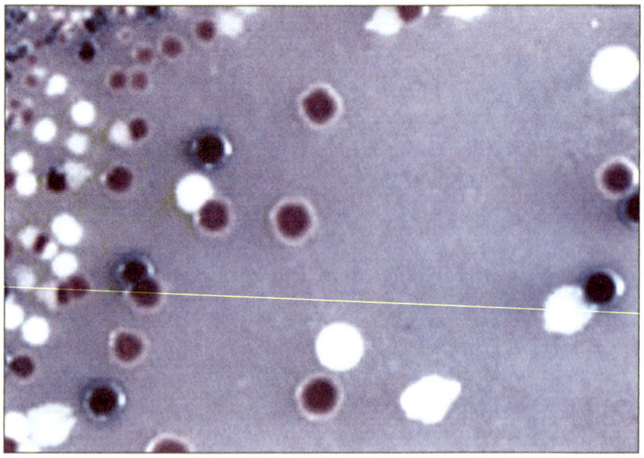

Figura 35.8 – *Meio cromogênico com* Escherichia coli *O157:H7 (colônias escuras).*

Aspectos Epidemiológicos

A epidemiologia das infecções intestinais é discutida nos capítulos que tratam dos agentes etiológicos. Quanto às infecções extraintestinais, algumas são adquiridas na comunidade, mas a grande maioria é de natureza nosocomial. Entre as infecções adquiridas na comunidade, as mais frequentes são as urinárias causadas por *E. coli* e *Proteus mirabilis*. Em hospitais, diferentes órgãos podem ser afetados e a frequência varia de acordo com diferentes fatores. Quanto aos agentes etiológicos destas infecções, as espécies tradicionais continuam sendo as mais importantes e algumas são bem mais frequentes que outras. Em um estudo em 314 hospitais no estado de São Paulo, 28% das hemoculturas positivas tiveram membros da família Enterobacteriaceae isolados, sendo 14% com envolvimento de *K. pneumoniae*,

Tabela 35.3
Diferenciação Bioquímica dos Principais Gêneros da Família Enterobacteriaceae

Testes Bioquímicos	*Escherichia*	*Shigella*	*Edwardsiella*	*Salmonella*	*Citrobacter*	*Klebsiella*	*Enterobacter*	*Hafnia*	*Serratia*	*Proteus*	*Morganella*	*Providencia*	*Yersinia*
Lactose	+	-	-	-	d	+	+	-	-	-	-	-	-
Gás (glicose)	+	-	+	+	+	+	+	+	+	+	+	+	-
H_2S	-	-	d	+	d	-	-	-	-	d	-	-	-
Urease	-	-	-	-	d	+	d	-	d	+	+	-	+
L-TD[a]	-	-	-	-	-	-	-	-	-	+	+	+	-
Motilidade	d	-	+	+	+	-	+	+	+	+	d	+	d
Indol	+	d	+	-	d	-	-	-	-	d	+	+	d
Lisina	+	-	+	+	-	+	d	+	+	-	-	-	-
Citrato de Simmons	-	-	-	+	+	+	+	-	+	d	-	+	d

a_1 L-TD = L-triptofano-desaminase d, reação positiva ou negativa

Tabela 35.4
Resistência Natural de Algumas Espécies de Enterobacteriaceae aos Antibióticos

Gênero ou Espécie	*Antibiótico*
Citrobacter freundii	*Cefalotina*
Citrobacter diversus (C. koseri)	Cefalotina, carbenicilina
Edwardsiella tarda	Colistina
Enterobacter cloacae	Cefalotina
Enterobacter aerogenes	Cefalotina
Klebsiella pneumoniae	Ampicilina, carbenicilina
Proteus mirabilis	Polimixinas, tetraciclina, nitrofurantoina
Proteus vulgaris	Polimixinas, ampicilina, nitrofurantoina, tetraciclina
Morganella morganii	Polimixinas, ampicilina, cefalotina
Providencia rettgeri	Polimixinas, cefalotina, nitrofurantoina, tetraciclina
Serratia marcescens	Polimixinas, cefalotina, nitrofurantoina,
Serratia fonticola	Ampicilina, carbenicilina, cefalotina
Outras espécies de *Serratia*	Polimixinas, cefalotina

seguida de *E. coli* (3%), *Serratia* e *Enterobacter* (2%) e outras espécies (6%).

Tratamento

Todas as enterobacteriáceas são naturalmente resistentes (resistência intrínsica) a vários antibióticos, como ácido fusídico, clindamicina, estreptograminas, glicopeptídeos, linezolida, macrolídeos e penicilina G. Além desses, os diferentes gêneros da família enterobacteriaceae podem ainda apresentar resistência intrínseca a outros antibióticos como listado na Tabela 35.5 e adquirir resistência a praticamente todos eles. A resistência adquirida pode decorrer de mutações ou da aquisição de fatores R, não sendo rara a ocorrência das duas modalidades simultaneamente. Na maioria das vezes, a resistência é múltipla. A frequência dos diferentes tipos de amostras resistentes está intimamente ligada ao uso dos antibióticos. A variabilidade de sensibilidade aos antimicrobianos, faz com que haja necessidade de se pesquisar o perfil de sensibilidade de cada cepa isolada.

Bibliografia

1. Cimolai N, Nair GB, Takeda Y, Trabulsi LR. Enterobacteriaceae and enteric infection. In: Cimolai N (ed.). Laboratory diagnosis of bacterial infections. New York: Marcel Dekker; 2001.
2. Ewing WH. Edwards and Ewing's identification of Enterobacteriaceae. 4th ed. New York: Elsevier; 1986.
3. Murray PR, Baron EJ, Pfalier MA, Yolken RR (eds.). Manual of clinical microbiology. 8th ed. Washington: ASM Press; 2003.
4. http://www.anvisa.gov.br/servicosaude/controle/rede_rm/cursos/boas_praticas/MODULO2/resistencia.htm
5. http://www.cve.saude.sp.gov.br/htm/ih/pdf/Dados_IH_2012.pdf.

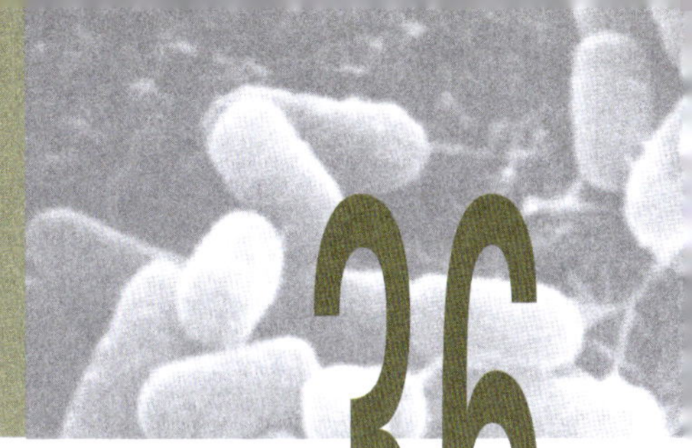

Tânia Aparecida Tardelli Gomes
Rodrigo Tavanelli Hernandes

36

Escherichia coli Enteropatogênica (EPEC)

Histórico e Introdução

Embora a bactéria *Escherichia coli* tenha sido identificada, em 1885, pelo médico alemão Theodor Escherich, as primeiras confirmações de que algumas cepas da espécie pudessem estar associadas com doenças em humanos foram obtidas definitivamente, no ano de 1945, pelo médico John Bray, ao identificar essa bactéria como o agente de surtos de diarreia em crianças na Inglaterra (diarreia de verão). Embora EPEC tenha sido o primeiro grupo de *E. coli* associado a doença em humanos, seu potencial patogênico foi confirmado apenas no final da década de 80, com um estudo realizado pelo *Center for Vaccine Development, Baltimore, Ma, USA*, em adultos voluntários.

O termo EPEC foi criado por Neter, em 1955, para designar determinados sorogrupos de *E. coli* associados a casos de diarreia na Inglaterra, distinguindo-os assim dos sorogrupos de *E. coli* encontrados no trato gastrointestinal de indivíduos saudáveis. Deste modo, inicialmente, as cepas de EPEC foram identificadas como isolados de *E. coli* pertencentes aos sorogrupos epidemiologicamente associados com a doença diarreica (sorogrupos clássicos de EPEC) e compreendiam os sorogrupos: O26, O55, O86, O111, O114, O119, O125, O126, O127, O128, O142 e O158. Os avanços nos conhecimentos dos mecanismos de virulência de EPEC, bem como dos seus determinantes genéticos de patogenicidade, mudaram drasticamente essa definição.

Atualmente, define-se EPEC como cepas de *E. coli* capazes de induzir uma lesão histopatológica no epitélio intestinal denominada lesão *attaching and effacing* (lesão AE), e que são desprovidas dos genes que codificam a toxina Shiga (*stx1* e *stx2*). Além disto, as EPEC são divididas em típica e atípica, com base na presença do plasmídio EAF (pEAF: EPEC *adherence factor*) nas EPEC típicas e ausência deste nas EPEC atípicas. Embora o termo EPEC atípica tenha sido criado oficialmente em 1995, durante um simpósio internacional, estudos anteriores realizados em adultos voluntários já haviam demonstrado que uma cepa de EPEC (do sorotipo O114:H2), desprovida do pEAF, era capaz de induzir diarréia de igual severidade à de uma cepa de EPEC (do sorotipo O127:H6) portadora desse plasmídio. As principais diferenças entre as EPEC típicas e atípicas estão apresentadas na Tabela 36.1.

Tabela 36.1
Principais Características das EPEC Típicas e Atípicas

Característica	*EPEC típica*	*EPEC atípica*
Região LEE	Sim	Sim
Lesão AE	Sim	Sim
Genes stx	Não	Não
Produção de BFP (pEAF)	Sim	Não
Padrão de aderência[a]	AL	AL-*like*, AD, AA e NA
Reservatório	Homem	Homem e animais
Faixa etária	Crianças até 02 anos de idade	Crianças e adultos
Sorotipos mais frequentes	O55:H6, O86:H34, O111:H2, O119:H6	O26:H11, O55:H7, O111:H9, O119:H2, O128:H2

[a] AL (aderência localizada); AL-*like* (aderência localizada-*like*); AD (aderência difusa); AA (aderência agregativa) e NA (não aderente).

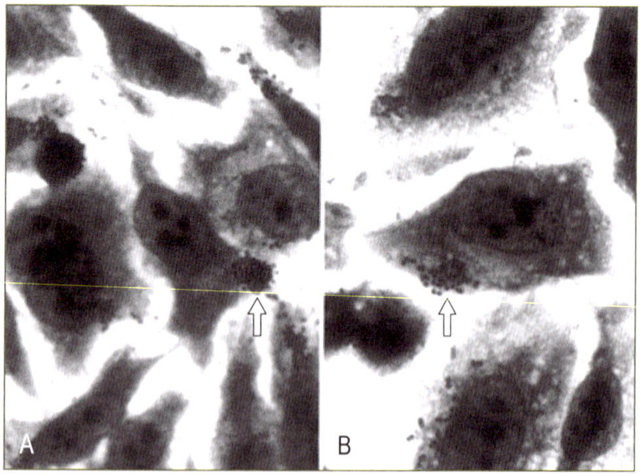

Figura 36.1 – *Aspecto dos padrões de adesão localizada (AL) e localizada-like (ALL) de uma cepa de EPEC típica e uma cepa de EPEC atípica, em monocamada de células HeLa, respectivamente.*

O pEAF contém os genes que codificam uma fímbria denominada BFP (*bundle-forming pilus*) e confere às EPEC típicas o fenótipo de adesão localizada (AL) em células epiteliais (HeLa/HEp-2). No padrão AL, ocorre a formação de microcolônias compactas em uma ou mais áreas da superfície de células eucarióticas *in vitro*, após um período de infecção de 3 horas (Figura 36.1). As EPEC atípicas podem aderir ou não em células epiteliais em cultura, sendo que a maioria das cepas aderentes produz um padrão de aderência, denominado AL-*like* (aderência semelhante à localizada), com microcolônias mais frouxas (Figura 36.1) que são visualizadas somente em períodos de ensaios mais prolongados (6 horas).

Manifestações Clínicas

A diarreia por EPEC varia desde infecções subclínicas até fatais, muito provavelmente devido a fatores do hospedeiro. Diversos estudos de pacientes infectados por EPEC típicas mostraram que esse patotipo induz uma diarreia secretora abundante, com muco, porém desprovida de sangue, havendo importantes perdas de fluidos e eletrólitos nas fezes, bem como febre baixa e vômito. É notável que algumas infecções por EPEC possam levar à má-absorção severa de nutrientes e, até mesmo, evoluir para intolerância alimentar, o que pode resultar em diarreia persistente e desnutrição.

Embora a principal manifestação clínica das infecções por EPEC (típicas e atípicas) seja a diarreia aguda, alguns estudos realizados na Noruega e na Austrália, têm apontando as EPEC atípicas como uma importante causa de diarreia persistente (episódio diarreico com duração igual ou superior a 14 dias).

Fatores de Virulência

Lesão *attaching and effacing* (Lesão AE)

O principal mecanismo de patogenicidade de EPEC compreende a produção da lesão AE, em humanos e animais infectados. Nessa lesão, observam-se a eliminação das microvilosidades e a aderência íntima da bactéria à membrana do enterócito. Sob a bactéria aderida, ocorre uma intensa polimerização de actina e outros elementos do citoesqueleto, formando uma estrutura elevada, semelhante a um pedestal (Figura 36.2).

A observação de que os pedestais característicos da lesão AE eram ricos em actina motivou um grupo de pesquisadores ingleses a desenvolver o teste de FAS (*Fluorescence Actin Staining*), que permite, de forma indireta, avaliar a capacidade de isolados de EPEC (típicas e atípicas) de induzir a produção de lesão AE, em células epiteliais cultivadas *in vitro*, pela detecção do acúmulo de filamentos de actina polimerizadas sob o local de aderência íntima.

A formação da lesão AE depende da expressão de vários genes cromossômicos, agrupados em uma ilha de patogenicidade (PAI: *pathogenicity island*) denominada *locus of enterocyte effacement* ou, simplesmente, região LEE (Figura 36.3). A região LEE está organizada em cinco regiões de funções conhecidas: LEE1, LEE2, LEE3, LEE5 e LEE4. Nas regiões LEE1, LEE2 e LEE3 encontram-se os genes que codificam proteínas associadas à biogênese do Sistema de Secreção do Tipo Três (SST3) (Figura 36.4). Na região LEE4, encontram-se os genes que codificam as Esps (EPEC-*secreted proteins*) e, em LEE5, localizam-se os genes *eae* (que codifica a adesina intimina), *tir* (que codifica a proteína Tir) e *cesT* (que codifica uma chaperona essencial para a secreção e translocação de Tirpara a célula hospedeira). A região LEE pode estar inserida em diferentes locais no cromossomo dos distintos isolados de EPEC típica e atípica. Na maioria dos isolados de EPEC, a região LEE está inserida próxima aos genes que codificam RNA transportador (RNAt) para os aminoácidos selenocisteína (*selC*) ou fenilalanina (*pheU* e *pheV*). A localização variável da

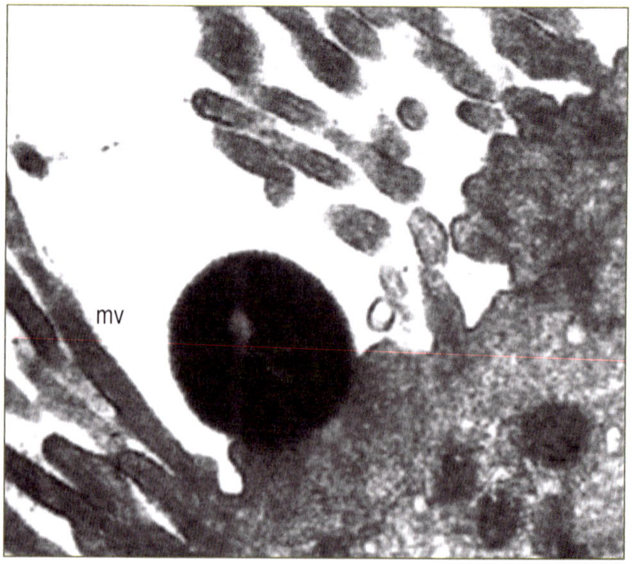

Figura 36.2 – *Microscopia eletrônica de transmissão da interação de uma cepa de EPEC com fragmento de biópsia de intestino humano, mostrando a eliminação das microvilosidades (mv) e a formação do pedestal.*

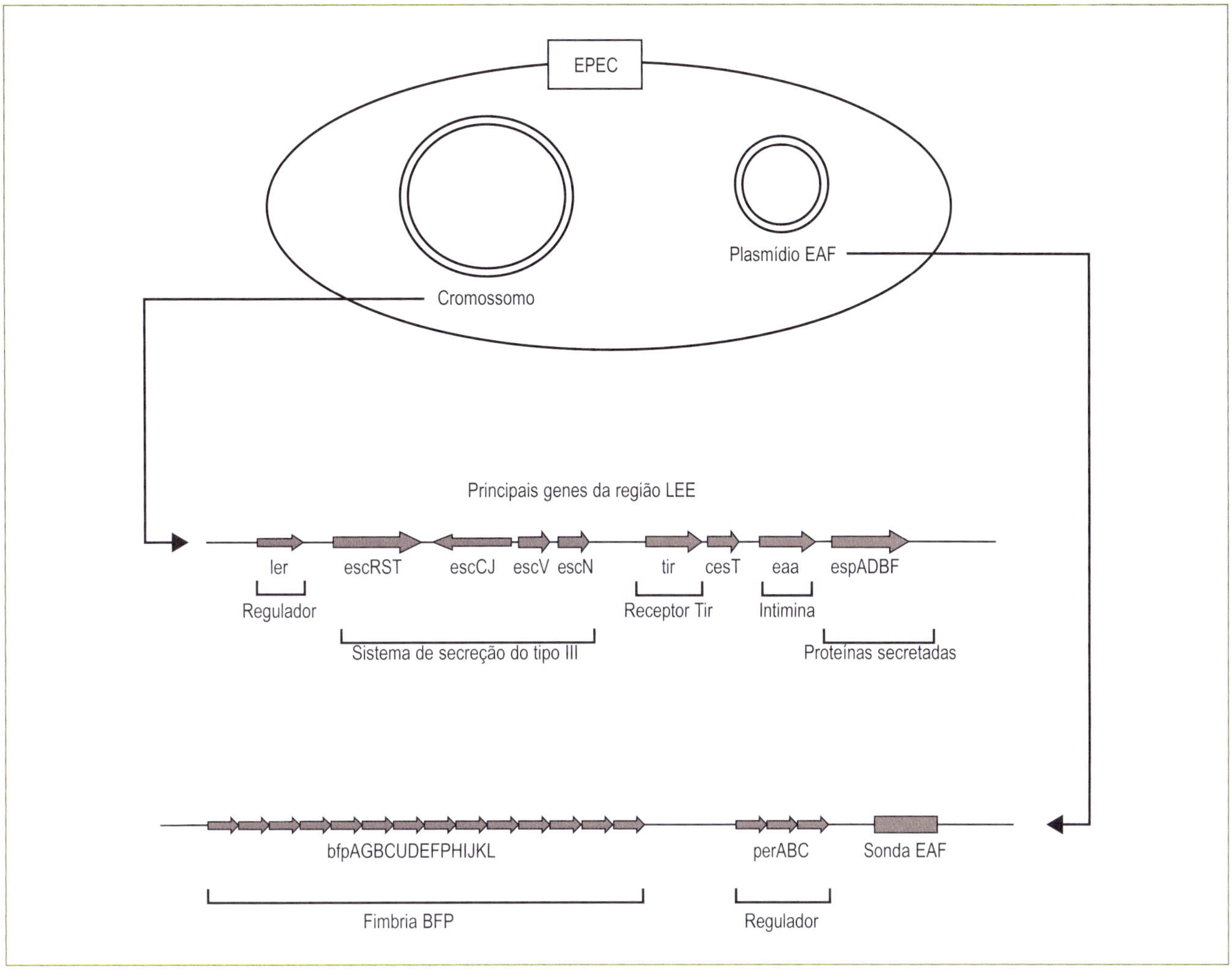

Figura 36.3 – *Determinantes genéticos envolvidos na patogênese de EPEC. Principais genes da região LEE e do plasmídeo EAF.*

região LEE, nesses isolados de EPEC, provavelmente sugere que essas bactérias teriam adquirido a região LEE a partir de diferentes progenitores e em períodos distintos.

Intimina é uma proteína de membrana externa de 94 kDa com função fundamental na colonização intestinal. Essa proteína medeia a ligação íntima da bactéria às células epiteliais ao interagir com Tir (*Translocated intimin receptor*), o receptor translocado de intimina, que é injetado na célula do hospedeiro por meio do SST3. A molécula de intimina é bastante variável em sua porção C-terminal, sendo que, nos diferentes sorotipos de EPEC e de *E. coli* produtora de toxina Shiga (STEC), pelo menos 35 variantes antigênicas já foram descritas. A diferenciação dos alelos de intimina representa uma importante ferramenta para a tipagem de EPECe STEC, no diagnóstico clínico, bem como em estudos sobre patogênese, imunologia e epidemiologia. A porção C-terminal da intimina é responsável pela ligação ao receptor (Tir), porém tem sido sugerido que os diversos subtipos de intiminas seriam responsáveis por diferenças no tropismo para as diferentes regiões intestinais.

Além das proteínas responsáveis pela síntese do SST3, a região LEE contém genes que codificam: reguladores transcricionais (Ler, GrlA e GrlR), proteínas translocadoras (EspA, EspB eEspD) e proteínas efetoras (EspB, Tir, EspF, Map, EspG, EspH e EspZ). EspA compreende um filamento que conecta a superfície bacteriana e a membrana da célula hospedeira, enquanto EspB e EspD formam um poro na membrana da célula eucarionte permitindo a injeção de proteínas bacterianas efetoras.

A interação Tir-intimina promove a fosforilação do resíduo de tirosina 474 do domínio C-terminal de Tir; esse resíduo apresenta sítio de ligação para as proteínas adaptadoras Nck (1 e2), encontradas nas células do hospedeiro. Posteriormente a essa interação, ocorre o recrutamento e ativação da proteína N-WASP (*Neuronal Wiskott–Aldrich Syndrome Protein*), iniciando a polimerização de actina por meio da ativação do complexo proteico Arp2/3 (*Actin related protein* 2/3), o que promove a formação do pedestal. Alternativamente, algumas cepas de STEC (que não apresentam o resíduo de tirosina 474 no domínio C- terminal de Tir) utilizam a proteína TccP (*Tir-cytoskeleton coupling*

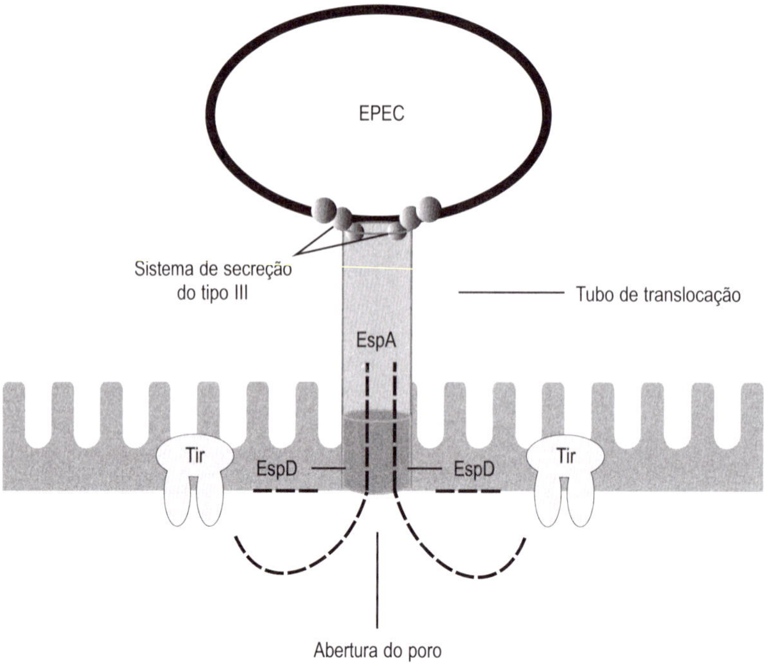

Figura 36.4 – *Representação esquemática do sistema de secreção do tipo III de EPEC.*

protein), também denominada $EspF_U$, ao invés de Nck. Essa proteína (codificada em genes localizados em profagos), depois de translocada, liga-se diretamente e ativa N-WASP, estimulando a polimerização de actina e consequente formação de pedestal. Inicialmente demonstrada somente em cepas de STEC do sorotipo O157:H7, a polimerização de actina dependente de TccP/EspFU foi posteriormente descrita em cepas de STEC de outros sorotipos e em algumas cepas de EPEC típicas e atípicas. Em resumo, as EPEC (típicas e atípicas) podem polimerizar os filamentos de actina para a formação do pedestal, característico da lesão AE, utilizando a proteína eucariótica adaptadora Nck (via Tir-Nck) ou a proteína bacteriana TccP/$EspF_U$ (via Tir-TccP). Estudos posteriores à descoberta da proteína adaptadora TccP/$EspF_U$ demonstraram que cepas de EPEC do sorotipo O119:H6 podem promover a lesão AE utilizando simultaneamente ambas as vias de polimerização de actina: via Tir-Nck e a via Tir-TccP.

Curiosamente, a proteína TccP/EspFU não se liga diretamente à proteína bacteriana translocada Tir. Tal observação levou os pesquisadores a identificar outras duas proteínas eucarióticas que participam do processo de polimerização de actina na via Tir-TccP: IRTKS (*Insulin receptor tyrosine kinase substrate*) e IRSp53 (*Insulin receptor substrate homologue protein of 53 kDa*). Esses estudos demonstraram que, enquanto a proteína IRTKS liga-se ao receptor Tir, IRSp53 tem por função ligar a proteína IRTKS a TccP/$EspF_U$, levando assim à polimerização dos filamentos de actina e, consequentemente, à formação do pedestal característico da lesão AE.

Proteínas secretadas

As EPEC secretam para a célula hospedeira sete proteínas efetoras codificadas por genes localizados na região LEE, sendo estas: EspB, Tir, EspF, Map, EspG, EspH e EspZ. Dentre essas proteínas, a mais estudada é Tir, que atua como receptor da adesina intimina, conforme discutido anteriormente. A proteína Map (*Mithochondrial-associated protein*) é capaz de alterar tanto a estrutura como a função das mitocôndrias das células hospedeiras. Adicionalmente, tem sido implicada na formação de filopódios de membrana, bem como com a ruptura da barreira do epitélio intestinal, e alterações das junções oclusivas. EspF, outra proteína efetora multifuncional, também tem sido encontrada em associação com as mitocôndrias das células hospedeiras. EspF é também responsável por induzir alterações nas junções oclusivas e, recentemente, tem sido implicada com inibição de fagocitose. EspG é capaz de alterar componentes do citoesqueleto da célula hospedeira ao interagir com a tubulina, enquanto EspZ parece estar envolvida com a sobrevivência da célula hospedeira, durante o processo de infecção pelos isolados de EPEC. Tanto EspH como EspB são capazes de inibir a fagocitose de EPEC por macrófagos.

Além da região LEE, outras PAI têm sido encontradas no cromossomo de bactérias capazes de induzir a lesão AE. Estudos recentes têm demonstrado claramente que o repertório de proteínas translocadas pelo SST3, da célula bacteriana para a célula hospedeira, não se encontra restrito àquelas codificadas por genes localizados na região LEE. Após a descrição da proteína EspI/NleA, no ano de 2004, muitas outras proteínas codificadas por genes localizados fora da região LEE, mas que empregam o SST3 para alcançar o citoplasma da célula hospedeira, foram identificadas. Essas proteínas são atualmente conhecidas como efetores não LEE (Nle: *non-LEE-encode deffector*) e estudos de virulência têm identificado serem esses efetores capazes de subverter vários processos relacionados às células hospedeiras, tais como: inibir o transporte de proteínas pelo retículo endoplasmático (EspI/NleA); inibir a resposta pró-inflamatória (NleB, NleC, NleD, NleE, NleH1 e NleH2); modular o ciclo celular da célula hospedeira (Cif, EspO, NleD, NleH1 e NleH2); inibir a fagocitose por macrófagos (EspJ); e ativar Cdc42 e Rac1 para induzir a formação de *ruffle* de membrana e lamelipódio (EspT).Outro efetor não LEE denominado Ibe (IQGAP1-*binding effector*) foi identificado em uma cepa de EPEC atípica pertencente ao sorotipo O8:HNM, o qual participa da formação da lesão AE, embora a sua exata contribuição ainda não se encontre perfeitamente esclarecida.

Adesinas

Uma marca fenotípica importante das EPEC típicas é a habilidade dessas cepas de aderir às células epiteliais *in vitro*, no padrão AL característico. Como já mencionado, esse padrão de aderência é caracterizado pela formação de microcolônias bacterianas compactas na superfície de células epiteliais, mediada por BFP. Em contraste, as cepas de EPEC atípicas não são capazes de produzir o padrão AL, quando em contato com células epiteliais, por serem incapazes de produzir BFP, seja por não apresentar o pEAF ou por apresentar deficiências no *operon* que codifica BFP. Investigações recentes têm identificado e caracterizado um grande número de adesinas fimbriais e afimbriais em distintos isolados de *E. coli* patogênica. Estudos de caracterização de cepas de EPEC atípicas têm demonstrado a presença de vários genes que codificam essas adesinas, ou que estão associados às suas biogêneses. Entre essas estruturas de aderência, algumas se destacam pela sua alta prevalência ou pela associação com doença diarreica. São exemplos dessas adesinas: Paa (*Porcine A/E-associated adhesin*), Saa (STEC *aglutination adhesin*), Iha (IrgA *homologue adhesin*), ToxB (EHEC pO157-*encoded adhesin*), ECP (*E. coli* common pilus), e Efa1/LifA (EHEC *factor for adherence*).

O gene *efa1/lifA*, bem como os genes *nleB*e *nleE*, estão localizados na ilha de patogenicidade O122, e têm sido associados com a doença diarreica em cepas de EPEC atípicas. Curiosamente, a ilha O122 tem sido mais frequentemente encontrada entre isolados de EPEC típica do que EPEC atípica. Genes associados com a biogênese da adesina fimbrial ECP têm sido detectados em aproximadamente 100 e 85% dos isolados de EPEC típicas e atípicas, respectivamente. No entanto, ensaios de imunofluorescência com anticorpos específicos têm mostrado que aproximadamente 60 e 30% das cepas de EPEC típicas e atípicas, respectivamente, são capazes de produzir essa fímbria quando em contato com células epiteliais cultivadas *in vitro*. Uma vez que o translocon do SST3 das EPEC (típicas e atípicas) interage com as células epiteliais, essa estrutura também vem sendo considerada uma importante ferramenta para a aderência inicial das EPEC às microvilosidades do epitélio intestinal. Outra estrutura bacteriana que parece desempenhar um papel auxiliar na aderência das EPEC às células é o flagelo. As estruturas de aderência descritas acima (ECP, Efa1, o translocon do SST3 e flagelos) vêm ganhando especial importância nas EPEC atípicas, que são incapazes de produzir a fímbria BFP.

Esporadicamente, algumas EPEC atípicas podem aderir às células epiteliais em padrões característicos de outros patotipos de *E. coli* diarreiogênica (ECD), tais como o padrão de aderência difusa (AD) de *E. coli* produtora de aderência difusa (DAEC) e o padrão de aderência agregativa (AA) de *E. coli* enteroagregativa (EAEC). Em ensaios de aderência realizados em períodos de incubação mais prolongados, tem se detectado cepas de EPEC atípica capazes de produzir o padrão AL independentemente da produção de BFP.

Toxinas

As EPEC (típica e atípica) não produzem as enterotoxinas LT (termo-lábeis) e/ou ST(termo-estáveis), como ocorre com as cepas de *E. coli* enterotoxigênica (ETEC), ou toxinas semelhantes à Toxina Shiga, propriedade dos isolados de STEC. No entanto, genes que codificam outras toxinas bacterianas têm sido detectados em cepas de EPEC, tais como o gene *ehxA*, que codifica a hemolisina de EHEC, o gene *astA*, que codifica a toxina termoestável EAST1 (*Enteroaggregative E. coli heat-stable enterotoxin*, um dos primeiros fatores de virulência descritos em EAEC), e o gene *cdt*, que codifica toxina citoletal distensora (CDT).

Regulação

A produção de BFP, de intimina e de proteínas secretadas é maior na fase exponencial de crescimento e fortemente estimulada pela temperatura de 37?C, pH neutro, presença de cálcio e de bicarbonato de sódio e níveis apropriados de sais de ferro. De modo geral, estas condições ambientais se aproximam das que seriam encontradas pela EPEC no intestino delgado. Além disso, vários estudos têm demonstrado que o contato de EPEC com as células estimula a produção de diferentes fatores de virulência.

Nas EPEC típicas e atípicas, proteínas reguladoras codificadas na região LEE (Ler, GrlA e GrlR) participam ativamente do processo de regulação da expressão de fatores de virulência codificados por genes localizados nessa ilha de patogenicidade. A proteína reguladora Ler (LEE-*encoded regulator*) é codificada pelo gene *ler* (o primeiro gene da região LEE) e, atualmente, tem sido considerada um regulador positivo central da região LEE. Ler também é capaz de regular positivamente a expressão de genes de virulência localizados em ilhas de patogenicidade distintas da região LEE, como o gene *nleA*, e, negativamente, uma variedade de outros genes, como o operon *gfc* (cujas proteínas são necessárias para a montagem da cápsula bacteriana). As proteínas GrlA (*Global Regulador of LEE-Activator*) e GrlR (*Global Regulador of LEE-Repressor*), codificadas pelo operon *grlRA*, estão envolvidas na regulação positiva e negativa de expressão do gene *ler*, respectivamente.

A regulação da expressão de fatores de virulência nas EPEC típicas também envolve proteínas reguladoras codificadas por genes localizados no operon *perABC* (*plasmid encoded regulator*) presente no pEAF. O *lócus perABC* (Ver Figura 36.3) foi inicialmente associado com o aumento da expressão do gene *eae*, que codifica a adesina intimina, e posteriormente, associado à expressão do operon *bfp*. Estudos posteriores comprovaram que a proteína PerA é responsável por ativar a expressão do operon *bfp*, além de ser capaz de ativar a sua própria expressão. Estudos mais recentes demonstraram que PerC pode induzir expressão do regulador *ler* e, consequentemente, dos genes de virulência da região LEE, em cepas de EPEC.

Os genes de virulência da região LEE também são regulados por *quorum sensing*. *Quorum sensing* pode ser definido como um mecanismo de sinalização célula-a-célula através da produção de compostos, conhecidos como autoindutores, que permitem a uma bactéria "sentir" a sua própria população, bem como a população de outras bactérias em um determinado ambiente. Primeiramente descrito na regulação da luminescência de *Vibrio fischeri*, hoje se sabe que *quorum sensing* está envolvido no controle da expressão de genes de virulência, formação de biofilme, conjugação bacteriana, entre outros processos. Em EPEC, *quorum sensing* é capaz de ativar a transcrição do regulador *qseA* (*quorum-sensing E. coli regulator A*), que, por sua vez, ativa a transcrição de *ler*. Além disso, *quorum sensing* também pode controlar a expressão flagelar, e de BFP, estando diretamente envolvido nos processos de mobilidade e aderência bacteriana.

Patogênese

Depois de ultrapassar a barreira gástrica, as EPEC aderem às mucosas dos intestinos delgado e grosso, inicialmente de um modo mais superficial e, posteriormente, de modo mais íntimo, sendo o fenômeno de aderência multifatorial. Após a colonização, várias proteínas efetoras são translocadas pelo SST3, cujos efeitos promovem diversas alterações no epitélio do hospedeiro, as quais culminam na lesão AE. Há relatos de que infecções severas por EPEC levam a uma total destruição do epitélio absortivo intestinal, com marcante atrofia vilositária e afinamento da camada mucosa. Sabe-se, no entanto, que além da lesão AE, muitos outros fatores agem em conjunto para levar aos sintomas da diarreia, como alterações no transporte de íons e água, a abertura das junções oclusivas entre os enterócitos, desarranjo do sistema de enzimas digestivas/absortivas (com redução de atividade enzimática) bem como a própria inflamação (edema e infiltrado de neutrófilos) na mucosa intestinal.

A dose infectante de EPEC, necessária para causar diarréia, bem como o período de incubação para o desenvolvimento de diarreia, não foram estabelecidos.

Resposta Imunológica

A resposta de anticorpos contra o antígeno O de certos sorogrupos foi detectada em voluntários convalescendo de infecção experimental por EPEC e em crianças maiores de um ano de idade naturalmente infectadas. Após a identificação de fatores de virulência de EPEC, foi verificado que muitos deles (ex. intimina, BFP, EspA, EspB e Tir) induzem uma resposta imunológica no soro (IgG e IgM) e em leite, colostro e saliva (sIgA) de hospedeiros humanos doentes e saudáveis e em colostro e leite de bovinos. Além disso, foi demonstrado que a aderência de EPEC pode ser bloqueada por IgA e outros fatores do leite materno (*ex.*, frações oligossacarídicas), que contribuem, portanto, para o desenvolvimento da imunidade. Também já foi demonstrado o desenvolvimento precoce de uma forte resposta de anticorpos no soro e na saliva de crianças, que reagiam com fatores de virulência de EPEC, uma vez que crianças em torno de um ano de idade apresentaram um repertório de anticorpos equivalente ao de adultos da mesma região geográfica. Assim, é possível que a redução na frequência de EPEC típicas em crianças maiores de dois anos de idade, possa, ao menos em parte, ser devida ao desenvolvimento de um repertório de anticorpos anti-EPEC.

Epidemiologia

Embora os primeiros relatos associando a EPEC como uma importante causa de diarreia entre crianças tenham ocorrido em países desenvolvidos, a EPEC logo se tornou um importante problema de saúde pública nos países em desenvolvimento. A partir da década de 1960, ocorreu uma acentuada queda de frequência das EPEC típicas nos países desenvolvidos; no entanto, estudos conduzidos no Brasil na década de 1980 mostraram que as EPEC típicas eram responsáveis por aproximadamente 30% dos casos de diarreia durante o primeiro ano de vida, em alguns grandes centros urbanos, sendo os sorogrupos O55, O111 e O119, os mais prevalentes.

Enquanto o isolamento de EPEC típicas em nosso meio tem se tornado cada vez menos frequente, a incidência de EPEC atípicas vem aumentando consideravelmente. As EPEC atípicas têm sido isoladas não somente de crianças até cinco anos de idade, mas também de adultos e de indivíduos portadores da síndrome da imunodeficiência adquirida (AIDS) com diarreia. Vários surtos de diarreia têm sido descritos atualmente, apontando como agente etiológico as EPEC atípicas.

As EPEC atípicas parecem compreender um grupo de cepas muito mais heterogêneo do que as EPEC típicas. Muitos dos isolados de EPEC atípicas não pertencem aos 12 sorogrupos clássicos de EPEC e vários fatores de virulência descritos em outros grupos de *E. coli* patogênicas têm sido detectados nesse grupo de cepas. Em alguns estudos, as EPEC atípicas têm sido isoladas em igual frequência de indivíduos com e sem diarreia. A dificuldade em associar EPEC atípicas com a doença diarreica pode ser atribuída ao caráter heterogêneo dos isolados. Estudos de caracterização fenotípica e molecular de cepas de EPEC atípica têm demonstrado claramente que subpopulações deste patotipo podem ser mais frequentemente isoladas de crianças com diarreia do que em indivíduos saudáveis. O papel de EPEC atípica como um importante agente de infecções do trato gastrointestinal pode ser reforçado pelo envolvimento dessa bactéria em surtos de diarreia aguda, acometendo não somente crianças, como também indivíduos adultos, sendo as EPEC atípicas consideradas, nos dias atuais, patógenos emergentes.

Diferentemente das EPEC típicas, cujo principal reservatório é o próprio homem, as EPEC atípicas têm sido encontradas em diferentes espécies animais utilizadas para a produção de alimentos, tais como: gados, ovelhas, cabras, porcos e aves, bem como em animais domésticos (cães e gatos). Embora não haja evidência da transmissão direta de EPEC atípica entre animais e seres humanos, algumas cepas de EPEC atípicas isoladas de animais compartilham importantes propriedades de virulência com cepas isoladas de casos de diarreia em humanos, e pertencem aos sorogrupos implicados em doenças humanas (O26, O103, O119, O128 e O142), sugerindo que animais possam representar reservatórios de EPEC atípica, que podem ser transmitidas aos seres humanos.

Diagnóstico

EPEC é identificada com base na detecção de isolados de *E. coli* que albergam a região LEE e são desprovidos de genes que codificam a toxina Shiga (*stx1* e *stx2*). O meio de cultura mais utilizado para o isolamento de *E. coli* de amostras fecais continua sendo o ágar MacConkey. A identificação das colônias bacterianas como *E. coli* deve ser feita por meio de testes bioquímicos em meios de cultivo apropriados para a identificação de enterobactérias. Um dos meios mais empregados para a identificação de enterobactérias, no Brasil, são os meios: EPM (Escola Paulista de Medicina), MILi (motilidade, indol e lisina) e Citrato de Simmons. Esse conjunto de meios fornece oito reações bioquímicas (produção de gás a partir da fermentação da glicose, produção de H_2S, hidrólise da ureia, produção da enzima L-triptofanodesaminase, motilidade, produção de indol, produção da enzima lisina descarboxilase, e a capacidade da bactéria obter energia utilizando o citrato como única fonte de carbono) que, juntamente com o resultado da fermentação da lactose nas placas de isolamento primário, permitem a identificação da maioria das enterobactérias isoladas a partir de amostras clínicas.

Isolados confirmados bioquimicamente como *E.coli* devem ser submetidos a testes moleculares e fenotípicos específicos para identificação de EPEC. A detecção da região LEE pode ser realizada tanto pela reação de PCR como pelo emprego de sondas genéticas. A região conservada do gene *eae*, bem como outros genes conservados da região LEE (*escN* e *escV*), têm sido empregados com sucesso em estudos epidemiológicos para a identificação de EPEC a partir de amostras fecais. Isolados de *E.coli* que albergam a região LEE devem ser discriminados dos isolados de STEC por reações de PCR para os genes *stx1* e *stx2* (que codificam a toxina Shiga), sendo os isolados de EPEC negativos para esses genes.

Uma vez confirmados como EPEC, os isolados devem ser discriminados em EPEC típica e EPEC atípica, pela detecção do pEAF nas típicas, e ausência deste plasmídio nas atípicas. A reação de PCR para o gene *bfpA* (que codifica o subunidade majoritária de BFP) tem sido amplamente utilizada para esse propósito. Muitos estudos têm demonstrado que alguns isolados podem carregar versões do pEAF defectivas em um ou mais genes. Baseados nessa evidência, alguns pesquisadores têm utilizado a identificação da produção do padrão AL (uma marca fenotípica das EPEC típicas), em células HeLa/HEp-2 *in vitro*, para realizar tal discriminação.

Tratamento e Profilaxia

A medida terapêutica mais efetiva contra infecções brandas por EPEC é a reidratação oral que, notadamente, reduz a mortalidade precoce. No entanto, nem todos os pacientes respondem a esta medida e algumas crianças podem apresentar intolerância ao leite de vaca, o que pode levar à diarreia persistente e exigir hospitalização. Provavelmente, a recuperação deve ser lenta, porque depende da completa recuperação das funções intestinais (digestão, absorção e defesa) deterioradas nas lesões causadas por EPEC.

A terapia com antimicrobianos é recomendada apenas nos casos mais severos de diarreia persistente associadas com EPEC. Os padrões de sensibilidade de EPEC aos antimicrobianos varia nas diferentes regiões geográficas e a resistência é bastante comum, o que indica a necessidade de determinação do perfil de sensibilidade para as cepas isoladas de casos mais severos de diarréia, antes do tratamento.

Como para a prevenção de outras infecções, o aleitamento materno é bastante protetor contra infecções por EPEC, provavelmente, devido à combinação do efeito de sIgA específicas e oligossacarídeos que inibem a colonização intestinal, ou ao efeito inibitório direto de lactoferrina. Apesar dos evidentes benefícios que uma vacina poderia trazer na profilaxia destas infecções, não há, no momento, uma vacina licenciada que possa prevenir infecções humanas por EPEC.

Outras medidas preventivas mais genéricas também podem contribuir para a profilaxia das infecções por EPEC, principalmente nos países em desenvolvimento, como o saneamento básico adequado e práticas apropriadas de higiene e de alimentação.

Bibliografia

1. Croxen MA, Law RJ, Scholz R, Keeney KM, Wlodarska M, Finlay BB.Recent advances in understanding enteric pathogenic Escherichia coli. Clin Microbiol Rev. 2013; 26(4):822-80.
2. Hernandes RT, Elias WP, Vieira MAM, Gomes TAT.An overview of atypical enteropathogenic Escherichia coli. FEMS Microbiol Lett. 2009; 297(2):137-49.
3. Kaper JB, Nataro JP, Mobley HL. Pathogenic Escherichia coli. Nat Rev Microbiol. 2004; 2(2):123-40.
4. Trabulsi LR, Keller R, Gomes TAT. Typical and atypical enteropathogenic Escherichia coli. Emerg Infect Dis. 2002; 8(5):508-13.

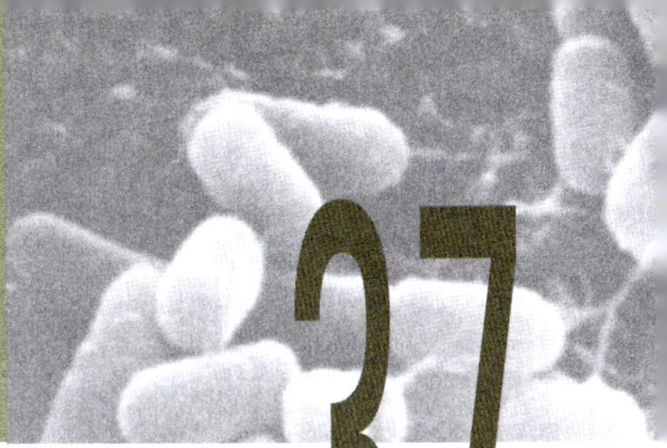

Beatriz Ernestina Cabilio Guth

37

Escherichia coli Produtora de Toxina Shiga (STEC)

Esta categoria de *E. coli* diarreiogênica foi caracterizada pela produção de potentes citotoxinas que apresentam a capacidade de inibir a síntese proteica de células eucarióticas. Estas toxinas foram denominadas de verotoxinas (VT) por sua atividade em cultura de células Vero, como também de toxinas Shiga (Stx) devido a semelhanças com a toxina produzida por *Shigella dysenteriae* 1. Assim, estas amostras podem ser tanto nomeadas de *E. coli* produtora de Stx (STEC) como de *E. coli* produtora de VT (VTEC). Embora, a associação de amostras de *E. coli* produtoras de citotoxinas com a doença diarreica tenha sido reportada desde a década de 1970, a importância de STEC como patógeno humano ganhou notoriedade apenas a partir de 1982, quando surtos de colite hemorrágica (CH) e de síndrome hemolítica urêmica (SHU), relacionados a um sorotipo até então raro de *E. coli*, o O157:H7, foram pela primeira vez identificados. As STEC, diferentemente das outras categorias diarreiogênicas de *E. coli*, são encontradas no intestino de uma grande variedade de espécies de animais domésticos e selvagens. Entretanto, os ruminantes, especialmente os bovinos e os ovinos, representam os seus principais reservatórios naturais. Contudo, alguns sorotipos de STEC podem causar doença em animais, tais como a diarréia em bezerros e a doença do edema em suínos.

Nomenclatura

O termo *E. coli* entero-hemorrágica (EHEC) foi definido como um subgrupo das STEC e surgiu, inicialmente, para nomear amostras O157:H7 responsáveis por causar CH e SHU. Em seguida, passou a englobar as STEC que apresentavam características clínicas, epidemiológicas e patogênicas similares a EHEC O157:H7, considerada como protótipo do grupo. Posteriormente, o termo EHEC passou também a ser utilizado para aquelas amostras de STEC responsáveis por causar diarréia em humanos. Foi inclusive proposta a subdivisão de EHEC em "típicas" e "atípicas" de acordo com a presença de outros atributos de virulência como a presença da sequência *eae*, relacionada à aderência íntima da bactéria, e do gene plasmideal *ehx* que codifica a produção de entero-hemolisina. Entretanto, esta subdivisão de amostras produtoras de Stx em STEC e EHEC não é muito precisa, uma vez que não se pode garantir que qualquer amostra STEC, naturalmente isolada, não seja patogênica para humanos. Portanto, neste capítulo o termo STEC será utilizado para designar todos os tipos de amostras de *E. coli* produtoras de Stx.

Manifestações Clínicas

STEC se destaca por causar um amplo espectro de doenças no homem, que compreende desde casos assintomáticos, diarreia branda, até casos mais graves de colite hemorrágica (CH) que podem evoluir para complicações extraintestinais, sendo a de maior gravidade a síndrome hemolítica urêmica (SHU). Além de SHU, outras complicações como a púrpura trombocitopênica trombótica (PTT), apendicite, cistite hemorrágica e até mesmo anormalidades neurológicas podem ser observadas.

A SHU é definida pela tríade: anemia hemolítica, plaquetopenia ou trombocitopenia e insuficiência renal aguda. Por sua vez, a PTT se caracteriza pela presença de trombocitopenia e anemia hemolítica, sendo considerada como uma extensão da SHU que inclui sintomas neurológicos e febre. A PTT tem sido reconhecida como a SHU de adulto.

A infecção por STEC tem geralmente início após a ingestão de alimentos ou água contaminados, algumas vezes em doses infectantes muito baixas, especialmente nos surtos causados pelo sorotipo O157:H7, em que se estima que menos de 100 organismos são capazes de causar a doença. O período de incubação é, em média, de três a quatro dias, sendo a diarreia não sanguinolenta e dor abdominal os sintomas iniciais. A partir de um ou dois dias a diarreia torna-se sanguinolenta e a dor abdominal mais intensa, caracterizando a CH. O paciente pode permanecer assim por um período de até dez dias, mas, após este período, a maioria evolui para a cura sem sequelas. No entanto, em aproximadamente 10% dos pacientes a doença pode progredir para SHU, e em crianças a taxa de mortalidade varia de 3 a 5% e cerca de 12 a 30% permanecem com graves sequelas. Embora geralmente associada com infecção intestinal, a SHU, ocasionalmente, pode também ocorrer após infecção urinária, com ou sem histórico prévio de diarreia.

Sorotipos

O sorotipo O157:H7, além de ter sido o primeiro a ser reconhecido nesta categoria patogênica de *E. coli*, representa também o principal sorotipo associado a surtos de CH e SHU em países como Estados Unidos, Canadá, Reino Unido e Japão. Embora seja evidente a importância de O157:H7 dada a sua alta prevalência, mais de 400 sorotipos de STEC são atualmente conhecidos, porém dentre estes cerca de 50 estão associados a infecções humanas, sendo que alguns são responsáveis por infecções comparáveis àquelas causadas por *E. coli* O157: H7. Sorotipos não-O157 são mais comuns na Europa, Austrália e América Latina, incluindo o Brasil, onde têm sido igualmente associados a casos de diarreia, CH e SHU. Entre os sorogrupos não-O157 mais frequentemente associados à doença humana, destacam-se O26, O45, O103, O111, O121 e O145.

Fatores e Determinantes Genéticos de Virulência

Toxina Shiga

A toxina Shiga (Stx) é o principal fator de virulência das STEC e constitui uma família de citotoxinas estruturalmente relacionadas e com atividades biológicas similares. Dois grupos distintos são descritos, Stx1 é praticamente idêntica à toxina Stx produzida por *S. dysenteriae* 1, e Stx2 apresenta menos de 60% de homologia com a sequência de aminoácidos de Stx1. Essas toxinas apresentam uma estrutura básica comum a várias toxinas bacterianas de natureza proteica, representada pelo modelo 1A:5B. A subunidade A de aproximadamente 32 kDa é composta de duas subunidades: A1 (25 kDa) que representa a fração ativa da toxina e A2 (4 kDa) que liga a subunidade A às subunidades B, formada por um conjunto de frações idênticas de 7,7 kDa, responsáveis pela ligação da toxina a um receptor glicolipídico da célula eucariótica. Enquanto Stx1 apresenta pequenas variações em sua sequência de aminoácidos, constituindo um grupo mais homogêneo de toxinas, diversas variantes de Stx2 (Stx2a, Stx2b, Stx2c, Stx2d, Stx2e, Stx2f, Stx2g) com características antigênicas e biológicas alteradas têm sido descritas, e esta variabilidade reflete primariamente uma diversidade na sequência da subunidade B destas toxinas. A informação genética para a produção de Stx1, Stx2 e algumas variantes de Stx2 está localizada no genoma de fagos temperados do tipo lambda, estão integrados ao cromossomo bacteriano, enquanto a produção de Stx de *S. dysenteriae* 1 e da variante Stx2e são codificadas por genes cromossômicos. Amostras STEC podem apresentar somente um dos genes *stx* ou uma combinação entre eles. A capacidade em causar doenças com gravidades distintas tem sido relacionada não apenas ao tipo de Stx, mas também à variante da toxina apresentada pela amostra de STEC. Assim, pacientes infectados por amostras produtoras de Stx2 desenvolvem SHU mais frequentemente do que aqueles infectados por amostras produtoras apenas de Stx1. Entre as variantes de Stx2, Stx2 e Stx2c estão mais frequentemente relacionadas a casos de SHU, enquanto amostras produtoras de Stx2d são geralmente isoladas de pacientes com diarreias mais brandas e sem complicações. Outras variantes são produzidas por amostras STEC de origem animal e raramente isoladas de amostras de origem humana. Stx2e é encontrada em associação com amostras STEC que causam a doença do edema em suínos e Stx2f parece estar relacionada a amostras STEC de origem aviária.

O mecanismo de ação das toxinas da família Stx está representado na Figura 37.1 e envolve a inibição da síntese proteica na célula-alvo, função mediada pela subunidade A1 que apresenta uma atividade de *N*-glicosidase, causando a remoção de um resíduo de adenina da fração 28S da subunidade 60S do ribossomo eucariótico, levando à alteração no sítio aminoacil ribossomal e consequente inibição do processo de tradução. Os diferentes tipos de Stx apresentam variações quanto à sua potência, possivelmente relacionadas à maior ou menor afinidade pelo receptor na superfície celular e/ou à maior eficiência no transporte intra e intercelular.

Lesão A/E

Alguns sorotipos de STEC são capazes de colonizar a mucosa intestinal por um mecanismo que altera a função da célula epitelial e induz a uma lesão histopatológica característica denominada *attaching and effacing* (A/E), codificada por genes localizados em uma ilha de patogenicidade, a região LEE, à semelhança do descrito para as EPEC (ver Capítulo 36). Análises de sequenciamento da região LEE de amostras protótipos de EPEC e STEC O157:H7 demonstraram uma alta similaridade estrutural e funcional. A organização dos genes na região interna de LEE é conservada e o sistema de secreção tipo III, as proteínas Intimina, Tir e Esp têm as mesmas funções em STEC e EPEC. Apesar das semelhanças, a região LEE de amostras STEC de origem humana e animal e de EPEC podem diferir em tamanho, número de genes e ORFs e nos sítios de inserção no cromossomo (*selC*, *pheU*, *pheV*, etc.). Assim, algumas diferenças interessantes foram observadas como, por exemplo, a Tir de STEC não é fosforilada e utiliza, ao invés de Nck, outra proteína efetora bacteriana, denominada TccP/EspFu que se liga a N-WASP, estimulando a polimerização de actina e formação do pedestal. A ausência de uma ligação direta entre Tir e TccP/EspFu indica a necessidade de fatores adicionais bacterianos ou celulares os quais estão sendo ainda investigados. Outra diferença se relaciona à expressão de LEE quando introduzida em *E. coli* K12. A região LEE de EPEC se expressa de forma completa, tornando *E. coli* K12 capaz de causar lesão A/E, porém isto não acontece com a introdução de LEE de STEC O157:H7. Variações entre os tipos de intimina também são encontradas entre amostras STEC LEE-positivas, com tipos geralmente distintos dos identificados entre as EPEC e relacionados ao sorotipo da amostra. Em STEC os principais tipos de intimina são: β, γ, ε e θ,

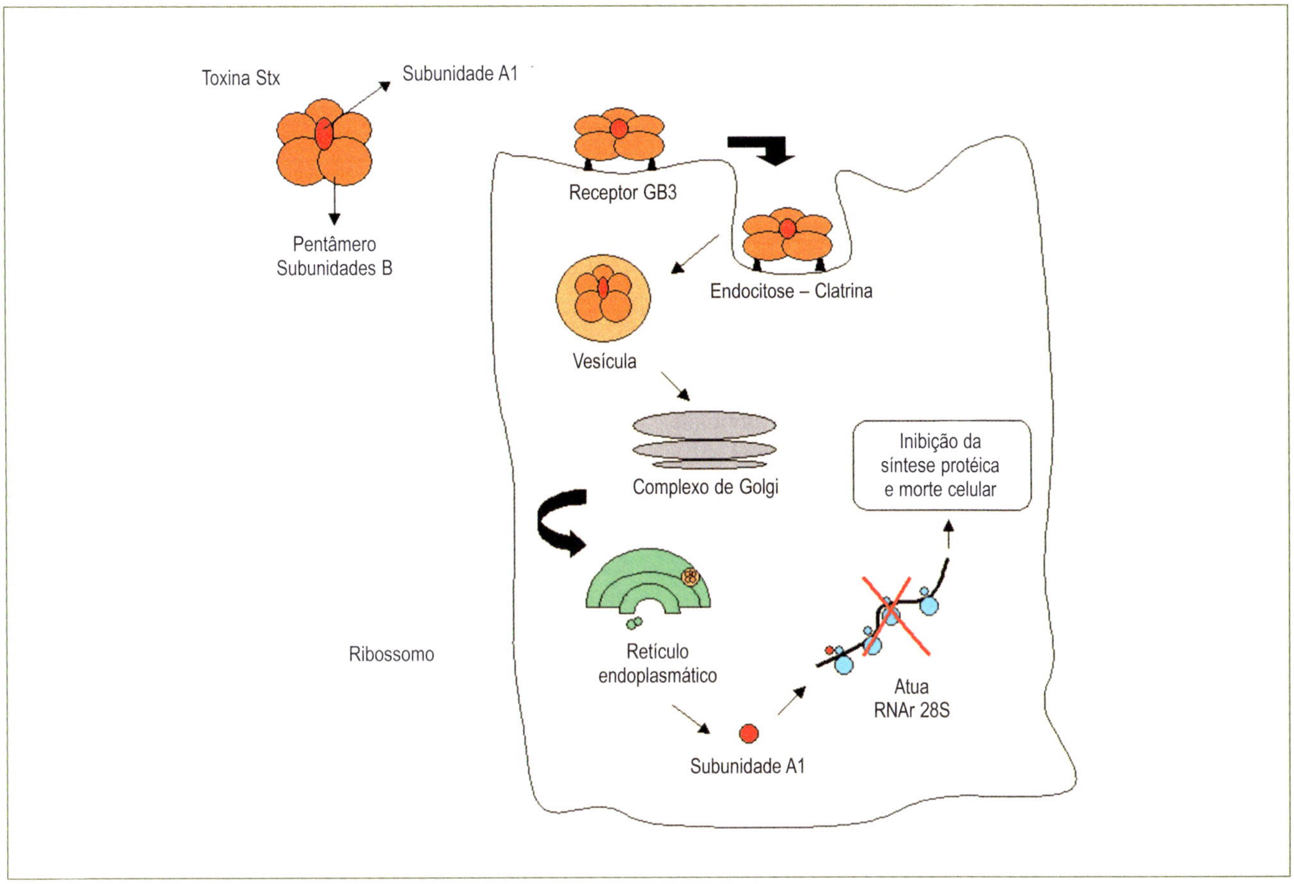

Figura 37.1 – *Estrutura e mecanismo de ação da citotoxina Stx.*

Outros mecanismos de adesão celular

Apesar de a classificação inicial de EHEC ter considerado apenas aqueles sorotipos de STEC responsáveis por causar doenças graves e portadores da região LEE, amostras STEC LEE-negativas também têm sido isoladas de casos esporádicos e surtos de CH e SHU em diferentes países. Demonstra-se assim que apesar da importância da lesão A/E, ela não é essencial para a patogênese da doença. Neste particular, a utilização do termo EHEC torna-se limitada como comentado anteriormente, e a denominação STEC não implica, portanto, uma menor virulência ou patogenicidade, tornando-se assim mais abrangente.

A presença de outros mecanismos de aderência que permitem a colonização da mucosa intestinal de forma tão eficiente como o responsável pela lesão A/E parece estar constatada nas amostras desprovidas de LEE; bem como uma série de prováveis adesinas, distintas da intimina, tem sido também descrita em amostras STEC LEE-positivas, cujos genes estão localizados em outras ilhas de patogenicidade fora de LEE ou em plasmídios. A capacidade de formar biofilmes em superfícies de natureza distintas, bióticas e abióticas, também tem sido considerada como um importante mecanismo de adesão. Vários tipos de estruturas fimbriais e afimbriais, assim como flagelo tem sido associados à formação de biofilmes. Estes fatores de aderência descritos em amostras STEC O157 e não-O157 têm buscado explicar a capacidade de colonização e permanência destas bactérias tanto no hospedeiro humano, no reservatório animal assim como no meio ambiente.

Fatores Adicionais de Virulência

Além de Stx, outros tipos de toxinas têm sido descritos em amostras STEC. A produção de uma enteroemolisina (Ehx), que é uma hemolisina da família de toxinas citolíticas do tipo RTX (*repeats in toxin*), é considerada um marcador de alta virulência de STEC, uma vez que em grande parte dos casos de CH e SHU existe a produção concomitante de Stx e Ehx. Os genes para sua produção estão contidos em um plasmídio de alto peso molecular presente tanto em amostras O157 (pO157) assim como entre as não-O157. Acredita-se que a contribuição de Ehx na patogênese das doenças causadas por STEC seja semelhante à de outras hemolisinas: o acesso ao elemento químico ferro, necessário ao metabolismo bacteriano.

A toxina citoletal distensora (CDT), uma ciclomodulina presente em diversas espécies de bacilos Gram-negativos, incluindo *E. coli*, tem sido reportada em STEC. Não se conhece com precisão de que forma a ação desta toxina poderia contribuir para a virulência das STEC, mas alguns autores afirmam que a sua capacidade em bloquear o ciclo celular eucariótico poderia ser um importante mecanismo de escape imunológico. Além disso, a associação entre a presença do gene *cdt*-V, relacionado a CDT de STEC, e a ocorrência de quadros clínicos graves em pacientes com infecções por STEC sustenta a hipótese de que CDT possui algum papel na patogenicidade destas bactérias.

A expressão de uma toxina subtilase (SubAB), não relacionada a outras toxinas AB5, foi recentemente identificada em algumas amostras STEC isoladas de casos de doença grave e no reservatório animal. Em experimentos *in vivo* esta toxina foi letal para camundongos, causando extensos danos microvasculares, provocando trombose e necrose em vários órgãos como o cérebro, rins e fígado.

A secreção de algumas outras proteínas com atividade de catalase-peroxidase (KatP) e de serina protease (EspP), codificadas por genes contidos no plasmídio de alto peso molecular, também tem sido observada em algumas amostras STEC. O envolvimento destes fatores na patogênese da infecção ainda é incerto. Contudo, particularmente em relação a EspP, sua capacidade em clivar o fator V da coagulação e a presença de anticorpos anti-EspP no soro de crianças convalescentes sugerem sua participação nas manifestações hemorrágicas dos pacientes.

Patogênese

A patogênese das infecções por STEC é complexa, multifatorial e fica evidente que a atuação sinérgica de diversos fatores de virulência muito provavelmente deve contribuir para um pior prognóstico das doenças causadas por algumas destas amostras.

Após ultrapassar a barreira gástrica, devido à presença de um eficiente sistema de regulação que permite adaptação e sobrevivência à acidez do estômago, as STEC atingem o intestino grosso, onde aderem à mucosa, proliferam e produzem Stx. A toxina é absorvida pelo epitélio intestinal, entra na circulação e liga-se rapidamente aos leucócitos polimorfonucleares. A extensão com que estas células liberam Stx para os órgãos-alvo é desconhecida. No entanto, nas células alvo Stx se liga ao receptor glicolipídico globotriacilceramida (Gb3) que é expresso principalmente nos pequenos vasos das células endoteliais do rim, intestino e cérebro.

A internalização de Stx por endocitose mediada pelo receptor é seguida pela interação da toxina com componentes subcelulares, resultando na inibição da síntese proteica ou apoptose. Embora as células endoteliais pareçam ser o principal alvo para Stx, outras células como as dos túbulos renais, células mesangiais, monócitos e plaquetas podem também ser afetadas pelas toxinas. Citocinas pró-inflamatórias circulantes, especialmente fator de necrose tumoral alfa e a interleucina-1β, estimuladas por ação direta da toxina sobre os monócitos, potencializam a ação de Stx nas células endoteliais por induzir a expressão de Gb3. A ligação da toxina ao seu receptor inicializa, então, uma cascata de reações que inclui coagulação e processos inflamatórios que resultam na SHU. No cólon deve ocorrer rompimento dos vasos e nos rins ocorre obstrução dos vasos do glomérulo levando à insuficiência renal. A SHU se caracteriza por ser uma microangiopatia trombótica, na qual os trombos são formados de plaquetas e fibrina e a hemólise é decorrente da fragmentação dos eritrócitos. As STEC produzem fatores distintos de Stx que também lesam o hospedeiro. Além da intimina, responsável pela formação da lesão A/E, uma série de outros prováveis fatores de aderência e outras toxinas é produzido pelas STEC. Entretanto, o papel destes fatores na fisiopatologia da doença humana precisa ser mais bem esclarecido.

Diagnóstico

Diversas abordagens metodológicas podem ser utilizadas para o diagnóstico das infecções por STEC. Contudo, a seleção do método deve levar em consideração a rapidez, especificidade, sensibilidade e custo de cada uma das alternativas. Idealmente, os laboratórios de microbiologia clínica deveriam pesquisar a presença de STEC em todas as amostras de fezes onde a cultura bacteriana é requisitada e não apenas em amostras que são sanguinolentas. A importância de métodos de triagem que não sejam restritos a O157:H7 ou alguns poucos sorogrupos deve ser enfatizada, haja vista a importância de amostras STEC não-O157 como agentes de doenças graves em diversos países, inclusive no Brasil.

A cultura de fezes seguida da identificação de STEC é o método clássico e tradicional. O êxito deste isolamento depende de alguns fatores, tais como coleta do material no início da diarreia, transporte adequado e utilização de meios de cultura apropriados. O meio seletivo MacConkey sorbitol (SMAC) tem sido utilizado em muitos laboratórios para o isolamento de STEC O157:H7, devido à característica da maioria destas amostras de não fermentarem o sorbitol rapidamente, quando comparadas a outras *E. coli*. Entretanto, é importante lembrar que certas cepas de O157 são capazes de fermentar este carboidrato, assim como as demais STEC. Portanto, o mais aconselhável é semear as fezes em duas placas de MacConkey, uma contendo sorbitol (SMAC) e a outra contendo lactose (ágar MacConkey), e selecionar colônias de ambas as placas. A identificação das colônias pode ser feita pela pesquisa da toxina através de ensaios imunológicos, biológicos ou moleculares. Análises por PCR das colônias isoladas para detecção dos genes *stx*, bem como técnicas de PCR multiplex, incorporando iniciadores para amplificar outras sequências associadas à virulência como *eae* e *ehx*, são provavelmente o método mais sensível, rápido e específico para se rastrear STEC. A pesquisa de Stx ou de seus genes diretamente nas fezes também oferece bons resultados. A detecção de anticorpos circulantes anti-LPS ou anti-Stx pode também fornecer informações sobre a evidência de infecção por STEC, particularmente nos pacientes com a SHU, onde o isolamento de STEC é dificultado pelo tempo decorrido entre o início dos sintomas intestinais e o aparecimento das complicações extraintestinais.

Epidemiologia

STEC apresenta uma distribuição mundial, mas os grandes surtos e o elevado número de infecções esporádicas associados a estes patógenos têm sido reportados em países desenvolvidos, com alta prevalência nos Estados Unidos, Canadá, Reino Unido, vários países da Europa Continental e no Japão, onde constituem um sério problema de saúde pública. Na maioria destes países, as infecções por STEC O157:H7 são reconhecidas como uma das mais frequentes doenças de origem alimentar. Por outro lado, em alguns países da Europa, na Argentina, Austrália, Chile e Brasil, as infecções por STEC são predominantemente esporádicas ou fazem parte de surtos de menores proporções, sendo causadas mais frequentemente por sorotipos não-O157. Entretanto nos últimos anos, especial atenção tem sido dada a infecções causadas por STEC não-O157. Em 2011, um surto de SHU de grandes proporções ocorreu na Alemanha e se estendeu para alguns outros países da Europa, atingindo mais de 4000 pessoas. Este surto se diferenciou dos demais, até então reportados, por ter atingido principalmente adultos, do sexo feminino, pela alta frequência de SHU e por ter sido causado por um sorotipo O104:H4, albergando características de virulência de *E. coli* enteroagregativa (EAEC) e de STEC, e por expressar β-lactamases de espectro estendido. Sem dúvida, a dinâmica evolução de *E. coli* e sua plasticidade genômica podem levar ao surgimento de cepas altamente virulentas, como esta com características híbridas de EAEC e STEC.

A maior taxa de incidência de SHU em crianças é relatada na Argentina, onde a doença é endêmica, e aproximadamente 400 novos casos são reportados por ano, sendo a primeira causa de insuficiência renal aguda em crianças e a segunda de insuficiência renal crônica. No Brasil a incidência de infecções por STEC é comparável à de alguns países da Europa. Casos de SHU, anemia hemolítica e diarreias, sanguinolentas ou não, relacionados tanto à STEC O157:H7 como aos sorotipos não-O157 têm sido diagnosticados em diferentes regiões do Brasil.

Os bovinos representam o principal reservatório natural das STEC e a carne bovina, em especial a carne moída, o leite e seus derivados, os vegetais e a água contaminados por material fecal ingeridos crus ou com cozimento insuficiente são as formas mais comuns de transmissão da bactéria para o homem. Transmissão pessoa a pessoa, especialmente do sorotipo O157:H7 está bem estabelecida, sendo facilitada pela baixa dose infectante. Entretanto, modos de transmissão variados como aqueles associados à água de recreação de lagos e de piscinas ou pelo contato com outros ambientes contaminados, como, por exemplo, de fazendas, têm sido também descritos.

Tratamento e Controle

Tratamentos com antimicrobianos e com agentes que diminuem o peristaltismo intestinal têm sido utilizados em casos de diarreia. Entretanto, a utilização destes medicamentos antes de se conhecer a etiologia da diarreia oferece um grande risco para uma evolução mais grave da doença.

Segundo alguns relatos, crianças que receberam tratamento com antiperistálticos evoluíram mais frequentemente para a SHU, e, em outros pacientes, as diarreias sanguinolentas se estenderam por um período mais longo. Várias evidências têm demonstrado que o tratamento das infecções por STEC com antimicrobianos é muito mais prejudicial do que benéfico. Estudos *in vitro* mostram que alguns antimicrobianos aumentam a produção ou a liberação de Stx. Além disso, o uso de drogas que promovem a lise das bactérias no lúmen intestinal poderia, teoricamente, desencadear uma maior liberação da toxina. Antimicrobianos que interferem na duplicação do DNA bacteriano, tais como o sulfatrimetoprim, frequentemente utilizado no tratamento de crianças, e a ciprofloxacina, normalmente utilizado em adultos, ativam a resposta SOS e induzem o bacteriófago a uma maior produção de toxina, promovendo assim uma maior circulação de Stx nos pacientes, aumentando consequentemente o risco em desenvolver complicações extraintestinais. Por outro lado, a terapia de hidratação com monitorização hospitalar é recomendada em crianças com colite aguda sanguinolenta, pois não oferece efeito adverso. Além disso, a possibilidade de utilização de probióticos, capazes de competir com STEC na mucosa intestinal, ou a utilização de compostos químicos sintéticos que apresentam a capacidade de absorver a toxina Stx no intestino, prevenindo assim a sua disseminação sistêmica, têm demonstrado ser abordagens de tratamento promissoras. A SHU necessita de tratamento imediato em centros especializados. Na doença renal são realizados os tratamentos de suporte como a diálise, hemofiltração, infusão de plaquetas e outras intervenções clinicamente indicadas, sendo necessário em alguns casos o transplante renal.

Medidas de controle envolvem práticas de higiene em toda a cadeia de produção de alimentos, cuidados no manuseio e descarte de dejetos animais, boas práticas de higiene no contato com animais, especialmente de crianças que visitam minizoológicos e fazendas, evitar a contaminação cruzada entre alimentos crus e aqueles prontos para o consumo, bem como evitar a ingestão de produtos não pasteurizados e especialmente de carnes cruas ou mal cozidas.

Bibliografia

1. Guth BEC, Prado V, Rivas M. Shiga toxin-producing *Escherichia coli*. *In* Pathogenic *Escherichia coli* in Latin America, Alfredo G Torres (ed). Bentham Science Publishers. 2010; 65-83.
2. Jandhyala DM, Vanguri V, Boll EJ, Laic Y, McCormick BA, Leong JM. Shiga toxin–producing *Escherichia coli* O104:H4 an emerging pathogen with enhanced virulence. Infect Dis Clin N Am. 2013; 27:631–649.
3. Johnson KE, Thorpe CM, Sears CL. The emerging clinical importance of non-O157 Shiga toxin-producing *Escherichia coli*. Clin Infect Dis. 2006; 43:1587-95.

Waldir Pereira Elias Junior
Tânia Aparecida Tardelli Gomes

38

Escherichia coli Enteroagregativa (EAEC)

Entre as categorias de *Escherichia coli* diarreicogênicas (DEC) encontra-se a *E. coli* enteroagregativa (EAEC), cuja característica principal é a capacidade de apresentar um padrão de adesão exclusivo em determinadas linhagens celulares cultivadas *in vitro*, como as células HEp-2 (carcinoma de laringe) ou HeLa (carcinoma de colo uterino). Esse padrão, denominado adesão agregativa (AA), foi estabelecido por pesquisadores em 1987, ao examinarem cepas de *E. coli* isoladas em um estudo epidemiológico sobre a etiologia da diarreia infantil no Chile. No padrão AA, as bactérias apresentam-se aderidas umas às outras, à superfície das células, bem como à superfície da lamínula na ausência de células, numa configuração que lembra tijolos empilhados, formando agregados heterogêneos ou distribuindo-se em formas de cordões (Figura 38.1). Variações do padrão AA originalmente descrito já foram encontradas, nas quais a adesão das bactérias ocorre preferencialmente à lamínula ou à superfície celular. Embora originalmente descrito como sendo exclusivo de cepas de EAEC, o padrão AA foi posteriormente identificado em algumas cepas de *E. coli* pertencentes a outras categorias de DEC. Dessa forma, a definição mais apropriada de EAEC consiste em "cepas que produzem o padrão AA em células HeLa e HEp-2 e são desprovidas de marcadores de virulência que definem as outras categorias de DEC".

O crescente número de relatos epidemiológicos de países em desenvolvimento ou desenvolvidos, associando EAEC à doença diarreica aguda ou persistente em casos esporádicos e em surtos de diarreia, contribui para a classificação de EAEC como um patógeno emergente. Além disso, recentemente foi apontado o papel de EAEC como agente de infecções do trato urinário. Entretanto, a patogênese das infecções extraintestinais causadas por EAEC não foi estudada até o presente momento. Neste capítulo, serão abordados os aspectos de EAEC relacionados às infecções intestinais, os quais têm sido amplamente caracterizados desde a descrição de EAEC como agente de diarreia.

Fatores de Virulência

Vários potenciais fatores de virulência já foram descritos para esta categoria, mas a patogênese da diarreia causada por EAEC ainda permanece desconhecida. Os mecanismos de patogenicidade de EAEC estão sendo investigados e várias proteínas, toxinas e adesinas têm sido descritas, principalmente na cepa protótipo de EAEC 042. A cepa 042 foi isolada de uma criança com diarreia aguda no Peru e passou a ser considerada protótipo da categoria e amplamente estudada após a descrição da sua capacidade de provocar diarreia em infecção experimental em voluntários. Nesse estudo, quatro diferentes cepas de EAEC foram administradas a grupos de voluntários e apenas a cepa 042 causou diarreia.

Entre as toxinas descritas, aquelas mais bem caracterizadas compreendem a toxina termoestável de EAEC (EAST-1) e a *plasmid-encoded toxin* (Pet). EAST-1 está relacionada

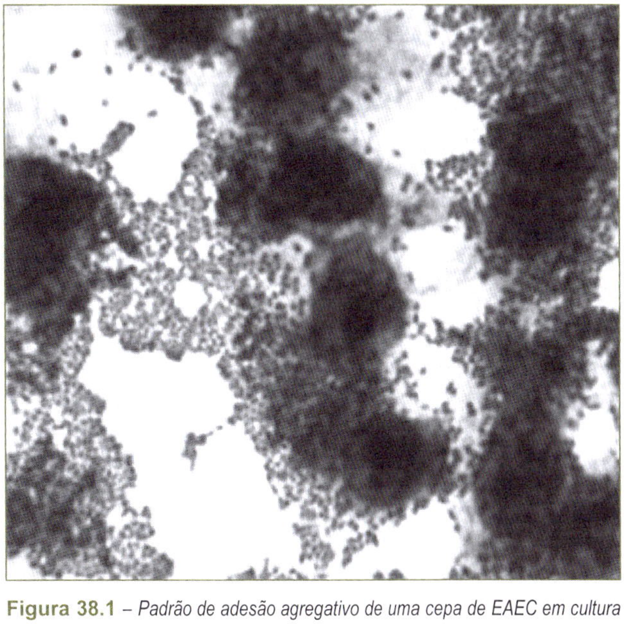

Figura 38.1 – *Padrão de adesão agregativo de uma cepa de EAEC em cultura de células HEp-2.*

com a toxina termoestável (ST) de *E. coli* enterotoxigênica, provoca aumento dos níveis de GMP cíclico em enterócitos e altera a corrente iônica de células intestinais de coelhos *in vitro*, em ensaios de *Ussing-chamber*. Pet é uma serino-protease de 108 kDa pertencente à família de proteínas autotransportadoras, a qual apresenta atividade enterotóxica e citotóxica. Pet degrada a proteína α-fodrina (isoforma não eritrocítica da αII espectrina), e, consequentemente, induz alterações na rede de actina do citoesqueleto. Esta atividade poderia estar envolvida nos efeitos enterotóxicos e citopáticos causados pela cepa EAEC protótipo 042. A produção de α-hemolisina foi também identificada em algumas cepas de EAEC e está associada à capacidade de causar lise de monocamada celular em cultura, mas seu envolvimento na patogenicidade dessa categoria não foi estabelecido.

Diversas proteínas extracelulares foram descritas e caracterizadas em cepas de EAEC. Uma dessas proteínas, denominada *protein involved in intestinal colonization* (Pic), é uma serino protease de 116 kDa também pertencente à família de proteínas autotransportadoras. *In vitro*, esta proteína apresenta atividade de mucinase, resistência ao soro e de hemaglutinação. Além disso, Pic está envolvida no processo de colonização intestinal de EAEC em modelo murino e é capaz de induzir hipersecreção de muco. Esses atributos apontam Pic como um importante fator de virulência nas etapas iniciais da infecção por EAEC. Outra dessas proteínas, denominada ShET1 (*Shigella enterotoxin* 1), é codificada na fita anti-senso do gene que codifica Pic. Aparentemente, é uma toxina do tipo A:B que causa acúmulo de fluido em modelo *in vivo* de alça intestinal ligada de coelhos e tem atividade em *Ussing-chamber*. O mecanismo enterotóxico mediado por ShET1 é independente de AMPc, GMPc e cálcio e pode envolver sinalização através de óxido nítrico. A dispersina é uma proteína imunogênica de 10 kDa que promove a dispersão de EAEC na mucosa intestinal colaborando com o espalhamento da infecção. Aparentemente, a molécula de dispersina é secretada para a superfície bacteriana, onde se liga não covalentemente a moléculas de LPS presentes na membrana externa. Sugere-se que o mecanismo de dispersão seria devido, principalmente, à sua habilidade de neutralizar a forte carga negativa do LPS, desse modo, possibilitando um maior espalhamento das fímbrias AAFs (que apresentam uma forte carga positiva) e consequente possibilidade de alcançar sítios de ligação mais distantes.

Dois genes que codificam potenciais fatores de virulência, sendo um plasmideal (*shf*) e outro cromossômico (*irp2*), foram identificados na cepa EAEC protótipo 042. O gene *shf* codifica uma proteína relacionada com o processo de formação de biofilme. O gene *irp2* (*Iron-repressible high-molecular-weight protein 2*) codifica uma proteína envolvida na biossíntese da yersiniabactina, a qual está relacionada com a captação de ferro em *Yersinia* spp. Embora tenha sido encontrado em 93% de cepas de EAEC de uma coleção analisada, seu papel ainda não foi estabelecido nessa categoria.

O padrão AA está associado à expressão de adesinas fimbriais ou não fimbriais em cepas de EAEC. Várias adesinas fimbriais foram descritas na categoria EAEC por meio de estudos de microscopia eletrônica de transmissão e de hemaglutinação. Dentre elas, as estruturas fimbriais denominadas *aggregative adherence factors* (AAF/I, II, III e IV), Pil e Ecp foram caracterizadas estrutural e geneticamente. AAF/I é uma estrutura flexível de feixes frouxos, constituídos por fímbrias apresentando entre 2 e 3 nm de diâmetro, enquanto AAF/II é uma estrutura rígida de feixes constituída por fímbrias que apresentam 5 nm de diâmetro. Ao contrário de AAF/I e AAF/II, AAF/III foi observada como filamentos individuais constituídos por longas estruturas fimbriais flexíveis na superfície bacteriana. As AAF/I, II e III são codificadas por plasmídeos e necessárias para a expressão do padrão AA, porém o envolvimento dessas estruturas na patogênese de EAEC *in vivo* ainda não foi estabelecido. Em cepas isoladas em São Paulo, as fímbrias AAF são pouco frequentes, sugerindo que outras adesinas estejam envolvidas na patogenicidade de EAEC em nosso meio. De fato, o estudo da expressão de estruturas adesivas de superfície em algumas cepas de EAEC isoladas em São Paulo, que apresentavam variações do padrão original de adesão, demonstrou que essas variantes também têm uma grande heterogeneidade de estruturas fimbriais. A fímbria AAF/IV foi descrita recentemente em cepas de EAEC isoladas na Dinamarca e associada ao estabelecimento do padrão AA nas mesmas. A ultraestrutura dessa fímbria não foi definida, entretanto a sua estrutura genética mostra relação com a família Dr de adesinas, de forma semelhante às outras AAF. Foi descrita em uma cepa de EAEC (C1096), responsável por um surto de diarreia em um berçário na Sérvia, a ocorrência de uma fímbria do tipo IV (Pil) que teria múltiplas funções, contribuindo, embora não sendo essencial, para o estabelecimento de AA (aderência a células do hospedeiro e a superfícies abióticas) e na transferência de plasmídeos conjugativos. Outra estrutura fimbrial associada ao padrão AA em EAEC é a *E. coli* common pilus (Ecp), estrutura adesiva também presente em outras categorias de DEC.

Adesinas não fimbriais, particularmente proteínas de membrana externa apresentando entre 30 e 59 kDa, associadas ao padrão AA, têm sido evidenciadas em diversas cepas de EAEC pertencentes a distintos sorotipos. Dentre elas, as proteínas Ap58, Hra1 e Hra2 foram caracterizadas como participantes dos fenótipos de autoagregação, formação de biofilme e aderência agregativa. A presença de genes codificando a proteína autotransportadora Antígeno 43, implicada na autoagregação e formação de biofilme em *E. coli*, também tem sido descrita em EAEC.

Análises de coleções de cepas de EAEC de diversas localidades têm mostrado a baixa prevalência dos genes que codificam essas adesinas, evidenciado a grande diversidade de estruturas adesivas presentes em EAEC e o caráter multifatorial do padrão AA.

O fenótipo AA está associado à presença de plasmídeos de alto peso molecular, denominados pAA. O sequenciamento dos plasmídeos de alto peso molecular pAA1 e pAA2, presentes nas cepas protótipos de EAEC 17-2 e 042, respectivamente, demonstrou que os genes que codificam as toxinas EAST-1 e Pet, a dispersina, a biogênese das fímbrias AAF/I e AAF/II, Shf, além do regulador AggR, são de localização plasmideal. Outros estudos demonstraram que os genes que codificam a proteína Pic, ShET1 e Irp2 são de localização cromossômica. A existência de ilhas de patogenicidade em EAEC foi evidenciada recentemente durante a análise do sequenciamento do genoma da cepa protótipo 042. Pelo menos três ilhas foram identificadas, estando inseridas nos genes dos tRNA *pheU*, *selC* e *glyU*. Os genes *pic/setBA* estão localizados na ilha inserida em *pheU*. A presença nessas ilhas de determinantes genéticos associados a fatores de virulência não caracterizados, incluindo aparatos de secreção de proteínas do tipo III e VI, têm direcionado a atenção para a caracterização desses fatores, na tentativa de esclarecer a patogênese da diarreia causada por EAEC.

Nas décadas que sucederam a descrição de EAEC, inúmeros trabalhos de diferentes localidades geográficas evidenciaram a heterogeneidade entre as cepas dessa categoria em termos de sorotipos, determinantes genéticos de virulência e grupos filogenéticos. Essa grande heterogeneidade, aliada ao fato de que nem todas as cepas de EAEC são capazes de causar diarreia em infecção experimental de voluntários, vem difundido a hipótese de que, possivelmente, apenas um subgrupo de cepas de EAEC, portador de um conjunto específico de fatores de virulência, teria capacidade de causar diarreia. O desafio, portanto, é identificar o complemento dos determinantes de virulência necessário para o estabelecimento da doença, que poderia diferenciar cepas patogênicas e não patogênicas de EAEC. De modo semelhante ao que ocorre com relação à EPEC, cepas de EAEC são classificadas como EAEC típica e atípica. Enquanto a classificação de EPEC como típica e atípica conforme a presença ou ausência do plasmídeo EAF, no patótipo EAEC essa classificação se baseia na presença ou ausência do gene *aggR*. O produto desse gene é uma proteína pertencente à família AraC de ativadores de transcrição, denominada AggR, a qual apresenta importante papel na ativação de genes codificadores de vários fatores de virulência de EAEC, entre eles os das fímbrias AAF/I e II, Pet, dispersina, seu sistema de secreção e a ilha de patogenicidade inserida em *pheU*. Dessa forma, a presença de *aggR*em uma cepa de EAEC indicaria um maior potencial de virulência,pelo fato dela apresentar o plasmídeopAA.

Patogênese

Adultos e crianças são suscetíveis a infecções intestinais causadas por EAEC, e a doença típica é manifestada por diarreia secretora, mucoide e aquosa, com período de incubação curto, pouca febre e, eventualmente, vômito. Marcadores inflamatórios, tais como interleucina-8, interleucina-1β, interferon-α e lactoferrina têm sido detectados nas fezes de grande parte dos pacientes, adultos e crianças.

Em modelos animais e pacientes infectados, EAEC parece ser capaz de colonizar várias regiões do trato intestinal sem danos aparentes na mucosa do intestino delgado, onde há abundante adesão ao muco e secreção de muco, mas com efeitos citotóxicos na mucosa do cólon. EAEC tipicamente induz um aumento na secreção de muco na mucosa intestinal, e as bactérias ficam emaranhadas em uma espessa camada de biofilme contendo muco em abundância. Possivelmente, a formação desse biofilme esteja envolvida na capacidade da bactéria colonizar e causar doença persistente e má absorção de nutrientes.

Estudos utilizando biópsias pediátricas de cólon revelaram que algumas cepas de EAEC induzem encurtamento das vilosidades intestinais, necrose hemorrágica do topo das vilosidades e uma resposta inflamatória branda, com edema e infiltração mononuclear na submucosa; extrusão de enterócitos foi também evidenciada. A cepa protótipo 042 também provoca efeitos citotóxicos em células T84 (carcinoma intestinal humano) polarizadas *in vitro*, induzindo vesiculação das microvilosidades, esfoliação de células da monocamada, aumento de vacuolização e separação nuclear do citoplasma circundante. Algumas cepas de EAEC são capazes de invadir mucosa pediátrica de cólon humano, em fragmentos intestinais mantidos *in vitro*.

O seguinte modelo de três estágios para a patogênese de EAEC foi proposto: no primeiro estágio da infecção, as bactérias aderem à mucosa intestinal e à camada de muco (as adesinas fimbriais ou não fimbriais aparentemente medeiam essa adesão inicial e são capazes de conferir a adesão das bactérias entre si, à camada de muco intestinal e, posteriormente, aos enterócitos); no segundo estágio, as bactérias continuam multiplicando-se na camada de muco e estimulam a hipersecreção deste, aumentando então a camada de muco embebida de bactérias e formando um característico biofilme; o terceiro estágio é caracterizado pela elaboração de toxinas, ou processo inflamatório, resultando em lesões na mucosa intestinal. Os danos nas microvilosidades e a presença de uma camada de biofilme, composta de bactérias e muco intestinal, causam má absorção de fluidos e solutos, desencadeando a diarreia. Dependendo das condições clínicas da criança, a infecção pode manter-se assintomática, evoluir para uma diarreia aguda ou para diarreia persistente, no caso da presença de imunossupressão ou desnutrição.

A natureza persistente da doença causada por EAEC poderia também ocorrer em virtude da demora no reparo da mucosa lesada, de desnutrição ou de outros comprometimentos do hospedeiro. Além disso, a colonização por EAEC, independentemente da presença de diarreia, poderia levar à desnutrição devido a uma demanda metabólica exacerbada após inflamação intestinal, à barreira de absorção criada pela adesão intensa da bactéria e/ou aos danos à mucosa ocasionados por citotoxinas. Importantes estudos realizados em Fortaleza evidenciaram a associação entre EAEC e o retardo do crescimento infantil (peso/altura), em decorrência do processo inflamatório determinado pela colonização mesmo que assintomática. Isso mostra que essa categoria desempenha um papel ainda maior em doenças humanas, particularmente em países em desenvolvimento.

Resposta Imunológica

Há resposta imune protetora contra diarreia causada por EAEC, mas aparentemente ela é cepa específica, devido à grande heterogeneidade apresentada pela categoria. Anticorpos contra adesinas e toxinas de EAEC já foram observados em pacientes e em voluntários humanos que receberam inóculos de cepas de EAEC por via oral. A produção de IgA secretora intestinal é induzida em pessoas convalescentes de diarreia por EAEC. Foi observado que anticorpos IgA do colostro, reativos com antígenos de EAEC, podem desempenhar um papel importante na proteção de crianças contra diarreia causada por essa categoria, uma vez que o colostro inibiu a adesão da cepa protótipo 042 a células HEp-2. Essa mesma inibição foi observada empregando o leite humano, demonstrando que componentes do leite podem contribuir para a defesa contra EAEC.

Diagnóstico

Para detectar EAEC, é necessário que cepas de *E. coli* isoladas das fezes sejam submetidas a ensaios de adesão em células HEp-2 ou HeLa, para a pesquisa do padrão AA. Como com frequência EAEC promove colonização sem causar doença, considera-se EAEC como causa provável de doença quando o organismo é isolado de um paciente repetidas vezes. Embora seja considerado o diagnóstico padrão para a classificação de EAEC, o teste de adesão em células epiteliais cultivadas é dispendioso e necessita de infraestrutura específica, sendo restrito a laboratórios especializados. Por esse motivo, técnicas moleculares de diagnóstico têm sido desenvolvidas como alternativa, possibilitando a análise rápida de um maior número de cepas.

Conforme mencionado anteriormente, o padrão AA está frequentemente associado à presença de um plasmídeo de alto peso molecular. Logo em seguida à descrição de EAEC, uma sonda genética foi desenvolvida para o seu diagnóstico, a qual consistia em um fragmento do plasmídeo pAA1 da cepa 17-2. Essa sonda genética foi inicialmente denominada CVD432, mas atualmente é referenciada como sonda EAEC ou AA. Esse fragmento compreende parte do gene *aatA*, componente de um grupo de cinco genes (complexo *aatPABCD*) que codificam um sistema do tipo ABC de secreção de proteínas. Essa sonda é utilizada no diagnóstico da categoria em ensaios de hibridação de DNA, ou em reações de PCR com iniciadores específicos. Embora bastante específica, quando aplicada isoladamente, a sua sensibilidade varia entre 15% e 90%.

Considerando que não há um determinante genético comum para todas as cepas de EAEC, o diagnóstico molecular deve abranger a detecção de mais de um marcador genético específico. Nesse sentido, técnicas de PCR que detectam mais de um marcador genético simultaneamente (PCR *multiplex*) têm sido desenvolvidas. Esses testes detectam principalmente marcadores plasmideais, dentre eles *aatA*, *aggR* e *astA* (gene que codifica a toxina EAST-1) e, consequentemente, não diagnosticam as EAEC atípicas (que não albergam *aggR*).

A associação da detecção de marcadores cromossômicos, como os genes *aai* presentes na ilha de patogenicidade localizada em *pheU*, aos marcadores plasmideais, resulta em uma alternativa bastante específica e sensível. A PCR *multiplex* que inclui a detecção de *aggR*, *aatA*, *aaiA* e *aaiG*ou *aaiC* mostrou-se uma ferramenta bastante sensível e específica para o diagnóstico de EAEC típica e atípica a partir de colônias de *E. coli* isoladas na coprocultura.

O fenótipo de agregação bacteriana, verificado em culturas celulares infectadas por EAEC, pode também ser evidenciado pela formação de uma película na superfície da cultura bacteriana obtida em meio líquido, bem como pela capacidade de formar biofilmes sobre superfícies de poliestireno ou vidro. Entretanto, a sensibilidade e a especificidade desses métodos não foram extensamente avaliadas.

A determinação do sorotipo não se constitui em uma ferramenta útil para a identificação de cepas de EAEC. Isso porque EAEC apresenta uma grande diversidade de sorotipos, além da presença de um número grande de cepas imóveis, rugosas ou não tipáveis quanto aos antígenos O e H. Além disso, a presença de EAEC entre os sorogrupos O clássicos de EPEC também tem sido relatada.

Epidemiologia das Diarreias Causadas por EAEC

Atualmente, EAEC é reconhecida mundialmente como agente de diarreia aguda e persistente, tanto em crianças como em adultos. Embora bastante prevalente em países em desenvolvimento, EAEC também é apontada como um importante agente de diarreia em países desenvolvidos, como os EUA e Reino Unido. No Brasil, vários trabalhos recentes mostraram EAEC como a categoria de DEC mais prevalente como agente de diarreia aguda e persistente em crianças. De fato, estudos de meta-análise comprovaram que EAEC está estatisticamente associada à diarreia aguda e persistente em países desenvolvidos e em desenvolvimento, à diarreia aguda e persistente em pacientes adultos infectados com HIV e à diarreia do viajante.

Em seguida à descrição de EAEC como categoria de DEC, os estudos epidemiológicos sobre a etiologia da diarreia aguda passaram a pesquisá-la em grupos doentes e sadios. Em alguns estudos em países em desenvolvimento, foi encontrada associação entre EAEC e diarreia aguda em crianças e adultos. Entretanto, em outros estudos, um número considerável de portadores assintomáticos foi relatado, não se encontrando tal associação. Essa discordância na literatura pode ser devida a diferenças na metodologia empregada para a detecção de EAEC, como também a fatores do hospedeiro, tais como idade, quadro imunológico e nutricional dos pacientes avaliados, além de diferenças socioeconômicas.

Por outro lado, em vários países (inclusive no Brasil), EAEC tem sido fortemente associada à diarreia persistente, ou seja, com duração igual ou superior a 14 dias. Além disso, alguns estudos revelam que a presença de EAEC nos primeiros dias de um episódio de diarreia é fator preditivo de doença prolongada. Na cidade de Fortaleza, EAEC foi relatada como agente de 68% dos casos de diarreia persistente encaminhados a um hospital infantil, estando significativamente associada à diarreia persistente, mesmo quando foram considerados somente os casos em que EAEC foi isolada como enteropatógeno único. As diarreias persistentes, causadas por diversos agentes etiológicos, estão associadas a altas taxas de mortalidade em crianças de países em desenvolvimento, desde que a terapia de reidratação oral reduziu as taxas de morbidade e mortalidade infantis causadas por diarreia aguda.

Também tem sido relatada a associação entre EAEC e a diarreia do viajante, que é aquela que afeta indivíduos residentes de países desenvolvidos que visitam países em desenvolvimento onde EAEC é endêmica.

Cepas dessa categoria foram também identificadas como um dos principais agentes etiológicos de diarreia e enteropatia em pacientes (crianças e adultos) portadores do vírus HIV em países em desenvolvimento, principalmente na África.

Além disso, diversos surtos de diarreia causados por EAEC foram relatados, acometendo principalmente crianças e idosos em países desenvolvidos (Japão, Itália, Reino Unido, Áustria e Alemanha) e em desenvolvimento (Sérvia e México). No Japão, um surto de diarreia por EAEC acometeu 2.697 crianças em 16 escolas; embora a fonte de infecção não tenha sido identificada, dados epidemiológicos demonstraram uma ocorrência comum entre os pacientes, que consistiu na ingestão de alimento preparado em um mesmo centro. Este achado sugeriu que alimentos poderiam ser veículos de transmissão de EAEC. De fato, cepas de EAEC já foram isoladas do conteúdo lácteo de mamadeiras, demonstrando a possível veiculação de EAEC por meio de alimentos contaminados.

Cepas de EAEC já foram isoladas de animais, tais como cavalos, cães, macacos, bois e porcos. Entretanto, o papel desses animais como reservatório de EAEC para o homem ainda não foi estabelecido.

Tratamento

A antibioticoterapia é indicada somente para os casos de diarreia persistente causada por EAEC, uma vez que para as diarreias agudas a terapia da reidratação oral é recomendada.

Quando necessária a antibioticoterapia, testes de avaliação de sensibilidade aos antimicrobianos são indicados, uma vez que a resistência múltipla tem sido relatada com frequência em cepas de EAEC isoladas de diferentes tipos de pacientes e regiões geográficas. Resistência a sulfonamidas, trimetoprim, ampicilina e cloranfenicol é frequente entre cepas de EAEC, enquanto a resistência à ciprofloxacina é rara. A Sociedade Americana de Doenças Infecciosas recomenda o tratamento com fluoroquinolonas em pacientes imunocompetentes. Em pacientes imunocomprometidos, o tratamento com antimicrobianos apropriados diminui o quadro diarreico e pode erradicar o patógeno das fezes de pacientes portadores do vírus HIV com diarreia persistente causada por EAEC.

Controle

Saneamento básico e o aleitamento materno durante o primeiro ano de vida constituem medidas profiláticas disponíveis para controle das diarreias causadas por EAEC. O desenvolvimento de uma vacina eficiente contra EAEC depende do encontro de um produto ou estrutura bacteriana comum a todas as cepas, uma vez que a categoria é caracterizada pela grande heterogeneidade de sorotipos e potenciais fatores de virulência.

EAEC Produtora da Toxina Shiga

Em 2011, um grande surto de diarreia sanguinolenta e síndrome hemolítica urêmica (SHU), veiculado por alimento contaminado, acometeu vários países da Europa, principalmente a Alemanha. Esse surto afetou mais de quatro mil indivíduos e resultou em 54 óbitos. A cepa que causou esse surto pertence ao sorotipo O104:H4 e, devido às proporções e severidade do surto, seu genoma foi rapidamente sequenciado mostrando uma combinação rara entre EAEC e *E. coli* produtora da toxina Shiga (STEC).

STEC é uma categoria de DEC veiculada por alimentos contaminados, principalmente carne bovina e derivados, que pode causar quadros de diarreia leve ou sanguinolenta e que em alguns casos evolui para a SHU, levando à falência renal, púrpura trombocitopênica trombótica e possível envolvimento neurológico. A principal característica de STEC é a produção de uma potente toxina denominada toxina Shiga (Stx), responsável pela patogênese da SHU.

O sequenciamento do genoma da cepa O104:H4 mostrou a sua similaridade com a cepa de EAEC 55989, isolada de um caso de diarreia persistente na República Centro-Africana, na qual a fímbria AAF/III foi identificada em 2002. A cepa do surto europeu alberga os genes que codificam vários marcadores de virulência de EAEC, tais como Pic, Pet, ShET1, dispersina, AggR e AAF, além de genes de resistência a antimicrobianos. Em adição ao arcabouço genético de EAEC, essa cepa apresenta um profago contendo o gene que codifica a toxina Stx do tipo 2 (Stx2), característica que define a categoria de STEC. Esta não é a única descrição de uma cepa de EAEC que produz a toxina Stx, sendo que casos e surtos de menores proporções também foram relatados na França, Irlanda e República da Geórgia. Neste último, a cepa envolvida também pertencia ao sorotipo O104:H4. Dessa forma, alguns autores propõem a classificação dessa combinação inusitada de cepas como *E. coli* enteroagregativa produtora da toxina Shiga (STEAC). Entretanto, o achado dessa combinação entre EAEC e STEC é bastante raro e a maioria dos casos de SHU de origem bacteriana é causada por STEC. Dessa forma, a proposta de classificação dessas cepas híbridas em uma nova categoria de DEC parece prematura.

EAEC como Agente de Infecções do Trato Urinário

Em um estudo sobre a ocorrência de determinantes de virulência das diferentes categorias de DEC entre cepas de *E. coli* envolvidas com infecções urinárias (UPEC), foi verificada a ocorrência do padrão AA e/ou do gene *aatA* (marcador genético de EAEC) em aproximadamente 7% das cepas estudadas. Em contrapartida, marcadores de virulência de UPEC já foram encontrados em estudos de caracterização molecular de uma variedade de cepas de EAEC. Além disso, cepas multirresistentes de *E. coli* isoladas em um surto de infecção do trato urinário adquiridas na comunidade, em Copenhague, Dinamarca, em 1991, foram recentemente caracterizadas por técnicas moleculares. Surpreendentemente, todos os isolados cumpriram os critérios de classificação como EAEC e não como UPEC, sendo que uma cepa selecionada apresentou o padrão AA característico. Estes estudos preliminares sugerem que ao menos algumas cepas fecais de EAEC poderiam representar potenciais uropatógenos.

Bibliografia

1. Abe CM, Salvador FA, Falsetti IN, Vieira MA, Blanco J et al. Uropathogenic *Escherichia coli* (UPEC) strains may carry virulence properties of diarrhoeagenic *E. coli*. FEMS Immunol. Med. Microbiol.; 52: 397-406, 2008.
2. Croxen MA, Law RJ, Scholz R, Keeney KM, Wlodarska M, Finlay BB. Recent advances in understanding enteric pathogenic *Escherichia coli*. Clin. Microbiol. Rev.; 26: 822-880, 2013.
3. Navarro-Garcia F, Elias WP. Autotransporters and virulence of enteroaggregative *Escherichia coli*. Gut Microbes; 2: 13-24, 2011.
4. Navarro-Garcia F, Estrada-Garcia T. Enteroaggregative *Escherichia coli* pathotype: a genetically heterogeneous emerging foodborne enteropathogen. FEMS Immunol. Med. Microbiol.; 66: 281-298, 2012.

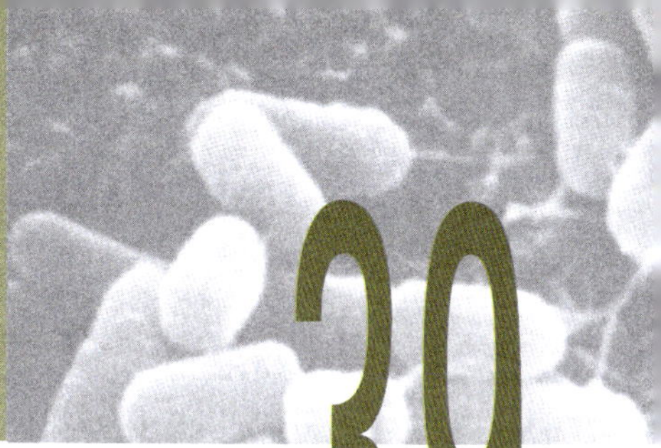

Beatriz Ernestina Cabilio Guth

39

Escherichia coli Enterotoxigênica (ETEC)

Escherichia coli enterotoxigênica (ETEC) é um dos principais agentes de doenças diarreicas em países em desenvolvimento. Dentre as categorias de *Escherichia coli* diarreicogênicas, ETEC foi definida por sua capacidade em produzir as enterotoxinas termolábil (LT) e termoestável (ST). A importância clínica das ETEC na etiologia da diarreia infantil foi reconhecida no final da década de 1960 e, desde então, constituiu uma das principais causas da diarreia aguda em crianças menores de cinco anos de idade em todo o mundo. ETEC é também o principal agente da "diarreia do viajante", acometendo adultos que transitam desde países industrializados até regiões tropicais e subtropicais. Além disso, ETEC figura como um importante patógeno em animais, sendo agente de disenteria em bovinos, diarreia neonatal e pós-desmame em suínos, causando perdas financeiras expressivas na indústria agropecuária.

Patogenicidade

O mecanismo de patogenicidade das ETEC compreende basicamente a colonização da mucosa intestinal e a produção de enterotoxinas. A colonização está relacionada à capacidade desta bactéria em aderir a receptores específicos presentes na superfície do epitélio intestinal através de estruturas que foram denominadas genericamente de fatores de colonização (CFs). A importância da capacidade de colonização não está restrita apenas ao estabelecimento da região de infecção, como também facilita a interação enterotoxina–receptor, evitando a degradação da toxina por enzimas proteolíticas. As enterotoxinas, por sua vez, provocam alteração nos níveis intracelulares de nucleotídeos cíclicos levando à alteração do equilíbrio hidrossalino do lúmen intestinal, resultando na secreção de eletrólitos e, consequentemente, na redução de absorção de água. A eliminação de água é, então, decorrente do mecanismo de ação das enterotoxinas.

Fatores de Virulência

Fatores de colonização (CFs)

Os CFs, geralmente, são estruturas filamentosas de natureza proteica, antigênicas e que se encontram distribuídas de forma peritríquia na superfície bacteriana. Embora os CFs ocorram em amostras de ETEC patogênicas tanto para o homem como para animais, são distintos entre si e apresentam especificidade em relação ao hospedeiro. Em amostras de ETEC de origem humana, mais de 25 tipos de CFs já foram descritos os quais se diferenciam através de propriedades morfológicas, antigênicas e também em relação à sequência de aminoácidos da região N-terminal. Os CFs podem apresentar uma estrutura fimbrial, fibrilar ou helicoidal, mas alguns têm uma estrutura não definida sendo então considerados afimbriais (Tabela 39.1). Uma nova nomenclatura foi introduzida para classificar os CFs de origem humana, denominando-os de antígenos de superfície de coli (CS) e um número correspondente a ordem cronológica de identificação é utilizado, com exceção de CFA/I. Os CFs podem ser constituídos por antígenos fimbriais únicos ou por uma associação de distintos CS. Assim, CFA/I é uma fímbria constituída por um único tipo de antígeno, enquanto CFA/II pode ser composto de CS3 isoladamente ou em associação com CS1 ou CS3 e, de modo similar, CFA/IV pode ser constituído por CS6 isolado ou conjuntamente com CS4 ou CS5.

Estudos em voluntários humanos e em animais de experimentação demonstraram que bactérias portadoras de CFs, mas não seus mutantes isogênicos CF-negativos, eram capazes de colonizar e induzir diarreia. Comprova-se, assim, o importante papel destas estruturas na patogênese da infecção causada por ETEC.

Embora os CFs sejam antigenicamente distintos entre si, alguns apresentam epítopos em comum e similaridades na sequência de aminoácidos da região N-terminal. Esta identidade imunológica parcial foi observada, por exemplo, para CFA/I, CS1, CS4, CS14, CS17 e CS19 levando à designação da família de fatores CFA/I-relacionados. Estas informações têm importância fundamental nos estudos para o desenvolvimento de fórmulas vacinais.

Uma vez os CFs sendo expressos e localizados na superfície da célula, a sua subunidade adesiva poderá interagir com o respectivo receptor presente na célula hospedeira. Os receptores para os CFs não foram totalmente caracterizados, mas alguns são glicoconjugados da membrana celular eucariótica. Estes glicoconjugados apresentam uma variedade de

Tabela 39.1 Fatores de Colonização* de Amostras de ETEC de Origem Humana			
CF	*CS*	*Morfologia*	*MW (kDa)*
CFA/I	CFA/I	F	15
CFA/II	CS1	F	16,5
CFA/II	CS2	F	15,3
CFA/II	CS3	Fb	15,1
CFA/IV	CS4	F	17
CFA/IV	CS5	H	21
CFA/IV	CS6	NF	14,5 / 16
CS7	CS7	H	21,5
CFA/III	CS8	F	18
2230	CS10	NF	16
PCFO148	CS11	Fb	
PCFO159	CS12	F	19
PCFO9	CS13	Fb	27
PCFO166	CS14	F	15,5 / 17
8786	CS15	NF	16,3
CS17	CS17	F	17,5
PCFO20	CS18	F	25
CS19	CS19	F	16
CS20	CS20	F	20,8
Longus	CS21	F	22
CS22	CS22	NF	15,7

* Baseada em Turner *et al.* (2006)

estruturas oligossacarídicas que podem conferir às ETEC especificidade celular e de hospedeiro.

Os genes envolvidos na biossíntese do CFs estão localizados em plasmídios de alto peso molecular, que geralmente também albergam os genes para enterotoxinas. Apesar das diferenças entre os diversos CFs, a sua organização genética é relativamente conservada, sugerindo que os diferentes *operons* tenham sido originados de um ancestral comum.

Estudos epidemiológicos têm demonstrado que, entre os diversos CFs descritos, os mais prevalentes incluem CFA/I, CS1, CS2, CS3, CS4, CS5, CS6, CS7, CS14, CS17 e CS21. Estes CFs têm sido identificados em frequências variáveis em amostras de ETEC distribuídas em todo o mundo. Entretanto, é importante mencionar que em aproximadamente 20% a 50% das amostras de ETEC, isoladas em diferentes países, nenhum dos CFs conhecidos tem sido identificado. Isto pode estar relacionado à ausência de CFs, perda dos CFs através de subcultivo, ou mesmo pela falta de métodos específicos para sua detecção.

Toxinas

As enterotoxinas LT e ST produzidas por ETEC compreendem duas grandes famílias de toxinas de natureza proteica que diferem quanto a sua tolerância à temperatura, estrutura, imunogenicidade e mecanismos de ação. A termolabilidade está relacionada à perda da atividade tóxica após aquecimento a 100 °C durante 30 minutos, enquanto a termoestabilidade significa a manutenção da atividade da toxina nestas condições. Algumas amostras de ETEC são capazes de produzir as duas toxinas, enquanto outras produzem apenas uma delas.

Enterotoxinas LT

As enterotoxinas LT apresentam semelhanças estruturais, antigênicas e funcionais com a toxina colérica (CT) e constituem os determinantes de virulência mais bem caracterizados em ETEC. Como membros da família de enterotoxinas do tipo AB_5, as toxinas LT são proteínas oligoméricas de aproximadamente 86 kDa, compostas de cinco subunidades B idênticas de 11,5 kDa, arranjadas em uma estrutura em anel, e em associação a uma subunidade A central de 28 kDa. As subunidades B são responsáveis pelo reconhecimento e ligação da toxina ao receptor gangliosídico presente na mucosa intestinal. A subunidade A é formada por dois domínios distintos, A1 e A2, ligados por uma ponte de dissulfeto. O domínio A1 (componente tóxico) apresenta atividade de ADP-ribosil transferase, enquanto o domínio A2 medeia interação de A1 com o pentâmero da subunidade B.

LT é secretada através da membrana externa bacteriana em um processo de duas etapas. Na fase inicial, ocorre a clivagem da porção N-terminal do peptídeo sinal durante o transporte através da membrana interna para o periplasma, onde os monômeros são montados para formar a holotoxina. Em seguida, a secreção através da membrana externa ocorre através de um complexo sistema de secreção do tipo II. Após ser secretada pela bactéria, a toxina LT se liga aos seus receptores na célula-alvo e é internalizada por um mecanismo de endocitose. As vesículas endocíticas sofrem o transporte trans-Golgi, no qual ocorre a separação das subunidades A e B. A redução da subunidade A nos domínios A1 e A2 ocorre no retículo endoplasmático (ER) e A1 é translocada através da membrana do ER para o compartimento citosólico. O tráfego de A1 até a região basolateral do enterócito ainda não está bem estabelecido, mas sabe-se que seu principal alvo intracelular é a proteína Gsα, uma GTPase que ativa o sistema adenilato-ciclase. A ADP-ribosilação da Gsα resulta, então, na ativação permanente do complexo adenilato ciclase e subsequente elevação intracelular nos níveis de AMP cíclico (AMPc). Em consequência, tem-se ativação da proteína quinase AMPc-dependente e fosforilação dos canais de cloro, como CFTR, estimulando a secreção de íons Cl^- e a redução na absorção de Na^+ (Figura 39.1). Esta profunda alteração no metabolismo hidrossalino da célula leva ao acúmulo de água no lúmen intestinal e diarreia. Além deste, outros mecanismos alternativos estão associados à resposta secretora induzida pela toxina LT, como a estimulação do metabolismo do ácido araquidônico, potencializando a produção de prostaglandinas e leucotrienos que estimulam o transporte eletrolítico e a mobilidade intestinal.

Reações de identidade imunológica e análise da similaridade da sequência de aminoácidos das subunidades A e B, permitiram a subdivisão das toxinas LT em duas classes distintas: LT-I e LT-II. As toxinas LT-I apresentam alta similaridade (79%) com a toxina CT, tanto na subunidade A como na subunidade B e reconhecem o gangliosídeo GM1 na superfície dos enterócitos. Por outro lado, as toxinas LT-II apresentam atividade biológica similar a LT-I/CT, mas são imunologicamente distintas destas, uma vez que anticorpos anti-LT-I/CT não reconhecem LT-II. Embora imunologicamente distintas, foi observada homologia de 55% entre a subunidade A de LT-I e LT-II, e menos de 14% de homologia foi identificada entre suas subunidades B. Esta diferença se traduz no reconhecimento de diferentes gangliosídeos por LT-II. Além disso, os genes estruturais que codificam para LT-II têm localização cromossômica, enquanto os que codificam para LT-I estão contidos em plasmídios. Variantes antigênicas de LT-I, denominadas LT-Ip e LT-Ih, por terem sido inicialmente identificadas em amostras de ETEC de origem suína e de origem humana, respectivamente, podem ser produzidas por amostras de ETEC associadas a infecções humanas. Na classe LT-II, duas variantes, LT-IIa e LT-IIb, também foram identificadas, porém raramente estão associadas a infecções em humanos.

Além de seu importante papel na indução de secreção de fluidos, LT é também reconhecida por sua alta imunogenicidade e potente capacidade adjuvante. Estudos demonstraram que após internalização da subunidade A da toxina, a subunidade B é capaz de se ligar a receptores do tipo Toll (TLR) 1 e 2 em células dendríticas, o que poderia em parte explicar as propriedades imunomoduladores e adjuvantes da toxina.

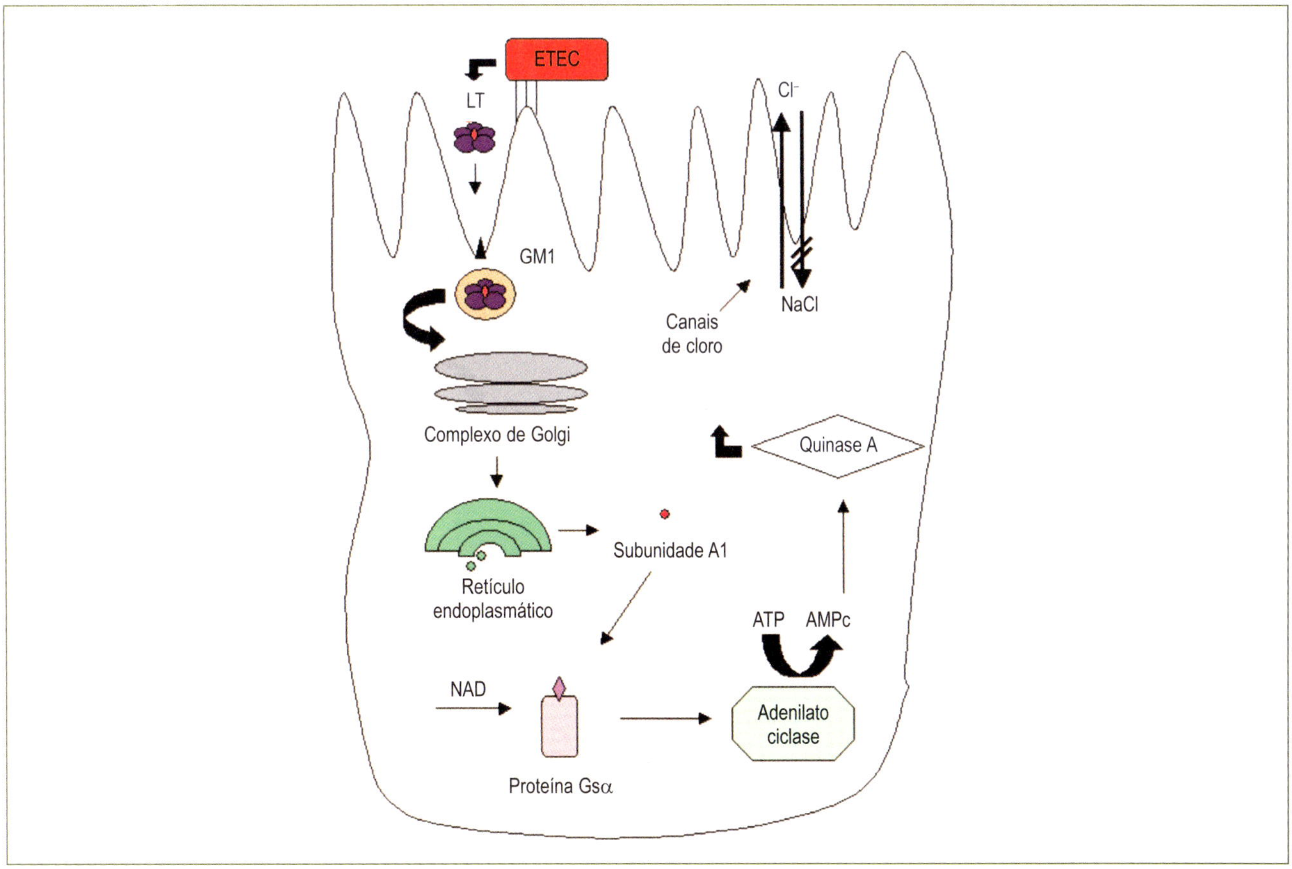

Figura 39.1 – *Mecanismo de ação da enterotoxina LT.*

Enterotoxinas ST

As enterotoxinas ST são proteínas monoméricas, de baixo peso molecular (5 kDa) e que contêm múltiplos resíduos de cisteína, formando pontes de dissulfeto, o que lhes confere a termoestabilidade. São classificadas em dois subgrupos: STa (ou ST-I) e STb (ou ST-II) de acordo com suas propriedade químicas e biológicas. As toxinas STa são solúveis em metanol, resistentes a ácidos, detergentes e diversas proteases. Os genes responsáveis pela produção de STa estão localizados em plasmídios que são ladeados por sequências de inserção. Variantes genéticas desta toxina, apresentando homologia parcial tanto na sequência de aminoácidos como na de nucleotídeos, foram identificadas e nomeadas de acordo com o hospedeiro do qual foram isoladas. STh (ou ST-Ib) foi isolada de amostras de ETEC de origem humana, enquanto STp (ou ST-Ia) foi identificada em amostras que causavam doenças em suínos; porém variantes de STp têm sido também isoladas de amostras de bovinos e de origem humana. A toxina STb é insolúvel em metanol e sua produção é codificada por genes plasmideais. Embora STb tenha sido originalmente relacionada à diarréia em suínos, sua ocorrência tem sido também relatada em amostras de ETEC de origem humana.

As toxinas ST são secretadas no meio extracelular, através de uma série de etapas que modificam o tamanho da molécula. Ambas STa e STb são sintetizadas como uma toxina precursora de 72 aminoácidos, que sofrem clivagem por peptidases para remoção da sequência sinal, sendo o peptídeo resultante secretado para o espaço periplasmático. Neste local, ocorrerá a formação de pontes de dissulfeto na região C-terminal do pró-peptídeo pela ação da enzima DsbA. A seguir, o pró-peptídeo é exportado via TolC localizado na membrana externa. A toxina madura STb consiste em 48 aminoácidos, enquanto STa é clivada por proteases dando origem à toxina madura de 18 ou 19 aminoácidos.

O receptor-alvo da enterotoxina STa pertence à família de receptores de ciclase, a guanina ciclase tipo C, localizado na membrana apical dos enterócitos. A ligação de STa no domínio extracelular da guanina ciclase induz sua atividade enzimática, o que provoca aumento de níveis de guanosina monofosfato cíclico (GMPc), que é uma molécula sinalizadora de eventos intracelulares de células eucarióticas. No caso dos enterócitos, ocorre alteração na absorção e secreção de eletrólitos, ou seja, a estimulação da secreção de cloreto e o bloqueio da absorção de sódio, resultando no acúmulo de água e eletrólitos no lúmen intestinal (Figura 39.1).

Por outro lado, o mecanismo de ação de STb não envolve a ativação de nucleotídeos cíclicos. STb se liga a sulfatídeos, glicoesfingolipídeos acídicos largamente distribuídos e, após ser internalizada, interfere com os níveis intracelulares de cálcio, promovendo a secreção de fluidos. O aumento de cálcio também regula atividade das fosfolipases (A2 e C) que liberam ácido araquidônico, levando à formação de prostaglandinas e leucotrienos, os quais medeiam o transporte de água e eletrólitos através das células intestinais (Figura 39.2).

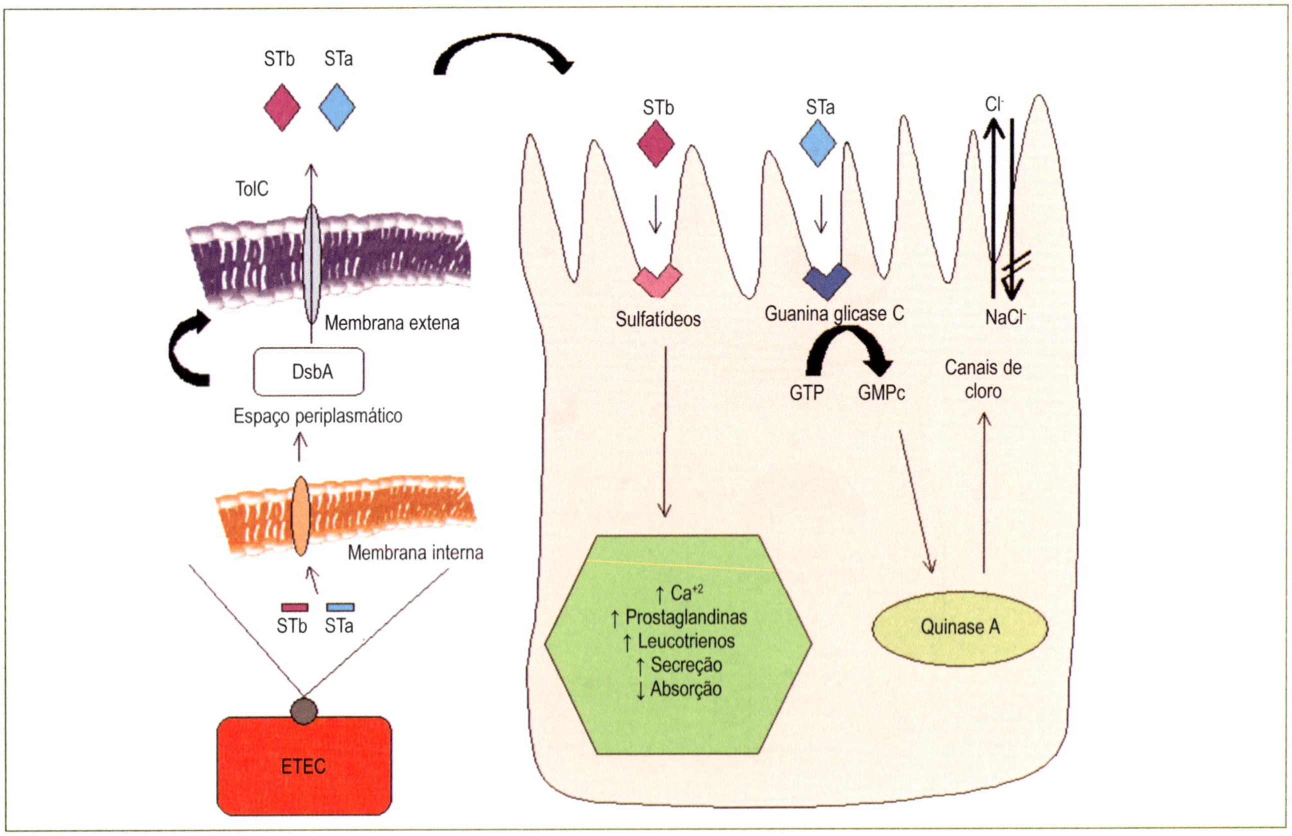

Figura 39.2 – *Processamento e mecanismos de ação das enterotoxinas ST*

Outros potenciais fatores de virulência

Embora seja indiscutível o papel das enterotoxinas e dos CFs na patogênese das diarreias causadas por ETEC, outros fatores têm sido identificados como prováveis participantes deste processo. A presença de dois *loci* cromossômicos, denominados *tib e tia*, relacionados ao fenótipo de invasão de ETEC em culturas celulares foi descrita. O lócus *tib* é responsável pela síntese de TibA, que é uma proteína de membrana externa glicosilada de 104 kDa, pertencente à família de proteínas autotransportadoras. Além de mediar a aderência a células eucarióticas, TibA promove agregação bacteriana e formação de biofilme. Em adição à TibA, outra proteína de membrana externa de 25 kDa designada Tia foi descrita em ETEC. Estudos demonstraram a atuação de Tia como invasina, além de ser também uma adesina. Tia se liga a proteoglicana de sulfato de heparana, que são glicosaminoglicanos localizadas em abundância na superfície das células eucarióticas. Desta forma, existem atualmente fortes evidências que sugerem que ETEC, além de aderir à mucosa intestinal, também pode ser capaz de invadir células epiteliais.

Epidemiologia

Estimativas globais indicam que amostras de ETEC são responsáveis por causar 400.000 mortes anuais, especialmente em crianças com menos de cinco anos de idade que vivem em regiões de baixas condições socioeconômicas e deficientes em saneamento básico. Além disso, são agentes de diarreia em turistas e militares que visitam ou vivem em regiões endêmicas. As infecções são transmitidas principalmente pela ingestão de água e alimentos contaminados, contudo a transmissão por contato pessoal em berçários e enfermarias pediátricas também tem sido relatada. A infecção por ETEC pode resultar em um amplo espectro de sintomas, desde uma diarreia branda até uma diarreia mais grave acompanhada de desidratação, podendo em casos extremos levar ao choque. Entretanto, a infecção é autolimitada, tendo duração média de um a dois dias.

As ETEC pertencem a uma grande diversidade de sorotipos, porém alguns têm distribuição universal, além de serem mais prevalentes, destacando-se os sorotipos: O6:H16, O8:H9, O25:H42, O27:H7, O78:H12, O128:H12, O128:H21, O148:H28 e O153:H45. Uma estreita relação entre o sorotipo, o fenótipo toxigênico e a presença de CFs tem sido observada em amostras de ETEC. Estudos epidemiológicos, realizados em diferentes regiões geográficas, têm apontado uma maior frequência de ocorrência de amostras de ETEC produtoras apenas de ST-I ou produtoras de LT-I e ST-I associadas a casos de diarreia.

Diagnóstico

A partir do isolamento e identificação bioquímica de *E. coli* das fezes de pacientes (ver Capítulo 35), os métodos utilizados para o diagnóstico das infecções relacionadas a ETEC se baseiam na detecção das enterotoxinas LT e/ou ST.

Estas toxinas podem ser identificadas através de métodos biológicos que utilizam culturas celulares (LT) ou modelos animais (LT e ST), por uma variedade de ensaios imunológicos ou pela pesquisa de suas sequências genéticas por meio de sondas genéticas ou PCR.

Tratamento

As infecções por ETEC, assim como as demais infecções intestinais causadas por *E. coli*, dispensam na maioria das vezes o uso de antibioticoterapia. Contudo, quando houver indicação, o antimicrobiano deve ser selecionado a partir do antibiograma, uma vez que ETEC pode apresentar resistência múltipla com frequência. Por outro lado, a reposição de água e eletrólitos é essencial e deve ser realizada o mais breve possível.

Bibliografia

1. Fleckenstein JM, Hardwidge PR, Munson GP, Rasko DA, Sommerfelt H, Steinsland. Molecular mechanisms of enterotoxigenic *Escherichia coli* infection. Microbes and Infection 2010; 12:89-98.
2. Quadri F, Svennerholm AM, Faruque ASG, Sack RB. Enterotoxigenic *Escherichia coli* in developing countries: epidemiology, microbiology, clinical features, treatment, and prevention. Clin Microbiol Rev. 2005; 18:465-83.
3. Turner SM, Scott-Tucker A, Cooper LM, Henderson IR. Weapons of mass destruction: virulence factors of the global killer Enterotoxigenic *Escherichia coli*. FEMS Microbiol Lett. 2006; 263:10-20.

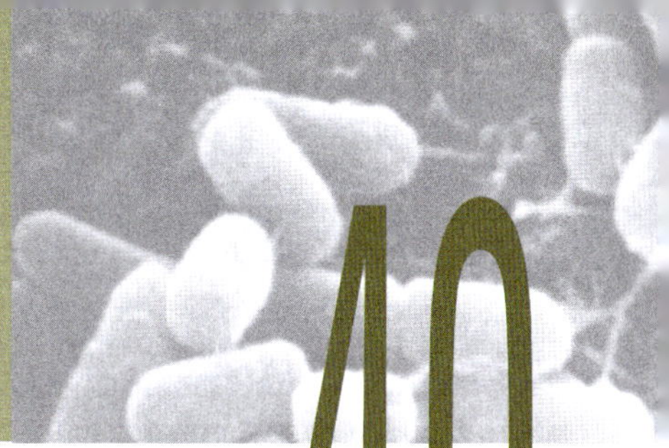

Marina Baquerizo Martinez

40

Escherichia coli Enteroinvasora (EIEC)

E. coli enteroinvasora (EIEC) é um importante agente causador de diarreia no homem. Este grupo de bactérias causa ceratoconjuntivite experimental em cobaias (teste de Sėreny) e invade as células do cólon do homem, provocando uma infecção semelhante à provocada pelas espécies de *Shigella*. EIEC interage preferencialmente com a mucosa do cólon, e esse é o seu sítio de interação com o hospedeiro. Clinicamente, a doença é acompanhada de febre, mal-estar, cólicas abdominais e diarreia aquosa seguida de disenteria consistindo de poucas fezes, muco e sangue.

Embora EIEC tenha sido descrita como microrganismo imóvel, exceto o sorotipo O124:H30, foi detectado em todos os sorotipos o gene responsável pela expressão de flagelina (*fli*C) e foi possível observar motilidade quando o meio de cultura empregado continha 0,2% de ágar.

As amostras de EIEC apresentam propriedades bioquímicas específicas (Tabela 40.1), não descarboxilam a lisina e com exceção do sorotipo O124:H30 são imóveis: O28ac:H$^-$, O29:H$^-$, O112ac:H$^-$, O121:H$^-$, O124:H$^-$, O135:H$^-$, O136:H$^-$, O143:H$^-$, O144:H$^-$, O152:H$^-$, O164:H$^-$, O167:H$^-$ e O173:H$^-$. Há relatos de isolamento de amostras de EIEC pertencentes a outros sorotipos móveis, porém são casos esporádicos.

EIEC e *Shigella sp* possuem características bioquímicas, genéticas e fisiopatológicas muito semelhantes. As EIEC são estreitamente relacionadas a *Shigella*, tendo como fatores de virulência proteínas responsáveis pela invasão, multiplicação intracelular e disseminação de célula para célula. Os mecanismos de patogenicidade de *Shigella sp* e EIEC depende da presença de um plasmídeo de virulência de aproximadamente 220 Kb, denominado pINV. A maioria dessas funções está relacionada a proteínas codificadas por um fragmento de 31Kb do plasmídeo de virulência. Este fragmento contém 32 genes essenciais para a invasão e disseminação (ver Capítulo 42).

Além do processo de invasão como outro fator de virulência em potencial, foi descrita a presença de uma enterotoxina termolábil de 62 kDa, denominada ShET2, que é codificada por genes cromossomais.

Patogênese

A capacidade de invasão e sobrevivência das EIEC depende de genes contidos no plasmídio pInv bem como de genes cromossômicos. Células sem o plasmídio de invasão são avirulentas, não penetram em células epiteliais e não causam ceratoconjuntivite em cobaias. A patogenicidade de EIEC é muito semelhante a de *Shigella*. Devido às semelhanças entre elas, os estudos sobre patogenicidade ficaram praticamente restritos às espécies de *Shigella*. Além do processo de invasão, muito pouco se sabe sobre EIEC. Amostras de *S. flexneri* são utilizadas como modelo para a maioria dos estudos sobre invasão (ver Capítulo 42). Foi observado que as amostras de EIEC possuem uma baixa infectividade em células HeLa, quando comparadas com amostras de *Salmonella* Typhimurium, *Y. pseudotuberculosis, Y. enterocolitica*. Porém, assim como as espécies de *Shigella,* ela se multiplica intracelularmente.

Embora a disenteria bacilar devido a EIEC seja clinicamente indistinguível daquela causada por *Shigella*, estudos com voluntários humanos mostraram que a dose infectante de EIEC é muito maior do que a de *Shigella*. Para que ocorra um processo infeccioso, é necessário um inóculo da ordem de 10^6 de amostras de EIEC, enquanto para *Shigella* o inoculo é de 10^2. Esta diferença pode ser parcialmente devida às diferenças de tolerância ao pH ácido estomacal. Porém, estudos em nosso laboratório mostraram que a diferença de tolerância ao pH ácido não é significativo para explicar a diferença da dose infectante entre as duas.

Uma possibilidade para explicar essas diferenças seria uma capacidade maior de invasão por amostras de *Shigella*. Em testes de Sereny realizados em nosso laboratório foi observado que a ceratoconjuntivite desenvolve-se mais rapidamente em cobaias inoculadas com *S. flexneri* (48 horas) do que em cobaias inoculadas com EIEC (de quatro a cinco dias). No entanto, demonstrou-se não haver diferenças importantes entre os plasmídios *INV* presentes nas duas espécies. Além disso, foi mostrado que os genes *ipa*A, *ipa*B, *ipa*C e *ipa*D não possuem alterações que possam explicar a diferença na patogenicidade entre EIEC e *Shigella.*

Em estudos conduzidos com células epiteliais intestinais, foi observado que a disseminação bacteriana e a expressão de diversos genes de virulência, incluindo os genes *icsA*e *icsB* são menores em EIEC quando comparadas a *S.flexneri*. A expressão diferencial desses genes também foi observada em macrófagos murinos desafiados com estas bactérias, assim como, diferenças na cinética de expressão de mediadores inflamatórios, como citocinas e óxido nítrico. Além disso, a cinética de migração das células mononucleares e polimorfonucleares para o peritônio de camundongos infectados com *Shigella* e EIEC apresentou diferenças significativas. Estes resultados sinalizaram que as células do hospedeiro, envolvidas no processo da infecção, respondem de forma diversificada frente a essas duas espécies bacterianas. Evidências experimentais com células dendríticas indicam que a doença desencadeada por EIEC é mais restrita a um determinado local da infecção, ou seja, não é capaz de se disseminar a ponto de estender a lesão tecidual de forma mais drástica, como *Shigella*. Esse fenômeno pode estar associado à menor expressão dos fatores de virulência e ao tipo de resposta imune inata desencadeada pelo hospedeiro a fim de debelar a infecção por EIEC.

Diagnóstico Laboratorial

Amostras de EIEC crescem bem em meios não seletivos. Em meios seletivos para enterobactérias, porém, observa-se uma diferença quanto à taxa de crescimento entre os sorotipos. Os meios menos inibidores são ágar MacConkey (MC) e Hektoen (HE), quando comparados com ágar salmonella-shigella (SS) e ágar xilose-lisina-desoxicolato (XLD). Mesmo assim, não se observou crescimento de 100% para todos os sorotipos nos meios seletivos estudados. Recomenda-se, portanto, que em paralelo ao meio seletivo para enterobactérias, um meio não-seletivo seja empregado na pesquisa de EIEC em amostras de fezes.

Para a identificação de amostras de EIEC, as provas bioquímicas rotineiramente empregadas para a identificação de enterobactérias são fortemente indicativas. A característica bioquímica marcante dessa categoria de *E. coli* diarreicogênica (Tabela 40.1) é a perda da capacidade de descarboxilar a lisina. Em vários estudos, observou-se que todas as amostras de *E. coli* que causavam ceratoconjuntivite em cobaias não descarboxilavam a lisina. Outra propriedade marcante era o fato de os sorotipos, com exceção de um, serem imóveis. As amostras móveis pertenciam ao sorogrupo O124, e todas tinham o antígeno flagelar H30. Algumas amostras de *E. coli,* cujos sorotipos eram móveis, foram descritas na literatura como EIEC, porém são casos isolados, como O144:H25 e O124:H7, sendo este último isolado de fezes de macaco.

Quando a amostra isolada for identificada bioquimicamente como *E. coli* que não descarboxila a lisina, o AgO deve ser pesquisado por meio de reação de aglutinação com soros hiperimunes anti-AgO encontrados comercialmente (O28; O29; O112; O121; O124; O135; O136; O143; O144; O152; O164; O167; O173). Alguns sorotipos de EIEC apresentam antígenos O idênticos a alguns sorotipos de *Shigella*.

Tabela 40.1
Principais Propriedades Bioquímicas de Amostras de EIEC*

Testes	*Reação*	*% Positividade*
Indol	+	100
VM	+	100
VP	-	100
CitratoSimmons	-	0
H_2S (TSI)	-	0
UréiaChristensen	-	0
Fenilalanina desaminase	-	0
Lisina descarboxilase	-	0
Ornitina descarboxilase	V	40,2
ONPG	+/-	85,6
Fermentação da lactose	V	30,9

97 amostras estudadas (Silva RM et al. J Clin Microbiol. 1980; 11:441-4).

Uma vez caracterizada a amostra bioquímica e sorologicamente como EIEC, devemos pesquisar a presença de sequências genéticas do plasmídio Inv por meio de PCR (*ipa*C ou *ipa*H) ou por sondas de DNA (pMR17 ou pSF55). Para a demonstração da patogenicidade da amostra isolada, porém, deve-se mostrar a capacidade invasora da amostra, cujo teste de referência é o teste de Séreny.

Epidemiologia

As infecções intestinais provocadas por EIEC são mais frequentes em crianças com mais de dois anos de idade e no adulto. O reservatório é o próprio homem e a transmissão é fecal-oral, adquire-se a doença pela ingestão de água e alimentos contaminados. Pouco se conhece da epidemiologia de EIEC, porém os relatos mostram que a prevalência não obedece a um padrão de uniformidade. Em Calcutá, a prevalência de EIEC em um grupo de 263 pacientes hospitalizados com diarreia foi elevada, 16,3% dos casos, enquanto na Tailândia foi encontrada uma prevalência de 5% entre 200 crianças de um a dez anos de idade. Em países asiáticos, encontrou-se uma prevalência que variou de 4% a 7%. Na Índia e Bolívia, os relatos encontrados foram de 2%. Alguns estudos mostraram que na Nigéria, no Irã e na Tailândia a distribuição de EIEC está abaixo (menor que 0,1%) das taxas encontradas em países desenvolvidos; na Espanha, por exemplo, foi encontrada uma prevalência de 0,2%.

No Brasil, a primeira amostra, capaz de produzir ceratoconjuntivite em cobaia, foi isolada das fezes de um paciente com enterite aguda na década de 1960 em estudos realizados na Faculdade de Medicina da Universidade de São Paulo. Em diferentes áreas da cidade de São Paulo, na década de 1980, a presença de EIEC foi pesquisada em crianças com até cinco anos de idade. Esta bactéria foi encontrada em 15,8% das crianças com diarreia, que viviam em favelas. Neste grupo, EIEC foi o enteropatógeno mais frequente isolado das crianças com mais de dois anos de idade, sendo mais frequente que *Salmonella,* EPEC, *Rotavirus* e *Yersinia enterocolitica.* Nas crianças da mesma faixa etária, que não viviam em favelas (2,3%), foi o quarto agente mais isolado. No Brasil, estudos realizados posteriormente mostraram baixa prevalência desta bactéria. Em 187 casos de diarreia estudados em Juiz de Fora (MG), não se isolou nenhuma amostra e em 196 casos em São José do Rio Preto (SP). EIEC foi isolada apenas de um caso, enquanto em João Pessoa (PB) a prevalência dessa bactéria, em 290 crianças com menos dois anos de idade apresentando diarreia, foi de 2,8%. Poucos são os casos de surtos relatados em que essa bactéria está envolvida. Um surto de diarreia que atingiu 387 pacientes foi descrito nos Estados Unidos. O veículo de transmissão foi um queijo importado contaminado pelo sorogrupo O124 na concentração de 10^5 a 10^7 bactérias por grama de queijo.

Bibliografia

1. Andrade A, Girón JA, Amhaz JMK, Martinez MB. Flagella expression by non-motile serotypes of enteroinvasive Escherichia coli. Infect Immun. 2002; 70:5882-6.
2. Bando SY, Moreno ACR, Albuquerque JAT, Amhaz JMK, Moreira-Filho CA, Martinez MB. Expression of bacterial virulence factors and cytokines during macrophage in vitro infection by enteroivasive Escherichia coli and Shigella flexneri: a comparative study. Mem Inst Oswaldo Cruz, 105: 786 - 791, 2010.
3. Dupont HL, Formal SB, Hornick RB, Snyder MJ, Libonati JP, Shehan DG, Labrec EH, Kalas JP. Phatogenesis of Escherichia coli diarrhea. N. Engl. J. Med., v.285, p.1-9, 1971.
4. Moreno AC, Ferreira LG, Martinez MB. Enteroinvasive Escherichia coli vs. Shigella flexneri: how different patterns of gene expression affect virulence. FEMS Microbiol Lett., v. 301, p. 156-163, 2009.
5. Moreno ACR, Ferreira KS, Ferreira LG, Almeida SR, Martinez MB. Recognition of enteroinvasive Escherichia coli and Shigella flexneri by dendritic cells (DCs): distinct DC activation states. Mem Inst Oswaldo Cruz, Rio de Janeiro, v. 107(1): 138-141, 2012.
6. Murray PR, Baron EJ, Pfalier MA, Yolken RH. Manual of Clinical Microbiology. 11th ed. Washington: ASM Press; 2011.
7. Silva RM, Toledo MRF, Trabulsi LR. Biochemical and cultural characteristics of invasive Escherichia coli. J Clin Microbiol.;11:441-4,1980.
8. Trabulsi LR, Fernandes MRF, Zuliani ME. Novas bactérias patogênicas para o intestino do homem. Rev Inst Med Trop.; 9:31-9,1967.

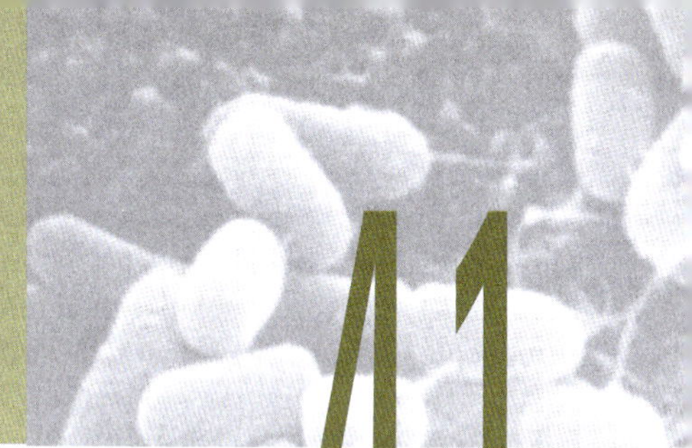

Rosa Maria Silva
Ana Carolina de Mello Santos

41

Escherichia coli Patogênica Extraintestinal (ExPEC)

A *Escherichia coli* é um bacilo Gram-negativo, pertencente à família Enterobacteriaceae, que apresenta grande diversidade genômica. Estudos comparativos utilizando métodos como o MLEE (*multi-locus enzyme electrophoresis*) revelam que a espécie apresenta uma estrutura genética evolutiva, a qual pode ser subdividida em quatro grupos filogenéticos principais (A, B1, B2 e D). Recentemente, foi proposta a inclusão do gene *arpA* no esquema de filotipagem por PCR para melhor caracterizar cepas que não eram tipáveis pelo esquema de triplex-PCR. O novo método (quadruplex-PCR) permite a caracterização filogenética de cerca de 95% dos isolados em oito grupos filogenéticos (A, B1, B2, C, D, E, F e clado I). Um método simples de caracterização filogenética (triplex-PCR), baseado no padrão de amplificação de três marcadores genéticos (*chuA, yjaA*e TspE4.C2), permite alocar a grande maioria dos isolados de *E. coli* em um dos quatro filogrupos. Estudos epidemiológicos têm demonstrado uma relação estreita entre a origem filogenética das cepas de *E. coli* e o tipo de interação que têm com o seu hospedeiro. Assim, cerca de 90% das cepas de *E. coli* são simbiontes ou comensais, habitantes do trato intestinal dos animais de sangue quente e pertencem, predominantemente, aos grupos filogenéticos A e B1. Os 10% restantes, compreendem patógenos que podem ser tanto intestinais quanto extraintestinais. Os patógenos intestinais (diarreiogênicos) não fazem parte da microbiota intestinal dos indivíduos sadios, possuem determinantes de virulência característicos que definem os diversos patotipos e filogeneticamente originam-se, na sua maioria, dos filogrupos A, B1 e D. Por outro lado, os patógenos extraintestinais caracterizam-se por ser habitantes intestinais inócuos, neste sentido confundindo-se com os comensais não patogênicos. No ano 2000, Russo e Johnson denominaram os patógenos extraintestinais de ExPEC (*extra-intestinal pathogenic Escherichia coli*). Filogeneticamente, as ExPEC caracterizam-se por ser primordialmente originárias do grupo B2 e, mais raramente, do grupo D. Cepas de ExPEC originárias de A e B1 parecem ser apenas exceções à regra.

Patogenicidade de ExPEC

Como mencionado anteriormente, ExPEC pode causar infecção em todos os sítios extraintestinais, tanto em seres humanos como em diversos animais. Desde há muito tempo, as *E. coli* isoladas de infecções em sítios extraintestinais têm sido denominadas segundo o seu local de isolamento, e não pelo conjunto de fatores de virulência que possuem. Dessa forma, denominam-se *E. coli* uropatogênicas (*uropathogenic E. coli* – UPEC) as amostras isoladas de infecções do trato urinário (ITU); *E. coli* associadas à meningite neonatal (*neonatal meningites E. coli* -NMEC), isoladas de meningites em recém-nascidos, e *E. coli* causadoras de septicemia (*septicemic E. coli* - SEPEC). Outras cepas que têm recebido denominações próprias são: *E. coli* necrotoxigênicas (*necrotoxigenic E. coli* – NTEC) (produtoras das toxinas CNF1, CNF2 e CLDT, isoladas de casos de ITU) e *E. coli* aderentes-invasoras (*adherente invasive E. coli* – AIEC) (associadas à doença de Crohn). As ExPEC isoladas de outras infecções importantes para o ser humano, como por exemplo: pneumonias, infecções de feridas cirúrgicas e infecções intra-abdominais, não recebem denominações específicas.

As infecções por ExPEC em animais de abate revestem-se de grande importância, não somente por causarem perdas econômicas significativas, mas também por se constituírem em reservatórios tanto de genes de virulência como de amostras patogênicas para humanos, como será comentado posteriormente. Os patógenos animais reconhecidos atualmente são: as APEC (*avian pathogenic E. coli*), MPEC (*mammal pathogenic E. coli*) e EnPEC (*endometrial pathogenic E. coli*),sendo as duas últimas de ocorrência em bovinos. Animais de companhia, como cães e gatos, também têm infecções por ExPEC.

Deve-se ressaltar que a definição de patotipos em função do sítio de isolamento ou do tipo de hospedeiro, em geral, não se mostra adequada uma vez que um mesmo clone pode ser isolado de diferentes locais ou hospedeiros infectados. Exemplificando, um clone associado a casos de cistite pode ser causador de meningite em neonatos. Da mesma forma, há relatos de cepas isoladas simultaneamente, de infecções do trato urinário no ser humano e de infecções urinárias em seus animais de estimação. Isto está de acordo com o fato de que as cepas isoladas de diferentes sítios infectados frequentemente compartilham vários fatores de virulência.

A Plasticidade Genética e os Fatores de Virulência de ExPEC

E. coli é uma espécie dotada de grande variabilidade genética. Em média uma cepa contém 4.800 genes dos quais cerca de 2.000 são genes essenciais para a sobrevivência da célula. Os 2.800 genes restantes vêm de um grupo composto de, aproximadamente, 10.000 genes diferentes, originados de gêneros e/ou espécies filogeneticamente não relacionados. Os genes essenciais e o conjunto de genes variáveis formam o genoma que define um determinado grupo patogênico (patotipo) ou cepa patogênica.Os genes variáveis chegam à *E. coli* por meio de mecanismos de transferência horizontal (*horizontal gene transfer* – HGT) mediados por elementos genéticos móveis como: plasmídeos, bacteriófagos, sequências de inserção e ilhas genômicas.

ExPEC, em particular as originárias do grupo filogenético B2, é um grupo especialmente moldado por HGT, haja vista a presença de nada menos do que 13 ilhas genômicas

Tabela 41.1
Principais Fatores de Virulência Detectados em ExPEC

Fator de virulência	*Função*	*Localização*
Fímbria P	Aderência	PAI II_{536}, PAI I_{J96}, PAI II_{J96}, PAI I_{CFT073}, PAI II_{CFT073}
Fímbrias S e F1C	Aderência	PAI III_{536}
IHA (Adesina homologa a IrgA)	Aderência e aquisição de Ferro	PAI I_{CFT073}
Fímbria tipo 1	Aderência	Cromossoma
TSH (hemaglutinina termossensível)	Aderência	PAI III_{536}, plasmídeos pAPEC-O1 e pAPEC-O2
HRA (aglutinina termo- resistente)	Aderência	PAI II_{J96}, PAI IC5
Adesinas afimbriais da família Dr	Aderência	PAI IAL862, diversos plasmídeos de virulência
Ibe (Invasina do endotélio cerebral)	Aderência e invasão	PAI GimA
OmpA (Proteína de membrana externa A)	Aderência e invasão	Cromossoma
Alfa-hemolisina	Ação lítica sobre hemácias e outras células eucarióticas	PAI I_{536}, PAI II_{536}, PAI I_{J96}, PAI II_{J96}, PAI I_{CFT073}
Toxinas da família das serina-proteases auto-transportadoras	Citotoxicidade, remodelação do citoesqueleto, aderência, proteases	Diversas PAIs e plasmídeos de virulência
CNF1 (Fator citotóxico necrotizante)	Citotoxicidade, invasão celular, remodelação do citoesqueleto	PAI II_{J96}, PAI IC5
Salmoquelina	Aquisição de ferro e cátions divalentes	PAI III_{536}, Plasmídeo pAPEC-O2 , outros plasmídeos de APEC
Yersiniabactina	Aquisição de ferro e cátions divalentes	HPI e PAI IV_{536}
Aerobactina	Aquisição de ferro e cátions divalentes	PAI I_{CFT073}
Cápsulas do grupo capsular II (inclui K1, K2 e K5)	Ação antifagocitária e resistência à ação do Complemento	Cromossoma, PAI V_{536}
TraT (Proteína do sistema de conjugação de plasmídeos)	Resistência à ação do Complemento	Plasmídeos conjugativos
OmpT (Proteína de membrana externa T)	Proteinase	Diversos plasmídeos de APEC
Iss (fator de aumento de resistência ao soro)	Resistência à ação do Complemento	Diversos plasmídeos de virulência e resistência
Colicinas	Atividade bactericida	Diversos plasmídeos de virulência e resistência

Nota: a maioria das Ilhas de Patogenicidade (PAIs) está identificada na Tabela pelo seu número (em algarismos romanos) e número da cepa aonde foram descritas, por exemplo: PAI II_{536}, ilha de patogenicidade nº I, descrita na cepa de UPEC #536.

relacionadas à patogenicidade (*pathogenicity associated islands* – PAIs) presentes na cepa protótipo de UPEC CFT073, compondo um genoma predito de 5.388 genes, um dos maiores conhecidos atualmente. A grande diversidade de genes envolvidos com a virulência e adaptabilidade de ExPEC a diferentes nichos advém, basicamente, da aquisição de PAIs, normalmente inseridas no cromossoma e reconhecidas por seu conteúdo G + C diverso do apresentado pelo genoma básico da bactéria hospedeira.

Atualmente, é associada à ExPEC uma variedade de fatores genéticos de virulência os quais codificam propriedades que contribuem para a sua patogenicidade, quais sejam: adesinas/invasinas, sistemas de captação de ferro, protectinas (relacionadas à evasão das defesas do hospedeiro) e toxinas (Tabela 41.1). Essas propriedades encontram-se codificadas em determinantes genéticos variados e tendem a ser redundantes, isto é, um único isolado pode apresentar diversos determinantes codificando para a mesma propriedade. Dessa forma, as ExPEC podem possuir múltiplas adesinas, sideróforos, sistemas de escape das defesas do hospedeiro, etc., que são expressadas de forma coordenada para que a bactéria possa avançar no interior do hospedeiro até alcançar o seu sítio alvo.

Admite-se que muitas das propriedades associadas à virulência de ExPEC tenham evoluído com a finalidade de adaptação e colonização, como ocorre quando elas são expressas no ambiente intestinal, e não como fatores de virulência *per se* danosos ao hospedeiro. Entretanto, essa colonização de sítios extraintestinais, primordialmente estéreis, promove uma reação das defesas inatas do hospedeiro com o intuito de eliminar os invasores. A presença de fatores bacterianos que se sobrepõem a essas defesas determinará o sucesso ou não da infecção e, consequentemente, o potencial patogênico da cepa em cada circunstância.

Potencial Patogênico e a Imunidade do Hospedeiro

Os hospedeiros, em particular o ser humano, são extremamente diversos quanto á eficiência de suas defesas imunológicas, seja em função da idade ou da presença de doenças de base, ou ainda por outras causas que levam ao comprometimento imunológico. Esta diversidade nas defesas inatas do hospedeiro espelha a diversidade do potencial de patogenicidade das *E. coli* isoladas das infecções extraintestinais. De tal forma que *E. coli* comensais, desprovidas de virulência, podem causar infecção em indivíduos com grave comprometimento imunológico, ao passo que o sucesso da infecção em indivíduos imunocompetentes requer cepas portadoras de um potencial de patogenicidade intrínseco, isto é, que podem causar doença independentemente do estado imunológico do hospedeiro. Portanto, isolados de infecções urinárias, por exemplo, poderão apresentar uma grande variedade de perfis de virulência, de acordo com os diferentes estados imunológicos de seus hospedeiros. Sendo assim, há uma grande dificuldade em se estabelecer um conjunto de marcadores de virulência que seja necessário e suficiente para que a *E. coli* possa causar infecção em sítios extraintestinais. Consequentemente torna-se um verdadeiro enigma definir, entre os isolados de infecções extraintestinais, quais os verdadeiros patógenos e quais os "patógenos de ocasião" ou oportunistas.

Em uma tentativa de definir amostras de *E. coli* intrinsecamente virulentas, Piccard e cols. (1999) utilizaram-se de um modelo de infecção em camundongos para testar o potencial de letalidade de isolados de *E. coli* de diferentes origens. Foi observada uma relação direta entre a letalidade e a presença de, no mínimo, dois dentre cinco fatores de virulência específicos (fímbria P, fimbria S, adesinas da família AFA-DR, cápsulas do grupo capsular II e sistema aerobactina de captação de ferro). Ficou estabelecido assim um critério molecular para caracterizar as cepas de ExPEC intrinsecamente virulentas, seja dentre as isoladas de infecções seja as presentes no meio ambiente, nas fezes ou em produtos provenientes da agropecuária e avicultura.

Doenças Extraintestinais Causadas por *E. coli*

Entre as doenças causadas por ExPEC encontram-se as infecções do trato urinário (ITU), meningite em neonatos, pneumonia hospitalar, peritonite, osteomielite, artrite infecciosa, celulite, colecistite e conlangite as quais, frequentemente, evoluem para sepse. Essas doenças em conjunto atingem, de forma silenciosa, milhões de indivíduos, de todas as idades e em todo o mundo, causando grande perda de produtividade e impactando sobremaneira nos custos dos serviços de cuidado à saúde. Como já foi enfatizado anteriormente, as ExPEC não têm patotipos definidos pelo perfil de virulência que possuem. Entretanto, quando for necessário para a melhor clareza do texto a seguir, serão utilizadas as denominações derivadas de seus sítios de isolamento: UPEC (uropatogênicas), NMEC (meningite neonatal) e SEPEC (septicemia).

Infecções do Trato Urinário

O espectro de doenças inclui as cistites não complicadas, que acometem a bexiga vesical, as pielonefrites, que acometem os rins, a bacteriúria assintomática (persistência das bactérias na urina) e a prostatite. Os fatores de risco são: a faixa etária (crianças e idosos), a uretra curta e próxima ao ânus característica do sexo feminino, a gravidez, implante de sondas vesicais, alteração urológica de origem anatômica (malformações) ou funcional (paralisia por dano medular, esclerose múltipla, etc.), diabetes, obstipação, entre outros.

A ocorrência de refluxo da urina contaminada para os ureteres pode levar à pielonefrite que, diferentemente das cistites comunitárias (infecções geralmente não complicadas), pode induzir morbidade e mortalidade e, frequentemente requer internação hospitalar.

Os sorogrupos de *E. coli* mais frequentemente associados às infecções do trato urinário têm sido O1, O2, O6, O18 e O75. O sorotipo O18:K1:H7 ocorre tanto em ITU como em meningite neonatal, sugerindo que mães com infecções urinárias por esse sorotipo, possam ser fonte de contaminação para os recém-nascidos.

Mecanismos de patogenicidade de UPEC

Estima-se que em várias regiões geográficas, inclusive no Brasil, cerca de 20 a 30 % da população sadia de todas as faixas etárias, albergue ExPEC em sua microbiota intestinal. Especialmente nas mulheres, por questões anatômicas já mencionadas, as ExPEC com potencial uropatogênico alcançam a região peri-uretral e, via uretra, seguem em uma rota ascendente chegando à bexiga, ureteres e rins.

Ao alcançar a bexiga, a UPEC adere à uroplaquina glicosilada, que recobre as células do uroepitélio, por meio da adesina FimH presente na extremidade das fímbrias tipo1. Essa ligação induz uma cascata de sinalização que culmina com a invasão da célula hospedeira. Ocorrem então, a multiplicação e a formação de comunidades bacterianas intracelulares que permanecem como um reservatório protegido das defesas hospedeiras. Bactérias expressando motilidade podem sair dessas comunidades encistadas voltando para o lúmen vesical, ou ainda formas bacterianas filamentosas podem invadir células adjacentes. Durante esses processos há migração local de células polimorfonucleares. É possível que a alfa-hemolisina bacteriana tenha papel auxiliar no dano tecidual, apoptose e esfoliação das células da bexiga. Este ambiente de células epiteliais danificadas expõe células epiteliais imaturas à nova invasão promovendo a disseminação das UPEC. A formação recorrente das comunidades encistadas pode propiciar longa permanência das UPEC no hospedeiro, causando repetidos episódios de cistite.

Infecções não tratadas podem progredir de forma ascendente até alcançar os rins causando as pielonefrites. Essa ascensão depende da regulação da expressão dos genes flagelares e da fímbria tipo1 entre si. Em última análise, a diminuição da quantidade de FimH é acompanhada do aumento da motilidade mediada pelos flagelos, levando a bactéria aos rins. Neste local ocorre a repressão simultânea dos genes que codificam os flagelos e as fímbrias tipo 1, e o aumento na expressão dos genes das fímbrias P, sugerindo que estas tenham papel importante na aderência ao epitélio renal.

Determinantes de virulência de UPEC

Fímbria tipo 1 – é um polímero com cerca de 100 unidades de pilina, uma proteína contendo muitos aminoácidos hidrofóbicos. A estrutura fimbrial apresenta tipos sorológicos diversos. É codificada por um *cluster* contendo nove genes cuja expressão é regulada pelo fenômeno de variação de fase, por ação dos genes *fimB* e *fimE*. Os genes *fimA,B,C* e *D* são estruturais, enquanto *fimF, G* e *H* estão envolvidos com a atividade adesiva. A proteína apical FimH, adesina propriamente dita, adere-se especificamente a resíduos de manose, em especial mono-manose presente no epitélio vaginal e da bexiga. Além de auxiliar na colonização, a fímbria tipo 1 promove formação de biofilmes e invasão celular. A fímbria tipo 1 é um fator de virulência importante tanto em UPEC como em NMEC.

Fímbria P – seu nome se deve à especificidade de ligação a resíduos de galactobiose [alfa-D-Gal(1-4)beta-D-Gal] que compõem os glicoesfingolipídeos do grupo sanguíneo P. Sua morfologia é muito semelhante à da fímbria tipo 1. Os 11 genes envolvidos na biogênese das fímbrias P são designados *pap* (*pyelonephritis associated pili*) devido à sua associação com isolados de pielonefrite. A proteína PapA compõe a estrutura fimbrial básica, e as proteínas PapE, F e G, apicais, são essenciais para a adesão, tendo PapG como proteína responsável pela ligação ao receptor celular. A região central de PapA é variável gerando diferentes sorotipos de fímbrias P. Há ainda três variantes genéticas do gene *papG*, uma delas *papGII*, é prevalente entre as cepas pielonefritogênicas e bacterêmicas, enquanto *papGIII* associa-se às prostatites e cistites. As fímbrias P também são prevalentes em cepas de NMEC.

Flagelo – em *E. coli* uropatogênica, a motilidade conferida pelos flagelos permite que as bactérias se movam de forma ascendente no trato urinário, desde a bexiga até os rins. A expressão coordenada das fímbrias tipo1, P e do flagelo, nas diversas etapas da infecção, permite que a bactéria alcance os rins. A estrutura dos flagelos está apresentada no Capítulo 2.

Fímbria S – essa fímbria possui atividade hemaglutinante e foi descoberta em isolados de *E. coli* pielonefritogênica. Seu nome advém da especificidade de ligação por galactosídeos contendo ácido siálico. A proteína SfaS é a responsável pela ligação ao receptor celular. Um conjunto de sete genes está envolvido na biogênese das fímbrias S. Os genes *sfa* (*S fimbrial adhesins*) parecem ter sua expressão regulada por fatores ambientais como temperatura, osmolaridade e concentração de glicose. Além de ocorrer em cerca de 50 % dos isolados de UPEC, em particular os de pielonefrite aguda, a fímbria S também é muito frequente em cepas de NMEC e SEPEC. Isto é concordante com a presença de ácido siálico em estruturas como o endotélio vascular renal e cerebral.

Fímbrias FIC – são fímbrias proteicas, não hemaglutinantes, que promovem a adesão da bactéria às células epiteliais dos rins, ureteres e bexiga que, em resposta, produzem a citocina pró-inflamatória IL-8. Estas fímbrias também têm importante papel na formação de biofilmes. O operon *foc* é composto de seis genes envolvidos na biogênese de F1C. As estruturas fimbriais são compostas por cerca de 1.000 subunidades da proteína FocA. Embora tenham similaridade genética com os genes *sfa* da fímbria S, seus receptores não são os mesmos. F1C liga-se a ceramidas diversas (glucosilceramidas, galactosilceramidas, lactosilceramidas, entre outras) cuja composição determinará a especificidade da ligação.

Alfa-hemolisina – codificada pelo operon *hlyC, A, B, D* trata-se de uma exotoxina que, ao aderir-se á célula alvo, insere-se na membrana citoplasmática formando poros que facilitam a liberação de nutrientes e íons ferro. Tem especificidade para uma variedade de tipos celulares como: hemácias, fibroblastos, granulócitos, linfócitos e macrófagos. A ação sobre células fagocíticas permite que a bactéria escape das defesas hospedeiras. No decurso da infecção por UPEC, a HlyA pode auxiliar na apoptose e esfoliação do uroepitélio, favorecendo a disseminação bacteriana. Dados epidemiológicos têm apontado prevalência de HlyA em isolados de prostatite.

CNF1 – é o fator citotóxico necrotizante tipo1, toxina de 114 kDa com ação necrotóxica em diversos tecidos do hospedeiro, codificada em um único gene de, cerca de, 3.000 pares de base. A CNF1, após ligar-se ao seu receptor na célula alvo, sofre endocitose e injeta sua atividade catalítica para o citosol, promovendo uma incrível reorganização do citoesqueleto de actina em células cultivadas, por meio da ativação permanente de Rho GTPases, com consequente modificação de várias propriedades funcionais das células. Na bexiga, a CNF1 contribui para a invasão do epitélio e encistamento bacteriano, promovendo as infecções urinárias recorrentes. Assim como HlyA, a toxina CNF1 é prevalente nas prostatites, provavelmente porque essas duas toxinas podem ter seus determinantes genéticos presentes simultaneamente na ilha de patogenicidade PAI II_{J96}, de onde são transcritos gerando um único RNA mensageiro a partir do promotor da hemolisina. CNF1 também tem papel fundamental na transposição da barreira hemato-encefálica por NMEC.

Epidemiologia

Atualmente, projeta-se a ocorrência anual de, pelo menos, 200 milhões de casos de ITU humana em todo o mundo, sendo 80 % causados por ExPEC e a grande maioria no sexo feminino. Calcula-se que *E. coli* é o agente etiológico de 90 % das infecções de origem comunitária e de, cerca de, 50 % das infecções relacionadas aos cuidados com a saúde (hospitalizações, internações em casas de repouso, etc.). As ITUs também são frequentes entre os neonatos do sexo masculino, aonde a não circuncisão é um fator de risco. Entre as crianças maiores, as meninas são as mais frequentemente acometidas. Nos Estados Unidos, estima-se que 20 a 50 % das mulheres adultas terão ao menos um episódio de cistite não complicada em toda a vida, com reincidência em 20 a 30 % desses casos. Entre as mulheres sexualmente ativas, o ato sexual e o uso de espermicidas são considerados fatores de risco para o desenvolvimento de infecções urinárias. Na menopausa, os números, nos Estados Unidos, chegam a 6-8 milhões de casos anualmente. As ITUs são as infecções mais frequentes também em mulheres grávidas. Os fetos de mulheres que apresentam pielonefrite nos primeiros meses de gestação têm grande risco de morte ou de graves sequelas pós-nascimento. Nos idosos sadios a bacteriúria assintomática ocorre em até 25 % dos indivíduos e, cerca

Tabela 41.2
Prováveis Surtos de Infecções por ExPEC

Local	*Período*	*Doença*	*Características da cepa*	*Perfil de resistência*	*Incidência no período*
Londres[1] *(Inglaterra)*	1986-1987	ITU, Bacteremia	O15:K52:H1	AMP, CLO, EST, SUL, TET, TRI	15% das ITUs 29 casos de septicemia
Copenhagen[2] *(Dinamarca)*	1991-1992	ITU	O78:H10	AMP, CLO, EST, SUL, TET, TRI	13 casos ITU e 5 assintomáticos (14 casos comunitários)
Berkley[1] *(Estados Unidos)*	1999-2000	ITU	O11, O17, O77:K52:H18	AMP, CLO, EST, SUL, SUT, TET,	49 % das ITUs
Calgary (Canadá)	2000-2002	ITU, Bacteremia		ESBL CTX-M14	59 pacientes (80% comunitários)
Espanha	2004-2005	ITU, Bacteremia		CIP, GEN, SUT, TOB, ESBL CTX-M14	
Portugal	2004-2006	ITU, Bacteremia, Feridas	O25:H4	ATM, CIP, PPT, TIC, ESBL CTX-M15	20 % dos casos de ITU (58% comunitários)
Inglaterra[1]	2004-2005	ITU, Bacteremia	O25 - ST131[3]	Quinolonas, TRI ESBL CTX-M	Surtos comunitário e hospitalar
Itália	2006-2008	ITU	O25:H4 – ST131	CIP, SUT, TOB, ESBL CTX-M15	

Adaptado de: George DB e Manges AR, Epidemiol.Infect. 2010.

[1] detectadas nas fezes dos pacientes, fonte alimentar pesquisada e não detectada.

[2] autores da pesquisa suspeitaram de origem alimentar; o sorotipo é incomum em humanos, mas causa comum de septicemia em bezerros.

[3] ST131, *sequence type* 131 – refere-se ao tipo molecular da cepa, determinado pelo método de MLST (*Multilocus sequence typing*).

Legenda: AMP (ampicilina), ATM (aztreonam), CIP (ciprofloxacino), CLO (cloranfenicol), EST (estreptomicina), GEN (gentamicina), PPT (piperacilina + tazobactam), SUL (sulfonamidas), SUT (cotrimoxazol=sulfametoxazol + trimetorpima), TET (tetraciclina), TOB (tobramicina), TIC (ticarcilina + ácido clavulânico), TRI (trimetoprima), ESBL CTX-M14 (*extended-spectrum beta-lactamase* tipo CTX-M14), ESBL CTX-M15 (*extended-spectrum beta-lactamase* tipo CTX-M15).

de, 10% destes terá evolução sintomática. A ocorrência de bacteremia na vigência de ITU acomete igualmente homens e mulheres idosos. Outros fatores de risco para a ocorrência de ITU são: danos na medula, diabetes, esclerose múltipla, cateteres urinários, HIV/AIDS, hipertrofia de próstata e anormalidades urológicas.

Há suspeitas de que as infecções do trato urinário também ocorram em forma de surtos, com descrição de casos suspeitos em países europeus e nos Estados Unidos (Tabela 41. 2).

Diagnóstico bacteriológico

O exame bacterioscópico do sedimento urinário, obtido após centrifugação, é apenas sugestivo de infecção caso haja células polimorfonucleares em números maiores que 10 a 50 células por mL. O exame confirmatório de uma infecção urinária é a urocultura, cuja confiabilidade depende de uma coleta de urina bem realizada e que segue padronização para cada tipo de paciente. A antissepsia pré-coleta é fundamental para a correta execução do exame. Em crianças muito pequenas ou sem controle esfincteriano, a coleta poderá ser feita utilizando-se sacos coletores apropriados, sondas vesicais ou punção supra-púbica, sempre a critério médico. Nos indivíduos com controle da micção, coleta-se o jato intermediário. A urina assepticamente coletada deve ficar sob refrigeração a 4 ºC, para que não haja proliferação bacteriana, até ser enviada para realização dos exames microbiológicos. O cultivo realizado em meio seletivo para Gram-negativos (como o Ágar MacConkey) revelará a presença de *E. coli*. Para considerar-se uma urocultura positiva, a valorização do número de bactérias por mililitro de urina dependerá do método de coleta utilizado (vide acima). Assim, para urina obtida por jato intermediário, números maiores que 10^5 colônias/mL refletem infecção, entre 10^4-10^5 há suspeita de infecção e números abaixo de 10^4 sugerem contaminação durante a coleta. Em amostras obtidas por sondagem vesical, números iguais ou superiores a 10^2 colônias/mL devem ser valorizados, enquanto qualquer contagem é importante quando a coleta foi feita por punção suprapúbica.

Meningite Neonatal

A meningite neonatal é uma inflamação aguda das membranas que envolvem o cérebro e a medula espinhal, que ocorre no primeiro mês de vida do recém-nascido. Os agentes etiológicos podem ser Gram-positivos ou Gram-negativos, e a maioria dos casos é devida a *Streptococcus agalactiae* (grupo B de Lancefield) e ExPEC.*E. coli* do sorogrupo O18 e portadora de cápsula tipo K1é a causa de grande parte das infecções por Gram-negativos em todo o mundo. São várias as fontes de contaminação a serem consideradas: canal do parto, infecções umbilicais (onfalite), feridas de circuncisão, ou a própria colonização intestinal do recém-nascido. A bactéria presente no hospedeiro chega à corrente sanguínea a partir da região contaminada, de forma direta ou, possivelmente, por translocação bacteriana a partir do trato intestinal. Na circulação, a cápsula bacteriana composta de resíduos de ácido siálico dificulta a fagocitose, enquanto a proteína de membrana externa OmpA confere resistência ao Complemento do soro. É possível que o tipo de antígeno somático O também contribua para a sobrevivência na corrente sanguínea. A ação dessas protectinas permite a multiplicação bacteriana no sangue, fundamental para a progressão da infecção (a presença de mais de 1.000 bactérias por mL de sangue correlaciona-se positivamente com essa progressão). Outro fator fundamental é o tipo de interação bacteriana com as células fagocitárias. Neste caso, as bactérias invadem os fagócitos profissionais e aí se multiplicam, subvertendo sua ação protetora. Ao escaparem desse nicho, as bactérias alcançam a barreira hematoencefálica composta de uma única camada de células endoteliais cerebrais que constitui a parede dos microcapilares cerebrais (BMEC - *brain microvascular endothelial cell*). As BMECs possuem receptores para as adesinas bacterianas FimH e OmpA que, auxiliadas pela invasina IbeA e pelo fator CNF1, promovem um rearranjo de actina e miosina culminando na invasão de BMEC pela bactéria, que permanece em um vacúolo endocítico. Nesta etapa do processo infeccioso, a cápsula K1 impede que haja fusão lisossomal com o vacúolo endocítico. Finalmente, por um possível processo de transcitose, e sem que haja multiplicação bacteriana, as bactérias vivas saem das BMECs e chegam ao sistema nervoso central (SNC). A presença das bactérias no SNC promove a liberação de citocinas pró-inflamatórias, espécies reativas de oxigênio e óxido nítrico, que induzem aumento da permeabilidade da barreira hematoencefálica, com consequente aumento de leucócitos no líquido cefalorraquidiano, edema cerebral com aumento da pressão intracraniana e dano neuronal.

Determinantes de virulência de NMEC

Além das fímbrias tipo 1, Sfa e do fator CNF1 já mencionados acima, deve-se ressaltar entre as NMEC os seguintes fatores de virulência:

Cápsula K1 – está presente em 80% dos isolados de NMEC, é constituída de um polímero de ácido siálico,e pertence ao grupo capsular II, um dos cinco grupos capsulares definidos atualmente. Sua biogênese é codificada em um *cluster* de genes organizados em três regiões. Os genes das regiões 1 (*kps F, E, D, U, C, S*) e 3 (*kpsM* e *T*) são conservados, e seus produtos são responsáveis pelo transporte do polímero através da membrana citoplasmática e por sua montagem sobre a superfície celular. Os genes da região 2 são únicos para um dado antígeno polissacarídico e determinam o sorotipo capsular. As cápsulas K1 conferem à *E. coli* duas propriedades que são comuns às cápsulas do grupo capsular II: inibição da fagocitose por granulócitos/monócitos e resistência ao soro. Além disso, conferem propriedades específicas às NMEC, promovendo invasão celular e aumentando a sobrevivência intracelular por meio da inibição da fusão lisossomal nas células endoteliais microvasculares (BMECs). É possível que o polissacarídeo capsular interfira na maturação normal cerebral por mimetizar os ácidos ligados às moléculas neuronais de adesão celular (NCAM) embrionárias e neonatais.

OmpA – trata-se de uma das mais importantes proteínas de membrana externa de *E. coli*, homóloga às proteínas Opa de *Neisseria* as quais estão envolvidas na invasão de células eucarióticas. OmpA liga-se a Ecgp (*E. coli* invasion), um receptor presente exclusivamente nas células endoteliais cerebrais, homólogo à proteína de choque térmico gp96. A ligação de OmpA com seu receptor induz condensação de actina local e auxilia na invasão das BMECs. Em pesquisas recentes foi demonstrado que OmpA também interfere com a ação do sistema complemento por meio de sua ligação com o componente C4b.

IbeA – é uma proteína codificada pelo gene *ibeA*, também conhecido como *ibe10*, localizado na ilha de patogenicidade GimA, comum em isolados de *E. coli* K1. Essa proteína tem um receptor na superfície das células endoteliais cerebrais que, juntamente com os demais determinantes de virulência já comentados nesta seção, contribui para a invasão dessas células pelas bactérias causadoras de meningite neonatal. Seu papel nesse processo parece ser indireto, promovendo adesão ás células eucarióticas por meio da ativação de expressão dos genes das fímbrias tipo 1. Alguns autores sugeriram que IbeA tem envolvimento em reações de óxido-redução, que levam *E. coli* a ser resistente a peróxidos como H_2O_2.

Epidemiologia

A incidência de meningite neonatal nos países desenvolvidos é de até cinco casos a cada 10.000 nascimentos, mas pode ser 10 vezes maior em países em desenvolvimento. A participação das ExPEC como agente etiológico irá variar com a região geográfica. Nos Estados Unidos, o número de casos por NMEC não é expressivo (calcula-se 80 a 160 casos anualmente), mas as taxas de mortalidade associadas (em média de 8 %) podem alcançar 20 a 40 %, sendo muito maiores do que as decorrentes de infecção por outros agentes etiológicos. Além disso, os sobreviventes poderão ter graves danos neuronais e de desenvolvimento. Um importante fator de risco é a imaturidade do sistema imune dos neonatos, associada ao nascimento pré-termo, ou baixo peso, entre outros fatores. Como já foi mencionado, as principais fontes de infecção são canal do parto, infecções umbilicais e feridas de circuncisão.

Diagnóstico bacteriológico

O diagnóstico bacteriológico da meningite por *E. coli* requer a bacterioscopia e cultura do líquido cefalorraquidiano (LCR), que deve ser coletado por profissional capacitado, antes do início da antibioticoterapia. Ao exame bacterioscópico do LCR corado pelo Gram, a presença de células polimorfonucleares e de bactérias é muito útil para decisão terapêutica empírica de início imediato. A evolução do quadro clínico ditará a necessidade da repetição do exame, seja para fins terapêuticos seja para controle. O tratamento deverá ser ajustado em função da evolução clínica e da idade do paciente.

Sepse

A septicemia envolve a multiplicação bacteriana na corrente sanguínea e pode desencadear uma resposta inflamatória sistêmica (SIRS - *systemic inflammatory response syndrome*), condição de alto risco que, frequentemente, evolui para um quadro de sepse. Na sepse grave há comprometimento generalizado dos processos de coagulação, disfunção do sistema circulatório, gerando hipotensão, diminuição da perfusão dos tecidos, e instalação de um quadro de falência múltipla dos órgãos, com alto índice de mortalidade.

A origem da sepse pode ser uma infecção em qualquer sítio extraintestinal, em especial as que acometem o trato urinário, a pele (celulites), a cavidade peritoneal (peritonites) e os pulmões (pneumonias).

Determinantes de virulência de SEPEC

Vários dos fatores de virulência epidemiologicamente associados à *E. coli* isolada da corrente sanguínea são os mesmos envolvidos com a patogenicidade de ExPEC em outros sítios do hospedeiro, quais sejam: OmpT, os sistemas de captação de ferro tipo aerobactina, yersiniabactina e salmoquelina, fatores promotores de resistência ao soro e as adesinas fímbriais tipo1e P (vide Tabela 41.1).

Epidemiologia

O risco de sepse por ExPEC é maior em neonatos, idosos e imunocomprometidos por doenças de base ou por terapias imunossupressoras, extravasamento de conteúdo intestinal por trauma mecânico, etc. Nos quadros desenvolvidos logo na primeira semana de vida (*early onset*) a bactéria é adquirida intraútero, por via placentária ou por ascensão do agente presente no trato genital materno; na sepse tardia (de ocorrência após a primeira semana de nascimento), a aquisição ocorre por passagem pelo canal de parto ou por contaminação de origem ambiental. Estima-se que haja anualmente 4 a 5 milhões de óbitos por sepse durante os primeiros meses de vida, sendo quase a totalidade em países menos desenvolvidos. O agente etiológico mais frequente nos neonatos é o *Streptococcus agalactiae* (também conhecido por GBS – *group B streptococci*), que tem perdido importância com o advento de antibioticoterapia preventiva; desta forma a *E. coli* passou a ter maior importância com frequências variando entre 20 a 40 %. A taxa de mortalidade induzida por *E. coli* chega a ser três vezes maior que a causada pelo GBS.

Entre os idosos, tem-se observado um aumentado no número de casos de sepse por ExPEC, principalmente a partir dos 75 anos de idade e, particularmente, nas infecções ligadas aos cuidados com a saúde. As infecções comunitárias nos idosos parecem correlacionar-se com a incontinência urinária, sugerindo as ITU como fonte de sepse.

Diagnóstico bacteriológico

O diagnóstico bacteriológico de sepse é feito a partir de hemocultura, com sangue obtido por punção venosa (sugere-se 10 mL de sangue no adulto e 1-3 mL na criança) sempre com supervisão da equipe médica. Sempre que possíveis as coletas múltiplas em intervalos de tempo curtos (até 24 horas) aumentam a chance de um resultado bacteriológico correto. A anti-sepsia do local a ser puncionado deve ser feita de forma rigorosa para evitar contaminação. A coleta do sangue deve ser realizada antes da administração de antibióticos, os quais devem ser iniciados de imediato (empiricamente) junto com outras medidas de suporte, até que se disponha dos dados bacteriológicos. Apesar dos avanços tecnológicos e da realização aprimorada da técnica de coleta (evitando contaminações), as hemoculturas ainda podem gerar resultados falso negativos em porcentagens significativas. A realização de cultura de urina e secreções auxilia na definição bacteriológica dos casos clínicos.

Pneumonia

Infecções do trato respiratório por *E. coli* não são comuns mas, quando se instalam, são frequentemente associadas a ITU acompanhada de bacteremia. Em indivíduos hospitalizados também podem originar-se por aspiração de secreções do trato superior contaminadas. Infecções comunitárias ocorrem, em geral, em pacientes com doenças de base: diabetes, alcoolismo, doença obstrutiva pulmonar crônica e ITU. Alguns tipos do antígeno somático O, em particular O4, e a alfa-hemolisina (Hlya) mostraram ter um papel importante no estabelecimento dessas infecções, por atuarem inibindo a migração de neutrófilos para os pulmões, ou induzindo a morte dessas células de defesa.

Epidemiologia

Os indivíduos que apresentam maior incidência de pneumonias de qualquer etiologia encontram-se nas faixas menores de cinco anos e maiores de 60 anos. As etiologias infecciosas têm como fatores de risco: a internação em instituições (como asilos e orfanatos), aglomeração domiciliar, indivíduos fumantes e etilistas, portadores de doenças de base, sazonalidade (pico de incidência nos meses mais frios). Estima-se que cerca de 30 % dos óbitos de crianças menores de 5 anos no mundo, sejam por infecções severas, das quais 19% são pneumonias. Aponta-se o Brasil como o 15º entre os 15 países líderes em pneumonias na infância, com cerca de 1,8 milhões de casos/ano. A pneumonia por bactérias Gram negativas tem aumentado gradativamente na faixa etária acima dos 65 anos, em função da maior expectativa de vida dos indivíduos. Assim, as ExPEC causaram cerca de 4% das pneumonias nos Estados Unidos e 8 % na Europa, no período de 1988 a 2002, e com um aumento de cerca de 30 % nas hospitalizações. Neste cenário, a *E. coli* é um dos seis agentes bacterianos mais frequentes nas pneumonias associadas aos cuidados com a saúde.

Diagnóstico bacteriológico

A hemocultura e a cultura de escarro podem ser realizadas para o isolamento de *E. coli* de infecções pulmonares. Amostras de escarro contendo grande número de polimorfonucleares sugerem um espécime adequado para a realização da cultura em meio de MacConkey Ágar.

Prevenção e Tratamento das Infecções por ExPEC

Os métodos gerais de prevenção das infecções por ExPEC na comunidade são os mesmos indicados para prevenção de outros patógenos de transmissão fecal-oral. Esses métodos visam controlar a disseminação bacteriana por meio de higiene (por exemplo, lavagem das mãos antes do preparo de alimentos), tratamento dos alimentos de forma a eliminar possíveis contaminantes, e descarte apropriado de dejetos humanos e animais, para impedir a contaminação da água e do meio ambiente. Nos ambientes de cuidado com a saúde, devem-se seguir as práticas preconizadas para prevenção de infecções bacterianas em geral.

Atualmente há intenso desenvolvimento de pesquisas sobre métodos de prevenção mais específicos que têm como alvo inibir a aderência bacteriana e, portanto, a colonização, principalmente das *E. coli* uropatogênicas. Como exemplos promissores encontram-se: proantocianidinas presentes no suco de *cranberry* e o uso de lactobacilos em fórmulas probióticas. Processos denominados de interferência ativa, como o uso de bactérias não virulentas capazes de ocupar receptores do trato urinário, moléculas sintéticas que mimetizam o sítio ligante de estruturas bacterianas resultando na não formação das adesinas. Antígenos vacinais também têm sido estudados na prevenção de ITU, como as proteínas FimH (adesina da fímbria tipo 1) e IroN (sideróforo). Todos esses métodos teriam indicação principal nas infecções recorrentes por *E. coli* uropatogênicas. Deve-se mencionar também as pesquisas para impedir a formação de biofilmes em superfícies abióticas, como cateteres, que fazem uso de impregnação desses equipamentos invasivos com polissacarídeos extraídos das cápsulas do tipo II, importante fator de virulência de ExPEC em geral.

A antibioticoterapia tem sido, sem dúvida, o método de eleição no combate às infecções por ExPEC. Existem protocolos de tratamento adequados que levam em conta o tipo de infecção (ITU, meningite, sepse, etc.) e as características do paciente, os quais fogem do objetivo deste capítulo. Cabe, no entanto, ressaltar que no final dos anos 90, a emergência relatada em todo o mundo de cepas resistentes a uma grande variedade de antimicrobianos como: beta-lactâmicos de amplo espectro, aminoglicosídeos, fluoroquinolonas e tetraciclinas, tem levado ao aumento da morbidade e mortalidade, dificultando e encarecendo sobremaneira o manejo das infecções por ExPEC. Vários estudos associam o surgimento de cepas resistentes a fontes animais. O uso veterinário de antimicrobianos em grande escala para tratamento de doenças, seja dos animais de companhia, seja na pecuária e avicultura, contribui para a seleção de cepas resistentes. Ainda, o uso de antibióticos como suplemento alimentar animal, embora banido em muitas regiões do mundo, ainda parece ocorrer em outras, aumentando a pressão seletiva. O problema de disseminação de resistência múltipla é agravado pelo envolvimento de elementos genéticos móveis, em particular a ocorrência de plasmídeos conjugativos, presentes em ExPEC e carreando, simultaneamente, genes de resistência e virulência. Em estudo recente, plasmídeos de virulência típicos de *E. coli* aviária foram detectados em amostras de bacteremia humana em São Paulo. Presume-se que a presença concomitante de fatores de virulência e resistência sejam responsáveis pelo sucesso na disseminação mundial do clone ST131 de UPEC, produtor de uma beta-lactamase de amplo espectro (ESBL – *extended spectrum beta lactamase*) do tipo CTX-M. Pelo exposto, fica claro que o manejo das infecções por ExPEC parece sofrer interferência direta das práticas de antibioticoterapia aplicadas tanto no âmbito veterinário quanto em medicina humana, as quais têm que ser racionalizadas no sentido de se evitar a emergência e disseminação de cepas resistentes.

Caracterização do Potencial de Virulência de *E. coli* Isolada de Infecções Extraintestinais

A determinação de *E. coli* como agente etiológico de qualquer infecção extraintestinal dependerá da demonstração da bactéria em material clínico representativo do local afetado. Entretanto, como já foi comentado anteriormente, o potencial de virulência das cepas infectantes poderá variar de acordo com a imunidade dos pacientes. Sendo assim, para fins epidemiológicos, a caracterização das cepas intrinsecamente virulentas deverá utilizar o critério molecular, com pesquisa por PCR (reação em cadeia da polimerase) de marcadores genéticos de virulência específicos, ou ainda testes de virulência em modelo animal (vide neste capítulo).

Qual o Habitat das ExPEC?

Admite-se que a origem das infecções por ExPEC possa ser tanto endógena (bactérias advindas da própria microbiota do indivíduo) quanto exógena (bactérias originárias de fontes externas). Enquanto a origem endógena parece estar bem estabelecida, a origem exógena de ExPEC, embora bem fundamentada, ainda carece de uma demonstração epidemiológica inquestionável.

Baseado em dados tanto de filogenia quanto de presença de marcadores de virulência, estima-se que, cerca de, 20 % da população de indivíduos sadios alberga ExPEC (ou *E. coli* do filogrupo virulento B2) em sua microbiota intestinal. No Brasil, essa porcentagem chega a 29 % de portadores de cepas intrinsecamente virulentas, pertencentes aos filogrupos A, B2 e D, conforme determinado por métodos moleculares. Cepas de ExPEC, contendo marcadores de virulência comuns aos das amostras humanas, têm sido isoladas de animais de companhia e de animais destinados à produção de alimentos, sugerindo a ocorrência de transmissão cruzada entre eles, e talvez, envolvendo contaminação de água e de outros alimentos como frutas e vegetais que poderiam ser responsáveis pela ocorrência de surtos (vide Tabela 41.2).

Bibliografia

1. Bélanger L, Garenaux A, Harel J, Boulianne M, Nadeau E, Dozois CM. Escherichia coli from animal reservoirs as a potential source ofhuman extraintestinal pathogenic E. coli. FEMS Immunol Med Microbiol 2011;62:1-10.
2. Clermont O, Christenson JK, Denamur E, Gordon DM. The Clermont Escherichia coli phylo-typing method revisited: improvement of specificity and detection of new phylo-groups. Environ Microbiol Rep 2013;5:58-65.
3. Croxen MA, Finlay BB. Molecular mechanisms of Escherichia coli pathogenicity. Nat Rev Microbiol 2010; 8:26-38.
4. George DB, Manges AR. A systematic review of outbreak and non-outbreak studies of extraintestinal pathogenic Escherichia coli causing community-acquired infections. Epidemiol Infect 2010; 138:1679-1690.
5. Klemm P, Hancock V, Schembri MA. Fimbrial adhesins from extraintestinal Escherichia coli. Environ Microbiol Rep 2010; 2: 628–640.
6. Köhler CD, Dobrindt U. What defines extraintestinal pathogenic Escherichia coli? Intl J Med Microbiol 2011; 301:642-647.
7. Picard B, Garcia JS, Gouriou S, Duriez P, Brahimi N et al. The link between phylogeny and virulence in Escherichia coli extraintestinal infection. Infect Immun 1999; 67: 546 – 553.
8. Pitout JDD. Extraintestinal pathogenic Escherichia coli: a combination of virulence with antibiotic resistance. Front Microbiol 2012; 3:1-7.
9. Rudan I, Boschi-Pinto C, Biloglav Z, Mulholland K, Campbell H. Epidemiology and etiology of childhood pneumonia. Bull World Health Organ 2008; 86:408-16.
10. Russo TA, Johnson JR. Proposal of a new inclusive designation for extraintestinal pathogenic isolates of Escherichia coli: ExPEC. J Infect Dis 2000; 181:1753-4.

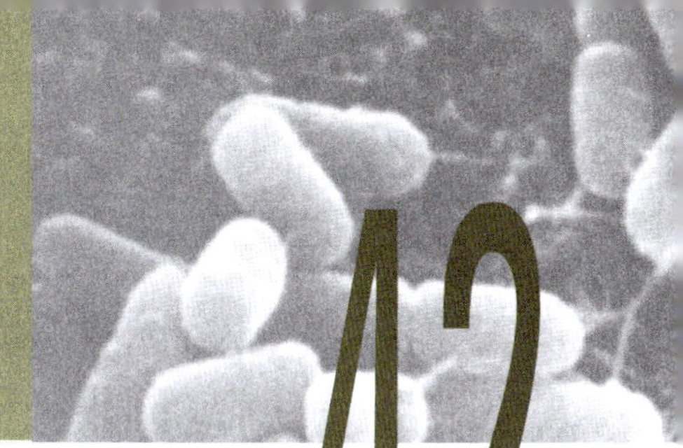

Lucas Gonçalves Ferreira
Leila Carvalho Campos
Marina Baquerizo Martinez

42

Shigella

As shigelas pertencem à família Enterobacteriaceae e as espécies diferem da maioria por serem imóveis no teste padrão de motilidade. Estudos mostraram a presença do gene da flagelina em amostras de *Shigella*, porém considerados como genes crípticos e não são expressos, e esse fato, a razão da falta de motilidade do gênero *Shigella*. Através de estudos de hibridação de DNA, a *Shigella* não pode ser diferenciada de *E. coli*, sendo ambas consideradas, inclusive, como uma única espécie por alguns autores.

Todas shigelas são patogênicas e infectam principalmente o homem, e excepcionalmente, outros primatas como macacos e chimpanzés. Raramente ocorre a doença em animais. Essas bactérias invadem o epitélio do cólon intestinal de humanos, causando uma intensa inflamação que caracteriza a doença, denominada shigelose ou disenteria bacilar. A shigelose é considerada endêmica e acomete cerca de 165 milhões de casos por ano. A maioria dos casos ocorre em países em desenvolvimento, onde as condições sanitárias e socioeconômicas favorecem o estabelecimento da doença. O número de mortes anuais, em consequência da shigelose, é de aproximadamente um milhão, sendo a maioria dos casos observado em crianças entre um e cinco anos. Apesar de alguns autores acreditarem que essas bactérias fiquem confinadas apenas no intestino grosso, é possível, em alguns casos, encontrar esta bactéria em sítios extraintestinais de infecção.

O gênero *Shigella* é constituído de quatro espécies, de acordo com as características bioquímicas e sorológicas: *S. dysenteriae* (grupo A; 13 sorotipos), *S. flexneri* (grupo B; 6 sorotipos), *S. boydii* (grupo C; 18 sorotipos) e *S. sonnei* (grupo D; 1 sorotipo). Os sorotipos de *Shigella* são caracterizados somente pelo antígeno O, uma vez que estas bactérias são desprovidas de antígenos K e H. *S. sonnei* costuma aparecer em duas formas, denominadas formas I (lisa) e II (rugosa). A passagem da forma I para forma II é consequência da perda de um plasmídio de 120 Mda, que confere a síntese do antígeno O de *S. sonnei*. As amostras de *S. dysenteriae*, *S. flexneri* e *S. boydii* são muito similares fisiologicamente, enquanto *S. sonnei* pode ser diferenciada das demais pela positividade na reação de descarboxilização da ornitina e da produção de β-D-galactosidase. *S. dysenteriae* tipo I (bacilo de Shiga) difere das demais por produzir a toxina Stx (ver Capítulo 17.2). As espécies de *Shigella* possuem características bioquímicas e genéticas semelhantes às cepas de *E. coli* enteroinvasora. Estas características fenotípicas podem, muitas vezes, dificultar a identificação correta do patógeno, principalmente quando não se utiliza os antissoros específicos, uma vez que alguns sorotipos de *S. flexneri* possuem o mesmo perfil bioquímico de EIEC (imóvel, não fermenta a lactose, não descarboxila a lisina e produz indol).

Fatores de Virulência

Um processo complexo está envolvido na invasão e colonização da *Shigella* na mucosa intestinal. Os genes de virulência da *Shigella* estão localizados em um plasmídio de virulência de 220 Kb (pINV) (Figura 42.1), bem como no cromossomo da bactéria. Com exceção de *S. sonnei*, os mecanismos essenciais de patogenicidade dos sorotipos de *Shigella* no epitélio intestinal dependem do plasmídio de virulência.

Estudos mostraram que bactérias sem o plasmídio de virulência não penetram em células epiteliais e não causam ceratoconjuntivite em cobaias, sendo consideradas avirulentas (fenótipo não invasivo). A maioria dessas funções está relacionada a proteínas codificadas por um fragmento de 32Kb do plasmídio de virulência formado por 38 genes. Entre esses genes estão *ipaA*, *ipaB*, *ipaC*, *ipaD* (responsáveis pela invasão e escape bacteriano), *ipgC* (chaperona responsável pela estabilidade de IpaB e IpaC), *virB* (proteína responsável para transcrição dos genes *ipa* e *mxi-spa*), *icsA*, *icsB* (responsáveis pela disseminação celular e inibição da autofagia) e os genes do lócus *mxi-spa* (responsáveis pelo aparato do sistema de secreção do tipo III) (Figura 42.1). No entanto, a síntese da toxina de Shiga e a síntese de operons que regulam a expressão de vários genes de virulência são mediadas por genes cromossomais (ver adiante).

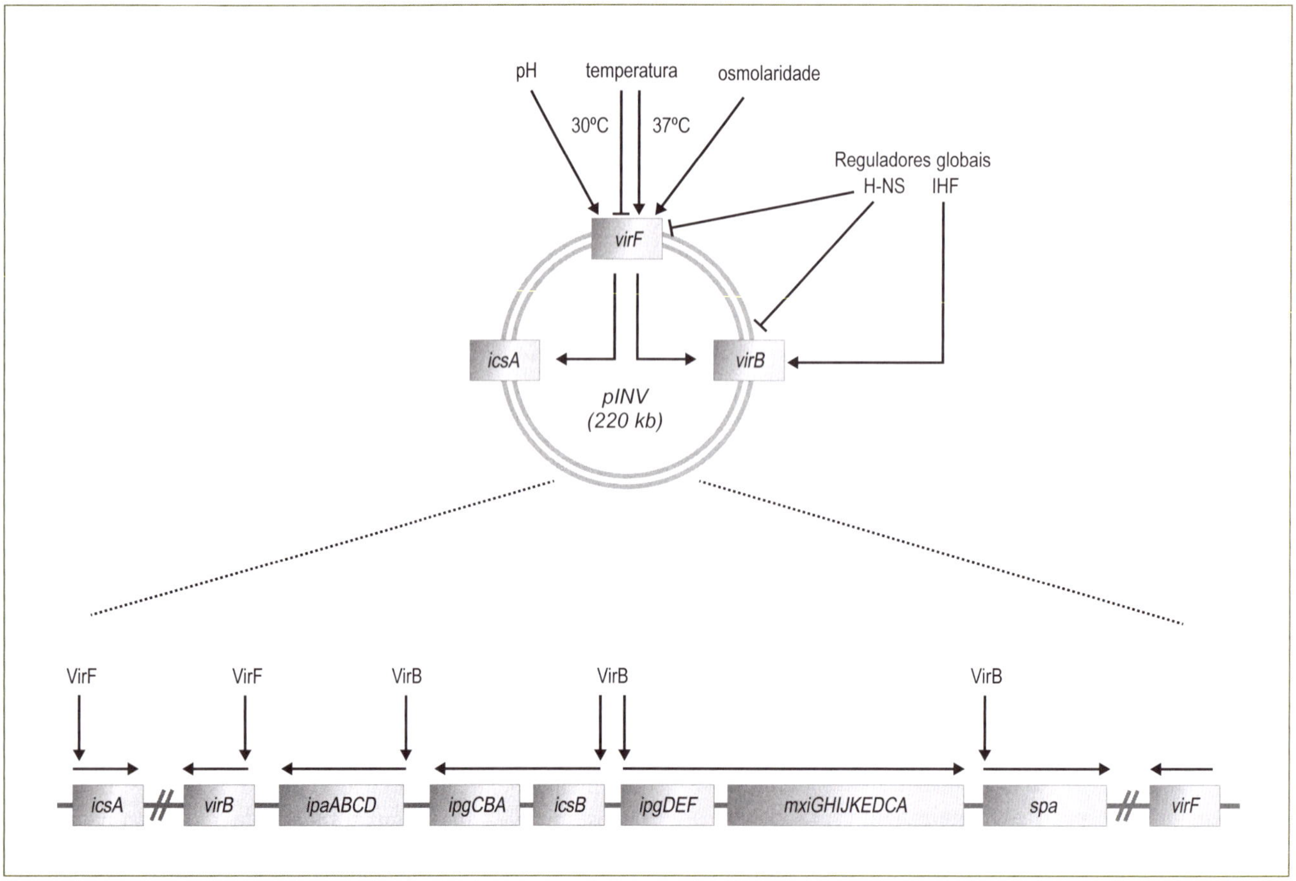

Figura 42.1 – *Plasmidio de virulência de 220 Kb (pINV) de* S. flexneri *e o fragmento de 32 Kb do plasmídio que contém a maioria de seus genes de virulência (adaptado de Schroeder et al., 2008).*

Mxi-spa (*membrane expression of Ipas-surface presentation of antigens*)

O lócus mxi-spa do plasmídio de virulência da *Shigella* compreende cerca de 20 genes (p. ex. *mxiB*, *mxiC*, *mxiG*, *mxiH*, m*xil*, *mxiN*, *spa32*, *spa47*) e codifica o aparato do sistema de secreção do tipo III (Mxi-Spa). A proteína MxiH é o principal componente estrutural do sistema Mxi-Spa, que é expresso e formado a 37ºC após o contato com a célula eucariótica (Figura 42.2). Estudos recentes mostraram que a proteína MxiI, outro componente estrutural do sistema Mxi-Spa, é capaz de induzir a ativação dos macrófagos. A atividade do sistema Mxi-Spa de *Shigella* também pode ser induzida após a exposição da bactéria ao corante vermelho congo ou a determinados meios de cultura.

O contato da *Shigella* com a superfície celular do hospedeiro induz à montagem do sistema Mxi-Spa e com isso, a secreção de proteínas efetoras no interior de células hospedeiras. Uma vez no citoplasma da célula hospedeira, as proteínas efetoras irão induzir ou inibir as vias de sinalização da célula eucariótica e promoverem respostas benéficas para bactéria. Esse fato pode ocasionar diversas consequências, entre elas a reorganização do citoesqueleto celular e a inibição ou indução da resposta imune, possibilitando, assim, a invasão bacteriana na célula do hospedeiro e o estabelecimento de nichos específicos para sua colonização. O sistema Mxi-Spa de *Shigella* secreta cerca de 15 proteínas que apresentam em comum a ausência de um peptídeo sinal e a capacidade de se agregarem no meio extracelular formando estruturas macromoleculares.

Ipa (*invasion plasmid antigens*)

IpaA (78 kDa), IpaB (62 kDa), IpaC (42 kDa) e IpaD (38 kDa) são proteínas codificadas pelo lócus *ipa*, do plasmídio de virulência da *Shigella*, envolvidas no processo de invasão e escape bacteriano do vacúolo endocítico, assim como na ativação da reposta imune do hospedeiro. As proteínas Ipa são antígenos dominantes que induzem uma reposta humoral durante a infecção por *Shigella*.

As proteínas IpaB, IpaC e IpaD formam um complexo que interage com a membrana da célula epitelial formando um poro, através do qual a IpaA e outras proteínas efetoras são translocadas via sistema Mxi-Spa para o citoplasma da célula eucariótica (Figura 42.3). A taxa com que isso acontece parece ser regulada pelo complexo formado por IpaB e IpaD. Com isso, a *Shigella* induz a sua fagocitose pelas células do epitélio intestinal, e os rearranjos do citoesqueleto que levam a fagocitose da *Shigella* pela célula eucariótica são mediados pelas proteínas IpaA e IpaC. IpaC induz a polime-

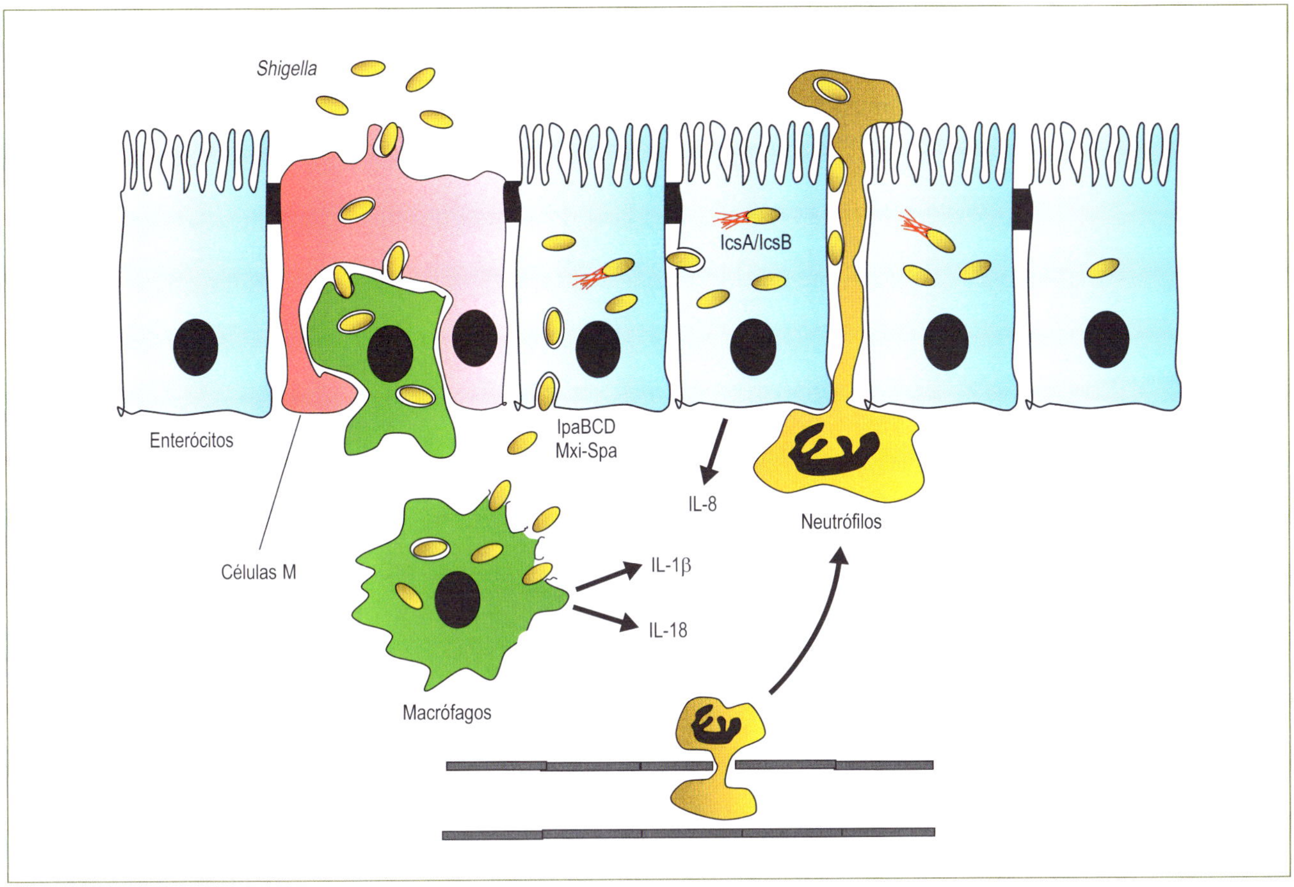

Figura 42.2 – *Modelo de infecção da mucosa intestinal por* Shigella.

rização de actina e a formação de projeções na membrana, em um processo dependente das GTPases, Cdc42 e Rac. Por sua vez, IpaA induz a despolimerização de actina, ligando-se à vinculina, que é uma proteína de adesão focal que regula o ancoramento dos filamentos de actina na membrana celular. Embora não seja necessária para polimerização de actina no sítio de contato da bactéria com a membrana da célula, IpaA (junto com Rho) permite a transformação das extensões da membrana induzidas por IpaC em estruturas estáveis que promovem a entrada da bactéria (macropinocitose).

IpaB é a proteína responsável pela lise da membrana dos vacúolos endocíticos nas células epiteliais intestinais e nos macrófagos. Além disso, a ligação da IpaB com a Caspase-1 (protease presente no citoplasma dos macrófagos) induz tanto a clivagem das citocinas pró-IL-1 e pró-IL-18 em suas formas ativas, como a morte dessas células, possibilitando assim, o escape bacteriano dos macrófagos.

IpgC (*invasion plasmid gene*)

IpgC (17 kDa) é uma proteína citoplasmática que age como uma molécula chaperona para as proteínas IpaB e IpaC. Ela se associa separadamente com IpaB e IpaC no citoplasma bacteriano em complexos estáveis e solúveis, impedindo a formação de agregados e a degradação proteolítica destas.

IcsA e IcsB (*intercellular spread*)

IcsA (120 kDa), também conhecida como VirG, é uma proteína de membrana externa no pólo apical da bactéria e é responsável pela indução da polimerização da actina nesse local, o que leva à formação de protrusões intercelulares que propulsionam a bactéria para frente (movimento intracelular). O mecanismo molecular pelo qual IcsA é localizado em um dos polos ainda precisa ser elucidado. IcsA é uma proteína autotransportadora, constituída de três domínios: uma sequência sinal N-terminal, uma proteína de transporte (através da membrana interna) dependente de Sec e um domínio de translocação terminal que possibilita a exportação da região N-terminal remanescente de IcsA - domínio passageiro, através da membrana externa. A proteína IcsA é essencial na disseminação intracelular nos enterócitos, pois qualquer defeito na expressão, instabilidade ou localização resulta em uma deficiência na disseminação.

Outro gene plasmidial envolvido na disseminação é o *ics*B. Inicialmente, foi atribuído à proteína IcsB a função de lise das duas membranas celulares que envolvem a bactéria na passagem de uma célula infectada para outra adjacente. No entanto, dados recentes mostraram que IcsB interage com IcsA, impedindo a ligação de Atg5 (proteína autofágica) com IcsA, e assim, evitando a degradação bacteriana pela formação do autofagossomo.

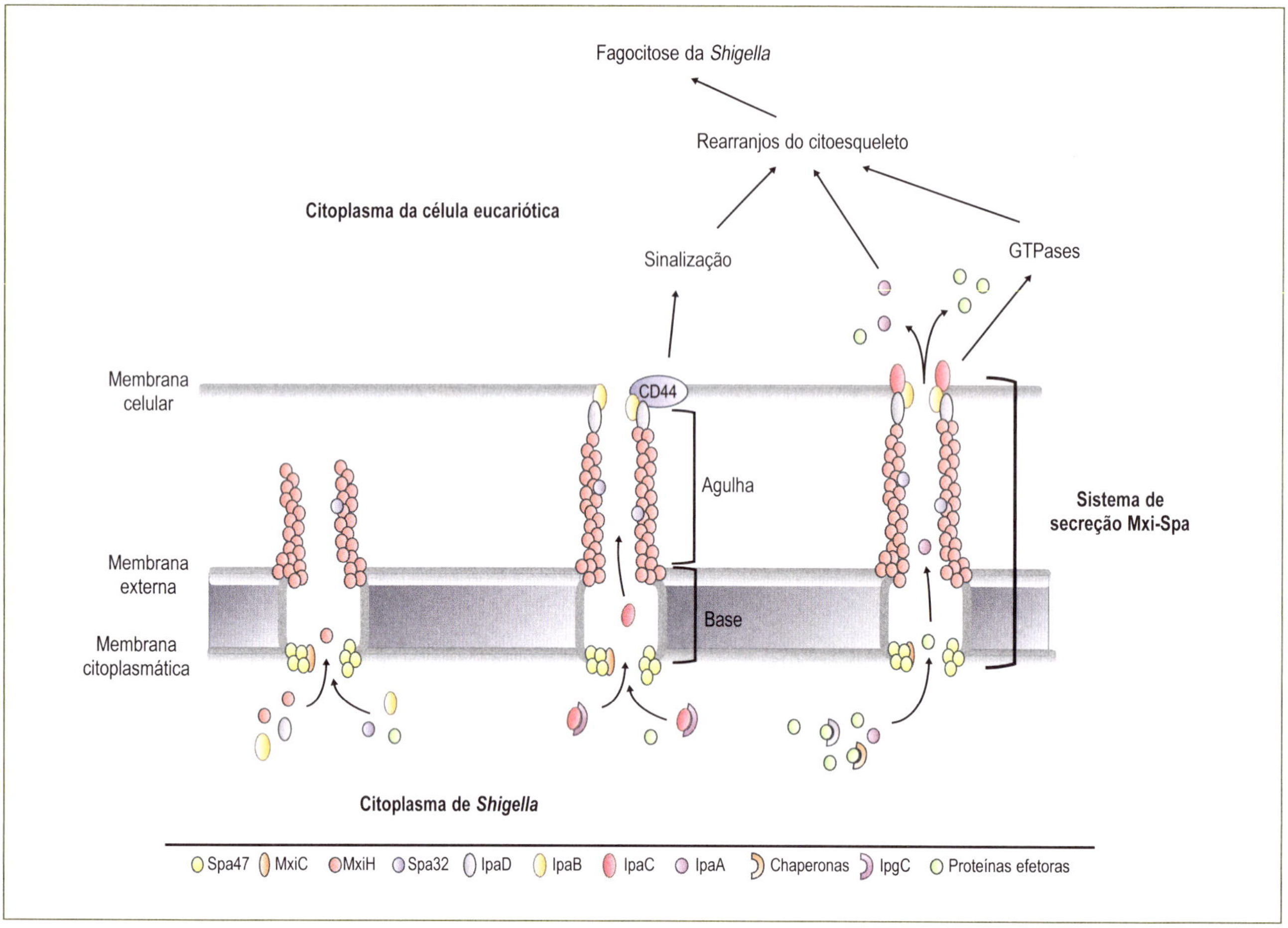

Figura 42.3 – *Translocação de proteínas de* Shigella *através do sistema de secreção Mxi-Spa, levando ao rearranjo do citoesqueleto e fagocitose da bactéria pela célula eucariótica.*

Shet1 e Shet2 (*Shigella enterotoxin*)

As cepas de *Shigella* produzem três enterotoxinas distintas: i) enterotoxina 1 de *Shigella* (SHET1) codificada pelo cromossomo, presentes em todos sorotipos de *S. flexneri* 2a; ii) enterotoxina 2 de *Shigella* (SHET2) que está localizada em um plasmídio normalmente encontrado em diferentes sorotipos de *Shigella* e em *E. coli* enteroinvasora; e iii) toxina *phage-borne* de *Shigella* produzida somente por *S. dysenteriae*. SHET1 é neutralizada por soro convalescente de voluntários humanos desafiados com *S. flexneri* 2a, sugerindo que esta toxina é expressa pela *Shigella* durante a sua colonização no intestino humano. SHET1 e SHET2 são enterotoxinas capazes de induzir o acúmulo de fluidos em alças ligadas de coelho e a secreção de íons em tecido ileal isolado. Essas enterotoxinas poderiam ser responsáveis pela diarreia que frequentemente precede a disenteria bacilar. Entretanto, o seu papel na patogênese da shigelose ainda precisa ser esclarecido.

OspC1, OspF e OspG

Recentemente foram identificados genes plasmidiais da família *osp*. Esses genes foram designados de *ospC1*, *ospF* e *ospG* que codificam proteínas efetoras envolvidas no mecanismo de virulência da *Shigella*. A ativação desses genes parece estar presente durante todo percurso da infecção, dependentes do sistema Mxi-spa.

A proteína OspF secretada pela *Shigella* tem a capacidade de desfosforilar duas vias específicas MAPKs Erk 1/2 e p38. Uma vez injetada em células epiteliais, se localiza no núcleo e desfosforila MAPKs impedindo a fosforilação da histona H3 e, com isso, o fator de transcrição NF-kB não é ativado, inibindo a produção de mediadores inflamatórios. Os estudos mostraram que as proteína OspC1 e OspG também parecem estar envolvidas na sinalização de eventos que estimulam o recrutamento de leucócitos no foco infeccioso. Os dados obtidos indicaram que estas proteínas interferem na regulação da resposta inata do hospedeiro, facilitando a colonização bacteriana no epitélio intestinal.

Regulação da expressão dos genes de virulência

A transcrição dos genes estruturais do plasmídio de virulência é controlado em reposta à temperatura, pH e osmolaridade e, com expressão ótima *in vitro* a 37°C, sob osmolaridade moderada e pH de 7,4 (ver Figura 42.1).

VirF e VirB (*virulence proteins*)

A expressão dos genes de virulência do plasmídio da *Shigella* é controlada pelo gene virB, que por sua vez, é ativado por outro regulador, virF. A proteína VirF (30 kDa) é um membro da família AraC de fatores transcricionais bacterianos. VirF ativa diretamente os promotores de VirB e de IcsA. Por outro lado, a proteína VirB (33 kDa) esta relacionada à família de proteínas ligadoras de DNA envolvidas principalmente na segregação de plasmídios. Não se sabe se VirB ativa diretamente a transcrição dos genes plasmidiais ou se algum outro fator ou fatores participam desta ativação em conjunto com esta proteína. Os promotores ativador por VirB são aqueles necessários para expressão do operon *ipa*, o promotor do operon *mxi-spa* e o promotor do gene *virA* (Ver Fig 42.1). O produto de *virA*, um polipeptídeo de 46 kDa, é uma proteína secretada envolvida no processo de invasão bacteriana.

H-NS

HN-S (15,6 kDa) é uma proteína ligadora de DNA, semelhante à histona, codificada pelo gene *hns* do cromossomo da bactéria. Originalmente identificada como VirR, esta proteína parece ser um regulador global envolvido na termorregulação. HN-S regula negativamente a transcrição dos promotores de VirB, VirF e possivelmente outros genes de virulência bacteriana, atuando como um importante repressor da transcrição de genes de virulência.

IHF

IHF (22 kDa) é outra proteína ligadora de DNA, que introduz dobras no DNA até cerca de 180° e, desta maneira, influencia todas as atividades do DNA bacteriano. Esta proteína estimula o promotor de virF tanto na fase logarítmica quanto estacionaria de crescimento e estimula virB apenas na fase estacionaria.

Super enovelamento do DNA

Alterações na temperatura podem levar a alterações no nível do enovelamento do DNA bacteriano. A transcrição dos genes de invasão é regulado pela temperatura, uma vez que ela é ativada quando a bactéria é crescida a 37°C, mas não a 30°C. Na verdade, a transcrição de *virB* depende não só de *virF*, mas também da temperatura. Esta termoativação de *virB* ocorre através de alterações na super-hélice do DNA, aterando sua interação com VirF, com a RNA polimerase ou ambos.

CpxR-CpxA

Sistema de dois componentes codificados pelos genes cromossômicos *cpxRA*, que ativa a transcrição de *virF*, dependente do pH. CpxA apresenta homologia com a família de moléculas sensoras histidina-proteína quinases, enquanto CpxR é uma proteína ligadora de DNA. CpxA parece funcionar como uma fosfatase da molécula CpxR fosforilada, inativando a atividade desta sob condições de pH ácido.

Patogenese

Estudos em voluntários mostram que a *Shigella* é altamente infecciosa, e são necessários 10 a 100 micro-organismos administrados oralmente para causar a infecção. Aparentemente, esta pequena dose infectante é dependente da maior resistência que a *Shigella* apresenta ao stress ácido. Enquanto transitam pelo trato gastrointestinal, devem suportar o pH extremamente baixo do estômago, devido à presença do ácido clorídrico, bem como os ácidos graxos presentes no intestino e nas fezes. O periodo de incubação no homem varia, em média, de 1 a 3 dias, com exceção para *S. dysenteriae* tipo 1 que varia de 5 a 7 dias.

A diarreia induzida pelas espécies de *Shigella* é caracterizada pela invasão e destruição da mucosa intestinal, com uma intensa reação inflamatória devido à ativação de células epiteliais intestinais e, ainda, à ativação e morte de células fagocíticas residentes. Ambos os mecanismos levam à produção de citocinas e quimiocinas pró-inflamatórias, as quais são mediadores de lesão tissular. A análise de biópsias do cólon intestinal mostra um infiltrado de células inflamatórias, e na camada epitelial é observado edema tissular com áreas de destruição do epitélio intestinal. Em consequência disso, o paciente geralmente apresenta diarreia aquosa, seguida de disenteria constituída por leucócitos, muco e sangue nas fezes. Os sintomas clínicos normalmente começam entre 24 e 48 horas após a ingestão das bactérias. Raramente a *Shigella* invade a circulação do paciente, mas alguns fatores como espécie infectante, idade e imunidade do hospedeiro podem influenciar no quadro infeccioso da doença.

O processo de patogênese da *Shigella* pode ser dividido em quatro estágios: i) invasão celular; ii) sobrevivência e multiplicação intracelular; iii) disseminação intra e intercelular; e iv) morte celular. *Shigella* utiliza as células M (*microfold cells*) presentes na mucosa intestinal como porta de entrada para a mucosa intestinal. As células M apresentam a capacidade de capturar antígenos, células apoptóticas ou micro-organismos do compartimento luminal e transportá-los para o subepitélio (Placas de Peyer), onde esses antígenos são reconhecidos por macrófagos residentes. Penetrando pelas células M, a *Shigella* encontra macrófagos residentes na lâmina própria e a fagocitose por esses macrófagos é o primeiro passo para a produção da resposta inflamatória. Contudo, a *Shigella* escapa do fagossoma para o citoplasma do macrófago, de maneira dependente da secreção de IpaB. Além disso, a IpaB e a MxiI (proteína do aparato do sistema de secreção) produzidas por *Shigella,* induzem a ativação da caspase-1, protease presente no citoplasma dos macrófagos, que desempenha um duplo papel: a clivagem das citocinas pró-IL-1β e pró-IL-18 em suas formas ativas e a indução da morte celular. A IL-18 promove ativação de células NK, a secreção de IFN-γ e resposta de linfócitos Th1; e a IL-1β apresenta uma gama de funções, induz tanto a inflamação local como a sistêmica, e recentemente, foi descrita como essencial na indução da resposta Th17 e no controle das infecções bacterianas. Na infecção por *Shigella,* o papel da IL-18 e da IL-1β no processo de ativação e migração celular relacionado à ruptura da barreira intestinal está bem estabelecido (ver Figura 42.2).

Após o escape dos macrófagos, a bactéria penetra na célula intestinal, pelo lado basolateral, escapa do vacúolo e ganha acesso ao citoplasma, onde ocorre sua proliferação. O movimento bacteriano leva à formação de protrusões, que penetram nas células adjacentes. O ciclo da infecção é então completado pela lise da dupla membrana, a fim de liberar a bactéria no citoplasma da célula adjacente. Nesse processo de disseminação para as células adjacentes, ocorre o reconhecimento da *Shigella* intracelular por receptores de reconhecimento de padrões da imunidade inata. Estudos recentes mostraram que a ativação do receptor citosólico Nod1 por *Shigella* induz a transcrição do fator NF-kB e c-JUN kinase, que estimula a produção de citocinas, quimiocinas, enzimas e outras proteínas envolvidas em funções antimicrobianas pelas células epiteliais intestinais, cruciais para erradicação do patógeno. Esse fato desencadeia uma intensa resposta inflamatória no local, caracterizada principalmente pela secreção da quimiocina IL-8 que, juntamente com IL-1β e TNF-α, atuam no recrutamento de células do sistema imune inato, principalmente leucócitos polimorfonucleares (neutrófilos). A migração dessas células para o local da infecção causa desestabilização do epitélio intestinal, permitindo, assim, a passagem de um maior número de micro-organismos que irão invadir os enterócitos pela superfície basolateral, levando posteriormente a destruição tecidual (Ver Fig 42.2). Toda essa interação das bactérias com as células do hospedeiro (macrófagos, enterócitos e neutrófilos) acabam levando a um quadro de colite (diarreia com sangue, muco e leucócitos nas fezes).

Uma das principais características da patogênese da infecção por *Shigella* é a capacidade de invasão, ou seja, a capacidade de induzir a própria fagocitose por células que normalmente não desempenham tal função, como as células do epitélio intestinal. É um processo de endocitose induzido pela própria bactéria e os rearranjos do citoesqueleto que levam a fagocitose da *Shigella* pela célula eucariótica são mediados pelas proteínas IpaB, IpaC, IpaD, IpaA, IpgB1, IpgD e VirA, que são secretadas pela bactéria quando em contato com a célula do hospedeiro através do sistema de secreção do tipo III (Mxi-Spa) (Ver Figura 42.3).

Este tipo de abordagem permite que a bactéria, além de remodelar a superfície da célula do hospedeiro, escape do sistema de defesa inata do hospedeiro. Essas proteínas tem sua máxima expressão em condições semelhantes à do lúmem intestinal (ex. sais biliares, alta osmolaridade, temperatura). O modo de ação dessas proteínas ainda não está muito bem elucidado, mas sabe-se que a IpaB é secretada ao redor da bactéria causando a sua aderência à porção hialurônica do CD44. Esta ligação induz uma cascata de sinalização na célula eucariótica que promove a invasão da *Shigella*. IpaC é integrada à membrana citoplasmática do enterócito causando a nucleação da actina por um mecanismo ainda não conhecido. IpgB1 tem uma atividade que induz ondulações (*ruffle*) na membrana pela estimulação de Rac1 e Cdc42. VinA induz a degradação dos microtubulos no momento da entrada da bactéria na célula. A degradação dos microtúbulos, principalmente da GEF-H1, é resultante da ativação de Rac1 e RhoA, que formam o *ruffle*. IpgD possui uma fosfatidilinusitol (1-5) bifosfatada com atividade fosfatase que promove uma dinâmica da actina local ao redor da bactéria no sitio de entrada. IpaA se liga especificamente ao domínio N-terminal da vinculina e estimula a despolimerização local, facilitando a formação de bolsos micropinocíticos que aprisionam a *Shigella*. Em resumo, o processo fagocítico ocorre devido à interação das proteínas da bactéria (complexo IpaBCD) com a célula eucariótica causando dois efeitos: i) a indução da nucleação e polimerização de filamentos de actina, levando à formação de projeções na membrana; ii) translocação de outras proteínas secretadas após o contato (Ver Figura 42.3).

O deslocamento das shigelas pelo citoplasma da célula, bem como a passagem da bactéria de uma célula para outra, está associado a IcsA que é uma proteína de membrana externa presente na superfície celular da bactéria e que, durante a multiplicação celular, acumula-se em uma das extremidades da bactéria. Essa distribuição assimétrica na superfície bacteriana é um pré-requisito para movimentação da bactéria no interior da célula. IcsA tem a propriedade de agregar microfilamentos de actina em torno de si, formando uma cauda que, à semelhança de um motor, promove o deslocamento da bactéria pelo citoplasma, em direção à membrana citoplasmática. Outro gene plasmidial envolvido na disseminação é o *icsB*. IcsB interage com IcsA, impedindo a ligação de Atg5 (proteína autofágica) com IcsA, e assim, evitando a degradação bacteriana pela formação do autofagossomo. Com isso, a bactéria escapa da degradação, sobrevive e se multiplica no citoplasma da célula eucariótica, repetindo-se, assim, o ciclo de disseminação. Nas células epiteliais infectadas, as shigelas proliferam abundantemente, levando a célula à morte. No intestino, as shigelas liberadas pelas células destruídas localizam-se na lâmina própria, onde entram em contato com macrófagos e neutrófilos, ocorrendo intensa reação inflamatória da mucosa intestinal e o estabelecimento do quadro da doença.

Doença

A infecção pode manifestar-se desde formas assintomáticas ou subclínicas, episódios benignos de diarreia aquosa, até formas severas e tóxicas denominadas disenteria bacilar clássica. Os mecanismos que causam as formas clinicas de disenteria severa em alguns pacientes e as formas diarreicas brandas em outros são provavelmente dependentes da natureza e do tamanho do inóculo infectante, bem como o estado imune e do arsenal genético do hospedeiro. As manifestações clínicas comumente relatadas são: febre, mal-estar generalizado, cólicas abdominais e diarreia aquosa, seguida de disenteria constituída de muco e sangue nas fezes.

A disenteria bacilar clássica é uma doença aguda toxêmica causada por *S. dysenteriae*, caracterizada por diarreia aquosa (que pode ser volumosa), febre, cólicas abdominais e tenesmo, bem como a emissão permanente de fezes mucopurulentas e sanguinolentas. Além da febre alta, outras manifestações podem estar presentes, tais como anorexia, náuseas, vômitos, cefaleia, calafrios, estado toxêmico, convulsões e sinais meningíticos.

A causa mais frequente de morte em crianças hospitalizadas durante a infecção por *Shigella* é a septicemia, principalmente em crianças mal nutridas e com hipoglicemia. As amostras septicêmicas não são necessariamente do gênero *Shigella* e sim outros Gram-negativos, em função da ruptura da barreira intestinal, facilitando a passagem de bactérias da microbiota intestinal. Megacólon tóxico é o pior prognóstico, onde o cólon se torna atônico, levando possivelmente à perfuração intestinal com peritonite e sepse severa. A patogênese desta complicação não é conhecida. Isto ocorre independente da espécie infectante, não descartando o papel da toxina de Shiga. É provável que a inflamação severa subsequente causada pela invasão da mucosa intestinal contribua para esta complicação.

Entre as complicações clássicas da shigelose estão as convulsões, que ocorrem mais em crianças que em adultos. Meningismo ou irritação meníngea, geralmente está associada ao quadro febril. Também pode ocorrer encefalopatia, incluindo letargia, alucinações, confusão mental e cefaleia intensa. O quadro parece estar associado à produção da toxina de Shiga, que é neurotóxica na sua patogênese, embora outros fatores bacterianos possam também estar envolvidos.

A síndrome hemolítica-urêmica ocorre essencialmente como uma complicação das infecções por *S. dysenteriae* tipo 1, sugerindo o papel primordial da toxina de Shiga neste processo.

Artrite séptica ou reativa pode aparecer em torno de duas a cinco semanas após o quadro agudo, normalmente envolvendo grandes articulações, monoarticular ou migratórias. Os sinais podem permanecer por períodos prolongados, podendo levar a artrites erosivas, espondilite anquilosante ou anquilose de articulações. Pacientes que expressam o antígeno de histocompatibilidade haplotipo HLA-B27 podem desenvolver a síndrome de Reiter após a shigelosa.

Em casos de diarreia leve ou moderada, a shigelose se manifesta apenas por uma diarreia aquosa, que pode durar alguns dias, sem aparecimento de fezes disentéricas (fase de colite exsudativa).

A shigelose leva a uma disfunção do cólon, que é caracterizado por uma redução da absorção de agua, aumento da secreção de íons potássio e diminuição da absorção de ions cloreto. Existem duas explicações possivelmente complementares para esses sintomas. Esta situação é classicamente observada em doenças intestinais inflamatórias como na colite ulcerativa. Além disso, a diarreia pode refletir a ação de uma ou mais enterotoxinas que foram identificados em amostras de *S. flexneri*.

Resposta imunológica

Foi evidenciada a produção de um grande repertório de mediadores inflamatórios na mucosa intestinal de pacientes com shigelose. Na fase aguda da infecção, observou-se um aumento significativo das citocinas IL-1α, IL-1β, TNF-α, IL-6, IL-8, IFN-γ, TGF-β, IL-4 e IL-10. A gravidade da doença foi relacionada com o aumento significativo na produção de IL-1β, TNF-α e IFN-γ.

Os pacientes infectados por *Shigella* desenvolvem anticorpos séricos contra o antígeno O e contra as proteínas Ipa. Vários estudos sugerem que a imunidade que se segue à infecção por *Shigella* seja dependente do antígeno O. Macacos Rhesus portadores de elevados títulos de anticorpos contra as proteínas Ipa adquirem a doença com a mesma facilidade que animais do grupo controle.

Na ocorrência de artrites, acredita-se que estas sejam decorrentes de uma resposta auto-imune determinada por antígenos bacterianos ainda desconhecidos.

Diagnóstico Laboratorial

Muito embora os sintomas clínicos sejam suspeitos de shigelose, o diagnóstico laboratorial é feito a partir do isolamento e identificação da *Shigella* nas fezes.

No início da infecção, a *Shigella* está presente nas fezes dos pacientes numa concentração de 10^3 a 10^9 unidades formadoras de colônia por grama de fezes. Depois disto, o número de micro-organismos diminui drasticamente, tornando o diagnóstico difícil. Deste modo, culturas positivas são mais frequentemente obtidas a partir de fezes frescas coletadas durante a fase aguda da doença. *Swabs* retais também podem ser utilizados para o isolamento de *Shigella*, se o espécime é processado rapidamente ou colocado em uma solução de glicerol-salina tamponada, como meio de transporte (*buffered glycerol saline – BGS*). Um grande número de leucócitos polimorfonucleares está presente nas fezes nos estágios iniciais da doença, refletindo a intensa reação inflamatória causada pelo patógeno.

O diagnóstico da infecção por *Shigella* é feito pela semeadura das fezes do paciente em meios de cultura como o ágar MacConkey, Hektoen e *Salmonella-Shigella* (SS). Contudo, *S. dysenteriae* tipo 1 e *S. sonnei* não crescem bem em SS. Após incubação durante 16 a 18 horas a 37°C, as colônias incolores e não-fermentadoras de lactose são transferidas para meios diferenciais, como *Kligler* ou TSI (*Triple Sugar Iron*). Após identificação bioquímica, as amostras são submetidas a testes de aglutinação em lâmina com antissoros contra os sorogrupos e sorotipos de *Shigella*, confirmando a identificação. Alguns biótipos de *E. coli* da microbiota intestinal podem ser confundidos com as espécies de *Shigella* pelo fato de serem imóveis e fermentadores tardios de lactose, no entanto, essas bactérias são geralmente diferenciadas da *Shigella* pela capacidade de descarboxilação da lisina.

Metodologias rápidas e sensíveis para identificação de *Shigella* utilizam sondas de DNA que hibridam com genes do plasmídio de virulência ou iniciadores (*primers*) de DNA que amplificam o gene plasmidial de invasão, *ipa*, ou o fator de virulência *ipaH*, pela reação da PCR. O emprego de ELISA utilizando antissoros ou anticorpos monoclonais que reconhecem as proteínas Ipa também tem sido utilizado na triagem de fezes positivas para *Shigella*. Todas essas metodologias tem sido úteis em estudos epidemiológicos de infecções por patógenos enteroinvasores, não sendo ainda empregadas de rotina no laboratório clinico. Testes de suscetibilidade a antibióticos devem ser realizados utilizando-se a metodologia da difusão em ágar de acordo com as regras do *Clinical Laboratory Standards Institute* (CLSI). Métodos mais sofisticados como os sistemas *E-test* também são utilizados para determinar a concentração mínima inibitória (MIC), porém apresentam um alto custo.

Convém mencionar ainda que o fenótipo invasor da *Shigella* pode ser observado no teste de Sérený, na qual elas invadem e proliferam abundantemente nos tecidos do olho do animal, causando intensa ceratoconjuntivite.

Epidemiologia e Profilaxia

O homem é o reservatório primário das espécies de *Shigella*, podendo infectar excepcionalmente outros primatas, como macacos e chimpanzés.

Nos países em desenvolvimento em que prevalecem condições de saneamento inadequado e superpopulação, a infecção é frequentemente transmitida através do contato pessoa-pessoa, a partir de excretas de indivíduos infectados. A transmissão direta fecal-oral é frequente em ambientes institucionais, como creches, hospitais mentais e enfermarias. Nos países desenvolvidos, surtos esporádicos envolvendo predominantemente *S. sonnei* são transmitidos por alimentos mal cozidos ou água contaminada. Uma forma de transmissão pode ocorrer através de moscas, fazendo a passagem da *Shigella* entre as fezes humanas e os alimentos. Práticas sexuais oral-anal também representam um alto risco de infecção direta por *Shigella* e a shigelose é uma doença comum entre indivíduos com AIDS.

A frequência das infecções por *Shigella* aumenta com a idade da criança. Em nosso meio, a prevalência desta bactéria é de 8 a 10% em crianças com menos de 1 ano de idade e de 15 a 18% em crianças com mais de 2 anos. Os índices de prevalência, nos poucos estudos realizados com adultos, são semelhantes aos encontrados em crianças com mais de dois anos. Quanto mais precárias as condições higiênicas da comunidade, maior é a incidência da shigelose. A profilaxia da shigelose repousa em medidas que melhorem as condições sanitárias do local. As shigelas mais frequentemente isoladas no Brasil são as espécies de *S. flexneri* e *S. sonnei*. A *S. flexneri* sempre teve uma maior prevalência em relação à *S. sonnei*, no entanto, dados recentes sugerem a *S. sonnei* como o principal causador de shigelose no Brasil.

A imunidade sorotipo-específica induzida por uma infecção primaria tem sugerido um papel protetor de anticorpos que reconhecem o antígeno somático O. Essas observações tem encorajado o desenvolvimento de vacinas de polissacarídeos administrados por via parental ou pela mucosa. Algumas já foram avaliadas, porém tiveram resultados insatisfatórios. Outras estão em andamento, como a WRSS1 (*S. sonnei*), SC602 (*S. flexneri 2a*) e WRSS1 (*S. dysenteriae 1*), está última envolvendo deleções no gene *icsA* e na região que codifica os genes da toxina de Shiga (stxAB).

Tratamento

As formas leves de shigelose geralmente são autolimitadas com cura espontânea, não havendo necessidade da medicação com antibióticos específicos. Nestes casos, é indicado o restabelecimento do equilíbrio hidroeletrolítico por reposição de líquidos e eletrólitos por via oral ou parental.

Por outro lado, a antibioticoterapia é indicada em função da gravidade da doença, idade do paciente e riscos de transmissão futura da infecção. Ela é adequada, por exemplo, no caso de crianças mal nutridas, uma vez que diminui os períodos da doença e de excreção do micro-organismo, evitando, assim, complicações e casos secundários. A realização do antibiograma com a *Shigella* isolada é uma conduta recomendável, pois não são raras as infecções causadas por amostras resistentes a antibiótico ou portadoras de resistências múltiplas. Drogas como a ampicilina (2g/dia durante cinco dias) são efetivas quando a bactéria é sensível. A associação sulfametoxazol (40 mg/Kg/dia) – trimetoprin (8 mg/Kg/dia) é capaz de erradicar rapidamente os micro--organismos sensíveis do intestino, mas a resistência a esses agentes esta aumentando. Todavia, no caso de resistência bacteriana, as quinolonas podem ser indicadas, tais como ciprofloxacina e norfloxacina. Por outro lado, as quinolonas são contraindicadas para menores de 17 anos de idade e gestantes, em função de possíveis danos ao tecido cartilaginoso. Nestes casos, o ceftriaxone e a cefataxime podem ser utilizados.

Bibliografia

1. Ashida H, Ogawa M, Mimuro H, Kobayashi T, Sanada T, Sasakawa C. Shigella are versatile mucosal pathogens that circumvent the host innate immune system. Curr Opin Immunol. 2011; 23:448-55.
2. Cossart P, Sansonetti PJ. Bacterial invasion: the paradigm of enteroinvasive pathogens. Science. 2004; 304:242-8.
3. Dorman CJ, McKenna S, Beloin C. Regulation of virulence gene expression in Shigella flexneri, a facultative intracelular pathogen. Int J Med Microbiol. 2001; 290:89-96.
4. Dupont HL. Shigella Species (bacillary dysentery). In: Mandell GL, Bennett JE, Dolin R (eds.). Principles and practice of infectious diseases, 5th ed. Philadelphia: Churchill Living-stone; 2000, v.2, p. 2363-9.
5. Gray LD. Escherichia, Salmonella, Shigella and Yersinia. In: Murray PR, Baron EJ, Pfaller MA, Tenover FC, Yolken RH (eds.). Manual of clinical microbiology. 6th ed. Washington: ASM Press; 1995, p. 450-6.
6. Ménard R, Dehio C, Sansonetti PJ. Bacterial entry into epitelial cells: the paradigm of Shigella. Trends Microbiol. 1996; 4:220-6.
7. Niyogi SK. Shigellosis. J Microbiol. 2005; 43:133-43.
8. Ogawa M, Sasakawa C. Intracellular survival of Shigella. Cell Microbiol. 2006; 8(2): 177-84.
9. Parsot C. Shigella type III secretion effectors: how, where, when, for what purposes? Curr. Opin. Microbiol. 2009; 12:110-11.
10. Sandvig K. Shiga toxins. Toxicon. 2001; 39:1629-35.
11. Suzuki T, Sasakawa C. Molecular basis of the intracelular spreading of Shigella. Infect Immun. 2001; 69:5959-66.
12. Tran Van Nhieu G, Bourdet-Sicard R, Dumenil G, Blocker A, Sansonetti PJ. Bacterial signals and cell responses during Shigella entry into epitelial cells. Cell Microbiol. 2000; 2:187-93.

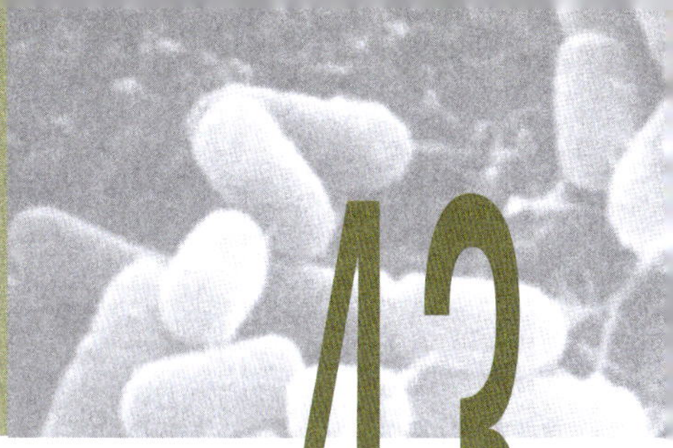

Leila Carvalho Campos

43

Salmonella

O gênero *Salmonella* pertence à família Enterobacteriaceae e consiste de bacilos Gram-negativos, não formadores de esporos, variando em diâmetro de cerca de 0,7 a 1,5 µm e comprimento de 2 a 5 µm. Esses micro-organismos são anaeróbios facultativos, geralmente móveis por flagelos peritríqueos. Quanto ao metabolismo, as salmonelas são capazes de utilizar o citrato como única fonte de carbono, não produzem oxidase, indol, acetoína; produzem catalase, sulfeto de hidrogênio (H_2S), não hidrolisam ureia, mas descarboxilam lisina e ornitina.

As salmonelas infectam o homem e praticamente todos os animais domésticos e selvagens, incluindo pássaros, répteis e insetos. Essas bactérias, quando estão presentes em ambientes, água potável e alimentos deve-se à contaminação por fezes de indivíduos doentes ou portadores. No homem, as salmonelas causam vários tipos de infecção, sendo as mais comuns a gastroenterite e a febre tifoide.

Espécies e Sorotipos

A classificação e a nomenclatura das salmonelas sofreram várias modificações nos últimos anos. A classificação atual, baseada em estudos moleculares, divide o gênero em duas espécies: *S. enterica* e *S. bongori*. *S. enterica*, por sua vez, é subdividida em seis subespécies, designadas por números romanos (Figura 43.1). Entretanto, esta divisão em espécies e subespécies apresenta pouca importância prática em medicina e epidemiologia. Na rotina, utiliza-se um esquema de identificação denominado esquema de Kaufmann & White, que divide as salmonelas em sorovares, tendo por base a composição antigênica das salmonelas com relação aos seus antígenos somático (O), flagelar (H) e capsular (Vi).

Os antígenos O são designados por números arábicos e caracterizam os sorogrupos de *Salmonella*. Por esta razão, o mesmo antígeno O é comum a vários sorotipos de *Salmonella*. Só existe um tipo sorológico de antígeno Vi, sendo este antígeno encontrado apenas em três sorotipos de *Salmonella* (*S.* Typhi, *S.* Paratyphi C e *S.* Dublin). Os antígenos flagelares de natureza proteica podem ocorrer em duas fases, denominadas 1 e 2, este fato significa que uma *Salmonella*, portadora de determinado antígeno flagelar, ao proliferar pode dar origem a um clone que expressa outro antígeno flagelar. Por esta razão, em uma cultura de *Salmonella* que tenha proliferado por tempo suficiente, parte das células apresenta-se com flagelos de fase 1 e parte com flagelos de fase 2, quer a cultura tenha se iniciado em fase 1 ou fase 2. Os antígenos flagelares são designados pelas letras minúsculas do alfabeto (fase 1) e por números arábicos (fase 2). Como o número de antígenos flagelares é superior ao número de letras do alfabeto, a letra z é utilizada com expoentes numéricos (z_1, z_2, z_3, etc.).

Algumas salmonelas não possuem flagelo (imóveis), outras possuem flagelos de uma só fase (monofásica). A maioria das salmonelas possui flagelos de fase 1 e fase 2 (bifásicas). A mudança de uma fase para outra é explicada pelo funcionamento dos seus genes H1 e H2, responsáveis pela síntese dos flagelos de fase 1 e de fase 2, respectivamente. Estudos genéticos demonstraram que o gene H2 pode estar ou não funcionante, dependendo da posição do seu promotor, que está localizado em uma sequência inversora. Quando o H2 está funcionando, ele forma não só o seu flagelo, mas também uma proteína repressora de H1. Quando não funcionante, o H1 forma livremente o seu flagelo (Figura 43.2).

Existem atualmente mais de 2.600 sorovares de *Salmonella*, entre os quais, 1.547 pertencem a *S. enterica* subespécie I (Figura 43.1). Dentro desta subespécie estão contidos cerca de 99,5% dos sorovares mais comumente isolados. Os sorovares pertencentes à subespécie *S. enterica* I são designados por um nome geralmente relacionado ao local geográfico onde foi pela primeira vez isolado, não sendo o termo específico escrito em itálico e sua primeira letra é maiúscula, tais como: *Salmonella* Dublin, *Salmonella* Heidelberg, *Salmonella* Newport. Os sorovares das outras subespécies de *S. enterica* e aqueles de *S. bongori* são designados apenas por suas fórmulas antigênicas. A Tabela 43.1 é um esquema abreviado de Kauffmann & White, contendo os sorovares de maior significado clínico.

Os sorovares de *S. enterica* subespécie I causam infecções em vários animais de sangue quente e apesar da estreita relação genética, eles mostram uma variação quanto à es-

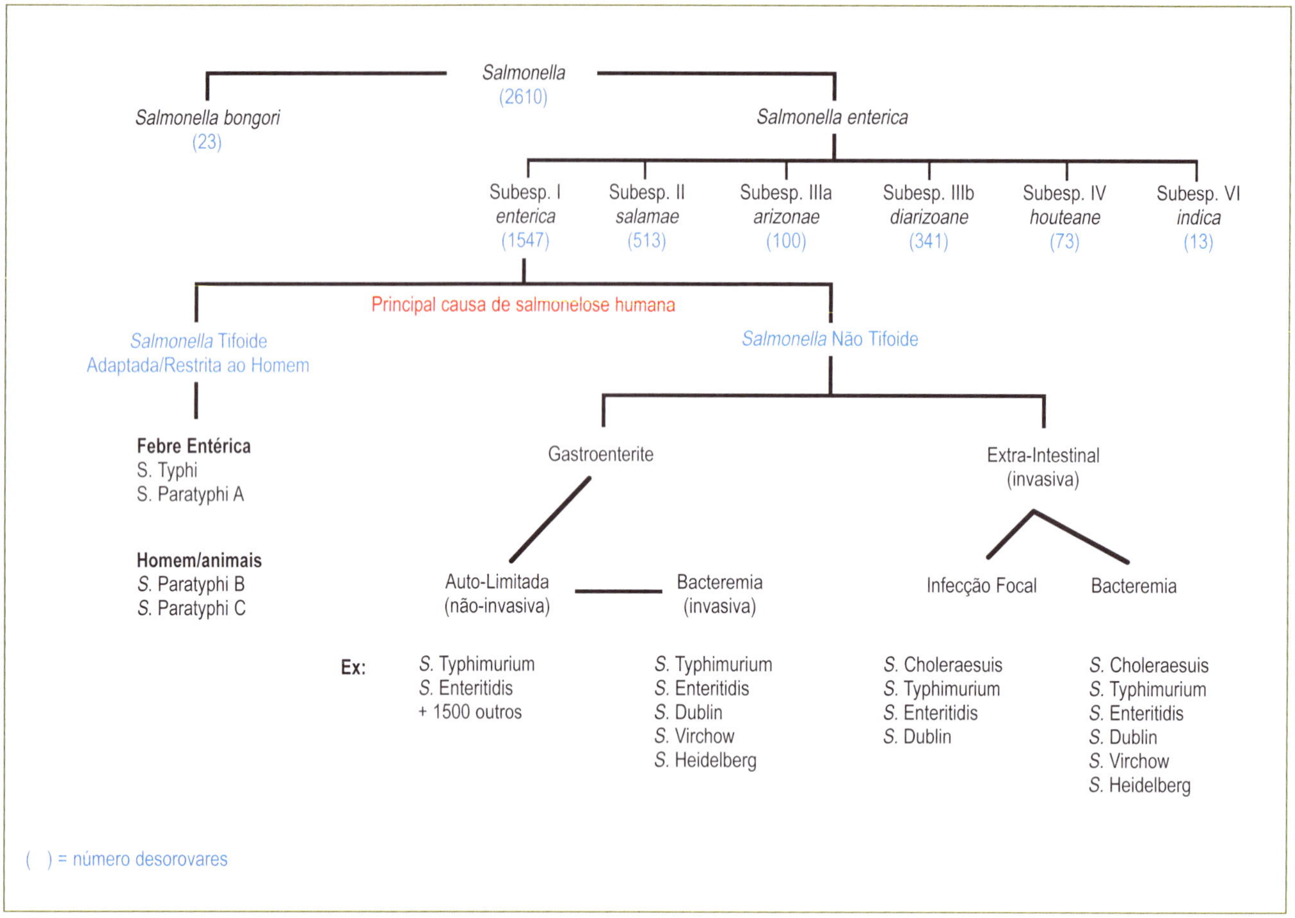

Figura 43.1 – *Espécies, Subespécies de* Salmonella *e suas Síndromes Clínicas.*

pecificidade a diferentes hospedeiros. Alguns sorotipos são mais restritos, enquanto outros são capazes de infectar uma variedade de animais. *S. Typhi*, por exemplo, é adaptada e restrita ao ser humano, enquanto *S. Typhimurium* causa gastroenterite ou ocasionalmente septicemia no homem, diarreia letal em bovinos ou uma doença sistêmica em camundongos geneticamente suscetíveis.

Fatores de Virulência

Fímbrias

As salmonelas apresentam um grande repertório de fímbrias, as quais podem estar associadas à adesão em diferentes células epiteliais e possivelmente à matriz extracelular. As mais frequentes incluem: (a) fímbria tipo 1 (codificada pelo genes *fim*), (b) fímbria fina agregativa ou Curli (*Aggregative fimbrial*; codificada pelos genes *agf*); (c) fímbria plasmidial (*plasmid-encoded fimbriae*; codificada pelos genes *pef*) e (d) fímbria longa polar (*long polar fimbriae*; codificada pelos genes *lpf*). Algumas destas fímbrias são encontradas em amostras de todos os sorotipos, mas de modo geral a distribuição é variável, o que dificulta avaliar o papel que podem desempenhar na virulência.

Proteínas efetoras secretadas

A patogênese das infecções por *Salmonella* está intimamente ligada à translocação de proteínas bacterianas para o interior da célula eucariótica, onde elas desempenham diferentes funções (Tabela 43.2). A maioria destas proteínas são injetadas no citosol das células do hospedeiro por meio de dois sistemas de secreção do tipo III. O primeiro sistema, codificado pela ilha SPI-1 (ver adiante), secreta proteínas efetoras que causam um rearranjo do citoesqueleto (actina) formando ondulações na superfície da membrana da célula eucarótica, denominada *ruffles*. Estas ondulações acabam levando ao engolfamento da bactéria para o interior da célula. Após a invasão, a destruição das células M e dos enterócitos permite com que a bactéria entre em contato com os macrófagos residentes no tecido. Uma vez em contato com os macrófagos a proteína SipB é secretada, induzindo a piroptose (morte celular com inflamação) dessas células. Esta etapa é importante para a sobrevivência bacteriana, já que o recrutamento adicional de fagócitos facilita o seu espalhamento sistêmico. O segundo tipo de secreção tipo III em *Salmonella* secreta proteínas efetoras que permitem a bactéria sobreviver e multiplicar nos macrófagos. Além destas, este sistema também secreta chaperoninas, proteínas reguladoras e as proteínas que fazem parte do translocon.

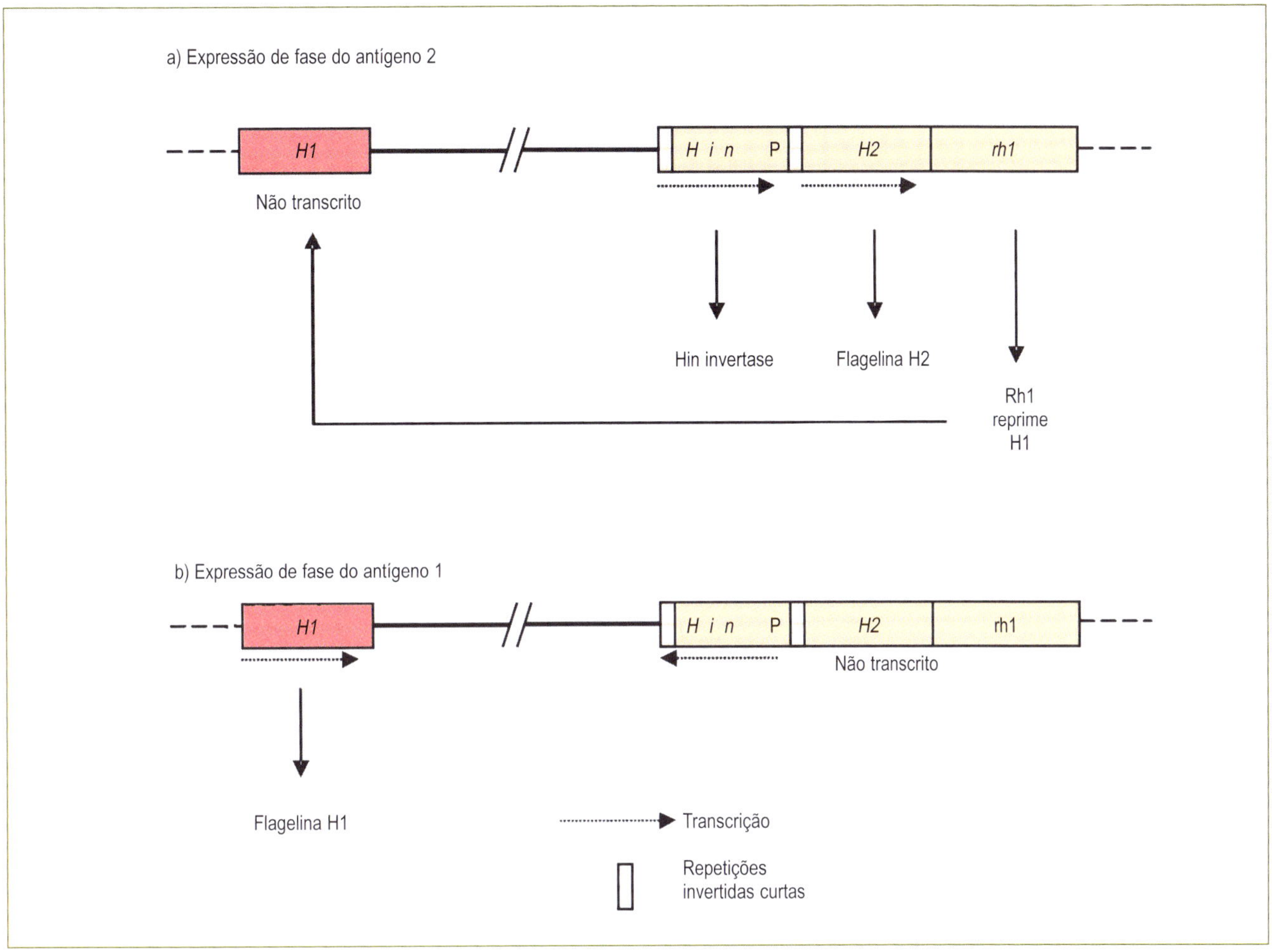

Figura 43.2 – *Inversão de fase do antígeno flagelar em* Salmonella.

Tabela 43.1
Esquema Abreviado de Kauffman & White

Sorovar	*Grupo*	*Fórmula Antigênica*		
		Antígeno O	*Antígeno H*	
			Fase 1	*Fase 2*
S. Paratyphi A	O:2 (A)	1,2,12	a	[1,5]*
S. Paratyphi B	O:4 (B)	1,4[5],12	b	1,2
S. Typhimurium		1,4[5],12	i	1,2
S. Agona		1,4,12	f,g,s	[1,2]
S. Derby		1,4[5],12	f,g	[1,2]
S. Saintpaul		1,4[5],12	e,h	1,2
S. Choleraesuis	O:7 (C_1)	6,7	c	1,5
S. Oranienburg		6,7,14	m,t	[z_{57}]
S. Infantis		6,7,14	r	1,5
S. Newport	O:8 (C_2-C_3)	6,8,20	e,h	1,2
S. Typhi	O:9 (D_1)	9,12[Vi]	d	-
S. Enteritidis		1,9,12	g,m	-
S. Anatum	O:3,10 (E_1)	3,10[15]15,34]	e,h	1,6

* [ ] = pode ou não ocorrer

Tabela 43.2 Principais Proteínas Secretadas e/ou Translocadas para a Célula Eucariótica			
Proteína	*Localização*	*Alvo Conhecido*	*Função*
SipA	SPI-1	actina	Estabilização e localização de filamentos de actina durante a invasão
SipB	SPI-1		Adesão às células epiteliais; piroptose inicial dos macrófagos; autofagia dos macrófagos
SipC	SPI-1		Adesão às celulas epiteliais
SopA	cromossoma		Indução de resposta pró-inflamatória
SopE	cromossoma	Cdc42, Rac-1	Rearranjo do citoesqueleto de actina; invasão das células epiteliais, indução da resposta pró-inflamatória
SigD	SPI-5		Secreção de cloreto, indução da resposta inflamatória
SiiE	SPI-4		Adesão às células epiteliais
SpvB	plasmidio pSLT	actina	Inibição da polimerização de actina, apoptose das células epiteliais
MgtCB	SPI-3		Sobrevivência dentro do macrófago
SsaB	SPI-2		Inibição da fusão do SCV com o lisossoma
SsaE	SPI-2	SseB	Chaperone
SseA	SPI-2	SseB, SseD	Chaperone
SseF	SPI-2		Migração perinuclear do SCV, rearranjo dos microtúbulos
SseB	SPI-2		Translocação de proteínas efetoras
SseC	SPI-2		Translocação de proteínas efetoras
SseD	SPI-2		Translocação de proteínas efetoras

As proteínas mais diretamente envolvidas nas respostas secretora e inflamatória das mucosas são conhecidas como SIP (*Salmonella invasion protein*) e SOP (*Salmonella outer membrane protein*).

Outros Fatores de Virulência

ShdA (*shedding*)

Produto do gene *shd*A, é uma proteína de superfície que se liga à de fibronectina (proteína da Matriz extracelular- MEC), que parece estar envolvida na colonização do ceco e na excreção prolongada da *Salmonella* nas fezes. O gene *shd* está presente no cromossoma dos sorotipos de *S. enterica* subespécie I, mas ausente dos sorotipos das demais subespécies e de *S. bongori*. Sugere-se que a aquisição do gene *shd*A por um ancestral comum da subespécie I tenha aumentado o seu espectro de hospedeiros que passou a incluir animais de sangue quente. Em *S.* Typhi, o gene *shd*A parece ser um pseudogene.

Rck (*resistance to complement killing*)

Proteína de membrana externa, de 19 kDa, que interfere com a formação do MAC (*membrane attack complex*), constituído pelas proteínas C5b-C9, fazendo com que a *Salmonella* resista à ação do sistema complemento.

Lipopolissacarídeo (LPS)

O LPS pode ser considerado um fator de virulência, pois parece proteger a bactéria da ação letal de defensinas e também do complemento. As longas cadeias laterais do antígeno O impediriam que a membrana interna da bactéria seja alcançada pelo MAC.

SodCl (superoxido dismutase)

Dois fagos lisogênicos, Gipsy-1 e Gipsy2- parecem contribuir para a virulência de *S. Typhimurium*. Um deles, o Gipsy-2 que carreia um gene (*sodCI*), que codifica a superóxido desmutase. Esta enzima detoxificante periplasmática tem a função de interceptar formas reativas de oxigênio produzidas pela resposta imune inata do hospedeiro. Ela cataliza a formação de peróxido de hidrogênio a partir do superóxido; hidroperoxidases, oxido-redutases e a indução de sistemas de reparo.

Antígeno Vi

Consiste no principal antígeno de superfície de *S.* Typhi, protegendo a bactéria dos mecanismos da imunidade inata do hospedeiro. Ele impede a opsonização mediada por anticorpo e aumenta a resistência da salmonela à ação do sistema complemento. O antígeno Vi é codificado por uma ilha de patogenicidade denominada de SPI-7.

Flagelina

Foi demonstrado recentemente que a flagelina das salmonelas estimula a secreção de IL-8 pelas células epiteliais. Esta ação se manifesta depois que a proteína entra na célula. Algumas evidências sugerem que ela é injetada por um sistema de secreção semelhante ao tipo III.

Determinantes Genéticos dos Fatores de Virulência

Os genes de virulência das salmonelas podem ser cromossômicos e plasmidiais.

Genes cromossômicos

A maioria destes genes está localizada em ilhas de patogenicidade e uns poucos aparentemente fazem parte da própria estrutura do cromossoma. São conhecidas 5 ilhas de patogenicidade, sendo as ilhas SPI-1 (*Salmonella pathogenicity island* I) e SPI-2 as mais estudadas. A localização destas ilhas e de alguns genes no cromossoma de *S.* Typhimurium pode ser vista na Figura 43.3, que também mostra o plasmídio de virulência.

A SPI1 codifica várias proteínas efetoras que induzem a invasão das células epiteliais através do rearranjo do citoesqueleto de actina e a internalização da bactéria. Essas proteínas efetoras são translocadas para a célula hospedeira através de um Sistema de Secreção Tipo III, denominado T3SS-1, também codificado dentro da SPI1. Os genes *inv*, junto com outros genes (*spa, prg* e *org*) codificam parte do sistema de secreção tipo III. Os genes *sic/sip* codificam as proteínas efetoras e o *translocon* (SipBCD), que é uma estrutura formadora de poro que se insere na membrana da célula hospedeira e injeta as proteínas efetoras para o citoplasma da célula hospedeira.

Na SPI-1 também está localizado o gene *sptP* (codifica uma tirosina fosfatase envolvida na alteração da célula eucariótica), *sipA* e *sopE* (responsáveis pelo *ruffle* de membrana), além dos genes envolvidos na regulação dos genes de virulência: *hilA*, *invF*, *sinA* e *phoPQ*.

A SPI-2 codifica 4 tipos de genes que são importantes para a virulência: (a) *ssa*, genes relacionados ao seu próprio sistema de secreção tipo III (T3SS-2); (b) *ssr*, que codificam proteínas reguladoras; (c) *ssc*, que codifica proteínas chaperones e (d) *sse*, relacionados às proteínas efetoras que são injetadas na célula hospedeira. A ilha SPI-2 está relacionada

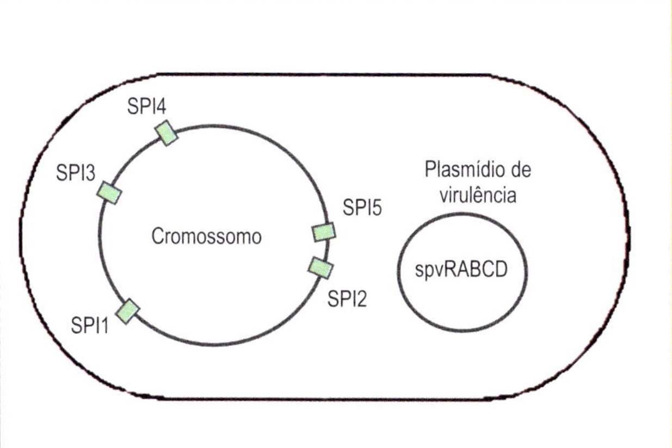

Figura 43.3 – *Representação esquemática do cromossomo e localização das ilhas de patogenicidade (SPIs) e do plasmídeo de virulência de* Salmonella typhimurium.

à capacidade da *Salmonella* de sobreviver e replicar no interior das células hospedeiras (células epiteliais e macrófagos), dentro dos SCV (ver adiante).

Com relação às demais ilhas, existem poucas informações disponíveis. A ilha SPI-3 parece estar envolvida tanto na adesão inicial quanto na sobrevivência durante a disseminação sistêmica. SPI-4 parece ter um papel durante a interação inicial com o epitélio intestinal e possivelmente contribui para a persistência a longo prazo. A ilha SPI5, por sua vez, codifica o gene *sopB*, da proteína SopB que está envolvida no aumento de fluidos a partir da secreção de cloro, que ajuda no quadro diarreico. SopB também afeta a sinalização da expressão/ativação de citocinas.

Embora SPI-1 e SPI-2 sejam essenciais para a patogênese da *Salmonella*, várias outras classes de genes são também necessários, como por exemplo, genes envolvidos no metabolismo e biossíntese.

A ilha de patogenicidade SPI-7 é encontrada em *S.* Typhi. Além do antígeno Vi, esta ilha também codifica uma proteína reguladora denominada TviA que controla a expressão de Vi, a motilidade flagelar e o sistema de secreção T3SS-1 da ilha SPI-1. Alguns estudos mostram que a repressão da flagelina mediada por TviA ajuda a impedir a detecção de S. Typhi através do receptores *Toll-like* 5 (TLR5) da célula hospedeira.

Genes plasmidiais

Além dos genes cromossômicos, várias amostras de *Salmonella* (com exceção de *S.* Typhi) contêm plasmídios de alto peso molecular (50-95 kb) que são importantes nas infecções sistêmicas do camundongo, pois conferem um aumento no crescimento intracelular da bactéria, resistência ao sistema complemento (proteína Rck) e citotoxicidade para macrófagos. No caso particular de *S. Typhimurium*, o plasmídio é denominado de pSLT, de 95 kb. Uma região altamente conservada deste plasmídio, de 8 kb, codifica um *operon* de 5 genes designado *spv*RABCD (*Salmonella plasmid virulence*) que é capaz de restaurar a virulência de amostras curadas do plasmídio, no modelo de infecção em camundongos.

Regulação da expressão dos genes de virulência

De modo geral, a expressão de vários genes de virulência é multifatorial e regulada por fatores impostos ao patógeno nos microambientes do hospedeiro. Entre as condições ambientais que afetam a capacidade da *Salmonella* de invadir a célula hospedeira citam-se os níveis de oxigênio, osmolaridade, estado de crescimento bacteriano e pH. Por exemplo, em concentrações baixas de oxigênio S. *Typhimurium* é mais invasiva do que em anaerobiose.

Como já mencionado, vários genes estão envolvidos na regulação da expressão dos genes de SPI-1 e SPI-2 (Tabela 43.3), sendo a maioria codificada dentro de uma dessas ilhas. Por outro lado, existem evidências do envolvimento de outros reguladores globais localizados fora de SPI-1 e SPI-2. Além disto, em condições onde a expressão de SPI-1

Tabela 43.3 Sinais e Sistemas de Regulação que Controlam a Expressam dos Genes de SPI-1 e SPI-2		
Sinais indutores, Reguladores	*SPI-1*	*SPI-2*
Reguladores locais	InvF, HilA, HilC, HilD	SsrAB
Sistemas de regulação global	SirA, Phop/PhoQ	PhoP/PhoQ, OmpR/EnvZ
Fatores ambientais ativadores	Baixos níveis de O_2, alta osmolaridade, fase logarítmica (inicial) de crescimento, síntese de proteínas bacterianas	Baixos níveis de fostato, Mg^{2+} ou Ca^{2+}, fase logarítmica (tardia) – estacionária de crescimento
Fatores ambientais repressores	Altos níveis de O_2, fase estacionária de crescimento	Altos níveis de fosfato, Mg^{2+} ou Ca^{2+}

é altamente induzida, a expressão de SPI-2 ocorre em níveis mínimos (e vice-versa), mostrando que os dois TTSS são inversamente regulados.

No caso de S. Typhi, é importante mencionar que a expressão do polissacarídeo capsular (Vi) depende da osmolaridade do ambiente e envolve o regulador global RcsAB. Sob condições de baixa osmolaridade, o antígeno Vi aumenta a secreção das proteínas efetoras de SPI-1 e promove a expressão de um fenótipo aderente e invasor.

A expressão dos genes de ilha de SPI-1 parece ocorrer principalmente na luz intestinal e de SPI-2 no fagossoma.

Patogênese

Devido ao caráter restrito de infectar o homem, S. *Typhi* não possui um modelo animal adequado para estudos, a não ser em voluntários humanos. De modo geral, a patogênese das infecções por *Salmonella* tem sido basicamente estudada através de estudo com *S. Typhimurium*. Este sorovar é capaz de causar uma doença sistêmica invasiva em camundongos susceptíveis, semelhante à febre tifoide e, geralmente, causa uma gastroenterite autolimitada em adultos saudáveis.

As salmonelas penetram no organismo por via oral, através da ingestão de alimentos ou água contaminada, ou ainda através do contato com um portador.

A bactéria atravessa a barreira ácida do estômago e vai se localizar no íleo terminal e cólon, onde evade as múltiplas defesas do intestino, para ganhar acesso ao epitélio. Condições que aumentam o pH do estômago podem diminuir a dose infectante. Entretanto, *Salmonella* possui uma resposta adaptativa de tolerância a ambientes ácidos que ajudam sua sobrevivência nesse ambiente.

Ao fazer contato com a mucosa intestinal, elas aderem ao epitélio por meio de suas fímbrias, sendo esta adesão um pré-requisito para a invasão. As salmonelas podem mediar a invasão direta dos enterócitos, entretanto, elas parecem explorar preferencialmente as células M das microvilosidades intestinais (Figura 43.4). Estas células são especializadas na apresentação de antígenos a partir do lúmen intestinal, através de um processo de pinocitose. A partir das células M,

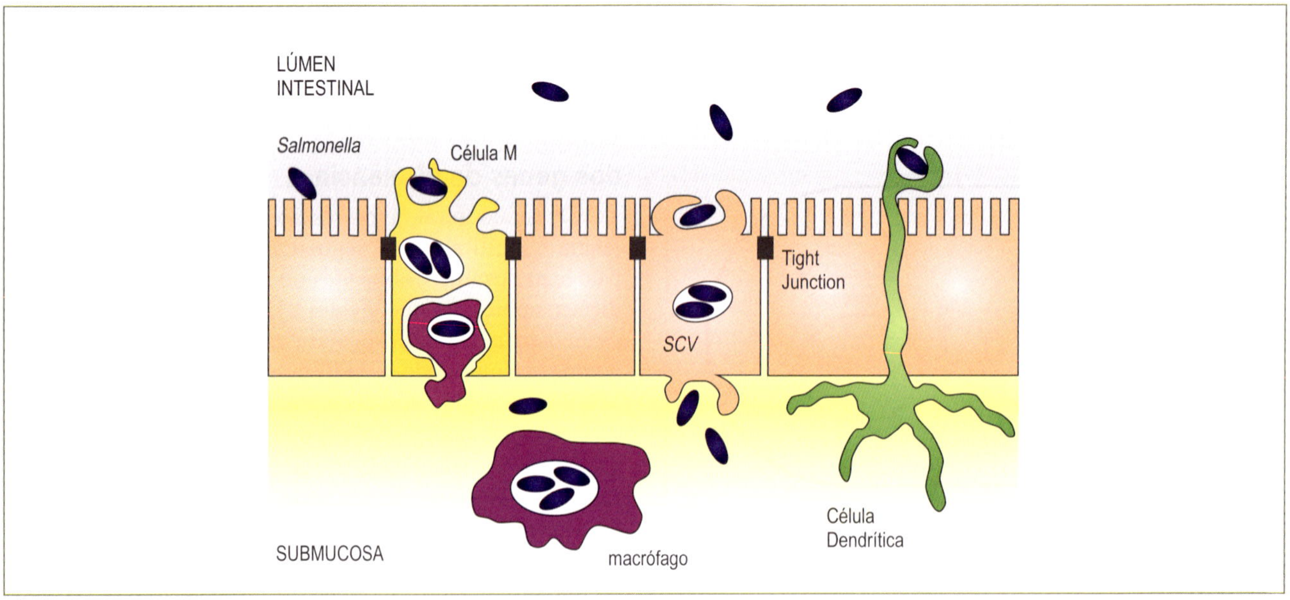

Figura 43.4 – *Invasão do epitélio intestinal por* S. Typhimurium.

ocorre um processo de transcitose e a salmonela atinge a região da submucosa, onde entra em contato com os fagócitos.

O processo de invasão pode também ocorrer através das células dendríticas que se intercalam entre as células epiteliais ou através dos tecidos linfoides solitários intestinais (SILTs). Outro mecanismo envolve o rompimento das *tight junctions* (junções celulares de aderência) que unem os enterócitos, direcionado a bactéria até a região da submucosa.

O mecanismo de invasão celular envolve uma série de proteínas que são injetadas na célula epitelial por meio do aparelho secretor tipo III, que introduz no citosol do enterócito diferentes proteínas efetoras. Algumas proteínas, como SopE, SopE2 e SopB, subvertem os sistemas de transdução de sinal da célula determinando a desestabilização das *tight junctions e* extensos rearranjos do citoesqueleto de actina, formando ondulações na superfície da membrana da célula eucariótica, denominada *ruffles*. Estas ondulações acabam levando ao engolfamento da bactéria para o interior da célula. A desestabilização das junções celulares permite a transmigração de polimorfonucleares (PMNs) para a superfície apical e o escoamento do líquido paracelular, permitindo o acesso da bactéria à superfície basolateral. A salmonela endocitada passa então a residir e proliferar dentro de um fagossoma modificado conhecido como vacúolo contendo *Salmonella* (SCV; *Salmonella-containing vacuole*). Estes vacúolos fazem uma transcitose para a membrana basolateral. Simultaneamente, a indução de uma resposta secretora no epitélio intestinal leva a um recrutamento e transmigração de fagócitos da submucosa para o lúmen intestinal. Este processo está associado com a produção de várias citocinas pró-inflamatórias tais como fator de necrose tumoral alfa (TNF-α) e interleucina-8 (IL-8). Posteriormente o epitélio intestinal é reconstituído.

Após atravessar o epitélio, a bactéria é engolfada pelos fagócitos, especialmente macrófagos. Uma vez em contato com macrófagos, a proteína SipB é secretada, induzindo a morte dessas células através de um processo de piroptose (morte celular com inflamação). Esta etapa é importante para a sobrevivência bacteriana, já que o recrutamento adicional de fagócitos facilita a sua disseminação através do sistema reticuloendotelial, atingindo órgãos, tais como, fígado e baço, onde a bactéria prolifera preferencialmente.

Gastroenterite (reação inflamatória e diarreia)

A gastroenterite é uma infecção aguda da mucosa intestinal, causada pelas salmonelas não tifoides, que se caracteriza por infiltração e transmigração epitelial de neutrófilos, exsudação de líquido seroso e diarreia. Em adultos sãos é frequentemente chamada de intoxicação alimentar, termo que enfatiza a transmissão das salmonelas pelos alimentos de origem animal (frango, ovos e carnes mal passadas). Os pacientes apresentam febre aguda inicial, cólicas, dor abdominal, náuseas, vômitos e diarreia com ou sem sangue, associada com uma inflamação do intestino grosso.

A diarreia está associada à transmigração dos neutrófilos e destruição das camadas superficiais da mucosa, que ocorre a partir das interações da salmonela com as células epiteliais. A infecção humana por salmonelas não tifoides é limitada ao intestino (inflamação aguda), seguida de uma diarreia inflamatória autolimitada. O período de incubação é em média de 48h e os principais sintomas são dores de cabeça, febre (38°C-39°C), cólicas abdominais e calafrios. Após o término da gastroenterite, a bactéria ainda é encontrada nas fezes durante 4 a 5 semanas. O choque hipovolêmico, megacólon tóxico e perfuração intestinal, apesar de raros, podem vir associados à diarreia, porém a desidratação e o desequilíbrio eletrolítico são os sintomas mais comuns.

Aproximadamente 5% dos indivíduos com gastroenterite por *Salmonella* desenvolvem bacteremia, principalmente em crianças jovens, pacientes idosos, imunocomprometidos ou com comorbidades (HIV, malária, subnutrição, etc.). Nesses pacientes é frequente a ocorrência de infecções focais, incluindo meningite, artrite séptica, osteomielite, colangite (inflamação das vias biliares) e pneumonia. Uma complicação grave da bacteremia em adultos consiste no desenvolvimento de uma infecção no sistema vascular (endarterite), principalmente envolvendo a aorta abdominal.

Febre tifoide

A febre tifoide (e paratifoide) é uma doença sistêmica invasiva causada exclusivamente pelos patógenos humanos S. *Typhi* e S. *Paratyphi* A e B. As manifestações clínicas incluem febre, dor de cabeça, dor abdominal, diarreia transitória ou constipação e a infecção pode levar a danos respiratórios, hepáticos, no baço e/ou neurológicos fatais. Sem tratamento, a mortalidade pode chegar a 10-20%, diminuindo para <1% em pacientes tratados com antibióticos adequados.

Trata-se de uma infecção sistêmica que se inicia na mucosa intestinal e progride de acordo com as etapas mostradas na Figura 43.5. Pouco se conhece sobre os mecanismos destas etapas, certamente por falta de um modelo animal satisfatório. Acredita-se, entretanto, que a adesão da bactéria à mucosa intestinal seja mediada por uma ou mais das muitas fímbrias que a bactéria transporta. Uma destas fímbrias pertence à família *tfp* e parece interagir com o receptor epitelial, a proteína reguladora condutora transmembrana de fibrose cística (CTRF). O processo de invasão celular é semelhante ao descrito para *S. Typhimurium,* pois a SPI-1 tem a mesma estrutura genética nos dois sorovares. A resposta ou respostas da célula diferem bastante, pois na febre tifoide praticamente não ocorre inflamação o que explicaria a capacidade invasora da salmonela. A inflamação seria uma barreira à progressão de *S. Typhi* como acontece com *S. Typhimurium.*

A febre tifoide ocorre mais comumente em crianças do que em adultos, apresentando-se geralmente como uma febre prolongada (10 a 14 dias), dor de cabeça, desconforto abdominal e letargia generalizada. A bactéria se multiplica no baço e fígado, sendo em seguida liberada na corrente sanguínea levando a sintomas inespecíficos, tais como, calafrios, diaforese, tontura, anorexia, tosse, fraqueza, dor de garganta e dores musculares são frequentes antes do início da febre. Cerca de 10% dos casos desenvolvem uma doença severa e uma possível complicação consiste na perfuração do intes-

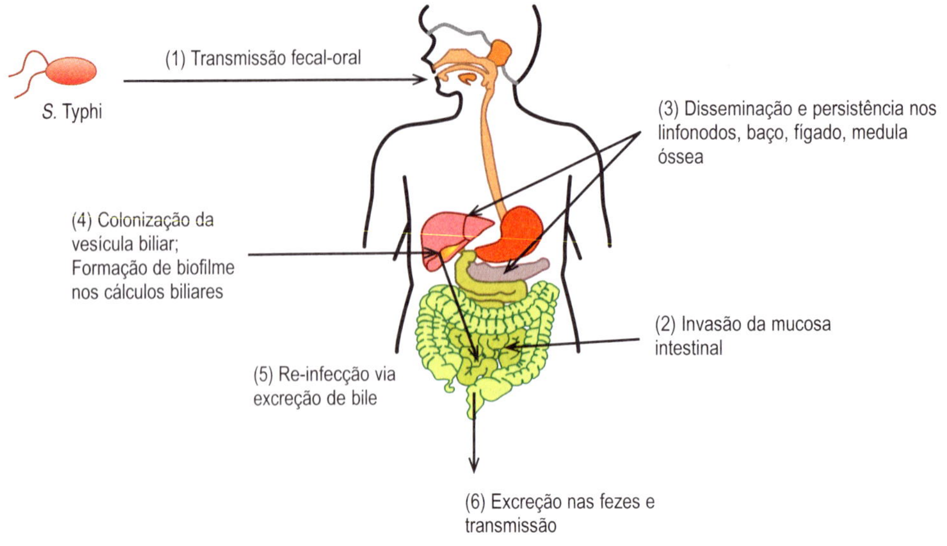

Figura 43.5 – *Disseminação sistêmica de* S. Typhi.

tino delgado. A taxa de mortalidade varia de acordo com a região geográfica, embora não se saiba se essas diferenças sejam decorrentes da variação genética das amostras locais de *S. Typhi*, a susceptibilidade dos hospedeiros ou de outros fatores. Estudos mostram, por exemplo, a associação entre determinados genes dentro do complexo de histocompatibilidade de classe II e classe III e a susceptibilidade à febre tifoide. Algumas pessoas carreiam *S. Typhi* na vesícula biliar durante anos, liberando bactérias nas fezes. Estudos recentes mostram que a bile induz a produção de um exopolissacarídeo (EPS) que facilita a formação de biofilme por *S. Typhi* nos cálculos biliares, promovendo persistência crônica do micro-organismo. Os portadores não apresentam sintomas e representam reservatórios da salmonela, contribuindo para a propagação da doença, particularmente entre manipuladores de alimentos.

A resistência à febre tifoide também pode estar relacionada à seleção e ocorrência do alelo ΔF508 do receptor CFTR (heterozigoto), em alta frequência na população, como é observado em algumas populações caucasoides. Aproximadamente 50% dos pacientes apresentam hepatoesplenomegalia. As alterações hematológicas incluem leucopenia e anemia. Cerca e 3 a 10% dos pacientes não tratados podem apresentar perfuração e hemorragia intestinal, resultante da hiperplasia, ulceração e necrose do tecido linfoide ileocecal.

Diagnóstico Laboratorial

O método mais usado continua sendo a cultura com identificação posterior da colônia isolada. Fezes e outros materiais clínicos devem ser obtidos na fase aguda da doença, sem administração de antibióticos e analisados até 2h após a coleta (temperatura ambiente). Os meios de cultura usados e o material clinico dependem do local da infecção. O sangue e secreções são geralmente semeados em meios líquidos e sólidos, como ágar sangue. As fezes devem ser sempre semeadas em meios seletivos inclusive cromogênicos (ágar MacConkey, ágar SS, ágar Eosina-Azul de Metileno, etc). As placas são examinadas após 24 h de crescimento a 37°C quanto às características macroscópicas. Em ágar MacConkey, as colônias de *Salmonella* são incolores devida à ausência de fermentação da lactose. Entretanto, outros meios seletivos sólidos, tais como ágar *Salmonela-Shigella* (SS), ágar Xilose-Lisina-Desoxicolato (XLD) e ágar Entérico Hektoen (HE) são utilizados para um isolamento e identificação mais específicas. Nesses três meios, a produção de sulfeto de hidrogênio, uma característica metabólica do gênero, pode ser visualizada pela presença de uma cor escura no centro das colônias.

Várias propriedades bioquímicas específicas confirmam a identificação deste patógeno entérico. Essas propriedades incluem a produção de gás e de sulfeto de hidrogênio em ágar Ferro Kliger (KIA) e no meio de *Triple Sugar Iron* (TSI), bem como a fermentação da glicose levando à coloração amarela. Os meios KIA e TSI são usados para determinar a capacidade de fermentar a glicose e/ou lactose, embora o TSI possa detectar também a fermentação da sacarose. A salmonela fermenta a glicose, mas não fermenta a lactose e a sacarose. A ausência da descarboxilação da lisina também é uma característica do gênero *Salmonella*.

A identificação dos sorovares envolve a utilização de antissoros específicos, geralmente realizada em laboratórios de referência. Entretanto, existem antissoros polivalentes no mercado que podem ser empregados no laboratório clínico, capazes de detectar aproximadamente 98% das amostras de *Salmonella* isoladas do homem e de animais de sangue quente.

Outros métodos de diagnóstico incluem provas sorológicas e a pesquisa direta da salmonela no material clínico por métodos imunológicos e moleculares. As provas sorológicas são utilizadas no diagnóstico das febres tifoide, paratifoide e de portadores (Reação de Widel). Os antígenos usados são O e H para os casos clínicos e Vi para portadores. As provas sorológicas são conhecidas como reação de Vidal. Para fins epidemiológicos as salmonelas podem ser tipadas por vários métodos. Atualmente os mais usados são os moleculares principalmente PFGE. Atualmente, um número maior de laboratórios clínicos estão substituindo a caracterização bioquímica clássica de *Salmonella* pela tecnologia MALDI-TOF (*Matrix-Assisted Laser Ionization*), por ser mais simples, rápida e mais barata para a identificação de rotina. Infelizmente, a caracterização a nível de sorovar não pode ser realizada por esta técnica.

Tratamento e Controle

As infecções por *Salmonella* são geralmente autolimitadas. A administração de antibióticos no tratamento das gastroenterites nem sempre acelera a recuperação clínica, sendo inclusive, responsável pelo prolongamento do período de excreção do agente, além de determinar a emergência de amostras multirresistentes. Por outro lado, os antibióticos são recomendados para as salmoneloses com complicações sistêmicas e nos casos de febre tifoide, tanto na fase aguda da doença, como na fase de portador. Mesmo não utlizando antibióticos para o tratamento de *S. Typhimurium*, cepas resistentes tem surgido, principalmente pelo uso indevido de antibióticos na agricultura e na criação de animais (evitar doenças e aumentar o crescimento em curto prazo).

No caso das infecções por *S. Typhi*, o uso de antibióticos é primordial no tratamento dos pacientes com febre tifoide ativa e naqueles ditos portadores (vesícula biliar) e tem sido dificultado em função do crescente aparecimento de amostras resistentes a antibióticos. Deste modo, drogas como o cloranfenicol, sulfametoxazol-trimetoprim, ampicilina ou amoxilina têm sido substituídas, atualmente, pelas cefalosporinas de terceira geração e as fluoroquinolonas. Entretanto, a resistência a quinolonas já foi descrita em surtos e em casos endêmicos na Ásia. Além disto, a resistência transferível à cefalosporina de terceira geração, ceftriaxone, parece estar emergindo.

A gastroenterite causada por *S. Typhimurium* pode ser evitada com o manuseio correto dos alimentos. Por outro lado, um esforço enorme tem sido feito para desenvolver uma vacina contra a febre tifoide.

O desenvolvimento de uma vacina eficaz contra a febre tifoide ainda representa o desafio. Apesar de diversas vacinas licenciadas já estarem em uso, elas ainda não são adequadas para uso em neonatos ou crianças jovens e apresentam eficácia variada. Dentre elas, podemos citar a vacina viva atenuada, S. *Typhi* Ty21a, administrada oralmente. Esta vacina tem mostrado uma eficácia moderada em áreas endêmicas, mas requer várias doses para alcançar uma taxa razoável de proteção. Outras vacinas utilizam mutantes auxotróficos de *S. Typhimurium*, com deficiência na biossíntese de aminoácidos aromáticos (*aro*), purinas (*pur*) e o gene que codifica a proteína ligante de cAMP (*crp*). Mais recentemente, resultados promissores foram obtidos com um conjugado do polissacarídeo capsular Vi com a exotoxina A recombinante (rEPA) não tóxica, de *Pseudomonas aeruginosa*, mostrando eficácia na proteção de crianças de um a cinco anos de idade.

Com relação às salmonelas não tifoides, vários grupos vem trabalhando no desenvolvimento de vacinas que incluem a combinação de polissacarídeos O conjugados com proteínas e vacinas vivas atenuadas, de uso oral.

Epidemiologia

Os sorotipos de *Salmonella* podem estar estritamente adaptados a um hospedeiro particular ou podem ser encontrados em grande número de espécies animais (Ubiquitários). Por exemplo, o homem é o único reservatório natural de S. *Typhi* e S. *Paratyphi* A, B e C. Alguns sorotipos são adaptados a uma determinada espécie animal, como S. *Abortusbovis* (carneiro), S. *Gallinarum* (aves), enquanto outros podem infectar indiferentemente o homem e uma grande variedade de animais. Estes últimos são os maiores responsáveis pelas infecções de origem alimentar, por exemplo, S. *Enteritidis* e de S. *Typhimurium*

A transmissão da *Salmonella* para o homem geralmente ocorre pelo consumo de alimentos contaminados, embora a transmissão pessoa a pessoa possa ocorrer, particularmente, nos hospitais, ou ainda, através do contato com animais infectados, principalmente entre veterinários e trabalhadores de granjas e fazendas. Os produtos alimentícios de origem animal, como carne, leite e ovos, constituem os veículos mais comumente incriminados na transmissão desses micro-organismos para o homem. Os ovos podem ser contaminados a partir de rachaduras na casca ou através da infecção transovariana, ou seja, a partir de um ovário ou oviduto infectado, para a gema, antes da deposição da casca. Além disto, a estocagem prolongada dos ovos a temperaturas variáveis de 18^{0}C a 30^{0}C favorece a multiplicação da bactéria no seu interior. Este modo de transmissão é particularmente difícil de ser controlado, pois as aves geralmente apresentam infecções assintomáticas. Nestes casos, *S. enteritidis* tem sido o sorovar mais comumente incriminado, verificando-se nos últimos anos, um aumento do seu isolamento tanto de material biológico de origem humana como de produtos aviários, em vários países do mundo, inclusive no Brasil.

Outro mecanismo de transmissão para o homem consiste na contaminação através do contato com animais de estimação exóticos, tais como lagartos, cobras, salamandras, sapos, iguanas, além de tartarugas, patos e pintos.

Um aspecto de extrema importância tem sido o aumento expressivo da ocorrência de amostras multirresistentes aos antimicrobianos. Nos países desenvolvidos, esta ocorrência tem sido particularmente associada ao emprego de doses terapêuticas e subterapêuticas de antibióticos nos animais, ou para a promoção de crescimento (aditivo de rações); enquanto nos países em desenvolvimento, o aumento da resistência tem sido relacionada ao uso de antimicrobianos na medicina humana, tanto nos hospitais, como na comunidade. De particular importância, tem sido a emergência, a partir da década de 90, de amostras multirresistentes de *S. Typhimurium* fagotipo DT104, ocasionando infecções em bovinos e no homem, em vários países do mundo, como Inglaterra, Escócia, Estados Unidos, Canadá, Israel, Turquia e Japão. Do mesmo modo, desde o final dos anos 80, tem havido a ocorrência de vários surtos por amostras multirresistentes de *S. Typhi* em muitos países do subcontinente indiano e sudeste da Ásia, frequentemente associados com água contaminada.

De modo geral, a prevenção das gastroenterites por *Salmonella* tem por base a manipulação e preparo adequados de alimentos, principalmente ovos e carnes de aves.

A grande maioria dos sorovares não tifoides são capazes de infectar diferentes espécies animas causando doenças e disseminarem para o homem como infecções zoonóticas.

Genômica

Os genomas de *S. Typhi* (CT18) e *S. Typhimurium* (LT2) foram sequenciados e embora 95% dos genes sejam comuns entre os dois sorotipos (98% de identidade), uma comparação mais detalhada das demais sequências genéticas têm ajudado na identificação de genes que contribuem para a especificidade ao hospedeiro e a doença sorotipo específica. Essas comparações estão em andamento, entretanto, sabe-se da presença de mutações pontuais ou de deleções dentro do genoma da *S. Typhi*, que parecem ter gerado mais de 200 pseudogenes, ou seja, fitas de DNA que codificam sequências semelhantes a genes, mas que tenham sido inativados por algum evento. Por outro lado, essas mesmas sequências de leitura na *S. Typhimurium* aparecem intactas. A inativação de um único gene, bem como a aquisição ou perda de um gene ou de ilhas de DNA poderiam contribuir para a adaptação ao hospedeiro e a restrição da *S. Typhi*.

Bibliografia

1. Fábrega A, Vila J. Salmonella enterica serovar Typhimurium skills to succeed in the host: virulence and regulation.Clin Microbiol Rev, 26:308-341, 2013.
2. De Jong HK, Parry CM, van der Poll T, Wiersinga WJ. Host-pathogen interaction in invasive salmonellosis. PLOS Pathogens 8: e1002933, 2012.
3. Monak DM. Salmonella persistence and transmission strategies. Curr Opin Microbiol, 15:100-107, 2012.
4. Martin LB. Vaccines for typhoid fever and other salmonelloses. Curr Opin Infect Dis, 25:489-499, 2012.
5. Guibourdenche M, Roggentin P, Mikoleit M, Fields PI, Bockemühl J et al. Supplement 2003-2007 (No. 47) to the White-Kauffmann-Le Minor scheme. Res Microbiol, 16:26-29, 2010.
6. Bäumler A, Fang FC. Host specificity of bacterial pathogens. Cold Spring Harb Perspect Med, 3(12):a010041, 2013.

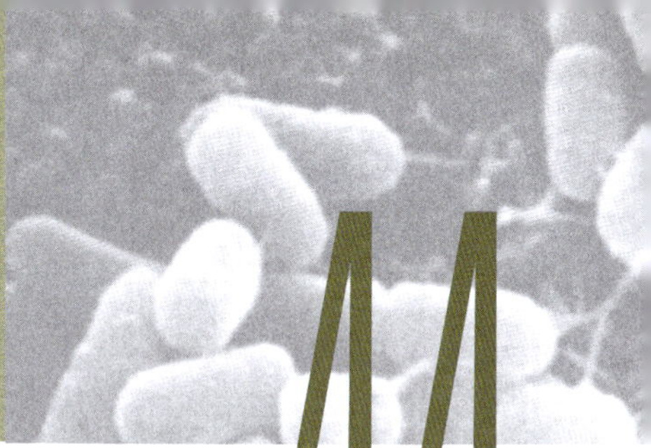

Juliana Pfrimer Falcão
Roberto Antonio de Souza

44

Gênero *Yersinia*

Introdução

O gênero *Yersinia* pertence ao filo Proteobacteria, classe Gammaproteobacteria, ordem Enterobacteriales e família Enterobacteriaceae. Considerando-se as publicações até abril de 2014 sabe-se que, o gênero é composto por 18 espécies que foram isoladas de fontes clínicas e não clínicas. As três espécies comprovadamente patogênicas para o homem são *Y. pestis*, *Y. enterocolitica* e *Y. pseudotuberculosis*. Enquanto *Y. pestis* causa infecções sistêmicas graves conhecidas como peste bubônica, peste pneumônica e peste septicêmica, as espécies *Y. enterocolitica* e *Y. pseudotuberculosis* geralmente causam uma gastroenterite autolimitada denominada yersiniose. Entretanto, em casos mais raros representantes dessas duas espécies podem causar linfoadenite mesentérica e septicemia. *Y. ruckeri* é um importante patógeno de peixes. As espécies *Y. intermedia, Y. frederiksenii, Y. kristensenii, Y. aldovae, Y. rohdei, Y. mollaretii* e *Y. bercovieri* são consideradas como ambientais, mas podem atuar como patógenos oportunistas, uma vez que todas essas espécies, com exceção de *Y. aldovae* foram isoladas de pacientes com gastroenterites. As últimas sete espécies mencionadas são também conhecidas como *Y. enterocolitica-like*. As espécies *Y. aleksiciae*, *Y. massiliensis*, *Y. similis*, *Y nurmii*,*Y. pekkanenii* e *Y. entomophaga* foram descritas há pouco tempo. Com exceção *Y. entomophaga* que foi isolada de larvas de insetos, as demais cinco espécies foram isoladas do ambiente e de alimentos. Recentemente, uma nova espécie de *Yersinia*, denominada *Y. wautersii*, isolada a partir de humanos, animais e água foi descrita. Devido ao seu recente isolamento, pouco se sabe sobre a biologia, patogênese e epidemiologia dessas espécies mais recentemente descritas. Ao contrário, *Y. enterocolitica*, *Y. pseudotuberculosis* e *Y. pestis* por causarem doenças de importante significado clínico e epidemiológico em humanos e/ou animais são as espécies do gênero mais estudadas e melhor caracterizadas.

Características Gerais e Taxonomia do Gênero

Os membros do gênero *Yersinia* possuem um conteúdo de G+C de 46 a 50%. Comparando-se os genomas tem-se que a similaridade entre as diferentes espécies varie, usualmente, de 55 a 74%, com exceção de *Y. pestis* e *Y. pseudotuberculosis* que possuem mais de 90% de similaridade entre si. Vale ressaltar que, apesar da alta similaridade genômica entre *Y. pseudotuberculosis* e *Y. pestis* essas não são classificadas como uma única espécie devido as marcantes diferenças das doenças que causam, modo de transmissão e patogênese de cada espécie. As espécies pertencentes ao gênero *Yersinia* possuem relação genômica de 10 a 32% com os demais membros da família Enterobacteriaceae.

Yersinia spp. é um bacilo Gram-negativo não formador de esporos. O bacilo é menor que os demais membros da família Enterobacteriaceae medindo de 0,5 a 0,8 μm de diâmetro e de 1 a 3 μm de comprimento e tende a crescer mais lentamente. Com exceção de *Y. pestis* e *Y. pekkanenii* que são imóveis e *Y. ruckeri* que apresenta motilidade variável, todos os outros membros do gênero são móveis a temperatura de 25ºC, pela presença de flagelos peritríquios ou peripolares, e imóveis a 37ºC.

As bactérias do gênero *Yersinia* são anaeróbias facultativas, fermentam a glicose com produção de ácido, mas sem produção de gás, são catalase positiva, oxidase negativa, não são hemolíticas em ágar sangue de carneiro a 5% e multiplicam-se em uma ampla faixa de temperatura, variando de 4 a 43ºC, embora as condições ótimas de multiplicação *in vitro* sejam observadas entre 25 e 28ºC. A habilidade de replicar-se a 4ºC apresenta uma grande importância para bancos de sangue, haja vista a existência de doadores de sangue com bacteremia assintomática.

Um quadro de diferenciação fenotípica, apresentado na Tabela 44.1, é utilizado para a identificação das espécies desse gênero bacteriano. A atividade bioquímica de alguns dos testes é temperatura-dependente e são *in vitro* melhor expressos a temperatura ótima de 25-29ºC do que a 35-37ºC. Portanto, é recomendável que a identificação fenotípica das espécies de *Yersinia* seja realizada sob incubação a 25-28ºC.

A maioria das linhagens de *Yersinia* multiplica-se nos meios de cultura usados na rotina laboratorial, como ágar sangue, ágar chocolate, ágar *Salmonella-Shigella* (SS) e ágar MacConkey quando incubados a 37ºC em condições de aerofilia, mas podem ser suplantadas por outras bactérias em amostras de origem clínica e, principalmente, de origem

Tabela 44.1
Diferenciação Fenotípica das Espécies de *Yersinia*

Espécies de Yersinia	*Reações ou características* [a]														
									Fermentação						
	Motilidade	*Produção de urease*	*Voges-Proskauer*	*Produção de indol*	*Utilização de Citrato*	*Ornitina-descarboxilase*	*Hidrólise da esculina*	*Utilização de mucato*	*Sacarose*	*L-ramnose*	*D-celobiose*	*D-melibiose*	*L-sorbose*	*D-sorbitol*	*D-rafinose*
Y. pestis	-	-	-	-	-	-	V	-	-	-	-	V	-	-	-
Y. pseudotuberculosis	+	+	-	-	-	-	+	-	-	+	-	+	-	-	V
Y. similis	+	+	-	-	-	-	+	-	-	+	-	-	-	-	-
Y. enterocolitica	+	+	+	V	-	+	V	-	+	-	+	-	V	V	-
Y. intermedia	+	+	+	+	+	+	+	-	+	+	+	+	+	+	+
Y. frederiksenii	+	+	+	+	V	+	V	-	+	+	+	-	+	+	-
Y. kristensenii	+	+	-	V	-	+	-	-	-	-	+	-	+	+	-
Y. aleksiciae[b]	+	+	-	V	-	+	-	ND	-	-	+	-	V	+	-
Y. aldovae	+	+	+	-	V	+	-	-	-	+	-	-	-	+	-
Y. rohdei	+	V	-	-	+	+	-	-	+	-	+	V	+	+	V
Y. mollaretii	+	+	-	-	-	+	-	-	+	-	+	-	+	+	-
Y. bercovieri	+	+	-	-	-	+	V	-	+	-	+	-	-	+	-
Y. ruckeri	V	-	V	-	+	+	-	-	-	-	-	-	-	-	-
Y. massiliensis	+	+	-	+	V	+	+	+	+	-	+	-	+	+	V
Y. nurmii	+	-	+	-	ND	+	-	ND	+	-	(+)	-	-	-	-
Y. pekkanenii	-	+	-	-	ND	-	-	ND	-	-	+	-	-	-	-
Y. entomophaga	+	-	ND	-	+	+	-	ND	+	-	+	+	-	-	+

[a] incubação a 25ºC por 48 horas, exceção são os carboidratos para os quais as leituras são feitas por até 7 dias, se permanecendo negativas; +, ≥ 90% de amostras positivas; -, ≥ 90% de amostras negativas; (+); fracamente positiva; V (variável), 11 a 98% de amostras positivas; ND, não realizado; [b]*Y. aleksiciae* pode ser separada fenotipicamente de *Y. kristensenii* apenas pela atividade de lisina descarboxilase, *Y. aleksiciae* é lisina descarboxilase positiva e *Y. kristensenii* é negativa.
Fonte: Hurst et al., 2011; Murros-Kontiainen et al., 2011a; Murros-Kontiainen et al., 2011b; Souza et al., 2011.

ambiental. Nesses meios de cultivo, as colônias são muito pequenas, arredondadas, opacas, incolores, medindo aproximadamente 1 mm de diâmetro após 24 horas de incubação. O uso de outros meios de isolamento de enterobactérias como ágar SS-desoxicolato, ágar Hektoen entérico (HE), ágar eosina-azul de metileno (EMB) e ágar xilose-lisina-desoxicolato (XLD) não fornece nenhuma vantagem para o isolamento de *Y. enterocolitica* e para a diferenciação das demais espécies de *Yersinia* dos outros micro-organismos presentes na microbiota fecal normal.

Devido à sua habilidade de fermentar sacarose e ao fato de crescer mais lentamente que os demais membros da família Enterobacteriaceae, é recomendável o uso de um meio de cultura seletivo para o cultivo das espécies de *Yersinia* oriundas de sítios não estéreis. O meio seletivo usualmente utilizado para o isolamento de *Y. enterocolitica* e *Y. enterocolitica-like* é o ágar CIN (cefsulodina-irgasan-novobiocina). As colônias típicas desses micro-organismos em ágar CIN apresentam centro côncavo e vermelho, circundado por uma borda transparente, dando o aspecto de "olhos de touro". Entretanto, algumas linhagens de *Y. pseudotuberculosis* e *Y. bercovieri* podem ser inibidas quando cultivadas em ágar CIN. Para o isolamento de *Y. pestis* a partir de fontes não estéreis, tanto o ágar CIN quanto o ágar MacConkey são úteis. Por se fastidiosa, *Y. pestis* requer L-metionina, L-isoleucina, L-valina e L-fenilalanina para crescimento *in vitro*.

Yersinia enterocolitica

Características gerais

Dentre as espécies de *Yersinia* comprovadamente patogênicas para o homem, *Y. enterocolitica* é a espécie mais comum e mais estudada. Trata-se de um micro-organismo psicrotrófico e bastante heterogêneo em suas características bioquímicas e sorológicas.

Tabela 44.2
Testes Bioquímicos Utilizados para a Biotipagem de *Y. enterocolitica*

Reações [a]	*Biotipos*					
	1A	*1B*	*2*	*3*	*4*	*5*
Lipase	+	+	-	-	-	-
Esculina	+	-	-	-	-	-
Salicina	+	-	-	-	-	-
Indol	+	+	(+)	-	-	-
Xilose	+	+	+	+	-	V
Trealose	+	+	+	+	+	-
Redução de nitrato	+	+	+	+	+	-
DNase	-	-	-	-	+	+
Pirazinamidase	+	-	-	-	-	-

[a]+, ≥ 90% de amostras positivas; -, ≥ 90% de amostras negativas; (+); fracamente positiva; V (variável), 11 a 98% de amostras positivas
Fonte: Schriefer e Petersen, 2011.

Atualmente, são reconhecidos seis biotipos de *Y. enterocolitica* divididos de acordo com o comportamento desse micro-organismo frente a diferentes substratos, conforme especificado na Tabela 44.2.

Os biotipos 1B, 2, 3, 4 e 5 incluem linhagens comprovadamente patogênicas para humanos e animais, enquanto o biotipo 1A consiste, majoritariamente, de linhagens de origem ambiental e consideradas não patogênicas. Entretanto, dado ao considerável número de relatos sobre o isolamento de *Y. enterocolitica* 1A a partir de espécimes clínicos, pode-se inferir que esse biotipo possui um certo potencial patogênico, embora o exato mecanismo de patogenicidade das linhagens pertencentes ao biotipo 1A seja ainda desconhecido.

O esquema antigênico de *Y. enterocolitica* inclui 76 antígenos somáticos e 44 antígenos flagelares que são compartilhados com as outras espécies de *Yersinia*, com exceção de *Y. pestis* e *Y. pseudotuberculosis*. No entanto, só a caracterização dos antígenos somáticos é utilizada para o diagnóstico em laboratórios de rotina.

Adicionalmente, *Y. enterocolitica* pode ser classificada quanto à sensibilidade a diferentes fagos. No esquema para fagotipagem existem nove fagotipos: II, VIII, IX_a, IX_b, XI, X, X_3, X_z e X_o.

Y. enterocolitica pode ainda ser dividida em duas subespécies com base na sequência do gene 16S rRNA e em valores de hibridação DNA-DNA. *Y. enterocolitica* subespécie *enterocolitica* compreende as linhagens pertencentes ao biotipo 1B, enquanto *Y. enterocolitica* subespécie *paleartica* alberga as linhagens pertencentes aos biotipos 1A, 2, 3, 4 e 5.

Epidemiologia

Y. enterocolitica é um micro-organismo encontrado em todo o mundo e amplamente distribuído tanto em ambientes terrestres quanto aquáticos. Do ponto de vista geográfico, *Y. enterocolitica* é mais comum nos países escandinavos.

Essa bactéria já foi isolada a partir de fontes ambientais como lagoas, lagos, esgoto e solo. Entretanto, a maioria dos micro-organismos encontrados no ambiente não possui os fatores de virulência clássicos de *Y. enterocolitica*.

Alimentos, como carnes, sorvetes e leite, também têm sido frequentemente relacionados à transmissão de *Y. enterocolitica*, embora a maioria dos isolados dessas fontes não pertença aos biossorogrupos reconhecidamente patogênicos.

Roedores, cães, gatos, aves e, principalmente, suínos são os reservatórios de *Y. enterocolitica* e constituem, dessa forma, fontes de infecção para o homem. Os suínos são a única espécie animal na qual o biossorogrupo 4/O:3, variedade de *Y. enterocolitica* mais comumente associada a doenças humanas, tem sido isolado com frequência.

Há uma grande correlação entre biossorogrupos de *Y. enterocolitica* e comportamento patogênico. A maioria dos isolados clínicos de *Y. enterocolitica* pertence a relativamente poucos biossorogrupos. Os biossorogrupos 1B/O:8; 2/O:9; 2/O:5,27; 3/O:1,2,3; 3/O:5,27 e, principalmente, o biossorogrupo 4/O:3 estão relacionados a maioria dos casos de infecção humana.

As relações entre biotipos, sorogrupos, hospedeiros e distribuição geográfica dos principais biossorogrupos de *Y. enterocolitica* podem ser vistas na Tabela 44.3.

O sorotipo O:3 é o mais frequentemente isolado de humano e a maioria desses isolados pertencem ao biotipo 4. Por outro lado, o biotipo 1B é usualmente associado a isolados de pacientes nos Estados Unidos, embora esse biotipo também tenha sido identificado na Europa, África, Ásia e Austrália.

No Brasil já foi relatado o isolamento de *Y. enterocolitica* dos biossorogrupos 4/O:3; 1A/O:5; 2/O:5; 3/O:5,27; 1A/O:6,30 e 1A/O:8,19 a partir de fontes humanas.

Fatores de virulência

A capacidade de *Y. enterocolitica* de causar doença está relacionada a um conjunto de fatores de virulência codificados tanto por genes plasmidiais contidos no plasmídeo de

Tabela 44.3
Relação entre Biotipos, Sorogrupos, Hospedeiros e Distribuição Geográfica dos Principais Biossorogrupos de *Y. enterocolitica*

Biotipo	*Sorogrupo*	*Hospedeiro*	*Distribuição geográfica*
1A	O:5; O:6; O:18; O:30; O:46; O:78	Homem e animais	Em todo o mundo
1B	O:4,32	Homem	Estados Unidos
1B	O:8	Homem, suínos, roedores selvagens	Europa, Japão, América do Norte
1B	O:13	Homem, macacos	América do Norte
1B	O:18	Homem	Estados Unidos
1B	O:20	Homem, roedores, macacos	Estados Unidos
1B	O:21	Homem	América do Norte
2	O:5,27	Homem, suínos, cães, macacos	Austrália, Europa, Japão, América do Norte
2	O:9	Homem, suínos, bovinos, cabras, cães, gatos e roedores	Austrália, Canadá, Europa, Japão
3	O:1,2,3	Homem, chinchila	Europa, Estados Unidos
3	O:3	Homem, suínos, cães, coelhos, roedores	Japão, Coreia
3	O:5,27	Homem, suínos, cães, macacos	Austrália, Europa, Japão, América do Norte
3	O:9	Homem, suínos, bovinos, cabras, cães, gatos e roedores	Austrália, Canadá, Europa, Japão
4	O:3	Homem, porcos, cães, gatos, roedores	Europa, Japão, África do Sul, América do Norte, Brasil
5	O:2,3	Coelhos, cabras, ovelhas, lebres, macacos, equinos	Europa, Austrália

Fonte: Fredriksson-Ahomaa, 2007.

virulência pYV (*plasmid for Yersinia virulence*) quanto por genes cromossomais. Tomados em conjunto, esses fatores garantem à bactéria a capacidade de colonizar o hospedeiro e escapar de sua resposta imune inespecífica.

O plasmídeo pYV (*plasmid for Yersinia virulence*), também conhecido como pCD1 (*plasmid of calcium dependence*), é um plasmídeo de elevado peso molecular (70 a 75 kb) e carreia os principais genes relacionados a síntese de proteínas que exercem importantes funções na virulência desses micro-organismos. O plasmídeo pYV é encontrado apenas em *Y. enterocolitica*, *Y. pseudotuberculosis* e *Y. pestis*.

Os fatores de virulência em linhagens patogênicas de *Y. enterocolitica* incluem proteínas de membrana externa com propriedade de adesão e invasão, um sistema de secreção do tipo III (TTSS), proteínas efetoras, uma enterotoxina do tipo termoestável e sistemas de captura de ferro, entre outros.

Proteínas de adesão e invasão

O plasmídeo pYV codifica uma adesina de 44-47 kDa denominada YadA (*Yersinia adhesin A*). YadA é considerada a principal adesina de *Yersinia* spp. e é uma proteína de membrana externa que se apresenta sob a forma de fibrilas que recobrem toda a superfície da bactéria e induz a adesão da bactéria ao muco intestinal, colágeno, laminina e fibronectina e, posteriormente, a internalização por endocitose. Além de participar dos processos de adesão e invasão da mucosa intestinal, YadA inibe a resposta imune inata do hospedeiro, conferindo resistência à ação do sistema complemento.

A invasão de células epiteliais por *Yersinia* requer também dois genes cromossomais, denominados *inv* (*invasion*) e *ail* (*adhesion invasion locus*).

O gene *inv* codifica uma proteína de membrana externa de 91 kDa em *Y. enterocolitica* denominada Inv. Inv é responsável pela adesão de *Y. enterocolitica* às células epiteliais do íleo nos estágios iniciais da infecção por meio da interação com uma β-1-integrina. Esse gene é funcional apenas em *Y. enterocolitica* e *Y. pseudotuberculosis*. A clonagem do gene *inv* em *E. coli* K12 torna essa bactéria capaz de invadir células HeLa.

Como a expressão do gene *inv* é maior a 25°C do que a 37°C, havia dúvidas quanto à sua expressão na temperatura do corpo humano e, consequentemente, quanto ao seu papel na infecção intestinal. Essas dúvidas foram praticamente afastadas quando se demonstrou que Inv pode ser detectada na superfície da célula bacteriana presente nas placas de Peyer e que sua expressão poderia ocorrer a 37°C, desde que o pH fosse ajustado para um valor de 5,5.

O gene *ail* codifica uma proteína de superfície de 17 kDa denominada Ail. Essa invasina medeia a adesão, a invasão e a resistência aos efeitos bactericidas do complemento nos biotipos 1B, 2, 3, 4 e 5 de *Y. enterocolitica* e também em *Y. pseudotuberculosis*. Entretanto, esse gene já foi detectado em algumas linhagens de *Y. enterocolitica* pertencentes ao biotipo 1A. Ail é uma invasina menos potente que Inv e sua expressão é melhor a 37ºC. A clonagem de *ail* também torna *E. coli* K12 invasora.

Sistemas de secreção do tipo III (TTSS) e proteínas regulatórias

O plasmídeo pYV carreia genes responsáveis pela codificação de um conjunto de proteínas denominadas Yops (*Yersinia outer membrane proteins*) que são responsáveis tanto pela construção da maquinaria funcional de um sistema de secreção do tipo III (TTSS), também conhecido como injectiossoma ou *Yersinia secretion system* (Ysc), quanto pela injeção direta de proteínas regulatória no citosol da célula do hospedeiro. Além de *Y. enterocolitica*, o TTSS é encontrado também em *Y. pseudotuberculosis* e *Y. pestis*.

As Yops podem ser divididas em dois grupos. O primeiro grupo, formado por YopB e YopD, participa da formação de um poro na membrana citoplasmática da célula-alvo do hospedeiro. O segundo grupo é constituído pelas proteínas YopH, YopE, YopO, YopP, YopT, e YopM que são injetadas no citosol da célula, onde exercem funções efetoras diversas. A Tabela 44.4 apresenta as principais Yops de *Y. enterocolitica* e suas respectivas funções.

Em conjunto, as Yops efetoras formam um potente sistema de proteção da bactéria, conferindo-lhe a capacidade de resistir à resposta imune inespecífica do hospedeiro (Figura 44.1).

Enterotoxina

As sorovariedades patogênicas de *Y. enterocolitica* expressam uma enterotoxina termoestável denominada Yst (*Yersinia stable toxin*) que é codificada pelo gene *yst*.

Yst é homóloga às enterotoxinas encontradas em *E. coli* enterotoxigênica (ETEC) e *Vibrio cholerae* não O1 e é sintetizada como uma pré-proteína de 71 aminoácidos com os 18 aminoácidos da região aminoterminal correspondendo a uma sequência sinal que é removida durante a secreção. Como mais 23 aminoácidos são removidos durante ou depois da secreção, a proteína madura contém somente 30 aminoácidos.

Yst é responsável pela diarreia apresentada pelos pacientes infectados com *Y. enterocolitica*. Yst é homóloga à toxina STa de ETEC e à guanilina do rato, que é um ativador endógeno da guanilato ciclase intestinal. Assim como STa, Yst estimula a síntese do GMP cíclico na borda em escova da mucosa intestinal, levando à diarreia.

A expressão de Yst é melhor a 30ºC do que a 37ºC. Entretanto, a síntese dessa proteína ocorre de maneira considerável a 37ºC em condições aumentadas de pH e osmolaridade do meio de cultura.

Além da proteína Yst, foi caracterizada outra enterotoxina denominada YstB, codificada pelo gene *ystB*, que acredita-se também causar diarreia.

Sistemas de captura de ferro

As linhagens comprovadamente patogênicas de *Y. enterocolitica* podem ser divididas em dois grupos: linhagens com menor virulência (biotipos 2, 3, 4 e 5) e linhagens altamente virulentas (biotipo 1B). A principal diferença entre os dois grupos é a produção de um sideróforo, denominado yersiniabactina, pelas linhagens com alta virulência.

Os genes responsáveis pela codificação desse sideróforo estão contidos na chamada ilha de alta patogenicidade (HPI) presente no cromossomo de *Y. enterocolitica* 1B e também no cromossomo de algumas linhagens de *Y. pseudotuberculosis*.

A yersiniabactina possui alta afinidade pelo ferro e é capaz removê-lo de várias proteínas eucarióticas e utilizá-lo para sua multiplicação.

Tabela 44.4
Principais Yops Secretadas por *Y. enterocolitica*

Yop	*Tipo de função*	*Função*
YopN	Regulatória	Controle da secreção de Yops
YopB	Translocadora	Formação do poro
YopD	Translocadora	Formação do poro
YopH	Efetora	Despolimerização da actina. Prevenção da fagocitose. Antagoniza importantes rotas sinalizadoras para a imunidade inata e adaptativa.
YopE	Efetora	Despolimerização da actina. Prevenção da fagocitose. Inibe a produção de citocinas pró-inflamatórias.
YopT	Efetora	Despolimerização da actina. Prevenção da fagocitose.
YopO	Efetora	Despolimerização da actina. Prevenção da fagocitose.
YopP	Efetora	Inibição da produção de TNF-α por macrófagos e IL-8 por células epiteliais e endoteliais. Indução da apoptose de macrófagos. Redução do recrutamento de monócitos e neutrófilos para o sítio de infecção.
YopM	Efetora	Função ainda não totalmente definida. Possivelmente, afeta a transcrição de genes relacionados ao ciclo e crescimento celular. Interação com quinases citoplasmáticas. Redução da produção de IL-10 e IL-8.

Fonte: Fàbrega e Vila, 2012.

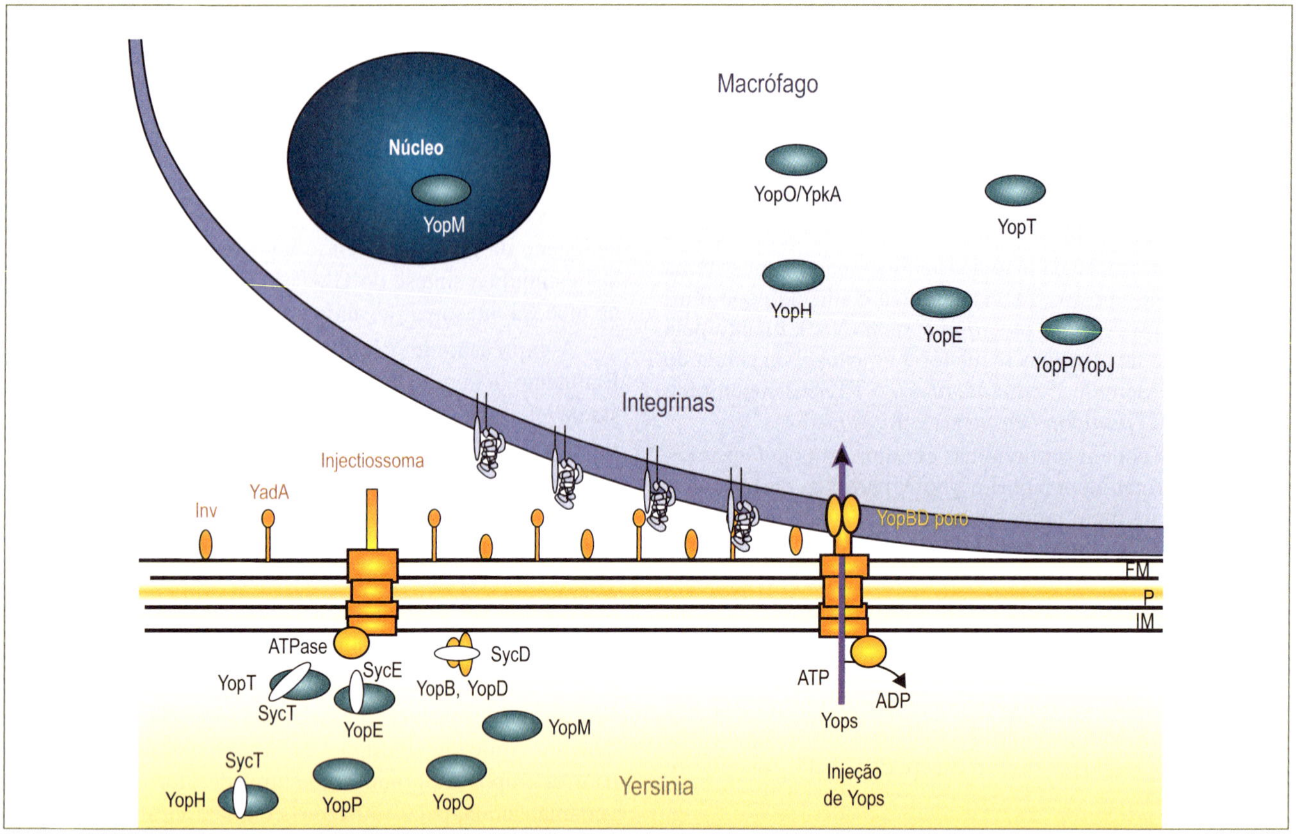

Figura 44.1 – *Secreção de Yops pelo injectiossoma Ysc e translocação através da membrana celular do hospedeiro. Quando* Yersinia *encontra-se a 37ºC em um ambiente rico, o injectiossoma Ysc é montado na membrana da bactéria e um estoque de Yops é sintetizado. As adesinas YadA ou Inv interagem com seus receptores promovendo o contato entre a bactéria e a célula eucariótica. Em seguida, o canal de secreção formado pelas Yops B e D forma um poro na membrana citoplasmática da célula eucariótica e as Yops efetoras são exportadas para o citoplasma. EM (membrana externa bacteriana), P (camada de peptideoglicano), IM (membrana interna bacteriana). (Adaptado de Cornelis, 2002).*

Os demais biotipos de *Y. enterocolitica* utilizam-se de sideróforos exógenos para promover a captura de ferro.

Outros fatores de virulência

Adicionalmente aos fatores de virulência acima citados, *Y. enterocolitica* também produz outros fatores que contribuem para sua virulência.

A produção de fímbrias que participam da aderência da bactéria ao epitélio intestinal e a síntese da enzima urease, a qual hidrolisa a ureia para formar ácido carbônico e amônia, permitindo à bactéria escapar da barreira ácida estomacal e causar doença são também fatores importantes para a virulência de *Y. enterocolitica*.

Outro fator de virulência em *Y. enterocolitica* é a regulação térmica da síntese do lipopolissacarídeo (LPS). Ao multiplicar-se a 25ºC, *Y. enterocolitica* possui um LPS liso, enquanto a 37ºC apresenta células rugosas. O LPS liso estimula a virulência por aumentar a hidrofobicidade e, dessa maneira, facilita a passagem da bactéria através do muco que forra o epitélio intestinal. Por outro lado, o LPS rugoso oculta proteínas de superfície associadas à virulência tais como Ail e YadA, requeridas numa fase tardia da infecção. A morfologia rugosa do LPS a 37ºC aumenta as chances de a bactéria sobreviver nos tecidos, pois lhe permite expor na superfície seus determinantes de virulência apenas no período apropriado da infecção.

Regulação da expressão dos genes de virulência

Na infecção por linhagens enteropatogênicas de *Yersinia* spp. ocorre uma relação primorosamente afinada entre a temperatura e as características de virulência da bactéria. A expressão dos determinantes de virulência é temperatura-dependente. Enquanto os genes plasmidiais são normalmente expressos a 37ºC os genes cromossomais são usualmente expressos a 25ºC.

Para causar infecção, o micro-organismo precisa em primeiro lugar adaptar seus antígenos de superfície codificados a 25ºC para resistirem ao aumento de temperatura que é encontrado no organismo do hospedeiro. Como são ingeridas normalmente a partir de fontes de origem alimentar fria, as linhagens virulentas utilizam determinantes mediados por genes cromossomais, expressos a baixas temperaturas para estabelecer a colonização. A aclimatação à temperatura das células dos mamíferos resulta no aparecimento de outros determinantes cromossomais e de vários determinantes plasmidiais que são gradualmente expressos para contrabalançar os mecanismos de defesa do hospedeiro. Esse ciclo quente-frio de transmissão se completa quando os microabscessos das criptas intestinais se rompem, possibilitando à bactéria ter acesso novamente ao meio ambiente através das fezes, contaminando alimentos e água.

O cálcio tem importante papel *in vitro*, pois sua presença no meio de cultura inibe completamente a secreção das Yops, mas o eventual papel que desempenha *in vivo* não é bem conhecido. É possível que esse elemento interaja com a proteína YopN, favorecendo o fechamento do poro de translocação.

Patogênese e doenças

A infecção causada por *Y. enterocolitica* é, em geral, adquirida pela ingestão de água ou alimentos contaminados com o micro-organismo. Menos frequentemente, a infecção pode se dar por contato direto com animais doentes e até mesmo por transfusão de sangue. As infecções resultantes de transfusão apresentam mortalidade elevada. A capacidade de *Y. enterocolitica* em crescer a 4ºC facilita sua disseminação.

A dose infectante por via fecal-oral é em torno de 10^6 UFC/mL e o período de incubação varia de quatro a sete dias. Em indivíduos com hipoacidose gástrica, a dose infectante pode ser menor o que comprova a importância do suco gástrico como uma barreira para a infecção.

Após sua ingestão, *Y. enterocolitica* migra através do estômago e coloniza o trato intestinal, particularmente a região do íleo terminal e do colo proximal. Assim, a maioria dos efeitos patológicos e das manifestações clínicas ocorre nessas regiões. Em seguida, as bactérias aderem aos folículos linfoides intestinais das placas de Peyer e penetram na mucosa intestinal através das células M. Essa adesão às células M das placas de Peyer é mediada pelas proteínas Inv, Ail e YadA. Uma vez internalizadas, as bactérias são transportadas através da barreira epitelial e expelidas do lado basolateral das células M. Após penetrar no epitélio intestinal, os micro-organismos colonizam as placas de Peyer e a lâmina própria, causando a destruição localizada dos tecidos.

Provavelmente, nos estágios iniciais da infecção, as bactérias são fagocitadas por macrófagos. No interior dos macrófagos, as bactérias multiplicam-se e são transportadas aos linfonodos mesentéricos, causando uma resposta inflamatória que desencadeia a dor abdominal. Caso consigam escapar dos linfonodos e cair na corrente sanguínea, as bactérias alcançarão órgãos mais distantes, sempre mostrando tropismo por tecidos linfoides, localizando-se preferencialmente no retículo-endotelial do fígado e do baço. Quando o micro-organismo invade a circulação, podem ocorrer lesões supurativas em vários órgãos, como meninges, fígado e pulmões.

Uma vez nas placas de Peyer, linfonodos mesentéricos, fígado e baço, *Y. enterocolitica* replica-se extracelularmente, levando à formação de microabscessos. No interior dessas lesões, a bactéria forma microcolônias e parece ser resistente à fagocitose por macrófagos e neutrófilos.

Baseado nas observações de penetração através das paredes intestinais e subsequente multiplicação no sistema retículo-endotelial pode-se considerar *Y. enterocolitica* um micro-organismo invasor como *Salmonella* spp., *Shigella* spp. e alguns patotipos de *E. coli* (Figura 44.2).

A enterocolite é a forma mais frequente de yersiniose, ocorrendo em 75% dos pacientes infectados. Os sintomas incluem diarreia, febre e dores abdominais que duram de uma a três semanas. As fezes podem conter leucócitos e, mais raramente, sangue. Histologicamente, surgem ulcerações da mucosa do íleo terminal, lesões necróticas nas placas de Peyer e aumento de tamanho dos nódulos linfáticos mesentéricos em decorrência da interação das Yops com as células epiteliais, macrófagos e neutrófilos.

A maioria dos pacientes com os sinais e sintomas acima é constituída de crianças abaixo de cinco anos de idade. Em crianças maiores e em adolescentes, o quadro clínico pode sugerir uma apendicite aguda, com dor abdominal no quadrante inferior direito, febre e ausência de diarreia.

Embora a maioria dos episódios de enterocolite regrida espontaneamente sem sequelas permanentes, infecções causadas por *Y. enterocolitica* são notáveis devido à grande variedade de complicações imunológicas, como artrite reativa, eritema nodoso, glomerulonefrite e tireoidites, que tem sido relatadas posteriormente à infecção aguda.

Dentre essas complicações, a artrite reativa ou síndrome de Reiter é a mais bem reconhecida. Essa manifestação pós-infecção é infrequente em pacientes abaixo de 10 anos de idade, afeta homens e mulheres na mesma proporção e é mais frequente em países escandinavos, nos quais o sorotipo O:3 e o antígeno leucocitário humano HLA-B27 são especialmente prevalentes. As articulações mais envolvidas são joelhos, tornozelos, dedos dos pés e das mãos, pulsos e cotovelos. A artrite é usualmente migratória e as articulações são afetadas uma após a outra. O líquido sinovial contém elevado número de células inflamatórias, especialmente polimorfonucleares e apresenta-se estéril, embora usualmente contenha antígenos bacterianos. A duração da artrite é geralmente menor que três meses, embora alguns pacientes possam apresentar sintomas por muitos anos após o primeiro episódio agudo de artrite reativa. Muitos pacientes com artrite reativa também possuem sintomas extraintestinais, incluindo uretrite, inflamação ocular e eritema nodoso.

O eritema nodoso ocorre predominantemente em mulheres e não está associado ao antígeno leucocitário humano HLA-B27, embora essa manifestação seja comumente acompanhada de artrite reativa.

Em alguns casos, principalmente quando associados a pacientes com diabetes, câncer e hemocromatose, pode haver septicemia posterior à enterocolite causada por *Y. enterocolitica*.

Tratamento

A maioria dos casos de gastroenterite causados por *Y. enterocolitica* é geralmente autolimitada e não necessita de tratamento. Contudo o tratamento se faz necessário em casos

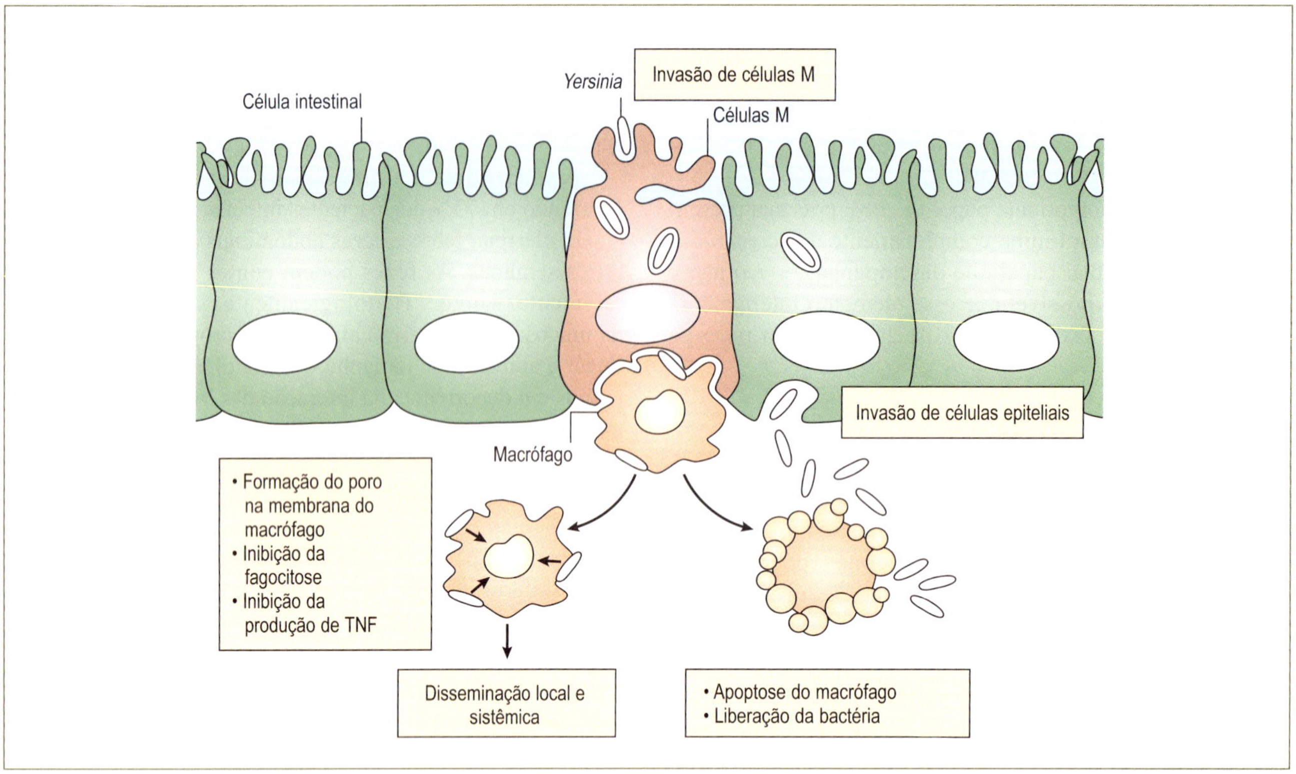

Figura 44.2 – *Etapas da translocação de* Yersinia *spp. através do epitélio intestinal e desenvolvimento do processo infeccioso levando a linfoadenite mesentérica.* Y. enterocolitica *e* Y. pseudotuberculosis *atravessam a barreira epitelial principalmente através das células M presentes nas placas de Peyer da porção ileal do intestino delgado. Nos estágios iniciais da doença, a bactéria é fagocitadas por macrófagos, mas persiste viável em seu interior. No interior dos macrófagos, as bactérias são transportadas aos linfonodos mesentéricos. As bactérias que permanecem nas placas de Peyer multiplicam-se extracelularmente e resistem à fagocitose através da injeção de Yops efetoras no citosol dessas células usando um sistema de secreção do tipo III. As Yops "down" regulam o processo inflamatório evitando aresposta imune inatado hospedeiro.* Yersinia *spp. pode também causar a apoptose do macrófago. TNF (fator de necrose tumoral). (Adaptado de Sansonetti, 2004).*

de doenças sistêmicas, especialmente em pacientes imunossuprimidos. Nesses casos, as opções de tratamento incluem sulfametoxazol-trimetoprima ou fluoroquinolonas.

De modo geral, *Y. enterocolitica* permanece sensível à maioria dos antimicrobianos utilizados. Entretanto, esse micro-organismo produz duas diferentes β-lactamases. A lactamase A é uma enzima constitutiva de amplo espectro e a lactamase B é uma cefalosporinase induzível que não é inibida por inibidores de β-lactamases. Entretanto, diferenças na sensibilidade aos β-lactâmicos são encontradas nos diferentes biotipos de *Y. enterocolitica*. A maioria das linhagens pertencentes ao biotipo 4 são sensíveis à amoxicilina/clavulanato e às cefalosporinas de 3ª geração, mas são resistentes à ampicilina, carbenicilina, ticarcilina e cefalotina. Em contraste, alguns sorogrupos das linhagens do biotipo 2 e a maioria do biotipo 3 são sensíveis tanto à carbenicilina e ticarcilina, mas resistentes à amoxicilina e ácido clavulânico. Por outro lado, linhagens pertencentes ao biotipo 1B apresentam elevadas taxas de sensibilidade a ampicilina e amoxicilina/ácido clavulânico, mas resistência à carbenicilina, ticarcilina e cefalotina, enquanto linhagens do biotipo 1A são resistentes à amoxicilina e ácido clavulânico. Embora as enzimas acima citadas confiram resistência a alguns β-lactâmicos, *Y. enterocolitica* permanece uniformemente sensível às cefalosporinas de espectro-estendido.

Yersinia pseudotuberculosis

Características gerais

Comparativamente a *Y. enterocolitica*, *Y. pseudotuberculosis* é uma espécie fenotipicamente mais homogênea. Contudo, *Y. pseudotuberculosis* ainda pode ser dividida em quatro biotipos frente a sua resposta quanto à assimilação de citrato e fermentação de melibiose e rafinose, conforme especificado na Tabela 44.5.

O esquema antigênico para a sorotipagem de *Y. pseudotuberculosis* consiste de 15 antígenos somáticos (O:1 a O:15), sendo os sorogrupos O:1 e O:2 subdivididos em três subtipos (a, b e c) e os sorogrupos O:4 e O:5 subdivididos nos subtipos a e b.

Diferentemente de *Y. enterocolitica*, não existe uma correlação direta entre biotipos de *Y. pseudotuberculosis* e patogenicidade. Contudo, as linhagens melibiose positivas (biotipos 1 e 4) mostram-se mais patogênicas que as linhagens melibiose negativas (biotipos 2 e 3).

Epidemiologia

Y. pseudotuberculosis também é amplamente encontrada na natureza. Seus principais reservatórios são roedores, pássaros, suínos e ruminantes.

Tabela 44.5
Testes Bioquímicos Utilizados para a Biotipagem de *Y. pseudotuberculosis*

Reações [a]	*Biotipos*			
	1	*2*	*3*	*4*
Melibiose	+	-	-	+
Citrato	-	-	+	-
Rafinose	-	-	-	+

[a]+, ≥ 90% de amostras positivas; -, ≥ 90% de amostras negativas
Fonte: Schriefer e Petersen, 2011.

Os sorotipos de *Y. pseudotuberculosis* diferem em sua distribuição geográfica e em seus nichos ecológicos. Os sorotipos O:1b e O:3 tem sido isolados de pacientes no Canadá, enquanto os sorotipos O:1a, O:1b e O:3 tem sido mais frequentemente encontrados em humanos na Europa. No Extremo Oriente, os sorotipos O:1b, O:2a, O:2b, O:3, O:4a, O:4b, O:5a e O:5b, tem sido isolados de espécimes clínicos, principalmente os sorotipos O:4b e O:5b.

A relação entre patogenicidade e propriedades sorológicas de *Y. pseudotuberculosis* ainda permanece pouco compreendida. Entretanto, os sorogrupos O:1 a O:5 são mais frequentemente isolados de humanos, enquanto dos sorogrupos O:6 a O:15 tem sido mais isolados de animais selvagens e de amostras ambientais.

No Brasil, foi relatado o isolamento de *Y. pseudotuberculosis* pertencentes ao bio-sorogrupos 1/O:1a e 2/O:3 todos obtidos de material clínico animal.

Apesar de infecções causadas por *Y. pseudotuberculosis* terem sido relatadas em todos os continentes, sua incidência é menor que das infecções causadas por *Y. enterocolitica*. A maioria das infecções é esporádica e os surtos são raros.

Fatores de virulência

Y. pseudotuberculosis é muito similar à *Y. enterocolitica* em relação à maioria dos seus fatores de virulência. As principais diferenças entre essas duas espécies são a ausência de Yst em *Y. pseudotuberculosis* e o fato de que YadA parece ser dispensável para a virulência de *Y. pseudotuberculosis*.

Somente *Y. pseudotuberculosis* produz uma toxina superantigênica conhecida como YPM e codificada pelo gene *ypm*. Foi confirmado experimentalmente que YPM é um fator de virulência que exacerba a toxicidade de *Y. pseudotuberculosis* em infecções sistêmicas, mas não em gastroenterites. As linhagens de *Y. pseudotuberculosis* produtoras de YPM podem ser separadas em três grupos, de acordo com a produção de três tipos diferentes de YPM, denominados YPMa, YPMb e YPMc.

A combinação de YPMa, HPI e pYV é essencial para a patogenicidade de *Y. pseudotuberculosis*.

A presença ou ausência de HPI e pYV e o tipo de YPM produzido levaram a divisão desse micro-organismo em seis subgrupos, conforme descrito na Tabela 44.6.

Como já mencionado, a infecção causada por *Y. enterocolitica* ou por *Y. pseudotuberculosis* é devida tanto a fatores de virulência comuns às duas espécies quanto a fatores espécie-específicos. A Tabela 44.7 traz de forma esquematizada os fatores de virulência encontrados nessas duas espécies de *Yersinia*, bem como a função de cada um deles.

Patogênese e doenças

Como é esperado, devido à alta similaridade entre os fatores de virulência de *Y. enterocolitica* e *Y. pseudotuberculosis* a patogênese e doenças causadas por essas duas bactérias são muito semelhantes. Contudo, pequenas diferenças merecem ser salientadas.

Tabela 44.6
Correlação entre Patogenicidade, Localização Geográfica e Fatores de Virulência entre Linhagens de *Y. pseudotuberculosis*

Subgrupo	*Localização*	*Patogenicidade*	*YPMa*	*YPMb*	*YPMc*	*HPI*	*pYV*
1	Extremo Oriente	Alta	+	-	-	+	+
2	Extremo Oriente, Ocidente	Alta	-	-	-	+	+
3	Extremo Oriente	Alta	+	-	-	-	+
4	Extremo Oriente	Não patogênica	-	+	-	-	-
5	Extremo Oriente, Ocidente	Baixa	-	-	+	+	+
6	Extremo Oriente, Ocidente	Alta	-	-	-	-	+

Fonte: Fredriksson-Ahomaa, 2007.

Tabela 44.7
Genes Relacionados à Virulência de Virulência Encontrados em *Y. enterocolitica* e *Y. pseudotuberculosis* e Suas Respectivas Funções

Determinante	*Função*	*Y. enterocolitica*	*Y. pseudotuberculosis*
Origem plasmideal			
yop	Resistência à fagocitose	+	+
yadA	Adesão e invasão	+	(+)
Origem cromossômica			
inv	Adesão e invasão	+	+
ail	Adesão e invasão	+	-
	Resistência ao complemento	+	+
yst	Secreção de fluidos no intestino	+	-
myf	Adesão	+	-
psa	Adesão e resistência ao complemento	-	+
ypm	Aumento da toxicidade em infecções sistêmicas	-	+
HPI	Síntese de sideróforos	+	+
ure	Hidrólise da ureia	+	+
rfb	Síntese do LPS	+	+

(+) Presente, mas parece ser dispensável para a virulência de *Y. pseudotuberculosis*

Enquanto *Y. enterocolitica* está mais associada a enterocolites, *Y. pseudotuberculosis* apresenta uma maior tendência a causar linfoadenite mesentéricas e septicemias. Ademais, *Y. enterocolitica* causa diarreia especialmente em crianças abaixo de cinco anos e *Y. pseudotuberculosis* causa gastroenterites principalmente em adultos jovens do sexo masculino.

Tratamento

Apesar da maioria dos casos de infecções intestinais causadas por *Y. pseudotuberculosis* em pacientes imunocompetentes ser autolimitada e necessitar apenas de suporte hidroeletrolítico, pacientes com septicemia devem ser tratados com ampicilina, estreptomicina ou tetraciclina. É importante relatar, que embora raros, os casos de septicemia causados por *Y. pseudotuberculosis* apresentam uma taxa de mortalidade de 75%, mesmo com o uso de antibióticos.

Y. pseudotuberculosis é suscetível a penicilinas devido à sua incapacidade de produzir β-lactamases.

Yersinia pestis

Histórico e características gerais

O agente da peste ou praga, *Yersinia pestis* (previamente denominado *Bacterium pestis*, *Bacillus pestis* e *Pasteurella pestis*), foi identificado pela primeira vez em 1894 por Alexandre J. Yersin a partir de material clínico aspirado de linfonodos de vítimas fatais de peste durante a Terceira Pandemia de Peste em Hong Kong. Posteriormente, ele mesmo demonstrou que camundongos e ratos inoculados com culturas puras desse cocobacilo Gram-negativo produziam sintomas semelhantes aos sintomas da peste e evoluíam para morte. Quatro anos mais tarde, em 1898, enquanto investigavam o avanço da epidemia de peste na Índia, Paul-Louis Simond e Masanori Ogata demonstraram, independentemente, a importância da pulga como vetor de transmissão da doença entre roedores e humanos.

A peste ou praga, umas das mais devastadoras doenças da história humana, é causada por *Y. pestis* e é primariamente uma doença zoonótica que afeta roedores e outros mamíferos selvagens. Usualmente, a peste é transmitida pela picada de pulgas infectadas com o micro-organismo. Embora raramente a infecção também possa ocorrer pelo contato direto ou ingestão da bactéria, essas rotas de transmissão não apresentam importância na manutenção de *Y. pestis* em seus reservatórios animais. Consequentemente, a manutenção da peste na natureza é absolutamente dependente do ciclo de transmissão entre pulgas e mamíferos.

Embora sejam reportadas mais de 200 espécies de mamíferos naturalmente infectadas por peste, os roedores são os hospedeiros mais importantes de *Y. pestis*. O vetor de transmissão mais comum e eficiente é a pulga *Xenopsylla cheopis*, entretanto, outras espécies de pulga como *Xenopsylla brasiliensis*, *Xenopsylla astia*, *Xenopsylla vexabilis*, *Nosopsyllus fasciatus*, *Oropsylla montanus*, *Oropsylla silantiewi*, *Ctenophilus tesquorum* e *Rhadinopsylla ventricosa* também podem transmitir a peste.

Y. pestis recebeu vários nomes ao longo da história; *Bacterium pestis* até 1900, *Bacillus pestis* até 1923, *Pasteurella pestis* até 1969 e finalmente *Y. pestis* em 1970. Contudo, uma análise molecular realizada por Achtman et al. (1999) sugere que esse micro-organismo emergiu como um clone de *Y. pseudotuberculosis* entre 1.500 e 20.000 anos atrás. Entretanto, a proposta de reclassificação de *Y. pestis* como uma subespécie de *Y. pseudotuberculosis* não tem sido implementada devido à importância histórica de *Y. pestis*, bem como às considerações de segurança de saúde pública associadas à peste e também às marcantes diferenças nas infecções causadas por *Y. pestis* e *Y. pseudotuberculosis*.

Y. pestis é dividida nas biovariedades ou biotipos Antiqua, Medievalis, Orientalis e Microtus. As quatro biovariedades de *Y. pestis* podem ser identificadas por sua habilidade de fermentar glicerol e arabinose e reduzir nitrato, conforme especificado na Tabela 44.8.

A biovariedade Antiqua é residente na África e descendente da bactéria que causou a Praga de Justiniano. A biovariedade Medievalis encontra-se na Ásia Central e foi responsável pela "Morte Negra". A biovariedade Orientalis originada na China Meridional está mundialmente disseminada e é responsável pela peste moderna. As linhagens de *Y. pestis* pertencentes as esses três biotipos não apresentam diferenças em sua virulência ou patologia em animais e humanos.

Em 2004, Zhou et al. propuseram uma nova biovariedade denominada Microtus encontrada na China. Diferentemente das três biovariedades anteriores, a biovariedade Microtus apresenta um perfil genômico que a torna pouco virulenta para humanos devido à perda de alguns genes e ao aparecimento de pseudogenes associados à virulência de *Y. pestis*.

Epidemiologia

Atualmente, a infecção humana por *Y. pestis* é rara e, usualmente, associada ao contato com roedores e suas pulgas.

Y. pestis foi responsável por três pandemias ao longo da história humana. A primeira delas, denominada "Praga de Justiniano", ocorreu entre os anos 541 e 767 e foi importada da África Central e Oriental para o Egito de onde se espalhou para todos os países ao redor do Mar Mediterrâneo. A primeira pandemia de peste apresentou uma taxa de mortalidade estimada entre 15 e 40%.

A segunda pandemia conhecida como "Morte Negra" e as subsequentes epidemias ocorridas entre o século XIV e início do século XIX d.C. foram importadas da Ásia Central e espalharam-se a partir do Mar Cáspio para toda a Europa. A "Morte Negra" foi responsável pela morte de aproximadamente 28 milhões de pessoas na Europa (30-40% população). Um marco importante ocorrido durante a segunda pandemia de peste foi o surgimento de políticas sanitárias e novas práticas médicas que visavam o controle da doença.

A terceira pandemia de peste teve início em meados do século XIX na província chinesa de Yünnan e espalhou-se globalmente por via marítima a partir de Hong Kong em 1894, mesmo ano em que *Y. pestis* foi descrita por Alexandre J. Yersin. A taxa de mortalidade e de disseminação associadas à terceira pandemia de peste são consideravelmente menores quando comparadas às duas pandemias anteriores, devido, principalmente ao advento de políticas efetivas de saúde pública e ao uso de antibióticos, a partir de 1950.

Atualmente, a peste permanece enzoótica em partes da África, Américas de Norte e Sul e Ásia e mais de 90% dos casos ocorrem na África. O aumento do número de casos de peste em humanos e o reaparecimento de epidemias em alguns países como Malawi, Moçambique e Índia levam à categorização da peste como uma doença reemergente.

Fatores de virulência

Y. pestis assim como *Y. pseudotuberculosis* e *Y. enterocolitica*, carreia um plasmídeo de virulência de aproximadamente 70 kb chamado *low-calcium response plasmid* ou *plasmid for Yersinia virulence* (pYV) que codifica proteínas de um sistema de secreção do tipo III e também proteínas envolvidas na invasão, sobrevivência e multiplicação nos tecidos linfoides do hospedeiro. Entretanto, essas três espécies diferem consideravelmente na sua capacidade de invasão. Enquanto *Y. pseudotuberculosis* e *Y. enterocolitica* podem penetrar na mucosa gastrintestinal e infectar tecidos subjacentes, *Y. pestis* por ser injetada diretamente no corpo através da picada da pulga não necessita de mecanismos para penetrar em qualquer superfície corporal.

Adicionalmente ao plasmídeo pYV, *Y. pestis* possui dois plasmídeos denominados pFra ou pMT1 e pPst ou pPCP1. O plasmídeo pPst, de 9,5 kb e com cinco genes, codifica entre

Tabela 44.8
Identificação Bioquímica das Biovariedade de *Y. pestis*

Biovariedade	*Reações* [a]		
	Glicerol	*Nitrato*	*Arabinose*
Antiqua	+	+	+
Medievalis	+	-	+
Orientalis	-	+	+
Microtus	+	-	-

[a]+, ≥ 90% de amostras positivas; -, ≥ 90% de amostras negativas
Fonte: Schriefer e Petersen, 2011.

outras proteínas um ativador de plasminogênio, denominado Pla, que degrada a fibrina e outras proteínas extracelulares e facilita a propagação do micro-organismo a partir do sítio de inoculação e também codifica uma bacteriocina denominada pesticina que é importante para a captação de ferro por *Y. pestis* nos hospedeiros. Por outro lado, o plasmídeo pFra, de 110 kb e 115 genes, codifica entre outras proteínas um antígeno capsular antifagocítico denominado F1 e a fosfolipase D, ambos relacionados à transmissão da peste. A habilidade de *Y. pestis* colonizar e multiplicar-se no intestino de pulgas é dependente da fosfolipase D que é codificada pelo gene *ymt* presente no plasmídio pFra.

Algumas das características de *Y. pestis, Y. pseudotuberculosis* e *Y. enterocolitica* são comparadas na Tabela 44.9.

Patogênese e sintomas clínicos

A infecção por *Y. pestis* manifesta-se primariamente sob as formas bubônica, pneumônica ou septicêmica. Complicações como septicemia e pneumonia podem surgir como consequência de um tratamento atrasado. A infecção pode ser adquirida de duas maneiras: pela picada de pulgas contaminadas que injetam a bactéria nos humanos ou de maneira direta em que a transmissão humano-humano ocorre por aerossóis.

A forma bubônica que causa a peste bubônica ou peste negra é a manifestação clínica mais comum e de maior ocorrência. *Y. pestis* é injetada subcutaneamente nos humanos pela picada de pulgas contaminadas por tal bactéria, sendo os reservatórios dessas pulgas, ratos e outros animais selvagens. Subsequentemente, *Y. pestis* provavelmente migra do local de inoculação para os linfonodos regionais via macrófagos, sobrevivendo e multiplicando-se no seu interior. Essa disseminação de *Y. pestis* necessita do ativador de plasminogênio denominado Pla, codificado pelo plasmídio pPst, que ativa o plasminogênio de mamíferos, degrada o complemento e outras proteínas extracelulares e facilita a propagação do micro-organismo a partir do sítio de inoculação. Em seguida há uma maciça proliferação extracelular do micro-organismo, resultando em uma extensa resposta inflamatória nos linfonodos caracterizada por edema, ou bulbo. Posteriormente a essa exacerbada multiplicação, um grande número de bactérias chegará a corrente sanguínea o que acarretará em um alto grau de bacteremia e causará uma infecção sistêmica altamente letal se não tratada rapidamente com antibióticos. Pessoas com peste bubônica geralmente desenvolvem necrose nos vasos sanguíneos periféricos, o que confere a pele uma aparência enegrecida e que justifica os nomes populares de "peste negra" ou "morte negra" dados a essa doença.

Como já mencionado, a peste bubônica é a forma clássica da doença. Os pacientes apresentam febre, dor de cabeça, calafrios e linfonodos extremamente inchados e dolorosos, conhecidos como bubões, após 2 a 6 dias de contato com o micro-organismo. Queixas gastrintestinais como náuseas, vômitos e diarreias também são comuns. Os bubões são tipicamente encontrados nas regiões inguinal e femoral, mas podem ocorrer em outras áreas, dependendo do sítio inicial de infecção. A mortalidade para casos de peste bubônica não tratada varia de 40 a 70%, enquanto as formas septicêmicas e pneumônicas não tratadas são, geralmente, fatais.

A forma septicêmica primária de peste é definida como a manifestação clínica que ocorre em pacientes com hemocultura positiva para *Y. pestis*, mas sem linfoadenopatia palpável. Clinicamente, assemelha-se a septicemias causadas por outros micro-organismos Gram-negativos. Os pacientes geralmente apresentam febre, calafrios, dores de cabeça, mal-estar e desordens gastrintestinais. A taxa de mortalidade para pessoas com a forma septicêmica de peste é alta, próxima a 100% sem tratamento e com tratamento varia de 30 a 50% ou até maior, provavelmente porque os antibióticos usados para o tratamento de sepse não diferenciada não são eficazes contra *Y. pestis*.

A forma pneumônica da doença é rara, mas é a forma mais fatal da doença. É disseminada através de gotículas respiratórias pelo contato com indivíduos infectados. Essa forma progride rapidamente de um estado febril semelhante a um resfriado para uma pneumonia severa com tosse e pro-

Tabela 44.9
Comparação de Características de *Y. enterocolitica, Y. pseudotuberculosis* e *Y. pestis*

Características	*Y. enterocolitica*	*Y. pseudotuberculosis*	*Y. pestis*
Rota de infecção	Ingestão de alimentos e/ou água contaminados	Ingestão de alimentos e/ou água contaminados	Picada de pulga Inalação de aerossóis
Tipo de infecção	Localizada no íleo e/ou nos linfonodos mesentéricos; raramente sistêmica	Localizada no íleo e/ou nos linfonodos mesentéricos; pode tornar-se sistêmica	Sistêmica
Plasmídeos de virulência	pYV[a] (70 a 75 kbp)	pYV (70 a 75 kbp)	pYV (70 a 75 kbp) pPCP1[b] (9,5 kbp) pMT1[c] (110 kbp)
Habilidade de invadir cultura de células de mamíferos	Sim	Sim	Não

[a] também conhecido como pCD1; [b] também conhecido como pPla ou pPst; [c] também conhecido como pFra

dução de escarro sanguinolento. O período de incubação da forma primária da peste pneumônica é entre um e três dias.

O diagnóstico clínico da peste é geralmente baseado nos sintomas do paciente e na história de exposição a pulgas e/ou roedores em áreas endêmicas, enquanto o diagnóstico laboratorial é baseado em evidências bacteriológicas e/ou sorológicas. Entretanto, o tratamento não deve esperar o resultado laboratorial se o clínico suspeitar de infecção por *Y. pestis*.

Tratamento

A estreptomicina é o antibiótico de escolha para o tratamento de peste. Pelo fato de ser bacteriolítico, deve ser administrado com cautela para prevenir o choque endotóxico. Tetraciclinas são utilizadas para terapia profilática e cloranfenicol é recomendado para o tratamento de meningite causada por *Y. pestis*. Enquanto, o micro-organismo é susceptível a penicilinas *in vitro* esses antibióticos são considerados ineficazes *in vivo*. O uso de ceftriaxona, doxiciclina, ciprofloxacino, ofloxacino e aminoglicosídeos também pode ser considerado como alternativas para o tratamento. Há somente dois relatos na literatura de isolados humanos resistentes às drogas usadas no tratamento de peste, ambos ocorridos em Madagascar em 1995. No primeiro deles, o micro-organismo foi resistente à estreptomicina, cloranfenicol, tetraciclina, sulfametoxazol, ampicilina e canamicina e no segundo, o micro-organismo foi resistente apenas à estreptomicina.

Vacina

Uma vacina originada de linhagens mortas de *Y. pestis* foi usada desde 1890 em pessoas expostas a alto risco de contaminação por peste. Essa vacina mostrou-se eficaz somente na proteção contra a forma bubônica da doença. Ademais, as reações adversas eram comuns e, às vezes, severas e eram necessárias doses de reforço a cada 2 anos para manutenção da imunidade. Por isso, a vacina foi descontinuada a partir de 1999. Outra vacina originada de uma linhagem atenuada, EV76, está em uso em humanos em algumas partes do mundo, mas não está disponível comercialmente. Mais recentemente, as proteínas de origem plasmidial LcrV e F1 de *Y. pestis* tem sido consideradas como potenciais candidatas a serem usadas conjuntamente no desenvolvimento de uma nova vacina que se encontra na fase de testes clínicos.

Outras Espécies de *Yersinia*

- *Y. frederiksenii, Y. kristensenii, Y. intermedia, Y. mollaretii, Y. bercovieri, Y. rohdei*e *Y. aldovae:* são consideradas sobretudo espécies ambientais, mas acredita-se que alguma das espécies possam atuar como patógenos oportunistas. Todas as espécies acima mencionadas foram isoladas de material clinico de humanos, com exceção de *Y. aldovae*. Entretanto, pela ausência usual dos marcadores de virulência clássicos encontrados em *Y. enterocolitica* essas espécies não são muito estudadas, bem como, o potencial patogênico dessas ainda não está bem caracterizado. Essas sete espécies acima mencionadas são também conhecidas como *Y. enterocolitica-like* e foram diferenciadas de *Y. enterocolitica* por estudos de hibridação DNA-DNA e por seus comportamentos distintos frente a testes de fermentação de açucares e outras características fenotípicas.
- *Y. frederiksenii:* foi isolada de água doce, esgoto, solo, alimento, humanos doentes e/ou saudáveis, peixe, roedores selvagens e animais domésticos. Para *Y. frederiksenii* três espécies genômicas foram descritas e essas são indistinguíveis baseado em características fenotípicas. Vários estudos caracterizaram *Y. frederiksenii* como uma espécies geneticamente muito heterogênea. Os sorogrupos mais comumente encontrados são os O:16, O;1 e O:2.
- *Y. kristensenii:* foi isolada de alimentos, animais, humanos doentes e/ou saudáveis e também do ambiente. Os sorogrupos de maior ocorrência são os O:12, O:28 e O:11.
- *Y. intermédia:* foi detectada em alimentos, água doce,animais selvagens e domésticos, além de humanos doentes e/ou saudáveis. Os sorogrupos O:4 e O:17 foram reportados como os predominantes, entretanto, essa afirmativa é duvidosa uma vez que um grande número de linhagens de *Y. intermedia* não é tipável pelo esquema sorológico utilizado na sorotipagem de *Y. enterocolitica-like* e *Y. enterocolitica.*
- *Y. mollaretii* e *Y. bercovieri:* foram primeiramente isoladas do ecossistema terrestre e foram descritas inicialmente como *Y. enterocolitica* biogrupos 3A e 3B, respectivamente. A maioria das linhagens foram isoladas de fontes ambientais e alimentos, sobretudo de vegetais crus, mas algumas foram isoladas de material clínico de humanos, principalmente de fezes de indivíduos saudáveis e de pacientes com diarreia. Entretanto, não há evidências que essas espécies são patogênicas para humanos. A frequente ocorrência dessas em solos, água, alimentos e ambiente sugerem a essas um caráter saprofítico, o que é reforçada pela ausência de fatores de virulência clássicos nessas espécies. Fenotipicamente, essas duas espécies são mais semelhantes entre si em comparação com as outras espécies de *Yersinia* e, são mais próximas filogeneticamente de linhagens de *Y. enterocolitica* dos biotipos 3 e 4.
- *Y. rohdei:* foi isolada de fezes de cachorros e de humanos, incluindo pacientes com diarreia e, de água. Até o momento não se sabe ao certo se *Y. rohdei* causou infecções em humanos, mas dados sugerem que o *habitat* natural dessa espécie é a água e seu isolamento de cachorros e humanos é apenas ocasional. O isolamento de alimentos ainda não foi reportado até o presente momento.
- *Y. aldovae:* foi isolada somente em ambientes aquáticos e solo. Não existem relatos de seu isolamento em humanos e animais. Os sorogrupos de maior ocorrência são os O:17, O:6,31, O:6,30, O: 7,8, O:21 e O:22.
- *Y. ruckeri:* causa uma séria doença em trutas conhecida como "doença da boca vermelha" ou "boca rosa" ou

"garganta vermelha", mas não causa doença em humanos. Também há relatos dessa bactéria como agente causal de septicemia fatal em carpas e outros peixes. Essa bactéria foi detectada em ecossistemas de água doce nos Estados Unidos, Canadá, Austrália, África do Sul, vários países europeus e mais recentemente no Brasil.

- As espécies *Y. aleksiciae*, *Y. massiliensis*, *Y. similis*, *Y nurmii*,*Y. pekkanenii* e *Y. entomophaga* foram descritas há pouco tempo. Com exceção *Y. entomophaga* que foi isolada de larvas de insetos, as demais cinco espécies foram isoladas do ambiente e de alimentos. Recentemente, uma nova espécie de *Yersinia*, denominada *Y. wautersii*, isolada a partir de humanos, animais e água foi descrita. Pelo fato de tais espécies terem sido recentemente descritas e de haver um baixo número de isolados reportados, pouco se sabe sobre a epidemiologia e outras características dessas espécies.

Bibliografia

1. Achtman M, Zurth K, Morelli G, Torrea G, Guiyoule A, Carniel E. Yersinia pestis, the cause of plague, is a recently emerged clone of Yersinia pseudotuberculosis. Proceedings of the National Academy of Science of the United States of America, 1999; 96:14043-14048.
2. Bottone EJ. Yersinia enterocolitica: the charisma continues. Clinical Microbiology Reviews. 1997;10:257-276.
3. Cornelis GR. Yersinia type III secretion: send in the effector. The Journal of Cell Biology. 2002;158:401-408.
4. Drummond N, Murphy BP, Ringwood T, Prentice MB, Buckley JF, Fanning S. Yersinia enterocolitica: a brief review of the issues relating to the zoonotic pathogen, public health challenges, and the pork production chain. Foodborne Pathogens and Disease. 2012;9:197-189.
5. Fàbrega A, Vila J. Yersinia enterocolitica: pathogenesis, virulence and antimicrobial resistance. Enfermedades Infecciosas y Microbiología Clínica. 2012;30:24-32.
6. Fredriksson-Ahomaa M. Yersinia enterocolitica and Yersinia pseudotuberculosis. In: Sinjee S (ed.). Infectious Disease: Foodborne Diseases. Totowa: Human Press; 2007;79-113.
7. Prentice MB, Rahalison L. Plague.The Lancet. 2007;369:1196-1207.
8. Robins-Browne RM. Yersinia enterocolitica. In: Doyle PM, Beuchat LR, Montville TJ (eds.). Food Microbiology. Boca Raton: ASM Press; 2001;215-245.
9. Schriefer ME, Petersen JM. Yersinia. In: Versalovic J, Carrol KC, Funke G, Jorgensen JH, Landry ML, Warnock DW (eds.). Manual of Clinical Microbiology. Washington DC: ASM Press. 2011;627-638.
10. Sulakvelidze, A. Yersiniae other than Y. enterocolitica, Y. pseudotuberculosis, and Y. pestis: the ignored species. Microbes and Infection. 2000;2:497-513.
11. Zhou D, Tong Z, Song Y, Han Y, Pei D et al. Genetics of metabolic variations between Yersinia pestis biovars and the proposal of a new biovar, Microtus. Journal of Bacteriology. 2004; 186: 5147-5152.

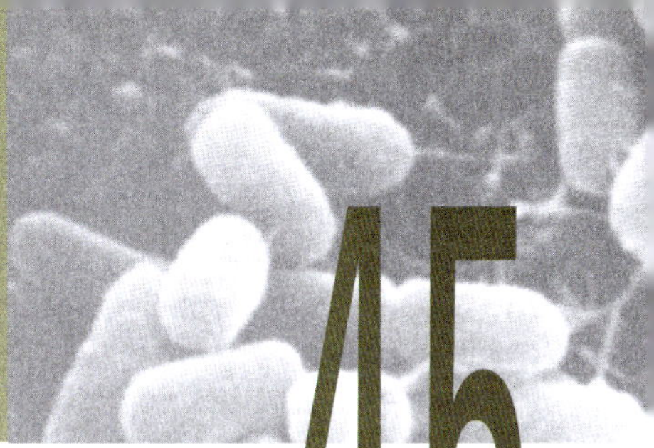

Michel Abanto Marin
Lena Líllian Canto de Sá Morais
Ana Carolina Paulo Vicente

45

Vibrio cholerae e Outros Vibrios de Importância Médica

Vibrios são ubíquos e abundantes tanto no meio marinho, como em ambientes de água doce, e podem estar associados a organismos aquáticos. Os vibrios são bactérias Gram-negativas, anaeróbias facultativas, em forma de bastonete curvo. O gênero *Vibrio* compreende, atualmente, mais de uma centena de espécies reconhecidas e está incluído na família *Vibrionaceae.* Linhagens de espécies como: *Vibrio alginolyticus, Vibrio harveyi, Vibrio cholerae, Vibrio fluvialis, Vibrio furnissii, Vibrio metschnikovii, Vibrio mimicus, Vibrio parahaemolyticus* e *Vibrio vulnificus* são patógenos para humanos e animais aquáticos.

V. cholerae, V. parahaemolyticus e V. vulnificus são os patógenos humanos mais importantes dentro do gênero *Vibrio* e apenas as duas primeiras espécies possuem linhagens envolvidas em epidemias e pandemias.

Vibrio cholerae: Aspectos Históricos

No ano de 1854 o médico Filippo Pacini descobriu a primeira espécie de *Vibrio*, o *Vibrio cholerae,* o agente causador da cólera que, naquele mesmo ano, causava surtos da doença em Florença. Cólera é uma doença ancestral, com relatos desde a época de Hipócrates (460-377 a.C). Pacini examinando pelo microscópio a mucosa intestinal de vítimas fatais da cólera detectou a presença de bacilos curvos, que seriam o *V. cholerae.* Ele apontou que a cólera seria uma doença contagiosa, numa época em que se acreditava na "teoria miasmática". Na mesma época, John Snow, que investigava epidemias de cólera na Inglaterra, estabeleceu a epidemiologia de cólera ao demonstrar que a propagação da doença tinha relação com fonte de água.

Quase 30 anos depois, Robert Koch obteve culturas puras de *V. cholerae* isolado de pacientes em epidemias de cólera no Egipto e na Índia, e descreveu sua morfologia e motilidade nos meios de cultura. Assim também confirmou como agente causal da cólera. Koch e sua equipe também observaram que os Vibrios eram ubíquos em ambientes aquáticos e que várias "formas" de Vibrios não eram patogênicas para humanos.

Gênero *Vibrio*

A identificação, classificação, e nomenclatura do gênero *Vibrio*, da mesma forma que em outros gêneros, é polifásica, ou seja, baseia-se em informação fenotípica, genotípica e ecológica.

Segundo a fonte oficial mais completa relacionada à nomenclatura de procariotos, *List of Prokaryotic Names with Standing in Nomenclature (LPSN),* até 29/01/2014, existem 115 espécies do gênero *Vibrio.*

Os vibrios são Gammaproteobacterias da familia Vibrionaceae. *S*ão bactérias Gram-negativas, em geral bacilos móveis, mesofílicos (que crescem a temperaturas entre 15 e 40 °C), organotróficos (utilizam compostos orgânicos como fonte de energia) e têm um metabolismo fermentativo facultativo. Podem ser cultivados em ágar marinho e, algumas espécies como *V. cholerae,* no meio seletivo de ágar sacarose-sal biliar-citrato-tiosulfato (TCBS, pela siglas em inglês).

Os vibrios são abundantes em ambientes aquáticos, incluindo águas estuarinas, costeiras e sedimentos, além de ambientes de aquacultura em todo o mundo. Podem estar tanto em forma livre, como associados a organismos marinhos, tais como corais, peixes, moluscos, esponjas, camarões, e espécies do zooplacton.

Vibrio cholerae: Bactéria Autóctone de Ambientes Aquáticos e Patógeno Humano

Vibrio cholerae é um bastonete Gram-negativo levemente curvo, com único flagelo polar, é uma bactéria autóctone de ambientes aquáticos, podendo estar colonizando crustáceos do zooplancton, em especial os copépodes e outros organismos aquáticos como crustáceos e peixes.

V. cholerae pode ser classificado em sorogrupos determinados por variações no antígeno somático O, presente na membrana externa da bactéria. Atualmente, são conhecidos mais de 200 sorogrupos, mas só os sorogrupos O1 e O139 causaram e causam epidemias de cólera e, apenas linhagens do sorogrupo O1 foram determinantes de pandemias. Outros sorogrupos não-O1 / não-O139 (NAG - *non aglutination group*) causam casos ou surtos de diarreia similar à cólera, mas não têm sido relacionados como determinantes de epidemias de cólera.

Os *V. cholerae* do sorogrupo O1, relacionados a epidemias e pandemias, são caracterizados em dois biotipos: clássico e El Tor, os quais são definidos por uma combinação de determinantes bioquímicos e genéticos.

As seis pandemias de cólera, que aconteceram entre 1817 e 1923, têm sido atribuídas ao *V. cholerae* O1 do biotipo clássico, entretanto, evidências fenotipicas e genômicas, confirmaram que a segunda, quinta e sexta pandemias eram causadas por este biotipo. Isolados do biotipo El Tor foram relacionados a infecções esporádicas e surtos de cólera desde 1910, mas foi em 1961 que este biotipo emergiu como epidêmico/pandêmico, substituindo o biotipo clássico, e sendo o determinante da sétima pandemia.

Virulência e Patogenia

Os principais determinantes da virulência do *V. cholerae* são a toxina colérica (CT) e o fator de colonização TCP (*toxin co-regulated pilus*). A toxina colérica é constituída de duas subunidades, A e B, e é a responsável pela diarreia secretória que caracteriza a cólera. A CT é uma enterotoxina que atua sobre os enterócitos através da ligação das cinco frações da subunidade B que formam um canal por onde a subunidade A, enzimaticamente ativa, é introduzida. A subunidade A deflagra uma cascata de eventos que resulta na ativação da adenilato ciclase, acumulação de cAMP e incremento na secreção de cloro e água (Figura 45.1). A liberação aumentada de água no lúmen do intestino leva a diarreia secretória. O "pilus" TCP é responsável pela adesão da bactéria ao epitélio intestinal e também por sua autoaglutinação, que é determinante para a indução da expressão da toxina pela bactéria.

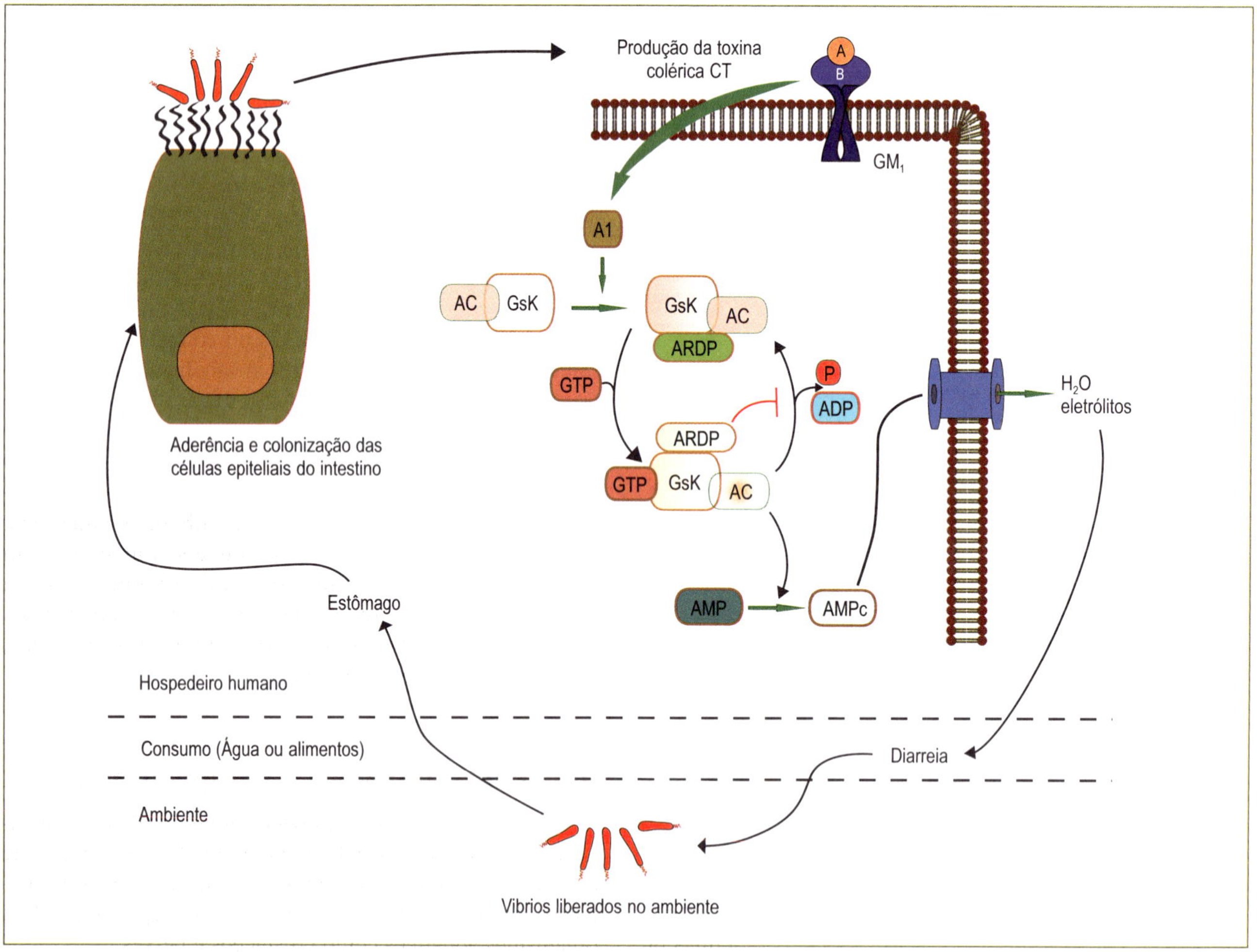

Figura 45.1 – *Ciclo de infecção de* V. cholerae. *No ambiente,* V. cholerae *se encontra em ambientes marinhos de forma livre ou aderido a diferentes superfícies. A infecção começa com a ingestão oral de água ou alimentos contaminados, a bactéria sobrevive à barreira do ácido gástrico no estômago, e chega ao intestino onde se adere às células epiteliais produzindo a toxina colérica CT. A toxina se une a membrana celular do epitélio intestinal por meio da interação da subunidade B com o gangliosídeo do GM1 e a subunidade A é transportada para o citosol onde é ativada. A subunidade A1 resultante possui uma atividade ADP-ribosilante (ADPR) que atinge a proteínas GsK do hospedeiro. GsK ADP-ribosilado ativa a atividade adenilato ciclase (AC) permanentemente, o que leva a um incremento dos níveis de AMPc intracelular, que inibe a absorção de cloreto de sódio e incrementa a secreção de cloreto e bicarbonato. Desta forma as células intestinais atuam como bombas que eliminam água e eletrólitos no lúmen do intestino, causando os sintomas da cólera.*

Genoma e Elementos Genômicos do *Vibrio cholerae*

O genoma do *V. cholerae,* assim como das demais espécies do gênero, está distribuído em dois cromossomos. O sequenciamento completo de um isolado da linhagem El Tor (N16961) revelou que o genoma deste isolado contém 4.033.460 pares de bases (pb) distribuídos em dois cromossomos, um com 2.961.146 pb (cromossomo 1) e o outro com 1.072.314 pb (cromossomo 2), com um conteúdo G+C médio de 46,9% e 47,7%, respectivamente. No total, considerando os dois cromossomos, foram preditas 3,885 ORFs (*open reading frames*).

No cromossomo maior encontram-se a maioria dos genes associados às funções celulares essenciais como: replicação do DNA, transcrição, tradução e biossíntese da parede celular e oito cópias do operon ribossomal além de genes relacionados à patogenicidade como: toxinas, antígenos de superfície e adesinas. Em contraste, o cromossomo menor contém uma fração maior (59%) de genes hipotéticos quando comparado com o cromossomo maior (42%), assim como vários genes que parecem ter origem em outras gama – proteobactérias. O cromossomo menor é caracterizado pela presença de um sistema de captura de genes conhecido como superintegron ou integron cromossômico, de cerca de 150 Kpb (Figura 45.2).

Atualmente, existem 194 genomas de *V. cholerae* disponíveis no GenBank (Tabela 45.1) dos quais oito estão como genomas completos e os restantes se encontram como genomas incompletos ou rascunho. Trinta e cinco dos genomas depositados são de isolados da epidemia de cólera que emergiu e devastou o Haiti em 2010.

Um aspecto importante no estudo da genômica comparativa, em especial bactérias como o *V. cholerae,* que se

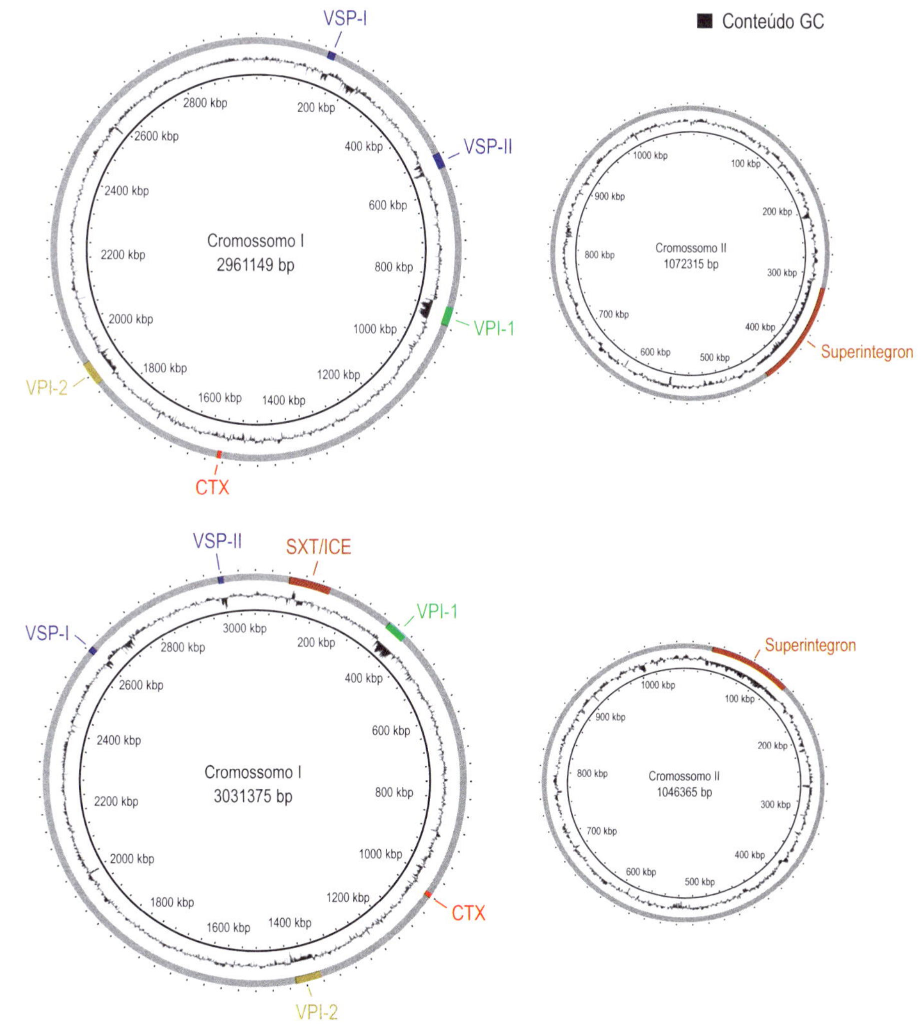

Figura 45.2 – *Representação ilustrativa do genoma de* V. cholerae. *O genoma está formado por dois cromossomos. A figura superior corresponde a um genoma do início da sétima pandemia (1970s) e ressalta as ilhas ou regiões genômicas que esta linhagem possue. A figura inferior representa um genoma da linhagem atualmente circulante no mundo; destacado esta o elemento SXT/ICE que se caracteriza por carregar genes que conferem resistência a antibimicrobianos.*

Tabela 45.1 Características Genômicas Gerais de *V. cholerae*, *V. parahaemolyticus* e *V. vulnificus*			
	V. cholerae	*V. parahaemolyticus*	*V. vulnificus*
Número de cromossomos	2	2	2
Tamanho do genoma (Mb)	4,1	5,2	5,0
Conteúdo G+C (%)	47,6	45,3	46,3
Número de genes	3787	4903	4306
Número de proteínas	3664	4763	4498
Número de genomas no GenBank*	194	191	09

*(Até 21/01/2014)

caracterizam por uma considerável plasticidade genômica, é a definição de pangenoma, genoma *core* e genes únicos. O genoma *core* contém os genes compartilhados por isolados da espécie (genes comuns), o genoma dispensável ou acessório, representado por genes presentes em dois ou mais isolados, os genes únicos, exclusivos de um isolado e o pangenoma que é o repertório completo de genes identificados em isolados da espécie (Figura 45.3).

O Bacteriófago CTX

O CTX é um bacteriófago filamentoso que se encontra em estado lisogênico, integrado ao genoma de linhagens toxigênicas de *V. cholerae*. Em contraste com outros fagos lisogênicos, tal como o bacteriófago λ, o CTX não entra em ciclo lítico. Apesar do seu estado integrado estável no cromossomo bacteriano, eventualmente partículas virais são produzidas. O genoma deste bacteriófago contém uma

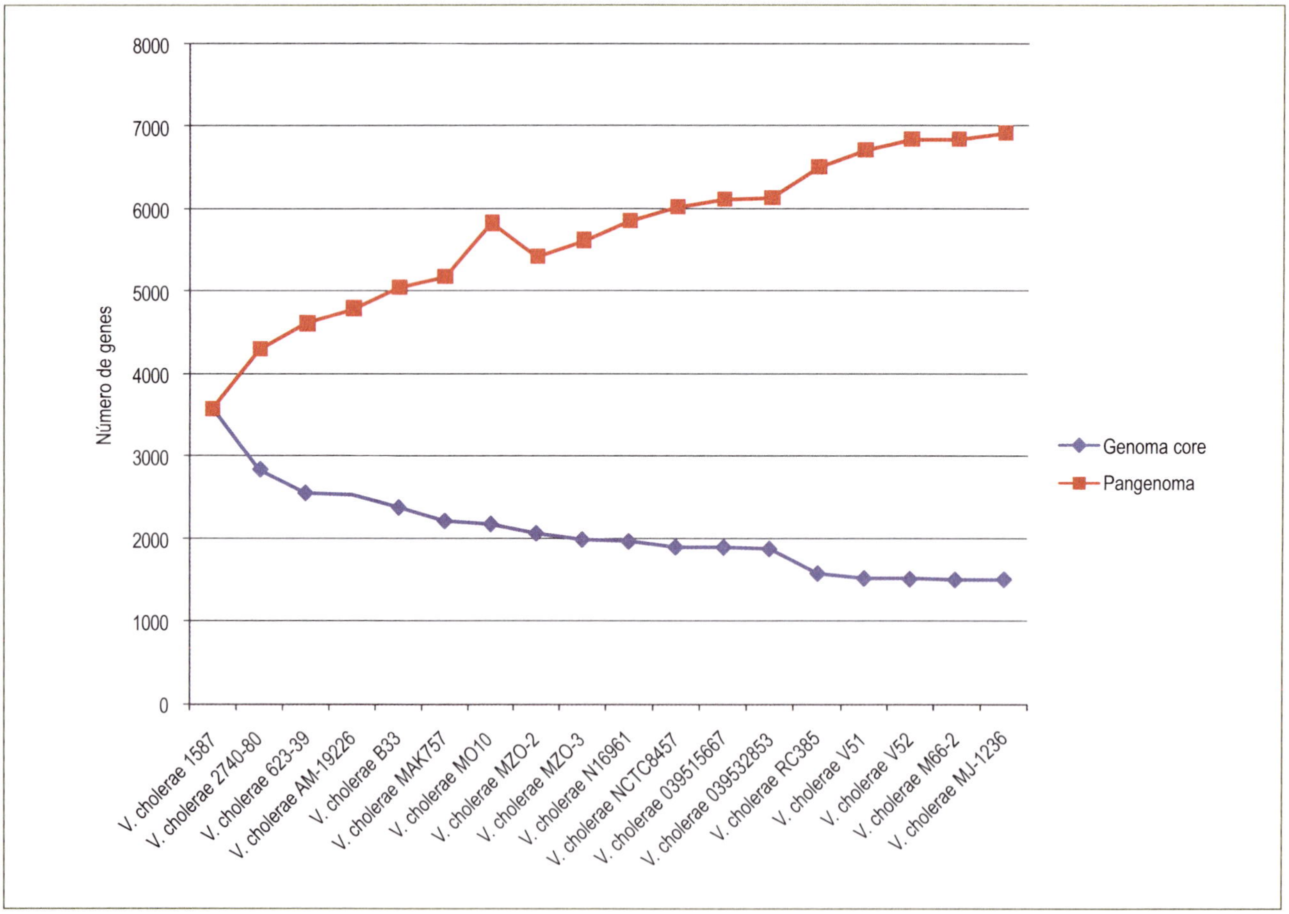

Figura 45.3 – *Pangenoma e genoma core de* V. cholerae. *Para o conjunto de genomas mostrados, o pangenoma foi calculado em 6923 genes e o genoma core em 1520 genes.*

região core onde estão os genes da toxina coléria (CT), a toxina acessória (ACE) entre outros fatores relacionados à virulência.

Ilhas de Patogenicidade em *V. cholerae* (VPI-1 e VPI-2)

A ilha VPI-1 *(Vibrio Pathogenicity Island 1)*, associada a linhagens de *V. cholerae* epidêmicas e pandêmicas, é uma região de 41kb codificadora do principal fator de colonização de *V. cholerae* o TCP *(toxin-coregulated pilus)*, do fator de colonização acessório ACF (*accessory colonization factor*) e dos reguladores da virulência ToxT e TcpH entre outros genes de função desconhecida. O TCP é essencial para que o *V. cholerae* colonize o epitélio intestinal humano, além de ser o receptor do bacteriófago CTX. Semelhante ao gene *ctx*B, *o* gene *tcp*A codificador da pilina - que é a unidade estrutural do TCP- apresenta vários alelos que caracterizam diferentes linhagens de *V. cholerae.*

A ilha VPI-2 (*Vibrio Pathogenicity Island 2*) é uma região de 57,3 Kb que codifica genes para o metabolismo do ácido siálico e neuraminidase, além de possuir características de uma ilha de patogenicidade. Esta ilha se encontra predominantemente em cepas patogênicas de *V. cholerae* O1 e O139.

VSP-I e VSP-II

As ilhas VSP-I e VSP-II (*Vibrio Seventh Pandemic*) são ilhas genômicas que foram inicialmente relacionadas as linhagens de *V. cholerae* El Tor da sétima pandemia no entanto, trabalhos mostram a presença de ilhas genômicas relacionadas a estas em outros Vibrios.

As regiões VPI-I, VSP-I e VSP-II, podem ser liberadas como moléculas circulares extracromossômicas. Este é o primeiro passo para a transferência horizontal destas ilhas de patogenicidade.

O Superintegron ou Integron Cromossômico

O superintegron (SI) é um extenso sistema de captura e expressão de genes e que, portanto, atua como um importante reservatório de genes (Figura 45.4).

A Sétima Pandemia de Cólera

A sétima pandemia de cólera tem várias características importantes que a diferencia das demais. Esta pandemia começou na ilha Célebes em 1961 onde, até hoje, se mantém. É também a mais extensa considerando tempo e espaço. Além disso, é determinada por *V. cholerae* O1 do biotipo El Tor e não mais do clássico, como as anteriores. O biotipo El Tor produz menos toxina CT quando comparado ao biotipo clássico, que possui duas cópias do operon ctx, persiste no ambiente e mantém em um número maior de portadores assintomáticos.

A cólera atualmente é endêmica em aproximadamente 50 países, principalmente da Ásia e África, infectando 3-5 milhões de indivíduos e matando aproximadamente 100.000 pessoas/ano.

Nos início dos anos 90, epidemias de cólera surgiram primeiro na África e depois no final de janeiro de 1991, no Peru. A cólera não ocorria de forma epidêmica na América do Sul e Central desde 1895.

A Cólera na América Latina

Durante os anos 80, a prevalência da cólera no mundo foi relativamente baixa, envolvendo principalmente países da Ásia e África. Já nos anos 90 epidemias importantes aconteceram na África e depois de mais de um século, a cólera e a sétima pandemia chegaram à América Latina, inicialmente no Peru, em 1991, quando mais de 340.000 casos aconteceram. De 1991 a 1994, mais de um milhão de casos e 9600 óbitos ocorreram no continente (Figura 45.5). Presumiu-se

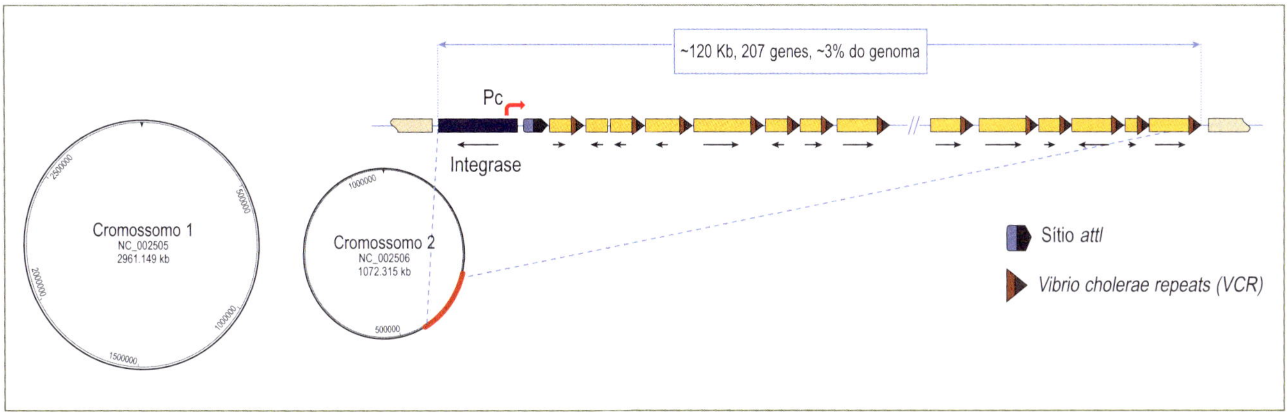

Figura 45.4 – *Organização esquemática do genoma de* V. cholerae *e a localização do superintegron (SI). A plataforma funcional do SI consiste de um gene da integrase, um promotor (Pc) e um sítio de recombinação (attI). A plataforma está composta de um arranjo de cassetes os quais geralmente consistem de uma ORF desprovida de promotor flanqueada por dois sítios de recombinação chamados VCR.*

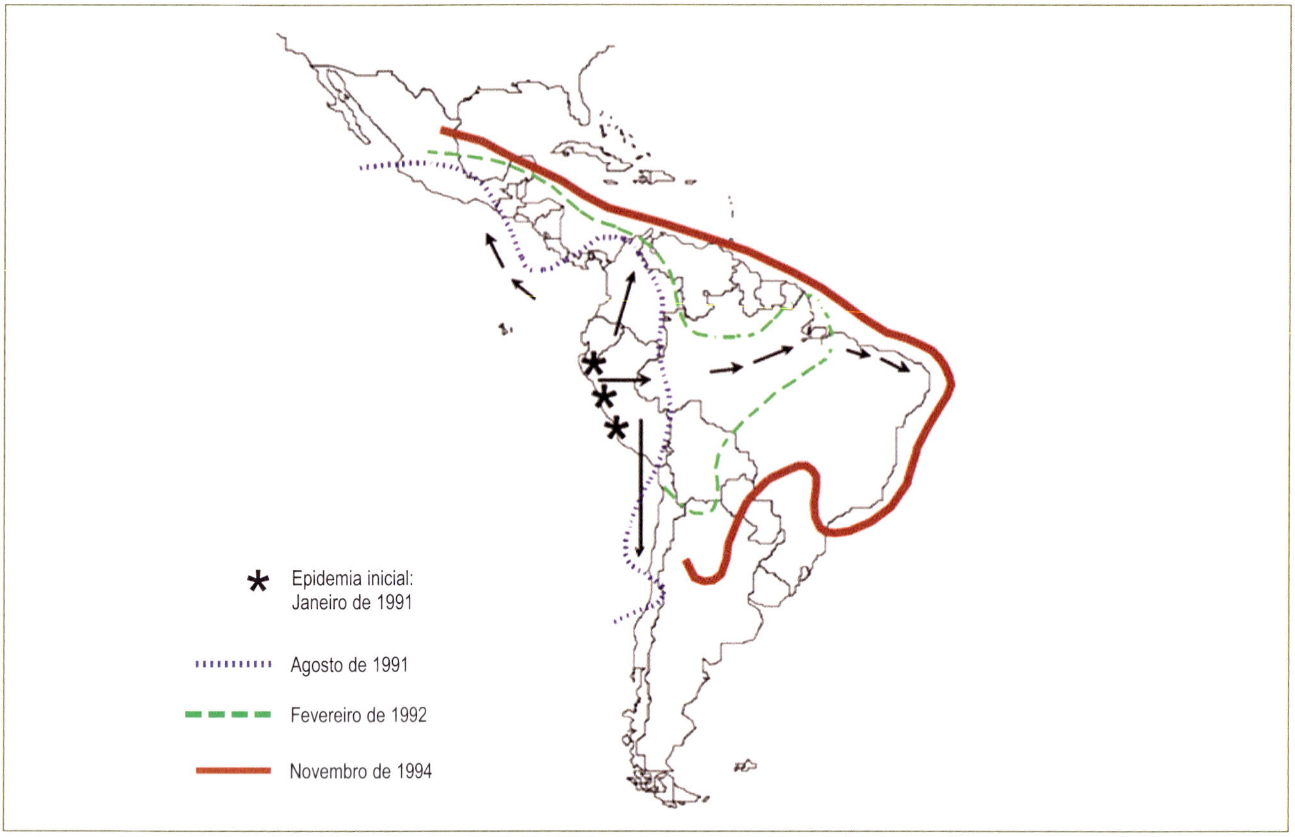

Figura 45.5 – *Dispersão de* Vibrio cholerae *O1 na América do Sul e Central, Janeiro 1991–Novembro 1994. Fonte: MMWR 44(11) (24-03-95).*

que a origem da epidemia teria sido a ingestão de frutos do mar contaminados pela água do lastro de navios carregados na Ásia e aportados no Peru.

Nos primeiros três anos da epidemia, a cólera alcançou quase todos os países da América Latina, com exceção do Uruguai e das ilhas do Caribe. A epidemia foi diminuindo progressivamente até 1998, quando se registrou um aumento significativo de casos e mortes.

A cólera atingiu o Brasil pela tríplice fronteira Brasil/Peru/Colômbia na região amazônica. Espalhou-se acompanhando as rotas dos barcos pelo sistema dos rios Solimões e depois Amazonas. Logo depois atingiu a região nordeste onde, devido à precariedade dos sistemas de água e esgoto, permaneceu por alguns anos. Surtos decorrentes do deslocamento humano foram registrados nas regiões sudeste e sul.

No decorrer da epidemia no Brasil, observou-se o surgimento de um variante de *V. cholerae* O1 epidêmico defectivo na fermentação de sacarose. A fermentação de sacarose, que é visualizada no meio seletivo (TCBS), que é utilizado no isolamento e identificação de *V. cholerae,* é um dos marcadores fenotípicos mais amplamente aplicados no diagnóstico do *V. cholerae*. Esta variante foi responsável por casos desde a Guiana Francesa até a região Centro Oeste do Brasil, passando pelo Pará. Só recentemente, com o sequenciamento completo do genoma desta variante, é que foi identificada a inserção de um único nucleotídeo no gene codificador da proteína transportadora de sacarose.

Durante o período de 1991-2011, o maior número de casos de cólera notificados na América Latina ocorreu durante os primeiros dois anos, com 391.733 casos em 1991 e 383.457 em 1992. Nos cinco anos seguintes registrou-se uma diminuição drástica de casos, que caíram mais de cem vezes (17.764 casos em 1997), tendência que foi revertida em 1998, quando houve um aumento superior a 300%. Entre 1999-2009 as notificações de casos na América Latina caíram até desaparecer (Figura 45.6).

Em outubro de 2010 a cólera emergiu no Haiti, na região de Artibonite e pouco depois no resto do país. Em novembro desse ano chegam as primeiras notificações no país vizinho, Republica Dominicana. Estes países não tinham sido atingidos pela epidemia da América Latina de 1991. Assim, no ano 2010, foram registrados 179.571 casos e no ano seguinte o número dobrou, chegando a 361.214 casos notificados. Evidências epidemiológicas atribuíram como determinantes desta epidemia, conhecida como Hispaniola, soldados nepaleses, que vieram para socorrer o país assolado pelo terrível terremoto de 2010. A epidemiologia genômica mostrou, com dados de genomas completos, a relação da Hispaniola com o sudoeste asiático, afastando por completo a possibilidade de uma relação com a epidemia da América Latina.

A epidemiologia genômica da sétima e atual epidemia de cólera mostrou que a mesma é caracterizada por três sucessivas ondas, determinadas por distintas linhagens de

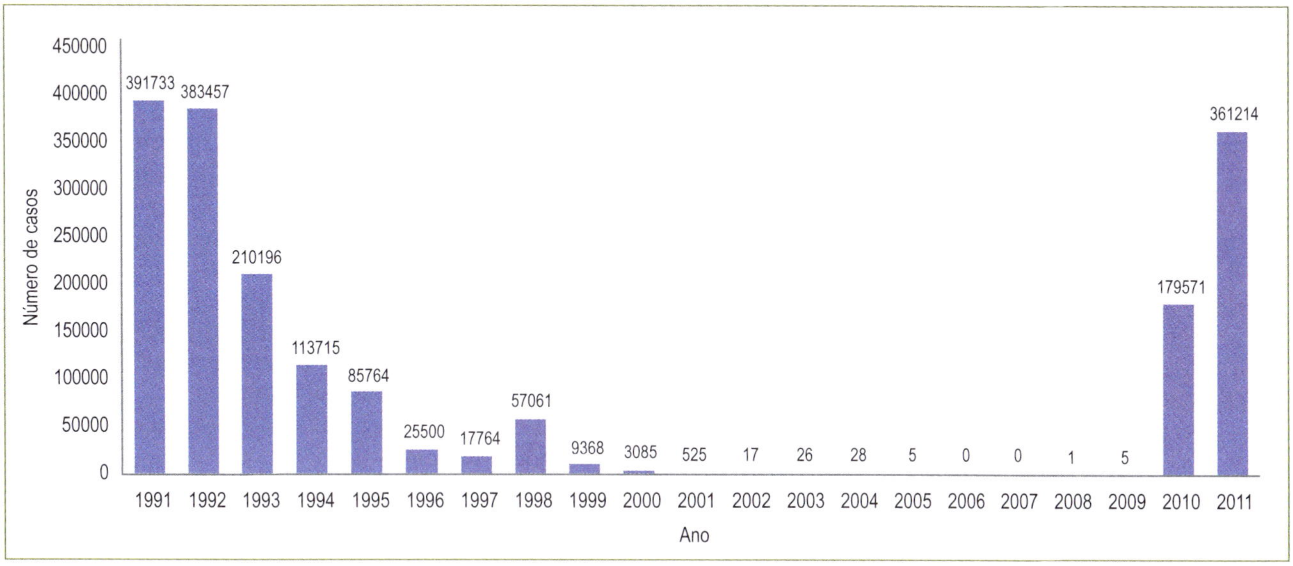

Figura 45.6 – *Número de casos por ano de cólera na América Latina, 1991-2011. Adaptado de Harvez e Avila.*

V. cholerae do biotipo El Tor. Os isolados da epidemia da América Latina dos anos 90 pertenceriam à segunda onda e estariam mais relacionados com isolados de Angola. Estes isolados são diferenciados dos demais, de outras latitudes, por conter uma ilha genômica chamada de WASA1, recentemente caracterizada como um profago e por apresentar uma ilha genômica VSP-II com características distintas das demais presentes em outras linhagens de El Tor.

Cólera no Século XXI

Surtos e/ou epidemias de cólera no mundo, em particular em países da África e Ásia, tem sido causados por *V. cholerae* caracterizados como híbridos, alterados ou variantes do El Tor do início da sétima pandemia. Estes carreiam alelos de *ctxB* diferentes do El Tor canônico. Também apresentam fenótipos de multirresistência a antibióticos devido a mutações em genes *housekeeping* (*gyr* e *par*) e/ou aquisição de genes de resistência aos antibióticos presentes em elementos integrativos e conjugativos (ICEs).

Estas variantes de *V. cholerae* tem sido relacionados a casos clínicos mais graves. A emergência e prevalência desta linhagem poderia explicar a maior taxa de fatalidade (de 1-5%) em comparação à taxa histórica de <1%.

Embora *V. cholerae* do sorogrupo O1 seja predominante entre isolados epidêmicos, outras linhagens clínicas também virulentas, de não O1/não O139, estão associadas a surtos.

Cólera: Diagnóstico, Tratamento e Prevenção

Os principais sintomas de pacientes com cólera são diarreia profusa e vômito, que podem levar à morte por desidratação severa. Normalmente, é possível o isolamento de *V. cholerae* a partir das fezes de indivíduos sintomáticos. Sem tratamento o paciente morre por desidratação. De fato, a morte acontece quando 10 a 15% do total do peso corporal é perdido. O tratamento se dá, principalmente, pela reposição de água e eletrólitos. Eventualmente, há a utilização de antibióticos.

V. cholerae pode se espalhar diretamente a outras pessoas que entrarem em contato com dejetos de indivíduos contaminados ou através da ingestão de água/alimento contaminado.

Ainda não existe uma vacina efetiva contra cólera. A forma de impedir seu espalhamento é pela interrupção do ciclo de contagio oral-fecal.

A cólera é uma doença que ainda impõe grandes desafios para vigilância epidemiológica e ambiental em todo o mundo e ao fato de que o *V.cholerae* é habitante natural de diferentes ecossistemas aquáticos. A partir de século XXI, com o avanço das tecnologias de sequenciamento de ácidos nucleicos, o *V. cholerae,* como outras bactérias, podem ser estudados, sob o enfoque da genômica, e assim abordagens em evolução, filogeografia e epidemiologia molecular podem ser realizadas de uma forma profunda e ampla.

Vibrio parahaemolyticus

Vibrio parahaemolyticus é a outra espécie do gênero *Vibrio* associada a epidemias e pandemia. Está relacionada a quadros de gastroenterite aguda após a ingestão de frutos do mar.

Linhagens da espécie são caracterizadas em mais de 80 sorotipos, considerando o perfil dos antígenos somático (O) e capsular (K).

Até 1996, as infecções causadas por *V. parahaemolyticus* estavam associadas a diversas variantes sorológicas, restritas a certas áreas do mundo e, em particular, ocorriam durante os meses mais quentes. No Japão 25% dos casos de gastroenterite aguda, após ingestão de frutos do mar, deve-se a infecção por esta bactéria que é comum também em outros países da Ásia.

A partir de 1996, uma variante (03:K6; *tdh+/trh-*) que emergiu na Índia vem se espalhando por países da Ásia, África e mais recentemente, nas Américas. Até 2006, casos/surtos já haviam sido relatados em Moçambique, Estados Unidos e México, e em países da Europa e América do Sul, evidenciando o surgimento de uma linhagem pandêmica.

As linhagens com potencial de virulência são distinguidas das demais pela produção de duas hemolisinas: a hemolisina termoestável codificada pelo gene *tdh* e a hemolisina relacionada à TDH que é codificada pelo gene *trh*. A linhagem pandêmica possui alelos próprios para alguns genes relacionados à virulência: *tdh*, *toxRS* e *orf8*. O gene *orf8* codifica uma proteína relacionada à adesão a células do epitélio intestinal e superfície de crustáceos do plâncton. O operon *tox*RS codifica uma proteína transmembranar relacionada à regulação de genes associados a virulência como o *tdh* e o *trh,* que codificam as duas principais hemolisinas presentes nas linhagens virulentas de *V. parahaemolyticus*.

O genoma de *V. parahaemolyticus* está distribuído em dois cromossomas circulares. No cromossoma 1 encontram-se duas cópias do operon ribossomal assim como o superintegron ou integron cromossômico, enquanto no cromossoma 2 existe uma copia do operon ribossomal. *O* primeiro genoma completo de um isolado pandêmico de *V. parahaemolyticus* O3:K6 revelou a presença de um novo tipo de sistema de secreção do tipo III que está localizado no cromossoma 1. De uma forma geral, a expressão dos genes que caracterizam este sistema ajudaria a bactéria a escapar da resposta imune do hospedeiro, induzindo a autofagia e lise celular. Dois sistemas de secreção do tipo VI estão localizados nos cromossomas 1 e 2. Estes sistemas tem atuações distintas e podem contribuir sinergicamente no fenótipo de virulência. No cromossoma 2 foi identificada uma nova ilha de patogenicidade (VPI) contendo alguns genes relacionados à virulência. Nove distintas ilhas genômicas já foram identificadas em *V. parahaemolyticus*.

Vibrio vulnificus

V. vulnificus é uma bactéria de vida livre mas, que também encontra-se associada a moluscos e crustáceos e que ocupa os mesmos nichos dos demais Vibrios ou seja, ambiente aquático, particularmente, ambiente marinho e estuarino. Em temperaturas abaixo de 10°C a bactéria entra num estado viável mas não cultivável que pode ser revertido.

V. vulnificus pertencem a dois principais biotipos: biotipo 1, geralmente isolados de casos humanos que apresentam uma significativa diversidade em relação aos LPS (lipopolisacarídeos) e biotipo 2, mais homogêneo em relação aos LPS e normalmente isolados de animais. Podem ser classificados em dois principais genótipos E e C (*environmental* e *clinical*). É possível identificar, em modelos animais, a existência de isolados virulentos e não virulentos, os isolados do genótipo C estariam entre os virulentos.

Os principais fatores associados à virulência são a cápsula, formada por polissacarídeos, e os LPS da superfície celular. Outros fatores seriam: hemolisina/citolisina de *V. vulnificus*, uma elastase e genes envolvidos na aquisição e utilização de ferro.

O genoma de *V. vulnificus* está distribuído em dois cromossomas circulares com aproximadamente 3.1Mb e 1.8Mb cromossoma 1 e 2, respectivamente. As oito cópias do operon ribossomal encontram-se distribuídas ao longo do cromossoma 1. Neste mesmo cromossoma está localizado o superintegron ou integron cromossômico.

Dois quadros clínicos estão relacionados à infecção por esta espécie: sepcemia e infecções em feridas. A sepcemia seria consequência do consumo de frutos do mar crus, em especial ostras, contaminados com *V. vulnificus*. Este quadro tem maior prevalência em indivíduos portadores de doenças crônicas e/ou imunocomprometidos.

De um modo geral os sintomas aparecem após 26 horas e são: febre, calafrios, surgimento de lesões nos pés e isolamento da bactéria no sangue. Os quadros de lesões em feridas podem ocorrer também em indivíduos saudáveis. Esta infecção é tratada com antibióticos.

Eventualmente, nos países asiáticos, particularmente o Japão, e nos Estados Unidos, há relatos de casos humanos envolvendo esta espécie. Já no Brasil os casos são raros.

Bibliografia

1. Chun J, Grim CJ, Hasan NA, Lee JH, Choi SY et al. Comparative genomics reveals mechanism for short-term and long-term clonal transitions in pandemic Vibrio cholerae. Proceedings of the National Academy of Sciences of the United States of America. 2009;106(36):15442–7.
2. Garza DR, Thompson CC, Loureiro ECB, Dutilh BE, Inada DT et al. Genome-wide study of the defective sucrose fermenter strain of Vibrio cholerae from the Latin American cholera epidemic. PloS one. 2012;7(5):e37283.
3. Harvez CB, Avila VS. The cholera epidemic in Latin America: reemergence, morbidity, and mortality. Pan American Journal of Public Health. 2013;33(1):40-6.
4. Morais LL, Garza DR, Loureiro EC, Vale ER, Santos DS et al. Population and genetic study of Vibrio cholerae from the amazon environment confirms that the WASA-1 prophage is the main marker of the epidemic strain that circulated in the region. PLoS One. 2013;8(11):e81372.
5. Mutreja A, Kim DW, Thomson NR, Connor TR, Lee JH et al. Evidence for several waves of global transmission in the seventh cholera pandemic. Nature. 2011;477(7365):462–5.
6. Thompson CC, Vicente ACP, Souza RC, Vasconcelos ATR, Vesth T et al. Genomic taxonomy of Vibrios. BMC Evolutionary Biology. 2009;9(1):258.
7. Vicente AC. On the emergence of atypical Vibrio cholerae O1 El Tor and cholera epidemic. Indian J Med Res. 2011;133:366-7.

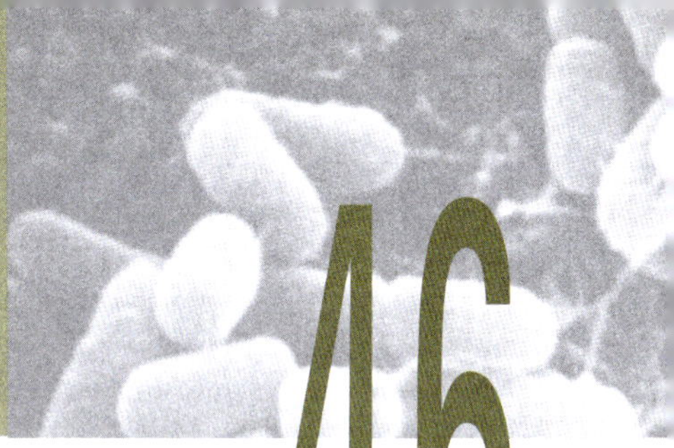

Angela Freitas Almeida

46

Aeromonas e Plesiomonas

Aeromonas

Membros do gênero *Aeromonas* são bacilos ou cocobacilos Gram-negativos, que medem cerca de 0,3 a 1,0 µm de diâmetro e 1,0 a 3,5 µm de comprimento, podendo ocorrer sozinhos, aos pares ou raramente em pequenas cadeias. As *Aeromonas* são anaeróbias facultativas, oxidase e catalase positivas, não esporuladas e geralmente móveis por flagelação polar. *Aeromonas* são quimiorganotróficas, exibindo metabolismo oxidativo e fermentativo da glicose. Espécies mesófilas crescem entre 10 e 42ºC, mas algumas podem ser mais ativas em determinados ensaios fisiológicos a 22 e 25ºC, enquanto cepas psicrotróficas isoladas de peixe e do meio ambiente crescem, preferencialmente, em temperaturas abaixo de 37ºC. O interesse do gênero *Aeromonas* pela comunidade científica e médica tem crescido nas últimas décadas. Inicialmente, o gênero foi reconhecido apenas como causadores de doenças sistêmicas em animais pecilotérmicos. Atualmente, as *Aeromonas* sp. são consideradas não somente como um importante patógeno causador de doenças em peixes e outras espécies de sangue frio, mas também o agente etiológico responsável por uma variedade de complicações infecciosas tanto em indivíduos imunocompetentes como imunodeprimidos.

Historicamente, o primeiro relato de isolamento de *Aeromonas* causando doença (pata vermelha) em animais pecilotérmicos (sapos) foi descrito em 1891 por Ewing e colaboradores (1961). Em 1936, Kluyver e Van Niel propuseram que o gênero *Aeromonas* (*Aero* = gás; *monas* = unidade) fosse incluído na família Pseudomonadaceae, por serem bastonetes Gram-negativos que, contrariamente à maioria das enterobactérias, reagiam positivamente à prova da oxidase. Somente em 1951, a primeira associação do gênero *Aeromonas* com infecção humana (miosite metastática) foi descrita por Caselitz em 1996. Em 1974, o gênero *Aeromonas* passou a pertencer à família Vibrionaceae, juntamente com os gêneros *Vibrio* e *Plesiomonas*, devido às semelhanças fisiológicas, de ecossistemas e de manifestações clínicas com esses dois agentes bacterianos. Reconhecendo as diferenças existentes entre cepas de *Aeromonas* sp. e outras espécies da família Vibrionaceae, como a resistência a 150 µg do agente vibriostático O/129, o não crescimento em NaCl a 6,5%, e utilizando-se de técnicas moleculares como o sequenciamento da subunidade 16S do RNA ribossomal em 1986 foi proposta uma nova família, Aeromonadaceae. Em 2001, a família Aeromonadaceae foi aceita pelo Comitê Internacional de Sistemática Bacteriana, e incluída na última edição do Manual *Bergey*, compreendendo três gêneros: *Aeromonas*, *Oceanomonas* e *Tolumonas*. Atualmente, através de análises filogenéticas e moleculares, além de testes bioquímicos extensos, várias novas espécies têm sido descritas. Em consequência, o gênero atualmente compreende as seguintes espécies, incluindo as validadas e as proposta: *A. hydrophila*, *A. bestiarum*, *A. salmonicida*, *A. caviae*, *A. media*, *A. eucrenophila*, *A. sobria*, *A. veronii* bv *sobria*, *A. veronii* bv *veronii*, *A. jandaei*, *A. schubertii*, *A. trota*, *A. allosaccharophila*, *A. encheleia*, *A. popoffii*, *A. culicicola*, *A. simiae*, *A. molluscorum*, *A. bivalvium*, *A. tecta*, *A. aquariorum*, *A. piscicola*, *A. taiwanensis*, *A. sanarellii*, *A. rivuli*, *A. diversa* e *A. fluvialis*.

Cepas de *Aeromonas* podem ser isoladas a partir de praticamente todos os nichos ambientais onde ecossistemas bacterianos possam existir. Isto inclui habitats aquáticos, peixes, espécies de invertebrados, aves, animais domésticos, alimentos e os solos naturais. O vasto panorama de fontes ambientais a partir do qual as *Aeromonas* podem ser encontradas, facilmente deve-se ao fato da constante exposição à essas fontes e das interações entre o gênero *Aeromonas* e os seres humanos.

Estudos têm indicado que três espécies de *Aeromonas* (A. *hydrophila*, A. *caviae* e A. *veronii* bv. *sobria*) são responsáveis pela grande maioria (85%) das infecções humanas e dos materiais clínicos analisados atribuídos a este gênero. O mesmo parece se repetir na maioria das cepas ambientais, com a *A. salmonicida* incluída como uma espécie predominante em amostras de peixes e de água. Hoje, o gênero *Aeromonas* é considerado quase sinônimo de "água e ambientes aquáticos", sendo isoladas a partir de rios, lagos, lagoas de água salgada (estuários), água potável, águas subterrâneas, águas residuais e de esgoto em vários estágios de tratamento.

Espécies de *Aeromonas* podem ser encontradas em concentrações variáveis na água potável. Embora a importância das *Aeromonas* nas amostras de água em relação aos casos de gastroenterite ainda é desconhecida, a permanente exposição de pessoas imunodeprimidas a águas contaminadas por *Aeromonas* pode, potencialmente, levar a doenças invasivas como a sepse. Em 1998, *A. hydrophila* foi adicionada à lista de micro-organismos contaminantes da Agência de Proteção Ambiental dos Estados Unidos (EPA- *Environmental Protection Agency*), estabelecendo como prioridade sua pesquisa em água potável (EPA, 2006). Atualmente, já foi reconhecido que *Aeromonas* colonizam e formam biofilme em sistemas de distribuição de água e de processamento de alimentos, além de colonizarem o trato gastrintestinal, no caso de cepas clínicas. Adicionalmente, *Aeromonas* foi reportada em estado viável, mas não cultivável similarmente a outros patógenos, como os *Vibrio*.

Após o *tsunami*, ocorrido na Tailândia em 2004, *Aeromonas* sp. foi a causa mais comum de infecção de pele e tecidos moles entre os sobreviventes. *Aeromonas* sp. também foi detectada em amostras de água em Nova Orleans, EUA, após o furacão Katrina. Um relato interessante foi o de um surto ocorrido entre pessoas saudáveis que participavam de um jogo de futebol na lama, cuja água era de um rio próximo. No dia seguinte à partida, vários jogadores apresentaram feridas infectadas que se distribuíam por todo o corpo, além de apresentarem outros sintomas como dor de ouvido, garganta, febre, mialgia e náusea. Na água do rio foi detectada a presença de *Aeromonas*.

No Brasil, temos relatos de isolamento de *Aeromonas* sp. em amostras de água superficiais e de sedimento e de água doce de diversas fontes naturais. Em 2004, em Pernambuco, ocorreu um surto de diarreia envolvendo mais de 2.000 casos. Em 19,5% das 582 coproculturas realizadas, *Aeromonas* sp. foi isolada. Embora a origem do surto não tenha sido determinada, os autores relataram as precariedades das condições sanitárias na região, onde via de regra, as águas residuais não tratadas são lançadas diretamente no rio. Além disso, a população recorria à água de pequenos açudes, sem tratamento microbiológico, devido à escassez na distribuição de água potável. Os relatos do isolamento de espécies de *Aeromonas* a partir de diferentes coleções de água (doméstica, pública, piscicultura e sistema de cultivo integrado, por exemplo) sugerem que o consumo de água não tratada constitui um fator de risco para o homem, gerando uma preocupação em nível de Saúde Pública, tendo em vista, o potencial patogênico dessas amostras.

Por outro lado, espécies do gênero *Aeromonas* foram identificadas no conteúdo gastrointestinal de ovinos saudáveis, gado e cavalos nas frequências que variam de 5% a 10%. Amostras de *Aeromonas* podem causar uma variedade de doenças graves em animais de sangue frio e quente, como por exemplo, estomatite ulcerativa em cobras e lagartos, doença da pata vermelha em sapos, septicemia em cães e artrite séptica em bovinos. Desde o século 19, o gênero *Aeromonas* é conhecido como patógenos de peixes e a espécie *A. salmonicida* é responsável por furunculose em peixes, em especial nos salmons. A doença tem várias apresentações, que vai desde uma forma aguda, caracterizada por septicemia com acompanhamento de hemorragias nas bases das nadadeiras, inapetência, e melanose a uma subaguda e/ou crônica em uma variedade de peixes em idade avançada, caracterizada por letargia, discreta exoftalmia e hemorragia nos músculos e órgãos internos. *A. hydrophila* e *A. veronii* bv *sobria* também causam doenças em peixes, incluindo septicemia hemorrágica, em carpas, tilápias, bagres e salmão, doença da ferida vermelha em carpa, e infecções ulcerativa em bagre, bacalhau e carpa. *A. hydrophila* têm sido associada a maior mortandade de peixes, resultando em grandes perdas econômicas à piscicultura ao redor do mundo. Acredita-se que os animais funcionem como um reservatório pronto a introduzir e/ou permutar espécies de *Aeromonas* nos ambientes microbianos no mundo.

Infecções clínicas

As espécies de *Aeromonas* são agentes etiológicos de uma variedade de doenças nos seres humanos. São conhecidas quatro categorias principais de infecções produzidas por esses micro-organismos. Uma delas seria a infecção da pele e/ou tecidos moles, precedidas de injúria traumática, que geralmente ocorre devido à exposição à água e/ou solos contaminados, com maior incidência nas estações quentes, onde a espécie predominante é *A. hydrophila*. A segunda categoria é a sepse, geralmente associada às doenças hepáticas, biliares, pancreáticas ou às doenças malignas, particularmente a leucemia aguda ou anemia aplástica. A terceira categoria seria as infecções extraintestinais, tais como as do trato urinário, conjuntivites, meningites, peritonites, otites, endocardites e osteomielites. E a quarta categoria, as enfermidades diarreicas agudas de curta duração e autolimitadas, que por sua vez, são mais frequentes em crianças pequenas e, em pacientes idosos podendo-se observar enterocolite crônica, com ou sem fatores predisponentes. Os sintomas de doença gastrointestinal incluem além da diarreia, dor abdominal, febre, náuseas e vômitos. Em casos mais severos, sangue e muco nas fezes podem indicar disenteria. Crianças apresentando várias evacuações ao dia com duração do quadro por 2 a 10 dias já foram relatados. Diarreia semelhante à cólera, fezes não sanguinolentas, com aspecto "água de arroz" evoluindo para a desidratação do paciente já foram reportados. Apesar da descrição de numerosos casos relatando o isolamento de *Aeromonas* sp. em pacientes com diarreia, o papel dessas bactérias na etiologia das aeromonoses continua controverso, devido ao fato da não reprodução em animais de laboratório dos sintomas diarreicos observados no homem. Assim o papel das *Aeromonas* sp. como agente causador de gastroenterite continua objeto de investigação e análise pelos pesquisadores ao redor do mundo.

Das espécies conhecidas, *A. hydrophila, A. caviae e A. veronni* bv *sobria* são as mais isoladas em infecções intestinais e extraintestinais humanas respondendo por 85% dos isolados clínicos do gênero. *A. jandaei, A. schubertii* e *A. veronni* bv *veronni* são também responsáveis por infecções, porém em menor relevância. No Brasil e no mundo poucos surtos são descritos na literatura confirmando a presença de *Aeromonas* e, de um modo geral, a suspeita recai para a ingestão ou contato de água contaminada por *Aeromonas*. Casos nacionais relataram a ocorrência de *Aeromonas* nas fezes dos pacientes acometidos por diarreia, registrando a maior prevalência das espécies *A caviae* e *A. hydrophila* entre os isolados. Segundo a literatura internacional, as complicações da doença diarreica são raras e incluem síndrome hemolítica urêmica, doença renal e sepse. A importância desse agente como causador de diarreias agudas, principalmente em crianças e idosos e de diarreia crônica, particularmente em pacientes imunocomprometidos, vem sendo relatado.

Fatores de virulência

As espécies de *Aeromonas* mais implicadas em infecções humanas e animais, bem como em certas estirpes isoladas de água e alimentos, expressam um conjunto de fatores de virulência cujo envolvimento na patogênese das infecções é considerado complexo e multifatorial. Esses micro-organismos são capazes de produzir uma variedade de substâncias e estruturas biologicamente ativas na patogenia das infecções. Os componentes estruturais mais estudados e que estão associados ao processo de invasão e patogenicidade são os flagelos, a cápsula, o pili, a camada S, o lipopolissacarídeo e as proteínas de membrana externa. *Aeromonas* sp. produz também uma variedade de substâncias extracelulares, tais como, enterotoxinas, hemolisinas, citotoxinas, DNAses, RNAses, elastases, lecitinases, amilases, proteases e lipases.

Duas classes de enterotoxinas têm sido encontradas em culturas de *Aeromonas* sp.: a enterotoxina citotônica e a citotóxica. A citotônica - codificada pelos genes *alt* e *ast* - não causa degeneração das criptas e vilosidades do intestino, entretanto, estimula eventos mediados pelo AMP-c levando à secreção de água e sais pelas células intestinais. Ao contrário, a toxina citotóxica ou citolítica, codificadas pelos genes *act*, *hly*A e *aer*A, causa grande dano ao epitélio e é também chamada de β-hemolisina e/ou aerolisina, pois possui atividade hemolítica e citotóxica além de enterotóxica. Estudos mostraram que a propriedade hemolítica desta proteína é mediada pela formação de poros na membrana celular de eritrócitos quando sete peptídeos se juntam e formam um canal. A β-hemolisina produz uma zona clara de hemólise em ágar sangue e é termo-lábil a 56°C por 10 minutos, sendo frequentemente encontrada em cepas isoladas de fezes diarreicas. Entretanto, outras moléculas com atividade exclusivamente hemolítica ou citotóxica também têm sido isoladas em cepas de *Aeromonas* sp. e a identificação de genes responsáveis pela codificação dessas toxinas tem sido realizadas. As proteases cujas funções são mais estudadas têm a capacidade de causar danos ao tecido do hospedeiro através da quebra de ligações peptídicas, podendo facilitar, deste modo, a invasão celular. Adicionalmente, foi descrito que as hemolisinas são ativadas por proteases e já foram caracterizadas duas enzimas com atividades proteolíticas em *A. hydrophila*: uma metaloprotease e uma serinoprotease.

Aeromonas sp. é normalmente móvel mediante um flagelo polar monotríquio e sem bainha, expresso constitutivamente, responsável pela locomoção em meio líquido (*swiming*). Além disso, cepas de *Aeromonas,* quando cultivadas em meios sólidos ou viscosos, são capazes também de produzir flagelos laterais indutíveis, envolvidos na mobilidade por deslizamento (*swarming*), fenômeno associado à colonização de superfícies, difusão das colônias, produção de biomassa e formação de biofilme. Os flagelos também podem funcionar como adesinas que se ligam aos enterócitos e contribuem para a aderência da bactéria à célula hospedeira favorecendo a invasão celular.

A adesão é um fator de virulência essencial nas espécies de *Aeromonas* que infectam seu hospedeiro através das mucosas ou causam gastroenterites. Já foram descritas duas classes de adesinas em *Aeromonas* sp. mesófilas, que incluem as não filamentosas, (uma proteína de membrana externa de 43-kDa) e as filamentosas, conhecidas como fímbrias ou pili (curtas e rígidas ou longas e flexíveis; pili tipo IV). As espécies de *Aeromonas* associadas à gastroenterite podem expressar pelo menos duas famílias distintas de pili tipo IV, a Tap, Flp e Msh (*bundle forming pili*, Bfp). Linhagens celulares cultivadas *in vitro* têm sido empregadas para o estudo da capacidade adesiva de espécies de *Aeromonas* sendo observada uma forte tendência a capacidade agregativa das bactérias às células bem como às lamínulas de vidro principalmente nas espécies *A caviae*, *A. hydrophila* e *A. veronii* bv. *sobria*. A observação intracelular, por microscopia eletrônica, de *Aeromonas* dentro de vacúolos no citoplasma e a presença de bactérias livres já foi evidenciado, sugerindo que estas características sejam consequência de um processo invasivo. Em adição, a presença de sistemas de secreção (tipo I, III e IV) e de aquisição de ferro bem como a comunicação por *quorum sensing* já foram descritos em *Aeromonas*.

Aeromonas em alimentos

Nas últimas duas décadas, a literatura tem relatado vários isolamentos de *Aeromonas* sp. de produtos alimentícios obtidos de supermercados, feiras livres e lojas varejistas. Embora variados métodos de isolamento e identificação tenham sido utilizados nas diversas fontes de produtos comerciais analisados, os resultados dessas investigações indicaram que as *Aeromonas* são habitantes comuns nesses alimentos, independentemente da sua origem geográfica. O isolamento de *Aeromonas* nos alimentos pesquisados, incluindo, peixes, produtos do mar, leite e derivados, quer cru ou pasteurizado e carnes de frango, carneiro, veado, porco e bovina foi quantificado e as contagens iniciais variaram de 10^2 a 10^5 UFC/g, aumentando após um período de 7 dias, sob temperatura de refrigeração, em 1-3 log na maioria dos produtos. Esses resultados ressaltaram a natureza psicrotróficas das *Aeromonas* constituindo, desse modo, risco significativo para os alimentos estocados. *A. hydrophila* tem apresentado capacidade de se multiplicar em uma variedade de produtos cárneos embalados a vácuo e armazenados entre

-2 e 10°C. A produção de toxinas por cepas de *Aeromonas* sp. em alimentos armazenados sob baixas temperaturas (5-7°C) assim como a produção de hemolisina demonstra importância considerável para a saúde pública.

Em vegetais, o isolamento de *Aeromonas* de salsa e agrião adquiridos em feiras livres, no momento da coleta e, após incubação sob refrigeração por sete dias detectou *A. caviae* como a espécie predominante em ambas as amostragens de vegetais. Em 51,5% das cepas de *Aeromonas* isoladas, foi detectado o potencial enterotoxigênico e hemolítico. Uma vez que vegetais são, via de regra, consumidos crus, o risco de infecções por *Aeromonas*, especialmente em pacientes imunocomprometidos, é motivo de alerta para os órgãos competentes. Na Tailândia foram detectadas cepas de *Aeromonas* em alface, tomate, cebola, aipo e salsinha antes de serem lavados e depois, prontos para consumo, servidos em um hospital localizado em Bancoc. Esses achados chamam a atenção e alertam para os alimentos, mais do que a água, podem estar associados com os surtos que possam ocorrer nos hospitais ou na comunidade.

Diagnóstico laboratorial

O isolamento e a caracterização fenotípica das espécies de *Aeromonas* é complexa e requer identificação genotípica para a caracterização completa. Para o isolamento a partir de alimentos, deve ser utilizado o enriquecimento em água peptonada alcalina pH 8,2-8,4, seguido de incubação a 28-30°C por 24-48h. A semeadura em meios específicos para a detecção do gênero, como o Ágar GSP e/ou outros, é necessária. A utilização de meios de cultura para bactérias entéricas pode ser realizada, porém pode ser trabalhosa, pois as *Aeromonas* podem ser tanto lactose negativas como positivas. Após o isolamento, o teste da oxidase permite a diferenciação junto às enterobactérias, com exceção do gênero *Plesiomonas*. A maioria das cepas apresenta resistência ao agente vibriostático O/129 (2,4-diamino, 6,7-diisopropilpteridina-fosfato) na concentração de 150mg/mL. O metabolismo tanto fermentativo quanto oxidativo para a glicose diferencia o gênero *Aeromonas* do gênero *Pseudomonas* e a ausência de crescimento em 6,5% de NaCl as diferencia dos vibrios. Os principais testes fenotípicos diferenciais entre os gêneros *Aeromonas*, *Plesiomonas* e *Vibrio* devem ser realizados e cerca de 30 testes são necessários para o estabelecimento da espécie. A incubação dos testes a 28-30°C por cerca de 7 dias em algumas provas é relevante. Os kits comerciais costumam ser ineficazes para a caracterização da totalidade das espécies, necessitando de várias provas adicionais. A identificação de *Aeromonas* utilizando ensaios moleculares baseados no Polimorfismo de Tamanho de Fragmento de Restrição (RFLP) do gene 16S rDNA e o sequenciamento dos genes *gyrB* e *rpoB* (genes que codificam subunidade beta da DNA girase e da RNA polimerase, respectivamente) tem sido usado visando uma identificação rápida e confiável de *Aeromonas* sp. O método de espectrometria de massa tipo MALDI-TOF vem sendo aplicado com sucesso na identificação de *Aeromonas*.

Resistência a antimicrobianos

Em *Aeromonas*, a susceptibilidade aos antimicrobianos tem sido bem documentada, principalmente, entre os relatos de casos clínicos, contudo entre os isolados de origem ambiental e alimentar o conhecimento é restrito. A descrição da produção de enzimas beta-lactamases, mediadas cromossomicamente, conferindo resistência a penicilinas, incluindo ampicilina, piperacilina, ticarcilina, meziocilina e carbenicilina ocorre para a maioria das espécies de *Aeromonas*. Pacientes que utilizam esse antimicrobianos em outras patologias, podem estar predispostos às infecções por *Aeromonas* sp. Quinolonas, aminoglicosídeos e cefalosporinas de terceira geração são utilizados com sucesso na maioria dos casos. No tratamento das infecções por *Aeromonas*, entretanto, relatos reportando o surgimento de cepas de *Aeromonas* resistentes vem aumentando nos últimos anos. De modo geral, a resistência aos aminoglicosídeos, tetraciclina, cloranfenicol e cotrimoxazol é variável, provavelmente, pela frequência ou pelo tipo de antimicrobiano prescrito durante o tratamento das infecções por *Aeromonas* nas diferentes áreas geográficas estudadas.

Em alimentos, as altas taxas de resistência documentadas são principalmente de amostras isoladas de peixes em função do uso excessivo de antimicrobianos na piscicultura para tratamento e/ou prevenção de doenças e também como aditivos para alimentação animal. Tal prática tem contribuído para o aumento da multirresistência entre as *Aeromonas* além de agir como um reservatório desses genes que podem ser propagados a outras espécies bacterianas.

A genética da resistência aos antimicrobianos pode ser cromossomal ou envolver a presença de plasmídios, integrons ou transposons. Diversas propriedades fenotípicas bacterianas, incluindo resistência ou fatores de virulência, têm sido relacionadas à plasmídios em *Aeromonas* sp. Essa presença em micro-organismos potencialmente patogênicos representa um risco, pois as características de resistência podem ser transferidas a outros patógenos, ou ainda podem dificultar o sucesso da antibioticoterapia em infecções provocadas por cepas de *Aeromonas* sp. carreadoras destes elementos genéticos.

Plesiomonas

Plesiomonas shigelloides é um bastonete Gram-negativo, habitante natural do meio ambiente e animais aquáticos. Apresenta flagelos polares, é oxidase-positiva, não forma esporos, e é anaeróbio facultativo. O gênero consiste de uma única espécie que foi descrita pela primeira vez em 1947. Devido às similaridades entre as características fenotípicas e ambientais junto aos gêneros *Aeromonas* e *Vibrio*, *Plesiomonas* ("plesio", vizinho; "monas," unidade, em função da proximidade com as *Aeromonas*), *P. shigelloides* foi anteriormente, incluída na família Vibrionaceae. Recentemente, o Manual de Bergey inclui a *P. shigelloides* na família Enterobacteriaceae, relacionando-a ao gênero *Proteus*, com base nos estudos moleculares e filogenéticos. Estudos de caracterização sorológica baseados nos antígenos somáticos (AgO) e flagelares (AgH) diferenciam as cepas de *P. shigelloides* em 102 AgO e 51 AgH. Alguns desses antígenos somáticos estão relacionados aos de *Shigella sonnei* fase I, levando a erros de identificação. Reações cruzadas entre sorovariedades de *P. shigelloides* e *S. dysenteriae*, *S. boydii* e *S. flexnerii* foram já descritos.

Com relação às principais características fisiológicas e bioquímicas tem-se que cepas de *Plesiomonas* podem crescer em temperaturas que variam de 8-10°C a 42-44°C, tendo o ótimo para crescimento entre 35-38°C. Toleram faixas de pH entre 4,0-9,0, mas podem morrer rapidamente em pH abaixo de 4.0. Crescem em concentrações variadas de cloreto de sódio, podendo atingir a faixa de 5.0%. A identificação bioquímica se baseia na positividade frente aos testes de oxidase e descarboxilação da lisina e ornitina e di-hidrolação da arginina. Produz ácido a partir do inositol e fermentam vários açucares sem produção de gás. Como pré-enriquecimento recomenda-se a água peptonada alcalina com pH 8,0-8,2 e como meio seletivo-indicador para isolamento o ágar inositol-verde brilhante-sais de bile (IBB). Os ecossistemas de água doce (rios, lagos e lagoas) e estuários marinhos de climas tropicais e temperados são os principais habitats de *P. shigelloides*. Este micro-organismo já foi isolado a partir do solo e de animais silvestres (peixes, anfíbios, répteis, pássaros, macacos e doninhas) e animais domésticos (ovinos, suínos, bovinos, gatos, cães e cabras). Em humanos saudáveis a ocorrência de *Plesiomonas* é muito baixa. O consumo de peixes, frutos do mar (lula, ostras e mariscos) e águas contaminadas são as principais fontes de doenças e/ou surtos de origem alimentar ao homem. Os principais sintomas relacionados às infecções entéricas se caracterizam por diarreia aquosa de curta a longa duração (2 a 4 semanas) e a gastroenterite invasiva com presença de sangue, muco e leucócitos nas fezes além de dores abdominais intensas, vômito e febre. Entre as principais infecções extraintestinais associadas a *Plesiomonas* têm-se as septicemias, meningoencefalites e ceratites especialmente relacionadas a pacientes imunocomprometidos, neonatos e idosos.

São poucos os relatos referentes aos mecanismos relacionados à virulência do micro-organismo. Contudo, a produção de uma enterotoxina semelhante à cólera e enterotoxinas termo-lábil e termo-estável tem sido documentadas. Atividade citotóxica frente a linhagens celulares epiteliais e intestinais, promovendo alterações morfológicas e morte celular além da descrição de toxinas com atividade de vacuolização intracelular já foram evidenciados. Com relação à atividade hemolítica, a literatura retrata a expressão dessa atividade sob regulação de ferro, e dependente da composição do meio de cultura, tensão de oxigênio e viscosidade do meio. A capacidade de aderir e invadir células hospedeiras *in vitro* foi observado por alguns autores, principalmente entre amostras isoladas de material clínico. A presença de plasmídios de alto peso molecular detectado em cepas de *Plesiomonas* isoladas de pacientes com quadro clínico de infecção por micro-organismo invasor sugere um possível potencial de virulência.

Plesiomonas é susceptível a um grande número de antimicrobianos de segunda e terceira geração, contudo a produção de enzimas beta-lactamases confere resistência ao grupo das penicilinas e cefalosporinas.

Bibliografia

1. Carnahan AM, Joseph SW. Aeromonadaceae. In: Brenner DJ, Krieg NR, Staley JT, Garrity GM (Eds): The proteobacteria, Part B, Bergey's Manual of Systematic Bacteriology, 2nd edition, v.2, Springer-Verlag, New York, NY. 2005.
2. Horneman AJ, Ali A. Aeromonas. In: Versalovic J, Carroll KC, Funke G, Jorgensen JH, Landry ML, Warnock DW. Manual of Clinical Microbiology. 10th(ed.) Washington: AMS press; 2011.
3. Igbinosa IH, Ehimario UI, Aghdasi F, Tom M, Okoh AI. Emerging Aeromonas species infections and their significance in Public Health. The Scientific World Journal, Article ID 625023, 13 pages doi:10.1100/2012/625023, 2012.
4. Janda JM, Abbott SL. The Genus Aeromonas: Taxonomy, Pathogenicity and Infection. Clin Microbiol Rev 2010;p. 35-73.
5. Levin RE. Plesiomonas shigelloides – An aquatic food borne pathogen: A review of its characteristics, pathogenicity, ecology, and molecular detection. Food Biotechnol. 2008;22:189-202.
6. Parker JL, Shaw JG. Aeromonas spp. clinical microbiology and disease. J. Infection. 2011;62:109-118.

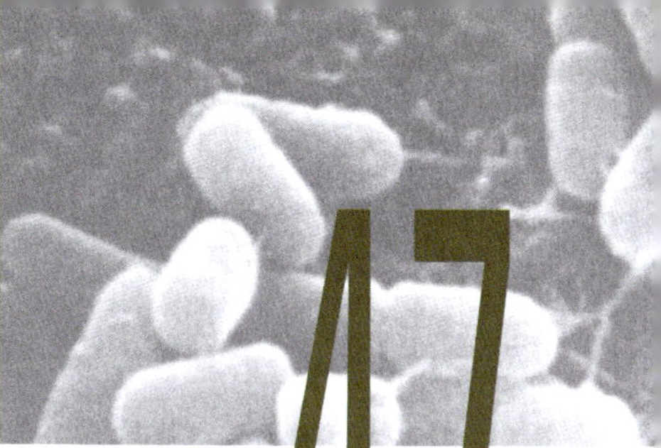

Heriberto Fernandez

47 Família Campylobacteraceae

Características Gerais e Constituição da Família

A família Campylobacteraceae pertence à classe Epsilonproteobacteria da ordem Campylobacterales. É constituída de bacilos Gram-negativos curvos, em forma de S ou espiralados, medindo 0,2 a 0,9 μm de largura e 0,5-5 μm de comprimento. Não formam esporos e em culturas velhas transformam-se em corpos esféricos ou cocoides que perderam sua viabilidade, conhecidos como formas viáveis não cultiváveis (FVNC). São móveis por flagelação monotríquia ou anfitríquia. Apresentam metabolismo de tipo respiratório, sendo a menaquinona sua única quinona respiratória. A grande maioria das espécies é microaerófila, algumas podem proliferar em aerobiose e outras em anaerobiose. São todas oxidase-positivas e incapazes de fermentar ou oxidar os hidratos de carbono, obtendo sua energia de aminoácidos ou intermediários do ciclo do ácido tricarboxílico que não sejam derivados de hidratos de carbono. A sua composição citosina-guanina do DNA varia entre 28 e 46 mol%.

A família está constituída pelos gêneros *Campylobacter*, *Arcobacter* e *Sulfurospirillum*. Os dois primeiros gêneros contêm espécies patogênicas para o homem e animais, enquanto o gênero *Sulfurospirillum* está formado por espécies de vida livre isoladas de ambientes aquáticos.

As espécies do gênero *Campylobacter* (do grego: *kampulos*, encurvado; *bacter*, bactéria) são de natureza zoonótica, cuja morfologia microscópica conserva as características morfológicas gerais dos membros da família (Figura 47.1). São móveis por flagelação monopolar ou bipolar monotríquia. São incapazes de proliferar em presença do ar atmosférico, porém também não crescem em anaerobiose, sendo microaerófilos estritos que precisam de 5% a 10% de O_2 para proliferar.

Atualmente são conhecidas 25 espécies e9 subespécies (http://www.bacterio.net/campylobacter.html), as quais reconhecem como reservatório natural a mamíferos e aves, tanto domésticos como de vida livre. Na Tabela 47.1 são listadas as principais espécies encontradas em associação com processos infecciosos do ser humano, indicando seus principais reservatórios, doenças associadas no homem e nos animais. Algumas delas serão estudadas em seguida.

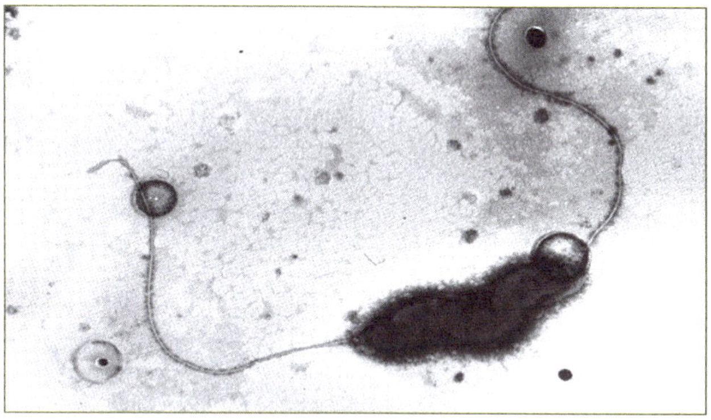

Figura 47.1 – *Microfotografia eletrônica mostrando morfologia e flagelação típica de* Campylobacter *(fotografia da coleção do Dr. Heriberto Fernandez, Instituto de Microbiología Clínica, Universidad Austral de Chile).*

Campylobacter jejuni

Duas subespécies – *C. jejuni* subsp. *jejuni* e *C. jejuni* subsp. *doylei* – são reconhecidas como unidades taxonômicas independentes dentro desta espécie.

Campylobacter jejuni subsp. *doylei*

As primeiras descrições desta espécie foram realizadas em 1985 na Europa e, posteriormente, na Austrália e na África, mas, hoje, tem sido encontrada em praticamente todos os continentes. Inicialmente foram denominados como GCLO-2 *(Gastric Campylobacter like organisms type 2)*, por terem sido isolados do epitélio gástrico. Estes bacilos Gram-negativos curvos ou espiralados apresentam um único flagelo em uma ou as duas extremidades. São microaerófilos, desenvolvendo-se lentamente entre 35ºC a 37ºC, sua temperatura ótima de crescimento. Algumas amostras podem proliferar pobremente a 30ºC ou 42ºC. Pode ser facilmente diferenciada de *C. jejuni* subsp. *jejuni* pela sua incapacidade de se desenvolver a 42°C e de reduzir os nitratos a nitritos.

Esta espécie tem sido isolada do epitélio da região do antro gástrico em pacientes com úlcera gástrica e gastrite

Tabela 47.1
Principais Espécies de *Campylobacter* Encontradas em Associação com Processos Infecciosos do Ser Humano

Espécies	*Reservatórios*	*Doença no ser humano*	*Doença em animais*
C. fetus subsp. fetus	Bovinos, ovinos	Septicemia, enterite, aborto, meningite	Aborto espontâneo em bovinos e ovinos
C. fetus subsp. venerealis	Bovinos	Septicemia (rara)	Infertilidade infecciosa no bovino
C. upsaliensis	Cães, gatos, macacos	Enterite, septicemia	Gastroenterite em cães e gatos
C. hyointestinalis subsp. hyointestinalis	Suínos, bovinos, hamsters	Enterite, septicemia	Enterite em suínos e bovinos
C. concisus	Humanos	Doença periodontal, enterite, septicemia	Não conhecida ainda
C. sputorum subsp. sputorum	Humanos, bovinos, ovinos, suínos	Abscessos; diarreia?	Enterite necrótica no suíno, diarreia em cães
C. lari	Gaivotas, outras aves, cães, gatos	Enterite, septicemia	Não conhecida ainda
C. jejuni subsp. doylei	Humanos (com e sem diarreia), cães e galinhas	Enterite, septicemia, gastrite	Não conhecida ainda
C. jejuni subsp. jejuni	Aves e mamíferos	Gastroenterite, septicemia, síndrome de Guillai-Barré	Enterite em cães e gatos jovens, aborto em ovinos
C. coli	Aves e mamíferos	Gastroenterite, septicemia	Enterite em cães e gatos jovens, aborto em ovinos
C. curvus	Humanos	Infecção da cavidade oral, enterite, septicemia, peritonite	Não conhecida ainda
C. gracilis	Humanos	Infecção gengival, infecções de vísceras, cabeça e pescoço, abscessos, empiemas	Não conhecida ainda
C. showae	Humanos	Placa dentária, infecção de canais dentários	Não conhecida ainda
C. insulaenigre	Mamíferos marinhos (pinípedos)	Diarreia	Não conhecida ainda

crônica ativa, como também das fezes de crianças com diarreia.

A importância clínica, bem como sua frequência de isolamento e seus mecanismos de patogenicidade não estão, ainda, bem estabelecidos.

Campylobacter jejuni subsp. *jejuni*

No início de 1970, ficou estabelecida definitivamente a participação desta espécie como mais um agente de infecção intestinal. Por apresentar a maior frequência de isolamento dentro das espécies do gênero, a maioria dos autores refere-se a ela simplesmente como *C. jejuni*, denominação que será utilizada neste capítulo. A bactéria é facilmente identificada pelos seguintes fatores: forma, características da colônia, capacidade de crescer a 42ºC, resistência a certos antibióticos e determinadas propriedades bioquímicas. Esta capacidade de crescer a 42ºC é apresentada igualmente pelas espécies *C. coli, C. lari* e *C. upsaliensis*, razão pela qual são conhecidas também, em conjunto, como as espécies termotolerantes do gênero *Campylobacter*.

Fatores de Virulência e Patogênese

C. jejuni é um germe enteropatogênico que eventualmente invade a circulação, causando infecção em diferentes órgãos. Porém, isto ocorre nos primeiros estágios da doença já que, como é sensível ao poder bactericida do soro humano, rapidamente é eliminado da circulação. A infecção intestinal localiza-se nos intestinos delgado e grosso, onde a bactéria adere e prolifera.

Os três principais mecanismos de produção de doenças das espécies de *Campylobacter* que causam gastroenterite são: adesão, invasão e produção de toxinas sendo reconhecidos como fatores de virulência componentes estruturais ou produtos metabólicos da bactéria. O passo inicial para que possa ocorrer a infecção é a adesão.

Adesão e Invasão Intestinal

C. jejuni não possui fímbrias, porém, tem-se demonstrado que elementos estruturais como o flagelo, algumas proteínas de membrana externa e o LPS atuam como adesinas que permitem a adesão da bactéria à célula epitelial e ao muco intestinal. A forma curva-espiralada e o movimento típico do *Campylobacter* sobre seu próprio eixo descrito como em "saca-rolha", como também a atração quimiotática que exerce o muco intestinal sobre a bactéria, facilitam o contato desta com o epitélio do intestino. A adesão pode ser inibida, experimentalmente, por anticorpos específicos antiflagelos e, naturalmente, pelo colostro.

Em alguns pacientes, a doença ocorre como uma diarreia exsudativa não deixando dúvida de que *C. jejuni* invade a mucosa intestinal, determinando, também, ulceração e diarreia mucosanguinolenta com presença de leucócitos nas fezes. Isto está em concordância com o fato de a bactéria invadir a mucosa intestinal de pintos infectados experimentalmente e também células HeLa, Hep-2, CaCo-2 e outras linhagens celulares..

A capacidade do *C. jejuni* para invadir a célula hospedeira é um mecanismo patogênico que envolve tanto fatores bacterianos como fatores da célula hospedeira. A inflamação e a bacteremia produzidas por estas bactérias sugerem que a invasão celular seja um importante fator de patogenicidade.

Embora os mecanismos pelos quais *C. jejuni* invade as células epiteliais sejam precisos, não têm sido ainda totalmente definidos. Acredita-se que processos dependentes de microfilamentos de actina e outros que envolvem a formação de microtúbulos seriam responsáveis pela internalização. Também, certas proteínas sintetizadas pelo *C. jejuni*, depois de entrarem em contato com células eucarióticas, poderiam facilitar a internalização da bactéria. Assim, vários estudos têm revelado que tanto a adesão quanto a invasão são dependentes de múltiplos fatores que envolvem a motilidade, a quimiotaxia, a colonização, a aquisição de ferro e a elaboração formação de toxinas sendo identificados, vários genes associados à aderência e à invasão. Os genes *flaA*, *ciaB*, *cadF* e *pldA* codificam proteínas envolvidas na adesão e na capacidade invasiva de *C. jejuni.* O gene *flaA*, que codifica flagelina, é necessário para a adesão e invasão epitelial. O gene *ciaB* codifica uma proteína envolvida na invasão celular, enquanto *cadF* codifica uma proteína que, interagindo com a fibronectina da matriz extracelular da célula do hospedeiro, participa na colonização da superfície celular. O gene *pldA* está relacionado à invasão celular e codifica uma proteína envolvida na síntese de fosfolipase da membrana externa.

Alguns plasmídeos, como o *pVir*, tem sido associados à patogenicidade. Tem sido demonstrado que este plasmídeo codifica para um sistema de secreção tipo IV, o qual participaria nos processos de adesão e invasão. As cepas de *C. jejuni* portadoras do plasmídeo *pVir* apresentam capacidade de adesão e invasão *in vitro* e de aumentar a virulência *in vivo*.

Toxinas

Em muitos pacientes, a manifestação principal é diarreia aquosa, semelhante à causada por bactérias enterotoxigênicas. Vários estudos têm demonstrado que o *C. jejuni* produz substâncias de efeito semelhante à enterotoxina termolábil (LT) de *E. coli* e que sobrenadantes de culturas da bactéria determinam aumento de secreção aquosa em nível da mucosa intestinal de ratos e alterações morfológicas em culturas celulares (CHO), as quais apresentam aumento do AMPc intracelular. O aumento do AMPc também tem sido observado no tecido de alças intestinais de ratos inoculadas com sobrenadantes de amostras toxigênicas de *Campylobacter*. A ação da toxina pode ser inibida pela antitoxina colérica. Porém, até hoje não tem sido demonstrada a presença de genes homólogos (*tox*) capazes de codificar para esta toxina. Por tal razão, este é, ainda, um ponto de discussão não definido. Porém, recentemente, foi demonstrado que as cepas de *C. jejuni* produtoras de efeito enterotóxico semelhante ao da toxina colérica, apresentavam a proteína de membrana externa PorA, de 53-kDa, a qual reage com anticorpos antitoxina colérica, fato que poderia ter levado à conclusão errônea que *C. jejuni* produziria uma toxina funcional semelhante à toxina colérica.

Os únicos genes que foram identificados foram os da holotoxina CDT (*cdtA*, *cdtB* e *cdtC*) os que codificam a citotoxina CDT (*cytoletal distending toxin*) e cuja atividade ocorre por meio do bloqueio do ciclo celular em que as proteínas CdtA e CdtC, funcionando como subunidades diméricas, transportam a proteína CdtB ao interior de célula hospedeira. Uma vez dentro da célula, a proteína CdtB entra no núcleo onde exprime uma atividade semelhante à DNase-I, resultando em cortes na fita dupla do DNA. As células eucarióticas respondem aos cortes no DNA, bloqueando a fase G2/M da divisão celular, inibindo a divisão mitótica e induzindo uma distensão citoplasmática que leva à morte da célula. A CDT também está envolvida na indução de apoptose, reação inflamatória por produção de interleucina-8 e como tem propriedades imunogênicas, gera anticorpos neutralizantes no ser humano.

Na Tabela 47.2 são apresentados alguns fatores de virulência de *C. jejuni* e o papel que desempenham no mecanismo de patogenicidade.

Resposta Imunológica

A infecção por *Campylobacter* se acompanha, na maioria das vezes, de aumento de títulos séricos de IgA, IgM e IgG. As primeiras em aparecer, aproximadamente ao sexto dia, são a IgA e a IgM. A IgG aparece em torno do décimo segundo dia. Estes anticorpos atingem os níveis mais altos por volta da terceira semana. A primeira a desaparecer, em torno da quarta ou quinta semana, é a IgA; em seguida, a IgM, a qual é detectável por três meses aproximadamente e, finalmente, a IgG que pode ser encontrada no soro depois de três a seis meses de ocorrida a infecção. Por esta razão, a detecção de IgA específica em uma única amostra de soro é útil para estabelecer infecção recente. Porém, para pesquisas sorológicas mais apuradas, as duas primeiras imunoglobulinas específicas devem ser estudadas em, pelo menos, duas amostras de soro, uma na fase aguda e a outra entre duas e três semanas depois. Isto é importante para poder diagnosticar a participação do *Campylobacter* nos casos de Guillain-Barré.

Tabela 47.2 Alguns Fatores de Virulência de *Campylobacter jejuni*	
Fator de virulência	*Papel no mecanismo de patogenicidade*
Presença de flagelos (proteínas FlaA e FlaB, codificadas pelos genes *flaA* e *flaB*, respectivamente)	Motilidade, adesão, colonização do hospedeiro e invasão
Lipopolissacárido (LPS)	Atividade endotóxica típica, adesão. Associação comsíndrome de Guillain-Barré (SGB)
Proteina CiaB (gene *ciab*)	Promove a destruição dos microtúbulos da célula hospedeira potencializando a invasão
Proteina CadF (gene *cadF*)	Associada à colonização por meio da interação com a matriz extracelular do hospedeiro
Proteina PldA (gene*pldA*)	Relacionada com a síntese da membrana externa e de fosfolipase e, consequentemente, com a invasão celular
Plasmídeo *pVir*	Participa na invasão celular codificando para um sistema de secreção tipo IV
Cytolethal distending toxin (CDT)	Codificada por três genes (*cdtA*, *cdtB*, *cdtC*). Produz distensão e morte celular, apoptose e reação inflamatória por produção de interleucina-8

Há evidências de que esses anticorpos podem determinar um período de excreção mais curto, bem como impedir o aparecimento de manifestações clínicas em muitos portadores da bactéria. Em países em desenvolvimento, onde o contato com a bactéria é precoce e as oportunidades de infecção e reinfecção são maiores, encontram-se altos títulos de Ig em pessoas normais, portadoras de *Campylobacter*. Por outra parte, sabe-se *C. jejuni* e *C. coli* são sensíveis ao efeito bactericida do soro e que mães imunes secretam no leite IgA específica para *Campylobacter*, conferindo proteção parcial ao recém nascido.

Existe evidencia que *C. jejuni* modula a expressão genica das β-defensinas hBD-2 e hBD-3. Estes peptídeos são reconhecidos como potentes agentes bactericidas que, no caso da infecção por *C. jejuni*, poderiam contribuir ao caráter de autolimitado da mesma.

Diagnóstico

O diagnóstico bacteriológico é feito pelo isolamento e identificação do micro-organismo. O isolamento é feito por semeadura das fezes em ágar sangue contendo misturas antimicrobianas que suprimem o crescimento de outros germes da microbiota intestinal. Diferentes misturas podem ser utilizadas. Uma das mais utilizadas contém polimixina B, vancomicina, cefalotina e trimetoprim. Anfotericina B pode ser incluída com o objetivo de suprimir o crescimento de fungos contaminantes. As placas semeadas são incubadas em atmosfera pobre em oxigênio (microaerofilia estrita, 5% a 6% O_2) a 42°C. O emprego de meios seletivos, incubados em temperatura e atmosfera desfavoráveis ao crescimento de bactérias da microbiota fecal, torna bastante fácil o isolamento dos *Campylobacter*. O emprego de meios de enriquecimento favorece o isolamento da bactéria, quando esta se encontra em pequena quantidade nas fezes. Em meios sólidos, formam colônias usualmente planas, de coloração acinzentada ou bem translúcidas com tendência das colônias apresentarem crescimento confluente e invadindo ao longo da linha de semeadura.

A filtração direta de uma suspensão das fezes, através de um filtro de 0,45 µm de diâmetro dos poros, colocado sobre a superfície de ágar sangue sem antibióticos e incubando em microaerofilia estrita a 37°C, permite o isolamento do *C. jejuni* subsp. *jejuni*, bem como das outras espécies do gênero envolvidas em infecções humanas.

Embora a sobrevivência de *C. jejuni* nas fezes seja de um a três dias, recomenda-se o emprego de um meio de transporte (o meio de Cary-Blair é o mais recomendado), quando a semeadura das fezes não pode ser feita logo em seguida à colheita.

O exame bacterioscópico das fezes costuma mostrar células típicas de *Campylobacter*, bem como leucócitos em quantidades variáveis.

A identificação do *C. jejuni* e das outras espécies do gênero tem por base sua morfologia, características culturais e propriedades bioquímicas (Tabela 47.3). Foi demonstrado recentemente que algumas espécies como *C. jejuni* e *C. coli*, podem ser identificadas por meio de aglutinação em lâmina, utilizando-se partículas de látex, sensibilizadas com anticorpos contra os tipos sorológicos mais frequentes. A utilização de sondas genéticas e da técnica do PCR (*polymerase chain reaction*) também tem sido proposta com esta finalidade. Tendo alta sensibilidade e especificidade, o PCR proporciona uma importante alternativa aos métodos bacteriológicos tradicionais para a detecção e caracterização de várias espécies de *Campylobacter*.

Multiplex PCRs podem ser utilizados para confirmar a identidade dos isolamentos de *Campylobacter*, em especial das seis espécies de maior importância clínica como são: *C. jejuni*, *C. coli*, *C.lari*, *C. upsaliensis*, *C. fetus* subsp. *fetus* e*C. hyointestinalis*. As vantagens dos multiplex PCR sobre os métodos bacteriológicos tradicionais incluem sua rapidez, facilidade de emprego e sua alta sensibilidade e especificidade. Por outro lado, os métodos tradicionais têm um custo menor e permite dispor da bactéria isolada para realização de outros testes como a determinação da susceptibilidade antibiótica, por exemplo.

Identificação Sorológica e Molecular

Atualmente são utilizados dois esquemas de classificação sorológica para subdividir *C. jejuni* em sorogrupos. Um deles baseia-se na composição dos antígenos somáticos termoestáveis (antígenos O, esquema de Penner) e outro, na composição dos antígenos flagelares termolábeis (esquema de Lior). O último esquema, que, aliás, tem sido o mais aceito, permite reconhecer mais de 100 sorogrupos nas espécies termotolerantes. Deles, mais de 60 correspondem a *C. jejuni* e em torno de 90% das amostras isoladas do homem e de animais pertencem aos 25 primeiros sorogrupos desta espécie. Este esquema também é aplicado na classificação sorológica de *C. coli* e *C. lari*. A classificação sorológica destas espécies é apenas de interesse epidemiológico.

Atualmente, com o propósito de subtipificar as cepas isoladas, utiliza-se a genotipagem, empregando vários métodos moleculares. Entre os métodos mais utilizados estão a electroforese de campo pulsado (*pulse field gel electrophoresis,* PFGE), tipagem flagelar por amplificação por PCR do gene *flaA* (*flaA typing*), ERIC-PCR (*enterobacterial repetitive intergenic consensus sequence*), *amplified restriction fragmente length polymorphismanalysis* (AFLP), *random amplified polymorphic DNA* (RAPD-PCR) e o *multilocus sequence typing* (MLST). Este último está disponível para várias espécies de *Campylobacter* e pode ser acessado no pub MLST website (http://pubmlst.org/campylobacter/).

Epidemiologia e Características Clínicas da Doença

O *C. jejuni* é extremamente ubiquitário e é encontrado na água, nos alimentos e nos intestinos do homem e da maioria dos animais domésticos e de vida livre. Em ambientes aquáticos pode estabelecer endosimbiose com amebas de vida livre (*Acanthamoeba* sp.) sobrevivendo por vários dias no interior do protozoário, a qual pode ser elemento transmissora da bactéria.

O homem adquire a infecção por via oro-fecal pela ingestão de água e alimentos contaminados, ou pelo contato com animais e portadores. O período de incubação varia de um a sete dias e, no período prodrômico, o paciente apresen-

Tabela 47.3
Provas de Identificação de Espécies do Gênero *Campylobacter*

PROVA	*C.fetus ssp. fetus*	*C.hyointes tinalis*	*C.jejuni ssp. jejuni*	*C.jejuni ssp. doylei*	*C.coli*	*C.lari*	*C.upsaliensis*	*C.concisus*
Catalase	+	+	+	V	+	+	d/-	-
Reduçã NO_3	+	+	+	-	+	+	+	+
H_2S	-	+	+/-	-	-	+	-	+
Requerimento H_2	-	V	-	-	-	-	-	+
Hidrólise do:								
-hipurato	-	-	+	V	-	-	-	-
-indoxilacetato	-	-	+	+	+	-	+	-
Crescimento a:								
25ºC	+	+	-	-	-	-	-	-
30ºC	+	+	-	-	-	-	-	-
37ºC	+	+	+	+	+	+	+	+
42ºC	-	V	+	-	+	+	V	V
Sensível a:								
-ac. nalidíxico	R	R	S	S	S	R	R	R
-cefalotina	S	S	R	S	R	R	V	R

d = reação fraca; V = variável; R = resistente; S = sensível ta cefaleia, febre, mialgias e dor abdominal. Normalmente apresenta-se como uma diarreia aguda, que pode variar de leve a grave, mas sempre é autolimitada, com uma duração máxima de uma semana. Em alguns casos pode associar-se a apendicite, megacólon tóxico, colecistite e outras complicações. Também pode ocorrer infecção neonatal, a qual é adquirida da mãe portadora durante o parto. Igualmente, pode apresentar sequelas pós-infecciosas como são a artrite infecciosa reativa e as síndromes de Guillain-Barré e sua variedade oftalmológica, a síndrome de Miller Fisher. A artrite se apresenta por volta do 1% dos pacientes com diarreia por *Campylobacter* e é um fator de risco nas pessoas portadoras do antígeno HLA B27. A síndrome de Guillain-Barré corresponde a uma polineuropatia inflamatória demielinizante que se apresenta com uma frequência de um caso por 1.000 pessoas sendo que, nos Estados Unidos, por volta de 40% dos casos com a síndrome de Guillain-Barré apresentaram previamente infecção por *C. jejuni/coli*. Esta síndrome está associada mais freqüentemente com os sorotipos O:19 e O:41 de Penner, devido aos glicolipídeos do lipopolissacarídeo serem muito semelhantes ao gangliosídeo GM_1, produzindo-se reações cruzadas com as estruturas neuronais. Em alguns países desenvolvidos os sorotipos Z2 e Z5 têm sido encontrados associados a esta síndrome.

A diarreia por *Campylobacter* ocorre em qualquer idade, mas é predominante nos primeiros cinco anos de vida. Nos países industrializados, *C. jejuni* é a principal causa de diarreia e é muito mais baixa a frequência de portadores assintomáticos. Na América do Sul e em países de condições socioeconômicas semelhantes, a bactéria é encontrada em 10% a 35% das crianças, sejam saudáveis ou diarreicas. A elevada taxa de portadores assintomáticos parece estar relacionada à presença de anticorpos séricos que surgem em consequência de infecções repetidas, o que, aparentemente, parece ser muito frequente em indivíduos que vivem em condições higiênicas insatisfatórias ou que, por razões laborais, mantêm estreito contato com animais ou outras fontes de infecção. Nos países de clima temperado, a infecção predomina no verão.

Tratamento

As infecções intestinais por *Campylobacter* geralmente são autolimitadas e curam espontaneamente, dispensando, assim, o uso de antimicrobianos. Entretanto, quando a terapêutica for indicada, o antibiótico de escolha é a eritromicina ou outro macrólido relacionado como a azitromicina, por exemplo, especialmente em crianças. Para adultos recomenda-se também a ciprofloxacina.

A terapia antimicrobiana está recomendada quando os pacientes apresentam um ou mais dos seguintes sinais:

- febre;
- diarreia com sangue;
- mais que oito evacuações em 24 horas;
- sintomas persistindo por mais de uma semana;
- bacteremia;
- paciente imunocomprometido;
- infecção durante a gravidez.

Porém, como em muitas regiões tem-se demonstrado a existência de amostras resistentes à eritomicina bem como um explosivo aparecimento de amostras altamente resistentes a fluoroquinolonas, é conveniente determinar, previamente, a sensibilidade da amostra isolada.

Nas infecções sistêmicas, além da ciprofloxacina, são utilizados aminoglicosídeos, especialmente gentamicina, ou, então, cloranfenicol, ampicilina ou tetraciclina como agentes terapêuticos. Amostras resistentes a cloranfenicol, ampicilina e tetraciclina têm sido isoladas em diferentes países do mundo.

A resistência à eritromicina observada em algumas amostras pode ser de alto nível (*high level resistance* HLR) ou de baixo nível (*low level resistance* LLR), é codificada no cromossomo bacteriano e os mecanismos que a originam ainda não estão totalmente definidos. A resistência à tetraciclina e ao cloranfenicol é de origem plasmideal, enquanto a resistência à ampicilina deve-se à produção de uma ß-lactamase codificada no cromossomo. A resistência à ciprofloxacina se deve a mutações na DNA girase A, produzindo resistência cruzada com outras quinolonas.

Campylobacter coli

Esta espécie é praticamente idêntica ao *C. jejuni*, sendo esta é a razão de muitos autores usarem o termo *C. jejuni/coli*. A separação das duas espécies tem por base apenas o teste de hidrólise do hipurato, que é positivo para o *C. jejuni* e negativo para *C. coli*. Não são conhecidas grandes diferenças entre as duas espécies com relação à patogenicidade, à composição antigênica e às características epidemiológicas relacionadas com os mecanismos de transmissão e sua distribuição em animais. Porém, frente aos antibióticos apresenta maior resistência que *C. jejuni*, especialmente aos macrolídeos. Embora seja isolado de diferentes espécies animais, *C. coli* reconhece os porcos como seu principal reservatório natural. Nos países desenvolvidos, *C. coli* é responsável de 3% a 10% dos casos de diarreia produzidos pelas espécies termotolerantes do gênero. Nos países em desenvolvimento esta frequência pode atingir até 25%.

Embora os suínos sejam seu reservatório natural, utilizando *multi-locus sequence typing* (MLST) tem-se demonstrado que a maior frequência dos casos humanos produzidos por *C. coli* são por cepas de origem aviar apresentando-se mais casos em mulheres.

Campylobacter lari

As amostras desta espécie foram inicialmente denominadas NARTC (*nalidixic acid resistant thermophilic Campylobacter*). Atualmente, a espécie é denominada *C. lari*, sendo reconhecida como agente de diarreia e septicemia no homem. Os casos de septicemia se apresentam mais frequentemente em pacientes com doenças subjacentes, porém, também tem sido descritos casos em pacientes imunocompetentes. Embora sua frequência de isolamento seja menor que a de *C. coli*, esta bactéria tem sido envolvida em importantes surtos de diarreia produzidos pela ingestão de água contaminada. O reservatório mais importante desta espécie são as aves marinhas, principalmente as gaivotas, mas também pode ser isolada de outros animais.

Atualmente, esta espécie tem duas subespécies: *C. lari* subsp. *Concheuse* *C. lari* subsp. *lari*.

Campylobacter fetus subsp. *fetus*

Esta é a espécie tipo do gênero e é isolada de várias espécies animais. É capaz de produzir aborto epizoótico no gado ovino e esporádico nos bovinos. Para o homem, é considerada como patógeno oportunista pela sua capacidade de produzir infecção em indivíduos imunodeprimidos. Sua participação como agente de diarreia é escassa, sendo mais importante como agente de infecções sistêmicas. A apresentação clínica mais frequente é a septicemia, a qual cursa com febre prolongada e irregular e hemoculturas positivas. Às vezes pode-se apresentar como simples bacteremia. Em pacientes com patologia valvular prévia, pode haver afecção cardíaca secundária, embora também possam ocorrer casos de endocardite aguda primaria. *C. fetus* subsp. *fetus* pode produzir meningite purulenta ou meningoencefalite, frequentemente associadas a bacteremia, tanto em crianças como em adultos. Excepcionalmente, pode participar em infecções supurativas localizadas, tais como artrite, pleurite ou abscessos subcutâneos. O tropismo desta espécie pelo sistema reticuloendotelial parece estar relacionado com sua microcápsula ou *S layer*, a qual lhe confere resistência à fagocitose e ao poder bactericida do soro.

Em geral, com tratamento antimicrobiano apropriado, o prognóstico das infecções sistêmicas é favorável. *C. fetus* é suscetível *in vitro* a numerosos antimicrobianos, incluindo ampicilina, gentamicina, cefalosporinas de terceira geração e carbapenémicos.

Como diferença das espécies termotolerantes, salvo raras exceções, as amostras de *C. fetus* subsp. *fetus* não são capazes de proliferar a 42ºC, devendo ser cultivadas a 37ºC. Também podem crescer a 26ºC, característica que é utilizada para sua identificação.

Campylobacter hyointestinalis

Esta bactéria, muito relacionada com *C. fetus*, foi isolada originalmente de porcos com ileíte proliferativa, tem sido isolada também do conteúdo intestinal de bovinos, renas, hamsters e primatas. Sendo de transmissão zoonótica, tem sido encontrada em associação com diarreia e proctite em homossexuais e em casos de diarreia tanto em crianças como em adultos imunocompetentes e imunodeprimidos. Um surto intrafamiliar, descrito no Canadá, foi associado à ingestão de leite cru contaminado com *C. hyointestinalis*.

Em cepas isoladas de suínos com enteropatia proliferativa foi encontrada uma citotoxina, cuja participação nas infecções humanas não tem sido demonstrada.

Campylobacter upsaliensis

Amostras desta espécie foram isoladas inicialmente em 1983, de cães com e sem diarreia, apresentando como principais características fenotípicas uma fraca ou nula produção de catalase e a capacidade de crescer a 37ºC e 42ºC mas não a 26°C. Pelo fato de se desenvolver a 42° é considerado como mais uma espécie termolerante do gênero. Por sua fraca ou nula atividade catalásica, estas bactérias ficaram conhecidas como CNW (*catalase-negative or weakly positive group*). Além de ter sido isolado de cães, também foram encontrados em gatos. No homem, têm sido encontradas produzindo diarreia aguda e crônica, assim como bacteremia em crianças e adultos imunocompetentes, bem como em indivíduos imunocomprometidos. Tem sido isolado em todos os continentes, sendo de transmissão zoonótica. Seus mecanismos de patogenicidade ainda não são totalmente identificados, embora a capacidade de adesão e invasão a células de origem endotelial e epitelial e a produção de CDT tenham sido demonstradas. No tratamento das infecções por *C. upsaliensis* foi utilizada inicialmente a eritromicina,mas como uma percentagem importante (4 a 18%) das amostras apresentaram resistência, utiliza-se ciprofloxacina, amoxicilina-ácido clavulânico ou cefotaxima. A frequência real de isolamento a partir de processos infecciosos do homem e sua distribuição ecológica, tanto em diferentes países como em animais, não são conhecidas, pois muitas amostras, além de crescerem lentamente, são sensíveis aos antibióticos incluídos nos meios seletivos para *Campylobacter*. A filtração de suspensões fecais através de membranas filtrantes de 0,45 µm é recomendada para seu isolamento. Muitos autores consideram que *C. upsaliensis* seja patógeno emergente que deve ser investigado, tanto como patógeno primário quanto como patógeno oportunista. O desenvolvimento da síndrome de Guillain-Barré e a síndrome urêmica hemolítica têm sido descritos como sequelas pós-infecção.

Campylobacter concisus

Até recentemente, esta bactéria tinha sido isolada só da cavidade oral de pacientes que apresentavam gengivite e enfermidade periodontal. Porém, também tem sido isolada das fezes de pacientes com gastroenterite sendo considerado, hoje em dia, como um patógeno intestinal emergente. Mais recentemente tem sido associado com doença intestinal crônica como enfermidade de Crohn e colite ulcerativa. O papel de *C. concisus* na patogenia das infecções periodontais e entéricas é desconhecido, sendo necessário realizar estudos que permitam esclarecer os mecanismos envolvidos nestes processos patológicos.

Métodos acessíveis de isolamento e identificação devem ser pesquisados, pois esta bactéria, além de microaerofilia estrita, precisa de H_2 para proliferar. A introdução de métodos moleculares de diagnóstico tem permitido demonstrar sua presença em processos inflamatórios orais e intestinais. Porém, estudos adicionais são necessários para definir o seu papel e importância como patógeno humano.

Gênero *Arcobacter*

O gênero *Arcobacter* (do latim: *arcus*, arco; e do grego: *bacter*, bactéria) foi proposto em 1991, agrupando bactérias que, por apresentarem características morfológicas semelhantes a *Campylobacter*, foram inicialmente consideradas como membros deste gênero. Porém, estudos realizados no

DNA e no r-RNA destas bactérias permitiram demonstrar que não existiam relações genotípicas com as espécies de *Campylobacter*, levando à criação deste novo gênero. Ele é constituído de bacilos Gram-negativos curvos, em forma de S ou helicoidais, não esporulados, medindo 0,2 a 0,9 µm de largura e 1 a 3 µm de comprimento. Algumas amostras podem, excepcionalmente, atingir tamanhos maiores (> 20 µm). São móveis por flagelação monotríquia ou anfitríquia (Figura 47.2). Podem proliferar entre 5°C e 37°C; 30°C é a temperatura ótima de crescimento. O isolamento primário dessas bactérias pode ser realizado em microaerofilia, porém, nas subculturas posteriores, podem crescer em condições de aerobiose. Seus habitats são extremamente diversos. Algumas espécies são patogênicas para o homem e os animais. Podem ser encontradas nos órgãos reprodutivos e fetos abortados de várias espécies de mamíferos, bem como no intestino de animais e do homem. Também pode ser isolada do meio ambiente aquático. Atualmente o gênero está composto por 18 espécies das quais, só três – *A. butzleri*, *A. cryaerophilus*e, *A. skirrowii* – são reconhecidas como patógenos zoonóticos e emergentes, de relevância para animais e para o ser humano.

Arcobacter cryaerophilus

As primeiras descrições desta espécie foram feitas em 1985. Foi denominada *Campylobacter cryaerophila*, devido à sua capacidade de proliferar em presença de oxigênio atmosférico e a temperaturas inferiores a 37°C. Tem sido isolada de fetos abortados de porcinos, bovinos e equinos, bem como de amostras obtidas de lavagem prepucial de bovinos, de rins de cães e leite de vacas com mastite. Também é isolada das fezes de bovinos, porcos, primatas e aves sem sintomas. Foi a primeira espécie do gênero a ser isolada do homem.

A. cryaerophilus tem sido isolado como único agente das fezes de pacientes com diarreia bem como de indivíduos assintomáticos que mantinham estreito contato com animais. Também tem sido isolado de casos de bacteremia. A transmissão ao ser humano verifica-se pela ingestão de alimentos ou água contaminada e pelo contato com animais. A importância clínica desta bactéria ainda não foi estabelecida, embora a capacidade invasora e o efeito enterotóxico tenham sido descritos experimentalmente. Estudos em relação à microbiologia, soroepidemiologia e apresentação clínica deverão estabelecer o papel etiológico de *A. cryaerophilus* na infecção humana.

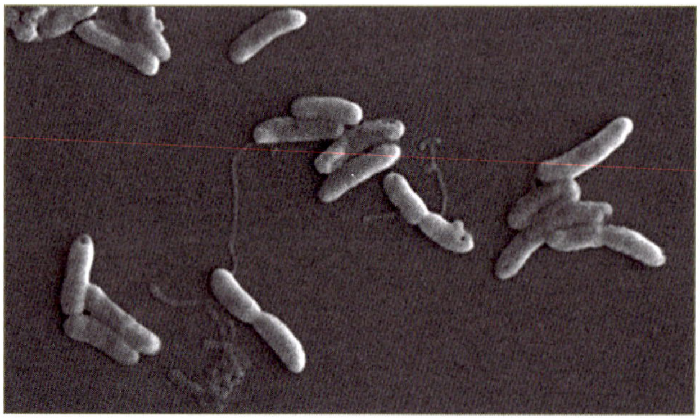

Figura 47.2 – *Microfotografia eletrônica de varredura mostrando morfologia típica de Arcobacter (fotografia da coleção do Dr. Heriberto Fernandez, Instituto de Microbiología Clínica, Universidad Austral de Chile).*

Arcobacter butzleri

Esta espécie é a mais frequentemente isolada. Foi descrita, em 1991, como *Campylobacter butzleri* e isolada de fezes diarreicas de animais e do homem. É capaz de crescer em aerobiose entre 15°C e 37°C e é a única espécie da família *Campylobacteraceae* que pode proliferar em ágar MacConkey. *A. butzleri* tem sido isolada de fetos de bovinos e porcinos, de fezes de aves domésticas, de avestruz e outras aves de vida livre, primatas e pessoas com diarreia. Também tem sido isolada de água de rios, carne e miúdos de ave e de mariscos bivalvos. Em seres humanos também foi encontrado em hemoculturas e no conteúdo peritoneal de pacientes com apendicite aguda. Embora tenha sido associado com várias entidades clínicas, seu verdadeiro rol patogênico em infecções humanas deve ser esclarecido. O mecanismo pelo qual *A. butzleri* produz a diarreia não está ainda bem elucidado. Capacidade de adesão, de invasão e de atividade citotóxica, citotônica e de produção CDT tem sido descritas em amostras isoladas de reservatórios, de casos de diarreia e de alimentos de origem aviar. A adesão ao epitélio causa disfunção da barreira epitelial pela indução de câmbios nas proteínas de união estreita (*tight junction proteins*) induzindo, também, apoptose epitelial. O sequenciamento do genoma de *A. butzleri* RM4018 revelou que esta cepa possui alguns determinantes de virulência homólogos aos de *C. jejuni*, tais como os genes *cadF*, *flaA* e *ciaB*.

*A. butleri*é considerada uma bactéria de transmissão zoonótica e alimentar, sendo o contato com animais e com fontes ambientais contaminadas bem como a ingestão de água e de alimentos de origem animal contaminados, as principais fontes de infecção. De igual forma que *C. jejuni*, pode se associar como endosimbionte com amebas de vida livre sobrevivendo por volta de 30 dias no interior da ameba.

Até agora, não se conhecem bem todos os elementos nem a dinâmica de participação dos diferentes elos da cadeia epidemiológica na transmissão da bactéria. Da mesma forma, não tem sido claramente estabelecido o papel que desempenham as características do hospedeiro, incluindo idade, sexo, estado imunológico no desenvolvimento e evolução da infecção. Embora exista clara evidencia da crescente importância desta bactéria na saúde pública, ainda é necessário desenvolver muitas pesquisas para esclarecer aqueles aspectos não esclarecidos da infecção por *A. butzleri*.

Arcobacter skirrowii

É a espécie do gênero de mais recente descrição (1992). Tem sido isolada do prepúcio de touros, de fetos abortados de bovinos, ovinos e porcinos como também de fezes diarreicas destes animais. Tem sido isolado de diarreia em pessoas idosas como também em crianças. Porém, é a espécie de *Arcobacter* que apresenta a menor frequência de isolamento e nunca tem sido isolada de bacteremia em seres humanos. Algumas amostras expressaram adesão e citotoxicidade *in vitro*, mas não tem sido descritas cepas com potencial de invasão. A significação clínica do *A. skirrowii* em animais e no homem bem como os fatores epidemiológicos envolvidos na sua transmissão, ainda devem ser esclarecidos.

Bibliografia

1. Albert ML. Cross-reactivity of outer membrane proteins of Campylobacter species with cholera toxin. Indian J Med Res. 2011;133:207-211.
2. Calvo G, Arias ML, Fernández H. Arcobacter: un patógeno emergente de origen alimentario. ALAN. 2013;63: 164-171.
3. Collado L, Figueras MJ. Taxonomy, epidemiology, and clinical relevance of the genus Arcobacter. Clin Microbiol Rev. 2011;24: 174-192.
4. Dasti JI, Tareen AM, Lugert R, Zautner AE, Groß U. Campylobacter jejuni: A brief overview on pathogenicity-associated factors and disease-mediating mechanisms. Int J Med Microbiol. 2011;300:205–211.
5. Engberg J. Contributions to the epidemiology of Campylobacter infections. A review of clinical and microbiological studies. Dan Med Bull 2006;53:361-389.
6. Fernández H. Campylobacter y campylobacteriosis: una mirada desde América del Sur. Rev Peru Med Exp Salud Publica. 2011;28:121-127.
7. Fernández H., Flores S., Villanueva MP, Medina G., Carrizo M. Enhancing adherence of Arcobacter butzleri after serial intraperitoneal passages in mice. Rev Arg Microbiol. 2013;45:75-79.
8. Fernández H, Villanueva MP, Medina G. Endosimbiosis de Arcobacter butzleri en Acanthamoeba castellanii. Rev Arg Microbiol. 2012;44:133.
9. Gharst G, Oyarzabal OA, Hussain SK. Review of current methodologies to isolate and identify Campylobacter spp. from foods. J Microbiol Meth. 2013;95:84-92.
10. Ming Man S. The clinical importance of emerging Campylobacter species. Gastroenterol Hepatol. 2011;8:669-685.
11. Pitkänen T. Review of Campylobacter spp. in drinking and environmental waters. J Microbiol Meth. 2013;95:39-47.
12. Roux F, Sproston E, Rotariu O, MacRae M, Sheppard SK, et al. Elucidating the Aetiology of Human Campylobacter coli Infections. PLoS ONE. 2013;8(5):e64504. doi: 10.1371/journal.pone.0064504
13. Silva J, Leite D, Fernandes M,Mena C, Gibbsand PA, Teixeira P. Campylobacter spp. as a foodborne pathogen: a review. 2011;2:1-12.
14. World Health Organization. The global view of campylobacteriosis. Report of expert consultation. WHO Document Production Services, Geneva, Switzerland. 2013;59 pp.
15. Zilbauer M, Dorrell N, Boughan PK, Harris A, Wren B, Klein NJ, Bajaj-Elliott M. Intestinal innate immunity to Campylobacter jejuni results in induction of bactericidal human beta-defensins 2 and 3. Infect Immun. 2005;73:7281-7289.

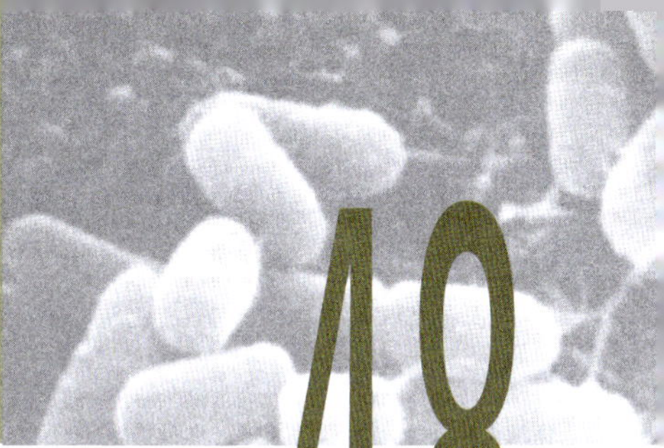

Heriberto Fernandez

48

Gênero *Helicobacter*

O gênero *Helicobacter* (do grego: *helix*, helicoidal; *bacter*, bactéria) pertence à família Helicobacteraceae, da classe Epsilonproteobacteria. É constituído de bacilos Gram-negativos curvos ou helicoidais, medindo 0,3-1µm de largura e de 1,5 a 5µm de comprimento. Não formam esporos e em culturas velhas transformam-se em corpos esféricos ou cocoides. São móveis por flagelação polar monotríquia ou lofotríquia. Em muitas espécies do gênero, os flagelos encontram-se envelopados ou revestidos, podendo algumas espécies apresentarem um bulbo terminal nestes apêndices. São microaerófilos, com metabolismo respiratório. Em geral, não utilizam os hidratos de carbono, mas, recentemente, foi demonstrado que *Helicobacter pylori* tem capacidade para oxidar a glicose. Sua temperatura ótima de crescimento é de 37ºC. Inicialmente, devido às suas semelhanças morfológicas, as espécies deste gênero foram consideradas como pertencentes ao gênero *Campylobacter*. Porém, estudos de sequenciamento do RNA ribossômico demonstraram que sua posição filogenética é diferente das espécies de *Campylobacter*. Além disso, demonstrou-se que existem diferenças ultraestruturais, de composição dos ácidos graxos, nas enzimas respiratórias e em suas capacidades enzimáticas. Estas diferenças permitiram, em 1989, a criação do gênero *Helicobacter*.

Principais Espécies

Atualmente tem sido descritas 39 espécies, das quais 34 são reconhecidas oficialmente. Das 39 espécies descritas, três têm sido isoladas exclusivamente do homem (*H. fennelliae*, *H. westmeadiie H.winghamensis*) e 13 têm potencial para infectar homem e animais (caráter zoonótico). As outras espécies têm sido isoladas de diversas espécies de mamíferos e aves. Das espécies que podem ser encontradas em associação com processos infecciosos do homem, quatro encontram-se associadas com o epitélio gástrico (*H. pylori*, *H. felis*, *H. bizzozironi* e *H. heilmannii*). As outras oito se encontram em associação com o epitélio intestinal e vias biliares. Na Tabela 48.1 detalham-se estas espécies indicando o tipo de flagelação, o hospedeiro e sua associação com doença no ser humano. Neste capítulo estudaremos somente a espécie *H. pylori*.

Helicobacter pylori

É a espécie tipo do gênero e foi isolada pela primeira vez, da mucosa gástrica do ser humano, em 1982, por Marshall e Warren, dois pesquisadores australianos que receberam o Prêmio Nobel por esta contribuição as ciências médicas. Originalmente foi denominado como GCLO (*gastric Campylobacter like organism*). Posteriormente, recebeu os nomes de *Campylobacter pyloridis, C. pyloricus* e *C. pylori,* recebendo, em 1989, o nome definitivo de *Helicobacter pylori*. É de distribuição universal e morfologicamente corresponde a um bacilo Gram-negativo curvo ou espiralado, que possui entre quatro e oito flagelos envelopados com um bulbo terminal. Cresce lentamente e precisa de uma atmosfera de microaerofilia estrita e temperatura de 37ºC para se desenvolver.

Fatores de Virulência

Diversos trabalhos experimentais têm demonstrado a capacidade do *H. pylori* para produzir substâncias extracelulares e componentes constitutivos da bactéria que podem atuar como fatores de virulência ou coadjuvantes na instalação da infecção.

Motilidade

A motilidade é considerada fator de colonização, pois a ativa motilidade conferida pelos flagelos permite à bactéria atravessar rapidamente a camada viscosa de muco que recobre o estômago, para atingir a superfície epitelial e as criptas. Dessa forma, evita, também, o efeito destrutivo da acidez do suco gástrico, bem como resiste às contraturas musculares do estômago.

Os filamentos flagelares são copolímeros das proteínas FlaA e FlaB, e ambas são essenciais para a completa motilidade e codificadas pelos genes *flaA* e *flaB*, respectivamente. Experimentalmente, tem-se demonstrado que amostras aflageladas ou defeituosas na sua estrutura flagelar não são capazes de promover a colonização do epitélio gástrico.

Tabela 48.1
Espécies do Gênero *Helicobacter* Associadas a Infecções no Homem

Espécies	Flagelos Número	Flagelos Tipo[a]	Hóspede habitual	Associação com infecção no homem
Gástricas				
H. pylori (espécie tipo)	4-8	Up/Bp	Homem, macacos? gatos?	Gastrite crônica ativa; forte associação com úlcera péptica e câncer gástrico
H. felis	14-20	Bp,F	Gato, cão	Gastrite (rara)
H. bizzozironi	múltiples	Bp	Cão	Gastrite (rara)
H. heilmannii[b]	≥ 9	Bp	Gato e cão?	Gastrite crônica ativa (não é comum no homem) gastrite em gatos e cães?
Intestinais/vías biliares				
H. cinaedi	1-2	Up/Bp	Hamster	Proctocolite em homossexuais, bacteremia em AIDS
H. fennelliae	1-2	Up/BP	?	Proctocolite em homossexuais; septicemia em AIDS
H. canis	2	Bp	Cães	Enterite, hepatite? Isolado de uma criança
H. westmeadii	1	Up	?	Enterite, hepatite? Septicemia em AIDS
H. pullorum	1	Up (nE)	Frangos	Gastroenterite
H. bilis	3-14	Bp,F	Ratos	Encontrado nas vias e tecido biliares do homem
H. canadensis	1-2	Up/BP	Aves	Diarreia
[c]*Flexispira rappini*	10-20	Bp,F	Ovinos, cães, ratos	Isolado de pacientes com diarreia crônica

[a] Up: unipolar, Bp: bipolar, L: lateral, F: fibrilas periplásmicas, (nE): não envelopados, [b] apresenta características comuns com outras espécies do gênero (H. suis); [c] tem características comuns com outras espécies do gênero *Helicobacter*, acredita-seque é um complexo de várias espécies.

Urease

A urease é um dos fatores de colonização considerados imprescindíveis para esta bactéria pois constitui seu principal mecanismo de adaptação a um meio ambiente sumamente hostil como é o suco gástrico.

H. pylori elabora uma enzima de 550 kDa contendo níquel e formada por seis subunidades UreA e seis UreB, sendo necessários para sua síntese, de sete genes contíguos (genes A,B,D,E,F,G,H) além dos que codificam para UreA e UreB e daqueles que codificam para proteínas acessórias responsáveis da inserção do níquel no sítio ativo da apoenzima.

A uréase apresenta atividade extremamente forte para hidrolisar a ureia em amônio e CO_2, produzindo um efeito citopático sobre as células epiteliais e elevação do pH gástrico por neutralização do ácido gástrico pelo amônio. Como *H. pylori* é extremamente sensível à acidez, a modificação do pH gástrico – de ácido a neutro – é um fator que permite à bactéria evadir-se da ação deletéria do suco gástrico, favorecendo a colonização e persistência da infecção. A expressão da urease está controlada diretamente pela proteína reguladora NikR, a qual regula também a captação do níquel e da expressão dos sistemas de adaptação ao ácido e de outras proteínas reguladoras, incluindo o regulador Fur de resposta ao ferro.Por outro lado, a atividade ureásica influi na ação da toxina VacA, a qual incrementa sua atividade em presença de altas concentrações de cloreto de amônio.

Catalase e superóxido dismutase extracelulares

Estas enzimas são produzidas em apreciável quantidade e têm sido consideradas como fatores de resistência da bactéria aos mecanismos líticos oxidativos dos fagócitos polimorfonucleares e de outros mediadores químicos da inflamação. São importantes para a sobrevivência do *H. pylori* na mucosa inflamada.

A catalase é uma enzima solúvel distribuída no cytosol e no espaço periplásmico. A produção de catalase em *H. pylori* e significativamente maior que em *Campylobacter jejuni* e é utilizada no laboratório como mais uma prova para a identificação da bactéria.

A superóxido dismutase encontra-se dentro do citoplasma do *H. pylori* e sua ação protetora baseia-se na sua capacidade antioxidante que catalisa os metabolitos reativos de oxigênio produzidos pelos neutrófilos.

Mucinase

Esta enzima é uma protease de peso molecular próximo de 50 kDa que apresenta atividade endopeptidásica e a capacidade de degradar a mucina gástrica, composta de glicoproteínas de alto peso molecular cuja função é a proteção do epitélio gástrico. A degradação proteolítica do muco gástrico e a degradação ácido-pepsínica da mucosa é um mecanismo pelo qual se favorece a adesão da bactéria à célula epitelial gástrica e a posterior produção da doença.

Adesinas

Uma vez em contato com o epitélio, *H. pylori* adere-se à camada celular unindo-se a um receptor glicerolipídico, a fosfatidiletanolamina, presente no antro gástrico. No processo de adesão formam-se pedestais de aderência e lesões tipo *effacing-attachment* semelhantes àquelas descritas para EPEC (ver Capítulo 36). A seletividade de *H. pylori* pela mucosa gástrica foi demonstrada *in vitro*, já que a bactéria é capaz de aderir intimamente em células epiteliais de origem gástrica, fato que ocorre raramente em células epiteliais de origem esofágica ou em fibroblastos gástricos.

Algumas proteínas de membrana externa da família Hop têm sido reconhecidas como adesinas. Também tem sido descritas como adesinas as proteínas AlpA, AlpB y HorB, sendo a laminina, própria da matriz extracelular do tecido gástrico, o receptor de AlpA e AlpB. A deleção dos genes *alpA*, *alpB* e *horB* provoca uma diminuição significativa (entre 60 a 70%) de capacidade de adesão do microorganismo à célula hospedeira.

O gene *babA*, que pode estar repetido pelo menos duas vezes no genoma do *H. pylori*, codifica a proteína BabA, envolvida na adesão da bactéria ao antígeno do grupo sanguíneo Lewis^b, presente nas células gástricas. Outra destas adesinas é a proteína SabA, com capacidade de união ao ácido siálico, que se adere a células inflamadas mas não à mucosa íntegra ou a antígenos de Lewis^b.

A adesão não só é necessária para a colonização e posterior desenvolvimento da infecção, mas também para que se verifique a eficiente secreção da toxina vacuolizante vacA.

Ilha de patogenicidade cag

Corresponde a uma inserção cromossômica composta de numerosos genes, entre os quais se destacam o gene *cagA* (*cytotoxin associated gene*), que codifica para a proteina CagA; o gene *vacA* (*vacuolating cytotoxin gene*), que codifica para a toxina vacuolizante, e seis genes *cag*, os quais codificam proteínas para um sistema secretor tipo IV.

Toxina vacuolizante vacA

É a citotoxina mais importante secretada pelo *H. pylori*, com capacidade para produzir vacuolização intracelular, e sua presença se correlaciona epidemiologicamente com lesão tissular e úlcera péptica. VacA é uma proteína de secreção que, em conjunto com BabA e CagA, conformam os três fatores de patogenicidade que mais têm sido associados à incidência de doenças gástricas severas.

H. pylori sintetiza a citotoxina VacA como uma pre-protoxina de aproximadamente 140kDa, a qual sofre um processo proteolítico durante seu passo, como proteína autotransportada, por um sistema de secreção tipo V. A toxina madura é um monômero que pode ser clivado em um fragmento N-terminal de 34 kDa e outro na C-terminal de 58 kDa. A capacidade para vacuolizar reside principal, mas não totalmente, no primeiro fragmento, enquanto o segundo está envolvido na identificação e no alcance das células brancas.

Esta citotoxina, além de gerar vacúolos intracitoplasmáticos nas células gástricas, tem a capacidade de formar canais em diversas membranas celulares e de depolarizar a membrana interna das mitocôndrias, produzindo alteração da dinâmica mitocondrial e da homeostase energética celular, como um mecanismo associado à apoptose das células hospedeiras.

O gene *vacA* está presente em todas as cepas de *H. pylori*, mas os seus alelos podem variar, particularmente, em duas regiões. Uma delas é a região média do gene, a qual pode ser identificada como dos tipos m1 ou m2. A outra região variável é a segunda metade da sequência de sinalização, que determina os tipos s1 e s2. A estrutura final do gene *vacA* é um mosaico e a combinação dos alelos da região média e de sequência de sinalização determina várias famílias de alelos *vacA*, as quais estão relacionadas com a agressividade da amostra de *H. pylori*. Assim, as amostras tipo m1 estão associadas mais estreitamente com lesão epitelial gástrica aumentada (lesão epitelial degenerativa, diminuição do muco e erosão microscópica) do que as amostras do tipo m2. As amostras carregando os alelos m1/s1 são mais virulentas, enquanto a variedade s1 se associa raramente com doença ulcerosa e sua presença é infrequente na população geral.

Proteína cagA

Esta é uma proteína imunodominante, de alto peso molecular, que é injetada por um sistema de secreção tipo IV, no interior da célula epitelial gástrica. Uma vez no interior das células epiteliais, CagA é fosforilada por múltiplos integrantes da família das kinases Src que atuam sobre os resíduos de tirosina presentes na região C-terminal da proteína. Esta fosforilação permite à proteína CagA se unir e ativar a tirosina fosfatase SHP-2, induzindo mudanças morfológicas por rearranjos do citoesqueleto (elongação celular conhecida como fenotipo colibrí). As cascatas iniciadas pela ativação de SHP-2 pode gerar desregulação no crescimento, sobrevivência e migração das células epiteliais gástricas. Esta fosforilação dos resíduos de tirosina e a reorganização do citoesqueleto, parece ter relação com a formação de pedestais. Também, as cepas de *H. pylori* produtoras de CagA funcionalmente ativa, podem provocar uma resposta inflamatória severa nas células epiteliais gástricas ao induzira secreção de moduladores pro inflamatórios, como a interleucina-8 (IL-8). Assim, a produção de cagA está altamente associada com a patogenicidade das amostras de *H. pylori*. As amostras clínicas de *H. pylori* têm sido agrupadas em duas grandes famílias ou grupos, definidos como tipo I e tipo II, dependendo da presença ou não da ilha de patogenicidade completa e da secreção de proteína cagA e de citotoxina vacA. Nas amostras tipo I, estão presentes todos estes fatores e, adicionalmente, induzem a secreção de interleucina (IL-8), um mediador da migração dos neutrófilos. Amostras que expressam cagA, portanto, são produtoras de inflamação de maior intensidade, úlcera péptica, gastrites atróficas e adenocarcinoma. Amostras de *H. pylori* tipo II não expressam cagA, embora o gene codificador esteja presente.

Apresentam o gene *vacA*, porém este pode ser silencioso ou codificar para uma proteína não tóxica mas imunorreativa, ou ter um mecanismo secretor defeituoso. As amostras tipo II, com virulência atenuada, não induzem trocas dramáticas na mucosa gástrica.

Por outro lado, o sítio de fosforilação de resíduos de tirosina em CagA está caracterizado pela presença de um peptídeo repetido Glu-Pro-Ile-Tyr-Ala (denominado EPIYA), o qual se apresenta em número variável na região C-terminal da proteína. Tem sido descritos quatro peptídeos EPIYA diferentes, A, B, C e D, os quais se diferenciam entre si pela sequência de aminoácidos adjacente à sequência EPIYA. Segundo os peptídeos EPIYA apresentados, uma distribuição geográfica particular pode ser relacionada às cepas produtoras de CagA. Assim, os *H. pylori* isolados de países ocidentais, provenientes da Europa, América do Norte e Austrália, possuem comumente EPIYA-A, EPIYA-B seguidas de um a três peptídeos de EPIYA-C. A maioria das amostras obtidas do oriente, especificamente do este asiático, apresentam EPIYA-A, EPIYA-B seguida em vários casos por EPIYA-D. Os peptídeos EPIYA-C e EPIYA-D representam os principais sítios de fosforilação em CagA tendo, o último deles, maior afinidade de união com a tirosina fosfatasse SHP-2 que o peptídeo EPIYA-C. Como resultado destas interações, as cepas produtoras de CagA provenientes do este de Ásia, tem sido associadas comum alto índice de gastrite crônica e maior potencial oncogênico; enquanto as cepas de *H. pylori*que apresentam mais repetições de peptídeo EPIYA-C, estão em segundo lugar em quanto a capacidade oncogênica.

Sistema secretor tipo IV

Seis genes *cag* formam uma família de transportadores cujas subunidades apresentam organização genética e funcional similares. Este sistema está também presente em outras bactérias como *Bordetella pertussis*, *E. coli* e *Brucella suis*. No caso do *H. pylori*, este sistema forma uma estrutura tipo pilus, semelhante a uma seringa que é utilizada pela bactéria para injetar a proteína cagA, e provavelmente outros fatores, no interior da célula epitelial gástrica. Esta estrutura é formada por várias proteínas, incluído CagI, CagL, CagY e a própria CagA a qual, por si só, se liga à integrina da célula hospedeira para logo ser injetada através da membrana da célula hospedeira.

Ure I

É uma proteína transportadora de ureia localizada na membrana interna do *H. pylori* que permite a difusão do NH_3 no espaço periplásmico, fazendo com que aumente o pH neste local, sem aumentar o pH citoplasmático, assegurando dessa forma a viabilidade da bactéria.

Proteína OmpA

É uma proteína de membrana externa, capaz de afetar o gene da expressão da gastrina. Esta proteína pode contribuir para o desenvolvimento de úlcera gástrica, pois estimula a produção de IL-8 e do gene da gastrina.

Patogênese

Desde os primeiros isolamentos, correlacionou-se a presença destas bactérias na mucosa gástrica com a produção de gastrite e úlcera gástrica e duodenal. Atualmente, existem abundantes informações que proporcionam evidências suficientes a respeito da capacidade patogênica do *H. pylori*, e é considerado pela OMS como agente cancerígeno grau 1.

Lesão gástrica inicial

Quando *H. pylori* coloniza a mucosa gástrica, produz uma lesão destrutiva multifocal do epitélio mucinoso de superfície, atribuída à produção de mucinase bacteriana, havendo perda parcial ou total da porção apical mucinosa do epitélio gástrico, com distorção do núcleo e do citoplasma basal. Paralelamente, a infecção por *H. pylori* induz, na lâmina própria, edema com infiltrado neutrofílico e de células mononucleares. Estas lesões são conhecidas como gastrite crônica ativa ou gastrite tipo B. Inicialmente, esta gastrite é superficial, comprometendo somente a lâmina própria da mucosa entre as criptas, sem ultrapassar o colo glandular, porém pode evolucionar para a úlcera duodenal, úlcera gástrica ou câncer gástrico. As diferentes variedades evolutivas da infecção podem estar determinadas pela amostra infectante de *H. pylori*, o tempo de infecção, a resposta do hospedeiro e os fatores ambientais. Na resposta do hospedeiro participa o LPS, cujas cadeias O específicas imitam a estrutura dos antígenos sanguíneos de Lewis. Estes antígenos estão presentes na mucosa gástrica e os anticorpos antiantígenos de Lewis do *H. pylori* reagem com vários constituintes da mucosa. Assim, anticorpos anti-Lewis^{Y} induzidos pelo *H. pylori* reagem com epítopos da bomba de prótons envolvida na secreção de ácido, contribuindo com o desenvolvimento de gastrite atrófica.

Patologia gástrica progressiva

Com o tempo, provavelmente pela ação concorrente de fatores epidemiológicos, nutricionais e imunológicos, a gastrite crônica ativa e superficial pode tornar-se atrófica. A infiltração das células inflamatórias é mais extensa e apresenta-se atrofia e perda das glândulas antrais e do corpo do estômago. O aparecimento precoce bem como a persistência do *H. pylori* no epitélio gástrico são considerados fatores de risco para a transição de gastrite crônica ativa para gastrite crônica atrófica. Fatores nutricionais como o deficiente consumo de verduras e frutas e de vitaminas antioxidantes contribuiriam também nesta progressão. Por outro lado, considera-se que se este último, associado com a ingestão excessiva de sal, nitratos ou outras substâncias irritantes da mucosa gástrica, teria grande relevância no desenvolvimento da gastrite crônica atrófica, bem como de lesões pré-malignas que evoluem, posteriormente, em metaplasia, displasia e, eventualmente, em câncer. Por outro lado, a gastrite crônica atrófica pode produzir baixa ou nenhuma quantidade de ácido, favorecendo a superpopulação bacteriana, tendo, como consequência, níveis altos de nitritos e compostos N-nitrosos, os quais têm ação mutagênica e carcinogênica.

Logo após tratamento com erradicação da bactéria, os níveis de ácido gástrico retornam aos valores normais.

Numa porcentagem de tumores gástricos do tipo linfoma tem-se encontrado uma forte relação com infecção por *H. pylori*. Também se tem demonstrado elevada incidência de tecido linfovide associado à mucosa (MALT) em regiões com elevada prevalência de câncer gástrico e de infecção por *H. pylori*. A presença de tecido linfoide no estômago não é normal. A erradicação da bactéria leva a uma completa regressão da neoplasia, sinal evidente da associação do *H. pylori* com esta doença.

A prevalência de gastrite crônica associada a *H. pylori* com metaplasia é de alta frequência em países em desenvolvimento, observando-se aumento de frequência com a idade.

Assim como a colonização por *H. pylori* proporciona maior risco de desenvolver câncer gástrico, tanto em estudos de coortes como de caso-controle tem-se observado que o risco de evoluir para câncer gástrico aumenta se a cepa de *H. pylori* tiver o gene *cagA*.

Doença ulcerosa péptica

Na úlcera duodenal, a gastrite associada a *H. pylori* corresponde à gastrite crônica superficial, afetando, primariamente, ao antro gástrico com tendência a elevar a resposta da gastrina sérica à ingestão de alimentos. Em algumas amostras de *H. pylori* tem-se demonstrado uma proteína, OmpA, com capacidade para afetar o gene da expressão de gastrina. Esta proteína pode contribuir com a ulceração da mucosa, já que estimula a produção de IL-8 e o gene da gastrina. A hipergastrinemia prolongada devida à infecção por *H. pylori* pode produzir efeito trófico na mucosa fúndica do estômago, incrementando a secreção de ácido dando como resultado hipercloridria. Esta, por sua vez, pode induzir metaplasia gástrica na mucosa do bulbo duodenal, onde o epitélio local é substituído por epitélio colunar mucinoso de tipo gástrico. Este epitélio pode ser colonizado pelo *H. pylori*, danificando a porção apical mucinosa das células, de maneira semelhante aos danos produzidos no estômago. Em sequência, ocorre infiltração com leucócitos, linfócitos e células plasmáticas da lâmina própria da mucosa duodenal (duodenite ativa). O dano do epitélio metaplásico favorece a difusão de íons hidrogênio para a mucosa duodenal, favorecendo a aparição de úlcera duodenal.

Doença extragastroduodenal

Recentemente, vários estudos têm sugerido a existência de associação epidemiológica entre a infecção por *H. pylori* e patologias extragastroduodenais graves como doença cardiovascular (doença isquêmica coronária), reumática, da pele (urticaria crônica, rosácea) e do fígado. Também tem sido relacionada com alteração na absorção de ferro no estômago e sua associação com anemia ferropênicaidiopática e, também, com atraso do crescimento, o qual, como consequência da infecção por *H. pylori*, associa-se com a inibição da grelina, um potente estimulador do hormônio do crescimento.

Resposta imunológica

A presença de linfócitos B e de células plasmáticas é evidencia de uma resposta humoral ativa na infecção crônica. Nas secreções gástricas de indivíduos infetados com *H. pylori* revela-se uma robusta resposta primária de anticorpos do isótipo IgA possivelmente produzidos pelas células plasmáticas presentes no infiltrado da mucosa gástrica.IgA secretora anti-*H. pylori* encontra-se também em saliva e no leite materno. Nos pacientes com *H. pylori* observa-se, invariavelmente, uma resposta imunológica sistêmico-humoral específica com títulos de IgG e IgA específicas elevados, sendo observada soroconversao que, no caso da IgG, ocorre entre 22 e 33 dias após a infecção. Anticorpos IgG anti-*H. pylori* persistem em níveis constantes durante a infecção, estando elevadas as subclasses IgG1, IgG2 e IgG4, não sendo detectados anticorpos IgG3, os quais associam-se com infecção aguda. Títulos elevados de IgM são incomuns, fato que está em concordância com o caráter crônico da infecção por *H. pylori*.

A pesquisa de anticorpos séricos tem sido utilizada com fins epidemiológicos e diagnósticos.

Diagnóstico

Este pode ser realizado por métodos invasivos e não invasivos.

Métodos invasivos

O diagnóstico do *H. pylori* por métodos invasivos é feito a partir de amostras de biópsias gástricas ou duodenais obtidas por endoscopia.

Observação microscópica direta

A coloração pelo Gram destas amostras revela os típicos bacilos Gram-negativos curvos, os quais também podem ser pesquisados utilizando-se outros corantes como o alaranjado de acridina, brometo de etídio e coloração com prata, como é o método de Warthin-Starry.

Urease

Uma prova rápida, presuntiva, muito difundida na prática clínica, é a pesquisa da urease no tecido gástrico. Faz-se depositando uma porção da biópsia num tubo contendo 0,5 ml de ureia de Christensen. A urease presente no tecido hidrolisa a ureia, e o meio muda de cor, do amarelo ao vermelho. Esta prova pode ser positiva em mais de 60% dos casos nos primeiros 15 minutos, aumentando a positividade até 90% depois de três horas de incubação. *Kits* comerciais também estão disponíveis para realizar esta prova.

Histologia

O estudo histopatológico da biópsia permite diagnosticar a inflamação da mucosa bem como as diferentes formas de gastrite e os processos metaplásicos, mas, também, permite observar a presença da bactéria.

Recentemente foi introduzida a hibridização fluorescente (FISH), um novo método usado nas preparações histológicas para a detecção do *H. pylori* e, simultaneamente, de sua eventual resistência à claritromicina.

Cultura

A cultura deve ser feita o mais rápido possível após a obtenção da biópsia, para se evitar a perda da viabilidade, pela dessecação ou pelo efeito nocivo do oxigênio sobre o *H. pylori*.

O meio de cultivo utilizado corresponde a um ágar sangue de base nutritiva rica, podendo ser acrescentado de diferentes drogas antimicrobianas (colistina-ácido nalidíxico; vancomicina-polimixina-trimetoprim-anfotericina) para conferir-lhe poder seletivo. Também podem ser utilizados meios comerciais elaborados especificamente para o isolamento dessa bactéria.

A incubação é feita a 37°C, em microaerofilia estrita. Devido ao crescimento lento do *H. pylori*, esta deve prolongar-se até por sete dias. As colônias são pequenas, não maiores de 1 mm de diâmetro e podem apresentar hemólise. São citocromo oxidase, catalase e urease-positivas. A coloração pelo Gram revela a presença de bacilos Gram-negativos curvo-espiralados com certo grau de pleomorfismo.

Outras técnicas utilizadas para o diagnóstico do *H. pylori,* sem que seja necessária a cultura, são a imunofluorescência indireta e a aglutinação com partículas de látex.

Métodos não invasivos

Estes correspondem a métodos diagnósticos que utilizam amostras obtidas sem necessidade de recorrer à obtenção de biópsia gástrica.

Teste do bafo ou da ureia marcada

Visando à realização de um diagnóstico não invasivo do *H. pylori* foi desenvolvida a técnica do bafo (*urea breath test*) através da qual os pacientes ingerem uma quantidade conhecida de ureia marcada com carbono radiativo ($*C_{13}$ ou $*C_{14}$). Trinta minutos depois da ingestão é medida a relação *C/C no ar exalado pelos pacientes. Nas pessoas infectadas com *H. pylori*, detecta-se aumento significativo de $*CO_2$.

Diagnóstico Sorológico

Uma vez que existe estreita correlação entre a presença da bactéria e o desenvolvimento de anticorpos séricos, vários testes sorológicos têm sido utilizados com fins diagnósticos. Um dos mais utilizados é a técnica de ELISA empregando diversos antígenos somáticos na pesquisa dos anticorpos específicos, tendo valores de sensibilidade e especificidade em torno de 60 a 100%. Também têm sido utilizados como antígenos a urease e a citotoxina VacA produzidas pelo *H. pylori*.

Mais recentemente, têm sido desenvolvidos vários testes que procuram antígenos de *H. pylori* nas fezes, os quais são muito utilizados em controle de tratamento.

Métodos Moleculares

A PCR (*polymerase chain reaction*) tem sido proposta e utilizada na demonstração do genoma desta bactéria em diferentes amostras. A PCR permite a identificação do *H. pylori* em amostras de pequeno tamanho e contendo baixo número de bactérias. As amostras para PCR podem ser obtidas tanto pelos métodos invasivos como não invasivos e além das biopsias, a técnica pode ser aplicada em amostras de suco gástrico, saliva e fezes, como também em amostras mal transportadas ou manipuladas inadequadamente nas que a bactéria não poderia ser cultivada com sucesso.

A prova de PCR em tempo real tem sido utilizada para a detecção rápida da resistência à claritromicina como também para o diagnóstico do *H. pylori* em pacientes com sangramento gastrointestinal alto.

Também foi desenvolvida uma multiplex PCR que permite a identificação rápida do *H. pylori* e dos genótipos VacA e CagA, diretamente da biopsia gástrica.

Epidemiologia

H. pylori é uma bactéria de distribuição mundial que tem sido isolada somente do epitélio gastroduodenal do ser humano. Não são conhecidos reservatórios animais ou ambientais para esta bactéria, embora existam evidências da colonização do epitélio gástrico de gatos e macacos.

Postula-se que as formas de transmissão poderiam ser três: a primeira delas, a via oral–oral, baseia-se no fato de ter sido *H. pylori* isolado e detectado por PCR da placa dental, da saliva e do epitélio bucal. Além disso, a cavidade oral pode contaminar-se por regurgitação. A segunda forma de transmissão é a orogástrica, gastrogástrica ou iatrogênica, decorrente do traspasso da bactéria de uma pessoa doente a uma sadia por ineficiente desinfecção do gastroscópio. A terceira forma é a transmissão fecal–oral, a qual se sustenta no fato de ter sido encontrada a bactéria na água, em vegetais e nas fezes, moscas e estrume de vaca.

A dose infectante para a aquisição natural da doença ainda é desconhecida, mas, em estudos com voluntários humanos, têm sido descritas doses de 3×10^5 a 10^9. Porém, a transmissão iatrogênica sugere que a dose infectante poderia ser menor que as doses utilizadas na infecção experimental.

Nos países desenvolvidos, a infecção é pouco frequente na infância. Porém, a incidência aumenta com a idade a razão de 0,5% a 1% por ano e em torno de 50% da população com idade acima de 60 anos apresenta a infecção.

Nos países em desenvolvimento, a infecção ocorre precocemente e com frequências mais altas, fenômeno possivelmente associado à presença de condições socioeconômicas e ambientais inadequadas. Em países da América Latina, a prevalência da infecção pode flutuar entre o 52,7% e o 84,7%, segundo o país. Nestes países, a taxa de reinfecção após tratamento de erradicação bem-sucedido é alta, atingindo aproximadamente 50% dos casos ao ano. Nos países desenvolvidos, a taxa de reinfecção é variável, atingindo até 4,7% ao ano.

Como fatores de risco têm sido indicados maus hábitos higiênicos pessoais bem como as más condições ambientais de saneamento básico e o menor nível educacional. Igualmente o consumo de legumes e vegetais crus, a renda familiar e história familiar de doença gastrointestinal também são considerados fatores de risco. Adicionalmente, tem se demonstrado um risco maior de adquirir a infecção em pessoal relacionado com os serviços assistenciais de gastrenterologia.

Tratamento e Sensibilidade às Drogas Antimicrobianas

A maioria dos antibióticos β-lactâmicos são ativos contra *H. pylori* apresentando CMI_{90} inferior a 0,5 µg/ml. O mesmo fato ocorre com os macrolídeos (eritromicina, claritromicina) e grande parte das fluoroquinolonas. Aztreonam, nitrofurantoína, gentamicina, tetraciclina e rifampicina apresentam CMI_{90} de 2; 0,5; 0,25; 0,5 e 1 µg/ml, respectivamente. Os sais de bismuto também apresentam atividade antibacteriana contra o *H. pylori*. A sensibilidade ao metronidazol e ao tinidazol é variável. Em muitos lugares do mundo, especialmente em países em desenvolvimento, têm sido encontradas amostras de *H. pylori* resistentes a estes antimicrobianos, a qual parece ir aumentando com o tempo. Por isso, antes de iniciar o tratamento, recomenda-se fazer primeiro estudos de suscetibilidade.

A Sociedade Europeia de Atenção Primária em Gastrenterologiae a *World Gastroenterology Organization* recomendam que a terapia erradicadora deva ser considerada em pacientes com:

1. dispepsia recorrente;
2. úlcera péptica recentemente diagnosticados;
3. diagnóstico prévio de doença ulcerosa cuja sintomatologia tenha-se reativado ou que requeiram terapia contínua de supressão de ácido;
4. ressecção por câncer gástrico
5. linfoma MALT
5. gastrite atrófica
6. parentes de primeiro grau com câncer gástrico
7. petição do paciente

A terapia erradicadora recomendada, conhecida como terapia tríplice, está baseada na administração simultânea de três drogas de uma dose-padrão de um inibidor da bomba de prótons (IBP) junto com 1 g de amoxicilina e 500 mg de claritromicina, duas vezes por dia durante 7 a 10 dias. Porém, a terapia tríplice perde atividade quando a resistência à claritromicina atinge níveis de 7 a 10%.Em populações onde *H. pylori* apresenta resistência a claritromicina superior a 15-20% e menor de 10% a quinolonas, troca-se a claritromicina por levofloxacina.

Também tem sido usada a terapia padrão sequencial que consiste em administrar por 5 díasum IBP acompanhado de amoxicilina e, logo em seguida, mais 5 dias de terapia tríplice com IBP, claritromicina e metronidazol ou tinidazol.

Mais recentemente tem se proposto a terapia concomitante que utiliza quatro drogas: um IBP, claritromicina, amoxicilina e metronidazol, existindo também a terapia híbrida, consistente no uso de terapia dupla (um IBP associado à amoxicilina) por sete dias, seguida de terapia concomitante quádrupla (um IBP associado a amocicilina, claritromicina e metronidazol) por mais sete dias.

Considerando que a resistência do *H. pylori* a alguns dos antimicrobianos utilizados nas diferentes terapias, especialmente nos países em desenvolvimento, é necessária a vigilância ativa da resistência através do antibiograma ou da detecção laboratorial dos genes de resistência.

Prevenção da infecção

A forma mais eficaz de prevenir a infecção seria o desenvolvimento de uma vacina. Postula-se que uma vacina ideal deveria ser terapêutica, bem tolerada, segura, de fácil administração e capaz de prevenir ou reduzir a infecção a níveis de 50% ou menos nos vacinados. Inicialmente, vários estudos utilizaram preparados inativados da parede celular, bem como proteínas recombinantes purificadas como possíveis candidatos vacinais.

Atualmente, estão sendo pesquisados vários antígenos de *H. pylori* como glicoconjugados do LPS ou outros compostos contendo carboidratos bacterianos, bem como modelos animais para o desenvolvimento de vacinas. Porém, enquanto uma vacina não estiver disponível, o conhecimento da epidemiologia da bactéria, em diferentes partes do mundo, permitirá proposta de estratégias eficazes de prevenção da infecção.

Bibliografia

1. Altman E, Chandan V, Harrison BA, Veloso-Pita R, Li J, KuoLee R, ChenW, Vérez-Bencomo V, Regional Helicobacter pylori Study Group. Design and immunological properties of Helicobacter pylori glycoconjugatesbased on a truncated lipopolysaccharide lacking Lewis antigen and comprisingan -1,6-glucan chain. Vaccine 2012; 30:7332–41.
2. Batista SA, Rocha GA, Rocha AMC, Saraiva IEB, Cabral MMDA, Oliveira RC, Queiroz DMM. Higher number of Helicobacter pylori CagA EPIYA C phosphorylation sites increases the risk of gastric cancer, but not duodenal ulcer. BMC Microbiol. 2011; 11:61.
3. Federico A, Gravina AG, Miranda A, Loguercio C, Romano M. Eradication of Helicobacter pylori infection: Which regimen first? World J Gastroenterol 2014; 20: 665-72.
4. Ford AC, Axon ATR. Epidemiology of Helicobacter pylori infection and public health implications. Helicobacter. 2010; 15 (Suppl. 1): 1–6.
5. Garza-González E, Pérez-Pérez G. Relevance of host factors in gastric cancer associated with Helicobacter pylori. In Lazar D (ed). Gastric Carcinoma- New Insights into Current Management. Publisher InTech. USA. 2013; pp 75-92.
6. Garza-González E , Perez-Perez G, Maldonado-Garza H, Bosques-Padilla F. A review of Helicobacter pylori diagnosis, treatment, and methods to detect eradication. World J Gastroenterol.2014; 20: 1438-49.

7. Hunt RH, Xiao SD, Megraud F, Leon-Barua R, Bazzoli F, van der Merwe S, Vaz Coelho LG, Fock M, Fedail S, Cohen H, Malfertheiner P, Vakil N, Hamid S, Goh KL, Wong BCY, Krabshuis J, Le Mair A. Helicobacter pylori in developing countries. World Gastroenterology Organisation Global Guideline. J Gastrointestin Liver Dis. 2011; 20: 299-304.
8. Ik-Jung Kim, Steven R. Blanke. Remodeling the host environment: modulation of the gastric epithelium by the Helicobacter pylori vacuolating toxin (VacA). Frontiers Cell Infect Microbiol. 2012; 2:1-18.
9. Kanna S, Maradey-Romero C, Fass R. Diagnostic tests for Helicobacter pylori. Gastroenterol. Endoscopy News. August 2013; pp 1-8.
10. Louw JA. Peptic ulcer disease. Curr. Opin Gastroenterol. 2006; 22:607-11.
11. Otth L, Wilson M, Fernández H, Otth C, Toledo C, Cárcamo V, Rivera P, Ruiz L. Isolation of Helicobacter pylori in gastric mucosa and susceptibility to five antimicrobial drugs in Southern Chile. Braz J Microbiol. 2011; 42: 442-7.
12. Paoluzi OA, del Vecchio Blanco A, Caruso R, Monteleone I, Monteleone G, Pallone F. Impairment of ghrelin synthesis in Helicobacter pylori-colonized stomach: New clues for the pathogenesis of H. pylori-related gastric inflammation. World J Gastroenterol. 2014; 20: 639-646.
13. Peters C, Schablon A, Harling M, Wohlert C, Torres Costa J, Nienhaus A. The occupational risk of Helicobacter pylori infection among gastroenterologists and their assistants. BMC Infect Dis. 2011; 11:154.
14. Queiroz DM, Saito M, Rocha GA, Rocha AM, Melo FF, Checkley W, Braga LL, Silva IS, Gilman RH, Crabtree JE. Helicobacter pylori infection in infants and toddlers in South America: concordance between [13C] urea breath test and monoclonal H. pylori stool antigen test. J Clin Microbiol. 2013; 51:3735-40.
15. Ramírez Ramos A, Sánchez Sánchez R. Contribución de Latinoamérica al estudio del Helicobacter pylori. Acta Gastroenterol Latinoam. 2009;39:197-218.
16. Roussos A, Philippou N, Mantzaris GJ, Gourgoulianis KI. Respiratory diseases and Helicobacter pylori infection: Is there a link? Respiration. 2006; 73:708-14.
17. Sahara S, Sugimoto M, Vilaichone RK, Mahachai V, Miyajima H, Furuta T, Yamaoka Y. Role of Helicobacter pylori cagA EPIYA motif andvacA genotypes for the development of gastrointestinal diseases in Southeast Asian countries: a meta-analysis. BMC Infectious Diseases 2012; 12:223.
18. Suzuki H, Nishizawa T, Tsugawa H, Hibi T. Molecular Approaches and Modern Clinical Strategies for the Management of Helicobacter pylori Infection in Japan. Keio J Med. 2012; 61:109–19.
19. Tanih NF, Ndip LM, Clarke AM, Ndip RN. An overview of pathogenesis and epidemiology of Helicobacter pylori infection. Afr J Microbiol Res. 2010; 4:426-36.
20. Tegtmeyer N, Wessler S, Backert S. Role of the cag-pathogenicity island encoded type IV secretion system in Helicobacter pylori pathogenesis. FEBS J. 2011; 278:1190–1202.
21. Tonkic A, Tonkic M, Lehours P, Megraud F. Epidemiology and diagnosis of Helicobacter pylori Infection. Helicobacter. 2012; 17 (Suppl. 1): 1–8.
22. Versalovic J. Helicobacter pylori. Pathology and diagnostic strategies. Am J Clin Pathol. 2003; 119:403-12.
23. Yamaoka Y. Mechanisms of disease: Helicobacter pylori virulence factors. Nat Rev Gastroenterol Hepatol. 2010; 7:629–41.

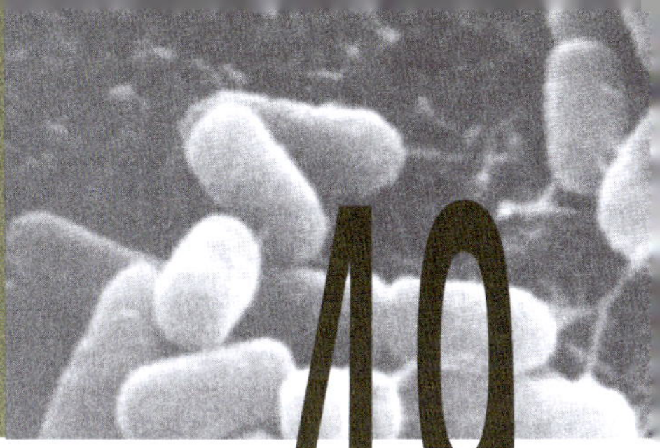

Nilton Lincopan
Doroti de Oliveira Garcia

49

Bacilos Gram-Negativos Não Fermentadores

Bacilos Gram-negativos não fermentadores são micro-organismos aeróbios com capacidade de obter energia a partir da oxidação de carboidratos. A maioria é oxidase positiva e móvel, com algumas exceções.

O habitat natural é o meio ambiente, sendo frequentemente isolados de água, solo, vegetais, leite cru e peixes congelados. Em hospitais, são comumente isolados de água de torneira, soros, nebulizadores, respiradores, soluções desinfetantes e antissépticas, cateteres em geral, etc.

O grupo de bacilos Gram-negativos não fermentadores é considerado oportunista e tem grande importância clínica em casos de infecções relacionadas à assistência à saúde (IRAS), principalmente em Unidades de Terapia Intensiva e pacientes submetidos a procedimentos invasivos, unidades de queimados, e nas infecções do trato respiratório de pacientes portadores de fibrose cística, uma doença genética grave de herança autossômica recessiva, cuja principal manifestação clínica é a doença pulmonar obstrutiva crônica progressiva.

Estudos filogenéticos baseados na sequência 16S do rDNA levaram a inúmeras mudanças na classificação e nomenclatura desse grupo de micro-organismos nos últimos anos. Taxonomicamente, o gênero *Pseudomonas* foi proposto por Migula em 1895 para incluir todos os bacilos gram-negativos aeróbios, apresentando flagelo polar. Mais tarde, em 1917, Winslow e colaboradores estabeleceram a família *Pseudomonadaceae*. Uma vez que a proposta do gênero *Pseudomonas* foi demasiado abrangente, microorganismos não relacionados foram adicionados ao gênero, ao ponto que em 1984 mais de 100 espécies de *Pseudomonas* foram listadas no Manual de Bacteriologia Sistemática, de Bergey. Assim, baseados em estudos de hibridização rRNA-DNA, descritos por Palleroni, o gênero foi dividido em 5 grupos denominados grupos de homologia do rRNA I-V, cuja característica comum a todos é a motilidade e presença de flagelo polar. Posteriormente, De Vos e colaboradores propuseram limitar o gênero *Pseudomonas* (*stricto sensu*) para espécies relacionadas à *P. aeruginosa* (espécie tipo), as quais integrariam o grupo de homologia do rRNA I (Tabela 49.1).

Tabela 49.1
Classificação Taxonômica do Gênero *Pseudomonas*

Grupo de Homologia rRNA	*Família*	*Gênero*
Grupo I	*Pseudomonadaceae*	*Pseudomonas*
Grupo II	*Burkholderiaceae*	*Burkholderia*
		Ralstonia
		Pandoraea
Grupo III	*Comamonadaceae*	*Acidovorax*
		Comamonas
		Delftia
		Hydrogenomonas
Grupo IV	*Caulobacteraceae*	*Brevundimonas*
Grupo V	*Xanthomonadaceae*	*Stenotrophomonas*

Após extensiva revisão, os grupos II a V foram taxonomicamente reclassificados (Tabela 49.1).

Devido à baixa atividade metabólica dos bacilos Gram-negativos não fermentadores, em comparação com as enterobactérias, a identificação bioquímica torna-se mais complexa, portanto, as características morfológicas, macroscópicas e microscópicas, são ferramentas auxiliares fundamentais durante o processo de identificação.

O número de bactérias não fermentadoras conhecidas é extenso. Neste capítulo serão abordadas as de maior importância em medicina humana e veterinária. Com relação a isto, dentre os principais gêneros causadores de infecções encontram-se *Pseudomonas, Acinetobacter, Burkholderia, Stenotrophomonas* e *Elizabethkingia.*

É preocupante o aumento de casos de infecção ou colonização hospitalar por bacilos Gram-negativos não fermentadores, a maioria deles intrinsecamente resistentes a diversos antimicrobianos e, nos últimos anos, tem aumentando a aquisição de outros genes de resistência.

Pseudomonas aeruginosa

Pseudomonas aeruginosa, o mais frequente bacilo Gram-negativo não fermentador isolado nos laboratórios de microbiologia clínica, é um dos micro-organismos mais ubiquitários, pois é encontrado no solo, na água, nos vegetais, nos animais, nos alimentos e nos mais diversos ambientes hospitalares. Raramente, causa infecção num indivíduo imunocompetente, porém é um dos principais agentes de infecção em indivíduos com defesas diminuídas. Considerado o protótipo de patógeno oportunista, é um dos mais importantes agentes de infecção hospitalar. Sua importância clínica está baseada na difícil erradicação da infecção e contínuos fracassos terapêuticos, consequência direta da ampla expressão de fatores de virulência, assim como a resistência natural e adquirida a muitos antibióticos e desinfetantes.

Taxonomicamente, dentro da família Pseudomonadaceae, *P. aeruginosa* encontra-se classificada no grupo de homologia do rRNA I, especificamente no grupo fluorescente. A espécie *Pseudomonas aeruginosa* [Pseudomonas, "falsa unidade", do grego: pseudo (falso) e do latim: monas (do grego: única unidade); aeruginosa, do latim: verdete (corrosão de cobre)] foi descrita pela primeira vez em 1882, em uma publicação de Carle Gessard, que sugeria a identificação desta espécie pela produção de um pigmento verde-azulado. Esta publicação intitulada "*On the blue and green coloration of bandages*" mostrava que *P. aeruginosa* produzia pigmentos solúveis em água, os quais eram fluorescentes sob luz ultravioleta. Isto foi atribuído à piocianina, um derivado de fenazina.

Recentes estudos filogenéticos baseados na similaridade da sequência conservada do gene 16S rDNA têm determinado a afiliação filogenética de algumas espécies como *P. aeruginosa, P. alcaligenes, P. mendocina, P. pseudoalcaligenes* e *P. flavescens*, entre outras, dentro do grupo *P. aeruginosa.*

Microscopicamente a bactéria é definida como um bacilo Gram-negativo reto, de 0,5 a 0,7 µm de espessura por 1,5 a 3,0 µm de comprimento, não esporulado, móvel por um simples flagelo polar. Fisiologicamente, é classificada como uma bactéria aeróbia, podendo crescer anaerobicamente quando há presença de nitrato como um aceptor terminal de elétrons. Embora a espécie seja quimiorganotrófica, a obtenção de energia a partir dos carboidratos implica um metabolismo oxidativo (dependente de O_2), o que define a sua inclusão no grupo dos micro-organismos não fermentadores. Como alternativa, é capaz de utilizar outras fontes de carbono, como, por exemplo, o acetato. Esta versatilidade nos requerimentos nutricionais e energéticos permite-lhe crescer rapidamente em meios muito simples, isolando-se em praticamente todos os meios de cultura usados em laboratório, numa ampla variedade de temperaturas (4°C a 42°C). Macroscopicamente, *P. aeruginosa* cresce formando colônias iridescentes irregulares. A maioria das cepas produz pigmentos hidrossolúveis, difusíveis no meio de cultura, tais como a piocianina – que outorga uma cor azul –, e a pioverdina, que confere a coloração esverdeada (Figura 49.1). Além destes, outros tipos de pigmentos podem ser observados com menor frequência, como a piomelanina (marrom) e a piorrubina (vermelho). Esta observação, assim como a produção de odor característico de frutas, produto de uma aminoacetofenona liberada pelo micro-organismo, é uma característica de grande importância em sua identificação de rotina. Outra característica destacável é a formação, em meios de cultura líquido e sólido, de uma camada de aspecto mucoide denominada *slime*, importante na formação de biofilmes. Bioquimicamente, *P. aeruginosa* é oxidase positiva, citrato positivo, arginina di-hidrolase positivo, indol negativo. Uma característica diferencial é sua capacidade de crescer a 42° C. Por outro lado, em ágar sangue as colônias podem apresentar uma coloração verde metálico, com produção de β-hemólise.

Fatores de virulência

Como as infecções causadas por *P. aeruginosa* envolvem diferentes órgãos e tecidos, os seus fatores de virulência são obrigatoriamente diversificados e em grande número. Alguns fazem parte da estrutura celular e outros são produtos extracelulares (Figura 49.2, Tabela 49.2). A expressão é regulada por fatores externos como osmolaridade, concentração de ferro, e mais recentemente têm sido descritos mecanismos moleculares, sistema conhecido como *quorum-sensing.*

Componentes estruturais envolvidos na patogenicidade

Fímbrias ou pili

P. aeruginosa produz uma fímbria do tipo 4 que medeia sua adesão às células epiteliais. É a principal adesina associada à virulência, responsável por aproximadamente 90% da capacidade de adesão a algumas células. O receptor celular para esta fímbria é o gangliosídeo GM1 quando desprovido de ácido siálico. Para aderir, *P. aeruginosa* prepara

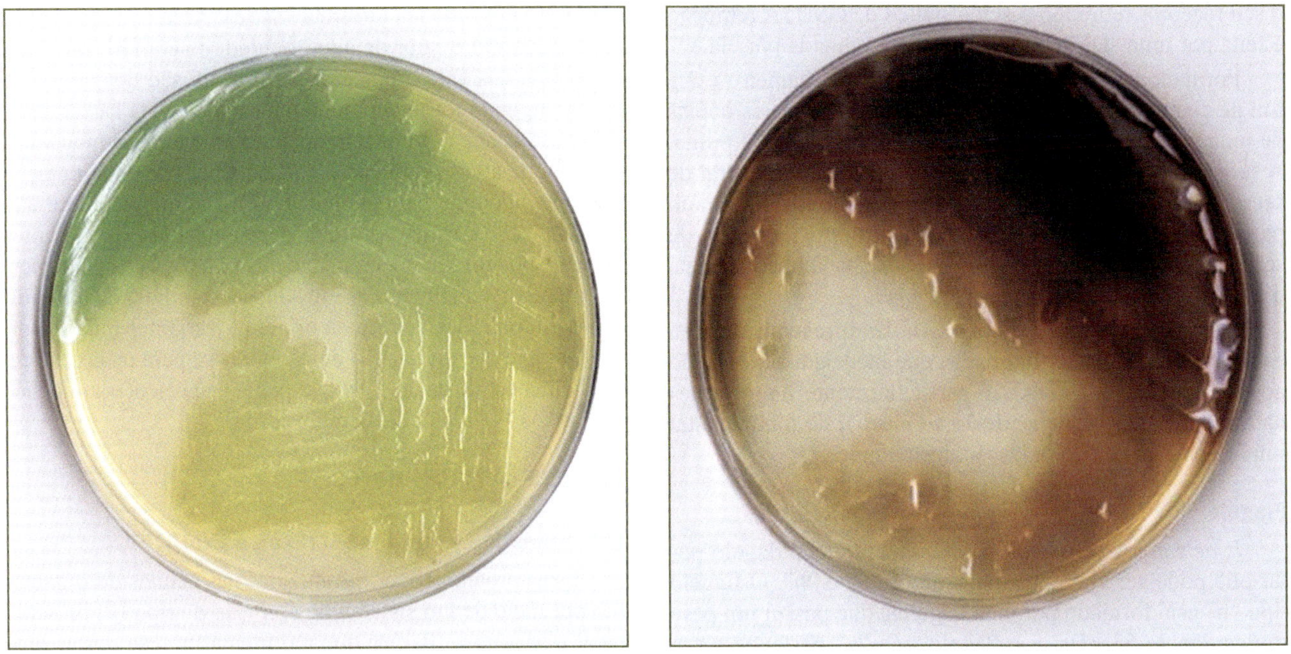

Figura 49.1 – *Cultura de* Pseudomonas aeruginosa *em ágar Mueller-Hinton mostrando a coloração verde–azulada conferida pelos pigmentos pioverdina e piocianina (esquerda) e a coloração marrom pelo pigmento piomelanina (direita).*

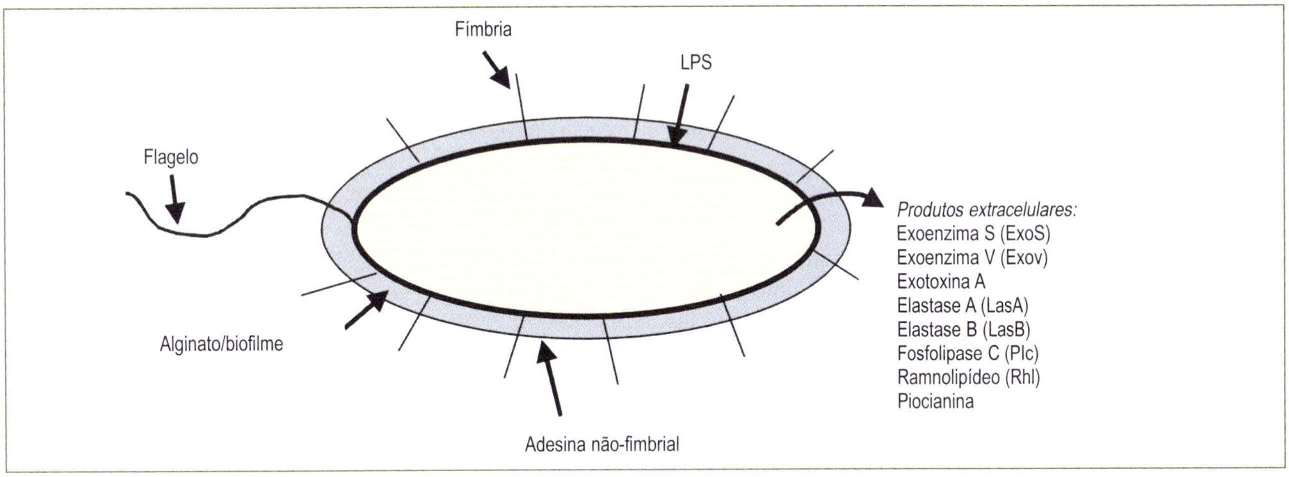

Figura 49.2 – *Fatores de virulência de* Pseudomonas aeruginosa.

Tabela 49.2
Resumo dos Fatores de Virulência de *Pseudomonas aeruginosa*

Fatores de Virulência (Atividade)	*Descrição*
Adesinas	Fímbrias (pili N-metil-fenilalanina) alginato slime (biofilme)
Invasina	Elastase, protease alcalina, hemolisinas (fosfolipase e lecitinase), citotoxina (leucocidina), sideróforos, piocianina
Motilidade/quimiotaxis	Flagelo
Toxinas	Exoenzima S, exotoxina A, LPS (endotoxina, choque séptico)
Propriedade antifagocítica	Slime (biofilme), LPS
Defesa contra o poder bactericida do soro	Slime (biofilme), LPS, enzimas proteases
Atributos genéticos	Mudanças genéticas por transdução e conjugação, resistência natural a drogas, fatores R e plasmídios de resistência
Outros atributos	Adaptabilidade a requerimentos nutricionais mínimos, presença em grande variedade

o seu receptor retirando o ácido siálico de GM1. A remoção é feita por uma sialidase previamente produzida por ela.

Formado por filamentos com 5,2 nm de diâmetro e 2,5 μm de comprimento, o *pili* é constituído de inúmeras cópias de uma subunidade proteica de 15 kDa denominada pilina. A secreção de suas subunidades é feita pelo sistema geral de secreção. Entretanto, a secreção das proteínas que tomam parte em sua montagem é mediada por outro sistema de secreção conhecido como *Xcp*. Esse sistema também secreta outras proteínas para a superfície da célula.

Além da fímbria, a *P. aeruginosa* apresenta em sua estrutura adesinas não fimbriadas que medeiam sua fixação ao muco. Estas adesinas são particularmente importantes na fibrose cística, onde a adesão ao muco é de fundamental importância para a colonização dos pulmões.

Flagelo

P. aeruginosa é móvel, possuindo um único flagelo polar que pode ser classificado nos tipos "a" e "b". O flagelo tipo "b" está formado por uma flagelina que possui um peso molecular de 53 kDa, e o flagelo tipo "a" pertence a um grupo heterogêneo, com diversos subgrupos e peso molecular que pode variar de 45 a 52 kDa. Estudos de virulência em modelos murinos têm demonstrado que a inoculação de amostras não flageladas, na superfície das áreas queimadas, mostrou-se menos virulenta do que amostras flageladas. Amostras móveis disseminam-se da área primária queimada produzindo bacteremia, enquanto amostras imóveis não são invasivas. Adicionalmente, a imunização passiva com soros antiflagelo confere proteção tipo específica.

Lipopolissacarídeo (LPS)

Semelhante a outros bacilos Gram-negativos, o LPS é responsável pela produção de choque tóxico. Como a endotoxina é um componente estrutural da parede de bactérias Gram-negativas, sua presença é intrínseca em 100% das amostras de *P. aeruginosa*.

O LPS pode funcionar como um fator de virulência conferindo atividade imunoestimulante. Uma vez que a bactéria morre ou sofre autólise da parede celular, o LPS é liberado e a porção lipídica da molécula entra em contato com outras moléculas hidrofóbicas como membranas celulares e domínios proteicos, o que estimula a liberação de citocinas e aumenta a produção de anticorpos no hospedeiro. O LPS pode também promover a adesão da *Pseudomonas* aos tecidos pulmonares e às células da córnea. Nestes tecidos, o receptor para o LPS é uma proteína da bomba de cloro conhecida como CFTR (*cistic fibrose transmembrane condutor regulator*), que é constituída de cinco subunidades. Quatro tipos de mutações podem levar à perda de CFTR (Figura 49.3). A adesão da *P. aeruginosa* ao CFTR resulta em invasão celular.

Alginato (Slime)

O alginato é um polissacarídeo constituído pelos ácidos manurônico e glicurônico, de grande importância na virulência de *P. aeruginosa,* em particular nos processos pulmonares relacionados à fibrose cística. Atua como um fator antifagocitário e fator de adesão, além de conferir uma alta tolerância aos anticorpos e impedir a difusão dos antibióticos. O alginato forma um gel em torno da célula bacteriana e as amostras que o produzem crescem em colônias mucoides. Parece que a sua produção é consequência de uma mutação no gene *muc* que, em condições normais, inibe a expressão do gene *alg*. Por razões ainda desconhecidas, as mutantes em *muc* podem ser selecionadas nos pulmões dos pacientes. De maneira semelhante, a introdução de amostras não mucosas em pulmões de rato dá origem a variantes mucosas. É interessante que a variação de não mucosa para mucosa afeta também a estrutura do LPS que passa a apresentar antígenos somáticos "O" de cadeias mais curtas.

Fatores Extracelulares

Exoenzima S e exoenzima U (ExoS e ExoU)

Estas proteínas são introduzidas nas células do organismo por meio de um sistema de secreção do tipo III, presente na *P. aeruginosa.* Parece que a principal função destas proteínas é defender a bactéria da fagocitose mediada por neutrófilos e por macrófagos. ExoS é tóxica para os neutrófilos e ExoU para os macrófagos. O mecanismo de ação de ExoU ainda não foi determinado, mas o de ExoS é relativamente bem conhecido. São duas as suas funções mais importantes: pela sua porção N-terminal estimula a atividade GTPásica de proteínas G e, pela porção C-terminal, catalisa a transferência de ADP-ribose às proteínas envolvidas em transdução de sinal como Ras. Estas funções são exercidas depois que ExoS é ativada no interior da célula. A proteína ativadora é chamada zeta 14-3-3. A ExoS participa no dano tissular das feridas localizadas, facilitando a posterior disseminação e infecção sistêmica. É produzida por quase 90% dos isolados de *P. aeruginosa*.

Exotoxina A

A maioria das amostras de *P. aeruginosa* isoladas de casos clínicos produz esta toxina que é extremamente tóxica (DL50 para camundongo = 0,2 μg). A toxina catalisa a transferência de ADP-ribose do NAD para o fator 2 de elongação (EF-2) durante a síntese proteica, a qual fica inativa, resultando na morte celular. Embora tenha o mesmo mecanismo de ação que a toxina diftérica, as duas toxinas diferem em outras características como receptores e especificidade antigênica.

Proteases: elastase B (LasB), elastase A (LasA) e protease alcalina

As proteases produzidas por *P. aeruginosa* são responsáveis pelas lesões de pele e tecidos em geral, associadas com hemorragia e necrose. Estas enzimas são produzidas por quase 90% das amostras de *P. aeruginosa*, agindo em conjunto na degradação da elastina – proteína presente na parede vascular e tecido pulmonar onde é responsável pela elasticidade do órgão durante a contração e expansão dos alvéolos na respiração –, danificando o tecido pulmonar e os vasos sanguíneos, o que facilita a disseminação da bactéria a partir de sítios localizados da infecção. LasB é uma metaloprotease que possui um íon zinco em seu sítio ativo, capaz de clivar várias proteínas, inclusive a elastina. Pensava-se que ela fosse a própria elastase, porém foi demonstrado posteriormente que ela, assim como a protease alcalina, somente atua depois que LasA quebra a elastina. LasA é uma protease que possui uma serina em seu sítio ativo. Se considerarmos a importância da elastina, seremos obrigados a concluir que as duas enzimas são fatores de virulência fundamentais, podendo atuar possivelmente sobre outras proteínas do organismo.

Fosfolipase C (Plc) e ramnolipídeo (Rhl)

Plc é uma fosfolipase C e Rhl um glicolipídeo que contém ramnose (ramnolipídeo). A fosfolipase lisa as células mediante a clivagem dos fosfolipídios presentes nas membranas. As duas substâncias agem, sinergicamente, no sentido de destruir o surfactante pulmonar. Na ausência do surfactante, os alvéolos tendem a colabar, formando-se atelactasias (colapso parcial ou total do pulmão). O ramnolipídeo solubiliza o surfactante e a fosfolipase o degrada.

Pigmentos fenazínicos

Estes exopigmentos são metabólitos secundários produzidos por *P. aeruginosa*. Eles inibem tanto a proliferação da epiderme humana e linfócitos do hospedeiro, quanto a proliferação de outras entidades bacterianas (bacteriocinas), inclusive espécies do mesmo gênero, o que garante a sua colonização e subsistência nos diversos ambientes. O mecanismo mais provável é o bloqueio no transporte de elétrons pela cadeia respiratória. Entre os pigmentos produzidos, a piocianina tem sido a mais estudada. Ao redor de 90% das amostras são produtoras deste pigmento clinicamente descrito como pus azul. A atividade inibitória destas bacteriocinas é o fundamento do clássico método de tipagem epidemiológica conhecido como piocinotipagem.

Sideróforos

As bactérias requerem fontes de ferro para o seu desenvolvimento. Diante da indisponibilidade de um sistema de autossíntese, é gerado um sistema que captura ferro diretamente do hospedeiro ou do ambiente. No caso de *P. aeruginosa*, este processo se realiza mediante a síntese de quelantes de alta afinidade, liberados extracelularmente,

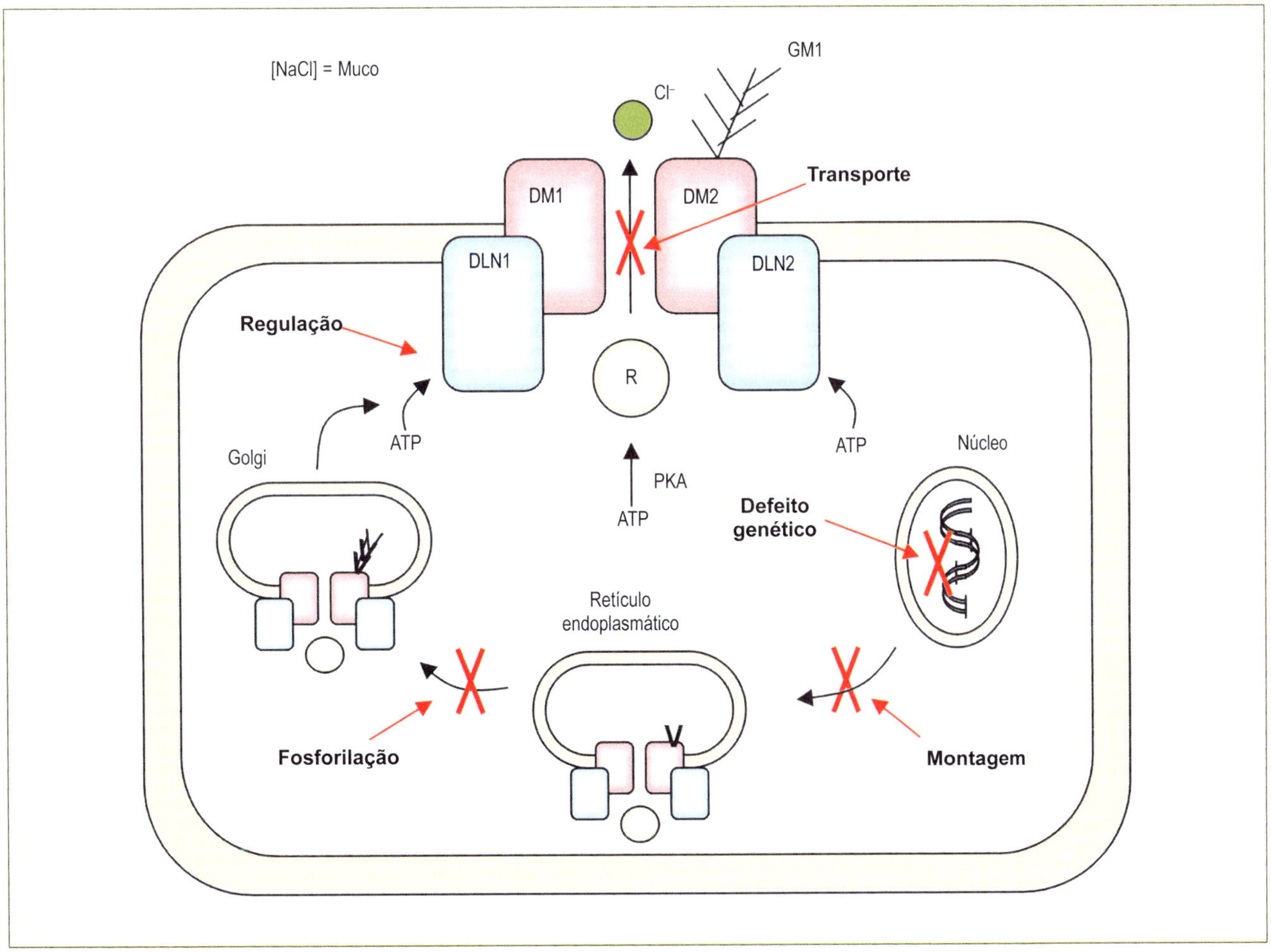

Figura 49.3 – *Biossíntese e função de CFTR (cystic fibrosis transmembrane condutor regulator) na célula epitelial. A perda da função de CFTR pode resultar em quatro diferentes mutações, que geram defeitos indicados em negrito. DM — domínio transmembrânico. DLN — domínio de ligação a nucleotídeos. R — domínio regulatório*

conhecidos como sideróforos. A presença de receptores específicos (ferro-sideróforo) na membrana bacteriana permite o reconhecimento e a internalização do complexo. Ocorrida a liberação, o sideróforo pode ser reciclado. Estudos *in vitro* têm identificado duas proteínas capazes de remover o ferro ligado à transferrina, à quelina e à pioverdina. Porém, a versatilidade típica desta bactéria permite-lhe adquirir um sistema adicional de sideróforos heterólogos de origem bacteriana e/ou fúngica, quando necessário.

Biofilme

A síntese de alginato permite formar uma matriz altamente hidrofóbica que ancora as bactérias a uma superfície colonizada, formando-se microcolônias rodeadas de uma matriz exopolissacarídea constituindo uma comunidade bacteriana bastante organizada. O biofilme garante o estabelecimento de um sistema de comunicação que coordena as atividades metabólicas em benefício mútuo, assim como a produção simultânea de fatores de virulência que facilitam a disseminação no hospedeiro. Estruturalmente, o biofilme confere proteção contra o sistema de defesa do hospedeiro como linfócitos, fagócitos, ação ciliar do trato respiratório, anticorpos e complemento. A formação do biofilme também dificulta a difusão de antibióticos e desinfetantes conferindo menor suscetibilidade de que uma forma de vida unicelular. Outra propriedade conferida pelo biofilme é o intercâmbio de material genético. A repercussão do biofilme tem trazido consequências catastróficas para setores tão diferentes como a indústria farmacêutica, produção de alimentos, *microchips*, sistemas de abastecimento de água, implantes odontológicos e implantes médicos, entre outros.

Resistência às drogas antibacterianas

A importância clínica de *P. aeruginosa* está baseada na resistência natural e adquirida aos diversos antibacterianos de uso habitual, mecanismos os quais são expressos de forma individual ou combinada. Atualmente, a convergência de múltiplos mecanismos de resistência, numa bactéria, é denominada de pan-resistência (multirresistência), e um exemplo real é o aparecimento de isolados de *P. aeruginosa* com suscetibilidade exclusiva às polimixinas.

Em geral, nos processos infecciosos por *P. aeruginosa*, penicilinas, cefalosporinas, carbapenêmicos e monobactâmicos têm sido preferidos com relação a outros antibióticos, pela sua eficácia, segurança, maleabilidade e versatilidade química quanto ao espectro de atividade e ação sinérgica. Inevitavelmente o amplo uso destes compostos tem selecionado um alto índice de resistência.

Nesta espécie, os principais mecanismos de resistência descritos são a produção de β-lactamases e a produção de enzimas que modificam aminoglicosídeos. Adicionalmente, uma baixa expressão de proteínas de membrana externa ou mesmo alterações estruturais da membrana que conferem impermeabilidade, mutações em topoisomerases, a capacidade de colonizar superfícies em forma de biofilme, a presença e superexpressão de sistemas de bombas de efluxo, e a aquisição de plasmídios de resistência transferidos por processos de transdução e conjugação fazem com que poucos antibióticos sejam efetivos. Muitos destes fatores podem agir sinergicamente, por exemplo, uma vez que a entrada da droga no citoplasma pode ser afetada pela expressão de bombas de efluxo e/ou perda de porinas, a pouca droga que penetra a célula pode ser facilmente hidrolisada por β-lactamases que agem no espaço periplásmico (Figura 49.4, Tabela 49.3). Recentemente, tem sido dada uma maior importância ao aparecimento de enzimas β-lactamases com amplo espectro de atividade hidrolítica, assim como ao surgimento de enzimas carbapenemases que degradam o imipenem e/ou meropenem. Embora restrito a alguns países, no Brasil, este último fato está sendo considerado como um problema endêmico.

- **Cefalosporinase AmpC** – *P. aeruginosa* pode possuir uma ou mais β-lactamases de qualquer das quatro classes moleculares existentes (A–D) (Tabela 49.3). No caso da enzima AmpC, assim como em enterobactérias do gênero *Enterobacter*, *Citrobacter*, *Serratia*, *Morganella* e *Proteus*, esta β-lactamase também é codificada cromossomalmente. A expressão da enzima AmpC pode ser induzida por alguns antibióticos como imipenem ou mesmo o clavulanato. Na prática médica, a principal consequência de usar indutores é a seleção de mutantes AmpC dereprimidas, as quais permanentemente superproduzem altos níveis da enzima com a consequente hidrólise da maioria dos β-lactâmicos. Afortunadamente, embora o imipenem possa favorecer a indução da enzima, sua atividade não é afetada por altos níveis de expressão da enzima AmpC.
- **PER, GES, OXA e outras β-lactamases de espectro estendido** – Assim como as β-lactamases de amplo espectro (ESBLs) das enterobactérias, enzimas tipo PER (*Pseudomonas extended resistant*), OXA (*Oxacillin*) e GES (*Guiana-extended spectrum*) podem hidrolisar aztreonam, cefalosporinas de terceira geração e cefalosporinas de quarta geração como o cefepime. Embora, mundialmente, enzimas tipo OXA sejam as mais frequentemente descritas em *P. aeruginosa*, no Brasil, só a presença de GES-1 tem sido reportada. Além destas, outras enzimas menos frequentes como VEB (*Vietnam extended-spectrum β-lactamase*) e IBC (*Integron-borne cephalosporinase*), assim como as clássicas enzimas TEM (*Temoneira*) e SHV (*Sulfhydryl reagent variable*) têm sido reportadas em outros países. Sendo estas últimas enzimas (TEM, SHV) frequentes nas enterobactérias, sua presença em *P. aeruginosa* sugere o evento da disseminação horizontal. Outro grupo de enzimas, porém de espectro mais restrito, são representadas por PSE-1 (*Pseudomonas-specific enzyme*, também conhecida como CARB-2, *Carbenicillin*), PSE-4 (CARB-1), CARB-3, e CARB-4. Diferentemente das ESBLs, estas enzimas preferencialmente hidrolisam a carbenicilina.
- **Metalo-β-lactamases (MBLs)** – Atualmente no Brasil cepas produtoras de MBLs são responsáveis pelos altos níveis de resistência aos carbapenêmicos. À exceção do aztreonam, estas enzimas degradam todos os β-lactâmicos, incluindo as associações com inibidores comerciais de β-lactamases, como o tazobactam, clavulanato e sulbactam. O grupo MBL é representado por enzimas tipo IMP (*Imipenem*), VIM (*Verona integron-encoded metallo- β-lactamase*), GIM (*German imipenemase*),

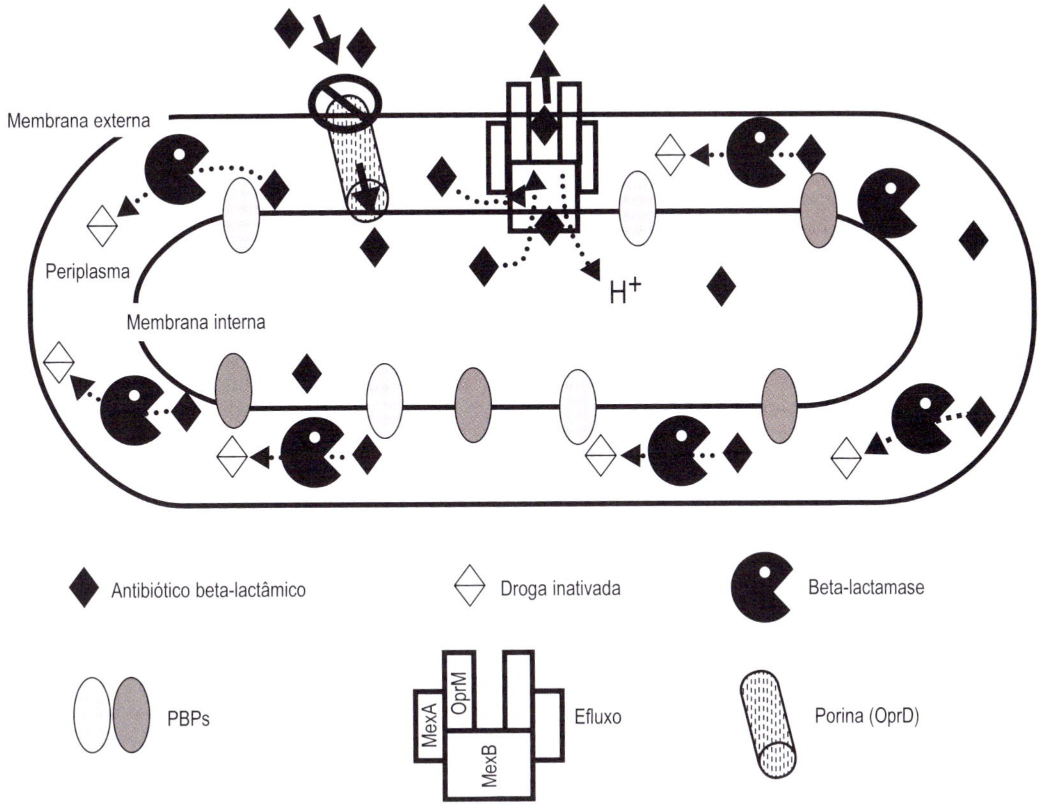

Figura 49.4 – *Interações dos mecanismos de resistência aos β-lactâmicos em* P. aeruginosa. *A perda de proteínas (porinas) da membrana externa pode excluir vários antibióticos, preferencialmente carbapenêmicos como o imipenem. Já, ao nível do periplasma e citoplasma, diferentes tipos de antibióticos podem ser exportados ao meio externo mediante bombas de efluxo. Enzimas β-lactamases também podem inativar antibióticos β-lactâmicos ao nível do periplasma, antes da droga atingir o seu alvo. PBP = the penicillin binding proteins.*

Tabela 49. 3
Mecanismos de Resistência aos Antibióticos em *P. aeruginosa*

Mecanismos	*Antibióticos afetados*
Serina-β-lactamases classe A (PER, TEM, SHV)	Penicilinas de amplo espectro, cefalosporinas, aztreonam
Metalo-β-lactamases classe B (IMP, VIM, SPM)	β-lactâmicos em geral, exceto aztreonam, piperacilina e piperacilina/tazobactam
Serina-β-lactamases classe C (AmpC)	β-lactâmicos em geral, exceto imipenem e meropenem
Serina-β-lactamase classe D (OXA-50)	Penicilinas de amplo espectro, cefalosporinas, aztreonam
Diminuição na expressão de porinas (OprD)	Imipenem, meropenem
Bombas de efluxo (MexAB-OprM; MexXY-OprM)	Penicilinas, cefalosporinas, β-lactâmico/inibidor, meropenem, aztreonam, aminoglicosídeos, fluoroquinolonas
Alteração na permeabilidade	Aminoglicosídeos
Alteração do alvo do antibiótico	
ribossomo (16S r-RNA metilase)	Aminoglicosídeos
mutação topoisomerase II (*gyrA*)	Fluoroquinolonas
mutação topoisomerase IV (*parC*)	Fluoroquinolonas
Enzima modificadora [AAC (6`); ANT (2``)]	Aminoglicosídeos
Câmbios estruturais na membrana	Polimixinas

SIM (*Seoul Imipenemase)*, NDM (*New Deli metallo-β-lactamase*) e SPM (*São Paulo metallo-β-lactamase*). Historicamente, a primeira MBL a ser expressa em *P. aeruginosa* foi IMP-1 (1988). Atualmente esta enzima está mundialmente disseminada em mais de 15 gêneros bacterianos. A partir de IMP-1, novas variantes IMP têm sido descritas, assim como para enzimas tipo VIM. No Brasil, além da enzima SPM, tem sido reportada a presença de IMP e VIM, porém o principal problema se concentra nas cepas produtoras de enzimas SPM, as quais parecem ser endêmicas e responsáveis por altos índices de mortalidade. À exceção do gene bla_{SPM}, os determinantes genéticos para MBL são carregados como genes cassetes por integrons de classe 1.

Atualmente, a identificação precoce das MBLs em *P. aeruginosa* é uma urgência clínica e epidemiológica. Laboratorialmente a pesquisa de MBL é realizada de forma similar ao *screening* de ESBL nas enterobactérias, porém são utilizados inibidores derivados de ácidos tiólicos ou o quelante EDTA. Além do método de disco-aproximação, existem fitas *E-test* que contêm um extremo com concentrações ascendentes de imipenem e outro extremo com concentrações de imipenem combinado com uma concentração adicional fixa de EDTA (Figura 49.5).

- **Serino-carbapenemases** — A emergência de serino-carbapenemases (enzimas as quais conferem resistência aos beta-lactâmicos, incluindo cefalosporinas de amplo espectro e carbapenêmicos) em bactérias Gram-negativas tem sido associada com a aquisição de plasmídeos. Carbapenemases do tipo KPC foram identificadas pela primeira vez em *Klebsiella pneumoniae*, porém, atualmente tem sido relatadas em *P. aeruginosa*, em associação com um transposon do tipo Tn4401.
- **Bombas de efluxo** – β-lactâmicos podem ser impedidos de atingir seu alvo bacteriano – as PBPs (*penicillin-binding proteins*) – em *P. aeruginosa* através de dois mecanismos: a) efluxo ativo de drogas e b) alteração na expressão de canais proteicos ou porinas. As principais bombas de efluxo correspondem a uma estrutura tripartita pertencente à família conhecida como *the resistance nodulation division (RND) family*. Estas bombas modulam a resistência para múltiplas classes de antibióticos, por exemplo, a aumentada expressão do complexo bomba de efluxo MexAB–OprM resulta num aumento nas concentrações inibitórias mínimas contra penicilinas, cefalosporinas de amplo espectro, tetraciclinas e fluoroquinolonas, porém, aminoglicosídeos parecem não ser atingidos por este sistema. Por definição bombas de efluxo da classe RND expulsam antibióticos ao meio externo usando a força motriz resultante do efluxo citoplasmático de prótons (H^+) (Figura 49.4). De forma geral, por cada efluxo de H^+ no citoplasma se produz a captura e influxo, em nível citoplasmático e/ou periplásmico da bomba, de uma molécula antibiótica a qual é expulsa ao meio externo (efluxo). A estrutura tripartita formada, por exemplo, pelo sistema proteico MexA (periplasma), MexB (membrana interna), OprM (membrana externa), fusiona a membrana periplásmica, periplasma e membrana externa, formando uma espécie de canhão (Figura 49.4). A expressão deste sistema é diretamente proporcional

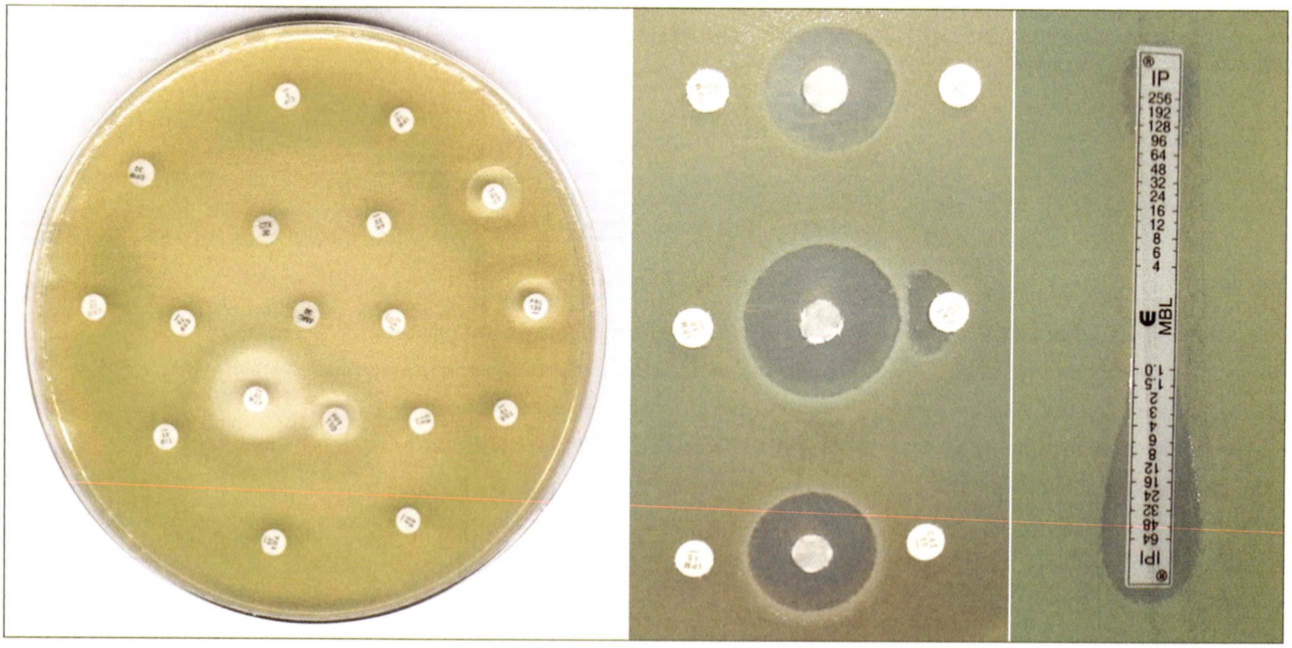

Figura 49.5 – *Cepa pan-resistente de* P. aeruginosa *expressando: metalo-β-lactamase SPM-1, perda da expressão da porina D2, e expressão de β-lactamase cromossomal AmpC (esquerda). No centro, técnica de disco aproximação para screening de MBL utilizando imipenem e ceftazidima associados ao disco de EDTA (superior), ácido 2-mercaptoacético (no meio) e ácido 2-mercaptopropiônico (inferior). Os discos foram dispostos a 2 cm de distância de seus respectivos centros. Note que o efeito sinérgico foi encontrado só utilizando a associação 2-mercaptoacético e ceftazidima. No extremo direito, detecção da produção de MBL utilizando o método E-test® MBL. No extremo superior a fita contém concentrações ascendentes de imipenem (IP) e, no extremo inferior, o antibiótico está associado com uma concentração fixa de EDTA (IPI). Uma redução na CIM de ≥ 3 diluições, na presença do EDTA, é interpretada como um teste positivo para a produção de MBL.*

ao aumento da densidade celular. Atualmente bombas de efluxo são citadas como uma importante causa de multirresistência em *P. aeruginosa*. Embora o imipenem pareça não ser afetado pelo sistema de efluxo, a suscetibilidade ao meropenem pode sofrer uma queda. Outro sistema também de expressão constitutiva (intrínseca) é o sistema MexXY-OprM, o qual afeta aminoglicosídeos e que parece ser corregulado com a porina OprD, situação a qual confere resistência ao imipenem, meropenem, quinolonas, penicilinas antipseudomonas, aztreonam e algumas cefalosporinas. Agora, a expressão de ambos os sistemas outorga um tipo de resistência num nível de categoria classificado como multirresistência intrínseca. Dentro dos sistemas de efluxo induzíveis por alguns substratos, podemos citar os sistemas MexCD-OprJ e MexEF-OprN, os quais, além de exportar fluoroquinolonas, tetraciclinas e alguns β-lactâmicos, exportam brometo de etidium, triclosan, dodecil sulfato de sódio (SDS), solventes orgânicos e homosserina lactona envolvida no sistema de *quorum sensing*, anteriormente descrito.

- **Mudanças nas proteínas da membrana externa e permeabilidade** – Como parte estrutural, na bicamada externa dos Gram-negativos existem lipopolissacarídeos (LPS) que dificultam o ingresso de moléculas lipofílicas alheias. Por outro lado, moléculas hidrofílicas só podem ingressar na célula bacteriana mediante canais de membrana conhecidos como porinas. Desse modo, segundo o tamanho e caráter hidrofóbico/hidrofílico, cada molécula antibiótica segue um curso diferente e, assim, a permeabilidade do antibiótico pode ser regulada por câmbios estruturais na membrana bacteriana. Por exemplo, especificamente no caso do imipenem, a entrada na célula bacteriana se produz através da proteína OprD (ou porina D2), proteína de aproximadamente 54 kDa que pode ser perdida sobre pressão antibiótica (Figura 49.4). Com relação a este último ponto, alguns estudos têm documentado o surgimento de cepas resistentes em cerca de 25% dos pacientes submetidos a esquemas terapêuticos com imipenem. Molecularmente, além das mutações que pudessem existir no gene, a perda da porina tem sido atribuída à introdução de uma sequência de inserção dentro do gene *oprD*, a qual interromperia a expressão da proteína OprD2 funcional. Embora a perda da porina produza um aumento da concentração inibitória mínima (CIM) do imipenem só em nível de resistência intermediária, esta perda, quando age de forma conjunta com a expressão de β-lactamases, origina a resistência total à droga com o subsequente aumento da CIM para valores extremos. Diferentemente, a entrada do meropenem e de outros β-lactâmicos no espaço periplásmico não é dependente da porina OprD, assim, mutantes OprD resultantes da exposição ao imipenem geralmente permanecem suscetíveis ao resto de drogas β-lactâmicas não carbapenêmicas e, embora possa existir alguma afinidade pelo meropenem, a diminuição na CIM é insignificante em relação aos critérios *break point* para caracterizar uma resistência *in vitro*.
- **Enzimas modificadoras de aminoglicosídeos e proteção ribossomal por metilação do 16S rRNA (ex., metilase RmtD)** — Assim como para os β-lactâmicos, a impermeabilidade, a expressão de bombas de efluxo e a presença de enzimas também podem conferir resistência aos aminoglicosídeos, porém, o mecanismo enzimático é o mais importante. Diferentemente das β-lactamases, enzimas que conferem resistência aos aminoglicosídeos agem modificando quimicamente a estrutura do antibiótico, antes que este se ligue ao seu alvo (subunidades do ribossomo). A modificação enzimática pode afetar tanto grupos aminas como hidroxilas mediante processos de *O*-fosforilação ou *O*-adenilação, por fosfotransferases (APH) e nucleotidiltransferases (ANT) dependentes de ATP, ou mediante um processo de *N*-acetilação por acetiltransferases (AAC) dependentes de acetil CoA. Deste grupo de enzimas, aquelas citadas como AAC(6'), ANT(2") e APH(3') têm sido as mais frequentemente descritas em isolados de *P. aeruginosa* resistentes a antibióticos como gentamicina, tobramicina, amicacina e neomicina. Finalmente, alterações no alvo ribossômico também contribuem para a aquisição de resistência. Recentemente, enzimas metilases que protegem a subunidade 16S rRNA, que é o alvo principal dos aminoglicosídeos, têm sido identificadas em isolados hospitalares. Estas enzimas são capazes de conferir um elevado nível de resistência contra os mais importantes aminoglicosídeos.
- **Resistência a quinolonas** – Além da superexpressão de bombas de efluxo, a resistência às quinolonas pode ser atribuída a mutações dos alvos enzimáticos do tipo topoisomerases II e IV, enzimas as quais são codificadas respectivamente pelos genes *gyrA* e *parC*, sendo mais importantes as mutações que atingem *gyrA*. Esta mutação resulta em altos e baixos níveis de resistência a ciprofloxacina e fluoroquinolonas em geral. Por outro lado, mutações em *parC* têm sido encontradas em isolados com um alto nível de resistência, os quais conjuntamente apresentam uma mutação em *gyrA*.
- **Mudanças na membrana e resistência às polimixinas** – Peptídeos policatiônicos se ligam ao LPS polianiônico rompendo a estrutura de bicamada da membrana, de forma similar à ação dos detergentes. Os peptídeos utilizados no tratamento de infecções por *P. aeruginosa* pan-resistentes têm sido as polimixinas B e E (colistin). A resistência a estas drogas tem sido um evento pouco frequente. Nos casos de resistência ao colistin tem sido documentada uma modificação estrutural da membrana externa. Tais mudanças incluem a ausência de 2-hidroxilaurato, a presença de 4-aminoarabinose e um aumento no conteúdo de palmitato no lipídeo A. Estas variações resultam numa mudança na carga negativa da bactéria com subsequente menor afinidade pelo peptídeo catiônico. Como a atividade destes peptídeos é dependente da interação eletrostática, a força iônica do meio é relevante. Na prática laboratorial, o estudo de suscetibilidade às polimixinas não tem relevância, uma vez que se utilizam meios e tampões com força iônica alta, o que poderia resultar numa falsa resistência *in vitro*.

Determinantes Genéticos

Os genes que codificam os fatores de virulência encontram-se dispersos no cromossomo sem se agruparem em determinadas regiões. A localização cromossômica e a designação dos principais genes constam da Figura 49.6. Adicionalmente, há pelo menos 13 grupos de plasmídios que carregam marcadores de resistência a vários antibióticos ou compostos químicos como o mercúrio e telurito. Alguns desses plasmídios têm uma ampla variedade de hospedeiros, incluindo a maioria dos bacilos Gram-negativos. Assim, trocas genéticas cromossomo-plasmídio podem acontecer.

Regulação da Expressão

A regulação da expressão dos genes de virulência de *P. aeruginosa* é bastante complexa e envolve vários sistemas de regulação. Além das condições ambientais (como concentração de ferro, nível de nitrogênio e osmolaridade entre outros), *P. aeruginosa* emprega pelo menos dois sistemas de regulação molecular definidos como *quorum sensing* ou sinalização célula-célula (ver Capítulo 18). Os sinalizadores

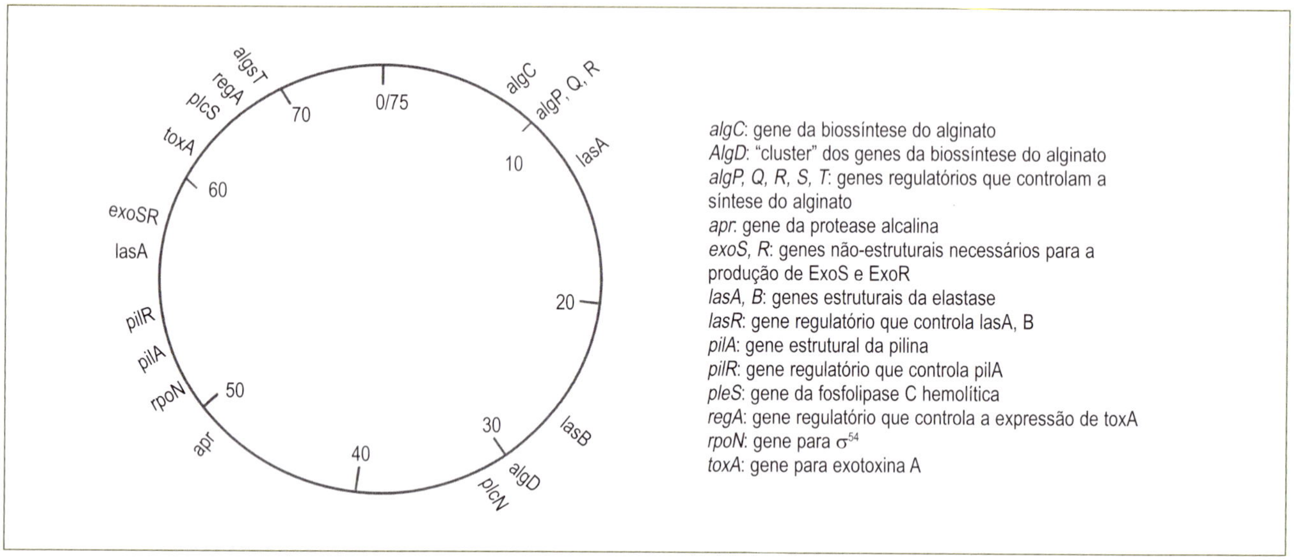

Figura 49.6 – *Distribuição cromossomal dos principais genes de virulência de* Pseudomonas aeruginosa.

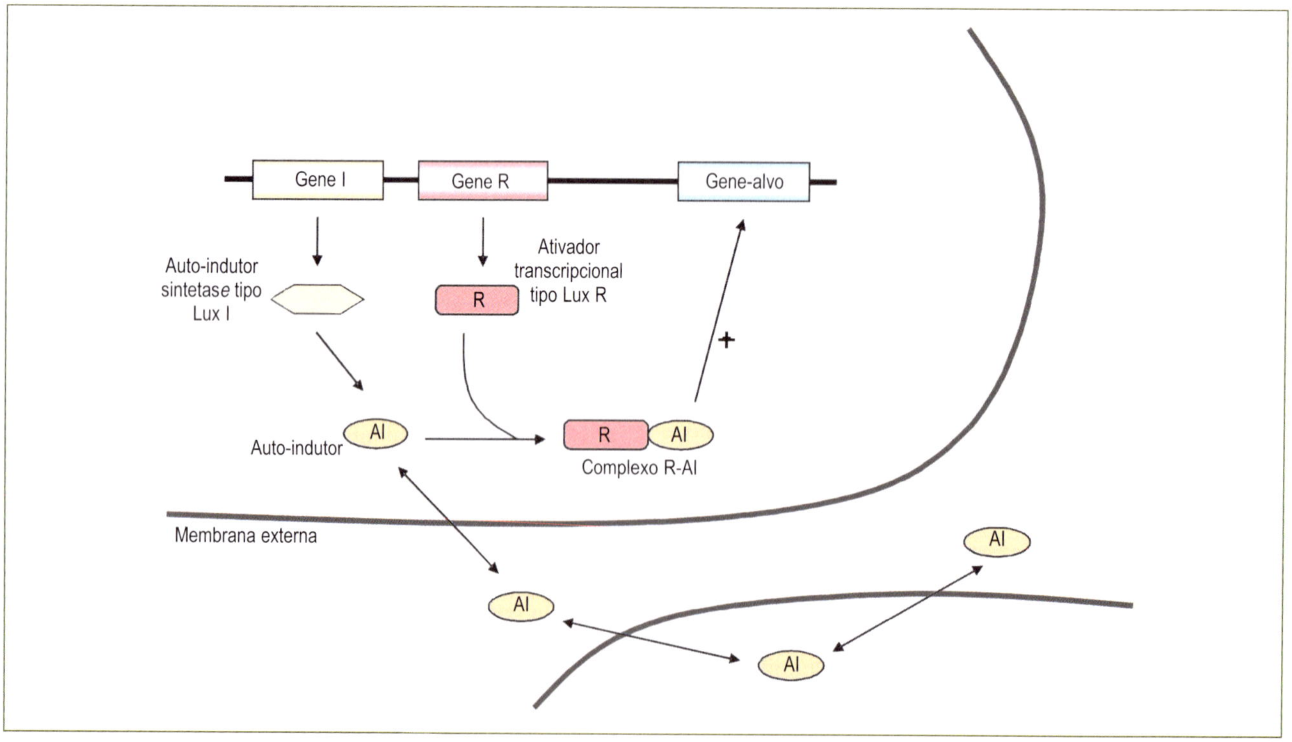

Figura 49.7 – *Síntese do sinalizador célula–célula no sistema quorum-sensing. O sinalizador corresponde ao complexo formado pela proteína R e o autoindutor específico codificados pelo gene I (gene que sintetiza o autoindutor) e o gene R (gene que codifica a produção da proteína ativadora da transcrição). O complexo sinalizador ativa a transcrição do gene-alvo.*

da comunicação célula-célula correspondem a complexos formados por um composto análogo de hormônio, autoindutor, e uma proteína ativadora da transcrição, proteína R (Figura 49.7). A maior parte das moléculas autoindutoras é composta de homosserina-lactona (3-oxo-C12-HSL e C4-HSL). O complexo, proteína R-autoindutor, se liga na região promotora de um gene-alvo, ativando a sua transcrição nas diferentes bactérias que compõem o biofilme. Assim, toda a população bacteriana expressa genes específicos simultaneamente. Atualmente, dois sistemas reguladores têm sido descritos para *P. aeruginosa*.

O sistema *las* regula os genes *lasB*, *lasA*, *toxA*, *aprA*, *xcpP*, *xcpR*, responsáveis pela expressão de fatores de virulência extracelulares como as elastases Las B e Las A, e a exotoxina A, entre outros (Figura 49.8). Neste sistema, o sinalizador celular (complexo proteína R-auto-indutor) é codificado pelos genes *lasI* (gene que sintetiza o autoindutor 3-oxo-C12-HSL) e *lasR* (gene que codifica a produção da proteína ativadora da transcrição) (Figura 49.8). No segundo sistema, sistema *rhl*, o sinalizador celular é codificado pelos genes *rhlI* (gene que sintetiza o autoindutor C4-HSL) e *rhlR* (gene que codifica a produção da proteína ativadora da transcrição). O sistema *rhl* regula a expressão dos genes *rhlAB* – operon que codifica a ramnosil transferase necessária para a produção de ramnolipídeos – e otimiza a produção das elastases LasA, LasB assim como a produção da piocianina (Figura 49.8). Embora ambos os sistemas sejam independentes na sua regulação, no sentido de que os autoindutores são específicos para cada proteína R dentro de cada sistema, o autoindutor do sistema *las* pode regular negativamente o

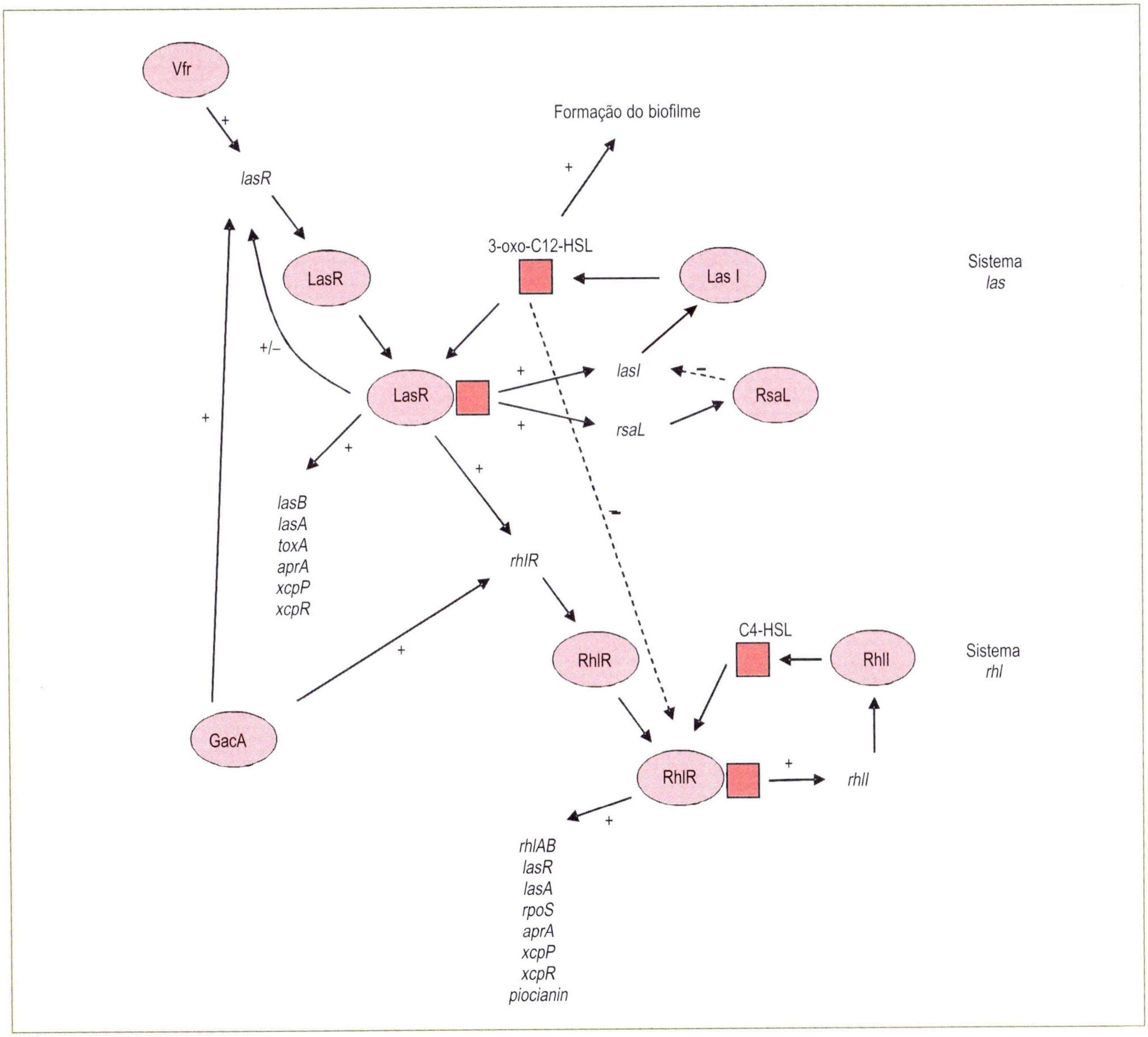

Figura 49.8 – *Regulação dos sistemas las e rhl em* P. aeruginosa. *O sistema las regula negativamente o sistema rhl. O complexo LasR/3-oxo-C12-HSL ativa a transcrição do gene rhlR e o próprio autoindutor do sistema las bloqueia a ativação da proteína reguladora RhlR pelo autoindutor C4-HSL. O sistema las é regulado positivamente pelas proteínas Vfr e GacA, e negativamente pela proteína RsaL. O autoindutor 3-oxo-C12-HSL é necessário para a formação do biofilme. Ambos os sistemas regulam a expressão de vários genes (lasB: elastase LasB, lasA: elastase LasA, toxA: exotoxina A, operon rhlAB: ramnosiltransferase, entre outros) (ver Figura 49.6).*

sistema *rhl* ao se ligar à proteína reguladora do sistema *rhl* (proteína RhlR), ação que bloquearia a ligação específica da molécula autoindutora C4-HSL. O sistema *las* também tem sido associado com a formação do biofilme (Figura 49.8).

Patogênese e Doenças

Dificilmente *P. aeruginosa* poderia causar uma infecção em um indivíduo normal. De modo geral, o início da infecção requer uma alteração substancial das defesas de primeira linha do organismo. Tal alteração pode ser o resultado de uma interrupção das barreiras cutâneas ou mucosas (traumas, cirurgias, queimaduras, diálises, transplantes, hemoterapia ou uso prolongado de cateter), de uma imunodepressão fisiológica (prematuros, neonatos, idosos), de uma imunodepressão terapêutica (corticoides, radiação, anticancerogênicos), ou de uma imunodepressão clínica (diabetes, neoplasia, imunodeficiências, fibrose cística). A patogênese pode ser resumida em três etapas: adesão bacteriana e colonização, invasão local e infecção sistêmica disseminada. Em cada uma dessas etapas, existe a participação de um fator de virulência, caracterizando os sinais e sintomas apresentados no transcurso da infecção. A primeira fase da infecção corresponde à colonização do epitélio alterado, pela adesão da bactéria mediada pela fímbria do tipo 4. Várias outras estruturas celulares podem participar do processo de adesão, inclusive os flagelos. A maior ou menor participação destas estruturas depende do local da infecção. Por exemplo, as adesinas não fimbriadas e o alginato podem ser importantes na infecção pulmonar dos pacientes com fibrose cística. Seguem-se à colonização os processos de infecção aguda, nos quais elastases e proteases extracelulares contribuem para a destruição dos tecidos no local da infecção facilitando a disseminação. Excepcionalmente, o paciente com fibrose cística, após a etapa de colonização, desenvolve uma infecção crônica, que pode evoluir para uma infecção aguda de prognóstico desfavorável. Participam destas fases os fatores de virulência extracelulares descritos, e a intensidade da participação varia de acordo com a evolução clínica (Figura 49.9).

Na Tabela 49.4 são mostrados os principais processos infecciosos causados por *P. aeruginosa*, bem como os fatores predisponentes mais frequentes.

Diagnóstico

O diagnóstico microbiológico da infecção por *P. aeruginosa* é feito através do isolamento, da identificação e do estudo da sensibilidade aos antibióticos. Diferentemente de outras entidades bacterianas, o isolamento e a identificação se veem favorecidos pela versatilidade do micro-organismo na utilização de nutrientes, o que permite um crescimento rápido em praticamente todos os meios líquidos e sólidos usados na rotina, inclusive nos meios seletivos como o ágar MacConkey. A identificação presuntiva é extremamente fácil quando a bactéria tem comportamento típico, isto é, produz piocianina e/ou pioverdina que imprime cor verde-azulada ao meio de cultura e/ou odor característico (Figura 49.1). A produção de pigmentos é incrementada em meios especiais

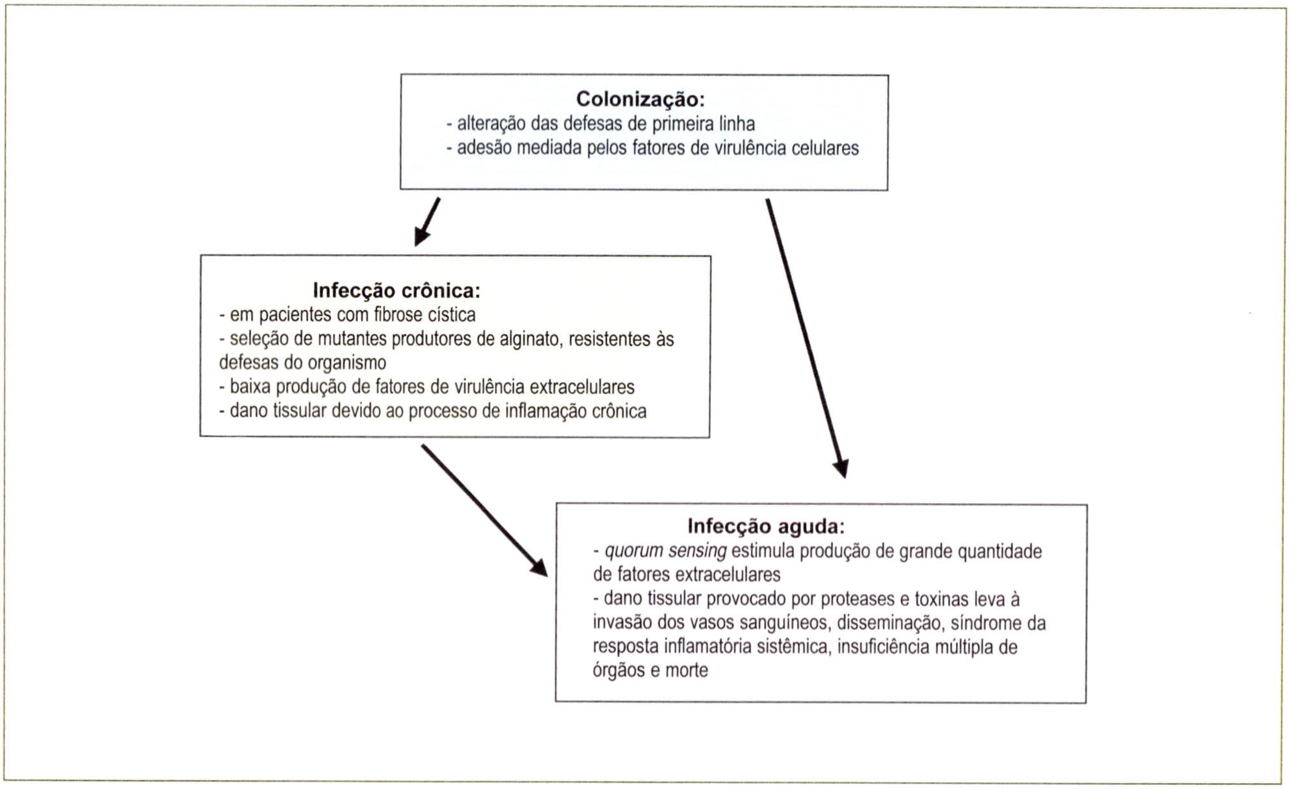

Figura 49.9 – *Fases da patogênese da infecção por* Pseudomonas aeruginosa.

Tabela 49.4
Principais Infecções Causadas pela *Pseudomonas aeruginosa* e Fatores Predisponentes

Infecções	*Fatores Predisponentes*
Trato respiratório superior: otite externa, sinusite, conjuntivite, ceratite, úlceras na córnea e endoftalmites	Uso prolongado de lentes de contato, utilização de colírios ou soluções de limpeza contaminados, colocação de lentes contaminadas, traumatismo ocular, esportes aquáticos, banhos de piscinas, traumas locais.
Trato respiratório inferior: pneumonia, infecção pulmonar crônica na fibrose cística	Fibrose cística, pacientes neutropênicos, inalação de ar quente durante incêndios, ventilação mecânica.
Sistema nervoso central e bacteremia: septicemia, meningites, abscesso cerebral, endocardite	Ferida cirúrgica, traumas, infecção secundária à pneumonia, queimaduras, procedimentos invasivos, usuários de drogas endovenosas, válvulas cardíacas contaminadas, transplantes.
Trato urinário	Cateterismo, cirurgias, transplante renal.
Trato gastrointestinal: enterocolite necrotizante, tiflite (inflamação do seco)	Pacientes leucêmicos e neutropenia secundária à quimioterapia.
Infecções superficiais e tecidos moles: ectima gangrenoso, foliculite, celulite, fasciite necrotizante, necrose, gangrena, síndrome da unha verde, paroníquia (unheiro)	Queimadura de 3º grau, banhos quentes, uso de esponjas ásperas, depilação, pacientes diabéticos, esportes aquáticos, banhos de piscinas, bacteremias.
Infecções ósseas e das articulações: osteomielite, osteocondrite	Disseminação hematógena.

(King A e B). Quando não há produção de exopigmentos, recorre-se aos testes bioquímicos isolados ou agrupados em *kits*, métodos automatizados ou mesmo técnicas moleculares como a hibridização ou ribotipagem, entre outros. Bioquimicamente, o micro-organismo diferencia-se do resto do gênero e dos não fermentadores em geral por ser oxidase–positiva, móvel, crescer a 42°C e descarboxilar arginina. Para fins de vigilância epidemiológicos, principalmente no controle da infecção nosocomial, a espécie pode ser caracterizada fenotipicamente pela análise do perfil de resistência antibacteriana (antibiograma), sorotipagem (antígenos somáticos "O"), piocinotipagem, fagotipagem e/ou por métodos genótipos mais onerosos de alto poder discriminativo.

Epidemiologia

Já vimos que *P. aeruginosa* é um patógeno oportunista extremamente ubiquitário. O seu sucesso ecológico pode ser explicado pelas suas poucas necessidades nutricionais e pela sua tolerância a uma grande variedade de condições físicas e químicas, incluindo temperatura e desinfetantes. Um exemplo de importância prática que retrata bem a pouca necessidade nutricional de *P. aeruginosa* é a sua capacidade de proliferar em água destilada e em águas minerais. Não faz muito tempo que os órgãos de saúde pública detectaram a bactéria em várias marcas de água mineral comercializadas no Brasil.

A epidemiologia de *P. aeruginosa* reflete sua preferência por ambientes úmidos, tanto no seu hábitat natural (solo, água, vegetais) como no corpo humano (períneo, axilas e ouvido). Em hospitais, a umidade também desempenha um papel crucial, pois *P. aeruginosa* é mais frequente nos equipamentos respiratórios, nas soluções de limpeza, nos desinfetantes, nas banheiras, nos misturadores de alimentos e nos vegetais. *P. aeruginosa* pode também ser encontrada em piscinas e em outras águas de recreação. Lentes de contato também podem ser contaminadas por *P. aeruginosa.*

O homem pode ser portador de *P. aeruginosa.* Na comunidade, ou antes de dar entrada em hospitais, observam-se as seguintes taxas de colonização: pele, 0% a 2%; mucosa nasal, 0% a 3%; garganta, 0% a 6%; fezes, 2% a 24%. A situação do paciente internado é totalmente diferente e depende, em parte, de certas condições como queimaduras, uso de antibióticos, exposição a equipamentos respiratórios e outras. A taxa de colonização em determinadas condições pode alcançar 50%. É importante lembrar que *P. aeruginosa* coloniza os pulmões de praticamente todos os pacientes com fibrose cística. Em todos estes casos, a colonização prevê infecções invasivas.

P. aeruginosa é o patógeno Gram-negativo mais devastador para os pacientes queimados e representa um dos principais agentes de infecção hospitalar em casos de pneumonia, infecção urinária, infecção de feridas cirúrgicas e bacteremias. As fontes de infecção podem ser extremamente diversificadas e incluem flores, verduras, equipamentos respiratórios, água de bebida, torneiras, chuveiros, medicamentos, endoscópios, antissépticos, próteses etc. A transmissão por contato pessoal frequentemente tem sido associada à infecção, porém poucos estudos têm comprovado esta hipótese. Fontes humanas do micro-organismo podem ser pacientes, profissionais da saúde ou visitantes. Entre estas fontes, podemos destacar indivíduos com infecção aguda em período de incubação, pessoas colonizadas (portadores transitórios ou crônicos), ou simplesmente a própria microbiota endógena do paciente.

Em hospitais brasileiros *P. aeruginosa* constitui uma das principais causas de infecção hospitalar, principalmente em pacientes imunocomprometidos.

Um estudo, parte de um programa de vigilância antibacteriana denominado SENTRY, deu a conhecer que de um total de 3.728 bactérias isoladas de processos infecciosos, em 12 centros hospitalares de quatro estados (1997-1999), *P. aeruginosa* ocupou o terceiro lugar em frequência (13,3%) após *S. aureus* (22,8%) e *E. coli* (13,8%). Analisando os materiais clínicos separadamente, *P. aeruginosa* foi o principal agente de infecção do trato respiratório inferior (29,4%), segundo agente de infecção tanto de feridas superficiais da pele e tecidos moles quanto infecção do trato urinário (10,5% e 12,6%, respectivamente) e o sexto agente bacteriano mais frequente associado à infecção sistêmica (7,5% das hemoculturas positivas). Com relação ao perfil de sensibilidade antibacteriana da *P. aeruginosa*, o SENTRY reportou uma reduzida sensibilidade a ceftazidima (59,5%). No caso das fluoroquinolonas, apenas 50% a 60% das amostras de *P. aeruginosa* apresentaram-se sensíveis. Já para aminoglicosídeos, 62,1% dos isolados foram sensíveis à amicacina e 55,6% à gentamicina. Como discutido pelos autores, a diminuída sensibilidade ao imipenem (69,8%) foi o principal problema revelado pelo estudo, uma vez que este antibiótico de última geração e com amplo espectro de atividade antibacteriana é utilizado nos casos extremos, considerando-se uma última alternativa terapêutica.

Mais recentemente, o MYSTIC, um programa específico para estudos epidemiológicos em UTIs, revelou que de 1.550 bactérias Gram-negativas produzindo infecção, em 20 centros hospitalares, *P. aeruginosa* resultou ser a mais frequente (470 cepas, 30,3%), e novamente o principal fenômeno observado foi a elevada resistência ao imipenem (41,3% dos isolados). De fato, outros estudos independentes, no sul do país, têm reportado uma resistência, para esta droga, que atinge 58,9%.

Como podemos observar o aumento nos níveis de resistência para antibióticos considerados de primeira escolha terapêutica é preocupante.

Tratamento

P. aeruginosa é naturalmente resistente à maioria dos antibióticos usados no tratamento das infecções causadas por outras bactérias Gram-negativas. Além disso, *P. aeruginosa* pode adquirir resistência de maneira relativamente fácil aos antibióticos após exposição prévia, fenômeno observado no transcurso de terapias com algumas fluoroquinolonas e ß-lactâmicos. Durante muito tempo, a polimixina B e a colistina (polimixina E) foram os únicos antibióticos comercializados que apresentavam atividade contra *P. aeruginosa*, porém o seu uso sempre esteve associado à nefrotoxicidade. Assim, mais tarde, ambas as drogas foram substituídas por gentamicina e carbenicilina. Infelizmente, os promissores resultados não duraram muito tempo, pois houve surgimento de resistência para estas drogas. Durante as últimas décadas, numerosos agentes antibacterianos com atividade anti-*Pseudomonas* têm sido desenvolvidos, incluindo as cefalosporinas de terceira geração (cefoperazona, ceftazidima), cefalosporinas de quarta geração (cefepime e cefpiroma), penicilinas de amplo espectro (ticarcilina, piperacilina), monobactâmicos (aztreonam), carbapenems (imipenem e meropenem) e fluoroquinolonas (ciprofloxacina, ofloxacina). Atualmente, a ceftazidima é considerada o ß-lactâmico de referência e, entre os aminoglicosídeos, a amicacina tem apresentado a maior atividade. O uso de fluoroquinolonas tem sido limitado devido ao alto nível de resistência adquirida. Nas infecções graves, é recomendado o uso de um tratamento sinérgico, combinando um ß-lactâmico (como ceftazidima ou imipenem) com um aminoglicosídeo (geralmente amicacina, gentamicina ou tobramicina).

Gênero *Acinetobacter*

O gênero *Acinetobacter* (do grego "akinetos" = não móveis) compreende cocobacilos gram-negativos (cocoides na fase estacionária), não esporulados, que apresentam um conteúdo C + G de 39% - 47%. Bioquimicamente, não fermentadores da glicose, aeróbios estritos, catalase positivo, oxidase negativo, motilidade negativa. A maior parte das espécies cresce em meios mínimos contendo uma simples fonte de carbono e energia, em uma faixa de temperatura entre 20-37° C, sendo a temperatura ótima de crescimento 33-35° C. Excepcionalmente, a espécie *A. baumannii* tem a capacidade de crescer a 44° C, uma característica diferencial com o resto do grupo, porém, 73% de *A. nosocomialis* também podem crescer a 44° C.

Em meios de cultura sólidos, as colônias se apresentam lisas, às vezes mucoides, e em ágar sangue estas colônias podem apresentar uma cor branco-acinzentada (Figura 49.10). Embora, a maior parte das espécies pode crescer no meio seletivo indicador McConkey, onde apresentam uma leve cor rosada, não existem provas bioquímicas definitivas que permitam diferenciar as diferentes espécies e genoespécies do gênero. Por outro lado, algumas espécies de *Acinetobacter* podem inicialmente aparecer como cocos gram-positivos em esfregaços realizados diretamente de amostras clínicas e/ou hemoculturas, o que dificulta o seu diagnóstico bacteriológico.

Taxonomicamente, a história do gênero *Acinetobacter* se iniciou em 1911 com a descrição, do microbiologista alemão Martinus Willem Beijerinck, de um organismo isolado do solo o qual cresceu em meio mínimo enriquecido com acetato de cálcio. Este micro-organismo foi denominado *Micrococcus calco-aceticus*. Posteriormente, descrições similares foram realizadas, porém, designaram-lhes diferentes gêneros e espécies como *Moraxella lwoffii*, *Mima polymorpha*, *Herellea vaginicola* e *Bacterium anitratum*. Em 1954, o gênero *Acinetobacter* foi formalmente proposto por Brisou e Prévot.

No final dos anos 60, o gênero *Acinetobacter* chegou a ser amplamente aceitado pela comunidade científica, logo após da publicação de um estudo realizado por Baumann e colaboradores, no qual cepas representativas destes táxons, designados como *Moraxella* oxidase negativa, foram comparados pelas suas propriedades bioquímicas e nutricionais,

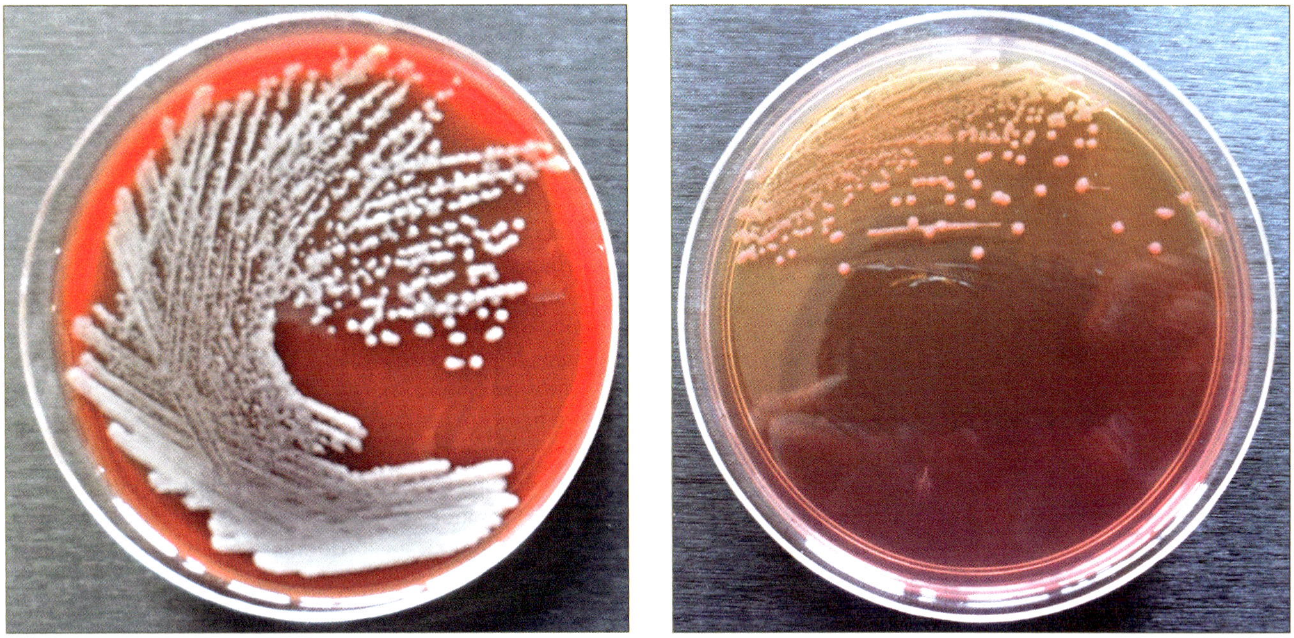

Figura 49.10 – *Cultura de* Acinetobacter baumannii *ATCC 19606 em ágar sangue e ágar McConkey.*

concluindo-se que todas faziam parte do mesmo gênero "*Acinetobacter*", o qual foi oficialmente reconhecido pelo "*International Committee on Systematic Bacteriology Sub-Committee on the Taxonomy of Moraxella and Allied Bactéria*", em 1971. Embora o estudo propusesse que o gênero poderia compreender diferentes espécies, um problema potencial foi que as espécies em questão não podiam ser diferenciadas pelas características fisiológicas examinadas. Portanto, foi proposto que o gênero poderia compreender uma única espécie denominada *Acinetobacter calcoaceticus*. Mais tarde, foram propostos dois nomes, *Acinetobacter calcoaceticus*, para cepas sacarolíticas produtoras de ácidos a partir de açucares, e *Acinetobacter lwoffii* para cepas assacarolíticas não produtoras de ácido a partir de açucares.

Em 1986, baseado no estudo de Bouvet e Grimont, foram descritos 12 grupos de hibridização DNA-DNA (genomoespécies, espécies genômicas, genoespécies, gen. sp.), 6 dos quais receberam nomes de espécies, enquanto para as remanescentes foram designados números. Em 1989, Tjernberg e Ursing (TU) descreveram três genoespécies adicionais (13-15) e concomitantemente, Bouvet e Jeanjean (BJ) descreveram cinco genoespécies nomeadas 13 a 17. Entretanto, surgiram discrepâncias no sistema numérico utilizado por ambos os grupos, uma vez que, diferentes genoespécies tinham o mesmo número e vice-versa, o que aumentou a confusão em relação à taxonomia do gênero.

Atualmente, o gênero compreende 31 espécies com nomes taxonomicamente validados (www.bacterio.cict.fr/a/acinetobacter.html) e 10 espécies genômicas definidas por hibridização DNA-DNA (Tabela 49.5).

Dentro do gênero, quatro espécies são fenotipicamente muito similares e muito relacionadas por hibridização de DNA: i) *Acinetobacter calcoaceticus*, espécie isoladas do solo e água, raramente encontrada em amostras clínicas; ii) *Acinetobacter baumannii*, a principal espécie de importância clínica e; iii) duas espécies genômicas que foram previamente designadas como *Acinetobacter* espécie genômica 3 (*Acinetobacter* gen. sp. 3) e *Acinetobacter* gen. sp. 13TU, as quais atualmente foram nomeadas como *Acinetobacter pittii* e *Acinetobacter nosocomialis*, respectivamente. Devido a sua alta similaridade o termo "complexo *A. calcoaceticus–A. baumannii* (ACB)" tem sido convencionalmente utilizado para definir estas quatro espécies.

Recentemente, métodos de diagnóstico molecular avançado têm sido desenvolvidos e validados para realizar a identificação das espécies e genoespécies do gênero, como: análise da restrição do gene 16S rRNA amplificado por PCR (ARDRA), ribotipagem, sequenciamento e análise da região espaçadora 16S-23S rRNA, análise da restrição da região espaçadora intergênica 16S-23S rRNA e, sequenciamento do gene *rpoB* (subunidade β da RNA polimerase) e seus flanqueadores. Estes métodos têm mostrado que, além de *A. baumannii*, tanto o gen. sp. 3 (*A. pittii*) como o gen. sp. 13TU (*A. nosocomialis*) são prevalentes em amostras clínicas estando associadas com surtos de infecção nosocomial. Outras espécies de importância clínica comumente relatadas são *A. lwoffii*, *A. haemolyticus* e *A. johnsonii*.

Acinetobacter baumannii

A genoespécie 2, denominada *A. baumannii*, inclui isolados previamente reportados como *A. calcoaceticus* var. *anitratus*.

A. baumannii é a espécie mais prevalente em amostras clínicas humanas, sendo considerado um patógeno oportunista associado principalmente com infecções nosocomiais. De fato, *A. baumannii* é considerado o segundo não fer-

Tabela 49.5
Classificação Taxonômica do Gênero *Acinetobacter**

Nome da espécie	*Espécies genômicas (genoespécies)*	*Cepas tipo ou de referência*
A. calcoaceticus	1	ATCC 23055
A. baumannii	2	ATCC 19606/ATCC 17978
A. pittii	3	ATCC 19004
A. haemolyticus	4	ATCC 17906
A. junii	5	ATCC 17908
A. johnsonii	7	ATCC 17909[T]
A. lwoffii	8/9	ATCC 15309/ATCC 9957
A. bereziniae	10	ATCC 17924
A. radioresistens	12	ATCC 43998
A nosocomialis	13TU	LMG 10619, CCM 7791, NIPH 2119, ATCC 17903
A. ursingii		NIPH 137
A. schindleri		NIPH 1034
A. parvus		NIPH 384
A. bouvetii		DSM 14964
A. baylyi		DSM 14961
A. towneri		DSM 14962
A. tandoii		DSM 14970
A. grimontii		DSM 14968
A. tjernbergiae		DSM 14971
A. gerneri		DSM 14967
A. venetianus		ATCC 31012
A. beijerinckii		NIPH 838
A. boissieri		CECT 8128
A. brisouii		DSM 18516
A. guillouiae		ATCC 11171
A. gyllenbergii		NIPH 2150
A. indicus		DSM 25388
A. nectaris		CECT 8127
A. puyangensis		JCM 18011
A. rudis		DSM 24031
A. soli		JCM 15062
	6	ATCC 17979
	11	ATCC 11171
	13BJ/14TU	ATCC 17905
	14BJ	CCUG 14816
	15BJ	SEIP 23.78
	16	ATCC 17988
	17	SEIP Ac87.314
	15TU	151a
	Entre 1 e 3	10095
	Próximo a 13TU	10090

* Certas espécies genômicas foram descritas independentemente por Bouvet e Jeanjean [Gen. sp. sensu Bouvet e Jeanjean (BJ)] e Tjernberg e Ursing [Gen. sp. sensu Tjernberg e Ursing (TU)], existindo discrepâncias no sistema numérico utilizado. Assim, têm sido utilizado os sufixos BJ ou TU para denotar a espécie genômica delineada por ambos os estudos independentes. Para fins epidemiológicos as espécies genômicas 1, 2, 3 e 13TU, são citadas como complexo A. calcoaceticus-A. baumannii.

mentador mais frequentemente isolado. Como patógeno, *A. baumannii* especificamente atinge membranas mucosas ou áreas da pele expostas por acidentes ou ferimentos. Se não for tratada, esta infecção localizada pode evoluir desfavoravelmente para septicemia e morte. Embora a infecção seja associada com pele e tecidos moles, *A. baumannii* é raramente encontrado como parte da microbiota da pele. Em hospitais, pacientes internados por longos períodos de tempo (principalmente em unidades de terapia intensiva) e que apresentam fatores predisponentes como imunodepressão, tem sido um grupo de risco quando submetidos à ventilação mecânica, cateterismo e diálise. Nestes pacientes, os principais sítios de colonização e infecção são o trato respiratório, sistema nervoso central, trato urinário, pele (ferida cirúrgica) e olhos.

Outro grupo de risco reconhecido tem incluído membros das forças armadas mobilizados para zonas de conflitos, principalmente no Iraque. Muito provavelmente, a condição arenosa e seca associada com estas campanhas militares no deserto nas zonas de conflito, têm proporcionado um ambiente ideal para o estabelecimento da colonização e infecção entre soldados feridos.

Os principais fatores de virulência de *A. baumannii* e sua participação no processo de patogenicidade estão resumidos na Tabela 49.6.

Uma das características mais marcantes das espécies de *Acinetobacter* é a sua extraordinária capacidade de desenvolver mecanismos de resistência múltipla contra as principais classes de antibióticos comercialmente disponíveis. De fato, *A. baumannii* pode facilmente expressar resistência aos beta-lactâmicos de amplo espectro (cefalosporinas de terceira geração, carboxipenicilinas e carbapenêmicos) e aos aminoglicosídeos, pela produção de uma grande variedade de enzimas beta-lactamases e transferases. Adicionalmente, a maioria das cepas pode expressar altos níveis de resistência às fluoroquinolonas (Figura 49.11).

Os múltiplos mecanismos de resistência na espécie *A. baumannii* podem ter uma origem intrínseca e/ou adquirida, incluindo: i) perda da permeabilidade da membrana; ii) efluxo de antimicrobianos; iii) alteração do sítio alvo de ligação; iv) produção de enzimas (beta-lactamases, transferases e metilases); e vi) rotas metabólicas alternativas (Tabela 49.7).

Atualmente, o principal problema no tratamento de infecções causadas por *A. baumannii*, no Brasil, é a expressão de beta-lactamases que hidrolisam antibióticos carbapenêmicos (imipenem, meropenem e doripenem) e cefalosporinas de terceira (ceftazidima) e quarta (cefepime) geração. Os carbapenêmicos têm sido considerados drogas de escolha para o tratamento de infecções por *A. baumannii* multirresistente (MR). Com relação a isto, diferentes programas de vigilância antimicrobiana (SENTRY, MYSTIC e SCOPE) têm relatado que a resistência aos carbapenêmicos em *A. baumannii* vem aumentando de forma considerável na América Latina, principalmente em países como Brasil, Argentina e Chile.

Carbapenemases do tipo oxacilinase (OXA) pertencentes à classe D da classificação de Ambler têm sido mundial-

Tabela 49.6 Fatores de Virulência Identificados em *Acinetobacter baumannii*	
Fator de virulência (gene)	Patogênese
OmpA (*ompA*)	Indução de apoptose nas células hospedeiras, aderência e invasão das células epiteliais, formação do biofilme, resistência sérica
Lipopolissacarídeo (*lpsB*)	Evasão do sistema imune, ativação da resposta inflamatória no hospedeiro
Cápsula (*ptk, epsA*)	Evasão do sistema imune, crescimento em presença do soro
Fosofolipase D (A1S_2989)	Resistência sérica, disseminação bacteriana, sobrevivência bacteriana in vivo
Proteína ligadora de penicilina 7/8 (*pbpG*)	Biossíntese do peptideoglicano, estabilidade celular, crescimento em presença do soro
Vesículas de membrana externa	Liberação de fatores de virulência para o citoplasma da célula hospedeira, transferência de material genético entre células bacterianas
Acinetobactina	Sistema de aquisição de ferro (sideróforos), apoptose celular

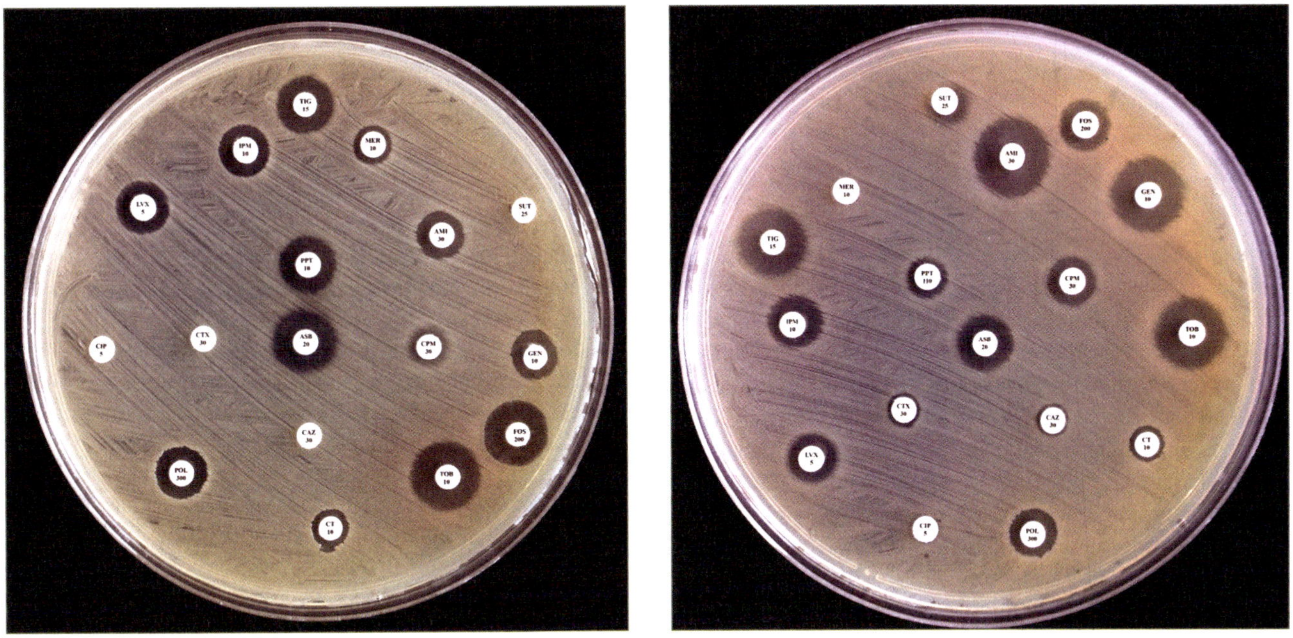

Figura 49.11 – *Antibiogramas de cepas de* A. baumannii *multirresistentes produtoras de carbapenemases do tipo OXA-23 (A) e OXA-143 (B), apresentando resistência a meropenem, imipenem, piperacilina/tazobactam, sulfametoxazol-trimetoprim, tigeciclina, ceftazidima, cefotaxima, ciprofloxacina e levofloxacina.*

mente relatadas em espécies de *Acinetobacter*, especialmente, no ambiente hospitalar (Figura 49.11). As oxacilinases de classe D são subdivididas em 6 grupos: OXA-23 (OXA-23, OXA-27 e OXA-49), OXA-24/40 (OXA-24, OXA-25, OXA-26, OXA-40, OXA-72 e OXA-160), OXA-58 (OXA-96 e OXA-97), OXA-51, OXA-182 e OXA-143 (restrita ao Brasil).

A primeira descrição de *A. baumannii* produtor de OXA-23 foi relatada na Escócia em 1985. Desde então essa enzima tem sido relatada em vários países na última década, como Tunísia, Emirados Árabes Unidos, Bulgária, Afeganistão e Iraque, Turquia, Tailândia, Coreia do Sul, Itália, França, China, Portugal, Polônia, Grécia e Brasil. No Brasil, aparentemente, a emergência e a disseminação da OXA-23 iniciou no ano de 2003, em Curitiba, no estado do Paraná. Após 2003, essa enzima foi encontrada em outros estados, tais como São Paulo, Rio de Janeiro, Rio Grande do Sul, Espírito Santo, Alagoas, Amazonas, Bahia, Distrito Federal, Goiás, Minas Gerais, Rio Grande do Norte, Santa Catarina, Mato Grosso do Sul e Mato Grosso.

A produção de carbapenemase OXA-58 tem sido reportada esporadicamente em comparação com OXA-23 e OXA-24. O primeiro caso de *A. baumannii* produtor de OXA-58 foi relatado na França, em 2003, onde disseminou

Tabela 49.7
Principais Mecanismos de Resistência em *Acinetobacter baumannii*

Classe de antibacteriano	*Mecanismo de resistência*	*Exemplos*
β-lactâmicos	Inativação enzimática	β-lactamases (AmpC, TEM, VEB, PER, CTX-M, SHV); carbapenemases (OXA-23, -40, -51, -58, -143, VIM, IMP, NDM-1, -2)
	Impermeabilidade	CarO, porina 33-36 kDa, porina tipo oprD
	Proteína ligadora de penicilina (pbp) alterada	PBP-2
	Bomba de efluxo	AdeABC
Fluoroquinolonas	Modificação do alvo	Mutações nos genes *gyrA* e *parC*
	Bomba de efluxo	AdeABC, AdeM
Aminoglicosídeos	Enzimas modificadoras de aminoglicosídeos	Transferases AAC, ANT, APH
	Bomba de efluxo	AdeABC, AdeM
	Metilação ribossomal (16S rRNA)	ArmA, RmtB
Tetraciclinas	Bomba de efluxo	AdeABC, TetA, TetB
	Proteção ribossomal	TetM
Glicilciclinas	Bomba de efluxo	AdeABC
Polimixinas	Modificação do alvo (LPS)	Mutações no sistema de 2 componentes PmrA/B, mutação nos genes de biossíntese do LPS

rapidamente. Posteriormente, cepas OXA-58 positivas foram descritas na Austrália, Reino Unido, Argentina, Grécia, China, Itália, Turquia e Brasil. A enzima OXA-58 confere resistência aos carbapenêmicos, monobactâmicos e cefalosporinas de terceira e quarta geração. Isolados produtores de OXA-58 têm apresentado um perfil de MR para aminoglicosídeos, fluoroquinolonas e sulfas, assim como resistência intermediária para tigeciclina, sendo sensíveis exclusivamente para rifampicina, tetraciclina, colistina, polimixina B e, em alguns casos, para ampicilina/sulbactam. Recentemente, foram relatados no Brasil os primeiros casos de infecção por *A. baumannii* produtor de OXA-58, os quais foram identificados nos estados de São Paulo e Rio de Janeiro.

A enzima OXA-72 está agrupada dentro da família OXA-24/40. O primeiro relato de OXA-72 ocorreu na Tailândia, em 2004 (GenBank accession no. AY739646), sendo posteriormente identificado em Taiwan no ano de 2004, assim como em outros países asiáticos, como China e Coreia do Sul. Na Europa, isolados produtores de OXA-72 têm sido identificados na França, Espanha e Croácia. No Brasil, esse tipo isolado tem sido relatado recentemente, em casos esporádicos, nos estados de São Paulo e Rio de Janeiro e mais recentemente em Recife. Esta OXA confere resistência a carbapenêmicos e cefalosporinas de terceira e quarta geração, porém, isolados produtores de OXA-72 têm apresentado um perfil de MR para aminoglicosídeos e fluoroquinolonas, sendo, na maioria dos casos, exclusivamente sensíveis a polimixina B e colistina.

Recentemente, uma nova OXA, denominada OXA-143, foi relatada em 2009. O gene $bla_{OXA\text{-}143}$ foi identificado em um isolado clínico de *A. baumannii* MR no Brasil. Alguns estudos têm relatado uma alta prevalência de isolados de *A. baumannii* produtores de OXA-143 em hospitais públicos nos estado de São Paulo e Minas Gerais, existindo casos esporádicos no estado do Rio de Janeiro. Recentemente, uma nova variante alélica do gene $bla_{OXA\text{-}143}$, OXA-231, foi relatada no estado do Paraná. Existem evidências que suportam a presença de *A. baumannii* produtor de OXA-143 no Brasil data desde 1995.

Gênero *Burkholderia*

São bacilos Gram-negativos, aeróbios, retos, ou ligeiramente curvos, 1 a 5 μm de comprimento e 0,5 a 1,0 μm de largura. São catalase positiva e a maioria oxidase positiva ou positiva lenta ou fraca. Crescem em Agar MacConkey e a maioria degrada a glicose oxidativamente.

Durante os últimos anos, vários pesquisadores aprofundaram os estudos com esses micro-organismos, o que levou a um considerável aumento na descrição de novas espécies. O gênero *Burkholderia* contém mais de 60 espécies, distribuídas em diversos nichos ecológicos, principalmente solo e água. Dentre as que possuem importância clínica, as principais são Complexo *Burkholderia cepacia, B. gladioli* e *B. pseudomallei. B. mallei* é responsável por infecções em animais.

Como muitas outras espécies do gênero *Burkholderia*, *B. cepacia* foi originalmente conhecida como um patógeno de plantas. *Pseudomonas cepacia* foi descrita por Burkholder em 1950 como um agente degenerador de bulbo de cebola, causando uma enfermidade chamada de pele áspera.

A notável diversidade das cepas de *B. cepacia* e a insuficiência de esquemas de identificação seguros propiciaram estudos da taxonomia de cepas de *B. cepacia* isoladas de pacientes com fibrose cística e de outras origens pertencentes a genomovares (espécies fenotipicamente semelhantes dentro do Complexo *B.* cepacia) distintos. Complexo *B. cepacia* compreende 17 espécies, nove delas, anteriormente denominadas genomovares, a saber: *B. cepacia* (genomovar I), *B. multivorans* (genomovar II), *B. cenocepacia* (genomovar III), *B. stabilis* (genomovar IV), *B. vietnamiensis* (genomovar V), *B. dolosa* (genomovar VI), *B. ambifaria* (genomovar VII), *B. anthina* (genomovar VIII), *B. pyrrocinia* (genomovar IX), *B. ubonenis, B. latens, B. difusa, B. arboris, B. seminalis, B. metallica,* Taxon K (*B. contaminans* e *B. lata*).

Identificação e isolamento bacteriano

Membros do complexo *Burkholderia cepacia* crescem lentamente em meios de cultura, algumas vezes necessitam de até 72 horas para o aparecimento de colônias. Portanto, é de extrema importância a utilização de meios seletivos no isolamento de micro-organismos do complexo *B. cepacia* da secreção do trato respiratório de pacientes com fibrose cística, principalmente quando há colonização conjunta com *P. aeruginosa*, que tem crescimento mais rápido e pode inibir o crescimento de complexo *B. cepacia*. O agar seletivo para o complexo *B. cepacia* (BCSA) contém polimixina B, gentamicina e ticarcilina, inibe o crescimento de outros patógenos potenciais nesses pacientes e permite o crescimento rápido e abundante dos membros do complexo *B. cepacia*. A Figura **49.12** ilustra o crescimento de *Burkholderia cepacia* ATCC 25416 em meio *Tryptic Soy Agar* após 24 e 48 horas de incubação a 30?C.

A heterogeneidade das cepas do complexo *B. cepacia* isoladas dificultam a sua identificação correta. A chave para a identificação fenotípica de complexo *B. cepacia* é constituída por prova de oxidase positiva lenta, embora algumas espécies sejam oxidase negativa, tais como, *B. contaminans, B. lata e B. pyrrocinia*. São ONPG positivo (exceto para *B. stabilis*), DNase negativo, oxidam a maioria dos açúcares (manitol, lactose, glicose, trealose, xilose, sacarose), descarboxilação da arginina negativa e da lisina variável (maioria positiva).

Os testes bioquímicos convencionais podem diferenciar algumas espécies, mas a similaridade fenotípica entre os membros do Complexo *B. cepacia* faz com que a análise bioquímica não seja confiável como único esquema de identificação.

Espécies do complexo *B. cepacia* com outras relacionadas, tais como, *B. gladioli* e *Pandoraea* spp também são de difícil diferenciação. *B. gladioli* pode ser citocromo oxidase negativa e não oxidam maltose e lactose. *Pandoraea* spp não oxidam maltose, lactose, xilose, sacarose ou adonitol.

A identificação definitiva das espécies do complexo *B. cepacia* é feita através da análise molecular. Sequenciamento do gene 16S rRNA tem sido utilizado para a identificação de espécies do Complexo *B. cepacia*, porém, uma insuficiência na variação da sequência nesse gene dificulta a separação dos diversos membros desse complexo. O gene *rec*A não apresenta variação na sequência espécie-específica, portanto, é o mais utilizado, pois, proporciona uma melhor discriminação entre as diferentes cepas. Método baseado na análise de sequências multilocus (*multilocus sequence analy-*

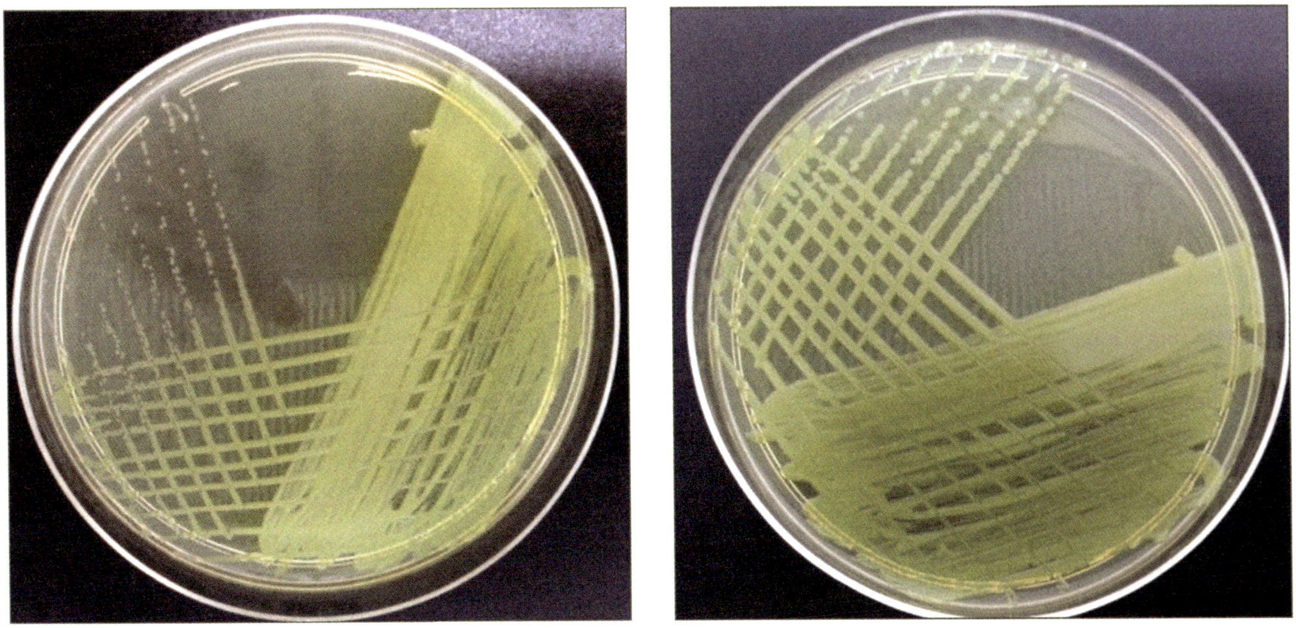

Figura 49.12 – *Crescimento de Burkholderia cepacia ATCC 25416 em meio Tryptic Soy Agar incubados a 30ºC: A – após 24 horas e B – após 48 horas.*

sis – MLSA) também é cada vez mais utilizado no estudo taxonômico desses micro-organismoss.

Importância clínica

Membros do Complexo *Burkholderia cepacia* são micro-organismos oportunistas que podem estar envolvidos em infecções relacionadas à assistência à saúde (IRAS), principalmente infecções associadas com equipamentos contaminados, medicamentos, desinfetantes (incluindo povidine iodo e cloreto de benzalcônio). Também podem ser isolados de casos de bacteremia, infecção do trato urinário, peritonite e infecção do trato respiratório. Surtos de IRAS em infecções do trato respiratório devido à contaminação de nebulizadores ou medicamentos administrados pelos nebulizadores têm sido descritos, assim como pelo uso de nutrição parenteral contaminada. Pacientes com fibrose cística são particularmente suscetíveis a infecções causadas por membros desse grupo de bactérias. Micro-organismos do complexo *B. cepacia* são considerados patógenos significantes nesses pacientes devido à ocorrência da síndrome cepacia em alguns casos.

Existem evidências que um clone é particularmente capaz de ser transmitido facilmente de pessoa a pessoa. A separação de pacientes colonizados ou infectados por *B. cepacia* para prevenir a transmissão interpaciente tem sido adotada em alguns centros, mas essa prática tem um impacto psicológico negativo sobre os pacientes e seus familiares. Comparando a infecção por *P. aeruginosa*, o complexo *B. cepacia,* mesmo atingindo uma pequena porção dos pacientes com fibrose cística, causa um impacto mais significante na sobrevida.

A infecção por essa bactéria está associada a três manifestações principais, a saber, (i) assintomática, (ii) infecção crônica ou (iii) síndrome cepacia, caracterizada por rápido declínio da função pulmonar e, em alguns casos, bacteremia e septicemia, resultando em morte precoce. Aproximadamente 20% dos pacientes colonizados por *B. cenocepacia* desenvolvem a "síndrome cepacia". Todos os genomovares do complexo *B. cepacia* podem ser isolados de pacientes com fibrose cística, mas *B. cenocepacia* e *B. multivorans* são os predominantes, sendo responsáveis por até 95% das infecções causadas pelo complexo *B. cepacia.*

Fatores de virulência

Pili de cepas do complexo *B. cepacia* isoladas de pacientes com fibrose cística mediam a aderência a glicoproteínas do muco e também aumentam a aderência a células epiteliais. Os genes *cbl*A (que codifica pili tipo II) e *esm*R (marcador de cepa epidêmica – BCESM) têm sido usados como marcadores de uma linhagem epidêmica do complexo *B. cepacia* que se dissemina por transmissão cruzada e é altamente infecciosa, mais comumente encontrados em *B. cenocepacia*, e responsáveis pela síndrome cepacia. Essa severa condição clínica foi primeiramente reconhecida no início dos anos 1980, quando um clone altamente transmissível de *B. cenocepacia* IIIA (ET12) se disseminou entre pacientes no Canadá, Inglaterra e Escócia. Esse clone ET12 tem como característica a presença do cable pili, de uma adesina de 22 kDa e o marcador de cepa epidêmica BCESM. A cepa PHDC circulante em pacientes de centros europeus de fibrose cística, e com as mesmas características genéticas de ET12, pode representar um segundo clone epidêmico em nível global. Pacientes infectados por *B. cenocepacia* apresentam uma piora no quadro clínico quando comparado com outros pacientes, sendo que a presença desse micro-organismos na cultura de escarro inviabiliza os casos de transplante de pulmão.

Todas as espécies do complexo *B. cepacia* são capazes de formar biofilme quando testadas *in vitro,* contudo, *B. cenocepacia* e *B. multivorans* são capazes de formar um biofilme mais abundante em relação às outras espécies, o que contribui para a patogênese e para a resistência microbiana. Flagelo é um importante meio para disseminação da bactéria e infecção em outros sítios. Além da motilidade, o flagelo está envolvido na aderência e invasão de células epiteliais, formação de biofilme e indução de resposta inflamatória. O número de flagelos produzidos pelas cepas é variável, mas frequentemente são expressos múltiplos flagelos polares. A tabela 49.8 resume os principais fatores de virulência do Complexo *Burkholderia cepacia.*

Resistência microbiana

Complexo *B. cepacia* é intrinsecamente resistente a agentes antimicrobianos, incluindo beta-lactâmicos. A resistência a múltiplos antibióticos é devida à combinação de vários mecanismos, incluindo permeabilidade seletiva da célula, alteração do alvo celular, inativação enzimática dos antibióticos, e bomba de efluxo.

A resistência inerente desses micro-organismos a grande parte dos antimicrobianos disponíveis e a dificuldade de identificação em laboratórios de microbiologia contribuem para a complexidade da situação atual dos centros especializados no tratamento de pacientes portadores de fibrose cística.

Todos os membros do complexo *B. cepacia* são intrinsecamente resistentes aos aminoglicosídeos e à polimixina B. A taxa de resistência *in vitro* aos beta-lactâmicos, com exceção do meropenem, também é bastante alta. As quinolonas parecem ter uma atividade variável, mas a resistência pode ser facilmente induzida.

Os perfis de sensibilidade de cepas isoladas de pacientes com fibrose cística diferem daqueles observados em cepas de pacientes não fibrocísticos, uma vez que os primeiros recebem múltiplas administrações de antibióticos, seja por via oral, intravenosa ou aerossóis.

Devido à multirresistência a antimicrobianos e a sanitizantes, Complexo *B. cepacia* torna-se um importante e significativo agente em infecções relacionadas à assistência à saúde.

Burkholderia pseudomallei

B. pseudomallei é causadora de melioidose, sendo a pneumonia o principal sintoma clínico. A doença á adquirida através da inalação ou contato da pele lesada com água ou

Tabela 49.8
Principais Fatores de Virulência do Complexo *Burkholderia cepacia*

Fatores de virulencia	*Prevalência no Complexo B. cepacia*	*Características*
Resistência antimicrobiana	Todas as espécies	Resistência intrínseca a múltiplos antimicrobianos e desinfetantes
Formação de biofilme	Maioria das espécies	*B. cenocepacia* e *B. multivorans* formam biofilme abundante
Cable pili e adesina 22 kDa	B. cenocepacia	Necessário para a adesão à mucina e células epiteliais
Ilha cenocepacia	Somente *B. cenocepacia*	Primeira ilha de patogenicidade identificada no Complexo; inclui o BCESM que codifica um sistema de *quorum-sensing*
Exopolissacarídeos	*B. cepacia* e *B. cenocepacia*	Produzida pela *B. cepacia in vitro* e induzida em *B. cenocepacia* após passagem em modelo de infecção em murino
Flagelos	Todas as espécies	Requerido para invasão celular, mas não para aderência em *B. cenocepacia*
Invasão e sobrevivência intracelular	Variável nas espécies testadas	*B. cenocepacia* é altamente invasiva para células respiratórias A549; *B. cenocepacia, B. multivorans* e *B. stabilis* penetram as células epiteliais do trato respiratório humano; *B. dolosa* e *B. vietnamiensis* sobrevivem em macrófago por 5 dias
Quorum sensing	Maioria das espécies	Codificam um sistema LuxIR que sintetiza e responde ao AHLs para mediar a comunicação célula a célula; é requerido para a virulência completa; modula a expressão de toxinas, proteases, lípases e sideróforos; modula a motilidade *swarming* e produção de biofilmes; *B. cenocepacia* codifica um sistema adicional numa ilha de patogenicidade
Produção de sideróforos	Todas as espécies	Essenciais para a virulência de *B. cenocepacia* em modelo de infecção em rato
Secreção do tipo III	Genomovares II a VII. Ausente no genomovar I	Clusters de *B. cenocepacia* e *B. multivorans* tem organização dos genes semelhante; requerido para a virulência de *B. cenocepacia* num modelo de infecção murina

solo contaminado pelo micro-organismos. A maior prevalência está concentrada no Sudeste da Ásia e Nordeste da Austrália, mas também tem aumentado na Índia e América Central e do Sul. É encontrada em água de superfície nas plantações de arroz na Tailândia (nordeste) e Vietnam (sudeste e região central). Combatentes da Guerra do Vietnam podem estar latentemente infectados pelo fato de terem se arrastado em solos contaminados pelos micro-organismos. Em áreas endêmicas o diagnóstico é mais fácil, portanto, diagnóstico diferencial para *B. pseudomallei* de pacientes com febre de origem desconhecida deve ser considerado para pessoas que viajaram para as regiões endêmicas (mesmo após décadas). No Brasil foi isolada pela primeira vez em 2003 no Ceará (7 casos) e em 2008, foi descrito mais um caso fatal em Fortaleza. As manifestações da doença podem ser aguda, subaguda ou crônica, sendo que, esta última forma pode ser confundida com tuberculose.

Os tipos de colônias variam dependendo do meio de cultura e do tempo de incubação. Em ágar sangue as colônias são pequenas, lisas e cremosas após 48 horas. Em ágar Ashdown (meio seletivo para *B. pseudomallei*) as colônias são secas e rugosas, achatadas e de cor púrpura após 48 horas de incubação e exalam um odor típico de terra. Porém, não é aconselhável cheirar a placa, pois *B. pseudomallei* é altamente transmissível por inalação podendo levar a uma severa infecção respiratória com alta taxa de mortalidade. Devido a essa característica, os micro-organismos são considerados como agentes de bioterrorismo e deve ser manipulado em cabine de segurança nível 2, e, em atividades com alto potencial para produção de aerossóis ou perdigotos, recomenda-se o uso de nível de biossegurança 3.

Burkholderia mallei

B. mallei é o agente etiológico do mormo, uma doença que acomete principalmente cavalos, que servem como reservatório natural. A contaminação se dá pela ingestão ou contato direto com fômites e pode ser transmitida a humanos. Assim como *B. pseudomallei, B. mallei* também é considerado um agente de bioterrorismo e todas as precauções de contato e biossegurança devem ser adotadas. As manifestações clínicas são resultantes da via de infecção; se respiratória evoluirá para pneumonia com possibilidade de disseminação para diversos órgãos, se cutânea, evoluirá para nódulos na pele e linfadenite. São comuns na Ásia, África e América do Sul e, nos últimos anos, foram detectados no Brasil, principalmente na região nordeste, estados de Pernambuco e Alagoas. As características bioquímicas são semelhantes à *B. pseudomallei*, porém, esta é móvel e resistente aos aminoglicosídeos, enquanto *B. mallei* é imóvel e sensível aos aminoglicosídeos.

Gênero *Stenotrophomonas*

O Gênero *Stenotrophomonas* foi descrito em 1996, previamente denominado *Pseudomonas maltophilia* e posteriormente reclassificado como *Xanthomonas maltophilia*. O gênero compreende, atualmente, 13 espécies formalmente descritas, *S. acidaminiphila*, *S. africana*, *S. chelatiphaga*, *S. daejeonensis*, *S. dokdonensis*, *S.ginsengisoli*, *S. humi*, *S. koreensis*, *S. maltophilia*, *S. nitritireducens*, *S. pavanii*, *S. rhizophila* e *S. terrae*. Porém, *S. africana*, que tinha sido introduzida como uma nova espécie em 1997, posteriormente foi considerada como sinônimo de *S. maltophilia*.

Dentre elas, *S. maltophilia* é a única que causa infecções em humanos. *S. maltophilia* pode ser encontrada em uma grande variedade de ambientes e regiões geográficas, inclusive na Antártica, e ocupa nichos ecológicos dentro e fora de hospitais. Esses micro-organismos já foram isolados de várias fontes de água, incluindo rios, poços, lagos, e água engarrafada, e também de solo e de fontes alimentares. Além disso, foram isolados de numerosas fontes hospitalares, tais como, monitor de pressão arterial, recipiente de água deionizada, solução desinfetante, máquinas de diálise, máquinas produtoras de gelo, nebulizadores, escovas de banho e outros.

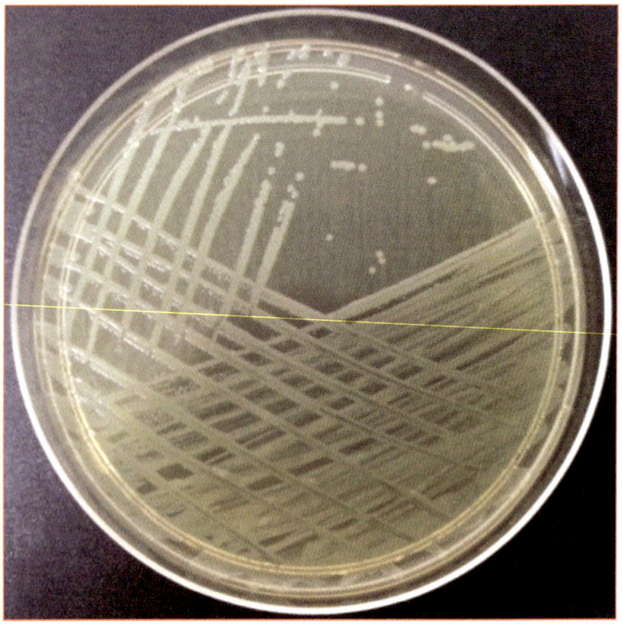

Figura 49.13 – *Crescimento de* S. maltophilia *em meio Tryptic Soy Agar incubados a 30ºC: após 48 hs de incubação.*

Identificação e isolamento

Crescem bem em Agar MacConkey, porém, quando isolados de fibrose cística recomenda-se utilizar outros seletivos para *S. maltophilia* pelas mesmas razões descritas para o isolamento de membros do Complexo *B. cepacia*. Meio seletivo para *S. maltophilia* geralmente contém imipenem devido à resistência intrínseca dos micro-organismos a esse antimicrobiano. Colônias são lisas, cremosas, bordas regulares, levemente amareladas e pequenas após 24 horas de incubação. A Figura 49.13 ilustra o crescimento de *S. maltophilia* em meio *Tryptic Soy Agar* após 48 hs de incubação a 30ºC.

A chave para a identificação da *S. maltophilia* inclui reação de oxidase positiva lenta, oxidação da maltose (mais rápida quando comparada com a oxidação da glicose), produção de DNase, descarboxilação da lisina, detecção de flagelo polar.

Identificação molecular por PCR pode ser feita com o uso de oligonucleotídeos específicos para o gene 23S rRNA de *S. maltophilia*.

Importância clínica

S. maltophilia é um micro-organismos frequentemente associado a infecções do trato respiratório em humanos. Entretanto, o papel patogênico desses micro-organismos é discutido, pois o isolamento do mesmo em culturas mistas torna difícil distinguir entre a colonização e a infecção verdadeira em sítios superficiais, como úlceras de pele ou infecção do trato respiratório. Apesar disso, *S. maltophilia* foi considerada importante como patógeno hospitalar nos últimos anos por estar associada com altas taxas de mortalidade, particularmente entre indivíduos que estão severamente debilitados ou imunodeprimidos. O aumento do uso de procedimentos invasivos e a resistência intrínseca desses micro-organismos a diversos antimicrobianos, associados a altas taxas de mortalidade têm despertado preocupações. A aquisição de pneumonia nosocomial está associada com ventilação mecânica, traqueostomia, exposição prévia a antibióticos, uso de equipamentos como nebulizadores.

O isolamento de *S. maltophilia* das vias aéreas de pacientes com fibrose cística tem aumentado e a prevalência é maior em pacientes com idade superior a 10 anos. A maioria dos pacientes infectados por *S. maltophilia* é concomitantemente infectada por outros micro-organismos como *P. aeruginosa*, Complexo *B. cepacia*, *Staphylococcus aureus*.

Fatores de virulência

Pouco é conhecido em relação aos fatores de virulência de *S. maltophilia*, sendo que os principais estão descritos na Tabela 49.9. Vários trabalhos descrevem a elaboração de enzimas extracelulares por esses micro-organismos, incluindo DNase, RNase, fibrolisina, lípases, quitinases, hialuronidases, proteases e elastase.

Adesão de *S. maltophilia* a superfícies abióticas, como implantes médicos e cateteres, resulta em colonização e infecção. O motivo do aumento da prevalência de colonização por *S. maltophilia* nas vias aéreas de pacientes com fibrose cística não está elucidado. Desde a ocorrência de infecção recorrente no trato respiratório por *P. aeruginosa*, tem sido relatada a produção de exoprodutos que modificam o epitélio respiratório expondo receptores do trato respiratório dos pacientes com fibrose cística a outros patógenos. Estudos de adesão em células demonstraram que *S. maltophilia* é capaz de aderir às células 16 HBE 14o proveniente de epitélio brônquico humano isoladamente ou formando agregados, e ao redor da célula nas junções intracelulares. A presença de fímbria está geralmente correlacionada com a capacidade da bactéria em aderir às células epiteliais e favorece a colonização "in vivo". Fímbria SMF-1 está supostamente envolvida na adesão às células HEp-2 após inibir a adesão da bactéria em contato com anticorpos anti SMF-1. A adesão da bactéria ao plástico e às células HEp-2 foi examinada através de microscopia eletrônica de varredura de alta resolução, mostrando que a fímbria está distribuída ao redor do micro-organismos e é capaz de se conectar a outras bactérias formando microcolônias sobre as células HEp-2 e também sobre o plástico.

A capacidade de *S. maltophilia* em aderir avidamente a superfícies plásticas e a formação de biofilmes também favorecem a contaminação de materiais cirúrgicos por esta bactéria.

Resistência microbiana

S. maltophilia é intrinsecamente resistente à maioria dos antibióticos ?-lactâmicos devido a 2 fatores, i) produção de duas ? -lactamases mediadas cromossômicamente (L-1, uma metaloenzima dependente de zinco que quebra os carbapenêmicos e é resistente aos inibidores de ? -lactamases; e L-2, uma cefalosporinase sensível aos inibidores de ?-lactamases, mas também hidrolisam o aztreonam) e ii) baixa permeabilidade da membrana celular.

Apesar de serem beta-lactamases cromossomais, a presença dos genes l_1 e l_2 em um plasmídeo de aproximadamente 200 kb foi encontrada em cepas de *S. maltophilia* isoladas de amostras clínicas. A localização dos genes de tais enzimas em um plasmídeo torna mais provável sua disseminação para outras bactérias Gram-negativas.

S. maltophilia é sensível ao sulfametoxazol-trimetoprim, porém, relatos de resistência a esse antimicrobiano têm aumentado ao redor do mundo, incluindo o Brasil. Os genes *sul,* responsáveis pela resistência ao sulfametoxazol-trimetoprim, geralmente estão associados a integrons da classe 1 e elementos ISCR.

Gênero *Elizabethkingia*

O habitat natural é o meio ambiente, incluindo plantas, alimentos e água. A reação de oxidase é positiva, produzem indol, são imóveis, não crescem em agar MacConkey e no Gram apresentam-se como bacilos Gram-negativos pleomórficos. As colônias são lisas (1 a 2 mm de diâmetro após 24 hs) podendo ocorrer produção de pigmento amarelo. Hidrolisam a gelatina e esculina e produzem DNase.

E. meningoseptica (anteriormente *Cryseobacterium meningosepticum*) é a espécie mais frequentemente associada com doença significativa em humanos, sendo as principais causas meningite neonatal e mini epidemias hospitalares. Porém, nos últimos anos, tem-se observado o aumento de casos de infecção hospitalar por esse micro-organismos em adultos, particularmente, infecções do trato respiratório.

Gênero *Achromobacter*

Achromobacter xylosoxidans subsp. *xylosoxidans*

O gênero *Achromobacter* é constituído pelas espécies *A. xylosoxidans* subsp. *xylosoxidans*, *A. xylosoxidans* subsp. *denitrificans*, *A. piechaudii*, *A.rulhandii*, *A. insolitus* e *A. spanius.*

A. xylosoxidans subsp. *xylosoxidans* é um bacilo Gram-negativo, não fermentador de glicose, aeróbio, oxidase positiva e catalase positiva, móvel por flagelo peritrícheo, oxida glicose e xilose, citrato positivo, reduz nitrato a nitrito.

A identificação molecular pode ser feita pelo uso de oligonucleotídeos específicos para detectar o gene 16S rDNA.

A. xylosoxidans subsp. *xylosoxidans* está distribuído em diversos ecossistemas naturais e associado a várias doenças associadas às infecção relacionadas à assistência à saúde, incluindo bacteremia, meningites, pneumonia e peritonites. Tem sido associado a colonização ou infecção do trato respiratório em pacientes portadores de fibrose cística. *A. xylosoxidans* subsp. *xylosoxidans* é frequentemente isolado

Tabela 49.9
Principais Fatores de Virulência de *S. maltophilia*

Fatores de virulência	*Características*	*Possíveis estruturas / mecanismos envolvidos ou modelos estudados*
Biofilmes	Formação de biofilmes em superfícies, incluindo plásticos, teflon, vidro, metais (equipamentos de consultório dentário) e em tecidos do hospedeiro, principalmente em pulmões de pacientes com fibrose cística	Flagelos e fimbrias visualizados por microscopia eletrônica em monocamadas de células bacterianas aderidas ao plástico e em células HEp-2
Enzimas hidrolíticas	Proteases, elastase, lipases, DNase, RNase e fibrolisina	StmPr1, uma protease extracelular, foi encontrada em isolados de pacientes com fibrose cística, sugerindo que possa ser produzida por isolados capazes de causar infecções crônicas
Aderência e invasão a células do hospedeiro	Podem aderir e formar biofilmes em células do epitélio respiratório e podem ser capazes de invadi-las.	*S. maltophilia* isolada de fibrose cística é capaz de aderir e invadir células 16-HBE14o proveniente de epitélio brônquico humano e células A549. Anticorpos antifimbria 1, SMF-1, inibiram a aderência de *S. maltophilia* a células HEp-2

em associação com outras espécies, tais como complexo *B. cepacia*.

A. xylosoxidans subsp. *xylosoxidans* é frequentemente resistente a diversos antibióticos, tais como aminoglicosídeos, ampicilina, cefalosporinas de espectro estendido, cloranfenicol, carbapenêmicos e fluorquinolonas, que são normalmente administrados no tratamento da infecção pulmonar em pacientes com fibrose cística.

Não há estudos identificando a origem do *A. xylosoxidans* subsp. *xylosoxidans* em pacientes com fibrose cística, no entanto, nebulizadores e equipamentos de terapia respiratória podem estar implicados na infecção hospitalar do trato respiratório de pacientes não portadores de fibrose cística.

Gênero *Rhizobium*

Rhizobium radiobacter

Rhizobium radiobacter (anteriormente *Agrobacterium radiobacter*) apresentam colônias com fenótipo mucoide e rosadas em placas de agar MacConkey após incubação prolongada. São frequentemente isolados de pacientes hospitalizados submetidos a procedimentos invasivos ou imunodeficientes. Dentre as principais fontes de isolamento estão sangue, urina, fluidos biológicos. São sacarolíticos, oxidam a maioria dos açúcares, hidrolisam a esculina e não produzem DNase. A maioria é sensível às cefalosporinas, carbapenêmicos, tetraciclinas e gentamicina e resistente à tobramicina.

Sphingomonas paucimobilis e Sphingomonas parapaucimobilis

Anteriormente classificada como *Pseudomonas paucimobilis* e *P. parapaucimobilis*, são bacilos Gram-negativos longos e móveis por flagelo polar. Bioquimicamente, podem ser confundidas com espécies do Gênero *Burkholderia* por apresentarem reação de oxidase positiva, crescimento lento em placas de agar sangue, oxidação da maioria dos açúcares, pigmento amarelo e hidrólise da esculina. Devido à semelhança bioquímica entre essas duas espécies, recomenda-se a liberação do resultado como *Sphingomonas* spp. para laboratórios de rotina.

Podem ser isoladas de solo, água e de diversas amostras clínicas, tais como, sangue, urina, secreções em geral etc. Possuem boa sensibilidade a alguns antimicrobianos, tais como, tetraciclina, cloranfenicol, sulfametoxazol-trimetoprim e aminoglicosídeos e a maioria é resistente à polimixina B.

Bibliografia

1. Azghani AO, Connelly JC, Peterson BT et al. Effects of Pseudomonas aeruginosa elastase on alveolar epithelial permeability in guinea pigs. Infect Immun. 1990; 58:433-8.
2. Bert F, Lambert-Zechivsky. Résistance aux antibiotiques et problèmes thérapeutiques posés par Pseudomonas aeruginosa. La Presse Médicale. 1999; 28:451-8.
3. Bonomo RA, Szabo D. Mechanisms of multidrug resistance in Acinetobacter species and Pseudomonas aeruginosa. Clin Infect Dis. 2006; 43:S49 56.
4. Broke JS. Stenotrophomonas maltophilia: an emerging global opportunistic pathogen. Clin. Microbiolo. Rev. 2012; 25:2-41.
5. Denton M, Kerr KG. Microbiological and clinical aspects of infection associated with Stenotrophomonas maltophilia. Clin. Microbiol. Rev. 1998; 11:57-80.
6. Dijkshoorn L, Nemec A, The diversity of the genus Acinetobacter. In: Acinetobacter Molecular Microbiology. Ed. Ulrike Gerischer. 2008. Caister Academic Press, Norfolk, UK.
7. Doi Y, de Oliveira Garcia D, Adams J, Paterson DL. Coproduction of novel 16S rRNA methylase RmtD and metallo-beta-lactamase SPM-1 in a panresistant Pseudomonas aeruginosa isolate from Brazil. Antimicrob Agents Chemother. 2007; 51:852-6.
8. Hahn HP. The type-4 pilus is the major virulence-associated adhesin of Pseudomonas aeruginosa – a review. Gene. 1997; 192:99-108.
9. Kiffer C, Hsiung A, Oplustil C, Sampaio J, Sakagami E, Turner P, Mendes C and the MYSTIC Brazil group. Antimicrobial susceptibility of gram-negative bacteria in Brazilian hospitals; the MYSTIC Program Brazil 2003. Braz J Infect Dis. 2005; 9:216-24.
10. Kiska DL, Gilligan PH. Pseudomonas. In: Murray PR, Baron EJ, Pfaeller MA, Tenover FC, Yolken RH. Manual of clinical microbiology. 7th ed. Washington: ASM Press; 1999, p. 517-538.
11. Liu L, Coeney T, Burns JL, Whitby PW, Stull TL, LiPuma JJ. Ribosomal DNA-directed PCR for identification of Achromobacter (Alcaligenes) xylosoxidans recovered from sputum samples from cystic fibrosis patients. J. Clin. Microbiol. 2002; 40:1210-13.
12. Livermore DM, Woodford N. The beta-lactamase threat in Enterobacteriaceae, Pseudomonas and Acinetobacter. Trends Microbiol. 2006; 14:413-20.
13. Mahenthiralingam E, Bischof J, Byrne SK, Radomski C, Davies JE, Av-Gay Y, Vandamme P. DNA-Based diagnostic approaches for identification of Burkholderia cepacia complex, Burkholderia vietnamiensis, Burkholderia multivorans, Burkholderia stabilis, and Burkholderia cepacia genomovars I and III. J Clin Microbiol. 2000; 38:3165-73.
14. Mahenthiralingam E, Urban TA, Goldberg JB. The multifarious, multireplicon Burkholderia cepacia complex. Nat. Rev. Microbiol. 2005; 3:144-56.
15. Mayhall CG. Nosocomial burn wound infections. In: Mayhall CG (ed.). Hospital epidemiology and infection control. Baltimore: Williams & Wilkins; 1996, p. 225-36.
16. McConnell MJ, Actis L, Pachón J. Acinetobacter baumannii: human infections, factors contributing to pathogenesis and animal models. FEMS Microbiol Rev. 2013; 37:130-55.
17. Medeiros M, Lincopan N. Oxacillinase (OXA)-producing Acinetobacter baumannii in Brazil: clinical and environmental impact and therapeutic options. J Bras Patol Med Lab. 2013; 49:391-405.
18. Mendes RE, Castanheira M, Pignatari ACC, Gales AC. Metalo-β-lactamases. J Bras Patol Med Lab. 2006; 42:103-13.
19. Nemec A, Krizova L, Maixnerova M, van der Reijden TJ, Deschaght P, Passet V, Vaneechoutte M, Brisse S, Dijkshoorn L. Genotypic and phenotypic characterization of the Acinetobacter calcoaceticus-Acinetobacter baumannii complex with the proposal of Acinetobacter pittii sp. nov. (formerly Acine-

tobacter genomic species 3) and Acinetobacter nosocomialis sp. nov. (formerly Acinetobacter genomic species 13TU). Res Microbiol. 2011; 162:393-404.

20. Neves PR, Mamizuka EM, Levy CE, Lincopan N. Pseudomonas aeruginosa multirresistente: um problema endêmico no Brasil. J Bras Patol Med Lab. 2011; 47:409-420.

21. Palleroni NJ. The Pseudomonas story. Environmen Microbiol 2010; 12:1377-83.

22. Payne GW, Vandame P, Morgan SH, LiPuma JJ, Coenye T, Weightman AJ, Jones TH, Mahenthiraligam E. Development of a recA gene-based identification approach for the entire Burkholderia Genus. Appl Environ Microbiol. 2005; 71:3917-27.

23. Pier GB. Pseudomonas aeruginosa: a key problem in cystic fibrosis. ASM News. 1998; 64:339-47.

24. Sader HS, Gales AC, Pfaller MA, Mendes RE et al. Pathogen frequency and resistance pattern in brazilian hospitals: summary of results from three years of the SENTRY antimicrobial surveillance program. Braz J Infect Dis. 2001; 5:200-14.

25. Salyers AA, Whitt DD. Bacterial pathogenesis. 2nd ed. Washington: ASM Press; 2001.

26. Seifert H, Dijkshoorn L. Overview of the Microbial Characteristics, Taxonomy, and Epidemiology of Acinetobacter. In: Acinetobacter: Biology and Pathogenesis. Eds. Eugenie Bergogne-Berezin, Herman Friedman and Mauro Bendinelli. Springer, 2009.

27. Towner K. The Genus Acinetobacter. Chapter 3.3.25. Prokaryotes 2006, 6:746-758.

28. Vandamme P, Dawyndt P. Classification and identification of the Burkholderia cepacia complex: past, present and future. Syst. Appl. Microbiol. 2011; 34:87-95.

29. Versalovic J, Carrol KC, Funke G, Jorgensen JH, Landry ML, Warnock DW. Manual of Clinical Microbiology. 10th ed. Washington, DC: ASM Press; 2011.

30. Whitby PW, Carter KB, Burns JL, Royall JA, LiPuma JJ, Stull TL. Identification and detection of Stenotrophomonas maltophilia by rRNA- directed PCR. J Clin Microbiol. 2000; 38: 4305-9.

31. Zavascki AP, Cruz RP, Goldani LZ. High rate of antimicrobial resistance in Pseudomonas aeruginosa at a tertiary-care teaching hospital in southern Brazil. Infect Control Hosp Epidemiol. 2004; 25:805-7.

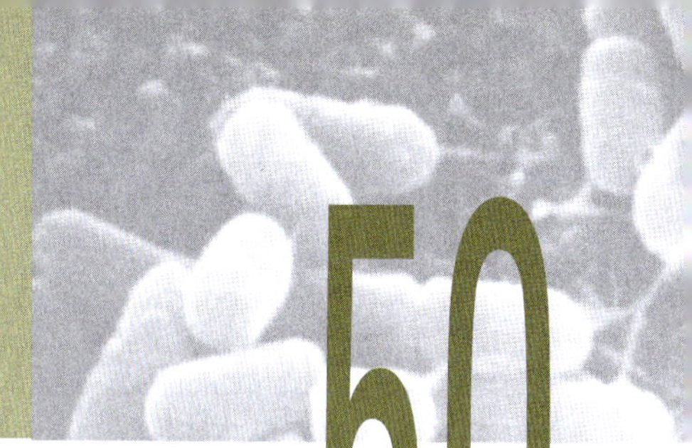

50

Marcia Regina Franzolin

Bacilos Gram-negativos Aeróbios e Anaeróbios Facultativos

Bacilos Gram-Negativos Aeróbios Estritos

Alcaligenes

São constituídos por bacilos Gram-negativos aeróbios estritos, relacionados com o gênero *Bordetella e anteriormente denominados Achromobacter*. As espécies desse gênero são divididas em dois grupos: as espécies assacarolíticas (*Alcaligenes faecalis, Alcaligenes piechaudii* e *Alcaligenes xylosoxidans* subsp.*denitrificans*), que raramente ocasionam infecção humana, e as espécies sacarolíticas (*Alcaligenes xylosoxidans* subsp.*xylosoxidans* e outras espécies). O membro da família *Alcaligenaceae* mais frequentemente isolado de laboratórios clínicos é a espécie *A. faecalis,* denominado anteriormente de *Alcaligenes odorans*. *A. faecalis* forma colônias características com margens irregulares expandidas. Produz um odor característico de frutas (maçãs verdes) e uma coloração esverdeada em ágar sangue. Faz parte da microbiota normal humana, sendo encontrado no solo e na água. Pode ser isolado em nebulizadores, respiradouros, sistema de diálise renal e soluções intravenosas, ocasionando infecções oportunistas. É isolado comumente de sangue, líquido cefalorraquidiano, urina, ferimentos e abscessos. Possui sensibilidade à sulfametoxazol-trimetoprima. *A. piechaudii* já foi isolada de sangue, ouvido, nariz, faringe e solo. A. *xylosoxidans* subsp.*xylosoxidans* possui este nome porque acidifica os meios OF glicose e xilose, diferentemente das outras espécies desse gênero. Frequentemente causa infecção em pacientes imunocomprometidos, tanto local quanto sistêmica, tais como meningite, pneumonia, peritonite, infecção urinária, osteomielite e bacteremia, podendo ser isolada de várias partes do corpo. Coloniza o trato respiratório de crianças intubadas e pacientes com fibrose cística. É resistente aos aminoglicosídeos, ampicilina, cefalosporinas, cloranfenicol, gentamicina e fluoroquinolonas. É sensível a imipenem, piperacilina e sulfametoxazol-trimetoprima. As espécies desses gêneros crescem em ágar MacConkey, são caracterizadas por serem móveis e por apresentarem reações de oxidase, catalase, citrato e redução de nitrato positivas (com exceção de *A. faecalis)*. Não produzem urease, indol e nem hidrolizam a esculina. *A. faecalis* e *A. piechaudii* crescem em NaCl a 6,5%.

Acidovorax

São bacilos Gram-negativos aeróbios estritos, encontrados na água, no solo e em plantas, atuando como fitopatógenos. Existem três espécies. *A. delafieldii*, *A. facilis* e *A. temperans*. Devido à habilidade de sobreviverem na água, apresentam importância no ambiente hospitalar, não sendo ainda bem estabelecido seu papel como patógeno. Raramente são isolados de material clínico. São bactérias móveis, apresentam positividade para os testes de oxidase, DNase, redução de nitrato e hidrólise da ureia, e utilizam a glicose e xilose oxidativamente, mas não produzem indol.

Balneatrix

Compreendem bacilos Gram-negativos não fermentadores, aeróbios estritos, apresentando uma única espécie, *Balneatrix alpica*. Causa pneumonia e meningite e é isolada de sangue, fluido cérebro-espinhal e escarro, assim com também de água. É suscetível à penicilina G, aminoglicosídeos, tetraciclina, cloranfenicol, trimetoprima, ofloxacina e eritromicina, e resistente à clindamicina e vancomicina. É assacarolítica e apresenta os testes de esculina, urease e ONPG-negativos. Os testes de oxidase, motilidade, indol e redução de nitrato são positivos. Não é capaz de crescer em ágar MacConkey, mas sim em ágar chocolate e ágar caseína de soja, podendo crescer a 46°C.

Bartonella e *Afipia*

As espécies de *Bartonella* são bastonetes Gram-negativos pleomórfos, aeróbios, de crescimento lento e de difícil isolamento no laboratório. São três as espécies clinicamente importantes: *Bartonella bacilliformis*, que causa a febre de Oroya e a verruga peruana; *Bartonella quintana* (antigamente *Rochalimaea quintana*), que causa a febre das trincheiras da Primeira Guerra Mundial e de alguns casos de angiomatose bacilar e *Bartonella henselae* (antigamente *Rochalimaea henselae*), que provoca a doença da arranhadura do gato, bem como angiomatose bacilar. A bartonelose ocorre no Peru, Colômbia e Equador, nas regiões montanhosas dos Andes, sendo a *B. bacilliformis* transmitida pelos mosquitos-pólvora (*Phlebotomus* e *Lutzomyia*). A febre de Oroya caracteriza-se como uma grave anemia infecciosa em consequência da destruição dos eritrócitos, do aumento de tamanho do baço e do fígado, e da ocorrência de hemorragia nos linfonodos. A verruga peruana consiste em lesões cutâneas vasculares, formando granulomas. A doença da arranhadura do gato ocasionada pela *B. henselae* manifesta-se por febre e linfadenopat que surge em até duas semanas após contato com um gato (arranhadura, lambida ou mordida), desenvolvendo uma lesão cutânea primária. A angiomatose bacilar caracteriza-se por lesões circunscritas com proliferação capilar lobular e vasos abertos e redondos com células endoteliais cuboides que se projetam na luz vascular. Podem ser visualizadas através da coloração de tecidos infectados através do método de Warthin-Starry (impregnação de prata). As bartonelas apresentam catalase positiva (com exceção de *B. quintana*) e testes negativos para oxidase (com exceção de *B. quintana*), redução de nitrato, indol e urease. São sensíveis à ampicilina, cefalosporina, tetraciclina, rifampicina, sulfametoxazol-trimetoprima e aos aminoglicosídeos. *Afipia felis* é um bacilo Gram-negativo similar a *Bartonella* (diferindo desta por ser oxidase e urease positiva), sendo caracterizada como agente causal da doença por arranhadura do gato. É sensível aos aminoglicosídeos, imipenem e rifampicina. Apresenta resistência à ampicilina, clindamicina, cefalotina, penicilina, tetraciclina e ciprofloxacina. Os testes de motilidade são positivos e, para catalase, indol e H_2S, são negativos.

Brevundimonas

São bacilos Gram-negativos aeróbios estritos que apresentam colônias com pigmentação bronze/laranja. São encontrados com baixa frequência na água, no solo e em plantas. *B. vesicularis*e *B. diminuta* (denominadas anteriormente *Pseudomonas*) já foram relacionados com bacteremias e isolados de líquido de dialisado peritoneal e de equipamento de diálise renal. O tratamento é feito com piperacilina/tazobactam. Apresentam resistência à ciprofloxacina e aztreonam. Os testes de oxidase, motilidade e DNase são positivos, enquanto a produção de indol e as descarboxilações da lisina e ornitina, bem como a urease, gelatinase e a redução de nitrato apresentam-se negativas. *B. vesicularis* hidroliza fortemente a esculina. Crescem lentamente em ágar MacConkey.

Comamonas e *Delftia*

São cocobacilos Gram-negativos aeróbios estritos, encontrados na água, no solo e em plantas. Compreendem três espécies: *C. acidovorans* (denominada atualmente *Delftia acidovorans*), *C. testosteroni* e *C. terrigena* (não patogênica). Podem ser isolados do trato respiratório, do sangue e dos olhos. *C. testosteroni* pode ocasionar infecções em adultos e é principalmente isolada da cavidade peritoneal. *C. acidovorans* pode acarretar bacteremia, endocardite, infecção ocular e otite. São suscetíveis à cefalosporina, quinolona e sulfametoxazol-trimetoprima e resistentes aos aminoglicosídeos. Caracterizam-se por apresentarem colônias lactose-negativas em ágar MacConkey, apresentam testes de oxidase, catalase e citrato positivos, são móveis, reduzem nitrato, enquanto as reações de OF glicose, hidrólise da esculina, urease e gelatinase são negativas. Produz uma reação de indol alaranjada, devido à produção de ácido antranílico a partir da triptona.

Flavimonas

O gênero *Flavimonas* é representado por uma única espécie, *F. oryzihabitans*. É um bacilo Gram-negativo aeróbio estrito, anteriormente denominado de *Chromobacterium* e *Pseudomonas*. Foi isolada de escarro, feridas, olhos, ouvido, urina, líquido peritoneal, sangue, equipamentos de terapia de inalação e sangue. Parece ser um patógeno emergente na peritonite relacionada com diálise peritoneal ambulatorial contínua. Está associada com bacteremias relacionadas com cateter. São suscetíveis às penicilinas, aminoglicosídeos e resistentes às cefalosporinas de primeira geração. Crescem em ágar MacConkey e apresentam colônias amarelas em ágar sangue. Apresenta motilidade, catalase, citrato, OF glicose e OF maltose positivos, enquanto os testes de oxidase, ONPG, hidrólise da esculina e indol são negativos.

Flavobacterium, *Chryseobacterium*, *Sphingobacterium* e *Myroides*

O gênero *Flavobacterium* compreende bastonetes Gram-negativos finos, aeróbios estritos, pertencentes à família *Flavobacteriaceae*, que produzem geralmente um pigmento amarelado. Várias espécies conhecidas foram reclassificadas em outros gêneros: *Flavobacterium meningosepticum* e *Flavobacterium indologenes*– que produz indol (atualmente denominadas de *Chryseobacterium*), *Flavobacterium multivorum (manitol negativo)* e *Flavobacterium spiritivorum (manitol positivo)* (atualmente denominadas de *Sphingobacterium* – as quais são urease e hidrólise da esculina positivos, indol e gelatinase negativos) e *Flavobacterium odoratum* (atualmente designadas *Myroidesodoratus* e *Myroides odoratimimus*, que produz um odor de frutas semelhante ao de *Alcaligenes faecalis*, formam colônias invasivas e disseminadas, crescem em ágar MacConkey, assim como apresentam urease e gelatinase positivas, e indol e hidrólise da esculina negativos). As flavobactérias são naturalmente encontradas na água, no solo, em esgoto e em equipamentos hospitalares expostos à fontes de águas contaminadas e não esterilizados. Podem ocasionar meningite, bacteremia, infecções nosocomiais, endocardite e infecções do trato respiratório. As espécies de *Sphingobacterium* são resistentes à penicilina.

A espécie *Chryseobacterium meningosepticum* causa bacteremia, é a espécie mais comumente envolvida com infecções nosocomiais e está relacionada com a meningite neonatal, com mais de 55% de mortalidade, causando raramente pneumonia em adultos e septicemia. Esta bactéria é resistente a penicilina, aminoglicosídeos, tetraciclina e cloranfenicol e sensível à eritromicina, rifampicina e sulfametoxazol-trimetoprima. Apresenta positividade para os testes de oxidase, indol, catalase, DNase, gelatinase, ONPG e hidrólise da esculina. São imóveis, possuem reações de oxidação tardias em meio OF glicose e OF manitol, não apresentando urease. Não são capazes de crescer em ágar MacConkey.

Methylobacterium

São bacilos Gram-negativos aeróbios estritos, formam colônias de pigmentação rosa e possuem a habilidade de utilizar o metanol como única fonte de carbono. Ocorrem em vegetais, podendo também ser encontrados em ambiente hospitalar, principalmente na água. *M. mesophilicum* (anteriormente denominada *Pseudomonas*) e *M. zatmanii* são as espécies mais comumente isoladas de amostras clínicas. Causam septicemia, peritonite, úlcera cutânea e sinovite, principalmente em pacientes imunocomprometidos. São sensíveis a aminoglicosídeos e sulfametoxazol-trimetoprima. São caracterizadas por apresentarem teste de oxidase fracamente positivo, catalase e motilidade positivas. A produção de indol, a DNase e a hidrólise da esculina são negativas. Não são capazes de crescer em ágar MacConkey e apresentam crescimento bem lento em meios comuns.

Moraxella

As espécies de *Moraxella* são cocobacilos ou cocos Gram-negativos aeróbios estritos, que fazem parte da microbiota normal do trato respiratório superior. Pertencem à família Neisseriaceae. Podem ocasionar bacteremia, conjuntivite, meningite e endocardite. São descritas oito espécies: *Moraxella lacunata* – eventualmente causa conjuntivite, queratite e sinusite, exige para seu crescimento meios enriquecidos com soro; *Moraxella nonliquefaciens* – isolada de infecções do trato respiratório, endoftalmite e artrite séptica, e é considerada a espécie mais isolada em material clínico; *Moraxella osloensis* (residente do trato genital); *Moraxella atlantae*; *Moraxella phenylpyruvica* (designada atualmente *Psychrobacter phenylpyruvicus* – urease e fenilalanina desaminase positivas); *Moraxella Moraxella catarrhalis* (denominada anteriormente de *Branhamella catarrhalis*). *Moraxella canis* tem sido encontrada no trato respiratório de cães e de gatos, podendo ocasionar infecções em humanos, decorrentes de mordidas de cão. Essas espécies crescem lentamente, apresentando pouco ou nenhum crescimento em ágar MacConkey.

M. catarrhalis está associada a processos infecciosos agudos localizados ou sistêmicos. É um agente frequente da otite média e sinusite (cerca de 10% a 15% dessas infecções), podendo também causar broncopneumonia, pneumonia, endocardite e meningite. *M. catarrhalis* é isolada de indivíduos acometidos de infecção respiratória, podendo ser isolada transitoriamente como parte da microbiota da nasofaringe ou do trato respiratório superior, situação semelhante à do portador de *N. meningitidis* na nasofaringe. Os mecanismos de virulência da *M. catarrhalis* não são conhecidos. O tratamento desses processos infecciosos consiste da antibiotiocoterapia com cefalosporinas, tetraciclina ou sulfametoxazol-trimetoprima, aminoglicosídeos e quinolonas, e uma grande porcentagem de cepas de *M. catarrhalis* é produtora de β-lactamase. O diagnóstico laboratorial consiste na observação do agente etiológico no material clínico (escarro, aspirado traqueal, secreção de ouvido ou aspirado sinusal) através da coloração de Gram, onde se encontram os típicos diplococos Gram-negativos, e do cultivo em meios de cultura específicos para o isolamento e identificação, semelhantes aos utilizados para as espécies de *Neisseria*. As colônias de *M. catarrhalis* apresentam as colorações rosa-acinzentadas e opacas. São imóveis e assacarolíticos, apresentando reações de oxidase, catalase e redução de nitrato, positivas, enquanto a hidrólise da esculina, produção de indol e urease são negativas.

Ochrobactrum

São bacilos Gram-negativos aeróbios estritos, relacionados à *Brucella* e *Alcaligenes*. São descritas duas espécies: *Ochrobactrum anthropi* e *O. intermedium*, as quais são encontradas em fontes de água. *O. anthropi* tem sido isolado de vários ambientes e de fontes de água, assim como de pacientes cateterizados que apresentaram bacteremia. São resistentes a penicilina, imipenem, amoxicilina, cefalosporina e aztreonam e sensíveis aos aminoglicosídeos, fluoroquinolonas, tetraciclina e sulfametoxazol-trimetoprima. São móveis, apresentam testes de oxidase, redução de nitrato, urease, utilização de glicose e xilose em meio OF, e fenilalanina desaminase positivas. Os testes de indol, hidrólise da esculina e ONPG são negativos.

Oligella

O gênero *Oligella* é constituído por duas espécies de cocobacilos Gram-negativos aeróbios estritos, de crescimento lento (três dias de incubação): *O. urethralis* (anteriormente *Moraxella*), que é imóvel, e *O. ureolytica*, que é móvel devido a flagelo peritríquio. *O. urethralis* é semelhante à *Moraxella*spp., enquanto *O. ureolytica* é semelhante à *Bordetella bronchiseptica* e *Ralstonia paucula*. *O. ureolytica* tem sido isolada do trato urinário humano, causando urosepse e apresenta padrão de suscetibilidade variável. Possui testes de urease e redução de nitrato, positivos. É considerado como um organismo comensal do trato geniturinário. *O. urethralis* é comumente encontrado em espécimes uretrais e pode ocasionar artrite séptica. *O. urethralis* apresenta teste de urease e redução de nitrato negativos. São suscetíveis à maioria dos antibióticos, incluindo penicilina. As espécies do gênero *Oligella* são assacarolíticas, reduzem nitratos, possuem reação de oxidase, catalase, urease e fenilalanina desaminase positivas e apresentam crescimento variável em ágar MacConkey.

Pandoraea

São bacilos Gram-negativos aeróbios estritos, encontrados na água, no solo e em plantas. *Pandoraea* spp. foi isolada de episódios de bacteremia e do aparelho respiratório de pacientes com fibrose cística. Apresenta perfil bioquímico semelhante à *Burkholderia* e à *Ralstonia*.

Ralstonia

O gênero *Ralstonia* é constituído por bacilos Gram-negativos aeróbios estritos. São quatro as espécies encontradas: *R. gilardii*, *R. mannitolilytica*, *R. paucula* e *R. pickettii*. São encontrados na água, no solo e em plantas. *R. pickettii* foi isolada de vários espécimes clínicos e raramente está associada a bacteremia, meningite, endocardite e osteomielite. Têm sido isolada do aparelho respiratório de pacientes com fibrose cística, assim como foi identificada em surtos nosocomiais devido à contaminação de produtos intravenosos, água estéril, salina, soluções de clorohexidina e cateteres intravenosos. *R. gilardii* tem sido isolada de fluido cérebro-espinhal, enquanto *R. mannitolilytica* foi isolada de sangue, meningite nosocomial e de pacientes com fibrose cística. *R. paucula* está associada a bacteremia, peritonite e tenossinovite, principalmente em pacientes imunodeficientes. São sensíveis à sulfametoxazol-trimetoprima. As bactérias do gênero *Ralstonia* apresentam positividade para os testes de oxidase, urease (*R. gilardii* apresenta esses dois testes negativos), motilidade e utilização de OF glicose e OF xilose, bem como redução de nitrato variável. As reações de hidrólise da esculina, indol e ONPG são negativas.

Rhizobium

O gênero *Rhizobium* (anteriormente denominado de *Agrobacterium*) compreende bacilos Gram-negativos aeróbios estritos que ocorrem no solo e são patógenos para as plantas. Apresentam quatro espécies – *R. radiobacter*, *R. rhizogenes*, *R. vitis* e *R. rubi*. A única de interesse médico é *R. radiobacter*, a qual em sido frequentemente isolada de sangue, urina e fluido ascítico. Causa infecções nosocomiais em pacientes com cateteres intravasculares ou próteses implantadas, bem como endocardite, infecção do trato urinário, peritonite e septicemia. São sensíveis às cefalosporinas, tetraciclinas e gentamicina e resistentes à tobramicina. Estas bactérias são assacarolíticas, móveis, apresentam testes de oxidase, catalase, urease, ONPG positivos e hidrólise lenta da esculina. Os testes de indol e DNase são negativos. Apresentam colônias rosa extremamente mucoides em ágar MacConkey.

Roseomonas

São bacilos Gram-negativos aeróbios estritos, que apresentam colônias de pigmentação rosa, e são relacionadas com *Methylobacterium*, diferenciando-se desta por não oxidar o metanol. As espécies *R. gilardii*, *R. cervicalis* e *R. fauriae* podem ser isoladas do sangue, feridas, abscessos, exsudatos, ossos e trato geniturinário. *R. gilardii* é um patógeno importante em pacientes com complicações médicas. São suscetíveis aos aminoglicosídeos, tetraciclina e imipenem. As espécies são móveis, assacarolíticas, capazes de crescer a 42°C, apresentam testes de catalase e urease positivos e oxidase fracamente positiva. Não produzem indol e nem hidrolizam a esculina.

Shewanella

São bacilos Gram-negativos aeróbios estritos, cujas colônias apresentam coloração de pigmentação bronze. *Shewanella alga* é a espécie mais isolada em humanos, requerendo para seu crescimento NaCl a 6,5%. A espécie *S. putrefaciens* (denominada anteriormente de *Pseudomonas putrefaciens*) não é halofílica e é isolada principalmente de não-humanos, sendo encontrada no meio ambiente e em alimentos contaminados. As *Shewanella* estão associadas a casos de celulite, otite média, infecção ocular, abscessos, peritonite, osteomielite e septicemia. A maioria destas infecções é causada por *S. alga*. São sensíveis à maioria dos antibióticos utilizados para bacilos Gram-negativos e resistentes à penicilina e cefalotina. Quando crescidas em ágar MacConkey, estas bactérias apresentam colônias lactose negativas. Possuem reações positivas de oxidase, motilidade, produção de H_2S, DNase, OF glicose e redução de nitrato. Os testes de indol, ONPG, urease e hidrólise da esculina são negativos.

Simonsiella

São bacilos Gram-negativos aeróbios estritos, arranjados geralmente num segmento de mais de oito células com filamentos multicelulares, aparentando um casulo. Pertencem à família *Neisseriaceae*. São habitantes da cavidade oral, sendo descritas três espécies: *S. crassa* (em ovelhas), *S. steedae* (em cães e gatos) e *S. muelleri* (em humanos), o qual é β-hemolítico. *S. muelleri* é sensível à tetraciclina e gentamicina e resistente à clindamicina.

Sphingomonas

Os membros deste gênero são bacilos Gram-negativos aeróbios estritos, que decompõem compostos aromáticos, podendo ser utilizados na biorremediação ambiental. *S. paucimobilis* (anteriormente *Pseudomonas*) é encontrada na água e no solo. Tem sido isolada de várias amostras clínicas, principalmente de pacientes que fazem hemodiálise e de ambiente hospitalar. Podem causar infecções pulmonares, oculares, peritonite e bacteremia. Apresentam suscetibilidade à tetraciclina, cloranfenicol, sulfametoxazol-trimetoprima e aminoglicosídeos. Produzem pigmentação amarela intensa e reações positivas de oxidase (fraca), OF glicose, ONPG, motilidade e hidrólise da esculina. Os testes de redução de nitrato, urease, indol e gelatinase apresentam-se negativos. Não são capazes de crescer em ágar MacConkey.

Weeksella e *Bergeyella*

São bacilos Gram-negativos aeróbios estritos, apresentando apenas duas espécies: *W. virosa* e *W. zoohelcum* (que foi reclassificada como *Bergeyella zoohelcum)*. As colônias de *W. virosa* têm uma consistência mucoide e uma pigmentação marrom, enquanto *B. zoohelcum* apresenta coloração amarela. *W. virosa* foi isolada do trato urogenital de mulheres. *B. zoohelcum* foi isolada de feridas provocadas por mordida de animais, principalmente de cães, podendo ocorrer meningite ou septicemia. São sensíveis à penicilina, diferenciando-os de *Chryseobacterium* e *Sphingobacterium*. As espécies desse gênero são assacarolíticas, imóveis, não pigmentadas e incapazes de crescer em ágar MacConkey. Apresentam reações de oxidase e indol positivas, enquanto apenas *B. zoohelcum* possui urease, fortemente positiva.

Bacilos Gram-Negativos Anaeróbios Facultativos

Actinobacillus

Os actinobacilos são bacilos Gram-negativos pequenos e aeróbios facultativos, pertencentes à família Pasteurellaceae. De modo geral, as colônias só se tornam visíveis após dois a três dias de incubação, em atmosfera rica em CO_2. Suas colônias apresentam em seu centro uma configuração parecida com uma estrela. A espécie mais conhecida e, em termos práticos, a única de importância clínica, é chamada *Actinobacillus actinomycetemcomitans* (*Aggregatibacter actinomycetemcomitans*). Esta designação difícil de pronunciar tem origem no fato de que as amostras eram frequentemente isoladas de infecções causadas por actinomicetos (*comitans*, companhia). A espécie é encontrada normalmente na cavidade oral, mas é uma das principais causas de periodontite. Com relação a outros processos, ela tem sido isolada de diferentes tipos de infecção, e provavelmente a de maior interesse médico a endocardite. A endocardite quase sempre se instala após tratamentos odontológicos, em pacientes com lesões cardíacas. Os mecanismos de virulência do *A. actinomycetemcomitans* têm sido estudados principalmente por microbiologistas orais. A bactéria tem a capacidade de invadir e proliferar nas células epiteliais da gengiva e produz uma leucocidina que lisa os neutrófilos. São resistentes à penicilina e amicacina e sensíveis às cefalosporinas, sulfametoxazol-trimetoprima, aminoglicosídeos e à ciprofloxacina. Apresentam reação de oxidase negativa ou fracamente positiva, e positividade nas reações de catalase, redução de nitrato e fermentação da glicose. Os testes de indol, urease, lisina descarboxilase e hidrólise da esculina são negativos. Cresce lentamente em ágar sangue, no entanto, não cresce em ágar MacConkey.

Capnocytophaga

São bacilos Gram-negativos fusiformes ou filamentosos, capnofílicos e anaeróbios facultativos. Fazem parte da *microbiota* normal orofaringeana, sendo anteriormente designados de grupo DF-1 (fermentador disgônico1), que compreende a *Capnocytophaga gingivalis, Capnocytophaga ochracea, Capnocytophaga sputigena, Capnocytophaga haemolytica* e *Capnocytophaga granulosa*, apresentando catalase e oxidase negativas. Podem ocasionar endocardite, sinusite, conjuntivite, osteomielite, periodontite juvenil e alguns casos de septicemia em pacientes imunocomprometidos. As espécies *Capnocytophaga canimorsus* e*Capnocytophaga cynodegmi* (anteriormente denominadas de grupo DF-2) fazem parte da microbiota oral normal de cães e gatos e apresentam catalase e oxidase positivas. Estão associados a alguns casos de endocardite, meningite e septicemia consequentes a lesões de mordidas de cães em humanos com outras enfermidades. Produzem uma substância que altera a atividade quimiotática das células polimorfonucleares. Estas bactérias são resistentes aos aminoglicosídeos, sulfametoxazol-trimetoprima e metronidazol, mas são sensíveis à penicilina, ampicilina, cloranfenicol, clindamicina e tetraciclina, sendo descritas a produção de β-lactamase. Essas espécies são sacarolíticas, apresentam motilidade deslizante, visível no crescimento externo às colônias e negatividade nos testes de redução de nitrato, urease e indol. Crescem lentamente em ágar sangue e ágar chocolate, não sendo capazes de crescer em ágar MacConkey.

Cardiobacterium hominis

C. hominis é a única espécie do gênero *Cardiobacterium*, constituindo-se de bacilos Gram-negativos pleomórficos, imóveis e anaeróbios facultativos. Frequentemente as células se agrupam formando arranjos em forma de rosetas, com extremidades dilatadas. Assemelha-se fenotipicamente à *Suttonella indologenes* (anteriormente denominada de *Kingella indologenes*). Faz parte da microbiota normal do trato respiratório superior humano e intestinal, tendo sido isolada de alguns casos de endocardite e bacteremia. Entra na corrente sanguínea a partir da orofaringe, geralmente após uma doença oral, e infecta usualmente válvulas cardíacas doentes ou danificadas, podendo causar complicações como embolia séptica, aneurisma e falha cardíaca congestiva. Alguns pacientes podem apresentar esplenomegalia, anemia e hematúria. Apresenta sensibilidade à ampicilina, penicilina, cefalotina, aminoglicosídeos, cloranfenicol e tetraciclina. É resistente à vancomicina, eritromicina e clindamicina. É isolado da corrente sanguínea, e é necessário observar o crescimento da cultura em meio contendo sangue, durante várias semanas, em atmosfera rica em CO_2, para estabelecer o diagnóstico da infecção. Não é capaz de crescer em ágar MacConkey. Apresenta reação de oxidase, OF glicose e indol positivos, enquanto as reações de catalase, redução de nitrato, urease, ornitina, ONPG e hidrólise da esculina são negativas.

Chromobacterium violaceum

É um bacilo Gram-negativo anaeróbio facultativo, pertencente à família Neisseriaceae. As colônias de *C. violaceum* produzem um pigmento de cor violeta (violaceína) insolúvel em água, embora variantes não produtoras de pigmento também possam ocorrer. É encontrada no solo e na água, em áreas tropicais e subtropicais, e raramente está associado à infecção humana, que geralmente ocorre após o contato de lesões cutâneas com água ou solo. O bacilo penetra pelo ferimento, ocorre um longo período de latência, quando, então, aparecem manifestações do tipo septicemia, com abscessos em vários órgãos. Podem também ocasionar diarreia e infecções do trato respiratório. Sendo suscetível aos aminoglicosídeos, cloranfenicol, imipenem, ciprofloxacina e tetraciclina, apresentando resistência à penicilina e cefalosporinas. As bactérias são móveis, sacarolíticas e apresentam reação de catalase e oxidase positivas, necessitando algumas vezes incubar as amostras em anaerobiose, para inibir a formação de pigmento, facilitando assim a leitura do teste. Possuem testes de indol, ONPG, hidrólise da esculina e lisina descarboxilase negativos, assim como são capazes de utilizar o citrato, reduzir nitrato e crescer em ágar MacConkey.

Eikenellacorrodens

São bacilos Gram-negativos, capnofílicos e anaeróbios facultativos. Cerca de metade dos isolados parecem corroer a superfície do ágar, formando depressões. Necessitam de atmosfera rica em CO_2 durante sua incubação. Faz parte da microbiota oral e provavelmente do trato gastrointestinal humano. Está associado com infecções dentais e periodontais, infecções oculares, assim como endocardite, meningite, septicemia, osteomielite, artrite séptica, infecção pós-cirúrgica, apresentando lenta evolução. *Eikenella* é sensível à tetraciclina, penicilina, carbapenêmicos e quinolonas e resistente às cefalosporinas recentes, clindamicina, aminoglicosídeos e metronidazol. É assacarolítico e caracterizado por apresentar teste de oxidase, redução de nitrato, descarboxilação de lisina e ornitina positivos e negatividade para os testes de motilidade, catalase, indol, urease, esculina e ONPG.

Gardnerella

A *Gardnerella vaginalis*, anteriormente denominada de *Haemophilus vaginalis* e de *Corynebacterium vaginalis*, é um bacilo pleomórfico, Gram-negativo, mas com parede celular bastante semelhante à de um micro-organismo Gram-positivo. É uma bactéria fermentadora da glicose, anaeróbia facultativa que cresce lentamente, necessitando de uma atmosfera enriquecida com dióxido de carbono. Faz parte da microbiota normal de 69% das mulheres assintomáticas, mas também está associada ao corrimento vaginal, é caracterizado por odor fétido e as secreções apresentam um pH acima de 4,5. A proliferação de *Gardnerella* parece estar relacionada à diminuição dos lactobacilos e aumento das bactérias anaeróbias estritas *(Bacteroides, Mobiluncus e Peptoestreptococcus)* em mulheres com vaginose bacteriana (inespecífica). O papel patogênico de *G. vaginalis* nesta doença não está totalmente definido. No exame microscópico das secreções vaginais é facilmente detectada pela presença de células epiteliais escamosas recobertas por grande quantidade de pequenos bacilos Gram-negativos. A *Gardnerella vaginalis* tem importante papel no aborto séptico, na endometrite pós-parto e na infecção pós-cesárea, podendo também causar sepse e infecção de partes moles em recém-nascidos. Apresenta testes negativos de catalase, oxidase, indol, nitrato e urease. Requer, para seu crescimento, meios enriquecidos. O tratamento de escolha é o metronidazol, ativo contra *Gardnerella* e anaeróbios, apresentando também sensibilidade à penicilina, clindamicina e vancomicina.

Kingella e *Suttonella*

São cocobacilos ou bacilos Gram-negativos, anaeróbios facultativos, sendo anteriormente conhecidos como membros do gênero *Moraxella*. Crescem lentamente, necessitando de uma atmosfera rica em CO_2 durante sua incubação. São conhecidas quatro espécies: *Kingella kingae*, *Kingella oralis* (isolada de placa dental e responsável por periodontite), *Kingella denitrificans* (responsável por casos de endocardite e septicemia) e *Kingella indologenes* (denominada atualmente de *Suttonella indologenes,* ocasionando endocardite e infecções oculares – produz indol),que fazem parte da microbiota normal bacteriana do trato respiratório superior do homem. A *Kingella kingae* é patógeno oportunista, que causa endocardite, osteomielite e septicemia, podendo provocar infecções nos ossos, nas articulações e tendões. Provavelmente, penetra na circulação, através da mucosa orofaringeal. Pode ser isolada de hemoculturas, abscessos e placa dental. As demais espécies são raramente isoladas em material clínico. São sensíveis à penicilina, ampicilina, eritromicina, tetraciclina, cloranfenicol, cotrimoxazol e aminoglicosídeos. Apresentam hemólise em ágar sangue, são imóveis, fermentam a glicose e a reação de oxidase é positiva, enquanto as reações de catalase, indol, urease, hidrólise da esculina e redução de nitrato são negativas. Não são capazes de crescer em ágar MacConkey.

Pasteurella

As pasteurelas são cocobacilos Gram-negativos anaeróbios facultativos, geneticamente relacionados às espécies de Actinobacillus. *P. multocida* é a espécie mais comum isolada de infecções humanas. Outras espécies menos frequentes são *P. canis*, *P. stomatis* e *P. dagmatis*. O reservatório principal das pasteurelas é a nasofaringe e gengiva de diferentes espécies animais como cães, gatos, porcos e ratos. Na grande maioria das vezes, as infecções humanas são adquiridas pelo contato com animais colonizados, principalmente cães e gatos. A forma de contato mais comum é a estabelecida pela mordedura ou arranhadura destes animais, ocasionando celulite e linfadenite. Em uma proporção variável de casos, não se consegue identificar contato ou exposição a animais. Além de celulite, as pasteurelas podem causar endocardite, meningite, pneumonia, sinusite e infecções em outros órgãos. Estudos realizados em animais têm demonstrado que a *P. multocida* tem a capacidade de aderir à mucosa respiratória, colonizando principalmente as amígdalas. Outros fatores de virulência em potenciais são a cápsula polissacarídica presente em muitas amostras virulentas e a capacidade destas em retirar ferro da transferrina. Os antibióticos mais recomendados no tratamento da pasteurelose são a penicilina, ampicilina, tetraciclina, cefalosporinas, cotrimoxazol e amoxicilina. São resistentes à clindamicina e amicacina. Os testes de oxidase, catalase, indol, redução de nitrato e OF glicose são positivos, apresentando negatividade para urease e motilidade. Crescem em ágar sangue e em ágar chocolate, não sendo capazes de crescer em ágar MacConkey.

Streptobacillus moniliformis

É um bacilo Gram-negativo, anaeróbio facultativo, pleomórfico, capaz de formar cadeias de bacilos intercalados com dilatações fusiformes e grandes corpúsculos redondos, lembrando um cordão de pérolas. Cresce em meios enriquecidos com soro e gema de ovo. É habitante da nasofaringe e orofaringe de ratos silvestres e de laboratório. Ocasionam infecções em humanos através da mordida de ratos, sendo conhecida como febre da mordida do rato, ou através da ingestão de leite contaminado (febre de Haverhill), caracterizada por vômito acentuado e faringite. Possui um período de incubação de cerca de dez dias, quando então aparece um quadro febril acompanhado de calafrios, dor de cabeça e vômitos. O local da mordida cicatriza-se rapidamente. Os pacientes podem apresentar erupções cutâneas petequiais e eritematosas nas extremidades do corpo, e artrite migratória em metade dos casos. Podem ocorrer complicações, como endocardite, miocardite, pneumonia, abscessos, hepatite, meningite e nefrite. Episódios febris podem reaparecer durante meses, na ausência de tratamento. O diagnóstico é feito através de hemoculturas, cultura de líquido articular e abscessos, por meio de testes sorológicos, bem como pela inoculação em camundongos. Apresenta sensibilidade à penicilina e tetraciclina, e é indicada a combinação com cloranfenicol ou eritromicina. Essa espécie é relativamente inativa, sendo caracterizada por apresentar negatividade para os testes de indol, oxidase, catalase, urease, lisina descarboxilase, motilidade, OF xilose, OF manitol e redução de nitrato. Os testes de OF glicose, OF maltose e esculina são positivos.

Bacilos Gram-Negativos Não Cultiváveis *In Vitro*

Spirillumminus

É uma bactéria Gram-negativa espiralada, com duas a seis espiras e tufos de flagelos em cada polo, que ainda não se conseguiu cultivar *in vitro*, mas pode ser isolada mediante inoculação de material obtido de linfonodos em cobaias. Faz parte da microbiota da nasofaringe de ratos e camundongos e é responsável pela doença conhecida como febre da mordedura do rato ou Sodoku (so, rato; doku, veneno), que ocorre principalmente na Ásia. Uma a quatro semanas após a mordida, o paciente apresenta dor de cabeça, calafrios, febre do tipo recorrente e, no local da inoculação, ocorre inflamação, erupção cutânea e linfadenite. O quadro clínico é bastante semelhante à febre da mordida do rato provocada por *Streptobacillus moniliformis*. Pode ocasionar endocardite, como complicação mais séria. A bactéria é sensível à penicilina e estreptomicina. O agente etiológico pode ser investigado através de microscopia de campo escuro do sangue, exsudato de lesões iniciais e de gânglios linfáticos. As espiroquetas podem ser visualisadas após coloração com Giemsa ou Wright.

Bibliografia

1. Brooks GF, Carroll KC, Butel JS, Morse SA, Mietzner TA (eds.). Microbiologia Médica de Jawetz, Melnick e Adelberg. 25ª.ed. Porto Alegre: AMGH; 2012.
2. Koneman EW, Allen SD, Janda WM, Schreckenberger PC, Winn WC (eds.).Diagnóstico Microbiológico: Texto e Atlas Colorido. 5ª. ed. Rio de Janeiro: MEDSI;2001.
3. Mandell GL, Bennett JE, Dolin R (eds.). Principles and practice of infectious diseases. 7th ed. Philadelphia: Churchill Livingstone Elsevier, 2010.
4. Versalovic J, Jorgensen JH, Landry ML, Warnock DW (eds.). Manual of clinical microbiology. 10th ed. Washington: ASM Press; 2011.

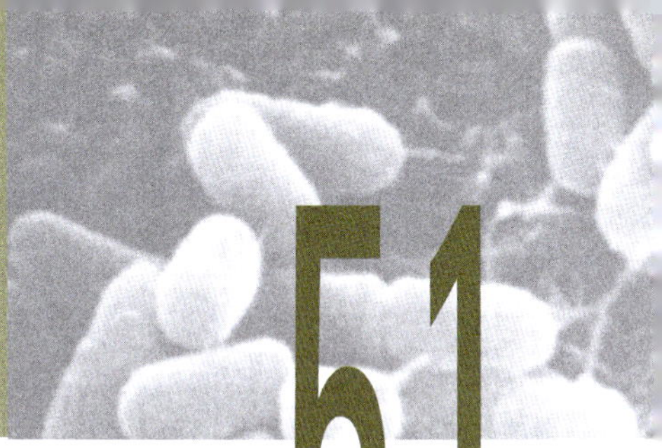

Marina Baquerizo Martinez

51

Bactérias Anaeróbias

Bactérias anaeróbias são dominantes na microbiota anfibiôntica humana e isoladas de diversas infecções. Algumas destas infecções são graves e com altas taxas de morbidade e mortalidade. Poucos laboratórios, porém, estão habilitados a realizar bacteriologia de anaeróbios, principalmente devido às precauções exigidas durante a coleta, preservação e transporte das amostras clínicas, além do relativo custo que representa para o setor de microbiologia. Mesmo estando mais bem informados sobre a importância desses micro-organismos do que há duas ou três décadas, a maioria dos médicos e dos microbiologistas continua não dando a devida importância a esse grupo de bactérias.

Embora estudos clínicos e bacteriológicos de infecções envolvendo bactérias anaeróbias tenham sido desenvolvidos há pouco mais de um século, estudos anteriores, que remontam aos tempos de Hipócrates (460 a 355 a.C.) e de Xenephon (século IV d.C.), mostram que o tétano e a gengivite ulcerativa necrotizante eram comuns naquele tempo. A primeira evidência de que micro-organismos poderiam viver sob atmosfera de anaerobiose foi descrita por Antonie van Leewenhoek, que observou que alguns "animaizinhos" podiam sobreviver e mover-se na ausência de ar. O fenômeno de anaerobiose foi descrito por Louis Pasteur em 1861 quando observou, durante seus estudos de fermentação, que *Vibrio butyrique* (*Clostridium butyricum*) perdia a motilidade quando preparações úmidas eram expostas ao ar.

No final do século XIX, doenças como tétano, botulismo e gangrena gasosa tiveram suas etiologias elucidadas. Várias bactérias anaeróbias foram observadas em materiais clínicos obtidos a partir de infecções puerperais no começo do século XX. Entretanto, o frequente encontro desses micro-organismos na microbiota de pele e mucosas, aliado às infecções polimicrobianas e à exigência ao atendimento ao postulado de Kock (uma doença, uma bactéria), conduziram à crença de que esses micro-organismos estavam presentes nas infecções apenas como contaminantes e somente as espécies de *Clostridium* foram consideradas patogênicas. A introdução dos aminoglicosídeos como agentes antimicrobianos de largo espectro veio a determinar a importância das bactérias anaeróbias em diversas infecções, uma vez que tais bactérias são intrinsecamente resistentes aos aminoglicosídeos. A partir dessa época, as bactérias anaeróbias não-esporuladas (cocos e bacilos Gram-positivos; bacilos Gram-negativos) tiveram seu papel reconhecido na etiologia das infecções, particularmente nas intra-abdominais, nas do trato genital feminino e nas pleuropulmonares.

Definição

Não é com facilidade que se define o termo "bactéria anaeróbia". Com finalidades práticas, podemos definir com base na quantidade de oxigênio que ela pode tolerar, na exigência de uma tensão de oxigênio reduzida e o não crescimento em superfície de um meio de cultura sólido sob uma atmosfera de 10% de CO_2 (18% de O_2). O oxigênio é letal à bactéria anaeróbia porque na sua redução são formadas substâncias intermediárias tóxicas (radical hidroxila/ânion superóxido/peróxido de hidrogênio). Elas podem se removidas, eventualmente, por enzimas da família das superóxido dismutase e peroxidase, que assim garantem certa tolerância ao O_2.Essas enzimas estão presentes em quantidades variáveis em algumas espécies. As bactérias anaeróbias exigem, além da exclusão do O_2, um ambiente com potencial de oxirredução (Eh) baixo, que pode também variar em função do pH estabelecido. A Tabela 51.1 apresenta alguns exemplos de variação de tolerância quanto à presença de O_2.

Caracterização

A caracterização das bactérias anaeróbias tem sido difícil. Um dos principais problemas é que normalmente esses micro-organismos são encontrados em culturas mistas. Essas associações são muitas vezes tão importantes que não se consegue o isolamento em cultura pura para a identificação dos componentes individualmente. Elas vivem em sinergismo com várias bactérias anaeróbias estritas e/ou facultativas e aeróbias.

A classificação dessas bactérias sofreu modificações importantes nos últimos anos. Espécies mudaram de gêneros e novas espécies foram descritas com bases na homologia do DNA e na relação G+C. Na Tabela 51.2, estão listadas

Tabela 51.1
Diferenças quanto à Sensibilidade ao O_2 entre Espécies de Bactérias Anaeróbias

	% de O_2 no Ar Atmosférico					
Espécies	*0,1*	*0,5*	*1,0*	*3,0*	*6,0*	*10,0*
C. haemolyticum	++	++	0	0	0	0
C. novyi	++	++	++	++	+,v	0
P. oralis	++	++	++	++	+,v	0
P. melaninogenica	++	++	++	++ (v)	+,v	0
B. fragilis	++	++	++	++	+,v	0
F. nucleatum	++	++	++	++	++	0

++: crescimento; +: pouco crescimento; 0: sem crescimento; (v): cepa dependente.

Tabela 51.2
Principais Espécies de Bactérias Anaeróbias Isoladas de Material Clínico

Bacilos Gram-negativos
- *Bacteroides* sp. (grupo fragilis)*
  - *B. fragilis, B. thetaiotaomicron, B. distasonis, B. ovatus, B. vulgatus, B. uniformis, B. caccae*
- *Prophyromonas* sp.*
  - *P. asaccharolytica, P. gingivalis, P. endodontalis*
- *Prevotella* sp.* (pigmentada)
  - *P. melaninogenica, P. corporis, P. denticola, P. intermedia, P. nigrescens, P. pallens, P. tannerae*
- Outras Prevotella sp.
  - *P. oris, P. oralis* (grupo), *P. bivia, P. disiens, P. buccae*
- *Fusobacteriumsp.*
  - *F. nucleatum**, *F. necrophorum, F. mortiferum, F. varium*
- *Leptotrichia buccalis*
- *Bilophila wadsworthia*
- *Sutterella wadsworthensis*
- *Selenomonas sputigena*
- *Campylobacter rectus*
- *Treponema sp.*
  - *T. denticola, T. macrodentium, T. socrasnky e T. vincentii*

Cocos Gram-positivos
- *Peptostreptococcus* sp.*
  - *P. anaerobius, (P. intermedius), P. micros, P. asaccharolyticus,*
- *Peptococcus niger*
- *Finegoldia magna*
- *Anaerococcus sp*
  - *A. tetradius, A. prevotti, A. vaginalis*

Bacilos Gram-positivos esporulados
- *Clostridium sp.*
  - *C. tetani, C. botulinum,C. perfringens**, *C. difficile, C. ramosum**, *C. septicum, C. novyi, C. histolyticum, , C. sordelli, C. bifermentans, C. fallax, C. innocuum*

Bacilos Gram-positivos não esporulados
- *Actinomyces sp.*
  - *A. israelii, A. naeslundii, A. meyerii, A. odontolyticus, A. viscosus,*
- *Propionibacterium sp.*
  - *P. acnes, P. propionicum*
- *Bifidobacterium dentium*
- *Eubacterium sp.*
- *Mobiluncus sp.*

* Entre as espécies isoladas, representam cerca de dois terços das bactérias anaeróbias isoladas de infecção.

as principais espécies encontradas clinicamente. Entre todas essas espécies, seis delas representam cerca de dois terços das bactérias anaeróbias isoladas de infecção.

Os bacilos Gram-positivos esporulados de importância clínica fazem parte do gênero *Clostridium*. Este gênero é composto de diversas espécies e seu hábitat natural é o solo e o intestino. Dentro deste gênero, encontramos espécies responsáveis por importantes infecções no homem e nos animais, a saber: *C. tetani*, *C. botulinum*, *C. perfringens* e *C. difficille*.

Os bacilos Gram-negativos sofreram grandes mudanças na classificação de suas espécies e várias espécies novas foram descritas. Entre esse grupo de anaeróbios, estão as espécies mais isoladas de infecções. *Bacteroides fragilis*, a espécie mais isolada de material clínico, está envolvida em diversos tipos de infecção, principalmente em infecções que envolvem o trato digestivo (peritonites, abscessos hepáticos, apendicites supuradas), o trato genital feminino e as bacteremias. As espécies *Prevotella melaninogenica* e *Porphyromonas gingivalis* são importantes agentes de periodontites purulentas em adultos. Espécies de *Fusobacterium* estão envolvidas nas mais diferentes infecções, principalmente o *F. nucleatum*.

Os cocos anaeróbios também sofreram uma extensa reclassificação. O gênero *Peptococcus* ficou reduzido a uma espécie, *Peptococcus niger*, e as demais espécies deste gênero passaram a integrar o gênero *Peptostreptococcus*, *Anaerococcus* cuja importância clínica reside principalmente em infecções no trato genital feminino (TGF), no trato respiratório inferior (TRI) e no superior (TRS).

A maioria das espécies de bacilos Gram-positivos não-esporulados tem baixo potencial de patogenicidade e raramente exerce um papel importante na infecção de onde foi isolada, com exceção do *A. israelii* que está envolvido em quadros de actinomicose.

Microbiota

As bactérias anaeróbias são prevalentes nas superfícies das mucosas e na pele como microbiota anfibiôntica. Certas espécies aderem às células epiteliais da mucosa. Esta propriedade é importante na ecologia bucal e também pode ter um papel na patogenicidade. Ações benéficas (produção de vitamina K, atividade nos ácidos biliares, metabolismo dos ácidos graxos) e maléficas (principalmente infecções endógenas) são advindas de seus atributos de colonização e/ou virulência.

O conhecimento da microbiota anaeróbia e como ela se distribui nas diferentes regiões do corpo é de muita importância para o médico e para o microbiologista. Para o primeiro, auxilia na escolha do tratamento inicial e, para o microbiologista, na escolha dos meios de cultura seletivos para o isolamento dos prováveis agentes. Na Tabela 51.3, estão descritos sumariamente os diferentes anaeróbios encontrados como microbiota nos diversos sítios de colonização.

Infecções Produzidas por Anaeróbios

As infecções por anaeróbios são caracterizadas pela supuração, formação de abscessos, presença de gás, destruição dos tecidos e pela natureza polimicrobiana. Os principais fatores na patogênese das infecções por anaeróbios estão descritos no Quadro 51.1. Os fatores que determinam a instalação da infecção anaeróbia são o tamanho do inóculo somado à virulência do micro-organismo (e eventualmente a capacidade de sinergismo) *versus* as defesas do hospedeiro. Os dois principais fatores de risco para o hospedeiro são o rompimento da barreira anatômica, por meio de traumas, e a presença de condições que levam à diminuição do potencial de oxirredução no sítio de colonização. Várias são as condições predisponentes que propiciam a instalação da infecção

Tabela 51.3
Prevalência de Bactérias Anaeróbias em Diferentes Regiões do Corpo Humano

Regiões do corpo / *Microorganismos*	*Pele*	*TRS*	*Boca*	*Intestino*	*Uretra*	*Vagina*
Clostridium	0	0	+/-	2	+/-	+/-
Actinomyces	0	1	1	+/-	0	0
Bifidobacterium	0	0	1	2	0	1
Eubacterium	+/-	+/-	1	2	0	+/-
Lactobacillus	0	0	2	1	+/-	2
Propionibacterium	2	1	+/-	+/-	0	1
Bacteroides, Prevotella e Porphyromonas	0	1	2	2	1	1
Fusobacterium	0	1	2	1	1	+/-
Cocos Gram- positivos	1	1	2	2	+/-	1
Veilonella	0	1	2	1	0	1

TRS – Trato respiratório superior; 0 – não encontrado ou raro; 1 – frequentemente encontrado; 2 - frequentemente encontrado em grande número

Quadro 51.1
Importantes Fatores na Patogênese da Infecção por Anaeróbios

A principal fonte de anaeróbios é a própria microbiota anfibiôntica. São fatores de risco: quebra da barreira anatômica, cirurgias, traumas e doenças.

Mecanismos de defesa do hospedeiro:
- anticorpos;
- sistema do complemento;
- leucócitos polimorfonucleares;
- resposta imune celular (células T).

Baixo potencial de oxirredução.

Tamanho do inóculo bacteriano.

Sinergismo com outros micro-organismos.

Fatores de virulência:
- aderência;
- invasão;
- toxinas, enzimas;
- componentes da superfície.

Tabela 51.4
Condições Predisponentes à Infecção por Anaeróbios

Geral	*Diminuição do Potencial Redox*
Diabetes mellitus	Obstrução e estasia
Corticosteroides	Anóxia tecidual
Neutropenia	Destruição tecidual
Malignidade	Infecção aeróbica
Imunossupressão	Corpo estranho
Drogas tóxicas	Insuficiência vascular
Doenças vasculares	Queimaduras

por anaeróbios. A grande maioria tem em comum a pouca irrigação local e/ou a diminuição da imunidade (Tabela 51.4).

Os mais diferentes tipos de infecções podem ter bactérias anaeróbias envolvidas. É importante salientar a característica polimicrobiana da infecção por anaeróbios, dificilmente se isola apenas um micro-organismo, quando esses micro-organismos estão envolvidos. Frequentemente, está associada a abscessos e existem relatos de isolamento de até 13 espécies bacterianas diferentes de um mesmo processo. A prevalência de bactérias anaeróbias está em torno de 70% a 95% nas infecções toráxicas, intra-abdominais e obstétrica-ginecológica. Na Tabela 51.5, está descrita a prevalência de bactérias anaeróbias nos diferentes tipos de infecção.

Diagnóstico

Certas infecções por anaeróbios são diagnosticadas clinicamente, principalmente naquelas em que a cultura não é indicada. Como exemplo, temos o tétano, o botulismo e a gangrena gasosa. Em outros casos, bactérias anaeróbias estão certamente envolvidas, porém a comprovação da presença delas pode não ser importante clinicamente. Essa situação pode ser encontrada em casos de infecções de pele e de tecidos moles, por exemplo. A bacteriologia de apendicites e suas complicações já estão bem estabelecidas e, se não for por necessidade individual de um dado paciente, não deve ser realizada. No Quadro 51.2, estão descritos os sintomas e os sinais clínicos sugestivos de envolvimento de bactérias anaeróbias em uma dada infecção.

Em geral, culturas são indicadas nos casos de infecções graves, infecções em pacientes com doenças debilitantes ou em idades extremas, em infecções que necessitam de prolongada antibioticoterapia (osteomelites, por exemplo), e, ainda, em infecções cujos tratamentos empíricos falharam.

Tabela 51.5
Infecções que Normalmente Envolvem Bactérias Anaeróbias

Infecção	*Prevalência %*	*Anaeróbios como Único Isolado %*
Bacteremia	20	80
Abscessos cerebrais	89	75
Empiema extra e subdural	10	-
Trato respiratório superior	52	80
Pneumonia por aspiração	93	50
Abscesso pulmonar	93	75
Empiema	76	50
Infecção intra-abdominal	86	10
Abscessos hepáticos	50-100	75
Apendicite com peritonite	96	1
Infecções pós-cirúrgicas	93	15
Abscessos vulvovaginais	74	50
Salpingites	56	20
Aborto séptico	73	20
Infecções pós-cirúrgicas	70	25

Quadro 51.2

Sintomas e Sinais Clínicos Sugestivos de Infecções por Anaeróbios

Odor pútrido de hálitos, secreções e abscessos.
Processo infeccioso próximo às superfícies de mucosas.
Necrose tecidual com ou sem a presença de gás.
Endocardite subaguda após manipulação de sítios contaminados.
Infecções que não respondem aos aminoglicosídeos.
Neoplasias e *diabetes mellitus.*
Infecções pós-mordida.
Exsudatos com colorações escuras.
Presença de grãos na secreção.

Mesmo nestes casos, nem sempre é necessária uma metodologia detalhada para a identificação do micro-organismo. Muitas vezes, a identificação de grupos de micro-organismos anaeróbios, como os do grupo *B. fragilis, Fusobacterium* sp., cocos Gram-positivos anaeróbios e os pigmentados, já é suficiente para se ter sucesso no tratamento, embora já se admita que a caracterização dos componentes do grupo *B. fragilis* seja importante pelos padrões de resistência diferenciados que vêm apresentando.

Devido à presença marcante de bactérias anaeróbias como microbiota das mucosas e pele e às características endógena e polimicrobiana das infecções por anaeróbios, a coleta de materiais clínicos para a pesquisa de bactérias anaeróbias representa uma das etapas cruciais para a realização de um diagnóstico de qualidade. Não são aceitáveis para o processamento laboratorial espécimes como, urina obtida por micção espontânea, escarro expectorado, secreções vaginais e de feridas localizadas próximas a sítios contaminados ou fezes, pelo fato de que a presença de micro-organismos componentes da microbiota impossibilita conclusões quanto à etiologia dos processos infecciosos. São aceitáveis espécimes obtidos por meio de aspirados, biópsias, sangue e líquor (Tabela 51.6). Amostras fecais só podem ser aproveitadas para pesquisa específica de micro-organismos e/ou toxinas. A etapa de transporte do material coletado também requer cuidados especiais centrados na manutenção de condições anaeróbicas, visando a minimizar os efeitos deletérios da exposição ao oxigênio atmosférico. Tubos gaseificados (N_2, H_2 e CO_2 ou CO_2 apenas), meios de transporte semi-sólidos contendo agentes redutores como a cisteína, dispostos em camada alta (Cary-Blair pré-reduzido) ou envelopes gaseificados podem ser utilizados.

Métodos convencionais para a identificação minuciosa de bactérias anaeróbias usam, frequentemente, procedimentos, que utilizam as bactérias isoladas em cultura pura para o estudo da fermentação de diversos carboidratos e outras atividades bioquímicas. Esses procedimentos envolvem trabalho intensivo e consomem muito tempo. Muitos laboratórios não estão aptos a manterem a vasta seleção de meios e substâncias exigidas para a identificação bioquímica. Devido a esses fatores, cada vez mais a pesquisa de métodos alternativos rápidos e simples é estimulada. A utilização de micrométodos, tais como API 20A e Minitek, foram os primeiros a serem propostos como alternativas ao método convencional. Os dois métodos possuem um melhor desempenho com bactérias anaeróbias de crescimento rápido (grupo *B. fragilis*ou *C. perfringens*). Outros sistemas como RapID ANA II® estão baseados principalmente na detecção rápida de glicosidases e aminopeptidases. O inóculo pesado e o curto tempo de incubação (quatro horas) evitam a contaminação e fornecem resultados rapidamente, que variam de 60% a 90% na taxa de identificação das espécies.

A pesquisa de ácidos graxos, produzidos pelo metabolismo da fermentação da glicose, utilizando-se cromatografia a gás com coluna capilar, é um método rápido, específico e sensível para diversas espécies. O equipamento e os programas computadorizados necessários representam um custo inicial elevado, porém, subsequentemente, ele é menor. Devido à característica polimicrobiana das infecções por anaeróbios, a reação em cadeia da polimerase (PCR) não é preconizada para o diagnóstico, com exceção para tecidos ou fluidos estéreis. Sondas de ácidos nucleicos para pesquisa de bactérias anaeróbias não estão ainda padronizadas e não são encontradas comercialmente. Contudo, laboratórios de microbiologia oral e companhias que trabalham com esse segmento desenvolveram um conjunto de sondas para a identificação de bactérias envolvidas na doença periodontal. Essas sondas são bastante eficientes na identificação de colônias provenientes da placa de cultura do primeiro isolamento ou de micro-organismos isolados em cultura pura.

A interpretação de resultados de uma cultura mista, contendo múltiplos isolados, é difícil. Culturas semiquantitativas em conjunto com a bacterioscopia são úteis para a definição do que é importante ou não entre os isolados. A natureza das bactérias isoladas pode também dar indícios da importância delas no processo infeccioso. Na maioria das vezes, a manutenção de um diálogo entre o médico e o microbiologista é essencial para uma apropriada interpretação dos resultados bacteriológicos obtidos.

Epidemiologia

Na grande maioria das vezes, as infecções por anaeróbios são de origem endógena. A maioria dos casos de gangrena gasosa após trauma cirúrgico, por exemplo, tem origem na microbiota intestinal do próprio paciente. Contudo, algumas poucas infecções são exógenas, como, por exemplo, certas infecções por clostrídeo. Infecções nosocomiais podem ocorrer por contaminação com clostrídeos que ocasionalmente participam da microbiota intestinal e podem envolver intoxicação, assim como infecções. Exemplos de tais infecções podem ser as doenças associadas ao *C. difficile*, principalmente a colite pseudomembranosa relacionada com antibioticoterapia ou drogas antineoplásicas e a intoxicação alimentar por *C. perfringes* tipo A. O uso de contraceptivos intrauterinos (DIU) aumenta o número de anaeróbios na microbiota cervical levando a uma predisposição à infecção local por *Actinomyces* (actinomicose), vaginoses bacterianas e doença inflamatória pélvica. Laboratórios em que a bacteriologia de anaeróbios está bem implantada obtêm taxas de isolamento de *Actynomices* de até 14%. Além do quadro clássico de actinomicose, encontramos esses micro-organismos envolvidos em infecções uterinas em mulheres que usam DIU (1,6% a 11,6%). O papel do *Propionibacterium acnes* na acne *vulgaris* está bem definido. *Mobiluncus* sp. é um bacilo isolado em 50% a 60% da vagina de mulheres com vaginose e apenas de 10% das sem vaginose. Já foi isolado de vaginoses infantis, sempre associado com outras bactérias. Os lactobacilos são importantes na manutenção da higidez vaginal

Suscetibilidade aos Antimicrobianos

Em geral, os anaeróbios são resistentes aos aminoglicosídeos e às quinolonas, contudo a trovafloxacina é muito mais ativa que a ciprofloxacina em uma variedade de anaeróbios. A maioria das bactérias anaeróbias Gram-positivas é sensível aos antibióticos β-lactâmicos, porém se observa cada vez mais o aumento da resistência entre esses micro-organismos. A penicilina G mostra excelente atividade

Tabela 51.6
Amostras Clínicas Aceitáveis para Isolamento de Bactérias Anaeróbias

Local	*Amostras Clínicas Aceitáveis*	*Amostras Clínicas Não-aceitáveis*
Cabeça e pescoço	Aspirados de abscessos Biópsias de materiais cirúrgicos Swabs obtidos durante o ato cirúrgico	Swabs da oro e nasofaringe
Pulmão	Aspirado transtraqueal Punção percutânea Biópsias de materiais cirúrgicos Amostras de broncoscopia (protegida) Swabs obtidos durante o ato cirúrgico	Escarro expectorado Escarro induzido Aspirado endotraqueal Amostras de broncoscopia não-protegida
SNC	Aspirados de abscessos Biópsias de materiais cirúrgicos Swabs obtidos durante o ato cirúrgico	Swabs mantidos em aerobiose
Abdômen	Fluido peritoneal por punção Aspirados de abscessos Biópsias de materiais cirúrgicos Swabs obtidos durante o ato cirúrgico	Swabs mantidos em aerobiose
Trato urinário	Aspirado suprapúbico	Urina por micção espontânea Urina por cateter
Trato genital feminino	Amostras por culdoscopia Aspirado endometrial (protegido) Aspirados de abscessos Biópsias de materiais cirúrgicos Swabs obtidos durante o ato cirúrgico DIU	Swabs vaginais ou cervicais
Ossos e articulações	Aspirados com agulha e seringa Biópsias de materiais cirúrgicos Swabs obtidos durante o ato cirúrgico	Material superficial obtido com swabs
Tecidos moles	Aspirados com agulha e seringa Biópsias de materiais cirúrgicos Aspirados de sinus Aspirados com agulha e seringa de material profundo	Swabs superficiais
Intestino	Somente para pesquisa de toxinas	

contra a maioria das cepas de *C. perfringense* tem sido o antibiótico de escolha para o tratamento de infecções por *Clostridium* sp. Embora a clindamicina ainda tenha grande atividade entre as diversas espécies de anaeróbios, observa-se um aumento de resistência entre esses micro-organismos, especialmente entre os componentes do grupo *B. fragilis.* Cloranfenicol, piperacilina, metronidazol, imipenem e combinações de antibióticos β-lactâmicos associados a inibidores de β-lactamases são ativos em praticamente todas as espécies de *Clostridium* e a bacilos Gram-positivos não-esporulados. *Mobiluncus curtisi* é resistente *in vitro* ao metronidazol, porém mulheres com vaginose tratadas com metronidazol, raramente, permanecem com este micro-organismo na mucosa vaginal, logo após o término do tratamento. Clindamicina e metronidazol mostram uma leve perda de atividade com os cocos Gram-positivos. Há evidências marcantes de resistência quanto aos macrolídeos. *P. asaccharolyticus* é a espécie, entre os cocos Gram-positivos, mais resistentes à eritromicina. Entre os anaeróbios, o grupo dos bacilos Gram-negativos é o que apresenta maior resistência aos antimicrobianos, principalmente as espécies do grupo *B. fragilis*, cujos membros frequentemente apresentam resistência às cefalosporinas, incluindo cefoxitina. Atualmente, praticamente todas as cepas isoladas de B. *fragilis* são resistentes à tetraciclina. Resistências ao metronidazol e ao imipenem, embora raras, também já foram detectadas em amostras pertencentes ao grupo *B. fragilis.*

Bibliografia

1. Mandell GL, Bennett JE, Dolin R (eds.). Principles and practice of infectious diseases, 5th ed. Philadelphia: Churchill Livingstone; 2000.
2. Murray PR, Baron EJ, Jorgensen, JH, Pfaeller MA, Yolken RH (eds.). Manual of Clinical Microbiology. 9th ed. ASM Press; Washington: 2009, v. 1, 1212p.

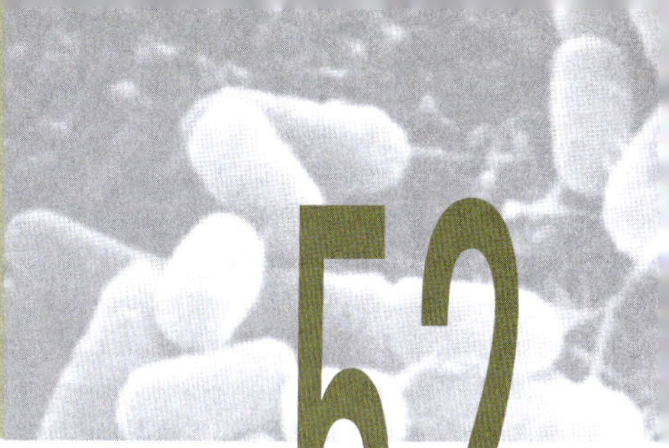

Maria Candida de Souza Ferreira
Regina Maria Cavalcanti Pilotto Domingues
Leandro Araujo Lobo
Eliane de Oliveira Ferreira

52

Clostridium

Este gênero é extremamente heterogêneo, composto por cerca de 150 espécies e seu hábitat natural é o solo e o intestino. Poucas espécies, no entanto, são responsáveis por importantes infecções no homem e nos animais, a saber: *C. perfringens, C. clostridioforme, C. innocuum, C. ramosum, C. difficile, C. butyricum, C. cadaveris, C. sporogenes, C. bifermentans, C. glycolicum, C. tertium, C. septicum, C. tetani, C. botulinum, C. sordelli, C. histolyticum, C. novyi*. As doze primeiras espécies são responsáveis por 95% de casos de infecções por *Clostridium* sp.

O gênero é tradicionalmente definido como aquele que reúne bacilos Gram-positivos esporulados, alguns anaeróbios obrigatórios (por exemplo, *C. perfringens*), outros aerotolerantes (por exemplo, *C. tertium*) e alguns, raros, que não toleram traços de oxigênio (*C. haemolyticum* e *C. novyi* tipo B). As células vegetativas da maioria das espécies são bacilos retos ou curvos, variando de pequenas formas de bastonetes cocoides a formas longas, filamentosas, com extremidades arredondadas ou retas. Algumas vezes, em cultivos prolongados, podem ser observados bacilos com aparência de Gram-negativos e, em muitas ocasiões, formas Gram-positivas e Gram-negativas são observadas em uma mesma lâmina. Os endosporos ovais ou esféricos usualmente são maiores do que as células vegetativas. Certas espécies só produzem esporos sob condições especiais, como é o caso de *C. perfringens*. A maioria não é capsulada, e praticamente todos são catalase-negativos. Os clostrídeos usualmente são fermentadores e/ou proteolíticos, porém alguns são assacarolíticos e não proteolíticos. As espécies *C. perfringens, C. ramosum* e *C. innoccum* são imóveis, porém a maioria é móvel através de flagelos peritríqueos.

O conteúdo G+C do seu DNA varia de 26 a 32 mol%, porém algumas espécies do gênero apresentam um conteúdo G+C variando de 38 a 56 mol%. Estão amplamente distribuídos na natureza, sendo encontrados no solo, em vegetações, em sedimentos marinhos e no intestino do homem e de outros vertebrados, além de insetos. A espécie *C. perfringens* já foi encontrada em praticamente todos os solos examinados, com exceção das areias do deserto do Saara. As espécies componentes do gênero são, em sua maioria, avirulentas, embora algumas possam ser isoladas de infecções endógenas, enquanto outras são patógenos reconhecidos pela produção de potentes toxinas.

Clostridium tetani

C. tetani é um bacilo com endosporo oval terminal cujo aspecto de raquete caracteriza-o de forma inquestionável, sendo encontrado no solo de todas as partes do mundo. Em cultivos, com mais de 24 horas, apresenta-se como bacilo Gram-positivo, é móvel, com temperatura ótima de crescimento em torno de 37°C. É metabolicamente inativo, não fermenta carboidratos, não produz lecitinase ou lipase e tampouco digere leite ou outras proteínas.

C. tetani produz duas proteínas biologicamente ativas: a neurotoxina – TeNT*(tetanus neurotoxin)* e uma hemolisina. TeNT, produto da expressão de um gene carreado em plasmídeo, é sintetizada como um polipeptídeo, de cadeia simples, com 150 kDa, que é naturalmente clivado por proteases bacterianas e do hospedeiro, em duas cadeias, uma pesada de 100 kDa e uma leve de 50 kDa, mantidas por pontes dissulfeto. A cadeia pesada parece mediar a ligação da toxina a receptores da superfície celular de neurônios motores e o transporte da cadeia leve (fragmento A) ao citoplasma celular. A internalização, que ocorre em um compartimento semelhante ao endossomo, promove alterações conformacionais na cadeia pesada pela exposição de grupamentos hidrofóbicos, permitindo, assim, a sua inserção na membrana do endossomo . O fragmento A é uma metaloprotease (endopeptidase que requer zinco) e, portanto, responsável pela atividade catalítica da TeNT, com atividade direcionada à proteína VAMP (*vesicle associated membrane protein*) ou sinaptobrevinas participantes das vesículas envolvidas no tráfego de neurotransmissores, nas sinapses centrais, particularmente nas sinapses inibitórias da medula espinhal.

Patogênese

A doença ocorre após a introdução dos esporos na lesão, que em baixo potencial redox são capazes de germinar e multiplicar-se. A toxina liberada, após a lise celular, se liga a junções neuromusculares dos neurônios motores para ser então endocitada. A partir da utilização do sistema de transporte retrógrado, através dos axônios, a TeNT chega ao sistema nervoso central para exercer sua atividade. A TeNT é liberada no espaço intersináptico, entre o neurônio motor e o neurônio inibitório onde se liga a vesículas sinápticas e é endocitada. O pH baixo da vesícula sináptica leva a rearranjos na estrutura da toxina o que permite a translocação da cadeia leve para o citoplasma. A clivagem da VAMP/sinaptobrevina impede a liberação de neurotransmissores do tipo ácido δ-aminobutírico (GABA) e glicina pelos neurônios, bloqueando assim os impulsos inibitórios aos neurônios motores e consequentemente levando a uma paralisia espástica.

Manifestações clínicas

O tétano pode ser localizado ou generalizado. O período de incubação pode variar de 2 a 14 dias. O tétano generalizado é reconhecido, inicialmente, pelo trismo (espasmos do masseter) e pelo riso sardônico (espasmos dos músculos bucais e faciais). Os espasmos generalizados podem se intensificar, levando a uma postura arqueada típica, denominada de opistotônica. O paciente permanece consciente. Já o tétano localizado resulta de espasmos dolorosos nos músculos adjacentes ao sítio da lesão e pode preceder ao tétano generalizado. O tétano neonatal, em decorrência de contaminação do coto umbilical, manifesta-se após 3 a 12 dias do nascimento de bebês de mães não-vacinadas, através de uma progressiva dificuldade de sugar, que evolui para a diminuição ou paralisia dos movimentos.

O diagnóstico do tétano é realizado pela observação clínica e pode ser confirmado por cultura a partir de *swab* da lesão ou visualização do bacilo por coloração de Gram. A toxina também pode ser detectada diretamente no soro do paciente.

Epidemiologia

O tétano ocorre em indivíduos do mundo todo e é considerado endêmico em muitos países, sendo associado à injúria traumática com objetos contaminados com esporos. Ultimamente, tem sido relatado, eventualmente, em usuários de drogas e de *piercings*, pela possibilidade de contaminação dos instrumentos utilizados.

A prevenção do tétano é obtida pela administração do toxoide tetânico combinado com o toxoide diftérico e antígenos da *Bordetella pertussis* (vacina tríplice) em três doses, nos três primeiros meses de vida, com reforço no quinto ano de vida e depois de 10 em 10 anos, apenas com a combinação dos toxoides diftérico e tetânico.

Tratamento

O tratamento baseia-se principalmente no controle dos espasmos e da respiração, na neutralização da toxina livre, todos obtidos através de sedação, bloqueadores musculares, antitoxina e antimicrobianos, como o metronidazol.

Clostridium perfringens

C. perfringens produz uma variedade de toxinas letais aos animais e também uma enterotoxina que causa diarreia no homem. Foram identificados cinco tipos de toxinas classificadas de A a E com base na letalidade em camundongos e na neutralização específica de quatro toxinas produzidas *in vitro* (alfa-toxina, beta-toxina, epsilon-toxina e iota-toxina). Cepas de *C. perfringens* produzem uma enterotoxina citotóxica (CPE – *Clostridium perfringens enterotoxin*) com atividade no intestino delgado, especialmente no íleo, envolvendo uma sequência de eventos que induzem alterações em pequenas moléculas envolvidas na permeabilidade das membranas, provocando acúmulo de fluidos no lúmen intestinal.

Todas as cepas, refletindo uma característica cromossômica, produzem α-toxina que também é conhecida como lecitinase ou fosfolipase C. A α-toxina é hemolítica, hidrolisa fosfatidilcolina e esfingomielina presentes nas membranas das células eucarióticas. Além disso, destrói plaquetas e leucócitos e aumenta a permeabilidade capilar. Outras três, β-toxina, ε-toxina e θ-toxina são codificadas por genes localizados em elementos genéticos extracromossômicos, fornecendo, juntamente com a α-toxina fundamento para esta biotipagem (Tabela 52.1). Outras toxinas, aparentemente menos importantes, que podem ser associadas ou não à virulência, são produzidas pela espécie, λ-toxina (protease), κ-toxina (colagenase), μ-toxina (hialuronidase). Somente as cepas do tipo A podem ser encontradas como microbiota nos intestinos do homem e de animais, e no solo. Acredita-

Tabela 52.1
Características dos Tipos Toxigênicos de *Clostridium perfringens*

Tipo de Toxina	*α-toxina*	*β-toxina*	*ε-toxina*	*γ-toxina*
A	+	-	-	-
B	+	+	+	-
C	+	+	-	-
D	+	-	+	-
E	+	-	-	+

se que o solo seja o hábitat natural, pois células vegetativas são aí detectadas. Dos cinco tipos sorológicos, o tipo A é o causador da maioria das infecções em humanos. Os demais tipos, B, C, D e E parecem integrantes apenas da microbiota intestinal de animais e ocasionalmente do homem, sendo o tipo C o único associado a infecções no homem. *C. perfringens* é a espécie do gênero mais isolada de infecções endógenas, as quais estão frequentemente associadas aos mesmos fatores predisponentes das demais infecções causadas por outras bactérias anaeróbias. Por outro lado, menos frequentemente, a espécie está associada a síndromes histotóxicas, em que a produção de gás e a atividade de toxinas específicas estão envolvidas, além de ser também associada a doenças puramente toxigênicas.

Patogênese

Gangrena gasosa (mionecrose)

A gangrena é uma infecção que rápida e progressivamente destrói músculos com toxicidade sistêmica, certamente devido, em grande parte, à ação da α-toxina. A gangrena gasosa está usualmente associada a traumas ou cirurgias nas quais fatores como a presença de corpos estranhos, insuficiência vascular ou infecção concomitante com outros agentes microbianos são as condições que mais favorecem no desenvolvimento desta infecção. O *C. perfringens* está associado por cerca de 80% dos casos, enquanto outros clostrídeos também podem ser agentes causais da mionecrose, como *C. septicum*, *C. novyi* tipo B, *C. sordelli, C. histolyticum, C. fallax* e *C. bifermentans*. Diferentemente dos quadros típicos de gangrena gasosa causados por *C. perfringens*, aqueles associados a *C. septicum* não se seguem a traumas e são definidos como gangrena gasosa não-traumática ou espontânea.

Infecção alimentar

C. perfringens tipo A causa uma forma branda comum de infecção alimentar, detectada em todo o mundo, especialmente sob a forma de surtos. Diarreias esporádicas, que podem ou não estar associadas ao uso de antibiótico, são também relatadas, especialmente entre idosos hospitalizados. A infecção ocorre após a ingestão de alimentos contaminados com no mínimo 10^8 células produtoras de enterotoxina. Os alimentos mais comumente envolvidos são os proteicos de origem animal, como carnes de bovinos e de aves que, após a contaminação, são manipulados por longos períodos (cozimento lento e logo após estocados à temperatura ambiente). Os esporos, sobrevivendo ao cozimento, germinam tão logo a temperatura alcança aquela estabelecida como ótima de crescimento. O tempo de geração de *C. perfringens* é de 10 a 12 minutos, quando a temperatura é de 43ºC a 47ºC, produzindo então um número expressivo de células vegetativas. Muitas dessas células vegetativas morrem quando expostas ao meio acidico do estômago. Entretanto, se o alimento ingerido estiver suficientemente contaminado, algumas células sobreviventes passam para o intestino, onde no meio alcalino esporulam. A enterotoxina (CPE) acumulada intracelularmente é liberada quando a esporulação se completa e a lise ocorre para liberação do endosporo. O período de incubação pode variar de 6 a 24 horas após a exposição e os sintomas principais são diarreia aquosa e espasmos intestinais com evolução benigna em 24 horas, em indivíduos sadios.

Outras infecções

C. perfringens é implicado em mais de 50% dos casos de colecistite enfisematosa. Esta forma grave de infecção no trato biliar ocorre, especialmente, entre diabéticos. No trato genital feminino, os clostrídeos são isolados de até 20% das infecções, especialmente de abcessos tubo-ovarianos e pélvicos. Nos casos de gangrena gasosa uterina, *C. sordelli* tem sido detectado como um importante agente etiológico. A celulite criptante ou celulite anaeróbica é caracterizada por formação de gás em tecido subcutâneo, sem toxicidade sistêmica e ocorre após três dias de um trauma e o *C. perfringens* é definido como um dos principais agentes. A enterite necrótica, causada pela β-toxina de *C. perfringens* tipo C, sensível à protease, ocorre esporadicamente entre as populações da Nova-Guiné, que através do consumo de carnes contaminadas de suínos são incapazes de inativar a β-toxina pelos baixos níveis de proteases pancreáticas produzidos, em decorrência da desnutrição e simultânea dieta rica em inibidores de protease, como batata-doce, amendoim, soja. A enterocolite neutropênica caracteriza-se por ser fulminante em pacientes com intensa neutropenia relacionada a leucemias, anemias aplásticas ou quimioterapia em que *C. septicum* parece ser o principal agente.

Diagnóstico bacteriológico

O diagnóstico precoce da gangrena gasosa é crítico e baseia-se nos sinais clínicos – edema intenso, descoloração do tecido, vesículas hemorrágicas, evidência de gás no tecido e na detecção laboratorial. Neste caso, a observação microscópica de bacilos Gram-lábeis no exsudato e seu respectivo isolamento em meios simples ou ágar sangue, com o característico duplo halo de hemólise, devem ser investigados. São adicionalmente caracterizados por reduzirem nitrato, fermentarem glicose, lactose, maltose, sacarose e liquefazerem a gelatina.

Já para os casos de infecção alimentar, em decorrência da ubiquidade da espécie *C. perfringens,* é sugerido que no diagnóstico laboratorial sejam incluídas: a) detecção do agente suspeito no alimento, em concentrações maiores do que 10^5 UFC/g e nas fezes dos pacientes, *C. perfringens* não menos do que 10^6 esporos/g; b) detecção de CPE, desde que as fezes sejam colhidas no prazo máximo de 24 horas após o aparecimento dos sintomas. A CPE pode ser detectada por métodos imunológicos (aglutinação reversa do látex em lâmina) e/ou imunoenzimáticos (ELISA) ou, mais raramente, através da inibição do efeito citopático com anticorpos neutralizantes em linhagens de células VERO. Métodos moleculares, como a hibridização com sondas ou através de ensaios de PCR, para a detecção do gene *cep*, têm sido úteis também nas investigações epidemiológicas, identificando as cepas dos pacientes e dos alimentos, fontes da contaminação.

Prevenção e tratamento

Gangrena gasosa

O tratamento imediato é essencial em função da alta taxa de mortalidade. O componente mais importante do tratamento é o imediato e extensivo debridamento cirúrgico de todo o tecido necrosado. A terapia hiperbárica como tratamento proporciona também a demarcação entre tecido vivo e injuriado, permitindo excisões menos radicais, além de potencialmente alterar a produção da toxina. O terceiro componente é a antibioticoterapia na qual devem ser associados, ao menos na fase inicial, penicilina com clindamicina ou metronidazol ou até mesmo imipenem em decorrência da possível resistência à penicilina.

Infecção alimentar

A principal medida preventiva da infecção alimentar por *C. perfringens* é a imediata refrigeração do alimento processado, especialmente carnes, sempre que o consumo não for imediato, com o objetivo de impedir o aumento do número de células vegetativas. Por outro lado, o reaquecimento deve ser de tal forma que temperaturas superiores a 75°C sejam alcançadas no interior das carnes. O espectro de doenças diarreicas induzidas por *C. perfringens* tem se ampliado, detectando-se, embora raramente, em quadros de diarreia associada a antimicrobianos.

Clostridium botulinum

C. botulinum é um bacilo que apresenta esporos ovais subterminais, cujo hábitat natural é o solo, poeira e sedimentos marinhos, podendo ser encontrado em uma grande variedade de agroprodutos, frescos ou industrializados. A espécie produz sete tipos antigênicos de toxina botulínica (*BoNT– botulinum neurotoxin*) designados de A-G, porém diferentes isoformas de cada tipo antigênico tem sido reveladas por técnicas moleculares e de espectrometria de massa. A espécie é dividida em quatro grupos fisiológicos. O grupo I reúne os micro-organismos proteolíticos que produzem as toxinas A, B ou F. O grupo II reúne os organismos não proteolíticos e que podem produzir as toxinas B, E ou F, enquanto o grupo III engloba os organismos produtores de toxinas C e D, e o grupo IV define o tipo G, descoberto na Argentina e que não tem sido causa de doença humana ou animal. As toxinas A, B, E e F são as principais causas de botulismo em humanos, enquanto os tipos C e D estão associados ao botulismo que ocorre em aves e mamíferos. *C. botulinum* também produz as exoenzimas C_3 que mono ADP-ribosilam proteínas RhoA, B e C da família das GTPases de baixo peso molecular, envolvidas na sinalização intracelular. A toxina botulínica, assim como a toxina tetânica, é uma metaloprotease dependente de zinco, sintetizada como uma cadeia polipeptídica de 150 a 165 kDA, cuja ativação depende da clivagem proteolítica em duas cadeias polipeptídicas (leve e pesada) ligadas por pontes dissulfeto. Assim como a toxina tetânica, a BoNT é uma potente inibidora de neurotransmissores. A BoNT se associa a proteínas não tóxicas para formar complexos cujos respectivos genes estão reunidos em um segmento de DNA denominado *locus* botulínico, localizado provavelmente em um elemento móvel.

Patogênese

O botulismo em seres humanos apresenta-se sob quatro formas. O botulismo infantil (bebês), muito comum nos EUA e raro nos demais países; o botulismo clássico; o botulismo de lesão e o botulismo após colonização em adultos. No botulismo infantil, o intestino é colonizado por esporos de *C. botulinum*, especialmente nos primeiros meses de vida, pelas condições satisfatórias para a colonização. Após germinação e consequente produção de neurotoxina no intestino grosso, a BoNT atravessa o tecido epitelial através de um processo ativo que envolve o reconhecimento de receptores na superfície apical do epitélio, endocitose mediada por receptor e liberação na face baso-lateral. A toxina é então absorvida pela corrente sanguínea, sendo carreada às terminações nervosas periféricas, particularmente as junções neuromusculares dos neurônios motores onde se liga, irreversivelmente, às membranas pré-sinápticas, causando paralisia aguda flácida. Casos de colonização do *C. botulinum* em adultos e, portanto, análogo ao infantil, têm sido investigados, porém sua frequência é extremamente rara, pela alteração excepcional que deve ocorrer na anatomia, fisiologia e microbiota intestinal. O botulismo clássico ocorre após a ingestão de alimento contendo a BoNT pré-formada. Em geral a toxina se encontra associada de forma não covalente a proteínas auxiliares, como as hemaglutininas (HA), também secretadas pelo *C. Botulinum*. Essas proteínas auxiliares protegem a BoNT da degradação pelo sistema digestório, permitindo que maiores quantidades da toxina alcancem o intestino delgado. A absorção ocorre primariamente no duodeno e jejuno e, através, da corrente sanguínea alcança as sinapses colinérgicas periféricas (incluindo-se as junções neuromusculares), onde então se ligam a vesículas sinápticas capazes de se fundir com as membranas neuronais permitindo que a toxina seja internalizada por endocitose. O pH endossomal ácido permite mudanças conformacionais na toxina que levam a translocação da cadeia leve para o citoplasma celular. O alvo terminal dessas toxinas são as proteínas SNAREs (soluble NFS attachment receptor) como a sinaptobrevina e sintaxina, interferindo na liberação de acetilcolina.

Manifestações clínicas

Em decorrência da distribuição hematogênica da BoNT, as formas de botulismo manifestam-se como uma paralisia simétrica flácida descendente com diplopia, disartria, disfonia, disfagia e possivelmente com sequelas neurológicas, apesar da rota de transmissão (oral). A BoNT é considerada uma das toxinas mais potentes que se conhece. Sua potência é originada pela sua habilidade em bloquear transmissões neuromusculares e levar à morte através da paralisia da musculatura envolvida na respiração.

Diagnóstico laboratorial

O diagnóstico do botulismo é estabelecido pela detecção da BoNT no soro, nas secreções da lesão, nas fezes do paciente ou na amostra do alimento implicado. A presença de toxina nas fezes do paciente indica toxina residual do alimento ingerido ou então produzida no trato intestinal por micro-organismos colonizadores, indicando, neste último caso, uma grande possibilidade de isolamento de *C. botulinum* nas fezes do paciente. A BoNT é pesquisada pela injeção intraperitoneal do sobrenadante de culturas suspeitas em camundongos. As culturas positivas provocam paralisia, enquanto a ausência de paralisia em camundongos protegidos com antissoro específico confirma e estabelece o diagnóstico pela determinação do tipo antigênico. O tratamento da amostra com tripsina pode ser eventualmente necessário quando o resultado inicial é negativo, especialmente para as neurotoxinas oriundas do grupo III, que alberga cepas não proteolíticas. O cultivo de espécime clínico (após choque térmico para a seleção de esporos) em ágar gema de ovo permite a seleção de colônias de bacilos anaeróbios Gram-positivos esporulados, lipase negativa, importantes também para a confirmação da identidade da toxina.

Epidemiologia

Cada modalidade de botulismo apresenta aspectos peculiares em sua epidemiologia. A faixa etária atingida, no botulismo infantil, está entre três semanas e seis meses de vida, atingindo igualmente o sexo feminino e o masculino, sendo o consumo de mel identificado como um dos principais fatores de risco. Já o botulismo clássico deixou de ser apenas uma consequência do consumo de alimentos preparados em casa para ser também observado como surtos em restaurantes pelo consumo de tubérculos, vegetais, carnes, enlatados ou selados em sacos plásticos ou até mesmo alimentos não enlatados. Potencial para surtos de botulismo sempre existirá, especialmente nas zonas temperadas onde o inverno é longo e a preservação de alimentos é consequentemente mais comum. O botulismo de lesão é excepcionalmente raro, e a maioria dos casos ocorre nos adultos jovens do sexo masculino pela maior possibilidade de ocorrência de traumatismos e, mais recentemente, entre os usuários de drogas injetáveis ou pela inalação de produtos não-estéreis. Recentemente, foi descrita uma nova forma de botulismo que ocorreu após inalação da toxina botulínica, em um acidente em que veterinários alemães estavam envolvidos. A utilização da toxina sob a forma de aerossóis como agente de bioterrorismo tem sido mencionada. A prevenção do botulismo está baseada em métodos que inibam o crescimento bacteriano e a produção da toxina, seja através da manutenção dos alimentos em baixas temperaturas ou pela adição de preservativos ou em pH ácido ou mesmo pela destruição da atividade tóxica, supostamente presente, através da inativação térmica. Vacinas experimentais com toxoides de A a E estão disponíveis apenas para bacteriologistas que manipulam *C. botulinum*. Uma vacina recombinante expressando apenas o domínio de ligação do tipo A tem sido avaliada, prometendo ser uma alternativa segura. O uso terapêutico e cosmético da toxina botulínica (BOTOX® nos EUA e Dysport® na Inglaterra) têm sido amplamente difundido. Embora seu efeito não perdure por mais de três a quatro meses. A especificidade dessas toxinas por terminações nervosas periféricas, sua afinidade por terminações nervosas hiperativas (já que dependem de vesículas sinápticas para invadir a célula alvo) e sua baixa antigenicidade as tornam uma excelente escolha para o tratamento de doenças caracterizadas por espasmos ou hiperatividade.

Tratamento

A qualidade do tratamento intensivo, que atualmente a medicina dispõe, tem diminuído as taxas de mortalidade, especialmente com medidas relacionadas ao suporte de ventilação. A antitoxina trivalente (A, B e E), pentavalente ou heptavalente, tem sido empregada nos EUA com taxas de hipersensibilidade variando de 9% a 20%. O tratamento, quanto mais prontamente iniciado, maior a limitação da extensão da paralisia, porém sem possibilidade de reversão. A terapia com antimicrobianos (penicilina ou metronidazol) parece ser questionada, uma vez que a lise de *C. botulinum* no intestino poderia aumentar a disponibilidade da toxina.

Clostridium difficile

C. difficile é um bacilo de 3 a 5 µm de comprimento que se mostra predominantemente Gram-positivo, porém torna-se Gram-negativo após 24 a 48 horas de cultivo. Os esporos ovais subterminais são verificados na fase estacionária de crescimento na maioria dos meios sólidos com exceção dos meios seletivos. É capaz de liquefazer a gelatina, mas não outras proteínas, como as do leite e da carne. Não produz lecitinase, tampouco lipase. É fermentador de glicose, frutose, manitol e manose. Foi descrito pela primeira vez na literatura em 1935, sendo associada a sua presença à microbiota do mecônio e às fezes de recém-nascidos, indicando, já naquele momento, que toxinas estariam sendo produzidas e poderiam ser responsáveis pela formação de sangue oculto e convulsões febris observadas em alguns recém-nascidos.

C. difficile é normalmente um organismo ambiental desprovido de virulência. Assim como para outros micro-organismos, parece que a intervenção do homem foi determinante no delineamento das condições de morbidade e mortalidade. Tais condições, a princípio, se fundamentam em alterações da microbiota intestinal que alguns antimicrobianos são capazes de induzir, uma vez que uma população anfibiôntica equilibrada oferece resistência à sua colonização. Atualmente, o grupo de maior risco para o desenvolvimento das infecções associadas ao *C. difficile* (CDAD) incluem os indivíduos hospitalizados com mais de 65 anos de idade com exposição recente a antibióticos; pacientes que fazem uso de redutores da acidez estomacal como os bloqueadores de H_2 e inibidores da bomba de prótons; pacientes portadores de comorbidades e fazendo uso de imunossupressores. Alguns estudos também mostraram que esporos do *C. difficile* estão distribuídos na natureza desde solos, rios, lagos, vegetais, expondo o homem na comunidade, que, por sua vez, carrearia tal micro-organismo aos hospitais, onde o uso de antibióticos é mais expressivo. Além disso, com o surgimento de cepas hipervirulentas na América do Norte e na Europa, as CDAD começaram a surgir na comunidade e nos adolescentes, mesmo sem a exposição prévia a antibióticos. Este cenário contribui, desta forma, para a emergência da espécie como o mais frequente patógeno nosocomial de diarreias associadas ao uso de antimicrobianos e que eventualmente evoluem para quadros de intensa inflamação denominados de enterocolite pseudomembranosa. A associação entre *C. difficile* e diarreia seguida por enterocolite, após uso de antimicrobianos, foi definitivamente estabelecida pela atividade de duas toxinas denominadas de toxina A (TcdA – *toxin Clostridium difficile*) e toxina B (TcdB – *toxin Clostridium difficile* B). Estas pertencem ao grupo das grandes citotoxinas de clostrídeos, em função do alto peso molecular (acima de 250 kDa) que apresentam.

Ambas as toxinas causam arredondamento celular em cultura de células de linhagem contínua com especificidades diferentes. A TcdA é uma potente enterotoxina que danifica o epitélio intestinal, resultando em intensa inflamação, enquanto a TcdB não induz perda de fluidos, possivelmente por não se ligar a receptores da superfície intestinal. Supõe-se que a TcdA seja responsável pela exposição de ligantes para a TcdB. As TcdA e TcdB são proteínas monoméricas que compartilham 45% de identidade. Apesar do alto peso molecular, as TcdA e TcdB atuam no citoplasma da célula. Inicialmente, as toxinas são endocitadas após ligação com receptores e a translocação para o citoplasma ocorre após acidificação no endossomo. Ambas são toxinas do tipo III (A-B^x) que, utilizando UDP-glicose, catalisam a monoglicosilação das proteínas Rho (RhoA, Rac1 e Cdc42), da família das GTPases de baixo peso molecular, em um resíduo conservado de treonina. Estas proteínas estão envolvidas na regulação da organização da actina do citoesqueleto e em vários processos de transdução de sinais. O aumento observado na permeabilidade paracelular, induzido tanto por tcdA quanto por tcdB, está associado à desorganização da actina F apical e basal. Os genes da enterotoxina (*tcd*A) e citotoxina (*tcd*B) e três genes adicionais (*tcd*C, *tcd*D e *tcd*E) estão contidos em uma região cromossômica denominada de lócus de patogenicidade (Paloc – *Pathogenicity locus*) de 19,6 Kb, cuja organização e transcrição na mesma orientação e regulação coordenada sugerem um *operon. A produção das toxinas A e B depende das cepas e dos fatores ambientais, tais como a oferta de nutrientes (por exemplo, glicose, aminoácidos e biotina), temperatura e a presença de concentrações subinibitórias de antibióticos. Alguns estudos demonstraram que* amostras variantes não produtoras de TcdA, porém produtoras deTcdB, apresentavam deleções no gene *tcd*A. Desta formas todas as cepas toxigênicas isoladas até o momento apresentam a produção de TcdB na presença ou ausência da TcdA. Tais variantes foram, recentemente, isoladas de pacientes sintomáticos. Por outro lado, algumas poucas cepas (1,6% a 5,5%) produzem um terceiro tipo de toxina denominada toxina binária ou CDT, composta de duas cadeias proteicas independentes com funções enzimáticas (CDTa) e de ligação (CDTb) que é capaz de ADP-ribosilar a actina celular, o que induz a formação de protusões microtobulares na superfície da célula hospedeira. Tal formação parece facilitar a aderência de *C. difficile* a superfície do epitélio, ajudando assim a colonização. Assim, a CDT aumentaria a virulência da espécie. Estudos recentes revelaram que micro-organismos TcdA e TcdB negativos, porém, produtores de CDT, têm sido associados ao desencadeamento de CDAD.

Vale ressaltar que outros fatores podem contribuir na colonização de *C. difficile* no hospedeiro, tais como fímbrias, flagelos e moléculas de superfície que reconheçam componentes da matriz extracelular.

Patogênese

As etapas fundamentais na patogênese das infecções associadas a *C. difficile* podem ser resumidamente assim apresentadas: 1) alteração da microbiota do trato intestinal pelo uso de antimicrobianos; 2) a colonização do micro-organismo; 3) a elaboração da TcdA e TcdB e 4) danos na mucosa e inflamação. Portanto, uma vez que alterações na microbiota intestinal ocorram, em decorrência do uso de antimicrobianos, especialmente cefalosporinas, penicilinas e clindamicinas, a resistência à colonização do *C. difficile* tende a diminuir. Através da eventual transmissão fecal-oral, é possível a colonização potencial do micro-organismo no cólon, uma vez que seus esporos são resistentes ao pH ácido do estômago e são convertidos a formas vegetativas no intestino delgado, após exposição aos ácidos biliares. O crescimento de *C. difficile* toxigênico no cólon proporciona a liberação de ambas as toxinas. A TcdA ativa macrófagos e mastócitos, induzindo a produção de mediadores inflamatórios que causam secreção de fluidos e aumento da permeabilidade da mucosa intestinal responsável pela diarreia. A perda dos filamentos de actina, ocorrida em decorrência da ação tanto da TcdA quanto da TcdB, além da quimiotaxia e liberação de citocinas, conduz ao aparecimento de úlceras na superfície da mucosa que são logo recobertas com muco, proteínas séricas e células inflamatórias, criando uma típica pseudomembrana, que tende a coalescer e consequentemente caracterizar o estágio de enterocolite, resultado de uma resposta inflamatória intensa.

Manifestações clínicas

A infecção com *C. difficile* pode produzir um amplo espectro de manifestações clínicas que variam desde o estado de portador assintomático, em bebês e adultos, a fulminantes colites com megacólon e perfuração do cólon, como complicações e recorrências, dependentes de fatores do hospedeiro, como a densidade de receptores, níveis de anticorpos e presença ou ausência da barreira da microbiota. A diarreia associada a *C. difficile* usualmente ocorre quatro a nove dias após o início da terapia antimicrobiana e é a manifestação clínica mais frequente, regredindo espontaneamente em 25% dos pacientes com a retirada do antimicrobiano em uso. Os sinais típicos e sintomas de uma infecção aguda causada por *C. difficile* incluem uma diarreia aquosa, anorexia, náusea, leucocitose e neutrofilia. Já a enterocolite pseudomembranosa que, eventualmente, se segue, é caracterizada pela presença de fezes com muco, febre, e leucocitose. As recorrências clínicas são frequentes e podem ser devido a recaídas com a mesma cepa ou podem ser reinfecções com uma nova cepa.

Diagnóstico laboratorial

O diagnóstico da infecção pelo *C. difficille* é baseado nos sinais e sintomas clínicos seguido da identificação do micro-organismo pela detecção das toxinas TcdA e TcdB nas fezes recentemente colhidas, de pacientes sintomáticos. Esta detecção é feita através de ensaios imunoenzimáticos (ELISA) ou por métodos mais sensíveis como o da observação de efeitos citopáticos em cultura de células das linhagens VERO, HeLa ou HT29 com e sem anticorpos neutralizantes, sendo estes métodos considerados padrão-ouro, apesar da dificuldade de utilização destes em laboratórios clínicos. A cultura anaeróbica das fezes em meio seletivo, como o meio de cicloserina-cefoxitina frutose ágar (CCFA), embora trabalhosa, fornece dados que presuntivamente identificam o micro-organismo, como, por exemplo, a liberação de um odor de estábulo após o crescimento, além de permitir que amostras fecais positivas ou mesmo as cepas isoladas sejam estocadas para posterior caracterização e tipagem. Nos Estados Unidos é comum o uso de métodos moleculares, como a PCR (*PCR-based toxin gene test*) tendo como alvo os genes das toxinas em pacientes que apresentam a diarreia aguda. Este teste apresenta alta sensibilidade e especificidade.

Epidemiologia

Aproximadamente 50% dos bebês e crianças com menos de 24 meses albergam *C. difficile* e suas toxinas sem apresentarem consequências deletérias. Estudos sugerem que a aquisição nosocomial é a rota mais provável para justificar a colonização dos bebês. Com o estabelecimento da microbiota normal, a taxa de portadores diminui e eventos de diarreia e/ou colite pseudomembranosa associada a antimicrobianos tornam-se mais frequentes, ainda que em menor incidência do que aquela que ocorre entre adultos. Por outro lado, a taxa de portadores adultos é muito variável. Países como o Japão registram 15% de portadores entre a população adulta, enquanto na Suécia apenas 1,9% albergam o micro-organismo, sem que se detectem quantidades significativas de TcdA e TcdB nas fezes. A existência prévia de reservatório endógeno de *C. difficile* não é considerada pré-requisito para a infecção sintomática e a maioria dos organismos que causam doença parece ser adquirida de fontes exógenas, especialmente de objetos inanimados presentes no ambiente hospitalar através das mãos dos profissionais de saúde. Entre os adultos hospitalizados infectados com *C. difficile*, a maioria é assintomática servindo como reservatório para uma contínua contaminação do ambiente hospitalar. Métodos de tipagem molecular têm sido empregados na avaliação de surtos e uma significativa predominância de um único tipo genético ou um grupo de cepas relacionadas tem sido demonstrado em diversas partes do mundo. Nos últimos anos, países da Europa, Canadá, Estados Unidos e da Améria Latina têm reportado surtos associados a um tipo genético altamente virulento, produtor de altos níveis de toxina e resistente à fluoroquinolonas e que parece ter uma maior capacidade de aderência e uma atividade de esporulação e germinação diferenciada. Este tipo foi definido através de abordagens moleculares como análise de polimorfismo de restrição (tipo NAP1 pela técnica de eletroforese em campo pulsado e tipo 027 pela técnica de ribotipagem). Atualmente, outros tipos têm sido também considerados como hipervirulentos como o ribotipo 078/NAP7. Por outro lado, uma ampla diversidade clonal tem sido observada em vários ambientes hospitalares. O *C. difficile* toxigênico é considerado a causa mais comum de diarreia nosocomial em países da Europa e nos EUA. A hospitalização é considerada fator de risco pela oportunidade de repetidas exposições de pacientes suscetíveis ao principal reservatório. A recorrência da infecção é comum e os principais fatores de risco são a idade avançada e cirurgia abdominal. Medidas de controle de infecção hospitalar têm sido efetivas. A limitação de antimicrobianos em surtos com cepas resistentes e a introdução de organismos competidores no trato intestinal como probióticos ou ainda o transplante do conteúdo fecal de indivíduos saudáveis têm se mostrado promissores no controle da infecção.

Tratamento

O tratamento deve ser iniciado pela suspensão do antimicrobiano indutor, com reposição de líquidos e eletrólitos. Embora a diarreia possa ser autolimitada em muitos casos, a terapia com antimicrobianos eventualmente se faz necessária, em que tanto o metronidazol quanto a vancomicina, administrados oralmente, devem ser considerados. A vancomicina deve ser reservada para os casos de extrema gravidade pelo risco significativo de colonização de enterococos vancomicina-resistentes. Em decorrência das falhas terapêuticas, eventualmente observadas, ligantes de toxina, ou seja, polímeros aniônicos solúveis de alto peso molecular com especificidade de ligação para tcdA e tcdB prometem ser opções de tratamento em diarreias brandas a moderadas.

Perspectivas

O reconhecimento de que moléculas ou componentes extracelulares expressos por clostrídeos podem servir como instrumentos para o entendimento de processos relativos à dinâmica do citoesqueleto e do tráfego intracelular tem motivado a proposição de utilização de alguns destes atributos bacterianos no desenvolvimento de estratégias terapêuticas envolvendo células eucarióticas. Um exemplo a ser citado está relacionado às claudinas, que são proteínas integrantes de junções do tipo *tight*. Em modelos animais de carcinomas endometriais altamente virulentos e/ou em ensaios celulares *in vitro* estas moléculas são expressas em altos níveis e, como podem ser reconhecidas como receptores para a enterotoxina de *C. perfringens*, a CPE, a exposição dos animais ou das células em cultura a esta citotoxina pode determinar o desaparecimento do tumor e efeitos citotóxicos dose-dependentes, respectivamente.

Bibliografia

1. Bartlet JG. Narrative review: the new epidemic of Clostridium difficile-associated enteric disease. Ann Intern Med. 2006; 145:758-64.
2. Burke KE and Lamont JT. Clostridium difficile infection: A Worldwide disease. Gut and Liver.2014, 8: 1-6.
3. Clinical and Laboratory Standards Institute. Performance Standards for Antimicrobial Susceptibility Testing.Fifteenth Information Supplement, 2009.
4. Cloud J, Kelly CP. Update on Clostridium difficile associated disease. Curr Opin Gastroenterol.2007, 23:4-9.
5. Jousemier-Somer HRP, Summanen P, Citron DM, Baron EJ, Wexler HM, Finegold SM, et al. Anaerobic bacteriology manual. 6th ed. Belmont: Star Publishing Company; 2002.
6. Lalli G, Bohnert S, Deinhardt K, Verastequi C, Shiavo G. The journey of tetanus and botulinum neurotoxins in neurons. Trends in Microbiol.2003; 11:431-37.
7. Mandell GL, Bennett JE, Dolin R (eds.). Principles and practice of infectious diseases. 6th ed. Philadelphia: Churchill Livingstone; 2005.
8. Murray PR, Baron EJ, Jorgensen JH, Landry M L, Pfaeller MA (eds.) .Manual of Clinical Microbiology. 9th ed. Washington: ASM Press; 2007.

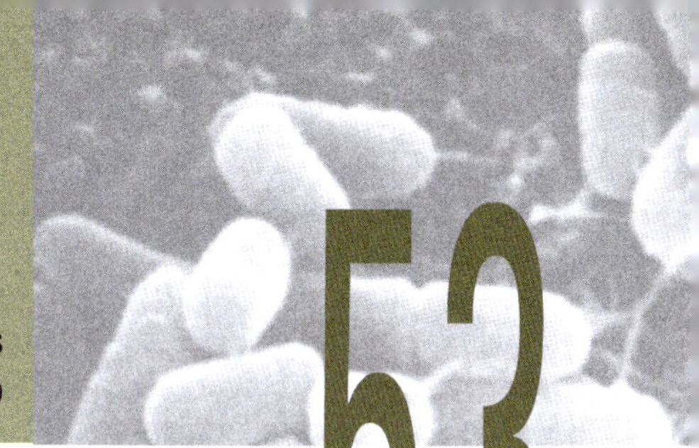

Regina Maria Cavalcanti Pilotto Domingues
Leandro Araujo Lobo

53

Bacteroides

É fato que as bactérias anaeróbias são importantes patógenos oportunistas, podendo ser isoladas de diversos tipos de infecção em humanos e em outros hospedeiros animais. A grande maioria dessas infecções é originária de desequilíbrios nas populações de microbiota anfibiôntica, sendo as bactérias anaeróbias Gram-negativas importantes componentes de microbiota da cavidade oral, trato respiratório superior, trato intestinal e trato geniturinário. No trato intestinal humano, mais especificamente no cólon, as bactérias anaeróbias obrigatórias superam as bactérias anaeróbias facultativas numa proporção de 1000:1, sendo cerca de 30% desta população microbiana pertencente ao gênero *Bacteroides*. Mais de 40 espécies já foram identificadas neste gênero,, porém, com o passar dos anos, esta classificação passou a ser considerada insatisfatória e muitas alterações foram realizadas. Atualmente, as espécies do gênero são membros da microbiota intestinal de humanos e de outros animais, que apresentam em comum o fato de serem bastonetes ou cocobacilos Gram-negativos, anaeróbios obrigatórios, sacarolíticos, não formadores de esporos, imóveis, resistentes à bile, não pigmentados, e que têm como principais produtos finais do metabolismo da glicose os ácidos succínico e acético. O conteúdo G+C do DNA varia de 40 a 48mol%. Espécies como *B. barnesiae, B. coprola, B. dorei, B. finegoldii, B. intestinalis, B. massiliensis, B. nordii, B. plebeius* e *B. salyersae* foram recentemente incluídas no gênero.

B. caccae, B. eggerthii, B. fragilis, B. ovatus, B. stercoris, B. thetaiotaomicron, B. uniformis e *B. vulgatus* estão entre as espécies que conjuntamente com as espécies *B. distasonis* e *B. merdae* (recentemente transferidas para o gênero *Parabacteroides*) formavam o antigo "grupo *Bacteroides fragilis*". Entre estas, a espécie *B. fragilis* é a que mais se destaca em função de sua relevância na clínica e desta forma será abordada com maior ênfase. As demais espécies, muitas vezes referidas como "não *fragilis*", têm merecido nos últimos anos também uma certa atenção, principalmente devido ao alto nível de resistência aos antimicrobianos que podem expressar e serão apresentadas sumariamente no final do capítulo.

Bacteroides fragilis

A espécie *B. fragilis,* apesar de estar em menor quantidade na microbiota intestinal, quando comparada às demais espécies componentes do gênero (menos de 2% da população microbiana), é a que tem os maiores índices de isolamento a partir de espécimes clínicos, sendo frequentemente associada a infecções intra-abdominais, abscessos, bacteremias e infecções em tecidos moles. Esta situação tem motivado a elucidação de seu potencial de agressão, de forma a justificar a emergência seletiva deste componente da microbiota intestinal. Inúmeros fatores de virulência têm sido descritos, entre eles a expressão de um complexo polissacarídico capsular e a expressão de adesinas, enzimas e toxinas.

Fatores de Virulência

A expressão de uma cápsula polissacarídica tem sido reconhecida como um dos principais atributos de virulência da espécie, já tendo sido demonstrado que esta participa decisivamente na indução de abscessos. Sabe-se que, quando administrados intraperitonealmente, os extratos capsulares podem induzir a formação de abscessos idênticos àqueles observados em animais desafiados com a bactéria íntegra.

Esta cápsula pode ser composta de polissacarídeos distintos estruturalmente que constituem um complexo polissacarídico capsular (CPC). Estudos utilizando anticorpos específicos para os polissacarídeos constituintes do CPC têm revelado também uma grande diversidade antigênica, sugerindo que a modulação da expressão destes antígenos possa favorecer o micro-organismo através de um mecanismo de resistência à fagocitose e consequentemente de evasão do rigor do sistema imune do hospedeiro. Um estudo recente revelou, no entanto, que *B. fragilis* é capaz de modular antígenos de superfície produzindo tipos distintos de polissacarídeos capsulares através de mecanismos de inversão de sequências reguladoras localizadas *upstream* de *loci* de biossíntese destes. Estas alterações estruturais no genoma permitem à célula bacteriana exibir uma ampla combinação de polissacarídeos de superfície, o que pode ter grande implicação na sua manutenção no hospedeiro. Além deste aspecto de variabilidade no CPC, outros antígenos presentes na superfície de *B. fragilis* podem apresentar similaridade com antígenos da superfície de células do epitélio intestinal humano, conferindo certa "tolerância" imunológica à presença da espécie e favorecendo etapas de aderência à superfície de mucosa.

Adesinas fimbriais já foram descritas, sendo estas constituídas por subunidades de aproximadamente 40 kDa e com diâmetro variando de 4 a 30 nm. A expressão de moléculas de adesão para componentes de matriz extracelular como fibronectina e laminina, também já foi relatada, sendo ainda controverso o papel destas estruturas na patogênese bem como a qual das estruturas de superfície esta propriedade adesiva está associada.

Enzimas com o potencial para degradar distintos substratos hospedeiros como proteases, hialuronidase, condroitina-sulfatase, fibrinolisina, heparinase, DNAses, lipases e neuraminidase já foram propostas como fatores que podem contribuir para a nutrição, evasão e disseminação do micro-organismo. Enzimas como catalase e superóxido-dismutase, associadas à proteção contra a toxicidade das formas reativas do oxigênio, também têm sido consideradas como fatores associados ao potencial de sobrevivência e agressão. Mais de 45% dos genes dessa espécie são modulados na presença de oxigênio, uma significante resposta ao estresse oxidativo, o que permite a sua sobrevivência em tecidos oxidados do hospedeiro e contribui na persistência da infecção. Mutações em genes importantes para a resposta o estresse oxidativo, como o regulador transcricional *OxyR*, levam a diminuição da virulência da espécie em modelos murinos.

Algumas cepas de *B. fragilis* são capazes de expressar uma metaloprotease dependente de zinco, inicialmente descrita como uma enterotoxina, *B. fragilis toxin* – BFT, também referida como fragilisina. Tais cepas são denominadas de *B. fragilis* enterotoxigênicas (*Enterotoxigenic B. fragilis* – ETBF). Esta protease pode induzir uma resposta secretória em modelos experimentais de alça intestinal ligada; promover alterações em culturas de células intestinais polarizadas, como as pertencentes às linhagens T84 e Caco-2 e estimular a secreção de interleucina-8, iniciando o recrutamento de leucócitos polimorfonucleares para a submucosa intestinal. A BFT, ao se ligar de forma dependente de sua atividade enzimática a receptores específicos no epitélio intestinal, promove a clivagem da proteína de adesão intercelular E-caderina, o que permite o acúmulo de uma proteína de sinalização celular, a β-catenina, que por sua vez pode levar a expressão de oncogenes.

O gene *bft* está presente em uma ilha de patogenicidade contida em um transposon (CTn86). Três isoformas do gene *bft* são atualmente descritas, designadas *bft*-1, *bft*-2 e *bft*-Korea ou *bft*-3.

É certo que a patogenicidade de *B. fragilis* envolve múltiplos fatores tanto do micro-organismo quanto do hospedeiro. O aspecto de "oportunismo" não pode, no entanto, ser desconsiderado, quando a exposição da célula bacteriana a uma nova condição ambiental pode levar à expressão de um potencial de agressão e/ou sobrevivência diferenciado. A capacidade de modular a expressão de seus genes em resposta à variação de fatores ambientais pode assim repercutir diretamente na capacidade de estabelecer um processo infeccioso. O aspecto de interação com outras espécies bacterianas também não pode ser negligenciado, tendo em vista que, na maioria dos processos nos quais a espécie participa, outros micro-organismos estarão também presentes, executando muitas vezes relações sinérgicas, seja pelo estabelecimento de um potencial redox mais adequado ou pela interferência com os mecanismos de defesa do hospedeiro.

Patogênese

O principal protótipo das infecções envolvendo a espécie *B. fragilis* são as peritonites seguidas do desenvolvimento de abscessos. Em condições normais a cavidade peritoneal é estéril e encontra-se isolada do trato intestinal e urogenital por barreiras de tegumento e interstício que correspondem ao primeiro e mais importante mecanismo de defesa peritoneal. A imensa maioria das infecções se inicia com soluções de continuidade na barreira tegumentar e subsequente contaminação do peritônio por micro-organismos. Quase sempre as peritonites secundárias têm uma natureza polimicrobiana. No entanto, o predomínio da espécie *B. fragilis* deve ser destacado.

Atribui-se ao CPC um papel fundamental tanto na resistência ao *clearance* da cavidade peritoneal pelo sistema linfático, em função de uma maior aderência a células mesoteliais e de resistência a fagocitose por macrófagos e polimorfonucleares, como também no desencadeamento das respostas hospedeiras que levam ao desenvolvimento de abscessos. O CPC é composto por polissacarídeos zwitteriônicos que constituem uma classe única de agentes imunomodulatórios capazes de ativar uma resposta imune dependente de células T via apresentação por Complexo Maior de Histocompatibilidade classe II (MHCII), um mecanismo inicialmente reservado para antígenos de natureza peptídica. O CPC de *B. fragilis* é capaz de estimular células T CD4+ a produzir citocinas (IL-2, IL-10, IL-12, IL-17, interferon-γ e TNF-α) e quimiocinas responsáveis por uma resposta imune local exacerbada levando a formação de abscessos.

A atuação das enzimas hidrolíticas vem a favorecer o escape dos mecanismos de defesa, a nutrição e o espalhamento do micro-organismo, assim como as enzimas superóxido dismutase e catalase desempenham um papel fundamental na proteção dos efeitos deletérios das formas reduzidas do oxigênio. A participação conjunta da espécie *B. fragilis* e de anaeróbios facultativos (*E. coli,* outras enterobactérias, enterococos, *Staphylococcus aureus* e *Pseudomonas aeruginosa)* e anaeróbios obrigatórios (Clostrídeos, outros *Bacteroides* e *Peptostreptococcus*) está bem documentada e é certo que as relações existentes entre esses micro-organismos interferem com o curso da infecção.

A partir da sepse intra-abdominal ou dos abscessos localizados, a espécie pode alcançar a corrente sanguínea e o quadro de bacteremia pode evoluir para um choque séptico ou possibilitar o estabelecimento de novos focos infecciosos em locais distantes, como abscessos cerebrais e hepáticos.

Na patogênese dos processos diarreicos existem ainda muitas questões não esclarecidas. Acredita-se na necessidade de condições predisponentes para que os processos possam se estabelecer, porém, enquanto para os processos diarreicos que acometem animais de fazenda não se questiona uma origem exógena do micro-organismo, para os processos diarreicos em humanos, esta situação é ainda alvo de discussão. O papel de adesinas nos estágios iniciais destes processos não está elucidado e a atuação da BFT parece estar centrada no rompimento da barreira epitelial através de degradação proteolítica, levando a lesões teciduais e a secreção de fluídos, uma vez que esta barreira desempenha um importante papel no transporte de íons e água. A alteração nos complexos juncionais, pela clivagem da E-caderina pela BFT pode ainda vir a promover a translocação bacteriana, intensificar o processo inflamatório e a proliferação celular. Observações clínicas em humanos indicam um papel para a BFT no desenvolvimento de doença inflamatória intestinal crônica, bem como no estabelecimento de tumores no cólon. Um modelo murino com camudongos C57BL/6, desenvolvido para o estudo do efeito da BFT, confirmou essa hipótese. Animais colonizados com cepas produtoras de BFT desenvolvem não somente colite aguda, mas também colite crônica com surgimento de hiperplasias.

Diagnóstico Bacteriológico

Cuidados com a coleta e o transporte da amostra clínica são preconizados para o isolamento de anaeróbios. A semeadura do material deve ser executada o mais rápido possível, sendo desaconselhável o acondicionamento do material em baixas temperaturas. Meios como ágar sangue suplementado com hemina e menadione e o ágar Bacteroides – bile esculina (BBE) são indicados para o isolamento primário de espécies do gênero *Bacteroides*. Após semeadura, estes deverão ser incubados em atmosfera de anaerobiose, a qual pode ser obtida pelo emprego de câmaras ou jarras de anaerobiose, por um período no mínimo de 48 horas. A realização de testes para verificação do metabolismo respiratório é fundamental para detecção das colônias de anaeróbios obrigatórios obtidas após o crescimento. A verificação dos aspectos coloniais, aspectos morfotintoriais através de coloração pelo método de Gram e o comportamento diante de alguns testes fisiológicos e bioquímicos permite a diferenciação da espécie *B. fragilis* das demais espécies componentes do gênero. Bastonetes ou cocobacilos Gram-negativos, anaeróbios obrigatórios, capazes de formar colônias com halo enegrecido ao redor destas em meio BBE, o que indica a capacidade de crescimento em 20% de bile e a hidrólise da esculina, capazes de produzir catalase, incapazes de produzir indol e de fermentar arabinose, ramnose, trealose e xilano podem ser identificados como pertencentes à espécie.

Segundo as normas do Clinical and Laboratory Standards Institute (CLSI), os testes de suscetibilidade para bactérias anaeróbias devem ser os de diluição em ágar, os de micro ou macrodiluição em caldo ou o teste epsilométrico (teste E). Embora o teste de eluição do disco tenha sido aprovado no passado, a falta de correlação dos resultados destes com os métodos de referência vieram a impossibilitar a sua utilização como um método alternativo. De qualquer forma, a execução dos testes para determinação de suscetibilidade para bactérias anaeróbias não é recomendada para todas as amostras isoladas no laboratório clínico. Tem sido sugerido que esta prática se limite à análise de cepas obtidas de quadros graves como bacteremias recorrentes, infecções do sistema nervoso central, endocardites, osteomielites e de infecções que não estejam respondendo à terapia empírica. Para fins de determinação de padrões de suscetiblidade em um hospital em particular ou em uma dada área geográfica, estes testes devem ser realizados por laboratórios de referência em intervalos de quatro a seis meses.

As culturas de células pertencentes à linhagem HT29/C1 podem ser empregadas para caracterização das cepas de *B. fragilis* isoladas como ETBF, quando observado um arredondamento nestas células após duas a quatro horas de exposição do tapete celular aos sobrenadantes de cultura, ou como NTBF, quando tais alterações morfológicas não são detectadas. O desenvolvimento de reações de PCR específicas para a detecção do gene *bft* tem possibilitado a detecção rápida de cepas ETBF tanto em amostras isoladas como no próprio material fecal, e o método tem sido descrito como uma alternativa simples e confiável.

Epidemiologia

Nos últimos anos a espécie *B. fragilis* tem sido reconhecida como o principal patógeno anaeróbio em infecções endógenas humanas. A quebra do equilíbrio das populações de microbiota, especialmente das populações do cólon, e o acesso a novos sítios no hospedeiro são fatores determinantes no desencadeamento destes processos.

Estudos de tipagem bacteriana, especialmente os de tipagem molecular, têm revelado uma ampla diversidade genética quando analisadas cepas isoladas de processos infecciosos. É possível que o caráter endógeno predominante nas infecções nas quais a espécie está envolvida, aliado à limitação na transmissão exógena, pela intolerância à exposição ao oxigênio, venha a contribuir significativamente para esta heterogeneidade. A ampla plasticidade do genoma, decorrente da grande facilidade na aquisição de elementos genéticos e ainda a permanência em ambientes como o da microbiota intestinal, podem ainda reforçar a existência de populações naturais da espécie que apresentam um baixo nível de relacionamento genético entre si, o que fica patente quando são utilizadas técnicas com grande poder discriminatório.

O fato de cepas de ETBF terem sido detectadas em águas de esgoto sanitário e em ambientes extracorporais contaminados com material fecal veio a sugerir a inclusão de uma origem exógena ao ciclo das infecções causadas pela espécie, em função de uma transmissão fecal–oral. Para diarreias em animais de fazenda, estudos de tipagem molecular têm comprovado esta forma de transmissão, caracterizando a ocorrência de surtos localizados.

Cepas de ETBF têm sido incriminadas como enteropatógenos emergentes em diversas regiões do mundo. Porém, estas têm sido também isoladas de processos extraintestinais como hemoculturas, bem como a partir de amostras fecais de indivíduos saudáveis e de secreções vaginais de gestantes, o que torna necessária a realização de estudos futuros para uma melhor compreensão destes achados. Existem evidências da distribuição dos alelos *bft* de acordo com a região geográfica e o tipo de infecção. Os alelos *bft*-1 e *bft*-2 são mais comuns em cepas ETBF isoladas em países ocidentais, enquanto o alelo *bft*-3 é mais incomum e foi descrito na Ásia, especialmente entre cepas ETBF isoladas de infecções extraintestinais. O alelo *bft*-2 é comumente encontrado em cepas ETBF intestinais de crianças e raramente em adultos e idosos. Em algumas cepas o alelo do gene *bft* pode estar presente em cópias duplas e este achado pode ser associado aos altos níveis de produção da toxina.

No Brasil um baixo percentual de cepas ETBF tem sido detectado em estudos sobre a etiologia da diarreia em crianças, no entanto, a presença de um percentual considerável de cepas não toxigênicas que possuem o sítio de inserção para a ilha de patogenicidade, isoladas de fezes de crianças com diarreia e saudáveis, tem alertado sobre uma possível futura mudança no fenótipo de enterovirulência desta espécie no país.

Tratamento

Para a terapia de infecções localizadas como abscessos, é preconizada a prática de drenagem aliada à antibioticoterapia. Quando o foco de contaminação é uma perfuração de mucosa, a intervenção por cirurgia reparadora torna-se absolutamente essencial. A antibioticoterapia para infecções envolvendo a espécie *B. fragilis* apresenta uma série de limitações em função do nível de resistência que tais micro-organismos são capazes de expressar, bem como pelo fato de a maioria destas infecções envolver mais de um micro-organismo. É sugerida a administração de uma combinação de antimicrobianos (β-lactâmicos e inibidores de β-lactamases) ou de um único antimicrobiano com amplo espectro de atividade, sendo eficaz tanto contra bactérias anaeróbias obrigatórias quanto facultativas. O metronidazol, a clindamicina e o imipenem representam antimicrobianos importantes na terapia das infecções anaeróbias, tanto pela eficácia da atividade, conferida pelos dois primeiros, quanto pela possibilidade de aplicação como monoterapia, conferida pelo imipenem.

Bacteroides e a resistência aos antimicrobianos

Algumas espécies do gênero *Bacteroides* representam os componentes majoritários da microbiota do cólon. Não são capazes de expressar um potencial de agressão como o da espécie *B. fragilis*, porém, muitas vezes tais micro-organismos são também detectados em isolamentos a partir de espécimes clínicos. Acredita-se que esta situação possa ser explicada pelo fato de tal grupo microbiano apresentar, entre as bactérias anaeróbias, o maior espectro de mecanismos de resistência aos antimicrobianos comumente utilizados na terapêutica das infecções anaeróbias. A espécie *B. thetaiotaomicron* ilustra bem este comportamento. É a espécie que apresenta a maior concentração na população do cólon e, entre as espécies ditas "não *fragilis*", é a que predomina em termos de isolamentos clínicos. Estudos em modelos animais têm revelado um baixo potencial de agressão desta espécie. Por outro lado, os níveis de resistência a antimicrobianos como β-lactâmicos, macrolídeos e tetraciclinas podem ser considerados alarmantes. Uma grande gama de elementos genéticos móveis como transposons conjugativos, plasmídeos e sequências de inserção têm sido associada ao espalhamento desta resistência e cepas originárias da microbiota têm sido analisadas como reservatórios potenciais para estes genes.

O perigo da emergência de resistência múltipla a drogas tem sido observado com atenção. Determinantes de resistência ao metronidazol denominados *nim* que codificam uma redutase alternativa que impede a formação de radicais nitrosos tóxicos, têm sido detectados em plasmídeos e no cromossoma de espécies do gênero.

Um mecanismo de resistência a eritromicina e a clindamicina é causado pelo produto do gene *erm* (*erythromycin methylase*) que promove a metilação de um ou dois resíduos de adenina no RNAr 23S. O fenótipo de resistência em *Bacteroides* é conferido principalmente pelos genes *ermF, ermG* e *ermB* e outras variantes, frequentemente encontrados em transposons conjugativos.

Bacteroides e a microbiota intestinal

As espécies do gênero *Bacteroides* que colonizam o nosso trato gastrointestinal estão envolvidas em processos que auxiliam na manutenção da nossa saúde, como, por exemplo, digerindo diversos polissacarídeos complexos que não podem ser digeridos por enzimas do metabolismo humano. Os genes envolvidos na utilização desses polissacarídeos estão amplamente presentes no genoma de espécies desse gênero em regiões chamadas "*loci* de utilização de polissacarídeos" (PUL - *Polyssacharide utilization loci*). Os subprodutos dessa fermentação bacteriana são ácidos graxos de cadeia curta, como o butirato, propionato e acetato que podem ser absorvidos por enterócitos e utilizados como fonte de energia. *Bacteroides* também produzem substâncias vitais para o hospedeiro humano, como as menaquinonas (vitamina K) e fazem a deconjugação e de-hidroxilação de sais biliares, promovendo a reciclagem desses compostos.

Bibliografia

1. Clinical and Laboratory Standards Institute. Performance Standards for Antimicrobial Susceptibility Testing. Fifteenth Information Supplement, 2007.
2. Jousemier-Somer HRP, Summanen P, Citron DM, Baron EJ, Wexler HM, Finegold SM. Wadsworth-KTL Anaerobic Bacteriology Manual. 6th ed. Belmont: Star Publishing Company; 2002.
3. Mandell GL, Bennett JE, Dolin R (ed.). Principles and practice of infectious diseases. 6th ed. Philadelphia: Churchill Livingstone; 2005.
4. Murray PR, Baron EJ, Jorgensen JH, Landry ML, Pfaeller MA (ed.). Manual of clinical microbiology. 9th ed. Washington: ASM Press; 2007.
5. Sears CL. A dynamic partnership: celebrating our gut flora. Anaerobe. 2005; 11:247-51.

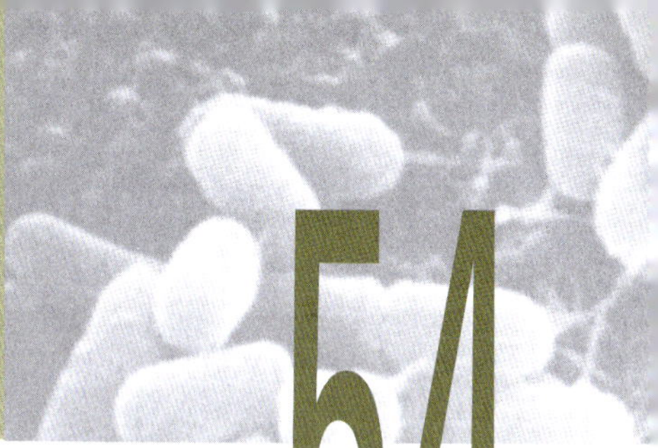

Marina Baquerizo Martinez

54

Outras Bactérias Anaeróbias

Bacilos e Cocos Gram-negativos Anaeróbios

Bacilos Gram-negativos anaeróbios são os micro-organismos anaeróbios mais isolados de infecções, encontrados em mais da metade das amostras clínicas que têm bactérias anaeróbias. Membros do grupo *B. fragilis*, bilerresistentes, são os mais isolados e os que apresentam maior resistência aos antimicrobianos.

Os principais gêneros que compõem o grupo de bacilos Gram-negativos são: *Bacteroides*, *Prevotella*, *Porphyromonas*, *Fusobacterium*, *Leptotrichia*, *Selenomonas*, *Wolinella* e *Treponema*. As espécies que constituem o gênero *Bacteroides* estão descritas em um capítulo à parte (ver Capítulo 53). Como cocos Gram-negativos, temos o gênero *Veilonella* com alguma importância clínica.

Porphyromonas e *Prevotella*

Esses gêneros representam os bastonetes Gram-negativos anaeróbios estritos que formam pigmento negro, anteriormente descrito como bacilos pertencentes ao grupo *Bacteroides melaninogenicus*.

Na sétima edição do *Bergey´s Manual of Determinative Bacteriology* constava a espécie *Bacteroides melaninogenicus*. Esta denominação foi mantida até 1976, quando os testes de fermentação de carboidratos revelaram grupos de cepas que fermentavam fortemente, outras fracamente (sacarolíticas) e as demais não fermentavam (assacarolíticas). Com base em métodos de biologia molecular e novos testes bioquímicos, foi proposto que este grupo fosse reclassificado em dois outros gêneros e espécies. As espécies sacarolíticas foram reclassificadas como *Prevotella*, enquanto as espécies assacarolíticas foram incluídas em, *Porphyromonas*. Na Tabela 54.1 há uma comparação da nomenclatura antiga com a atual destes micro-organismos.

Várias espécies destes gêneros são isoladas de amostras clínicas humanas. As espécies *P. melaninogenica*, *P. intermedia*, *Prevotella corporis*, *P. denticola*, *P. loescheii*, *P. nigrescens*, *P. pallens*, *P. tannerae*, *Porphyromonas gingivalis* e *P. endodontalis* são encontradas na cavidade oral humana. Algumas espécies são importantes patógenos de infecções orais, dentárias e pós-mordidas, podendo produzir infecções na cabeça, no pescoço e no trato respiratório inferior. *Porphyromonas asaccharolytica* faz parte da microbiota nos tratos urogenital e intestinal e são importantes agentes de infecção em sítios próximos ao seu hábitat. *P. gingivalis* tem sido isolada também de sítios extra-oral, especialmente de pacientes com apendicites. Nove espécies de *Porphyromonas* de origem animal estão descritas. Essas bactérias têm sido isoladas de infecções em seres humanos que sofreram mordidas de animais.

Espécies de *Prevotella* sacarolíticasnão pigmentadas, e bilessensíveis estão descritas. Elas são encontradas nos mesmos sítios das espécies pigmentadas. *P. bivia* e *P. disiens* são encontradas em infecções do trato genital feminino e menos frequentemente em infecções orais. Essas espécies são frequentemente resistentes aos β-lactâmicos. *P. oris* e *P. buccae* são isoladas de uma variedade de infecções orais, pleuropulmonares e outras infecções.

Tabela 54.1
Quadro Comparativo das Nomenclaturas dos Bastonetes Gram-negativos Anaeróbios Produtores de Pigmento Negros, Inicialmente Classificados como *Bacteroides melaninogenicus*

Nomenclatura Anterior	*Nomenclatura Atual*
Bacteroides melaninogenicus	*Prevotella melaninogenica*
Bacteroides intermedius	*Prevotella intermedia*
Bacteroides intermedius	*Prevotella nigrescens**
Bacteroides asaccharolyticus	*Porphyromonas asaccharolytica*
Bacteroides gingivalis	*Porphyromonas gingivalis*
Bacteroides endodontalis	*Porphyromonas endodontalis*

* Possui as mesmas características da *Prevotella intermedia*. A diferenciação é baseada em eletroforese de enzimas e sondas de oligonucleotídeos.

Fusobacterium

São micro-organismos anaeróbios fusiformes que podem ser encontrados na cavidade oral, nos tratos genital, digestório e respiratório superior. Eles frequentemente estão envolvidos nos mesmos tipos de infecção que as amostras pigmentadas de *Prevotella* e *Porphyromonas*. A espécie mais frequente na cavidade oral é o *F. nucleatum* (anteriormente denominado *F. fusiformis*), que está subdividido em três subespécies. *F. periodonticum* é outra espécie que também tem sido isolada da cavidade oral, geralmente associada à doença periodontal ou à infecção endodôntica. *F. necrophorum* com grande potencial virulento pode causar infecções graves em crianças e em jovens adultos, está envolvido principalmente em abscessos peritonsilar, em tromboflebites sépticas da veia jugular, em empiema pleural, normalmente com múltiplas metástases, formando abscessos no pulmão, no espaço pleural, no fígado e em grandes articulações, relacionados também com bacteremias. Outras duas espécies, *F. mortiferum* e *F. varium* são isoladas principalmente de pacientes com infecções intra-abdominais. Eritromicina e os mais recentes macrolídeos, que normalmente são utilizados em infecções do trato respiratório superior, não têm atividade contra amostras de *Fusobacterium* sp.

Leptotrichia

São bactérias filamentosas anaeróbias bastante semelhantes a *F. nucleatum*, mas suas células não se apresentam com extremidades afiladas. No laboratório, podem ser diferenciadas deste micro-organismo pela caracterização bioquímica: no processo fermentativo produzem grandes quantidades de ácido láctico sem a produção de ácido butírico. A espécie mais frequente na boca é a *Leptotrichia buccalis*, que tem sido isolada da placa dental supragengival.

Micro-organismos espiralados e curvos (*Treponema, Selenomonas, Wolinella*)

O gênero*Treponema* engloba micro-organismos espiralados Gram-negativos anaeróbios estritos (extremamente sensíveis ao oxigênio) que apresentam grande mobilidade cujos flagelos são internos. São reconhecidas quatro espécies na cavidade oral: *T. denticola*, *T. macrodentium*, *T. socrasnky* e *T. vincentii* que geralmente são denominadas de espiroquetas e, inicialmente, foram classificadas no gênero *Borrelia*. Estas bactérias são de difícil cultivo no laboratório, portanto os estudos de relação etiológica com doença na cavidade oral ficaram limitados à observação microscópica durante muito tempo. No entanto, os métodos de diagnóstico microbiológico baseados em técnicas moleculares têm confirmado a associação do *T. denticola* com a evolução dos quadros de doença periodontal com processos infecciosos com necrose, localizados na polpa dental.

Os bastonetes curvos anaeróbios Gram-negativos móveis são classificados nos gêneros *Selenomonas* e *Wolinella*. A *S. sputigena*, que apresenta um tufo de flagelos na concavidade, e a *W. recta*, com um único flagelo polar, são espécies características da cavidade oral.

Cocos Gram-negativos

Acidaminococcus fermentans, *Megasphaeraels denii* e *Veilonella parvula* fazem parte da microbiota fecal humana, já *V. parvula*, *V. atypica* e *V. díspar* são encontradas na cavidade oral. Cocos Gram-negativos são raramente isolados de infecções, e as espécies de *Veillonella* são mais isoladas que as de outros gêneros. *V parvula* tem sido isolada de casos endocardites, pneumonites obstrutivas, abscessos pulmonares, sinusite crônica, osteomilite, meningite , feridas pós-mordidas, infecções na cabeça e no pescoço e de tecidos moles. São encontrados com mais prevalência em infecções polimicrobianas, onde outras espécies bacterianas anaeróbias e facultativas estão envolvidas.

Cocos e Bacilos Gram-positivos Anaeróbios

Os cocos e bacilos Gram-positivos anaeróbios não esporulados fazem parte de um grupo de bactérias diversificado genotipicamente e fenotipicamente. Esses micro-organismos fazem parte da microbiota da pele e da superfície de mucosas humanas. Assim como para a maioria das bactérias anaeróbias, eles são patógenos humanos oportunistas. As infecções normalmente são endógenas e requerem fatores predisponentes. São encontrados com mais prevalência em infecções polimicrobianas onde outras espécies bacterianas anaeróbias e facultativas estão envolvidas. Essas associações podem ser a causa de infecções em feridas, cirúrgicas ou não, abscessos, peritonites ou infecções sistêmicas.

Após o isolamento, é difícil a identificação acurada de membros desse grupo de bactérias. Na maioria das vezes, os sistemas comerciais de identificação de bactérias anaeróbias falham na identificação de cocos ou de bacilos Gram-positivos anaeróbios não esporulados. Contudo, muitas vezes, a identificação do gênero pode ser importante para indicar o foco de infecção.

Peptostreptococcus e *Peptococcus*

Estes gêneros incluem cocos Gram-positivos anaeróbios estritos apresentando-se dispostos em cadeias longas ou curtas, cachos irregulares, tétrades e dois a dois. Essas bactérias estão distribuídas amplamente como microbiota humana e de animais. São isoladas rotineiramente da pele, da orofaringe, do trato respiratório superior, do intestino e do trato urogenital. *Peptostreptococcus* é isolado em 90% da vagina de mulheres grávidas, particularmente as espécies *Peptostreptococcus prevotii*, *P. tetradius*,. e *P. asaccharolyticus*. Da mesma forma, esses micro-organismos podem ser isolados de 60% da bolsa periodontal, porém não são comuns na saliva. A espécie mais isolada na cavidade oral é o *P. anaerobius*, principalmente da placa dental subgengival, em associação ou não com doença periodontal e de quadros de infecção endodôntica. As espécies *P. micros* e *P. magnus* (originalmente classificadas no gênero *Peptococcus*) e *Peptococcusniger* também podem ser isoladas da microbiota da cavidade oral ou associadas a processos infecciosos bucais.

A importância dos cocos Gram-positivos anaeróbios na infecção humana é reconhecida desde o início do século XX. A importância desses micro-organismos em infecções puerperais e após aborto séptico tem sido relatada por inúmeros estudos. São bastante comuns em infecções do trato genital superior feminino. Um dos mais recentes estudos descreveu várias espécies envolvidas em endometrites pós-parto, *P. magnus*, *P. tetradius*, *P. asaccharolyticus*, *P. anaerobius*, *P. prevotii* e, menos frequentemente, *Peptococcus niger*. Em pacientes com doença pélvica inflamatória, esses micro-organismos estão em associação com espécies de *Prevotella*, *Porphyromonas* e *E. coli*. Cocos Gram-positivos anaeróbios também são isolados de diferentes infecções como, por exemplo, otite média e sinusites crônicas, abscessos cerebrais e infecções do trato respiratório inferior, principalmente aquelas por aspiração.

Actinomyces

Este gênero é composto de várias espécies com características de bastonetes curtos ou de filamentos, podendo apresentar-se isolados, em pares, dispostos em V e Y, ou em paliçada. Inicialmente, foram denominadas "difteroides" devido à sua semelhança morfológica com o bacilo da difteria e muitas espécies classificadas entre os fungos (o que justifica sua nomenclatura). São anaeróbios facultativos, mas se desenvolvem melhor em anaerobiose na presença de gás carbônico. As espécies *Actinomyces israelli*, *A. viscosus* e *A. naeslundii* têm sido isoladas com frequência da cavidade oral de seres humanos. São colonizadores primários da placa dental supragengival e o interesse por estas bactérias está relacionado com seu potencial patogênico na cárie de superfície de raiz, doença periodontal, formação de abscessos na mucosa da cavidade oral, língua e na face (actinomicose), bem como doença pulmonar. Espécies de *Actinomyces* também estão envolvidas em inflamações pélvicas associadas ao uso de contraceptivos intrauterinos (DIU). Na literatura, encontramos uma prevalência que varia de 1,6% a 11,6% de usuárias de DIU que apresentam infecção por *A. israelii*. Espécies de *Actinomyces* estão envolvidas em abscessos piogênicos hepáticos, e a maioria dos casos descritos não está relacionada a infecções orais prévias ou intra-abdominais.

Eubacterium

Este gênero inclui micro-organismos filamentosos anaeróbios estritos que se apresentam variáveis quanto à coloração pelo método de Gram. As espécies mais encontradas na cavidade oral são *Eubacterium saburreum* e o *E. alactolyticum*, que são isoladas com frequência a partir da placa dental supragengival. As espécies de *Eubacterium* não são frequentemente isoladas a partir de material clínico, provavelmente devido às dificuldades de identificação. Quando isoladas, estão sempre associadas a outros micro-organismos. Já foram descritos casos de isolamento de abscessos e feridas e, muito raramente, de hemoculturas. *E. lentum* é a espécie mais frequentemente observada. Outras espécies estão associadas a doenças periodontais.

Propionibacterium

Bacilo Gram-positivo, pleomórfico, Gram variável, que faz parte da microbiota da pele. São isolados com frequência de infecções mistas da pele, exerce papel importante na *acne vulgaris*. A indução da produção de citocinas pró-inflamatórias e/ou células específicas da regulação imunológica está envolvida na patogênese. Frequentemente, a propionibactéria é isolada de infecções após atos cirúrgicos e o uso de próteses. Além disso, têm sido isolada de uveítes, endoftalmites, ossos, articulações e sistema nervoso central. Pode causar endocardites, principalmente após a implantação de válvulas prostéticas. Mesmo espécies oriundas da microbiota patogênica são patógenos primários de diversas infecções, porém são muitas vezes considerados erroneamente como contaminantes. Contudo, é importante salientar que espécies de *Propionibacterium* são isoladas numa prevalência de 5% a 50% de bacteremias clinicamente significantes e insignificantes, respectivamente.

Mobiluncus

O potencial patogênico de *Mobiluncus* sp. não é bem conhecido. Não está claro se a baixa taxa de isolamento é consequência da incapacidade de os laboratórios identificarem esses micro-organismos ou pela baixa patogenicidade deles. A presença deles na mucosa vaginal de mulheres com vaginose é frequente, porém seu papel nesta síndrome não está esclarecido. Relatos de isolamento de *Mobiluncus* sp. de abscessos nos seios, secreções umbilicais e hemoculturas dão suporte ao potencial patogênico do gênero. O gênero tem sido isolados de infecções pélvicas e de placentas de partos pré-termo. Embora o isolamento em cultura pura possa ocorrer, é mais frequente a associação com espécies de *Prevotella* e *Peptostreptococcus*.

Bibliografia

1. Holt JG, Krieg NR, Sneath PHA, Staley JT, Willimas ST (ed.). Bergey's manual of determinative bacteriology. 9th ed. Baltimore: Williams & Wilkins; 1994, p. 532-3.
2. Mandell GL, Bennett JE, Dolin R. Principles and practice of infectious diseases. 5th ed. Philadelphia: Churchill Livingstone; 2000.
3. Mayrand D, Holt SC. Biology of asaccharolytic black-pigmented Bacteroides species. Microbiol Rev. 1998; 52:134-52.
4. Murray PR, Baron EJ, Jorgensen, JH, Pfaeller MA, Yolken RH (eds.). Manual of Clinical Microbiology. 9th ed. ASM Press; Washington: 2009, v.1, 1212p
5. Shah HN, Collins MD. Proposal for reclassification of Bacteroidesasaccharolyticus, Bacteroidesgingivalis, and Bacteroidesendodontalis in a new genus, Porphyromonas.Int J Syst Bacteriol. 1990; 40:205-8.
6. Siqueira Jr JF, Rôças IN, Souto R, de Uzeda M, Colombo AP. Checkerboard DNA-DNA hybridization analysis of endodontic infections. Oral Surg Oral Med. Oral PatholRadiolEndodon. 2000; 89:744-8.
7. De Uzeda M. Microbiologia oral: etiologia da cárie, doença periodontal e infecções endodônticas. Rio de Janeiro: Medsi; 2002.

Paula Ristow

55

Espiroquetídeos

Introdução

Espiroquetas ou espiroquetídeos pertencem ao Filo *Spirochaetes*, Classe *Spirochaetes* e Ordem *Spirochaetale*s. O filo possui bactérias evolutivamente bastante antigas e distintas, o que é evidenciado por haver uma única classe e uma única ordem. Espiroquetas têm representantes de vida livre ou adaptados a hospedeiros mamíferos e artrópodes. Possuem morfologia única, são finas e helicoidais (Figura 55.1), medindo cerca de 0,1 μm de largura por até 100 μm de comprimento. São extremamente móveis, sendo o único grupo de bactérias que têm endoflagelos. Os endoflagelos ou filamentos axiais são filamentos proteicos que se ancoram nos polos das bactérias, com projeção para a parte central, localizados no periplasma ou espaço periplasmático (Figuras 55.2 e 55.3). O número de endoflagelos em espiroquetas patogênicas varia de dois a 11, dependendo do gênero ou espécie. Os endoflagelos movimentam-se de maneira similar aos flagelos bacterianos externos. A sua rotação produz um movimento de propulsão espiral ou "saca-rolhas", girando em torno do próprio eixo e permitindo que espiroquetas se locomovam em ambientes líquidos ou viscosos. Além da motilidade, os endoflagelos têm importância na morfologia bacteriana e são considerados fatores de virulência, visto que a deleção de genes flagelares diminui a patogenicidade de algumas espiroquetas.

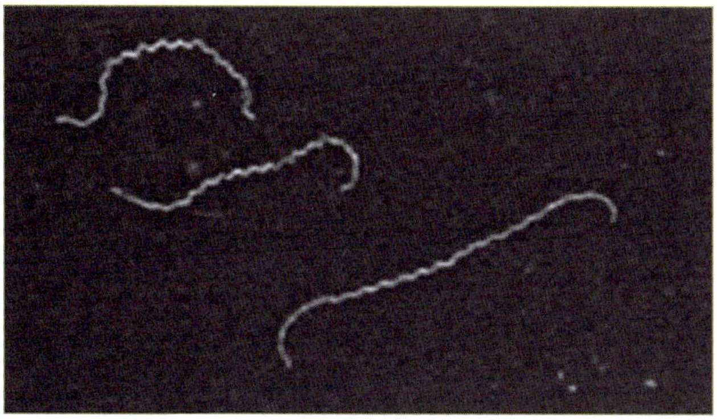

Figura 55.1 – *Morfologia típica espiralada de espiroquetas. Microscopia eletrônica de varredura de* Leptospira biflexa *sorovar Patoc.*

Devido às características de composição da parede celular, espiroquetas são consideradas Gram- negativas. Porém, como não se coram bem pelo método de Gram, são visualizadas por microscopia de campo escuro quando em cultivo ou espécimes clínicos. Já em tecidos, sua visualização é possível por técnicas de impregnação pela prata, como Warthin-Starry, ou por imunofluorescência ou imuno-histoquímica (Figura 55.4).

O crescimento de espiroquetas é fastidioso e o seu tempo de geração é bastante longo. Necessitam de meios de cultura ricos e líquidos, e poucas crescem em meios de cultura sólidos. De forma geral espiroquetas são sensíveis às condições ambientais. Apesar das semelhanças morfológicas e fisiológicas citadas, os membros deste grupo de bactérias são muito variáveis no seu metabolismo, características dos genomas, habitats naturais e reservatórios animais. Neste capítulo os três gêneros de espiroquetas de importância médica serão discutidos: *Leptospira*, *Treponema* e *Borrelia*.

Leptospira

Leptospiras (do grego *leptós*, fino, pequeno, delicado e *speira*, espira) pertencem à família *Leptospiraceae*, gênero *Leptospira*. A infecção causada por leptospiras foi diagnosticada pela primeira vez pelo medico alemão Adolf Weil em 1886, sendo descrita como uma doença infecciosa que causa esplenomegalia, nefrite e icterícia, nomeando-a Doença de Weil. Contudo, estas bactérias foram descritas pela primeira vez em 1907, quando Arthur Stimson observou organismos espiralados em cortes histológicos do rim de um paciente que havia falecido de febre amarela. As bactérias apresentavam forma de ponto de interrogação, sendo denominadas *Spirochaeta interrogans*. O primeiro isolamento de leptospiras patogênicas foi feito em 1916. Hideyo Noguchi em 1917 sugeriu nomear o gênero como *Leptospira*, devido à morfologia característica. Ao longo do século XX a leptospirose difundiu-se pelo globo, sendo caracterizada como uma doença ocupacional em áreas rurais e, mais recentemente, vem emergindo em áreas urbanas.

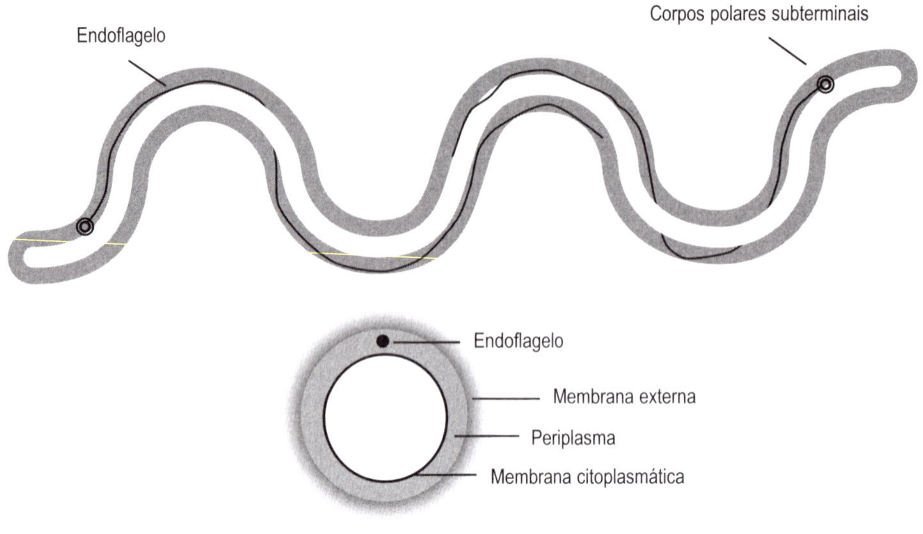

Figura 55.2 – *Representações esquemáticas de espiroqueta em corte longitudinal e transversal, evidenciando os endoflagelos na região do periplasma. Note que os endoflagelos podem se sobrepor na região central.*

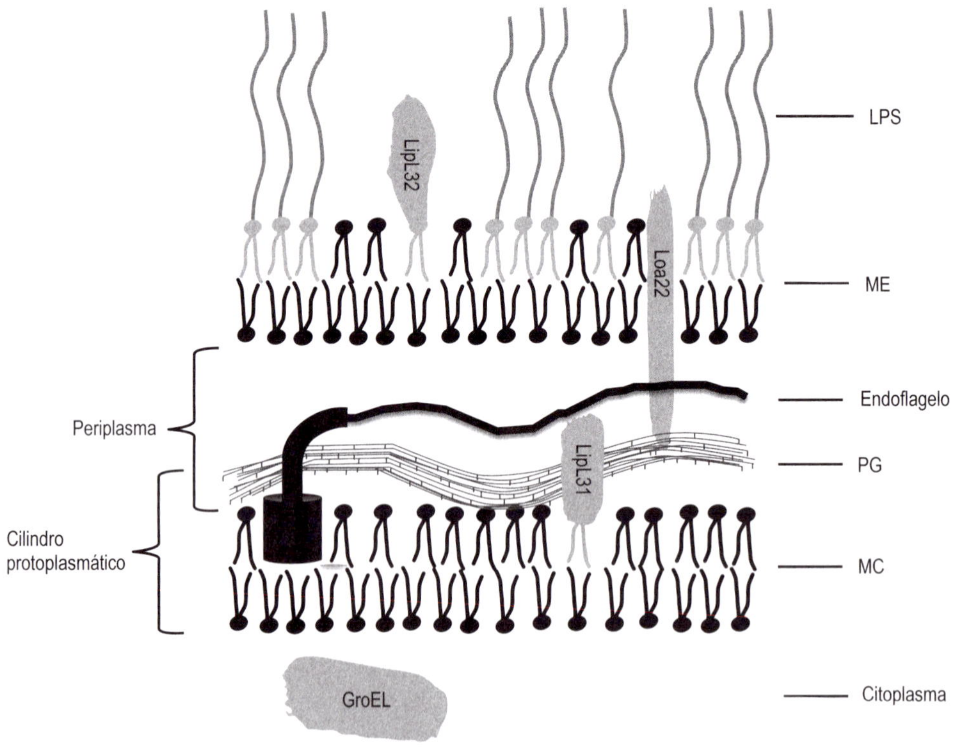

Figura 55.3 – *Representação esquemática da parede celular de Leptospira. Note que o flagelo encontra-se no periplasma e que o peptidoglicano está associado à membrana citoplasmática. ME: membrana externa, PG: peptidoglicano, MC: membrana citoplasmática, LPS: lipopolissacarídeo, LipL32: lipoproteína majoritária de 32KDa, LipL31: lipoproteína de 31 KDa, Loa22: lipoproteína de 22 KDa com domínio OmpA, GroEL: proteína chaperona de choque térmico.*

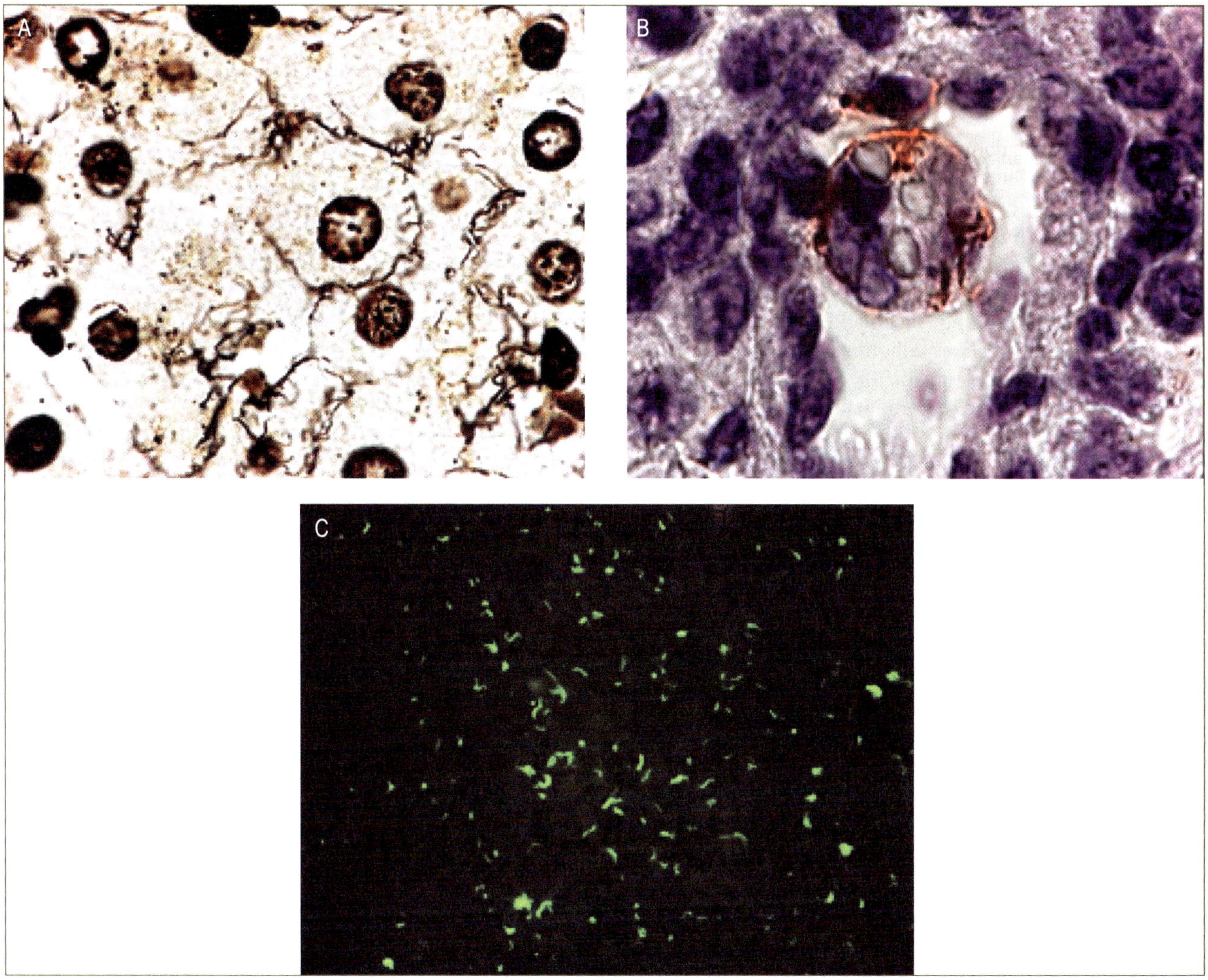

Figura 55.4 – *Leptospiras (setas) visualizadas por meio de diferentes técnicas. A. Secção de fígado de cobaio infectado com* Leptospira interrogans *sorovar Lai corada por Warthin-Starry, X 1000. Imagem: Ristow, P. e Huerre, M.. B. Leptospiras dentro de macrófago alveolar em secção de pulmão de cobaio infectado com* L. interrogans *sorovar Lai; imuno-histoquímica usando anticorpo antiproteína Loa22, X 1.000. C.* L. interrogans *sorovar Copenhageni em imprint de rins de ratos infectados experimentalmente; imunofluorescência, X 400.*

Morfologia e Estrutura

As leptospiras medem cerca de 0,1 µm de largura por 10-20 µm de comprimento. Ao microscópio de campo escuro, que é o método padrão de observação de leptospiras, a visualização é como bactérias finas, helicoidais, alongadas, com extremidades em ganchos ou retas, e extremamente móveis. A morfologia helicoidal possui giro para a direita. Cada *Leptospira* tem dois endoflagelos, realizando movimentos de rotação ao longo do seu eixo e de translação, movendo-se rapidamente em linha reta ou em arcos. Aglutinações bacterianas são comumente visualizadas em cultivos *in vitro*. Quando recém isoladas de pacientes, leptospiras tendem a apresentar menor comprimento, o qual tende a aumentar à medida que são sub cultivadas *in vitro*. A morfologia de leptospiras pode se alterar devido a problemas no cultivo, onde se mostram anormalmente longas, menos móveis, ou com alterações na divisão, formando estruturas em formato de "gaivotas".

A ultraestrutura de leptospira, revelada por microscopia eletrônica de transmissão, apresenta parede composta por membrana externa (ME), a qual contém lipopolissacarídeo (LPS), proteínas, lipídeos, lipoproteínas, glicoproteínas e glicolipídeos. O periplasma contém peptideoglicano (PG), endoflagelos com inserção polar, e proteínas. Diferentemente de outras bactérias Gram-negativas, a camada de PG está associada à membrana citoplasmática, e não a ME (Figura 55. 3).O PG é composto por ácido murâmico. A estrutura flagelar geral é semelhante à de Gram-negativas, contendo um gancho e rotores intercalados com as camadas da parede celular. No citoplasma são encontrados ribossomos, inclusões e nucleoide. A parede de leptospiras possui carga elétrica negativa, o que pode ter implicações nos processos de adesão e patogênese.

Fisiologia e Biologia

Leptospiras são aeróbias obrigatórias e crescem em temperatura ótima de 28 a 30ºC e em pH de 7,2 a 7,6. Seu cultivo é fastidioso, com tempos de geração longos, que variam de aproximadamente de quatro horas para espécies saprófitas e até 24 horas para espécies patogênicas. O crescimento em meio de cultura varia de dois dias a 26 semanas em isolamentos primários, sendo possível apenas em meios de cultura ricos. O principal meio de cultura usado é o Ellinghausen-McCullough-Johnson-Harris (EMJH), o qual tem dentre os seus componentes ácidos graxos de cadeia longa, como tween 80, soro albumina bovina para detoxificar derivados de ácidos graxos tóxicos, e sulfato de ferro, essencial ao crescimento. É comum suplementar o meio de cultura com soro de coelho. Ensaios *in vitro* demonstraram que leptospiras são capazes de usar heme e hemoglobina para obtenção de ferro. O uso de meios semissólidos pode ser recomendado no primo-isolamento e para a manutenção de leptospiras.

Leptospiras sobrevivem em coleções de água doce, como rios, lagos, açudes e poças, bem como no solo e na lama. No entanto, são bastante sensíveis às diferentes condições ambientais, como ao ressecamento, aos extremos de temperatura e pH, assim como aos desinfetantes. Espécies saprófitas sobrevivem e se multiplicam na água, por mecanismos ainda pouco conhecidos. Leptospiras saprófitas e patogênicas formam biofilmes *in vitro* (Figura 55.5). Durante a formação de biofilmes, as bactérias assumem um estilo de vida séssil, e, após a adesão inicial a um suporte, multiplicam-se, formando microcolônias. Em seguida produzem matriz extracelular rica em sacarídeos, formando um biofilme maduro (em 48 h para a espécie saprófita e cerca de sete dias para a patogênica). Posteriormente, ocorre o destacamento do biofilme, com o retorno de leptospiras ao estilo de vida planctônico ou a morte celular (Figura 55.5). A formação de biofilmes possivelmente oferece vantagens biológicas às leptospiras para a sobrevivência no ambiente. Pode ser importante também como mecanismo de colonização.

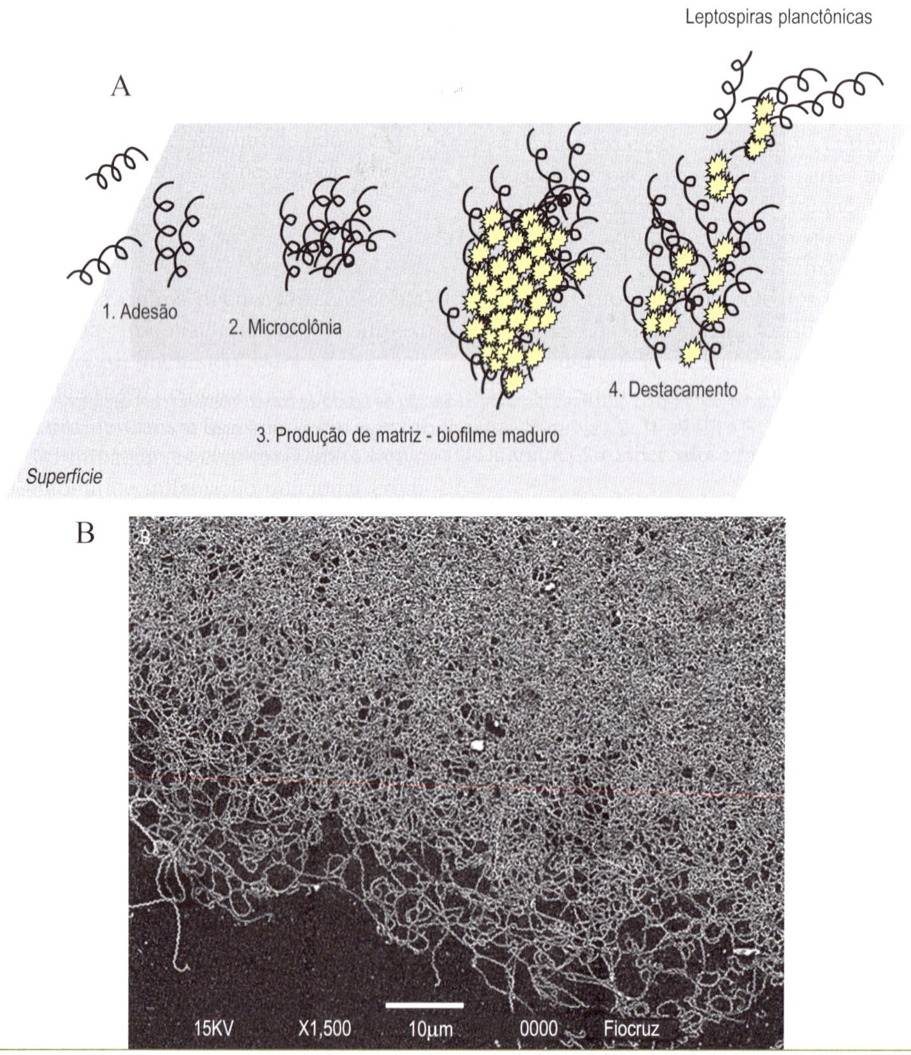

Figura 55.5 – *A) Estágios da formação de biofilme por* Leptospira*; B) Microscopia eletrônica de varredura de biofilme de* L. biflexa *sorovar Patoc.*

Genética

O sequenciamento genético completo de leptospiras há cerca de uma década revelou a presença de dois cromossomos circulares. Em *Leptospira interrogans* sorovar Copenhageni, o cromossomo maior possui tamanho de 4,2 Mb, enquanto o cromossomo menor tem 0,35 Mb.O cromossomo maior engloba a maioria dos genes essenciais. *Leptospira biflexa* sorovar Patoc possui ainda um terceiro elemento genético replicativo com características de plasmídeo. O genoma de *Leptospira interrogans* sorovar Lai possui uma região fágica com características de ilha de patogenicidade. O genoma de *Lesptospira borgpetersenii* sorovar Hardjo possui redução genômica de aproximadamente 700 kb em relação a *L. interrogans*, o que sugere que uma pior adaptação à vida fora do hospedeiro bovino. As características principais dos genomas de leptospiras saprófitas (*L. biflexa* sorovar Patoc) e patogênicas (*L. interrogans* sorovar Copenhageni e *L. borgpetersenii*) encontram-se na Tabela 55.1. Cabe ressaltar que cerca da metade das sequências codificantes (SCs) de *Leptospira* não exibem similaridade com SCs com função conhecida ou presentes em outros organismos, sugerindo serem únicas do gênero. Os genomas de leptospiras patogênicas possuem um maior número de transposases e pseudogenes. Muitos fatores de virulência putativos de leptospiras patogênicas não possuem ortólogos em *L. biflexa*. Devido à importância biológica do LPS em *Leptospira*, os genes relacionados ao seu metabolismo ocupam cerca de 2% do genoma de *L. interrogans* serovar Copenhageni.

Taxonomia e Variedade Antigênica

Há uma extensa diversidade de leptospiras, representadas por 20 espécies genômicas, e mais de 200 sorovares. O gênero *Leptospira* foi classificado até 1989 de acordo com as características sorológicas e fenotípicas, sendo dividido em: *Leptospira biflexa sensu lato*, contendo as leptospiras saprófitas e *Leptospira interrogans sensu lato*, contendo as leptospiras patogênicas. A classificação subespecífica do gênero é o sorovar, definido pela técnica de aglutinação e absorção cruzada (CAAT). O termo sorovar é relativo à aglutinação de uma *Leptospira* por um soro homólogo específico de coelho e reflete a variabilidade do LPS de *Leptospira*. Os sorovares foram agrupados em 24 sorogrupos de acordo com semelhanças antigênicas. Embora os sorogrupos não tenham reconhecimento taxonômico, são amplamente utilizados e aceitos em microbiologia clínica e epidemiologia. A classificação de leptospiras atualmente é realizada por hibridização DNA-DNA, agrupando as bactérias em espécies genômicas, detalhadas na Tabela 55.2. Dentre as 20 espécies genômicas, oito são patogênicas, cinco tem patogenicidade

Tabela 55.2
Classificação Genotípica de Leptospiras

Grupo	*Espécie genotípica*
Patogênicas	*Leptospira interrogans*
	Leptospira borgpetersenii
	Leptospira noguchii
	Leptospira kirschneri
	Leptospira santarosai
	Leptospira alexanderi
	Leptospira weilii
	Leptospira alstoni
Patogenicidade intermediária	*Leptospira liscerasiae*
	Leptospira fainei
	Leptospira inadai
	Leptospira wolffii
	Leptospira broomii
Saprófitas	*Leptospira biflexa*
	Leptospira meyeri
	Leptospira wolbachii
	Leptospira kmetyi
	Leptospira vanthielii
	Leptospira terpstrae
	Leptospira yanagawae

Tabela 55.1
Características Principais dos Genomas de Leptospiras (Adaptado de Picardeau *et al.*, 2008)

Característica	*L. biflexa*	*L. interrogans*	*L. borgpetersenii*
Estrutura	2 cromossomos, 1 plasmídeo	2 cromossomos	2 cromossomos
Tamanho aproximado (pb)	4.000	4.600	3.900
Conteúdo GC aproximado (%)	38,5	35	41
Sequências codificantes (SCs) (%)	92,5	75	80
SCs	3.672	3.379	2.844
SCs com função preditiva	2.233	1.976	1.779
Transposases	10	26	241
Pseudogenes	33	41	368

intermediária e duas são saprófitas. O uso desta classificação encontra barreiras devido a sua baixa correlação com os parâmetros sorológicos já utilizados anteriormente, pois diferentes genótipos podem compartilhar os mesmos fenótipos sorológicos. Isso é facilmente observado com o exemplo do sorovar Hardjo, o qual faz parte das espécies *L. interrogans*, *L. borgpetersenii* ou *L. meyeri*.

Epidemiologia da Leptospirose

A leptospirose é uma zoonose com ampla distribuição mundial. Leptospiras patogênicas são capazes de sobreviver no ambiente, como na água e no solo. Colonizam uma ampla variedade de mamíferos, dentre os quais os roedores são os principais reservatórios ou hospedeiros de manutenção (Figura 55.6). No Brasil, os ratos de esgoto (*Rattus norvegicus*), têm enorme importância como reservatórios urbanos, visto que são colonizados por *L. interrogans* sorovar Copenhageni, agente etiológico de formas graves da leptospirose. Capivaras, cervos, gambás e outros mamíferos silvestres podem ser reservatórios. Dentre os animais domésticos, caninos, bovinos, suínos, equinos, caprinos e ovinos podem ser reservatórios. Associações específicas *Leptospira* hospedeiro são comuns (Tabela 55.3). Os reservatórios são cronicamente colonizados nos rins por espécies patogênicas de *Leptospira*, eliminando-as através da urina de forma intermitente e contaminando o ambiente. A infecção de novos hospedeiros ocorre principalmente através do contato indireto da pele lesada ou mucosa, com água ou solo contaminado.

O homem é um hospedeiro incidental no ciclo da leptospirose; é sensível à doença e raros são os relatos onde a infecção é assintomática (Figura 55.6). Estima-se que 1.700.000 casos de leptospirose grave ocorram em humanos por ano no mundo, constituindo um importante problema de saúde pública. A Doença de Weil tem morbidade e mortalidade de cerca de 10%. Nos últimos 20 anos observou-se a emergência da Síndrome Pulmonar Hemorrágica da Leptospirose em diversos países como Brasil, Argentina, Nicarágua, Índia e Coreia, a qual tem mortalidade de até 50%. Indivíduos do sexo masculino e adultos são os mais acometidos pela leptospirose.

Tradicionalmente a leptospirose é uma enfermidade ocupacional, acometendo lixeiros, militares, agricultores e veterinários. A doença é mais prevalente em locais de clima tropical úmido, ocorrendo de forma endêmica na América do Sul, América Central, Caribe, Índia, Sudeste Asiático, e alguns arquipélagos do Oceano Índico. Problemas como a falta de saneamento básico e pobreza, decorrentes principalmente do crescimento urbano mundial a partir de meados do Século XX, têm levado a uma mudança no padrão epidemiológico da doença, a qual antes era restrita ao meio rural e hoje é também prevalente em centros urbanos. O aumento do índice pluviométrico impacta em epidemias sazonais observadas após fortes inundações, onde o número de casos pode chegar a 100/100.000 habitantes. Mundialmente, e também em países de clima temperado, surtos esporádicos têm sido relatados após o lazer ou a prática de atividades

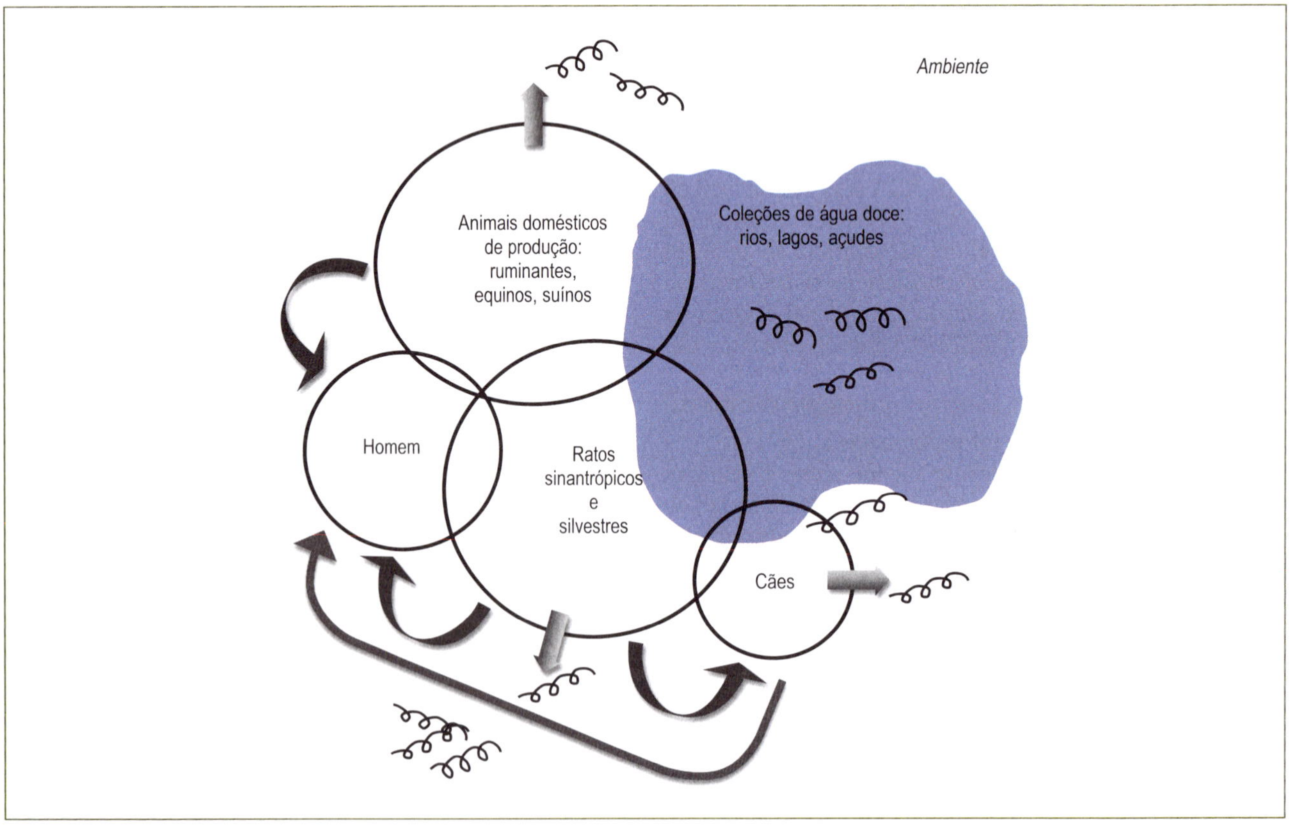

Figura 55.6 – *Ciclo epidemiológico da leptospirose.*

esportivas em rios e lagos, como natação, caiaque, *rafting*, entre outros. Recomenda-se evitar a prática de tais atividades após fortes chuvas, pois a água da chuva pode carrear a urina de reservatórios para as coleções de água doce.

Existe alta diversidade de isolados que circulam mundialmente. Porém, observam-se alguns padrões em relação à ocorrência de espécies e sorovares de *Leptospira* em determinadas localidades geográficas: *L. interrogans* sorovar Copenhageni no Brasil, *L. interrogans* sorovar Lai na China, *L. santarosai* nas Américas. Nestas localidades, isso possivelmente ocorra devido à presença dos reservatórios aos quais os sorovares estão adaptados. No entanto, ainda se conhece pouco sobre as cepas circulantes mundialmente, principalmente devido às dificuldades no isolamento, o que é essencial para uma melhor compreensão da epidemiologia da doença.

Tabela 55.3
Principais Reservatórios e Sorovares de Leptospiras que os Colonizam

Espécie animal	*Bactéria*
Rattus norvegicus (rato de esgoto)	*Leptospira interrogans* sorovar Copenhageni, *Leptospira interrogans* sorovar Icterohaemorrhagiae
Cão	*Leptospira interrogans* sorovar Canicola
Suíno	*Leptospira interrogans* sorovar Pomona
Bovino	*Leptospira borgpetersenii* sorovar Hardjo

Imunopatogenia e Fatores de Virulência

A leptospirose possui diversas formas clínicas, que variam em grau de severidade. Formas benignas e leves tendem a ter cura espontânea, enquanto formas agudas e graves podem levar ao óbito. A doença não é piogênica e a entrada e presença de leptospiras no organismo não provocam uma resposta inflamatória aguda, como em outras infecções bacterianas. Os danos principais da leptospirose parecem estar relacionados à citotoxicidade, lesão endotelial e tissular.

A penetração de leptospiras ocorre principalmente através da pele lesada e de mucosas. Dentre as mucosas, a conjuntiva e a nasofaríngea são as mais importantes para a infecção. Em alguns animais, como ruminantes e suínos, pode ocorrer infecção por via genital e placentária. Após a penetração no organismo, segue-se uma rápida disseminação via sistema linfático e vasos sanguíneos para todos os tecidos. A motilidade conferida pelo endoflagelo e a translocação celular rápida podem auxiliar na rápida disseminação de leptospiras pelos tecidos. O gene *flaA* que codifica a flagelina do endoflagelo é essencial para a morfologia celular, motilidade e virulência de leptospiras em modelos animais de doença aguda.

A fase de leptospiremia dura de 3-10 dias. Estima-se que o tempo de replicação na corrente sanguínea seja de 10 h, de acordo com estudos em cobaios. Leptospiras são capazes de se ligar ao fibrinogênio e fibronectina plasmáticas, facilitando a sua disseminação hematógena. O período de incubação pode variar em função do inoculo infectante, virulência da cepa e período até o início de resposta imune protetora. A primeira fase da doença, não imune, é caracterizada por sintomatologia branda e inespecífica, como: febre, dor de cabeça, dores musculares e náuseas. Formas brandas, como a síndrome febril, ou formas anictéricas são pouco documentadas na literatura. Podem ser autolimitadas e não progredir para uma sintomatologia mais grave. São geralmente causadas por sorovares não pertencentes ao sorogrupo *Icterohaemorrhagiae*, como, por exemplo, *Grippotyphosa* e *Hardjo*.

O estímulo inicial ao sistema imune ocorre através do LPS, considerado o principal antígeno de *Leptospira*, e de lipoproteínas de membrana, que estimulam a resposta imune inata. LPS e LipL32 (Lipoproteína de *Leptospira* de 32KDa), uma lipoproteína majoritária de membrana externa, ativam macrófagos através de receptores *Toll* do tipo 2 (TLR2). Loa22, o primeiro fator de virulência identificado é uma lipoproteína de membrana externa superexpressa em cepas virulentas. Loa22, outras proteínas de membrana externa (Omp: *Outer membrane protein*) e glicoproteínas também estão envolvidas no estímulo da resposta celular. Macrófagos e neutrófilos produzem radicais reativos de oxigênio durante a infecção. Leptospiras possuem a enzima catalase, um fator de virulência capaz de detoxificar H_2O_2 e aumentar a sobrevivência bacteriana frente a macrófagos. Ainda, as leptospiras são capazes de evadir do sistema complemento, pois as proteínas Len (*Leptospira lendostatin-like protein*) se ligam ao fator H do complemento.

Os sacarídeos do LPS têm importante papel no estímulo da resposta imune humoral contra o sorovar infectante, levando ao desenvolvimento e maturação de linfócitos B, o que será o evento principal na defesa imune. Inicialmente são geradas imunoglobulinas M, seguidas, cerca de 15dias após, de imunoglobulinas G, as quais atuam como anticorpos opsonizantes, que contribuirão com a fagocitose. O PG de leptospiras estimula a liberação de fator de necrose tumoral, a fagocitose por leucócitos e a mitogênese de linfócitos.

Devido ao surgimento de anticorpos específicos, as leptospiras migram para os órgãos alvo (rins e fígado), iniciando-se a segunda fase da doença, imune, quando será observada a sintomatologia característica da doença aguda. Na Doença de Weil ocorre insuficiência renal, insuficiência hepática e diátese hemorrágica. A icterícia é um sinal típico da doença. A insuficiência renal é a causa mais comum de morte. Alguns pacientes podem desenvolver a Síndrome Pulmonar Hemorrágica da Leptospirose (SPHL), onde ocorre hemorragia pulmonar, insuficiência respiratória e elevada taxa de óbito. Ocasionalmente podem ocorrer meningite e encefalite. Uma vez o paciente recuperado, apresentará imunidade temporária específica contra o sorovar infectante. Cães, assim como animais jovens, podem desenvolver as formas graves da leptospirose quando infectados pelos sorovares citados.

O dano endotelial nas formas graves da leptospirose é central na patogenia da doença, levando a uma vasculite tóxica e hemorragias nos tecidos. *L. interrogans* Copenhageni é capaz de aderir à VE-caderina, estrutura primordial para a manutenção das junções entre células endoteliais, resultando em dano vascular e hemorragias, e levando e à rápida disseminação do micro-organismo. A esfingomielinase Sph é capaz de hemolisar hemácias de mamíferos através da formação de poros. A hemólise disponibiliza ferro e ácidos graxos que são essenciais para o crescimento de leptospiras. Além da hemólise, podem ocorrer outras desordens bioquímicas, como trombocitopenia, coagulação intravascular disseminada. As hemolisinas também estimulam a resposta inflamatória.

Na Doença de Weil, as leptospiras são observadas em íntima relação com as membranas celulares, encontrando-se muitas vezes aderidas em todo o seu comprimento à membrana de células hepáticas, renais ou pulmonares (Figura 55.4, A e B). Pode ser encontrados aglomerados de leptospiras nos rins, o que sugere haver mecanismos específicos de adesão a este órgão. Proteínas de adesão a componentes de matriz extracelular foram descritas, como: a proteína ligadora de fibronectina de 36KDa; LipL32,que liga à laminina e colágenos; e LigB (*Leptospira immunoglobulin-like protein B*), que liga à fibronectina, fibrinogênio, colágenos, laminina e elastina.

Componentes tóxicos como LPS, lipoproteínas, glicoproteínas e PG contribuem para o dano celular. Quanto à atividade endotóxica, o LPS de leptospiras é menos tóxico que o de outras bactérias Gram- negativas. A lipoproteína Loa22 tem ação nefrotóxica. As toxinas de leptospiras induzem uma resposta inflamatória leucocitária pobre em neutrófilos.

As leptospiras encontram nos rins um local imune-privilegiado, onde estão protegidas dos anticorpos circulantes e podem se multiplicar. Migram pelo interstício até atingirem o lúmen dos túbulos proximais renais, onde colonizam a borda em escova das células epiteliais. Os rins infectados por leptospiras apresentam grau leve de nefrite túbulo-intersticial, com poucos focos inflamatórios linfocitários, e podem apresentar necrose tubular. Hemorragias no tecido renal são comumente observadas. A bioquímica renal pode apresentar aumento de creatinina e o paciente apresentar oligúria.

No fígado, as leptospiras localizam-se em sinusoides e canalículos biliares, em íntima associação com os hepatócitos (Figura 55.4A), levando à colestase e ao quadro de icterícia. O dano hepatocelular é observado através da perda da arquitetura tecidual, necrose hepatocitária e células de Kupffer aumentadas. Pode ocorrer aumento de bilirrubina sérica, enquanto as transaminases hepáticas mantêm-se em níveis normais. Embora poucas leptospiras sejam observadas nos pulmões, o órgão pode apresentar intensa hemorragia intra-alveolar. A hemorragia parece estar relacionada a fatores tóxicos e/ou deposição de imunocomplexos e complemento em membranas alveolares.

Os mecanismos de interação *Leptospira*-hospedeiro ainda não são completamente conhecidos. Os principais modelos animais para o estudo da patogênese da leptospirose estão descritos na Tabela 55.4. *Hamsters* e cobaios são bastante sensíveis à infecção e mimetizam a doença de Weil quando infectados com pequenas doses de leptospiras de sorovares muito virulentos. Apresentam prostração, perda de apetite, pelos eriçados, icterícia e lesões tissulares típicas da doença. Já os ratos são o modelo de estudo para a doença crônica. Quando infectados com altas doses de *L. interrogans* sorovar Copenhageni têm os rins colonizados cronicamente, com densos aglomerados de leptospiras nos túbulos renais proximais. Muitas das dificuldades encontradas no estudo dos mecanismos de virulência devem-se às limitações em manipular geneticamente as leptospiras. A elucidação de fatores de virulência e seus mecanismos de patogênese/imunopatogênese deverão contribuir para o desenvolvimento de novas metodologias de diagnóstico e vacinas.

Diagnóstico

O diagnóstico da leptospirose é essencial para a instauração precoce do tratamento e prognóstico do paciente. Embora os sinais e sintomas da doença sejam característicos, são inespecíficos, sendo confundidos com os sinais clínicos de outras doenças como dengue e hepatite. A partir dos pri-

Tabela 55.4
Modelos Animais para Estudo da Leptospirose Experimental

Modelo (espécie)	*Aplicações*	*Principais achados de necropsia**
Hamsters sírios dourados (*Mesocricetusauratus*)	Leptospirose aguda, $DL_{50\%}$, ensaios pré-clínicos, ensaios vacinais	Esplenomegalia, hepatomegalia, rins edemaciados e amarelados
Cobaio (*Caviaporcellus*)	Leptospirose aguda, $DL_{50\%}$, ensaios pré-clínicos, ensaios vacinais	Icterícia, hemorragia subcutânea, petéquias pulmonares, esplenomegalia, hepatomegalia, rins edemaciados e amarelados
Sagui (*Callithrix jacchus*)	Leptospirose aguda, $DL_{50\%}$,	Icterícia, petéquias pulmonares, hemorragia peritoneal
Rato (*Rattus norvegicus* linhagem Wistar)	Leptospirose crônica, $DC_{50\%}$	Não são observados

$DL_{50\%}$,: dose letal 50%; $DC_{50\%}$,: dose de colonização 50%.
*Podem ser observados variavelmente em exame macroscópico.

meiros sintomas da doença deve-se realizar o diagnóstico laboratorial e diferencial.

O diagnóstico presuntivo na fase inicial da doença pode ser feito por meio de testes sorológicos como: testes rápidos de aglutinação em placa, teste de aglutinação em látex, testes de imunoensaio sorológico (ELISA) e testes de imunocromatografia lateral. Porém, existe uma grande variabilidade entre estes testes e necessidade de padronização de acordo com o contexto epidemiológico local. O ELISA para detecção de IgM possui baixa sensibilidade para o diagnóstico da doença na fase aguda, detectando pacientes positivos principalmente após a primeira semana de doença. Porém, uma vez positivo, é indicativo de doença recente. Os testes de imunocromatografia lateral são a última geração de testes rápidos para a detecção da leptospirose. São formulados com proteínas recombinantes específicas de *Leptospira*, os quais podem reagir com anticorpos de pacientes em fase inicial da leptospirose. Tais testes estão recentemente em uso e têm o potencial de detecção precoce da doença.

O diagnóstico de referência ou padrão-ouro é o Teste de Soroaglutinação Microscópica (*Microscopic Agglutination Test* ou MAT). O MAT é sensível na fase imune da doença, permitindo a identificação do sorovar/sorogrupo infectante. Porém, para a confirmação do diagnóstico é necessário o uso de amostras de soro pareadas coletadas na fase aguda e convalescente, com intervalo de cerca de 15 dias, visando obter a soro-conversão, onde um aumento de quatro vezes do título confere resultado positivo. O MAT é uma importante ferramenta epidemiológica, porém não tem boa sensibilidade para a detecção precoce da doença (fase não imune). O teste se baseia na detecção de anticorpos anti-LPS no soro do paciente, após a incubação com uma bateria de leptospiras vivas. A bateria deve conter sorovares representantes de todos os sorogrupos e é importante adicionar um ou mais isolados locais, de acordo com o padrão epidemiológico da região, visando aumentar a especificidade do teste. O grau de aglutinação de leptospiras e de leptospiras livres é observado ao microscópio de campo escuro, e o título é dado pela diluição do soro onde 50% de leptospiras encontram-se livres, o que torna a interpretação do teste subjetiva. Frequentemente podem ocorrer também reações cruzadas entre diferentes sorogrupos. O MAT é uma técnica laboriosa e realizada principalmente em laboratórios de referência.

O isolamento de leptospiras a partir do sangue é um importante diagnóstico confirmatório, porém é apenas possível na fase de leptospiremia nos primeiros sete dias de doença. Para realizar o isolamento, adiciona-se 1-2 gotas de sangue em meio de cultura EMJH ou meio semissólido. A cultura é incubada a 30°C e observada em microscópio de campo escuro em 24 horas e depois semanalmente, para a observação de espiroquetas finas, delgadas e com motilidade característica. A turvação do tubo é indicativa de crescimento. Na segunda fase da doença, o isolamento também pode ser feito a partir de urina ou líquido cefalorraquidiano (LCR). O cultivo de leptospiras a partir de amostras clínicas apresenta dificuldades, pois é bastante fastidioso, podendo levar de sete dias a meses para obter crescimento. Além disso, necessita de meios de cultivo enriquecidos e pode ocorrer contaminação da cultura. A adição de 5-fluorouracil (50-1000 μg/ml) pode inibir a contaminação. Culturas contaminadas podem ser filtradas em membranas de 0,22 μm. É importante que após o isolamento seja realizada a sorotipagem ou tipagem molecular, visando identificar, respectivamente, o sorovar ou genótipo infectante, contribuindo para o conhecimento da epidemiologia da doença.

O diagnóstico molecular pela reação em cadeia da polimerase (PCR) e PCR em tempo real pode ser realizado após a extração do DNA de amostras clínicas como sangue, urina e LCR, ou em tecidos *post-mortem*. Diversos laboratórios padronizaram testes moleculares usando metodologias e pares de iniciadores diferentes, obtendo diferentes limiares de sensibilidade em amostras clínicas. Embora estes testes sejam úteis nas fases iniciais e tardias da doença, possuem alto custo e necessidade de pessoal treinado.

Tratamento

O tratamento antibiótico específico deve ser iniciado o quanto antes, imediatamente após a suspeita clínica e/ou diagnóstico, de preferência nos primeiros 7-10 dias de infecção, visando melhorar o prognóstico. O antibiótico de escolha é a benzilpenicilina, administrado por via intravenosa. Nas formas graves, como Doença de Weil e SPHL, poderá ser necessária a internação hospitalar do paciente em unidade de terapia intensiva, com terapia de suporte agressiva, para manutenção da volemia e eletrólitos. A hemodiálise é indicada em casos de insuficiência renal, podendo aumentar a sobrevida dos pacientes. Pode ser necessária transfusão sanguínea. Formas menos grave podem ser tratadas com eritromicina ou doxiciclina. A doxiciclina pode ser usada como profilaxia antibiótica em casos de curta exposição a fatores de risco, como exposição à água contaminada.

Controle e Profilaxia

O controle da leptospirose é complexo, visto que depende da região de ocorrência da doença e padrão epidemiológico encontrado. A implantação de saneamento básico em localidades endêmicas é de fundamental importância para a diminuição da incidência da doença, pois eliminaria fatores de risco para a doença como esgotos a céu aberto, lixo e presença de roedores. O controle de roedores por meio de rodenticidas é uma medida de difícil aplicação em áreas com grandes extensões. Medidas de prevenção como o uso de calçados, botas e indumentárias de proteção individual são válidas para evitar o contágio a partir do ambiente, durante chuvas e enchentes, assim como para a proteção de agricultores, veterinários, agrônomos, ou outros profissionais expostos.

A vacinação contra a leptospirose é principalmente realizada em animais domésticos, visando à prevenção de formas graves em cães, a diminuição da incidência em bovinos e suínos, a diminuição de perdas econômicas relacionadas à doença em animais domésticos e a diminuição do risco de zoonose. A vacinação em humanos é praticada apenas em alguns países como França, Cuba e Japão, sendo restrita a grupos em risco de infecção. As vacinas existentes são compostas de uma suspensão bacteriana morta (bacterina) de um ou mais sorovares prevalentes na região. A proteção conferida pelas vacinas de bacterina é específica contra o sorovar vacinal, não havendo proteção cruzada contra outros sorovares. Além disso, a proteção é de curta duração, havendo necessidade de revacinação periódica. Vacinas de subunidade compostas por proteínas recombinantes antigênicas estão sendo estudadas e poderão representar uma nova geração de vacinas para uso em animais e humanos.

Treponema

O gênero *Treponema* pertence à família Spirochaetaceae e alberga a espiroqueta patogênica *Treponema pallidum* subespécie *palidum* (TPA), agente da sífilis venérea. Treponemas membros da microbiota oral de indivíduos sadios podem estar associados a biofilmes polimicrobianos e periodontites. Alguns treponemas orais já foram isolados, como *Treponema denticola, Treponema amylovorum, Treponema lecithinolyticum, Treponema maltophilum, Treponema medium, Treponema parvum, Treponema pectinovorum, Treponema socranskii* e *Treponema vincentii.* Outros treponemas (*Treponema pallidum* subespécie *pertenue*, *Treponema pallidum* subespécie *endemicum* e *Treponema carateum*) são agentes etiológicos de doenças cutâneas. Estes últimos são transmitidos por contato com a pele lesionada e afetam principalmente crianças e comunidades pobres em países de clima quente e úmido (Tabela 55.5).

Morfologia e Estrutura

Treponemas têm morfologia alongada e helicoidal, medindo cerca de 0,2 µm de largura por até 20 µm de comprimento. Em amostras clínicas ou de laboratório, a microscopia de campo escuro é usada para visualizar treponemas. Sua membrana externa é extremamente fluida e possui poucas proteínas integrais. A ME não é composta por LPS, mas sim por lipo-oligossacarídeo (LOS), um glicolipídeo com função semelhante ao LPS. O periplasma de treponemas contém uma fina camada de peptideoglicano e endoflagelos. Os endoflagelos conferem a típica motilidade de "saca-rolhas", observada ao microscópio de campo escuro. Em TPA, cada célula possui feixes contendo dois a cinco endoflagelos que se originam de cada polo celular, a partir dos corpos basais subterminais, dirigindo-se e sobrepondo-se no centro da célula (Figura 55.2). O diâmetro de cada endoflagelo é de 20 nm. Na face interna da membrana celular, encontram-se entre quatro e oito filamentos citoplasmáticos.

Fisiologia e Biologia

Treponemas têm um genoma bastante pequeno e um repertório metabólico limitado. TPA é um patógeno microaerofílico e nunca foi cultivado em meios artificiais no laboratório. TPA pode ser mantido em cultivo em testículo de coelho e assim ser usado para fins de pesquisa. Em coelhos, o tempo de geração de TPA é de cerca de 30 horas. A maioria dos treponemas orais é anaeróbia estrita e alguns já foram cultivados *in vitro*. Poucas cepas de treponemas causadores de doenças cutâneas foram isoladas. A rara obtenção de isolamentos de cepas de *Treponema* dificultou muito os estudos de genômica comparada, filogenia e patogênese.

Treponema pallidum Subespécie *pallidum* (TPA)

TPA, agente da sífilis venérea, é um parasita intracelular obrigatório. O genoma de TPA foi sequenciado em 1998: é bastante pequeno, possui aproximadamente 1000 quilobases, e apresenta 1041 sequências codificantes. Tem conteúdo GC aproximado de 52% e não tem elementos extracromossômicos. Genes que codificam lipoproteínas constituem 5% do genoma. TPA adquire moléculas complexas para a sua nutrição e metabolismo a partir do hospedeiro humano; no genoma há uma série de transportadores de nutrientes, como para sacarídeos, aminoácidos e metais. TPA e outras subespécies de *T. pallidum* apresentam baixa variabilidade

Tabela 55.5
Espécies de *Treponema* de Importância Médica e Doenças Relacionadas

Agente etiológico	*Patologia*	*Sinais e Sintomas*	*Ocorrência*
T. pallidum subesp. pallidum	Sífilis venérea	Nódulos e úlceras nos órgãos sexuais, alterações cardiovasculares e do sistema nervoso central	Mundial
T. pallidum subesp. endemicum	Sífilis endêmica ou bejel	Lesões na mucosa oral, nódulos, lesões ósseas	Regiões de clima quente e úmido
T. pallidum subesp. pertenue	Bouba ou framboésia	Nódulos e úlceras na pele, artralgias, osteoperiostite	Trópicos, África, Ásia, Pacífico do Sul, América do Sul
T. carateum	Pinta	Alteração de coloração da pele	Américas do Sul e Central
T. denticola	Doenças periodontal, gengivite necrotizante	Placa dentária, inflamação, úlceras	Mundial

genética, havendo apenas alguns polimorfismos conhecidos. A manipulação genética ainda não é possível em TPA.

Epidemiologia da Sífilis

A sífilis ou *lues* (*lues venerea*, do latim, praga venérea) é uma doença sexualmente transmissível e sistêmica. O agente etiológico é *Treponema pallidum* subespécie *pallidum* (TPA), espiroqueta que tem o homem como seu único reservatório, onde sobrevive e se dissemina. A doença apresenta três fases: primária, secundária ou terciária, descritas mais adiante neste capítulo e ainda no capítulo 97. Caso o paciente não seja tratado na fase primária aguda, a doença torna-se crônica.

Os primeiros relatos da sífilis datam do final do século XV, na Europa. Epidemias letais ocorreram no mundo até o desenvolvimento de drogas para o tratamento da doença. Atualmente estima-se que 15 milhões de novos casos ocorram por ano no mundo. Mais de um milhão de mulheres estão infectadas com a espiroqueta, as quais poderão apresentar sintomas graves, incluindo o aborto. No Brasil, desde 1986 a doença é de notificação compulsória. Estima-se que a cada ano cerca de 900.000 pessoas sejam infectadas no país, sendo 13.000 casos de sífilis congênita. Os casos registrados de sífilis em gestantes entre 2005 e 2012 totalizaram 57.700. Já os casos de sífilis congênita, de 1998 a 2012, totalizaram 80.041. Nos Estados Unidos, o número de casos de sífilis primária e secundária aumentou de 8.724 em 2005 para 16.663 em 2013.

A população atualmente sob maior risco é constituída de homens e mulheres, de menor nível socioeconômico, usuários de drogas, e pessoas com comportamento sexual de risco. No Brasil, a maior proporção de mulheres gestantes com sífilis encontra-se na faixa etária entre 20 e 29 anos. A principal forma de transmissão de TPA é através do contato sexual, entre a área genital sifilítica e outras partes do corpo. A transmissão vertical, da mãe para o feto, pode ocorrer e provoca a sífilis congênita. Estima-se que cerca de 50% dos indivíduos que tem contato sexual com indivíduos infectados desenvolvam a doença.

Imunopatogenia e Fatores de Virulência

TPA é um patógeno bacteriano extremamente virulento e capaz de evadir do sistema imune humano. A patogênese da sífilis é mal compreendida, devido à dificuldade em isolar TPA e identificar seus fatores de virulência. A penetração da bactéria no hospedeiro ocorre via mucosa ou pele lesionada. O período de incubação é em media de três semanas, mas pode chegar a três meses, até o aparecimento dos primeiros sinais e sintomas. A motilidade única de treponemas permite que nadem em meios viscosos como o tecido conjuntivo, possibilitando uma rápida e ampla disseminação pelo sistema linfático e sanguíneo do hospedeiro. A espiroqueta invade os tecidos e é capaz de penetrar pelas junções de oclusão (*tight*) de células epiteliais. TPA produz a enzima mucopolissacaridase, que digere mucopolissacarídeos do glicocálix de células endoteliais, permitindo a passagem da espiroqueta através do endotélio.

Uma etapa crítica no processo da infecção sifilítica é a adesão de treponemas à componentes da matriz extracelular, como a fibronectina, e às células da pele ou mucosa. Estudos mostram que TPA móveis aderem a células epiteliais e endoteliais de coelhos e humanos. Esta adesão ocorre de forma estável às células epiteliais por meio de uma das extremidades retas ou em ganchos. TPA possui proteínas da família Trp, homólogas das proteínas Msp (*major sheath protein*) de *T. denticola*, as quais funcionam como porinas e estão associadas à adesão celular. As proteínas Trp são imunogênicas em coelhos e são alvos para anticorpos opsonizantes. A proteína recombinante Tp0155 liga *in vitro* à fibronectina de matriz, enquanto Tp0483 liga à fibronectina solúvel e de matriz. A proteína recombinante Tp0751 liga especificamente à laminina, uma glicoproteína abundante na membrana basal de células epiteliais. Esta adesina possui também atividade protease zinco-dependente, degradando laminina e fibrinogênio humano e constituindo um mecanismo de lesão tecidual e disseminação. O LOS também pode ter uma função como adesina, já que LOS de *T. denticola* liga a matriz extracelular e as células mucosas.

TPA provoca uma forte resposta humoral e celular após a infecção. Glicolipídeos, lipoproteínas, LOS e peptideoglicano estimulam a resposta imune inflamatória do hospedeiro, o que parece ser a principal causa de lesão tecidual. As proteínas do endoflagelo são antigênicas e estimulam as respostas humoral e celular. Em todos os estágios da sífilis as lesões possuem alterações vasculares e infiltrados celulares contendo linfócitos, macrófagos e plasmócitos. A inflamação dérmica com infiltrados de neutrófilos e células mononucleares foi observada após a injeção de lipoproteínas treponêmicas em camundongos e coelhos. A importância da resposta imune celular na contenção da doença é percebida pelo aparecimento dos nódulos ou granulomas no estágio primário da sífilis. No caso de gomas sifilíticas, as lesões podem ser necrotizantes. Em coelhos, IgM e IgG são detectáveis seis dias após a infecção. Em humanos, anticorpos aparecem de uma a quatro semanas após o aparecimento dos primeiros sinais da doença (cancro). IgG permanece até o estágio latente da sífilis. A cronicidade da infecção sugere que mecanismos de evasão participem na imunopatogenia da sífilis. A pequena quantidade de proteínas da membrana externa de TPA e poucos antígenos parece ser uma importante estratégia de evasão imune. De fato, TPA é capaz de colonizar o sistema nervoso central (SNC) e placenta, sítios imunoprivilegiados do hospedeiro, o que pode permitir a sua persistência e posterior disseminação para outros sítios.

Formas Clínicas da Sífilis

O *estágio primário da sífilis* é caracterizado pelo aparecimento de uma lesão ulcerada e pequena no sítio da infecção nos órgãos genitais, denominada cancro ou cancro duro.O cancro é indolor, tem base endurecida e apresenta exsudato seroso transparente que contém muitas espiroquetas, sendo o exsudato extremamente infeccioso. O cancro pode não ser facilmente percebido na primeira fase da doença, pois é comum que nas mulheres se localize cérvice uterina e nos homens, na uretra. Os gânglios na região da lesão primária podem apresentar-se aumentados, porém indolores. Esta primeira lesão desaparece em algumas semanas e não deixa cicatriz. A coinfecção com o vírus HIV pode decorrer do fato de ambas as infecções serem sexualmente transmissíveis. Além disso, as lesões ulceradas nas áreas genitais aumentam o risco de infecção pelo HIV. Nestes casos a sífilis primária tem a presença de múltiplos cancros e o acometimento do SNC pode ser mais precoce.

Entre duas e oito semanas após o aparecimento do cancro, segue-se o *estágio secundário da sífilis*, o qual é caracterizado por erupções distribuídas pela pele e mucosas, principalmente nas regiões palmar e plantar. As lesões podem ser roséolas, pápulas, e em regiões úmidas podem ser observadas placas branco-acinzentadas e condilomas planos. As lesões são ricas em espiroquetas e muito infecciosas. Observa-se a deposição de complexos imunes nas erupções em várias partes do corpo. Podem ser observados também mal-estar, febre, linfadenopatia e perda de tufos de cabelo. Sintomas neurológicos podem ocorrer. Nesta fase pode ocorrer o contágio sexual. Os sintomas desaparecem normalmente dentro de três meses.

Após o recrudescimento dos sintomas da sífilis secundária, a doença entra em período latente. No estágio de *sífilis latente* não há sintomas. Após dois a quatro anos de latência, a doença normalmente não é infecciosa. No entanto, pode ocorrer transmissão materno-fetal nesta fase. A maioria dos casos não progride além do estágio latente, mesmo sem tratamento. Neste estágio a doença pode ser detectada apenas por exames sorológicos.

Vários anos após o estágio latente ocorre o *estágio tardio ou terciário*. A doença reaparece em seu estágio tardio em até 25% dos casos não tratados. Provavelmente a maioria dos sintomas da sífilis tardia se deve às reações da resposta imune celular. Este estágio pode ser classificado pelos tecidos afetados e pelo tipo de lesão. A *sífilis gomosa* é caracterizada por lesões granulomatosas, denominadas gomas, em vários órgãos, principalmente na pele, membranas mucosas e ossos. As lesões inflamatórias com aparência de massa gomosa de tecido aparecem após cerca de 15 anos. *Patologias cardiovasculares* como os aneurismas aórticos torácicos são uma complicação conhecida na fase tardia da sífilis (Figura 55.7). O comprometimento cardiovascular ocorre em cerca de 10% dos pacientes portadores de lues não tratada e pode se manifestar de cinco a 40 anos após a infecção. *A neurossífilis* também pode acometer 10% dos pacientes não tratados. Nela ocorre a inflamação do SNC, gerando a uma variedade de sinais e sintomas, como: demência, convulsões, perda de coordenação dos movimentos voluntários, paralisia parcial, perda de visão ou audição, ou perda do controle da bexiga e dos intestinos. A artropatia neurogênica (artropatia de Charcot) é uma manifestação clássica de neuropatia.

A *sífilis congênita* ocorre quando há infecção do feto por via transplacentária. Esse tipo de infecção pode ocorrer em qualquer fase da doença, mas é mais comum quando a gestação ocorre durante o período latente da sífilis. Nos estágios primários e secundários, a infecção leva a formação de natimortos, podendo também haver mortalidade neonatal. Os principais sintomas da sífilis congênita relacionam-se a lesões de pele e mucosas; lesões hepáticas, pulmonares, renais, ósseas; lesões oculares; deformações ósseas, deformações nos dentes (dentes de Hutchinson); e lesões neurológicas.

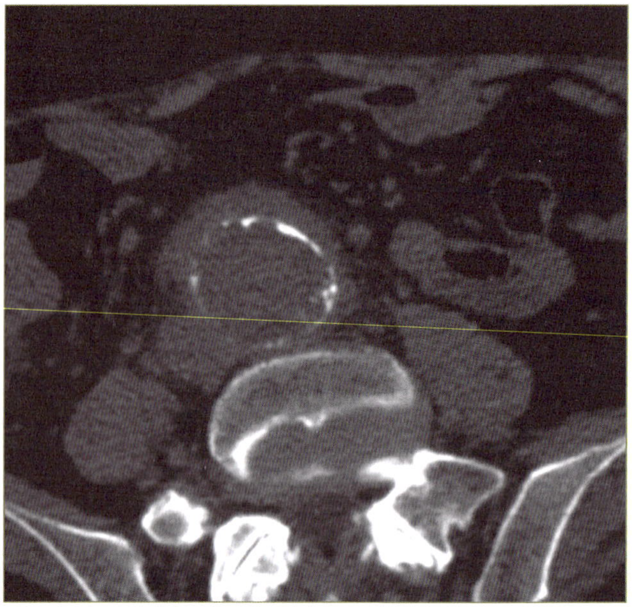

Figura 55.7 – *Corte axial de tomografia computadorizada de paciente portador de aneurisma da aorta toracoabdominal com cinco cm de diâmetro, de etiologia luética. Observar o importante halo inflamatório que circunda toda a parede aórtica (identificada pela extensa calcificação parietal). Imagem gentilmente cedida pelo Dr. Marcos Areas Marques, Centervasc, Rio de Janeiro.*

Diagnóstico

O diagnóstico e tratamento do paciente com sífilis venérea são muito importantes para evitar a evolução para a doença crônica e a sua transmissão. A escolha do método diagnóstico dependerá da fase da doença onde o paciente se encontra. Como TPA não pode ser cultivado *in vitro*, o diagnóstico baseia-se principalmente em provas sorológicas ou na evidenciação direta do agente. O diagnóstico do estágio primário da sífilis pode ser feito por métodos diretos, como a raspagem do cancro e observação do exsudato por microscopia de campo escuro, onde serão visualizadas espiroquetas com tamanho, morfologia e motilidade característicos. A observação direta do agente etiológico no exsudato do cancro é um método com alta sensibilidade e especificidade. Colorações especiais por impregnação pela prata também podem ser usadas para visualizar o agente, com observação em microscópio de campo claro. O teste de imunofluorescência direta (DFA-TP, *direct fluorescent-antibody testing for T. pallidum*) pode ser realizado no exsudato infeccioso e tem sensibilidade maior que 90%.

Como as lesões têm tempo de duração variável e os indivíduos infectados podem ser assintomáticos, o diagnóstico laboratorial da sífilis é feito principalmente por testes sorológicos. No início do estágio primário ainda não há anticorpos detectáveis e as provas sorológicas não são sensíveis. Entre a primeira e a quarta semanas após o aparecimento do cancro, as reações sorológicas tornam-se positivas. Desta forma, o diagnóstico a partir do estágio secundário pode ser realizado por provas sorológicas.

Os testes sorológicos são divididos em não treponêmicos e treponêmicos. Os testes não treponêmicos detectam reaginas, anticorpos inespecíficos IgM e IgG contra cardiolipina, os quais não são específicos para *T. pallidum*, porém estão presentes no paciente com sífilis. Testes não treponêmicos são usados para a triagem e detectam aproximadamente 70-80% dos casos de sífilis primária e 99% dos casos de sífilis secundária. Os testes treponêmicos utilizam *T. pallidum* como antígeno e detectam anticorpos anti-treponêmicos. São usados para confirmar os testes não treponêmicos, diminuindo a chance de ter reações falso-positivas. Os testes treponêmicos usam *T. pallidum* como antígeno. Mesmo após o tratamento e cura, os testes treponêmicos podem permanecer reagentes por toda a vida. Um resultado positivo para os testes treponêmico e não treponêmico é altamente específico.

O principal teste não treponêmico é o VDRL (*Venereal Disease Research Laboratory*, ou Laboratório de Pesquisa de Doença Venérea), um teste de floculação que usa um antígeno constituído de lecitina, colesterol e cardiolipina purificada. Este teste é positivo entre duas a três semanas após o surgimento do cancro. A reação não é específica, podendo estar positiva em outras treponematoses e outras enfermidades, como malária, viroses, tuberculose, doenças autoimunes, entre outras e até gravidez. A sensibilidade do VDRL é maior, portanto, na sífilis secundária. No estágio tardio a sensibilidade é menor. No estágio latente o VDRL é reagente no líquor e há geralmente baixos títulos de anticorpos séricos. O exame do líquor pelo VDRL deve ser realizado em pacientes com sintomas neurais, obtendo neste caso baixa sensibilidade e alta especificidade. Em gestantes o diagnóstico pré-natal é realizado pelo VDRL. Para o diagnóstico da sífilis congênita, na ausência de lesões, podem ser realizados testes sorológicos do sangue do cordão umbilical e sangue periférico do recém-nato. Outro teste não treponêmico é o teste rápido reagina plasmática (RPR, de *rapid plasma reagin*). O RPR é um teste também de floculação e baseia-se numa reação antígeno-anticorpo. Nos estágios iniciais da doença, devido a um excesso de anticorpos, podem ocorrer falsos-negativos, constituindo um efeito prozona.

Dentre os testes treponêmicos, o teste de absorção de anticorpo treponêmico fluorescente (FTA-ABS, *de fluorescent treponemal antibody absorption test*) é um teste indireto de anticorpo fluorescente. O teste FTA-ABS tem rápida execução e baixo custo, mas necessita de um microscópio fluorescente. Existem os testes de hemaglutinação MHA-TP (*Micro hemagglutination assay for antibodies to T. palidum)* e TPHA (*T. pallidum hemagglutination assay*), os quais tem execução mais demorada. MHA-TP é mais sensível que o FTA-ABS na sífilis primária inicial. O teste de imunoensaio enzimático treponêmico (TP-EIA, *T. pallidum* enzyme immuno assay) é confirmatório. Testes de Western-blot e PCR também foram desenvolvidos, os quais demonstram alta especificidade. Há também o teste imunocromatográfico rápido, o qual identifica anticorpos contra antígenos específicos de TPA.

Tratamento

A penicilina benzatina (2.4 milhões U.I.)é o antibiótico de escolha para o tratamento da sífilis. Os esquemas de tratamento variam conforme o estágio da doença. Após a dose terapêutica pode surgir a reação febril de Jarisch-Herxheimer, com exacerbação das lesões cutâneas; porém, com resolução espontânea. Para pessoas sensíveis à penicilina, tratamentos com outros antibióticos podem ser realizados, como doxiciclina, tetraciclina ou estearato eritromicina. O tratamento da mãe com antibióticos durante os dois primeiros trimestres irá prevenir a transmissão congênita. Os pacientes com manifestações neurológicas e cardiovasculares devem ser hospitalizados.

Controle e Profilaxia

A interrupção da transmissão da doença e a prevenção de novos casos são cruciais para o controle da sífilis. Tais medidas baseiam-se na detecção e tratamento precoces do paciente e parceiro (a). É fundamental para a população o conhecimento das formas de evitar a doença, e atualmente o controle baseia-se principalmente no uso de preservativos. A sífilis congênita pode ser prevenida testando a gestante durante o período pré-natal e realizando o tratamento adequado de gestantes positivas, bem como o tratamento do parceiro. Até o momento, não há vacina disponível para a profilaxia da sífilis.

Borrelia

Morfologia e estrutura

O gênero *Borrelia* pertence à família Spirochaetaceae e compreende diversas espécies morfologicamente indistinguíveis. As células possuem diâmetro de 0,2 μm e comprimento de 8-30 μm. Tem morfologia ondulada e planar, uma forma única conferida pela parede e também pela morfologia do endoflagelo. Mutantes de *Borrelia burgdorferi* que não sintetizam a proteína FlaB (flagelina) apresentam morfologia em bastonete.Diferentes morfologias de *B. burgdorferi* foram observadas em condições ambientais desfavoráveis (pH, temperatura), tais como formas císticas, granulares ou sem parede.

Na membrana externa, espiroquetas do gênero *Borrelia* possuem lipo-oligossacarídeo (LOS) e poucas proteínas transmembrana, a maioria delas lipoproteínas (Osps, de *outer surface proteins*). Assim como as outras espiroquetas, possuem periplasma contendo endoflagelos e a camada de peptideoglicano, a qual protege a membrana citoplasmática. *Borrelia* possui entre 7 e 20 endoflagelos que originam-se de cada extremidade da célula, estendem-se para o centro da célula e sobrepõem-se em parte da sua extensão. *Borrelia* tem motilidade típica ondulatória, contribuindo para a sua capacidade invasiva e patogenicidade.

Fisiologia e biologia

Espiroquetas do gênero *Borrelia* possuem metabolismo energético anaeróbio facultativo, fermentando glicose e produzindo ácido lático. Podem ser cultivadas em meio BSK-H (meio de Kelly, Stoenner e Barbour), o qual contém soro albumina bovina, soro de coelho e N-acetilglucosamina, esta última essencial ao crescimento. O tempo de duplicação em cultura é de aproximadamente 6 a 8 h. Colônias brancas são visíveis no ágar BSK de 7 a 14 dias após a semeadura.

B. burgdorferi produz biofilmes em superfícies abióticas *in vitro*. A matriz do biofilme de *B. burgdorferi* é rica em alginato, bem como DNA extracelular e cálcio. *B. burgdorferi* também produz biofilme no intestino de carrapatos, vetores da doença de Lyme.

Genética

O gênero *Borrelia* é uma exceção no domínio Bacteria, por possuir cromossomo linear. A sua estrutura genômica é única, pois o genoma é segmentado em um cromossomo e diversos plasmídeos lineares e circulares. A cepa *B. burgdorferi* B31 tem um cromossomo linear de 911 Kb, 12 plasmídeos lineares com tamanho entre 5 Kb a 56 Kb, e dez plasmídeos circulares com tamanho entre 9 Kb a 32 Kb. Os plasmídeos totalizam 40% do pequeno genoma de *B. burgdorferi*. O genoma de *B. burgdorferi* tem baixo conteúdo GC, de 28%. A maioria dos genes constitutivos localiza-se no cromossomo, enquanto genes que codificam lipoproteínas de membrana externa localizam-se nos plasmídeos. Como em outras espiroquetas, grande parte (30%) das sequências codificantes de *Borrelia* não compartilha homologia com genes de outros organismos. *B. burgdorferi* não tem capacidade de sintetizar aminoácidos, nucleotídeos, ácidos graxos, ou cofatores enzimáticos. Assim, seu genoma conta com diversos genes que codificam para transportadores. Os genes de motilidade e quimiotaxia perfazem 6% do genoma.

Doença de Lyme

A Doença de Lyme ou Borreliose de Lyme é uma infecção bacteriana sistêmica causada por espiroquetas do gênero *Borrelia* e transmitida por vetores carrapatos duros dos gêneros *Ixodes* e *Amblyomma*. O agente causal da doença na América do Norte é *Borrelia burgdorferi*, a qual foi identificada em 1982 por W. Burgdorfer. Na Europa, os agentes mais comuns são *B. burgdorferi*, *Borrelia gariniie*, *Borrelia afzelii*; enquanto na Ásia, são *Borrelia garinii* e *Borrelia afzelii*.

A enfermidade caracteriza-se, em sua fase inicial, por forte eritema migratório ao redor da área picada do carrapato, uma típica lesão chamada de "olho de boi". O eritema ocorre em 70-80% das pessoas infectadas e começa de 3 a 30 dias após a picada. A região eritematosa tem inúmeras espiroquetas, contendo também infiltrados inflamatórios de linfócitos, macrófagos e plasmócitos. Outros sintomas desta fase inicial são mal-estar, febre, dor de cabeça, dor muscular e nas articulações, que podem durar várias semanas ou mais. Na ausência de tratamento, outros eritemas podem surgir no corpo, pode ocorrer perda do tônus muscular da face, meningite, palpitações cardíacas. Aproximadamente 60% dos pacientes não tratados atingem o estágio tardio disseminado ou terceira fase da doença, onde ocorrem inflamações articulares dolorosas. O comprometimento do sistema nervoso pode ocorrer em 5% dos pacientes não tratados.

Ciclo Enzoótico e Epidemiologia

Durante o ciclo de vida, *Borrelia* alterna entre artrópodes hematófagos e hospedeiros mamíferos ou aves. Na doença de Lyme, os vetores artrópodes incluem *Ixodes scapularis* e *Ixodes pacificus* na América do Norte, *Ixodes ricinus* na Europa e *Ixodes persulcatus* na Ásia. A bactéria não é transmitida verticalmente em artrópodes. Portanto, as larvas de carrapato adquirem *Borrelia* de um animal infectado durante o primeiro repasto sanguíneo. As espiroquetas persistem no intestino do carrapato. No estágio de ninfa o carrapato faz novo repasto sanguíneo em um mamífero, quando então as espiroquetas são excretadas através das glândulas salivares do vetor e a transmissão ocorre, completando o ciclo enzoótico. Os hospedeiros primários podem ser camundongos silvestres, ratazanas, esquilos, gambás. Grandes mamíferos, como cervos, são os hospedeiros secundários mais comuns. Tanto carrapatos no estágio de ninfas quanto adultos podem transmitir *Borrelia* aos humanos, os quais são hospedeiros incidentais de *Borrelia*.

A Doença de Lyme é endêmica nos EUA em áreas de florestas que têm animais silvestres e carrapatos. Neste país, é a enfermidade transmitida por vetores mais comum. As pessoas que trabalham com madeira e construção estão mais expostas ao risco de infecção. Em 2010, 30.000 mil casos da doença foram notificados nos EUA. O maior número de casos nos EUA ocorre nas regiões Nordeste, Centro-Oeste e na costa do Pacífico. Dois grupos populacionais têm maior incidência: crianças de 2-15 anos e adultos de 30-55 anos. No Brasil a doença foi diagnosticada pela primeira vez em 1992, sendo causada por *B. burgdorferi*. A doença é de notificação obrigatória e já foram detectados casos em São Paulo, Rio de Janeiro, Santa Catarina e Rio Grande do Norte. Acredita-se que no Brasil o carrapato vetor da doença seja da espécie *Amblyomma cajennense* e os reservatórios sejam pequenos roedores silvestres, marsupiais e capivaras.

Fatores de Virulência

Borrelia é uma espiroqueta invasiva e persistente. Sua infecção não é toxigênica e as manifestações clínicas parecem resultar principalmente do estímulo à resposta inflamatória. Proteínas de *Borrelia* são importantes para a permanência da bactéria no vetor e para a sua transmissão. A adesão é muito importante para a patogenia e algumas proteínas de *B. burgdorferi* ligam a proteínas do hospedeiro ou da matriz extracelular: OspA interage com uma proteína do carrapato, facilitando a colonização do epitélio intestinal do vetor; P66 interage com integrinas; BBK32liga à fibronectina; DbpAliga à decorina, Bgp liga a heparan sulfato e dermatan sulfato. OspA e OspC são capazes de ligar ao plasminogênio, auxiliando na migração de espiroquetas no carrapato.

As lipoproteínas têm importante capacidade em estimular resposta inflamatória, via sistema imune inato e adaptativo, levando a lesão tecidual. Embora a imunidade protetora seja mediada por anticorpos, *Borrelia* desenvolveu mecanismos de evasão do sistema imune, apresentando variação antigênica via recombinação gênica (variação VlsE). Outra estratégia de evasão é a inativação do complemento, pois *B. burgdorferi* expressa lipoproteínas de superfície que ligam ao fator H do hospedeiro.

Diagnóstico e Tratamento

O diagnóstico da Doença de Lyme baseia-se inicialmente nos sinais clínicos e histórico recente de permanência em região geográfica endêmica ou suspeita. O diagnóstico laboratorial inclui uma primeira abordagem com teste ELISA ou teste de imunofluorescência indireta. O diagnóstico positivo deve ser confirmado pelo teste de *Western-blot*. Embora o agente etiológico não possa ser visualizado por microscopia de campo escuro em amostra de sangue do paciente, podem ser realizadas técnicas de PCR para a sua identificação. O tratamento pode ser realizado com doxiciclina, penicilina, tetraciclina ou amoxicilina.

Febre recorrente

A forma epidêmica da febre recorrente é causada por *Borrelia recurrentis* e é transmitida pelo piolho *Pediculus humanus humanus*. Outras espécies de *Borrelia* causam febre recorrente (*B. hermsii*, *B. parkerii*, *B. duttoni*, *B. turicatae*, entre outras), as quais são transmitidas por carrapatos de dorso mole *Ornithodoros* que se alimentam do sangue de roedores. No homem o período de incubação leva em média sete dias, mas pode variar de dois a 18 dias. A infecção é sistêmica caracteriza-se por febres altas que duram alguns dias, seguidos de dias sem febre. Outros sintomas são dores de cabeça, dores no corpo e nas articulações, náuseas, calafrios, manchas rosa na pele. Os episódios recorrentes devem-se a variações antigênicas do agente causal, o qual evade do sistema imune do hospedeiro e causa os episódios de febre. Complicações da febre recorrente podem afetar os sistemas cardíaco, renal, nervoso e provocar abortos. O diagnóstico é realizado pela observação das bactérias no sangue periférico ou no líquor do paciente. O tratamento é realizado com penicilina, tetraciclina ou eritromicina. A mortalidade dos casos não tratados é estimada em cerca de 5 a 10%.

Profilaxia das Borrelioses

O controle das doenças causadas por *Borrelia* baseia-se em evitar a picada do vetor artrópode. Deve-se evitar fazer atividades ao ar livre em áreas endêmicas de mata que contenham carrapatos vetores, usar repelente de insetos que contenha de 20 a 30% de DEET (N, N-dietil-m-toluamida) e aplicar na roupa produtos que contenham permetrina. Após a atividade, deve-se tomar banho e proceder à busca de carrapatos em seu corpo. Procurar também por vetores em animais de companhia. Lavar as roupas, secando-as em alta temperatura por 60 minutos.

Bibliografia

1. Faine S, Adler B, Bolin C, Perolat P. Leptospira and Leptospirosis. 2ª Ed. Medsci, Melbourne, Australia. 2000.
2. Izard J, Renken C, Hsieh CE, Desrosiers DC, Dunham-Ems S et al. Cryo-electron tomography elucidates the molecular architecture of Treponema pallidum, the syphilis spirochete. J Bacteriol 2009;191(24):7566-7580.
3. LaFond RE, Lukehart SA. Biological Basis for Syphilis. Clin Microbiol Rev. 2006;19(1):29-49.
4. Mantovani E, Costa IP, Gauditano G, Bonoldi VL, Higuchi ML, Yoshinari NH. Description of Lyme disease-like syndrome in Brazil. Is it a new tick borne disease or Lyme disease variation? Braz J Med Biol Res. 2007;40 (4): 443-456.
5. Ministério da Saúde. Boletim Epidemiológico – Sífilis. Ministério da Saúde - Secretaria de Vigilância em Saúde - Departamento de DST, Aids e Hepatites Virais. Ano I, N 1, 2012.
6. Peeling RW, Mabey D, Herring A, Hook EW. Why do we need quality-assured diagnostic tests for sexually transmitted infections? Nat Rev Microbiol. 2006;4(12):909-921.
7. Picardeau M, Bulach DM, Bouchier C, Zuerner RL, Zidane N et al. Genome Sequence of the Saprophyte Leptospira biflexa Provides Insights into the Evolution of Leptospira and the Pathogenesis of Leptospirosis. PlosOne2008;3:E1607.
8. Radolf JD, Caimano MJ, Stevenson B, Hu LT. Of ticks, mice and men: understanding the dual-host lifestyle of Lyme disease spirochaetes. Nat Rev Microbiol. 2012;10(2):87-99.
9. Reis RB, Ribeiro GS, Felzemburgh RD, Santana FS, Mohr S et al. Impact of environment and social gradient on Leptospira infection in urban slu-ms. PLoSNegl. Trop. Dis.2008;2(4), e228.
10. Werts C, Tapping RI, Mathison JC, Chuang TH, Kravchenko V et al. Leptospiral lipopolysaccharide activates cells through a TLR2-dependent mechanism. Nat Immunol. 2001;2(4):346-352.

Rodrigo Gay Ducati
Sylvia Cardoso Leão
Luiz Augusto Basso
Diógenes Santiago Santos

56

Micobactérias

Neste capítulo será inicialmente abordado o gênero *Mycobacterium*, analisando-se as características compartilhadas entre as várias espécies que o compõe por meio das semelhanças e diferenças entre estas. Posteriormente, serão realizadas descrições detalhadas das espécies de maior significado clínico para o ser humano, a partir da análise das propriedades mais relevantes de *Mycobacterium tuberculosis* e *Mycobacterium leprae*.

O gênero *Mycobacterium* compartilha muitas características comuns com os gêneros *Corynebacterium* e *Actinomyces*. Dentre essas, estão a produção de ácidos graxos de cadeia longa ramificados, extremamente raros, denominados **ácidos micólicos**, e o conteúdo genômico de bases Guanina-Citosina. Desta forma, considera-se que este gênero seja um intermédio taxonômico entre as eubactérias e os actinomicetos, pertencendo à ordem *Actinomycetales*, dentro da família *Mycobacteriaceae*.

Compreendendo o gênero, existem mais de 160 espécies conhecidas, a grande maioria sendo bactérias saprófitas de solo e apenas algumas espécies patogênicas ao homem. Dentre as que merecem destaque, estão as que causam tuberculose, como *M. tuberculosis*, *M. bovis* e *M. africanum*, ou hanseníase (lepra), como *M. leprae*. De forma geral, os integrantes deste grupo apresentam um crescimento muito lento, levando por vezes semanas para formar colônias visíveis em meio sintético. Cabe salientar que, dentre as espécies do gênero, *M. leprae* é a única que até o presente não é cultivada em ambiente laboratorial.

A Tabela 56.1 apresenta algumas das espécies micobacterianas de maior significado clínico, além da associação das mesmas às respectivas doenças.

Propriedades Gerais Micobacterianas

As micobactérias são aeróbias estritas, consideradas fracamente Gram-positivas; são micro-organismos pequenos em forma de bastão que não possuem flagelos, não formam esporos, não produzem toxinas e não possuem cápsula. Diferem das demais bactérias numa série de aspectos, muitos dos quais relacionados às propriedades da parede celular. Características distintas, como a quantidade e variedade de

Tabela 56.1
Espécies Micobacterianas Associadas às Doenças Humanas

Espécies	*Significado clínico*	*Doença*
M. abscessus	potencialmente patogênica	doença pulmonar e de pele
M. africanum	sempre patogênica	tuberculose humana
M. avium	potencialmente patogênica	infecção disseminada em pacientes com AIDS
M. bovis	sempre patogênica	tuberculose humana/bovina
M. chelonae	potencialmente patogênica	lesões cutâneas
M. fortuitum	potencialmente patogênica	infecções oportunistas
M. intracellulare	potencialmente patogênica	infecções pulmonares
M. kansasii	potencialmente patogênica	infecções pulmonares
M. leprae	sempre patogênica	hanseníase
M. marinum	potencialmente patogênica	infecções cutâneas profundas
M. scrofulaceum	potencialmente patogênica	adenite cervical em crianças
M. tuberculosis	sempre patogênica	tuberculose humana
M. ulcerans	sempre patogênica	Doença de Buruli

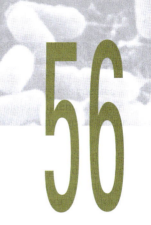

lipídeos complexos presentes no envelope, destacam-se entre as propriedades exclusivas do gênero. São micro-organismos intracelulares, que infectam e proliferam-se no interior de macrófagos. A velocidade de crescimento entre as espécies é bastante variável, diferenciando-as entre os grupos de crescimento lento, moderado e rápido, como está apresentado na Tabela 56.2.

Da mesma forma que existe uma variação na velocidade de crescimento, entre espécies micobacterianas, ocorre também uma variação na temperatura ótima de crescimento. As espécies que crescem em temperaturas inferiores a 37?C causam geralmente apenas infecções cutâneas, uma vez que a temperatura da pele é inferior à de regiões mais profundas do corpo. Acredita-se que *M. leprae* esteja nesta relação, já que o micro-organismo aparenta apresentar preferência por colonizar extremidades corporais, onde a temperatura é relativamente menor. Outra propriedade compartilhada entre as micobactérias que as distingue das demais bactérias refere-se à retenção de fucsina básica pela parede celular, mesmo na presença de álcool e ácido, conferindo-lhes a designação de bacilos álcool-ácido resistentes (BAAR). O método de coloração de Ziehl-Neelsen, que permite diferenciar bactérias BAAR positivas e negativas, consiste no tratamento do esfregaço com fucsina, seguido pelo seu descoramento a partir da mistura de álcool (97%) e ácido clorídrico (3%); após ser lavado com água, o esfregaço é corado com azul de metileno. Bactérias BAAR positivas reterão fucsina, corando-se em vermelho; as que não retêm, portanto BAAR negativas, coram-se em azul. Através desta técnica, pode-se descorar qualquer tipo de bactéria, exceto as micobactérias.

Tem-se observado que as manifestações clínicas de infecções micobacterianas decorrem da resposta imunológica do hospedeiro à infecção e aos antígenos que portam. Essas infecções são, geralmente, acompanhadas por hipersensibilidade do tipo tardia, envolvendo imunidade mediada por células. A relação entre ambas pode ser estudada através da administração intradérmica de tuberculina, uma mistura de proteínas de baixo peso molecular produzida pelo *M. tuberculosis*. Quando purificada, esta recebe a designação de PPD (*purified protein derivative*), sendo utilizada em testes dermatológicos de reatividade para diagnosticar exposição prévia ao bacilo e infecção latente, além de ser importante no monitoramento epidemiológico.

Parede Celular

As micobactérias produzem uma parede celular de estrutura extremamente singular (Figura 56.1), na qual o peptídeoglicano contém ácido N-glicolilmurâmico em vez de ácido N-acetilmurâmico, geralmente encontrado na maioria das outras bactérias. Uma característica ainda mais distinta é que cerca de 60% da parede celular micobacteriana é composta de lipídeos que consistem basicamente de ácidos graxos de cadeia longa incomuns, com 60 a 90 átomos de carbono, denominados ácidos micólicos. Esses estão covalentemente ligados ao polissacarídeo que compõe a parede celular, denominado arabinogalactano, que, por sua vez, liga-se ao peptideoglicano através de pontes fosfodiéster. A parede celular também contém alguns tipos de lipídeos livres, não covalentemente associados a este esqueleto basal (o complexo arabinogalactano-peptídeoglicano), e algumas proteínas. Estes lipídeos representam epítopos passíveis de reconhecimento pelo hospedeiro.

O gradiente de fluidez da parede celular micobacteriana tem uma orientação aparentemente contrária à de bactérias Gram-negativas, com regiões externas mais fluidas que as internas. Possuem proteínas de membrana formadoras de canais catiônicos seletivos chamadas porinas, que controlam ou retardam a difusão de pequenas moléculas hidrofílicas, conferindo uma baixa permeabilidade da parede celular a solutos hidrofílicos, e presentes em baixa concentração na parede. *M. tuberculosis* possui uma das paredes mais permeáveis a agentes antimicobacterianos hidrofílicos, enquanto

Tabela 56.2
Diferenciação das Espécies Micobacterianas em Função da Velocidade de Crescimento

Espécies	*Velocidade de Crescimento*		
	lento	*moderado*	*rápido*
M. abscessus	-	-	+
M. avium	+	-	-
M. bovis	+	-	-
M. chelonae	-	-	+
M. fortuitum	-	-	+
M. intracellulare	+	-	-
M. kansasii	+	-	-
M. marinum	-	+	-
M. smegmatis	-	-	+
M. scrofulaceum	+	-	-
M. tuberculosis	+	-	-
M. ulcerans	+	-	-

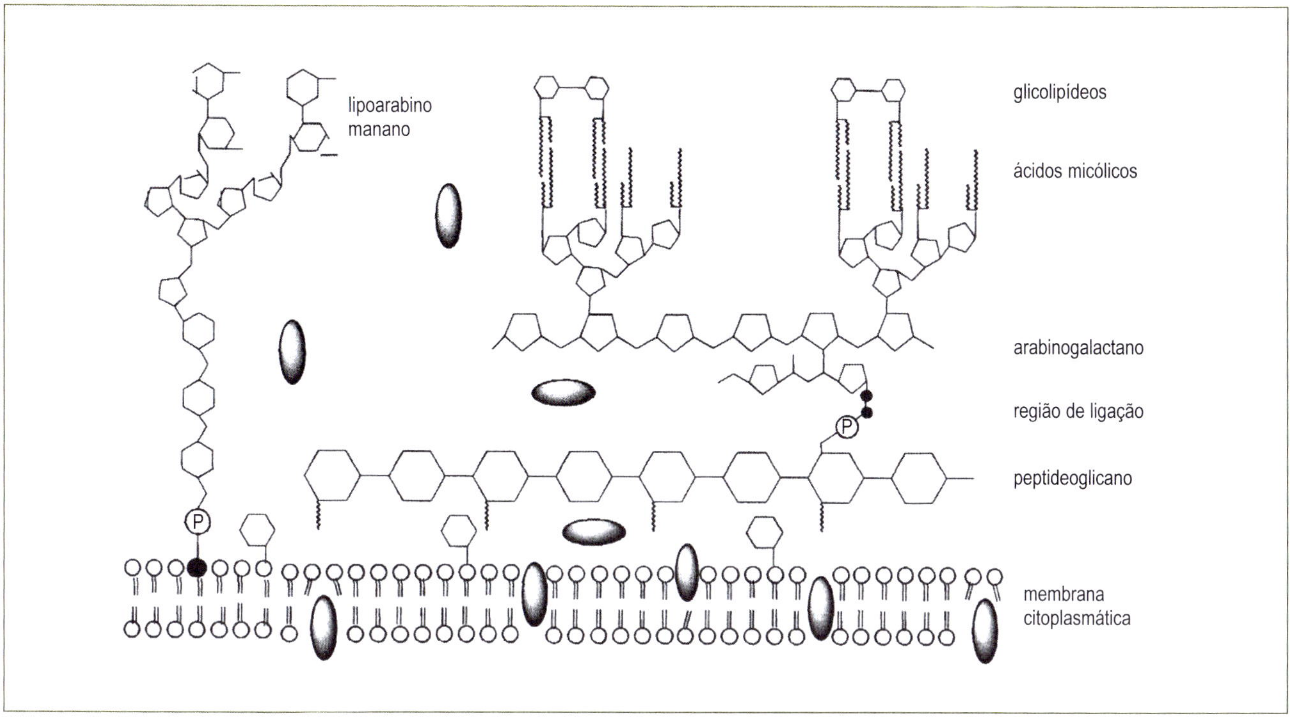

Figura 56.1 – *Representaçao esquemática da parede celular de micobactéria. A membrana citoplasmática é encapsulada pela camada de peptídeoglicano. A espinha dorsal do peptideoglicano está ligado ao arabinogalactano através de ligações fosfodiéster. O arabinogalactano é um polissacarídeo ramificado de uma cadeia de galactose proximal, ligado a uma cadeia distal de arabnose. As cadeias de ácidos micolicos estão em posição perpendicular a bicamada lipídica, com cadeias expostas interagindo com o dimicolato de trealose (Fator Corda). Outro importante componente associado de maneira não covalente a parede celular é o lipoarabinomanano (LAM) que é um fator imunogênico e é visto na figura ligado a membrana citoplasmática por uma ligação fosfatidilinositol.*

as outras espécies são mais resistentes às drogas com esta propriedade.

Esta parede singular permite que o micro-organismo sobreviva dentro de macrófagos, que normalmente aniquilam patógenos fagocitados. Facilita, também, a agregação bacteriana, tornando ainda mais árduo o cultivo deste patógeno e a realização de contagens, além de dificultar seu diagnóstico. As micobactérias são relativamente resistentes à dessecação, à álcali e a muitos desinfetantes químicos, o que dificulta a prevenção da sua transmissão em instituições e meios urbanos em geral.

Tuberculose

...uma doença terrível na qual a morte e a vida estão tão intimamente mescladas, que a morte toma o rubor e o carmim da vida, e a vida a pálida esqualidez da morte... (Charles Dickens, Nicholas Nickleby, Oxford University Press, Cap XLIX, pg 637)

Histórico

A tuberculose humana, também conhecida como peste branca, foi a principal causadora de mortes no final do século XIX e início do século XX, e continua sendo a principal infecção causadora de mortes em adultos no mundo por um único agente infeccioso. Calcula-se que a doença tenha ceifado a vida de cerca de um bilhão de pessoas, superando em muito outras doenças como varíola, peste bubônica, cólera e influenza. Estudos recentes sugerem que o bacilo da tuberculose já infectava humanos há cerca de 70.000 anos atrás e os acompanhou durante as migrações da África para o resto do planeta. Provavelmente descrita pela primeira vez em textos indianos, a tuberculose pulmonar é conhecida desde os tempos de Hipócrates como tísica. Escrófula, uma forma da doença manifestada nos gânglios linfáticos do pescoço, foi muito bem descrita nos tempos medievais europeus, devido à crença que os reis, sobretudo os da Inglaterra, podiam curar a escrófula por um simples toque no paciente. Uma manifestação ainda mais rara é a doença de Pott ou deformidade de Gibbous, uma forma destrutiva de tuberculose que induz deformidades da espinha, causando paralisia dos membros.

Um dos mais significativos e completos estudos sobre a tuberculose foi realizado pelo alemão Robert Koch (1843-1910), um dos grandes cientistas da humanidade. Em 24 de março de 1882, data memorável na história da bacteriologia e medicina, apresentou em Berlin, por ocasião da Reunião da Sociedade de Fisiologia, o isolamento e cultivo, a partir de tubérculos macerados, do *M. tuberculosis*, identificado como o agente etiológico da tuberculose e que passou, então, a ser conhecido como bacilo de Koch. Posteriormente, Koch postulou que *"para provar que a tuberculose é causada pela invasão do bacilo e condicionada pelo seu crescimento e multiplicação, é necessário: isolar o bacilo do corpo, cres-*

cê-lo em cultura pura, e, através da sua administração em animais, reproduzir a mesma condição de morbidez...". Tais princípios, hoje denominados Postulados de Koch, tornaram-se gerais e são aplicados à maioria das moléstias causadas por bactérias e outros agentes infecciosos.

O avanço mais importante na histórica batalha contra a tuberculose, e outras infecções bacterianas, viria em meados da Segunda Guerra Mundial, com a descoberta e introdução da estreptomicina, antibiótico produzido a partir de cultivos de *Streptomyces sp* e em seguida a isoniazida e ácido para-amino-salicílico na década de 50, que revolucionaram a quimioterapia contra a doença ativa, reduzindo consideravelmente a mortalidade. Posteriormente, devido á emergência de amostras resistentes, surgiram outras drogas como etambutol, pirazinamida e rifampicina.

No Brasil, acredita-se que esta doença tenha sido introduzida com a vinda de portugueses e missionários jesuítas, já a partir de 1500. A história do tratamento da tuberculose no Brasil pode ser resumida à seguinte sequência de eventos: em 1927, Arlindo de Assis aplicava pela primeira vez a BCG oral em recém-nascidos; a partir da década de 1940, a mortalidade por tuberculose foi drasticamente reduzida devido à introdução de drogas tuberculostáticas como: estreptomicina, ácido para-amino-salicílico e isoniazida (INH); em 1973, implantava-se a vacinação com BCG intradérmica, que passou a ser obrigatória para menores de um ano de idade a partir de 1976; três anos mais tarde, foi introduzido o esquema de tratamento de curta duração (seis meses), baseado em rifampicina, isoniazida e pirazinamida.

Tuberculose: a doença

A tuberculose humana é uma doença infecto-contagiosa causada por algumas micobactérias do "Complexo *Mycobacterium tuberculosis*", incluindo *M. bovis*, *M. africanum* e, principalmente, *M. tuberculosis*.

A principal maneira de transmissão dá-se através de partículas infectantes. Em pacientes com tuberculose ativa, a tosse caracteriza sintoma de inflamação pulmonar crônica, além de ser o principal mecanismo de disseminação do micro-organismo para novos hospedeiros. Esses expelidos pela tosse, espirro ou perdigotos são propelidos do pulmão para o ar, podendo permanecer em suspensão durante algumas horas; é uma doença altamente contagiosa.

Estudos em modelos animais demonstraram que partículas em suspensão contendo de 1 a 10 bacilos são suficientes para causar a infecção. Os principais determinantes de risco de infecção são a concentração de organismos em uma partícula exalada por uma fonte, sua característica aerodinâmica, a taxa de ventilação e a duração da exposição.

Na maioria das pessoas infectadas, os bacilos inalados são fagocitados por macrófagos alveolares, e podem seguir dois caminhos: são eliminados ou se multiplicam no interior dos macrófagos, em lesões localizadas chamadas tubérculos. Normalmente, 2 a 6 semanas após a infecção, ocorre o estabelecimento de imunidade mediada por linfócitos T, seguida de infiltração de macrófagos ativados na lesão, resultando na eliminação de maior parte da carga bacilar e no término da infecção primária, normalmente sem a apresentação de sintomas. Nestes casos, a única evidência de infecção prévia é dada pelo teste da tuberculina ou, em alguns casos, evidências de uma lesão calcificada diagnosticada através de raios-X.

Muitas vezes, entretanto, o bacilo pode apresentar uma coexistência pacífica com seu hospedeiro humano na forma de uma infecção quiescente ou dormente, estabelecendo-se um grande reservatório bacteriano em indivíduos infectados. Indivíduos com infecção latente apresentam um risco de desenvolver tuberculose ativa em aproximadamente 5% dos casos após o primeiro ano e 10% ao longo da vida.

Assim como muitos bacilos são eliminados, fagócitos infiltrantes e células do parênquima pulmonar também são mortos, produzindo uma necrose sólido-esponjosa característica (granuloma ou complexo de Gohn), na qual alguns bacilos podem se refugiar. Caso haja um predomínio da resposta imune do hospedeiro, a lesão pode ser contida, restando apenas cicatrizes residuais no pulmão. Entretanto, se ocorrer uma expansão da reação de necrose, atingindo um brônquio, ocorre a formação de uma cavidade no pulmão, possibilitando que uma grande quantidade de bacilos seja disseminada para o meio através da tosse e hemoptises (escarro com sangue arterial). Cerca de 15% dos pacientes com a doença ativa apresentam tuberculose extrapulmonar, causada pela evolução do granuloma devido ao crescimento bacteriano excessivo, atingindo a corrente sanguínea e disseminando os bacilos por várias partes do corpo; denomina-se tuberculose miliar, ocorrendo frequentemente na pleura, nos linfonodos, no fígado, no baço, nos ossos e nas articulações, no coração, no cérebro, no sistema geniturinário, nas meninges, no peritônio ou na pele. Os processos patológico e inflamatório produzem características como enfraquecimento, febre, perda de peso, sudorese noturna, dor no peito, insuficiência respiratória, tosse (com pouca ou nenhuma produção de escarro), e, quando ocorre o rompimento de um vaso sanguíneo, a tuberculose pulmonar pode causar a hemoptíse.

Mycobacterium tuberculosis

O *M. tuberculosis* é o principal agente etiológico da tuberculose no homem. O bacilo apresenta variação de 0,3 a 0,6 μm de diâmetro e comprimento de 1,0 a 4,0 μm. É um patógeno intracelular de macrófagos, que estabelece sua infecção preferencialmente no sistema pulmonar; tem a ação regulada pelo sistema imune do hospedeiro e, na maioria das vezes, é condicionado a um estado de dormência. O tempo de geração é de aproximadamente 24 horas, tanto em meio sintético, como em animais infectados. O crescimento do organismo em ambiente laboratorial evidencia a formação de colônias com superfície seca e rugosa e, para que as mesmas se tornem visíveis, são necessárias de 3 a 4 semanas de crescimento em placa.

A partir do sequenciamento completo do genoma da linhagem mais bem caracterizada, o *M. tuberculosis* H37Rv, determinou-se que o cromossomo circular desta possui 4.411.532 pares de base, com um conteúdo de Guanina + Citosina [G+C] de aproximadamente 65,9%. Desde seu isolamento, em 1905, esta linhagem tem tido aplicação mundial na pesquisa biomédica devido à total retenção de virulência em modelos de tuberculose animal, além de ser susceptível a drogas e amena à manipulação genética.

O exame da composição de aminoácidos do proteoma de *M. tuberculosis*, revelou uma significativa preferência estatística pelos aminoácidos alanina, glicina, prolina, arginina e triptofano, todos codificados por códons ricos em G+C, e uma considerável redução na utilização de aminoácidos codificados por códons ricos em Adenina + Timina [A+T], como asparagina, isoleucina, lisina, fenilalanina e tirosina. Uma descoberta surpreendente foi a de que um conjunto de elementos variáveis, as sequências polimórficas ricas em G+C [*Polymorphic G+C-Rich Sequences* (PGRSs)], correspondem a uma família de sequências que codificam proteínas com pequenos motivos peptídicos, PE e PPE, ricas em glicina, organizadas em domínios repetitivos comuns. Estas proteínas, que representam aproximadamente 10% da capacidade codificante do genoma, aparentam ser remanescentes daquelas ligadas à variação antigênica em outras bactérias.

Entre algumas proteínas secretadas identificadas pela sequência genômica e que poderiam atuar como fatores de virulência estão as fosfolipases C, lipases e esterases, que podem atacar membranas celulares ou vacuolares, assim como algumas proteases. Uma das fosfolipases está relacionada com a persistência do bacilo no ambiente fagossômico, que é limitado em nutrientes.

Sistema imunológico humano na tuberculose

A resposta imune é a principal responsável pela defesa contra a infecção do bacilo da tuberculose. Entretanto, tratando-se de infecções micobacterianas, a resposta imunológica do hospedeiro também está associada a danos teciduais, devido à formação de granulomas e necrose. Vários dos sintomas da tuberculose, incluindo a destruição tecidual que eventualmente liquefaz porções infectadas do pulmão, são preferivelmente mediados pela resposta imune do hospedeiro contra o bacilo ao invés da virulência bacteriana propriamente dita. *M. tuberculosis* infecta primeiramente macrófagos, residindo dentro de vacúolos ligados à membrana, os fagossomos. Segundo estudos *in vivo* realizados em camundongos, verifica-se que os bacilos apresentam tempo de replicação muito curto; a seguir, tem inicio a ativação de macrófagos a partir de citocinas pré-inflamatórias derivadas dessas células, como as interleucinas IL-6, IL-12 e fator de necrose tumoral (TNF), além do envolvimento de interferon gama (INF-?), inicialmente derivado de células NK, para conter ou inibir o crescimento bacteriano. Após cerca de duas semanas, ocorre uma grande redução da replicação bacteriana. Segue-se uma redução significativa da carga bacteriana hepática e, em menor intensidade, no baço. Após esta considerável redução, os bacilos remanescentes entram num estado não replicativo de persistência. Ainda que o número de bacilos nesta fase da infecção em camundongos não mimetize o estado latente no hospedeiro humano, ela representa um equilíbrio entre a persistência do patógeno e a resposta imune do hospedeiro, caracterizando o estado de dormência. Esta forma latente e ainda viável do bacilo pode restabelecer sua replicação, desencadeando a doença ativa sob condições de imunossupressão.

Dormência e reativação do *Mycobacterium tuberculosis*

A tuberculose latente caracteriza-se por ser uma síndrome clínica decorrente da exposição ao *M. tuberculosis*, do estabelecimento da infecção e da geração de resposta imune do hospedeiro para controlar o bacilo, forçando-o a um estado de quiescência no tecido infectado. Caracteriza-se por uma redução do metabolismo bacteriano, decorrente da ação da resposta imune celular, que de certa forma contém, mas não erradica, a infecção. Ao contrário da doença ativa, a tuberculose latente não se caracteriza como uma doença infecciosa e, portanto, não representa um risco de saúde pública.

Por outro lado, condições imunossupressivas comprometem a eficácia do sistema imune, permitindo a reativação do bacilo até então dormente, e levando o indivíduo a desenvolver tuberculose ativa, frequentemente muitas décadas após a infecção inicial. Para ter-se uma ideia, estima-se que o risco de ocorrer o desenvolvimento de tuberculose ativa entre pessoas coinfectadas com HIV e *M. tuberculosis* é de cerca de 8%/ano, comparado com 10% de risco ao longo da vida para pessoas infectadas apenas pelo bacilo. Entre pacientes com AIDS e imunodeprimidos, podem ocorrer infecções oportunistas causadas pelas denominadas "micobactérias atípicas", que incluem o complexo *M. avium*, *M. kansasii*, *M. fortuitum* e *M. chelonae*, ainda que estas espécies sejam essencialmente saprofíticas. Atualmente, a infecção por HIV representa o maior risco para a progressão de uma infecção latente para a doença ativa. Ainda, a tuberculose induz o desenvolvimento de AIDS em pacientes HIV positivos pela produção de citocinas estimulatórias e redução do número de células T CD4+ no organismo. Portanto, a coinfecção por *M. tuberculosis* e HIV representa um problema de efeito devastador, tanto para pacientes infectados como para a população em geral.

Pode-se dizer que a infecção por HIV alterou drasticamente a epidemiologia e a história natural da tuberculose, causando um aumento na sua dinâmica de transmissão, morbidade e mortalidade. O diagnóstico de tuberculose entre pacientes HIV positivos tornou-se mais difícil devido a fatores como: falsos negativos nos testes de tuberculina; achados atípicos em raios-X torácicos de tuberculose pulmonar; quadro pulmonar com esfregaço de escarro negativo para BAAR; tuberculose extrapulmonar. É evidente que a epidemia de HIV favorece o surgimento de linhagens do bacilo resistentes a drogas em pacientes coinfectados, uma vez que, nestes casos, há um maior índice de abandono do tratamento, além de facilitar uma rápida disseminação destas linhagens para outras pessoas. Em pacientes HIV positivos infectados por tuberculose resistente a múltiplas drogas ou *Multidrug-Resistant Tuberculosis* (MDR-TB), os índices de mortalidade frequentemente superam 80%, com um intervalo entre o diagnóstico e a morte variando entre 4 a 16 semanas, fazendo com que MDR-TB seja conhecida como a mais maligna infecção oportunista associada a infecção por HIV. MDR-TB é definida pela presença de resistência a pelo menos isoniazida e rifampicina, duas das principais drogas de primeira linha utilizadas no combate da doença ativa no homem. O Centro de Controle de Doenças dos Estados Unidos da América definiu uma nova classe de MDR, nomeada tuberculose extensivamente resistente a drogas ou *extensively drug-resistant* (XDR), cujos isolados apresentavam resistência a isoniazida e rifampicina e a pelo menos três das seis principais classes de drogas de segunda linha (aminoglicosídeos, polipeptídeos, fluoroquinolonas, cicloserina e ácido para-aminosalicílico). Em 2010, foram reportados casos de infecção por bacilos totalmente resistentes às drogas de primeira e segunda linhas, *totally drug-resistant* (TDR).

Diagnóstico

O teste de tuberculina (PPD) pode ser utilizado para detectar uma infecção de muitos anos atrás, ou mesmo de origem recente, sendo a única maneira de diagnosticar uma infecção latente, pela reação de hipersensibilidade do tipo tardia desenvolvida contra antígenos micobacterianos. Conhecido como teste de Mantoux, consiste na injeção intradérmica de 0,1 mL de tuberculina na face anterior do antebraço. O teste é considerado positivo para pacientes que desenvolvem uma área endurecida de pelo menos 5 mm de diâmetro no local da injeção após 48 horas. Entretanto, a vacinação com BCG (Bacilo de Calmette e Guérin) também produz reatividade ao PPD, fazendo com que a utilização e a confiabilidade deste teste diminuam com o aumento do número de crianças vacinadas.

Desde seu desenvolvimento por Koch em 1882, a técnica de baciloscopia ou esfregaço de escarro para BAAR sofreu poucas modificações, e continua sendo um dos métodos mais rápidos de detecção de *M. tuberculosis*. O esfregaço de escarro é uma maneira simples de diagnosticar tuberculose, além de ter baixo custo e ser de fácil acesso.

Para o diagnóstico de MDR/XDR-TB, são realizados testes de sensibilidade do bacilo a drogas antituberculose. Durante a incubação um monitoramento diário deve ser realizado para se detectar a sensibilidade das cepas. As amostras que apresentam uma leitura estável ou decrescente, representam linhagens susceptíveis, e aquelas que apresentam uma leitura crescente representam as linhagens resistentes. Outro método é o de proporção, pelo qual se pode definir com quais drogas e em que concentrações mínimas ocorre a inibição de pelo menos 99% do crescimento bacteriano.

O progresso das técnicas moleculares permitiu o desenvolvimento de testes mais sensíveis e rápidos na detecção e identificação de micobactérias. Muitas destas técnicas estão disponíveis no mercado, com sensibilidade e especificidade superior a 90%. Entretanto, um dos principais problemas consiste no custo destes métodos, restringindo seu uso a países desenvolvidos.

A amplificação *in vitro* de sequências específicas do genoma do patógeno, a partir de técnicas como a PCR, permite um rápido diagnóstico com maior grau de sensibilidade e especificidade que os tradicionais métodos padrão estabelecidos por muitos anos. Em poucas horas, pode-se identificar características clínicas relevantes de patógenos, tanto diretamente nas amostras como em culturas precoces. Assim, o diagnóstico de tuberculose pode ser confirmado em apenas um dia ao invés de um a dois meses.

Diferentemente de outros patógenos, não é possível diferenciar adequadamente cepas de *M. tuberculosis* usando métodos fenotípicos. A partir de 1990, com o desenvolvimento de métodos moleculares de tipagem tornou-se possível realizar estudos mais acurados de transmissão da tuberculose e da origem e distribuição global dos distintos genótipos. Admite-se que a transmissão horizontal de genes seja um evento raro e que a variabilidade genética de *M. tuberculosis* resulte principalmente de mutações pontuais, pequenas inserções e deleções mediadas por elementos móveis, como as sequências de inserção, grandes deleções que caracterizam diferentes subespécies dentro do Complexo *M. tuberculosis* e variações no número de sequências repetidas distribuídas no genoma. Estes mecanismos têm sido usados para desenvolver métodos de tipagem, como a análise de polimorfismos de fragmentos de restrição contendo o elemento IS*6110* (RFLP-IS*6110*), a análise da presença ou ausência de 43 regiões espaçadoras no locus de repetições diretas DR (*spoligotyping*), a análise do número de repetições em *tandem*, localizadas em unidades repetidas do genoma (MIRU-VNTR) e, mais recentemente, o sequenciamento genômico.

Existem muitos genes micobacterianos que conferem resistência a drogas após sofrerem mutações específicas. Após o sequenciamento destes genes e a identificação de suas mutações, pode-se utilizar alguns métodos de detecção genotípica de resistência a drogas. O método ideal é o sequenciamento de DNA; entretanto, este acaba sendo muitas vezes impraticável, fazendo com que se opte por técnicas alternativas, como análise de polimorfismo de conformação de fita simples pela PCR, análise de heteroduplex, iniciação por mutação específica, análise por enzimas de restrição e métodos de hibridização em fase sólida. Como alternativa, desenvolveu-se um sistema rápido de detecção que se baseia no método fenotípico, podendo ser adaptado para a utilização em testes de susceptibilidade.

Epidemiologia

Em 1993, a tuberculose foi declarada uma questão de urgência à saúde pública global pela Organização Mundial de Saúde (OMS), sendo a única doença até então a receber esta designação. Atualmente, é responsável pelo maior índice de mortalidade humana causada por um único agente infeccioso, representando 26% das mortes possíveis de se prevenir e 7% de todas as mortes na Terra. Esse ressurgimento da tuberculose se deve principalmente a fatores como o aumento na incidência de resistência a drogas, o surgimento da epidemia de HIV/AIDS no início da década de 1980, e o aumento de imigrantes de países com alta prevalência para países desenvolvidos, entre outros. Baseados em testes dermatológicos de reatividade à PPD, epidemiologistas estimam que cerca de 1/3 da população mundial, ou seja, 1,7 bilhão de pessoas, esteja infectada com *M. tuberculosis* e sob risco de desenvolver a doença. Acredita-se que ocorram cerca de oito a dez milhões de novos casos de tuberculose e três milhões de mortes por ano.

A tuberculose apresenta-se, de certa forma, sob controle em alguns países como Japão e Estados Unidos, mas se manifesta de forma violenta no sudeste da Ásia, África e regiões do Pacífico devido às complicações por coinfecção pelo HIV/AIDS e resistência a drogas. Aproximadamente 95% dos casos de tuberculose ocorrem nos países subdesenvolvidos, aos quais se atribuem 98% dos óbitos mundiais causados pela doença. Os dados nacionais apontam que de 25% a 30% da população brasileira se encontra infectada pelo bacilo da tuberculose (aproximadamente 40 milhões de pessoas). Desses, cerca de 90 mil casos clínicos de tuberculose ocorrem anualmente, levando a cinco mil óbitos. Em algumas regiões do Brasil, o número de casos e de mortalidade pela doença aumentou significativamente. No estado de São Paulo, foram notificados nos anos de 2009, 2010 e 2011, 15.785, 16.184 e 16.486 novos casos, respectivamente, levando a 1.521 mortes só no ano de 1998 (Centro de Vigilância Epidemiológica – Secretaria de Estado da Saúde de São Paulo, 2002). Em 2012, realizou-se um estudo da distribuição de casos notificados de tuberculose entre os estados brasileiros, cujas maiores incidências apresentaram-se em ordem decrescente nos estados de Amazonas, Rio de Janeiro, Pernambuco e Rio Grande do Sul e neste último existe a maior concentração de coinfectados pelo HIV/AIDS.

Atualmente, MDR-TB apresenta alta incidência, em forma crescente na Letônia, Índia, Estônia, República Dominicana e Argentina, e baixa incidência na maioria dos países da Europa Ocidental, África e Estados Unidos indicando que a doença permanece um problema global. Segundo a OMS, ocorrem aproximadamente 500.000 novos casos de MDR-TB por ano mundialmente, e 79% dos casos de MDR-TB são "super cepas", linhagens resistentes a pelo menos três das quatro principais drogas utilizadas no tratamento da tuberculose.

Tratamento

O tratamento quimioterápico padrão atualmente recomendado pela OMS para o controle da tuberculose no mundo baseia-se na terapia de curta duração, que é diretamente observada, e que utiliza uma combinação de quatro drogas antituberculose, conhecida como DOTS, sigla inglesa para *Directly Observed Treatment Short-course*; consiste na administração combinada de isoniazida, rifampicina, pirazinamida e etambutol durante os dois primeiros meses, seguida por uma combinação de isoniazida e rifampicina por pelo menos mais quatro meses. Em função da longa duração do tratamento quimioterápico, dos desagradáveis efeitos colaterais às drogas e da complacência humana com o tratamento a OMS passou a investir em medidas de adesão universal ao tratamento (DOTS); neste, agentes de saúde aconselham seus pacientes, monitoram seu progresso, e observam a ingestão de cada dose da medicação. Esta estratégia previne a ocorrência de novas infecções e, ainda mais importante, inviabiliza o desenvolvimento de MDR/XDR-TB. Cabe salientar que pacientes HIV positivos tratados conforme as recomendações da OMS (DOTS) têm conversão de escarro e índices de cura semelhantes aos de pacientes HIV negativos tratados.

Algumas vezes durante o tratamento pode-se observar uma resistência inicial do bacilo a isoniazida, tornando-se necessária a adição de outras drogas de primeira linha, como estreptomicina. No caso de resistência a, pelo menos, rifampicina e isoniazida (MDR-TB), torna-se necessária uma extensão do período de tratamento, optando-se, muitas vezes, pela utilização de drogas de segunda ou até terceira linha, ainda que a maior toxicidade seja um fator limitante. Entre as drogas de primeira linha (Figura 56.2), que são geralmente bactericidas, combinando uma alta eficácia com uma relativa toxicidade ao paciente durante o tratamento, estão: isoniazida, rifampicina, estreptomicina, etambutol, pirazinamida; e, entre as drogas de segunda linha (Figura 56.3), que são geralmente bacteriostáticas, apresentando uma eficácia menor e sendo, na maioria das vezes, mais tóxicas, estão: fluoroquinolonas, ácido para-amino-salicílico, ciclo-serina e etionamida, entre outras.

Pacientes com tuberculose latente também podem ser tratados, geralmente a base apenas de isoniazida, uma monoterapia; este tratamento funciona apenas em pacientes que ainda não desenvolveram a doença ativa. Trata-se de uma administração profilática de isoniazida por seis a nove meses, inviabilizando o desenvolvimento da doença através da eliminação dos bacilos dormentes.

Mecanismo de ação de drogas, resistência e multirresistência

A rifampicina interage especificamente com a subunidade β da enzima RNA polimerase de organismos procarióticos para inibir a transcrição, levando, portanto, à morte bacteriana. A detecção molecular de resistência é relativamente fácil de ser analisada, já que aproximadamente 96% dos casos de resistência a rifampicina envolvem mutações específicas no gene *rpoB*, que codifica a cadeia β da enzima, produzindo resistência à droga por diminuir a afinidade de ligação da rifampicina à polimerase.

O primeiro efeito bioquímico da hidrazida do ácido isonicotínico ou isoniazida ocorre nos primeiros estágios da síntese de ácidos micólicos. INH é uma pré-droga sintética que requer o produto do gene estrutural *katG* para sua ativação; esta droga passa a ser um composto ativo após metabolização pela catalase-peroxidase de *M. tuberculosis*, inibindo a atividade da enzima 2-*trans* enoil-ACP (CoA) redutase (InhA), codificada pelo gene *inhA*. A resistência a isoniazida é mais complexa, pois envolve pelo menos 4 genes: o *katG*, que medeia tanto a susceptibilidade como resistência a INH, e que codifica a enzima catalase-peroxidase; o *inhA*, envolvido no alongamento de ácidos graxos; o *ahpC*, que codifica a enzima hidroperóxido alquil redutase C; e o *oxyR*, um importante regulador de estresse oxidativo.

A estreptomicina atua na inibição do início da síntese de proteínas em procariotos. Foram identificados 2 genes

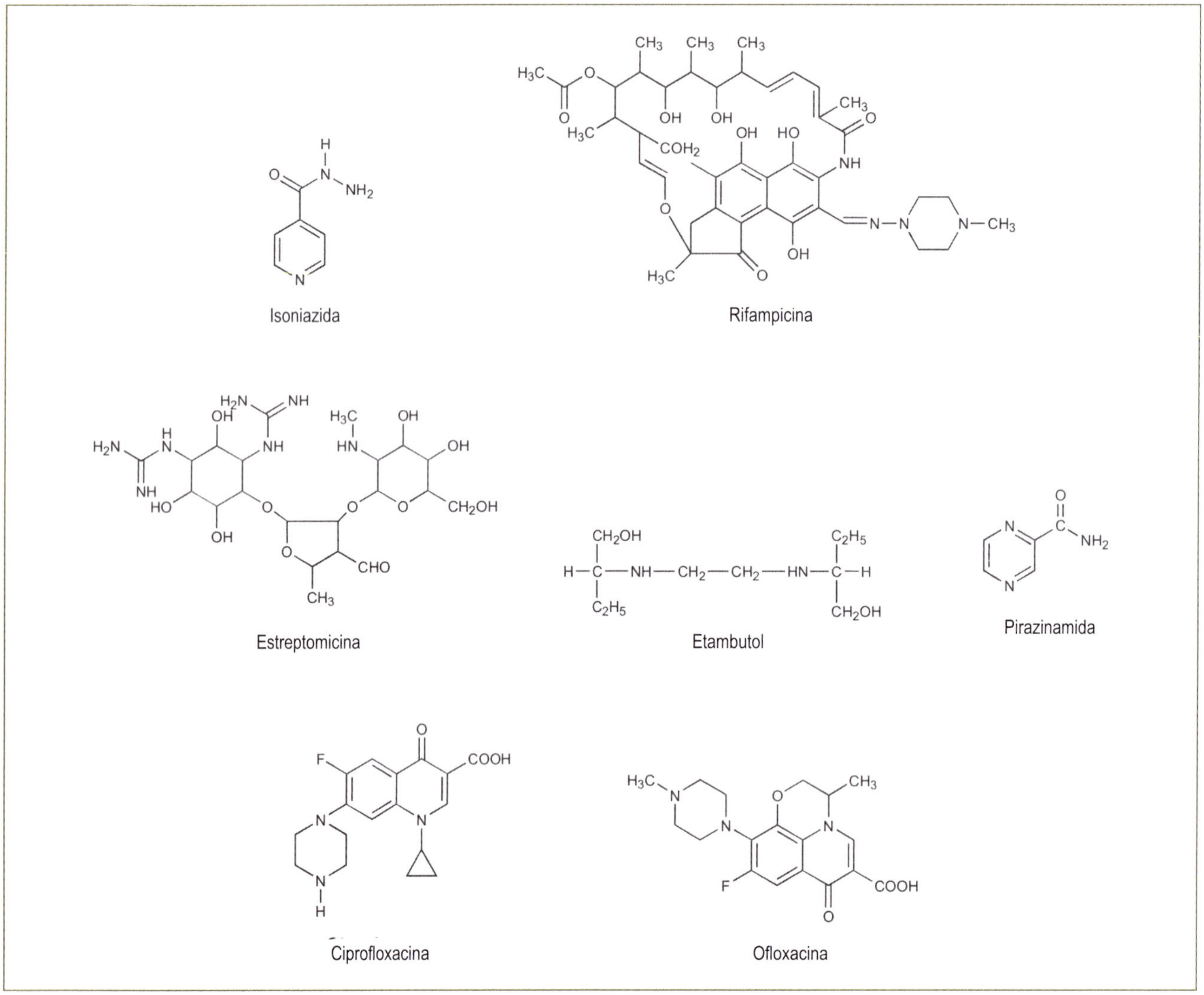

Figura 56.2 – *Drogas de primeira linha, que são geralmente bactericidas, combinando uma alta eficácia com uma relativa toxicidade ao paciente durante o tratamento.*

envolvidos na sua resistência: *rrs*, que codifica o rRNA 16S; e *rpsL*, que codifica a proteína ribossomal S12.

A resistência ao etambutol é determinada por mutações nos genes *embA*, *embB* e *embC*, que codificam enzimas envolvidas na síntese de arabinano, tanto de lipoarabinomanano como arabinogalactano.

A pirazinamida é uma pré-droga que tem efeito apenas em *M. tuberculosis*, dentre todas as espécies micobacterianas, inibindo a síntese de ácidos graxos. Sua resistência é conferida por mutações no gene *pncA*, que codifica pirazinamidase, enzima que hidrolisa a droga para a tornar ativa.

As fluoroquinolonas agem nas enzimas responsáveis pela conformação topológica do DNA, ou seja, as topoisomerases, principalmente as DNA girases. A resistência a ciprofloxacina, uma das fluoroquinolonas mais ativas contra o bacilo da tuberculose, é conferida por mutações nos genes *gyrA, gyrB* e *lfrA*, que codificam, respectivamente, a subunidade A e B da DNA girase, e uma proteína de efluxo. Bem como a maioria das linhagens de *M. tuberculosis* selvagens, muitas das linhagens multirresistentes são susceptíveis as fluoroquinolonas, compostos bactericidas que aumentam a atividade de isoniazida e rifampicina.

Muitas bactérias patogênicas possuem plasmídeos de resistência, que podem potencializar uma rápida transição à MDR/XDR de linhagens selvagens susceptíveis a drogas, podendo conferir resistência a várias substâncias antibacterianas de uma só vez. Isto nunca foi observado em *M. tuberculosis*; sabe-se, no entanto, que os fenótipos resistentes e multirresistentes são causados por mutações cromossomais randômicas em diferentes genes, como inserções, deleções, ou substituições nucleotídicas.

Estas mutações refletem em alterações no sítio ativo de enzimas, gerando formas mutantes com propriedades diferentes da enzima selvagem, como, por exemplo, resistência a um inibidor. Este é o caso da enzima InhA de *M. tuberculosis*, codificada pelo gene *inhA*; recentemente, foram identificados isolados clínicos resistentes a isoniazida. Estudos cinéticos em estado pré-estacionário envolvendo a ligação

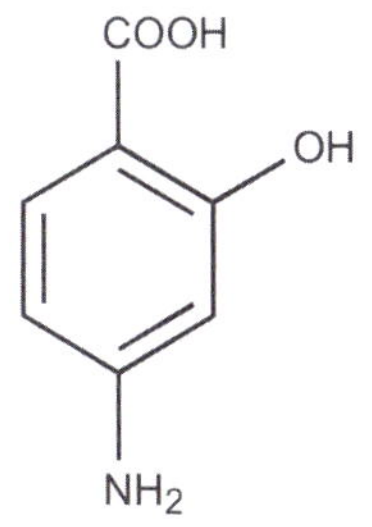

Ácido para-aminosalicilico

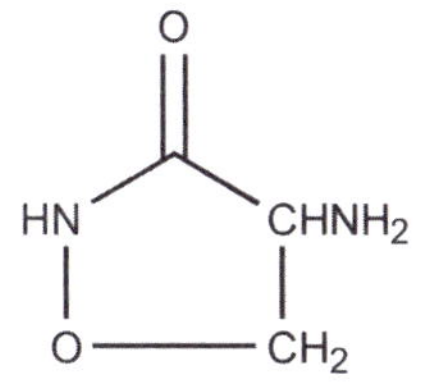

Ciclosserina

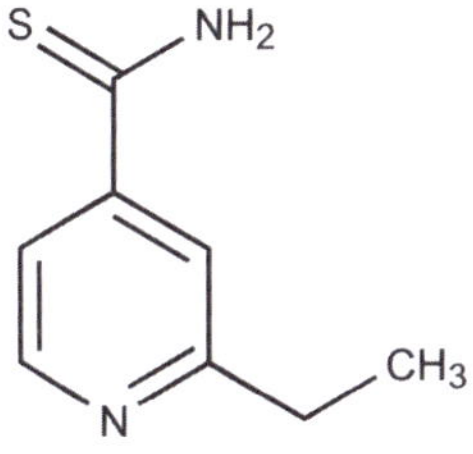

Etionamida

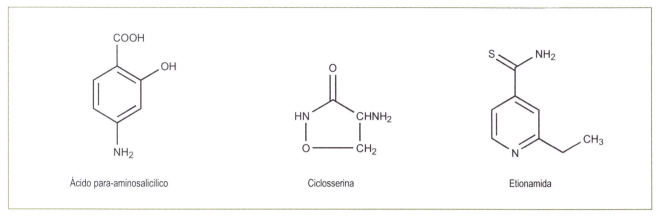

Figura 56.3 – *Drogas de segunda linha, que são geralmente mais tóxicas, apresentam uma eficácia menor e são, em geral, bacteriostáticas.*

de NADH revelaram que a principal diferença existente entre a enzima InhA tipo selvagem e mutantes resistentes a isoniazida é o valor da constante de velocidade que limita a dissociação de NADH do complexo binário InhA-NADH (k_{off}). O k_{off} apresentado pelos mutantes é consideravelmente maior que o observado na enzima selvagem, evidenciando uma menor afinidade das enzimas resistentes pelo cofator. Ainda, estudos estruturais revelaram que as enzimas mutantes apresentam alterações no sítio ativo que parecem afetar, mesmo que indiretamente, a estrutura da alça de ligação da porção dinucleotídeo do NADH.

O primeiro passo no desenvolvimento de métodos de detecção molecular de resistência a drogas foi a identificação de genes e mutações envolvidos neste processo. Micobactérias desenvolvem resistência a drogas espontaneamente ("resistência natural"), apresentando uma taxa de mutação diferente para cada droga. No bacilo causador da tuberculose, essas taxas equivalem a uma em 10^5 ou a uma em 10^6 para isoniazida, uma em 10^8 para rifampicina, uma em 10^8 ou a uma em 10^9 para estreptomicina, uma em 10^7 para etambutol, e uma em 10^9 para cicloserina. Uma lesão pulmonar cavitária pode abrigar até 10^9 organismos, sendo, portanto, provável que existam organismos resistentes à isoniazida ou rifampicina. A taxa de mutação para ambas as drogas é de uma em 10^{14}; portanto, parece virtualmente impossível que *M. tuberculosis* se torne espontaneamente resistente às duas drogas (MDR-TB) em pacientes corretamente tratados. Como a monoterapia induz à seleção de populações resistentes à droga ("resistência adquirida"), faz-se necessária a utilização de terapia combinada, visto que a probabilidade de uma linhagem bacteriana desenvolver resistência a duas ou mais drogas simultaneamente é extremamente baixa. Após quatro a seis semanas de tratamento por DOTS, os sintomas de debilitação física começam a desaparecer, fazendo com que muitos pacientes interrompam a terapia. No entanto, muitos acabam desenvolvendo novamente a doença, tornando-se necessária a iniciação de um novo tratamento, o que cria condições para a seleção de organismos resistentes a drogas.

A taxa de mortalidade por MDR-TB está estimada em 40% a 60%, porcentagens que equivalem à mortalidade em pacientes com tuberculose não tratada. Os principais fatores de risco que contribuem para o surgimento de MDR/XDR-TB são a falta de aderência dos pacientes ao longo do tratamento e a administração indevida de drogas pelos clínicos. A era das drogas antimicobacterianas tem sido constantemente marcada por ciclos, consistindo na introdução de novos agentes antimicrobianos e uma subsequente emergência de resistência às drogas.

Atualmente, existem novas drogas em desenvolvimento, que visam o tratamento da tuberculose multi-resistente (MDR). Algumas em fase ensaios clínicos FASE I como a Bedaquilina, que inibe a enzima ATP Sintase e o Icarcilin (IQG-607), inibidor da enzima enoil-redutase.

Desenvolvimento de vacinas

A imunidade à tuberculose é local; isto significa que o resultado da lesão onde às primeiras bactérias invasoras se instalam depende da natureza das células T atraídas à lesão. Se as células imunes recrutadas forem Th-2, a lesão prosseguirá para necrose e haverá progresso da doença. Se as células imunes atraídas forem Th-1, as bactérias serão destruídas, ocorre a formação de um granuloma e tanto a lesão como a doença sofrerão regressão.

A vacina mais utilizada no mundo contra a tuberculose, a BCG, apresenta algumas vantagens, como: desde 1948, tem sido administrada para dois a três bilhões de pessoas sem sérias complicações; é fácil de ser inoculada e pode ser administrada como uma vacina oral; requer uma única imunização que pode conferir imunidade por um longo período; é um adjuvante muito eficiente para induzir imunidade; e tem um baixo custo de produção. Entretanto, sua eficácia varia entre 0% e 80%, o que leva pesquisadores à procura de vacinas modificadas, vacinas recombinantes e outras linhagens atenuadas vivas de micobactérias. Ainda que a BCG tenha sido eficaz na prevenção de tuberculose meningeal em crianças, não confere proteção à tuberculose pulmonar em adultos.

Uma área muito explorada atualmente é a de vacinas de DNA. Sequências de DNA do micro-organismo podem ser usadas como vacinas alvo. A estratégia consiste em identificar proteínas imunogênicas, isolar o seu gene codificante e inseri-lo em um plasmídeo de expressão que possua um forte promotor. Células bacterianas serão transformadas com o plasmídio recombinante, que para aumentar sua quantidade, será isolado, e por fim utilizado como uma vacina. Vacinas de DNA têm utilizado como alvo a enzima micolil-transferase Ag85, que têm demonstrado ótimos resultados em ensaios de curto e longo prazo; e a proteína de choque térmico hsp60, que, quando oriunda de *M. leprae*, demonstrou-se eficaz tanto na forma profilática quanto imunoterapêutica, mas não apresentou nenhuma proteção, além de produzir reações inflamatórias nas vias respiratórias, quando oriunda de *M. tuberculosis*.

Em experimentos com camundongos, observou-se que proteínas secretadas ou expelidas pelo bacilo tinham o potencial antigênico de induzir algum nível de imunidade. Entretanto, esta vacina, conhecida como vacina de subunidade, necessita ser administrada com adjuvantes, e parece ter como principal limitação a deficiência em induzir uma resposta do tipo Th-1.

As vacinas recombinantes, como rBCG, são basicamente tão eficazes quanto a clássica BCG, mas não são melhores. Por sua vez, vacinas auxotróficas têm utilizado *M. tuberculosis* e BCG, e têm se mostrado tão eficientes quanto o tipo selvagem na maioria dos casos, mas não se mantêm tempo suficiente para gerar uma memória imune adequada.

Recentemente, uma nova de vacina baseada no antígeno MVA85A, transportado pelo vírus modificado da Vaccínia, cepa Ankara 85A, desenvolvida por pesquisadores da Universidade de Oxford, foi testada em crianças da África do Sul, previamente imunizadas com a BCG. Os resultados publicados em Fevereiro de 2013 na revista inglesa, Lancet, foram descritos como frustrantes, mostrando uma taxa de prevenção aquém do esperado.

Hanseníase – *Mycobacterium leprae*

Histórico

Lepra, termo cuja origem provém do Latim para a palavra *lepros*, significando o ato de sujar ou poluir, possui uma origem geográfica de certa forma incerta, uma vez que existem poucas evidências históricas da doença. Em 1400 a.C., a doença já era referida em escrituras sagradas indianas como "Kustha" (Kustha Roj, atualmente), e foi descrita no Velho Testamento bíblico hebraico, assim como no Novo Testamento grego. Foi estudada por Aractus e Galeno na Europa por volta de 150 a.C., então referida como "Elephanasis Graecorum". Acredita-se que, no primeiro século a.C., soldados romanos do exército de Pompeu levaram a doença para a Itália após batalha na Índia, disseminando-a por todo continente europeu no decurso da Idade Média.

Cidadãos com sintomas da doença passaram a ser isolados da sociedade europeia e encaminhados a "leprosários", onde acumulavam-se aos milhares, e eram tratados como se já estivessem mortos (*the living death*). Leprosos eram submetidos a tratamentos humilhantes perante a comunidade, que determinava que deveriam andar em apenas um dos lados da estrada, sempre em função da direção do vento; em algumas regiões, estas vítimas eram obrigadas a vestir roupas especiais, carregar um sinal de declaração de doença ao redor do pescoço e andar tocando um sino para alertar sua presença. Em certas regiões, este tipo de discriminação se manteve até os anos oitenta do século XX.

Em 1873, quando ainda se acreditava ser a lepra uma punição divina – a doença da alma, o castigo do pecado -, o cientista norueguês Gerhard Henrik Armauer Hansen associou o micro-organismo *M. leprae* com a doença humana, a partir de biopsias de lesões cutâneas.

A doença de Hansen

A lepra ou doença de Hansen, hanseníase, é infecto-contagiosa, causada somente pelo *M. leprae*, a única bactéria patogênica conhecida por invadir o sistema nervoso periférico. Ela afeta predominantemente a pele, as vias aéreas superiores, o sistema nervoso periférico e os olhos. A colonização no sistema nervoso causa modificações patológicas como degeneração axonal, fibrose aumentada, e desmielinização. A falta de produção de mielina pelas células de Schwann e sua destruição mediada por reações imunes do hospedeiro, induzem lesões nervosas, perda sensorial e desfiguração, características típicas da lepra. Não se sabe exatamente o mecanismo utilizado pelo bacilo para invadir os nervos. Sabe-se, no entanto, que, uma vez dentro do nervo, este patógeno coloniza as células de Schwann de fibras não mielinizadas. Acredita-se que a infecção possa afetar o metabolismo destas células de diferentes maneiras, aumentando a proliferação celular, a secreção de proteínas extracelulares, e a expressão de moléculas de adesão. A infecção pode também causar o aumento da expressão de moléculas imunoinflamatórias, perturbando o delicado equilíbrio na concentração circulatória de citocinas que mantém a homeostase do tecido nervoso. Uma das citocinas, o fator de necrose tumoral ou *Tumor Necrosis Factor* (TNF), está aparentemente envolvida com o desenvolvimento de lesões nervosas em leprosos.

A doença pode causar sequelas graves como cegueira, a partir de complicações oculares, como iritis, sinequia posterior, catarata, lagoftalmose e ulceração córnea, entre outras. Pesquisadores não compreendem como, por que, e em que extensão a doença ocular em pacientes "curados" continua progredindo. Sabe-se que pacientes que ficaram cegos pela doença correm risco de vida muito maior que pacientes da mesma faixa etária sem complicações visuais. Portanto, mesmo que pacientes estejam bacteriologicamente curados, lesões oculares causadas pela doença podem lentamente progredir, levando à cegueira. Entretanto, sabe-se hoje que as lesões oculares não são causadas pela infecção ativa do *M. leprae*, mas são resultantes da danificação crônica dos nervos simpatéticos.

Patogenicidade e formas de manifestação

O *M. leprae* é um organismo de baixa patogenicidade, uma vez que somente algumas das pessoas supostamente infectadas desenvolvem a doença. Essa incide principalmente em indivíduos com idade variando de 10 a 20 anos, sendo mais comum no sexo masculino.

A variedade de formas clínicas da doença pode ser classificada em um espectro variando de lepra tuberculoide (TL) à lepra lepromatosa (LL), intercaladas por variantes chamadas de *borderline* (BT, BB e BL). A lepra tuberculoide é caracterizada por lesões cutâneas e nervosas localizadas e limitadas, com uma carga paucibacilar (PB) (poucos bacilos) e o desenvolvimento de uma vigorosa resposta celular. Estima-se que o período de incubação para o desenvolvimento da doença varie entre dois a cinco anos. A resposta celular confere proteção contra a doença e inviabiliza a disseminação do bacilo. A lepra lepromatosa, por sua vez, representa o outro lado do espectro, com lesões generalizadas, uma carga multibacilar (MB) (cerca de 10^{10} bacilos por grama de tecido) e nenhuma resposta imune celular específica, associada a uma potente resposta humoral e produção de anticorpos anti-*M. leprae*. As lesões encontram-se predominantemente nas superfícies mais frias do corpo, como a mucosa nasal e extremidades dos nervos periféricos (cotovelos, pulsos, joelhos e tornozelos). Acredita-se que o período de incubação para o desenvolvimento da doença varie entre 8 a 12 anos. Na resposta humoral, ocorre um alto índice de anticorpos da classe IgM específicos contra o glicolipídeo fenólico 1 ou *Phenolic Glycolipid 1* (PGL1), antígeno encontrado apenas na superfície da parede celular de *M. leprae*. Em pacientes *borderline*, a transição BT-BB-BL é acompanhada de progressiva redução da resposta imune celular, aumento de lesões cutâneas e nervosas, aumento da carga bacilar e aumento dos níveis de anticorpos (ver esquema de Ridley-Jopling, Figura 56.4).

Mycobacterium leprae

O bacilo causador da lepra apresenta um tamanho médio variando entre 0,3 a 0,5 μm de diâmetro e 4,0 a 7,0 μm de comprimento. A temperatura ótima de crescimento é de aproximadamente 30°C e, portanto, o micro-organismo infecta preferencialmente áreas "mais frias" do corpo humano. Em camundongos, seu tempo de geração é de doze a quatorze dias, e a bactéria pode permanecer viável por alguns dias fora do hospedeiro. Sua parede é altamente complexa, contendo proteínas, glicolipídeos fenólicos, peptídeoglicano, arabinogalactano e ácidos micólicos. Ainda, sua propriedade BAAR é mais fraca que a das demais espécies micobacterianas. Uma característica fundamental do *M. leprae* é sua habilidade em sobreviver e crescer dentro de macrófagos. Fatores de virulência como glicolipídeos fenólicos podem remover e, consequentemente, proteger o bacilo de formas tóxicas de oxigênio, enquanto lipoarabinomanano é um potente repressor de certas funções imunológicas.

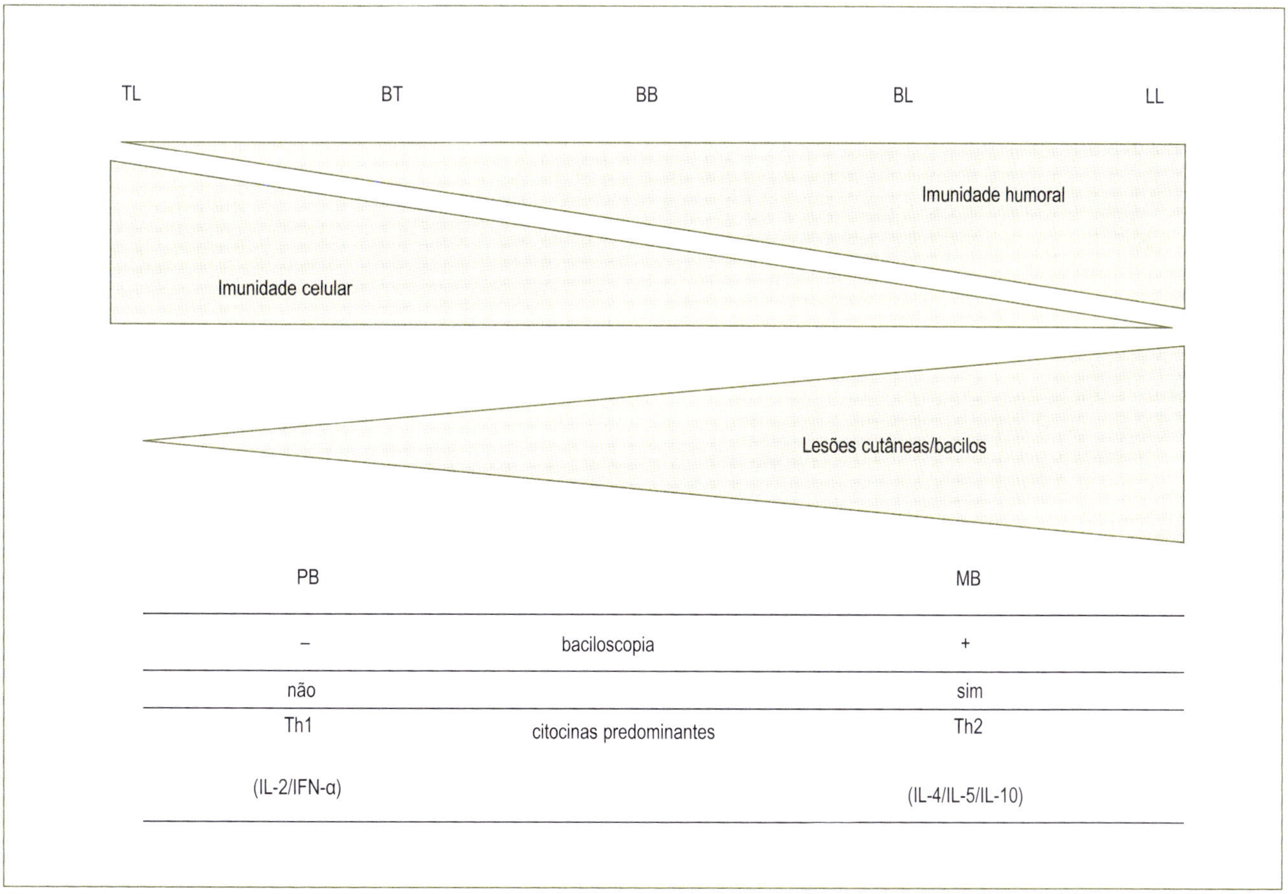

Figura 56.4 – *Esquema de Ridley-Jopling. TL = lepra tuberculoide; LL = lepra lepromatosa; BT, BB e BL = variantes chamadas de borderline; PB = carga paucibacilar; MB = carga multibacilar.*

Modelos experimentais

O bacilo de Hansen não pode ser cultivado em meio sintético (laboratorial), não seguindo, portanto, os postulados de Koch. Desta forma, aparenta ser um patógeno intracelular obrigatório que requer o macrófago do hospedeiro para sua sobrevivência e propagação. Até a primeira metade do século XX, acreditou-se que o ser humano era a única fonte de infecção do bacilo da lepra. Entretanto, em 1960 e, posteriormente, 1971, demonstrou-se que esta bactéria tinha a capacidade de infectar e crescer em alguns modelos animais, como em coxim de pata de camundongos e em tatus (*Dasypus novemcinctus*), provendo uma base melhor para a realização de estudos bacteriológicos. Posteriormente, observou-se a presença de alguns primatas infectados pelo bacilo. Além dos humanos, tatus são também reservatórios naturais do bacilo, sendo de grande utilidade para a pesquisa científica. Ainda que não tenha sido efetivamente comprovada, questiona-se a possibilidade de a doença ser capaz de ser transmitida para o ser humano a partir de animais, qualificando-a como uma zoonose.

O genoma de *Mycobacterium leprae*

A partir do sequenciamento completo do genoma de uma linhagem de *M. leprae* isolada de *D. novemcinctus* indiano, demonstrou-se que a mesma contém 3.268.203 pares de base, com um conteúdo de G+C em torno de 57,8%. Ainda, 49,5% do genoma contém genes que codificam proteínas e, surpreendentemente, 27% do genoma contém pseudogenes - um total de aproximadamente 1.116 -, ou seja, fases de leitura aberta com contrapartes funcionais em *M. tuberculosis*. Acredita-se que estes pseudogenes sejam responsáveis pela limitadíssima atividade metabólica de *M. leprae*. Cogitando a hipótese de que o genoma do bacilo de Hansen tenha sido inicialmente topologicamente similar em tamanho ao das demais micobactérias, sustenta-se a ideia de que possa ter ocorrido uma extensiva redução e recombinação genômica durante a evolução. Acredita-se que, ao divergir do primeiro ancestral comum micobacteriano, a linhagem do *M. leprae* atualmente sequenciada tenha perdido mais de dois mil genes. Esta evolução reducional já foi documentada em outros parasitas intracelulares obrigatórios e aparenta ocorrer por meio da inativação de genes, quando a função dos mesmos não é mais necessária em nichos altamente especializados. Através deste processo, pode-se ter naturalmente definido o conjunto mínimo de genes necessários para a sobrevivência de uma micobactéria patogênica. Assim como o bacilo da tuberculose, o *M. leprae* contém as famílias PE e PPE, que codificam proteínas de estrutura repetitiva ricas em glicina e de função desconhecida; entretanto, estes genes estão presentes em menor quantidade, num total de 9, cuja integridade está intacta. A deleção e inativação de genes, a degradação gênica de *M. leprae*, eliminaram muitas atividades metabólicas importantes, incluindo a produção de sideróforos, parte da cadeia oxidativa e a maior parte das cadeias respiratórias microaerofílicas e anaeróbicas, assim como vários sistemas catabólicos e seus circuitos regulatórios. Desta forma, alguns pesquisadores sustentam a hipótese de que a habilidade do *M. leprae* em manter a integridade do seu genoma está comprometida, e que a extinção do bacilo ocorrerá naturalmente, dependendo apenas de uma questão de tempo.

Em micobactérias intracelulares, a maior parte da energia obtida provém da degradação de lipídeos derivados do hospedeiro, um processo que é iniciado pela ação de lipases. Contrastando com os 22 genes *lip* do bacilo da tuberculose, o *M. leprae* possui apenas 2 genes que codificam estas enzimas. Uma vez que seu crescimento não é possível em cultura, acredita-se que o *M. leprae* careça de certas rotas metabólicas. Por meio de comparações genômicas micobacterianas, mais especificamente entre *M. tuberculosis* e *M. leprae*, evidenciou-se que o repertório bioquímico para o metabolismo de lipídeos está presente em ambas as espécies; entretanto, há uma maior extensão no primeiro, cuja parede celular apresenta uma diversidade de lipídeos, glicolipídeos e carboidratos muito maior.

Transmissão

Aparentemente, a transmissão do *M. leprae* ocorre pelo envolvimento das vias aéreas superiores, onde a mucosa nasal possui um papel central. Pacientes com lepra multibacilar representam a principal fonte de infecção, através da disseminação (meio de saída) de uma enorme carga bacilar para o meio. A doença é transmitida entre pessoas pelo convívio de susceptíveis e doentes. Novamente, a infecção propriamente dita (meio de entrada) parece envolver principalmente a mucosa nasal, e muitas vezes é influenciada pela integridade da mesma, onde pequenas lesões geradas por condições climáticas e infecções respiratórias facilitam o estabelecimento da infecção. Em uma minoria de indivíduos infectados, entretanto, ocorre a propagação de bacilos para nervos periféricos e pele, onde são fagocitados por células de Schwann e macrófagos. Ainda, avalia-se a possibilidade do envolvimento da pele na entrada e saída da bactéria, já que a manifestação do patógeno é evidente neste tecido. Entretanto, não há evidências consistentes que suportem a possibilidade de penetração do bacilo na pele intacta, abrindo margem para a avaliação da existência de vetores de transmissão, como artrópodes.

Fatores de risco

A exposição ao bacilo, o estabelecimento da infecção e a expressão da doença são determinados por alguns fatores de risco. A possibilidade de infecção depende do nível de exposição e da intensidade da fonte infecciosa. Suporta-se a hipótese de que a lepra possa depender, até certo ponto, de fatores genéticos, que determinam variações individuais na susceptibilidade e resistência à doença. Tem-se demonstrado resistência inata a infecções micobacterianas em camundongos, onde a susceptibilidade é controlada por um gene expresso por macrófagos, chamado *bcg*, que está localizado no cromossomo 1. Aparentemente, seu homólogo no ser humano parece estar localizado na terminação telomérica do cromossomo 2; é chamado de *nramp* (do inglês *natural resistance associated macrophage protein*), e regula a ativação de macrófagos. Sua expressão induz a produção de óxido nítrico, um tóxico antimicrobiano, através da expressão da enzima óxido nítrico sintase induzível (iNOS), que é dependente de TNF-?. Outro gene que pode estar envolvido na susceptibilidade do ser humano é o gene receptor da vitamina D (VDR), localizado no cromossomo 12, que aparenta influenciar a resposta imune do hospedeiro para o polo virchowiano (resposta humoral). Obviamente, condições de imunossupressão aumentam a propensão de o indivíduo infectado desenvolver a doença, como subnutrição. Ainda, a infecção por HIV, cuja progressão para AIDS promove imunossupressão, não aparenta modificar a expressão ou curso da infecção por *M. leprae*, ainda que estudos da interação das duas infecções apresentem resultados inconsistentes. É possível que o lento crescimento do bacilo da lepra impeça uma boa avaliação do impacto da infecção por HIV em leprosos. O paciente pode sucumbir a outras doenças antes mesmo que surjam os primeiros sinais clínicos de lepra. Tem-se demonstrado que a vacinação com BCG, utilizada na imunização de pessoas contra tuberculose, confere um efeito de proteção contra o desenvolvimento de lepra, normalmente variando entre 20% a 80%. Esta proteção pode ainda ser algumas vezes observada em pessoas que não receberam BCG, mas que apresentam sensibilidade cutânea a tuberculina ou a antígenos de *M. leprae*.

Imunologia

Como já descrito, os linfócitos T que produzem IL-2 e INF-? são os Th1, e aumentam a resposta celular observada predominantemente em pacientes TL, conferindo-lhes o chamado "estado de imunidade resistente" através da ativação de macrófagos e recrutamento de linfócitos T, que reconhecem antígenos de *M. leprae*. IL-2 estimula a expansão clonal de células T antígeno-específicas e aumenta a produção de INF-?, a principal citocina ativadora de radicais microbicidas (derivados de oxigênio e nitrogênio) em macrófagos, que, por sua vez, secretam de forma autócrina TNF-?, que forma e mantém o granuloma imune, tornando a doença mais branda. As células T que produzem IL-4, IL-5 e IL-10 são as Th2, que potenciam a resposta humoral, principalmente em pacientes LL, conferindo-lhes uma resposta imune ineficaz e comprometendo a ativação de macrófagos.

Reações hansênicas

Essas podem ser definidas como manifestações clínicas resultantes de alterações no equilíbrio imunológico entre o hospedeiro e o patógeno, afetam preferencialmente pele e nervos, sendo a principal causa de morbidade e incapacidade da função do nervo periférico. Segundo a classificação de Ridley-Jopling, estas reações podem ser do tipo 1 ou 2. A reação tipo 1, também chamada de reação reversa (RR), ocorre principalmente em pacientes paucibacilares, e está relacionada com um abrupto aumento da resposta Th1 contra antígenos de *M. leprae*. A reação tipo 2, também chamada de reação tipo *Eritema Nodosum Leprosum* (ENL), ocorre em pacientes multibacilares (LL e BL) e é caracterizada por uma reação inflamatória sistêmica. Além da pele e dos nervos, pode ocorrer o envolvimento de outros órgãos como olhos, fígado, baço, gânglios linfáticos e testículos, além de articulações, tendões, músculos e ossos.

Métodos de diagnóstico

Na doença de Hansen, o diagnóstico pode ser feito através do exame histológico de biópsias amostrais colhidas de lepromas (granulomas) e outras lesões cutâneas. A observação dos sintomas característicos da doença, associados à presença de BAAR em exame baciloscópio, representa uma forma indireta de diagnosticar infecção por *M. leprae*. O teste de lepromina, no qual uma suspensão de bacilos mortos pelo calor derivados de tatu é injetada na pele do paciente, é considerado um método de pequeno valor diagnóstico, mas torna-se importante na avaliação do status imunológico do indivíduo. A técnica de PCR, através da qual pequenas quantidades de DNA de *M. leprae* podem ser detectadas diretamente nas amostras clínicas, tem se demonstrado útil como ferramenta no diagnóstico.

A medida padrão da imunidade celular mediada ao bacilo é chamada de reação de Mitsuda, uma reação de hipersensibilidade do tipo tardia cuja avaliação é realizada três a quatro semanas após a injeção intradérmica de bacilos mortos em pacientes. Este teste é positivo para pacientes TL e negativo para pacientes LL.

Epidemiologia

Ainda que a hanseníase tenha sido prevalente em praticamente todas as partes do mundo em algum momento, esta doença está atualmente limitada a alguns países em desenvolvimento, manifestando-se de forma endêmica em regiões tropicais e subtropicais, e sendo relacionada com a pobreza. Caracteriza-se por apresentar uma distribuição geograficamente desigual, e geralmente é mais prevalente em áreas rurais que em centros urbanos. A prevalência da doença tem sido extensivamente reduzida pela terapia de múltiplas drogas e pela vacinação por BCG; no entanto, sua incidência permanece preocupante devido a novos casos relatados anualmente (232.857 casos novos em 2012, de acordo com a Organização Mundial da Saúde). A lepra aflige cerca de 10 a 12 milhões de pessoas no mundo, concentrando-se principalmente na Ásia (dois terços) e na África (um terço). O Brasil é um dos países que ainda apresenta alta endemicidade, bem como a Índia e vários países da África. Atualmente, a taxa de prevalência no mundo é de aproximadamente 1,25 por dez mil pessoas.

Tratamento e controle

Durante séculos, acreditou-se que a cura da doença era obtida pela ingestão do óleo extraído da castanha de Chaulmoogra, conhecido também como "Óleo de Hydnocarpus". Seu uso no tratamento terápico não era ideal, uma vez que sua administração oral causava efeitos colaterais extremamente nauseantes e, por ser um óleo espesso, sua injeção era extremamente dolorosa. Felizmente, em 1908, o químico alemão Gerhardt Domack desenvolveu um composto chamado Diamino Difenil Sulfona (DDS ou dapsona), cuja administração à pacientes com lepra apresentou inicialmente resultados pouco satisfatórios pela sua toxicidade, mas que, anos mais tarde, na década de 1940, foi definitivamente introduzido no tratamento, após Robert Cochrane descobrir que doses muito menores da droga eram suficientes para se obter resultados satisfatórios. Entretanto, este composto nunca foi capaz de erradicar a doença completamente, devido a sua ação essencialmente bacteriostática, forçando a introdução de drogas de ação bactericida como rifampicina algumas décadas mais tarde. Existem alguns agentes quimioterápicos eficientes contra *M. leprae*, como dapsona, rifampicina, clofazimina, ofloxacina e minociclina, drogas comumente usadas na terapia de múltiplas drogas recomendada pela OMS. Em 1982, a OMS estabeleceu definitivamente a terapia de múltiplas drogas, também chamada de poliquioterapia, no combate da doença do tipo multibacilar. Esta terapia de múltiplas drogas inclui uma administração combinada de rifampicina, dapsona e clofazimina, entre outras, reduzindo a duração do regime de tratamento para apenas dois anos para pacientes multibacilares e seis meses para pacientes paucibacilares, com um alto índice de erradicação bacteriana – cerca de 99,9%.

Para controlar a doença, são necessários três componentes fundamentais: a rápida e eficiente detecção de pacientes infectados; a instituição do tratamento adequado; e a provisão de cuidados compreensivos para a prevenção de sequelas. No tratamento de pacientes paucibacilares, deve-se administrar 600 mg de rifampicina mensalmente, e 100 mg de dapsona diariamente, durante um período de seis meses. No caso de pacientes multibacilares, administra-se 600 mg de rifampicina e 300 mg de clofazimina mensalmente, e 100 mg de dapsona e 50 mg de clofazimina diariamente, durante doze meses. Na maioria dos casos, este período de tratamento é suficiente para se obter uma completa cura bacteriológica da doença, além de inviabilizar o surgimento de linhagens bacterianas resistentes a drogas.

Vacinas

Até o presente momento, não há disponibilidade de vacinação contra hanseníase, e, portanto, o tratamento adequado através da terapia de múltiplas drogas representa a única defesa humana existente contra o *M. leprae* para controlar a doença no mundo. Estudos têm sido realizados em primatas para avaliar a capacidade de imunização conferida pela administração intradérmica de BCG e BCG + bacilos de *M. leprae* inativados ou mortos pelo calor, com resultados aparentemente promissores.

Micobactérias Não Tuberculosas

O gênero *Mycobacterium* compreende atualmente 164 espécies 13 subespécies conhecidas, amplamente distribuídas na natureza, em ambientes naturais aquáticos e terrestres e na superfície de animais. Micobactérias já foram isoladas de poeiras, aerossóis e biofilmes e recuperadas de sistemas de distribuição de água doméstica e hospitalar. Muitas espécies são consideradas potencialmente patogênicas para o homem e animais, causando doenças em circunstâncias especiais. Foram denominadas, em conjunto, micobactérias oportunistas ou patógenos ocasionais, para distingui-las dos agentes da tuberculose e da lepra, que são patógenos estritos. Outras espécies são saprófitas, não patogênicas ou só excepcionalmente patogênicas.

As espécies saprófitas e as potencialmente patogênicas são comumente denominadas micobactérias não tuberculosis (MNT), para-tuberculosas, anônimas, MOTT (*Mycobacteria Other Than Tuberculosis*) ou atípicas. A denominação MNT tem sido mais frequentemente adotada, embora a discussão a respeito da designação mais adequada continue.

As micobactérias são classicamente separadas em dois grupos, de acordo com a velocidade de crescimento: micobactérias de crescimento rápido (MCR), que formam colônias em meio sólido em menos de sete dias e micobactérias de crescimento lento (MCL), que demoram mais de sete dias para formar colônias em meio sólido. Esta separação entre MCR e MCL tem respaldo em árvores filogenéticas construídas a partir da análise de sequências de diferentes genes. A velocidade de crescimento tem importantes repercussões clínicas. Infecções pulmonares e de linfonodos são causadas principalmente por MCL, enquanto infecções de pele, ossos e articulações são causadas mais frequentemente por MCR. Além disso, os dois grupos diferem em relação à susceptibilidade a antimicrobianos.

Manifestações clínicas

As micobacterioses têm apresentações clínicas muito diversas e afetam principalmente os pulmões, linfonodos, pele e tecido subcutâneo ou são disseminadas. Com menor frequência foram descritos casos de osteomielite, artrite, endocardite, otite média, meningite e encefalite por MNT. Em pacientes imunocompetentes a doença é frequentemente localizada. Já em pacientes imunocomprometidos há maior tendência para disseminação da infecção.

As lesões cutâneas podem ser espontâneas ou relacionadas a traumas e contato com água. São comumente nodulares, subagudas, com evolução para formação de abscesso, fistulização ou, mais raramente, ulceração.

A doença ganglionar é mais comum na infância, envolvendo, frequentemente de modo unilateral, as cadeias submandibular, submaxilar, cervical ou preauricular. Pode ocorrer fistulização e formação de caseum.

As micobacterioses pulmonares têm várias formas de apresentação, sendo mais comum a doença crônica, muito parecida com a tuberculose. O quadro clínico é de febre, perda de peso e tosse crônica e os achados radiológicos dependem da presença ou não de doença pulmonar subjacente, em particular doença pulmonar obstrutiva crônica (DPOC), fibrose cística e bronquiectasia. Apresentações atípicas também podem ocorrer, com alterações radiológicas menos específicas. Uma forma de pneumonite de hipersensibilidade pode estar associada a diversas atividades profissionais relacionadas a fontes aquáticas.

Infecções causadas por MNT em procedimentos invasivos ganharam importância nos últimos anos, em especial as causadas por MCR. Estas infecções podem ocorrer isoladamente ou em surtos e têm sido relacionadas a procedimentos estéticos, como mesoterapia, injeção de toxina botulínica, lipoaspiração e procedimentos podológicos, cirurgias oftalmológicas de refração (PRK, LASIK), cirurgias estéticas, em particular mamoplastia com uso de prótese, cirurgias de troca de válvula cardíaca e procedimentos com uso de aparelhos escópicos, em especial laparoscopia e artroscopia. Um fator importante na ocorrência destas infecções é a contaminação de equipamentos médicos, água e soluções, associada a falhas nos processos de desinfecção e esterilização.

Nos pacientes imunocomprometidos, é comum a disseminação da doença e a dificuldade de identificar um foco primário definido. Nos pacientes portadores do HIV com imunossupressão avançada, com níveis de linfócitos $CD4^+$ inferiores a 50 células/mm^3, a infecção é potencialmente letal. Em geral o paciente apresenta febre de origem obscura, acompanhada de neutropenia. A doença pode acometer vários órgãos, como baço, linfonodos, pele, pulmões e trato digestivo. Outras formas de imunodepressão, como aquelas relacionadas à quimioterapia e transplante de órgãos, deficiências de IL-12 e IFN-γ e o uso de antagonistas do TNF estão associadas a infecções por MNT.

Na tabela 56.3 podem ser vistas resumidamente as principais doenças causadas pelas MNTs e espécies mais frequentemente identificadas, tanto em pacientes imunocompetentes como imunodeprimidos.

Diagnóstico e identificação

O encontro de MNT em amostras clínicas pode significar que a bactéria é responsável por uma micobacteriose, ou que é um contaminante ou um colonizador. A separação entre estas três possibilidades se baseia na análise dos dados clínicos, associada ao isolamento da mesma micobactéria em amostras consecutivas do mesmo paciente, no caso de espécimes obtidos de sítios não estéreis, ou em um único isolamento de sítio estéril. Um estudo recente realizado na Dinamarca mostrou que, entre 1282 adultos estudados (com 2666 espécimes positivos para NTM), 26% deles tinham doença confirmada, 19% doença possível e 55% apenas colonização.

O diagnóstico de micobacteriose deve ser confirmado pela visualização de bacilos álcool-ácido resistentes (BAAR) em esfregaços corados pelas técnicas de Ziehl-Neelsen ou auramina-rodamina e/ou pelo isolamento da micobactéria em cultivos. O isolamento em cultivo é relativamente difícil e demorado, em parte porque seu crescimento nos meios de cultivo disponíveis em laboratório é lento. As culturas devem ser incubadas a 37°C e a 30°C e observadas por semanas ou até meses. Se a presença destas bactérias não for suspeitada desde o princípio, o diagnóstico, e consequentemente o tratamento, podem ser retardados.

A diferenciação destas espécies é particularmente importante devido a diferenças de suscetibilidade a antimicrobianos. Portanto, o diagnóstico correto e rápido é muito importante na decisão da estratégia que será utilizada no tratamento, que pode variar de acordo com a espécie.

Micobactérias podem ser identificadas por métodos fenotípicos ou genotípicos. Os métodos mais utilizados serão

Tabela 56.3
Principais Espécies de NTM Relacionadas a Diferentes Manifestações Clínicas*

Manifestação clínica	*MCL*	*MCR*
doença disseminada	*M. avium* *M. celatum* *M. conspicuum* *M. genavense* *M. haemophilum* *M. heidelbergense* *M. intracellulare* *M. kansasii* *M. malmoense* *M. marinum* *M. scrofulaceum* *M. simiae* *M. szulgai* *M. triplex* *M. xenopi*	*M. chelonae* *M. fortuitum* *M. mucogenicum* *M. peregrinum* *M. mageritense* *M. septicum*
doença pulmonar	*M. avium* *M. asiaticum* *M. branderi* *M. celatum* *M. heckeshornense* *M. intermedium* *M. interjectum* *M. intracellulare* *M. kansasii* *M. kubicae* *M. lentiflavum* *M. malmoense* *M. palustre* *M. scrofulaceum* *M. shimodei* *M. simiae* *M. triplex* *M. xenopi*	*M. abscessus* *M. chelonae* *M. fortuitum* *M. mucogenicum* *M. peregrinum* *M. alvei* *M. brumae* *M. confluentis* *M. elephantis* *M. goodii* *M. holsaticum* *M. immunogenum* *M. mageritense* *M. novocastrense* *M. thermoresistible*
lifadenopatia	*M. avium* *M. genavense* *M. haemophilum* *M. palustre* *M. scrofulaceum* *M. tusciae* *M. triplex*	*M. porcinum* *M. elephantis* *M. smegmatis*
doença de pele e tecidos moles	*M. bohemicum* *M. genavense* *M. haemophilum* *M. interjectum* *M. kansasii* *M. malmoense* *M. marinum* *M. scrofulaceum* *M. ulcerans*	*M. abscessus* *M. chelonae* *M. fortuitum* *M. mageritense* *M. peregrinum* *M. senegalense*
doença em Sistema Nervoso Central	*M. doricum* *M. triplex*	
doença em ossos/ bursite/ sinovite	*M. avium* *M. celatum* *M. interjectum* *M. intracellulare* *M. lacus*	*M. abscessus* *M. chelonae* *M. goodii* *M. immunogenum* *M. wolinskyi*
outras	*M. avium* *M. celatum* *M. genavense* *M. lentiflavum* *M. shottsii*	*M. abscessus* *M. chelonae* *M. mucogenicum* *M. peregrinum* *M. hassiacum* *M. holsaticum* *M. immunogenum* *M. mageritense* *M. novocastrense*

*Adaptado de Heifets L. Mycobacterial infections caused by non-tuberculous mycobacteria. Semin Respir Crit Care Med 25:283-295,2004

detalhados a seguir e a Tabela 56.4 resume as vantagens e desvantagens de cada um.

Os métodos convencionais ou fenotípicos utilizados para identificação de micobactérias baseiam-se em um grande número de testes bioquímicos e de sensibilidade a drogas. A identificação convencional é lenta, permitindo um significante atraso no diagnóstico. Para a diferenciação das espécies são seguidos padrões estabelecidos há mais de 25 anos. Os testes são realizados com culturas puras, sendo uma metodologia trabalhosa, que necessita de 3 a 6 semanas para sua conclusão. Além disso, os métodos padronizados de identificação bioquímica podem produzir resultados ambíguos e enganosos em razão de que o fenótipo das espécies pode apresentar variabilidade e as tabelas disponíveis contendo as características fenotípicas são limitadas às espécies mais frequentemente isoladas na década de 1980. A identificação fenotípica pode subestimar a diversidade do gênero *Mycobacterium*.

Métodos de identificação baseados em cromatografia de lipídeos (HPLC, GLC, TLC) também já foram utilizados, mas são trabalhosos e caros, pois necessitam de equipamentos sofisticados para HPLC e GLC, pessoal treinado e grandes quantidades de bactérias em cultura pura para a realização dos procedimentos.

A identificação pode ser feita com testes comerciais, como AccuProbe® Culture Identification Test (Gen-Probe Inc., San Diego, CA, EUA), INNO-LiPA® Mycobacteria v2 (Innogenetics, Ghent, Bélgica) ou GenoType® Mycobacterium (Hain Lifescience GmbH, Nehren, Alemanha). No entanto, estes métodos identificam um número limitado de espécies e têm custo elevado.

Em 1993 foi descrito um método baseado na análise de um fragmento de 441 pb do gene *hsp65* amplificado por PCR e posteriormente digerido com duas enzimas de restrição, denominado PCR – *Restriction Enzyme Analysis* (PRA-*hsp65*). Esse método oferece um caminho fácil, rápido e de baixo custo para a identificação de diversas espécies de micobactérias em um único experimento, além de permitir atualizações, sempre que novos perfis forem identificados. Um banco de dados contendo perfis de PRA-*hsp65* está disponível na internet (http://app.chuv.ch/prasite/index.html). Além da identificação, esse método permite detectar heterogeneidade genética em isolados de uma mesma espécie, como já foi mostrado com isolados de *Mycobacterium kansasii* e *Mycobacterium avium*. Uma limitação ao uso deste método de identificação tem sido a observação de que espécies diferentes podem apresentar o mesmo perfil ou perfis altamente semelhantes de PRA-*hsp65*. A mesma técnica já foi também utilizada com outros alvos genéticos e outras enzimas de restrição, entre eles os genes *rpoB, dnaJ* e a região intergênica transcrita entre os genes 16S e 23S (ITS).

Tabela 56.4
Principais Métodos de Identificação de Micobactérias, Vantagens e Desvantagens

Método	*Vantagens*	*Desvantagens*
Fenotípico/bioquímico	- Muita experiência foi adquirida pelo uso de métodos convencionais de identificação ao longo de mais de 25 anos - A observação de características fenotípicas, como velocidade e temperatura de crescimento e produção de pigmentos, auxilia e corrobora a identificação por outros métodos	- Método lento e trabalhoso - Pode subestimar a diversidade de espécies do gênero, devido à descrição de novas espécies que não estão incluídas nas tabelas disponíveis
HPLC, GLC, TLC	- HPLC já foi proposto como padrão-ouro para identificação de micobactérias	- Técnicas trabalhosas e de custo elevado - HPLC e GLC requerem equipamento sofisticado - Não permitem a separação de algumas espécies que apresentam perfis cromatográficos indistinguíveis
Testes comerciais (AccuProbe, INNO-LiPA, GenoType)	- Sistemas validados, com protocolos simplificados - Alta reprodutibilidade, rapidez e praticidade	- Custo elevado - Permitem a identificação de um número limitado de espécies
PCR-*Restriction Enzyme Analysis* (PRA) (*hsp65*, ITS, *rpoB*, *dnaJ*)	- Simples, rápido e de baixo custo - Muito útil para identificação preliminar de espécies - As espécies mais comuns em laboratório clínico são rapidamente identificadas - Muita experiência foi adquirida ao longo de 20 anos de uso - Existem tabelas de perfis de PRA-*hsp65* que podem ser atualizadas pela inclusão de novos perfis	- Algumas espécies compartilham perfis idênticos ou altamente semelhantes e a mesma espécie pode apresentar diferentes perfis, dificultando a identificação - O método não foi automatizado e depende de interpretação visual do perfil de bandas.
Sequenciamento de DNA (16S rDNA, *rpoB*, *sodA*, *recA*, *hsp65* e ITS)	- Aceito como padrão-ouro para identificação de micobactérias - Disponível em muitos laboratórios atualmente - A análise das sequências obtidas pode ser feita por comparação com sequências depositadas em bancos de dados, como GenBank e EMBL	- Algumas espécies podem apresentar sequências idênticas do gene 16S rDNA - As sequências depositadas em bancos de dados não foram avaliadas para a construção de bancos de sequências confiáveis, com exceção do banco RIDOM (16S rDNA e ITS), que não foi mais atualizado a partir do ano 2000.

O sequenciamento do gene 16S rDNA foi até a pouco tempo aceito como padrão ouro para identificação de micobactérias. Entretanto, não permite a distinção entre algumas espécies clinicamente importantes, como *M. kansasii* e *Mycobacterium gastri*, *Mycobacterium malmoense* e *Mycobacterium szulgai*, *Mycobacterium marinum* e *Mycobacterium ulcerans* e entre os membros do Complexo *M. tuberculosis*, visto que estas espécies possuem sequências do gene 16S rDNA idênticas. O banco Ribosomal Differentiation of Medical Microorganisms (RIDOM), contém sequencias de 16S rDNA e ITS de mais de 100 espécies e subespécies de micobactérias (http://rdna4.ridom.de/mycobacteria/index.html). Diferentemente de outros bancos de sequências, este é rigidamente controlado e não permite depósitos de novas sequências, mas infelizmente não foi atualizado desde o ano 2000. Outras regiões também têm sido usadas para identificação por sequenciamento, como os genes *rpoB, sodA, recA, hsp65* e o fragmento ITS. De modo similar ao que foi observado com os métodos fenotípicos de identificação, os métodos baseados em cromatografia e o método PRA, o sequenciamento de genes isolados não pode mais ser considerado suficiente para discriminar espécies taxonomicamente distintas e pode subestimar a diversidade do gênero *Mycobacterium*.

Em resumo, nenhum método isolado parece ser hoje suficiente para identificar todas as espécies de micobactérias. Algoritmos de identificação podem ser úteis, partindo de testes mais simples, como PRA-*hsp65* ou sequenciamento do gene 16S rDNA, que podem ser suficientes para a identificação de muitas espécies clinicamente importantes, e incluindo progressivamente testes mais sofisticados para identificar as espécies não resolvidas pelas técnicas mais simples. Qualquer que seja o método de identificação escolhido, a observação de algumas características fenotípicas, como velocidade e temperatura ótima de crescimento e produção de pigmentos é importante como primeiro passo na identificação de micobactérias e corrobora a identificação usando métodos moleculares.

Epidemiologia

Antes do início da epidemia da AIDS, doenças causadas por MNT eram principalmente pulmonares, ou confinadas a linfonodos ou pele. Este quadro foi alterado dramaticamente com a emergência da epidemia da AIDS. Após as primeiras descrições sobre a ocorrência de infecções disseminadas por MNT relacionadas à AIDS em 1982, estimou-se que entre 25 e 50% dos pacientes com AIDS nos Estados Unidos e Europa estavam infectados com MNT. Com a introdução dos coquetéis para controle do vírus da imunodeficiência humana (VIH), a incidência de infecções por MNT nesta população diminuiu. Entretanto, esta diminuição foi contrabalanceada pela emergência de infecções por MNT em pacientes imunocomprometidos por outros motivos, como transplantes de órgãos e tratamentos de tumores, que são mais numerosos hoje.

Além disso, infecções iatrogênicas e nosocomiais causadas por MNT estão se tornando mais frequentes nos últimos anos, como abscessos subcutâneos ou intramusculares em locais de injeções e vacinas, mesoterapia, lipoaspiração e lipoescultura, acupuntura, cirurgias de implantes de mama, procedimentos cirúrgicos oftalmológicos e videocirurgias. O desenvolvimento de novas técnicas invasivas médicas e não médicas e o seu uso cada vez mais frequente têm uma correlação positiva com a característica emergente destas infecções.

As micobactérias, principalmente as MCR, são patógenos emergentes no Brasil, em especial nos grandes centros urbanos. Além de um aumento progressivo no número de infecções por MNT, vários surtos causados por MCR foram descritos nos últimos 15 anos no Brasil.

Tratamento

O tratamento das micobacterioses depende de vários fatores, principalmente da espécie causadora da infecção, do estado imunológico do paciente, das manifestações clínicas e da possibilidade de excisão ou drenagem da lesão. A maioria das espécies não responde aos tuberculostáticos tradicionais e esquemas particulares são indicados em cada caso.

A claritromicina é o antimicrobiano com maior atividade sobre a maior parte, mas não todas, as MNT. Dependendo da espécie, podem ser úteis doxiciclina, rifampicina, isoniazida, etambutol, quinolonas, cefoxitina, imipenem, linezolida e sulfametoxazol-trimetoprim. A grande diversidade de espécies e o baixo número de casos comparáveis dificultam a realização de estudos controlados de avaliação da eficácia de esquemas de tratamento. A maior parte das recomendações é baseada nas atividades in vitro e em relatos de casos.

Testes de susceptibilidade devem seguir padrões internacionalmente estabelecidos, que indicam a sua realização em isolados clinicamente significativos e que possam apresentar variabilidade quanto à suscetibilidade aos antimicrobianos recomendados e risco significativo de se tornarem resistentes a estes agentes. Isolados únicos de sítios estéreis são considerados clinicamente significativos. Já no caso de isolados pulmonares, é necessário obter pelo menos dois isolados positivos de escarro ou um de lavado brônquico ou biópsia pulmonar de pacientes com sintomas e sinais clínicos sugestivos de doença pulmonar causada por micobactérias.

O método recomendado é o de microdiluição para avaliação da concentração inibitória mínima (CIM). O manual do *Clinical and Laboratory Standards Institute* (CLSI) tem orientações detalhadas para a realização de teste de suscetibilidade para micobactérias em geral e orientações específicas para os membros do Complexo *Mycobacterium avium, Mycobacterium kansasii, Mycobacterium marinum* e para MCR.

Bibliografia

1. ANVISA 2011. Relatório descrito de investigação de casos de infecções por micobactérias não tuberculosis de crescimento rápido (MCR) no Brasil no período de 1998 a 2009 http://www.anvisa.gov.br/hotsite/hotsite_micobacteria/relatorio_descrito_mcr_16_02_11.pdf [Online.]
2. Bloom BR, Murray CJL. Tuberculosis: commentary on a reemergent killer. Science. 1992;257:1055-1064.

3. Brennan PJ, Nikaido H. The envelope of mycobacteria. Annu Rev Biochem. 1995;64:29-63.
4. Center for Diseases Control–CDC-USA. Emergence of Mycobacterium tuberculosis with Extensive Resistance to Second-Line Drugs Worldwide, 2000-2004. Morb Mortal Wkly Rep. 2006; 55:301-305.
5. CLSI. Susceptibility Testing of Mycobacteria, Nocardiae and Other Actinomycetes: Approved Standards – Second Edition. CLSI document M24-A2. Wayne PA: Clinical Laboratory Standards Institute: 2011.
6. Cole ST, Brosch R, Parkhill J et al. Deciphering the biology of Mycobacterium tuberculosis from the complete genome sequence. Nature. 1998;393:537-544.
7. Cole ST, Eiglmeier K, Parkhill J et al. Massive gene decay in the leprosy bacillus. Nature. 2001;409:1007-1011.
8. Comas I et al. Out-of-Africa migration and Neolithic coexpansion of Mycobacterium tuberculosis with modern humans. Nature Genetics. 2013;vol 45(10):1176-1181.
9. Daniel TM. Captain of death: the story of tuberculosis. 1st ed. University of Rochester Press. New York, 1997.
10. Delogu G, Sali M, Fadda G. The Biology of Mycobacterium tuberculosis Infection, Mediterr Hematol Infect Dis. 2013;5(1) e 2013070.
11. Ducatti RG, Netto AR, Basso LA, Santos DS. The Resumption of Consumption- A Review on Tuberculosis. Memórias do Instituto Oswaldo Cruz. 2006;101: 697-714.
12. Gangadharam PRJ. Drug resistance in mycobacteria. CRC Press. Boca Raton, Florida, 1984.
13. Gilman AG et al. Goodman & Gilman's The Pharmacological Basis of Therapeutics (International Edition). 9th ed. McGraw Hill, New York, 1996.
14. Goulart IMB, Penna GO, Cunha G. Imunopatologia da hanseníase: a complexidade dos mecanismos da resposta imune do hospedeiro ao Mycobacterium leprae. Rev Soc Bras Med Trop, 2002;35:365-375.
15. Griffith DE, Aksamit T, Brown-Elliott BA, Catanzaro A, Daley C, Gordin F, Holland SM, Horsburgh R, Huitt G, Iademarco MF, Iseman M, Olivier K, Ruoss S, von Reyn CF, Wallace RJ Jr., Winthrop K. An official ATS/IDSA statement: diagnosis, treatment, and prevention of nontuberculous mycobacterial diseases. Am J Respir Crit Care Med. 2007;175:367-416
16. Labidi AH, Estes RC, David HL, Bollon AP. Mycobacterium recombinant vaccines. La Tunisie Médicale. 2001;79:65-81.
17. Leão SC, Martin A, Mejia GI, Palomino JC, Robledo J, Telles MAS, Portaels F. Practical handbook for the phenotypic and genotypic identification of mycobacteria. Vanden BROELLE, Brugges. 2004.
18. NSB Editorial comment. Taming tuberculosis-again. Nature Structural Biology. 2000;7:87-88.
19. Oliveira JS, Pereira JH, Canduri F, Rodrigues NC, de Souza ON, de Azevedo WF Jr, Basso LA, Santos DS. Crystallographic and pre-steady-state kinetics studies on binding of NADH to wild-type and isoniazid-resistant enoyl-ACP(CoA) reductase enzymes from Mycobacterium tuberculosis. J Mol Biol. 2006;359:646-666.
20. World Health Organization, Global Tuberculosis Control: Report 2013.
21. World Health Organization. The Global Plan to Stop TB. 2011-2015.
22. Peloquin CA. Pharmacological issues in the treatment of tuberculosis. Ann N Y Acad Sci. 2001;953:157-164.
23. Rowland K. Totally drug-resistant TB emerges in India. Nature News, 2012.
24. Ruffino-Netto A. Tuberculosis: the neglected calamity. Rev Soc Bras Med Trop. 2002;35:51-58.
25. Sasaki S, Takeshita F, Okuda K, Ishii N. Mycobacterium leprae and leprosy: a compendium. Microbiol Immunol. 2001;45:729-736.
26. Springer B, Stockman L, Teschner K, Roberts GD, Bottger EC. Two-laboratory collaborative study on identification of mycobacteria: molecular versus phenotypic methods. J Clin Microbiol; 1996;34:296-303.
27. Velayati AA, Masjedi MR, Farania P, Tabarsi P, Ghanavi J, Ziazariff AH. Emergence of new forms of totally drug-resistant tuberculosis bacilli: super extensevily drug-resistant tuberculosis or totally drug-resistant strain in Iran. Chest. 2009;136(2)420-425.
28. Young D, Robertson B. Leprosy-a degenerative disease of the genome. Current Biology. 2001;11:381-383.
29. Young DB. Blueprint for the white plague. Nature. 1998;393:515-516.

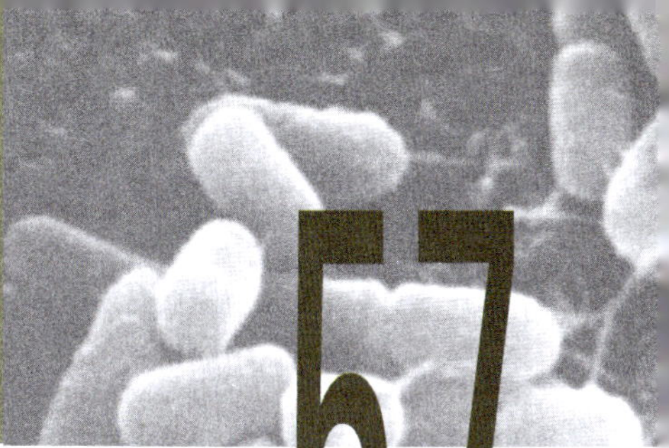

Osvaldo Augusto Sant'Anna

57

Nocardia, *Actinomadura* e Outros *Actinomycetos* de Importância Médica

Este capítulo apresenta de modo sucinto uma série de gêneros de bactérias Gram-positivas que, por frequentemente crescerem produzindo ramificações, filamentos na forma de micélios, mas que se separavam ou fragmentavam-se em cocos ou bastonetes, até pouco tempo, eram caracterizadas como fungos (eumicetos). Assim, muitas dessas bactérias eram incluídas em capítulos de micologia, pois também crescem mais lentamente que outros micro-organismos aeróbios e por serem passíveis de isolamento em meios de cultura comumente utilizados para fungos. Contrastando com os eumicetos que possuem organização celular eucariótica, essas bactérias, as nocardioformes e os actinomicetos aeróbios, não apresentam núcleo, mitocôndrias diferenciadas ou outras organelas intracelulares. Além disso, são inibidas por antibacterianos e não por agentes antifúngicos.

Dos mais de 40 gêneros descritos, 16, e desses somente algumas espécies são patológicas para o homem e animais, encontram-se distribuídos por todo o mundo, provocando felizmente enfermidades esporádicas.

Hoje, graças ao desenvolvimento de técnicas taxonômicas modernas, em especial as de biologia molecular, não há dúvidas acerca da natureza desses micro-organismos.

Nocardia e *Actinomicetos* aeróbios

As espécies do gênero *Nocardia* servem como referencial para esse grupo de bactérias que incluem micro-organismos pertencentes a vários gêneros intimamente relacionados como *Streptomyces*, *Nocardiopsis*, *Oerskovia*, *Rhodococcus*, *Actinomadura*, *Amycolatopsis*, *Brevibacterium*, *Turicella*, *Corynebacterium*, *Tsukamurella*, *Dermatophilus*, *Gordona* e três gêneros de actinomicetos termófilos considerados de importância médica: *Saccharomonospora*, *Saccharopolyspora* e *Thermoactinomyces*.

As diferentes espécies desses vários gêneros foram descritas a partir do final do século XIX, a primeira foi *Actinomadura madurae*. Atualmente sabe-se que, entre as características bioquímicas e moleculares que diferenciam as espécies de importância médica, há a presença comum e constante de galactose e arabinose na parede celular e a prevalência das bases guanina e citosina em seus genomas, componentes que representam 63% a 73% do DNA de diferentes gêneros.

O tipo de ramificações das colônias, o tempo de descoloração por ácido inorgânico e o odor típico de bolor produzido pela cultura são características utilizadas em laboratórios clínicos, que diferenciam as espécies de *Nocardia* entre gêneros das espécies de *Mycobacterium*. Aplicações de técnicas moleculares têm sido efetivas, sensíveis e rápidas para a distinção dos Actinomicetos aeróbios, *Nocardia e* das espécies de micobactérias. Esses métodos incluem a amplificação e sequenciamento do gene 16S do RNA ribossomal, as reações da polimerase em cadeia (PCR) que partem do DNA que contém a sequência a ser amplificada. Há ainda, as análises das endonucleases de restrição sítio-específicas, capazes de clivar determinadas sequências. A enzima de restrição *Not* I, por exemplo, é produzida pela *Nocardia otitidiscaviarum*, apresentando uma sequência de reconhecimento de oito bases, porém raramente cortando o DNA de mamíferos.

Como já mencionado, as infecções por Actinomicetos aeróbios são raras, não havendo dados que diferenciem os indivíduos infectados quanto ao sexo, idade ou raça. No caso do gênero *Nocardia*, as espécies de importância médica e veterinária são: *N. asteroides* – particularmente heterogênea, englobando um complexo de micro-organismos – as espécies *N. farcinica* e *N. nova* pertencem a esse complexo –, *N. transvalensis*, *N. otitidiscaviarum*, *N. carnea*, *N. pseudobrasiliensis*, *N. abcessus*, *N. africana* e *N. brasiliensis*.

Patogenicidade

A nocardiose é uma enfermidade crônica que, geralmente, origina-se nos pulmões, podendo disseminar-se pela via sanguínea, produzindo abscessos subcutâneos e, eventualmente no cérebro e em outros órgãos. A taxa de letalidade pode ser considerada alta, exceto nos casos de afecções subcutâneas. As infecções por *Nocardia* e por Actinomicetos ocorrem com frequência em pacientes com imunocomprometimento grave; nesses, a predisposição dá-se em indivíduos submetidos a terapias imunossupressivas, portadores de doenças neoplásicas, com doenças brônquio-pulmonares crônicas, com AIDS e indivíduos transplantados.

Na América do Sul, em grande parte da América Latina e, em especial no México, *N. brasiliensis* é causa comum de afecções subcutâneas, os denominados actinomicetomas caracterizados por tumefação e supuração dos tecidos, e formação de trajetos fistulosos apresentando pequenos grânulos que podem ser visíveis, com tamanho de até 1 mm de diâmetro. As lesões normalmente surgem nos pés ou em regiões inferiores das pernas; por vezes nas mãos e ombros, porém raramente em outros locais do corpo. Além da *N. brasiliensis*, os micetomas podem ser causados por *A. madurae* e *A. pelletieri*, *Streptomyces somaliensis*, *N. caviae* e *N. asteroides*. Esses patógenos distribuem-se em diferentes regiões do planeta: assim, por exemplo, *A. madurae* é responsável por infecções em países tropicais, particularmente Índia e Tunísia, enquanto nos países africanos de longitudes semelhantes, Senegal, Somália e Tchad, a *A. pelletieri* é a espécie predominante.

Supõe-se que a maioria dessas bactérias, como as espécies de *Nocardia*, penetre no organismo através de inalação. A contaminação de uma ferida com terra também pode ocasionar infecção cutânea. O período de incubação é incerto, provavelmente variando de dias a semanas, e não há relatos de transmissões horizontais de pessoa para pessoa, ou de animais para humanos.

Tratamento

Entre as várias espécies descritas, há graus de resistência variáveis a antibióticos, como gentamicina, ampicilina, eritromicina, vancomicina, cloranfenicol ou canamicina. A sulfadiazina, a sulfametoxazol-trimetoprima, o sulfisoxazol, são eficazes quando de infecções sistêmicas se administrados em fases precoces e por períodos prolongados. Em pacientes alérgicos às sulfas emprega-se a minociclina. Em indivíduos que não respondam às sulfonamidas, acrescenta-se amicacina, imipenem, ou doses elevadas de ampicilina. Às vezes, faz-se necessária a drenagem cirúrgica dos abscessos, além da antibioticoterapia.

Outros Bacilos Gram-positivos

As espécies do gênero *Rhodococcus* encontram-se, também, amplamente distribuídas no ambiente: *R. coprophilus*, *R. equi*, *R. globerulus*, *R. ruber* e *R. fascians* foram isoladas do solo; as duas primeiras encontradas em estrume, e a última no trato intestinal de peixes, mais especificamente carpas.

O gênero *Gordona* igualmente possui abrangência quanto aos hábitats ocupados. Assim, isolou-se *Gordona aichiensis* da saliva de humanos; *G. bronchialis*, *G. spuita*, *G. rubropertincta* e *G. terrae* foram encontradas em saliva e no solo.

Espécies do gênero *Tsukamurella*, constituído pelas espécies *Tsukamurella inchonesis*, *T. pulmonis* e *T. paurometabola*, já foram isoladas de solos e de artrópodes.

Os micro-organismos termófilos têm ampla distribuição, tendo sido descritos nos mais diferentes ambientes aquáticos, terrestres e aéreos, como em sistemas de ar condicionado, em bagaço de cana-de-açúcar, depósitos de feno ou presentes na poeira doméstica.

O reservatório de *Dermatophilus congolensis*, espécie única do gênero *Dermatophilus*, é desconhecido, porém, ao que tudo indica, parece ser o solo a fonte de contaminação, especialmente em regiões subtropicais e tropicais. Esse actinomiceto causa dermatite exsudativa e pústulas em várias espécies animais como gatos domésticos, equinos, bovinos e ovinos.

Outra série de novos gêneros de bacilos Gram-positivos foi descrita e/ou mais bem caracterizada nos últimos anos. Esses grupos são classificados morfologicamente como regulares e irregulares, também denominados corineiformes [do grego *coryne* que significa bastão].

Saliente-se que as composições e definições desses gêneros só muito recentemente puderam ser realizadas e, devido às aplicações de técnicas de biologia molecular, essas caracterizações têm sido possíveis. Pelo esquema apresentado há similaridades entre os vários gêneros e as dessemelhanças existentes.

No presente tópico será dada atenção a alguns dos gêneros da classe dos bacilos finos morfologicamente irregulares. As bactérias aqui apresentadas pertencem à classe Actinobacteria, cujos gêneros são caracterizados por uma sequência específica de nucleotídeos do RNA ribossômico 16S. Como nos gêneros *Nocardia* e *Actinomicetos* descritos anteriormente, os membros pertencentes à Actinobacteria possuem uma alta proporção de guanina e citosina na composição de seu DNA.

Brevibacterium e *Rothia* são únicos, formando linhagens distintas de descendentes. Irregularidade entre espécies de um determinado gênero são, por vezes, marcantes como ocorre com *Rothia dentocariosa* que se expressa na forma de bastonetes e *R. mucilaginosa* em forma de cocos.

Entre as espécies de *Rothia*, em 1993 foi descrito o envolvimento de *R. dentocariosa* à endocardite e, mais recentemente, em processos septicêmicos e em pneumonia em pacientes imunocomprometidos. É uma bactéria não móvel com características esferoides quando cultivada em caldo ou apresenta-se na forma de bastonetes se o cultivo faz-se em ágar, podendo, ainda, formar filamentos ramificados. *R. dentocariosa* está presente na microbiota orofaríngea e, como outras espécies do gênero, especula-se que esteja associada ao desenvolvimento de cáries e com doenças periodontais.

Algumas espécies de importância médica pertenciam ao gênero *Corynebacterium*, hoje são classificadas como *Arcanobacterium haemolyticum*, *Actinomyces pyogenes*, *R. dentocariosa* e as espécies do gênero *Brevibacterium*. O gênero *Turicella*, representado por uma única espécie *Turicella otitidis*, bastonetes relativamente longos, encontra-se muito próximo filogeneticamente de *Corynebacterium*, diferindo deste apenas pelo conteúdo de ácidos graxos – *T. otitidis* produz o ácido tuberculoesteárico.

Os gêneros *Arthrobacter* e *Micrococcus* são fortemente relacionados filogeneticamente, a ponto de considerar-se os micrococos artrobactérias incapazes de expressar-se em forma de bastonetes. O gênero *Arthrobacter* inclui poucas espécies de importância clínica, como *Arthrobacter creatinolyticus*, *A. albus*, *A. luteolus*, todas caracterizadas muito recentemente. Em culturas recentes prevalece a forma de bastonetes e em meio envelhecido, cocos e, além disso, a motilidade é variável. O gênero *Dermabacter*, que possui estreita relação filogenética com *Arthrobacter* e *Micrococcus*, é representado por uma única espécie *Dermabacter hominis*.

As espécies do gênero *Actinomyces* e *Propionibacterium* também mostram formas corineiformes. Esses gêneros estão discutidos no Capítulo 54.

Os gêneros filogeneticamente relacionados, *Cellulomonas*, compreendendo nove espécies, e *Cellulosimicrobium*, com uma única espécie, *Cellulosimicrobium cellulans*, apresentam as formas em bastonetes e cocos. A última espécie, em culturas jovens, produz micélio, que posteriormente fragmenta-se, originando células irregulares, curvas, em configurações de bastonetes agrupados.

Os hábitats dos gêneros de bactérias não formadoras de esporos são bastante variáveis. Assim, por exemplo, *Cellulosimicrobium*, *Oerskovia* e *Cellulomonas* são encontrados no solo, *Arcanobacterium* nas vias respiratórias superiores ou em abscessos adjacentes à pele, *Arthrobacter* em culturas de solo e também na pele.

O gênero *Brevibacterium* adquiriu importância médica graças a estudos recentes indicando que suas espécies estão envolvidas em processos infecciosos no homem. *Brevibacterium casei*, por exemplo, foi isolada de sangue e líquido cefalorraquidiano. Também é provável que tanto como *Brevibacterium casei, Brevibacterium epidermidis* sejam residentes ou façam parte da microbiota normal da pele. Porém, o hábitat principal dessas bactérias é o leite, e algumas espécies contribuem para o aroma e coloração de queijos, como a *Brevibacterium linens* que forma colônias de tom alaranjado.

Os bacilos corineiformes são sensíveis aos antibióticos eritromicina, cefalosporina, ou vancomicina. Penicilina também é empregada alternativamente para o tratamento de infecções por várias das espécies dos gêneros descritos.

Os gêneros apresentados neste capítulo exemplificam de modo singular a plasticidade e a extraordinária diversidade, base imprescindível da sobrevivência, significado maior da vida.

Erysipelothrix rhusiopathiae

É um bacilo Gram-positivo, pleomórfo, variando de bastonetes curtos em cadeias curtas a longos filamentos em sua forma rugosa, anaeróbio facultativo, imóvel, oxidase-negativa e fermentador lento da glicose. Possui distribuição mundial, sendo encontrado como comensal do trato digestivo de aves e mamíferos, principalmente de suínos, e isolada do solo, água e alimentos contaminados por animais infectados. Provoca a erisipela dos suínos, caracterizada por infecções cutâneas agudas ou crônicas, do tipo erisipeliforme ou com manifestações graves, como septicemia e artrite. No homem, a infecção ocorre através de escoriações da pele e após contato ocupacional com carnes contaminadas. Após a lesão, que ocorre geralmente nos dedos das mãos, há um período de incubação de dois a sete dias, quando aparecem pequenas lesões não purulentas, dor, edema e eritema de cor púrpura, com zona central clara. A infecção em humanos é denominada de erisipeloide, uma forma de celulite, para diferenciar de erisipela, que é causada por estreptococos β-hemolíticos do grupo A. Podem ocorrer linfangite, artrite adjacente e raramente endocardite. A bactéria pode ser isolada através de biópsia da pele. A droga de escolha é a penicilina, podendo-se também usar ampicilina e cefalotina, sendo resistente à vancomicina e aminoglicosídeos.

Bibliografia

1. Brooks GF, Butel JS, Ornston LN, Jawetz E, Melnick JL, Adelberg EA. Microbiologia Médica. 22ª ed. Guanabara Koogan, Rio de Janeiro, 2001.
2. Koneman EW, Allen SD, Janda WM, Schreckenberger PC, Winn Jr. WC. Diagnostic Microbiology. Color atlas and textbook. 5th ed. Lippincott Raven, Philadelphia, 1997.
3. Murray PR, Baron EJ, Pfaller MA, Tenover FC, Yolken RH (eds). Manual of Clinical Microbiology. 7th ed. ASM Press, Washington DC, 1999.

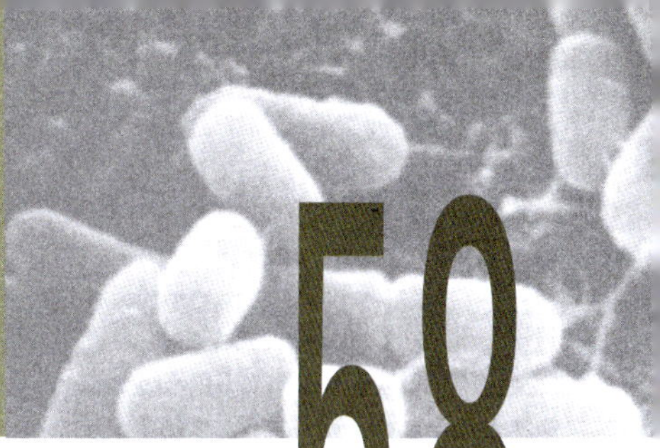

Jorge Timenetsky

58

Molicutes (Micoplasma)

Histórico

O termo molicutes (português) designa micro-organismos da Classe *Mollicutes*, (Mollis = mole; cútis = pele) que é composta por cinco ordens, seis famílias e 14 gêneros. Com mais de 120 espécies, os molicutes estão distribuídos entre plantas, insetos ou animais incluindo-se o homem. São bactérias com baixo conteúdo de C + G (23-40mol%) e genoma reduzido que sofreram evolução degenerativa das bactérias Gram-positivas.

O termo micoplasma (português), atualmente, designa apenas o gênero *Mycoplasma*, mas ainda é comum no meio médico para todos os molicutes. O gênero *Mycoplasma* tem o maior número de espécies, mais de 100, e a maioria é encontrada nos animais. Nos seres humanos, até o momento, são dezoito espécies (Tabela 58.1). A maioria é parte da microbiota oral, no entanto as espécies oportunistas e patogênicas são discutidas quanto à capacidade de causar doença.

O primeiro isolamento e descrição deste micro-organismo foi em 1898 por Nocard e Roux de um caso de pleuro

Tabela 58.1
Distribuição de Micoplasmas de Origem Humana

Espécies	*Colonização ou infecção primária*	*Colonização primária ou secundária*
A/ M. salivarium	Orofaringe	Cérvice, vagina, articulações
A/ M. orale	Orofaringe	Medula óssea, lifonodo, pele (sarcoidose)
A/ M. buccale	Orofaringe	-
A/ M. faucium	Orofaringe	-
A/ M. lipophilum	Orofaringe	-
G/ M. pneumoniae	Orofaringe, pulmão, líquido pleural Lavado traqueo-alveolar	Articulações, lesões cutâneas, ouvido médio, líquor, abcesso tubo-ovariano, vagina, líquido pericárdico, sangue cardíaco, rim, cérebro.
*G/ M. genitalium**	Orofaringe, trato genital	Uretra. Líquido sinovial
G/M. amphoriforme	trato respiratório ?	? bronquite crônica em pacientes XLA
*A/ M. hominis**	trato genital inferior, orofaringe. mucosa anal	Efusão pulmonar e pelural, sangue prótese, transplante, incisão pós-cirúrgica. Peritôneo, líq. amniótico e sinovial, septicemia neonatal
G/A M. fermentans	Trato respiratório e genital inferior	medula óssea de leucêmico, articulações, sangue periférico, linfócitos e urina na SIDA.
A/ M. primatum	Trato genital uretra (feminina)	Umbigo
A/ M.spermatophilum	Cervix e esperma	-
G/A M. pirum	?	Linfócitos de sangue periférico
G/A M. penetrans	Trato genital	urina de aidéditco (homosexual masculino)
U. urealyticum *U. parvum*	Trato genital, orofaringe, lavado bronco/ alveolar, placenta	Pulmão e trato resp.inf. (na pneumonia), sangue (sepse.neonatal e pós-parto), líquor, cérebro, transplantes, lesões cirúrgicas, articulações, cálculo renal, líq. amniótico, pulmão .
G/ Achol. laidlawii	Orofaringe	orofarinfe e queimaduras
G/ Achol. oculi	?	líquido amniótico.

pneumonia bovina. A doença é grave nos bovinos e economicamente importante. Os achados destas bactérias nas décadas seguintes, em outros hospedeiros, eram designados de P.P.L.O. (Pleuro Pneumonia Like Organisms). A forma L de bactérias (protoplastos ou esferoplastos) foi confundida também por muito tempo com os P.P.L.O. Também há quem pergunte ainda se estes micro-organismos são formas intermediárias entre bactérias e vírus. Os molicutes possuem DNA e RNA, mas têm o tamanho dos maiores vírus, portanto podem transpor filtros que retém a maioria das bactérias. Em 1985, durante os estudos dos agentes oportunistas em pacientes aidéticos, encontrou-se um agente desconhecido que atravessava filtros de porosidade 0,45 µm e foi chamado de VLIA (Virus Like Infectious Agent). No entanto, depois de alguns anos, verificou-se que era uma variedade de *Mycoplasma fermentans (incognitus),* espécie controversa na causa de doença humana e que foi inicialmente isolada na década de 1950 de seres humanos do trato urogenital e respiratório.

Os molicutes além de causar doenças nos animais e nos seres humanos causam doenças em plantas e insetos. Em 1967 observou-se um micro-organismo em coqueiros doentes. A microscopia eletrônica do floema e a reversão da doença, nos coqueiros, pela inoculação de tetraciclina indicaram semelhança com os micoplasmas e designou-se o termo M.L.O. (*Mycoplasma Like Organisms*). Estes, atualmente são designados de fitoplasmas e causam doenças também em outras plantas e ainda não são cultiváveis.

As técnicas moleculares e o dinamismo na classificação de micro-organismos, principalmente pela homogenia genômica atingiu também os molicutes. Desta maneira, algumas espécies hemotrópicas que pertenciam às rickétsias que causam anemias em animais, foram incluídas na classe dos Mollicutes com o termo genérico de hemoplasmas, também ainda não cultiváveis. Os hemoplasmas atualmente também pertencem ao gênero *Mycoplasma*.

Propriedades Gerais

Os Mollicutes são considerados os menores seres vivos de vida livre (0,3 µm). Sem parede celular, algumas espécies possuem entre os menores genomas nos procariotos. Em 1995, *M. genitalium*, espécie presente em seres humanos, foi o segundo genoma microbiano a ser sequenciado após *Haemophylus influenzae* porque seu genoma diminuto (580kpb) despertou interesse pelo chamado *genoma mínimo*. Nos hospedeiros mamíferos, os molicutes preferem a superfície de mucosas, articulações e a glândula mamária, esta, principalmente nos bovinos e caprinos. Sem parede celular, os molicutes sobrevivem em ambiente isotônico e são consideradas como agentes oportunistas por excelência, principalmente por mimetizar ou modular os mecanismos de resposta imune. O genoma pequeno confere aos molicutes o metabolismo reduzido, portanto necessitam de suplementos para o seu cultivo. A replicação do DNA é mais rápida que a divisão celular e, portanto, formam-se filamentos multinucleados (Myco/Mycetes = filamentos) (Figura 58.1) observados apenas pela microscopia eletrônica. Após a segmentação dos filamentos, pequenas células viáveis redondas ou ovoides desprendem-se. Estas, sob pressão podem transpor filtros de 0,22µm contaminando, por exemplo, suplementos para culturas celulares. Alguns molicutes são nutricionalmente exigente, difíceis de serem cultivados e o tempo de duplicação celular varia entre três e 15 horas. No meio de cultura sólido, usualmente estas bactérias formam pequenas colônias de aproximadamente de 500 µm cujo centro geralmente invade o ágar a 0,9%. Portanto, na microscopia ótica comum, por refringência dupla da periferia da colônia e o seu centro, as colônias adquirem imagem de "ovo frito" (Figura 58.2). Sendo bactérias pequenas, seu crescimento em caldo não turva os meios de cultura, mesmo na concentração 10^8 células/mL (Figura 58.3).

Os molicutes são naturalmente resistentes à penicilina porque não possuem genes para a síntese da parede celular. A membrana celular contém as principais proteínas biorreati-

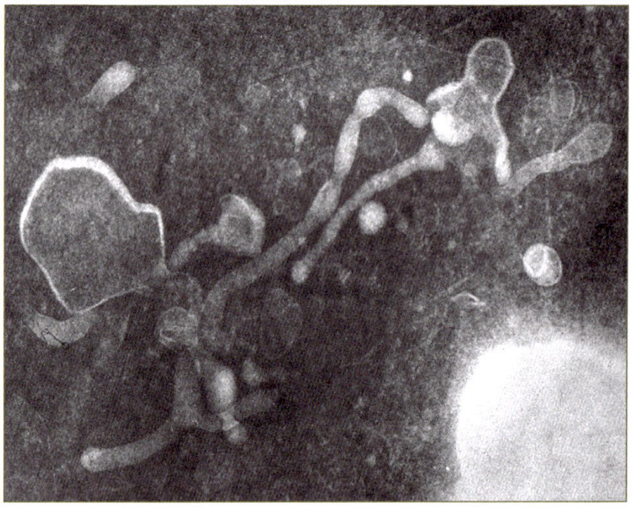

Figura 58.1 – *Forma filamentosa de* M. salivarium *10.000 X.*

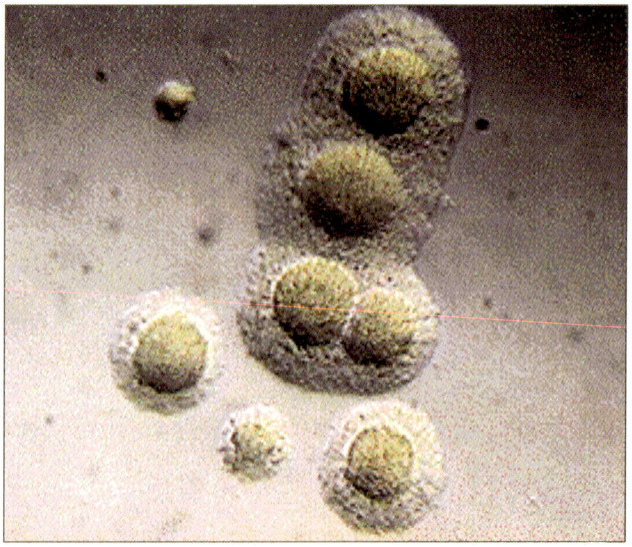

Figura 58.2 – *Colônias em forma de ovo frito de* M. hominis.

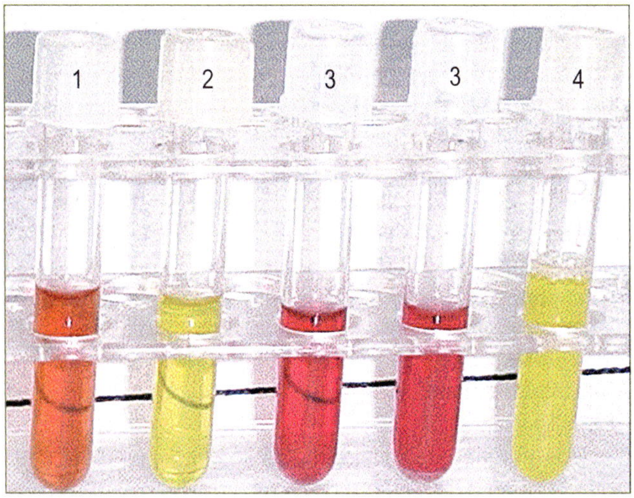

Figura 58.3 – *1 - Tubo controle estéril- ph 7,4; 2 - crescimento de micoplasmas glicose +; 3 - crescimento de micoplasmas arginina +; 3 e 4 - contaminação bacteriana.*

vas com os hospedeiros e possui colesterol, fato inédito entre os procariotos. O colesterol é incorporado pela membrana celular dos nutrientes do hospedeiro ou do meio de cultura que usualmente possui 5-10% de soro animal. Apesar dos molicutes não possuírem o Ciclo de Krebs, obtém energia principalmente do metabolismo da glicose, arginina ou ureia e outros componentes. Estas bactérias são também resistentes às sulfonamidas e rifampicina, por não sintetizarem ácido fólico e possuírem uma RNA polimerase diferente das outras bactérias. Na síntese de proteínas, alguns molicutes, usam o códon UGA com triptofano ao invés de ser um códon *non sense.* Possuem poucos genes de reparo de DNA que favorecem a ocorrência de alguns tipos de mutações e consequentemente apresentam variações de fase e antigênicas interferindo na eficácia dos mecanismos de resposta imune. Os molicutes reduziram o genoma na sua evolução provavelmente por adaptarem-se suficientemente às condições encontradas nos diferentes hospedeiros e manterem-se auto-replicativos nos respectivos nichos.

Patogenicidade

Os molicutes, em geral são encontrados em diversos tecidos de indivíduos sadios e com doença incluindo-se os animais. As infecções por molicultes podem ser agudas, mas com frequência são crônicas.

Este micro-organismo adere e se multiplica lentamente na superfície de células hospedeiras por períodos prolongados sem destruí-las. Este comportamento permite que os compostos do seu metabolismo primário causem estresse suficiente para que a célula hospedeira se torne mais suscetível às adversidades ambientais, incluindo os agentes infecciosos. A produção de proteases, nucleases, lipases e outros componentes que causam danos à célula do hospedeiro foram também detectados em algumas espécies.

Espécies como *M. pneumoniae* causador da Pneumonia Atípica Primária possuem uma projeção polar (*bleb*) organizada e rica em glicoproteínas imunogênicas que promovem a aderência na célula hospedeira, hemácias e permite a motilidade por deslizamento em superfícies inertes ou não. Assim podem "escorregar" de um sitio anatômico para outro. Este *bleb* é importante para a virulência da maioria das espécies que possuem esta estrutura. No entanto, outros molicutes mesmo sem esta estrutura também causam infecções na mucosa uretral como *M. hominis*.

A invasão celular por estas bactérias foi mencionada inicialmente em 1992 pela descoberta do *Mycoplasma penetrans* em indivíduos HIV+. A compreensão da atividade intracelular dos molicutes está em evolução. Verificou-se que dentro da célula os molicutes podem causar diversas alterações citogenéticas e no núcleo podem alterar a organização genômica da célula hospedeira. A oncogenese e regulação da apoptose são também mencionadas em alguns micoplasmas como *M. penetrans* e *M. fermentans*. A intracelularidade dos molicutes e a variação antigênica justificam em parte as infecções crônicas, por dificultar a atividade e eficácia de anticorpos ou antibióticos. As proteínas da membrana também possuem atividade de modular os mecanismos de resposta imune.

As infecções por molicutes associadas a outros agentes infecciosos podem potenciar sintomas de algumas doenças como nas pneumonias. Espécies como *M. fermentans* são capazes de realizar trocas antigênicas com a membrana da célula hospedeira induzindo a resposta autoimune e outras consequências. De maneira semelhante isto também ocorre nas pneumonias por *M. pneumoniae* pelo contado íntimo e prolongado do micro-organismo com as células dos brônquios.

Em geral, a espécies dos molicutes possuem hospedeiros específicos, pois, adaptaram-se assim na sua evolução. Entretanto, existem molicutes da mesma espécie encontradas em animais diferentes, mas em geral, as espécies de maior importância na veterinária, a virulência é maior no hospedeiro mais específico. Alguns molicutes encontrados normalmente nos animais foram detectados em seres humanos, mas raramente estas espécies causam doença ao homem. O encontro de molicutes em indivíduos sadios ou doentes permanece entre os assuntos mais desafiadores na compreensão da relação parasito-hospedeiro destas bactérias.

Não sabemos muito dos segredos que os molicutes ainda escondem, mas mostram-se fascinantes na sua biologia e desafiam o conhecimento entre os procariotos. O papel destas bactérias na natureza é intrigante como comensais, oportunistas e patógenas. Despertam especial interesse pelo seu genoma reduzido e como os menores seres vivos de vida livre. Mais recentemente indicam ser os precursores da biologia sintética ou da criação de um organismo autorreprodutível.

As infecções urogenitais e respiratórias são as mais frequentes e mais estudadas em humanos. Os distúrbios da resposta imune estão quase sempre associados no desenvolvimento das micoplasmoses usuais, inesperadas ou pouco frequentes tornando-se raramente graves ou sistêmicas.

Principais Molicutes de Importância Médica

Após o nascimento, o organismo humano é colonizado também por molicutes que estão no canal do parto. No entanto esta colonização desaparece em dois anos. Na puberdade e a iniciação das atividades sexuais estes agentes, voltam a colonizar o trato urogenital. No contexto das doenças sexualmente transmissíveis os molicutes podem ser também agentes coinfectantes e complicadores das doenças urogenitais. Estes achados variam, entre as populações e metodologias de diagnóstico aplicadas.

A maioria das espécies de origem humana já foi detectada no trato urogenital humano incluindo-se as espécies da orofaringe. No entanto as espécies do trato urogenital foram encontradas em outros sítios anatômicos. No homem, os mais frequentes e estudados estão associados usualmente as uretrite não gonocócicas (UNG). Na mulher ocorrem complicações durante a gravidez, desenvolvimento fetal, parto e no neonato. Além das infecções urinárias e consequências, existe a associação com a infertilidade no homem e na mulher. Várias espécies foram isoladas de seres humanos, as de maior importância médica estão sucintamente descritas a seguir.

Mycoplasma pneumoniae

Isolado inicialmente em 1944 com o nome de Agente de Eaton, foi considerado como vírus até 1961. *M. pneumoniae* está entre os agentes mais importantes nas pneumonias comunitárias principalmente nas crianças entre 5 e 12 anos, sendo que muitas precisam de hospitalização. No entanto, a doença atinge com frequência o adulto jovem e mais raramente os idosos. As coinfecções com outros agentes infecciosos incluindo os vírus têm sido associadas com diversas doenças e sintomas como a asma. Este molicute também causa faringites, rinites e traqueobronquites. Usualmente estas infecções de aproximadamente 30 dias, são autolimitadas, mas antibióticos como as quinolonas e as novas eritromicinas ajudam no controle da infecção. A tetraciclina é clássica no tratamento das micoplasmoses, mas no homem atualmente é mais utilizada nas micoplasmoses urogenitais.

Alguns fatores predisponentes adicionais como a imunossupressão por doença ou drogas, contribuem para ocorrência de uma infecção sistêmica por *M. pneumoniae* e complicar-se a ponto de ser fatal. Este micro-organismo é transmitido por fomites de indivíduos doentes que usualmente encontram-se nos diversos tipos de aglomerações humanas. Após contato, o micro-organismo fixa-se intimamente pelas proteínas do *bleb* ao epitélio de mucosas do trato respiratório do hospedeiro atingindo e danificando o tecido pulmonar, posiciona-se entre os cílios do epitélio traqueal inibindo sua movimentação e libera também diversos produtos do metabolismo primário como a H_2O_2 causando dano oxidativo. O íntimo contato deste molicute com o tecido infectado pode induzir a formação de autoanticorpos ou mesmo quando aderido às hemácias. *M. pneumoniae* pode invadir a corrente circulatória e causar distúrbios extrapulmonares como as infecções do sistema nervoso, tecido cardíaco, anemia hemolítica e glomerulonefrite aguda. As proteínas da membrana têm propriedades mediadoras da inflamação permitindo, portanto a ocorrência de outras complicações na infecção.

O cultivo de *M. pneumoniae* é relativamente fácil se o material clínico for obtido do nasofaringe do paciente e semeado em seguida no meio de cultura especifico. Este mollicute utiliza a glicose como principal fonte de energia. Na pneumonia por este micoplasma ocorre usualmente a "tosse seca" sem a produção de exudato. Atualmente *M. pneumoniae* é um dos poucos micoplasmas que pode ser identificado no material clinico por um *kit* (hibridização de DNA).

O indivíduo que convalesce de uma pneumonia por *M. pneumoniae* pode ainda apresentar culturas positivas por dois anos ou mais. Este contexto dificulta a interpretação das culturas positivas no diagnóstico microbiológico. A confirmação da doença ocorre pela soroconversão específica independente do resultado da cultura. A pesquisa de crioaglutininas que são resultantes dos autoanticorpos é um teste adicional e inespecífico. O achado de IgA sérica para antígenos do *bleb* deste micoplasma, também contribui no diagnóstico.

M. genitalium apesar de ser considerado de origem urogenital já foi encontrado associado ao *M. pneumoniae* no trato respiratório. As espécies são 98% geneticamente semelhantes. Ambas possuem *blebs,* mas não são idênticos.

Em 2005, descobriu-se um novo micoplasma *(M. amphoriforme)* capaz de causar distúrbios respiratórios mais graves que *M. pneumoniae,* mas em indivíduos imunossuprimidos. Este micoplasma indicou ser mais fastidioso e mais difícil de diferenciá-lo de *M. pneumoniae.*

Micoplasmas das infecções urogenitais

• *Mycoplasma hominis*

No início do século passado praticamente não se conhecia a identificação dos molicutes e, portanto, *M. hominis* foi provavelmente à primeira espécie isolada de seres humanos, especificamente do duto das glândulas Bartholin em 1937, por Dienes e Edsall. Assim, em pouco tempo, foi inicialmente associado com a vaginite e posteriormente designado de simbionte dos agentes da vaginose bacteriana. Desta maneira, este molicute foi associado com as UNG (Uretrites Não Gonocócicas) no homem, mas isto foi e continua sendo discutido. Apesar das variações nos dados da literatura, *M. hominis* é encontrado na vagina em menos de 20% das mulheres sadias. No homem, o isolamento de *M. hominis* de UNG continua pouco conclusivo.

M. hominis também tem sido isolado do líquido amniótico de mulheres que apresentam corioamnionite e subsequentemente abortaram, possibilitando desta maneira sua associação com as infecções urogenitais. Infecções extragenitais por *M. hominis* tem sido relatadas envolvendo septicemia, infecção em articulações, sistema nervoso central, trato respiratório e em lesões cirúrgicas.

Desta maneira, além da variação antigênica inerente dos molicutes, o genoma de *M. hominis* varia de 630 a 750 kpb conferindo maior flexibilidade para a sua adaptação em diferentes sítios anatômicos. De fato, está também entre as espécies mais encontradas em regiões extragenitais fomentando o desafio ao conhecimento do seu papel no hospedeiro humano e consequentemente na sua taxonomia.

• *Mycoplasma genitalium*

M. genitalium foi isolado em 1981 também de UNG por Taylor-Robinson e Tully. Na ocasião foram também caracterizados nas UNG *M. homins* e *U. urealyticum* e clamídia. Como *M. genitalium* é muito semelhante a *M. pneumonia,* podem ocorrer reações antigênicas cruzadas. Considerado como de origem urogenital foi encontrado também em regiões extragenitais. Apesar de ser uma das espécies mais estudadas, seu papel no hospedeiro também é pouco conhecido. Recentemente tem mostrado capacidade de invadir células de culturas celulares incluindo o núcleo. Por ser bastante fastidioso ainda existem poucas amostras no mundo. Apesar de ser detectado no trato urogenital de indivíduos sadios é responsável pelas UNG e outros distúrbios urogenitais. *M. genitalium* também foi detectado associado com outros molicutes ou outros agentes infecciosos.

Ureaplasma

Isolado inicialmente de uma uretrite não gonocóccica, em 1974 por Shepard, *Ureaplasma urealyticum*, foi por muito tempo, a única espécie com 14 sorotipos. Atualmente os sorotipos são divididos em duas espécies; *U. urealyticum* (sorotipos 4, 2, 4, 5, 8, 9, 11,12 e 13) e *U. parvum* (sorotipos 1, 3, 6, 14). Os ureaplasmas são também encontrados na uretra de indivíduos com uretrite e indivíduos sadios. Este contexto também tem sido muito discutido. Na mulher pode ser isolado da mucosa vaginal ou cérvice. É transmitido pelo contato sexual, mas pode ser de forma vertical pela passagem transplacentária. A distribuição nas infecções genitais e extragenitais é variada entre homens e mulheres e não há prevalência definida de espécie ou sorotipo na diferentes infecções.

Os ureaplasma também estão associados a outros distúrbios como a infertilidade no homem e na mulher, endometrioses, aborto, corioaminionite espontânea, trabalho de parto prematuro, baixo peso do recém-nascido e prematuridade. A Doença Pélvica Inflamatória (DPI) também está associada às infecções por estes molicutes.

Os ureaplasmas também têm sido associados, isolados ou detectados por PCR em casos de pneumonia, meningite, bacteremia, abcesso e displasia broncopulmonar de recém-nascidos que se contaminam pelo canal do parto.

Atualmente verificou-se que isolados clínicos do mesmo sorotipo possuíam perfis genômicos diferentes indicando flexibilidade na sua adaptação ao hospedeiro e desenvolvimento de doença.

• *Mycoplasma fermentans* e *Mycoplasma penetrans*

Durante os estudos dos agentes oportunistas nos indivíduos portadores do HIV e com SIDA no final da década de 1980 e 1990, estes molicutes foram também detectados e logo associados com seu oportunismo diferenciado. O achado do VLIA, em 1985 e *M. penetrans* em 1992, este, com potencial de invadir células, diversos estudos foram conduzidos principalmente pela modulação da resposta imune das proteínas de membrana destes molicutes. *M. fermentans* tem sido isolado e detectado em diversos sítios anatômicos. *M. penetrans*, ainda com poucas amostras no mundo, foram obtidas de infecções urogenitais. Apesar de ambos, atualmente serem considerados oportunistas excelentes, existem extrapolações inadequadas principalmente quanto ao envolvimento de *M. fermentans* em doenças de etiologia desconhecida, como por exemplo, a síndrome da Guerra do Golfo e algumas doenças neurodegenerativas.

Diagnóstico de Laboratório

A dificuldade para o cultivo destas bactérias é quase sempre mencionada. A limitação encontra-se na manutenção da viabilidade e disponibilidade dos meios de cultura e manutenção de amostras de referência como controle. A obtenção correta de material clínico bem como seu acondicionamento é crucial.

A maioria dos molicutes de importância humana pode ser isolada em aerobiose a 37°C. Utilizando-se como material clínico as células epiteliais sem a presença de pus com prováveis molicutes aderidos, favorece o cultivo se a inoculação destas no meio de cultura for o mais breve possível. A adaptação *in vitro* varia entre os molicutes bem como sua viabilidade quando congelado. Algumas espécies permitem repiques contínuos, mas isto pode descaracterizar alguns fatores de virulência. Os ureaplasmas são geralmente mais facilmente isolados, mas muito difíceis para o subcultivo. Estes são sensíveis a alcalinização do meio de cultura pela produção de amônia e logo morrem o que dificulta o estudo da sua biologia.

A microscopia ótica comum não caracteriza os molicutes em materiais clínicos devido ao tamanho reduzido desta classe de micro-organismos. A metodologia de imunofluorescência direta é possível, mas não é rotineira. A hibridização com sonda DNA na rotina é incomum, mas pode ser aplicada, porém, detecta poucas espécies.

M. pneumoniae pode ser detectado por PCR ou pelo cultivo de material do trato respiratório, mas o resultado positivo é insuficiente para confirmar a suspeita clinica, bem como a simples presença de anticorpos. É necessário verificar a soroconversão. Como os molicutes podem estar em materiais clínicos com microbiota, o resultado deve cuidadosamente ser analisado. Nas uretrites, se a diluição de 10^3 do material clínico apresentar cultura positiva para os molicutes e houver sugestão clinica, apesar de algumas críticas, o tratamento pode ser indicado. No entanto, se houver isolamento de um molicute como único agente de sítio anatômico sem microbiota, o resultado é significante, por exemplo, o líquido cefalorraquidiano.

Os meios de cultura são complexos, semelhantes, mas não idênticos para as espécies de molicutes e o pH é crítico e deve ser preciso. Os meios basicamente possuem extrato de carne, DNA do extrato fresco de levedura e soro animal de 5-10%. Os meios são suplementados com glicose e arginina. Para as culturas de materiais clínicos com microbiota, adiciona-se impedientes de micro-organismos contaminantes, como o acetato de tálio, penicilina, nistatina ou anfotericina. Os ureaplasmas exigem meios suplementados com ureia. Os meios sólidos têm Ágar purificado a 0,9% e para ureaplasma adiciona-se o manganês para a caracterização das colônias com tamanho muito pequeno de cor "marrom dourado".

Na identificação, após triagem pelo consumo de glicose, arginina ou ureia, podem-se utilizar anticorpos específicos e identificar a espécie pela imunofluorescência das colônias ou pela inibição de crescimento. No entanto, anticorpos específicos para os molicutes são praticamente indisponíveis para a rotina laboratorial. Os métodos moleculares de identificação são amplamente conhecidos para quase todos os molicutes. No entanto, isto ocorre nos institutos de pesquisa, laboratórios de referência e raramente nos laboratórios de saúde pública.

A resistência dos molicutes a tetraciclinas existe principalmente para os molicutes urogenitais mais frequentemente tratados, ou seja, os ureaplasmas e *M. hominis*. No entanto tem sido mencionada resistência variada de algumas espécies a fluoroquinolonas e macrolídios. A ineficácia de tratamento por outros antibióticos pode ocorrer nas diferentes infecções, não apenas pela resistência intrínseca ou adquirida, mas também por falta de ação intracelular do antibiótico ou pela ineficácia da resposta imune do paciente. A determinação da Concentração Inibitória Mínima é um método aceito, mas é adaptado, pois o cultivo dos molicutes é diferente entre as espécies e das bactérias "convencionais" (velocidade de crescimento, concentração do ágar e nutrientes. Tabelas de sensibilidade são conhecidas, mas não possuem o mesmo padrão e atualização das bactérias de maior importância médica.

Bibliografia

1. Molecular Biology and Pathogenicity of Mycoplasmas. Ed.: S.Razin & R.Herrmann, Kluwer Academic/ Plenum Publishers, 2002.
2. Mollicutes: Molecular Biology and Pathogenesis. Ed.:G.F. Browning & C.Citti, Academic Press, 2014.
3. Mycoplasmas: Molecular Biology Pathogenicity and Strategies for Control. Ed.: A. Blanchard & G. Browing, Horizon Bioscience, 2005.

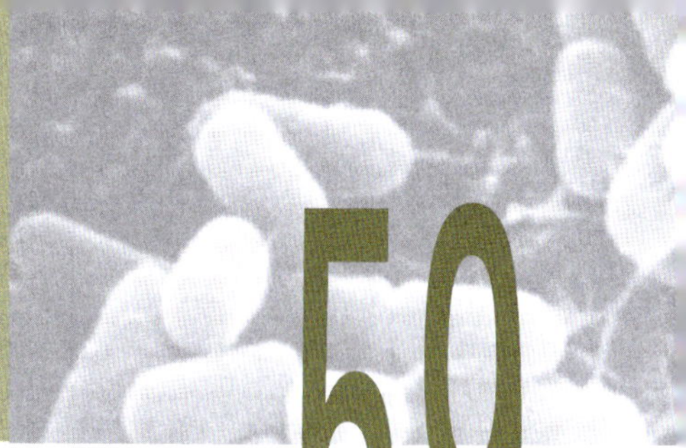

Rita de Cassia Ruiz
Marina Baquerizo Martinez

59

Rickettsia

As infecções causadas pelas espécies do gênero *Rickettsia* são denominadas riquetsioses. A natureza infecciosa das riquetsioses foi descrita pela primeira vez pelo patologista norte-americano Howard Taylor Ricketts (1871-1910). H. Ricketts descreveu, entre 1906 e 1909, a riquetsiose denominada Febre Maculosa das Montanhas Rochosas, bem como o papel do carrapato na sua transmissão. Esta foi a primeira doença infecciosa humana com descrição do carrapato como vetor, antes disto, o carrapato só havia sido descrito como vetor de doenças de interesse veterinário. Outro pesquisador importante no estudo das riquetsioses foi o pesquisador alemão S. von Prowazek que em 1914 sugeriu a etiologia de outra riquetsiose, atualmente conhecida como Tifo Epidêmico. No entanto, foi o grande microbiologista brasileiro Henrique da Rocha Lima trabalhando no Instituto de Medicina Tropical de Hamburgo, na Alemanha, identificou definitivamente em 1916 o agente causador do Tifo Epidêmico. Em uma homenagem a Rickets e von Prowazek, que morreram vítimas de riquetsioses adquiridas durante os estudos da Febre Maculosa e Tifo Epidêmico respectivamente, Rocha Lima deu o nome de *Rickettsia prowazekii* ao agente etiológico do Tifo descrito por ele. Os agentes etiológicos destas doenças estão taxonomicamente classificados no Filo Proteobacteria, Classe alfa-proteobacteria, Ordem Rickettsiales, Família Rickettsiaceae, Tribo Rickettsieae, gênero *Rickettsia*.

Biologia da *Rickettsia*

As bactérias do gênero *Rickettsia* são pequenos cocobacilos, que medem de 0,3 a 0,5 μ de diâmetro e 0,8 a 2 μm de comprimento, imóveis e pleomórficos. Estas bactérias são Gram-negativas, aeróbicas e não se coram adequadamente pelas colorações habituais para bactérias, sendo o método de Giemsa uma coloração alternativa a sua visualização.

Bactérias do gênero *Rickettsia* são consideradas parasitas intracelulares obrigatórios de eucariotos, apresentam um sistema enzimático incompleto e multiplicam-se por divisão binária. Devido a algumas semelhanças com vírus, estes micro-organismos foram considerados erroneamente durante muito tempo "vírus grandes". Como não sobrevivem em meio axênico, são apenas cultiváveis em culturas de células, ovos embrionados ou animais de laboratório, podendo ser inativadas após 30 minutos de incubação a 56º C. O ciclo da *Rickettsia* no ambiente envolve normalmente um mamífero como reservatório e o inseto como vetor.

Riquetsioses

As riquetsioses humanas, mundialmente distribuídas, são transmitidas por vetores artrópodes como carrapatos, pulgas, piolhos e ácaros. As manifestações clínicas são extremamente variáveis podendo ser desde benignas até fatais.

Estas doenças são classificadas em dois grupos: grupo da Febre Maculosa e grupo do Tifo. O grupo da Febre Maculosa inclui diferentes tipos de doenças febris, cujas designações têm por base o agente etiológico, a região geográfica onde ocorre, a espécie do vetor envolvido e menos frequentemente o quadro clínico dominante (Tabela 59.1). O grupo do Tifo inclui o Tifo Epidêmico, Tifo Murino (Tifo Endêmico) e o Tifo Recrudescente (Doença de Brill-Zinsser), esta última uma variedade do Tifo Epidêmico.

As principais manifestações clínicas das riquetsioses incluem um quadro infeccioso típico com presença de exantemas, que no grupo do Tifo inicia-se no tronco, enquanto no grupo da Febre Maculosa as erupções são inicialmente observadas nas extremidades. Em ambos os casos o exantema tende a se disseminar. Exceto pelo Tifo Epidêmico, humanos são hospedeiros acidentais e não são uteis a propagação da bactéria. Abaixo segue a descrição dos dois grupos incluindo as principais riquetsioses humanas.

Grupo da febre maculosa

Rickettsia causadora de infecções agudas do grupo da Febre Maculosa abrange um grande número de espécies que já foram isoladas em diversas partes do mundo. O ciclo de vida da *Rickettsia* inclui além do carrapato, animais nos quais esses artrópodes se alimentam, desta forma, a infecção humana é considerada acidental, não exercendo qualquer importância na manutenção da bactéria na natureza. Os ani-

Tabela 59.1
Correlação das Principais Espécies de *Rickettsia* Associada à Infecção Humana com seu Respectivo Vetor, Reservatório e Mecanismo de Transmissão

Grupo	*Agente etiológico*	*Doença em humanos*	*Transmissão*	*Vetor*	*Reservatório*	*Distribuição geográfica*
Febre Maculosa	*R. rickettsii*	Febre Maculosa Brasileira	Picada do carrapato de cavalo	*Amblyomma cajennense*	Cavalo, cão, gato, gambá, cabra, capivara	Hemisfério ocidental
	R. rickettsii	Febre Maculosa das Montanhas Rochosas	Picada do carrapato do cão	*Dermacentor variabilis*	Roedores silvestres, cão	EUA (região oeste)
	R. rickettsii	Febre Maculosa das Montanhas Rochosas	Picada do carrapato da madeira	*Dermacentor andersoni*	Roedores silvestres, cão	EUA (região leste)
	R. rickettsii	Febre Maculosa das Montanhas Rochosas	Picada do carrapato do cão	*Rhipiephalus sanguineus*	Roedores silvestres, cão	Arizona e México
	R. coronii	Febre Maculosa do Mediterrâneo	Picada do carrapato do cão	*Rhipiephalus sanguineus*	Roedores silvestres, cão	África, Europa, Ásia
	R. sibirica	Riquetsiose do Norte da Asia	Picada do carrapato	*Dermacentor*	Roedores silvestres	Ásia, Europa e África
	R. australis	Febre de *Queens-land*	Picada do carrapato	*Ixodes holocyclus*	Marsupial, Roedores silvestres	Austrália
	R. akari	Riquetsiose pustulosa	Picada de acaro	*Allodermanissus sanguineus*	Roedores silvestres	Américas, Rússia, África, Ásia
	R. japonica	FM oriental	Picada do carrapato	*Haemaphysalis longicornis*	Camundongo, cão	Japão, Coreia
	R. africae	Febre africana do carrapato	Picada do carrapato	*Amblyomma herbraeum*	Gado	África, Ilhas do Caribe
Tifo	*R. prowazekii*	Tipo epidêmico	Fezes do piolho	*Pediculus humanus corporis*	Homem	Universal
	R. prowazekii	Doença de Brill-Zinsser ou Tifo re-crudecente	Reativação do Tifo epidêmico		Homem	
	R. typhi	Tifo Murino	Fezes da pulga	*Xenopsylla cheopsis*	Rato	Universal
	R. felis	Tifo da pulga do gato	Saliva e fezes da pulga	*Ctenocephalides felis*	Gato, Gambá	Universal

mais vertebrados tais como: roedores, cachorro, gato, cavalo, gambá, cabra, capivara já foram identificados com sorologia positiva para esta zoonose e, portanto, são importantes na disseminação da bactéria.

Os carrapatos uma vez infectados permanecem assim por toda a vida e através da infecção transovariana transmitem a infecção aos seus descendentes. Tanto as larvas, ninfas, como carrapatos adultos, se infectados, são capazes de transmitir a bactéria. Desta forma, a manutenção da bactéria no meio ambiente pode ocorrer mesmo na ausência do reservatório vertebrado. _

A transmissão vetorial no homem ocorre através da picada do carrapato e do contato do homem com tecidos e fluidos do carrapato infectado, que, comumente ocorre durante a remoção do parasita aderido à pele. Para que a transmissão via picada ocorra é necessário que o vetor infectado permaneça, pelo menos, 4 a 6 horas aderido à pele, este tempo é fundamental para que haja o aumento do metabolismo do artrópode com consequente eliminação da bactéria .

Os carrapatos, uma vez aderidos à pele do hospedeiro, alimentam-se de sangue, linfa e até restos celulares durante semanas. Este longo período de interação só é possível graças à liberação pelo carrapato de substâncias vasoativas e componentes que reduzem as reações imunológicas do hospedeiro. Embora rara, a transmissão da febre maculosa também pode ocorrer por transfusão sanguínea e por inalação das bactérias, esta mais frequentemente observada em acidentes de laboratório.

A Febre Maculosa das Montanhas Rochosas recebeu este nome por ter sido originalmente descrita em áreas de Montanhas Rochosas dos EUA, mas atualmente é encontrada em várias outras regiões do país. O agente causador desta doença é *Rickettsia rickettsii* que é transmitida mais comumente pelo *Dermacentor andersoni* (carrapato da madeira) e *D. variabilis* (carrapato do cão), estes mais ativos na primavera e inicio do verão (Ver Tabela 59.1).

Na Febre Maculosa Brasileira embora diferentes espécies de *Rickettsia* já tenham sido encontradas em carrapatos, a única espécie identificada como capaz de causar a doença no Brasil é também a *R. rickettsii*. No entanto, o vetor no Brasil difere do descrito nos EUA. O principal vetor no Brasil é o *Amblyomma cajennense*, carrapato do cavalo, conhecido popularmente como carrapato estrela (Ver Tabela 59.1). No entanto, as espécies de carrapato *A. ovale, A. brasiliensis, A. cooperi* já foram também encontradas naturalmente infectados pela *R. rickettsii* o que sugere que outras espécies do *Amblyomma* possam também exercer um papel importante na infecção do homem. No entanto, o *A. cajennense* é sem sombra de duvida o maior responsável pela transmissão da Febre Maculosa humana no Brasil.

No Brasil a Febre Maculosa Brasileira é a riquetsiose mais comum e mais letal no nosso território. Atualmente o crescente número de casos diagnosticados, a identificação de novos focos do vetor, a elevada letalidade e a expansão das áreas urbanas responsáveis por alterar o nicho ecológico dos vetores e reservatório fez com que esta doença passasse a ser considerada um problema de saúde publica emergente no país. No Brasil as regiões onde esta infecção é mais frequente são principalmente os estados do sudeste, mas há também relatos nos estados da Bahia, Santa Catarina e Rio Grande do Sul.

O predomínio de casos na região sudeste do Brasil ocorre durante a menor pluviosidade que acontece nos meses de abril a outubro. No entanto, as alterações dos fatores climáticos tem afetado também a dinâmica populacional dos carrapatos, desta forma tem-se observado o crescimento da incidência de casos, também em outras épocas do ano. As atividades ocupacionais de lavoura, a criação de animais, a exposição a animais domésticos, equinos, bovinos e o ecoturismo constituem atividades de risco à infecção. Além disso, embora esta doença tenha sido inicialmente descrita como uma doença típica de região rural e silvestre, atualmente tem-se observado um crescimento de infecções contraídas em áreas urbanas tais como parques destinados ao lazer.

O período de incubação da Febre Maculosa pode variar de 2 a 14 dias. A carga bacteriana inoculada, a virulência da cepa e o tempo de hematofagia do carrapato são exemplos de fatores determinantes na velocidade do surgimento dos primeiros sintomas. Os sintomas são febre alta repentina, dor de cabeça, frio e erupções cutâneas que inicialmente aparecem nos tornozelos e pulsos e depois se espalham pelo tronco. Problemas gastrointestinais tais como diarreia e vomito também podem ser observados.

Todas as idades, sexo e raça são susceptíveis a doença. A sua distribuição parece depender do comportamento do vetor, atividades recreativas, ocupacionais, proximidade com animais infestados por carrapato e condições habitacionais.

As medidas preventivas incluem evitar contato com carrapato, erradicar as habitações de carrapato infectado, utilizar repelente durante a caminhada em áreas gramadas ou arborizadas, tratar indivíduos infectados com antibiótico. Além disso, a retirada do carrapato aderido deve ser sempre realizada cuidadosamente com o auxilio de uma pinça, com atenção especial à remoção da peça bucal. Uma solução a base de metanol pode ser utilizada para facilitar a remoção.

A letalidade da Febre Maculosa dá-se principalmente devido a dificuldade de se obter um diagnóstico precoce o que acaba retardando o tratamento com o antibiótico eficiente. Em indivíduos não tratados a letalidade pode atingir 50%; nos indivíduos tratados, embora bem mais baixa a letalidade é variável. Em ambos os casos, tratados e não tratados, fatores como idade, estado nutricional, presença de outras doenças são fundamentais no desfecho clinico.

Grupo do tifo

Tifo epidêmico

O nome Tifo é derivado do grego *Thuphos* que significa fumaça e faz referência ao delírio comumente observado nos indivíduos infectados. O surgimento do Tifo Epidêmico é controverso já que até o século XVIII foi confundido com a Febre tifoide que é causada pela *Salmonella typhi*.

O Tifo Epidêmico pode ocorrer em qualquer local que favoreça o desenvolvimento e a transmissão de piolhos como acontece nas calamidades públicas e nas guerras. O seu papel na perda de soldados durante a I e II Guerra Mundial é incontestável. Na I Guerra Mundial o Tifo se espalhou na Europa oriental e foi responsável por mais de três milhões de mortes. Estima-se que só na II Guerra Mundial o Tifo epidêmico tenha matado mais soldados do que o próprio combate.

Esta doença é decorrente da infecção pela *Rickettsia prowasekii* cujo vetor é o piolho do corpo (*Pediculus humanus corporis*) e o reservatório natural é somente o homem (Ver Tabela 59.1). Este ectoparasita, estritamente hematófago, se contamina ao ingerir sangue de um individuo infectado por *R. prowasekii* e após poucos dias da infecção começa eliminar bactérias nas fezes. A bactéria multiplica-se nas células do epitélio intestinal, a ruptura das células infectadas pela bactéria leva a perda da integridade do epitélio, com isso, o sangue invade a cavidade do corpo do piolho que passa a apresentar a cor avermelhada e a partir disto, sobrevive aproximadamente por mais uma semana.

O piolho transmite a bactéria ao homem através das fezes depositadas sobre a pele do indivíduo sadio. Normalmente a bactéria penetra na pele através do local da picada do piolho ou até pela abrasão cutânea provocada pelo indivíduo em decorrência do prurido ocasionado pela picada do artrópode. A conjuntiva, a mucosa e até o próprio esmagamento do artrópode sobre a pele pode levar a infecção. Estudos mostraram que a *R. prowasekii* permanece viável, por até 100 dias, nas fezes secas de piolho, o que pode possibilitar a transmissão também por inalação de aerossol das fezes.

Uma vez dentro do hospedeiro a bactéria se espalha através da corrente sanguínea, infecta as células endoteliais dos vasos sanguíneos causando uma vasculite. Após 1 a 3 semanas de infecção o individuo infectado apresenta febre alta, dor de cabeça repentina e dores musculares. As erupções cutâneas características das riquetsioses no Tifo Epidêmico começam nas axilas, tronco superior e em seguida pode se espalhar pelas demais partes do corpo, exceto a face, as palmas das mãos e solas dos pés.

A erradicação do Tifo Epidêmico não é fácil, já que surtos epidêmicos podem ocorrer a partir de apenas uma pessoa infectada, portadora do piolho, desde que fatores como aglomeração de pessoas, falta de higiene estejam presentes. Além disso, a infecção pode ressurgir em indivíduos que tiveram a infecção primária anos ou até décadas atrás. O reaparecimento da infecção, neste caso, sem o contato com o vetor, caracteriza a Doença de Brill-Zinsser, também conhecida como Tifo Recrudescente.

A Doença de Brill-Zinsser, que representa casos esporádicos, se apresenta frequentemente como uma forma branda da doença. Indivíduos convalescentes do Tifo Epidêmico que permaneceram com infecção subclínica são os afetados, já que aparentemente a infecção por *R. prowasekii* não é erradicada com o desaparecimento dos sintomas. O mecanismo pelo qual os pacientes permanecem com a bactéria durante anos ainda não foi esclarecido, mas estudos tem demonstrado que o tecido adiposo pode ser um reservatório da bactéria visto que, as células endoteliais alvo da infecção pela *R. prowasekii*, são também vastamente encontradas neste tecido. A possibilidade do Tifo Recrudescente acaba garantindo a permanência da *R. prowasekii* no ambiente, mesmo na ausência do vetor.

A taxa de mortalidade e a gravidade do Tifo Epidêmico são variáveis, podendo depender também de outros fatores como o estado nutricional, idade do portador, resposta imune, presença de outras doenças, etc. Sem o tratamento com antibiótico a taxa de mortalidade pode chegar a 60% e quando o antibiótico correto é utilizado, a taxa diminuiu para 6%, sendo mais frequente em indivíduos idosos. As complicações do Tifo não tratado incluem danos no SNC, pulmão, rins e coração.

A prevenção da infestação pelo piolho é a medida mais importante no controle desta doença, para isto boa higiene pessoal e cuidados gerais nos locais em que haja confinamento de pessoas são fundamentais para evitar os surtos. Na presença de infestação, a remoção e morte de todos os piolhos através de banho e troca de vestimentas e fervura das roupas infestadas são medidas importantes.

O Tifo tem causado problemas de saúde substanciais em tempos de guerra e perturbação social. No entanto, esta doença continua a representar uma grande ameaça à saúde, atualmente há risco de aquisição, por exemplo, em campos de refugiados, em moradores de rua ou qualquer outra população em que as condições adequadas à disseminação estejam presentes. Além disso, o fato de que as pessoas que contraíram o Tifo Epidêmico mantêm as bactérias para o resto de sua vida pode servir como fonte de novas epidemias, caso ocorra concomitantemente uma nova infestação pelo piolho.

Tifo murino

Esta doença é também conhecida como Tifo Endêmico. O termo murino foi utilizado porque se refere a camundongo em latim, isto porque o principal reservatório natural desta doença é o rato. O agente etiológico do Tifo Murino é a *Rickettsia typhi* (antiga *R. mooseri*) e seu reservatório é o *Rattus rattus* ou *Rattus norvegicus*, podendo ser também outros roedores e esquilos. O artrópode responsável pela transmissão da bactéria é a pulga do rato (*Xenopsylla cheopsis*) (Ver Tabela 59.1).

A pulga adquire *R. typhi* ao se alimentar de animais infectados e sucumbe a infecção. Por outro lado a infecção não mata o rato, facilitando a transmissão de rato para rato através da pulga. O homem adquire a doença através da inoculação das fezes das pulgas infectadas, normalmente pela lesão cutânea provocada pela picada.

Os sintomas são muito semelhantes ao Tifo Epidêmico, porém as manifestações são mais brandas. Primeiramente observa-se febre, dor de cabeça, náusea e vomito. Cerca de 80% dos infectados apresentam erupções na pele, principalmente no tronco, durante a evolução do quadro. A taxa de mortalidade é de menos de 4%, também menor do que a observada no Tifo Epidêmico.

O Tifo Murino apresenta distribuição mundial, sendo mais comumente observado nas regiões tropicais e subtropicais, tendo já havido registros de infecção no Brasil. Estudos realizados em áreas endêmicas dos EUA mostraram que a pulga de gato (*Ctenocephalides felis*) pode também ser um importante vetor do Tifo Endêmico, sendo que os gambás foram descritos como prováveis reservatórios (Tabela 59.1). O Tifo Murino tem sido recentemente reconhecido como uma doença de viajantes. Estudos de casos recentes descreveram manifestações graves em viajantes, mas a maioria dos infectados apresentaram sintomas leves e por isso, provavelmente, em muitos viajantes a infecção pode nem ter sido diagnosticada.

A prevenção desta doença esporádica, que não apresenta caráter epidêmico, depende do controle ou extermínio de ratos, ação que está diretamente correlacionada à pobreza.

Patogênese

Uma vez que a bactéria eliminada pelos diferentes artrópodes atinge a via sanguínea ou linfática, atinge também a pele, músculo esquelético, cérebro, pulmões, coração, rins, fígado, baço, intestino através da circulação sistêmica. Entretanto, o alvo principal das bactérias do gênero *Rickettsia* é as células endoteliais. As bactérias penetram na célula endotelial pela fagocitose induzida e escapam do vacúolo, após a ruptura da membrana do fagossoma que é mediada por uma fosfolipase. No citosol as bactérias proliferam por fissão binária, com um tempo de geração de aproximadamente dez minutos (Figura 59.1) e impedem a apoptose o que facilita a sua multiplicação e sobrevida intracelular. Ao se disseminarem ao longo do endotélio através da infecção das células contiguas, causam lesão celular. A lesão celular compromete o endotélio levando ao dano microvascular, aumento da permeabilidade do vaso e consequentemente a vasculite.

As erupções cutâneas iniciais características de todas as riquetsioses acorrem devido ao acometimento dos pequenos vasos. Nas fases mais tardias da doença há dano dos vasos

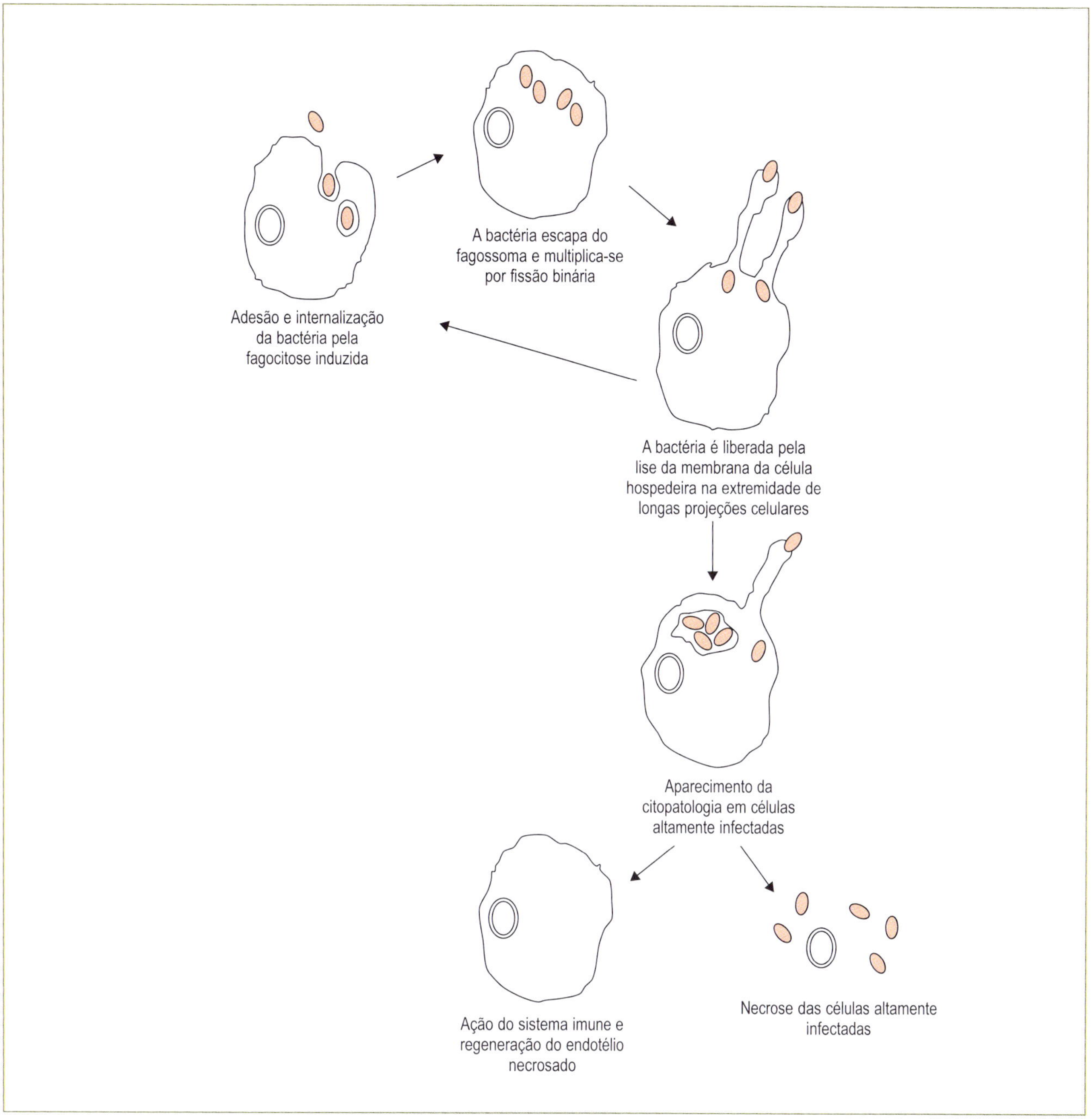

Figura 59.1 – *Interação de bactérias do genero* Rickettsia *com a célula endotelial.*

maiores, levando ao prejuízo também do funcionamento de órgãos vitais. O edema, hipotensão, hipovolemia observados na evolução das infecções tardias são decorrentes do acometimento endotelial difuso devido a alterações estruturais das proteínas de adesão intercelular o que possibilita o extravasamento de fluidos.

Resumidamente todas as Rickettsioses provocam lesões das células endoteliais características que levam a vasculite generalizada, aumento da permeabilidade vascular, edema, hipovolemia, ativação de mecanismos inflamatórios humorais e mecanismos de coagulação. O dano endotelial progressivo é o responsável pelo aumento da disfunção vascular e comprometimento de órgãos vitais tais como coração, pulmão e rins observados nos casos graves e potencialmente letais.

Tratamento

A maioria das infecções por *Rickettsia* pode ser controladas pelo uso adequado de antibiótico. O sucesso no tratamento está diretamente relacionado ao diagnóstico precoce. Os antibióticos cloranfenicol e tetraciclina costumam ser efetivos no tratamento destas doenças.

Diagnóstico

A maioria das riquetsioses humanas pode ser diagnosticada após um exame clinico cuidadoso e investigação epidemiológica do paciente. A presença do exantema é crucial para o diagnostico clínico. No entanto, o diagnostico desta doença pode ser demorado devido à similaridade das erupções das riquetsioses com outras doenças, tais como o sarampo, a escarlatina e até as reações adversas causadas pela administração de drogas diversas.

Um diagnóstico confiável pode ser obtido através de testes sorológicos específicos tais como ensaios de aglutinação, imunofluorescência indireta, ELISA, fixação de complemento. A reação de Weil e Felix (aglutinação de antígenos de *Proteus vulgaris*) muito usada no passado foi praticamente abandonada, devido à baixa sensibilidade e especificidade.

Atualmente a reação de polimerização em cadeia (PCR) também tem sido muito utilizada. Esta técnica tem se mostrado importante também na detecção da bactéria no vetor.

Biópsias retiradas de lesões cutâneas tem se mostrado excelente tanto para o diagnóstico por imunofluorescência como por PCR.

O cultivo de riquetsias em laboratório, embora eficiente, não é muito utilizado atualmente. Além de o crescimento bacteriano ser lento, este método só pode ser realizado em laboratórios equipados para trabalhar com nível 3 de segurança, isto porque a manipulação do material infectado oferece grande risco de contaminação aos técnicos de laboratório.

Vacina

A vacina seria uma boa opção para a erradicação das riquetsioses, já que indivíduos infectados desenvolvem imunidade protetora, após a recuperação da infecção. Uma vacina contra o Tifo Epidêmico desenvolvida a partir da inoculação de *R. prowazekii* inativada ou atenuada apresentou boa proteção, mas a sua administração só tem sido indicada em situações especiais, como por exemplo, soldados destinados ao campo de batalha.

Vacinas destinadas a proteção contra a riquetsiose mais grave, obtidas a partir do extrato bruto de *R. rickettsii,* também foram testadas. No entanto, a utilização de extrato bruto gera reações adversas e efeitos indesejáveis, por isso a utilização em humanos não é indicada.

A natureza relativamente conservada de genes e proteínas presentes em diferentes *Rickettsias* pode ser um alvo importante no desenvolvimento de uma vacina com proteção cruzada. A indução de uma imunidade protetora tanto na transmissão via vetor como na infecção por aerossol deve ser considerada na obtenção de uma vacina eficiente, que certamente deverá ainda demandar muito investimento e estudo.

Agentes de Bioterrorismo

Independente das riquetsioses apresentarem distribuição mundial com alta morbidade e relativa mortalidade, a sensibilidade dos agentes etiológicos à antibioticoterapia e a sua relativa baixa incidência fizeram com que estas doenças não fossem prioridade na obtenção de uma vacina eficiente e segura. No entanto, algumas características peculiares às bactérias do gênero *Rickettsia* fizeram com que estas bactérias entrassem para a lista de agentes de bioterrorismo. A infecção a partir de uma dose mínima de bactérias (menos de 10 organismos), a capacidade de ser adquirida via aerossol, a transmissão vetorial eficiente, o desfecho clinico grave e a alta mortalidade em pacientes não tratados são requisitos favoráveis à utilização intencional e ilegítima destas bactérias como arma biológica. Com isso, a permanente vigilância, a disponibilidade de vacinas eficazes e os antibióticos eficientes serão fundamentais para evitar as mortalidades e perturbações geradas, caso riquetsias patogênicas sejam intencionalmente disseminadas em populações humanas não imunes.

Bibliografia

1. Blanton LS. Rickettsial infections in the tropics and in traveler. Curr Opin Infect Dis. 2013;26(5):435-440.
2. Bowman DD. Introduction to the Alpha-proteobacteria: Wolbachia and Bartonella, Rickettsia, Brucella, Ehrlichia, and Anaplasma. Top Companion Anim Med. 2011;26(4):173-177.
3. Madigan MT, Martinko JM, Dunlap PV, Clark DP. Rickettsias. In: Madigan MT, Martinko JM, Dunlap PV, Clark DP (ed). Brock Biology of Microorganisms, 12th ed. Pearson Benjamin Cumming, San Francisco, 2009.
4. McBride JW, Yul X, Brayton K. Ehrlichioses, Rickettsioses and Anaplasmosis in the United States: Current status and opportunities for new vaccines. Critical Needs and Gaps in Understanding Prevention, Amelioration, and Resolution of Lyme and Other Tick-Borne Diseases: The Short-Term and Long-Term Outcomes: Workshop, 2011.
5. Rotelho-Nevers E, Raoult D. Host, pathogen and treatment-related prognostic factors in rickettsioses. Eur J Clin Microbiol Infect Dis 2011;30(10):1139-1150.
6. Woods CR. Rocky mountain spotted fever in children. Pediatr Clin North Am. 2013;60(2):455-470.

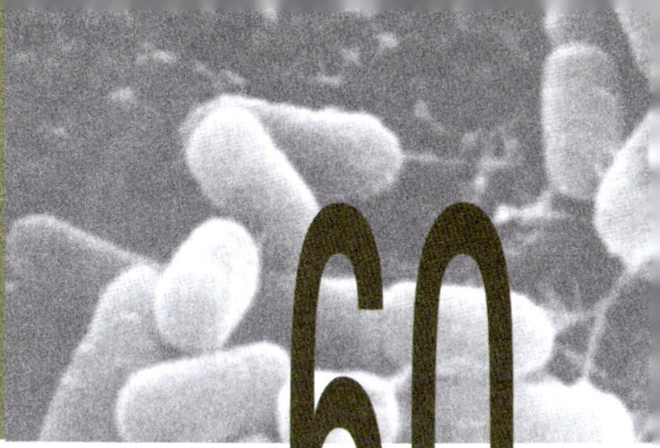

Marina Baquerizo Martinez

60

Ehrlichia

As bactérias deste gênero são conhecidas como patógenos de animais desde 1935. Dois anos mais tarde, recebeu a designação *Ehrlichia* em homenagem ao pesquisador alemão Paul Ehrlich e pertencem à família Anaplasmataceae. O primeiro caso de infecção humana foi descrito no Japão em 1953. A partir de 1986, passou a ser isolada nos EUA onde um número relativamente grande de casos já foram registradas e novas espécies identificadas. Quase sempre a infecção humana é transmitida por carrapatos.

Classificação

Estudos filogenéticos baseados em 16sRNA mostraram que *Ehrlichia* e *Ricketsia* derivam do mesmo ancestral, o qual não é relacionado ao ancestral de *Coxiella* e *Chlamydia*. O gênero *Ehrlichia* compreende em torno de uma dezena de espécies, mas destas somente cinco têm sido encontradas em associação com o homem (Tabela 60.1).

Características Culturais

As ehrlichias são bacilos Gram-negativos diminutos parasitas intracelulares obrigatórios que crescem apenas em meios de cultura com células. As principais linhagens celulares utilizadas na propagação de diferentes espécies são células IDE8 de carrapato, IDH82 de cão e células de aorta de bovinos. A estrutura celular não é totalmente característica de bacilos Gram-negativos, pois a membrana externa e fina, assim como a camada de peptideoglicano, está localizada no espaço periplásmico. Podem ser cultivadas em cultura de tecidos.

Fatores de Virulência e Patogênese

As ehrlichias invadem células sanguíneas, proliferando-se nos fagossomas que se formam. Por mecanismos ainda desconhecidos, impedem a fusão dos fagossomas com os lisossomos, permanecendo assim protegidas da ação letal dos produtos tóxicos desses compartimentos. O ciclo de desenvolvimento das ehrlichias nas células infectadas (Figura 60.1) termina com o rompimento da célula e a liberação das bactérias para o exterior. Os tipos de células sanguíneas infectadas dependem da espécie de *Ehrlichia* (Tabela 60.1). Os mecanismos dos danos tissulares não são conhecidos, mas parecem dependentes da resposta inflamatória do organismo. Os pacientes desenvolvem anticorpos séricos em torno da segunda semana de doença.

Doenças

Duas formas clínicas de ehrlichiose já foram descritas: monocítica e granulocítica. Na primeira, as células infectadas são os monócitos e macrófagos; na segunda, os neutrófilos (Tabela 60.1). As duas formas caracterizam-se por febre, dores de cabeça, calafrios, mialgias, mal-estar geral, anorexia e exantemas em aproximadamente 20% dos casos. Os sintomas são menos intensos na forma granulocítica, mas ambas podem confundir-se com a febre maculosa. O período

Tabela 60.1
Espécies de *Ehrlichia* Associadas ao Homem, Células-alvo e Vetores

Espécie	*Hospedeiro*	*Célula-alvo Principal*	*Vetor*
E. chaffeencis	Homem, veado, cães	Macrófago	Carrapato (Amblyomma e Dermcentor)
E. phagocytophila	Homem, equinos, cães, ovinos, bovinos e outros	Neutrófilo	Carrapato (Ixodes)
E. canis	Cães, homem	Macrófago	Carrapato (Rhipicephalus)
E. ewingii	Cães, homem	Neutrófilo	Carrapato (Amblyomma)
E. sennetsu	Homem	Macrófago	Ingestão de peixe cru (?)

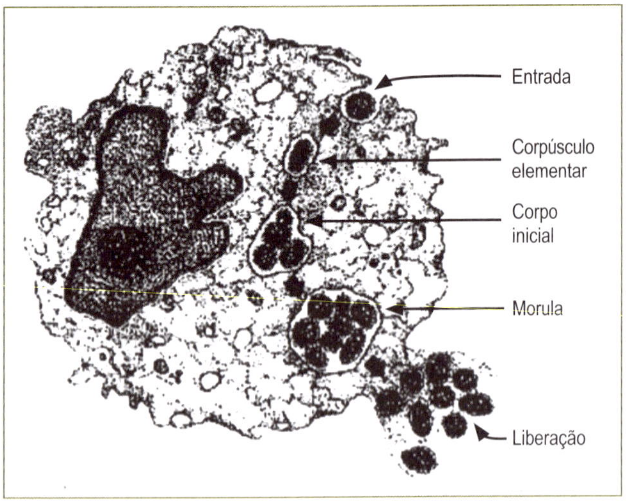

Figura 60.1 – *Representação esquemática do ciclo de crescimento de* Ehrlichia *em uma célula infectada (retirado de McDade JE. J Infect Dis. 1990;161:609-12).*

de incubação é de uma a duas semanas com tendência a ser mais longo na forma granulocítica.

Diagnóstico

Diferentes alternativas são possíveis. O emprego de PCR tem dado ótimos resultados, mas a que tem oferecido melhores resultados é PCR com iniciadores específicos. Outros métodos incluem a cultura em célula apropriada, imunofluorescência indireta e outros testes sorológicos. É interessante lembrar que o próprio exame bacterioscópico de esfregaços sanguíneos pode revelar a presença de inclusões sugestivas de *Ehrlichia*.

Epidemiologia

Casos de ehrlichiose humana têm sido registrados na maioria dos países, mas as principais estatísticas são provenientes dos EUA. Conforme mencionamos, o primeiro caso de ehrlichiose nos EUA foi diagnosticado em 1986. O paciente era um militar lotado no forte Chaffee, em Arkansas. Inicialmente, os pesquisadores pensaram que a amostra de *Ehrlichia* isolada era a *E. canis*, mas depois verificaram que se tratava de uma outra espécie, que foi denominada *Ehrlichia chaffeensis*, em virtude de o militar estar sediado no forte Chaffee. Os hospedeiros e os vetores das ehrlichias associadas ao homem estão descritos na Tabela 60.1. Mais de dois mil casos de ehrlichiose já foram diagnosticados nos EUA, a maioria sendo proveniente das regiões onde predominam os carrapatos vetores. A ehrlichiose é uma doença infecciosa tipicamente emergente, quase sempre transmitida pelas picadas de carrapatos.

No Brasil, estudos moleculares e sorológicos mostraram que a ocorrência de espécies de Ehrlichia se dá principalmente em cães, gatos, sendo *E. cannis* a principal espécie. Existem evidências sorológicas que sugerem a ocorrência de erlichiose humana no Brasil, mas o agente causal ainda não foi estabelecido.

Tratamento e Controle

Os pacientes suspeitos de serem portadores de ehrlichiose devem ser tratados de imediato porque o retardo no tratamento pode facilitar a ocorrência de complicações sérias. A droga de escolha tem sido a doxiciclina. A prevenção da ehrlichiose tem por base evitar as áreas onde existem carrapatos infectados, uso de vestimentas protetoras e de repelentes de insetos. Carrapatos fixados na pele devem ser retirados imediatamente.

Bibliografia

1. Vieira RF, Biondo AW, Guimarães AM, Dos Santos AP et al. Ehrlichiosis in Brazil. Rev Bras Parasitol Vet. 2011;20(1):1-12
2. Walker DH, Dumler JS. Ehrlichiose chaffeensis (Human Monocytotropic Ehlichiosis), Ehrlichia phagocytophila (Human Granulocytotropic Ehrlichiosis), and Other Ehrlichiae. In: Mandel GL, Bennett JE, Dolin R (eds). Principles and Practice of Infectious Diseases, Churchill Livingstone, Philadelphia, 2001.
3. Zweygarth E, Schöl H, Lis K, Cabezas Cruz A, Thiel C, Silaghi C, Ribeiro MF, Passos LM. In vitro Culture of a Novel Genotype of Ehrlichia sp. from Brazil. Transbound Emerg Dis. 2013(60 Suppl 2):86-92.

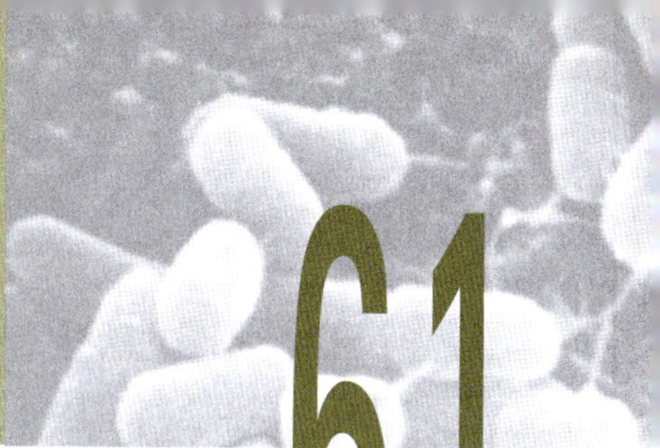

Larissa D. Cunha
Dario S. Zamboni

61

Coxiella

C. burnetii é uma bactéria Gram-negativa intracelular obrigatória e o agente causador de uma zoonose conhecida como febre Q, que possui manifestações clínicas agudas e crônicas. Este patógeno é capaz de infectar um espectro amplo de hospedeiros animais, sendo isolado de carrapatos, aves e ruminantes; casos de febre Q em humanos também estão associados a gatos, cachorros e coelhos infectados. *C. burnetii* infecta preferencialmente fagócitos profissionais, estabelecendo um nicho replicativo atípico no interior de fagolisossomos maduros e ácidos (pH 5 aproximadamente). Para isso a bactéria subverte diversas funções celulares e vias de reconhecimento de patógenos. Devido a sua alta estabilidade no ambiente, sua dose infecciosa extremamente baixa (< 10 organismos), e a debilidade causada na sua manifestação clínica, *C. burnetii* é classificada pelo governo americano como um agente potencial de bioterrorismo, categoria B.

Classificação

Por ter sido isolada inicialmente em carrapatos e por ser um patógeno intracelular não cultivável em meios artificiais, *C. burnetii* era classificada como pertencente à classe *α-Proteobacteria* ordem *Rickettsiales*, família *Rickettsiaceae*, na qual se destaca *Rickettsia rickettsii*, agente etiológico da febre maculosa. No entanto, com base em similaridades na sequência gênica do RNA ribossômico 16S (rRNA 16S), o gênero *Coxiella* é atualmente classificado na classe *γ-Proteobacteria*, ordem *Legionellales*, família *Coxiellaceae,* sendo filogeneticamente próxima ao patógeno *Legionella pneumophila.* Enquanto as similaridades filogenéticas aproximam esses dois patógenos, seu ciclo intracelular, a epidemiologia e a patogênese das suas infecções são distintos. *L. pneumophila* é um parasito natural de protozoários e um patógeno humano oportunista, estando a doença dos Legionários associada à infecção em indivíduos imunossuprimidos. Já *C. burnetii* encontra-se em coevolução com hospedeiros animais, dentre eles os humanos, e é adaptada a infecção de indivíduos saudáveis. Apesar da considerável homogeneidade genética da espécie *C. burnetii*, análises genéticas baseadas em RFLP (do inglês, *Restriction Fragment Length Polymorphism*) e eletroforese em campo pulsado permitiram a divisão dos diversos isolados em seis grupos genômicos (I a VI), sugerindo a existência de dois patotipos distintos. Isolados dos grupos I, II e III estão associados com infecções agudas em humanos, enquanto os grupos IV e V consistem de isolados obtidos de pacientes com infecções crônicas. O grupo VI é formado por organismos de baixa virulência da cepa Dugway, derivada de isolados de roedores da região de Dugway, Utah, Estados Unidos. Por fim, a maior parte dos isolados de *C. burnetii* possui um de quatro plasmídeos de replicação autônoma, denominados QpH1, QpRS, QpDV e QpDG.A associação dos plasmídeos QpH1 e QpDV em isolados da forma aguda da doença, e do plasmídeo QpRS em isolados obtidos de pacientes crônicos também indicam a correlação entre o genótipo de *C. burnetii* e a manifestação da doença.

Características Morfológicas

C. burnetii é uma bactéria pleomórfica cocobacilar de tamanho pequena (< 1 μm), não flagelada e com um ciclo de desenvolvimento bifásico semelhante ao das Clamídias. A forma infectante é denominada variante pequena, caracterizada por cromatina condensada e metabolismo basal. Essa variante é durável e altamente resistente a fatores de estresse ambiental como altas temperaturas, pressão osmótica, luz ultravioleta e dessecação. A resistência ambiental está relacionada à transmissão do patógeno por meio de aerossóis contendo partículas de poeira contaminadas. Já a variante grande é a forma intracelular e replicativa de *Coxiella*, que durante a fase *lag*se diferencia e torna metabolicamente ativa no microambiente acidificado dos fagolisossomos. Os mecanismos de transição da variante grande para a pequena não são bem compreendidos, porém sabe-se que a variante pequena não é um endósporo como encontrado em espécies de bactérias Gram-positivas. O ácido dipicolínico, comum na estrutura de endósporos, não é encontrado na parede da variante pequena. Além disso, *C. burnetii* não codifica em seu genoma os componentes tipicamente envolvidos na maquinaria de esporulação.

Ciclo Intracelular

Após a transmissão via aerossol, a variante pequena de *C. burnetii* é fagocitada de forma passiva por macrófagos alveolares, por mecanismos dependentes do citoesqueleto de actina. Na infecção de macrófagos e outros fagócitos profissionais, como monócitos, a adesão e internalização por fagocitose depende da interação de componentes da parede bacteriana ainda não caracterizados com receptores de superfície da célula-alvo, principalmente integrinas $\alpha_V\beta_3$. *C. burnetii* também invade células epiteliais e fibroblastos, por mecanismos atualmente desconhecidos.

A biogênese, maturação e expansão do vacúolo parasitóforo de *C. burnetii* é um processo ativamente modulado pelo patógeno, envolvendo eventos de fusão homotípica de diversos vacúolos parasitóforos menores, e fusão heterotípica de vesículas autofágicas, secretórias e lisossomais. *C. burnetii* não é capaz de sintetizar a membrana do vacúolo parasitóforo, portanto esses eventos de fusão são essenciais na montagem e manutenção do nicho replicativo. Ainda nas primeiras horas após a infecção, a bactéria induz a fusão do seu vacúolo com vesículas autofágicas, o que poderia contribuir com o fornecimento de nutrientes para a bactéria. A formação deste autofagossomo também está relacionada com a desaceleração da maturação na viaendocítica do vacúolo contendo a bactéria, embora a importância desse atraso não esteja esclarecida. A acidificação do vacúolo é o sinal que estimula a ativação do metabolismo bacteriano, transição morfológica da variante pequena para grande e translocação de proteínas efetoras bacterianas no citosol da célula hospedeira pelo sistema de secreção do tipo IV bacteriano (explicado em mais detalhes a seguir). A atividade desse sistema de secreção permite o remodelamento do vacúolo parasitóforo em uma estrutura espaçosa, acidificada e altamente fusogênica, onde ocorre a replicação robusta do micro-organismo (entre 8 horas e 2 dias após infecção). O vacúolo expandido é altamente rico em colesterol. Durante sua fase de crescimento exponencial, a bactéria é capaz de induzir um aumento na expressão de genes envolvidos na absorção (como o receptor LDL) e na biossíntese de colesterol pela célula hospedeira. O conteúdo enriquecido em colesterol contribui para a estabilidade física do vacúolo, a manutenção do pH acidificado e contribui na sinalização com demais organelas pela formação de *rafts* lipídicos que ocorrem nas membranas da célula infectada. O ciclo replicativo de *C. burnetii* é um processo marcadamente lento, com um tempo de geração em torno de 10 a 12 horas. Durante sua fase estacionária (iniciada aproximadamente 6 dias após infecção) é observado o aparecimento das variantes pequenas no interior do vacúolo parasitóforo (Figura 61.1).

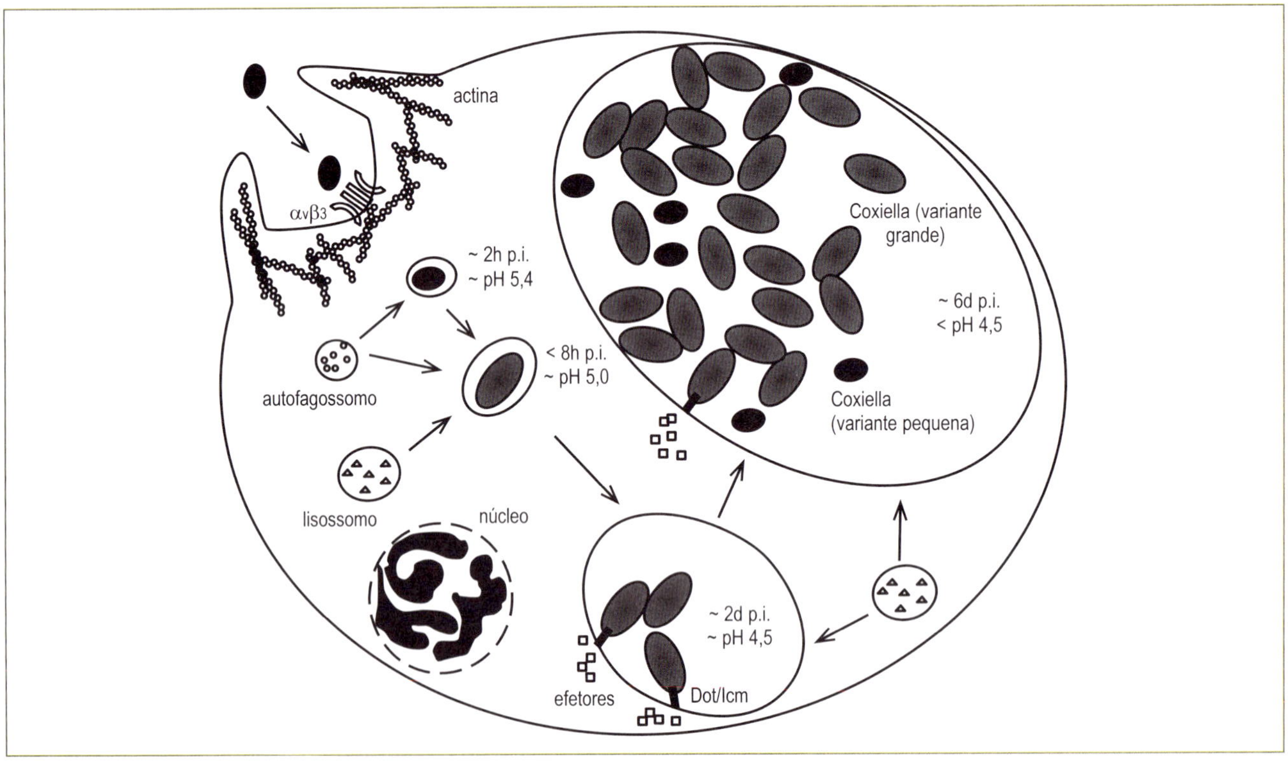

Figura 61.1 – *Ciclo de vida intracelular de* C. burnetii. *O reconhecimento de moléculas na superfície da variante pequena e infectiva de* C. burnetii *por receptores na membrana da célula hospedeira (como integrinas* $\alpha_v\beta_3$*), permite a fagocitose da bactéria.* C. burnetii *é capaz de modular a maturação do fagossomo que contém a bactéria. Induz a fusão deste fagossomo com vesículas da via autofágica ainda nas primeiras horas de infecção, caracterizando a formação de um autofagossomo contendo a bactéria. Posteriormente ocorre a fusão de vesículas lisossomais com esse autofagossomo com a consequente redução do pH intravacuolar. Esse processo estimula a ativação metabólica da bactéria levando a transição da variante pequena para a variante morfológica grande. A variante grande é capaz de secretar proteínas bacterianas diretamente no citoplasma da célula hospedeira utilizando um sistema de secreção de proteínas do tipo IV denominado Dot/Icm. A fusão constante de vesículas lisossomais com o vacúolo habitado pela* C. burnetii *contribui para a manutenção do pH ácido no vacúolo, que é necessário para a multiplicação de* C. burnetii. *O vacúolo se torna bastante grande e ocorre intensa replicação bacteriana. Posteriormente as formas grandes reduzem o metabolismo e se transformam na variante pequena, que vai ser liberada para o meio extracelular e infectar outra célula.*

Fatores de Virulência e Patogênese

A capacidade de modular diversas vias do tráfego de vesículas da célula hospedeira para criar um ambiente permissivo ao seu crescimento e a subversão de vias de reconhecimento e ativação da resposta imune são dois aspectos essências para a patogênese de *C. burnetii*. Dois fatores de virulência se destacam pela sua importância para a patogênese da bactéria: LPS e o sistema de secreção do tipo IV denominado Dot/Icm.

O LPS é o fator de virulência de *C. burnetii* melhor conhecido, participando da evasão dos mecanismos de reconhecimento pela célula infectada e ativação de diferentes mecanismos de controle pelo hospedeiro. Formas virulentas de *C. burnetii* expressam uma cadeia de LPS que se organiza de forma a mascarar possíveis ligantes da parede bacteriana, impedindo o reconhecimento do patógeno por receptores da imunidade inata da célula hospedeira e reconhecimento pelo sistema complemento. O cultivo subsequente de *C. burnetii* em ovos embrionados de galinha induz uma forma avirulenta do patógeno que expressa um LPS truncado, caracterizado por uma redução no tamanho da cadeia do antígeno O da molécula. A estrutura do lipídeo A do LPS das formas virulentas e avirulentas de *C. burnetii* é idêntica e capaz de antagonizar receptores de membrana TLR4, molécula chave para o reconhecimento do LPS de bactérias Gram-negativas por células da imunidade inata como macrófagos.

No genoma de *C. burnetii* são encontrados os genes para a montagem dos sistemas de secreção bacteriano do tipo I (T1SS), tipo II (T2SS) e tipo IV (T4SS). Desses sistemas, somente o T4SS foi reconhecido até o momento como importante para a patogênese bacteriana. Mutantes de *C. burnetii* que expressam formas defeituosas do T4SS não se multiplicam no interior de células epiteliais ou macrófagos, formando vacúolos de tamanho reduzido e espalhados pelo citosol ao invés de um grande vacúolo parasitóforo.Os T4SS de *C. burnetii* e *L. pneumophila* possuem alto grau de homologia e são ambos denominados Dot/Icm. Através do sistema Dot/Icm, diversas proteínas (chamadas de efetoras) de *C. burnetii* são secretadas no citosol da célula hospedeira. Estima-se que mais de 100 efetoras de *C. burnetii* sejam secretadas pelo sistema Dot/Icm. Várias delas possuem domínios de interação proteína-proteína típicos de proteínas eucarióticas, como repetições de ankirina (Anks), repetições ricas em leucina (LRRs), repetições de tetratricopeptídeos (TPR) e domínios *coiled-coil* (CCD). A existência desses domínios indica uma possível interação com alvos da célula hospedeira. Além de mediar a modulação dos processos celulares da célula hospedeira, o sistema Dot/Icmtambém é importante na evasão das respostas para controle da infecção. Por exemplo, *C. burnetii* é capaz de inibir a apoptose da célula infectada por meio da atividade do Dot/Icm. A morte da célula infectada é um importante mecanismo de defesa do hospedeiro, permitindo a eliminação do alvo da infecção e ativação do sistema imune por células apresentadoras de antígenos que capturam restos celulares.

Doenças

C. burnetii não causa doença para a maior parte dos seus hospedeiros animais. No entanto, em caprinos e ovinos, a infecção pela bactéria é uma causa importante de abortos tardios, devido à proliferação da bactéria na placenta e no trato reprodutor das fêmeas. Em seres humanos, a infecção do trato respiratório causa a Febre Q, caracterizada como uma doença aguda e crônica. Na sua fase aguda, a Febre Q é frequentemente assintomática (> 50% dos casos) ou se manifesta de maneira semelhante à gripe, apresentando sintomas inespecíficos como febre, cefaleia, prostração e calafrios. Os sintomas deste período são geralmente de ocorrência limitada e associados a uma bacteremia transitória. Neste caso, a doença progride para o desenvolvimento de imunidade celular, soro conversão e controle da bacteremia inicial. Em casos mais graves, há ocorrência de pneumonia ou hepatite granulomatosa durante a fase aguda. A evolução da doença para a sua fase crônica, apesar de rara, frequentemente se apresenta na forma de endocardite severa e possivelmente fatal, também ocorrendo desenvolvimento de hepatite crônica. A febre Q crônica é observada em 1-2%dos pacientes infectados, comumente associada a casos de valvulopatia pré-existente e indivíduos imunossuprimidos.

Diagnóstico

Devido à natureza não específica dos sintomas da febre Q, em quadros clínicos com febre de origem desconhecida e de exclusão de infecção por outros patógenos por cultura negativa, deve-se considerar a possível presença de *C. burnetii*. O diagnóstico laboratorial para *C. burnetii* pode ser realizado por teste sorológico, uma vez que pacientes infectados desenvolvem anticorpos contra a bactéria de 1 a 2 semanas após a infecção. A reatividade do soro do paciente é avaliada por ELISA ou em amostras positivas de *C. burnetii* virulenta e avirulenta em ensaio de imunofluorescência indireta. Também é possível realizar testes moleculares por meio de PCR para o diagnóstico da febre Q.

Epidemiologia

A transmissão de *C. burnetii* possui forte associação com proximidade aos locais de criação, manejo e estocagem de produtos derivados das espécies consideradas reservatórios naturais do micro-organismo, principalmente animais ruminantes das espécies bovinas, caprinas e ovinas. A dessecação de fezes, urina, placenta e leite, derivados destes animais infectados, permitem que a bactéria seja espalhada pelo ambiente em aerossóis contaminados com esses materiais. A transmissão também pode ocorrer, de forma semelhante, por outros animais domésticos infectados. O contágio pelo consumo de derivados do leite não pasteurizados também é documentado, embora seja menos eficiente. Artrópodes como o carrapato, mesmo sendo um importante reservatório natural do patógeno, não são considerados um vetor relevante para a transmissão de *C. burnetii.*

A febre Q apresenta distribuição mundial, com a possível exceção da Nova Zelândia. Surtos de Febre Q normalmente ocorrem em locais de manejo de gado, afetando trabalhadores e moradores de regiões próximas. A infecção com *C. burnetii* é também considerada um risco ocupacional entre estudantes de veterinária e trabalhadores de zoológicos. No Brasil, dados epidemiológicos de febre Q são escassos, possivelmente devido a ausência de investigações epidemiológicas em hospitais ou triagens sorológicas em possíveis regiões de risco. Ainda assim, um estudo com pacientes de Juiz de Fora, Minas Gerais, indicou que 2% das pneumonias atípicas e febres de origem desconhecidas foram causadas pela infecção por *C. burnetii*.

Tratamento

Como mencionado anteriormente, a maior parte das infecções por *C. burnetii* são controladas por pacientes imunocompetentes ainda na fase aguda da febre Q. No entanto, a terapia com uso de antibióticos pode reduzir a duração dos sintomas e a probabilidade de evolução para a forma crônica da doença. *C. burnetii* é geralmente suscetível a tetraciclinas, como a doxiciclina, e cefalosporinas de terceira geração. Em casos de forma crônica da doença, a administração de doxiciclina é comumente associada à hidroxicloroquina.

Bibliografia

1. Cunha LD, Zamboni DS. Subversion of inflammasome activation and pyroptosis by pathogenic bacteria. Front Cell Infect Microbiol. 2013;3:76.
2. Costa PS, Brigatte ME, DB Greco. Questing one Brazilian query: reporting 16 cases of Q fever from Minas Gerais, Brazil. Sao Paulo: Rev Inst Med Trop 2006;48(1):5-9.
3. Raoult D, Marrie T, Mege J. Natural history and pathophysiology of Q fever. Lancet Infect Dis. 2005;5(4):219-226.
4. van Schaik EJ, Chen C, Mertens K, Weber MM, Samuel JE. Molecular pathogenesis of the obligate intracellular bacterium *Coxiella burnetii*. Nat Rev Microbiol. 2013;11(8):561-573.
5. Zamboni DS, Campos MA, Torrecilhas AC, Kiss K, Samuel JE, Golenbock DT, Lauw FN, Roy CR, Almeida IC, Gazzinelli RT. Stimulation of toll-like receptor 2 by *Coxiella burnetii* is required for macrophage production of pro-inflammatory cytokines and resistance to infection. J Biol Chem. 2004;279(52):54405-54415.

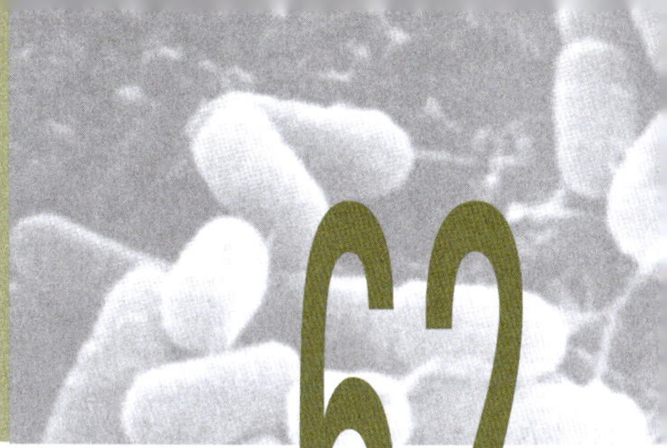

Marina Baquerizo Martinez

62

Chlamydia

Membros da família Chlamydiaceae estão entre os patógenos mais frequentes para o ser humano. Além de frequentes, estão associadas a uma variada gama de infecções importantes, tais como tracoma, uretrite, pneumonia, linfogranuloma venéreo, psitacose e até mesmo aterosclerose. A participação das clamídias como causa deste último processo ainda não foi confirmada. São parasitas intracelulares obrigatórios de vertebrados e de algumas espécies de artrópodes. Possuem um peculiar ciclo de desenvolvimento bifásico, apresentando duas formas celulares, o corpúsculo elementar, metabolicamente inativo (forma infecciosa extracelular) e o corpúsculo reticular (forma intracelular ou vegetativa). Essas bactérias são imóveis e Gram-negativas.

Classificação

Somente quatro espécies, todas do gênero *Chlamydia*, a saber *C. trachomatis, C. psittaci, C. pneumoniae* e *C. pecorum,* historicamente pertenciam à família Chlamydiaceae. Recente análise, contudo, da sequência 16S e 23S do gene r-RNA indicou que uma nova taxonomia deveria ser adotada. Foi proposto que a família Chlamydaceae, pertencente à ordem *Chlamydales*, fosse constituída por dois gêneros: *Chlamydia* (*C. trachomatis*, *C. muridarum* e *C. suis*) e *Chlamydophila* (*C. pneumoniae, C. psittaci, C. abortus, C. caviae* e *C. felis*). Enquanto as espécies de *Chlamydia* parecem infectar somente alguns mamíferos, como roedores, suínos e seres humanos, as espécies do gênero *Chlamydophila* têm uma variedade maior de hospedeiros, como anfíbios, répteis, pássaros e mamíferos. Os dois gêneros encerram espécies patogênicas importantes para o ser humano.

C. trachomatis é subdividida em três biótipos. Tracoma e LGV (linfogranuloma venéreo) e pneumonias em camundongos. O biótipo Tracoma contém 13 sorotipos. A divisão em sorotipos tem por base uma porina trimérica denominada *Major Outer Membrane Protein* (MOMP).

Aspectos Estruturais e Fisiológicos

As clamídias são bactérias diminutas (0,2 a 0,8 µm de diâmetro) que transportam um cromossomo de aproximadamente 1.000 Kb, capaz de codificar em torno de 600 proteínas. As suas células possuem membranas externa e interna, a primeira sendo semelhante a das bactérias Gram-negativas. Falta na célula clamidial a camada de peptideoglicano, embora os genes que a codificam estejam presentes no cromossomo da bactéria.

O ciclo bifásico de crescimento é comum a todas as clamídias. As clamídias não crescem em meios de cultura artificiais, sendo assim bactérias intracelulares obrigatórias. A principal razão para isto é a incapacidade de gerar ATP. Como dependem do ATP da célula do hospedeiro, são consideradas parasitas da energia celular.

Fatores de Virulência, Ciclo Celular e Patogênese

Os fatores de virulência das clamídias estão ligados ao ciclo de desenvolvimento celular destas bactérias, que dividiremos em três fases: internalização, proliferação/diferenciação e saída. A internalização das clamídias pelas células do organismo provavelmente ocorre por diferentes mecanismos, mas a forma infecciosa é sempre o corpúsculo elementar. A fase de proliferação/diferenciação ocorre no fagossoma que se forma após a internalização da clamídia. O fagossoma formado não fusiona com o lisossoma e assim a clamídia fica protegida da ação letal dos componentes tóxicos deste compartimento. Quando começa a residir no fagossoma o corpúsculo elementar se transforma em corpúsculo reticular e este, ao proliferar, em corpúsculo elementar. Os mecanismos de diferenciação do corpúsculo elementar em corpúsculo reticular e vice-versa não são conhecidos com precisão. Após algumas horas de proliferação, a célula hospedeira se rompe, os corpúsculos elementares são lançados no espaço extracelular e tem inicio outro ciclo celular. Em cultura, o ciclo da *C. trachomatis* é menor (48 horas) quando comparado ao da *C. pneumoniae* (72 horas) e requer menos tempo para sua propagação. Na Figura 62.1 há uma representação esquemática do ciclo celular de *C. trachomatis* e *C. psittaci* em um macrófago. Deve ser notado que podem existir mecanismos alternativos principalmente com relação à internalização de *Chlamydia* e biossíntese da membrana do fagossoma. A figura não mostra a possível existência de um sistema de secreção do tipo III que é sugerida pela presença de genes homólogos no genoma das clamídias.

A proliferação em macrófagos ou em outras células depende da espécie. Os macrófagos parecem ser as principais células-alvo para *C. psittaci* e para o biótipo LGV. Para *C. pneumoniae* e para o biótipo Tracoma as principais células-alvo são as do epitélio colunar das membranas mucosas. Existe estreita correlação entre tropismo celular e tipo de reação inflamatória. O biótipo LGV e *C. psittaci,* que infectam macrófagos, provocam inflamação granulomatosa, enquanto o biótipo Tracoma e a espécie *C. pneumoniae,* que infectam células epiteliais, produzem exsudato inflamatório rico em neutrófilos na fase aguda da infecção. Nas fases mais tardias, ocorre infiltração mononuclear da submucosa com formação de folículos linfoides.

As infecções por clamídia são acompanhadas de resposta imune humoral e celular com a produção de anticorpos contra o LPS e a proteína MOMP e envolvimento de células CD4 e CD8. A ativação das células Th1 apresenta boa correlação com o desenvolvimento de imunidade e a ativação de Th2 com o desenvolvimento de infecção crônica.

Doenças

C. trachomatis causa diferentes tipos de infecção que dependem dos biotipos e sorotipos. Os sorotipos A, B, Ba e C de *C. trachomatis* são responsáveis pelo tracoma. Os sorotipos D – K são reconhecidos como agentes de uretrites e cervicites sexualmente transmissíveis (DST). Os sorotipos L1, L2 e L3 são responsáveis pelo linfogranuloma venéreo (LGV).

C. psittaci é responsável pela psitacose, uma zoonose, conhecida também como a doença do papagaio (*psitakos*, palavra grega que significa papagaio). Ela é frequentemente contraída pelo ser humano, que embora seja classicamente vinculada ao papagaio, a infecção pode ser adquirida a partir de outras aves.

A via respiratória constitui a porta de entrada da bactéria, que é aspirada com poeiras provenientes de gaiolas ou logradouros contaminados por dejetos e secreções dos animais doentes ou portadores. A doença é enzoótica entre as aves, dada a promiscuidade em que elas vivem. O contágio homem-homem é possível, mas não comum.

C. pneumoniae foi descrita em 1986 como causa de infecções respiratórias e há relatos de 10 a 15% de pneumonias adquiridas na comunidade com o envolvimento desta

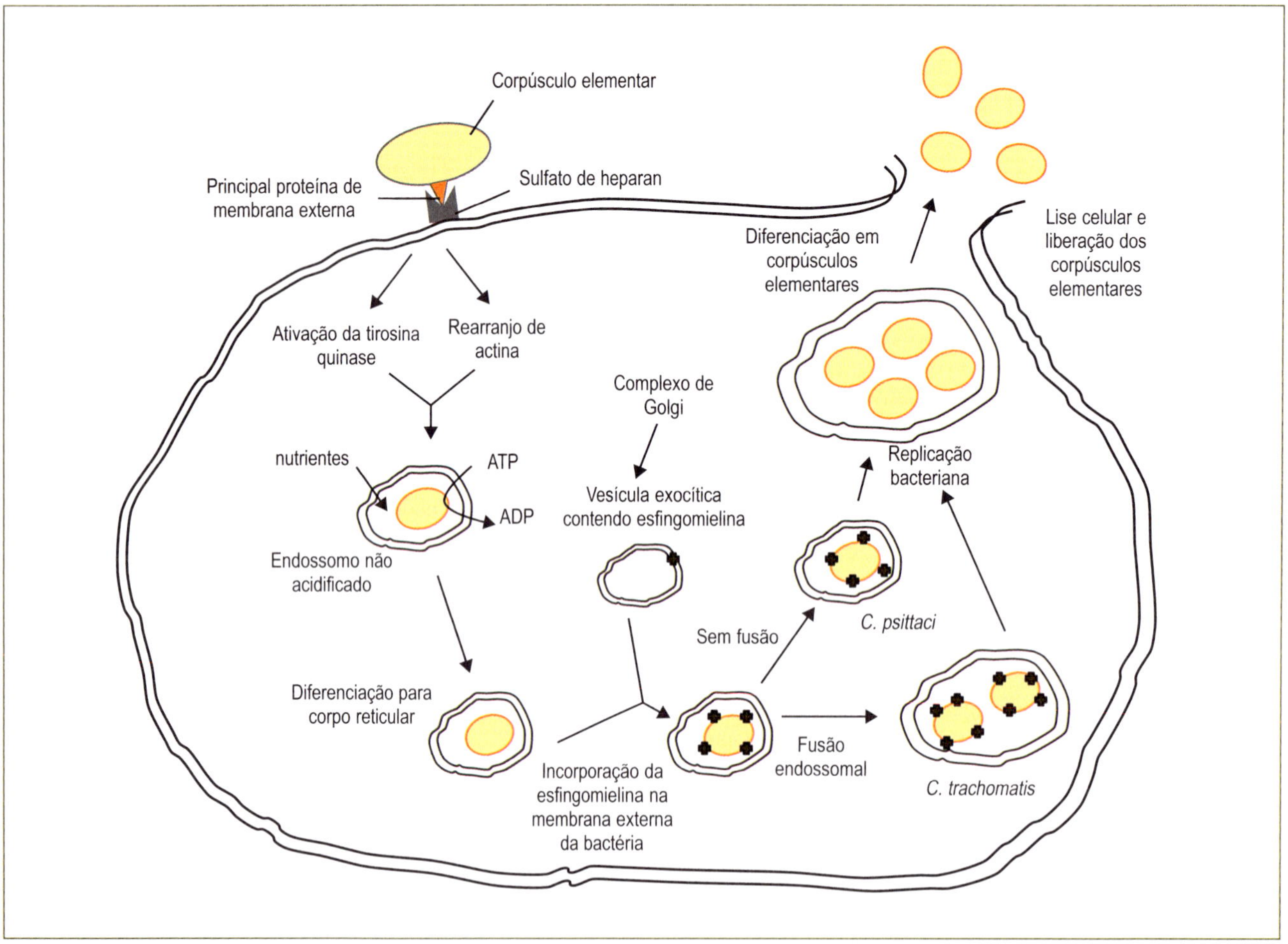

Figura 62.1 – *Invasão de macrófagos pelos corpúsculos elementares de* Chlamydia *spp. e subsequente diferenciação e liberação do micro-organismo.*

Tabela 62.1
Principais Doenças Humanas Causadas por *Chlamydia*

Chlamydia	*Doenças*	*Biotipos/Sorotipos*
C. trachomatis	Tracoma	Tracoma/A, B, Ba e C
	Uretrite*, Cervicite, Síndrome de Reiter**,	Tracoma/B, Ba, D-K
	Pneumonia infantil	LGV/L1-L3
	Linfogranuloma venéreo	
C. psittaci	Psitacose ou doença do papagaio	
C. pneumoniae	Pneumonia, bronquite, ateroesclerose(?)	

*As uretrites femininas frequentemente são assintomáticas.
**A síndrome de Reiter compreende conjuntivite, uretrite e artrite.

bactéria. Ultimamente, vários estudos têm vinculado esta espécie bacterianaa aterosclerose de artérias coronárias. As evidências incluem títulos elevados de anticorpos em pacientes com infarto, presença da bactéria ou do seu DNA em ateromas, reprodução da doença em coelhos e até mesmo resultados benéficos da antibioticoterapia em pacientes com coronariopatias. Além disso, recentemente, DNA e antígenos de *C. pneumoniae* foram detectados em liquor cefalorraquidiano de indivíduos com esclerose múltipla e em tecidos de cérebro, obtidos por autópsia de pacientes com doença de Alzheimer.

Na Tabela 62.1 constam as principais doenças causadas pelas clamídias de acordo com as espécies, biotipos e sorotipos.

Diagnóstico

O diagnóstico das infecções por clamídias pode ser feito pelo exame citológico direto, isolamento da bactéria em cultura de células apropriadas ou por outros métodos, testes sorológicos clássicos e imunofluorescência e métodos moleculares. Entretanto, em rotina, alguns métodos são mais usados do que outros, dependendo em parte do tipo de infecção. A pesquisa de DNA por técnicas de amplificação (PCR ou outra) tem se mostrado bastante sensível e específica e sem dúvida deve substituir os demais métodos sempre que puder ser usada. Outros métodos rápidos que podem ser usados têm por base a pesquisa de antígenos por diferentes técnicas imunológicas como imunofluorescência e ELISA. Para o diagnóstico da psitacose, o método mais frequentemente usado tem sido a pesquisa de anticorpos séricos pela técnica de fixação do complemento.

Epidemiologia

As infecções causadas pela *C. trachomatis*, biotipo Tracoma é uma das principais causas de cegueira em regiões subdesenvolvidas de muitos países. Por outro lado, a uretrite é a doença venérea mais comum atualmente. Muitos estudos mostram que as infecções pulmonares pela *C. pneumoniae* são também bastante frequentes, o que estaria de acordo com a grande frequência das doenças coronarianas. O reservatório de *C. trachomatis* e de *C. pneumoniae* é o próprio homem. O reservatório de *C. psittaci* é representado pelos pássaros e menos frequentemente por animais domésticos e pelo homem. As principais vias de transmissão das infecções por *Chlamydia* podem ser encontradas da Tabela 62.2.

Tabela 62.2
Vias de Transmissão das Infecções por *Chlamydia*

Infecções	*Vias de Transmissão*
Tracoma	Mãos contaminadas, roupas, toalhas, secreções e moscas
Infecções genitais	Contato sexual
Pneumonia infantil	Canal de parto
Psitacose	Inalação de produtos de origem animal*
Pneumonia, bronquite (*C. pneumoniae*)	Inalação de aerossóis contaminados

*Os animais podem ser papagaios, pássaros em geral, bovinos, ovinos e caprinos.

Tratamento

Os antibióticos de escolha são as tetraciclinas e os macrolídeos.

Bibliografia

1. Bruham RC. Diseases caused by Chlamidiae. In: Cecil RLF (ed.). Textbook of medicine. 21st ed. Philadelphia: Saunders; 2000.
2. Corsaro D, Greub G. Pathogenic potential of novel Chlamydiae and diagnosis approaches to infection due to these obligate intracellular bacteria. Clin Microbiol Rev. 2006;19: 283-97.
3. Essig A. Chlamydia and Chlamydophila. In: Murray PR et al. Manual of Clinical Microbiology. 9 ed. Washington: ASM; 2007.
4. Henderson B et al. Celullar Microbiology: bacteria-host interactions in health and disease. Chichester: Wiley; 1999.
5. Jone RB, Batteiger BY. Introduction to Chlamydial Diseases. In: Mandel GL, Bennett JE, Dolin R (ed.). Principles and practice of infectious diseases. 5th ed. Philadelphia: Churchill Livingstone; 2000.

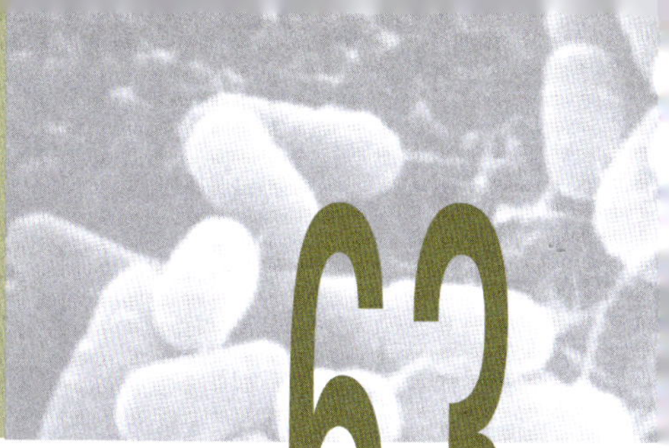

63

Marcia Regina Franzolin

Fundamentos da Identificação Bioquímica das Bactérias

Bacitracina e Sulfametoxazol-Trimetoprima

O teste é utilizado para identificar presuntivamente estreptococos β-hemolíticos do grupo A e do grupo B. Os estreptococos do grupo A (*S. pyogenes)* são susceptíveis à bacitracina (0,04 U), mas resistentes à Sulfametoxazol-Trimetoprima (SUT – 1,25 μg e 23,75 μg). Os estreptococos do grupo B são resistentes aos dois antibióticos. Os estreptococos β-hemolíticos resistentes à bacitracina e sensíveis ao SUT não pertencem ao grupo A ou ao B.

Bile-Esculina

O teste da bile-esculina é usado para a identificação presuntiva de espécies de *Enterococcus* e *Streptococcus* do grupo D (*S. bovis* e *S. equinus*). O teste baseia-se na capacidade destas bactérias hidrolisarem a esculina em presença de bile (4% de sais bileares ou 40% de bile). A esculina é um derivado glicosídico da cumarina (6-?-glicosídeo-7--hidroxi-cumarina). As duas moléculas do composto (glicose e 7-hidroxicumarina) estão unidas por uma ligação de éster através do oxigênio. Para execução do teste, a esculina é incorporada em um meio contendo 4% de sais bileares. As bactérias que são bile-esculina positivas são capazes de crescer na presença de sais biliares. A hidrólise da esculina resulta na formação de glicose e de um composto denominado esculetina (Figuras 63.1 e 63.2). A esculetina reage com íons férricos provenientes do citrato férrico do meio, formando um complexo negro difundível, indicando resultado positivo.

Bile-Solubilidade

Os sais bileares, especificamente o desoxicolato de sódio e o taurocolato de sódio, têm a capacidade de lisar seletivamente *Streptococcus pneumoniae*, quando adicionados às bactérias em fase de crescimento ativo. O *S. pneumoniae* produz enzimas autolíticas (autolisinas), responsáveis pela característica depressão central ou umbilical das colônias maduras de pneumococos no ágar. Os sais bileares ativam as autolisinas e aceleram a reação lítica natural observada em cultivos de pneumococos. A prova de solubilidade da bile pode ser realizada em caldo (pH 7,0) ou em ágar. Se o micro-organismo estiver em suspensão, a turvação do cultivo em caldo clareia visivelmente mediante adição de sais bileares. Em ágar, as colônias em suspensão em bile "desaparecem" quando cobertas com o reagente.

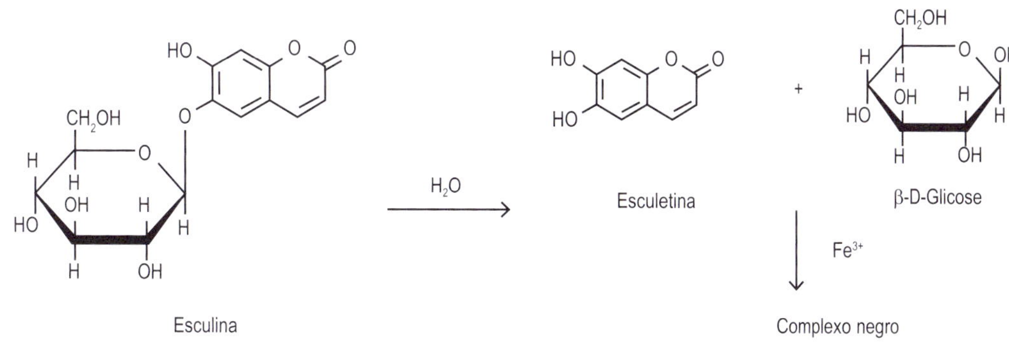

Figura 63.1 – *Mecanismo da reação de bile-esculina.*

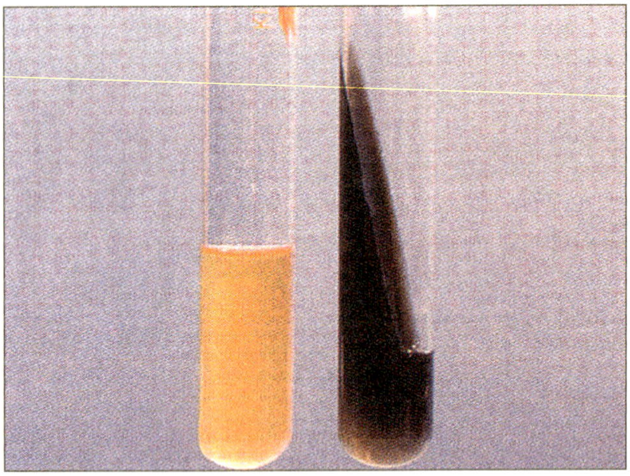

Figura 63.2 – *Teste da tolerância ao sal e bile-esculina de* Enterococcus *(positivos).*

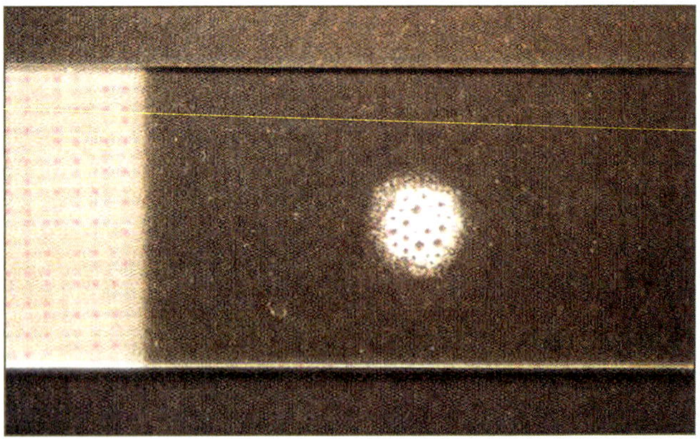

Figura 63.4 – *Teste de catalase positivo.*

CAMP

Os estreptococos β-hemolíticos do grupo B (*Streptococcus agalactiae*) produzem um composto semelhante à proteína, denominado fator CAMP (assim denominado por Christie, Atkins e Munch-Petersen), capaz de agir sinergicamente com a β-hemolisina produzida por *Staphylococcus aureus*, ocasionando um aumento da reação de β-hemólise. As amostras a serem testadas são inoculadas em placa de ágar sangue em estrias, formando um ângulo reto com a linha de inoculação do estafilococo. A positividade do teste é evidenciada pelo alargamento da zona de hemólise, apresentando a forma de ponta de flecha, na área de intersecção das duas estrias. Este fenômeno é verificado tanto com isolados hemolíticos e não-hemolíticos de estreptococos do grupo B (Figura 63.3).

Catalase

A catalase é uma enzima que decompõe o peróxido de hidrogênio (H_2O_2) em oxigênio e água. Quimicamente, a catalase é uma hemoproteína semelhante estruturalmente à hemoglobina, exceto que quatro átomos de ferro de sua molécula estão em estado oxidado (Fe^{3+}), em vez de reduzido (Fe^{2+}). Excluindo os estreptococos, a maioria das bactérias aeróbias e as anaeróbias facultativas possuem a enzima. Este teste é utilizado na diferenciação de membros da família Micrococcaceae (*Staphylococcus* e *Micrococcus*), de membros da família Streptococcaceae.

O peróxido de hidrogênio é formado como um dos produtos finais de oxidação do metabolismo aeróbio dos carboidratos, que, quando acumulado, é letal para as bactérias. A catalase converte o peróxido de hidrogênio em água e oxigênio, como indicado na reação:

$$2H_2O_2 \rightarrow 2H_2O + O_2 \text{ (formação de bolhas)}$$

O teste pode ser executado pela transferência de colônias para uma lâmina de microscopia e adição de uma gota de peróxido de hidrogênio a 3%. O aparecimento imediato de borbulhamento na superfície da suspensão indica reação positiva (Figura 63.4). Como algumas bactérias possuem outras enzimas diferentes da catalase, capazes de decompor o peróxido de hidrogênio, a formação reduzida de pequenas bolhas após 20 a 30 segundos não é considerada como resultado positivo. Os eritrócitos também produzem catalase; portanto, deve-se evitar transportar os eritrócitos junto com as células da colônia, pois ocasionaria reações falso-positivas.

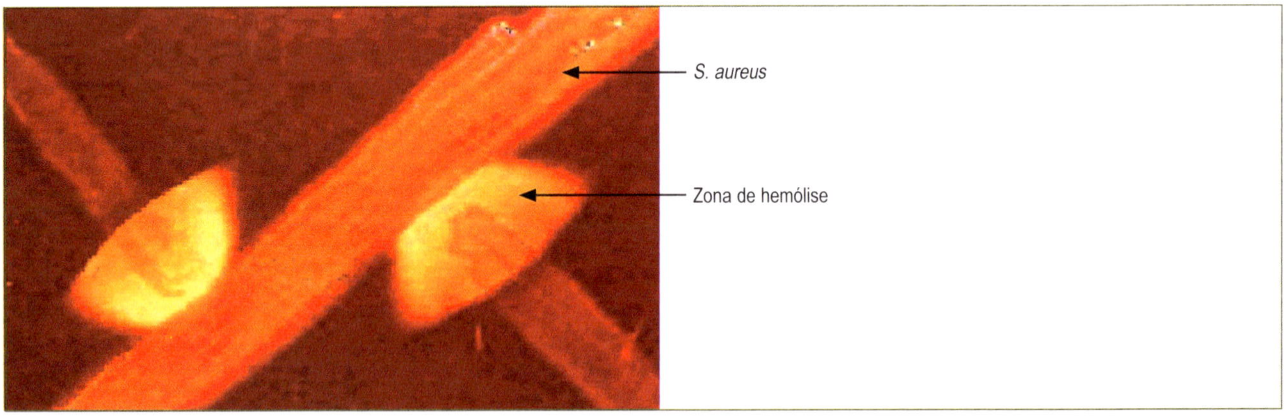

Figura 63.3 – *Teste de CAMP.*

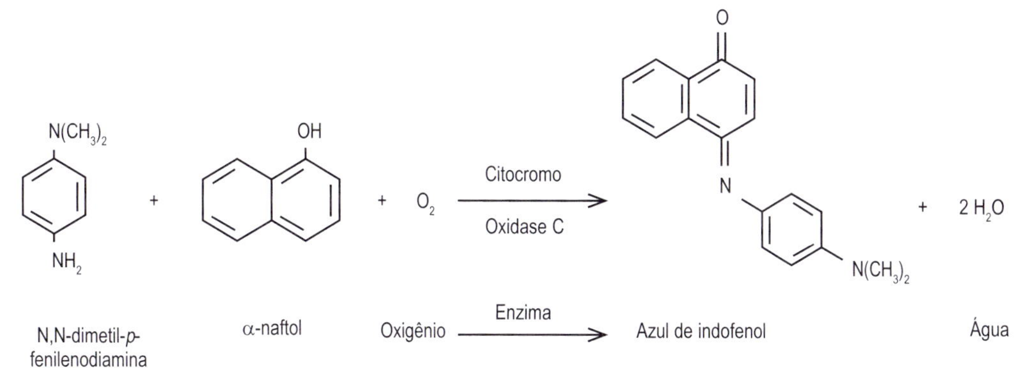

Figura 63.5 – *Mecanismo da reação de citocromo oxidase.*

Citocromo Oxidase

Os citocromos são hemoproteínas que contém ferro e funcionam como a última molécula de ligação na cadeia respiratória aeróbia, transferindo elétrons (hidrogênio) ao oxigênio com formação de água. O sistema citocromo é encontrado em micro-organismos aeróbios, ou microaerófilos e anaeróbios facultativos. Este teste é importante para a identificação de organismos que não possuem a enzima e são anaeróbios obrigatórios. Este teste é muito útil em estudos preliminares de colônias suspeitas de pertencer à família *Enterobacteriaceae* (todas negativas, com exceção do gênero *Plesiomonas*, recentemente incorporado a esta família) e na identificação de colônias suspeitas de pertencer a outros gêneros (não-enterobactérias) como *Aeromonas*, *Pseudomonas*, *Neisseria*, *Campylobacter* e *Pasteurella* (positivas). As cepas de *Acinetobacter* e *Stenotrophomonas maltophilia* são oxidase negativa, apesar de serem não fermentadoras.

No teste da oxidase, a enzima citocromo oxidase C é pesquisada utilizando-se corantes como o cloridrato de *p*-fenilenodiamina a 1%, que substitui o oxigênio como aceptor artificial de elétrons. No estado reduzido, o corante é incolor; mas em presença de citocromo oxidase C e de oxigênio atmosférico, a *p*-fenilenodiamina é oxidada, formando azul de indofenol. Uma das técnicas empregadas é a tira de papel impregnado com o reativo (Figuras 63.5 e 63.6).

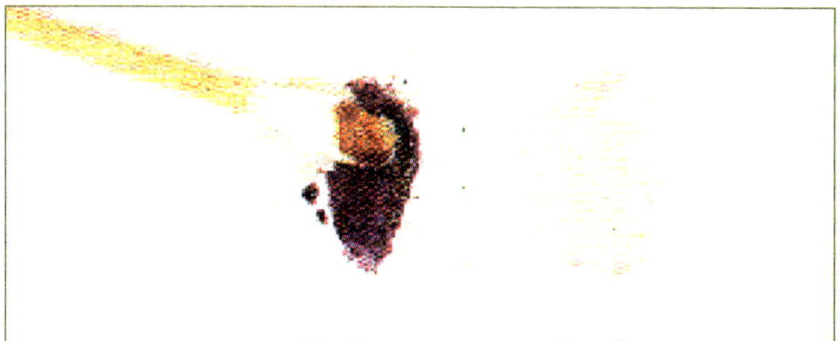

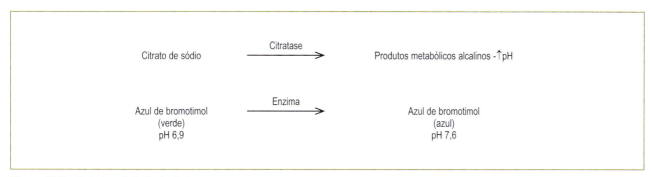

Figura 63.6 – *Teste de citocromo-oxidase.*

Citrato

Citrato de sódio é um composto orgânico simples encontrado como um dos metabólitos do ciclo dos ácidos tricarboxílicos (ciclo de Krebs). Algumas bactérias podem obter energia utilizando citrato como única fonte de carbono. Esta característica é importante para a identificação de alguns membros de *Enterobacteriaceae*: *E. coli* é citrato negativo, enquanto as espécies de *Enterobacter* e *Klebsiella* são positivas. O meio a ser empregado para o teste é designado Citrato de Simmons, inclui citrato de sódio e fosfato de amônia como única fonte de carbono e nitrogênio respecti-

Citrato de sódio $\xrightarrow{\text{Citratase}}$ Produtos metabólicos alcalinos -↑pH

Azul de bromotimol (verde) pH 6,9 $\xrightarrow{\text{Enzima}}$ Azul de bromotimol (azul) pH 7,6

Figura 63.7 – *Teste de assimilação do citrato.*

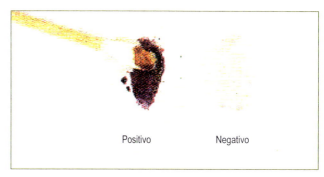

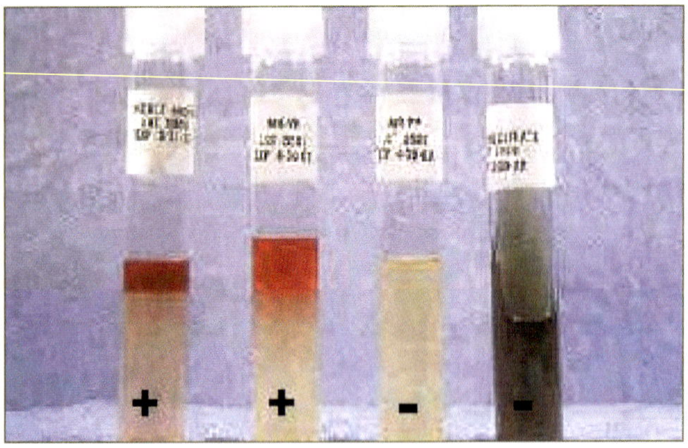

Figura 63.8 – *Teste de Indol, Vermelho de Metila(VM), Voges-Proskauer (VP) e citrato de* E. coli.

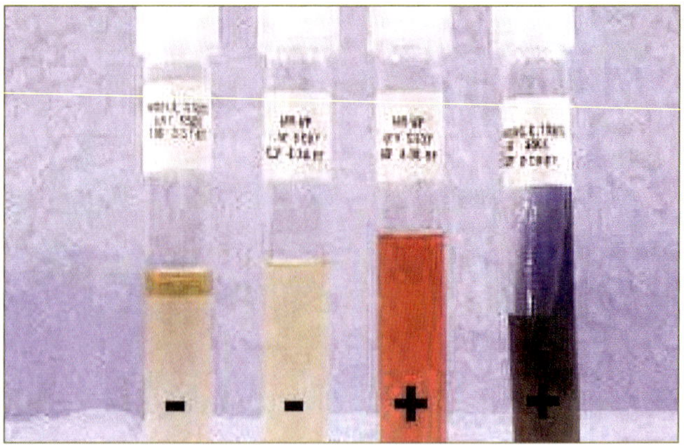

Figura 63.9 – *Teste de Indol, Vermelho de Metila (VM), Voges-Proskauer (VP) e citrato de* Klebsiella/Enterobacter.

vamente, e deve ser isento de proteínas e carboidratos como fontes de carbono. As bactérias que produzem a enzima citratase, conseguem utilizar citrato como única fonte de carbono e assimilam o nitrogênio do sal de amônio produzindo amoníaco (NH_3), alcalinizando o meio por meio da conversão do NH_3^+ em hidróxido de amônia (NH_4OH). O indicador utilizado é azul de bromotimol, que em pH abaixo de 6,0 é amarelo e em pH acima de 7,6 é azul (Figuras 63.7,63.8 e 63.9).

Coagulase

Coagulase é uma proteína de composição química desconhecida, que possui atividade semelhante à protombrina, sendo capaz de converter fibrinogênio em fibrina ao reagir com um fator plasmático, resultando na formação de um coágulo. O teste de coagulase é empregado para identificar *S. aureus*, diferenciando de outras espécies do gênero.

A coagulase é encontrada sob duas formas: livre e conjugada, que possuem diferentes propriedades, requerendo o uso de diferentes procedimentos de ensaio para detecção. Coagulase conjugada (prova em lâmina): a coagulase conjugada, também conhecida como fator de coagulação, encontra-se unida à parede celular bacteriana e não está presente em filtrados de cultivos. Quando as células bacterianas são suspensas em plasma (fibrinogênio), formam-se cordões de fibrina entre elas, causando a formação de grumos visíveis. Coagulase livre (prova em tubo): a coagulase livre é uma substância similar à trombina e está presente em filtrados de cultivos. Quando uma suspensão em plasma do micro-organismo produtor de coagulase é preparada em tubo de ensaio, forma-se um coágulo visível, resultante da reação da coagulação com uma substância do soro (fator de reação com a coagulase), um complexo que, por sua vez, reage com o fibrinogênio para produzir o coágulo de fibrina.

Descarboxilação de Lisina, Ornitina e Arginina

As enzimas descarboxilases hidrolisam o grupo carboxila (COOH) dos aminoácidos, formando aminas alcalinas e dióxido de carbono. A reação é específica e cada ami-

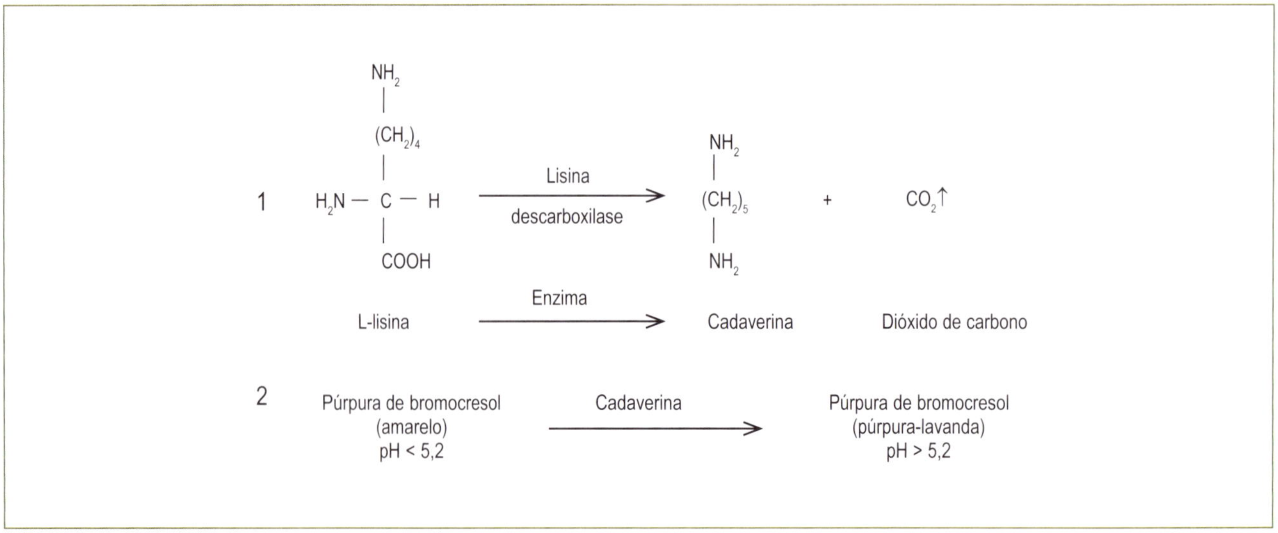

Figura 63.10 – *Mecanismo da reação de descarboxilação da lisina.*

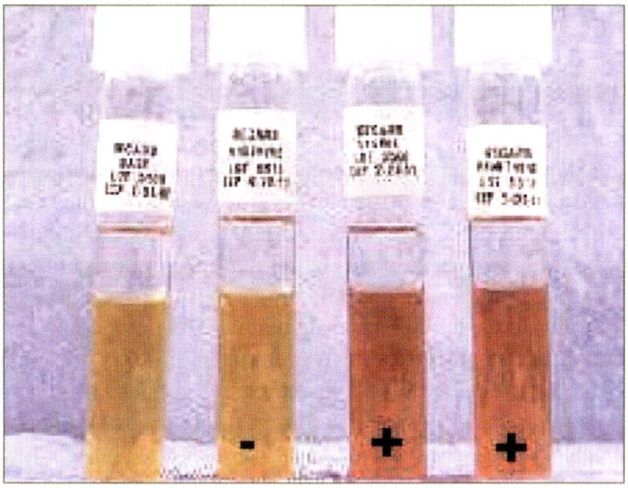

Figura 63.11 – *Teste de descarboxilase de E. aerogenes (tubos 1 - meio base, 2 - Arginina, 3 - Lisina, 4 – Ornitina).*

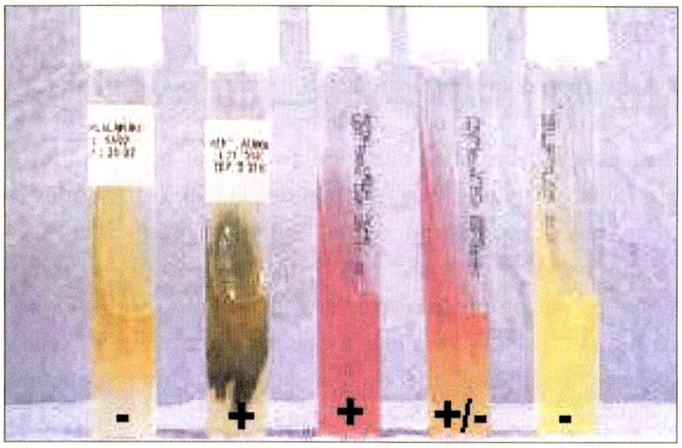

Figura 63.13 – *Teste de fenilalanina desaminase (tubos 1 e 2) e Ureia de Christensen (tubos 3 a 5).*

noácido é descarboxilado por uma enzima em particular. Lisina, ornitina e arginina são os aminoácidos testados rotineiramente na identificação de *Enterobacteriaceae*. A lisina é descarboxilada em cadaverina, a ornitina em putrescina, e a arginina em citrulina. O meio utilizado é o de Moeller, acrescentando-se o aminoácido a ser testado. A reação ocorre em anaerobiose; para tanto, os meios devem ser cobertos com uma camada de óleo mineral antes da incubação. O meio contém o indicador de pH púrpura de bromocresol, que em pH ácido é amarelo e em pH alcalino é púrpura (Figuras 63.10 e 63.11). No início da incubação, ambos os meios sofrem viragem para o amarelo, devido à fermentação de pequena quantidade de glicose contida nos mesmos. Quando o aminoácido é descarboxilado, são formadas aminas alcalinas e o meio reverte à sua cor púrpura original.

DNase

O teste de DNase é usado para detectar a atividade da enzima desoxirribonuclease e de endonuclease termoestável produzidas por diferentes espécies bacterianas. Ambas as enzimas hidrolisam ácido nucleico (DNA). O teste é utilizado principalmente para diferenciar amostras de *Staphylococcus aureus* de outras espécies deste gênero. As bactérias que produzem esta enzima, quando são semeadas em forma de mancha densa em ágar DNase adicionado do corante metacromático azul de ortotoluidina a 0,005%, despolimerizam o ácido nucleico contido no meio, levando ao aparecimento de uma coloração rósea ao redor das colônias produtoras de DNase, indicando hidrólise do DNA.

Fenilalanina Desaminase

A desaminação de fenilalanina forma um cetoácido, o ácido fenilpirúvico. Dentre os membros da família Enterobacteriaceae, apenas os membros dos gêneros de *Proteus*, *Morganella* e *Providencia* possuem a enzima necessária para a desaminação de fenilalanina. O teste consiste na detecção de ácido fenilpirúvico, após crescimento do micro-organismo em meio contendo o aminoácido. O aparecimento de uma coloração verde escura após a adição de uma solução de cloreto férrico a 10% indica resultado positivo (Figuras 63.12 e 63.13).

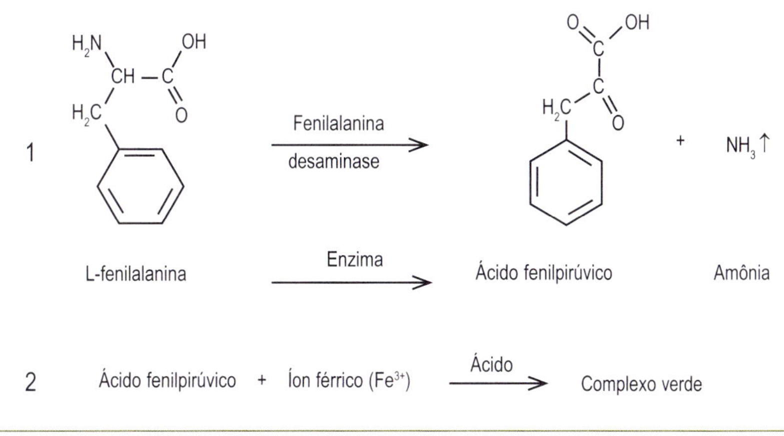

Figura 63.12 – *Mecanismo da reação de fenilalanina desanimase.*

Fermentação de Açúcares

Fermentação é um processo metabólico de oxidação--redução que ocorre em anaerobiose, e, em vez do oxigênio, um substrato orgânico serve como aceptor final de hidrogênio. Na reação de fermentação de açúcares, há formação de ácidos orgânicos como metabólitos. A produção desses ácidos provoca uma diminuição do valor do pH do meio. O teste consiste em se detectar a acidificação do meio de cultura, utilizando um indicador de pH, o vermelho de fenol, que em pH ácido é amarelo. As bactérias são diferenciadas pelos carboidratos que metabolizam, devido a diferenças de atividade enzimática, e pelos tipos e quantidades de ácidos produzidos. Podem ser testados os seguintes carboidratos: glicose, lactose, dextrose, sacarose, manose, sorbitol, manitol, xilose, adonitol, ranose, melibiose, arabinose, celobiose, dulcitol, trehalose, entre outros. Vários membros da família *Enterobacteriaceae* produzem hidrogênio e dióxido de carbono, durante a fermentação (Figura 63.14).

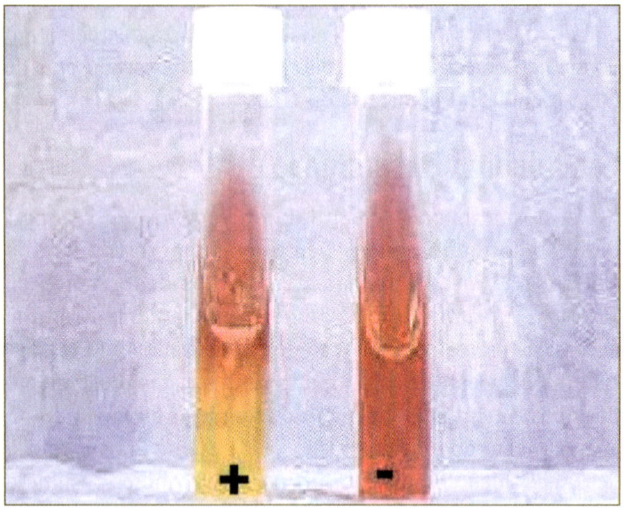

Figura 63.14 – *Teste de fermentação de dextrose e lactose.*

Fermentação do Manitol

O teste de fermentação do manitol é utilizado com frequência para a seleção de colônias de *S. aureus* de outras espécies de *Staphylococcus* spp. A propriedade de *Staphylococcus* spp crescer em meios com altas concentrações de sal é utilizado neste teste, além de inibir o crescimento de outros micro-organismos (exceto enterococos). S. *aureus* na presença de manitol produz colônias amarelas circundadas por um halo da mesma cor, indicando a produção de ácido a partir de manitol. As outras espécies coagulase-negativas não fermentam manitol e crescem como pequenas colônias vermelhas circundadas por um halo vermelho ou de cor púrpura. A diferença de coloração é causada pela reatividade do indicador vermelho fenol, o qual se apresenta vermelho em pH alcalino e amarelo em pH ácido. O meio de cultura utilizado para o teste é composto de manitol (1%), NaCl (7,5%), vermelho de fenol e peptonas. Essa prova deve ser empregada conjuntamente com o teste de coagulase.

Furazolidona

O teste diferencia presuntivamente S*taphylococcus* spp, que são sensíveis à furazolidona (furoxona – 100 μg), de *Micrococcus* spp, que são resistentes à furazolidona. Amostras de *Micrococcus* spp apresentam halo de inibição com até 9 mm, enquanto S*taphylococcus* spp apresentam halos iguais ou maiores do que 15 mm (Figuras 63.15 e 63.16).

Hidrólise da Esculina

Meio contendo esculina sem bile é usado para diferenciar várias espécies de bacilos não fermentadores. A esculina, um glicosídeo substituído, pode ser hidrolisada por certas bactérias para produzir glicose e esculetina. Quando a esculina é hidrolisada, o meio se torna negro devido à reação da esculetina com íons férricos provenientes do citrato férrico do meio, indicando resultado positivo. As espécies *Chryseomonas luteola*, *Sphingobacterium paucimobilis*, *Brevundinomas vesicularis*, *Stenotrophomonas maltophilia*,

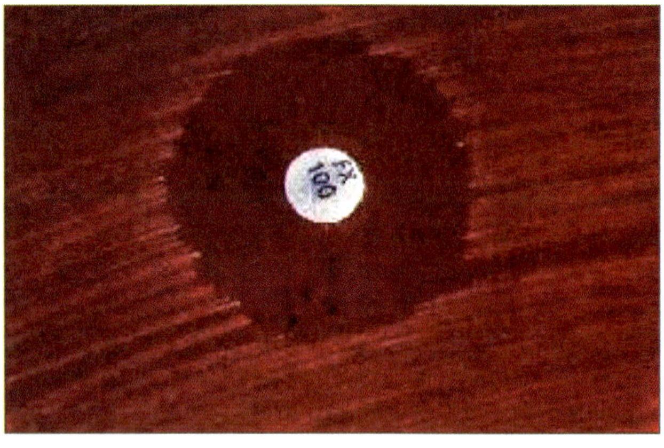

Figura 63.15 – *Teste de Furazolidona de* Staphylococcus *(sensível).*

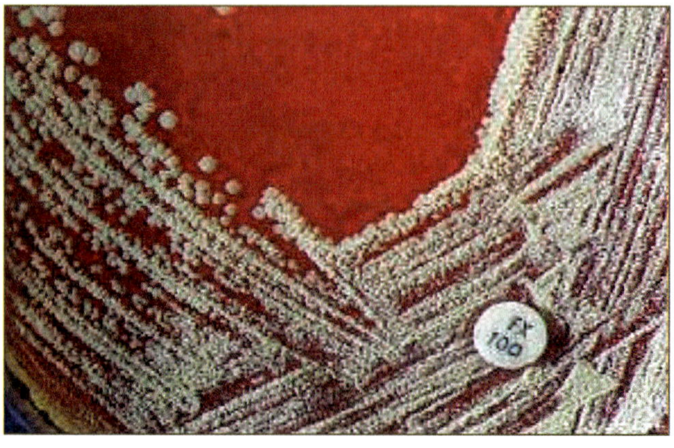

Figura 63.16 – *Teste de Furazolidona de* Micrococcus *(resistente).*

Agrobacterium radiobacter e *Aeromonas hydrophila/caviae* são esculina positivas.

Hidrólise da Gelatina

O teste da hidrólise da gelatina determina a capacidade do micro-organismo excretar a gelatinase, uma enzima hidrolítica extracelular capaz de degradar a gelatina. A gelatina é uma proteína produzida pela hidrólise do colágeno que abaixo dos 25º C mantém as suas propriedades de gel e é sólida, enquanto acima dos 25º C é líquida. Determinados micro-organismos produzem a gelatinase, tais como os bacilos não fermentadores da glicose, além de *Proteus* spp. e *Serratia* spp.. Quando a degradação ocorre, não é mais possível restaurar as características de gel da gelatina, mesmo após refrigeração, permanecendo líquida.

Hipurato

Os estreptococos ?-hemolíticos do grupo B produzem a hipuricase, enzima que hidroliza o hipurato em ácido benzoico e glicina. O teste consiste na pesquisa da presença de ácido benzoico ou de glicina após o crescimento da bactéria em meio contendo hipurato de sódio. Após incubação, o meio é centrifugado e, em seguida, o reagente cloreto férrico é adicionado ao sobrenadante. Na presença de ácido benzoico, ocorre a formação de um precipitado. Para a pesquisa de glicina, ao sobrenadante adiciona-se uma solução de ninhidrina. Após um período de 10 a 30 minutos uma coloração azulada é formada, quando a glicina está presente.

Indol

Um dos produtos de degradação metabólica do aminoácido triptofano é o indol, um benzil pirrol. As bactérias que possuem a enzima triptofanase são capazes de hidrolisar e desaminar o triptofano, com produção de indol, ácido pirúvico e amoníaco. O teste de indol é baseado na formação de um complexo vermelho quando o indol reage com o grupo aldeído do *p*-dimetilaminobenzaldeido (reagentes de Kovacs e de Ehrlich). A produção de indol é uma importante característica para diferenciação entre *Escherichia coli* (+) e membros do grupo *Klebsiella*, *Enterobacter*, *Hafnia* e *Serratia* (a maioria é negativa). O meio de cultura utilizado para o teste deve ser rico em triptofano (Figuras 63.17, 63.18 e 63.19).

Motilidade

A determinação da motilidade de bactérias é realizada a partir de seu crescimento em meios semissólidos e a quantidade de ágar presente no meio varia para cada grupo de bactérias. Para membros da família *Enterobacteriaceae*, o método padrão recomenda uma concentração de 0,4% de ágar no meio de cultura. As bactérias móveis apresentam um crescimento difuso que se estende lateralmente a partir da linha de inoculação por meio de flagelos, enquanto as imóveis crescem somente onde se deu a inoculação. Pode-se adicionar 1% de cloreto de trifenil tetrazolium para auxiliar na visualização da reação. A bactéria incorpora esse corante incolor, que, ao ser reduzido, é convertido em complexo de formazana vermelho e insolúvel, caracterizando uma reação positiva (Figura 63.18).

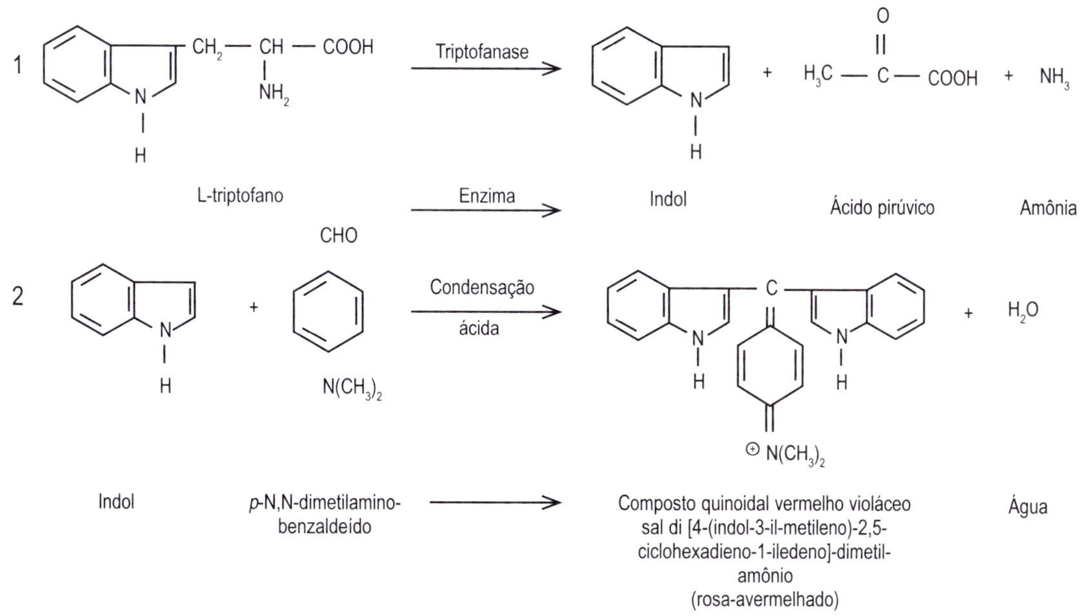

Figura 63.17 – *Mecanismo da reação de indol.*

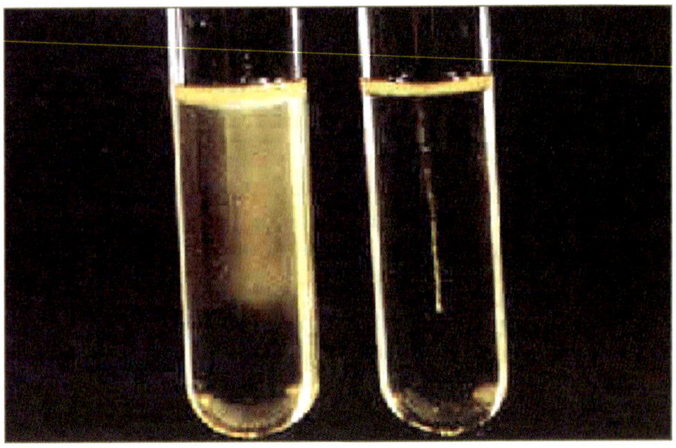

Figura 63.18 – *Teste de motilidade (+ e –).*

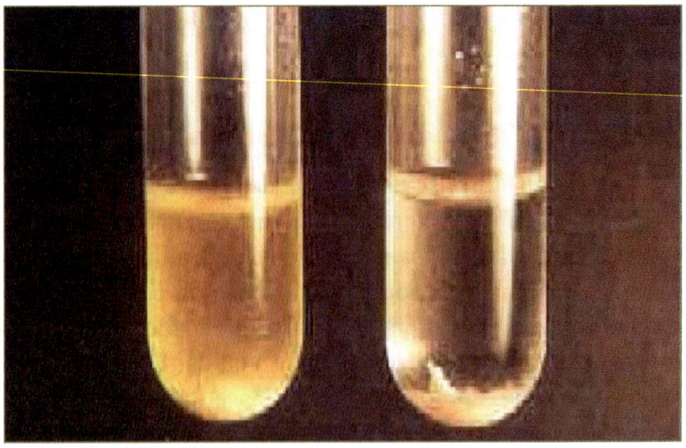

Figura 63.20 – *Teste de o-nitrofenil-β-D-galactopiranosídeo (ONPG) (+ e –).*

Novobiocina

O teste é fundamentado na propriedade de *S. saprophyticcus* ser resistente à novobiocina. Diferencia, presuntivamente, esta espécie de outros estafilococos coagulase-negativa, os quais são susceptíveis à novobiocina. Para o teste, utilizam-se discos de papel impregnados com novobiocina na concentração de 5 μg.

ONPG

O *o*-nitrofenil-β-D-galactopiranosídeo (ONPG) é um composto incolor estruturalmente similar à lactose, exceto em que a glicose foi substituída pelo ortonitrofenil. O ONPG é hidrolisado pela ação da enzima β-galactosidase, obtendo-se galactose e *o*-nitrofenol, de coloração amarela. Bactérias fermentadoras de lactose possuem as enzimas lactose permease e ?-galactosidase, que são requeridas para a produção de ácidos na prova de fermentação de lactose. A permease é requerida para a molécula de lactose penetrar na célula bacteriana onde a β-galactosidase pode clivar a ligação galactosídica, produzindo glicose e galactose. Bactérias não fermentadoras de lactose não possuem as duas enzimas e são incapazes de produzir ácido a partir da lactose. Algumas espécies bacterianas aparecem como não fermentadoras de lactose porque não possuem permease, mas possuem β-galactosidase e apresentam um teste de ONPG positivo. As bactérias fermentadoras tardias de lactose podem demorar em produzir ácido a partir da lactose, devido a uma atividade de permeasse lenta. Nestes casos, um teste positivo de ONPG pode identificar rapidamente os fermentadores tardios de lactose (Figuras 63.19 e 63.20).

Optoquina

O teste diferencia presuntivamente amostras de *Streptococcus pneumoniae* (pneumococos) de outros *Streptococcus* spp. α-hemolíticos. A optoquina (5 μg) ou cloridrato de etil hidrocupreína, um derivado da quinina, inibe seletivamente o crescimento de *S. pneumoniae*, produzindo halos de inibição entre 14 e 18 mm.

Oxidação-Fermentação (OF)

O meio OF é usado para determinar se um organismo pode utilizar carboidratos de forma fermentativa ou oxidativa. Micro-organismos sacarolíticos degradam a glicose através de fermentação ou oxidação. O produto final da fermentação é uma mistura de ácidos mistos relativamente fortes. Entretanto, a quantidade de ácidos formados pela

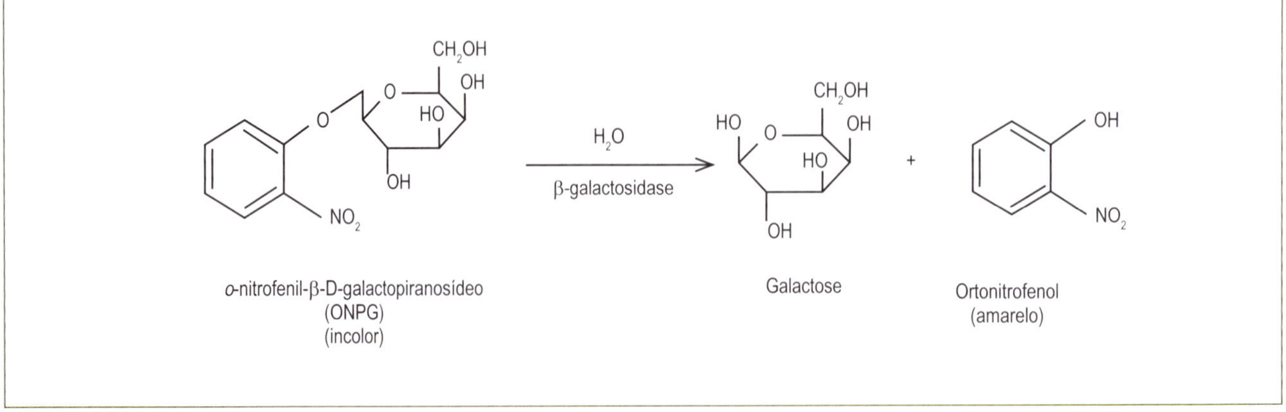

Figura 63.19 – *Mecanismo de reação de ONPG.*

degradação oxidativa da glicose é muito fraca, quando comparada com a fermentação. Portanto, para a detecção, é necessário que a reação ocorra em um meio mais sensível, como o de Hugh e Leifson (meio OF). O meio OF difere dos meios de fermentação de carboidratos, por apresentar uma concentração de peptona de 0,2%, concentração de carboidratos de 1% e concentração de ágar de 0,3% (semissólido), permitindo também o estudo da motilidade. A baixa relação entre proteínas e carboidratos reduz a formação de aminas alcalinas que podem neutralizar a pequena quantidade de ácidos fracos formados pelo metabolismo oxidativo. A maior quantidade de carboidratos aumenta a quantidade de ácidos que podem ser potencialmente produzidos. O meio OF pode ser usado como um teste simples de utilização de glicose pela via oxidativa, assim como para outros carboidratos: lactose, maltose, sacarose, xilose e frutose. As reações positivas são indicadas por uma coloração amarela, evidenciada pelo indicador azul de bromotimol, que se torna amarelo em meio ácido. Uma coloração verde ou azul esverdeado indica uma reação negativa. O teste para glicose é feito em duplicata, e em um dos tubos o meio é recoberto com óleo mineral. A bactéria será considerada: oxidativa, se produzir ácido apenas no tubo sem óleo (exposto ao ar), como por exemplo, a *Pseudomonas aeruginosa*; fermentadora, se produzir ácido em ambos os tubos (como a *E. coli*); e assacarolítica, se ambos os tubos permanecerem com pH alcalino após a incubação (como a *Moraxella* sp.) (Quadro 63.1 e Figura 63.21).

Quadro 63.1
Reações de Oxidação-fermentação (OF)

Meio aberto	*Meio fechado*	*Metabolismo*
Ácido (amarelo)	Alcalino (verde)	Oxidativo
Ácido (amarelo)	Ácido (amarelo)	Fermentativo
Alcalino (verde)	Alcalino (verde)	Assacarolítico

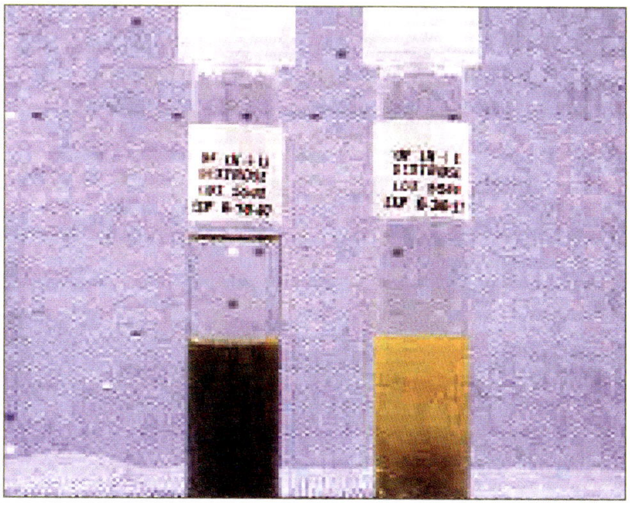

Figura 63.21 – *Teste de oxidação-fermentação (OF- glicose) (- e +) – metabolismo oxidativo.*

PYR

O teste PYR identifica presuntivamente os estreptococos α-hemolíticos do grupo A (*S. pyogenes*) e algumas espécies de *Enterococcus*. Estas bactérias possuem a enzima aminopeptidase pirrolidonilarilamidase (PYRase) que hidrolisa a amida do substrato (L-pirrolidonil-?-naftilamida), liberando α-naftilamida livre, que pode ser detectada pela adição do reagente composto de *p*-dimetil-aminocinamaldeído a 0,01%. Este reagente de detecção se acopla com uma naftilamida para formar uma base de Schiff, de cor vermelha. O teste pode ser feito em tubo contendo caldo adicionado do reativo PYR, ou com papel de filtro impregnado com o reativo. Em ambos os casos, adiciona-se o reagente revelador para preceder à leitura do teste (Figura 63.22).

Produção de Sulfeto de Hidrogênio (H_2S)

A habilidade de certas bactérias de formar H_2S a partir de aminoácidos ou outros compostos que contenham enxofre é uma característica importante para sua identificação. São vários os meios de cultura que podem ser utilizados na identificação da produção de H_2S, no entanto, a maioria utiliza tiossulfato de sódio como fonte de enxofre. O H_2S é

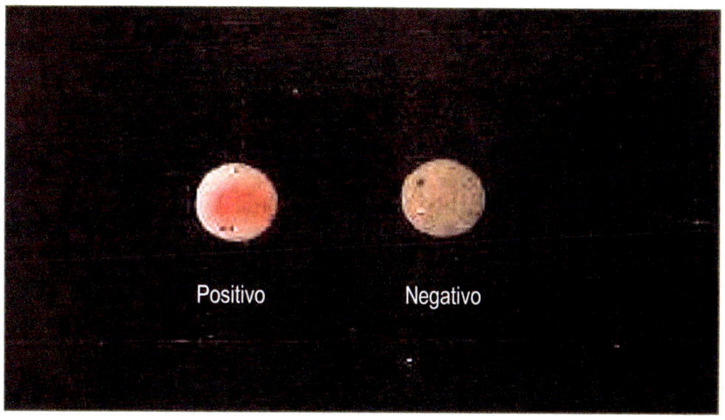

Figura 63.22 – *Teste de PYR (+ e –).*

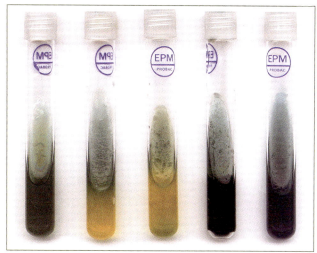

Figura 63.23 – *Teste EPM (tubos: 1 - não inoculado, 2 - fermentação da glicose, 3 - L -triptofano-desaminase, 4 - H_2S e produção de gás, 5 -urease positivos.*

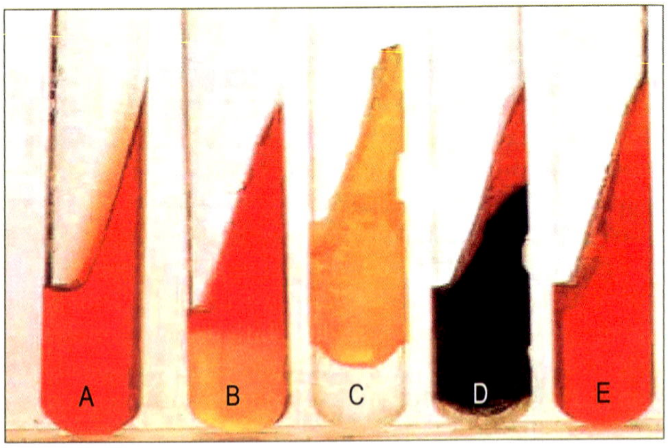

Figura 63.24 – *Meio TSI (ágar tríplice açúcar). A meio não inoculado. B: gli (+), lac e sac (–), gás (–), H_2S (–). C: gli (+), lac e sac (+), gás (+), H_2S (–). D: gli (–), lac e sac (–), gás (+), H_2S (+). E: gli (–), lac e sac (–), gás (–), H_2S (–) - bactéria não fermentadora.*

produzido a partir da ação da tiossulfato redutase sobre o tiossulfato de sódio, sendo evidenciado pela reação do H_2S com o citrato férrico amoniacal, originando sulfeto de ferro, um precipitado de cor negra (Figuras 63.23 e 63.24).

Redução de Nitrato

A capacidade de um organismo reduzir nitratos a nitritos é uma importante característica usada na identificação de muitos grupos de micro-organismos. Os organismos que apresentam redução de nitrato são capazes de extrair oxigênio desses compostos formando nitritos e outros produtos de redução, como indicado na reação:

$$\underset{\text{Nitrato}}{NO_3^-} + 2e^- + 2H \rightarrow \underset{\text{Nitrito}}{NO_2^-} + H_2O$$

A formação de nitrito no meio contendo 0,1% de nitrato de potássio é detectada pela adição de ?-naftilamina e ácido sulfanílico, com a formação de um corante de diazônio vermelho, o *p*-sulfobenzeno-azo-?-naftilamina. Como a enzima nitrato redutase tem atividade máxima em condições anaeróbias, recomenda-se o uso de ágar semissólido. Todas as enterobactérias, exceto certos biótipos de *Pantoea agglomerans* e algumas espécies de *Serratia* e *Yersinia*, produzem redução de nitratos. A prova também é útil para identificar membros dos gêneros *Haemophilus*, *Neisseria*, *Moraxella* e *Acinetobacter*.

Tolerância ao Sal

A prova de tolerância ao sal é utilizada para identificar bactérias tolerantes a meios hipertônicos, sendo utilizada rotineiramente para diferenciar presuntivamente *Enterococcus* spp de *Streptococcus* spp do grupo D. O meio empregado nessa prova é composto de glicose, NaCl (6,5%), e uma substância indicadora de pH (púrpura de bromocresol). O crescimento bacteriano com fermentação da glicose produz acidificação do meio, e consequente variação da cor púrpura para amarelo, indicando teste positivo. A concentração do sal varia dependendo do grupo de bactérias a ser estudado (por ex. *Staphylococcus* spp crescem em meios com até 15% de NaCl). Este teste, juntamente com a prova da bile-esculina, é empregado para diferenciar espécies de enterococos e estreptococos do grupo D, *S. bovis* e *S. equinus* (Ver Figura 63.2).

Urease

A urease é uma enzima que hidrolisa a ureia em amônia e dióxido de carbono. A reação é utilizada na identificação de bactérias produtoras de urease. A amônia reage em solução para formar carbonato de amônia, resultando na alcalinização do meio e consequente aumento do pH, acarretando uma mudança de coloração do indicador de pH. Em laboratórios clínicos, são utilizados rotineiramente dois meios para identificação da urease: caldo ureia Stuart e ágar ureia de Christensen (Figuras 63.25; Ver Figura 63.13).

Vermelho de Metila

A prova de vermelho de metila (VM) é um teste quantitativo para identificar espécies bacterianas que produzem ácidos orgânicos fortes (láctico, acético e fórmico) a partir da fermentação mista da glicose, visto que as bactérias que seguem a via de fermentação de ácidos mistos produzem quantidades suficientes de ácidos fortes para manter o pH abaixo de 4,4 (cor vermelha). Muitas espécies de *Enterobacteriaceae* utilizam essa via de fermentação da glicose. A formação desses ácidos pode ser detectada pelo

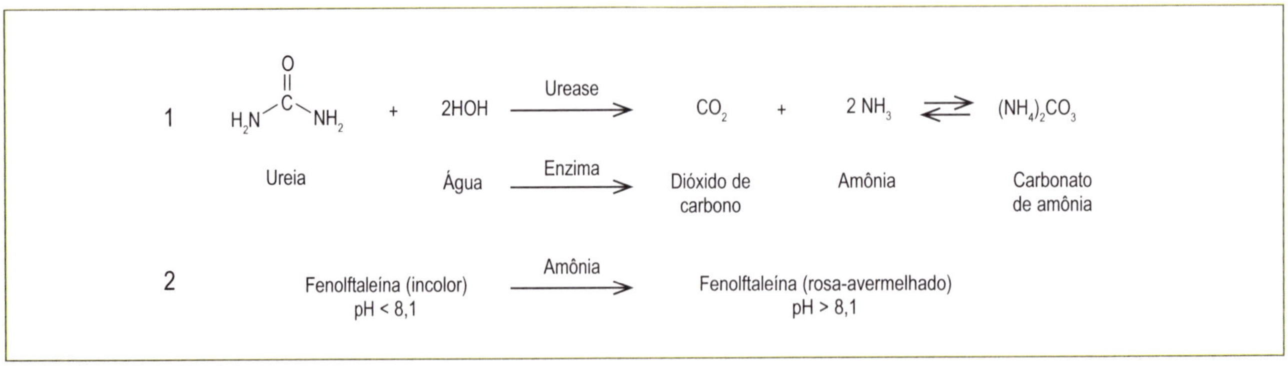

Figura 63.25 – *Mecanismo da reação de urease.*

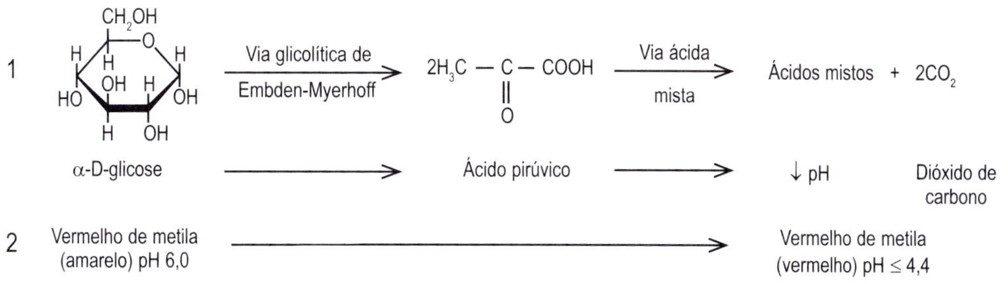

Figura 63.26 – *Mecanismo da reação de vermelho de metila.*

indicador vermelho de metila, que tem seu ponto de viragem no pH 4,4. *Escherichia coli* apresenta teste VM positivo, enquanto *Enterobacter aerogenes*, VM negativo (Figura 63.26; Ver Figuras 63.8 e 63.9).

Voges-Proskauer

Outra via de fermentação de glicose que as bactérias podem utilizar é a via de acetoína (acetil metil carbinol). O ácido pirúvico é formado pela degradação fermentativa da glicose (via Embden-Myerhoff) e é metabolizado pela via de butileno glicol, em acetoína, um subproduto inativo. O acetil é convertido em diacetil, pela ação de hidróxido de potássio a 40% e oxigênio atmosférico. O diacetil é convertido em um complexo vermelho pela ação catalítica de ?-naftol e creatina. Espécies dos gêneros *Klebsiella*, *Enterobacter*, *Hafnia* e *Serratia* produzem acetoína e apenas pequenas quantidades de ácidos mistos, que podem ser insuficientes para diminuir o pH do meio de vermelho de metila. O teste foi denominado Voges-Proskauer, pois estes dois microbiologistas descreveram pela primeira vez esta reação (Figuras 63.27, 63.28 e 63.29).

Meios Empregados em Identificação Bioquímica Microbiana

Meios EPM e MILi

O conjunto de meios constituído de EPM (Escola Paulista de Medicina) (ver Figura 63.23) e MILi (Motilidade, Indol e Lisina) (ver Figura 63.24) fornece sete reações bioquímicas, que, juntamente com o resultado da fermentação da lactose nas placas do isolamento primário,

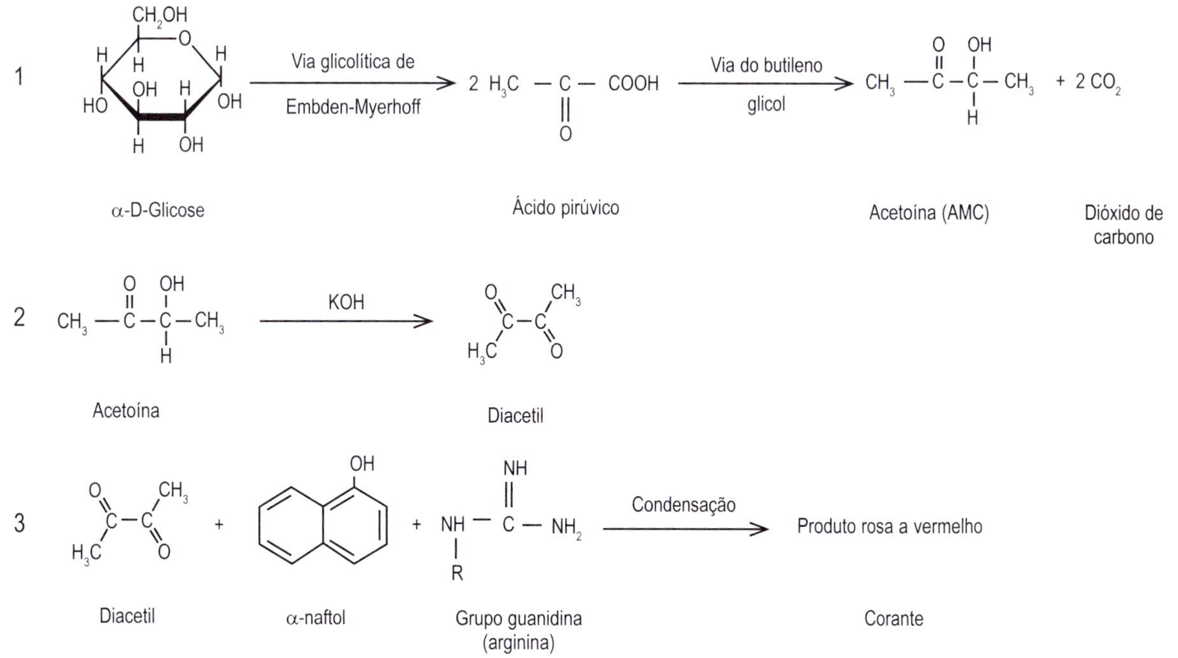

Figura 63.27 – *Mecanismo da reação de Voges-Proskauer.*

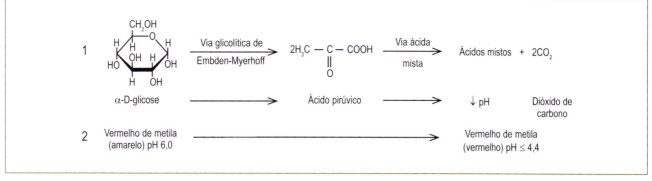

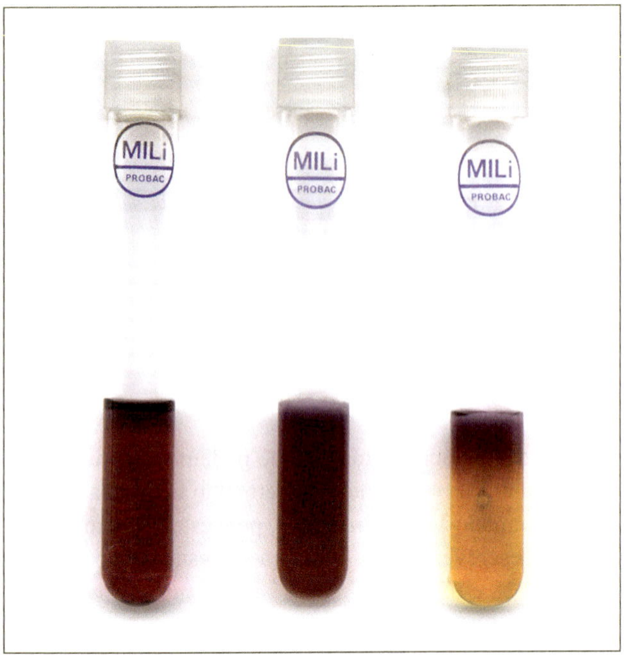

Figura 63.28 – *Teste MIli (Motilidade, Indol e Lisina) - tubo não inoculado, Lisina + e –.*

conseguem identificar a maioria das enterobactérias isoladas em amostras clínicas.

Meio EPM

- Produção de gás: A enzima hidrogenilase fórmica (formiase) desdobra o ácido fórmico (um dos ácidos produzidos durante a fermentação da glicose) em CO_2 e H_2. O gás é evidenciado pela presença de bolhas, rachaduras e/ou deslocamento do meio da sua posição original no tubo.
- Produção de H_2S. A enzima tiossulfato-redutase age sobre o tiossulfato de sódio, produzindo H_2S, o qual é evidenciado através da reação com o citrato férrico amoniacal, que originará o sulfeto de ferro insolúvel de cor negra.
- Hidrólise da ureia: A urease desdobra a ureia em CO_2 e NH_3, o qual se dissolve sob a forma de carbonato de amônia, alcalinizando o meio. Neste caso, a base do meio fica azul ou verde-esverdeada (reação fraca).
- Triptofano desaminase. A enzima L-triptofano desaminase (LTD) promove a desaminação oxidativa do aminoácido L-triptofano, convertendo-o em ?-ceto-ácido (ácido indol-pirúvico), o qual reage com sais de ferro originando um composto cíclico de cor verde escura. Outro aminoácido muito utilizado no teste é a fenilalanina, cujo produto final da desaminação é o ácido fenilpirúvico. A desaminação ocorre em aerobiose, sendo observada no ápice do meio EPM.

Meio MILi

- Motilidade. A bactéria móvel cresce além da linha de inoculação, turvando parcial ou totalmente o meio; enquanto a bactéria imóvel cresce somente onde foi inoculada, deixando o meio translúcido.
- Indol. A enzima triptofanase age sobre o triptofano, resultando na liberação do indol. Esta reação é evidenciada pela adição dos reativos de Kovacs ou de Ehrlich (*p*-dimetilamino-benzaldeído), produzindo uma coloração vermelha.
- Lisina descarboxilase (LDC). A LDC promove a remoção do CO_2 da lisina, produzindo uma amina (cadaverina) e alcalinizando o meio, que adquire a cor púrpura em toda a sua extensão. Quando o aminoácido não é utilizado, o meio adquire a cor amarela nos seus dois terços inferiores.

Ágar tríplice açúcar

O ágar tríplice açúcar é um meio empregado na triagem de enterobactérias. O meio é enriquecido pela incorporação de quatro compostos proteicos, possibilitando um bom crescimento bacteriano. É utilizado para determinar a habilidade de um micro-organismo em utilizar carboidratos específicos existentes no meio básico com ou sem produção de gás ou H_2S (Ver Figura 63.28).

- Fermentação da glicose: A concentração de glicose no meio é de apenas 0,1%, obtendo-se assim uma quantidade relativamente pequena de ácido. Inicialmente, todo o meio ser torna amarelo devido à degradação da glicose. Após algumas horas, os micro-organismos começam a decompor oxidativamente a peptona, produzindo uma alcalinização na superfície do meio. No fundo do tubo, a degradação proteica é insuficiente para reverter o pH ácido estabelecido, e o meio mantém-se amarelo. Todas as enterobactérias fermentam a glicose.
- Fermentação da lactose e da sacarose: O meio possui uma concentração maior desses açúcares (10%), permitindo que as bactérias que utilizam a lactose, com ou sem sacarose, produzam quantidades relativamente altas de ácidos, suficiente para superar a reação alcalina desenvolvida na superfície do meio. O tubo permanece totalmente com coloração amarela. O indicador de pH do meio é o vermelho de fenol.
- Produção de gás: Ocorre formação de gás devido à degradação de moléculas de ácido fórmico, sendo evidenciado pelo aparecimento de bolhas ou rachaduras no meio.
- Produção de H_2S: É evidenciada pelo aparecimento de um precipitado de coloração negra (sulfeto de ferro), proveniente da reação do H_2S com o citrato férrico amoniacal contido no meio.

Sistemas Miniaturizados de Identificação Microbiana

API e ID32

Os sistemas Api e ID32 (BioMérieux) são constituídos por microtubos contendo substratos desidratados (Figuras

63.29 a 63.31). Esses sistemas são versões miniaturizadas dos testes bioquímicos convencionais. Os substratos são hidratados pela adição de uma suspensão bacteriana. As reações de cor são lidas após incubação. O fabricante fornece folhas de trabalho para registro das interpretações visuais das reações, que em seguida, são convertidas em número do biótipo de sete dígitos. A identificação é obtida, consultando-se o catálogo analítico do fabricante ou o *software* de interpretação. Abrangem 20 sistemas de identificação, com cerca de 550 espécies diferentes.

Enterotube II

O sistema Enterotube II (Becton Dickinson) é um tubo plástico contendo 12 compartimentos com substratos (Figura 63.32). O tubo é facilmente inoculado pela remoção da tampa plástica de uma extremidade que contém um filamento inoculador e pelo toque, com a ponta do filamento, de uma colônia isolada a ser identificada. Em seguida, o filamento é recolocado no sistema, atravessando todo o comprimento do tubo, passando, assim, o inóculo da ponta da alça para cada um dos compartimentos. Após a incubação, as reações de cor podem ser interpretadas visualmente, anotadas numa folha de trabalho e convertidas num número biótipo, a ser verificado nos catálogos de identificação.

Sistemas Automatizados de Identificação Microbiana

ATB *Expression*

O ATB Expression (BioMérieux) é um sistema semiautomatizado, que lê e interpreta os resultados obtidos nas

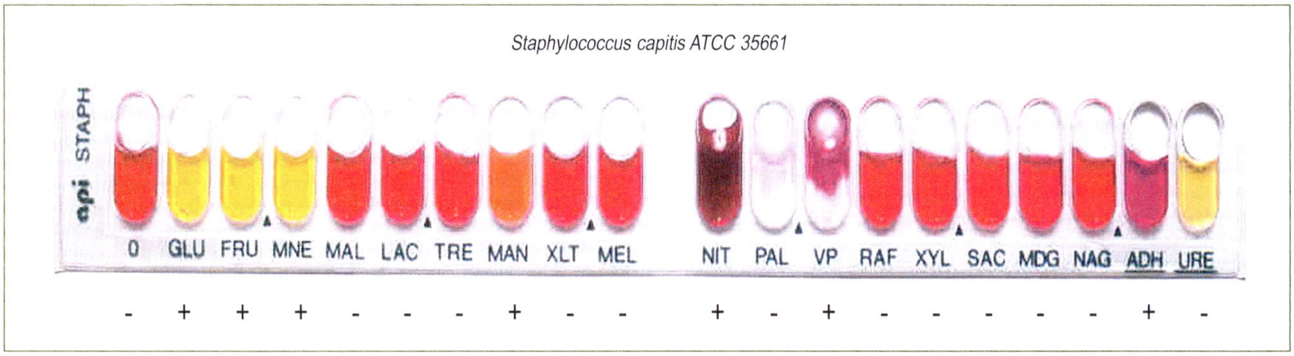

Figura 63.29 – *Sistema Api para identificação de* Staphylococcus *sp.*

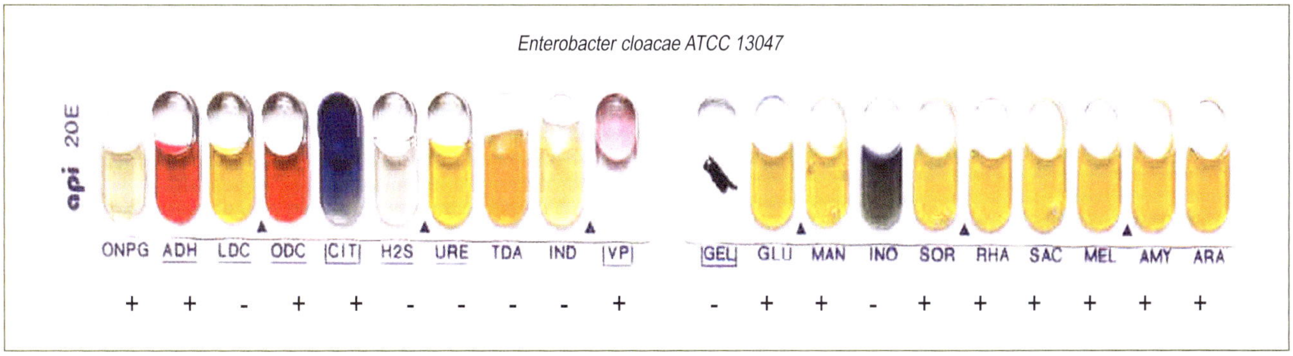

Figura 63.30 – Sistema Api para identificação de enterobactérias.

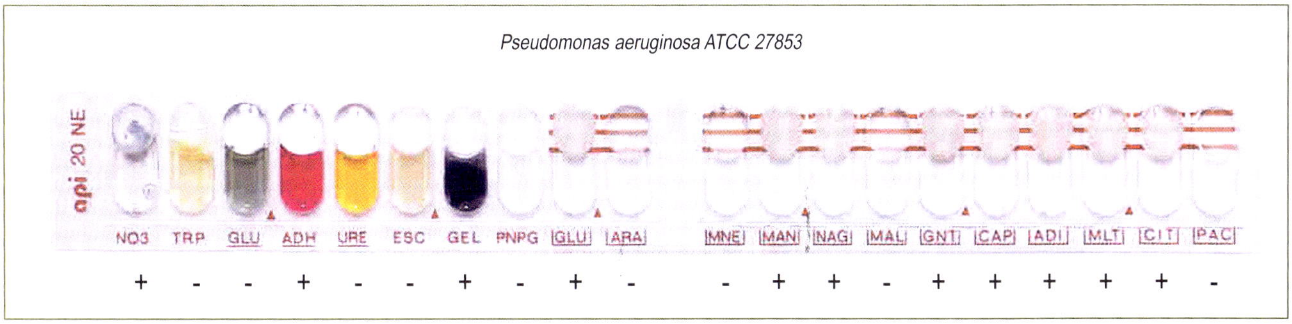

Figura 63.31 – *Sistema Api para identificação de bactérias não fermentadoras.*

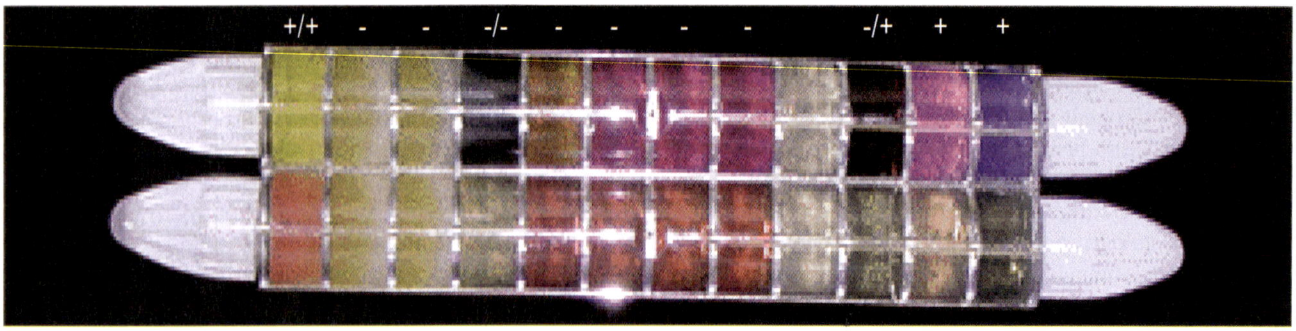

Figura 63.32 – *Enterotube II.*

inoculações de seus painéis de identificação, bem como realiza antibiogramas (Figura 63.33). Utiliza a metodologia de colorimetria e de turbidez para analisar os resultados. Um *software* analisa as leituras feitas pelo densitômetro e libera os resultados. São possíveis diversos tipos de análises estatísticas, bem como a detecção de anormalidades e correção de resultados que necessitam de interpretações específicas. A interpretação também pode ser feita através de observação visual dos painéis. Possui diversos painéis de identificação de diferentes grupos de micro-organismos.

BBL Crystal Entéricos/Não Fermentadores

O sistema ID BBL Crystal E/NF (Becton Dickinson) é um método de identificação miniaturizado que utiliza substratos convencionais modificados e cromogênicos. Identifica bactérias Gram-negativas aeróbias fermentadoras e não fermentadoras da glicose. O sistema é composto por um tampa com 30 substratos desidratados nas extremidades de pontas plásticas. Uma suspensão de micro-organismos é colocada em cada uma das 30 cavidades dispostas na base da unidade. A tampa é, então, alinhada com a base e adaptada, fechando a mesma, enquanto o inóculo, juntamente com o líquido BBL Crystal, reidrata os substratos secos, iniciando as reações do teste (provas de fermentação, oxidação, degradação e hidrólise de vários substratos), incluindo substratos ligados a cromógenos. Após incubação, as reações são examinadas com o auxílio do transiluminador BBL Crystal conforme as mudanças colorimétricas. Essa leitura é convertida em um perfil numérico de dez dígitos. O número do perfil e os resultados dos testes para indol e oxidase são analisados pelo codificador BBL Crystal Electronic instalado num microcomputador, a fim de se obter a identificação (Figura 63.34). O sistema ID BBL Crystal GP identifica bactérias Gram-positivas.

Biolog GN Microplate

O sistema Biolog GN Microplate (Biolog) consiste de uma placa de microtitulação com 96 cavidades, contendo 95 diferentes fontes de carbono em presença de um indicador redox (tetrazólio), com o objetivo de comprovar a capacidade dos micro-organismos utilizarem (oxidarem) um ou mais dos substratos desidratados. Se o substrato é utilizado pela bactéria inoculada, ocorre um aumento da respiração nas células durante a oxidação, ocorrendo uma redução do corante incolor, que se torna púrpura. O teste produz padrões de cor púrpura, constituindo a impressão digital metabólica. Os poços são codificados conforme o perfil metabólico das bactérias e comparados com os perfis que estão armazenados no banco de dados, identificando-se assim o micro-organismo (Figura 63.35).

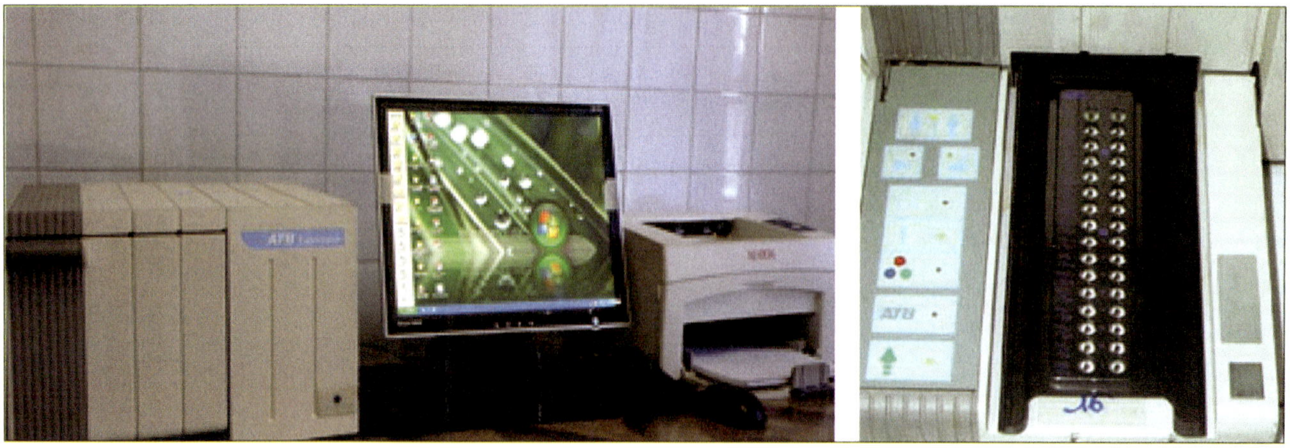

Figura 63.33 – *ATB Expression.*

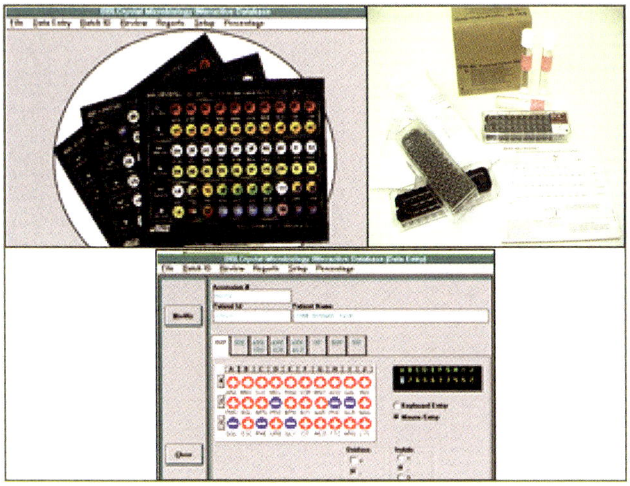

Figura 63.34 – *BBL Crystal E/NF.*

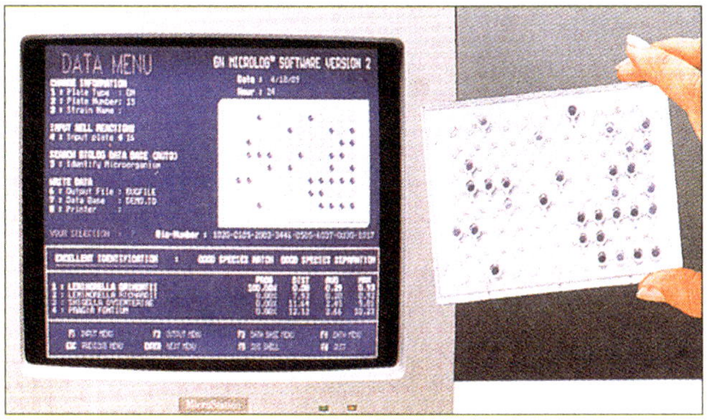

Figura 63.35 – *Biolog GN Microplate.*

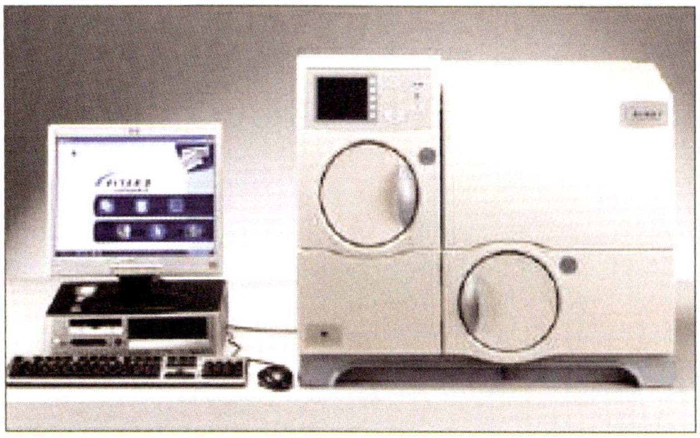

Figura 63.36 – *Vitek 2 Compact.*

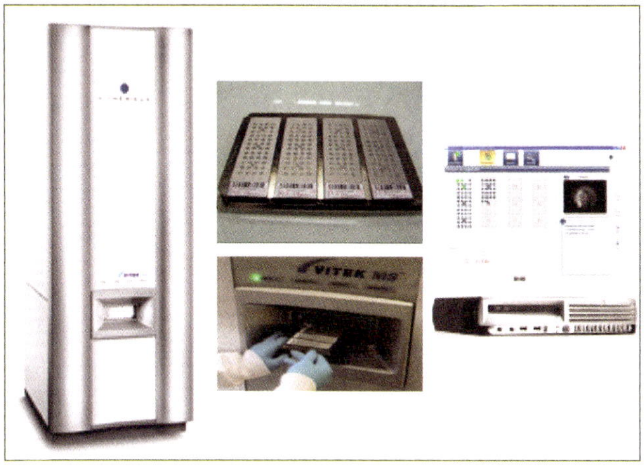

Figura 63.37 – *Vitek MS.*

Vitek

O sistema Vitek (BioMérieux) consiste num módulo de controle computadorizado, uma unidade de enchimento seladora, um leitor-incubador e um terminal de dados. São utilizados cartões de testes Vitek, que são inoculados pelo equipamento e incubados. Esse sistema emprega a metodologia de turbidez para a análise dos resultados, verificando a utilização de açúcares, lipídeos e produção de enzimas. O sistema detecta o crescimento bacteriano e a ocorrência de alterações metabólicas nas microcavidades de finos cartões de plástico utilizando uma tecnologia baseada na fluorescência. Os resultados são processados e interpretados pela base de dados ID-GNB, comparando com uma base de dados de micro-organismos. O equipamento também pode efetuar testes de susceptibilidade a micro-organismos (Figura 63.36). O sistema automatizado de identificação microbiana, denominado Vitek MS, utiliza uma tecnologia inovadora de espectrometria de massa (*Matrix Assisted Laser Desorption Ionization Time of Flight*: MALDI - TOF). Um espectro de massa da amostra é analisado e comparado com um banco de dados, fornecendo resultados de identificação em poucos minutos (Figura 63.37).

MicroSeq 500 rDNA 16S

O sistema MicroSeq 500 rDNA 16S (Applied Biosystems) realiza identificação bacteriana através de sequenciamento dos primeiros 500 pares de base do RNA ribossômico 16S, obtidos através da reação de polimerase em cadeia (PCR). A sequência de DNA resultante é analisada e comparada com uma biblioteca de sequências genéticas de rDNA 16S usando o *software* de análise MicroSeq ID.

Bibliografia

1. Delost MD. Introduction to Diagnostic Microbiology. 1st ed. St. Louis: Mosby-Year Book; 1997.
2. *Koneman EW*, Allen SD, Janda WM, Schreckenberger PC, Winn WC (eds.). *Diagnóstico Microbiológico*: Texto e Atlas Colorido. 6ª. ed. Rio de Janeiro: Guanabara Koogan; *2008*.
3. Murray PR, Baron EJ, Jorgensen JH, Pfaller MA, Yolken RH (eds.). Manual of Clinical Microbiology. 8th ed. Washington: ASM Press; 2003.

PARTE 3A

Micologia Geral

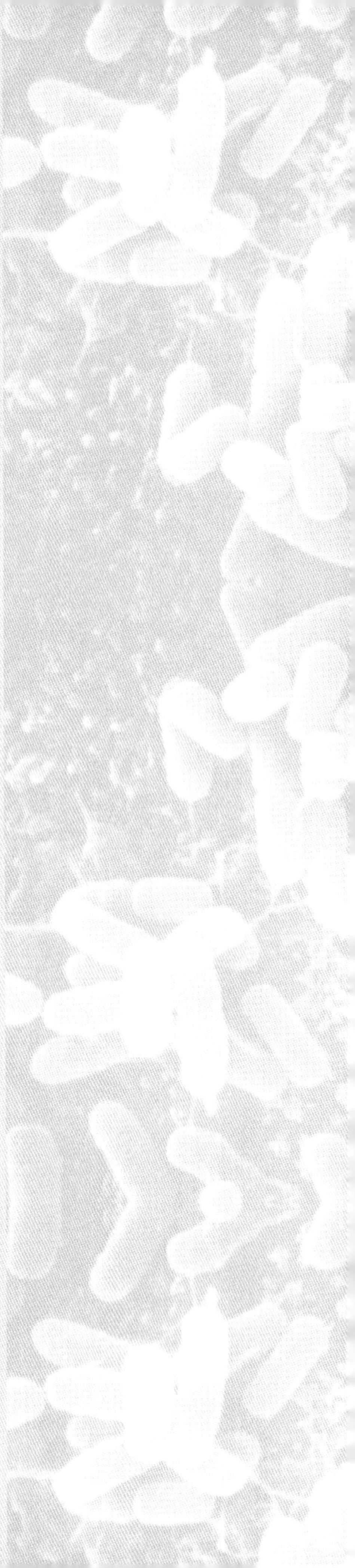

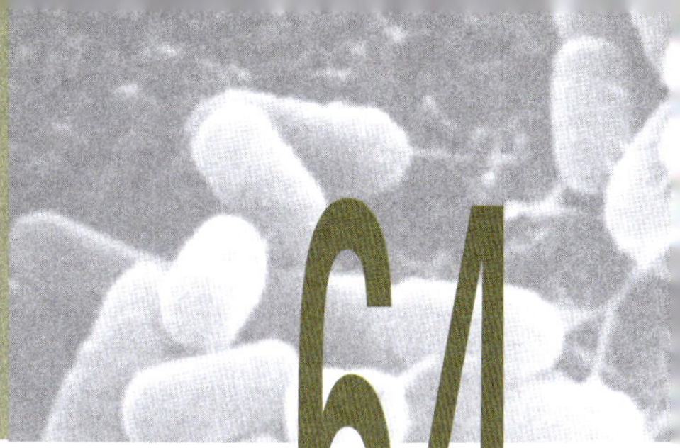

64

Olga Fischman Gompertz
Walderez Gambale
Benedito Corrêa
Claudete Rodrigues Paula

Características Gerais dos Fungos

Introdução

Os fungos, durante muito tempo, foram classificados como pertencentes ao Reino *Vegetalia*, apesar de apresentarem características conflitantes com as típicas desse Reino. Não possuem clorofila nem pigmentos fotossintéticos, obtendo sua energia por absorção de nutrientes; não armazenam o amido e não apresentam, com exceção de alguns fungos aquáticos, celulose na parede celular. Os fungos têm, ainda, algumas semelhanças com o Reino *Animalia*, ou seja, armazenam glicogênio e possuem quitina na parede celular. Alguns fungos apresentam, no processo sexuado de reprodução, a dicariofase, característica encontrada apenas entre esses organismos: logo após a plasmogamia, não ocorre imediatamente a cariogamia, mas sim uma fase dicariótica prolongada na qual a frutificação é composta de células binucleadas com presença simultânea de dois núcleos haploides sexualmente opostos. Eventualmente, a cariogamia pode não ocorrer e o dicário se perpetuar na espécie. Os fungos são heterotróficos e eucarióticos, com um só núcleo, como as leveduras, ou multinucleados, como os fungos filamentosos ou bolores e os cogumelos (fungos macroscópicos). Essas características resumidas é que justificaram, a partir de 1969, a criação de um Reino separado, o Reino *Fungi* ou *Mycetalia* (ver Capítulo 1).

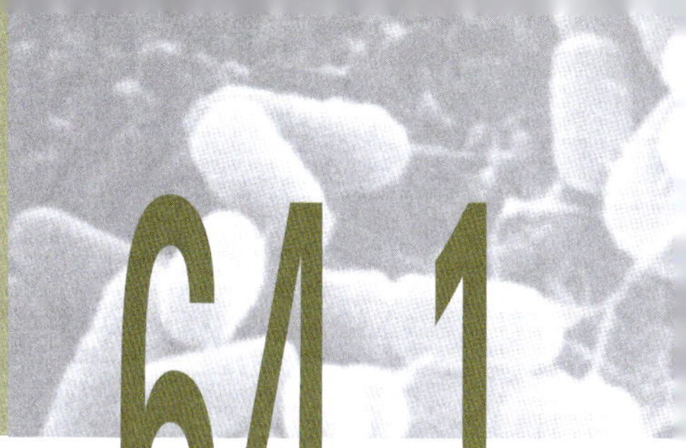

Olga Fischman Gompertz
Walderez Gambale
Benedito Corrêa
Claudete Rodrigues Paula

64.1

Estrutura, Morfologia, Reprodução e Taxonomia dos Fungos

Estrutura da Célula Fúngica

A célula fúngica é constituída pelos principais componentes encontrados nos organismos eucarióticos. Os fungos podem ser unicelulares ou multicelulares quando as células são tubulares e denominada de hifas cujo conjunto constitui o micélio. Todas as células fúngicas são eucarióticas, isto é, possuem núcleo com membrana nuclear. Na Figura 64.1.1, estão esquematizadas as principais estruturas da célula fúngica.

Parede celular

A parede celular é responsável pela rigidez da célula fúngica sendo composta basicamente por polissacarídeos de natureza celulósica ou quitínica, dependendo do grupo de fungos ou a mistura das duas substâncias, além de proteínas e lipídios, mas tendo variações dependendo da espécie de fungo, da idade, composição do substrato de crescimento, pH e temperatura. Essas substâncias conferem rigidez à parede celular. As glucanas e as mananas estão combinadas com proteínas, formando as glicoproteínas, manoproteínas e glicomanoproteínas. Estudos citoquímicos demonstraram que cada camada possui um polissacarídeo dominante: as camadas mais internas contêm beta-1-3, beta-1-3-glucanas e mananas, enquanto as mais externas contêm mananas e beta-1-6-glucanas. A primeira e a terceira camadas são as mais ricas em mananas. As glucanas nas células fúngicas são normalmente polímeros de D-glicose, ligados por pontes betaglicosídicas.

As mananas, polímeros de manose, representam o material amorfo da parede e são diferenciadas em dois tipos: uma manoproteína não enzimática, envolvida na arquitetura da parede, e uma manoproteína com características enzimáticas, relacionada com a degradação de macromoléculas.

A quitina, um polímero (1,4) de 2-acetamida-2-deoxi-beta-D-glicose, é o principal componente estrutural do exoesqueleto de invertebrados e da parede celular fúngica. Nas leveduras, a quitina encontra-se em menor quantidade do que nos bolores (na proporção de 1:3) e está restrita à área de blastoconidiação. A quitina é geralmente encontrada como microfibrilas cristalinas, dentro de uma matriz proteica.

Os fungos termo-dimórficos na fase M (Mold=bolor), obtida em cultivo a 25°C, a parede celular apresenta uma quantidade maior de beta-glucana e um complexo galactomanana, enquanto na fase Y (Yeast= levedura), obtida a 37°C, uma quantidade maior de alfa-glucana e traços de galactomana (Tabela 64.1.1) Essas diferenças parecem estar relacionadas com a patogenicidade desses fungos.

Membrana citoplasmática

A membrana plasmática contém o citoplasma tendo as mesmas funções da membrana encontrada em outras células. É composta de duas camadas de fosfolipídios revestidas por proteínas e apresenta uma série de invaginações que dão origem a um sistema de vacúolos ou vesículas, responsáveis por um contato entre o meio externo e o interior da célula. As proteínas servem como enzimas, que fornecem à membrana diferentes propriedades funcionais, enquanto os lipídeos dão à membrana sua verdadeira propriedade estrutural. A membrana citoplasmática dos fungos contém esteróis na forma de ergosterol, diferente da membrana citoplasmática da célula animal que contém colesterol. Essa diferença se constitui em importante sítio de ação de antifúngicos que atuam na síntese do ergosterol tendo esses antifúngicos, toxicidade seletiva para o fungo. Na Figura 64.1.2 pode-se observar um modelo de membrana da célula fúngica.

Tabela 64.1.1
Diferenças de Composição Química da Parede Celular de *Paracoccidioides brasiliensis* Fase M e Y

	Fase Y	*Fase M*
Alfa glucana	38,2	–
Beta glucana	6,2	25,1
Galactose	Traços	7,5
Manose	Traços	15

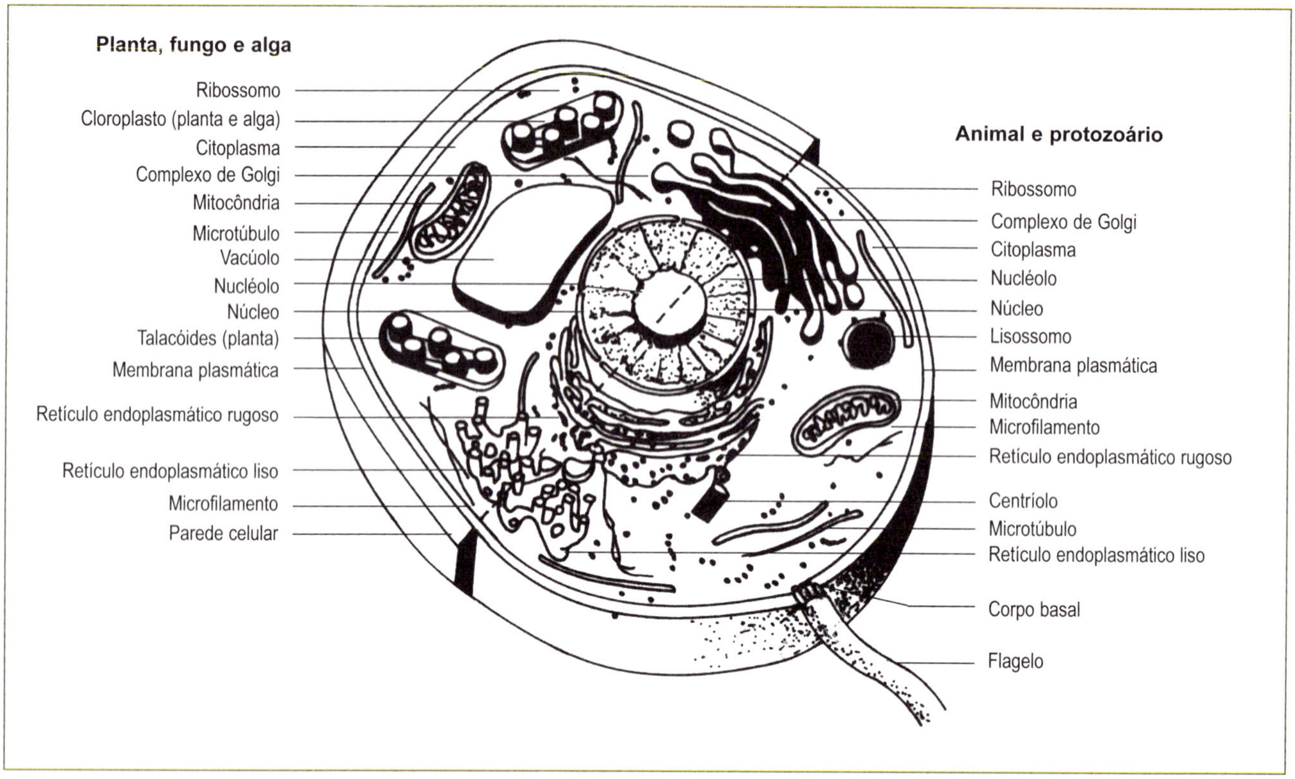

Figura 64.1.1 – *Desenho esquemático de uma célula eucariótica.*

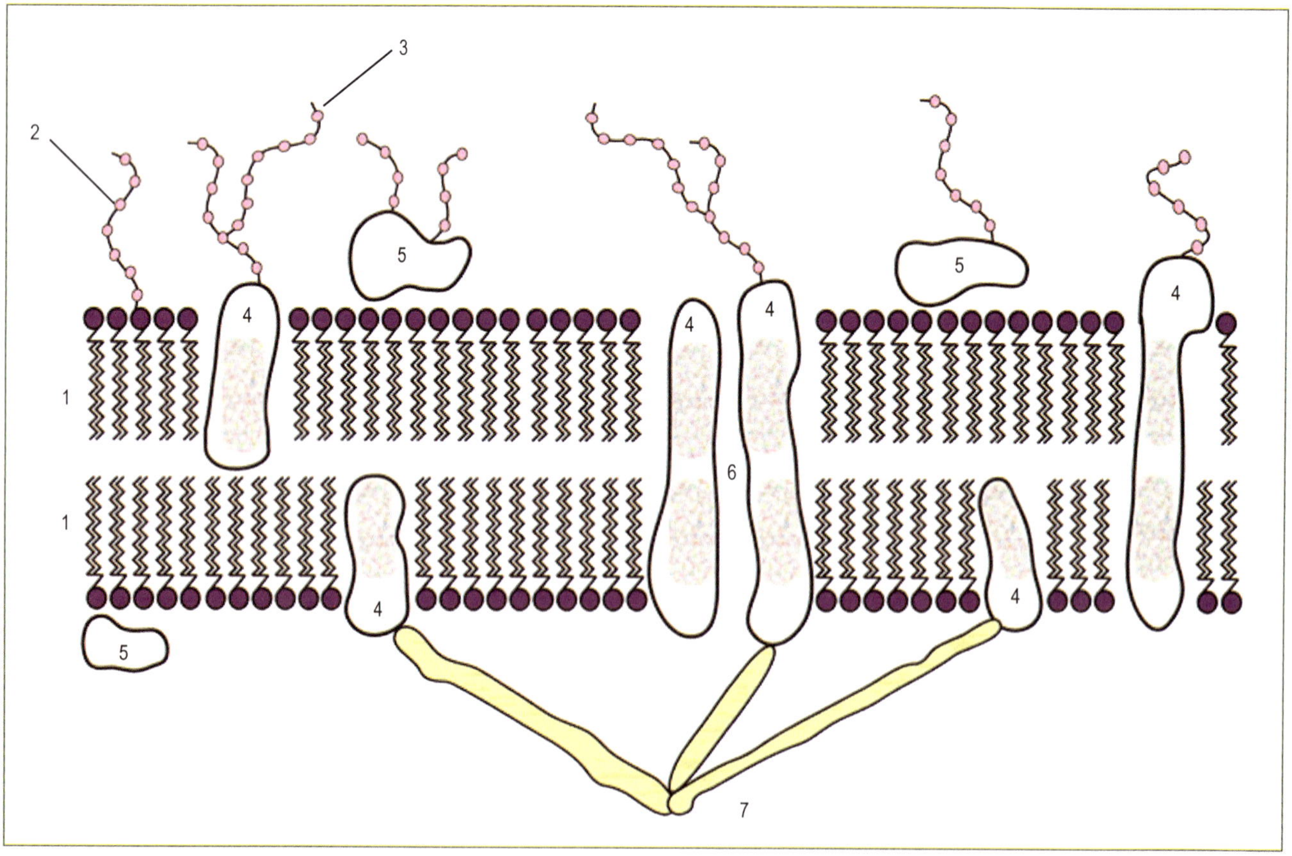

Figura 64.1.2 – *Modelo esquemático de membrana de célula fúngica: 1 = camadas lipídicas; 2 = glicolipídeos; 3 = glicoproteínas; 4 = proteína intrínseca; 5 = proteína extrínseca; 6 = poro formado por proteínas intrínsecas; 7 = rede de proteínas.*

Citoplasma

O citoplasma é onde ocorrem as sínteses e o metabolismo energético e plástico. No citoplasma são encontrados: inclusões de glicogênio, que é a principal substância de reserva de energia dos fungos, vacúolos de alimentos e gorduras, mitocôndrios, responsáveis pelos mecanismos energéticos, ribossomos e retículo endoplasmático, responsável pela síntese de proteínas. Os vacúolos são de vários tamanhos e podem ter a função digestiva ou de reserva, armazenando glicogênio. Os mitocôndrios constituem o sítio da fosforilação oxidativa e contem DNA e ribossomos próprios. O retículo endoplasmático é um sistema comunicante que se espalha pela célula e é ligado à membrana nuclear, mas não à membrana plasmática e pode ser revestido externamente por ribossomos ou não. O aparelho de Golgi é um sistema de vesículas, canalículos e estruturas tubulares e está envolvido em processos de síntese e secreção, ligados à química de carboidratos.

Núcleo

Os fungos podem ter um, dois ou mais núcleos, envoltos por uma membrana nuclear (carioteca) com numerosos poros. No núcleo encontram-se os cromossomos lineares, compostos de dupla fita de DNA arrumados em hélice, de natureza nucleoproteica contendo DNA e também RNA, de natureza nucleoproteica cuja função é transmitir as informações genéticas do DNA ao resto da célula. Dentro do núcleo, encontra-se o nucléolo, um corpúsculo esférico contendo DNA, RNA e proteínas. Este corpúsculo é o sítio de produção do RNA ribossomal. Durante a divisão nuclear, observa-se que a membrana desaparece, sendo substituída por um aparato em forma de agulhas (processo mitótico) com numerosos microtúbulos. Após a mitose, a membrana nuclear é novamente sintetizada.

Cápsula

Alguns fungos, como *Cryptococcus neoformans,* apresentam uma cápsula de natureza mucopolissacarídica com estrutura fibrilar composta de amilose e de um poliosídeo semelhante à goma arábica. A cápsula é importante na patogenia desse fungo por dificultar a fagocitose.

Morfologia e Reprodução

A identificação dos fungos é baseada principalmente em suas características morfológicas e eles apresentam uma variedade grande de tipos morfológicos, desde os mais simples até os mais complexos. Basicamente, os fungos incluem as leveduras, os bolores e os cogumelos, que são os fungos macroscópicos.

Os bolores e as leveduras, fungos microscópicos, quando crescem em substrato adequado, formam colônias visíveis a olho nu com diferenças macroscópicas. Os bolores formam colônias filamentosas dos mais variados tipos morfológicos (algodonosas, pulverulentas, aveludadas e outros) e com uma variedade grande de pigmentos. As leveduras apresentam colônias pastosas, de cor creme, branca, preta, rosa, dependendo da espécie, sendo que a maioria varia de branca a creme. (Figura 64.1.3)

As leveduras são unicelulares não apresentando diferenciação morfológica entre parte vegetativa e reprodutiva. As células têm formas arredondadas, ovoides ou alongadas. Leveduras do gênero *Candida*, em determinadas condições de cultivo, reproduzem-se por brotamentos sucessivos em cadeia, formando filamento semelhante ao dos bolores, chamado de micélio pseudofilamentoso (Figura 64.1.4).

Os bolores são multicelulares e sua unidade estrutural é representada pela hifa, uma estrutura tubular, cujo conjunto é denominado de micélio. O micélio que se desenvolve no in-

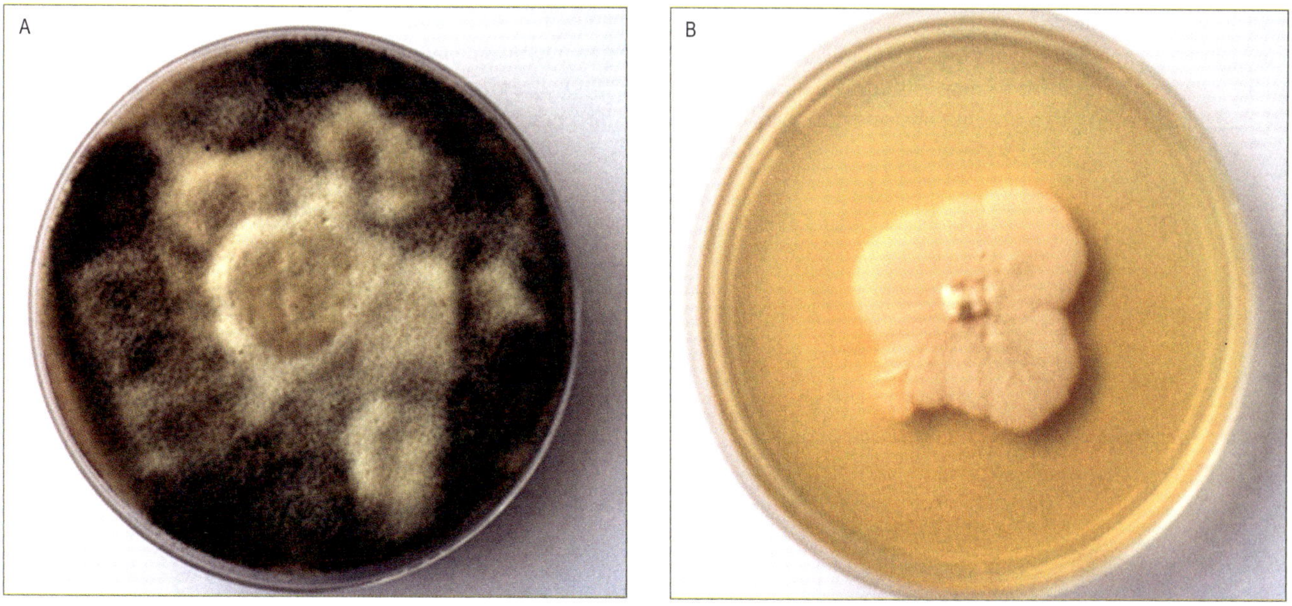

Figura 64.1.3 – *Foto de crescimento em placa de bolor (A) e levedura (B).*

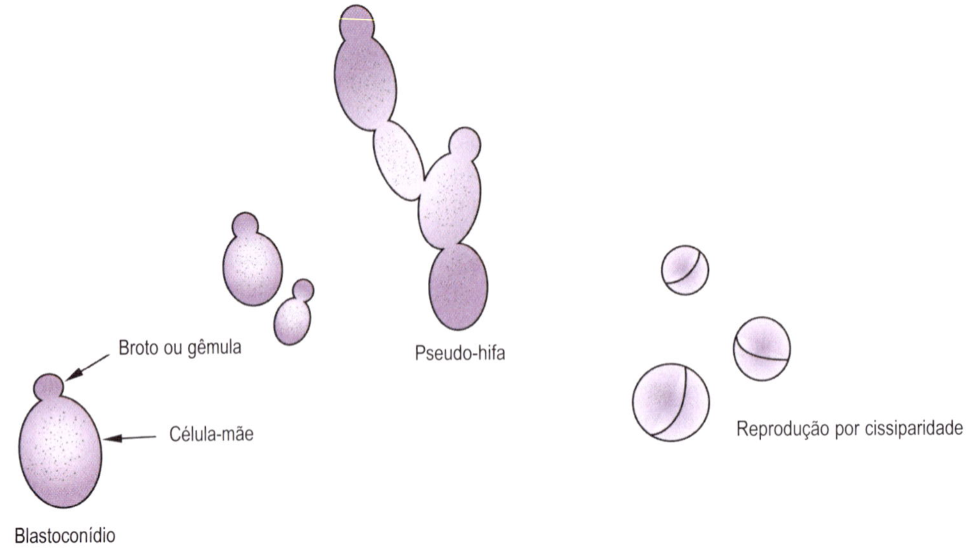

Figura 64.1.4 – *Blastoconídio e pseudo-hifa encontrados nas leveduras.*

terior do substrato, funcionando também como elemento de sustentação e de absorção dos nutrientes, é chamado micélio vegetativo. O micélio que se projeta na superfície e cresce acima do meio de cultivo é o micélio aéreo. O micélio aéreo vegetativo dos fungos filamentosos pode diferenciar-se em determinados pontos e formar o micélio reprodutivo, onde são formados os esporos, também chamados de propágulos, e que podem ter origem sexuada ou assexuada. O micélio reprodutivo é de importância fundamental na identificação morfológica da maioria das espécies fúngicas. Os propágulos formados pelos fungos estão representados no Quadro 64.1.2.

O micélio vegetativo dos bolores é pluricelular filamentoso e pode ser septado ou contínuo, sem septos, quando é chamado de cenocítico (Figura 64.1.5). O micélio vegetativo filamentoso pode também formar estruturas de propagação, de resistência ou de fixação em substratos: a) artroconídio ou artrósporo: fragmentação do micélio vegetativo em estruturas retangulares com formação de uma parede espessa ao redor (Figura 64.1.6); b) clamidoconídio ou clamidósporo: estruturas de resistência, apresentando células arredondadas de parede dupla e espessa e volume aumentado, de localização apical ou intercalar em relação ao micélio. Os clamidoconídios são formados em condições ambientais adversas, como escassez de nutrientes, de água e temperaturas não favoráveis ao desenvolvimento fúngico (Figura 64.1.7); c) esclerócio: corpúsculo duro e parenquimatoso de coloração escura, formado pelo entrelaçamento de hifas; d) rizoide: prolongamentos emitidos pelo micélio e que servem para absorver alimentos (Figura 64.1.8); e) apressórios: (órgãos de fixação), e muitas outras estruturas, como hifas em espiral, hifas pectinadas, etc. cujas funções não são bem conhecidas.

O micélio vegetativo, em determinados pontos se diferencia em estruturas de reprodução, com morfologias

Quadro 64.1.2
Principais Estruturas de Reprodução de Fungos Leveduriformes e Filamentosos

Estruturas de reprodução	Típicas de fungos Leveduriformes	Blastoconídios	
	Mais comuns em fungos filamentosos	Propágulos assexuados	Externos – conídios Internos – esporangiosporos
		Propágulos sexuados	Externos – basidiósporos Internos – ascósporos
	Encontradas em fungos filamentosos e leveduriformes	Artroconídios Clamidoconidios	

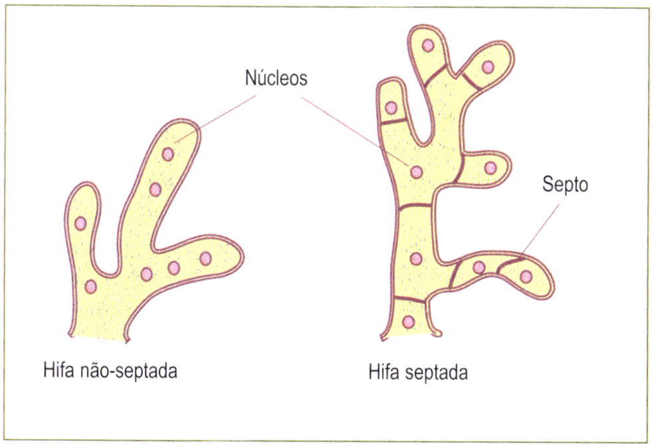

Figura 64.1.5 – *Diferentes tipos de hifas.*

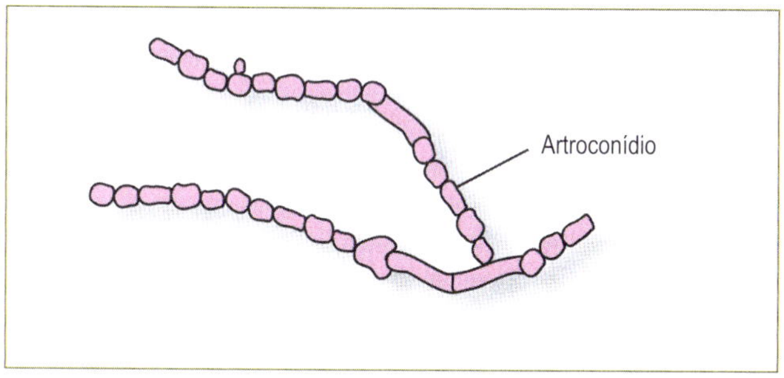

Figura 64.1.6 – *Artroconídio.*

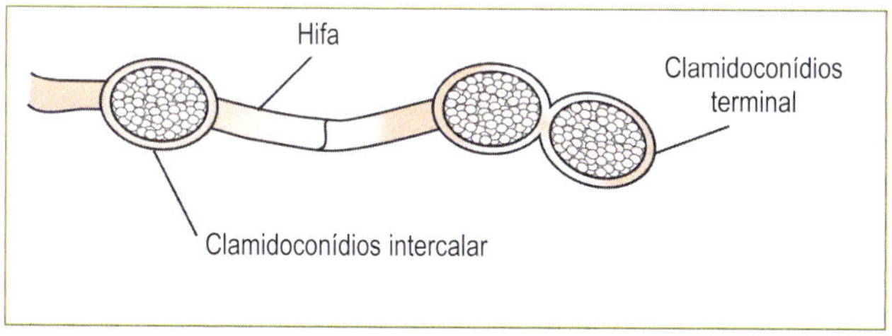

Figura 64.1.7 – *Clamidoconídios.*

características importantes na identificação dos fungos. Essas estruturas constituem o micélio reprodutivo, que cumpre as funções de disseminação e preservação da espécie. No micélio reprodutivo há formação de células especiais denominadas esporos, que apresentam formas variadas: cilíndricos, elípticos, fusiformes, ovoides, baciliformes, piriformes e outras; hialinos ou pigmentados; simples ou septados, com septos transversais, longitudinais; lisos, verrucosos ou ciliados; grandes, pequenos. A morfologia dos esporos e o modo de formação são características importantes na identificação de gêneros e espécies de fungos. Os esporos, de acordo com sua origem, podem ser assexuados, quando são formados por reprodução assexual ou agâmica, ou sexuados, quando formados pela fusão de células com caráter de sexualidade. Os esporos assexuados e os sexuados podem ser formados no interior ou fora de estruturas do micélio reprodutivo quando são chamados respectivamente de endósporos ou ectosporos.

Os ectosporos de origem assexuada são denominados de conídios e são formados na extremidade de hifas especiais, os conidióforos, que podem ou não ser ramificados. Normalmente, os conídios são formados na extremidade do conidióforo (Figura 64.1.9 e Figura 64.1.10), outras vezes nascem ao longo do micélio vegetativo e são denominados conídios sésseis. Em alguns fungos, o conidióforo e os conídios são formados dentro de células especiais denominadas picnídios. Os conídios representam o modo mais comum de reprodução assexuada e cumprem importante papel na dispersão dos fungos na natureza. As células que dão origem aos conídios são denominadas células conidiogênicas. Os conídios podem ser hialinos ou pigmentados e apresentam formas diferentes — esféricos, fusiformes, cilíndricos, piriformes etc., com parede lisa ou rugosa, formados por uma única célula ou ter septos em um ou dois planos, apresentando-se isolados ou agrupados. Os fungos que se reproduzem por conídios caracterizam a antiga subdivisão Deuteromycotina, atualmente chamados de anamórficos.

Os endósporos assexuados de fungos filamentosos que possuem hifas não septadas originam-se em estruturas denominadas esporângios, por um processo interno de cliva-

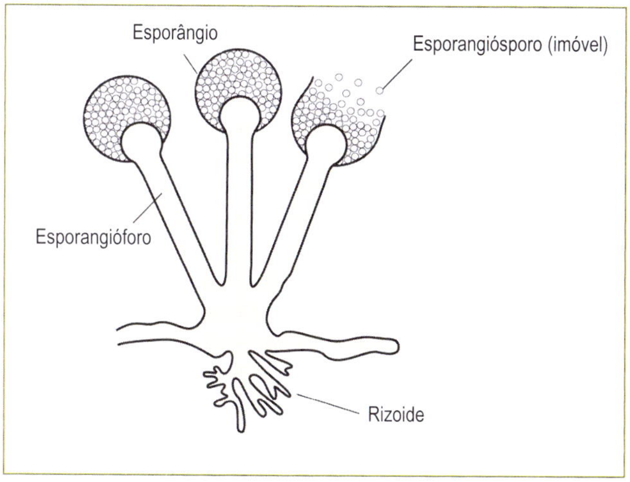

Figura 64.1.8 – *Reprodução assexuada interna.*

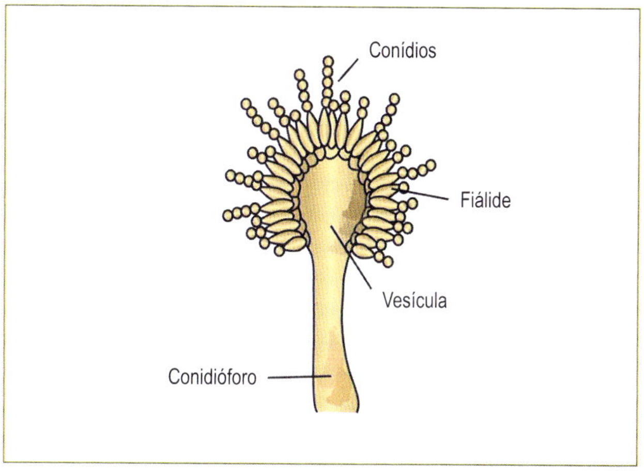

Figura 64.1.9 – *Conídios de* Aspergillus *agrupados em forma de cabeça, ao redor de uma vesícula.*

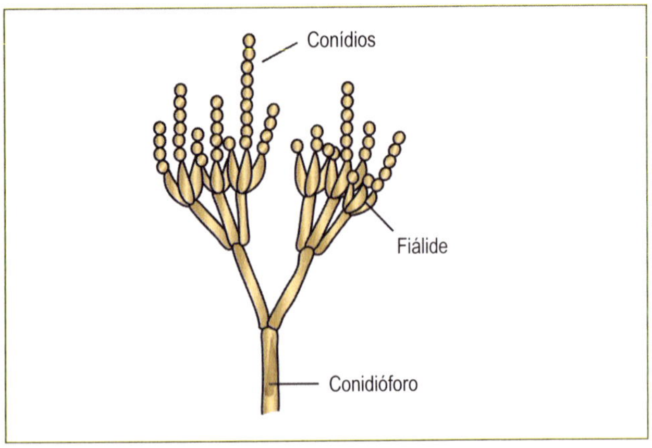

Figura 64.1.10 – *Conídios de* Penicillium *agrupados em forma de pincel.*

gem do citoplasma e são chamados esporangiosporos. Pela ruptura do esporângio, esses esporos são liberados. A hifa especial que sustenta o esporângio é denominada esporangióforo (Figura 64.1.8) Esses propágulos são encontrados nos Zigomicetos.

Os ectósporos (propágulos) sexuados originam-se da fusão de estruturas diferenciadas com caráter de sexualidade. O núcleo haploide de uma célula doadora funde-se com o núcleo haploide de uma célula receptora, formando um zigoto. Posteriormente, por divisão meiótica, originam-se quatro ou oito núcleos haploides, alguns dos quais se recombinarão geneticamente.

Os propágulos sexuados externos, denominados de basidiósporos, são formados na extremidade de uma hifa fértil denominada basídio e caracterizam a subdivisão Basidiomycotina que engloba os cogumelos ou fungos superiores (Figura 64.1.11).

Os propágulos sexuados internos (endósporos) são denominados de ascósporos e são formados no interior de células especiais, os ascos, e caracterizam a subdivisão Ascomycotina. Os ascos podem ser simples, como em algumas leveduras ou distribuir-se em lóculos ou cavidades do micélio — o ascostroma — ou ainda estar contidos em corpos de frutificação, os ascocarpos que recebem, de acordo com sua morfologia, as seguintes denominações: cleistotécio – estrutura globosa, fechada, de parede formada pela união de hifas, contendo um número indeterminado de ascos, cada um geralmente com oito ascósporos em seu interior; peritécio- estrutura piriforme com um poro por onde são eliminados os ascos; apotécio - ascocarpo aberto em forma de taça (Figura 64.1.12).

A reprodução sexuada entre os fungos contribui, através da recombinação genética, para a variabilidade necessária ao aperfeiçoamento da espécie. Em geral, esses fungos com reprodução sexuada produzem, em determinadas fases de seu ciclo, estruturas assexuadas, os conídios, que asseguram a sua disseminação. Essa característica de mudança de tipo de reprodução reflete-se em características morfológicas diferentes e o mesmo fungo recebe denominações diferentes. Por exemplo, o fungo leveduriforme *Cryptococcus neoformans* em sua fase sexuada é denominado *Filobasidiella neoformans*.

A fase sexuada dos fungos é denominada teleomórfica ou perfeita e a fase assexuada, anamórfica ou imperfeita.

A maior parte das leveduras reproduz-se assexuadamente por brotamento ou gemulação e por fissão binária. No processo de brotamento, a célula-mãe origina uma gêmula, o blastoconídio, que cresce e recebe um núcleo após a divisão do núcleo da célula-mãe. Na fissão binária, a célula-mãe divide-se em duas células de tamanhos iguais. No seu ciclo evolutivo, algumas leveduras podem originar esporos sexu-

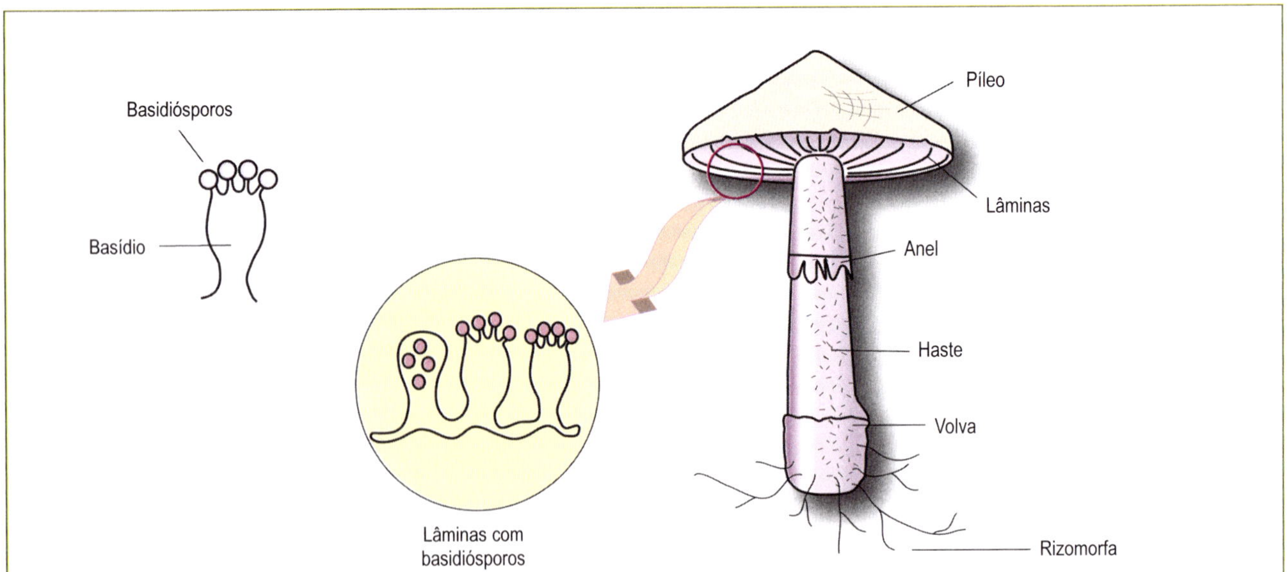

Figura 64.1.11 – *Principais estruturas de* Basidiomycota.

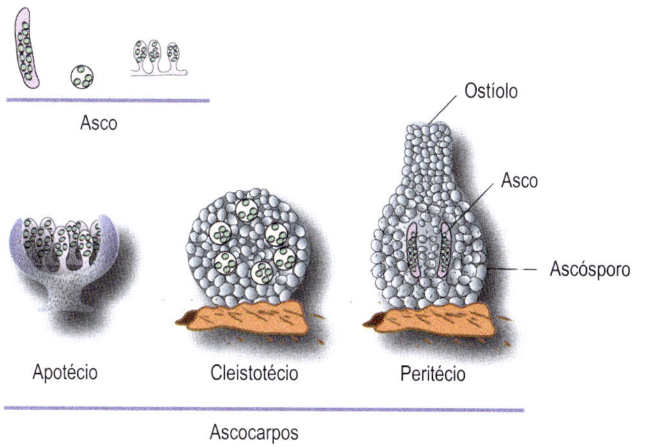

Figura 64.1.12 – *Diferentes tipos de ascos e ascocarpos.*

ados, ascósporos, após duas células sofrerem fusão celular e nuclear, seguida de meiose.

O fenômeno da parassexualidade, demonstrado em *Aspergillus*, consiste em fusão de hifas e formação de heterocário que contém núcleos haploides. Às vezes, esses núcleos fundem-se e originam núcleos diploides, heterozigóticos, cujos cromossomos homólogos sofrem recombinação durante a mitose. Apesar de estes recombinantes serem raros, o ciclo parassexual é importante na evolução de alguns fungos.

Os fungos apresentam, em determinadas circunstâncias, um pleomorfismo que dificulta a sua identificação morfológica. Várias espécies, quando mantidas em cultivo artificial durante muito tempo, pleomorfizam-se e perdem as características morfológicas originais que permitem a sua identificação. Outros, por uma série de fatores, perdem a capacidade de esporular, e eventualmente não apresentam nenhuma característica morfológica que permita o reconhecimento da espécie. Alguns fungos mudam da fase filamentosa para a leveduriforme ou vice-versa assumindo características macro e microscópicas típicas de bolor ou de levedura. Os fungos variam também seu tipo de reprodução, entre assexuada e sexuada, de acordo com as condições e esses diferentes tipos de reprodução traduzem-se em diferentes morfologias, refletindo-se inclusive na classificação taxonômica dos fungos.

Taxonomia dos Fungos

A classificação dos fungos é baseada principalmente em critérios morfológicos, reprodutivos e fisiológicos, e os mesmos são agrupados pelas características comuns em níveis taxonômicos, sendo que cada nível apresenta um nome seguido de sufixo especial: *Phylum* ou filo: sufixo *mycota*; Subfilo: sufixo *mycotina*; Classe: sufixo *mycetes*; Ordem: sufixo *ales*; Família: sufixo *aceae*; Gênero e espécie: *sem radicais específicos*.

Atualmente, a taxonomia dos fungos tem apresentado progressos expressivos baseados em técnicas moleculares, principalmente a prova de PCR e seleção de oligonucleotídeos com sondas específicas. A biologia molecular tem ajudado a solucionar complexos agrupamentos taxonômicos e permitido um melhor conhecimento das relações evolutivas e muitas espécies de fungos anamórficos (sem reprodução sexuada conhecida) tem sido classificadas com base nessas novas técnicas moleculares, alterando as classificações antigas baseadas em outros critérios.

Os fungos patogênicos e oportunistas mais importantes estão distribuídos em três filos do reino *Fungi*: *Zygomycota*, *Basidiomycota*, *Ascomycota* e no grupo dos *Deuteromycetes*, atualmente denominados de fungos anamórficos (Figura 64.1.13). *Phytium insidiosum* e *Rhinosporidium seeberi*, organismos hidrofílicos, que classicamente eram estudados no reino *Fungi*, são classificados respectivamente no filo *Oomycota* e *Hyphochytriomycota*, reino *Chromista*. *Pneumocystis carinii*, agente oportunista de relevada importância principalmente entre pacientes com AIDS, foi considerado como protozoário, entretanto, estudos com base na biologia molecular estabeleceram que esse organismo pertence ao reino *Fungi*, onde ocupa posição entre *Ascomycota* e *Basidiomycota*.

Alguns autores consideram atualmente sete filos no reino Fungi: Chytridiomycota, Neocallimastigomycota, Blastocladiomycota; Microsporidia, Glomeromycota, Ascomycota e Basidiomycota, mas como não há ainda um consenso, manteremos ainda a classificação em três filos mais o grupo de fungos anamórficos ou mitospórico.

Filo *Ascomycota*

A principal característica desse filo é a presença de asco, uma estrutura em forma de bolsa ou saco, onde são produzidos os ascósporos (esporos de origem sexuada), com várias formas e número, dependendo da espécie. A maioria das espécies patogênicas para o homem é enquadrada nesse filo nas classes *Hemiascomycetes*, *Loculoascomycetes* e *Plectomycetes*.

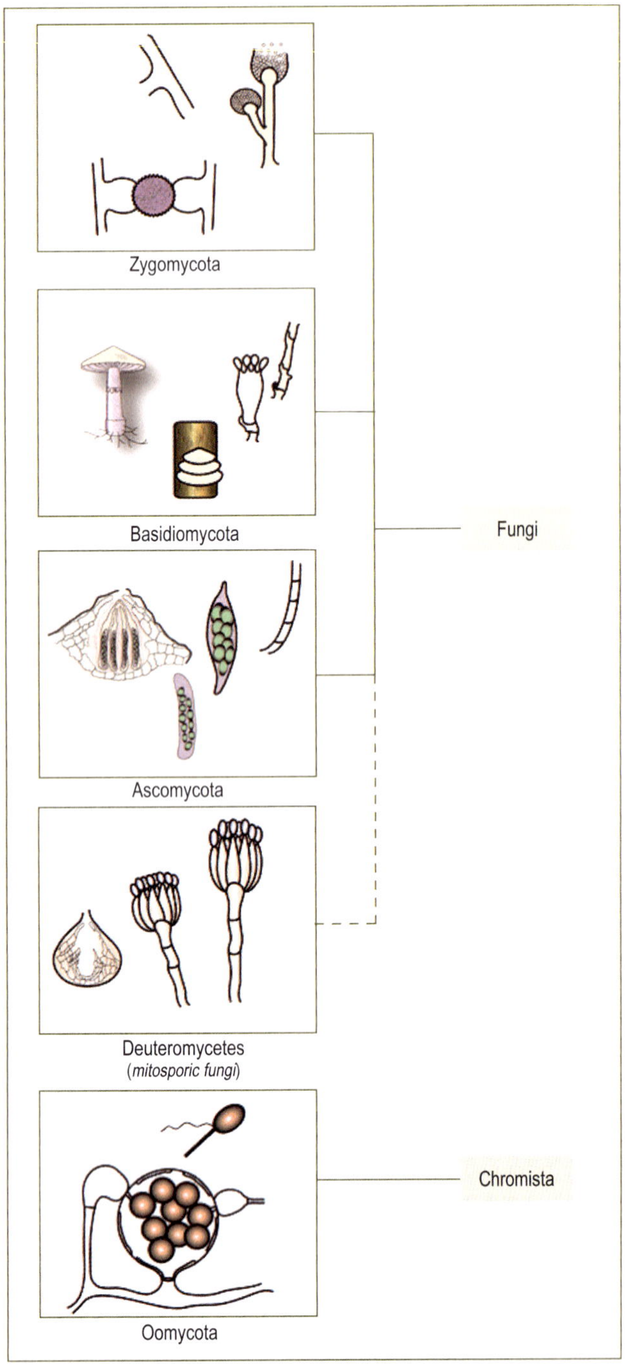

Figura 64.1.13 – *Posição taxonômica dos fungos de importância médica. Zygomycota: a — hifa cenocítica; b — zigosporo; c — esporangio; d — esporangiosporos. Basidiomycota: e — esporocarpo; f — basídio; g — basidiósporos; h — hifa com ganchos. Ascomycota: i — ascotroma; j — ascos; k — ascósporos; l — hifa septada. Deuteromycetes: m — picnídio; n — conidóforos; o — célula conidiogênica; p — conídios. Oomycota: q — zoosporo; r — gametângio; s — oosporos (adaptado de Guarro et al., 1999).*

Filo *Basidiomycota*

Engloba os fungos superiores ou cogumelos. Os fungos desse filo são caracterizados por ectosporos de origem sexuada, os basidiósporos, típicos para cada espécie.

Filo *Zygomycota*

Fungos com micélio cenocítico. Os representantes desse filo podem ter reprodução sexuada pela formação de zigosporos ou assexuada com a produção de esporos, os esporangiosporos, no interior de esporângios.

Os fungos de interesse médico são agrupados principalmente na classe dos *Zygomycetes*, ordens *Mucolares e Entomophthorales*.

Fungos anamórficos

Os fungos pertencentes ao antigo grupo *Deuteromycetes*, é atualmente denominado de fungos anamórficos ou fungos imperfeitos, fungos assexuados, fungos conidiais, ou fungos mitospóricos. Grande parte destes fungos, atualmente, com os recursos da biologia molecular, está sendo reenquadrado principalmente no filo *Ascomycota.*

A maioria dos fungos deste grupo tem hábitat no solo e são os principais componentes da microbiota atmosférica e incluem fungos patogênicos e oportunistas, antigamente agrupados nas classes *Blastomycetes*, *Coelomycetes* e *Hyphomycetes*.

Filo *Oomycota*

O filo *Oomycota* compreende aproximadamente 700 espécies que possuem características de parede celular com celulose e hábitat próprio, geralmente a água. Nesse filo, é enquadrado o fungo *Pythium insidiosum,* de relativa importância em micologia médica.

Bibliografia

1. Ainsworth GC, Sparrow AS. The fungi: an advance treatise. New York: Academic Press; 1973.
2. Carlile MJ, Watkinson SC. The fungi. 2ª ed. New York: Academic Press; 1995.
3. De Hoog GS et al. Atlas of Clinical Fungi. Centraalbureau loor Schimmelcultures. Reus: Universitat Rovira Virgili; 2000.
4. Guarro J et al. Developments in fungal taxonomy. Clin Microbiol Rev.12:454-500, 1999.
5. Lacaz CS, Porto E, Martins JEC, Heins-Vaccari E, Melo NT. Tratado de micologia médica. 9ª ed. São Paulo: Sarvier; 2002.
6. Silveira VD. Micologia. 4ª ed. Rio de Janeiro: Interamericana; 1981.

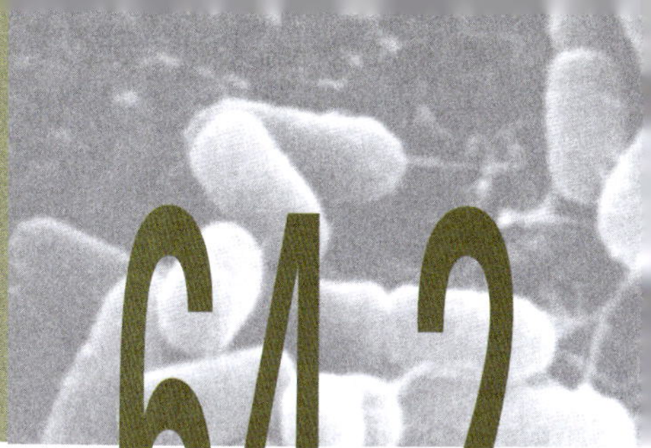

64.2

Olga Fischman Gompertz
Walderez Gambale
Benedito Corrêa
Claudete Rodrigues Paula

Ecologia dos Fungos

Hábitat, Vias de Dispersão, Síndrome dos Edifícios Doentes e Alergias das Vias Respiratórias

Hábitat e Vias de Dispersão

Os fungos constituem nichos ecológicos nos mais variados ambientes. A maioria é encontrada no solo, onde junto com outros organismos, participam da ciclagem dos elementos na natureza. A diversidade de microrganismos no solo é grande e as pesquisas de isolados desse ambiente têm contribuído para melhoramento de processos biotecnológicos com aplicações em várias áreas. Muitos fungos patogênicos têm seu hábitat no solo e algumas micoses que acometem o homem e outros animais são adquiridas através do contato com o solo

Vários fungos têm os vegetais como hospedeiros exclusivos somente conseguindo se multiplicar em contato com eles. *Hemileia vastathrix,* fungo da ferrugem do café, é exemplo típico desse grupo de fungos. Outros fungos podem ter uma associação mutualística com raízes de vegetais e o conjunto é denominado micorriza. Geralmente, as micoses subcutâneas que acometem o homem, são adquiridas principalmente através de ferimentos com fragmentos vegetais, como, por exemplo, a esporotricose, a cromomicose e a maduromicose.

A água também constitui um hábitat para alguns grupos de fungos sendo algumas espécies importantes como agentes de doenças em peixes e, eventualmente, em humanos e em outros animais. De maneira geral, esses fungos aquáticos não crescem nos meios de cultivo utilizados normalmente em micologia médica. Para seu isolamento utilizam-se iscas como sementes de sorgo, cânhamo ou escamas de peixe, ecdise de cobra e outras.

Alguns fungos fazem parte da microbiota endógena ou transitória do homem e de outros animais. Espécies do gênero *Candida,* por exemplo, são habitantes normais do trato intestinal e da cavidade vaginal. *Malassezia* spp fazem parte da microbiota normal do homem (principalmente no couro cabeludo) e do cão (conduto auditivo).

Os fungos se dispersam na natureza através de várias vias, como ar atmosférico, água, insetos, homem e outros animais (Figura 64.2.1). A eficiência dessa dispersão é relacionada à alta produção de propágulos, principalmente os esporos, formados em grande quantidade, mas outras estruturas fúngicas, como fragmentos de micélio vegetativo também podem constituir elementos de disseminação.

A principal via de dispersão utilizada pelos fungos em sua disseminação é o ar atmosférico, onde os propágulos podem ser levados a grandes distâncias pelos ventos. Esses fungos, também chamados de anemófilos, além de serem importantes como biodeteriorantes de substratos diversos, são estudados em Medicina sendo agentes de alergias respiratórias, como asma brônquica e rinites alérgicas. Esses fungos anemófilos são encontrados também em ambientes internos e são introduzidos nesses ambientes por várias vias, principalmente pelo ar atmosférico. De maneira geral, o ar interior de ambientes geralmente deve refletir a diversidade existente no ar exterior daquele ecossistema e não ter quantidade maior de fungos em relação à quantidade do ar exterior. Se, eventualmente, encontrarem um substrato adequado nos ambientes interiores, colonizam, se multiplicam e aumentam o seu número nesse ambiente, ou eventualmente, uma determinada espécie pode suplantar as outras. Nesses casos, teremos um desequilíbrio no ambiente interior e a causa deve ser descoberta e corrigida.

Vários gêneros já foram relatados no Brasil, sendo os mais frequentes: *Cladosporium, Epicoccum, Rhodotorula, Penicillium, Aspergillus, Aureobasidium, Phoma, Alternaria, Fusarium, Trichoderma.*

Geralmente, as micoses sistêmicas como Paracoccidioidomicose, Histoplasmose e Criptococose são adquiridas através de aspiração dos propágulos, pois esses fungos são veiculados pelo ar atmosférico, a partir de seus habitats.

Outra via de dispersão utilizada pelos fungos é a água e os fungos relatados nesse ambiente, tanto em água salgada, como em água doce, são praticamente os mesmos, com pequenas variações, daqueles encontrados no ar atmosférico.

O homem e outros animais são também importantes agentes dispersores de fungos. Além de terem uma microbiota fúngica endógena, são encontradas em sua superfície corpórea, várias espécies de fungos em processo de dispersão, constituindo uma microbiota transitória. O conhecimento desses fungos é importante, pois eles podem

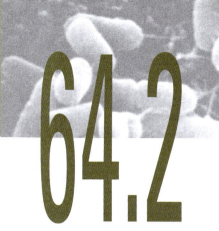

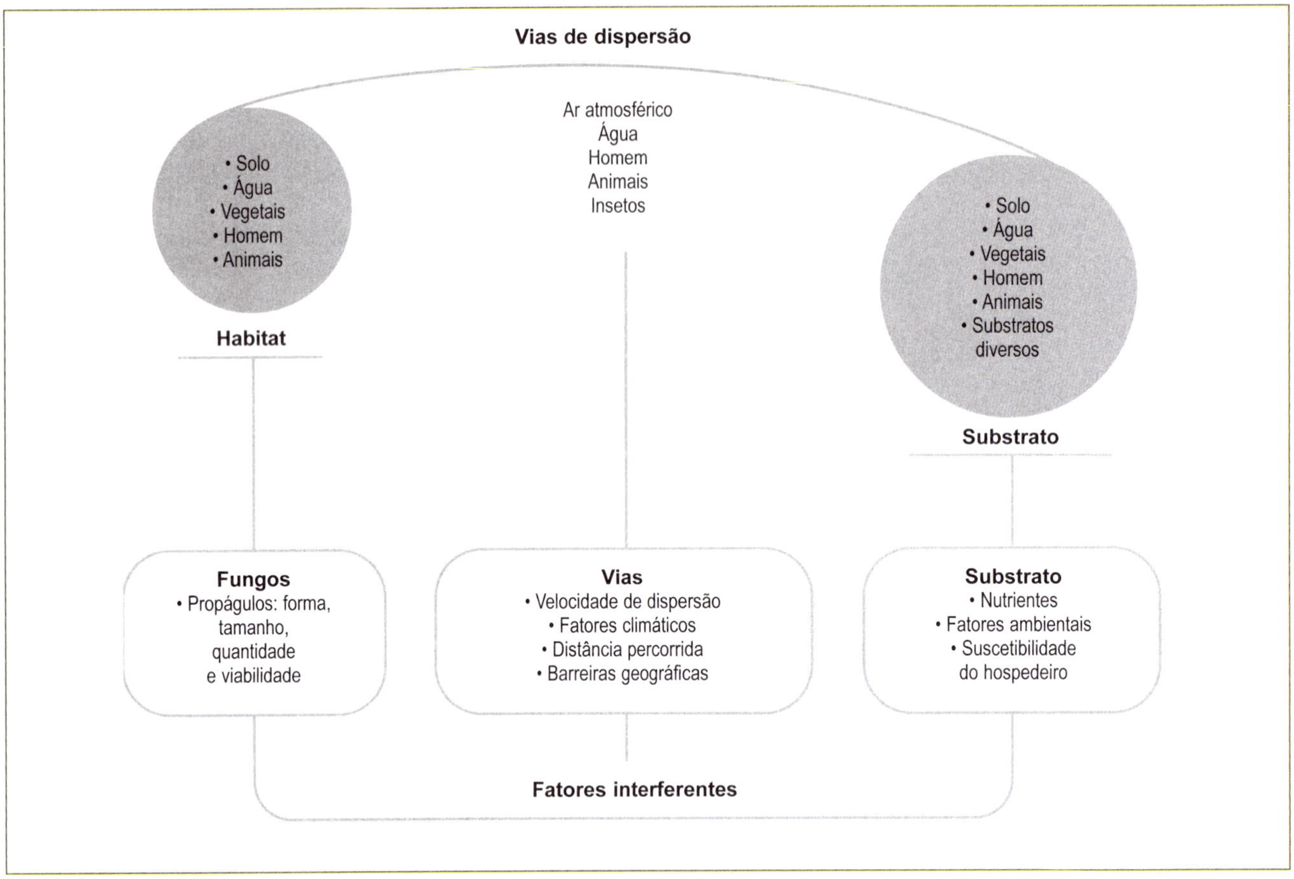

Figura 64.2.1 – *Vias de dispersão dos fungos.*

se desenvolver rapidamente e mascarar o isolamento de um agente etiológico em técnicas de diagnóstico de algumas micoses, principalmente as superficiais e cutâneas. Esses fungos podem ainda constituir-se em agentes primários de lesões oculares, otites e onicomicoses, entre outras micoses. Na maioria dos trabalhos, os fungos isolados da superfície corpórea do homem e de vários animais são praticamente os mesmos verificados no ar atmosférico.

Além dessas vias, os insetos também são grandes dispersores de fungos.

Em função dos vários tipos de reprodução e eficiência nos processos de dispersão, os fungos são encontrados em altas concentrações nessas vias. O seu conhecimento é importante na transmissão de muitas infecções. Quando, no processo de dispersão, encontram um substrato adequado e condições ambientais favoráveis, germinam, multiplicam-se e formam colônias, ou dependendo da espécie, permanecem invisíveis a olho nu, por longos períodos. A sua variabilidade enzimática é grande e podem colonizar os mais variados substratos, como alimentos, madeiras, argamassas, tintas, vegetais, homem, animais e outros, eventualmente deteriorando-os. Quando não há condições adequadas para a colonização, dependendo da espécie, permanecem invisíveis a olho nu, por longos períodos. Muitos fatores interferem nessa colonização sendo muito importante o conhecimento dos parâmetros fisiológicos de crescimento desse grupo (ver capítulo 64.3) para seu controle efetivo. Esse conhecimento é básico na indústria alimentícia, farmacêutica, em hospitais e em muitas outras áreas de atuação.

Os fungos são detectados em altas concentrações também em ambientes internos e são introduzidos principalmente pelo ar atmosférico. Em ambientes climatizados artificialmente são introduzidos muitas vezes pelo sistema de condicionamento e, eventualmente podem ter o número de partículas aumentado quando se multiplicam nas bandejas coletoras de água do sistema e são insuflados para o ambiente interno.

Fungos Dispersos pelo Ar Atmosférico e Síndrome dos Edifícios Doentes

A Síndrome dos Edifícios doentes (SED), atualmente estudada por pesquisadores de vários países, foi definida em 1982 pela Organização Mundial de Saúde e esse termo tem sido utilizado para denominar sinais e sintomas relacionados à má qualidade do ar de interiores, principalmente em ambientes climatizados artificialmente, com concentrações acima do aceitável de contaminantes químicos e biológicos. Os principais sintomas de reconhecimento dessa síndrome são: congestão, ressecamento e prurido nasal, dispneia, cefaleia, faringites, tonturas, fadiga, dificuldades de concentração, náuseas, urticária, fadiga, letargia, cefaleia, prurido e ardor nos olhos, anormalidades na pele, irritação do nariz e garganta e falta de concentração. A etiologia dessa síndrome é multicausal e os fungos anemófilos participam, junto com outros agentes, do desencadeamento da mesma. No início da década de 80, mais de 5000 estudos foram feitos relatando a existência da SED.

As doenças relacionadas a edifícios (DRE), por outro lado são doenças com causa definida geralmente, desencadeadas por agentes biológicos ou químicos presentes no ar de determinados ambientes. São relacionadas a mecanismos imunológicos, processos infecciosos ou toxicidade direta dos agentes causais. Asma brônquica, pneumonite alérgica, febre do umidificador, legionelose e aspergilose são alguns exemplos.

As causas de alteração da qualidade do ar em ambientes interiores são muitas e com uma complexa interação, incluindo a temperatura, umidade relativa do ar, taxas de troca de ar, odores, velocidade interna do ar, exposição a contaminantes biológicos (fungos, vírus, bactérias, e outros), contaminantes químicos (monóxido de carbono, dióxido de nitrogênio, fumo, formaldeído e tetracloroetileno), fatores organizacionais e psicossociais.

No Brasil, esse assunto tem sido estudado a partir de 1998, quando a Agência Nacional de Vigilância Sanitária (ANVISA) publicou a portaria 3523 MS/GM (28/8/98), sugerindo critérios para identificação de contaminantes físicos, químicos e biológicos de ambientes climatizados, seus níveis de tolerância e respectivas ações corretivas e em 2000, a Resolução 176 que estabeleceu a utilização de fungos como marcadores biológicos de qualidade do ar interior. A contagem de fungos dispersos pelo ar não pode ultrapassar 750 UFC/m^{3}ar (UFC = unidade formadoras de colônias), sendo inaceitável a presença de fungos patogênicos e toxigênicos. A relação I/E deve ser menor ou igual a 1,5 (I = quantidade de UFC fungos/m^{3}ar no ambiente interior e E = quantidade de UFC fungos/m^{3}ar no ambiente exterior).

Os gêneros de fungos mais frequentemente encontrados no interior de ambientes climatizados na cidade de São Paulo são: *Aspergillus, Penicillium, Cladosporium, Rhodotorula, Trichoderma, Fusarium, Neurospora, Alternaria* e fungos não esporulantes.

Fungos Dispersos pelo Ar Atmosférico e Alergias Respiratórias

A alergia a fungos manifesta-se, principalmente, com sintomas clínicos de asma brônquica, rinite e conjuntivite. É caracterizada pela hipersensibilidade do tipo I (anafilática), ou seja, o alérgeno fúngico num primeiro contato sensibiliza o organismo, havendo produção de IgE específica que se liga aos mastócitos e basófilos. Em contato posterior com o alérgeno, este se liga à IgE específica provocando liberação de aminas vasoativas que irão desencadear os sintomas característicos de processos alérgicos: vasodilatação, hipersecreção, edema, intumescimento da mucosa, obstrução do lúmen do trato respiratório.

Os fungos dispersos pelo ar atmosférico (anemófilos) são encontrados frequentemente como componentes da microbiota transitória do homem e de animais; como contaminantes de alimentos, deteriorantes de acervos, madeiras e outros materiais; em água doce e salgada. Por essa ampla dispersão na natureza, os fungos anemófilos são considerados entre os mais ubíquos aeroalérgenos, desempenhando um importante papel na etiologia das alergias das vias respiratórias. No entanto, a responsabilidade dos fungos nessas alergias é muito difícil de ser traduzida estatisticamente, pois os resultados publicados não são concordantes, em virtude da utilização de metodologias diagnósticas diferentes. Dessa maneira, as pesquisas realizadas apontam variação entre 5% e 86% na etiologia fúngica dos casos de asma brônquica e/ou rinite alérgica.

Aproximadamente 300 espécies de fungos já foram descritas como alergizantes, mas as mais conhecidas e estudadas mundialmente são espécies pertencentes aos gêneros *Alternaria*, *Cladosporium*, *Aspergillus* e *Penicillium*. No Brasil, publicações recentes incluem outras espécies na etiologia desses processos: *Dreschlera (Helminthosporium) monoceras*, *Candida albicans*, *Saccharomyces cerevisae*, *Pysolithus tinctorius*, *Pleurotus ostreatus*, *Hemileia vastathrix* e *Metarhizium anisopliae*. A Tabela 64.2.1 apresenta a frequência de positividade cutânea a alérgenos de fungos

Tabela 64.2.1
Positividade Cutânea a Alérgenos de Fungos Anemófilos em Pacientes com Asma Brônquica e Rinite Alérgica na Cidade de São Paulo

Extrato Alergênico	*% Positivos*
Candida	58,6
Aureobasidium	37,1
Penicillium	30,0
Curvularia	28,6
Fusarium, Mucor, Phoma	24,3
Aspergillus, Epicoccum, Pestalotia	22,9
Alternaria, Trichoderma, Helminthosporium	21,4
Cladosporium, Geotrichum, Rhodotorula, Rhizopus, Scopulariopsis	20,0
Chaetomium	18,5
Circinella, Nigrospora	17,1
Neurospora	15,7
Cephalosporium, Paecilomyces	14,3

anemófilos em pacientes com asma brônquica e rinite alérgica na cidade de São Paulo.

O diagnóstico de alergia por fungos é feito por meio de uma série de provas laboratoriais, além de um exame clínico acurado: testes cutâneos para demonstração da sensibilização (teste de puntura ou intradérmico); provas sorológicas para demonstração de IgE específica; provas de provocação e pesquisa de fungos no meio ambiente frequentado pelo paciente.

A maioria dessas provas depende de extratos alergênicos obtidos dos fungos presumidamente envolvidos com a alergia. Dessa maneira, alérgenos bem caracterizados são de fundamental importância para um diagnóstico correto. Os extratos fúngicos disponíveis comercialmente são, em geral, substâncias brutas extraídas do fungo mediante processos simples em que se empregam líquidos extratores (soluções de Coca, Evans, Frugoni, soluções bicarbonatadas, Tris-HCl e outras), não havendo ainda critérios bem delimitados para uma padronização adequada em nível mundial. Estudos realizados por grupos de pesquisadores têm elucidado algumas questões relativas à purificação e padronização de poucos extratos fúngicos. Sabe-se que as frações alergênicas desses fungos são, em sua maioria, glicoproteínas ou proteínas com pesos moleculares variados, como, por exemplo: *Cladosporium herbarum* (13 Kd, 25 Kd); *Alternaria alternata* (14 Kd, 25 Kd, 50 Kd, 66 Kd); *Aspergillus fumigatus* (18 Kd, 30 Kd, 45 Kd); *Dreschlera monoceras* (14 Kd, 36 Kd, 60 Kd).

Apesar dos progressos verificados nessa área nos últimos anos, inúmeras questões permanecem ainda em aberto, refletindo-se em dificuldades na realização de um diagnóstico preciso e correto e, consequentemente, na elucidação do real papel dos fungos na etiologia desses processos alérgicos.

Bibliografia

1. Al-Doory Y, Domson JF. Mould Allergy, Lea Febiger, Philadelphia, 1984.
2. Anvisa. Resolução nº 176, de 24 de outubro de 2000.
3. Anvisa. Portaria nº 3523 de 28 de agosto de 1998.
4. Degobbi CM, Gambale, W. Síndrome dos Edifícios Doentes. Microbiologia in foco. 2008;4:19-32.
5. Lacaz CS, Porto E, Martins JEC, Heins-Vaccari E, Melo NT. Tratado de micologia médica. 9ª ed. São Paulo: Sarvier; 2002.
6. Silveira VD. Micologia. 4ª ed. Rio de Janeiro: Interamericana; 1981.
7. Zaitz et al. Compêndio de Micologia Médica. 2ª Ed. Rio de Janeiro: Guanabara Koogan; 2010.

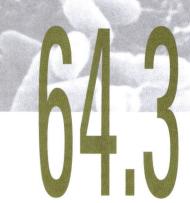

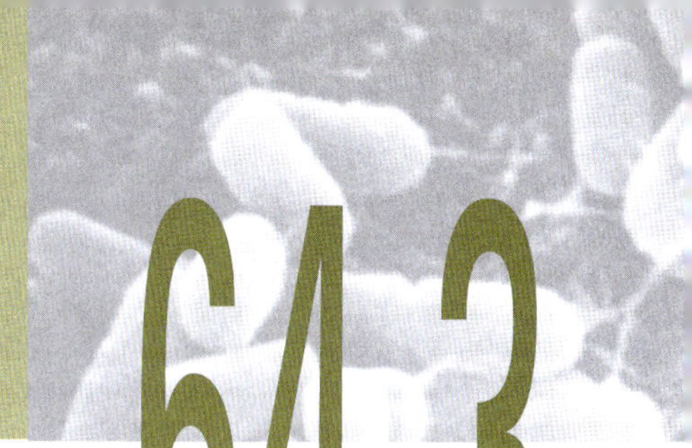

Olga Fischman Gompertz
Walderez Gambale
Benedito Corrêa
Claudete Rodrigues Paula

64.3

Fisiologia dos Fungos

Nutrição, Crescimento e Metabolismo

Os fungos são micro-organismos eucarióticos que se encontram amplamente distribuídos no solo, na água, em alimentos, nos vegetais, em detritos em geral, em animais e no homem, e em sua maioria são aeróbios obrigatórios, com exceção de certas leveduras fermentadoras anaeróbias facultativas, que podem desenvolver-se em ambiente com oxigênio reduzido ou mesmo na ausência deste elemento. Não possuem mecanismos químicos fotossintéticos ou autotróficos para produção de energia ou síntese de constituintes celulares.

Os fungos absorvem oxigênio e desprendem anidrido carbônico durante seu metabolismo oxidativo. Alguns fungos podem germinar muito lentamente em meio com pouco oxigênio. O crescimento vegetativo e a reprodução assexuada ocorrem nessas condições, enquanto a reprodução sexuada se efetua apenas em atmosfera rica em oxigênio.

Na respiração, ocorre a oxidação da glicose, processo essencial para a obtenção de energia.

Em condições aeróbicas, a via de hexose monofosfato é a responsável por 30% da glicólise. Em condições anaeróbicas, a via clássica usada pela maioria das leveduras é a de Embden-Meyerhof, que resulta na formação do piruvato. Algumas leveduras, como *Saccharomyces cerevisiae*, fazem o processo de fermentação alcoólica de grande importância industrial na fabricação de bebidas e na panificação.

Devido à ausência de clorofila, os fungos, para se nutrirem, necessitam de substâncias orgânicas que eles próprios são incapazes de elaborar. Podem viver como sapróbios, parasitas ou simbiontes.

Os sapróbios utilizam substâncias orgânicas inertes, muitas delas em decomposição. Os parasitas se desenvolvem em outros organismos vivos, os hospedeiros, e nutrem-se de substâncias existentes em suas células vivas. Os simbiontes associam-se com outros organismos, prestando mútua ajuda em suas funções.

A nutrição da maioria dos fungos dá-se por absorção, processo em que enzimas adequadas (exoenzimas) hidrolisam macromoléculas, tornando-as assimiláveis através de mecanismos de transporte. As principais enzimas encontradas nos fungos são: lipases, invertases, lactases, amilases, proteinases etc. Há fungos que têm a capacidade de hidrolisar substâncias orgânicas complexas como quitina, osso, couro, inclusive materiais plásticos.

Para o seu desenvolvimento, os fungos exigem, de preferência, carboidratos simples como a D-glicose. Entretanto, outros açúcares como sacarose, maltose e fontes de carbono mais complexas como amido e celulose também podem ser utilizados. Substâncias nitrogenadas inorgânicas como, sais de amônia ou nitratos, ou orgânicas, como as peptonas e sais minerais como sulfatos e fosfatos, também são necessárias. Oligoelementos como ferro, zinco, manganês, cobre, molibdênio e cálcio são exigidos, porém em pequenas quantidades. Alguns fungos também requerem fatores de crescimento que não conseguem sintetizar, em especial vitaminas como tiamina, biotina, riboflavina, ácido pantotênico e outros.

O meio artificial mais utilizado em Micologia é o meio de Sabouraud, que tem como fonte de carbono (C) a glicose e, como fonte de nitrogênio (N), a peptona; a maioria dos fungos assimila essas duas substâncias conseguindo desenvolver-se nesse meio. Baseado na exigência de uma diversidade de fontes de C e N, um dos métodos bastante utilizado na identificação do grupo das leveduras é o auxanograma, teste de assimilação de fontes de carbono ou de nitrogênio.

Um propágulo de fungo, tendo os nutrientes adequados à sua disposição, se reproduz sucessivamente originando novas estruturas. Nesse processo de desenvolvimento vários fatores importantes interferem como, umidade relativa do ar, temperatura, pH e outros.

A umidade relativa do ar ótima para seu desenvolvimento situa-se na faixa de 75 a 95%, mas os fungos também suportam uma ampla variação de umidade, conseguindo se desenvolver em ambientes com teores extremamente baixos.

Os fungos, como todos os seres vivos, necessitam de água para o seu desenvolvimento. Algumas espécies são halofílicas e desenvolvem-se em ambiente com elevada concentração de sal. Atualmente, de maneira geral, sabe-se que as necessidades de crescimento dos fungos devem ser expressas em referência à Atividade de água (Aa) do substrato. Esse fato está relacionado à quantidade de água disponível para que os micro-organismos se desenvolvam e realizem suas funções metabólicas.

A atividade de água é um conceito químico definido como a relação entre a pressão de vapor de um determinado material (p) e a pressão de vapor da água pura (po), nas mesmas condições. Aa = p/po.

Os valores da atividade de água oscilam entre 0 e 1. À medida que uma solução se concentra, a pressão de vapor e a atividade de água diminuem, a partir do valor máximo 1, que é o valor encontrado na água pura.

A atividade de água mínima para o crescimento da maioria dos fungos, principalmente os contaminantes de alimentos, é na faixa de 0,80; abaixo de 0,60 de atividade de água, os fungos em geral não se reproduzem.

A temperatura de crescimento abrange uma larga faixa, havendo espécies psicrófilas, mesófilas e termófilas. Os fungos de importância médica, em geral, são mesófilos, apresentando temperatura ótima entre 20°C e 30°C.

Os fungos podem ter morfologia diferente, segundo as condições nutricionais e a temperatura de seu desenvolvimento. O fenômeno de variação morfológica mais importante em micologia médica é o dimorfismo fúngico, que se expressa por um crescimento micelial entre 22°C e 28°C e leveduriforme entre 33°C e 37°C. Em geral, essas formas são reversíveis.

A forma micelial (M, *mould*) ou saprofítica é a forma infectante e está presente no solo, nas plantas etc. A forma leveduriforme (Y, *yeast*) ou parasitária é encontrada nos tecidos e *in vitro* em meios enriquecidos a 37°C. Este fenômeno é conhecido como dimorfismo e se observa entre os fungos agentes de micoses sistêmicas e subcutâneas, como *Histoplasma capsulatum*, *Paracoccidioides brasiliensis*, *Sporothrix schenckii*, *Blastomyces dermatitidis*. Na *Candida albicans*, a forma saprofítica infectante é a leveduriforme e a forma parasitária, isolada dos tecidos, é a micelial.

Em laboratório, é possível reproduzir o dimorfismo mediante variações de temperatura de incubação, de tensão de O_2 e meios de cultura específicos.

O pleomorfismo nos dermatófitos se expressa pela perda das estruturas de reprodução ou conídios, com variações morfológicas das colônias. Essas estruturas podem ser recuperadas nos retrocultivos, após inoculações em animais de laboratório ou em meios enriquecidos com terra.

A maioria dos fungos tolera uma ampla variação na concentração de íons de hidrogênio e, de modo geral, um pH em torno de 5,6 é ótimo para o desenvolvimento deles. Os fungos filamentosos podem crescer em ampla faixa de pH variando de 1,5 a 11. As leveduras não toleram pH alcalino. A pigmentação dos cultivos, muitas vezes, está relacionada com o pH do substrato.

No desenvolvimento vegetativo, os fungos preferem a obscuridade ou luz difusa e, no desenvolvimento da parte reprodutiva, procuram a luz para a sua formação. A luz solar direta, geralmente, é um fator fungicida, devido às radiações ultravioletas.

Tendo em vista que o crescimento fúngico raramente ocorre como cultura pura, alguns micro-organismos podem influenciar o crescimento fúngico, devido à competição que se estabelece no substrato de cultivo. Assim, estudos envolvendo interações ecológicas entre fungos que se desenvolvem no mesmo substrato assumem grande interesse para a compreensão dos mecanismos que controlam a produção de metabólitos na natureza. Tais interações podem ser classificadas em antagônicas (ativa e passiva) ou sinérgicas. O antagonismo ativo ocorre quando há inibição por contato ou inibição de crescimento pela produção de antibióticos, ácidos, etc. No antagonismo passivo não há inibição de um micro-organismo pelo outro, ocorrendo a competição por espaço ou por nutrientes essenciais. Por sua vez, nas interações sinérgicas há o favorecimento de um ou ambos os micro-organismos que colonizam o mesmo substrato.

O crescimento dos fungos é mais lento que o das bactérias, e suas culturas precisam, em média, de 7 a 15 dias ou mais de incubação. Com a finalidade de impedir o crescimento bacteriano, o qual pode inibir ou se sobrepor ao do fungo, é necessário incorporar aos meios de cultura antibacterianos de largo espectro, como o cloranfenicol. Também se pode acrescentar ciclo-heximida para diminuir o crescimento de fungos sapróbios contaminantes dos cultivos.

Bibliografia

1. Carlile MJ, Watkinson SC. The Fungi –Academic Press, 1996.
2. Griffin DH. Fungal physiology – Wiley Science Paperback Series (Wiley-Liss), 2ª ed, 1993.
3. Moore-Landecker E. Fundametals of fungi – Prentice Hall, 4ª ed., 1996.

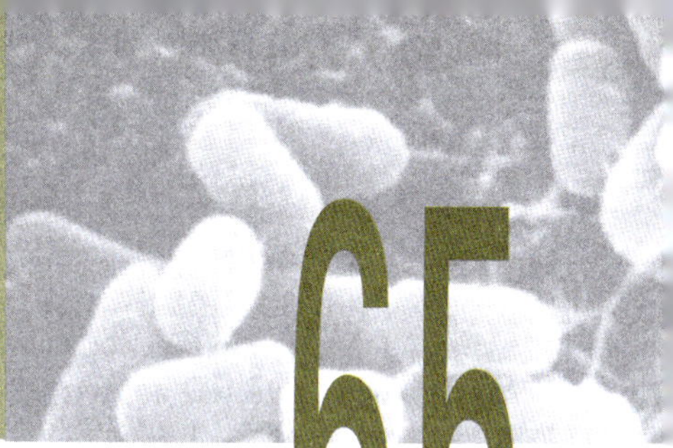

Mario Henrique de Barros

65

Genética dos Fungos

Ciclo Sexual, Parassexual, Manipulação Genética e Aplicações

Introdução

Embora os fungos estejam evolutivamente distantes dos animais, a manipulação genética de fungos como *Saccharomyces cerevisiae* tem permitido enormes avanços no conhecimento da célula humana. Ao longo dos últimos cinquenta anos alguns fungos também ganharam enorme relevância na nossa compreensão de processos celulares fundamentais como o controle da divisão celular, a recombinação entre cromossomos e o consequente mapeamento de genes. Por exemplo, *Neurospora crassa* foi o primeiro fungo filamentoso empregado em pesquisas genéticas, e com ele foi possível desvendar a relação entre genes e enzimas, definindo o nascimento da genética-bioquímica. Os avanços obtidos com a tecnologia do DNA recombinante foram logo incorporados, principalmente em *S. cerevisiae* que se tornou o principal modelo para o estudo da célula eucariótica, sendo atualmente utilizado na maioria dos centros de pesquisa. Essa levedura também congrega interesses comerciais das mais diversas áreas pelo seu grande potencial biotecnológico, derivado principalmente da sua direta e fácil manipulação genética.

1) Ciclo Sexual

A recombinação entre cromossomos parentais é o principal fator a definir o estudo genético de um dado organismo. Assim, o estudo genético dos fungos Deuteromicetos (fungos anamórficos), aqueles dos quais só se conhece a fase assexuada é muito mais complicada que dos fungos teleomorficos. Algumas espécies de fungos, das quais só se conhece a forma assexuada, podem ser estimuladas a realizar trocas de cromossomos sem a necessidade de divisão meiótica, definindo o chamado ciclo parassexual.

O ciclo sexuado pode ocorrer a partir de especializações celulares, ou de hifas, que levam a fusão de dois núcleos celulares pelas seguintes vias:

1. Duas células morfologicamente idênticas, mas de tipos sexuais opostos se unem (ex. *Saccharomyces cerevisiae*).
2. Fusão de células morfologicamente distintas como anterídios e ascogonios (com hifa tricógina, ex *Neurospora crassa*).
3. Por espermatização: transferência somente do núcleo do gameta masculino e recepção pela célula feminina. (ex. *Cronartium quercuum*)
4. Somatogamia: fusão de hifas somáticas indiferenciadas (ex. *Chytriomyces hyalinus*).

Os organismos que apresentam ciclo sexuado podem ser ainda do tipo homotálicos, ou heterotálicos. Os homotálicos apresentam os dois tipos sexuais num mesmo talo (corpo ou micélio) enquanto os heterotálicos apresentam indivíduos com somente um tipo sexual, e para a formação da fusão sexual há a necessidade do encontro com um parceiro do outro tipo sexual.

Ciclo sexual de *Saccharomyces cerevisiae*

Se células de *S. cerevisiae* de tipo sexual oposto estiverem próximas, as células sentem o tipo oposto pela presença de feromônios liberados: o fator-a e o fator-α. Ambos consistem de peptídeos sintetizados no citoplasma e secretados através de vias secretórias distintas, mas semelhantes às existentes em metazoários. Fator-a e fator-α no meio são reconhecidos por proteínas receptoras existentes na membrana plasmática de leveduras. Assim, células do tipo "a" sintetizam os receptores Ste2p que reconhecem o fator-α circundante, já células do tipo "a" expressam Ste3p que reconhecem o fator-a. Ste2p e Ste3p pertencem à classe de proteínas receptoras acopladas à proteína G, e essa classe de proteínas tem como característica uma cascata de eventos de sinalização que resultam em respostas específicas ao sinal inicialmente percebido pela proteína receptora. Neste caso, ao reconhecer o ferômonio oposto ao seu tipo sexual, a célula começa a se preparar para a fusão sexual pela seguinte cadeia de eventos: interrupção do ciclo celular em G1, mudanças na composição da parede celular, alteração da morfologia, assumindo a forma denominada "shmoo". O alongamento da forma, aliada a mudanças nos açúcares na ponta do "shmoo", bem como a concentração de proteínas específicas no local, antecedem e favorecem o contato físico com a célula do tipo sexual oposto, que também passa por alterações semelhantes. Realizada a fusão celular segue-se a cariogamia.

Por sua vez, o diploide formado pela fusão dos dois núcleos haploides é estável, mas pode sofrer meiose dependendo das condições de cultivo ou até mesmo pseudofilamentar em meio pobre em nitrogênio, mas rico em carbono. Em laboratório o processo de divisão celular meiótica é estimulado por meio contendo acetato de potássio como fonte de carbono, gerando quatro novos haploides, dois tipo "a" e dois tipo "α" (Figura 65.1).

Na natureza *S. cerevisiae* comporta-se como um organismo homotálico, mudando o seu tipo sexual a cada divisão por brotamento. Isso ocorre pela expressão do gene HO que codifica uma endonuclease capaz de fazer a translocação entre os loci *MAT* silenciados e o lócus *MAT* ativo a cada processo de replicação do DNA. Entretanto os estudos genéticos com esse organismo somente ganharam grande impulso com o desenvolvimento de cepas contendo o gene HO inativo e, portanto heterotálicas cujo ciclo sexual se comporta exatamente conforme o esquema da figura acima, com indivíduos do tipo "a" e do tipo "α" extremamente estáveis. Como toda célula eucariótica, o material genético de *S. cerevisiae* está organizado em cromossomos no interior do núcleo. Em termos quantitativos, apresenta 3,5 vezes mais DNA que *Escherichia coli* (13.500 kb) distribuídos em 16 cromossomos com tamanho variando entre 200 kb e 2.200, totalizando 6.183 genes. Seu DNA genômico possui poucos introns e sequências não codificantes, comparativamente a outros eucariotos. Em 1996 foi o primeiro eucarioto a ter seu genoma totalmente sequenciado.

Ciclo sexual de *Neurospora crassa*

Diferente da levedura *S. cerevisiae*, *N. crassa* é um fungo filamentoso constituído por hifas segmentadas. Embora haja alternância entre fase diploide e haploide, esta última domina quase a totalidade do seu ciclo de vida, sendo a fase diploide muito curta. Os indivíduos haploides apresentam o tipo sexual "A", ou o tipo oposto: "a". Quando duas hifas ou mesmo conídios de tipos opostos se encontram, podem sofrer fusão, formando uma hifa contendo dois tipos distintos de núcleos, ou seja, um heterocário. A fusão dos núcleos da origem ao organismo diploide que logo sofre meiose, formando um asco com quatro ascósporos que então se dividem mitoticamente originando um asco com oito ascósporos dispostos de forma linear em seu interior. A análise dos ascósporos ordenados em *N. crassa* permite o estudo das segregações mendelianas de marcas em heterozigose o

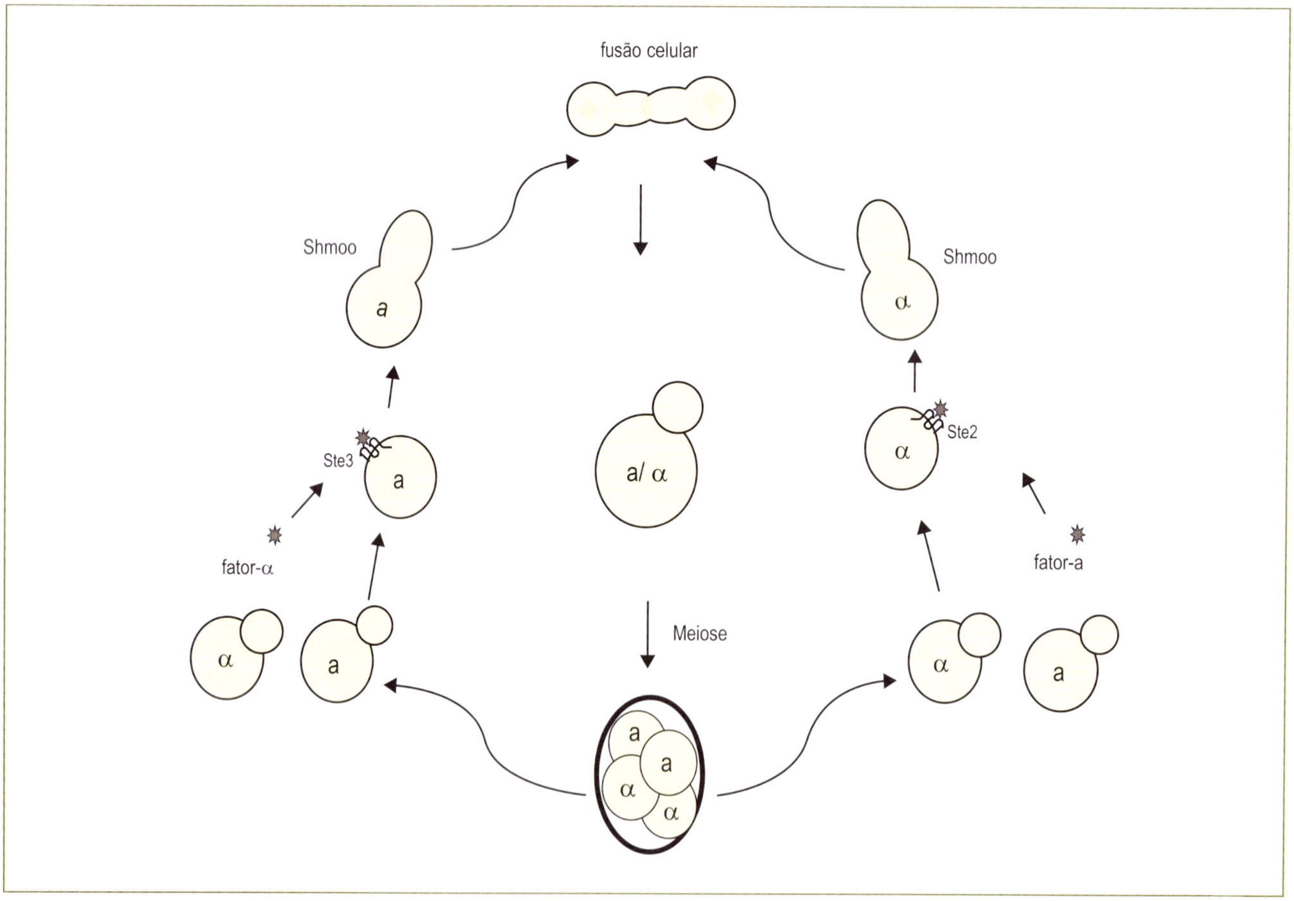

Figura 65.1 – *Ciclo sexual de* S. cerevisiae *– Leveduras haploides dos tipos sexuais "a" e "α" se comunicam através de feromônios e iniciam o ciclo sexual que inclui a mudança de forma (shmoo) a fusão celular e formação do diploide a/α.*

que facilitou o mapeamento de genes ao longo dos cromossomos, como também a distância dos genes em relação ao centrômero, constituindo assim um organismo central nos livros de genética do século XX. Com o avanço da tecnologia de sequenciamento de DNA, o mapeamento de cromossomos por análise de ascósporos não é mais tão utilizado. O genoma de *N. crassa* foi desvendado em 2003, apresentando 10.000 genes espalhados em 40 Megabases de DNA.

Neurospora crassa foi protagonista no lançamento da era da genética-bioquímica com as pesquisas de George W. Beadle e Edward L. Tatum sendo o primeiro trabalho envolvendo fungos a ganhar um prêmio Nobel, em 1958. Beadle e Tatum utilizaram as características favoráveis do ciclo sexual de *Neurospora* para o isolamento de mutantes com deficiências bioquímicas específicas, como, por exemplo, na síntese de arginina. Seus trabalhos foram facilitados pela possibilidade de cultivo em meio mínimo no qual se podia adicionar, de forma independente, vitaminas ou aminoácidos, como a arginina (Figura 65.2).

Os pesquisadores isolaram mutantes que não cresciam sem esse aminoácido, e como esses mutantes eram haploides, do tipo "A" ou "a" podiam cruzá-los entre si, verificando em seguida se a progênie dos diploides formados tinha ou não, restabelecido a capacidade de crescimento sem arginina. Em caso positivo, quando os recombinantes cresciam sem arginina, concluía-se que houve o restabelecimento da via biossintética da arginina, ou seja, houve complementação genética, e os mutantes iniciais eram de grupos de complementação diferentes. Por outro lado, quando a progênie dos diploides formados ainda era incapaz de crescer sem arginina, a conclusão era de que se tratava de mutantes do mesmo grupo de complementação e as mesmas etapas enzimáticas estavam interrompidas nas linhagens haploides.

Beadle e Tatum isolaram através dos testes de complementação, três classes de mutantes que se caracterizavam pelo acúmulo, ou não, de um composto específico em seu citoplasma. Assim os mutantes da classe "A" acumulavam um precursor desconhecido, os mutantes da classe "B" acumulavam ornitina, e os mutantes da classe "C" citrulina. Num hipotético cruzamento entre indivíduos aB x Ab, no qual o gene "A" é responsável pela síntese de ornitina, e o gene "B" de citrulina, teríamos como progênie a alteração da proporção 9:3: 3:1 da 2ª lei de Mendel para 9:7, isto é, 9 que sintetizam arginina para cada 7 que não sintetizam um caso de epistasia recessiva dupla. *Neurospora crassa* se encaixou como modelo nos experimentos de Beadle e Tatum por diversas características favoráveis, tais como: ciclo de vida com alternância entre gerações, haploide e diploide;

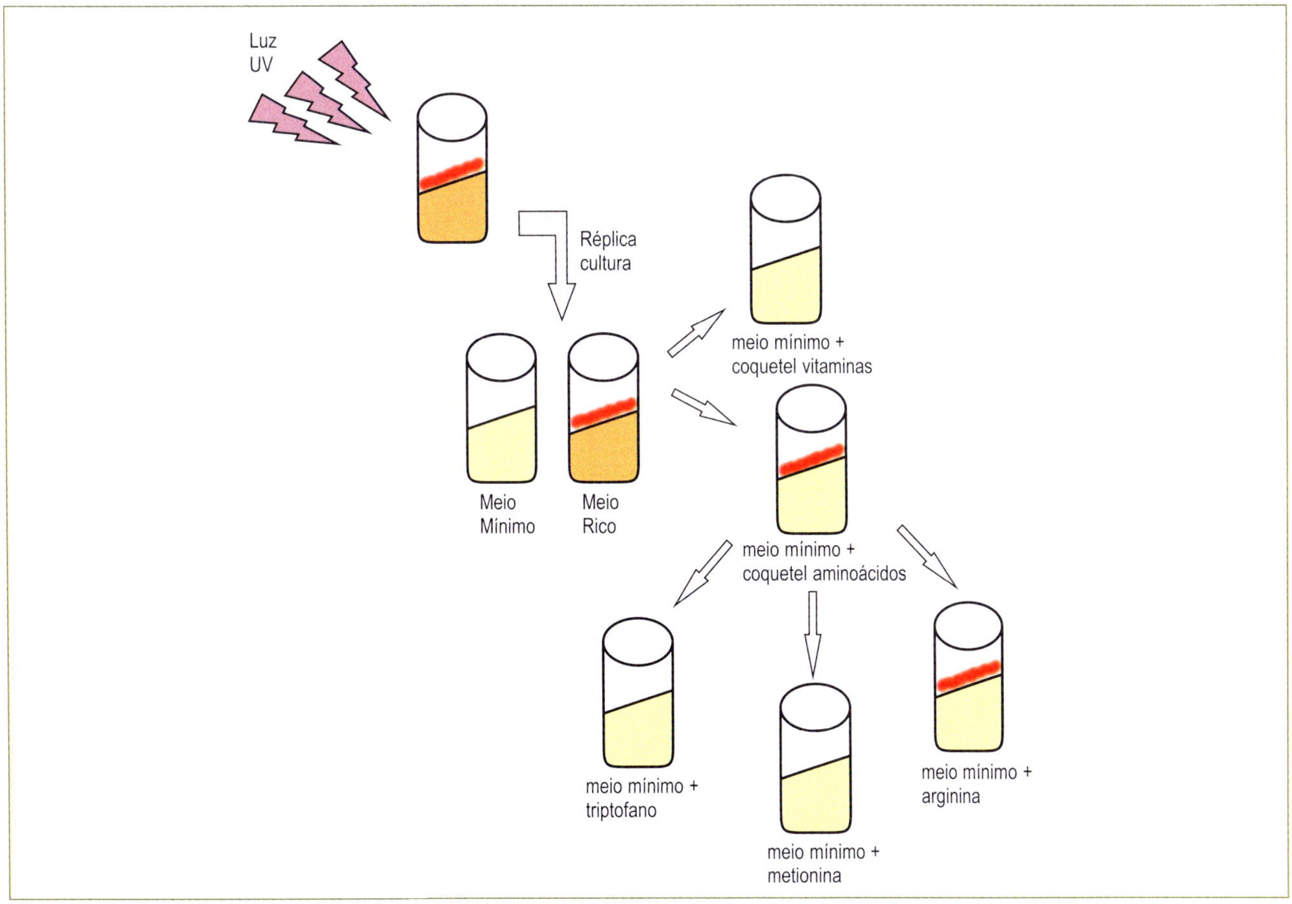

Figura 65.2 – *Experimento de metagênese em* Neurospora *– Beadle e Tatum irradiaram cepas haploides de N. crassa com luz UV, e graças à possibilidade de cultivo em meio seletivo, puderam selecionar mutantes deficientes específicos no metabolismo de um aminoácido essencial, a arginina.*

facilidade de cruzamentos; possibilidade de cultivo com diferentes seleções; tempo de vida curto. Além disso, ajudaram a compreender as variações fenotípicas que colocavam constantemente, a 2a Lei de Mendel em cheque.

Ciclo sexual em *Basidiomicetos*

Enquanto nos zigomicetos e ascomicetos existem dois tipos sexuais, derivados da expressão dos genes *Mat1* e *Mat2* (Mat *a* e Mat α em *S. cerevisiae*, ou Mat *A* e Mat *a* em *N. crassa*) em basidiomicetos pode-se encontrar espécies com quatro tipos sexuais também governados pelo locus *MAT*. Dois loci *MAT A* e *MAT B*, não ligados, devem diferir em seus alelos para que ocorra a reprodução sexual. Cada lócus deve ter pelo menos dois alelos (em alguns casos há mais de 20 alelos para o tipo sexual), como no fitopatógeno *Ustilago maydis*. Digamos que *MAT A* esteja representado pelos alelos *a1* e *a2* e *MAT B* por *b1* e *b2*, um indivíduo que seja *a1b1* somente poderá cruzar e formar um diploide com um indivíduo *a2b2*, excluindo-se assim a sua possibilidade de cruzamento com indivíduos *a1b2* ou *a2b1*.

O sistema com quatro tipos sexuais existe em praticamente em metade das espécies de basidiomicetos, enquanto a outra metade apresenta o sistema com dois tipos sexuais. Entretanto, algumas dessas que apresentam dois tipos sexuais podem ter se originado da regressão do sistema de quatro tipos. Essa regressão parece ter ocorrido nos importantes patógenos humano do gênero *Cryptococcus*. *Cryptococcus neoformans*, por exemplo, existe como leveduras em brotamento em sua fase vegetativa e infecciosa, transitando para hifas na sua fase sexuada. Os indivíduos haploides, tal como em *S. cerevisiae*, apresentam os tipos sexuais Mat *a* e Mat α. Em resposta aos feromônios dos tipos sexuais opostos as células de levedura passam por mudanças morfológicas, que incluem a formação de um tubo de conjugação até a fusão celular e a formação de uma hifa dicariótica. Por alguma razão ainda desconhecida, os isolados infecciosos de *Cryptococcus neoformans* são, em sua vasta maioria, do tipo sexual α (Figura 65.3).

Ciclo Parassexual

Em alguns fungos é possível encontrar recombinantes genéticos mesmo na ausência de um ciclo sexual típico, ou seja, contendo divisão meiótica. O ciclo parassexual consiste da fusão de hifas e formação de heterocário contendo núcleos haploides que eventualmente irão se fundir. Os diploides heterozigotos formados perdem cromossomos parentais por aneuploidias sucessivas enquanto recombinantes mitóticos podem surgir ao longo dessas sucessivas divisões. Aneuploidias são conhecidos erros da divisão celular que resultam na não correta separação dos cromossomos durante o processo, resultando em células filhas com ganho, ou perda, de um dado cromossomo.

Portanto, no ciclo parassexual os recombinantes genéticos são oriundos de recombinações mitóticas. A descoberta do ciclo parassexual foi realizada através de estudos com

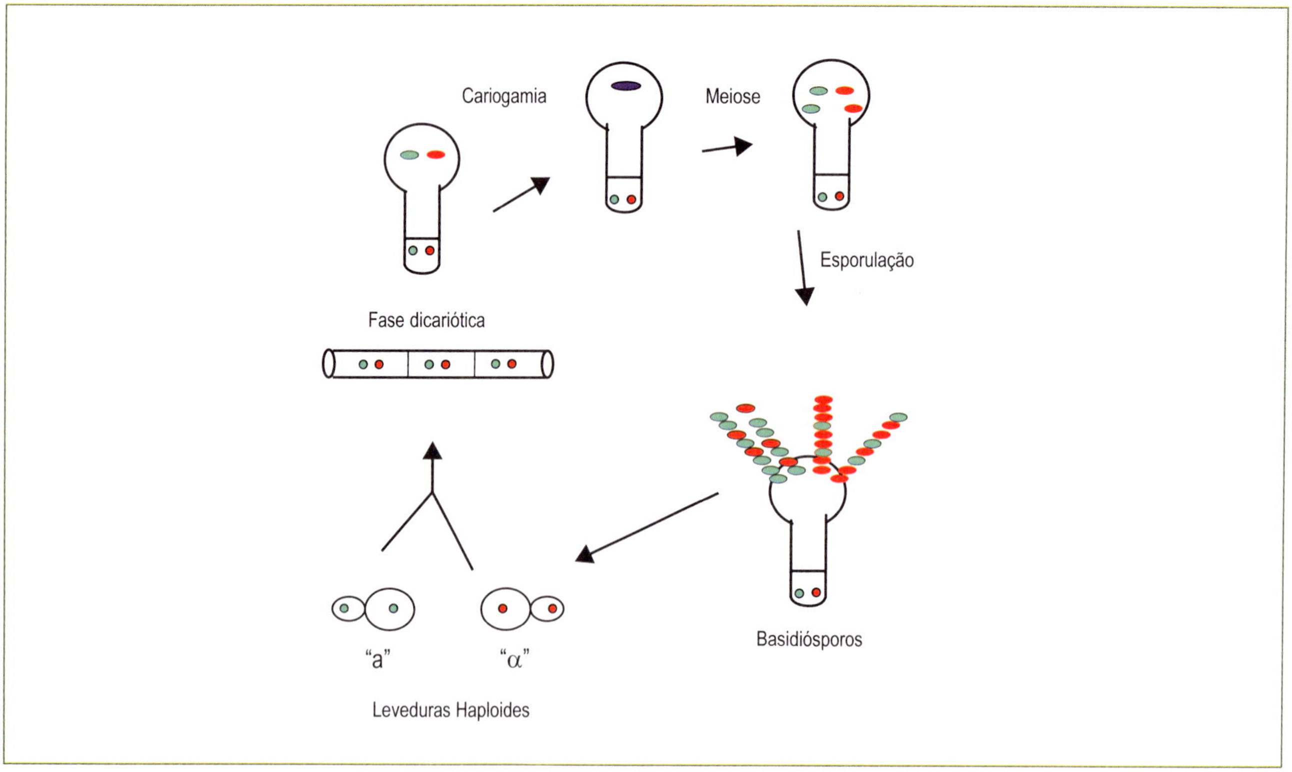

Figura 65.3 – *Esquema do ciclo sexual de* Cryptococcus. *Após a fusão de células "a" e "α" o dicarion resultante inicia seu crescimento filamentoso. Na fase de desenvolvimento do basídio, os núcleos parentais se fundem gerando núcleo 2N que ao entrar em meiose gera 4 núcleos (N) que ainda passam por mitoses para gerar cadeias de basidiósporos.*

Aspergillus nidulans no qual estudos de complementação nutricional entre indivíduos permitiu o isolamento de recombinantes que continham as marcas nutricionais desejadas sendo facilmente identificados por setoração da colônia fúngica. Assim, o ciclo parassexual acaba sendo uma alternativa para estudos genéticos dos muitos fungos cujo ciclo sexuado ainda não foi descrito, ou seja, os fungos anamorfos.

Candida albicans também é passível de entrar no ciclo parassexual. *C. albicans* existe na natureza basicamente em sua forma diploide (2N). A união de dois indivíduos seguida por cariogamia forma um tetraploide (4N) que após sucessivas divisões mitóticas e eventuais aneuploidias restitui o número cromossômico para 2N sem a ocorrência de divisão meiótica. Na espécie humana as aneuploidias são reconhecidamente deletérias, as poucas que persistem até a idade adulta incluem a trissomia do cromossomo 21 (síndrome de Down) a falta de um cromossomo X (X0 – síndrome de Turner), e indivíduos XXY (síndrome de Kleinfelter). Em fungos as aneuploidias podem também ser deletérias em curto prazo, mas algumas podem representar uma vantagem seletiva a médio e longo prazo ao instituir novas recombinações que, por exemplo, levam a resistência a antifúngicos (Figura 65.4).

Em resumo são características do ciclo parassexual:

→ Cariogamia pode ocorrer seguida de recombinação mitótica.

→ Ocorre recombinação genética na ausência de reprodução sexuada

→ Fusão hifas compatíveis -> formação heterocarion que pode ser visualizado por setoração da colônia

→ Haploidização por Aneuploidia (perda cromossômica).

Manipulação Genética

S. cerevisiae apresenta um longo histórico de utilização pela humanidade, afinal essa levedura é empregada na produção de bebidas e pães desde o período neolítico na pré-história, sendo que sua importância nesses processos foi reconhecida no século XIX e comprovada por Louis Pasteur em estudos sobre a fermentação da cerveja e do vinho. Hoje podemos afirmar que o organismo eucarioto que mais foi manipulado geneticamente é *S. cerevisiae.* A levedura apresenta, no geral, as mesmas características favoráveis à manipulação genética encontrada em *Escherichia coli* e diferente de *Neurospora crassa*, *S. cerevisiae* não é um fungo filamentoso, mantém como organismo unicelular, que se divide por brotamento. Seu cultivo é fácil, tempo de vida curto, possibilidade de seleção em diferentes culturas, apresenta alternância de gerações, as linhagens de laboratório podem manter-se indefinidamente nos estados haploide e diploide, favorecendo o estudo de genes essenciais para a vida e as relações de dominância entre alelos, ou seja, todas as características básicas para o estabelecimento de um organismo modelo. *N. crassa* foi o primeiro fungo cujos estudos levaram a um prêmio Nobel, mas as manipulações genéticas de *S. cerevisiae* permitiram descobertas de grande impacto

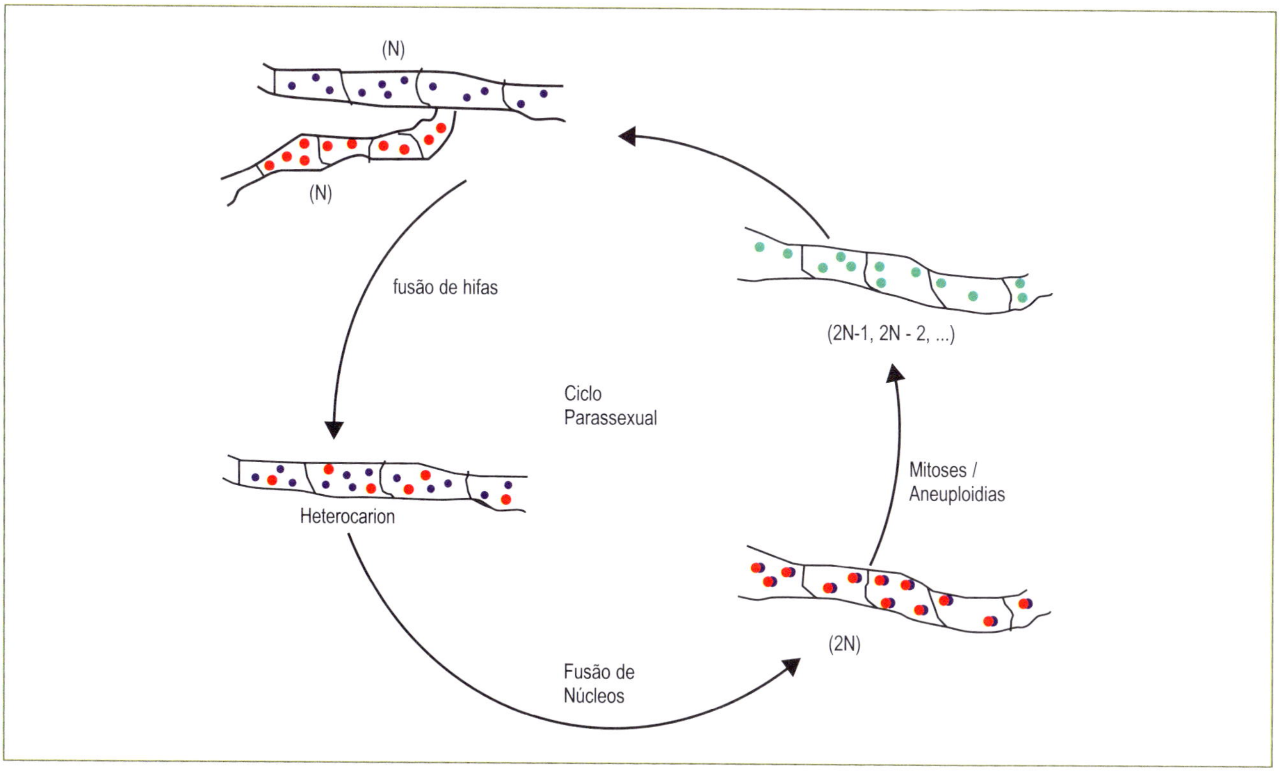

Figura 65.4 – *Esquema do ciclo parassexual em um fungo filamentoso, como por exemplo,* Aspergillus. *Leveduras como* Candida *também podem passar pelo ciclo parassexual gerando recombinantes genéticos.*

nas ciências como o controle genético do ciclo celular, das vias secretórias de proteínas, dos sistemas de degradação de proteínas, dentre tantos outros estudos que também receberam o prêmio Nobel em anos recentes e tiveram em seu cerne o emprego dessa levedura.

Plasmídios ponte

A descoberta de plasmídios na natureza em *S. cerevisiae* e o desenvolvimento das técnicas de clonagem e manipulação de ácidos nucleicos logo favoreceram muito a engenharia genética nessa levedura. Plasmídios são moléculas de DNA que podem se replicar de forma autônoma do DNA nuclear. Os principais tipos atuais de plasmídios utilizados na transformação de leveduras pertencem aos grupos: YCp, YEp e YIp. Todos foram elaborados de maneira a permitir etapas de clonagem e modificações *in vitro* para então serem amplificados em *Escherichia coli*, como também a selecionados, mantidos e expressos em *S. cerevisiae*. São chamados de plasmídios ponte por causa dessa possibilidade de uso em dois organismos distintos. Os plasmídios do tipo YCp são autônomos, contém uma região centromérica, conferindo estabilidade mitótica de aproximadamente 90%, mantendo 1 a 4 cópias por núcleo. Já os YEp são autônomos, com estabilidade mitótica por volta de 50%, contém a origem de replicação do plasmídio 2 micron encontrado na natureza, apresentado mais de cinquenta cópias por célula. Por fim, YIp são autônomos somente em bactérias, em levedura precisam ser integrados no genoma nuclear para se propagarem, o que também garante estabilidade mitótica próxima de 100%, e na maioria das vezes são integrados em uma única cópia por célula. O mecanismo de integração dos vetores YIp se baseia na alta capacidade de recombinação homóloga estimulada por pontas livres de DNA que apresentam sequência complementar ao DNA genômico de levedura.

Transformação e formas de seleção

A presença de uma parede celular nos fungos muitas vezes dificulta a entrada de DNA exógeno em seu interior, etapa primordial no processo de transformação genética. A laboriosa geração de protoplastos (células com a parede removida ou enfraquecida) é uma alternativa que se utiliza frequentemente para facilitar a entrada do DNA transformante. *S. cerevisiae* tem o processo de transformação já muito bem estabelecido há muitos anos. Não é necessária a geração de protoplastos para sua transformação e ela depende basicamente da adição de dois reagentes: acetato de lítio e polietileno glicol, que de uma forma ainda não totalmente esclarecida permeabilizam a célula de levedura para entrada do DNA transformante. Também é possível transformá-la através de eletroporação como comumente realizado em bactérias.

Embora seja possível fazer seleção de transformantes pela obtenção de colônias de levedura resistentes a um dado antibiótico, tal como é feito em *E. coli*, a seleção de plasmídios em *S. cerevisiae* normalmente é realizada pela capacidade nutricional conferida pelo plasmídio. As principais linhagens laboratoriais de *S. cerevisiae* apresentam auxotrofias para a síntese de diferentes nutrientes tais como: adenina, uracila, leucina, histidina, lisina, triptofano, metionina, entre outras facilitando a transformação e seleção em meio nutricional minimamente suplementado com até mais que um plasmídio. Por exemplo, os genes *URA3*, *LEU2*, *HIS3*, *ADE3* ou *TRP1* podem ser utilizados para seleção genética de linhagens *ura3*, *leu2*, *his3*, *ade3* ou *trp1* incapazes (auxotróficas) de sintetizar uracila, leucina, histidina, adenina e triptofano, conferindo a respectiva prototrofia às células transformantes.

Obtenção de mutantes

Podem-se obter coleções de mutantes de *S. cerevisiae*, utilizando agentes mutagênicos como a luz ultravioleta. Dada à versatilidade de cultivo, pode-se fazer a mutagênese e espalhar as células mutadas em meio rico de cultivo. Após o seu crescimento no meio rico, faz-se a sua réplica em um novo meio de cultivo que seja seletivo para algum processo de interesse do pesquisador, como por exemplo, sensibilidade a um antifúngico, isolando assim mutantes sensíveis ao antifúngico. Numa próxima etapa esses mutantes são transformados com uma biblioteca genômica extraída de uma levedura selvagem para a identificação do gene que passa a dar resistência ao antifúngico quando presente com sua cópia selvagem.

Também é muito comum a busca de um alelo nulo de um gene específico, isto é, a remoção de toda sequência codificante de um dado gene. A alta capacidade de recombinação homóloga que as extremidades livres de DNA apresentam em levedura permitiu o rápido desenvolvimento de técnicas de inativação gênica, na qual qualquer gene de levedura pode ser inativado. A construção de um alelo nulo para um dado gene começa a partir da obtenção de uma molécula de DNA recombinante contendo somente as porções 3′ e 5′ do gene de interesse flanqueando um gene indicador (por exemplo, *HIS3*) que confere capacidade de seleção em meio de cultivo sem histidina de linhagens com mutação deletéria no gene *his3*. Pode-se afirmar, portanto, que *S. cerevisiae* é manipulada geneticamente com tanta facilidade quanto *Escherichia coli*, sendo transformada com plasmídios, e qualquer um dos seus genes podem ser interrompidos e marcados. Esta maleabilidade genética talvez seja a característica que elevou sua condição de principal modelo de funcionamento da célula eucariótica (Figura 65.5).

A partir do uso em grande escala da técnica de inativação gênica, ampliou-se o emprego da chamada "Genética reversa". Na genética reversa busca-se a função de um gene a partir da sua inativação. A genética clássica visa à identificação dos genótipos de variantes fenotípicos, prática aplicada por Morgan quando queria obter a explicação para a cor do olho branco de Drosophila e também por Beadle e Tatum quando estudavam o metabolismo enzimático de mutantes de *Neurospora* que precisavam de arginina. Na genética reversa já se conhece o genótipo e busca-se o fenótipo. Após a conclusão do sequenciamento do genoma de *S. cerevisiae* o que se seguiu foi justamente um esforço para a construção de alelos nulos para cada uma dos possíveis 6.183 genes identificados, e o respectivo o estudo da sua função. Já em 1998 estavam disponíveis de forma comercial linhagens

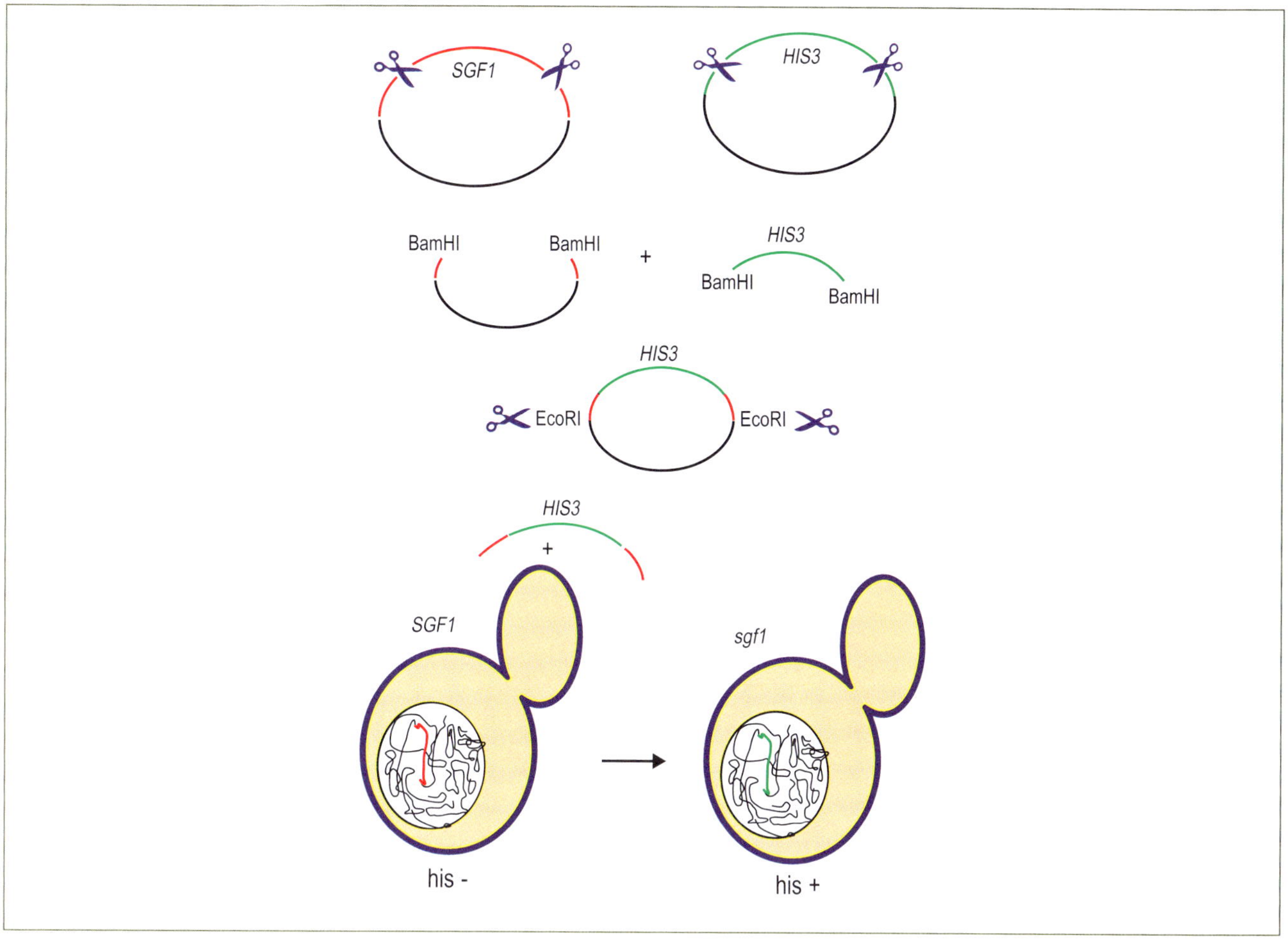

Figura 65.5 – *Construção de um Alelo Nulo de um Gene. O seu gene favorito SGF1 está clonado em um plasmídio, e é cortado (tesoura) com a enzima BamHI. O gene HIS3 clonado também está ladeado por sítios de BamHI e após o corte pode se ligar às sequencias que flanqueavam o gene SGF1. Com a enzima EcoRI o fragmento contendo HIS3 ladeado por sequencias de SGF1 é liberado e utilizado para transformar* S. cerevisiae. *São selecionados colônias prototróficas para histidina, pois nelas o gene sgf1 foi inativado.*

haploides de *S. cerevisiae* com mutantes nulos para cada um dos genes não essenciais do organismo.

Aplicações

A alta capacidade de modificações genéticas passíveis de serem realizadas em *S. cerevisiae* fomentou o seu emprego biotecnológico, desde a produção de fármacos e insumos até a geração de linhagens com maior competência fermentadora para a produção de etanol por exemplo. Indústrias farmacêuticas produzem insulina, anticoagulantes como hirudina, antígenos contra o vírus da hepatite B, fator de crescimento humano, entre tantos outros produtos. Isto é possível não só através não só da expressão heteróloga de genes - expressão de genes de outras espécies (humano no caso da insulina; de sanguessuga no caso da hirudina), mas também da alteração de vias metabólicas como no caso das proteínas que precisam ser glicosiladas exatamente da forma que seriam se fossem expressas numa célula humana, tais leveduras recebem o sugestivo nome de leveduras humanizadas.

A produção de etanol combustível tem papel central na economia brasileira, sendo constante a busca por um maior rendimento da fermentação da cana-de-açúcar por cepas de levedura mais capacitadas às condições extremamente inóspitas das dornas de fermentação das usinas de álcool, e certamente isso pode ser conseguido através de alterações genéticas pontuais dessas cepas presentes nas usinas. Há também um grande investimento para se tornar viável, em termos econômicos, a geração de etanol de segunda geração, isto é, o etanol gerado a partir do bagaço da cana-de-açúcar. Como *S. cerevisiae* é incapaz de degradar celulose e lignina, seria necessária a sua modificação genética com genes de fungos celulolíticos como os do gênero *Trichoderma*, que levaria a formação de açúcares menores como xilose e celobiose. Para aumentar o desafio, xilose e celobiose não são fermentadas por *S. cerevisiae*, sendo então necessárias novas modificações genéticas para que ela possa realizar a fermentação desses açúcares. A construção dessas cepas de levedura capazes de gerar etanol a partir de celulose já foi obtida por diversos laboratórios, utilizando as mais diferentes estratégias, resta agora o acerto para que tais cepas se tornem economicamente viáveis e resistam às condições das dornas de fermentação das usinas.

Bibliografia

1. Costa SOP. Genética Molecular e de Microrganismos. Os Fundamentos da Engenharia Genética. Editora Manole. São Paulo, São Paulo - 1987
2. Forche A, Alby K, Schaefer D, Johnson AD, Berman J, Bennett RJ. The parasexual cycle in Candida albicans provides an alternative pathway to meiosis for the formation of recombinant strains. PLoS Biol. 2008;6(5):e110.
3. Hamilton SR, Gerngross TU. Glycosylation engineering in yeast: the advent of fully humanized yeast. Curr Opin Biotechnol. 2007;18(5):387-92.
4. Idnurm A, Bahn YS, Nielsen K, Lin X, Fraser JA, Heitman J. Deciphering the model pathogenic fungus Cryptococcus neoformans. Nat Rev Microbiol. 2005;3(10):753-64.
5. Lee SC, Ni M, Li W, Shertz C, Heitman J. The evolution of sex: a perspective from the fungal kingdom. Microbiol Mol Biol Rev. 2010;74(2):298-340.
6. Madhani, H. From a to a – Yeast as Model for cellular differentiation – Cold Spring Harbor Laboratory Press, Cold Spring Harbor, New York – 2007.

PARTE 3B

Micologia Especial e Clínica

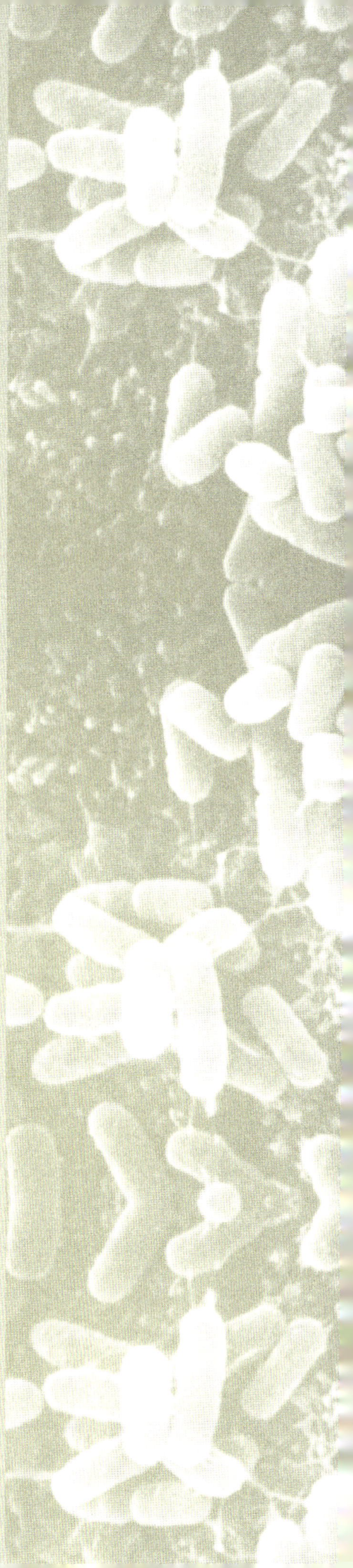

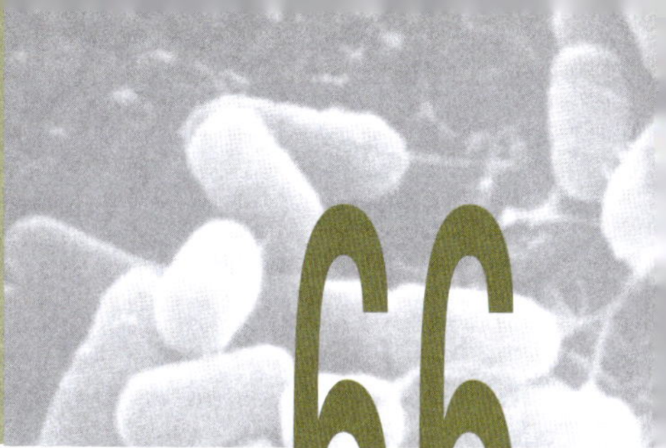

66

Olga Fischman Gompertz
Walderez Gambale
Benedito Corrêa
Claudete Rodrigues Paula

Micoses

Aspectos Gerais, Patogenicidade dos Fungos, Mecanismos de Defesa do Hospedeiro e Diagnóstico Microbiológico

Aspectos Gerais das Micoses

Três tipos de doença humana estão associados a elementos fúngicos ou a seus produtos metabólitos: alérgicas, tóxicas e infecciosas.

A doença alérgica é causada pela interação de um hospedeiro sensibilizado, com antígenos fúngicos imunologicamente reativos, existentes no ar ou está associada com elementos fúngicos de localização endógena no hospedeiro. Exemplo: aspergilose broncopulmonar alérgica.

A doença toxigênica pode ser provocada pela ingestão de alimentos contaminados com fungos microscópicos, produtores de micotoxinas — as micotoxicoses — ou pela ingestão de fungos macroscópicos venenosos — micetismos.

A doença infecciosa é aquela em que o agente possui propriedade de agir como patógeno primário ou oportunista, exemplo: paracoccidioidomicose, candidíases.

As doenças infecciosas — as micoses — são as mais representativas e constituem o principal objeto da micologia médica.

O reservatório habitual dos fungos que infectam o homem pode ser o próprio homem, os animais ou um sítio na natureza, onde o fungo se desenvolve como saprófito.

As micoses são classificadas em:

1. Micoses superficiais, de localização na pele e anexos.
2. Micoses subcutâneas encontradas na pele e nos tecidos subcutâneos.
3. Micoses sistêmicas ou profundas atingindo, principalmente, órgãos internos e vísceras, podendo abranger muitos tecidos e órgãos diferentes.

As micoses superficiais compreendem as micoses superficiais estritas, as dermatofitoses, as hialo-hifomicoses e feo-hifomicoses e as micoses mucocutâneas ou leveduroses.

As micoses superficiais estritas se localizam nas camadas superficiais da pele ou do pelo. Seus agentes têm como hábitat principal o homem (*Malassezia* spp.) ou são encontrados na natureza (*Hortae werneckii, Piedraia hortae e Trichosporon spp.*).

As dermatofitoses atingem pele, pelo ou unhas e são causadas por fungos queratinofílicos, os dermatófitos. As dermatofitoses podem ser transmitidas de homem a homem, de animal ao homem ou do solo ao homem.

As hialo-hifomicoses e feo-hifomicoses podem se localizar na pele, unha ou mucosas e são produzidas por fungos filamentosos não dermatófitos, respectivamente hialinos e escuros.

As leveduroses ou micoses mucocutâneas são produzidas por leveduras, tendo origem de fonte endógena, quando o agente faz parte da microbiota normal do hospedeiro, ou exógena, quando transmitida por outros indivíduos.

As micoses subcutâneas são, em geral, adquiridas por traumatismos com materiais contaminados, como vegetais e madeiras, podendo ser transmitidas também por picadas de inseto e mordedura de animais.

Os fungos que ocasionam micoses de tipo subcutâneo são isolados comumente do solo ou de vegetais; os agentes de micoses profundas têm seu hábitat principalmente no solo.

As micoses sistêmicas são originadas principalmente pela inalação de propágulos fúngicos levados do solo pelos ventos. *Cryptococcus neoformans* e *Histoplasma capsulatum* podem ser, respectivamente, veiculados por fezes de pombos e de morcegos.

Além dessas infecções fúngicas que são encontradas, na maioria dos casos, em indivíduos considerados normais, as micoses oportunísticas atingem os pacientes imunocomprometidos por doença de base, como câncer, diabetes, ou aqueles que são submetidos a tratamentos com uso de corticoidoterapia, imunossupressores e antibioticoterapia.

As formas de transmissão de algumas micoses, como a doença de Jorge Lobo, não foram ainda definitivamente estabelecidas.

Em geral, as micoses do tipo subcutâneo são esporádicas. Endemias ocorrem em áreas onde o fungo é mais frequente no meio ambiente. Microepidemias de histoplasmose têm sido registradas em grupos de indivíduos que visitam cavernas habitadas por morcegos, por exemplo. Epidemias de dermatofitoses do couro cabeludo em alunos de escola, dermatofitoses dos pés entre militares e atletas têm sido descritas.

Idade, sexo e raça desempenham papel importante na frequência de certas micoses. Tinha do couro cabeludo por *Microsporum canis*, frequente na criança, é rara na puberdade ou na idade adulta. A paracoccidioidomicose e a cromoblastomicose são comuns em indivíduos adultos do sexo masculino. A paracoccidioidomicose é mais encontrada nos homens do que nas mulheres, por exemplo, (na proporção de 50:1), o que é explicado pela presença de estrógenos protetores na mulher ou maior exposição do homem aos agentes fúngicos.

A atividade profissional influi na incidência de certas micoses que são conhecidas como doenças profissionais. Floristas e indivíduos que manipulam madeira são sujeitos a traumatismos, adquirindo esporotricose. Agricultores apresentam cromoblastomicose, micetomas, por fungos que habitam o solo e vegetais, por exemplo. Espeleólogos podem contrair histoplasmose pela inalação de *Histoplasma capsulatum* do solo e de fezes de morcegos existentes em grutas.

O tamanho da forma infectante do fungo é importante. Partículas maiores do que 10 µm de diâmetro só alcançam as vias aéreas superiores, causando rinite. Partículas de 5 a 10 µm atingem os brônquios e são responsáveis por quadros asmáticos, e as menores de 5 µm podem alcançar alvéolos pulmonares. As formas mínimas do *Cryptococcus neoformans* não encapsuladas, de 1,5 a 3 µm, presentes nas fezes de pombos e na poeira ambiental, depositam-se facilmente nos pulmões.

A quantidade do inóculo também é importante, principalmente na aquisição das micoses sistêmicas.

Medidas preventivas dependem do tipo da micose. Tratamento de animais e pessoas com dermatofitose, ou de portadores sadios, evita a disseminação dos dermatófitos.

O emprego de máscaras ao visitar grutas com morcegos pode prevenir a infecção por *Histoplasma capsulatum*; o uso de sapatos e roupas cobrindo partes descobertas do corpo evita traumatismo e, consequentemente, a aquisição de micoses como cromoblastomicose e micetomas, por exemplo.

Prevenção da candidíase envolve diferentes princípios, porque o reservatório do fungo pode ser o próprio indivíduo ou outras pessoas, como médico, enfermeiras, atendentes que estão em contato com o paciente. Cateteres também são importantes na introdução de *Candida* e de outros fungos no organismo.

Aparelhos para inalação e outros equipamentos hospitalares têm sido descritos como veiculadores de fungos, ocasionando, por exemplo, candidíase e aspergilose.

A fim de diminuir infecção fúngica hospitalar, medidas preventivas, como uso de filtros, higiene local e assepsia adequada do pessoal médico e paramédico, são preconizadas. Marcadores epidemiológicos, especialmente para *Candida albicans*, definem com melhor clareza a origem dos surtos de infecções hospitalares.

Patogenicidade dos Fungos

Os fatores de virulência têm sido pouco estudados entre os fungos. Como possíveis fatores citam-se a variabilidade fenotípica, a aderência nos tecidos do hospedeiro e a produção de toxinas e enzimas.

Para *C. albicans*, o fungo mais estudado com relação aos fatores relacionados à virulência, a sequência seria iniciada pela aderência a células epiteliais, da pele ou mucosas, seguida da multiplicação da levedura, com formação posterior de tubo germinativo e filamentação. A quantidade de adesinas seria aumentada pela germinação das leveduras e inibida pela presença da IGA secretora. Logo a seguir, a produção das exoenzimas, proteinase e fosfolipase permitiria a penetração da levedura nas células, ocasionando resposta inflamatória, como ocorre nos tecidos.

Alguns estudos têm demonstrado que os fungos patogênicos secretam várias enzimas hidrolíticas como proteinases, lipases e fosfolipases, que podem ser encontradas no meio de cultivo. Estas enzimas hidrolíticas extracelulares são importantes na patogenicidade dos fungos, causando danos à célula do hospedeiro. A proteinase ácida é uma aspartil proteinase (Sap) de peso molecular entre 42 e 45 kDa, cuja atividade ideal ocorre em pH ácido e que possui especificidade de substrato bastante ampla, incluindo queratina, colágeno, albumina, hemoglobina, cadeia pesada de imunoglobulinas e proteínas de matriz extracelular. *C. albicans* com grande atividade proteolítica aderem mais rapidamente às células epiteliais. Com relação à fosfolipase, a maior atividade lipolítica encontra-se nas extremidades das formas filamentosas, exercendo papel importante no crescimento do fungo, facilitando assim a adesão tecidual. Em *C. albicans*, têm sido descritas fosfolipases A, B e C, e o pH ótimo de atividade está ao redor de 4,0. Entretanto, pouco se conhece sobre outras enzimas como condroitin-sulfatase e hialuronidase nas demais espécies do gênero *Candida* e em outros fungos patogênicos.

Com relação à *Cryptococcus neoformans*, sabe-se que a cápsula exerce ação protetora deste contra a fagocitose. O fungo tem a capacidade de produzir a enzima urease, que hidrolisa a ureia, levando à produção de amônia, que inativa o complemento facilitando a sua proliferação. Esta levedura produz também a enzima fenol-oxidase, relacionada com a sua patogenicidade.

A existência de alfa-1,3-glucana na parede celular da fase leveduriforme de *Paracoccidioides brasiliensis* foi considerada fator importante na virulência do fungo. No entanto, estudos recentes demonstraram que cepas altamente virulentas possuíam baixo teor desse polissacáride na parede celular e vice-versa.

Nos dermatófitos, as atividades das queratinases, elastases e sulfitase são importantes na implantação da micose. Alguns lipídeos contendo de 10 a 12 átomos de carbono, presentes no fungo, são capazes de estimular respostas alérgicas. Acredita-se que lipases auxiliam esses fungos a superarem a ação dos ácidos graxos da pele, os quais possuem atividade fungicida, como é o caso do ácido undecilênico.

Mecanismos de Defesa do Hospedeiro

Os mecanismos de defesa do hospedeiro contra a infecção por fungos podem ser inespecíficos e específicos.

Inespecíficos

Os mecanismos que defendem o hospedeiro contra as infecções fúngicas podem compreender as defesas locais, como a pele e as membranas das mucosas e o sistema inflamatório não específico.

A pele é considerada como um grande órgão imunológico que contribui significativamente para o movimento celular imune. Quase todos os elementos celulares da imunidade, com exceção das células B, residem ou passam através da pele e acumulam-se nos sítios de reação inflamatória.

A pele normal é, na verdade, uma barreira efetiva contra a colonização da maioria dos fungos, por ser uma barreira física e por secretar ácidos graxos saturados com propriedades antifúngicas.

A temperatura da pele normal é bastante elevada para restringir a localização de certos fungos às partes mais frias do corpo ou impedir o desenvolvimento de outros.

A integridade da pele e seu baixo teor de umidade são responsáveis pela resistência natural a muitas infecções. A candidíase cutânea, por exemplo, é facilitada pela umidade ou por lesões da pele.

Como a aderência é o estágio inicial no processo invasivo dos fungos, a pele resiste a esta por vários mecanismos, como produção de muco, competição com outros micro-organismos e descamação das células epiteliais. A microbiota bacteriana normal controla a proliferação de fungos como *Candida albicans*. Pacientes que são submetidos à antibioticoterapia prolongada, pela destruição de sua microbiota normal, estão mais sujeitos a desenvolver candidíase oral, vaginal ou intestinal.

A função das células T é importante na fagocitose das superfícies contra certas infecções. Pacientes neutropênicos ou com neutrófilos alterados são mais sensíveis a certas infecções como candidíase mucocutânea crônica, mucormicose, aspergilose, criptococose.

Os componentes do sistema imune não específico consistem principalmente em proteínas humorais — as opsoninas.

Específicos

O sistema imune específico consiste em macrófagos, linfócitos, células do plasma e seus produtos, como as linfocinas e anticorpos. O sistema imune responde especificamente aos sítios antigênicos. A resposta imune se caracteriza pela produção de anticorpos específicos que reagem contra os antígenos do fungo invasivo. No entanto, o papel desempenhado pelos anticorpos na defesa orgânica contra as infecções fúngicas é especulativo e contraditório. Em certas doenças como a histoplasmose, um aumento do título de anticorpos fixadores do complemento indica disseminação da doença. Elevados títulos de anticorpos podem impedir o desenvolvimento da imunidade celular. No entanto, em certas infecções, os anticorpos são protetores. Indivíduos com elevados títulos de anticorpos contra *Cryptococcus neoformans* se recuperam mais facilmente à criptococose do que os pacientes que não desenvolvem anticorpos.

A imunidade mediada por células desempenha papel importante na resistência do organismo às infecções fúngicas. Pacientes com doenças imunodeficientes e aqueles tratados com drogas imunossupressoras que interferem na sua imunidade celular são mais sensíveis às micoses do que aqueles com sistemas imunes intactos.

Diagnóstico Laboratorial das Micoses

O diagnóstico microbiológico das micoses é feito pela verificação do fungo no material clínico, em preparações microscópicas, em exame histopatológico e em cultivos complementados por provas indiretas, como testes intradérmicos, pesquisa de anticorpos séricos e de antígenos circulantes. Na grande maioria dos casos clínicos, o método mais empregado é o da microscopia direta.

O material clínico para exame microscópico depende do tipo da micose. Nas micoses superficiais e cutâneas, são coletados principalmente pelos e escamas de pele ou de unha. Nas micoses subcutâneas, o material inclui secreções, pus sangue, enquanto nas micoses profundas são examinados, por exemplo, escarro, fezes, urina e líquido cefalorraquidiano. A biópsia também é bastante útil para elucidar o diagnóstico, principalmente das micoses subcutâneas e sistêmicas.

Exame microscópico direto

Em termos gerais, o exame microscópico direto é o método mais usado no diagnóstico de rotina das micoses. Além de ser rápido e sensível, permite a visualização do fungo e, em muitas ocasiões, sua identificação. De modo geral, o material a ser examinado é submetido à clarificação por solução de hidróxido de potássio a 10% a 20%, acrescido ou não de tinta Parker 51 permanente, na proporção de 2:1 e aquecimento discreto. Para tanto, basta colocar o material clínico sobre a superfície de uma lâmina de vidro, adicionar uma gota de hidróxido de potássio com tinta, cobrir com lamínula, aquecer suavemente à chama do bico de Bunsen e examinar ao microscópio. Quando houver suspeita de infecção por *Cryptococcus neoformans*, deve-se misturar ao material clínico, geralmente escarro ou liquor, uma gota de tinta Nankin, pois esta técnica permite a visualização da célula fúngica corada e da cápsula sem coloração. Em alguns casos, as técnicas de coloração são bastante úteis, como a de Giemsa, na identificação do *Histoplasma capsulatum*.

O exame microscópico direto do material clínico é técnica de baixo custo, eficaz e reprodutível, exigindo, porém, profissional técnico bem treinado. As preparações, nesses casos, não são duradouras.

Na Tabela 66.1 é apresentado um resumo das principais estruturas visualizadas ao exame microscópico direto nos diferentes espécimes clínicos.

Tabela 66.1
Diagnóstico Laboratorial das Micoses mais Comuns por Exame Microscópico Direto e Cultura

Micoses	*Amostra Clínica*	*Exame Microscópico Direto*	*Meios de Cultura*	*Agentes Etiológicos*	*Temperatura e Tempo de Incubação*
Pitiríase versicolor	Escamas de pele	Células leveduriformes, globosas ou elipsoides, isoladas ou agrupadas, com ou sem brotamento unipolar, filamentos curtos e septados	Ágar bile de boi adicionado de azeite de oliva + Co, meio de Dixon (modificado)	*Malassezia* spp.	32°C, sete dias
Tinha negra	Escamas de pele	Hifas escuras septadas, irregulares, células leveduriformes	SDA + Co Lac + Co	*Hortae werneckii*	25°C, 20 dias
Piedra negra	Cabelo com nódulos	Nódulos escuros, formados por hifas artoconidiadas, contendo ascos com dois a oito ascósporos com filamentos em ambas as extremidades	SDA + Co	*Piedraia hortae*	25°C, 30 dias
Piedra branca	Pelos com nódulos região genital, axilar etc.	Nódulos claros, formados por hifas artroconidiadas e blastoconídios	SDA + Co Lac + Co	*Trichosporon* spp.	25°C, sete dias
Dermatofitose da pele, unhas, pelo	Escamas de pele ou unhas e pelos com raiz	Hifas hialinas, septadas e artroconidiadas na pele e unhas. Artroconídio fora, dentro ou ambos: endo, ecto ou ectoendotrix, respectivamente	SDA + Co + Ci SDA + Co Lac + Co	*E. floccosum*, *Microsporum* spp., *Trichophyton* spp. etc.	25°C, 15 a 20 dias
Cromoblasto-micose	Crostas, secreção ou pus	Células arredondadas com duplo contorno, isoladas ou agrupadas de cor marrom, com divisão por cissipari-dade em dois planos = corpo muriforme	SDA + Co Lac + Co	*Fonsecaea pedrosoi* *Phialophora verrucosa* *Cladosporium carrionii* *Rhinocladiella aquaspersa* *Cladophialophora*	25°C, 20 dias
Esporotricose	Secreção ou pus	Células leveduriformes, esféricas ou alongadas em forma de charuto, raramente visualizadas	SDA + Co + Ci Lac + Co + Ci	*Sporothrix schenckii*	25°C e 37 °C, 20 dias
Micetoma eumicótico ou eumicetoma	Secreção ou pus	Grânulos formados por aglomerados de hifas claras (grãos claros — fungos hialinos) ou escuras (grãos escuros — fungos demácios)	SDA + Co Lac + Co + Ci	*Madurella grisea* e *M. mycetomatis* *Pseudallescheria boydii* *Acremonium recifei* *Pyrenochaeta romeroi*	25°C, 21 dias
Lobomicose	Nódulos queloidianos	Células leveduriformes com parede de duplo contorno, tamanho uniforme catenula-das unidas por pontes ou tubos conectantes (biópsia)	Fungo não-cultivável	*Lacazia loboi*	
Feo-hifomicose	Secreção ou pus	Hifas escuras septadas, elementos leveduriformes, sem corpos muriformes	SDA + Co Lac + Co	*Exophiala jeanselmei* *Phialophora parasitica* *Cladosporium elatum* *Wangiella dermatitidis*	25°C, 21 dias
Zigomicose subcutânea	Nódulos subcutâneos	Hifas largas não septadas com reação eosinofílica (corte)	SDA + Co	*Conidiobolus coronatus*, *Basidiobolus haptosporus*	

SDA = Ágar Sabouraud dextrose; Cicloheximida = Ci; Cloranfenicol = Co e ágar BHI = Ágar infuso de cérebro e coração; LCR = líquido cefalorraquidiano.

Tabela 66.1 (*continuação*)
Diagnóstico Laboratorial das Micoses mais Comuns por Exame Microscópico Direto e Cultura

Micoses	*Amostra Clínica*	*Exame Microscópico Direto*	*Meios de Cultura*	*Agentes Etiológicos*	*Temperatura e Tempo de Incubação*
Paracoccidioidomicose	Escarro, pus, raspado de mucosa etc.	Células arredondadas com dupla membrana, isoladas ou agrupadas com múltiplo brotamento unidas à célula-mãe com base estreita células isoladas, ou catenuladas	SDA + Co Lac +Co + Ci	*Paracoccidioides brasiliensis*	25°C e 35°C, 30 dias
Histoplasmose	Escarro, raspado das lesões, pele, mucosa etc.	Células leveduriformes pequenas 2-3 mm, esféricas ou ovaladas no interior de macrófagos ou mononucleares (coloração com Giemsa)	SDA + Co Ágar BHI + sangue	*Histoplasma capsulatum*	25°C e 37°C, 30 dias
Blastomicose	Amostra clínica, escarro, pus, tecido, pele	Células redondas ou ovais, duplo contorno, brotamento único unido por base larga à célula-mãe	SDA + Co	*Blastomyces dermatitidis*	25ºC, 30 dias
Coccidiodomicose	Escarro, pus, exsudato	Elementos esféricos de 10 a 60 mm (esférulas) com endósporos grandes	SDA + Co	*Coccidioides immitis*	25ºC, 30 dias
Criptococose	LCR, escarro, pus etc.	Células leveduriformes esféricas circundadas por cápsula não-corada (em observação com tinta da China)	SDA + Co	*Cryptococcus neoformans* *Cryptococcus gattii*	35°C, 15 dias
Candidíase	Raspadomucosa, biópsia, escarro etc.	Células leveduriformes, hifas e/ou pseudo-hifas	SDA + Co	*Candida albicans*, *Candida* spp.	37°C, sete dias
Zigomicose	Pus, tecido	Hifas cenocíticas, largas paredes, contornos irregulares lembrando galhos de árvores	SDA	*Absídia corymbifera*, *Rhizopus oryzae*, *Mucor ramosissimus etc.*	
Tricosporonose	Pus, tecido, escarro	Células leveduriformes, artroconídios	SDA + Co	*Trichosporon* spp.	Temperatura ambiente e a 37°C
Malasseziose	Pus, tecido	Células leveduriformes	Ágar bile de boi adicionado de azeite de oliva, meio de Dixon (modificado)	*Malassezia* spp.	32°C, sete dias

SDA = Ágar Sabouraud dextrose; Cicloheximida = Ci; Cloranfenicol = Co e ágar BHI = Ágar infuso de cérebro e coração; LCR = líquido cefalorraquidiano.

Imunofluorescência

Embora de uso limitado, a técnica de imunofluorescência direta pode ser recomendada para a demonstração de alguns fungos em cortes de tecidos e secreções. É técnica sofisticada exigindo aparelhagem e material especializado. É usada, por exemplo, na diferenciação das formas pequenas de *Paracoccidioides brasiliensis* e *Histoplasma capsulatum*, através de soros hiperimunes específicos, preparados em coelhos, marcados com fluorocromos. Podem ser identificados também pela imunofluorescência *Cryptococcus neoformans*, *Sporothrix scheckii*, *Coccidioides immitis* e *Candida albicans*.

Corantes vitais

A avaliação da viabilidade de células fúngicas em materiais clínicos tem sido baseada, até o presente momento, no emprego de corantes vitais ou, mais frequentemente, no cultivo em meios apropriados.

A utilização de corantes vitais com finalidade diagnóstica, apesar de perfeitamente exequível, não substitui a pesquisa direta dos agentes pelos métodos clássicos rotineiros, cujo valor é indiscutível, principalmente, pela rapidez, pela praticidade de execução e pelo baixo custo. Entretanto, os corantes apresentam boa sensibilidade e a possibilidade de diferenciação entre células fúngicas vivas e mortas. Por isso, é um método alternativo e/ou confirmatório perfeitamente aplicável.

Comparativamente ao cultivo, os corantes vitais demonstram maior rapidez, revelando-se importante indicador da viabilidade fúngica. Entre os corantes vitais, podemos citar o diacetato de fluoresceína e o brometo de etídio.

Biópsia

O exame de amostras de tecidos, colhidas por biópsia e coradas pelos processos habituais e específicos como Gomori, Grocott e PAS, é bastante usado para o diagnóstico das micoses subcutâneas e sistêmicas. A coloração de Mucicarmim de Meyer é indicada na identificação do *Cryptococcus neoformans*. A biópsia é imprescindível no diagnóstico de certas micoses, como por exemplo, a lobomicose, em que o agente etiológico não foi ainda cultivado.

Cultura e identificação

A cultura dos fungos é, em geral, imprescindível para o diagnóstico específico da maior parte dos fungos. As dificuldades desta técnica residem no crescimento lento de muitos agentes, na contaminação por outros micro-organismos e na dificuldade de identificação de algumas amostras.

O meio de cultura mais empregado para o isolamento dos fungos é o meio de ágar Sabouraud dextrose. As características principais deste meio são o seu pH ácido (5,8) e seu elevado teor em glicose que o torna mais seletivo para fungos. Entretanto, o meio não é totalmente impeditivo para bactérias; por essa razão, deve ser acrescido de antibióticos que inibem o crescimento desses micro-organismos. O cloranfenicol é um dos antibióticos mais utilizados devido à comodidade de seu uso, pois pode ser esterilizado na autoclave com o meio e por seu largo espectro de ação. Quando se deseja impedir o desenvolvimento de fungos não patogênicos, costuma-se incorporar cicloheximida (actidione) ao meio ágar Sabouraud glicose.

A identificação dos fungos é feita por suas características morfológicas, pelo seu comportamento bioquímico e eventualmente, por sua estrutura antigênica. Como os órgãos de reprodução dos fungos, muito úteis na sua identificação, são muito delicados, frequentemente é necessário recorrer a técnicas especiais de cultura para que eles possam desenvolver-se e manter-se satisfatoriamente. A técnica mais usada para fungos filamentosos é a da cultura em lâmina, que consiste em semear o fungo, previamente isolado, na superfície de um bloco fino de ágar colocado sobre uma lâmina de microscopia, mantida em condições adequadas de umidade, para evitar o dessecamento do ágar.

A atividade bioquímica dos fungos é geralmente estudada para identificação de espécies de leveduras, pelo método de auxanograma, que permite verificar a capacidade de o micro-organismo utilizar açúcares e outros nutrientes.

Certas enzimas podem ser pesquisadas em meios de cultura específicos e caracterizam espécies de fungos, como a presença de urease e fenoloxidase em *Cryptococcus neoformans*.

A detecção de antígenos importantes para a identificação dos fungos é feita por imunofluorescência e por meio de reação de precipitação.

Pesquisa de antígenos circulantes

Recentemente, tem sido estudada a possibilidade de detecção de antígenos fúngicos como mais um recurso diagnóstico. Resultados satisfatórios têm sido obtidos no estudo das meningites por *Cryptococcus neoformans* e certas infecções por *Candida albicans*. Neste particular, deve-se mencionar a pesquisa de ácidos orgânicos por cromatografia gasosa que se tem mostrado viável como método diagnóstico nas candidíases sistêmicas.

Testes intradérmicos

Os testes intradérmicos são usados para pesquisar o grau de sensibilização dos indivíduos aos antígenos fúngicos. São geralmente realizados pela injeção intradérmica do antígeno na face anterior do antebraço e servem para pesquisar reações do tipo I (imediato) e do tipo IV (tardio). As primeiras são úteis no diagnóstico de estados alérgicos, como, por exemplo, na broncopneumonia alérgica causada por *Aspergillus* sp. e nas alergias por fungos em geral; as últimas são empregadas para a delimitação de áreas endêmicas de certas micoses, mas têm pouco valor diagnóstico, porque não distinguem entre infecções passadas e presentes.

Pesquisa de anticorpos séricos

A pesquisa de anticorpos séricos pode ser feita por várias técnicas, e muito difundidas são as técnicas de fixação do complemento e de imunodifusão. Embora o seu valor diagnóstico seja limitado, a pesquisa de anticorpos séricos está indicada principalmente quando o exame microscópico direto e a cultura não revelam o fungo.

A técnica da imunodifusão em gel de ágar é prática sensível e específica para o diagnóstico das micoses sistêmicas, e também é útil no acompanhamento da evolução de determinadas micoses e na avaliação da conduta terapêutica.

Outras técnicas com ELISA e Western-blot têm sido empregadas por sua sensibilidade.

Técnicas moleculares aplicadas à micologia médica

Técnicas moleculares desenvolvidas a partir da Reação em Cadeia da Polimerase (PCR) como o sequenciamento de DNA, têm sido ferramentas úteis na identificação, após o isolamento em cultivo, de vários fungos agentes de micoses. Entre os marcadores moleculares utilizados para este propósito destaca-se o sequenciamento da região ITS (Internal Transcribed Spacer), que separa os genes 18S e 28S do rDNA e que pode ser amplificada com *primers* específicos ancorados nessas duas regiões. Essa região é altamente conservada intraespecificamente, mas variável entre diferentes espécies, o que possibilita a distinção ao nível específico. Visando aumentar a confiabilidade dos resultados, além da região ITS, o sequenciamento dos genes β tubulina, fator de elongação, calmodulina, também tem sido utilizados.

A tecnologia MALDI-TOF MS *(Matrix Assisted Laser Desorption Ionization-Time of Flight Mass Spectrometry), surgiu* recentemente como uma das ferramentas mais rápidas na identificação, diferenciação e classificação de microrganismos, constituindo-se uma técnica complementar em relação aos métodos morfológicos e moleculares. A técnica baseia-se na obtenção de um perfil proteico e sua comparação com o espectro de proteínas incluído em banco de dados. Estudos realizados nos últimos anos atestaram a confiabilidade, rapidez e simplicidade da técnica na identificação de bactérias, principalmente patogênicas. Em relação aos fungos, há poucos descritos em literatura, porém, apontam que o emprego desta tecnologia trará uma importante contribuição para esta área. Os trabalhos restringem-se a isolados de amostras clínicas e ambientais de espécies pertencentes aos gêneros *Aspergillus*, *Penicillium*, *Fusarium*, *Trichoderma, Candida, Cryptococcus* e *Trichophyton*. A técnica também tem sido utilizada na análise da composição proteica de fluidos biológicos, tecidos, células microbianas ou componentes celulares, e no perfil de susceptibilidade aos antifúngicos.

A grande dificuldade na aplicação das técnicas moleculares é a extração do DNA fúngico diretamente das amostras clínicas para diagnóstico rápido das micoses. Alguns estudos têm sido realizados com resultados promissores, e eventualmente, num futuro próximo serão utilizados como alternativa mais rápida de diagnóstico micológico.

Bibliografia

1. Anaissie E, McGinnis MR, Pfaller MA. Clinical mycology. 1ª ed. Philadelfia: Churchill Livingstone; 2003.
2. Chalupová J, Raus M, Sedlarova M, Sebela M. Identification of fungal microorganisms by MALDI-TOF mass spectrometry. Biotechnology Advances. 2014;32:230-241.
3. Fungaro, MHP. PCR na Micologia. Biotecnologia Ciência e Desenvolvimento. 2000;14:12-16.
4. Howard DH. Fungi pathogenic for human and animals. New York: Marcel Dekker; 1983.
5. Lacaz CS, Porto E, Martins JEC, Heins-Vaccari E, Melo NT. Tratado de micologia médica. 9ª ed. São Paulo: Sarvier; 2002.
6. McGinnis MR. Laboratory handbook of medical mycology. New York: Academic Press; 1980.
7. Murray PR, Rosenthal KS, Pfaller MA. Microbiologia médica. 6ª ed., Rio de Janeiro: Elsevier, 2010.
8. Richardson MD, Warnock DW. Fungal infection – Diagnosis and management. 3rd. Massachussets: Blackwell Publishing; 2003.
9. Sidrim, JJC, Rocha MFG. Micologia Médica à luz de Autores Contemporâneos.Ed. Guanabara Koogan S.A. 2004.

Olga Fischman Gompertz
Walderez Gambale
Benedito Corrêa
Claudete Rodrigues Paula

67

Micoses Superficiais e Cutâneas

Pitiriasis Versicolor, Tinea nigra, Piedras, Dermatofitoses, Candidiases Mucocutâneas, Dermatomicoses por Fungos Filamentosos Não Dermatófitos, Dermatomicoses por Leveduras Não Candida

As micoses superficiais e cutâneas compreendem as micoses superficiais, as dermatofitoses, candidíases mucocutâneas e dermatomicoses causadas por outros fungos filamentosos não dermatófitos e leveduras não *Candida* spp.

As micoses superficiais são definidas como o crescimento fúngico nos tecidos epiteliais, sem invasão do tecido vivo e sem provocar resposta inflamatória no hospedeiro. Compreendem micoses exclusivas da pele, pitiríase versicolor e *tinea nigra* e micoses nodulares do pelo, *piedra* negra e *piedra* branca.

Em geral essas infecções constituem mais problema cosmético ou antiestético, não causando desconforto ao paciente.

Pitiriasis Versicolor

Etiologia e patogênese

A pitiríase versicolor é infecção fúngica da pele, caracterizada por lesões hipocrômicas ou hipercrômicas causada por *Malassezia* spp. que são leveduras lipofílicas. Através de estudos morfológicos, fisiológicos e moleculares, o grupo francês, composto por Guého e colaboradores, do Instituto Pasteur de Paris, descreveu sete espécies no gênero: *Malassezia furfur*, *M. pachydermatis*, *M. sympodialis*, *M. slooffiae*, *M. globosa*, *M. obtusa* e *M. restricta*.

Posteriormente, novas espécies foram reconhecidas: *M. yamatoensis*, *M. dermatis*, *M. nana*, *M. japonica*, *M. caprae*, *M. caniculi* e *M. equinae*. Todas as espécies são lipodependentes, exceto a *M. pachydermatis* que pode crescer em meio sem substância lipídica, embora alguns isolados também apresentem exigência de lípides para o seu desenvolvimento.

A *Malassezia* faz parte da biota normal da pele colonizando o hospedeiro na primeira semana de vida. A levedura tem sido isolada do couro cabeludo e tronco em mais de 90% dos indivíduos sadios. Em condições não perfeitamente esclarecidas, o crescimento se exacerba, o fungo produz filamentos e determina manifestações clínicas. A doença se apresenta como máculas, finamente descamativas de tamanho, forma e cor variáveis, observadas mais comumente em áreas seborreicas do corpo, tórax, ombros, região cervical, zona proximal dos membros superiores, abdome, mas pode ocorrer em lugares inusitados como pênis, pálpebras, região submamária. Apesar de ser micose geralmente assintomática, alguns pacientes relatam ardor após o banho. A hipocromia das lesões tem sido atribuída à presença de ácido azelaico que interfere na melanogênese, enquanto a hiperpigmentação parece estar relacionada ao aumento e distribuição dos melanossomas.

A pitiríase versicolor tem sido também denominada de micose de praia porque as manchas pré-existentes se tornam mais perceptíveis quando o indivíduo se expõe ao sol. *Malassezia* é o agente reconhecido da pitiríase versicolor. Dermatite seborreica, dermatite atópica, foliculite pitirospórica, papilomatose confluente e reticulada de Gougerot e Carteaud, blefarite, onicomicose são algumas manifestações que podem estar associadas à *Malassezia*. Infecção sistêmica (Malasseziose), geralmente ocorre em crianças de baixo peso, com alimentação lipídica, em uso de cateter e também em adultos imunocomprometidos.

Epidemiologia

A pitiríase versicolor é infecção fúngica geralmente assintomática, de caráter crônico, com prevalência nos trópicos onde a incidência pode chegar a 40%. Ocorre em ambos os sexos, mais frequente em adolescentes e adultos jovens. Em menores de 10 anos e maiores de 60 anos, a micose não é comum.

Vários fatores têm sido responsabilizados pelo rompimento do equilíbrio parasito-hospedeiro: idade, sexo, predisposição genética, má nutrição, gravidez, diabetes *mellitus*, corticoidoterapia prolongada e imunodeficiência bem como fatores que favorecem a oleosidade da pele.

Diagnóstico

O diagnóstico clínico pode ser complementado pelo exame com a lâmpada de Wood quando se evidencia fluorescência amarelada e pelos sinais da unhada de Besnier e do estiramento de Zileri para facilitar a visualização da descamação.

O diagnóstico microscópico de escamas da lesão, após a clarificação por KOH 10-20%, sem ou com tinta Parker, na proporção de 2:1, revela células leveduriformes redondas ou ovaladas, isoladas ou agrupadas, com brotamento típico em boliche ou garrafa e filamentos de parede espessa, septados, curtos, ligeiramente curvos e irregulares. (Figura 67.1)

Os cultivos devem ser feitos em meio que contêm ácidos graxos de cadeia longa, como óleo de oliva, girassol, milho ou soja, incubados a temperatura de 35-37ºC. Em dois a quatro dias, se desenvolvem colônias de textura cremosa, de cor creme a marrom-claro, aspecto mucoide com superfície lisa a rugosa. Microscopicamente são visualizadas células leveduriformes com as mesmas características daquelas observadas em material clínico. Dificilmente aparecem filamentos. Provas de avaliação da dependência lipídica, catalase, assimilação de tween 20, 40, 60, 80, cremophor El, reação de β-galactosidade (esculina) e características morfológicas distinguem as principais espécies da levedura.

Tratamento

O tratamento pode ser variável de acordo com a apresentação clínica da micose e com os fármacos disponíveis no serviço médico. Tratamento tópico com hipossulfito de sódio 40% ou com derivados imidazólicos dão bom resultados nas formas localizadas da micose. A aplicação tópica de sulfeto de selênio, xampu a 2,5%, antes do banho, ajuda no resultado satisfatório do tratamento.

A terapia oral é preconizada quando as lesões são extensas ou nas formas recidivantes. Cetoconazol 200mg/dia por 10 dias, itraconazol 200mg/dia por 5 dias, fluconazol 150mg/semana durante 3 semanas ou dose única de 450mg têm mostrado boa tolerância e sucesso. A repigmentação pode levar até meses, o que deve ser alertado ao paciente.

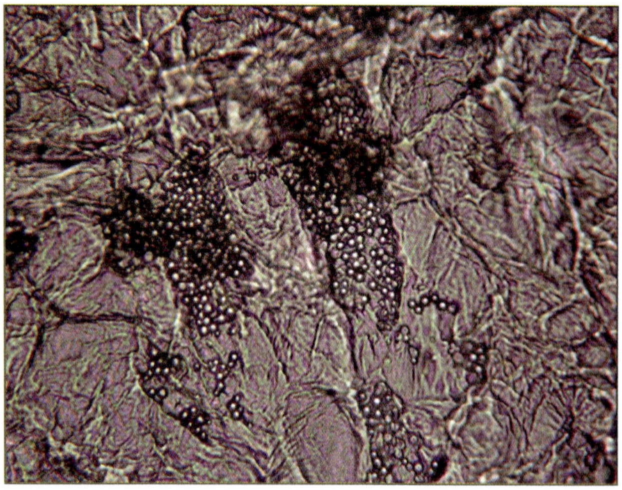

Figura 67.1 – Malassezia furfur *em escamas de pele, apresentando células leveduriformes em cacho.*

Tinea Nigra (Tinha Negra)

Etiologia e patogênese

A *tinea nigra* é infecção assintomática, superficial, benigna caracterizada por lesões maculares, pouco descamativas de cor marrom a negro, mais comum nas regiões palmar e plantar, mas outras áreas do corpo podem ser acometidas. O agente é o fungo melanizado *Hortaea werneckii* conhecido também pelas denominações de *Phaeoannellomyces werneckii, Cladosporium werneckii.* Não se conhece o habitat natural de *Hortaea werneckii.* O fungo já foi isolado do solo, areia da praia.

Epidemiologia

A doença atinge mais comumente pacientes jovens, abaixo de 20 anos, sem preferência de sexo, mais diagnosticada em áreas de clima tropical e subtropical, ainda que casos esporádicos tenham sido descritos fora dessa região. No Brasil, o maior número de casos foi descrito no Nordeste do país.

O diagnóstico diferencial deve ser feito com melanoma, nevus e fitotomelanose.

Diagnóstico

O exame microscópico de escamas da pele, clarificadas com KOH 20% revela hifas melanizadas, septadas com septos irregularmente distribuídos. As colônias em ágar Sabouraud dextrose, ou ágar batata dextrose apresentam desenvolvimento lento. O crescimento na primeira na primeira semana é leveduriforme, com textura cremosa, cor negra-olivácea brilhante. Após a segunda semana, aparece o micélio aéreo e pode haver alteração de cor para cinza-escuro, marrom ou negra. Microscopicamente, no início do desenvolvimento são visualizadas células leveduriformes, com um septo central. Hifas, septadas e conídios geralmente elípticos, melanizados se desenvolvem posteriormente.

Tratamento

O tratamento com agentes ceratinolíticos dá bons resultados. Ácido retinoico, tintura de iodo 1-2%, soluções de ácido salicícico 2%, tiabendazol 10%, imidazóis tópicos, uma ou duas vezes ao dia, podem ser empregados até o desaparecimento das lesões.

Piedra Branca

Etiologia e patogênese

A *piedra* branca é infecção fúngica, superficial benigna, que se caracteriza pela presença de nódulos claros ao redor dos pelos, de qualquer parte do corpo, causada por *Trichosporon* spp.

A *piedra* branca dos cabelos deve ser mais comum do que tem sido relatado, pois, é muitas vezes confundida com lêndea, na clínica Pediátrica. O intenso prurido e a alta contagiosidade distingue pediculose de *piedra* branca. Por muito tempo *Trichosporon beigelii* foi considerado como única espécie do gênero. Estudos fisiológicos e moleculares revelaram seis espécies mais comumente associadas à doença no homem: *T. asahii*, *T. asteroides*, *T. cutaneum*, *T. inkin*, *T. mucoides* e *T. ovoides*. Atualmente são reconhecidas 16 espécies como patogênicas. *T. inkin* tem sido mais relacionado à *piedra* branca genital e *T. ovoides* à *piedra* branca dos cabelos.

Epidemiologia

A infecção tem ampla distribuição geográfica, mas ocorre mais em regiões de clima tropical e temperado. No Brasil, têm sido registrados casos de *piedra* branca genital em pacientes adultos do sexo masculino, enquanto a *piedra* branca dos cabelos ocorre mais frequentemente em crianças do sexo feminino, com idade abaixo de 10 anos. O hábito de prender os cabelos molhados após o banho, o uso de cremes são condições que mantêm a umidade dos cabelos por mais tempo e favorecem a micose.

Diagnóstico

O diagnóstico laboratorial é feito pela clarificação dos pelos contendo nódulos com potassa na concentração 20 a 40% (Figura 67.2.). Na microscopia dos nódulos são verificadas hifas artroconidiadas e alguns blastoconídios. As colônias se desenvolvem rapidamente em ágar Sabouraud dextrose, com cloranfenicol, incubadas à temperatura ambiente, de 25 a 35ºC. Apresentam cor branca a creme, sendo que algumas são cerebriformes e franjadas. À microscopia podem ser visualizados, micélio hialino septado e numerosos artroconídios e blastoconídios. Testes morfológicos e fisiológicos podem gerar resultados inconclusivos. Testes moleculares pelo sequenciamento da região IGS1 do rDNA identificam acuradamente as espécies do gênero *Trichosporon*.

Tratamento

Corte dos cabelos e uso de imidazólicos tópicos; se necessário itraconazol oral tem sido usado com sucesso.

Piedra Negra

Etiologia e patogênese

A *piedra* negra é micose assintomática, caracterizada pela presença de nódulos escuros firmemente aderentes ao pelo causada pelo fungo melanizado *Piedraia hortae*. Os nódulos são de forma e tamanhos variados.

Epidemiologia

No Brasil a micose tem sido registrada na região Amazônica, como endêmica. Condições de alta temperatura, queda pluviométrica e umidade relativa do ar elevadas favorecem a micose. A doença é mais encontrada em jovens de ambos os sexos. Somente os cabelos são parasitados. O fungo já foi isolado também de animais.

Diagnóstico

O exame direto do pelo infectado clarificado com KOH 20-40% mostra nódulos escuros (Figura 67.3), com espaços claros onde se localizam as lojas ascígeras, com ascos contendo de 2 a 8 ascoporos fusiformes, com um filamento em cada extremidade. A cultura em ágar Sabouraud dextrose com cloranfenicol incubada à temperatura ambiente é escura de desenvolvimento lento, revela hifas melanizadas sem a formação de ascos.

Tratamento

O tratamento requer o corte dos cabelos parasitados, derivados imidazólicos de uso tópico, duas vezes ao dia, por aproximadamente 15 dias.

Dermatofitoses

Etiologia e patogênese

As dermatofitoses são lesões cutâneas provocadas por um grupo grande de fungos, com acentuadas diferenças

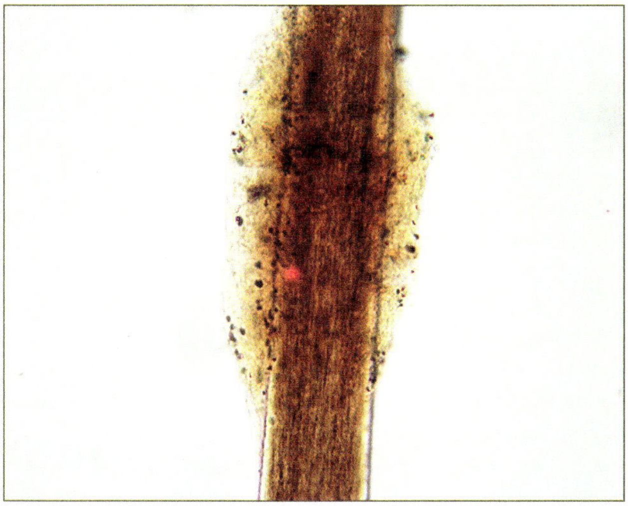

Figura 67.2 – *Piedra branca. Pelo infectado com* Trichosporon beigelii. *400x*

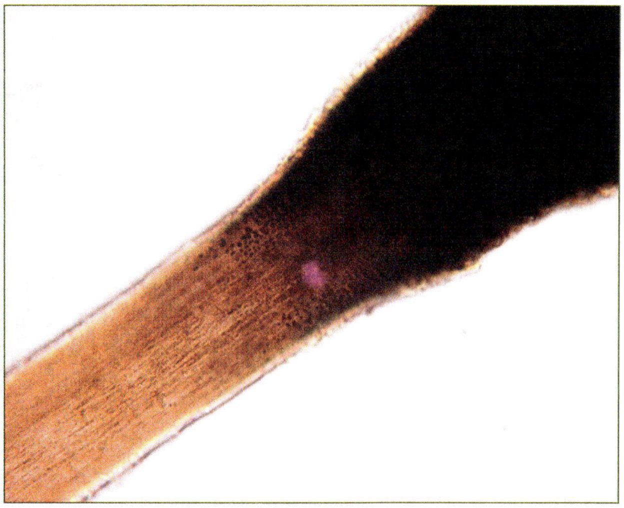

Figura 67.3 – *Piedra preta. Pelo infectado com* Piedraia hortae.

na sua morfologia, ecologia e história natural, mas com uma habilidade comum em degradar a queratina (proteínas fibrilares em forma de espiral, com PM entre 40-60Kd, compostas de cadeias de aminoácidos unidas por ligações peptídicas e acetamídicas), denominados dermatófitos. Em razão dessa predileção pela queratina, as lesões no homem e animais acontecem nas regiões queratinizadas do organismo, ou seja, pele e seus anexos, pelos e unhas.

Os dermatófitos se reproduzem assexuadamente e sexuadamente. Na fase assexuada, encontrada normalmente na natureza, os dermatófitos se reproduzem por conídios, sendo enquadrados no grupo dos fungos anamórficos (antigo filo *Deuteromycota*). Os dermatófitos apresentam também uma fase sexuada e essa fase é obtida em laboratório através de cruzamentos entre cepas. A obtenção da fase sexuada permite detectar as relações filogenéticas de uma maneira mais acurada. Nessa fase, morfologicamente, observa-se características do filo *Ascomycota* (ascocarpo, ascos, ascósporos, hifas peridiais de várias morfologias) sendo agrupados no gênero *Arthroderma*. Das 39 espécies assexuadas reconhecidas, 17 já tem sua fase sexuada reconhecida. Os estudos com técnicas moleculares através do polimorfismo de fragmentos do rDNA e sequenciamento da região ITS combinado com os dados clássicos de morfologia tem alterado a situação taxonômica dos dermatófitos e permitido um melhor conhecimento das relações evolutivas, além de classificar aqueles que não têm sua fase sexuada detectada.

Na fase assexuada, em cultivo, os dermatófitos apresentam os mais variados tipos coloniais, com aspecto algodonoso, pulverulento, aveludado e uma pigmentação variável. Muitas vezes os cultivos são bem característicos de algumas espécies permitindo uma identificação presuntiva. Como exemplo as colônias de *Trichophyton rubrum* apresentam uma pigmentação vermelho-escura (Figura 67.4.) e as de *Microsporum canis*, uma pigmentação amarelo-ouro (Figura 67.5).

Microscopicamente, os dermatófitos apresentam de maneira geral, macro e microconídios. O gênero *Trichophyton*

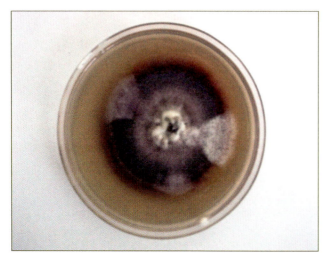

Figura 67.4 – *Colônia de* Trichophyton rubrum *em ágar Sabouraud-dextrose.*

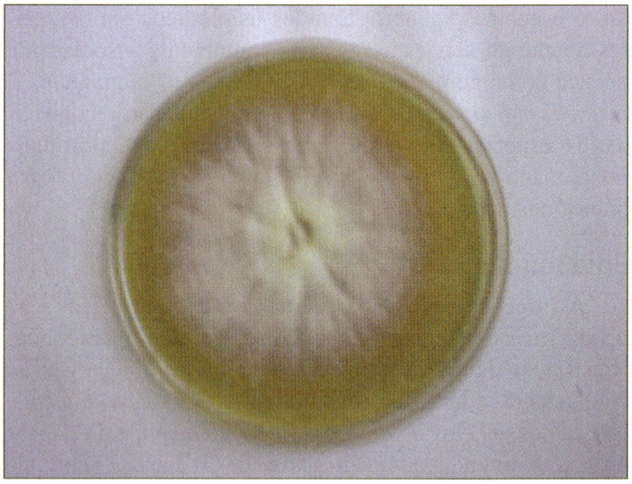

Figura 67.5 – *Colônia de* Microsporum canis *em ágar Sabouraud-dextrose.*

apresenta macroconídios cilíndricos, multisseptados, de paredes lisas e microconídios redondos, ovais ou piriformes. O gênero *Microsporum* apresenta macroconídios fusiformes, paredes rugosas e espessas e poucos microconídios e o gênero *Epidermophyton* apresenta macroconídios piriformes, paredes lisas, 2 a 4 células, isolados ou dispostos em cachos (Figuras 67.6, 67.7 e 67.8). Além dos conídios, encontramos também outras estruturas morfológicas como hifas em raquete, pectinadas, espirais, candelabro fávico, clamidoconidios e outras que são importantes na identificação de várias espécies que não produzem macroconídios.

Segundo o gênero de dermatófito, as lesões podem localizar-se na pele, nos pelos e nas unhas (Tabela 67.1) e as dermatofitoses são denominadas ainda de acordo com o sítio afetado: *tinea capitis* (couro cabeludo), *t. barbae* (região da barba), *t. corporis* (pele glabra), *t. cruris* (região inguinal), *t. pedis* (pés), *t. manuum* (mãos), *t. unguium* (unhas).

Várias enzimas têm sido pesquisadas tentando elucidar os mecanismos de virulência do dermatófitos, queratinases, elastases, colagenases, dnases, sendo a mais importante a queratinase. A atividade queratinolítica é devida a um conjunto de enzimas proteolíticas capazes de degradar a queratina: fungalisinas (metaloproteases-glicoproteinas) e subtilisina (serinaproteases). Já foram detectadas cinco famílias de genes que codificam cinco metaloproteases (MEP1 a MEP5) e sete subtilisinas (SUB1 a SUB7). Para a atividade plena das proteases é necessária a redução das pontes de dissulfeto dos filamentos de queratina. Os dermatófitos produzem equivalentes na forma de sulfito (SO3-2) que são secretados no meio por uma bomba transportadora. Na presença de íons sulfito, as pontes de dissulfeto entre dois polipeptídeos de queratina são reduzidas em S. sulfocisteina e cisteina.

As lesões de dermatofitoses apresentam quatro etapas distintas: Após o contato do dermatófito com o hospedeiro tem-se um período de incubação variável dependente de vários fatores principalmente do hospedeiro; um período de invasão radial, em que há produção de enzimas, degradação da queratina e crescimento das hifas; período refratário, em

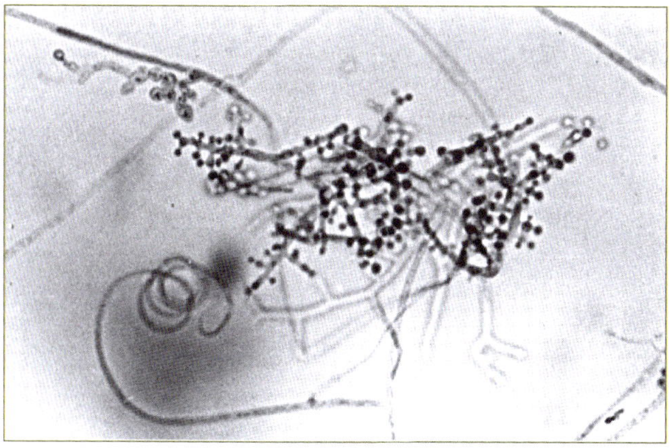

Figura 67.6 - *Macroconídios, microconídios e hifa em espiral de* Trichophyton mentagrophytes.

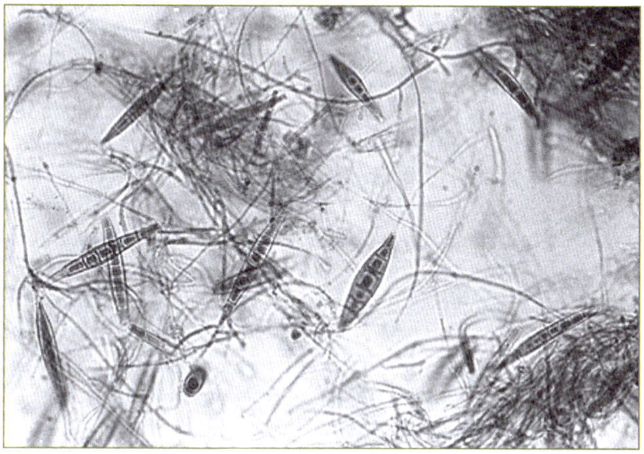

Figura 67.7 - *Macroconídios e microconídios de* Microsporum canis.

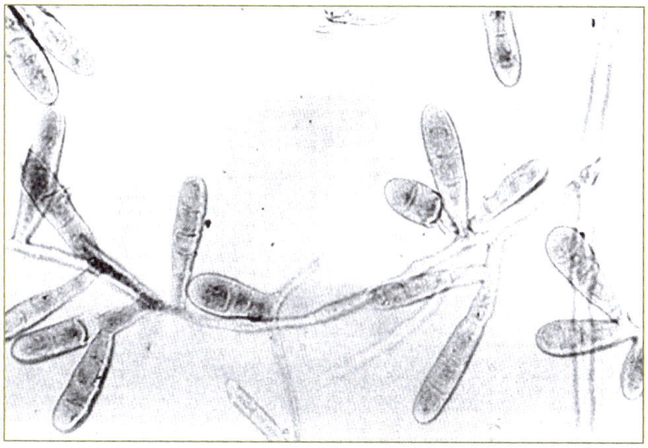

Figura 67.8 - *Macroconídios em cacho de* Epidermophyton floccosum.

que as hifas se fragmentam, produzindo estruturas de resistência, os artroconídios. W

No pelo, os dermatófitos invadem o folículo piloso, o pelo perde o brilho, torna-se quebradiço e cai. O dermatófito pode invadir, radialmente, novos folículos pilosos e, após algum tempo, aparecem placas de tonsura (*Tinea capitis* tonsurante), como nas infecções por *Trichophyton tonsurans* e *Microsporum canis*, ou apresentar lesão isolada, com grande componente inflamatório, representada por placa elevada, com microabscessos, denominada quérion, nas infecções principalmente por *Microsporum gypseum*, *T. mentagrophytes* e *T. verrucosum*. Em infecções do pelo por *T. schoenleinii*, as lesões são crostosas, em forma de taça, conhecidas como escútula fávica; os cabelos tornam-se sem brilho e há alopecia cicatricial definitiva (*Tinea capitis* favosa).

O parasitismo no pelo pode ser externo (*ectothrix*), em que o dermatófito forma uma bainha de artroconídios ao redor do pelo, como ocorre nas infecções por *Microsporum canis* (Figura 67.9); interno (*endothrix*), em que o dermatófito parasita o interior do pelo, apresentando filamentos micelianos, algumas vezes com artroconídios, como no caso das infecções por *Trichophyton* sp. (Figura 67.10). Eventualmente, o pelo pode apresentar os dois tipos de parasitismo endo e ectothrix, sob a forma de filamentos micelianos, algumas vezes com artroconídios.

Na pele, os dermatófitos causam lesões com propagação radial, circulares, bem delimitadas, geralmente com centro descamativo e bordos eritematosos, microvesiculosos. *Trichophyton concentricum* produz placas descamativas escamosas, em forma de anéis concêntricos, e a lesão específica desse dermatófito é conhecida com o nome de *tinea imbricata*, Tokelau ou Chimberê. Todos os gêneros de dermatófitos apresentam na pele parasitismo sob a forma de filamentos micelianos hialinos septados ramificados, eventualmente com artroconídios (Figura 67.11).

Na unha, a infecção inicia-se pela borda livre, podendo atingir a superfície e a área subungueal. As unhas tornam-se branco-amareladas, porosas e quebradiças. O parasitismo na unha também ocorre sob a forma de filamentos micelianos septados, eventualmente com artroconídios, e os agentes mais comuns em nosso meio são: *T. rubrum* e *T. mentagrophytes*.

As espécies de dermatófitos mais comumente isoladas de dermatofitoses no Brasil são: *Trichophyton rubrum*, *T. mentagrophytes*, *T. tonsurans*, *Microsporum canis*, *M. gypseum* e *Epidermophyton floccosum*.

Tabela 67.1
Principais Localizações dos Dermatófitos, Segundo o Gênero

	Localizações		
Gênero	*Pele*	*Pelo*	*Unhas*
Trichophyton	+	+	+
Microsporum	+	+	*
Epidermophyton	+	-	*

+ presente; - ausente; * eventualmente presente.

Ecologia e epidemiologia

Os dermatófitos, de acordo com seu habitat natural são classificados em geofílicos, zoofílicos e antropofíli-

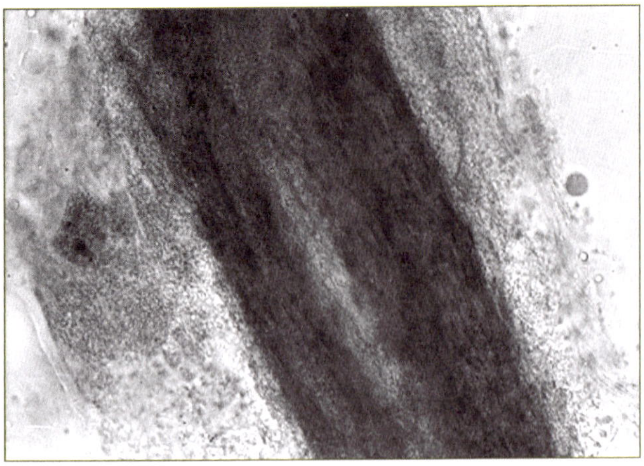

Figura 67.9 – *Parasitismo ectothrix por* Microsporum sp.

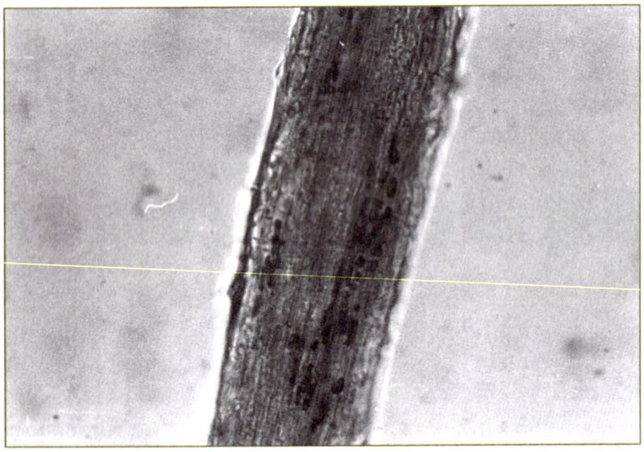

Figura 67.10 – *Parasitismo endothrix por* Trichophyton sp.

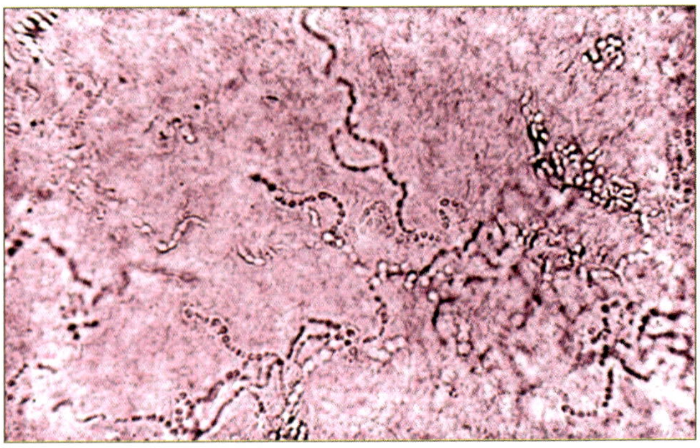

Figura 67.11 – *Parasitismo em pele: filamentos micelianos e artroconídios.*

cos. Os geofílicos vivem no solo e o homem e animais se contaminam através do contato direto com o solo. O dermatófito geofílico mais comum no Brasil é *M. gypseum*. Os zoofílicos têm os animais como hospedeiros principais e o homem se contamina através do contato direto com os animais principalmente os domésticos. Os mais importantes dermatófitos zoofílicos encontrados são *M. canis*, entre os animais domésticos de pequeno porte como cães e gatos, e *T. mentagrophytes* var. *mentagrophytes,* encontrado em bovinos e pequenos animais como cobaias e outros.

Os antropofílicos mantém seu ciclo através da passagem de homem a homem, na maioria das vezes através de contato indireto. Como exemplo de dermatófitos antropofílicos mais comuns no Brasil temos: *T. rubrum*, *T. mentagrophytes* var. *interdigitale*, *T. tonsurans* e *E. floccosum*.

Os dermatófitos geofílicos são considerados, do ponto de vista evolutivo, ancestral dos outros grupos que diferem entre si por uma série de características, como sobrevivência fora do hospedeiro, taxa de crescimento das culturas, capacidade de produzir conídios e reprodução sexuada. Em geral, os dermatófitos mais adaptados ao parasitismo humano vão perdendo a habilidade de produzir conídios como também a habilidade de reprodução sexuada, ao contrário do observado com os geofílicos. Esses aspectos se refletem também nas características clínicas das lesões produzidas em humanos como tem sido observado nas últimas décadas com as infecções produzidas por *T. mentagrophytes,* com as variedades antropofílica e zoofílicas (atualmente separadas por técnicas moleculares em espécies diferentes). A variedade antropofílica, pelo fato de estar adaptada ao parasitismo humano é menos inflamatória, tendendo à cronicidade, enquanto a variedade zoofílica, produz lesões agudas. A variedade antropofílica na maioria das vezes não produz macroconídios e é identificada por outros aspectos morfológicos como as gavinhas (hifas em espiral), enquanto a variedade zoofílica, produz os macroconídios típicos. A identificação das espécies antropofílicas, pelo fato de não formarem macroconídios, é dificultada, necessitando de outras características morfológicas e eventualmente, de provas bioquímicas.

Os dermatófitos podem ser transmitidos de homem a homem, do animal ao homem, ou vice-versa, de animal a animal e do solo ao homem e animal, pelo contato direto, ou através de escamas epidérmicas e pelos infectados.

Os mecanismos de transmissão dos dermatófitos não estão ainda completamente esclarecidos. Dados epidemiológicos sugerem que a transmissão dos antropofílicos é feita pelo contato do indivíduo com ambientes contaminados por propágulos do fungo, como pisos de salas de banho, saunas, bordas de piscinas, ou por meio de objetos de uso pessoal, como pentes, escovas, navalhas, toalhas.

Do ponto de vista epidemiológico, é importante considerar o portador assintomático de dermatófitos. Várias pesquisas têm demonstrado a presença de dermatófitos em humanos e outros animais, sem lesão clínica aparente e a incidência varia de acordo com os trabalhos, entre 15-20% e os dermatófitos encontrados são *M. canis, M. audounii, T. tonsurans, T. rubrum*. Em animais, o gato é um dos principais transmissores de *M. canis* para crianças e as pesquisas mostram incidência entre 4-9% em cães e entre 17-80% em gatos portadores sãos desse dermatófito, tornando esse animal um importante transmissor desse agente para o humano.

A incidência das dermatofitoses varia de acordo com a região. De maneira geral, no Brasil, a *Tinea capitis* é mais frequente em crianças até a puberdade e o agente mais comum é *M. canis*. Os outros tipos de *Tinea* são mais frequentes no adulto e o agente mais comum é *T. rubrum*.

Tipagem molecular utilizando várias técnicas tem tentado identificar variantes genotípicas de espécies de dermatófitos, mas os resultados, apesar de promissores, são heterogêneos em relação ao poder discriminatório intraespécie.

Diagnóstico

O material, escamas de pele ou unha e fragmentos de pelo, deve ser coletado, através de bisturi, principalmente na zona ativa das lesões (no caso de pele e pelos, nas extremidades das lesões e no caso de unha, entre a unha e a pele ou transungueal no local de transição entre o leito normal e o lesado). Eventualmente, em lesões de pelos, o material pode ser coletado sob uma luz de Wood, pois os pelos, quando infectados por *M. canis*, emitem fluorescência.

O diagnóstico é feito pelo exame microscópico direto do material colhido, após clarificação com potassa (KOH), 10% a 30%, aquecida ligeiramente em chama de bico de Bunsen. Para melhor visualização, pode-se adicionar tinta Parker, azul ou preta, permanente. Ao invés de potassa, o exame pode ser feito com uma gota de DMSO (dimetilsulfóxido) sem necessidade do aquecimento.

Em escamas de pele ou de unha, os dermatófitos apresentam-se na forma de filamentos micelianos septados, eventualmente com artroconídios (Figura 67.11). Nos pêlos, os filamentos e artroconídios podem ser externos, internos ou externos-internos. Geralmente, o gênero *Microsporum* parasita o pêlo por fora, formando um mosaico de artroconídios ao redor do pelo e o gênero *Trichophyton* tem parasitismo interno ou externo ou concomitante, mas sob a forma de filamentos micelianos com artroconídios (Figs 67.9 e 67.10). Em unha parasitada por *T. rubrum*, nas regiões onde não se visualizam onicócitos com queratina, mas apenas suas membranas residuais, podem ser observados clamidoconídios (estruturas de resistência em estado de dormência).

O cultivo é feito em ágar Sabouraud dextrose, acrescido de ciclohexímida e cloranfenicol e a identificação final da espécie, pelas características macro e micromorfológicas (Figuras 67.6-67.7-67.8). Eventualmente, é necessária a utilização de algumas provas bioquímicas, como a prova da urease, para a diferenciação de amostras morfologicamente semelhantes de *T. rubrum* e *T. mentagrophytes*. Nessa prova, *T. mentagrophytes* é positivo após sete dias e *T. rubrum* é negativo ou fracamente positivo após 14 dias.

Atualmente tem aumentado muito os casos, principalmente de micoses de unhas provocados tanto por *Candida* spp como por fungos não dermatófitos e de difícil diagnóstico e como consequência, vários trabalhos tem sido realizados com metodologias moleculares simples (kits de extração de Dna e sequenciamento da região ITS) aplicadas diretamente no material clínico com resultados bastante promissores para a identificação desses fungos e consequentemente um diagnóstico eventualmente mais rápido.

Aspectos imunológicos

Os dermatófitos, apesar de não invadirem de maneira geral os tecidos não queratinizados, induzem a formação de anticorpos circulantes e a estados de hipersensibilidade. Indivíduos com lesões de dermatofitoses podem apresentar lesões secundárias, à distância do foco inicial, denominadas de dermatofítides. Essas lesões são observadas, principalmente, nas mãos de pacientes com *Tinea pedis* ou *Tinea unguium* e ocorrem, pela disseminação, através da circulação de antígenos dos dermatófitos, a partir do foco primário de infecção. Este estado de hipersensibilidade pode ser detectado através de testes intradérmicos, com extratos antigênicos obtidos de dermatófitos como a tricofitina (antígenos brutos extraídos de dermatófitos). Em experimentos realizados em animais, há evidências de anticorpos antiqueratinase. Em contrapartida, outras pesquisas indicam que os antígenos de dermatófitos não penetram na derme. Ainda há muita controvérsia e os aspectos imunológicos das dermatofitoses permanecem ainda não totalmente esclarecidos.

Tratamento

O tratamento das dermatofitoses pode ser tópico ou sistêmico. No tratamento tópico, são utilizados preparados à base de tintura de iodo, ácido salicílico, ou antifúngicos em forma de creme ou soluções: cetoconazol, isoconazol, miconazol, tolciclato, clotrimazol, bifonazol, ciclopiroxolamina, terbinafina. O tratamento sistêmico é feito principalmente com derivados azólicos, cetoconazol, itraconazol e fluconazol e pela terbinafina e griseofulvina. Em infecções de unha por *T. rubrum*, a presença de clamidoconídios (estruturas de resistência em estado de dormência), como não há síntese de ergosterol, os antifúngicos que atuam na síntese desse esterol eventualmente tenham sua atuação diminuída.

Candidiases Mucocutâneas

Etiologia e patogênese

Candidíases mucocutâneas são infecções da pele, unhas ou mucosas causadas por leveduras do gênero *Candida* ocorrendo em pacientes que apresentam algum fator predisponente.

Candida faz parte da biota humana normal da mucosa oral, vaginal e do trato gastrointestinal em aproximadamente 80% da população sadia, sob a forma de leveduras. Em condições favoráveis essas leveduras aumentam em número, produzem filamento e penetram no tecido. Em todas as manifestações clínicas, *Candida albicans* tem sido a espécie mais comumente isolada seguida de *C. parapsilosis* (complexo), *C. guilliermondii*, *C. glabrata*, etc, variando as espécies não *albicans* de acordo com a localização e pesquisas realizadas.

As manifestações na pele são localizadas nos espaços interdigitais das mãos, virilha e regiões submamárias. As lesões podem ser úmidas esbranquiçadas ou eritematosas.

A candidíase das fraldas é comum em crianças, pelo contato da pele com urina. É uma condição incômoda e muito dolorosa para a criança.

Nas onicomicoses por *Candida* spp, as unhas das mãos são mais acometidas do que as unhas dos pés. A lesão começa na porção proximal da unha, pode se estender ao redor do leito ungueal, sendo a paroníquia de ocorrência comum podendo haver infecção por bactérias. As unhas se tornam sem brilho, espessadas, endurecidas com modificação da coloração para castanho-amarelada ou amarelo-esverdeada. Pacientes que submetem as mãos à constante umidade e produtos abrasivos estão mais predisponentes à infecção.

A candidíase da mucosa oral é mais comum em recém-nascidos e raros em adultos, tendo sido considerada como indicador de AIDS, nesta população. As lesões são esbranquiçadas, aderidas à mucosa, deixando base avermelhada pela sua remoção, localizadas no palato mole, ponta da língua e bochechas.

A candidíase vulvovaginal é condição clínica muito comum nos consultórios de ginecologia. As vaginites causam grande desconforto, provocando prurido e descarga vaginal caseosa esbranquiçada acompanhada por disúria. É condição que ocorre em grávidas, pacientes em uso de antibioticoterapia prolongada, DIU.

Balanopostite é infecção da glande podendo apresentar-se com eritema, ou vesículas e pústula, tendo sido considerado como doença sexualmente transmissível.

A candidíase mucocutânea crônica é pouco frequente, com longa evolução clínica e resistência ao tratamento. Está associada à alteração imunológica ou endócrina podendo ser de origem congênita.

Epidemiologia

A candidíase tem distribuição universal, ocorrendo em indivíduos de ambos os sexos e em diferentes faixas etárias. Na maioria dos casos, a fonte de infecção é endógena, mas a transmissão exógena tem sido relatada. Considera-se que 90% dos pacientes portadores de HIV apresentam um episódio de candidíase bucal. Com o emprego dos antirretrovirais, as infecções fúngicas em imunocomprometidos diminuíram consideravelmente, mas ainda seu número é elevado. Estima-se que aproximadamente 75% das mulheres na fase adulta, em alguma ocasião manifestam quadro de candidíase vulvovaginal. Os pacientes com HIV podem apresentar candidíase vulvovaginal de repetição, a duração é mais prolongada e o quadro clínico mais exarcebado.

Diagnóstico

O exame micológico direto de material clínico em KOH 20% ou 40%, ou de esfregaços corados com Gram evidenciam células leveduriformes, hifas e pseudo-hifas. Os cultivos em ágar Sabouraud dextrose se desenvolvem rapidamente, tem consistência cremosa cor creme, com produção de blastoconídios e pseudo-hifas.

A formação de clamidoconídios típicos quando cultivada em meio pobre de ágar fubá com tween 80% e tubo germinativo em soro fetal bovino a 37ºC, identificam *C. albicans*. A diferenciação com *C. dubliniensis* que apresenta características similares pode ser feita pelo desenvolvimento a 42ºC e crescimento em meio hipertônico ou por testes moleculares. O diagnóstico das demais espécies é realizado com provas auxanográficas de assimilação de fontes de carbono e nitrogênio e provas de fermentação de açucares. Existem sistemas automatizados e semiautomatizados que são mais rápidos e práticos. Testes moleculares são úteis para identificação de espécies pouco comuns. A acurácia na identificação específica de *Candida* é muito importante porque muitas espécies, como *C. krusei*, *C. glabrata*, *C. haemulonii*, etc, possuem resistência inata ao fluconazol e/ou anfotericina B.

Tratamento

Para a eficácia do tratamento, corrigir os fatores predisponentes antes do uso do antifúngico. Compostos de iodo, nistatina, derivados azólicos; são utilizados, dependendo da manifestação clínica.

Dermatomicoses por Fungos Filamentosos Não Dermatófitos

Etiologia e patogênese

As dermatomicoses por fungos filamentosos não dermatófitos, conhecidas como hialo-hifomicoses e feo-hifomicoses superficiais, são causadas por fungos que apresentam hifas hialinas ou melanizadas, respectivamente. O número de espécies que causa micose no homem tem aumentado nos últimos anos: *Natrassia mangiferae*, *Curvularia* spp., *Fusarium* spp., *Scapulariopsis brevicaulis*, etc., são agentes comuns dessa infecção.

As manifestações clínicas são muitas vezes confundidas com dermatofitose.

Epidemiologia

Os fungos filamentosos não dermatófitos são encontrados no solo e em plantas. A infecção é de distribuição universal, atinge indivíduos sadios e imunocomprometidos, em qualquer idade e de ambos os sexos. Pessoas que costumam andar de descalças, com atividade rural estão mais propensas a adquirir essas infecções.

Diagnóstico

O diagnóstico micológico é feito pela clarificação de escamas de pele ou fragmentos de unhas, por KOH a 20 a 40%, quando são visualizadas hifas septadas claras ou melanizadas, respectivamente, hialo-hifomicoses ou feo-hifomicoses. As hifas jovens de *Natrassia mangiferae*, em parasitismo, podem ser hialinas quando são confundidas com hifas de dermatófitos.

Os cultivos devem ser feitos em ágar Sabouraud dextrose com cloranfenicol e em ágar Sabouraud dextrose com cloranfenicol e ciclohexímida, incubados à temperatura ambiente.

Esses fungos só devem ser considerados como causa da lesão quando não for encontrado outro patógeno, e o mesmo agente for isolado em cultivos obtidos de coletas seriadas, ao menos em três ocasiões.

Tratamento

Muitas vezes, o tratamento é difícil, porque grande parte desses fungos é resistente aos antifúngicos usados na rotina médica.

Dermatomicoses por Leveduras Não *Candida* spp.

As dermatomicoses por leveduras não *Candida* podem ser causadas por *Malassezia* spp., *Trichosporon* spp., etc.

Esses agentes muitas vezes são desprezados ou não reconhecidos como causa da infecção. Unhas e pele podem ser acometidas e as lesões são muitas vezes confundidas clinicamente com dermatofitoses ou leveduroses por *Candida* spp.

Epidemiologia

As dermatomicoses por leveduras não *Candida*, têm distribuição universal sem distinção de sexo, atingindo pacientes imunocompetentes e imunocomprometidos. A sua incidência deve ser bem maior do que tem sido relatado na literatura, porque em muitos casos o exame laboratorial não é solicitado.

Diagnóstico

O diagnóstico preciso muitas vezes não é feito, porque a apresentação clínica não é patognomônica e os achados microscópicos podem ser interpretados como *Candida* spp. O diagnóstico microscópico é feito com raspado de pele e/ou unha clarificados por KOH 20 ou 40%. A cultura em ágar Sabouraud dextrose com clorafenicol e/ou ágar Dixon (*Malassezia* spp.), se desenvolve em dois a quatro dias. Os cultivos são então identificados pela macro, micromorfologia e testes bioquímicos.

Tratamento

Depende da levedura identificada, uma vez que alguns isolados não são sensíveis aos antifúngicos como anfotericina B, fluconazol, e azólicos convencionais. Cetoconazol ou itraconazol sistêmico podem ser usados com relativo sucesso.

Bibliografia

1. Fischman O, Pires de Camargo Z, Meireles MCA.Genital white piedra: an emerging fungal disease? Pan American Health Organization Scientific Publication. Nº 196 PAHO Washington DC. 1980;70-76.
2. Fischman O. Piedra negra in Brazil. A contribution to its study in Manaus (State of Amazonas). Mycopathologia. 1965;25:201-204.
3. Guého E, Improvisi I, de Hoog GS, Dupont B. *Trichosporon* on humans: a practical account. Mycoses. 1994;37:3-10.
4. Guého E, Migdlay G, Guillot J. The genus Malassezia with description of four new species. Antonie van Leeuwenhoek. 1996;69:337-355.
5. Graser Y, Scott J, Summerbell RC. The new species concept in dermatophytes- a polyphasic approach. Mycopathologia. 2008;166:239-256.
6. Harmsen D, Schwinn A, Brocker EB, Frosch M. Molecular differentiation of dermatophyte fungi. Mycoses. 1999;42:67-70.
7. Lacaz CS, Porto E, Martins JEC, Heins-Vaccari E, Melo NT. Tratado de micologia médica. 9ª ed. São Paulo: Sarvier; 2002.
8. Rebell G, Taplin D. Dermatophytes. Their recognition and identification. Coral Gables: University of Miami Press; 1970.
9. Rippon JW. Medical mycology. The pathogenic fungi and pathogenic actinomycetes. 3ª ed. Philadelphia: WB Saunders; 1988.
10. Severo LC, Bassanesi MC, Londero AT. Tinea nigra: report of four cases observed in Rio Grande do Sul (Brazil) and a review of Brazilian literature. Mycopathologia. 1994;126:157, 162.
11. Sidrim JJC, Rocha MFG. Micologia Médica à luz de Autores Contemporâneos.Ed. Guanabara Koogan S.A. 2004.
12. Taglialegna R. Onicomicose por *Trichophyton rubrum*: avaliação biológica comparativa entre as células fúngicas obtidas diretamente de pacientes e isoladas de culturas e estudo da atividade proteolítica de amostras genotipadas pelo polimorfismo da região espaçadora não transcrita do DNA ribossômico – Tese de doutoramento apresentada à Faculdade de Medicina de Ribeirão Preto, USP, 2010.
13. Zaitz et al. Compêndio de Micologia Médica. 2ª Ed. Rio de Janeiro: Guanabara Koogan; 2010.

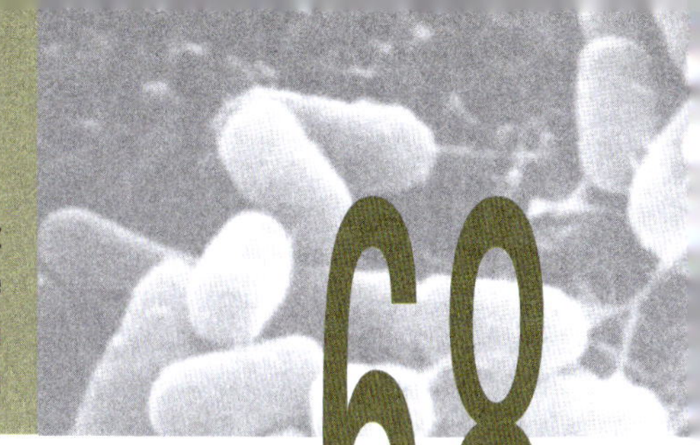

Olga Fischman Gompertz
Walderez Gambale
Benedito Corrêa
Claudete Rodrigues Paula

68

Micoses Subcutâneas

Esporotricose, Cromoblastomicose, Feo-hifomicose, Eumicetomas e Lobomicose

Os agentes de micoses subcutâneas vivem em estado saprofítico no solo, nos vegetais e nos animais de vida livre, e são parasitas acidentais do homem e dos animais, que se infectam por ocasião de um traumatismo na pele, com material contaminado. Em geral, a micose localiza-se na pele e no tecido subcutâneo, próximo ao ponto de inoculação, e é rara sua disseminação.

As micoses subcutâneas são: esporotricose, cromoblastomicose, feo-hifomicose, eumicetoma e lobomicose.

Esporotricose

Etiologia e patogênese

O agente da esporotricose é *Sporothrix schenckii*, fungo dimórfico, ubiquitário na natureza, onde vive, principalmente, no solo e em vegetais. Atualmente, baseado em aspectos fisiológicos e moleculares, considera-se a espécie *S.schenckii* um complexo composto pelas seguintes espécies: *S.schenckii sensu strictu, S. brasiliensis, S.globosa, S. mexicana e S. luriei*. A forma clínica da micose e sua patologia dependem do local de penetração do microrganismo e da resposta do hospedeiro.

A forma mais comum é a linfocutânea que compromete pele, tecido subcutâneo e gânglios linfáticos regionais. No local de penetração do fungo, forma-se uma lesão ulcerada e, geralmente, ao longo do trajeto de um linfático aparecem nódulos que amolecem, rompem-se e eliminam pus.

Esporotricose disseminada ou envolvendo mucosas não é comum. Pacientes imunodeprimidos apresentam risco da disseminação da infecção. A esporotricose pulmonar tem sido atribuída à inalação de propágulos do fungo.

Epidemiologia

Os reservatórios naturais de *Sporothrix schenckii* são os vegetais e o solo. O fungo é encontrado também na água, em materiais orgânicos e em animais aparentemente sadios.

A doença tem sido verificada em cavalos, cães, felinos, tatus, ratos, mulas, raposas, camelos e golfinhos que apresentam patologia semelhante à do homem. Ocasionalmente, esses animais podem agir como vetores do fungo. A esporotricose apresenta distribuição universal, ainda que seja mais frequente nos seguintes países: Brasil, México, África do Sul, Colômbia, além da América Central. Acomete mais jardineiros, horticultores, floristas, mineiros e outros, sendo considerada micose profissional. Transmissão zoonótica tem sido descrita em casos isolados ou em surtos. Veterinários e enfermeiros, bem como proprietários de gatos com esporotricose, são considerados categorias de risco para aquisição da doença.

Os episódios epidêmicos registrados são raros e geralmente estão relacionados a uma mesma fonte de infecção. Um dos relatos mais importantes foi o ocorrido entre os anos de 1941 e 1944 em uma mina de ouro de Transvaal, na África do Sul, quando 2825 mineiros adquiriram a esporotricose. Neste episódio ficou constatado que a fonte de infecção foi a madeira, contaminada com *S.schenckii*, que servia de sustentação dos túneis das minas.

No Brasil, epidemias de esporotricose em seres humanos resultante da transmissão zoonótica, principalmente por gatos, têm sido relatadas na região metropolitana do Rio de Janeiro. No período de 1998 a dezembro de 2009, mais de 2.000 casos da doença em humanos e 3.000 casos em gatos foram diagnosticados no Instituto de Pesquisa Clínica Evandro Chagas (IPEC), Fiocruz, representando a maior epidemia de transmissão zoonótica de esporotricose já registrada. Embora os cães também tenham sido afetados pela doença, parece que não tem significativo potencial zoonótico. Vários estudos têm sido realizados na tentativa de entender as razões da magnitude epidêmica da Esporotricose no Rio de Janeiro, bem como da alta susceptibilidade dos gatos à infecção por *Sporothrix.*

O fungo é de baixa virulência, entretanto, alguns estudos têm demonstrado diferenças na virulência e na susceptibilidade a antifúngico entre as espécies do complexo *S. schenckii*. Entre os fatores predisponentes à infecção são citadas desnutrição, hipersensibilidade individual e alterações patológicas.

Diagnóstico

Exame microscópico direto de esfregaços de pus ou secreção corados pelos métodos de Gram ou Giemsa revela as células leveduriformes pequenas de 2 a 3 µm x 3 a 6 µm, esféricas, ovoides ou com forma de charuto ou naveta, possuindo uma ou duas gêmulas. O fungo em parasitismo, em esfregaços ou em cortes histológicos, é dificilmente visualizado.

Sporothrix schenckii é cultivado a partir dos materiais clínicos, como pus, secreção etc. Em ágar Sabouraud glicose, adicionado de cloranfenicol e ciclohexímida e, incubado à temperatura ambiente, o crescimento é observado em três a cinco dias. A colônia é geralmente branco-acinzentada, achatada, pequena; com o tempo, tende a escurecer da periferia para o centro, tornando-se membranosa e sulcada. Microscopicamente, observam-se hifas delicadas, com 1 a 2 µm de diâmetro, septadas e conídios piriformes ou esféricos, isolados ou agrupados como pétalas de uma flor, na extremidade de curtos conidióforos (Figura 68.1.). A forma leveduriforme pode ser obtida em infuso de cérebro-coração glicose ágar a 37°C em atmosfera de CO_2, ou em meios enriquecidos com proteínas, tiamina e biotina. As colônias obtidas apresentam consistência cremosa, superfície úmida, lisa e esbranquiçada. As células leveduriformes obtidas *in vitro* são ovoides a globosas ou alongadas, medindo de 2,5 a 5 µm x 3,5 a 6,5 µm de diâmetro.

Atualmente, o método de escolha para o diagnóstico de Esporotricose ainda é a cultura, porém, testes, sorológicos, histopatológicos e moleculares têm sido recentemente adaptados para o diagnóstico desta micose.

A inoculação de cultivos, em testículos de ratos, produz orquite com pus abundante, contendo numerosas células leveduriformes, alongadas, em forma de charuto, após duas a três semanas.

A conversão da fase filamentosa para leveduriforme e/ou a inoculação em animais sensíveis são importantes para diferenciar *Sporothrix schenckii* de fungos sapróbios, morfologicamente semelhantes, nos cultivos filamentosos, mas que não revertem à forma leveduriforme.

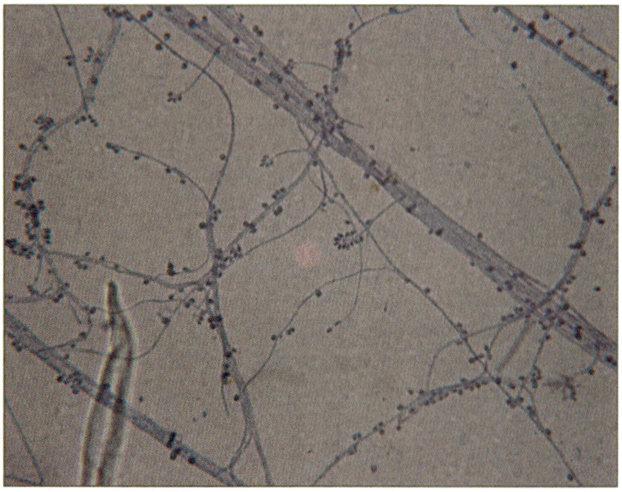

Figura 68.1 – *Conídios de* Sporothrix schenckii *dispostos como pétalas de flor (cultivo à temperatura ambiente).*

Aspectos imunológicos

Em áreas endêmicas, são encontrados indivíduos hipersensíveis que não apresentam sintomas clínicos da doença. A hipersensibilidade pode ser pesquisada pela inoculação intradérmica da esporotriquina. Uma reação positiva indica contato prévio com o fungo. Os componentes antigênicos mais ativos são as glicoproteínas da parede celular do fungo. A esporotriquina, quando preparada a partir da fração polissacarídica bruta ou de extratos purificados, apresenta maior valor diagnóstico por ser mais reativa e altamente específica.

Tratamento

A droga de eleição para o tratamento é o iodeto de potássio, por via oral, em doses crescentes. Em casos de contraindicação desse sal, iodeto de sódio a 10%, por via endovenosa, pode ser utilizado.

Anfotericina B, itraconazol e cetoconazol têm sido também utilizados com resultados variáveis, dependendo da forma clínica da doença.

Cromoblastomicose

Etiologia e patogênese

A cromoblastomicose é também denominada cromomicose, dermatite verrucosa, dermatite verrucosa cromoparasitária. Os agentes etiológicos são fungos pigmentados (demácios) pertencentes aos gêneros *Fonsecaea, Cladophialophora, Phialophora* e *Rhinocladiella. Fonsecaea pedrosoi* é espécie predominante no Brasil; *Cladophialophora carrionii (= Cladosporium cariionii),* tem sido isolado no Brasil, Venezuela e Austrália; *Phialophora verrucosa* é mais frequente em regiões frias da América do Norte; *Rhinocladiella aquaspersa* e, mais recentemente, *Exophiala jeanselmei* e *Exophiala castellanii* têm sido citados como agentes da doença. No Brasil, casuística maior da doença tem sido registrada no Estado do Pará. Embora pertencentes a gêneros e espécies diferentes, esses fungos causam os mesmos sintomas clínicos e apresentam-se em parasitismo com a mesma estrutura morfológica.

A infecção caracteriza-se pela formação de nódulos cutâneos verrugosos de desenvolvimento lento e, posteriormente, vegetações papilomatosas, que podem ou não se ulcerar, apresentando em seu conjunto o aspecto de couve-flor nos estágios mais avançados da moléstia.

Geralmente, as lesões são unilaterais e confinadas aos membros inferiores, embora possam também ocorrer nos membros superiores, face, orelha, pescoço, tórax, ombros e nádegas. A moléstia localiza-se de preferência na pele e no tecido subcutâneo, propagando-se, às vezes, à rede linfática da região afetada. Alguns autores têm descrito casos de localização cutânea com metástase cerebral, bem como disseminação hematógena.

Epidemiologia

A micose é essencialmente tropical e subtropical. O primeiro caso foi descrito, no Brasil, por Rudolph, em 1914, sem descrição do seu agente etiológico.

Os fungos causadores de cromoblastomicose têm seu hábitat no solo e em vegetais e são frequentemente isolados de matéria orgânica como madeiras apodrecidas e lixo de florestas. É considerada micose ocupacional, pois os casos descritos em literatura estão relacionados com agricultores, lavradores, atividades em que o indivíduo fica exposto com maior frequência a traumas acidentais, principalmente em áreas descobertas do corpo. Fatores climatológicos locais podem influenciar o tipo de lesão e os fungos causadores da doença.

A casuística maior tem ocorrido em indivíduos do sexo masculino, sem predominância de raça.

Diagnóstico

O exame microscópico do pus ou crostas das escamas revela estruturas globosas, de cor marrom, devido à melanina em suas paredes celulares, geralmente agrupadas (Figura 68.2). Elementos septados em dois planos denominados corpo ou talo muriforme e corpos escleróticos são característicos da micose.

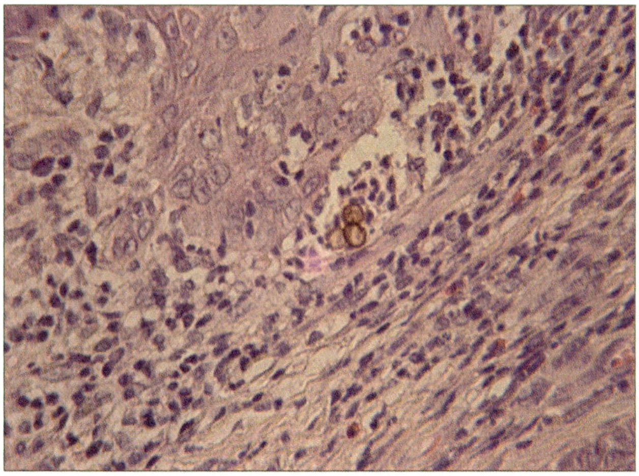

Figura 68.2 – *Histopatológico de cromoblatomicose (HE).Células de cor marrom.*

Material das lesões deve ser cultivado em ágar Sabouraud glicose, com ou sem adição de cloranfenicol e ciclohexímida.

Os agentes da cromoblastomicose se desenvolvem lentamente; as colônias apresentam aspecto aveludado ou algodonoso, variando da cor esverdeada a marrom-escuro ou negro, com hifas septadas escuras. A identificação das espécies só é possível através da morfologia microscópica do aparelho de conidiação ou órgãos de frutificação.

O tipo cladospório é caracterizado por conidióforos de comprimentos variados que suportam conídios unicelulares, em cadeia, conectados por espessos disjuntores, que são porções da parede celular que ligam um conídio a outro. Os conídios que fazem parte das cadeias ramificadas podem apresentar até três disjuntores. Como o desenvolvimento se dá por brotamento, o conídio distal é o mais jovem (Figura 68.3).

O tipo rinocladiela distingue-se por seus conidióforos simples, com células alargadas assumindo a forma de bastão. Dessas células conidiogênicas originam-se conídios ovalados, que podem apresentar distribuição lateral-pleurógenos, apical-acrógenos ou lateral e apical-acropleurógenos. Quando os conídios se destacam, mostram um disjuntor, que revela o ponto em que o conídio se prende ao conidióforo (Figura 68.4).

O tipo fialófora apresenta célula conidiogênica distinta chamada fiálide, em forma de ânfora ou de frasco, que ocorre na porção terminal ou ao longo do micélio. Os conídios, ovais e pequenos, formados na extremidade da fiálide, podem acumular-se ao redor dessa área, dando a aparência de "flores em um vaso" (Figura 68.5).

O gênero *Fonsecaea* apresenta frutificação dos três tipos, e os mais comuns são os tipos cladospório e rinocla-

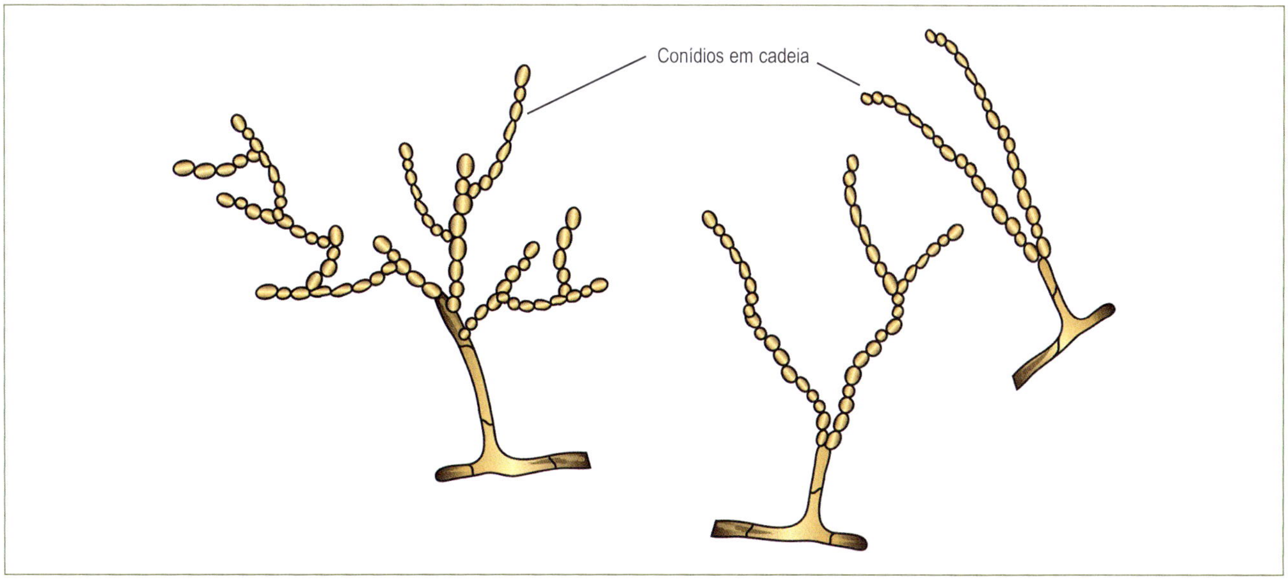

Figura 68.3 – *Conidiação acrógena (nos extremos das hifas), formando cadeias, encontradas no gênero* Cladosporium.

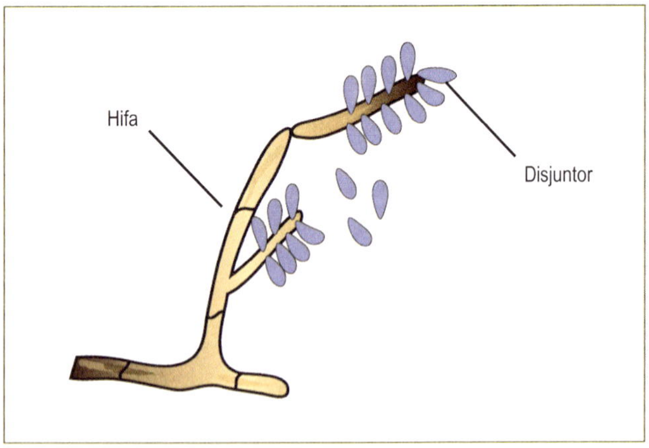

Figura 68.4 – *Conidiação acropleurógena (nos extremos e nas laterais das hifas), encontrada no gênero* Rhinocladiella.

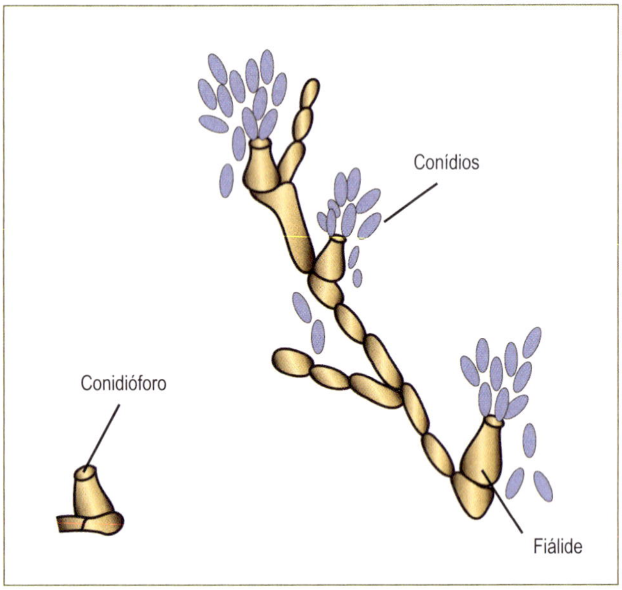

Figura 68.5 – *Conidiação a partir de um conidióforo em forma de vaso ou garrafa, encontrada no gênero* Phialophora.

diela. No gênero *Phialophora*, verifica-se apenas frutificação tipo fialófora; no gênero *Cladosporium*, somente frutificação do tipo cladospório e no gênero *Rhinocladiella* (antiga *Acrotheca*) a frutificação é do tipo rinocladiela.

Tratamento

Diversas drogas e procedimentos têm sido usados no tratamento da cromoblastomicose. Eletrocoagulação, tratamento cirúrgico, 5-fluorocitosina, tiabendazol, anfotericina B intralesional e, mais recentemente, crioterapia e itraconazol vêm sendo empregados com melhores perspectivas.

O êxito do tratamento dependerá sempre do tempo de evolução e da forma clínica da micose. Seguimento clínico e micológico por longo tempo é aconselhável para uma avaliação segura e efetiva.

Feo-Hifomicose

Etiologia e patogênese

O termo feo-hifomicose (do grego phaeo = escuro), proposto a partir de 1974, refere-se a todas as micoses causadas por fungos que no tecido do hospedeiro apresentam micélio septado escuro, acompanhado ou não de elementos leveduriformes, com presença de melanina na parede celular. A manifestação subcutânea é a mais frequente, embora sejam descritas formas sistêmicas e cutâneas.

Os agentes etiológicos são, na sua maioria, fungos oportunistas, parasitas ou patógenos de plantas, pertencentes aos gêneros *Exophiala*, *Cladophialophora*, *Phialophora, Alternaria, Curvularia, Colletotrichum* e *Wangiella*. As espécies mais frequentemente isoladas da feo-hifomicose subcutânea são *Exophiala jeanselmei*, *Wangiella dermatitidis* e *Exophiala spinifera*. Grande número de casos tem sido diagnosticado somente em bases histopatológicas, sem a identificação do agente pelo cultivo. No Brasil, as seguintes espécies foram identificadas em casos de feo-hifomicose subcutânea: *Phialophora bubakii*, *Phialophora parasitica*, *Cladophialophora elatum*, *Exophiala spinifera*, *Colletotrichum gloeosporioides* e *Exophiala jeanselmei*. Os fungos causadores de feo-hifomicose também podem causar cromoblastomicose ou eumicetoma, dependendo da predisposição do hospedeiro.

Epidemiologia

Os agentes de feo-hifomicose subcutânea apresentam distribuição universal e são isolados de plantas, do solo e de matéria orgânica em decomposição. Penetram no organismo através de traumatismo e apresentam, em geral, baixa patogenicidade.

Diagnóstico

O diagnóstico é feito pela demonstração das hifas escuras, septadas, às vezes toruloides, com intumescência a intervalos, em microscopia direta e em cortes histológicos. Diferenciam-se, portanto, dos corpos escleróticos encontrados na cromoblastomicose, e dos grãos ou drusas, típicos dos eumicetomas. A cultura é importante para a diferenciação das espécies. O meio de cultivo não deve conter cicloheximida. Os cultivos são escuros e apresentam micromorfologia variada de acordo com a espécie.

Tratamento

O tratamento cirúrgico geralmente resulta em cura completa. Antimicóticos como anfotericina B, 5-fluorocitosina e itraconazol, têm sido utilizados.

Eumicetomas

Etiologia e patogênese

Micetomas são lesões produzidas por espécies de bactérias dos gêneros *Actinomyces* e *Nocardia* ou por fungos que nos tecidos formam emaranhado de filamentos ou hifas conhecidos como grãos ou drusas. Distinguem-se, pois, o micetoma actinomicótico e o micetoma eumicótico. O micetoma causado por fungos é denominado eumicetoma, micetoma eumicótico ou maduromicótico. Essa última denominação deve-se a sua descoberta na cidade de Madura, na Índia.

Os grãos de eumicetoma são de tamanho e morfologia variados, com coloração branca, branco-amarelada ou negra. Geralmente, há aumento de volume na região atingida, aparecimento de fístulas sinuosas e produção de pus com grãos. No Brasil, o número de casos não é muito elevado, prevendo-se, no entanto, que sua ocorrência seja maior. Os agentes mais envolvidos são: *Pseudoallescheria boydii* (grãos brancos), *Madurella grisea*, *Madurella mycetomatis* (grãos negros), *Acremonium falciforme*, *Acremonium killiense*, *Acremonium recifei* (grãos brancos) e *Pirenochaeta romeroi* (grãos negros), que já foram isolados também, mas em baixa frequência.

Clinicamente, a tríade tumefação granulomatosa com formação de abscessos, fístula e eliminação de grãos (aglomerados de hifas) é sugestiva de micetoma.

Epidemiologia

O micetoma eumicótico é bastante comum na Índia, nos países do Oeste da África, em Senegal, em Congo, no Sudão e em Madagáscar. Na América do Sul, o agente mais frequente é *Madurella grisea*.

A micose se localiza geralmente nos pés, nas pernas e nos braços, onde o fungo penetra por traumatismo. Os agentes etiológicos vivem principalmente em vegetais, madeira, solo; alguns, além de atingir pele e tecido subcutâneo, podem também lesar os ossos.

A micose é diagnosticada mais frequentemente em indivíduos do sexo masculino que têm alguma atividade rural.

Diagnóstico

O diagnóstico clínico é confirmado laboratorialmente pelo achado de grãos, de diferentes texturas, cores e tamanhos. A cor e a morfologia do grão podem sugerir o agente específico. *Madurella mycetomatis* produz grãos negros, grandes, duros, em que as hifas são unidas por substâncias tipo cimento. *Madurella grisea*, *Pirenochatea romeroi*, grãos negros de tamanho médio; *Pseudoallescheria boydii*, *Acremonium falciforme*, *Acremonium recifei*, grãos brancos de tamanho pequeno ou médio. Cortes histológicos corados pelo PAS e Grocott são úteis no estudo da micose.

A identificação do fungo é feita pela micromorfologia do grão e da cultura. Provas bioquímicas são muitas vezes empregadas como recursos auxiliares na caracterização do micro-organismo.

Tratamento

O tratamento abrange drenagem cirúrgica, antimicóticos intralesionais e amputação radical do membro atingido, nos casos mais avançados da micose. Anfotericina B, miconazol, cetoconazol, itraconazol, tiabendazol e sulfas têm sido utilizados, com resultados variáveis.

Lobomicose

Etiologia e patogênese

Lobomicose, também denominada blastomicose de Jorge Lobo, doença de Jorge Lobo e blastomicose queloideana, tem como agente etiológico *Lacazia loboi*, fungo não cultivável e, portanto, de classificação incerta (Figura 68.6).

A doença caracteriza-se por apresentar lesões isoladas ou disseminadas na pele e nos tecidos subcutâneos, através de processo de autoinoculação ou via hematogênica, mantendo, entretanto, seu dermotropismo. Os aspectos dermatológicos são variados: as lesões queloidiformes são características, a evolução é longa e o estado geral do paciente não é comprometido.

As formas clínicas são classificadas em: queloidiforme, gomosa, ulcerada, verruciforme, infiltrativa, ainda que um tipo possa passar para o outro, e dois ou mais tipos são comuns no mesmo paciente. O fungo deve penetrar na pele através de traumatismos, o que explica o aparecimento de lesões em determinadas áreas do corpo. Convém ressaltar a grande incidência da doença no pavilhão auricular, devido ao hábito de alguns indivíduos de transportar apetrechos e cargas sobre os ombros, facilitando com isso o traumatismo da região.

Epidemiologia

A distribuição geográfica da micose mostra sua ocorrência em áreas de florestas densas, de clima quente e úmido. No Brasil, a maior concentração incide na região amazônica; casos em outros países da América do Sul e América Central também têm sido descritos.

A doença acomete mais frequentemente seringueiros, garimpeiros e lavradores, predominando em indivíduos do sexo masculino em contato constante com solo e vegetais, possíveis reservatórios do agente. O encontro de *Lacazia loboi* em golfinhos abre a possibilidade de seu eventual hábitat em ambiente aquático.

A moléstia foi descrita em brancos, negros e índios e, principalmente, em grupos tribais que apresentam agricultura bem desenvolvida. Não se conhece a transmissão inter-humana. A doença foi reproduzida em tatus, hamster e

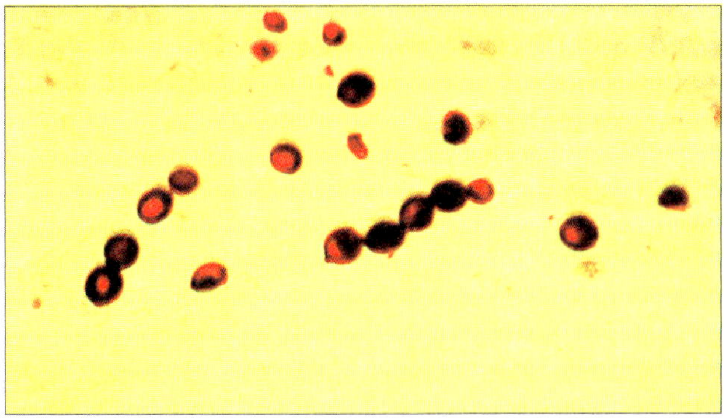

Figura 68.6 – Lacazia loboi *em tecido (coloração de Gomori). 400x.*

quelônios da Amazônia, que apresentaram lesões nodulares isoladas.

Diagnóstico

Em cortes de tecidos ou em exsudatos corados pelo HE ou ao Grocott, o fungo é visualizado como células redondas de tamanho uniforme, com parede de duplo contorno. Reproduz-se por gemulação simples ou em cadeias curtas de três a seis células, apresentando pontes tubulares que unem uma célula a outra, formando estrutura catenulada.

A riqueza de parasitas em material biológico desperta a atenção do observador.

Tratamento

Nos casos de lesões isoladas, a terapêutica indicada é a cirurgia, com retirada da lesão. Antifúngicos têm sido empregados com resultados variáveis.

Bibliografia

1. Arenas R. Micologia médica ilustrada. México: Interamericana McGraw-Hill; 1993.
2. Barros MBL, Paes RA, Schubach A. O. Sporothrix schenckii and Sporotricosis. Clinical Microbiology Reviews. 2011;p.633-654.
3. Kwong-Chung KJ, Bennett JE. Medical Mycology. Philadelphia: Lea Febiger; 1992.
4. Lacaz CS, Porto E, Martins JEC, Heins-Vaccari E, Melo NT. Tratado de micologia médica. 9ª ed. São Paulo: Sarvier; 2002.
5. Queiroz-Telles F, Esterre P, Perez-Blanco M, Vitales RG, Salgado CG, Bonifaz A. Chromoblatomycosis: an overview of clinical manifestations, diagnosis and treatment. Medical Micology. 2009;47:3-15.

Carlos Pelleschi Taborda
Olga Fischman Gompertz
Walderez Gambale
Benedito Corrêa
Claudete Rodrigues Paula

69

Micoses Sistêmicas

Paracoccidioidomicose, Coccidioidomicose, Histoplasmose, Blastomicose e Criptococose

As micoses sistêmicas apresentam uma série de características comuns. Têm distribuição geográfica limitada e ocorrem, principalmente, nas Américas, com exceção da criptococose, que é cosmopolita. Os agentes etiológicos são encontrados no solo e em dejetos de animais, e as vias aéreas superiores são a sua principal porta de entrada.

Os agentes das micoses sistêmicas são encontrados principalmente na América do Sul e Central — *Paracoccidioides brasiliensis e Paracoccidioides lutzii*; América do Norte — *Blastomyces dermatitidis*; América do Norte, América Central e América do Sul — *Coccidioides immitis e Coccidioides posadasii*, *Histoplasma capsulatum*. Surtos epidêmicos em pessoas que visitam áreas endêmicas têm sido descritos (exceto paracoccidioidomicose). Atividades profissionais podem também predispor indivíduos à micose. O clima, as características do solo e a presença de certos animais são fatores que parecem influenciar na distribuição geográfica dos fungos. As micoses sistêmicas são mais frequentes em indivíduos do sexo masculino, em proporções que variam até 30 homens para uma mulher. Essas micoses não são transmissíveis de homem a homem, nem do contato direto de animal ao homem.

Os agentes das micoses sistêmicas, exceto *Cryptococcus neoformans*, são termo-dimórficos. Em meio de cultura, entre 24ºC e 28ºC, e em natureza, formam colônias filamentosas formadas por hifas e conídios. Nos tecidos e em meios de cultivos especiais a 35ºC-37ºC desenvolvem a fase leveduriforme ou parasitária.

A patogenicidade nos fungos não é essencial para a sua sobrevivência ou disseminação. Geralmente, mais de 90% das infecções ou são assintomáticas, ou de muito rápida evolução. Nos poucos indivíduos que apresentam infecção crônica, ou residual, a resposta celular é um processo granulomatoso semelhante àquele da tuberculose.

Paracoccidioidomicose

Etiologia e patogênese

A paracoccidioidomicose, cujo principal agente é *Paracoccidioides brasiliensis,* foi descrita, pela primeira vez, por Adolfo Lutz, em 1908, e também é conhecida como blastomicose sul-americana, micose de Lutz-Splendore-Almeida. Essa micose tem sido muito bem estudada em certos países da América do Sul, principalmente no Brasil, na Venezuela e na Colômbia.

A análise de diferentes isolados de *P. brasiliensis* revelou a existência de grande variabilidade genética. Quatro grupos filogenéticos distintos já foram identificados: S1 (com distribuição no Brasil, Argentina, Peru, Paraguai e Venezuela), PS2 (com distribuição no Brasil e Venezuela), PS3 (somente na Colômbia) e Pb01-like (principalmente nos Estados de Mato Grosso e Rondônia e no Equador). Os três primeiros grupos filogenéticos são considerados *P. brasiliensis* e o último é considerado uma nova espécie dentro do gênero denominada *P. lutzii.*

A paracoccidioidomicose pode resultar tanto da inalação de estruturas do fungo, consideradas infectantes, como da reativação de algum foco preexistente. A classificação anatomopatológica da doença é baseada nos tipos clínicos apresentados: forma mucocutânea ou tegumentar, forma linfática ou ganglionar, forma visceral e formas mistas.

Pessoas infectadas pelo fungo podem ser classificadas em quatro diferentes categorias: aqueles que apenas carreiam o fungo, mas não apresentam nenhum sintoma aparente; pacientes com a forma aguda/subaguda da doença; pacientes com a forma crônica e, aqueles pacientes tratados que apresentam ou não sequelas.

A forma aguda ou subaguda é responsável por 15 a 20% dos casos da doença, e predomina em crianças e adolescentes, mas também acomete jovens entre 20 e 30 anos de idade. A doença progride em menos de um ano com rápida deterioração do estado do paciente, se dissemina através do sistema linfático e apresenta uma significante taxa de mortalidade. A forma crônica, que corresponde a grande maioria dos casos, afeta principalmente homens adultos entre 30 e 60 anos. Progride lentamente e os sintomas são observados muitos anos depois da infecção pelo fungo, ocorrendo devido à reativação de focos quiescentes.

O pulmão é o órgão mais frequentemente atingido, seguido pela mucosa da boca, havendo grande incidência de formas clínicas mistas. A paracoccidioidomicose aguda/

subaguda também conhecida como do "tipo juvenil" é uma das manifestações graves da micose. Histologicamente, as lesões de pele são abscessos ou inflamações granulomatosas, com centros necróticos. Nos tecidos, pus, escarro etc., observam-se as estruturas do fungo, caracterizadas por células esféricas ou ovais de tamanhos variáveis, com paredes grossas, dupla membrana, com múltiplos brotos ligados por bases estreitas à célula-mãe.

Pouco se conhece sobre os mecanismos de virulência que permitem ao fungo adaptar-se às condições presentes no tecido do hospedeiro. Podemos assumir que o dimorfismo é um fator de virulência importante, já que em sua ausência não se daria a conversão dos conídios em leveduras no pulmão. A parede celular desperta grande interesse e concentra muitos estudos acerta de sua biossíntese e composição. Polissacarídeos da parede celular podem estar em pauta, relacionados à sua virulência. Estudos bioquímicos sobre os polissacarídeos da parede celular do fungo na forma filamentosa e de levedura mostraram que os principais constituintes são: glucanas, quitina, proteínas e lipídios.

A virulência de *P. brasiliensis* tem sido associada à α-1,3 glucana contida na parede da célula leveduriforme do fungo, entretanto, outros estudos indicam uma contradição a esta observação e demonstram que a virulência das células leveduriformes de *P. brasiliensis* não esta correlacionado com os níveis de α-1,3 glucana na parede celular.

A capacidade de *P. brasiliensis* em sintetizar melanina foi evidenciada *in vitro* e durante a infecção. A produção de melanina parece contribuir para a virulência do fungo, pela redução da fagocitose das leveduras por macrófagos e pelo aumento da resistência do patógeno contra o ataque dessas células efetoras. Leveduras melanizadas também são menos susceptíveis a alguns grupos de antifúngicos, particularmente à anfotericina B.

Além de ser fundamental do diagnóstico sorológico da paracoccidioidomicose, a glicoproteína de 43 kDa (gp43) tem sido assinalada como fator virulência, demonstrando se ligar especificamente na laminina, proteína da matriz extracelular. Esta ligação induz um aumento na adesão do fungo às células epiteliais.

Epidemiologia

A paracoccidioidomicose distribui-se pelas regiões tropicais e subtropicais da América Latina, estendendo-se do México até a Argentina; não foram descritos casos no Chile, na Nicarágua, em El Salvador, na Guiana, em Suriname e em algumas ilhas do Caribe. Casos relatados nos EUA, na Europa, Ásia, África e nas Ilhas Canárias correspondem a pacientes que haviam antes residido em áreas endêmicas, não sendo, portanto, autóctones. O período de incubação nesses casos tem sido de 10 a 20 anos ou mais.

Existem muitos pontos não esclarecidos sobre a epidemiologia da paracoccidioidomicose. Admite-se que o fungo vive no solo, em lugares úmidos e ricos em proteínas, onde a temperatura experimenta variações mínimas. Não é conhecida a existência de vetores e a ocorrência natural da micose em animais é discutível. Há registros de isolamentos esporádicos do fungo do solo, de fezes de morcego, de ração de cães e de pinguim procedente da Antártica. A reprodução desses achados, no entanto, não tem sido conseguida por outros investigadores.

Durante um estudo para identificação de hospedeiros silvestres de *Leishmania*, um grupo de pesquisadores isolaram *P. brasiliensis* a partir de vísceras de tatus silvestres da espécie *Dasypus novemcinctus* na região do Pará. A partir daí, novos isolamentos de *P. brasiliensis* de vísceras destes animais foram obtidos em regiões endêmicas da paracoccidioidomicose no Brasil e em outros países da América do Sul, sugerindo que os tatus podem ser um reservatório natural do fungo e são capazes de desenvolver a doença por ele causada. O estudo dos hábitos e da área geográfica habitada por estes animais mostrou uma correlação positiva com regiões de endemia da micose. O fungo já foi isolado de outras espécies de animais silvestres tais como porquinho da índia (*Cavia aperea*) e porco-espinho (*Shiggurus spinosus*), além de animais domésticos como o cão.

Não foi descrito nenhum surto epidêmico da paracoccidioidomicose e o reconhecimento de regiões endêmicas baseia-se, exclusivamente, em inquéritos epidemiológicos e nos achados da doença. Entretanto, micro surto foi descritos em algumas regiões endêmicas como em Botucatu (SP), Foz do Iguaçu (PR) e em algumas cidades do Estado de Rondônia.

A paracoccidioidomicose não é uma doença de notificação compulsória em todos os Estados da união, e mesmo naqueles onde há, os dados são incompletos.

Estudo de mortalidade realizado entre 1996 a 2006 indicou a paracoccidioidomicose como causa básica de morte de 51,2% de indivíduos que foram a óbito entre as micoses sistêmicas. Ao considerar a AIDS como causa básica de morte e as micoses sistêmicas associadas, a paracoccidioidomicose representou 1,4% de óbitos dentro deste grupo.

A paracoccidioidomicose afeta principalmente indivíduos adultos do sexo masculino, dedicados principalmente a atividades agrícolas. A menor incidência em mulheres parece antes relacionada com fatores hormonais do que à exposição ao fungo. Estudos indicam que presença do hormônio feminino 17-β-estradiol (E_2) inibi a transformação de micélio (forma infectante) para levedura (forma parasitária), condição indispensável para instalação da doença.

Diagnóstico

O diagnóstico laboratorial baseia-se no exame microscópico direto do espécime clínico como pus, escarro secreções etc. *Paracoccidioides* spp. apresenta grande variedade morfológica, podendo apresentar-se como células isoladas, caliciformes, com um brotamento ou com muitos brotos e células catenuladas. No entanto, células leveduriformes, de 10 a 40 até 60 μm, de parede birrefringente, com três ou mais brotamentos, que se ligam à célula-mãe por base estreita, são características morfológicas de *Paracoccidioides* spp. (Figura 69.1.). Em cortes histológicos, evidencia-se melhor a forma com muitos brotamentos, em toda a periferia do fungo, quando se usa coloração de metenamina prata de Grocott (Figura 69.2.).

A cultura permite a verificação de formas micelianas e leveduriformes dependendo da temperatura empregada. *Paracoccidioides* spp. é um fungo de crescimento lento; a 25ºC-28ºC, em ágar Sabouraud glicose, após duas a três semanas de incubação, verifica-se desenvolvimento de colônias brancas lisas, produzindo micélio aéreo curto. Microscopicamente, observam-se hifas septadas, poucos conídios, alguns clamidoconídios. A fase leveduriforme é obtida a 35ºC; os cultivos são cremosos, brilhantes, com a formação de células arredondadas, com brotamentos, semelhantes às estruturas verificadas em parasitismo. O cobaio é particularmente sensível, apresentando orquite após 20 a 30 dias, quando inoculado por via intratesticular (em desuso).

O diagnóstico de rotina é feito pelo exame microscópico do material coletado da lesão. Na impossibilidade

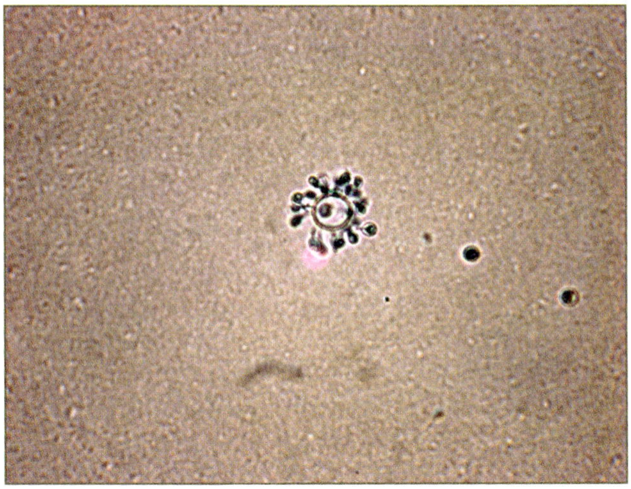

Figura 69.1 – *Células leveduriformes com multibrotamento de* Paracoccidioides brasiliensis. *Cultura em BHI ágar a 37ºC. Coloração com azul lactofenol. 400x.*

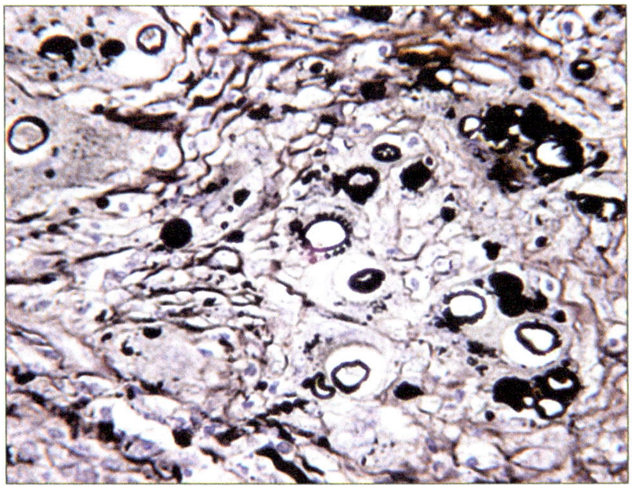

Figura 69.2 – *Corte histológico de Paracoccidioidomicose. Coloração de metenamina de prata. 400 x*

de obtenção desse material, pode-se recorrer a testes sorológicos como reação de fixação do complemento (em desuso), reação de precipitação em gel de ágar e outros, que têm também valor prognóstico, permitindo acompanhar a evolução da micose. A fração antigênica específica de *Paracoccidioides brasiliensis* é conhecida como antígeno E_2, uma glicoproteína de 43 kDa (gp43) encontrada em praticamente 100% dos soros dos pacientes com paracoccidioidomicose. Anticorpos presentes no soro de pacientes infectados com *P. lutzii* podem não reagir, nos ensaios sorológicos, com antígenos preparados a partir de isolados de *P. brasiliensis*. Estudos estão sendo conduzidos para melhorar a especificidade e sensibilidade dos testes sorológicos de pacientes infectados com *P. lutzii*.

Aspectos imunológicos

A imunidade celular é mais significativa do que a humoral. Embora anticorpos circulantes possam ser detectados no curso da doença, anticorpos protetores e não protetores estão presentes. A pesquisa da hipersensibilidade tardia, com paracoccidioidina intradérmica, é útil para detectar áreas endêmicas. Pode também ser utilizada para avaliar a imunidade celular nos pacientes com paracoccidioidomicose. Nos casos graves, quando negativa, sugere prognóstico desfavorável.

Tratamento

De acordo com a forma clínica e o estado imunológico do paciente, são adotados diferentes esquemas terapêuticos. Utilizam-se sulfamidas, isoladas ou associadas à trimetoprim, anfotericina B, miconazol, itraconazol. A avaliação clínica micológica e sorológica dos pacientes deve ser feita, periodicamente, por longo prazo, mesmo após o término do tratamento, que deve ser bastante extenso.

Dose de manutenção, por um período aproximado de dois anos, após cura clínica, micológica e sorológica, tem sido preconizada.

Coccidioidomicose

Etiologia e patogênese

A coccidioidomicose é causada pelos fungos *Coccidioides immitis* (ocorre principalmente no centro e sul da Califórnia, com o Vale de San Joaquin sendo a região de maior endemicidade) e *Coccidioides posadasii* (ocorre em uma região mais ampla dos EUA principalmente no Arizona, Texas e Novo México. Além dos EUA, México, América Central e América do Sul apresentam áreas endêmicas. No Brasil, casos são relatados nos Estados do Piauí, Maranhão e Ceará), fungo sapróbio do solo, preferencialmente de áreas desérticas e semidesérticas. A infecção estabelece-se pela inalação de artroconídios, transportados pelas correntes aéreas. Nos pulmões, aparecem esférulas de 20 a 100 µm de diâmetro, de paredes grossas, contendo numerosos endósporos globosos ou irregulares de 2 a 5 µm de diâmetro. A ruptura das esférulas libera os endósporos que desenvolvem novas esférulas, continuando o ciclo parasitário. Em aproximadamente 40% das pessoas infectadas, desenvolve-se pneumonia aguda, com pleurisia, e, em não mais de 5% delas, a doença evolui para quadro pulmonar crônico cavitário, semelhante ao observado na tuberculose. Raramente ocorre disseminação linfo-hematogênica com o aparecimento de lesões granulomatosas, supurativas em órgãos e tecidos – pele, ossos, articulações, inclusive meninges. Às vezes, são observadas erupções cutâneas, como eritema multiforme nodoso, que provavelmente representam resposta alérgica aos antígenos do fungo ou aos tecidos por ele alterados.

A infecção é frequentemente assintomática, demonstrada pelo teste de hipersensibilidade tardia, com coccidioidina intradérmica.

A classificação de *Coccidioides immitis/Coccidioides posadasii* é incerta, não tendo sido verificada a fase sexuada do fungo. Os estudos citológicos sobre formação dos artroconídios e as características ultraestruturais permitiram a classificação do agente entre os *Ascomycota*.

Epidemiologia

A coccidioidomicose é endêmica em áreas desérticas da América do Norte, América Central e América do Sul. *C. immitis* está limitado geograficamente à região do vale de San Joaquin, na Califórnia/EUA, enquanto *C. posadasii* é encontrado no deserto a sudoeste dos Estados Unidos, México e América do Sul. No Brasil, têm sido descritos casos esporádicos, em pacientes provenientes de regiões com as características mencionadas como no Ceará, Maranhão e Piauí.

A incidência é maior em trabalhadores rurais, horticultores, vaqueiros e caçadores de tatu no Brasil. As condições de clima e solo são importantes para o desenvolvimento e a disseminação do *Coccidioides immitis/Coccidioides posadasii*.

Diagnóstico

O diagnóstico presuntivo tem por base dados epidemiológicos, sintomas clínicos, resposta à coccidioidina e detecção de anticorpos. A presença de esférulas com endoconídios no material clínico ou em cortes de tecidos e o cultivo do fungo estabelecem o diagnóstico definitivo (Figura 69.3).

Testes sorológicos são úteis para estabelecer o diagnóstico e no acompanhamento clínico-laboratorial dos pacientes. A sensibilidade dos métodos sorológicos podem atingir 90% dos pacientes, entretanto, em pacientes com Aids, este índice pode diminuir significantemente. Anticorpos podem ser indetectáveis nos três primeiros meses da infecção aguda.

Nos cultivos a 24°C a 28°C, observam-se colônias brancas, algodonosas, ricas em artroconídios. Em condições especiais — meios enriquecidos com líquido ascítico, atmosfera de CO_2 e incubação a 37°C —, pode-se obter o desenvolvimento de esférulas e hifas. Devem-se tomar cuidados especiais no manuseio das culturas, por serem altamente infectantes.

Quando a forma micelial é inoculada em camundongos ou cobaios, observa-se sua reversão a esférulas, com abundantes endósporos no seu interior.

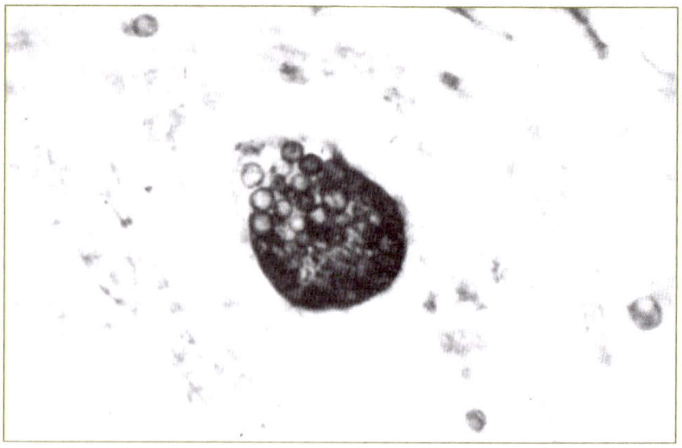

Figura 69.3 – *Esférulas de* Coccidioides immitis *contendo numerosos endósporos (endoconídios). Material de pulmão. Coloração pela prata. 1.000x.*

Aspectos imunológicos

A coccidioidina, filtrado bruto de cultivos de *Coccidioides immitis/C. posadasii*, é utilizada em reações intradérmicas, em reações de fixação do complemento e de precipitação. Nas primeiras semanas da doença, a maioria dos pacientes tem reação intradérmica positiva. Os anticorpos precipitantes são verificados posteriormente e os anticorpos fixadores de complemento são os últimos a aparecerem, permanecendo por mais tempo.

Tratamento

Na maioria dos pacientes, a infecção primária pulmonar resolve espontaneamente sem a necessidade de tratamento com antifúngicos. Em pacientes com fatores de risco como AIDS, transplantados ou submetidos a terapias com corticosteroides, a utilização de antifúngicos é necessária. A droga de escolha no tratamento da coccidioidomicose é a anfotericina B administrada como monoterapia ou associada com itraconazol. Miconazol, cetoconazol, fluconazol e outros derivados imidazólicos apresentam resultados limitados.

Blastomicose

Etiologia e patogênese

É micose comum na América do Norte; casos esporádicos foram descritos na Europa e na África. O agente etiológico é *Blastomyces dermatitidis* (forma assexuada) de *Ajellomyces dermatitidis* (forma sexuada), fungo dimórfico, que nos tecidos se desenvolve sob a forma de levedura unibrotante e nos cultivos, à temperatura ambiente, apresenta a forma miceliana. É classificado entre *Ascomycota*.

A blastomicose inicia-se geralmente nos pulmões, após inalação dos propágulos, disseminando-se hematogenicamente, com predileção pelos ossos e pele. O aparecimento de lesões cutâneas primárias sugere a introdução do fungo por traumatismos.

Os pacientes podem apresentar sintomatologia compatível com tuberculose, gripe, pneumonia ou carcinoma — febre, dispneia, tosse, perda de peso. Na pele, lesões verrucosas e crostosas, com margens serpiginosas, são as mais comuns. Osteomielite, periostite e artrites são os mais importantes aspectos do envolvimento ósseo. O sistema geniturinário pode também ser atingido.

Há destruição dos tecidos após inflamação granulomatosa e formação de microabscessos, no interior dos quais se observam células leveduriformes típicas.

Epidemiologia

A blastomicose é endêmica em certas regiões dos Estados Unidos, como no Vale do Mississippi e no Canadá. Casos autóctones foram descritos na Índia, em Israel, em países da África, da Europa e da América Latina. Nos Estados Unidos, foram relatadas algumas epidemias de blastomicose.

A micose é mais frequente em pacientes adultos, que têm atividade rural. O hábitat natural do *Blastomyces dermatitidis* permanece um enigma, e o seu nicho ecológico é desconhecido. É possível que o micro-organismo permaneça em estado latente, por muito tempo, no solo e em material orgânico em decomposição, adquirindo sua atividade somente em condições ambientais e climáticas particulares, nas estações mais frias.

Diagnóstico

A observação direta do fungo nos materiais clínicos e a cultura confirmam o diagnóstico. As estruturas típicas do fungo em parasitismo são células leveduriformes de 8 a 15 μm, de parede espessa, com um brotamento que se liga à célula-mãe, por uma base larga. Os testes sorológicos apresentam baixa sensibilidade e especificidade.

Cultivos à temperatura ambiente são filamentosos, brancos, não característicos. A reversão para a fase leveduriforme, à temperatura de 36°C, evidencia os elementos arredondados, unibrotantes.

Aspectos imunológicos

A imunologia da blastomicose é a menos conhecida entre as micoses sistêmicas. Sabe-se que a doença ocorre em pessoas sem histórico prévio de doenças ou outros fatores predisponentes.

O uso da blastomicina não é útil no diagnóstico e prognóstico da blastomicose. Reações cruzadas, com histoplasmina e coccidioidina, são comuns, principalmente no início da doença.

Até o presente, as avaliações sorológicas e imunológicas são de valor muito restrito ou nulo.

Tratamento

Em virtude da evolução muitas vezes rápida e fatal, os pacientes devem ser submetidos a tratamento o mais breve possível. Anfotericina B e itraconazol são antimicóticos empregados com sucesso.

Histoplasmose

Etiologia e patogênese

A histoplasmose clássica é causada pelo *Histoplasma capsulatum* var. *capsulatum*, cuja fase sexuada ou teleomórfica é *Ajellomyces capsulatum*. *Histoplasma capsulatum* é fungo dimórfico, apresentando em vida livre a fase de bolor e, em vida parasitária, a fase de levedura.

A histoplasmose resulta da inalação do fungo, desenvolvendo-se a primoinfecção no pulmão. Na maioria dos indivíduos, o quadro infeccioso inicial é subclínico, assintomático, passando despercebido, ou com sintomas de infecção viral, do tipo resfriado comum. Como sequelas, podem ficar calcificações residuais nodulares no pulmão, semelhantes ao que ocorre na tuberculose. Em raros casos, *Histoplasma capsulatum* dissemina-se por meio das células do sistema retículo endotelial atingindo o baço, o fígado, os rins, as supra-renais, o pâncreas, a medula óssea e os testículos e ainda manifestar quadro clínico clássico de lesões ulceradas na mucosa orofaríngea ou perioroficiais. A histoplasmose pode coexistir com diversas moléstias granulomatosas dos pulmões, como tuberculose e sarcoidose.

A principal característica do *Histoplasma capsulatum* é ser um fungo que parasita quase exclusivamente o citoplasma das células do sistema retículo endotelial. No interior dessas células fagocíticas, observam-se formas de levedura, pequenas, redondas ou ovais.

Epidemiologia

Histoplasma capsulatum é de distribuição cosmopolita, e ocorre em solos com vegetais em decomposição e principalmente em solos ricos em dejetos de aves e morcegos. São frequentes relatos de microepidemias em grupos de indivíduos que visitam grutas habitadas por morcegos ou em contato com galinheiros, pombais e casas desabitadas.

Através de inquéritos epidemiológicos com histoplasmina, verifica-se que as regiões de maior endemicidade se encontram nos Estados Unidos e em alguns países da América do Sul. No Brasil, os inquéritos mostram resultados variáveis, com valores médios em torno de 20% de positividade ao teste intradérmico com histoplasmina.

Embora a histoplasmose tenha sido considerada rara no Brasil, atualmente tem aumentado o número de casos principalmente associados a pacientes com síndrome de imunodeficiência adquirida (AIDS).

Diagnóstico

Histoplasma capsulatum é de difícil visualização no exame microscópico direto do material clínico e precisa ser diferenciado de outros parasitas intracelulares como *Leishmania donovani* e *Toxoplasma gondii*, leveduras pequenas de *B. dermatitidis*, células leveduriformes de *Penicillium marneffei*, *Cryptococcus neoformans* e endoconidios de esférulas jovens de *Coccidioides* spp. Em esfregaços corados pelo Giemsa, eventualmente podem ser visualizadas as células arredondadas ou ovaladas, pequenas, dentro de macrófagos. Os cortes histológicos de material de biópsia, corados por HE, PAS ou Grocott-Gomory, mostram intenso parasitismo nas células do sistema retículo endotelial (Figura 69.4).

O isolamento do fungo, em cultivo, é o método de comprovação diagnóstica mais seguro, com a desvantagem de ser demorado. Em pacientes com AIDS, o isolamento do fungo a partir de material clínico é mais rápido. Os isolamentos podem ser conseguidos em ágar Sabouraud dextrose e ágar infuso de cérebro-coração, acrescidos de ciclohexímida e cloranfenicol, respectivamente, incubados à temperatura de 25ºC e 37ºC. A 25ºC a colônia, que apresenta desenvolvimento lento, tem aparência algodonosa branca e, microscopicamente, observam-se hifas delicadas, septadas, com microconídios lisos e macroconídios lisos ou equinulados (Figura 69.5). A 37ºC, a colônia é leveduriforme, de cor creme e aspecto membranoso. Microscopicamente, observam-se células leveduriformes pequenas, ovais e com brotamento único.

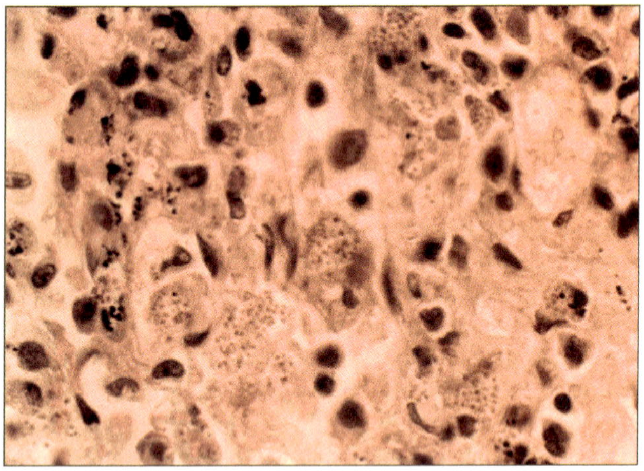

Figura 69.4 – *Parasitismo intracelular de* Histoplasma capsulatum. *1000x.*

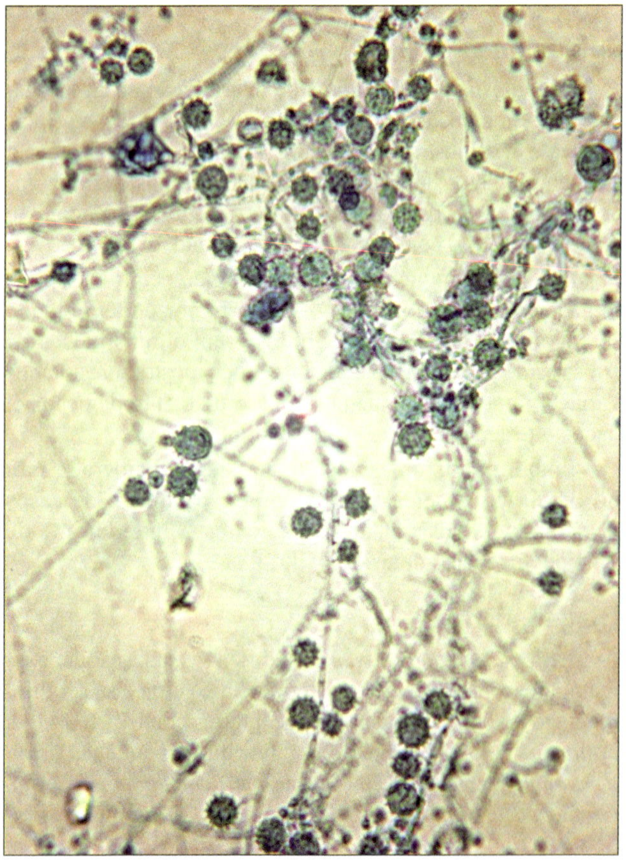

Figura 69.5 – *Macroconídios e microconídios de* Histoplasma capsulatum. *Cultura em ágar Sabouraud a 25ºC. 400x.*

O isolamento de *Histoplasma capsulatum* pode ser obtido também por meio de inoculação intraperitoneal, de material de biópsia, em animais de laboratório e posterior semeadura de fragmentos de fígado, baço e pulmão nos meios de cultivo.

Aspectos imunológicos

A intradermorreação com histoplasmina tem pouco valor diagnóstico e é utilizada apenas em inquéritos epidemiológicos. Quando positiva, apesar de ocorrerem reações cruzadas com outros fungos como *Blastomyces dermatitidis* e *Paracoccidioides brasiliensis*, sugere infecção pregressa ou presente. Os anticorpos podem ser detectados por testes imunológicos de fixação do complemento, imunodifusão em gel e contraimunoeletroforese.

Tratamento

A histoplasmose disseminada é tratada com anfotericina B. Como drogas alternativas, cetoconazol e itraconazol podem também ser empregados.

Histoplasmose africana

A histoplasmose africana é causada por *Histoplasma capsulatum* var. *duboisii* e é caracterizada por formas clínicas localizadas, de evolução crônica, com manifestações cutâneas, ósseas e linfáticas. Pele e osso são os locais mais frequentemente invadidos. É restrita a determinadas regiões do continente africano. O diagnóstico é feito pela observação, ao exame microscópico direto ou histopatológico, de grande quantidade de leveduras ovaladas, grandes e com localização extracelular. Nesta variedade, as células em brotamento, presentes no tecido do paciente, diferem da var. *capsulatum* pelo seu tamanho (8-15 μm comparados aos 2-4 μm da var. *capsulatum*), paredes mais espessas e cicatrizes de brotamento ou istmos mais proeminentes.

Criptococose

Etiologia e patogênese

Cryptoccocus é um gênero polifilético que inclui mais de 50 espécies. *Cryptococcus neoformas* e *Cryptococcus gattii* são consideradas as únicas espécies patogênicas para humanos, dentro deste gênero, pela capacidade de crescer a 37º C. Outras espécies como *C. albidus, C. laurentii* e *C. curvatus* podem ocasionalmente causar a infecções em humanos. *Cryptococcus neoformans* tem duas variedades, var. *grubii* e var. *neoformans* e, dois sorotipos, que são capazes de recombinar e forma um híbrido: *C. neformans* var *grubii* (sorotipo A) e *C. neoformans* var *neoformans* (sorotipos D e A/D). A espécie *C. gattii* apresenta dois sorotipos, B e C.

A fase sexual ou teleomórfica de *C. neoformans* é *Filobasidiella neoformans* e a forma teleomórfica de *C. gattii* é *Filobasidiella bacillispora*, considerados basidiomicetos. A doença causada por estes fungos, a criptococose é uma infecção subaguda ou crônica, em vida parasitária, isto é, nos tecidos, o micro-organismo aparece como célula leveduriforme, capsulada e, algumas vezes, com brotamento.

O fungo é inalado atingindo como primeiro órgão os pulmões, com tropismo para o SNC, ocasionando meningite criptocócica. A criptococose, como a candidíase, é uma das principais infecções em pacientes com AIDS, apresentando alta morbidade e mortalidade.

Epidemiologia

A criptococose é de distribuição universal. Leveduras de *C. neoformans* tem sido associadas a solo contendo fezes de pombos e de outras aves enquanto *C. gattii* é encontrado principalmente associada a frutos, casco e folhas de eucalipto (*E. tereticornis* e *E. camaldulensis*).

C. gattii tem maior prevalência em áreas tropicais e subtropicais da Austrália, África, Ásia, Califórnia (EUA) e América do Sul, mas, pode ocorrer em zonas de clima temperadas. No México, Nova Guiné, Vancouver (Canadá) esta variedade tem sido isolada ao carvalho. *C. neoformans* é de distribuição universal. O isolamento do fungo no leite e de sucos de várias frutas já foi relatado.

A forma encontrada no meio ambiente é a capsulada, com diâmetro muito pequeno (< 1 µm), fato que favorece a sua penetração nos alvéolos pulmonares. O fungo pode sobreviver em material dessecado por vários meses e até anos, de modo que diversos substratos contaminados podem agir como fontes de infecção durante tempo prolongado.

A importância clínica dos cinco sorotipos de *C. neoformans* (A, B, C, D e AD) e dois sorogrupos (A/D e B/C) varia segundo as regiões e o tipo de paciente. Os sorogrupos podem ser separados de acordo com a composição química do material capsular. O sorogrupo A/D é o mais frequente, pode ser isolado em altas concentrações de fezes de pombo (30%) e caracteriza o *C. neoformans* var. *neoformans*.

O sorogrupo A/D é o mais frequente e caracteriza as variedades *grubii* e *neoformans*. Entre os sorotipos, o A é o mais frequente. Devido ao aumento da incidência da criptococose mundial, os estudos para a caracterização dos sorotipos têm contribuído com os estudos epidemiológicos deste micro-organismo.

O sorogrupo B/C é menos comum, apresentando maior incidência nas regiões tropicais, subtropicais e eventualmente zonas temperadas, tendo sido isolado de folhas, casca e frutos de eucalipto.

Numerosas técnicas moleculares têm sido aplicadas para subtipar isolados de *C. neoformans* e *C. gattii, entretanto*, somente algumas, PCR *fingerprinting, RAPD (DNA polimórfico amplificado ao acaso), RFLP (polimorfismo de tamanho dos fragmentos de restrição) AFLP (polimorfismo de tamanho dos fragmentos amplificados) e MLST (tipagem de sequência multilocus)* mostraram-se eficientes em produzir resultados comparáveis.

Por PCR *fingerprinting e* AFLP, os tipos moleculares encontram-se classificados da seguinte maneira:

- VNI/AFLP1 (variedade *grubii, sorotipo A),*
- *VNII/AFLP1A (variedade grubii, sorotipo A),*
- *VNIII/AFLP3 (sorotipo AD),*
- *VNIV/AFLP2 (variedade neoformans, sorotipo D),*
- *VGI/AFLP4 (sorotipo B),*
- *VGII/AFLP6 (sorotipo B),*
- *VGIII/AFLP5 (sorotipo B),*
- *VGIV/AFLP7 (sorotipo C).*

A criptococose acomete principalmente indivíduos com AIDS, mas tem sido relatados casos em grávidas, transplantados, pacientes com linfoma tratados com drogas citotóxicas e pacientes tratados com altas doses de corticoides como no lupos eritematoso sistêmico. A doença não é exclusiva de pacientes imunossuprimidos, indivíduos aparentemente imunocompetendes também desenvolvem a doença principalmente, por *C. gattii.*

Como principais fatores de virulência de *C. neoformans*, podemos citar a cápsula, melanina e as enzimas: fosfolipase, proteinase, urease e fenol-oxidase

Diagnóstico

O diagnóstico é feito pelo exame microscópico dos materiais clínicos – liquor, pus, escarro. A técnica de contraste pela tinta-da-china ou Nankin permite evidenciar a espessa cápsula do *Cryptococcus* (Figura 69.6).

O fungo apresenta desenvolvimento rápido em meio de cultura com ou sem antibiótico; em três a sete dias crescem colônias úmidas brilhantes, mucoides, cuja cor varia do branco-creme ao amarelo-marrom. As leveduras têm forma esférica, reproduzem-se por brotamento, geralmente unipolar, que se separam rapidamente da célula-mãe. Por isso, ao microscópio, são visualizadas células de diferentes tamanhos.

Pela inoculação intracerebral em camundongos jovens, pode-se recuperar o fungo.

Cryptococcus neoformans apresenta-se sempre sob a forma de levedura em culturas e em tecidos (Figura 69.7). A cápsula polissacarídica inibe a fagocitose. Essa cápsula é visualizada, além de preparações com tinta Nankin, pela reação de intumescimento da cápsula, ao se suspender as células com anti-soro homólogo. Em cortes histológicos, a coloração de mucicarmim evidencia melhor as estruturas do *Cryptococcus neoformans*, revelando cápsula com coloração avermelhada.

Este fungo produz a enzima fenol-oxidase, que polimeriza, a partir de orto ou para-difenóis, compostos semelhantes à melanina. Em meios de cultivo com dopa ou dopamina, entre outras substâncias, *Cryptococcus neoformans* apresenta-se com coloração marrom-escura à negra, devido à ação desta enzima, o que não ocorre com outras espécies

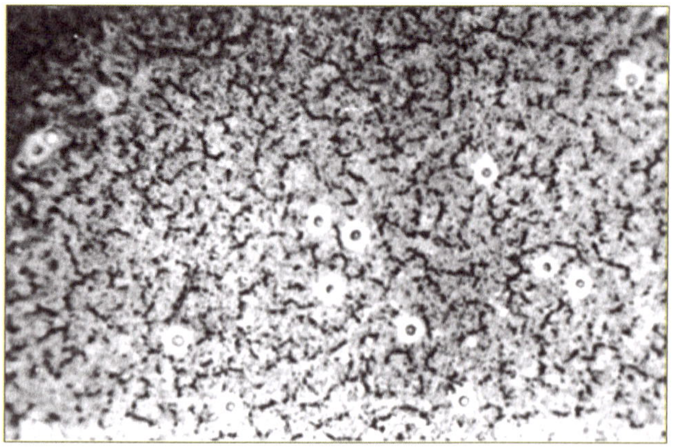

Figura 69.6 – *Liquor contendo* Cryptococcus neoformans *mostrando espessa cápsula. Coloração de tinta Nankin. 400x.*

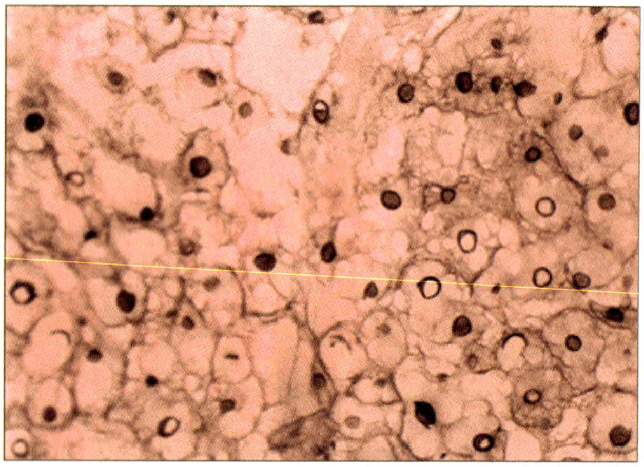

Figura 69.7 – *Corte histológico com* C. neoformans *(coloração de HE). 400x.*

do mesmo gênero e com outras leveduras como *Candida albicans*.

O meio de CGB (canavanina, glicina e azul de bromotimol) separa bioquimicamente duas espécies: *C. neoformans* e *C. gattii*. *C. gattii* utiliza a glicina, cresce no meio com a canavanina e torna o meio de cultivo azul-cobalto. O sorogrupo A/D não cresce neste meio de cultura, permanecendo inalterado em sua cor.

A sorotipagem é outra etapa importante e existe *kit* comercial para a determinação dos cinco sorotipos de *C. neoformans*. É um teste de aglutinação em lâmina com antissoros específicos. A tipagem molecular mostra-se atualmente mais útil.

Aspectos imunológicos

O sorodiagnóstico da infecção por *Cryptococcus neoformans* tem recebido muita atenção por parte dos pesquisadores. Por causa da natureza imunologicamente inerte do polissacarídeo capsular, há pouca resposta humoral ou alérgica.

A presença do antígeno pode ser determinada pelo teste de aglutinação de partículas de látex, sensibilizadas com anticorpos anti*Cryptococcus*. A prova é específica, quando usada com controles apropriados.

Os testes de imunofluorescência indireta e de fixação do complemento são empregados para verificar a presença de anticorpos. No entanto, podem ocorrer falso-positivos ou falso-negativos.

Tratamento

As criptococoses do sistema nervoso central ou visceral são as formas mais graves da micose. O êxito do tratamento está na dependência do diagnóstico precoce e do estado geral do indivíduo. Anfotericina B tem sido empregada isoladamente ou associada a 5-fluorcitosina. O fluconazol tem sido atualmente, empregado.

Bibliografia

1. Anaissie EJ, McGinnis MR, Pfaller MA. Clinical Mycology. Elsevier; 2009.
2. Braude AI, Davis CE, Fierer J. Medical microbiology and infectious diseases. Philadelphia: WB Saunders; 1981.
3. Casadevall A, Perfect JR. *Cryptococcus neoformans*. Washington: ASM Press; 1998.
4. Franco M, Lacaz CS et al. Paracoccidiodomycosis. Boca Raton: CRC Press; 1994.
5. Kwon-Chung KJ, Bennett JE. Medical mycology. Philadelphia: Lea Febiger; 1992.
6. Lacaz CS, Porto E, Martins JEC, Heins-Vaccari E, Melo NT. Tratado de micologia médica. 9ª ed. São Paulo: Sarvier; 2002.

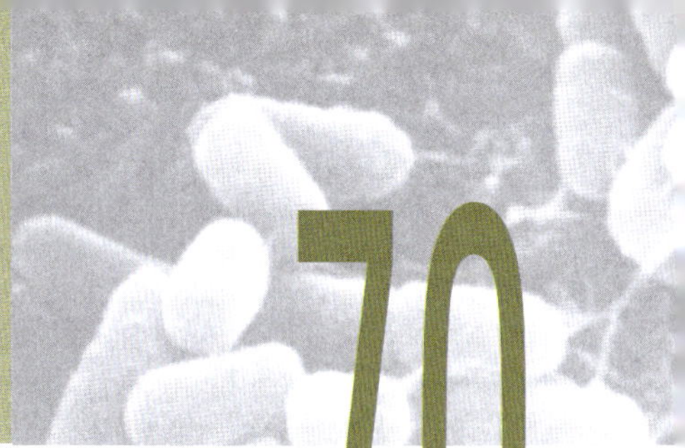

Olga Fischman Gompertz
Walderez Gambale
Benedito Corrêa
Claudete Rodrigues Paula

70

Micoses Oportunísticas e Outras Micoses

Candidiase, Aspergilose, Mucormicose, Fusariose, Pneumocistose, Peniciliose, Tricosporonose, Oculomicose e Otomicose

Micoses oportunísticas são infecções cosmopolitas causadas por fungos de baixa virulência, que convivem pacificamente com o hospedeiro, mas, ao encontrarem condições favoráveis, como distúrbios do sistema imunodefensivo, desenvolvem seu poder patogênico, invadindo os tecidos. Atingem indivíduos de ambos os sexos, de todas as faixas etárias e raças.

Os fatores que predispõem às micoses oportunísticas podem ser classificados em: fatores intrínsecos ou próprios do hospedeiro, como neoplasias, diabetes, hemopatias diversas, síndrome da imunodeficiência adquirida (AIDS) e todas as doenças que alteram a imunidade celular, velhice, gravidez, prematuridade, entre outros; fatores extrínsecos, como antibioticoterapia, corticoidoterapia, antiblásticos, cirurgia de transplantes e ambientes hospitalares contaminados.

Para considerar um fungo como o agente responsável por determinada micose oportunística, os seguintes critérios devem ser respeitados: observação do fungo ao exame microscópico direto, em reiteradas ocasiões ou em material de biópsia; isolamento do mesmo agente em culturas seriadas; e não identificação de outro agente patogênico.

Da longa lista de fungos oportunistas, destacam-se *Aspergillus* spp., *Candida* spp., *Mucor* spp., *Rhizopus* spp., e *Cryptococcus neoformans* (já referido entre as micoses sistêmicas) entre os mais frequentemente identificados.

O diagnóstico preciso e precoce das micoses oportunísticas tem resultado em tratamento adequado e sobrevida mais longa.

Candidíase

Etiologia e patogênese

A candidíase, também denominada candidose, é infecção causada por fungos do gênero *Candida*. O agente mais comum é *Candida albicans*, mas outras espécies têm sido também identificadas como: *C. tropicalis*, *C. glabrata*, *C. krusei*, *C. parapsilosis*, *C. kefyr*, *C. guilliermondii*, *C. lusitanae*. Outras espécies emergentes como *C. rugosa*, *C. famata*, *C. utilis*, *C. lipolytica*, *C. norvegensis*. *C. inconspicua* e *C. dubliniensis* também tem sido isoladas de casos tanto de doenças superficiais como de invasivas.

C. albicans tem sido isolada da boca, do tubo digestivo, do intestino, da orofaringe, da vagina e da pele de indivíduos sadios.

A maior parte das infecções causadas por *C. albicans* é de origem endógena. Mais recentemente, a transmissão exógena, principalmente intra-hospitalar, de *C. albicans* e de outras espécies do gênero, tem sido relatada.

Vários fatores contribuem para o desenvolvimento de uma candidose, fatores esses resumidos a seguir:

- fatores intrínsicos do hospedeiro:
  - fisiológicos: velhice, prematuridade, gravidez;
  - patológicos: no decurso de doenças crônicas, como diabetes, tuberculose, neoplasias, endocrinopatias, hemopatias e outras;
- fatores extrínsecos:
  - medicamentos: antibióticos, corticoides, anticoncepcionais, drogas antiblásticas;
  - intervenções cirúrgicas: cardíacas, transplantes renais, introdução de sondas, cateteres, aparelhos de respiração artificial, operações prolongadas;
  - agentes físicos: traumatismos, queimaduras, irradiações.

Como a maioria das infecções é endógena, dependentes principalmente de uma diminuição da resistência do hospedeiro, as candidoses podem ter localizações das mais variadas desde cutâneo-mucosas até disseminadas e atingindo várias vísceras.

O fungo tem poder invasivo em pacientes debilitados pelo tratamento com antibióticos e drogas imunossupressoras e no decurso de doenças crônicas. Prolongando-se a vida dos indivíduos, ao mesmo tempo, aumenta-se a possibilidade das infecções oportunísticas, o que tem acontecido em todos os países.

A candidíase da mucosa oral, também chamada de estomatite cremosa ou sapinho, caracteriza-se pelo aparecimento de placas brancas, isoladas ou confluentes, aderentes à mucosa, com aspecto membranoso e, às vezes, rodeadas por halo eritematoso. Essa forma da micose é a mais frequente em pacientes gravemente enfermos e em recém-nascidos quando se associa à candidíase da mucosa vaginal da mãe. A candidíase oral é considerada indicador de AIDS em pacientes pertencentes aos grupos de maior risco. A infecção pode propagar-se por continuidade à faringe, laringe, esôfago e, eventualmente, disseminar-se por via hematogênica.

Na mucosa vaginal, as lesões assemelham-se às da boca e são encontradas principalmente em pacientes grávidas com corrimento, em diabéticas ou em pacientes que recebem terapêutica antimicrobiana prolongada. No homem, a balanite, infecção na glande, por *C. albicans*, pode ser encontrada, e é comumente considerada como sexualmente adquirida.

A candidíase cutaneomucosa crônica é rara, acometendo geralmente pacientes com deficiências imunológicas, anomalias genéticas e endócrinas.

A candidíase cutânea generalizada é comumente crônica e é observada em pacientes com deficiências nutricionais e em imunodeprimidos. As lesões são eritematosas, crostosas e com exsudatos. *C. albicans* é o agente mais frequente; *C. krusei*, *C. tropicalis*, *C. parapsilosis* e *C. guilliermondii* são também identificadas nesses processos.

Podem ocorrer lesões alérgicas secundárias, distantes dos focos ativos, que se caracterizam por serem vesiculares agrupadas e estéreis. Essas reações são denominadas candídides.

A candidíase sistêmica é grave. O diagnóstico em vida é difícil devido ao polimorfismo das lesões, variabilidade de sinais e sintomas que não são específicos. O isolamento do micro-organismo do sangue nem sempre é conseguido.

As principais localizações da candidíase sistêmica se verificam nos seguintes órgãos: rins, cérebro, coração, trato digestivo, brônquios, pulmões e sangue. Febre, mal-estar geral, dor muscular, erupção cutânea e endoftalmites são alguns dos sintomas mais frequentes.

Endocardites por *Candida* ocorrem em pacientes com defeitos vasculares, viciados em drogas e em pacientes imunocomprometidos. *C. tropicalis* e *C. parapsilosis* são as espécies mais comuns nesses processos.

Deve ser ressaltada a importância das leveduras do gênero *Candida* em relação às infecções hospitalares. *C. albicans* e outras espécies do gênero em particular, *C. tropicalis* e *C. parapsilosis*, *C. glabrata, C. krusei* e *C. lusitaniae* são importantes patógenos responsáveis por quadros de candidemias (infecções sanguíneas) nos hospitais, estimando-se em 10% a 12% seu valor sobre todas as infecções.

Estudos sobre as candidemias, nos Estados Unidos, revelaram um aumento de 200% entre 1979 e 2000. A morbidade e mortalidade associadas com estas infecções são significativas e está bem estabelecido que esta infecção fúngica hospitalar constitui-se em importante problema de saúde pública.

Epidemiologia

A distribuição das leveduras do gênero *Candida* é muito ampla no meio ambiente, fazendo parte da microbiota normal ou participando de algumas doenças. *C. albicans* só ocorre no solo e na água quando estes são contaminados por dejetos humanos e de animais. Vários trabalhos tem relatado o isolamento de espécies de *Candida* em ambiente hospitalar (superfícies de paredes de UTI, de salas de cirurgia, de brinquedos em brinquedoteca, sistemas de climatização artificial e das mãos de profissionais médicos, enfermeiras e atendentes). Infecções oportunísticas por *Candida* spp. são de grande interesse, e sua pesquisa tem aumentado nas três últimas décadas. Candidíase sistêmica é descrita em 20% a 40% de pacientes com câncer e em aproximadamente 25% dos pacientes que recebem transplantes de medula óssea.

Marcadores epidemiológicos são importantes para explicar a origem das infecções por *Candida* spp. em hospitais, ajudando na prevenção, no diagnóstico e no tratamento, principalmente em pacientes imunodeprimidos. Entre os marcadores mais empregados para a biotipagem, destacam-se a resposta às toxinas *killer*, a morfotipagem, a sorotipagem e a cariotipagem. Atualmente, com os recentes avanços da biologia molecular, vários métodos de tipagem têm sido utilizados para investigações epidemiológicas, muitas vezes esclarecendo surtos hospitalares por essas leveduras.

Diagnóstico

O diagnóstico da candidíase é feito através do exame direto do espécime clínico. A verificação da forma invasiva do fungo, que são as hifas e células leveduriformes, em material de biópsia ou raspado das lesões, fundamenta o diagnóstico de candidíase. As hifas são septadas, com septos espaçados; próximos aos septos aparecem as células leveduriformes, que podem ser arredondadas ou ovaladas. As colorações mais indicadas para cortes histológicos são a metanamina prata de Grocott e o PAS (Figura 70.1).

As diferentes espécies de *Candida* podem ser isoladas em ágar Sabouraud glicose, desenvolvendo-se como colônias cremosas, de cor creme, formadas por elementos leveduriformes, ovais ou arredondadas. Pseudo-hifas podem-se desenvolver. Atualmente, o meio cromogênico CHROMagar *Candida* tem sido utilizado como forma de isolamento primário e identificação presuntiva de algumas espécies de *Candida*. Nesse meio, as colônias de *Candida albicans* apresentam coloração verde, as de *C. tropicalis*, azul, e as de *C. krusei* e outras espécies, coloração rosa.

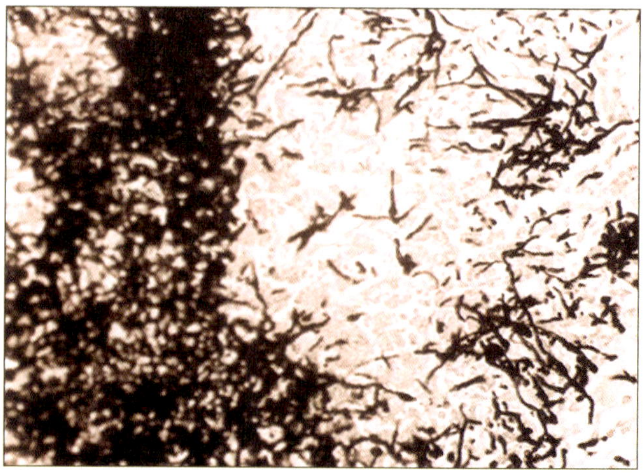

Figura 70.1 – *Histopatológico de lesão de candidíase mostrando células leveduriforme e filamentação. Coloração Grocott.*

A identificação de *C. albicans* pode ser obtida pela formação de tubo germinativo em soro fetal bovino após incubação a 37°C, durante três horas (Figura 70.2), ou pela produção de clamidoconídios em meio de ágar fubá, à temperatura ambiente (Figura 70.3).

A classificação das espécies de *Candida* baseia-se em provas fisiológicas de assimilação de fontes de carbono e de nitrogênio e de fermentação de açúcares.

Atualmente, existem no mercado métodos automatizados para um diagnóstico mais rápido. No entanto, esses processos devem ser usados criticamente e com interpretação adequada.

Fatores de virulência

Cada vez mais se estudam os fatores de virulência dos fungos e, no caso de *C. albicans*, pode-se salientar: dimorfismo (variação de antígenos da parede); capacidade de filamentação, adesinas, produção de enzimas (proteinases e fosfolipases) e *switching* (variações fenotípicas). Toxinas produzidas por esta levedura ainda estão em estudo, sendo já citada a cândida-toxina (CT). As proteinases (saps) são os fatores de virulência mais estudados (Figura 70.4).

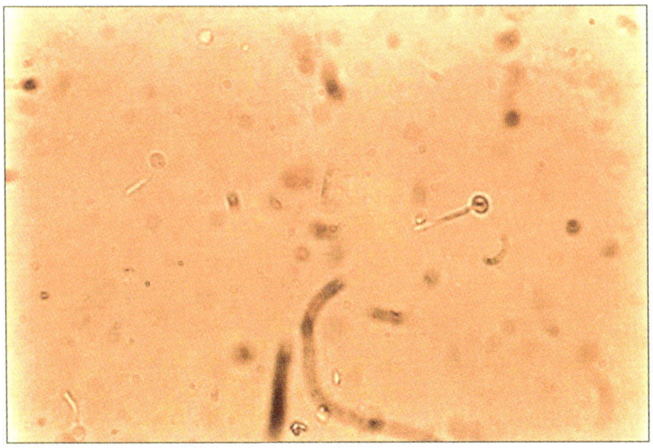

Figura 70.2 – *Tubo germinativo de* C. albicans *em soro fetal bovino*

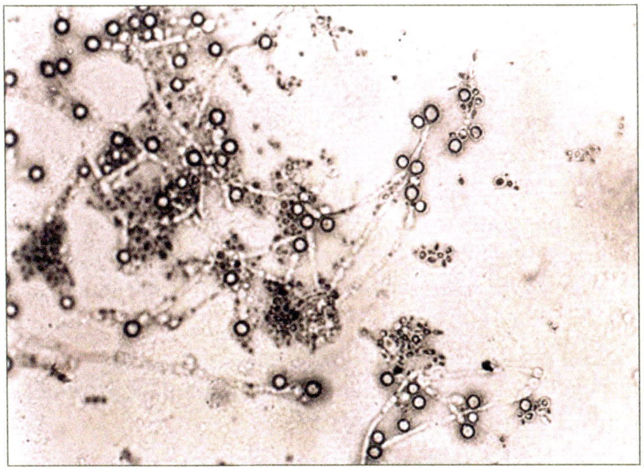

Figura 70.3 – Candida albicans *apresentando células leveduriformes com brotamento e pseudo-hifas com clamidoconídios. Cultura em ágar fubá, a 28°C. 400x.*

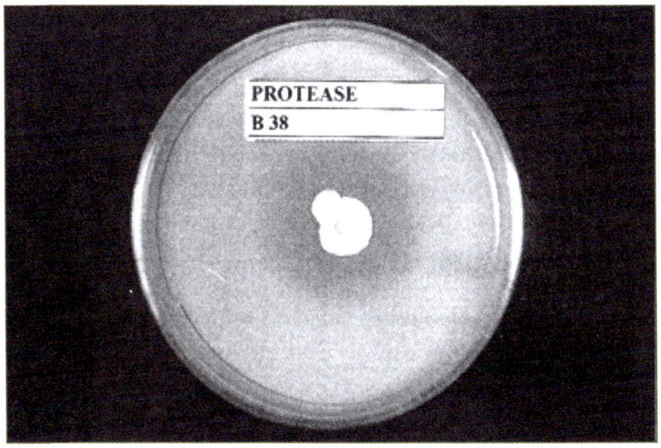

Figura 70.4 – *Produção de protease (sap) por isolado de* C. albicans *— fator de virulência.*

Tratamento

Nistatina, anfotericina B, pimaricina e imidazólicos como itraconazol, fluconazol e voriconazol, por via oral; violeta de genciana e ácido bórico tem sido empregados, dependendo da escolha, da forma clínica da micose e do estado geral do paciente. A nova droga caspofungina é altamente promissora nos casos sistêmicos.

Aspergilose

Etiologia e patogênese

Aspergillus são fungos de distribuição universal, com mais de 200 espécies conhecidas. O nome *Aspergillus* foi dado ao gênero pela semelhança que o fungo apresenta com o aparelho usado pelo padre para aspergir água benta. Em virtude da ampla distribuição de seus conídios, esses fungos são contaminantes comuns em laboratórios, hospitais, espécimes clínicos, alimentos, bebidas, etc. As espécies mais relacionadas à doença humana são *Aspergillus fumigatus*, *A. flavus*, *A. niger*, *A. nidulans*, *A. terreus*.

Diferente do gênero *Candida*, *Aspergillus* não faz parte da biota do homem sadio, sendo considerados oportunistas, produzindo doença, quando encontram condições que favorecem a sua implantação. Além dos quadros infecciosos, podem causar alergias ou intoxicações. A aspergilose alérgica ocorre frequentemente em indivíduos que manuseiam feno ou resíduos contaminados com o fungo. As micotoxicoses são mais relacionadas com animais que ingerem rações contaminadas com metabólitos tóxicos produzidos por *Aspergillus* spp.

Os principais quadros clínicos observados no homem são: aspergilose cutânea, otomicose aspergilar, aspergilose ocular, onicomicose aspergilar, aspergiloma ou bola fúngica e aspergilose pulmonar invasiva.

A forma cutânea pode ser primária quando ocorre a inoculação do fungo ou secundária, como manifestação da disseminação hematogênica a partir de um foco primário, em geral, pulmonar. O aspecto das lesões cutâneas é polimórfico: pápulas, pústulas, nódulos, abscessos, lesões necrosantes podem ser observados.

A otomicose aspergilar é condição secundária à lesão eczematosa em pacientes em uso de antibióticoterapia e corticoidoterapia. As espécies mais envolvidas são *A. niger*, *A. fumigatus* e *A. flavus*. As onicomicoses por *Aspergillus* são comuns em unhas alteradas por traumas, psoríase, sendo o agente mais frequentemente isolado *A. terreus*. As aspergiloses oculares acometem mais trabalhadores rurais, cortadores de cana de açúcar, pela implantação traumática do fungo no globo ocular. *A. flavus* é a espécie mais isolada nessas infecções.

O aspergiloma ou bola fúngica é uma colonização do fungo em cavidade pulmonar, geralmente associada à tuberculose que deixou sequelas, produzida principalmente por *A. fumigatus*.

A aspergilose invasiva, infecção de origem nosocomial é uma das causas mais frequentes da manifestação em pacientes com imunocomprometimento apresentando elevado índice de morbíletalidade. Acomete pacientes com neutropenia prolongada, transplantados, leucêmicos, portadores de câncer em quimioterapia, alcoólatras. Outros fatores incluindo doença de base imunossupressora como AIDS, podem estar envolvidos na patogênese da infecção.

Mais recentemente um tipo de doentes imunocomprometidos com doença pulmonar crônica, asma e/ou gripe, têm sido reconhecidos como de risco para a aspergilose invasiva. Além dos fatores de risco do paciente, a aspergilose invasiva se caracteriza pela rapidez da progressão e disseminação determinadas pela invasão vascular por *Aspergillus* que produz infartos nos vasos sanguíneos, seguidos de necrose e isquemia no tecido servido pelo vaso.

Epidemiologia

Aspergillus spp. tem distribuição universal muito ampla, causando infecções, no homem, sob as mais variadas formas clínicas. O fungo vive no solo e em vegetais em decomposição.

A aspergilose invasiva é causada por *Aspergillus fumigatus* (90%) seguido por *A. flavus* (5%) e *Aspergillus* spp. (5%). Índices de mortalidade de até 90% têm sido registrados em AIDS e de 45% em transplantados. Cientistas brasileiros têm chamado atenção para a sua incidência, altos índices de morbidade e de mortalidade, necessitando de diagnóstico precoce e tratamento adequado.

Infecções nosocomiais têm sido registradas sendo identificados *A. niger*, *A. flavus*, *A. fumigatus*. O fungo foi isolado inclusive de aparelhos de ar condicionado refletindo a necessidade de melhores sistemas de manutenção dessa aparelhagem.

Diagnóstico

O diagnóstico da aspergilose invasiva representa um desafio para o médico. Sinais clínicos, sintomas, microscopia direta, radiografia e histopatologia, que é o padrão ouro, são importantes. No entanto, infiltrados pulmonares podem ser devidos a outros agentes infecciosos, o escarro é, muitas vezes negativo ao exame direto, culturas de sangue dificilmente são positivas e biópsias ainda que muito úteis, nem sempre podem ser realizadas, devido ao mau estado do paciente.

A demonstração do fungo em secreções, tecidos de material de biópsia, revela hifas hialinas septadas, ramificadas em ângulo de 45°; no entanto, a cultura deve ser confirmatória, pois, outros fungos filamentosos têm as mesmas características.

Outros métodos diagnósticos incluem pesquisa de galactomananas ou DNA verificado por PCR. Em alguns laboratórios, os testes de pesquisa de galactomanana têm demonstrado até 99% de sensibilidade e especificidade. Todas essas provas necessitam ser criteriosamente analisadas.

Tratamento

Está na dependência da forma clínica. Na aspergilose invasiva, Anfotericina B é a droga de escolha, com evolução variável. Na aspergilose ocular, pimaricina é o fármaco mais empregado. Em otomicoses tem sido preconizado uso de tolciclato. A aspergilose pulmonar (bola fúngica) exige procedimento cirúrgico.

Mucormicose

Etiologia e patogênese

Mucormicoses são infecções de curso agudo, na maior parte fatal, causadas por fungos da classe dos Zygomicetos, ordem Mucorales.

Os principais agentes são representados pelos gêneros: *Absidia*, *Mucor*, *Rhizopus*, *Rhizomucor* e *Apophysomyces*. Novas espécies foram descritas nos últimos anos: *Saksenaea vasiformis*, *Cunninghamella bertholletiae* isoladas de casos clínicos.

Alguns fatores associados à virulência têm sido descritos entre esses fungos. Apesar de serem reconhecidos como fungos sapróbios, não patogênicos, a maior parte das espécies é termotolerante, crescendo em temperaturas até 43°C sabe- se que espécies de gêneros *Rhizopus* sobrevivem em temperatura de 83°C por até 72 horas.

As espécies são angioinvasoras podendo se disseminar rapidamente pelos vasos sanguíneos, formando infartos e comprometimento dos tecidos afetados.

A mucormicose pode se manifestar de diferentes formas clínicas: mucormicose cutânea; mucormicose pulmonar; mucormicose rínocerebral; mucormicose gastrintestinal e mucormicose sistêmica.

A mucormicose cutânea primária é rara, com implantação do fungo na pele. Pode também ocorrer pela disseminação de doença sistêmica prévia.

A mucormicose pulmonar que se manifesta pela inoculação do fungo atinge os lobos superiores, principalmente em pacientes com diabetes mellitus podendo ser confundida com pneumonia, o que compromete o diagnóstico e tratamento.

A mucormicose gastrintestinal ocorre pela ingestão de alimentos contaminados, com formação de úlceras necróticas gástricas ou intestinais, podendo evoluir para peritonites, quando índice de mortalidade é superior a 90%. A mucormicose rinocerebral é a forma mais grave e a mais comum da doença, correspondendo a aproximadamente metade de todos os casos relatados de zigomicose, com elevadas taxas de mortalidade. Em grande número de casos está associado à cetoacidose diabética.

A mucormicose sistêmica resulta da disseminação de um foco pulmonar primário.

A mucormicose disseminada é de difícil diagnóstico pela variedade de quadros clínicos, evolução rápida, sendo a causa do óbito só reconhecida, em muitos casos, após necropsia.

Epidemiologia

Os agentes da mucormicose são fungos de distribuição universal, vivem na natureza no solo, em vegetais. A infecção ocorre geralmente em pacientes com algum fator de imunocomprometimento e atinge indivíduos de todas as raças, sem predileção por sexo ou faixa etária.

A mucormicose rinocerebral que é a forma clínica mais comum da doença, se inicia com a inalação dos esporos, colonização dos seios nasais, com comprometimento rápido dos tecidos afetados, necrose dos seios paranasais e produção de secreção nasal seropurulenta ou serossanguinolenta. Com a evolução rápida da doença ocorrem perda da visão, edema periorbital, ptose, paralisia facial, confusão mental e coma. É a forma mais dramática da doença.

Além dos fatores de virulência, reconhecidos entre os agentes de mucormicose, devem ser reconhecidos fatores de risco inerentes ao hospedeiro como diabetes mellitus, malignidade hematológica, transplantes de órgãos sólidos, transplantes de medula, insuficiência renal crônica.

Diagnóstico

O diagnóstico da mucormicose é feito pelo exame micológico direto com KOH (10-20%), pela visualização de hifas largas, não septadas. O exame histopatológico de material biopsiado deve ser corado com metenamina prata (Grocott-Gomori) ou coloração de Periodic-Acid-Schiff (PAS) quando são visualizadas as hifas características com ramificações em ângulo reto e alterações teciduais. A cultura é indispensável para identificar o agente.

Tratamento

O tratamento inclui instituição de terapia precoce, anfotericina B e correção de doenças de base que predispõem á infecção fúngica e excisão cirúrgica dos tecidos afetados. A suspensão do uso de quelantes de íon ferro e de imunossupressores têm sido referidos. Apesar- de todas as medidas, a taxa de mortalidade é elevada.

Fusariose

Etiologia e patogênese

Fusarium é um patógeno de planta e sapróbio do solo que pode causar um largo espectro de infecções em humanos. *Fusarium oxysporum*, *F. solani*, *F. moniliforme* são as principais espécies envolvidas.

As infecções superficiais por *Fusarium* ocorrem em pacientes imunocompetentes e imunocomprometidos, enquanto a infecção sistêmica invasiva compromete somente pacientes imunocomprometidos.

As onicomicoses se manifestam na maioria dos casos com a formação de zona branca na superfície da unha, causadas principalmente por *F. oxysporum*. A colonização primária da pele acomete, em geral, grandes queimados, sendo *Fusarium*, um agente importante de infecção só ultrapassado por *Aspergillus* e *Candida*. A lesão cutânea pode ser de origem metastásica de um foco primitivo pulmonar, tendo sido o fungo inalado. As ceratites micóticas ocorrem após trauma ocular com areia, fragmento vegetal, terra, etc.

A fusariose invasiva apresenta os mesmo fatores de risco da aspergilose invasiva, como neutropenia prolongada e imunodeficiência celular. A fusariose disseminada tem sido mais diagnosticada em transplantados de medula óssea, leucêmicos. A fusariose invasiva e a aspergilose invasiva podem ser diferenciadas porque nos casos de fusariose o fungo é mais facilmente isolado da corrente sanguínea, as lesões cutâneas disseminadas são mais comuns e tendem a necrotizar. Os sintomas mais frequentes são febre, lesões cutâneas, agravamento do estado geral.

Epidemiologia

Os fungos do gênero *Fusarium* têm ampla distribuição geográfica, acometendo indivíduos de ambos os sexos, qualquer raça e idade. Determinadas manifestações, como oculomicoses, são mais comuns em adultos do sexo masculino, com atividade rural como cortadores de cana-de-açúcar, mais sujeitos a traumas.

Nas onicomicoses, quando ocorre a quebra da barreira da pele, pode ser a porta de entrada para infecção sistêmica. O índice de mortalidade da fusariose é de aproximadamente 90% dos pacientes.

Diagnóstico

O raspado de pele, unha ou olho clarificado com KOH 20%, revela a presença de hifas hialinas septadas. Ao exame histopatológico do material clínico, corado pelo PAS ou prata são visualizadas hifas hialinas septadas, ramificadas em ângulo de 45°. O diagnóstico do patologista será de Hialo-hifomicose.

A cultura é essencial para o diagnóstico uma vez que outros fungos filamentosos hialinos têm a mesma morfologia.

Em ágar Sabouraud dextrose em três a cinco dias se desenvolvem colônias filamentosas com pigmentos diferenciais segundo a espécie. A micromorfologia mostra macroconídios multicelulares, típicos em forma de meias lua ou canoa e micronídios sem ou com um septo. A identificação de *Fusarium* spp. pode ser feita também por biologia molecular.

Tratamento

Está na dependência do quadro clínico. As onicomicoses por *Fusarium* devem ser diferenciados das dermatofitoses, porque o *Fusarium*, em geral, não responde ao tratamento com antifúngicos usados nas dermatofitoses. Nas ceratites micóticas, anfotericina B 0,15%, piramicina, clotrimazol 1%, têm sido empregados por 10-12 semanas com sucesso, dependendo da evolução e da gravidade do quadro clínico.

Na fusariose disseminada, o prognóstico é sombrio. A ressecção cirúrgica, associada ao uso de anfotericina B, tem sido descrita. A resposta terapêutica depende da melhora da neutropenia dos pacientes com fusariose. Alguns isolados de *Fusarium* apresentam resistência à anfotericina B, itraconazol.

Pneumocistose

Etiologia e patogênese

Pneumocistose é infecção pulmonar causada por *Pneumocystis jirovecii*, associada à grave imunodepressão da imunidade celular. Ha duas espécies reconhecidas: *P. jirovecii*, agente da infecção humana e *P. carinii*, agente da infecção em animais.

Indivíduos em tratamento com imunossupressores, pacientes com AIDS, neoplasias hematológicas, prematuros, crianças desnutridas são os mais atingidos. Quando inalado, o *P. jirovecii* adere à parede dos pneumócitos, sobrevive e se multiplica, ficando os pulmões congestionados com os microrganismos e com um exsudato espumoso alveolares.

Epidemiologia

Não se conhece o habitat do fungo na natureza; a doença tem distribuição universal, a transmissão ocorre por via aérea de pessoa a pessoa. A partir de 1980 tem sido uma das infecções oportunísticas mais importantes em AIDS. Com a introdução da terapia antirretroviral a sua incidência têm diminuído nessa população. Mesmo com a terapêutica, aproximadamente 15% dos pacientes vão a óbito. Se não tratada, a mortalidade chega a 100%. Ainda há muitos desafios para a melhor compreensão da pneumocistose humana.

Diagnóstico

O diagnóstico é firmado por exames radiográficos, tomografia computadorizada, identificação dos cistos do escarro, lavado brônquico ou biópsia transbrônquica, através de coloração de Grocott, azul de toluidina ou brancocalcofluor.

Pesquisa de anticorpos monoclonais e a reação de PCR têm sido usadas com bons resultados. Cultura não foi ainda obtida.

Tratamento

A primeira escolha para o tratamento é a associação sulfametaxazol/trimetropim, porém efeitos adversos podem ser verificados. O uso de corticoide tem sido preconizado em pacientes com insuficiência respiratória grave.

Peniciliose por *Penicillium marneffei*

Etiologia e patogênese

A peniciliose, infecção por *Penicillium marneffei* é micose oportunística com apresentação clínica inespecífica. *Penicillium marneffei* é a única espécie do gênero, com dimorfismo térmico. A infecção se inicia após a inalação de conídios que em sua fase leveduriforme se desenvolvem dentro da célula do hospedeiro ocorrendo a disseminação para nódulos linfáticos, fígado, baço, pulmão, medula e pele. Como o *Histoplasma capsulatum*, o sistema retículo endotelial é o principal alvo do parasita.

Febre, perda de peso, anemia, linfonodomegalia generalizada, hepatomegalia, diarreia, lesões cutâneas numerosas, em especial no rosto, tipo molusco contagioso são algumas das manifestações associadas à infecção. A micose tem sido diagnosticada também em transplantados, pacientes em uso de corticosteroides e imunossupressores e outros com déficit imunitário celular.

Epidemiologia

Infecção por *Penicillium marneffei* ocorre principalmente em pacientes com AIDS, que vivem no Sudeste Asiático. Um aumento significativo da sua incidência está diretamente relacionado ao aumento dos casos de AIDS.

A micose foi descrita também em pacientes do continente europeu e americano do norte que apresentaram a peniciliose após visitar regiões endêmicas. No Vietnam o número de casos aumenta com a estação chuvosa. Além do homem, roedores também têm sido diagnosticados com peniciliose, na mesma região, em que a doença é endêmica.

A pneumocitose está associada a elevado índice de morbidade e letalidade, quando o diagnóstico e o tratamento não são precoces.

Diagnóstico

O parasita é geralmente intracelular e se observa como células leveduriformes pequenas com reprodução por cissiparidade em exame de material de sangue, medula óssea, biópsia de pele, linfonodos, corado por PAS ou prata. A cultura em Sabouraud dextrose ágar incubada à temperatura ambiente ainda que positiva em mais de 70% do material de sangue, pele ou medula, demora algum tempo para o fungo ser identificado. O cultivo é algodonoso com coloração rosada a avermelhada a partir de 15 dias de incubação, hifas hialinas septadas e conídios típicos de *Penicillium* são verificadas nos microcultivos.

Tratamento

Itraconazol 200 mg/dia é a droga de escolha para as formas leves a moderadas da doença; anfotericina B (0,6 mg/kg/d durante 15 dias) seguida de itraconazol (400mg/d por 10 semanas) têm sido empregados com sucesso, nas formas graves.

Tricosporonose

Etiologia e patogênese

Tricosporonose é infecção fúngica invasiva causada por *Trichosporon* spp. As espécies mais comumente identificadas como agentes de doenças no homem são: *Trichosporon asahii*, *T. asteroides*, *T. cutaneum*, *T. inkin*, *T. mucoides* e *T. ovoides*, com diferentes espécies envolvidas nas diversas manifestações clínicas: *T. asahii* a principal espécie isolada em tricosporonose invasiva seguida de *T. mucoides* e *T. asteroides*, *T. inkin* e *T. ovoides* identificadas em *piedra* branca dos pelos genitais e dos cabelos, respectivamente, *T. cutaneum* responsável por *piedra* branca e pneumonias de hipersensibilidade no Japão. Hoje são consideradas 16 espécies patogênicas dentre as 50 espécies já identificadas.

Trichosporon spp. podem ser considerados como a segunda ou terceira causa de infecções invasivas por leveduras não *Candida* em pacientes com doença hematológica maligna.

Os mais comuns achados clínicos da tricosporonose com disseminação hematogênica são febre e fungemia. Pneumonia, lesões em tecidos moles, endoftalmite, endocardite, abscesso cerebral e infecções uterinas têm sido relatados. Peritonite pode ocorrer como complicação da diálise.

Epidemiologia

A tricosporonose é doença de distribuição universal, com grande incidência em neonatos e idosos.

Numa revisão de 22 casos pediátricos e em adultos com fungemia por *Trichosporon*, a doença era menos relacionada à doença maligna e mais a doenças degenerativas; antibioticoterapia e múltiplos processos invasivos foram fatores importantes para o desenvolvimento da tricosporonose.

Diagnóstico

O material clínico deve ser cuidadosamente examinado. As leveduras do gênero *Trichosporon* podem ser confundidas com *Candida* spp. A cultura é recomendada e se desenvolve facilmente em 3 a 5 dias como colônias cremosas, sulcadas e franjadas. Testes moleculares pelo estudo da região IGS1 do rDNA devem ser usados na caracterização do agente, uma vez que os testes fenotípicos não identificam, com acurácia, a levedura.

Tratamento

O tratamento ainda é um desafio para o clínico. Anfotericina B, fluconazol ou os dois fármacos juntos não têm dado resultados satisfatórios. Voriconazol parece ser a droga mais efetiva no tratamento da tricosporonose invasiva.

Oculomicoses ou Micoses Oculares

Etiologia e patogênese

As oculomicoses compreendem as infecções fúngicas dos canais lacrimais, conjuntiva, camada córnea e intraocular. Podem ocorrer como infecção primária, quando o fungo é inoculado ou representar uma manifestação de micose sistêmica, por disseminação hematogênica.

Os agentes fúngicos mais comumente associados às ceratites são *Fusarium solani*, *F. oxysporum*, *Aspergillus flavus*, *A. fumigatus*, *A. níger*, *Candida albicans*, *C. tropicalis*, *C. guilliermondii*. *Paecylomyces* spp., *Cephalosporium* spp., *Penicilluim* spp., *Alternaria* spp. *Curvularia* spp. têm sido também responsabilizados por ceratites.

Epidemiologia

Dentre as oculomicoses, as ceratites têm maior casuística com incidência variável, segundo clima, estação do ano e atividade profissional entre outros fatores.

É condição clínica mais comum em clima tropical e subtropical, mas também têm sido documentados casos em regiões mais frias. A maior parte dos agentes vive no meio ambiente em plantas e no solo. Agricultores ou indivíduos com atividade rural, como cortadores de cana, são mais sujeitos a traumatismo por fragmentos vegetais. O uso indevido de antibióticos e corticoides tem sido relacionado ao aumento das ceratites micóticas. Em até 20% dos casos, as lentes de contato, quando manuseadas sem os devidos cuidados, estão relacionadas às infecções da córnea. As leveduras do gênero *Candida* ocorrem mais em zonas de clima temperado e são menos frequentes em climas tropicais.

Diagnóstico

O material ocular, se possível, deve ser colhido por um oftalmologista. O exame microscópico do raspado da lesão evidencia os elementos fúngicos como células leveduriformes, hifas e pseudo-hifas (*Candida* spp.) hifas não septadas (zigomiceto) hifas hialinas septadas, ramificadas (*Fusarium*, *Aspergillus*) etc.

A cultura deve ser feita em ágar Sabouraud dextrose com cloranfenicol e ágar Sabouraud dextrose com cloranfenicol e ciclo-heximida, mantido à temperatura ambiente.

Tratamento

O diagnóstico precoce e a terapia específica são condições indispensáveis para o sucesso do tratamento. Pimaricina é a droga de escolha. *Aspergillus* spp. podem não ser sensíveis à pimaricina quando tem sido sugerido clotrimazol 1%. Como tratamentos alternativos, anfotericina B, nistatina, cetoconazol têm sido empregados.

Otomicoses

Etiologia e patogênese

Entre as otomicoses, a otite do conduto auditivo externo é a manifestação mais comum. Os fungos mais comumente isolados são *Aspergillus níger*, *A. flavus*, *A. fumigatus* e *C. albicans*, com variação entre as espécies de acordo com a região. Na patogênese dessa condição devem ser considerados os seguintes fatores: doença prévia do ouvido, perda de cerúmen, infecção, trauma, fatores genéticos, alterações da imunidade, antibioticoterapia.

Diferenciação entre colonização e infecção fúngica no ouvido muitas vezes se torna difícil.

Epidemiologia

Geralmente a infecção é causada por fungos que têm distribuição universal, sendo mais comum em climas tropicais úmidos. No Brasil, em trabalho realizado em São Paulo, foram identificados *A. níger*, *A. fumigatus* e *C. albicans* como espécies prevalentes.

Diagnóstico

O diagnóstico é realizado pelo exame do material clínico da área infectada retirado com swab, em preparação microscópicas com KOH 20% e cultura em meio de ágar Sabouraud dextrose com cloranfenicol para a identificação específica do agente.

Tratamento

A limpeza do conduto auditivo deve preceder a aplicação do antifúngico. Tolciclato tem sido empregado com sucesso no tratamento.

Bibliografia

1. Benet, JW. *Aspergillus* a primer for the novice. Medical Mycology. 2009;47:55-62.
2. Colombo AL, Padovan ACB, Chaves GM. Current knowledge of *Trichosporon* spp. And trichosporonosis. Clinical Microbiological Review. 2011;24:682-700.
3. Dai Y, Walker JW, Halloush RA, Khasawnesh FA. Mucormycoses in two community hospitals and the role of infections disease consultation a case series. International Journal of General Medicine. 2013;6:833-838.
4. Hawati N, Sahlawati M, Kumar CS, Lee KCC. A retrospective review on successful management of *Penicillium marneffei* infections in patients with advanced HIV in Hospital Sangai Buloh-Med. J Malazia. 2012;67:66-70.
5. Kurtzman CP, Fell JW. The Yeasts; a taxonomic study. 4ª. ed. New York: Elsevier; 1998.
6. Lacaz CS, Porto E, Martins JEC, Heins-Vaccari E, Melo NJ. Tratado de micologia médica. 9ª ed. São Paulo: Sarvier; 2002.
7. Nucci M, Telles FQ, Tobon A, Restrepo A, Colombo AL. Epidemiology of opportunistic fungal infections in Latin America. Clinical Infections Diseases. 2010;51:561-570.
8. Pfaller MA, Diekema DJ. Epidemiology of invasive candidiasis: a persistent public health problem. Clin Microbiol Rev. 2007;133-163.
9. Sidrim JJC, Rocha MFG. Micologia Médica à luz de Autores Contemporâneos. Ed. Guanabara Koogan S.A. 2004.

Kelly Ishida

71

Agentes Antifúngicos

A primeira substância a ser utilizada no tratamento de micoses, em 1903, foi o Iodeto de Potássio. Durante este momento histórico, o mundo dos fungos patogênicos estava sendo descrito em alguns casos clínicos, e diferentes espécies foram identificadas. A corrida pela busca de moléculas para o tratamento de doenças infecciosas é notada a partir do primeiro quartil do século 20, tomando como exemplo, o isolamento da penicilina. No campo da micologia, temos os agentes poliênicos; anfotericina B e nistatina, sendo isolados de micro-organismos do gênero *Streptomyces*. Enquanto inúmeros agentes antibacterianos foram surgindo durante as seguintes décadas, os antifúngicos só retornaram, de fato, a aparecer, após a década de 1980 com os agentes azólicos, coincidindo, não por acaso, com o surgimento de doenças oportunistas fúngicas, em decorrência da pandemia da AIDS.

As principais classes de antifúngicos comercializadas, atualmente, compreendem os poliênicos, os azóis, os tiocarbamatos, as alilaminas, os derivados morfolínicos, a 5-fluorocitosina (5-FC), a griseofulvina e as equinocandinas. A Figura 71.1 mostra os principais alvos dos agentes antifúngicos empregados no tratamento das doenças fúngicas. No entanto, o tratamento das formas invasivas é, geralmente, baseado em três grupos de drogas: os agentes poliênicos, azólicos e equinocandinas. A escolha da classe de antifúngico, assim como sua formulação, é feita a partir do quadro clínico geral do paciente, tipo de micose e a espécie fúngica envolvida. Ainda referente ao antifúngico, é importante conhecer o espectro de ação, as vias de administração e os efeitos colaterais. No Quadro 71.1 estão listados os principais fármacos utilizados no tratamento das micoses.

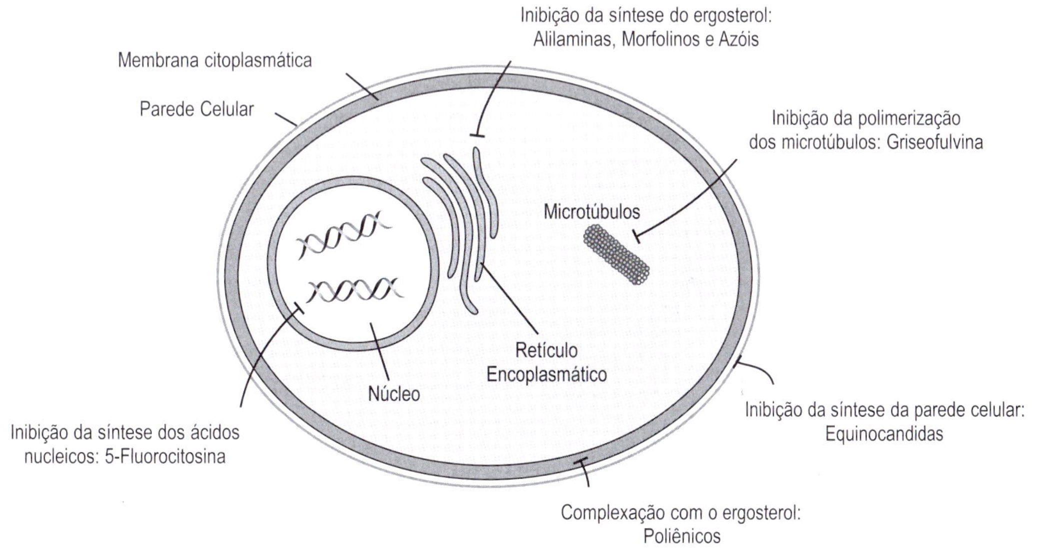

Figura 71.1 – *Esquema dos principais alvos dos agentes antifúngicos empregados no tratamento de infecções fúngicas: molécula de ergosterol, síntese de ergosterol, síntese da parede celular, síntese de ácidos nucleicos (DNA e RNA) e polimerização dos microtúbulos.*

Quadro 71.1
Principais Antifúngicos Utilizados no Tratamento das Micoses

Micoses	*Antifúngicos*
Pitiríase versicolor	Hipossulfito de Sódio, Sulfeto de Selênio, Tolciclato, Cetoconazol, Itraconazol
Piedras	Solução de Bicloreto de Mercúrio, Mercúrio Amoniacal e Álcool Sublimado
Tinea Negra	Solução de Enxofre, Ácido Salicílico e Tintura de Iodo
Dermatofitoses	Griseofulvina, Tolciclato, Tolnaftato, Clotrimazol, Miconazol, Cetoconazol, Itraconazol, Terbinafina, Amorolfina
Esporotricose	Itraconazol, Anfotericina B, Terbinafina, Iodeto de Potássio
Cromoblastomicose	Itraconazol, Anfotericina B
Histoplasmose	Anfotericina B, Itraconazol, Sulfas
Paracoccidiodomicose	Itraconazol, Anfotericina B, Sulfametoxazol-Trimetoprim
Candidiase	Agentes azólicos, Poliênicos e Equinocandinas
Criptococose	Anfotericina B, 5-FC, Fluconazol, Itraconazol, Voriconazol, Posaconazol
Aspergilose	Anfotericina B, Itraconazol, Voriconazol, Posaconazol, Equinocandinas
Fusariose	Anfotericina B, Voriconazol, Posaconazol
Zigomicose	Anfotericina B

Um antifúngico ideal possui um alto grau de seletividade, ou seja, tem maior afinidade pela célula fúngica do que pela célula do hospedeiro. Os principais antifúngicos disponíveis têm como alvo de ação estruturas presentes somente na célula fúngica, visando aumentar esta seletividade e, consequentemente, reduzir a toxicidade sistêmica.

Os antifúngicos que atuam na membrana da célula fúngica têm como alvo a molécula de ergosterol (esterol de membrana predominante de fungos e tripanossomatídeos) podendo atuar diretamente na molécula de ergosterol (poliênicos) ou interrompendo a biossíntese desta molécula (derivados azólicos, alilaminas e derivados morfolínicos). Os esteróis são essenciais para a estrutura normal e função das membranas celulares. Em mamíferos, o colesterol é o principal esterol de membrana na célula, entretanto, em outros organismos eucariotos, como fungos e tripanosomatídeos, há a predominância de outros esteróis, incluindo o ergosterol e 24-metil esteróis. Esses esteróis são essenciais para a viabilidade e crescimento das células fúngicas, mas estão ausentes nas células de mamífero. Ainda, os antifúngicos que atuam na parede celular (equinocandinas) são mais seletivos, pois todos os componentes da parede celular são exclusivos da célula fúngica.

A falha terapêutica das micoses pode estar relacionada ao paciente, ao micro-organismo e ao antifúngico. Com relação ao hospedeiro, fatores como, estado imunológico, local da infecção, presença de abscesso não drenado, formação de granulomas, presença de objetos estranhos (por ex., cateter, prótese), podem influenciar no sucesso do tratamento. Já em relação ao micro-organismo, a resistência ao antifúngico e a densidade fúngica são os fatores mais importantes. Adicionalmente, a farmacocinética da droga (absorção, distribuição e metabolismo), interações medicamentosas, dose inapropriada e ação fungistática podem ser os principais fatores que contribuem para a falha do tratamento de infecções fúngicas.

É importante discernir os termos resistência microbiológica de resistência clínica. A resistência microbiológica se refere a não susceptibilidade do fungo ao agente antifúngico utilizando testes de susceptibilidade *in vitro*, em que o valor de concentração inibitória mínima (CIM) da droga exceda o valor de "breakpoint" estabelecido para a espécie fúngica. Isto ocorre, pois o fungo dispõe de mecanismos celulares capazes de driblar a ação do antifúngico, mecanismos estes, descritos mais adiante. A resistência microbiológica pode ser intrínseca (primária) ou adquirida (secundária). A intrínseca pode ser encontrada naturalmente em certos fungos, como por ex., *Candida krusei* ao fluconazol e *Cryptococcus neoformans* às equinocandinas. Já a resistência adquirida é caracterizada por uma alteração na expressão gênica, quando em presença do agente antifúngico. Por outro lado, a resistência clínica diz respeito à falha do tratamento, mesmo que o teste de susceptibilidade *in vitro* caracterize sensibilidade à droga, e está relacionada com fatores inerentes ao hospedeiro e ao antifúngico. Embora resistência clínica nem sempre possa ser prevista, estes fatores devem ser levados em consideração para individualizar o tratamento com base na situação clínica. Desta forma, muitos clínicos recomendam que se faça um antifungigrama para a indicação do melhor antifúngico a ser utilizado no tratamento. Muitas técnicas podem ser utilizadas para avaliar a susceptibilidade de fungos aos agentes antifúngicos, mas a técnica padrão ouro é a de microdiluição em caldo, padronizada e descrita pelo *Clinical and Laboratory Standards Institute* (CLSI).

Neste capítulo abordaremos as classes de drogas e seus respectivos mecanismos de ação e de resistência e, por fim, os testes de susceptibilidade aos agentes antifúngicos.

Moléculas que atuam no Ergosterol da Membrana Citoplasmática

Poliênicos

Drogas antifúngicas que atuam diretamente sobre a molécula de ergosterol possuem seletividade comprometida, podendo levar a efeitos colaterais indesejáveis no paciente. Isto se deve à grande semelhança química e estrutural que o ergosterol possui com o colesterol.

Os poliênicos, representados pela nistatina e anfotericina B, são antifúngicos empregados em diferentes micoses (Figura 71.2 e Quadro 71.1). Anfotericina B, um antibiótico isolado de *Streptomyces nodosus*, é um dos fármacos de escolha para muitas doenças fúngicas em humanos, podendo ser utilizada em formulações tópicas e endovenosas. Sua ação é de amplo espectro e de caráter fungicida, porém, o seu uso tem sido limitado devido ao seu alto grau de toxicidade (nefrotoxicidade, hepatotoxicidade e anemia hemolítica). A nistatina, um antibiótico isolado de *Streptomyces noursei*, é utilizada apenas topicamente, pois é demasiadamente tóxica. Pode ser administrada por via oral, entretanto, a nistatina não é absorvida pelo sistema gastrointestinal, sendo recomendado no tratamento de candidíase cutânea e mucocutânea. Outro derivado poliênico que deve ser mencionado é a pimaricina (natamicina ou pimafucina), extraído de *Streptomyces natalensis*, e usado no tratamento de candidíase e aspergilose, especialmente em casos de ceratite fúngica.

Os agentes poliênicos são caracterizados por serem moléculas anfipáticas e a atividade seletiva é devida à alta afinidade química por esteróis 24-substituídos, complexando-se com o ergosterol, levando a formação de poros aquosos na membrana das células. O efeito fungicida ocorre pela descompensação de íons K^+ e Na^+, afetando no equilíbrio osmótico celular. Além da saída de íons, açúcares, proteínas e ácidos nucleicos também são extravasados do citoplasma fúngico. A maior afinidade de ligação dos poliênicos pelo ergosterol do que pelo colesterol se dá pelas diferenças conformacionais que essas moléculas possuem. Entretanto, esta seletividade é baixa, sugerindo que os poliênicos teriam potencial tóxico para as células de mamíferos pelo mesmo mecanismo de ação.

Com o intuito de diminuir a toxicidade desses agentes poliênicos, formulações lipídicas de anfotericina B e nistatina foram desenvolvidas. A tecnologia lipossomal foi empregada na produção da anfotericina B lipossomal (L-AMB), diminuindo drasticamente os efeitos adversos da anfotericina desoxicolato, entretanto estudos mostram que a eficácia terapêutica é similar a anfotericina desoxicolato. L-AMB é composto de anfotericina B complexado com fosfatidilcolina de soja hidrogenada, distearoilfosfatidilglicerol e colesterol, caracterizando um verdadeiro composto de lipossomas unilamelares (Ambisome, Astellas). Além da L-AMB, outras formulações lipídicas também foram desenvolvidas, como o complexo lipídico de anfotericina B (Abelcet, Enzon) e anfotericina B dispersão coloidal (Amphotec, Three Rivers). Também, está sendo desenvolvida a nistatina lipossomal para uso sistêmico (Nyotran, Aronex Pharmaceuticals), mas estudos mostram que ainda ocorrem grandes efeitos colaterais. No entanto, a forma lipossomal é muito mais cara que as formas paternas, custando cerca de 20 vezes mais, o que pode restringir a sua utilização em centros médicos públicos.

Devido ao perfil fungicida dos agentes poliênicos, poucos fungos resistentes têm sido isolados de material clínico. A ocorrência de resistência a anfotericina B e a nistatina em amostras clínicas é baixa e, frequentemente, ocorre pelos seguintes mecanismos: i) diminuição ou modificação da molécula alvo (ergosterol), diminuindo a afinidade pelos poliênicos, ii) modificação do posicionamento do ergosterol na membrana dificultando a interação química com o poliênico e, iii) alteração na taxa de esterol/fosfolipídios. Adicionalmente, muitos isolados clínicos resistentes aos poliênicos têm demonstrado uma alteração nos genes *ERG2* e *ERG3*. Geralmente, um isolado resistente a um poliênico, também, é resistente a outros da mesma forma.

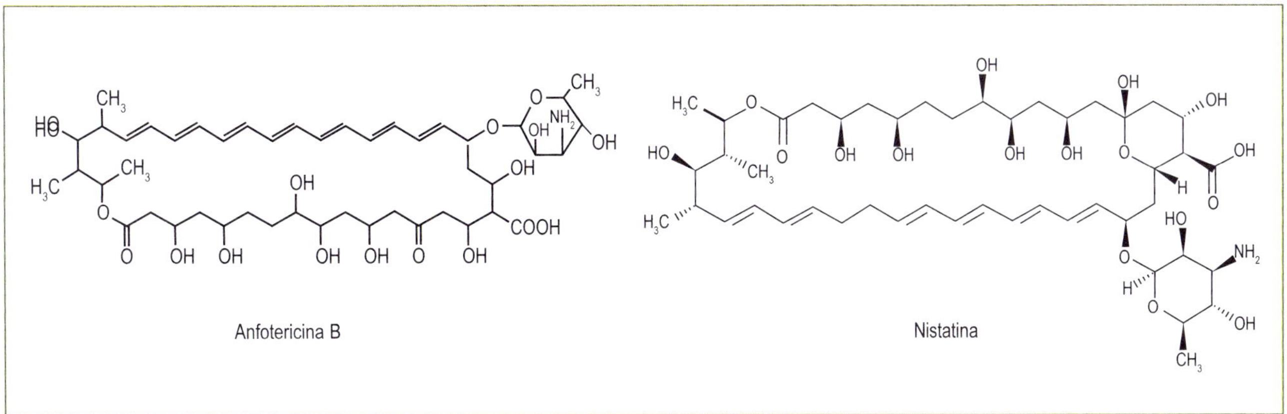

Figura 71.2 – *Estrutura molecular dos agentes poliênicos: Anfotericina B e Nistatina.*

Antifúngicos que atuam na Síntese do Ergosterol

Azóis

A utilização de agentes antifúngicos azólicos foi uma das alternativas encontradas para tratar infecções fúngicas tanto superficiais quanto sistêmicas, diminuindo os efeitos tóxicos dos poliênicos. Os azóis podem ser classificados de acordo com sua estrutura química, como imidazóis e triazóis. Os imidazóis são caracterizados pelo anel imidazol (contendo 2 átomos de nitrogênio) enquanto os triazóis, pelo anel triazol (contendo 3 átomos de nitrogênio) (Figura 71.3).

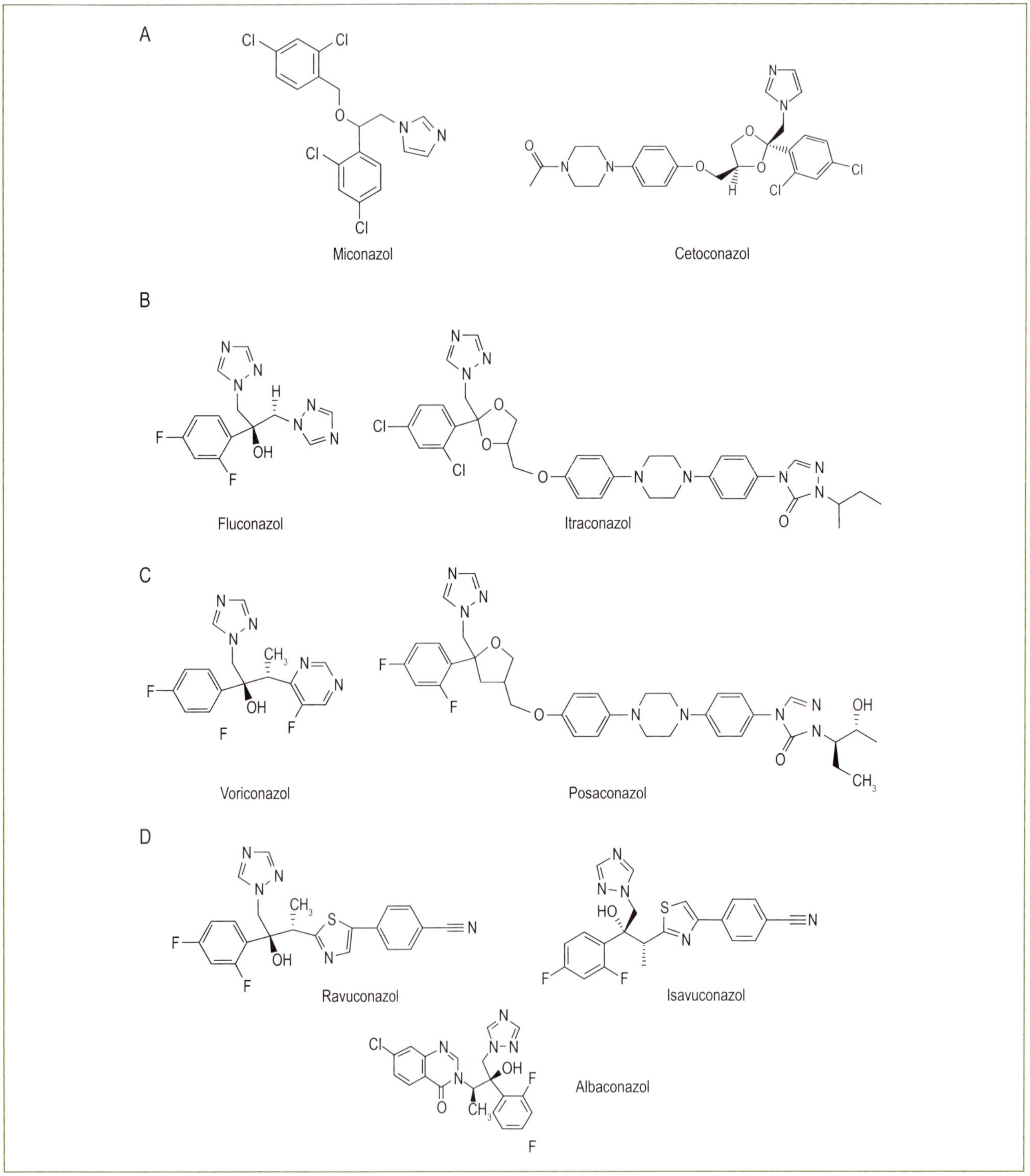

Figura 71.3 – *Estrutura molecular dos agentes azólicos. A: imidazóis – miconazol e cetoconazol (seta: anel imidazol). B: triazóis de primeira geração – fluconazol e itraconazol (seta: anel triazol). C: triazóis de segunda geração – voriconazol e posaconazol. D: triazóis de terceira geração – albaconazol, isavuconazol e ravuconazol.*

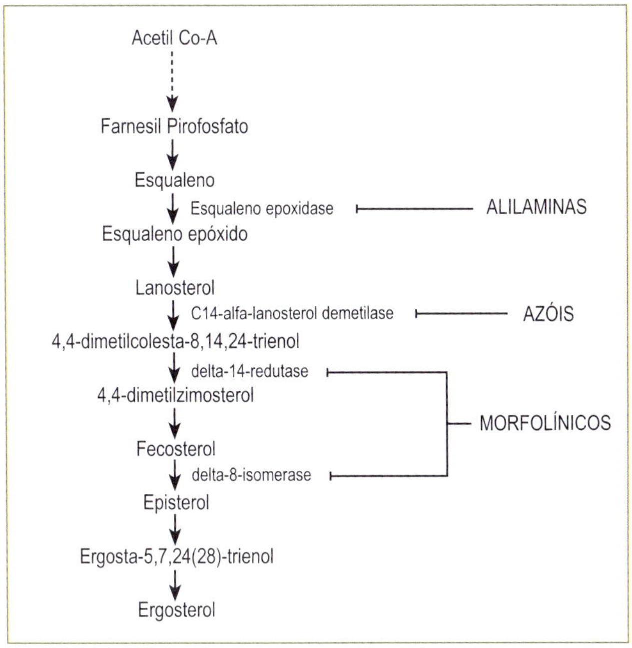

Figura 71.4 – *Via de biossíntese do ergosterol a partir de Acetil Co-A, mostrando algumas etapas importantes, bem como as enzimas envolvidas. Alilaminas, azóis e amorolfina são agentes antifúngicos que inibem as enzimas esqualeno epoxidase, C14-α lanosterol demetilase e C8-isomerase e Δ14- isomerase, respectivamente.*

O principal efeito dos azóis é inibir a 14α-demetilação da molécula de lanosterol, interrompendo a síntese do ergosterol (Ver Figura 71.4). A enzima alvo envolvida neste processo é a C14α-lanosterol demetilase, que possui atividade de uma citocromo P450 mono-oxigenase (Erg11) que catalisa uma remoção oxidativa do grupo metil do lanosterol. Esta proteína contém um grupo protoporfirínico localizado no sítio ativo da enzima, onde o azol se liga ao átomo de ferro por meio dos átomos de nitrogênio do núcleo imidazol ou triazol. Adicionalmente, em algumas espécies de fungos, essas substâncias, também, podem atuar na enzima Δ22-desaturase. Dessa maneira, há uma depleção de ergosterol na membrana citoplasmática dos fungos e o acúmulo de esteróis tóxicos (do tipo 14α-metil-3,6-diol) alterando a permeabilidade e fluidez de membrana, o que acarreta uma interferência na fisiologia do fungo, e consequentemente, a inibição de seu crescimento.

Os imidazóis surgiram na década de 1980, e foram os primeiros agentes azólicos sintéticos a serem lançados no mercado. Os mais comuns são cetoconazol e o miconazol, e na época tornaram-se drogas muito promissoras para o tratamento de infecções sistêmicas. Atualmente, substâncias da classe dos imidazóis são comumente utilizadas em formulações tópicas, exceto o cetoconazol, apresentando, também, a forma de comprimidos.

O surgimento dos triazóis, na década de 1990, ocorreu pela substituição do núcleo imidazol pelo triazol das moléculas, aumentando a especificidade na ligação na enzima alvo do fungo. Os triazóis de primeira geração são o fluconazol e o itraconazol, e os de segunda geração são o voriconazol e posoconazol, originados de uma modificação estrutural dos triazóis de primeira geração, respectivamente. A inclusão do grupo α-O-metil na molécula do fluconazol conferiu atividade antifúngica do voriconazol contra *Aspergillus* spp. e outros fungos filamentosos, ampliando o espectro de ação. Outros novos triazóis, derivadas do fluconazol, estão em testes clínicos, como ravuconazol, albaconazol e isavuconazol. O desenvolvimento de novos triazóis com as modificações estruturais proporcionaram a obtenção de antifúngicos de maior espectro de ação, diminuição da dose ou da frequência da administração, e por fim, diminuição dos efeitos colaterais. Além de essas substâncias possuírem formulações tópicas e orais, também estão nas formulações endovenosas, possibilitando a utilização destes azóis no tratamento de infecções sistêmicas.

Como a molécula alvo é uma citocromo P450 mono-oxigenase presente também no fígado e responsável pela metabolização de inúmeras drogas; diversas interações medicamentosas podem ocorrer quando os agentes azólicos forem administrados com outros fármacos. Associado a esta característica, o efeito hepatotóxico em pacientes é bastante frequente durante a administração prolongada desses antifúngicos.

Os agentes azólicos são rotineiramente utilizados no tratamento de micoses e na profilaxia em pacientes imunocomprometidos. Estudos mostram o aumento da resistência de isolados de *Candida albicans* em pacientes HIV positivos com candidíase orofaríngea e esofágica, e a grande utilização de fluconazol e itraconazol tem sido um fator importante para a emergência de resistência, e principalmente, a seleção de espécie fúngica intrinsicamente menos susceptível aos azóis (*C. krusei* e *C. glabrata*). Por outro lado, podemos verificar que em outros tipos de candidíase, a resistência é menos comum, como por ex., no caso de candidíase vulvovaginal. No entanto, a evidência para a emergência de algumas espécies de *Candida* spp. resistentes aos azóis podem ser confundidas com os métodos de teste de susceptibilidade e de definições de resistência não padronizados.

São vários os mecanismos moleculares de resistência aos agentes azólicos, que incluem: i) alteração da molécula alvo, ii) aumento da expressão do alvo, iii) presença de via biossintética do ergosterol alternativa e, iv) aumento de escoamento de droga da célula por meio da superexpressão de bombas de efluxo dos tipos CDR e MDR. Muitas alterações genéticas têm sido identificadas, e estão associadas com o gene *ERG11* de *C. albicans*, que codifica a enzima C14α-lanosterol demetilase, incluindo mutações pontuais, aumento da expressão e amplificação do gene. Expressões aumentadas do gene *ERG3*, que codifica C5-esterol desaturase, reduzem a susceptibilidade aos azóis por prevenir o acúmulo de 14α-metil-3,6-diol e de 14α-metilfecosterol, permitindo o crescimento fúngico. Alguns estudos relatam a dependência de expressão do gene *ERG3* e *ERG11*, ou seja, há um aumento da expressão do gene *ERG3*, quando a depleção do gene *ERG11* é observada, e vice-versa. Além disso, a presença de bombas de efluxo resulta na diminuição da concentração da droga no citoplasma celular. Isto é caracterizado pelo aumento da expressão de genes que codificam bombas de efluxo, e tem sido amplamente observado em leveduras resistentes aos azóis. Bombas de efluxo são codificadas por duas famílias de transportadores: genes *CDR* da superfamília cassete de ligação ao ATP e genes *MDR*.

Alilaminas

Representada pela terbinafina e butenafina, são inibidores da enzima esqualeno epoxidase, um passo inicial da via biossintética do ergosterol (Figura 71.4 e Figura 71.5), levando ao efeito fungicida em algumas espécies de fungos. O efeito fungicida resulta da depleção de ergosterol na membrana e do excesso de esqualeno acumulado no citoplasma, provocando o efeito tóxico na célula fúngica. A terbinafina é indicada no tratamento das onicomicoses causadas por fungos dermatófitos, pois a droga se acumula na pele, unha e tecido adiposo. Embora a terbinafina não seja indicada para o tratamento de micoses sistêmicas, existe um interesse grande na combinação com outros inibidores da síntese de ergosterol para alcançar um efeito sinérgico, além de ser utilizado como uma alternativa terapêutica para o tratamento de outras micoses, como esporotricose.

Derivados morfolínicos

A classe dos morfolinos (p. ex., amorolfina) afeta dois alvos moleculares, Δ^{14}-redutase e Δ^{8}-isomerase, acarretando na inibição da síntese do ergosterol (Figuras 71.4 e 71.5). A amorolfina pode ser usada no tratamento de infecções fúngicas superficiais causadas por fungos dermatófitos, e é frequentemente incorporada em esmaltes para auxiliar no tratamento das onicomicoses.

Antifúngicos que Atuam na Síntese de Parede Celular

A parede celular é absolutamente essencial para a sobrevivência dos fungos; mutações ou drogas que afetam a síntese dos componentes de parede celular podem resultar em células fúngicas inviáveis ao crescimento e ao estabelecimento de infecção. A célula fúngica dispõe de uma maquinaria específica para a síntese dos componentes de parede celular e que não são encontrados em humanos, representando uma rica fonte de alvos para novas drogas. Atualmente dispomos no nosso arsenal terapêutico, somente, uma classe de moléculas – as equinocandinas, que está sendo utilizada no tratamento e profilaxia das infecções fúngicas. Além das equinocandinas que atuam inibindo a síntese de β-(1,3) glucana da parede celular, outro inibidor, a nicomicina Z inibe a síntese de quitina da parede celular.

Equinocandinas

O surgimento de uma classe de drogas que atua na síntese de parede celular de fungos representou grande avanço para comunidade científica. Um novo alvo terapêutico que abriu caminhos para o tratamento das infecções fúngicas, uma vez que a quimioterapia antifúngica restringia-se, basicamente, ao alvo molecular ergosterol e na sua biossíntese.

Drogas da classe das equinocandinas foram derivadas de metabólitos secundários de fungos; como a pneumocandina B0 isolada de *Glarea lozoyensis*. Essas substâncias são caracterizadas molecularmente por um hexapeptídeo cíclico ligado a uma cadeia lipídica, responsável pela atividade antifúngica. A equinocandina B e a aculeacina foram descobertos na década de 70, no entanto as pesquisas foram abandonadas. Nos últimos anos, as equinocandinas, inibidores da síntese de parede celular, têm sido inseridas no arsenal terapêutico das infecções fúngicas invasivas. Em 2002, a primeira equinocandina, a caspofungina, foi aprovada pelo FDA e atualmente mais duas foram aprovadas – anidulafungina e micafungina. (Figura 71.6). Adicionalmente, a aminocandina está em fase pré-clinica, apresentando excelentes resultados *in vitro* e *in vivo* contra *Candida* spp. e outros fungos filamentosos.

O alvo farmacológico dessas substâncias consiste em um complexo de proteínas [β-(1,3) glucana sintase] responsável pela síntese do polissacarídeo β-(1,3) glucana da parede celular. As equinocandinas são inibidores não competitivos que se ligam à proteína Fks1p (subunidade do complexo [β-(1,3) glucana sintase]), bloqueando a ligação de UDP-glicose ao sítio ativo, e consequentemente, inibindo o desenvolvimento da cadeia de (1,3) glucana, promovendo o efeito fungicida em espécies de *Candida* e fungistático em *Aspergillus*.

O espectro de ação das equinocandinas é restrito ao tratamento de candidíases e aspergiloses, e também, na profila-

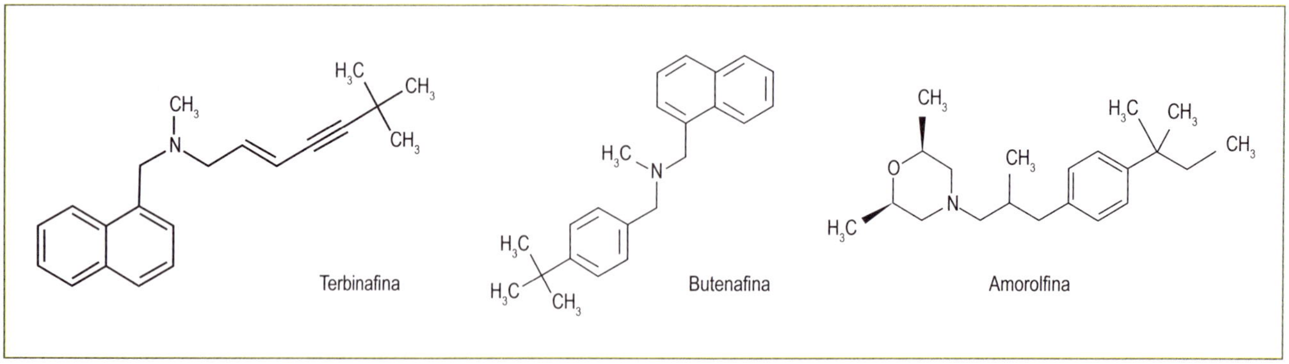

Figura 71.5 – *Estrutura molecular da terbinafina e butenafina (Alilaminas) e amorolfina (derivado morfolínico).*

xia dessas infecções fúngicas. Possuem pouca atividade contra fungos do gênero *Fusarium*, *Scedosporium*, *Coccidiodes*, *Blastomyces* e *Histoplasma*, enquanto Zigomicetos, *Trichosporum* spp. e *Cryptococcus* spp. são naturalmente resistentes. Todas as três drogas aprovadas pelo FDA são administradas por via endovenosa, e se assemelham na eficácia, segurança e farmacocinética.

Poucos trabalhos têm descrito a resistência de *Candida* as equinocandinas. No entanto, a resistência pode ocorrer pela mutação do gene *FKS1*, pelo aumento do efluxo da droga pela bomba de efluxo Cdr2p e degradação da droga.

Nicomicina Z

A nicomicina Z foi primeiramente identificada pela Bayer Pharmaceutical Company na década de 1970 e seu estudo abandonado, entretanto, seu desenvolvimento tem sido retomado nesta última década. Seu mecanismo de ação na célula fúngica é inibir a ação da quitina sintase, e interferindo na construção da parede celular. Como essa enzima não é encontrada em mamíferos, a nicomicina Z é potencialmente seletiva para o fungo. Esta afirmação é embasada em dados pré-clínicos toxicológicos. Além disso, vários estudos em modelos animais têm sido realizados.

Antifúngicos que atuam na Síntese de Ácidos Nucleicos

Fluorcitosina (5-FC, 5-fluorocitosina, 4-amino-5-fluoro-2-pirimidona) é um antimetabólito e análogo de pirimidina (Figura 71.7). A 5-FC atua na célula fúngica inibindo a síntese de DNA e RNA. No interior da célula, a citosina deaminase converte a 5-FC em 5-fluouracil, um análogo de nucleotídeo, sendo incorporado durante o processo de transcrição do RNAm, em substituição do uracil, inibindo, portanto, a síntese de proteínas. Adicionalmente, esse análogo inibe a timidilato sintase, inibindo a síntese de DNA. A ação seletiva contra os fungos ocorre pela presença da enzima citosina permease presente na membrana citoplasmática do fungo, responsável pela translocação da droga para o interior da célula fúngica. Fungos leveduriformes (*Candida* spp. e *Cryptococcus* spp.) e alguns filamentosos (*Aspergillus* spp., *Phialophora* spp. e *Cladosporium* spp.) são susceptíveis a 5-FC, entretanto, a utilização isolada deste antifúngico no

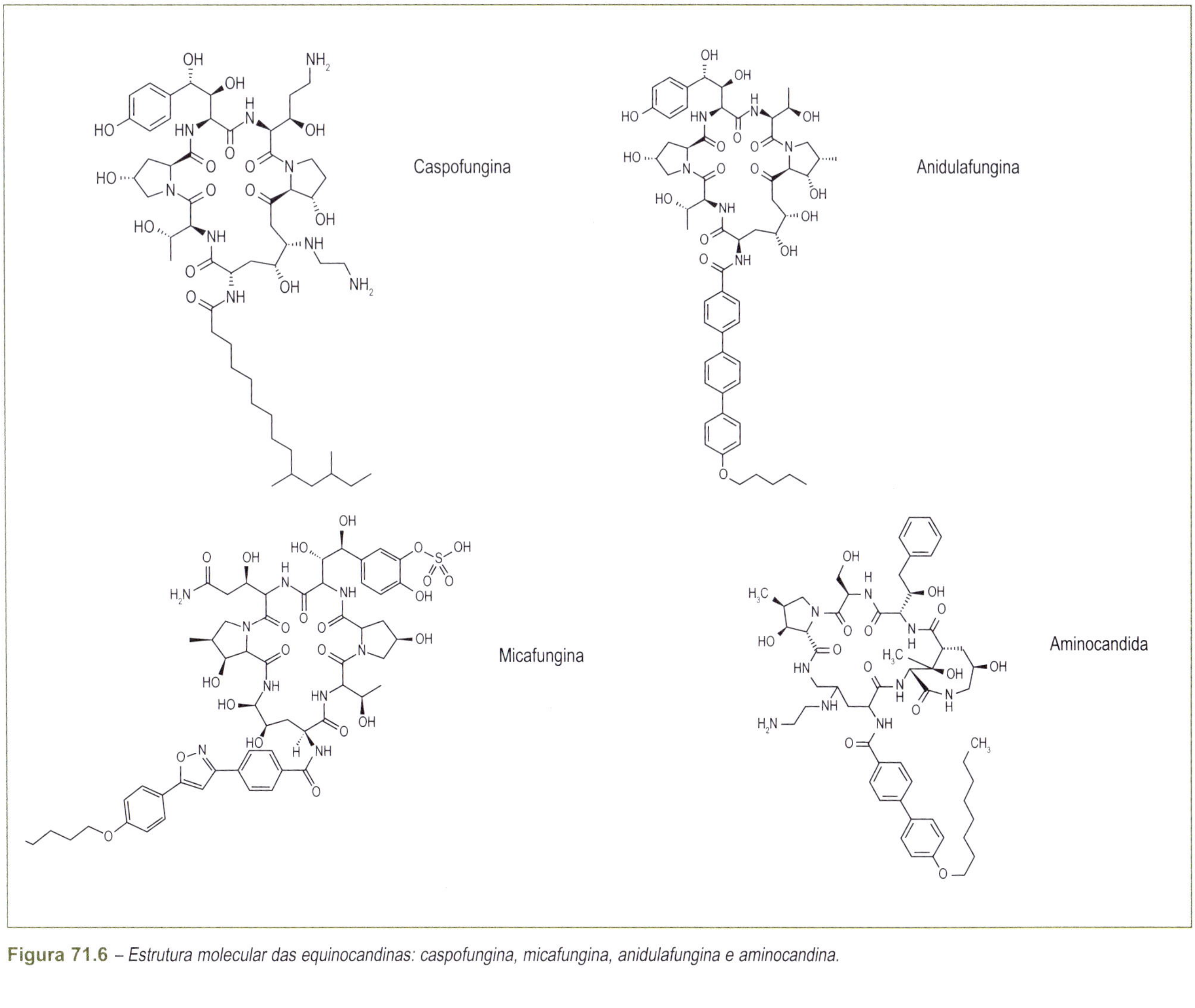

Figura 71.6 – *Estrutura molecular das equinocandinas: caspofungina, micafungina, anidulafungina e aminocandina.*

tratamento das infecções fúngicas, frequentemente, resulta no aparecimento de resistência. Assim, 5-FC é quase sempre administrado em combinação com anfotericina B ou fluconazol.

Resistência primária a 5-FC é comum em espécies de *Candida* não *albicans*. No entanto, estima-se que cerca de 10% dos isolados de *C. albicans* são instrinsicamente resistentes e que 30% desenvolverão resistência secundária. Os mecanismos moleculares envolvidos na resistência a 5-FC é a perda da atividade da citosina permease, citosina deaminase e diminuição da atividade uracil fosforibosil transferase (converte 5-fluoruracila em 5-fluoruridina monofosfato).

Antifúngicos que atuam na Organização dos Microtúbulos

O mecanismo de ação da griseofulvina não é muito bem conhecido, mas estudos têm demonstrado a atuação na organização dos microtúbulos, interferindo na polimerização da tubulina durante a formação do fuso mitótico em fungos (Figura 71.7). Os efeitos celulares podem ser alteração na parede celular, na síntese de ácidos nucleicos e no processo de divisão celular, o que caracteriza seu efeito fungicida. A toxicidade seletiva da griseofulvina é moderada, apresentando efeito hepatotóxico no paciente e seu espectro de ação é restrito aos fungos dermatófitos.

Testes de Suscetibilidade aos Agentes Antifúngicos

Existem vários testes e diferentes critérios de interpretação para avaliar a susceptibilidade do isolado fúngico frente às drogas antifúngicas; entretanto, Comitês Internacionais foram organizados com objetivo de padronizar os procedimentos laboratoriais, os critérios de interpretação e controle de qualidade dos ensaios. O primeiro comitê e o mais citado na literatura é o americano *Clinical Laboratory Standard Institute* – CLSI (antigo *National Comittee for Clinical Laboratory Standards* – NCCLS) (www.clsi.org). Atualmente, os testes mais utilizados em pesquisa e nos laboratórios clínicos são os testes de diluição em caldo (macrodiluição e microdiluição) e de difusão em ágar. A técnica de diluição em caldo está descrita no documento M27-A3 e suplemento M27-S4 para fungos na forma de levedura, e o documento M38-A2 recomendado para fungo na forma de bolor. O teste de difusão em ágar foi padronizado para avaliar a susceptibilidade de fungos do gênero *Candida* (documentos M44-A2 e M44-S2) Esses documentos especificam o meio de cultura e tampão serem utilizados, a diluição dos antifúngicos, o inóculo fúngico, tempo de incubação e orientação para determinar a menor concentração do antifúngico que inibe o crescimento (CIM) e do halo de inibição do crescimento do fungo, bem como, os critérios de interpretação.

Além do comitê americano para a padronização dos testes de susceptibilidade aos antimicrobianos, a Europa também organizou um comitê, reconhecido internacionalmente, "The European Committee on Antimicrobial Susceptibility Testing – EUCAST" e testes de microdiluição para fungos na forma de leveduras (*Candida* spp.) e filamentosos (*Aspergillus* spp.) foram padronizados (www.eucast.org). O protocolo do teste de microdiluição em caldo para leveduras difere do proposto pelo CLSI em 3 principais pontos: i) inoculo fúngico (CLSI: 0,5-2,5 x 10^3 UFC/mL; EUCAST: 0,5-2,5 x 10^5 UFC/mL); ii) meio de cultura utilizado (CLSI: Meio RPMI 1640 com MOPS 0,165 M; EUCAST: Meio RPMI 1640 + 2% glicose com MOPS 0,165 M) e; iii) tempo de incubação (CLSI: 24-48 h; EUCAST: somente 24 h). A temperatura de incubação é de 35ºC para ambos os protocolos. Os valores de "breakpoints" foram definidos para algumas espécies de *Candida* (consultar tabela em www.eucast.org/clinical_breakpoints/). É importante ressaltar que esses valores são espécie-específico (dados referentes ao ano de 2013), assim como proposto pelo CLSI em 2012. Muitos estudos têm mostrado que existe correlação entre os protocolos para testes de susceptibilidade antifúngica para leveduras propostos pelo CLSI e EUCAST contra isolados de *Candida*.

Estudos têm sido realizados com o objetivo de relacionar a ação de antifúngicos *in vitro* com o sucesso/insucesso do tratamento, determinando, assim, "breakpoints", podendo classificar os fungos como susceptível (S), susceptível dose-dependente (SDD) e resistente (R) para uma determinada droga antifúngica. Para algumas drogas, os valores obtidos de teste de susceptibilidade *in vitro*, em isolados de *Candida,* se correlacionam com os dados obtidos na prática clínica. No entanto, um micro-organismo susceptível à droga não é

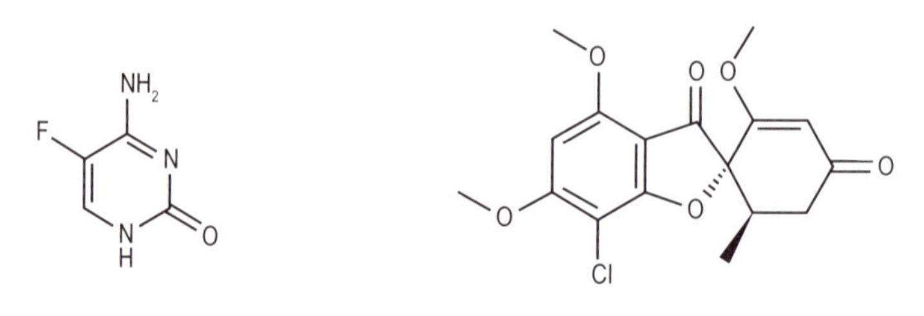

5-Fluorocitosina

Griseofulvina

Figura 71.7 – *Estrutura molecular da 5-fluorcitosina e griseofulvina.*

sinônimo de sucesso terapêutico, mas no caso de resistência é muito provável que haja insucesso. Neste último caso, recomenda-se mudar tão logo o antifúngico utilizado por outro, de preferência, de classe distinta.

Alguns sistemas comerciais têm sido aprovados pelo United States Food and Drug Administration (FDA), e disponíveis para comercialização, para teste de susceptibilidade de isolados clínicos para alguns agentes antifúngicos: E-test (bioMerieux, Marcy l'Etoile, France), painel colorimétrico Sensititre YeastOne (TREK Diagnostic Systems, Inc, Cleveland, OH) e teste de susceptibilidade para leveduras VITEK 2 (bioMerieux, Marcy l'Etoile, France). São sistemas quantitativos, ou seja, são capazes de determinar a concentração inibitória mínima (CIM) do antifúngico, e apresentam boa correlação com o método de referência.

Bibliografia

1. Bal AM. The echinocandin: three useful choices or three too many? International Journal of Antimicrobial Agents. 2010; 35:13-18.
2. Canuto MM, Rodero FG. Antifungal drug resistance to azoles and polyenes. The Lancet Infectious Diseases. 2002;2:550-563.
3. Kanafani ZA, Perfect JR. Resistance to antifungal agents: mechanisms and clinical impact. Clinical Infectious Diseases. 2008;46:120-128.
4. Odds FC, Brown AJ, Gow NA. Antifungal agents: Mechanism of action. Trends in Microbiology. 2003;11:272-279.
5. Ostrosky-Zeichner L, Casadevall A, Galgiani JN, Odds FC, Rex JH. An insight into the antifungal pipeline: selected new molecules and beyond. Nature Reviews Drug Discovery. 2010;9:719-727.
6. Pfaller MA. Antifungal Drug Resistance: Mechanisms, Epidemiology, and Consequences for Treatment. The American Journal of Medicine. 2012;125:S1-S13.
7. Pfaller MA, Castanheir M, Diekema DJ, Messer AS, Moet GJ, Jones RN. Comparison of European Committee on Antimicrobial Susceptibility Testing (EUCAST) and Etest methods with the CLSI broth microdilution method for echinocandin susceptibility testing of Candida species. Journal of Clinical Microbiology. 2010;48:1592-1599.
8. White TC, Marr KA, Bowden RA. Clinical, cellular, and molecular factors that contribute to antifungal drug resistance. Clinical Microbiology Reviews. 1998;11:382-402.

Olga Fischman Gompertz
Walderez Gambale
Benedito Corrêa
Claudete Rodrigues Paula

72

Fungos Tóxicos e Toxinas

Micotoxinas, Micotoxicoses e Micetismos

Micotoxinas, Micotoxicoses e Micetismos

Micotoxinas são metabólitos tóxicos produzidos por fungos microscópicos, os bolores. Micotoxicoses são intoxicações resultantes da ingestão de alimentos contaminados com micotoxinas.

Os micetismos são intoxicações ou envenenamentos causados pela ingestão de fungos macroscópicos, conhecidos como cogumelos.

Micotoxinas e micotoxicoses

A palavra micotoxinas é derivada dos termos gregos *mikes*, que significa fungos, e *toxikon*, que significa veneno ou toxina. São considerados metabólitos secundários produzidos por fungos filamentosos (bolores), cuja ingestão, contato ou inalação, pode ocasionar doenças ou, eventualmente, a morte. São produzidas por fungos passíveis de contaminar alimentos de origem vegetal, tais como grãos e cereais, desde o cultivo, passando pela colheita, pelo transporte, até o armazenamento, desde que satisfeitas as condições ideais de umidade e de temperatura.

Alguns autores estimam o número de espécies fúngicas existentes entre 100 mil e 250 mil, das quais cerca de somente 300 têm capacidade de produzir *micotoxinas,* e 30 delas, efetivamente, são responsáveis por quadros micotoxicológicos. As principais espécies produtoras de toxinas pertencem aos gêneros: *Aspergillus*, *Penicillium*, *Fusarium*, *Claviceps*, *Pithomyces*, *Myrothecium*, *Stachybotrys*, *Phoma* e *Alternaria*. Na medida em que as espécies são em geral ubiquitárias, observa-se a presença de micotoxinas em todas as partes do mundo, embora algumas delas sejam específicas de certos países, decorrentes de fatores climatológicos.

Os quatro grandes grupos de micotoxinas e seus respectivos fungos produtores podem ser assim distribuídos: (1) aflatoxinas, metabólitos biossintetizados, principalmente por *Aspergillus flavus*, *A. parasiticus* e *A. nomius*; (2) ocratoxinas, produzidas por *A. ochraceus* (*A. alutaceus*) e algumas espécies do gênero *Penicillium;* (3) fusariotoxinas, produzidas por *Fusarium* spp., tendo como principais representantes, as fumonisinas, a zearalenona, a moniliformina e os tricotecenos.; (4) alternariol e alternariol monometil éter, produzidos por *Alternaria alternata* . No Brasil, as micotoxinas mais detectadas em alimentos são as aflatoxinas, as fumonisinas, a ocratoxina A, a zearalenona e o deoxinivalenol.

Amplamente distribuídos na natureza, os fungos toxigênicos já foram isolados de diversos tipos de substratos, sendo o milho, o amendoim, o sorgo, o caroço de algodão, a castanha-do-Brasil, a semente de girassol e o trigo os mais frequentemente acometidos.

Dependendo dos teores de micotoxinas ingeridas ou injetadas, quatro tipos básicos de toxicidade são verificados: aguda, crônica, mutagênica e teratogênica. O efeito agudo mais frequente é a deterioração das funções hepática e renal, fatal em alguns casos. Entretanto, algumas micotoxinas agem primariamente, interferindo na síntese proteica, produzindo dermonecrose e imunodeficiência extrema. Outras são neurotóxicas e, em baixas concentrações, podem ocasionar tremor nos animais.

O efeito crônico de muitas micotoxinas é a indução de câncer, principalmente no fígado. Algumas interferem na replicação do DNA e, consequentemente, podem produzir efeitos mutagênicos e teratogênicos. As micotoxinas, no passado, foram responsáveis por grandes epidemias de intoxicações no homem e nos animais. A mais importante delas, o ergotismo, levou a óbito grande número de pessoas na Europa, no último milênio. A moléstia foi associada ao consumo de pão preparado com farinha de centeio e outros grãos de cereais contaminados com *Claviceps purpurea* e *Claviceps paspali*. Somente em 1930, o alcaloide responsável pelos efeitos biológicos do *ergot* foi estudado e identificado.

No transcorrer da Segunda Guerra Mundial, episódios de intoxicações aconteceram na Rússia, a chamada aleucia tóxica alimentar (ATA), responsável pela morte de, pelo menos, 100 mil pessoas. A ATA foi proveniente do consumo de alimentos processados com cereais (trigo, centeio etc.) cobertos por espessa camada de neve, atacados por fungos (*Fusarium sporotrichioides* e *Fusarium poae*) produtores de tricotecenos.

O ano de 1960 representou o marco histórico relativo ao conhecimento das micotoxinas, através do episódio em que centenas de aves morreram em diversas regiões da Inglaterra alimentadas com rações provenientes do Brasil e da África. Após pesquisas exaustivas, foi constatado que o alimento fornecido às aves estava contaminado com *Aspergillus flavus,* produtor de substâncias tóxicas denominadas aflatoxinas (*Aspergillus flavus toxin*).

Verificou-se que *Aspergillus parasiticus* também é produtor desta micotoxina, cujas variações na molécula permitem caracterizar uma dezena de compostos. Os principais são aflatoxinas B1, B2, G1, G2 (segundo as fluorescências emitidas; B = *blue* e G = *green*), ressaltando-se a existência das aflatoxinas M1 e M2, metabólitos secundários, que aparecem no leite de vacas alimentadas com rações contaminadas. Na atualidade, a aflatoxina B1 é o composto com maior atividade carcinogênica que se conhece, não sendo desprezível sua atividade mutagênica.

Além dos efeitos hemorrágicos e carcinogênicos conhecidos, sabe-se que nas aves, por exemplo, as aflatoxinas provocam hipoglicemia, hipotermia e diminuição da gordura corpórea.

Estudos epidemiológicos desenvolvidos em alguns países têm demonstrado uma associação entre incidência de câncer hepático humano e aflatoxina B1 ingerida nos alimentos.

A verificação da existência de aflatoxina B1 em excretas auxilia a constatação de episódios de intoxicação. Na prática, com relação à espécie humana, essa comprovação é difícil, pois se sabe que a metabolização da aflatoxina B1 é muito rápida, desaparecendo, praticamente, após uma semana de sua ingestão.

Devido ao fato de os achados clínico-patológicos serem apenas sugestivos de micotoxicoses, é fundamental a detecção e quantificação da toxina no alimento suspeito e, quando possível, a detecção de resíduos nos tecidos, leite, urina, soro, fezes e sangue pelos métodos cromatográficos e imunoensaios (ELISA e radioimunoensaio).

Micetismos

Os micetismos podem ser classificados em: micetismo faloidiano, micetismo nervoso ou muscarínico, micetismo gastrointestinal, micetismo inconstante e micetismo cerebral.

- Micetismo faloidiano – ocasionado por ciclopeptídeos tóxicos como as falotoxinas e amanitinas, encontrados no gênero *Amanita*, principalmente *Amanita phalloides* e *Amanita verna*, responsáveis por 50% a 90% dos envenenamentos graves ou mortais provocados por cogumelos. O período de latência varia de 6 a 48 horas e o quadro clínico consta de distúrbios gastrointestinais, alterações hepáticas, perturbações neuropsíquicas, distúrbios hidroeletrolíticos e morte.
- Micetismo nervoso ou muscarínico – produzido por toxinas muscarínicas, muscarina e muscardina, que atuam sobre o sistema nervoso parassimpático, encontradas, principalmente, na *Amanita muscaria.* O início dos sintomas ocorre, geralmente, de 15 a 30 minutos após a ingestão do cogumelo, consistindo em vômitos, diarreia, sudorese intensa, cólicas intestinais, salivação, dispneia e convulsão. Geralmente este tipo de intoxicação não é muito grave e raramente leva a óbito.
- Micetismo gastrointestinal – muito frequente, apresenta três modalidades de distúrbios: benigno, mais ou menos grave e mortal. Vários são os fungos causadores desta intoxicação.
- Micetismo inconstante – ocasionado pela monometil-hidrazina (MMH), toxina que, após período de latência entre seis e 12 horas, produz quadro clínico que consta de fadiga, dor de cabeça, dor abdominal, frequentemente acompanhada de diarreia e vômito.
- Micetismo cerebral – determinado por cogumelos que afetam o sistema nervoso central, pertencentes, principalmente, aos gêneros *Psilocibe* (*Psilocibe mexicana*) e *Amanita* (*Amanita muscaria*). Em geral, os agentes de micetismo cerebral são denominados fungos alucinógenos, pois apresentam, como principal característica, quadros de alucinações.

Bibliografia

1. Council for Agricultural Science and Technology (CAST) – Mycotoxins: Risks in Plants, Animal and Human Systems. Task Force Report, N° 139, EUA. 2003; p. 199.
2. Herrera T, Ulloa M. El Reino de los Hongos. Micologia Básica y Aplicada. México: Universidade Nacional Autônoma de México. 1990; p. 550.
3. Pitt JI, Hocking AD. Fungi and Food Spoilage. 3a. ed., Sydney, Academic Press. 1997; p. 593.
4. Spinosa HS, Górniak SL, Palermo-Neto J. Toxicologia Aplicada à Medicina Veterinária. 1a. ed. São Paulo: Editora Manole. 2008.

PARTE 4A

Virologia Geral

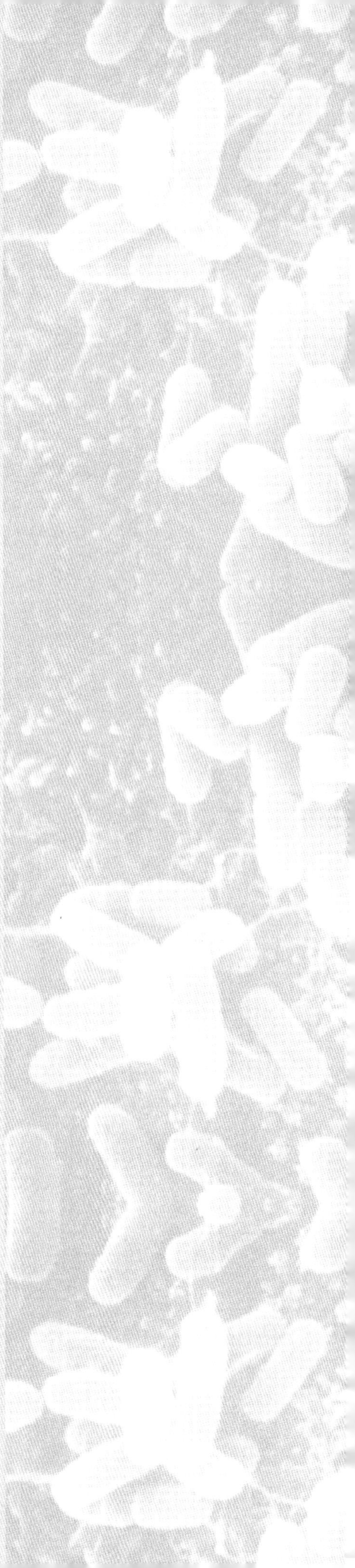

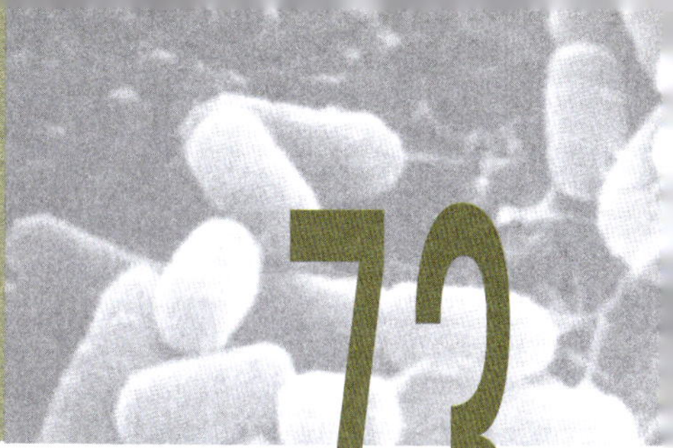

Maria Lucia Rácz
Carlos Frederico Martins Menck

73

Propriedades Gerais dos Vírus

Introdução aos Vírus

Antes do estabelecimento da teoria dos germes, acreditava-se que muitas doenças eram causadas por venenos. O termo em latim para veneno é *vírus*. Pasteur, em meados do século XIX, designava como vírus os agentes causadores de infecções em geral, mesmo as causadas por bactérias. Entretanto, em alguns casos de infecções, não eram encontrados, pela microscopia ótica, os agentes causadores. No final daquele século, obtiveram-se evidências de que alguns agentes de doenças humanas e de plantas poderiam passar por filtros, ao contrário de bactérias. A possibilidade de ser uma toxina era descartada principalmente pelo fato de o agente causador ser transmitido mesmo em baixas diluições. Essa característica dos agentes filtráveis foi explicada como sendo devida à sua capacidade de reprodução. Dessa forma, tais agentes foram inicialmente conhecidos como "vírus filtráveis". Com o tempo, a palavra filtrável perdeu-se por desuso, assim como o significado original do termo, fixando o termo "vírus" para designar esses agentes infecciosos. Vírus que infectam bactérias foram descobertos no início do século passado e foram chamados "bacteriófagos" (ou "comedores de bactérias"). Assim, bacteriófagos são de fato vírus, mas o termo "fago" tem sido empregado para designar esta classe de agentes infecciosos filtráveis.

Os vírus são conhecidos agentes infecciosos, causadores de doenças em humanos, animais ou plantas. Em humanos, são responsáveis por uma série de infecções benignas, como gripes e verrugas, assim como podem ser causa de doenças graves, como poliomielite, AIDS e mesmo câncer. Entretanto, é bom salientar que, além de causarem problemas aos seres humanos, vírus têm servido como ferramentas fundamentais em pesquisas científicas. Seu genoma, em geral pequeno, possibilita um fácil manuseio e, pelo fato de utilizar a maquinaria celular para sua reprodução, grandes descobertas de metabolismo celular foram obtidas por estudos com vírus. Alguns exemplos: o ácido nucleico (DNA e RNA) como material genético, papel de promotores e ativadores gênicos, transcrição reversa e processamento de RNA. Mais recentemente, os vírus estão sendo empregados como vetores para introdução de genes em organismos, abrindo as fronteiras da terapia gênica.

A Extraordinária Diversidade de Tamanhos e Formas Virais

Os vírus são parasitas intracelulares e podem ser encontrados em duas formas, uma dentro das células e outra fora destas. Na forma extracelular, o vírus é uma partícula submicroscópica, conhecida como *virion* ou partícula viral. Esta apresenta, para cada tipo de vírus, algumas características especiais, entre elas diferentes tamanhos e formas. Quando o vírus penetra na célula hospedeira, inicia-se o estado intracelular, ocorrendo a replicação viral.

Os vírus estão entre os menores agentes infecciosos que existem, podendo medir de 12 a 400 nm (0,012 a 0,4 μm). Como comparação, as bactérias, por exemplo, *Staphylococcus*, medem por volta de 1.000 nm. As menores bactérias, como as clamídias, têm dimensões de 200 nm e as rickettsias têm tamanho entre 300 e 600 nm. Aliás, por muito tempo estas bactérias foram consideradas vírus. A descrição recente de vírus gigantes, como os mimivírus e os pandoravírus, de 400 a 750 nm de diâmetro, complicam o estabelecimento de uma fronteira de tamanho entre os vírus e organismos parasitas celulares, com genomas defectivos, como as rickettsias e os micoplasmas. A Figura 73.1 apresenta a comparação de tamanho entre células, bactérias e vírus.

Como o poder de resolução do microscópio óptico é de cerca de 200 nm, a maioria dos vírus só pode ser visualizada através do microscópio eletrônico. Os poxvírus, como, por exemplo, o vírus da vaccínia, que têm dimensões de 300 nm, podem ser visualizados ao microscópio óptico. Os mimivírus assemelham-se a pequenos cocos Gram-positivos ao microscópio óptico e seu nome é derivado desta propriedade (*mimicking microbe* – imitando micróbio). Entre os métodos utilizados para determinação do tamanho viral, estão a microscopia eletrônica, a ultracentrifugação e a ultrafiltração.

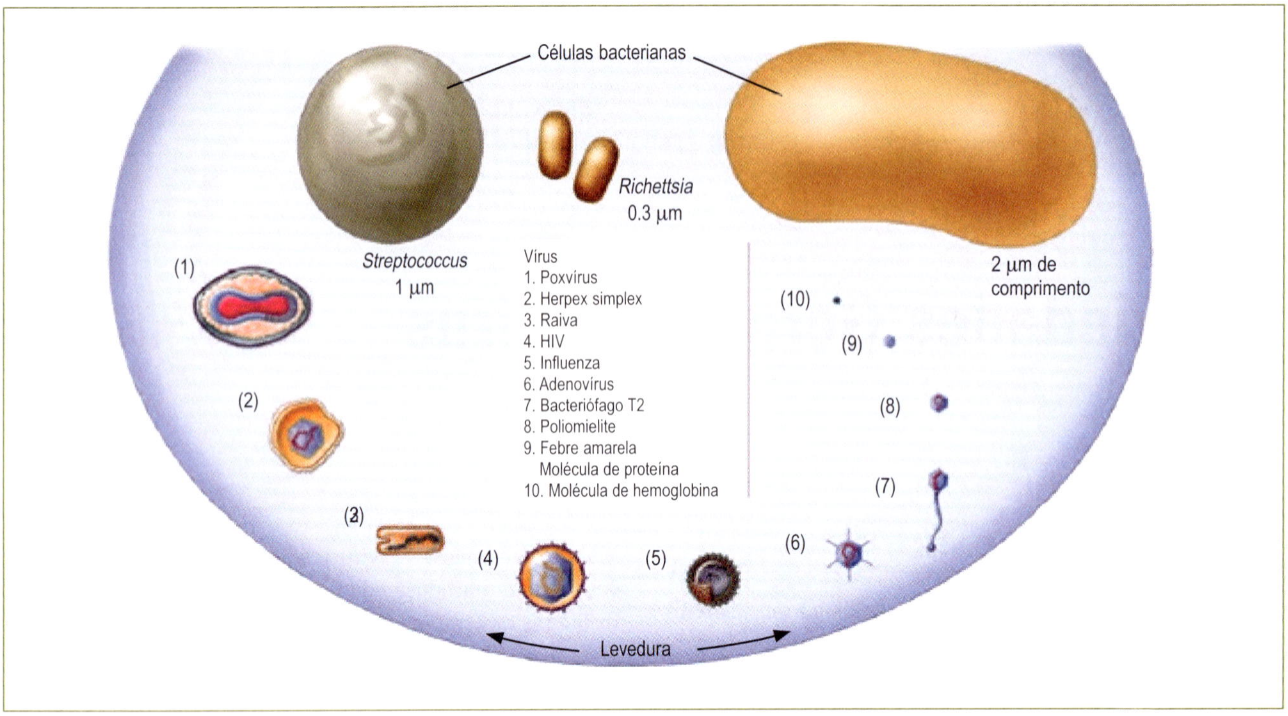

Figura 73.1 – *Comparação de tamanho dos vírus com uma célula eucariótica (levedura) e bactérias. Uma molécula de uma proteína grande (hemoglobina) foi incluída para indicar a proporção com macromoléculas.*

Composição

Vírus não possuem uma organização tão complexa quanto a de células, mesmo as bacterianas, tendo de fato uma estrutura bastante simples. Eles consistem basicamente de um ácido nucleico, DNA ou RNA, envolvido por uma capa proteica, denominada capsídeo ou cápside e, em alguns casos, de uma membrana lipoproteica, denominada envelope ou envoltório. Essa simplicidade faz com que os vírus sejam incapazes de crescimento independente, podendo replicar somente em células animais, vegetais ou microrganismos. Na verdade, vírus são seres que se utilizam da maquinaria celular para sua reprodução, sendo, por isso, parasitas intracelulares obrigatórios, representando uma forma bastante sofisticada de parasitismo.

Ácido nucleico

Os vírus contêm, em geral, apenas um tipo de ácido nucleico, DNA ou RNA, que é o portador das informações genéticas para sua propagação. É importante destacar que todas as células vivas possuem DNA, na forma de dupla fita, como material genético. Em vírus, no entanto, não é isso que se observa. Tanto DNA quanto RNA podem guardar as informações genéticas, e esses dois tipos de ácido nucleico podem ser encontrados na forma de fita simples (ss: *single stranded*) ou fita dupla (ds: *double stranded*). Assim, os quatro tipos de genomas virais (DNA fita dupla — dsDNA, DNA fita simples — ssDNA, RNA fita dupla — dsRNA ou RNA fita simples — ssRNA) são encontrados tanto como parasitas de hospedeiros eucariontes (animais e vegetais, por exemplo) quanto procariontes (bactérias). A quantidade de ácido nucléico na partícula viral pode variar de 2.000 a 2,5 milhões de bases ou pares de bases, sendo os genomas maiores observados apenas em vírus gigantes (mimivírus e pandoravírus) que infectam amebas.

Em 2000, Bresnahan e Shenk descreveram pela primeira vez, uma exceção à regra de que os vírus contêm um só tipo de ácido nucleico: o citomegalovírus, um herpesvírus com genoma DNA, contém uma pequena quantidade de RNA em sua partícula viral. São RNAs mensageiros (mRNAs) que são imediatamente traduzidos nos ribossomos, dando origem a proteínas utilizadas nas etapas precoces da replicação viral, antes do início da transcrição do genoma. Outros vírus de DNA, como os mimivírus, também contêm pequenas quantidades de RNA.

Vírus de DNA

Vírus que possuem DNA como material genético, similar às células, podem empregar diretamente a maquinaria celular para transcrição de seus genes, sua replicação e reparo de seu DNA. Isso permite a alguns vírus ter um genoma grande, como os herpesvírus, que têm um genoma de 125 a mais de 240 mil pares de bases (240 kbp) e evoluíram de forma que produzissem alguns genes próprios (como para síntese de nucleotídeos e polimerases próprias), ficando mais independentes do metabolismo celular. As moléculas de DNA (dupla ou simples fita) podem ser encontradas na forma linear ou circular, dependendo do vírus. Por exemplo, o vírus de macacos conhecido como SV40, da família

Polyomaviridae, possui um genoma pequeno (5.243 pares de bases — 5,2 kbp) de dsDNA circular, enquanto os herpesvírus têm genoma dsDNA linear. Outro tipo de vírus de DNA importante é o adenovírus, cujo genoma de 26 a 45 kbp é linear. Os adenovírus foram os primeiros descritos a terem seu RNA processado, isto é, permitiu a descoberta de que genes podem conter íntrons e éxons.

Já os parvovírus são vírus com genomas de DNA fita simples (ssDNA) pequenos com cerca de quatro a seis mil bases. Os circovírus também apresentam genomas ssDNA circulares, de 1.700 a 2.300 bases. O genoma fita simples não permite que lesões sejam reparadas, tornando-o mais instável. Devido a essa característica, acredita-se que dificilmente possam ser encontrados vírus com genomas grandes com esse tipo de ácido nucleico.

Vírus de RNA

Como o genoma celular normalmente metaboliza DNA, os vírus de RNA devem conter ou sintetizar enzimas próprias para serem processados, como, por exemplo, RNA transcriptases e replicases. Os RNAs virais também podem ser de fita dupla ou simples e lineares ou circulares.

Os vírus que têm genoma dsRNA, como os rotavírus, em geral, possuem em sua estrutura uma enzima com função de transcriptase, que produz o mRNA necessário à síntese de proteínas, e de replicase, capaz de replicar o genoma de RNA. Essa enzima é conhecida como RNA polimerase RNA dependente.

Genomas cujo RNA de fita simples tem a mesma polaridade do RNA mensageiro (mRNA), e por isso podem ser traduzidos diretamente nos ribossomos, são, por definição, denominados RNA+, ou RNA de polaridade positiva, como é o caso dos poliovírus. Os retrovírus, como o HIV, também são vírus contendo RNA+, mas, ao entrarem nas células, são transcritos para DNA pela enzima transcriptase reversa. Vírus com genomas de polaridade contrária ao mRNA, denominados RNA-, ou RNA de polaridade negativa, como, por exemplo, os vírus da raiva, devem primeiro transcrever uma fita complementar de mRNA, antes de sua tradução pela maquinaria celular.

Alguns vírus de RNA apresentam o genoma segmentado, ou seja, separado em várias moléculas. Por exemplo, o genoma do vírus influenza (da gripe) é composto de oito segmentos separados de ssRNA-. O genoma dos rotavírus é composto de 11 segmentos de dsRNA. A segmentação do genoma tem grande importância na possibilidade de gerar diversidade do vírus, como veremos adiante. O deltavírus (ver Capítulo 87 – vírus da hepatite D) é o único RNA-vírus que contém um genoma circular.

Capsídeo

Os vírus têm o seu genoma protegido por uma capa proteica, chamada capsídeo ou cápside. O agrupamento das proteínas virais dá ao capsídeo sua simetria característica, normalmente icosaédrica ou helicoidal. O genoma em conjunto com o capsídeo constitui o nucleocapsídeo.

Devido a limitações no tamanho do genoma viral, os vírus não podem codificar um grande número de proteínas diferentes. Assim, o capsídeo viral tem que ser formado de subunidades idênticas, chamadas protômeros, que se agrupam formando subunidades maiores, os capsômeros. Em cápsides mais complexas, as facetas triangulares de um icosaédro são subdivididas em um número progressivamente maior de triângulos. Assim, um cápside pode ser composto de centenas de capsômeros, mas ainda baseado em um simples modelo icosaédrico. O número total de capsômeros é característico de cada grupo viral.

Vale ainda salientar que alguns vírus apresentam uma estrutura mais complexa sendo compostos de várias partes. É o caso de alguns bacteriófagos que apresentam uma cauda acoplada à cabeça poliédrica.

Em alguns tipos de vírus de planta, como, por exemplo, os vírus da família *Bromoviridae*, os genomas segmentados são envolvidos em capsídeos independentes e diferentes. Assim, a infecção só é efetiva se houver a coinfecção simultânea com todos os tipos de capsídeos.

Envelope viral

Alguns vírus possuem, além do ácido nucleico e do capsídeo, estruturas complexas de membrana envolvendo o nucleocapsídeo. O envelope viral consiste em uma bicamada lipídica com proteínas, em geral glicoproteínas, embebidas nesta. A membrana lipídica provêm da célula hospedeira, muito embora as proteínas sejam codificadas exclusivamente pelo vírus. Devido à presença de lipídeos no envelope, os vírus envelopados são sensíveis a solventes orgânicos, como o éter. Assim, em presença de éter, os lipídeos são dissolvidos e o vírus perde a infectividade. É importante salientar que as glicoproteínas do envelope, por estarem expostas na superfície viral, constituem os principais antígenos de vírus envelopados.

Enzimas

Os vírus não realizam processos metabólicos e, em geral, são inertes fora da célula. Entretanto, algumas partículas virais contêm enzimas que têm grande importância no processo infeccioso. Como exemplo clássico, temos os retrovírus, que carregam na partícula viral a transcriptase reversa, necessária para sua replicação. Também é o caso de vírus com genoma de ssRNA-, ou dsRNA, que carregam na partícula viral enzima de replicação, RNA polimerase RNA dependente, dada a necessidade de síntese do mRNA ao entrar em uma célula, e inexistência dessa enzima nas células hospedeiras. Em alguns outros vírus, há enzimas necessárias para ajudar a entrada na célula. É o caso de alguns bacteriófagos, que possuem uma enzima, lisozima, necessária para fazer uma perfuração na parede celular para a penetração do genoma viral.

Estrutura da Partícula Viral

Os vírus podem ser classificados, de acordo com a simetria do cápside, em vírions icosaédricos, vírions helicoidais e vírions de estrutura complexa.

Vírions icosaédricos

São os vírus cujo cápside apresenta simetria icosaédrica. O icosaédro é um polígono de 20 faces triangulares, 12 vértices e 30 arestas, que apresenta três eixos de simetria: eixos 2x, 3x e 5x (Figura 73.2). O ácido nucléico encontra-se empacotado no centro do polígono. Como exemplos, temos o adenovírus (DNA) (Figura 73.3) e os picornavírus (RNA) que são icosaédricos, não envelopados, e os herpesvírus (DNA) que são vírus icosaédricos envelopados (Figura 73.4).

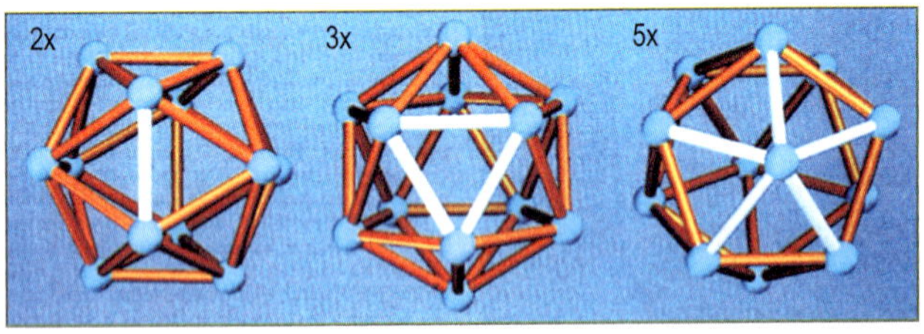

Figura 73.2 – *Eixos de simetria do icosaédro — 2x: centro da aresta; 3x: centro da face; 5x: vértice.*

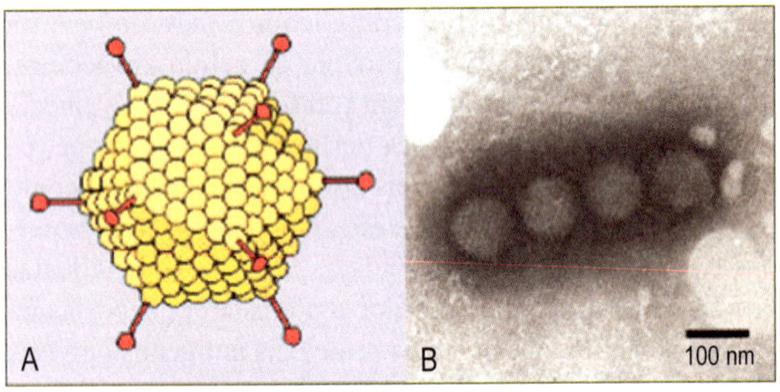

Figura 73.3 – Adenovírus. *(A) Modelo. (B) Microscopia eletrônica.*

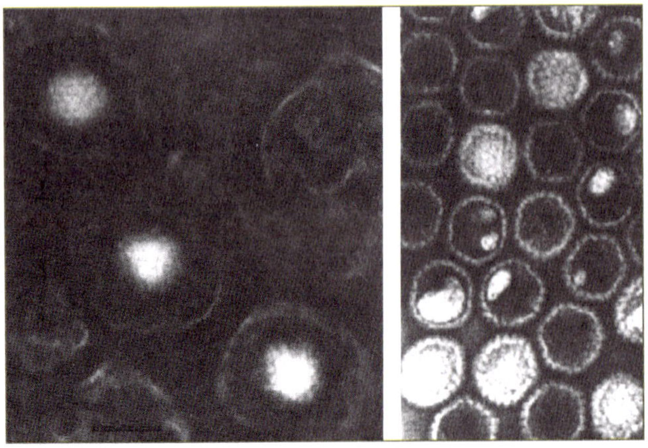

Figura 73.4 – *Microscopia eletrônica de* herpesvírus. *(A) Com envelope. (B) Sem envelope.*

Nos vírus icosaédricos, os capsômeros que se localizam nos vértices do polígono são pentâmeros, isto é, são constituídos por cinco protômeros e os capsômeros que se localizam nas faces e nas arestas são hexâmeros. Os vírus icosaédricos não têm obrigatoriamente morfologia icosaédrica, podendo apresentar morfologias diversas, desde que mantenham a simetria icosaédrica. Como exemplo, podemos citar o rinovírus, que tem simetria icosaédrica e morfologia esférica.

Vírions helicoidais

Nos vírus helicoidais, os capsômeros dispõem-se em torno do ácido nucleico, de acordo com uma estrutura em forma de hélice. O ácido nucleico fica no interior desta estrutura, em geral intimamente associado aos capsômeros, formando um nucleocapsídeo mais compacto. Exemplos de vírions helicoidais são os vírus do mosaico do tabaco (Figura 73.5), que não têm envelope e o vírus da influenza e da raiva, helicoidais envelopados. Da mesma forma, os vírus helicoidais podem apresentar morfologias diversas, como, por exemplo, o vírus da influenza, que tem morfologia aproximadamente esférica e o vírus da raiva que tem a forma de bala de revólver (Figura 73.6).

Vírions de estrutura complexa

Os vírus que não podem ser classificados como icosaédrico ou helicoidais são considerados vírus de estrutura complexa. O exemplo mais característico são alguns bacteriófagos, como o T4, que tem um capsídeo em forma de cabeça poligonal, com estruturas adicionais, formando uma cauda, com bainha contrátil, placa basal, fibras e outras estruturas (Figura 73.7).

Outro exemplo de vírus de estrutura complexa são os da família *Poxviridae*, que possuem o DNA viral associado a proteínas em forma de nucleoide bicôncavo, circundado por camadas de lipoproteína, com corpo lateral, camada paliçada e estruturas tubulares em seu exterior (Figura 73.8).

Vírus Gigantes

Apesar de vírus terem como características básicas o fato de serem pequenos (submicroscópicos) e terem genomas pequenos, em 2003, a descoberta dos mimivírus, que infectam amebas, iniciou uma reavaliação dos vírus, tanto em termos de tamanho de partículas (> 700 nm) como em termos de complexidade do genoma (mais de 1.000 genes), características semelhantes às de algumas bactérias, como os micoplasmas.

Os mimivírus foram descritos inicialmente como bactéria, pelo seu tamanho e pela propriedade de corar como bactérias Gram positivas. Logo em seguida foram identificados como partículas virais grandes, daí o nome, derivado de *mimicking microbe* (imitando micróbio). São classificados atualmente na família *Mimiviridae*, gênero *Mimivirus*. A partícula viral apresenta um capsídeo proteico com 500 nm de diâmetro, recoberto com uma camada uniforme de fibras de 125 nm de espessura, contendo uma estrutura na forma de estrela de cinco pontas em um único vértice do

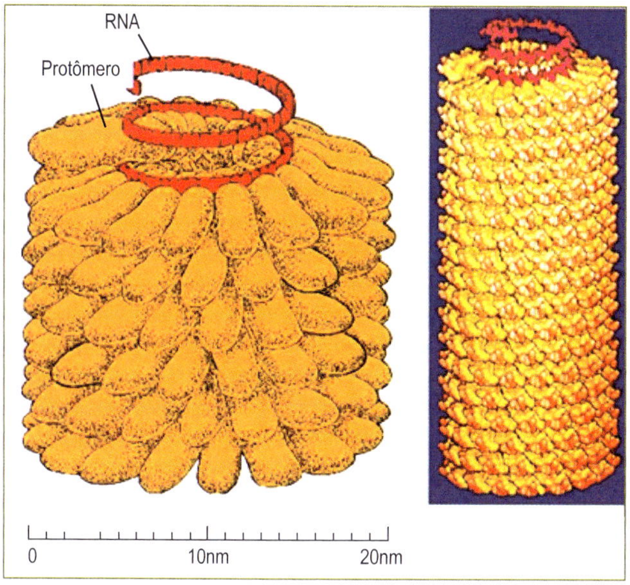

Figura 73.5 – *Vírus do mosaico do tabaco. (A/B) Modelos. (C) Microscopia eletrônica.*

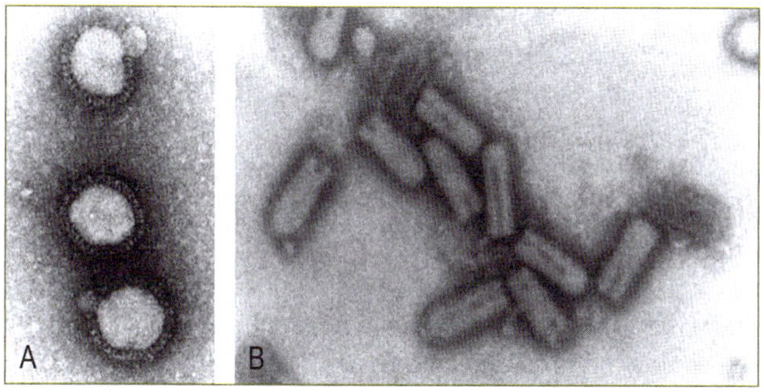

Figura 73.6 – *Microscopia eletrônica. (A) Vírus da influenza. (B) Vírus da raiva.*

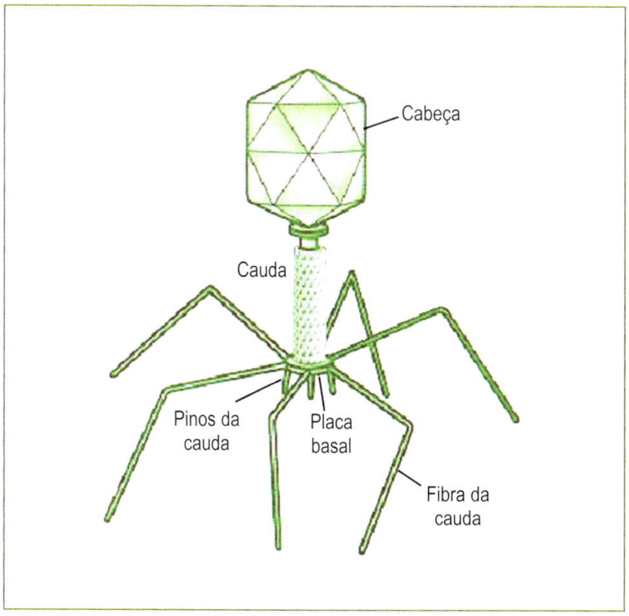

Figura 73.7 – *Esquema do bacteriófago T4.*

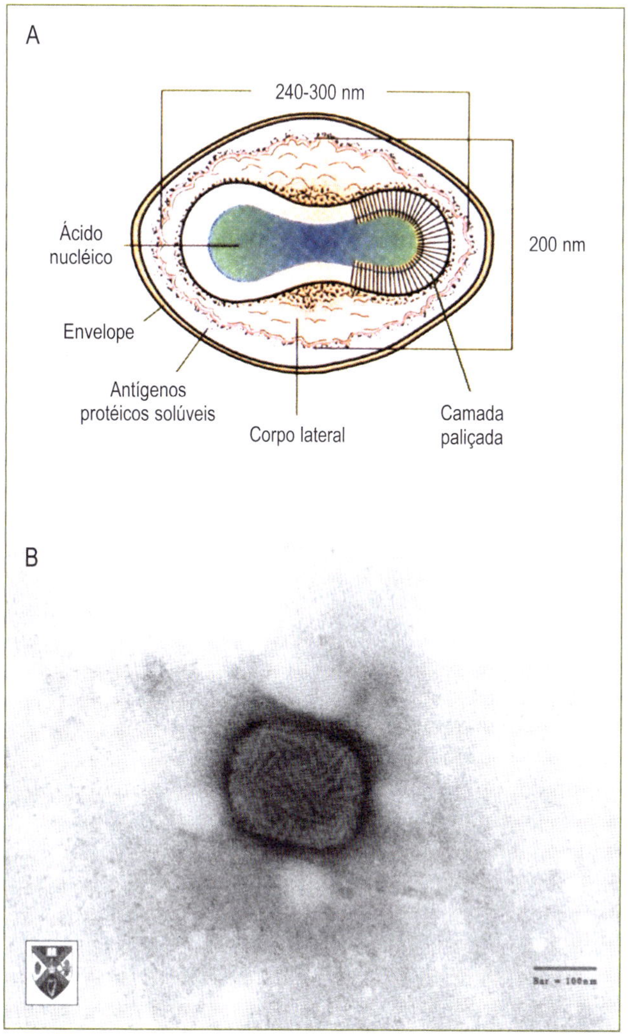

Figura 73.8 – Poxvírus. *(A) Esquema da partícula viral. (B) Microscopia eletrônica de* Orthopoxvírus.

icosaédro (Figura 73.9). O genoma desses vírus é composto por uma molécula de dsDNA de 1.181.549 pares de bases. Este tamanho é maior do que o genoma de muitas bactérias, como por exemplo micoplasma, que tem genoma com cerca de metade desse tamanho (ver capítulo 58). Esses vírus contém 1.018 genes, sendo 979 genes que codificam para proteínas, incluindo algumas relacionadas a vários processos metabólicos, como por exemplo tradução proteica (aminoacil tRNA sintetase), o que dá a esses vírus uma independência importante das maquinarias da célula hospedeira; seis genes para tRNAs e 33 para mRNAs não codificantes. Outros vírus gigantes, ligeiramente maiores do que os mimivírus, foram também encontrados posteriormente, infectando amebas e receberam nomes de mamavirus e megavírus e pertencem à mesma família e gênero dos mimivírus. Curiosamente, para o mamavírus foi encontrado um vírus satélite, ou virófago (vírus que infecta outro vírus), denominado Sputnik (satélite em russo), que só se replica na presença do mamavírus. O Sputnik é um vírus icosaédrico, de 50 nm de diâmetro, com genoma dsDNA circular, de 18 kbp (18.000 pares de bases).

A infecção concomitante do mamavírus e do Sputnik leva à formação de partículas anormais de mamavírus e uma diminuição significante do grau de lise da ameba. O Sputnik não se replica na ausência do mamavírus

Em 2013, foram descritos outros vírus gigantes, os pandoravírus, descobertos no Chile e na Austrália, também infectando amebas. Estes vírus podem ser observados por microscopia óptica, como partículas ovoides de 1 μm de comprimento por 0,5 μm de diâmetro possuem genomas ainda maiores que os mimivírus, de até 2,5 milhões de pares de bases, com cerca de 2.000 genes. O sequenciamento desses genomas revelou uma enorme quantidade de genes completamente desconhecidos e não encontrados previamente em nenhum organismo celular. Dessa forma, alguns pesquisadores sugerem que estes vírus podem representar um quarto domínio da vida (em adição aos domínios conhecidos: eubactéria, arqueobactéria e eEucarioto). Apesar do tamanho desses vírus e de seu grande genoma, eles ainda são parasitas obrigatórios e dependem da célula hospedeira para tradução de suas proteínas e sua multiplicação.

Em 2014, foi descrito um novo vírus gigante, em uma amostra de solo congelado do extremo nordeste da Sibéria. O vírus foi denominado *Phitovirus sibericum* e tem mais 30.000 anos de idade. Apresenta forma semelhante a do pandoravírus, medindo de 1,5 μm de comprimento por 0,5 μm de largura, mas a análise de seu genoma não demonstrou nenhuma semelhança com esses vírus. O genoma do phitovírus contem menos genes, cerca de 500, e a análise da composição de proteínas mostrou apenas uma ou duas em comum com os pandoravírus. O phitovírus também é um vírus de amebas e foi cultivado em *Acanthamoeba*. Este estudo demonstrou que os vírus podem sobreviver em solos congelados, por longos períodos de tempo, fato que tem implicações importantes em termos de saúde pública, pela possibilidade de reemergência de vírus que são considerados erradicados, como, por exemplo, o vírus da varíola.

Agentes Subvirais

Alguns agentes infecciosos apresentam algumas características gerais de vírus, mas por outro lado são estruturalmente mais simples. Duas dessas entidades são as que assumem maior importância atualmente: *viroides* e *prions*.

Viroides são moléculas pequenas (de 246 a 375 nucleotídeos por exemplo) de RNA simples fita, circular, sem nenhuma forma de capsídeo. Isto é, o viroide é constituído apenas de RNA, que aparentemente *não codifica nenhuma proteína*. Portanto, o viroide é completamente dependente das funções celulares para sua replicação. Os viroides replicam-se em algumas espécies de plantas, e alguns causam doenças provavelmente por interferência no metabolismo de regulação gênica da célula hospedeira. O processo de infecção não é bem conhecido, mas se acredita que sua passagem seja a partir de contato entre células e/ou em células que sofram um corte mecânico. Há hipóteses que sugerem similaridades entre os viroides e os RNA pequenos nucleares (snRNA) envolvidos em processamento de íntrons em células eucariontes. Estas similaridades podem estar ligadas a uma origem direta dos viroides a partir de íntrons, que "escaparam" do genoma. Alguns desses RNAs de viroides têm atividade catalítica própria, clivando outros RNAs. Por esse motivo, são considerados remanescentes do "mundo de RNA".

Prions (proteína infecciosa) são constituídos de apenas um tipo de proteína e não contêm ácido nucleico. Causam doenças neurodegenerativas, fatais, de progressão lenta (anteriormente eram conhecidos como "vírus lentos"). Em carneiros, causam uma doença conhecida como *scrapie* (doença da coceira), conhecida há mais de 250 anos. Atualmente,

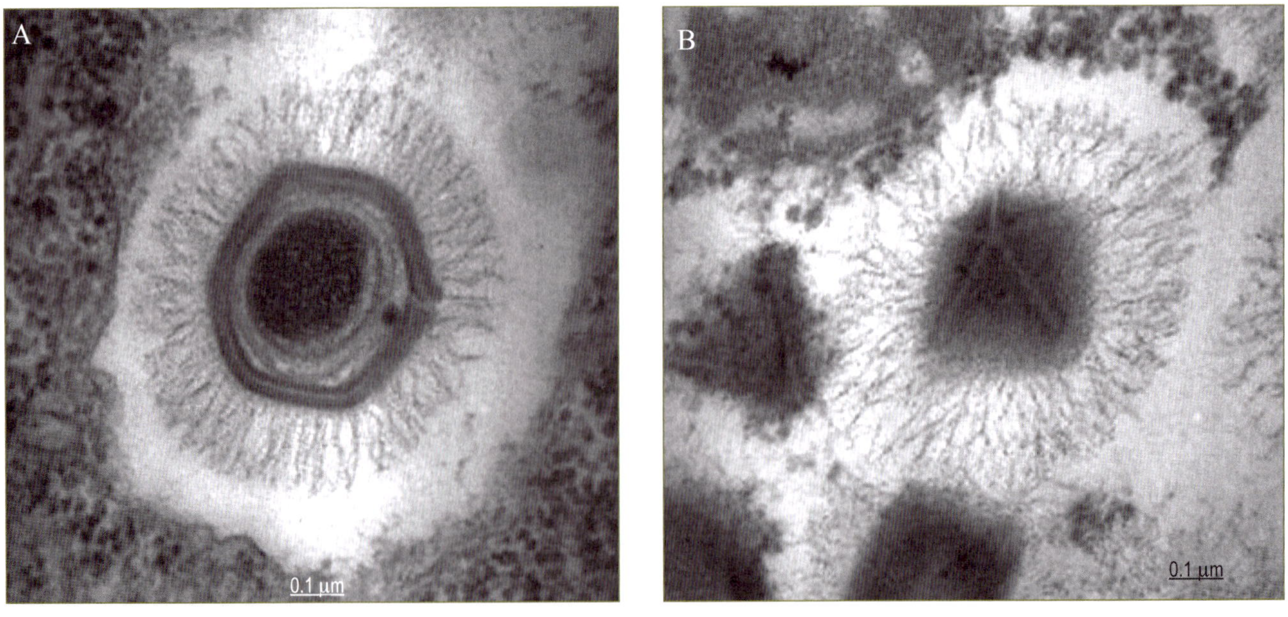

Figura 73.9 – Mimivírus *(A) Estrutura interna complexa e fibras (B) Estrutura em forma de estrela de cinco pontas em um dos vértices.*

este agente infeccioso tem-se tornado muito conhecido por causar uma epidemia no gado inglês, encefalopatia espongiforme de bovinos (BSE) ou a síndrome da vaca louca. Acredita-se que os bovinos foram contaminados por ingestão de ração contendo restos de carneiros contaminados com *scrapie*. Em humanos, o prion causa doenças como a doença de Creutzfeld-Jacob (CJD), e o kuru, doença encontrada em canibais da Nova Guiné. Há suspeitas, no entanto, de que alguns casos de CJD atípicos em pessoas jovens, de menos que 30 anos, na Inglaterra, possam ser devidos à ingestão de carne bovina contaminada com o agente da BSE (ver Capítulo 98, Prions).

Bibliografia

1. Bresnahan WA, Shenk T. A subset of viral transcripts packaged within human cytomegalovirus particles. Science 2000;288:2373-6.
2. Brooks GF, Carroll KC, Butel JS, Morse SA, Mietzner TA. Jawetz Melnick & Adelberg's Medical Microbiology. 26ª ed. New York: McGraw Hill ; 2013.
3. King AMQ, Adams MJ, Carstens EB, Lefkowitz, EJ *(eds.)*. Virus Taxonomy: Ninth Report of the International Committee on Taxonomy of Viruses. San Diego: Academic Press; 2011.
4. Flint SJ, Enquist LW, Racaniello VR, Skalka AM. Principles of virology.. 3ª ed. Washington: ASM Press; 2009.
5. Knipe DM, Howley PM, Cohen JI, Griffin DE, Lamb RA, Martin MA et al. (eds) Fields Virology. 6th ed. Philadelphia: Lippincott Williams & Wilkins; 2013.
6. La Scola B, Audic S, Robert C, Jungang L, de Lamballerie X, Drancourt M et al. A giant virus in amoebae. Science. 2003;299:2033.
7. Legendre M, Bartoli J, Shmakova L, Jeudy S, Labadie K, Adrait A, Lescot M, Poirot O, Bertaux L, Bruley C, Couté Y, Rivkina E, Abergel C, Claverie JM. Thirty-thousand-year-old distant relative of giant icosahedral DNA viruses with a pandoravirus morphology. Proceedings of the National Academy of Sciences, 2014; Mar 3. [Epub ahead of print]
8. Philippe N, Legendre M, Doutre G, Couté Y, Poirot O et al. C. Pandoraviruses: amoeba viruses with genomes up to 2.5 Mb reaching that of parasitic eukaryotes. Science. 2013;341:281-286.
9. Raoult D, Audic S, Robert C, Abergel C, Renesto P, Ogata H et al. The 1.2-megabase genome sequence of Mimivirus. Science. 2004;306:1344-50.

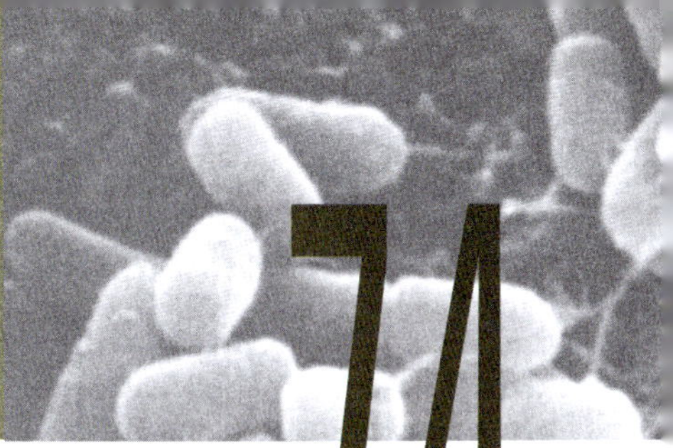

Maria Lucia Rácz

74

Replicação Viral

Apesar de haver uma série de características comuns a todas as infecções virais, as diferenças anatômicas e fisiológicas entre os animais, plantas e bactérias determinam algumas diferenças fundamentais quanto à sua interação com os vírus que os parasitam. Muitas das evidências experimentais sobre as fases da replicação viral derivam da pesquisa com bacteriófagos. O fenômeno da infecção de bactérias por vírus fornece um modelo útil com o qual a replicação de vírus de animais e de plantas pode ser comparada, apesar da cautela com que a pesquisa sobre bacteriófagos deva ser extrapolada para pesquisas sobre outros vírus.

Embora os vírus sejam diferentes no número de genes que contêm, o genoma viral deve codificar para três tipos de funções que são expressas pelas proteínas que sintetizam. Estas funções são: a) alterar a estrutura e/ou a função da célula infectada; b) promover a replicação do genoma viral; e c) promover a formação de partículas virais.

O processo de infecção viral com ciclo lítico, ou infecção produtiva, pode ser dividido, didaticamente, em cinco fases: adsorção, penetração, síntese dos componentes virais, maturação e liberação. Cada uma dessas fases tem características gerais que serão abordadas, de forma resumida, a seguir.

Adsorção

O primeiro estágio da infecção para todos os tipos de vírus é chamado adsorção, termo que descreve o contato inicial célula–vírus. Essa adsorção é, de início, fraca (adsorção reversível), progredindo para uma ligação mais forte, quando a adsorção se torna irreversível. Trabalhos com diferentes vírus animais, envelopados ou não envelopados, levam à seguinte visão geral da adsorção viral: os vírions colidem ao acaso com sítios na superfície celular e aproximadamente uma em cada 10^3 ou 10^4 colisões leva à união complementar entre um sítio da célula (receptor) e uma proteína viral (antirreceptor).

As forças eletrostáticas exercem um papel importante na adsorção dos vírus às células. Na maioria dos sistemas, a adsorção ocorre somente em valores de pH onde os grupos amino e carboxil estão largamente ionizados (pH 5 a 10); a destruição seletiva dos grupos amino e carboxil, tanto na superfície viral como na celular, impede a adsorção. Como a adsorção envolve a interação entre as partículas carregadas, também é esperado que este processo seja sensível à composição salina do meio, fato que é observado experimentalmente. Tanto a superfície celular como a superfície viral tendem a ter cargas negativas em larga faixa de pH. Assim, as células e os vírus repelem-se, a menos que o ambiente seja modulado pela presença de íons. Por exemplo: a adição de cátions ao meio promove adsorção máxima de muitos vírus, como poliovírus, adenovírus e influenza. Para o poliovírus, a taxa de adsorção pode ser linearmente correlacionada, dentro de certo limite, com o logaritmo da concentração de cátions.

Alguns vírus utilizam também um receptor secundário (correceptor) para sua ligação.

Os antirreceptores virais são proteínas da superfície viral

Micrografias eletrônicas de alguns vírions animais envelopados revelam estruturas proteicas de superfície, fixas, filamentosas e regularmente arranjadas, que medem 2 nm de diâmetro e de 10 a 30 nm de comprimento, imersas na dupla camada lipídica do envelope. Essas fibras ou espículas são mediadores da ligação inicial célula-vírus; se as espículas forem digeridas enzimaticamente, o vírus torna-se incapaz de adsorver à célula. Como exemplos de proteínas virais responsáveis pela ligação ao receptor celular, podem ser citados as glicoproteínas do envelope dos vírus influenza (hemaglutinina) e do vírus da imunodeficiência adquirida — HIV. Alguns vírus, como os vírus da vaccínia, embora envelopados, não possuem espículas visíveis; eles podem, entretanto, conter projeções muito curtas para serem visualizadas ao microscópio eletrônico.

A função de antirreceptor dos vírus não envelopados é exercida pelas proteínas do cápside. Por exemplo, o sítio de ligação dos picornavírus forma uma depressão na superfície do vírion, que tem sido descrita como um *canyon* (rhinovírus 14) ou um vale (poliovírus). O antirreceptor do vírus da febre aftosa, também um membro dos picornavírus, está localizado em uma alça antigênica proeminente na superfície viral. A mudança na "arquitetura" de superfície dos vírus não-envelopados pode ser responsável pela remoção do sítio de ligação do vírus à célula. Por exemplo, o tratamento dos picornavírus com ácido ou a exposição deles a células e extratos celulares pode alterar a sua estrutura externa. As partículas virais, tratadas dessa forma, perdem a capacidade de se ligar a células. O antirreceptor viral em vírus não envelopados pode ser composto de um único polipeptídeo, ou ser mais complexo, formado por muitos polipeptídeos.

Alguns vírus icosaédricos não envelopados apresentam, no cápside, projeções proteicas similares às espículas dos vírus envelopados. Como exemplo, podemos citar o adenovírus, que possui, nos vértices do icosaédro, uma fibra. Esta fibra é uma proteína multimérica, constituída por três polipeptídeos idênticos associados, formando uma região globular, que interage com o receptor celular. A remoção das fibras torna os adenovírus incapazes de ligação às células suscetíveis. Os rotavírus também possuem uma proteína (VP4) em forma de espícula, na superfície do vírus, que é responsável pela ligação vírus-receptor.

Na maioria dos bacteriófagos, as proteínas responsáveis pela ligação aos receptores de bactérias estão localizadas nas pontas das fibras da cauda (Figura 74.1).

Os Receptores da célula são moléculas de superfície, como proteínas, polissacarídeos ou lipídeos

Os receptores virais podem ser definidos como moléculas da superfície celular que se ligam aos vírus e promovem sua entrada na célula. Estes receptores celulares têm diferentes funções na célula normal, não relacionadas à interação com vírus. Os receptores podem ser glicoproteínas, canais iônicos, gangliosídeos, carboidratos, proteoglicanos, etc. Algumas famílias de moléculas de superfície parecem ser favorecidas como receptores virais, por exemplo, a superfamília das proteínas transmembrânicas da imunoglobulina IgG, os glicoconjugados com resíduos terminais de ácido siálico e as integrinas. Como exemplos de receptores virais, podem ser citadas as moléculas que funcionam como receptores de acetilcolina, que servem de receptores para o vírus da raiva; os receptores de complemento, como o C3d, utilizados pelo vírus Epstein-Barr ou antígenos de superfície de linfócitos, como o CD4, que funcionam como receptor para o HIV (vírus da imunodeficiência humana).

Os receptores de uma célula hospedeira suscetível podem estar presentes 10^4 ou 10^5 vezes na membrana celular, em estado dinâmico. Por exemplo, se as células são tratadas com enzimas, como a tripsina ou a neuraminidase, elas perdem temporariamente os receptores. Estes podem, posteriormente, ser regenerados.

A Ligação vírus-célula é específica

O aspecto mais importante dos receptores celulares para os vírus animais é o fato de que infecção e doença viral são determinadas pela habilidade de os vírus ligarem-se às células de determinadas espécies animais, demonstrando a especificidade estrutural da adsorção dos vírus às células. Por exemplo, não existem receptores para poliovírus em células de não primatas, enquanto uma grande variedade de células cultivadas de primatas apresenta estes receptores. Em humanos, os poliovírus podem infectar células da nasofaringe, do intestino e do corno anterior do cordão espinal; entretanto, não existem receptores em uma variedade de outros tecidos. Essa especificidade restrita desaparece se for usado, como espécie infectante, o RNA do poliovírus. Sem o capsideo, são infectadas pelo RNA do poliovírus não apenas células humanas e de macaco, mas também células de espécies não-primatas. A infecção de células de não primatas pelo RNA do poliovírus não progride, porque a progênie do vírus tem o cápside proteico normal, que não permite sua adsorção a células de não primatas. Este fato demonstra que, para poliovírus, a infectividade depende apenas da capacidade de o RNA viral penetrar através da membrana celular.

Os receptores para alguns vírus podem estar presentes em quase todos os tecidos. Por exemplo, o vírus do sarampo pode infectar células epiteliais da nasofaringe e do pulmão,

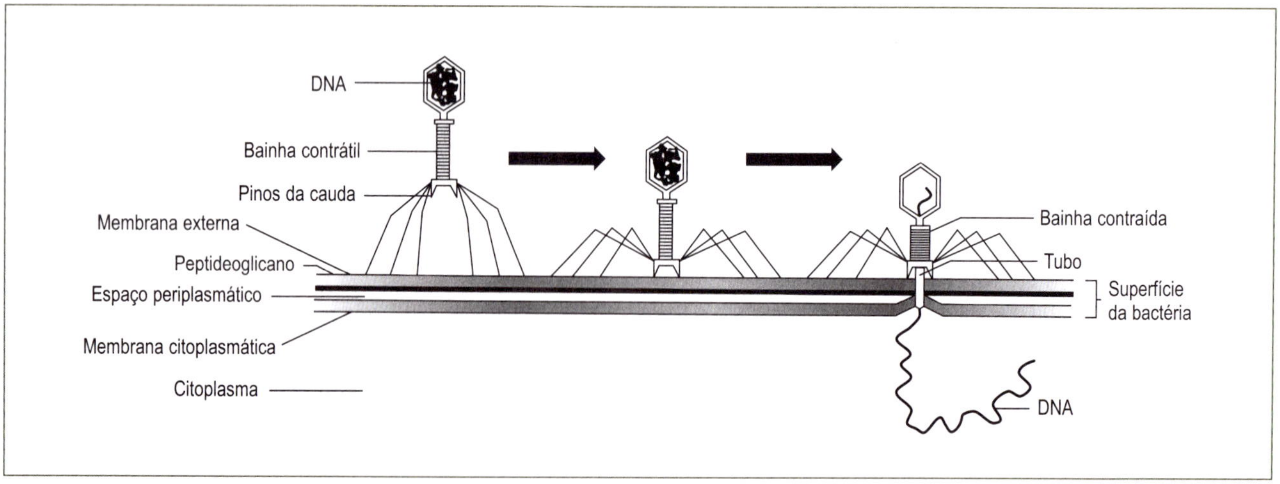

Figura 74.1 – *Penetração por injeção do ácido nucleico de bacteriófagos: a bainha contrai e insere o tubo proteico através da parede celular, como se fosse uma seringa hipodérmica.*

bem como se disseminar via sistema linfático e, possivelmente, por via sanguínea, para a pele e para os tecidos subcutâneos. Pode também infectar o tecido do sistema nervoso central. Outros vírus têm uma gama mais restrita de tipos celulares que podem infectar, como, por exemplo, o HIV, que só infecta células contendo CD4, como linfócitos e macrófagos.

Além disso, os receptores celulares podem mudar com a idade. Alguns tecidos podem expressar receptores em um tempo limitado, durante a vida de um animal. Por exemplo, os vírus Coxsackie B_1 e B_3 podem infectar somente camundongos recém-nascidos e não camundongos adultos.

Alguns vírus não relacionados têm receptores celulares comuns. Por exemplo, os adenovírus tipos 2 e 5 bloqueiam os receptores para o vírus Coxsackie B e também bloqueiam parcialmente os receptores para o rinovírus do tipo 2.

Para muitos vírus, além do receptor primário, a interação com um correceptor também é necessária para a infecção. O correceptor pode ligar-se aos vírions nativos ou às formas alteradas de vírions produzidas como resultado da ligação inicial ao receptor primário. Por exemplo, o CD4 de linfócitos e macrófagos é o receptor do HIV, que utiliza como correceptores CCR5 ou CXCR4, que são receptores de quimiocinas.

Em bactérias, os sítios receptores estão localizados em diversas estruturas, como pili, flagelo ou estruturas da parede, por exemplo, proteínas de membrana externa de bactérias Gram-negativas (OMP) ou ácidos teicoicos de bactérias Gram-positivas.

Nos processos de replicação dos vírus de plantas, em muitas infecções os vírus são inoculados diretamente dentro da célula por vetores, como insetos, passando através da parede celular e da membrana celular, não havendo necessidade de adsorção. Na transmissão mecânica, as paredes celulares são quebradas e o vírus adsorve-se à membrana celular, por mecanismos similares aos vírus animais.

Uma vez ocorrida a adsorção do vírus, a infecção não é de forma alguma assegurada. A ligação inicial pode ser perdida ou reversível, isto é, o vírion pode deixar a superfície celular. Alguns dos vírions adsorvidos a células, entretanto, procedem a uma ligação mais forte, de forma irreversível. Foi sugerido que esta ligação mais forte ocorre pela ligação em sítios múltiplos, por receptores adicionais, que são mobilizados de outros locais do mosaico fluido da membrana.

Penetração

Após a ligação irreversível do vírus à superfície da célula suscetível, o próximo passo da infecção leva à entrada na célula de parte ou de todo o vírion e na liberação do material genômico viral.

Existem três mecanismos básicos pelos quais os vírus podem penetrar nas células

Os vírus envelopados e os não envelopados encontram problemas físico-químicos diferentes durante sua penetração na célula e, por isso, utilizam mecanismos diferentes. Os mecanismos de penetração dos vírus nas células são:

1. Injeção do ácido nucleico: muitos bacteriófagos desenvolveram um mecanismo pelo qual são capazes de injetar seu ácido nucleico através de barreira da parede celular da bactéria, bem como da membrana citoplasmática contígua (Fig. 74.1). Para alguns picornavírus, a penetração envolve a passagem do RNA viral através da membrana celular. Após a ligação destes vírus ao receptor, uma das proteínas do cápside é liberada, expondo resíduos hidrofóbicos, que normalmente estão no interior do vírus. A interação destes resíduos com a membrana pode gerar o aparecimento de um poro, no qual o RNA viral é introduzido no citoplasma da célula.
2. Endocitose: outro mecanismo conhecido, pelo qual as estruturas proteicas relativamente grandes, como vírions, podem entrar na célula, é a endocitose mediada por receptor. Este processo é semelhante à fagocitose; os vírus, após sua ligação ao receptor, são englobados pela membrana plasmática, ficando no interior de vesículas nas células. A maioria dos vírus, envelopados ou não, usam a endocitose para a infecção produtiva. Os vírus podem usar diferentes mecanismos de endocitose. O mais comum é a endocitose mediada por clatrina, quando a membrana plasmática que invagina é recoberta, na superfície do citoplasma, por moléculas da proteína fibrosa clatrina. A vesícula resultante é recoberta por clatrina, que é rapidamente perdida e a vesícula funde-se inicialmente com endossomas precoces, que são ligeiramente ácidos (pH 6,5 a 6,0); estes endossomas maturam para endossomas tardios, que apresentam pH mais ácido (6,0 a 5,0), que se fundem com os lisossomos. Estes contém uma variedade de enzimas que degradam o cápsideo viral, liberando o ácido nucleico para o citoplasma. Alguns vírus podem penetrar no citoplasma pelos endossomas, antes da fusão com o lisossomo. A endocitose pode ainda ocorrer por outros mecanismos, como a mediada pela caveolina; a vesícula resultante da endocitose mediada por caveolina apresenta pH neutro. Entre os mecanismos de endocitose independente de clatrina, a macropinocitose é comumente utilizada por vírus maiores, como os vírus vaccínia, herpes, adeno e Ebola. A interação do vírus com receptores na membrana plasmática induz a ativação de um mecanismo complexo mediado por actina, que leva à formação de pregas ou bolhas na membrana plasmática, envolvendo os vírus em vesículas chamadas macropinossomas. Os vírus são liberados para o citoplasma pela membrana do macropinossoma (Figura 74.2).
3. Fusão do envelope viral: um terceiro mecanismo, que ocorre para vírus envelopados, é resultante de um processo de fusão do envelope viral com a membrana celular, liberando o nucleocápside para dentro da célula. Muitos vírus contêm, em seu envelope, proteínas de fusão, que são ativadas quando ocorre a ligação do vírus ao receptor celular (Figura 74.3).

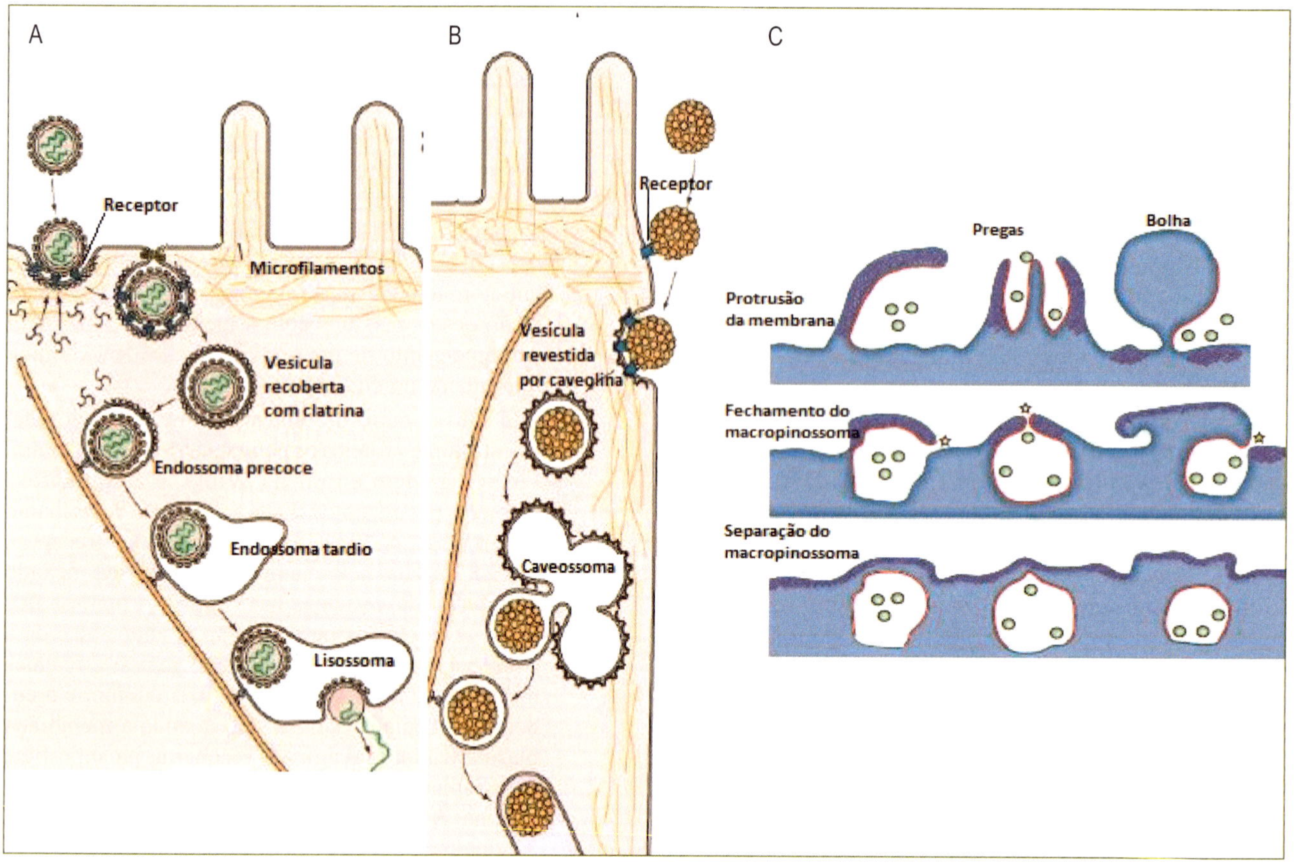

Figura 74.2 – *Penetração por endocitose. A. Mediada por clatrina B. Mediada por caveolina C. Macropinocitose*

Pode haver ainda uma combinação destes dois últimos mecanismos, de forma que os vírus envelopados penetrem por endocitose e, uma vez dentro dos vacúolos, a diminuição do pH dos endossomas ou enzimas dos lisossomos ocasionam a mudança de conformação das proteínas de fusão, fazendo com que o envelope viral sofra um processo de fusão com a membrana do vacúolo (Figura 74.4).

A penetração dos vírus de plantas nas células pode ser feita por vetores, que colocam os vírus diretamente dentro das células, ou por mecanismos de endocitose, através da membrana celular.

Os eventos que ocorrem durante a penetração dos vírus na célula suscetível são muito diferentes para os diferentes vírus.

Os eventos que ocorrem logo após a penetração e precedem a expressão do genoma viral são denominados desnudamento, termo geral que descreve a remoção total ou parcial do cápside viral. Esses eventos podem estar diretamente relacionados com a penetração através da membrana, como, por exemplo, nos picornavírus, em que a simples introdução do ssRNA no citoplasma é suficiente para o início da replicação. Outros vírus introduzem na célula complexos de nucleoproteína, que devem sofrer uma série de modificações.

A maioria dos vírus RNA é replicada no citoplasma da célula hospedeira, porque, em geral, a replicação associada à RNA polimerase-RNA dependente não requer atividades que ocorrem no núcleo da célula. A maioria dos vírus DNA e alguns vírus RNA, como os retrovírus e os ortomixovírus, deve ter acesso ao núcleo para que a replicação continue. Por exemplo, o cápside dos herpesvírus, dos adenovírus e dos poliomavírus contém proteínas responsáveis pela ligação do vírus ao citoesqueleto celular, e essa interação leva ao transporte do capsídeo para o núcleo, onde ocorre o desnudamento.

Em alguns casos, o único componente do vírion que participa ativamente na síntese de novas macromoléculas virais é o ácido nucleico, enquanto, em outros casos, além do ácido nucleico, é necessária a penetração de proteínas, como, por exemplo, polimerases vírion-associadas ou outras proteínas. Assim, os eventos que ocorrem durante a penetração dos vírus na célula suscetível dependem da necessidade, para a multiplicação viral, de outros componentes que não o ácido nucleico. Por exemplo, para os ortomixovírus e paramixovírus, a síntese de RNA mensageiro (m-RNA) necessita de uma transcriptase viral. Assim, o nucleocápside inteiro, contendo esta enzima, deve entrar na célula. Micrografias eletrônicas tiradas durante os primeiros minutos da infecção sugerem fusão do envelope desses vírus com a membrana celular, acompanhada de entrada do nucleocápside na célula. É possível, ainda, que os vírus entrem por endocitose: nesse caso, a fusão da membrana do vírion com a membrana de vesículas intracelulares pode ser responsável pela liberação

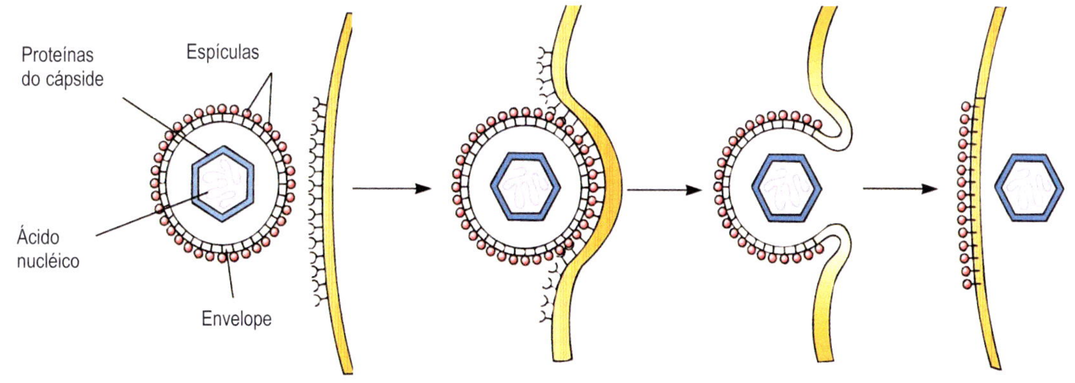

Figura 74.3 – *Penetração por fusão do envelope: após a ligação do vírus ao receptor, o envelope viral funde-se com a membrana citoplasmática, liberando o nucleocápside para dentro da célula.*

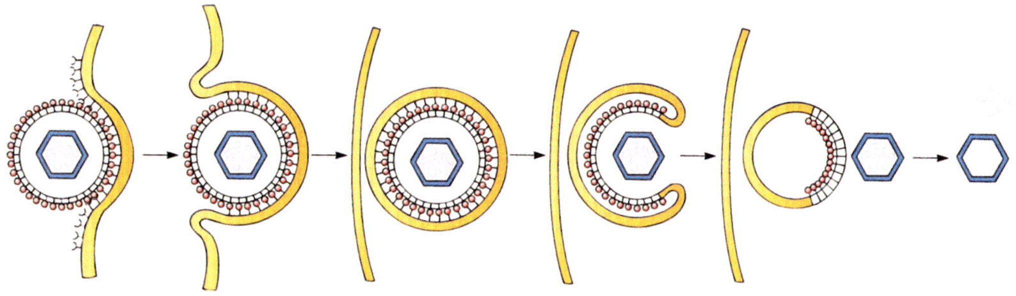

Figura 74.4 – *Penetração por endocitose seguida de fusão do envelope: após a ligação do vírus ao receptor, a membrana celular invagina, englobando a partícula viral. O envelope viral funde-se com a membrana do vacúolo endocítico, liberando o nucleocápside para dentro da célula.*

do nucleocápside dentro da célula. Outros vírus, como, por exemplo, os picornavírus, os vírus do polioma e os vírus SV40, não contêm polimerases e necessitam apenas da entrada do ácido nucleico na célula.

Pode ainda ser necessária uma degradação parcial do cápside, por digestão proteolítica, para que a polimerase viral seja ativada. Este é o caso, por exemplo, dos reovírus, nos quais a síntese viral específica é iniciada pela ação de uma RNA-polimerase RNA-dependente do vírion. Esta enzima deve ser ativada pela remoção de dois polipeptídeos específicos do cápside. A entrada dos reovírus dá-se por endocitose, em vesículas que posteriormente se fundem com lisossomos. As enzimas digestivas contidas nos lisossomos atuam na remoção destas duas proteínas.

Síntese dos Componentes Virais

A infecção viral leva à produção de centenas ou milhares de novas partículas virais por célula infectada. A essência deste tipo de multiplicação viral é dupla: replicação do ácido nucleico viral e produção de cápsides para conter esse ácido nucleico.

São necessários alguns arranjos preliminares antes que o aparato sintético da célula comece a síntese de novos vírus

Estes arranjos podem envolver mudanças no vírus, como a remoção da cápside proteica e a síntese de novas enzimas ou alteração de outras. Em qualquer dos casos, imediatamente após a adsorção, existe um período de tempo em que não há aumento do número de partículas virais infecciosas. Este é chamado período de latência ou eclipse. O número muito baixo de partículas infecciosas, demonstrável durante o período de latência, é atribuído à pequena porção do inoculo, que não está participando ativamente do processo infeccioso. As partículas virais ativamente engajadas no processo de infecção são degradadas (eclipsadas) durante o período de latência, para que seja iniciada a transcrição do ácido nucleico viral.

Duas importantes funções dos genomas virais são a transcrição do ácido nucleico para a formação de RNA mensageiro (m-RNA), que em seguida é traduzido para a síntese de proteínas, e a replicação deste genoma viral de forma a sintetizar novos genomas, que são então incorporados à progênie viral.

Transcrição do ácido nucleico viral

Para qualquer estrutura e estratégia de replicação viral, todos os vírus tem que expressar seus genes na forma de RNA mensageiro, logo no início da infecção da célula, para dirigir a máquina de transcrição celular para a produção de proteínas virais. Para a discussão sobre os mecanismos de transcrição do genoma viral, é conveniente o agrupamento dos vírus que têm comportamento semelhante em classes.

Por conter informações que podem ser imediatamente traduzidas, define-se o RNA mensageiro (m-RNA) viral como RNA positivo (+RNA) e sua fita complementar como RNA negativo (-RNA). A Figura 74.5 ilustra o esquema de classificação de Baltimore, representando a relação entre o ácido nucleico viral e o m-RNA de seis classes de vírus.

Os vírus são agrupados em seis classes, de acordo com o tipo de genoma viral e sua relação com o m-RNA

A classe I é constituída por vírus DNA de fita dupla (dsDNA), como, por exemplo, os vírus de vertebrados das famílias *Papovaviridae*, *Adenoviridae* e *Herpesviridae*; alguns vírus de insetos, como os baculovírus e os vírus de algas eucarióticas (phycodnavírus). Estes vírus multiplicam-se no núcleo da célula hospedeira, utilizando, para isto, enzimas transcricionais, como a RNA polimerase II (pol II) celular, aí encontrada. Outros grupos de vírus animais DNA de fita dupla, das famílias *Poxviridae*, *Asfarviridae e Iridoviridae* multiplicam-se no citoplasma da célula e, portanto, não tem acesso à pol II. Estes vírus utilizam uma transcriptase viral presente na partícula, na forma de proteína estrutural. A maioria dos bacteriófagos também pertence à classe I, e seu ácido nucleico é transcrito da mesma forma que o DNA bacteriano.

A classe II corresponde aos vírus DNA de fita simples (ssDNA), como os parvovírus, circovírus e anellovírus que infectam vertebrados e os geminivírus de plantas. Ao penetrar no núcleo, as enzimas de reparo de DNA celular sintetizam a fita complementar, transformando o genoma em dsDNA. O DNA de fita dupla é, então, transcrito pelas enzimas celulares. Os bacteriófagos das famílias *Inoviridae* e *Microviridae* também contêm ssDNA e são transcritos da mesma forma.

As demais classes de vírus são vírus cujo genoma é constituído por RNA. A classe III corresponde a vírus RNA de dupla fita (dsRNA), como os reovírus de plantas, insetos e animais, os birnavírus de vertebrados e invertebrados e alguns vírus de fungos e protozoários, das famílias *Totiviridae* e *Partitiviridae.* Para estes vírus, a fita negativa de RNA funciona como molde para a síntese do m-RNA. Como as células não possuem enzimas para transcrição de RNA a partir de RNA, os vírus deste grupo precisam introduzir na célula a enzima necessária para a transcrição (RNA polimerase-RNA dependente), que é uma proteína estrutural destes vírus.

Os vírus da classe IV, que contêm RNA de fita simples (ssRNA), como os picornavírus, togavírus, flavivírus e coronavírus de animais, a maioria dos vírus de plantas e os bacteriófagos da família *Leviviridae*, são também chamados vírus RNA-positivos, porque o RNA do genoma tem a mesma polaridade do m-RNA. O genoma destes vírus funciona como m-RNA e, logo que o vírus penetra na célula, este se liga ao ribossomo e é traduzido para proteínas. Desta forma, não é necessária a penetração na célula de enzimas da partícula viral: estas enzimas são sintetizadas logo que o ácido nucleico penetra na célula, atuando em seguida na transcrição de novos RNA.

Da classe V fazem parte os vírus RNA de fita negativa (-ssRNA), como os vírus das famílias *Orthomyxoviridae*,

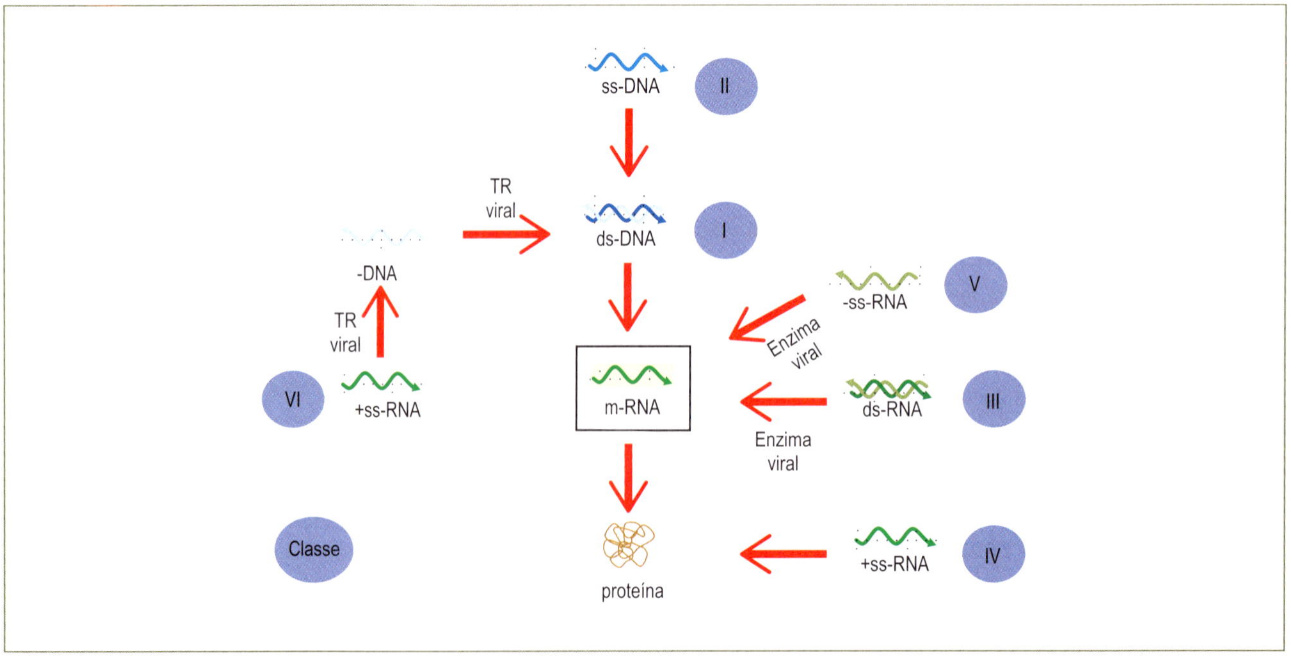

Figura 74.5 – *Classificação dos vírus em classes (I a VI) de acordo com o tipo de genoma e o esquema de transcrição.*

Paramyxoviridae, *Arenaviridae* e *Filoviridae*, de vertebrados e os vírus das famílias *Bunyaviridae* e *Rhabdoviridae*, de plantas, invertebrados e vertebrados. Para esses, o RNA viral é complementar ao m-RNA. Assim, o vírion já contém o molde para a síntese do m-RNA. Da mesma forma que a classe III, os vírus contam, na partícula, com enzimas que transcrevem o RNA.

Os vírus da classe VI são também conhecidos como retrovírus, membros da família *Retroviridae*. São vírus cujo mecanismo é o menos usual, pois o RNA viral, de polaridade positiva, é transcrito pela enzima viral estrutural, a transcriptase reversa, para DNA viral. Inicialmente, forma-se um híbrido RNA/DNA. A atividade de RNase do complexo enzimático transcriptase reversa degrada o RNA, e o DNA é duplicado por este mesmo complexo enzimático. O DNA de fita dupla complementar ao genoma viral é incorporado ao genoma celular utilizando uma integrase viral e funciona, então, como molde para a transcrição do m-RNA.

O m-RNA é sintetizado a partir de nucleotídeos, frequentemente empregando enzimas replicadoras codificadas pelo próprio ácido nucleico do vírion. Muitos vírus animais carregam na sua estrutura uma polimerase de ácido nucleico. Em alguns casos, a necessidade disto é evidente: as células não infectadas não expressam RNA polimerase-RNA dependente ou DNA polimerase-RNA dependente, em quantidades suficientes para que o vírus possa utilizar ao iniciar seu ciclo infeccioso. Assim, os vírus das classes III, V e VI, juntamente com o RNA infectivo, devem fazer penetrar na célula as moléculas de polimerase necessárias. No caso dos vírus -RNA (classe V) e +RNA (classe III), essas polimerases são transcriptases RNA dependentes que sintetizam o primeiro m-RNA. Após esta síntese, novas moléculas de polimerase, codificadas pelo vírus, podem acelerar o processo de transcrição. Para os retrovírus, a polimerase é uma DNA polimerase (transcriptase reversa) que transcreve ao menos uma molécula de DNA a partir do RNA. Os vírus das famílias *Poxviridae, Asfarviridae e Iridoviridae* também possuem uma polimerase viral, pois são vírus DNA que se multiplicam no citoplasma. Assim, devem possuir sua própria RNA polimerase-DNA dependente, para suprir sua necessidade, já que a enzima celular equivalente não é encontrada fora do núcleo da célula.

Tradução do m-RNA viral

Os ácidos nucleicos virais são poligênicos, isto é, codificam para muitas proteínas. A situação mais simples seria um ácido nucleico codificando apenas duas proteínas: uma polimerase para replicação do ácido nucleico e uma proteína do cápside. A maioria dos ácidos nucleicos virais contém mais mensagens que isto, o número de proteínas formadas variando de acordo com o tamanho do ácido nucleico. As estratégias para produção de muitas proteínas a partir um único genoma viral incluem: produção de m-RNAs subgenômicos múltiplos, união ou edição de m-RNAs e transcrição interna, bem como mecanismos pós-transcrição, como síntese de poliproteínas, supressão de terminação, e mudança de janela de leitura.

As proteínas virais são sintetizadas em uma ordem temporal. Em geral, as primeiras proteínas sintetizadas são não-estruturais (proteínas que não fazem parte da partícula viral). Estas proteínas precoces (*early proteins*) são, em geral, enzimas que atuam na própria transcrição e replicação do ácido nucleico viral ou fatores que atuam sobre o metabolismo celular, modificando-o para favorecer a síntese de componentes virais. Em fase posterior ou tardia, são sintetizadas as proteínas estruturais, que farão parte do cápside viral (*late proteins*).

As proteínas virais precoces podem interferir na síntese de macromoléculas da célula

Alguns vírus podem codificar para proteínas que afetam a expressão gênica da célula, alterando diretamente o genoma celular. Por exemplo, o DNA celular é degradado após a infecção pelos poxvírus. Os produtos virais podem afetar diretamente a atividade das RNA polimerases celulares, causando uma inibição da síntese de RNA celular. Por exemplo, o vírus da estomatite vesicular codifica uma proteína chamada matriz, que inibe os mecanismos de iniciação das polimerases celulares. Outro mecanismo de inibição da síntese de RNA celular é utilizado pelos poliovírus. Estes vírus codificam para uma protease que é capaz de clivar fatores de transcrição celulares, necessários para a ação das RNA-polimerases II e III. Além de atuar na síntese do RNA, alguns vírus, como os poxvírus e herpes, podem aumentar a taxa de degradação do m-RNA celular.

Alguns vírus inibem ainda a síntese proteica celular. Um dos mecanismos é o efeito das proteínas virais sobre os fatores de iniciação da transcrição celular. Por exemplo, os poliovírus codificam para uma protease capaz de clivar uma proteína responsável pelo reconhecimento do m-RNA celular. Este mecanismo não afeta o m-RNA viral, que não é reconhecido por esta proteína e, portanto, não tem sua tradução inibida.

Além da tradução viral normal, alguns vírus utilizam um tipo de tradução única, produzindo poliproteínas

dois tipos distintos de síntese de proteínas virais têm sido observados. Um, comum, leva à produção de espécies individuais de proteínas virais em sequência temporal. Para alguns vírus, como os poliovírus, um mecanismo diferente é utilizado: o ácido nucleico inteiro é traduzido, produzindo uma poliproteína, isto é, uma cadeia única de polipeptídeos. Esta cadeia é, em seguida, digerida por enzimas proteolíticas em pontos específicos, para fornecer enzimas e proteínas estruturais.

Replicação do ácido nucleico viral

A replicação do genoma de cada classe de vírus é tão especializada quanto sua transcrição. A replicação normalmente começa algum tempo após a transcrição e pode continuar por um tempo curto, gerando uma mistura de moléculas que são mais tarde integradas na progênie viral.

Na maioria dos vírus, a replicação do genoma é mediada por enzimas codificadas pelo genoma viral

estas enzimas virais, produzidas na célula hospedeira durante a síntese precoce, são mais eficientes que as enzimas celulares na replicação do genoma viral.

Nas Figuras 74.6 a 74.12, são apresentados esquemas das estratégias de transcrição, tradução e replicação das seis classes de vírus do esquema de Baltimore. Recentemente, foram descritos os eventos moleculares que ocorrem durante a replicação dos chamados retrovírus DNA, como os da família *Hepadnaviridae* (vírus da hepatite B) e os caulimovírus de plantas. O genoma destes vírus é composto por DNA de fita parcialmente dupla, que é transcrito pelos mesmos mecanismos celulares que atuam nos vírus das classes I e II. A diferença ocorre na replicação do ácido nucleico, que se dá através da enzima transcriptase reversa viral, usando como molde um m-RNA genômico. Os vírus que seguem este mecanismo de replicação estão sendo considerados como pertencentes à classe VII (Figura 74.12).

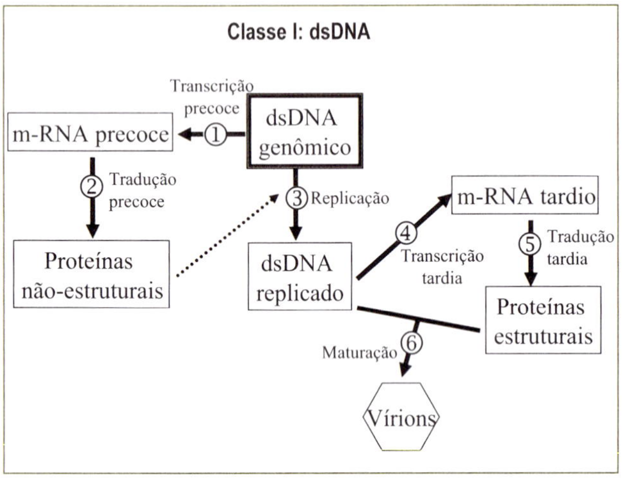

Figura 74.6 – *Esquema de replicação dos vírus dsDNA (classe I): o dsDNA viral é liberado no núcleo da célula, onde é transcrito pela polimerase celular (1). O m-RNA produzido é traduzido no citoplasma (2) produzindo DNA polimerases para a replicação do DNA viral (3). O DNA viral replicado é transcrito para produzir os m-RNAs tardios (4) que são traduzidos para proteínas estruturais (5), utilizadas, juntamente com o DNA na montagem dos virions (6).*

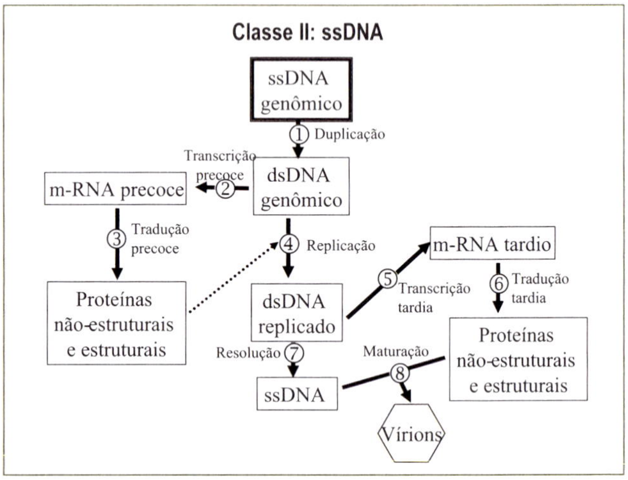

Figura 74.7 – *Esquema de replicação dos vírus ssDNA (classe II): o ssDNA viral é liberado no núcleo da célula, onde é inicialmente duplicado pelas DNA polimerases celulares para dsDNA (1); este é transcrito pela polimerase celular (2). O m-RNA produzido é traduzido no citoplasma (3), produzindo proteínas estruturais e enzimas virais que estimulam a replicação do DNA viral pela DNA polimerase celular (4). O DNA viral replicado é transcrito para produzir os m-RNAs tardios (5) que são traduzidos para proteínas estruturais e não-estruturais (6). O dsDNA é resolvido em monômeros ssDNA (7), antes da maturação para produção de vírions (8).*

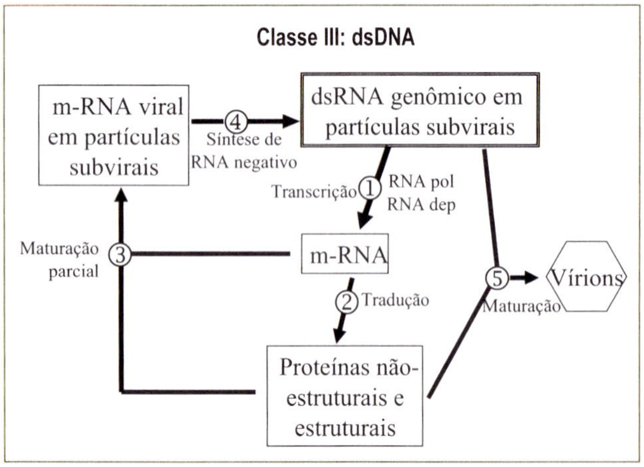

Figura 74.8 – *Esquema de replicação dos vírus dsRNA (classe III): após entrada do vírus e descapsidação parcial no citoplasma, a RNA-polimerase RNA-dependente presente nas partículas subvirais transcreve o dsRNA, produzindo m-RNAs (1), que são traduzidos (2), dando origem a proteínas estruturais e não estruturais. As proteínas e os m-RNAs passam por maturação parcial (3), dando origem a partículas subvirais contendo +ssRNA. As enzimas presentes nestas partículas sintetizam a fita negativa de RNA (4), produzindo mais partículas subvirais com dsRNA, que podem participar novamente do ciclo (1, 2, 3 e 4) ou sofrer maturação completa (5), produzindo vírions.*

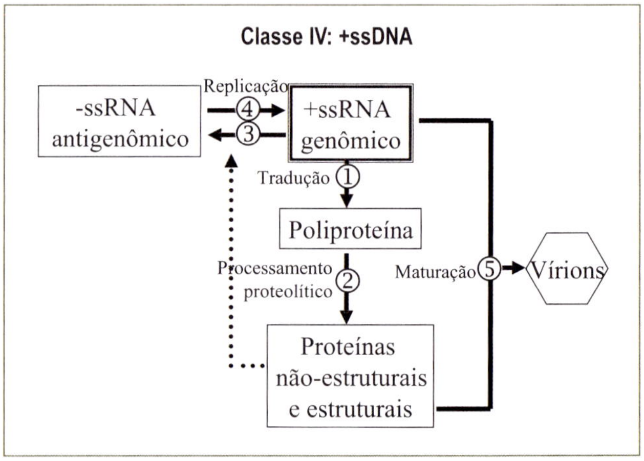

Figura 74.9 – *Esquema de replicação dos vírus +ssRNA (classe IV): após entrada e descapsidação do vírus, o genoma ssRNA é utilizado diretamente como m-RNA na tradução, para produção de uma poliproteína (1), que contém proteínas estruturais e não-estruturais. Após processamento proteolítico (2), as proteínas não-estruturais catalisam a replicação, através da síntese de RNA anti-genômico (3), que serve como molde para a produção de mais RNA genômico (4). Este pode ser utilizado para a tradução de mais proteínas virais (1, 2) ou juntamente com as proteínas estruturais, sofrer maturação, dando origem a novos vírions.*

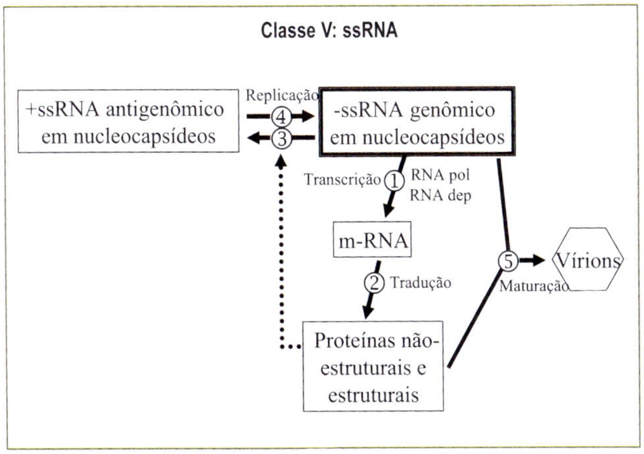

Figura 74.10 – *Esquema de replicação dos vírus -ssRNA (classe V): após entrada do vírus e descapsidação parcial no citoplasma, a RNA-polimerase RNA-dependente presente nas partículas subvirais transcreve o -ssRNA, produzindo m-RNAs (1), que são traduzidos (2), dando origem a proteínas estruturais e não-estruturais. Estas são montadas em nucleocapsídeos imaturos, contendo enzimas virais que promovem a replicação do genoma viral (3, 4). As novas partículas subvirais com –ssRNA podem participar novamente do ciclo (1, 2, 3 e 4) ou sofrer maturação completa (5), produzindo novos vírions.*

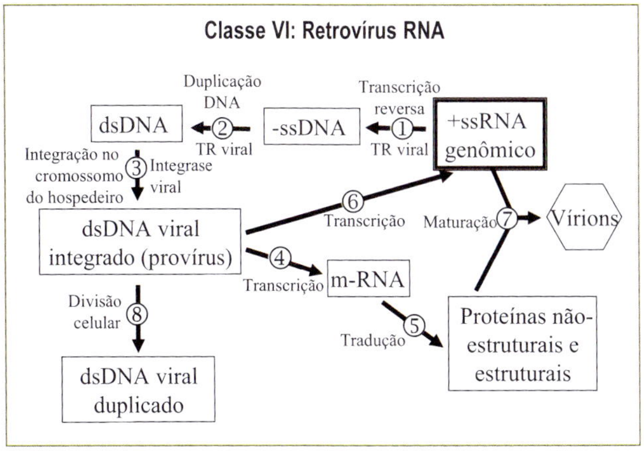

Figura 74.11 – *Esquema de replicação dos retrovírus RNA (classe VI): após penetração e descapsidação parcial no citoplasma, o +ssRNA genômico é copiado para -ssDNA pela transcriptase reversa (1) e duplicado pela mesma enzima (2), originando um dsDNA. A partícula subviral é transportada para o núcleo, onde a integrase viral promove a integração do DNA viral no cromossomo do hospedeiro (3). O DNA viral integrado (ou provírus) é transcrito pela RNA polimerase celular, produzindo m-RNAs (4), para produção de proteínas virais estruturais e não-estruturais, bem como uma cópia completa (6) para a produção de novos vírions (7). Se a célula sofrer divisão celular (8), o dsDNA viral é duplicado junto com o DNA celular.*

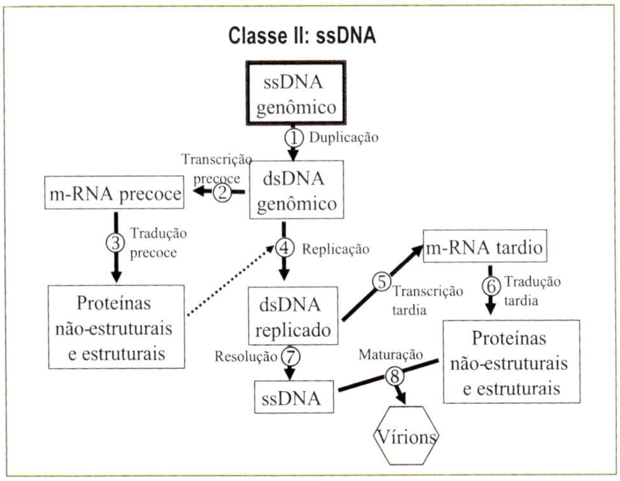

Figura 74.12 – *Esquema de replicação dos retrovírus DNA (classe VII): após penetração e descapsidação parcial, o core viral migra para o núcleo, onde o genoma viral dsDNA incompleto é reparado e ligado de forma covalente, dando origem ao dsDNA circular e fechado (ccc dsDNA). Este genoma é transcrito pela RNA polimerase celular (2) dando origem a m-RNAs genômicos e sub-genômicos. Estes são traduzidos no citoplasma (4) dando origem às proteínas virais estruturais e não- estruturais. No citoplasma, a DNA-polimerase e a transcriptase reversa virais e as proteínas do core associam-se com o RNA pré-genômico, formando cores imaturos (4); no interior destes, a transcriptase reversa atua para gerar o genoma viral dsDNA (5). Os cores assim formados podem retornar ao núcleo (6) para continuar o ciclo, ou passar pela maturação e produzir novos vírions (7).*

Maturação

Após terem sido sintetizados, as proteínas e o ácido nucleico viral têm de ser unidos para formar partículas virais maduras, um processo geralmente chamado de maturação viral.

A maturação ou montagem da partícula viral pode ser um processo espontâneo

As evidências acumuladas durante anos indicam que os principais constituintes dos vírus, como as subunidades proteicas e o ácido nucleico, não estão ligados por pontes covalentes. Foi demonstrado que o vírus do mosaico do tabaco podia ser reconstituído a partir de suas proteínas e ácidos nucleicos isolados, apenas misturando os dois em um tubo com solução salina diluída em pH em torno de 7,0. Os componentes virais de baixo peso molecular combinam, em questão de minutos, para formar partículas de alto peso molecular, de forma característica e possuindo alta infectividade. Este vírus reconstituído parece virtualmente indistinguível do vírus nativo, quando testado por microscopia eletrônica e difração de raios X.

A reconstituição *in vitro* de vírus mais complexos é mais difícil de ocorrer, mas já foi obtida com poliovírus e alguns fagos, suportando a noção de que maturação espontânea deve ocorrer na maioria das partículas virais. Assim, os cápsides são formados por autorreunião de monômeros em capsômero e de capsômeros em cápsides. O ácido nucleico não parece ser necessário, pois em cortes ultrafinos de células infectadas com vírus podem ser vistos cápsides vazios, sem ácido nucleico. Os vírus icosaédricos são concentrados em grande número no local da maturação e tendem a formar cristais intracelulares.

Nos vírus com envelope, inicialmente, ocorre a reunião do cápside e do ácido nucleico, para formar o nucleocápside que é, então, circundado pelo envelope, em um mecanismo de liberação, explicado a seguir. As proteínas matriz, como a dos paramixovírus, têm uma função importante na maturação, mediando o alinhamento do nucleocápside abaixo das regiões da membrana celular modificadas pelo vírus, antes do brotamento.

Liberação

Existem limites para a quantidade de vírus que pode ser acumulada em uma célula infectada.

A maioria dos vírus não pode coexistir indefinidamente com as células onde se multiplica; a célula pode morrer ou simplesmente cessar de suprir todos os fatores para a continuação da multiplicação viral. Os vírus devem disseminar-se de uma célula para outra. Para tanto, a partícula infecciosa deve deixar a célula na qual houve a maturação e penetrar numa célula não-infectada.

Alguns vírus são liberados por lise da célula hospedeira

em casos extremos, a célula se rompe, liberando as partículas virais e outros componentes celulares para o meio. Este é o final característico do tipo lítico de infecção de bactérias por fagos virulentos. Na fase de síntese proteica tardia, alguns bacteriófagos produzem uma lisozima, que digere a parede bacteriana, facilitando a lise.

Este tipo de liberação pela lise celular pode ocorrer também na infecção por vírus animais, representando, porém, um evento inespecífico, cujos mecanismos ainda não estão totalmente esclarecidos. Uma possibilidade que está sendo investigada é que células infectadas pelo poliovírus e por outros vírus com ciclo infeccioso curto, sofrem lise por apoptose.

Durante o ciclo infeccioso, as partículas virais podem acumular-se em vesículas ou cisternas, algumas das quais conectadas por túbulos com, exterior da célula. Os vírus podem ser liberados através desses túbulos ou através da fusão das vesículas com a membrana plamática. Este fato é deduzido a partir das observações feitas ao microscópio eletrônico, onde são visualizados vírus em cisternas e túbulos e confirmado pela demonstração precoce da existência de vírus infecciosos no meio que rodeia as células infectadas. Assim, por exemplo, existem dois mecanismos por meio dos quais um vírus como o poliovírus pode ser liberado de uma célula infectada: através de passagem tubular ou fusão de vesículas, durante um período extenso de tempo, e pela lise.

Os vírus envelopados adquirem o envelope durante brotamento através da membrana celular

as proteínas virais específicas do envelope são sintetizadas durante a fase tardia de síntese proteica e são inseridas na membrana plasmática. O nucleocápside associa-se com a superfície interior da membrana plasmática alterada, já contendo proteínas virais. Durante a saída do nucleocápside da célula, a partícula viral é envelopada por esta membrana alterada: este processo é chamado brotamento (Figura 74.13). Os lipídios do envelope viral são inteiramente derivados da célula hospedeira, pois não foi demonstrado metabolismo lipídico específico para o vírus. Em um vírus envelopado, a composição de lípides é igual à composição de lípides da membrana plasmática da célula hospedeira. Assim, vírus envelopados diferentes, cultivados no mesmo tipo de célula, são muito semelhantes na composição lipídica.

Assim como os mecanismos de entrada da partícula viral por endocitose causam pequeno dano não permanente à membrana celular, o brotamento também parece não causar danos às membranas. Aparentemente, a membrana celular é rapidamente reparada em uma célula viável e pode suportar a saída de centenas de partículas virais.

Alguns vírus que se replicam no núcleo, como os herpesvírus, brotam através da membrana nuclear, adquirindo assim o envelope. Já envelopados, os vírus acumulam-se no espaço entre as lamelas interna e externa da membrana nuclear, nas cisternas do retículo endoplasmático e em vesículas, e são levados para a superfície celular, protegidos do contato com o citoplasma.

Outros vírus podem adquirir seu envelope pelo brotamento em outras membranas internas da célula, como as cisternas do complexo de Golgi. Estes vírus tem que ser transportados, através de vesículas, para serem liberados da célula hospedeira. Uma possível vantagem dos vírus que brotam através de membranas internas da célula é que a concentração de glicoproteínas virais expostas na superfície celular é reduzida, evitando que a célula infectada seja reconhecida por componen-

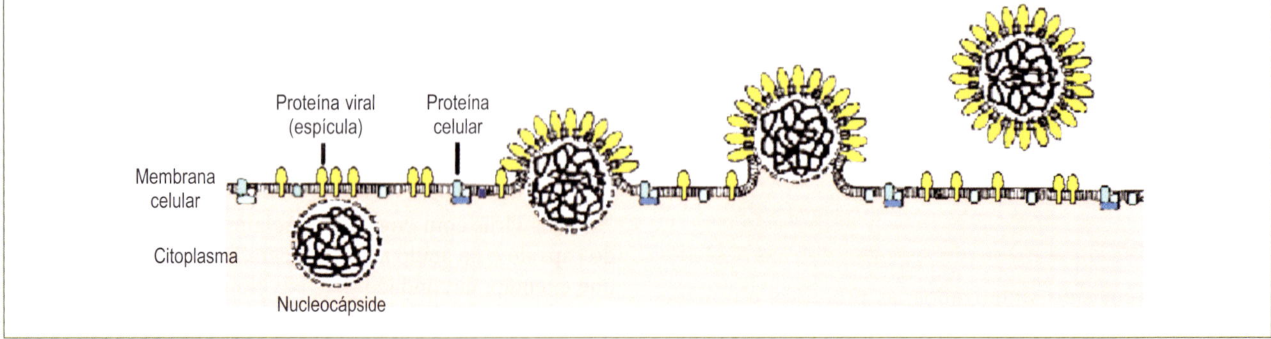

Figura 74.13 – *Brotamento: o nucleocápside viral interage com as proteínas virais do envelope, inseridas na membrana celular, e brota através da membrana, adquirindo o envelope.*

tes do sistema imune e destruída antes que um número grande de virions seja produzido e liberado.

Alguns vírus podem ser liberados das células na forma de virions imaturos. Nestes casos, a maturação pode ocorrer por através de enzimas codificadas pelo vírus, após sua liberação da célula.

Em alguns casos, os vírus podem ser transferidos diretamente de uma célula infectada para a célula vizinha. , uma estratégia que evita a exposição aos mecanismos de defesa do organismo contra Viruá extracelulares. Estudos recentes indicam que esse mecanismo é predominante na transmissão do vírus da imunodeficiência adquirida – Aids e de outros retrovírus. Estruturas celulares especializadas, chamadas de sinapses virológicas, são montadas quando uma célula infectada entra em contato com uma célula não infectadas, permitindo a passagem de virions. Este modo de transmissão é duas a três vezes mais eficiente que a infecção através da entrada de virions extracelulares.

A quantidade de partículas virais liberadas por célula varia com o tipo de vírus, com o tipo de célula e com as condições de crescimento. Para os bacteriófagos, cada célula pode liberar, em média, de dez até mil partículas, mas normalmente são liberadas poucas centenas. Nos vírus animais, a quantidade de vírus liberada pode ser maior que para os vírus bacterianos, variando de poucos mil a milhões de partículas por célula.

Ciclo Lisogênico de Bacteriófagos

O tipo produtivo, ou ciclo lítico de replicação viral, ocorre praticamente com todos os bacteriófagos. Entretanto, existem circunstâncias em que a produção de componentes virais é desligada indefinidamente. Este tipo de multiplicação é chamado de lisogenia ou ciclo lisogênico e é um fenômeno bem estabelecido para vírus bacterianos. Os bacteriófagos que se multiplicam através do ciclo lisogênico são chamados fagos temperados.

No ciclo lisogênico de replicação de bacteriófagos, não ocorre a produção de novas partículas virais

no ciclo lisogênico (Figura 74.14), as etapas de adsorção e penetração do vírus ocorrem da mesma forma e pelos mesmos mecanismos que no ciclo lítico. Após a liberação do ácido nucleico do vírus invasor, em vez de ocorrer o início da síntese de componentes virais, ocorre a integração do ácido nucleico viral ao ácido nucleico da célula hospedeira. Uma condição essencial para que ocorra a lisogenia é que o bacteriófago contenha DNA de fita dupla. Este ácido nucleico integrado, chamado profago, é duplicado somente quando o ácido nucleico da célula hospedeira é duplicado, antes da divisão celular. No estado lisogênico, a maioria dos genes do profago é inativa.

Existem alguns fatores que determinam qual tipo de ciclo vai ocorrer: a constituição genética do vírus e da célula hospedeira, a multiplicidade de infecção, o estado nutricional da célula hospedeira e a temperatura. O ciclo lisogênico mais conhecido e estudado é o do fago lambda. Entre os fatores que favorecem a lisogenia deste fago podem ser citados a alta multiplicidade de infecção (dez partículas infecciosas/célula), temperaturas baixas (20°C em vez de 37°C) e um estado nutricional deficiente.

Ocasionalmente, ocorre uma indução espontânea: o genoma viral é liberado do genoma bacteriano, dando início à síntese de componentes virais. O bacteriófago passa, então, a multiplicar-se através do ciclo lítico.

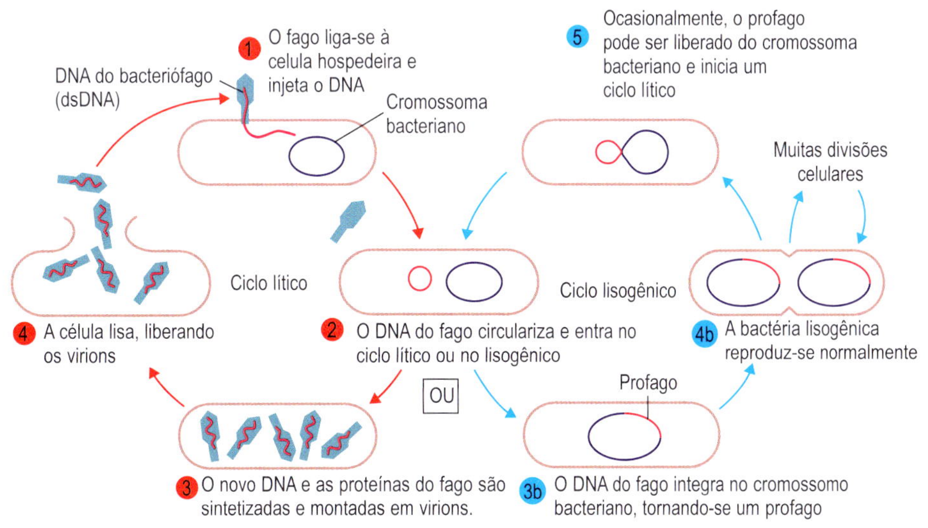

Figura 74.14 – *Esquema do ciclo lítico e lisogênico do bacteriófago lambda.*

Infecção Latente

Quando um vírus infecta uma célula e não há produção de partículas virais infecciosas, esta infecção é definida como infecção latente. A infecção de bactérias por fagos temperados pode ser considerada uma infecção latente. Alguns vírus animais também podem integrar seu genoma ao genoma da célula hospedeira, dando origem a infecções latentes.

Quatro grupos de vírus animais (papovavírus, adenovírus, herpesvírus, hepadnavírus) contêm DNA de fita dupla (dsDNA), fato que possibilita a integração do genoma viral ao genoma celular. Os parvovírus, vírus DNA de fita simples e os retrovírus, que contêm RNA de fita simples, produzem dsDNA durante sua replicação na célula, e este pode integrar-se ao ácido nucleico celular. O genoma viral integrado ao genoma celular é chamado provírus.

Em vírus animais, o genoma viral integrado pode produzir partículas virais

quando integrado, o provírus pode manter-se em estado latente, replicando-se quando a célula se replica ou pode ser transcrito e produzir novas partículas virais, sem a necessidade de excisão do genoma viral.

Existe um controle molecular para manter o provírus no estado integrado. Em bacteriófagos, o estado integrado do profago é mantido por repressores virais da replicação lítica. Em vírus animais, a integração é mantida por fatores celulares do hospedeiro, que são necessários para a expressão dos produtos virais precoces.

Existem ainda infecções latentes sem a integração do genoma viral, como, por exemplo, nas infecções pelo herpesvírus, em que o genoma viral é mantido na forma de epissoma, circularizado, semelhante aos plasmídios bacterianos e não ligado ao genoma celular.

Bibliografia

1. Brooks GF, Carroll KC, Butel JS, Morse SA, Mietzner TA. Jawetz Melnick & Adelberg's Medical Microbiology. 26ª ed. New York: McGraw Hill ; 2013.
2. Flint SJ, Enquist LW, Racaniello VR, Skalka AM. Principles of virology. 3ª ed. Washington: ASM Press; 2009.
3. King AMQ, Adams MJ, Carstens EB, Lefkowitz, EJ *(eds.)*. Virus Taxonomy: Ninth Report of the International Committee on Taxonomy of Viruses. San Diego: Academic Press; 2012.
4. Knipe DM, Howley PM, Cohen JI, Griffin DE, Lamb RA, Martin MA et al. Fields Virology. 6th ed. Philadelphia: Lippincott Williams & Wilkins; 2013.

75

Maria Lucia Rácz

Nomenclatura e Classificação dos Vírus

Inicialmente, os experimentos envolvendo vírus visavam à sua separação dos micróbios que podiam ser visualizados no microscópio óptico comum e que, normalmente, podiam ser cultivados em meios de cultura simples. Assim, nos experimentos iniciais que levaram à descoberta dos vírus, de Beijerinck e Ivanovski (vírus do mosaico do tabaco), Loeffler e Frosch (vírus da febre aftosa) e Reed e Carroll (vírus da febre amarela), uma única característica foi medida: a habilidade de passar por filtros que retinham bactérias. Os estudos iniciais visavam à propriedade dos vírus de causar infecções e doenças. A classificação dos vírus, inicialmente, foi feita com base nas propriedades patogênicas comuns, tropismo celular do vírus e características ecológicas e de transmissão. Os vírus eram então classificados como dermotrópicos, quando causavam doenças na pele; respiratórios, no sistema respiratório; entéricos, quando causavam diarreia etc.

Quando os conhecimentos sobre os vírus foram ampliados, essa classificação tornou-se inadequada. A ampliação desses conhecimentos deu-se, inicialmente, pela microscopia eletrônica, em que era possível visualizar a morfologia da partícula viral e, em seguida, por técnicas de biologia molecular, nas quais a composição química do vírus podia ser determinada em detalhes.

Em 1966, no Congresso Internacional de Microbiologia, em Moscou, foi criado o Comitê Internacional de Nomenclatura dos Vírus (*International Committee on Nomenclature of Viruses — ICNV*) que, em 1973, tornou-se o Comitê Internacional de Taxonomia dos Vírus (*International Committee on Taxonomy of Viruses — ICTV*), nome que permanece até os dias atuais. O ICTV opera através da Divisão de Virologia da União Internacional de Sociedades de Microbiologia (*International Union of Microbiological Societies*) contando com seis subcomitês e 76 grupos de estudo.

Periodicamente, o ICTV produz relatórios contendo a classificação dos vírus; o último foi o nono relatório, publicado em 2011, que contém as classificações aprovadas entre 1970 e 2011. As novas classificações aprovadas pelo ICTV, após a publicação do relatório, podem ser encontradas no site do ICTV. (ver Bibliografia).

Os critérios mais importantes para a classificação dos vírus são: hospedeiro, morfologia da partícula viral e tipo de ácido nucleico. Outros critérios incluem o tamanho, as características físico-químicas, as proteínas virais, os sintomas da doença, a antigenicidade e outras.

No esquema universal desenvolvido pelo ICTV, as características dos vírus são consideradas como critérios para dividir os vírus em ordens, famílias e, em alguns casos, em subfamílias e gêneros. As famílias e gêneros são definidos monoteticamente, isto é, todos os membros destas classes devem apresentar uma ou mais propriedades que são necessárias e suficientes para ser membro daquela classe. As espécies são definidas de forma politética, ou seja, se a classe for definida por cinco propriedades, um a cinco, cada membro possui algumas destas propriedades, mas nenhuma propriedade está presente em todos os membros da classe. Assim, uma única característica, por exemplo, uma reação do hospedeiro ou um grau de semelhança na sequência de nucleotídeos, não pode ser utilizada com critério absoluto para diferenciar duas espécies em um mesmo gênero. Várias características, como identidade na sequência de nucleotídeos, hospedeiros naturais, tropismo celular e tecidual, patogenicidade e citopatologia, modo de transmissão, propriedades físico-químicas do vírion e propriedades antigênicas das proteínas virais, têm sido utilizadas para a classificação em espécies virais.

Os vírus são normalmente agrupados em ordens, cuja nomenclatura tem a terminação *-virales*, em famílias; com terminação *-viridae*, subfamílias; terminadas em *-virinae*, gênero; terminadas em *-virus* e espécies, cuja nomenclatura é o nome do vírus como publicado pelo ICTV, em geral, em inglês. A nomenclatura de vírus e de agentes subvirais é independente de outras nomenclaturas biológicas, e são reconhecidas como exceção no Código Internacional de Bionomenclatura (*Biocode*). Assim, a classificação dos vírus não utiliza os termos binomiais em latim, empregados para outros organismos.

Os nomes de ordens, famílias, subfamílias, gêneros e espécies aprovados pelo ICTV são escritos em itálico, com a primeira letra maiúscula. Os nomes ainda não aprovados são apresentados entre aspas, em tipo comum. Os nomes tentativos de espécies, estirpes, sorotipos, genótipos e isolados são impressos em tipo comum. A classificação atual dos vírus contém seis ordens, 87 famílias, 19 subfamílias, 349 gêneros e 2284 espécies de vírus e viroides.

A Tabela 75.1 apresenta a classificação dos vírus que infectam vertebrados e as doenças de importância médica.

Tabela 75.1
Classificação dos Vírus que infectam vertebrados e principais doenças de importância médica

		Família *Subfamília*	*Gênero*	*Espécie tipo*	*Doenças ou vírus de importância médica humana*
Vírus DNA de fita dupla (dsDNA)		***Poxviridae***			
		Chordopoxvirinae	*Orthopoxvirus*	*Vaccinia virus*	Variola, vacínia
			Parapoxvirus	*Orf virus*	Orf
			Avipoxvirus	*Fowlpox virus*	
			Capripoxvirus	*Sheeppox virus*	
			Leporipoxvirus	*Myxoma virus*	
			Suipoxvirus	*Swinepox virus*	
			Molluscipoxvirus	*Molluscum contagiosum virus*	Molusco contagioso
			Yatapoxvirus	*Yaba monkey tumor virus*	
			Cervidpoxvirus	*Deerpox virus W-848-83*	
		Asfarviridae	*Asfivirus*	*African swine fever virus*	
		Iridoviridae	*Ranavirus*	*Frog virus 3*	
			Megalocityvirus	*Infectious spleen and kidney necrosis virus*	
			Lymphocystivirus	*Lymphocystis disease virus 1*	
	Ordem *Herpesvirales*	***Herpesviridae***			
		Alphaherpesvirinae	*Simplexvirus*	*Human herpesvirus 1*	Herpes simplex 1 e 2
			Varicellovirus	*Human herpesvirus 3*	Varicela (catapora)
			Mardivirus	*Gallid herpesvirus 2*	
			Iltovirus	*Gallid herpesvirus 1*	
		Betaherpesvirinae	*Cytomegalovirus*	*Human herpesvirus 5*	Citomegalovírus
			Muromegalovirus	*Murid herpesvirus 1*	
			Roseolovirus	*Human herpesvirus 6*	Roséola
			Proboscivirus	*Elephantid herpesvirus 1*	
		Gammaherpesvirinae	*Lymphocryptovirus*	*Human herpesvirus 4*	Epstein-Barr
			Rhadinovirus	*Saimiriine herpesvirus 2*	Herpes 8 (sarcoma de Kaposi)
			Macavirus	*Alcelaphine herpesvirus 1*	
			Percavirus	*Equid herpesvirus 2*	
		Alloherpesviridae	*Batrachovirus*	*Ranid herpevirus 1*	
			Cyprinivirus	*Cyprinid herpesvirus 3*	
			Ictalurivirus	*Ictalurid herpevirus 1*	
			Salmonivirus	*Salmonid herpevirus 1*	
		Adenoviridae	*Mastadenovirus*	*Human adenovirus C*	Adenovírus humanos
			Aviadenovirus	*Fowl adenovirus A*	
			Atadenovirus	*Ovine adenovirus D*	
			Siadenovirus	*Frog adenovirus*	
		Polyomaviridae	*Polyomavirus*	*Simian virus 40*	Vírus BK e JC
		Papillomaviridae	*Alphapapillomavirus*	*Human papillomavirus 32*	Papiloma humano
			Betapapillomavirus	*Human papillomavirus 5*	Papiloma humano
			Gammapapillomavirus	*Human papillomavirus 4*	Papiloma humano
			Deltapapillomavirus	*European elk papillomavirus*	
			Epsilonpapillomavirus	*Bovine papillomavirus 5*	
			Zetapapillomavirus	*Equine papillomavirus 1*	
			Etapapillomavirus	*Fringilla coelebs papillomavirus*	
			Thetapapillomavirus	*Psittacus erithacus timneh papillomavirus*	
			Iotapapillomavirus	*Mastomys natalensis papillomavirus*	
			Kappapapillomavirus	*Cottontail rabbit papillomavirus*	
			Lambdapapillomavirus	*Canine oral papillomavirus*	
			Mupapillomavirus	*Human papillomavirus 1*	Papiloma humano
			Nupapillomavirus	*Human papillomavirus 41*	Papiloma humano
			Xipapillomavirus	*Bovine papillomavirus 3*	
			Omikronpapillomavirus	*Phocoena spinipinnis papillomavirus*	
			Pipapillomavirus	*Hamster oral papillomavirus*	

Tabela 75.1
Classificação dos vírus que infectam vertebrados e principais doenças de importância médica

	Família / *Subfamília*	*Gênero*	*Espécie tipo*	*Doenças ou vírus de importância médica humana*
Vírus DNA de fita simples (ssDNA)	***Circoviridae***	*Circovirus*	*Porcine circovirus-1*	
		Gyrovirus	*Chicken anemia virus*	
	Anelloviridae	*Alphatorquevirus*	*Torque teno virus 1*	TTV
		Betatorquevirus	*Torque teno mini virus 1*	
		Gammatorquevirus	*Torque teno midi virus 1*	
		Deltatorquevirus	*Torque teno tupaia virus*	
		Epsilontorquevirus	*Torque teno tamarin virus*	
		Zetatorquevirus	*Torque teno douroucouli virus*	
		Etatorquevirus	*Torque teno felis virus*	
		Thetatorquevirus	*Torque teno canis virus*	
		Iotatorquevirus	*Torque teno sus virus*	
	Parvoviridae			
	Parvovirinae	*Parvovirus*	*Minute virus of mice*	
		Erythrovirus	*Human parvovirus B19*	Exantema súbito
		Dependovirus	*Adeno-associated virus 2*	
		Amdovirus	*Aleutian mink disease virus*	
		Bocavirus	*Bovine parvovirus*	
Vírus DNA e RNA com transcriptase reversa	***Hepadnaviridae***	*Orthohepadnavirus*	*Hepatitis B virus*	Hepatite B
		Avihepadnavirus	*Duck hepatitis B virus*	
	Retroviridae			
	Orthoretrovirinae	*Alpharetrovirus*	*Avian leukosis virus*	
		Betaretrovirus	*Mouse mammary tumor virus*	
		Gammaretrovirus	*Murine leukemia virus*	
		Deltaretrovirus	*Bovine leukemia virus*	
		Epsilonretrovirus	*Walleye dermal sarcoma virus*	
		Lentivirus	*Human immunodeficiency virus 1*	HIV1 e HIV2
	Spumaretrovirinae	*Spumavirus*	*Simian foamy virus*	
Vírus RNA de fita dupla (dsRNA)	***Reoviridae***			
	Spinareovirinae	*Orthoreovirus*	*Mammalian orthoreovirus*	
		Aquareovirus	*Aquareovirus A*	
		Coltivirus	*Colorado tick fever virus*	
	Sedoreovirinae	*Orbivirus*	*Bluetongue virus*	
		Rotavirus	*Rotavirus A*	Rotavírus de humanos e animais
		Seadornavirus	*Banna virus*	
	Picobirnaviridae	*Picobirnavirus*	*Human picobirnavirus*	
	Birnaviridae	*Aquabirnavirus*	*Infectious pancreatic necrosis virus*	
		Avibirnavirus	*Infectious bursal disease virus*	
		Blosnavirus	*Blotched snakehead virus*	
Vírus RNA de fita simples de polaridade negativa (-ssRNA)	***Bornaviridae***	*Bornavirus*	*Borna disease virus*	
	Filoviridae	*Marburgvirus*	*Lake Victoria marburgvirus*	Marburg
		Ebolavirus	*Zaire ebolavirus*	Ebola
Ordem *Mononegavirales*	***Paramyxoviridae***			
	Paramyxovirinae	*Respirovirus*	*Sendai virus*	
		Rubulavirus	*Mumps virus*	Caxumba
		Morbillivirus	*Measles virus*	Sarampo
		Henipavirus	*Hendra virus*	Vírus Hendra e Nipah
		Avulavirus	*Newcastle disease virus*	Vírus da doença de Newcastle
	Pneumovirinae	*Pneumovirus*	*Human respiratory syncytial virus*	Vírus respiratório sincicial
		Metapneumovirus	*Avian metapneumovirus*	
	Rhabdoviridae	*Vesiculovirus*	*Vesicular stomatitis Indiana virus*	
		Lyssavirus	*Rabies virus*	Vírus da raiva
		Ephemerovirus	*Bovine ephemeral fever virus*	
		Novirhabdovirus	*Infectious hematopoietic necrosis virus*	
	Orthomyxoviridae	*Influenzavirus A*	*Influenza A virus*	Influenza A
		Influenzavirus B	*Influenza B virus*	Influenza B
		Influenzavirus C	*Influenza C virus*	Influenza C
		Thogotovirus	*Thogoto virus*	
		Isavirus	*Infectious salmon anemia virus*	
	Bunyaviridae	*Orthobunyavirus*	*Bunyamwera virus*	
		Hantavirus	*Hantaan virus*	Hantavírus
		Nairovirus	*Dugbe virus*	
		Phlebovirus	*Rift Valley fever virus*	
	Arenaviridae	*Arenavirus*	*Lymphocytic choriomeningitis virus*	
	ND	*Deltavirus*	*Hepatitis delta virus*	Hepatite D

Tabela 75.1
Classificação dos vírus que infectam vertebrados e principais doenças de importância médica

		Família *Subfamília*	*Gênero*	*Espécie tipo*	*Doenças ou vírus de importância médica humana*
Vírus RNA de fita simples de polaridade positiva (+ssRNA)	Ordem *Picornavirales*	***Picornaviridae***	*Enterovirus*	*Human enterovirus C*	Poliomielite, resfriado comum
			Cardiovirus	*Encephalomyocarditis virus*	
			Aphthovirus	*Foot-and-mouth disease virus*	Febre aftosa
			Hepatovirus	*Hepatitis A virus*	Hepatite A
			Parechovirus	*Human parechovirus*	
			Erbovirus	*Equine rhinitis B virus*	
			Kobuvirus	*Aichi virus*	
			Teschovirus	*Porcine teschovirus*	
			Sapelovirus	*Porcine sapelovirus*	
			Senecavirus	*Seneca Valley virus*	
			Tremovirus	*Avian encephalomyelitis virus*	
			Avihepatovirus	*Duck hepatitis A virus*	
		Caliciviridae	*Lagovirus*	*Rabbit hemorrhagic disease virus*	
			Norovirus	*Norwalk virus*	Norovírus humanos
			Sapovirus	*Sapporo virus*	Sapovírus humanos
			Vesivirus	*Swine vesicular exanthema virus*	
			Nebovirus	*Newbury-1 virus*	
		Hepeviridae	*Hepevirus*	*Hepatitis E virus*	Hepatite E
		Astroviridae	*Mamastrovirus*	*Human astrovirus 1*	Astrovírus humanos
			Avastrovirus	*Turkey astrovirus*	
	Ordem *Nidovirales*	***Coronaviridae***			
		Coronavirinae	*Alphacoronavirus*	*Alphacoronavirus 1*	Resfriado comum
			Betacoronavirus	*Murine coronavirus*	SARS
			Gammacoronavirus	*Avian coronavirus*	
		Torovirinae	*Torovirus*	*Equine torovirus*	
			Bafinivirus	*White bream virus*	
		Arteriviridae	*Arterivirus*	*Equine arteritis virus*	
		Flaviviridae	*Flavivirus*	*Yellow fever virus*	Febre amarela, dengue
			Pestivirus	*Bovine viral diarrhea virus 1*	
			Hepacivirus	*Hepatitis C virus*	Hepatite C
		Togaviridae	*Alphavirus*	*Sindbis virus*	
			Rubivirus	*Rubella virus*	Rubéola
		Nodaviridae	*Alphanodavirus*	*Nodamura virus*	
			Betanodavirus	*Striped jack nervous necrosis virus*	

A Tabela 75.2 apresenta as principais características do vírus que infectam vertebrados.

A Figura 75.1 apresenta um diagrama ilustrativo das formas e dimensões de famílias e gêneros de vírus que infectam vertebrados, que constam da atual classificação.

Tabela 75.2
Principais características dos vírus que infectam vertebrados

Família	*Morfologia do virion*	*Simetria do cápside*	*Envelope*	*Genoma*	*Configuração do genoma*	*Tamanho do genoma kbp ou kb*
Adenoviridae	icosaédrica	icosaédrica	–	dsDNA	linear	26–48
Alloherpesviridae	esférica, tegumento	icosaédrica	+	dsDNA	linear, 2 segmentos	135-294
Asfarviridae	icosaédrica	icosaédrica	+	dsDNA	linear	165–190
Herpesviridae	esférica, tegumento	icosaédrica	+	dsDNA	linear	125–240
Iridoviridae *	icosaédrica	icosaédrica	–	dsDNA	linear	140–303
Papillomaviridae	icosaédrica	icosaédrica	–	dsDNA	circular	7–8
Polyomaviridae	icosaédrica	icosaédrica	–	dsDNA	circular	5
Poxviridae *	ovoide	complexa	+	dsDNA	linear	130–375
Anellovirus	icosaédrica	icosaédrica	–	-ssDNA	circular	2-4
Circoviridae	icosaédrica	icosaédrica	–	+/-ssDNA	circular	2
Parvoviridae	icosaédrica	icosaédrica	–	+/-ssDNA	circular	4–6
Hepadnaviridae	icosaédrica	icosaédrica	+	dsDNA-RT	circular	3-4
Birnaviridae	icosaédrica	icosaédrica	–	dsRNA	linear, 2 segmentos	5-6
Picobirnaviridae	icosaédrica	icosaédrica	–	dsRNA	linear, 3 segmentos	04/jan
Reoviridae	isométrica	icosaédrica	–	dsRNA	linear, 10–12 segmentos	19–32
Retroviridae	esférica	icosaédrica	+	+ssRNA-RT	dímero	7–13
Bornaviridae	esférica	?	+	-ssRNA	linear	9
Deltavirus	esférica	isométrica	+	-ssRNA	circular	2
Filoviridae	baciliforme	helicoidal	+	-ssRNA	linear	19
Orthomyxoviridae	pleomórfica	helicoidal	+	-ssRNA	linear, 6–8 segmentos	10–15
Paramyxoviridae	pleomórfica	helicoidal	+	-ssRNA	linear	13-18
Rhabdoviridae	bala de revolver	helicoidal	+	-ssRNA	linear	11–15
Arenaviridae	esférica	helicoidal	+	+/-ssRNA	linear, 2 segmentos	11
Bunyaviridae ***	esférica	helicoidal	+	+/-ssRNA	linear, 3 segmentos	11–19
Arteriviridae	isométrica	icosaédrica	+	+ssRNA	linear	13–16
Astroviridae	icosaédrica	icosaédrica	–	+ssRNA	linear	6–8
Caliciviridae	icosaédrica	icosaédrica	–	+ssRNA	linear	7–8
Coronaviridae	esférica	helicoidal	+	+ssRNA	linear	26–32
Flaviviridae	esférica	icosaédrica	+	+ssRNA	linear	9-13
Hepevirus	icosaédrica	icosaédrica	–	+ssRNA	linear	7
Nodaviridae	icosaédrica	icosaédrica	–	+ssRNA	linear, 2 segmentos	4–5
Picornaviridae	icosaédrica	icosaédrica	–	+ssRNA	linear	7–9
Togaviridae	icosaédrica	icosaédrica	+	+ssRNA	linear	10–12

ds - dupla fita; ss - fita simples; RT: transcriptase reversa; + polaridade positiva; - polaridade negativa; +/- ambisenso
kbp: pares de bases x 1000 (kilo base pairs); bp: bases x 1000 (*kilo bases*)

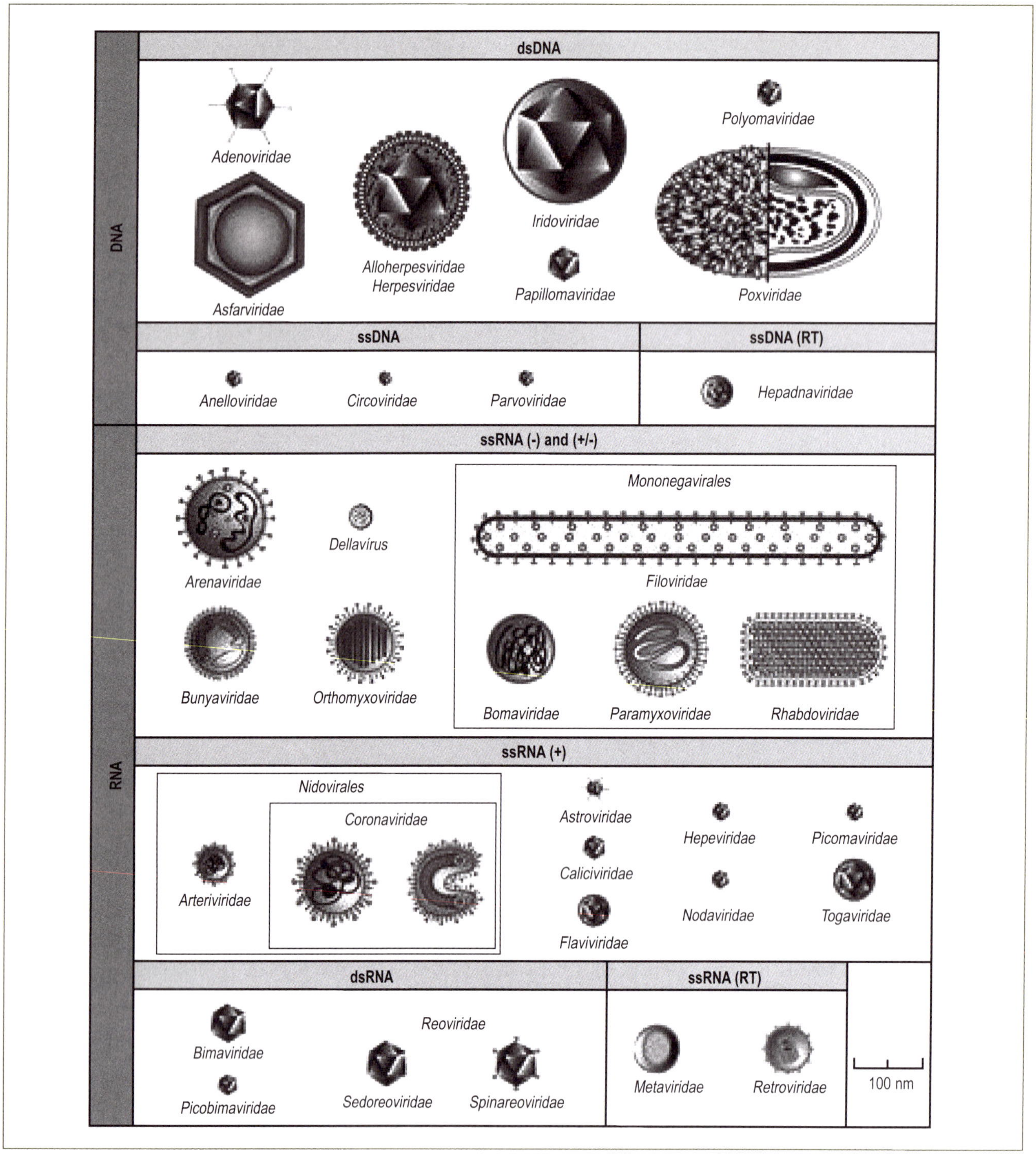

Figura 75.1 – *Representação esquemática das famílias de vírus que infectam vertebrados.*

Bibliografia

1. King AMQ, Adams MJ, Carstens EB, Lefkowitz, EJ *(eds.)*. Virus taxonomy: Ninth Report of the International Committee on Taxonomy of Viruses. San Diego: Academic Press; 2012.
2. Flint SJ, Enquist LW, Racaniello VR, Skalka AM. Principles of virology. 3a ed. Washington: ASM Press; 2009.
3. International Committee on Taxonomy of Viruses – Currently taxonomy releases. Disponível na Internet: http://www.ictvonline.org/virusTaxonomy.asp (março 2014).
4. Knipe DM, Howley PM, Cohen JI, Griffin DE, Lamb RA, Martin MA et al. Fields Virology. 6th ed. Philadelphia: Lippincott Williams & Wilkins; 2013.

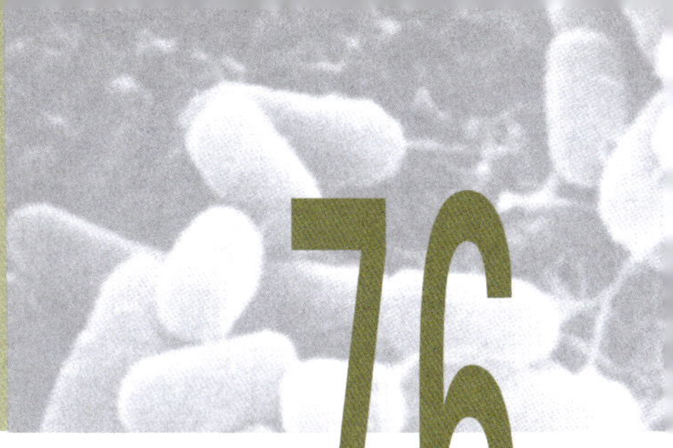

76

Celidéia Aparecida Coppi Vaz

A Resposta Imune às Infecções Virais

Os vírus são organismos intracelulares obrigatórios que passam por fase extracelular no período inicial da infecção, ou na ocasião em que são liberados das células infectadas lisadas. Dessa forma, uma resposta imune eficiente aos vírus deve resultar da integração dos mecanismos da imunidade natural, ou inata, e os da imunidade adquirida, ou específica.

Imunidade Natural ou Inata

Os componentes da imunidade natural, ou inata, são os primeiros a realizar o controle das infecções por vírus pelo bloqueio da disseminação de partículas virais às células do hospedeiro, devido aos interferons do tipo I assim como à morte das células infectadas, mediada pela ação de células NK.

Interferons do tipo I

Interferons do tipo I (IFN tipo I) são uma família de citocinas cuja atuação precoce na resposta imune inata induz a estado antiviral nas células infectadas, assim como, nas células vizinhas não infectadas. IFN tipo I são constituídos por três grupos de proteínas distintas: interferon alfa (IFN-α), interferon beta (IFN-β) e interferon ômega (IFN-ω). O primeiro grupo é produzido por macrófagos e células dendríticas; compreende família de 12 polipeptídeos, constituídos por cadeia de 143 aminoácidos e massa molecular aproximada de 18 kDa, codificados por 13 genes localizados no cromossomo 9 (humanos). O segundo grupo (IFN-β) consiste em uma glicoproteína codificada por um único gene, também localizado no cromossomo 9 nos humanos. A cadeia proteica é constituída por 145 aminoácidos, é glicosilada, diversamente aos subtipos moleculares de IFN-α, e apresenta massa molecular de 20 kDa. O IFN-β é produzido por muitos tipos celulares. Um único gene codifica IFN-ω, uma glicoproteína monomérica secretada por leucócitos.

Tanto os vírus DNA como os RNA induzem a produção de IFN tipo I pela célula infectada. A síntese de mínima quantidade de moléculas de RNA de fita dupla viral leva à produção das moléculas de IFN tipo I. A quantidade secretada para cada milhão de células infectadas é de cerca de um picograma (10^{-12}g). A estrutura molecular dos interferons é variável entre as espécies e também pode variar entre células de uma mesma espécie. Embora apresentem estruturas diferentes, as moléculas de IFN tipo I (IFN-α, IFN-β, IFN-ω) interagem com o mesmo receptor da superfície das células, um heterodímero formado pelas cadeias IFN-αR1e IFN-αR2, denominado IFN-α/βR, presente em, praticamente, todas as células. A ação biológica dos IFN tipo I é parácrina e, assim, a célula infectada secreta moléculas desse interferon que agirão em outras células vizinhas, não infectadas, protegendo-as da infecção viral. Para sinalizar a célula da emergência em sintetizar IFN tipo I, o receptor IFN-α/βR usa a via JAK-STAT que consiste na ação de três elementos essenciais: um receptor, JAK-tirosina-quinases e STAT (signal transducer and activator of transcription). Dessa forma, após a ligação do receptor IFN-α/βR com as moléculas de IFN-α, IFN-β ou IFN-ω, forma-se um complexo que ativa as JAK – tirosina-quinases citoplasmáticas, as quais fosforilam as proteínas STAT2; esta transduz sinais e ativa a transcrição de vários genes codificadores de citocinas, inclusive o de IFN tipo I.

Entre esses genes há também um que codifica a 2´,5´-oligo A-sintetase a qual ativa RNAse L, uma enzima que digere moléculas de RNA genômico do vírus, de RNA mensageiro celular e do vírus e de RNA ribossômico celular. Esse mecanismo leva à redução da síntese proteica pela célula, inibindo a replicação de partículas virais e ao consequente dano celular (Figura 76.1A).

Outro processo resultante da ligação de moléculas de IFN tipo I ao receptor IFN-αβR é o da ativação de PKR (RNA – *activated protein kinase*), uma proteína de 68 kDa que fosforila um fator celular – eIF2a – requerido pelos ribossomos para o início da tradução; esse evento também resulta no bloqueio da síntese de proteínas (Figura 76.1B). Dessa forma, ambos os mecanismos têm como resultado a inibição da produção de proteínas, com a consequente inibição da replicação do vírus, protegendo, assim, as células de dano ou morte.

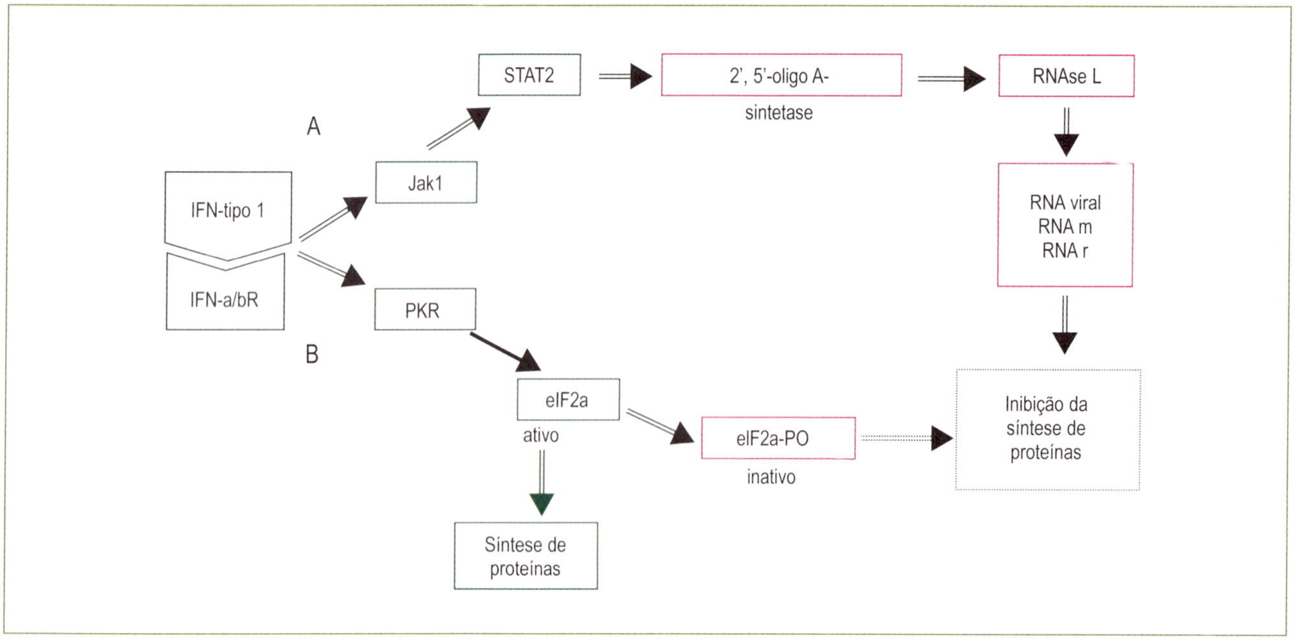

Figura 76.1 – *Mecanismo de indução de 2´-5´-oligo A sintetase (A) e de PKR(B) pela ligação de interferon tipo 1 (IFN-α e IFN-β) ao receptor IFN-α/βR resultando na inibição da síntese de proteínas.*

Células NK

As células NK (*natural killer*) representam uma subpopulação de linfócitos, essenciais nos mecanismos da imunidade natural contra os vírus; detectam partículas virais e destroem as células infectadas. Ainda, produzem IFN-γ, citocina com ação em outros mecanismos antivirais. O IFN-γ é outra espécie molecular de interferon, conhecido como interferon do tipo II e produzido, predominantemente, por linfócitos T durante a resposta imune específica. É uma proteína estruturalmente diferente dos interferons do tipo I, codificada por um único gene localizado no cromossomo 12 (humanos), que estimula a atividade microbicida dos fagócitos, promovendo a destruição de micro-organismos fagocitados. Também, estimula a produção de anticorpos com propriedades opsonizantes, facilitando a fagocitose de microorganismos.

Os linfócitos NK derivam de precursores da medula óssea, porém, não passam pelo timo para maturar como os linfócitos T, não expressam em sua membrana moléculas de imunoglobulinas ou do receptor TCR, características dos linfócitos B e T, respectivamente, e não se diferenciam em células de memória. Duas classes de receptores são expressas na superfície das células NK: os receptores ativadores e os inibidores. Quando ocorre a ligação desses receptores com seus ligantes há a ativação ou a inibição dos mecanismos de lise das células alvo. Entre os receptores inibidores destacam-se KIR (*killer inhibitory receptor*) e NKG2 (humanos). Esses receptores inibidores interagem com moléculas de classe I do Complexo Principal de Histocompatibilidade (MHC – *major histocompatibility complex* – MHC-cl I) presentes nas células nucleadas. Se a célula NK interagir com uma célula normal ocorre a ligação do receptor inibidor à molécula de MHC-cl I da célula alvo e o resultado será a inibição da ação lítica o que impedirá a morte da célula normal.

Como é conhecido, as moléculas de classe I do MHC (MHC-cl I) se associam a peptídeos antigênicos de origem endógena, como as proteínas virais; os linfócitos T citotóxicos (CD8+), células envolvidas na imunidade celular, podem reconhecer esse complexo peptídeo-molécula de classe I do MHC (peptídeo/MHC-cl I) através dos receptores de antígeno expressos na sua membrana – os TCRs. Após esse primeiro sinal de ativação, outros sinais mediados por citocinas, principalmente IL-2, ocorrem e desencadeiam os mecanismos da resposta citotóxica que leva à morte da célula alvo. Porém, vários vírus desenvolveram mecanismos de escape do sistema imune, como o que inibe a célula infectada de expressar as moléculas MHC-cl I; desse modo, podem escapar da ação lítica dos linfócitos T $CD8^+$. Porém, a presença das células NK garante a ação lítica sobre as células infectadas, mesmo aquelas em que as moléculas MHC-cl I não estão expressas na superfície celular.

No período inicial de uma infecção viral, a presença das células NK é fundamental porque elas lisam as células infectadas numa fase em que os linfócitos T CD8+ ainda não estão ativados. As células NK, assim como os linfócitos T CD8+, têm no seu citoplasma grânulos que contêm perforina, uma proteína que gera poros na membrana da célula infectada. Têm, também, as granzimas que entram na célula-alvo pelos poros feitos pela perforina e induzem a morte daquela célula por apoptose.

A proliferação das células NK é estimulada por IL-12, citocina produzida por macrófagos, e por IL-15, produzida por macrófagos e outros tipos celulares. Essas citocinas, além de estimularem a proliferação das células NK, aumentam sua atividade citolítica e, também, aumentam a produção de IFN-γ por essas células.

Imunidade Adquirida ou Específica

A primeira linha de defesa nos estágios iniciais da infecção viral é constituída pelos componentes da imunidade inata. A resposta imune adquirida, ou específica, estabelece-se após um intervalo de tempo, necessário para a ativação, proliferação e diferenciação de linfócitos potencialmente reconhecedores dos epítopos antigênicos virais. Além de linfócitos, outros elementos participam de uma resposta específica: células apresentadoras de antígenos (APC do inglês *antigen presenting cell*), os anticorpos (imunoglobulinas), as citocinas e as moléculas de classe I e classe II do complexo de histocompatibilidade principal (MHC, *major histocompatibility complex*), que são proteínas expressas na membrana das células do hospedeiro, codificadas por genes do MHC, e que se associam com peptídeos antigênicos.

Há dois tipos de resposta imune específica: a resposta humoral, mediada por anticorpos, que são produzidos pelos linfócitos B, e a resposta celular ou imunidade celular, mediada pelos linfócitos T.

Os linfócitos B e T são produzidos a partir de células precursoras, na medula óssea. Os linfócitos B tornam-se células maduras na própria medula óssea, enquanto os linfócitos T são maturados ao passarem pelo timo. Nesse órgão, os linfócitos T diferenciam-se em linfócitos T auxiliares, ou T CD4+, e em linfócitos T citotóxicos, ou T CD8+. A característica dos linfócitos maduros é a expressão, na sua membrana, de receptores para antígenos, mas também de algumas moléculas necessárias à transdução de sinais e ativação da célula. Os receptores para antígenos, nos linfócitos B, são as imunoglobulinas (Igs), que interagem diretamente com epítopos antigênicos. Nos linfócitos T, os receptores para antígenos são denominados TCR (*T-cell receptor*), têm estrutura molecular similar às imunoglobulinas mas, diferente destas, somente reconhecem peptídeos antigênicos associados a moléculas de classe I ou de classe II do MHC (MHC-cl I ou MHC-cl II).

De maneira geral, o reconhecimento de peptídeos antigênicos pelas Igs ou pelos TCRs exige a participação de moléculas coestimulatórias e da cooperação de citocinas, produzidas pelos linfócitos T, para que se realize a ativação, proliferação e diferenciação dos linfócitos em células efetoras da resposta imune e em células de memória. A especificidade a epítopos antigênicos distintos e a capacidade de memória, que resulta em respostas mais rápidas e ampliadas, representam as características da imunidade adquirida, humoral e celular.

Imunidade Humoral

A presença de anticorpos específicos, que caracteriza a resposta imune humoral, é muito importante para impedir a disseminação do vírus na fase em que as células infectadas foram destruídas pela replicação e as partículas virais são liberadas no meio extracelular para infectar outras células. Igualmente, na fase inicial de uma reinfecção, a presença de anticorpos específicos já formados é fundamental para bloquear a penetração do vírus nas células.

Os anticorpos, também chamados imunoglobulinas (Ig), são constituídos por quatro cadeias polipeptídicas ligadas entre si por pontes dissulfídicas; são duas cadeias leves com, aproximadamente, 214 aminoácidos e 23 kDa e duas cadeias pesadas com cerca de 1.328 aminoácidos e 50 kDa. O sítio de combinação com o antígeno se localiza nas porções amino-terminais de uma cadeia leve e de uma pesada onde a sequência de aminoácidos é extremamente variável (Figura 76.2). Existem cinco tipos diferentes de cadeia pesada (μ, δ, γ, α, ε) que definem as cinco classes de Ig, respectivamente, IgM, IgD, IgG, IgA e IgE. Como já mencionado, as imunoglobulinas expressas na membrana celular (mIg) são os receptores para antígeno dos linfócitos B, os quais, quando imaturos, expressam moléculas da classe IgM. Os linfócitos B maduros expressam IgM e IgD simultaneamente. A ativação celular pode dar-se pela ligação de uma ou mais moléculas de mIg à partícula antigênica. Ainda, como têm a função de células apresentadoras de antígenos (APC), os linfócitos B internalizam e degradam os complexos formados pela ligação de partículas antigênicas com as mIg. Os peptídeos antigênicos degradados associam-se a moléculas de classe II do MHC e este complexo (peptídeo/MHC-cl II) é, então, expresso na membrana do linfócito B para apresentação aos linfócitos T. O reconhecimento do peptídeo/MHC-cl II pelo TCR ativa o linfócito T que prolifera gerando células efetoras, as quais secretam várias citocinas necessárias para a proliferação e diferenciação dos linfócitos B em plasmócitos, células efetoras da imunidade humoral, secretoras de Igs específicas ao epítopo antigênico inicial (Fig. 76.3).

Dependendo da classe a que pertencem, as Igs desempenham funções diversas para realizarem a eliminação do vírus e, assim, inibirem a infecção ou a reinfecção. A IgA secretora, principal Ig presente nas membranas mucosas que revestem os tratos respiratório e gastrointestinal, bloqueia a ligação do vírus às células do hospedeiro destes locais. A ligação de IgG, IgM ou IgA aos vírus bloqueia a fusão do envelope viral com a membrana plasmática da célula do hospedeiro. A IgG aumenta a fagocitose das partículas virais por fagócitos que expressem receptores para a região Fc de IgG. Ainda, as classes IgM e IgG apresentam a propriedade de ativar o sistema complemento (série de proteínas com atividade enzimática sequencial) o que resulta na formação de dois componentes importantes para a eliminação dos vírus: o complexo de ataque à membrana MAC (*membrane attack complex*) que lisa as partículas virais com envelope, e o fragmento C3b que facilita a fagocitose do vírus por fagócitos que expressem receptores para essa proteína. Também, a IgM tem a propriedade de aglutinar as partículas virais.

O primeiro contato de um vírus com o sistema imune do hospedeiro leva à ativação de linfócitos B virgens, os quais, como já visto, proliferam e diferenciam-se em células de memória e plasmócitos, estabelecendo uma resposta primária de produção de anticorpos específicos àquele vírus. Os primeiros anticorpos produzidos nas respostas primárias pertencem à classe IgM e, pouco mais tarde, são produzidas as moléculas de IgG específicas. A segunda vez que o hospedeiro é infectado pelo vírus, encontra-se uma população bem maior de linfócitos B específicos que a da

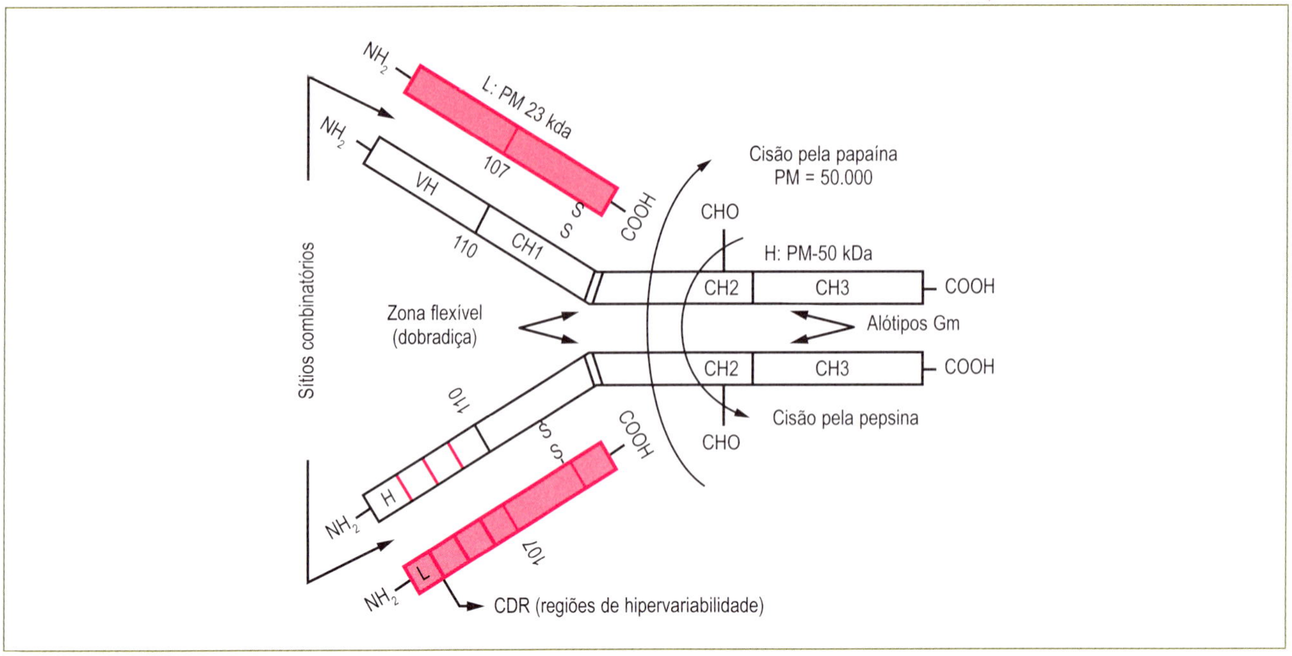

Figura 76.2 – *Modelo da molécula de IgG (Porter-Edelman), formada pela união de duas cadeias leves (L) e duas pesadas (H). VL e CL são as porções variável e constante, respectivamente, da cadeia leve; VH = porção variável da pesada e CH_2, CH_2 e CH_3 são as porções constantes de H. Dependendo da enzima, a molécula é cindida à esquerda (papaína) ou à direita (pepsina) da ponte dissulfídica (–S–S–), resultando fragmentos Fab (3,5 S) ou $(Fab')_2$ (5S). IgE e IgM possuem um domínio a mais (CH_4), porém não apresentam a região da dobradiça.*

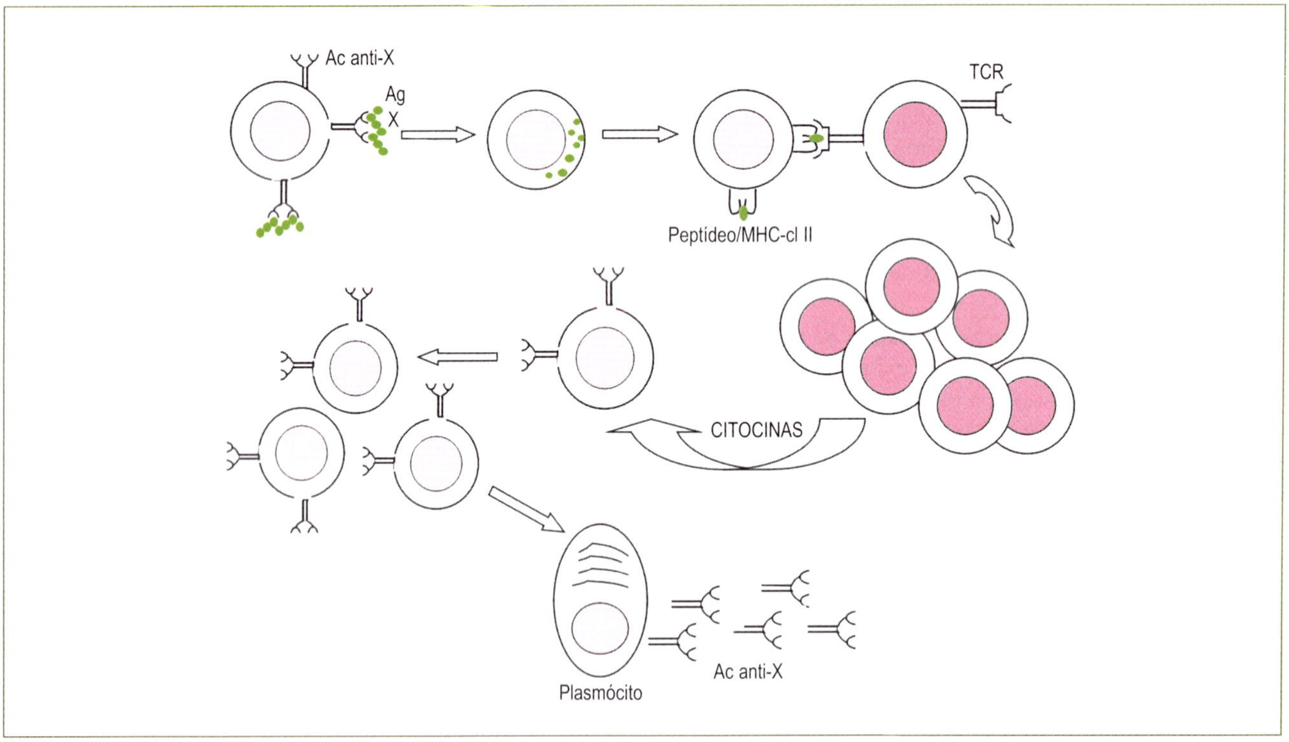

Figura 76.3 – *Representação esquemática das interações entre linfócitos B e T auxiliares (Th) resultando na formação de plasmócitos, células altamente especializadas na síntese e secreção de imunoglobulinas (anticorpos).*

primeira vez, resultado da expansão de clones e formação de células de memória produzidas na primeira infecção. Além dos linfócitos, anticorpos específicos podem ser encontrados, dependendo do intervalo de tempo entre a primeira e a segunda exposição ao vírus. A resposta imune que então se estabelece é denominada resposta secundária na qual ocorre a produção predominante de IgG específica. A concentração dos anticorpos formados na resposta secundária é muito superior à detectada na resposta primária, e a produção é bem mais persistente.

Imunidade Celular

As células responsáveis pela especificidade da resposta imune celular são os linfócitos T. No timo, essas células se diferenciam em linfócitos T citotóxicos $CD8^+$ (Tc) e linfócitos T auxiliares $CD4^+$ (Th), os quais reconhecem pelos seus receptores TCRs os peptídeos antigênicos virais associados a moléculas MHC-cl I e MHC-cl II, respectivamente. As moléculas MHC-cl I são encontradas na membrana de quase todas as células nucleadas, enquanto as moléculas MHC-cl II são expressas apenas por poucos tipos celulares – as APCs –, geralmente macrófagos e células dendríticas. Os peptídeos associados a moléculas MHC-cl I (peptídeo/MHC-cl I) são reconhecidos pelos TCRs dos linfócitos Tc, enquanto os peptídeos associados a moléculas MHC-cl II (peptídeo/MHC-cl II) são reconhecidos pelos TCRs dos linfócitos Th (Figura 76.4).

O processo de ativação dos linfócitos Th é desencadeado por um primeiro sinal gerado pela interação do TCR com o peptídeo/MHC-cl II expresso na APC e, ainda, por um segundo sinal consequente à interação de moléculas coestimulatórias presentes nas membranas do linfócito e da APC. Uma vez ativado, o linfócito Th prolifera levando à expansão clonal. Assim, a população de linfócitos específicos para o peptídeo viral indutor aumenta e as células diferenciam-se, parte em células efetoras da resposta específica e parte em células de memória. Os linfócitos Th efetores têm como principal função a secreção de várias glicoproteínas de baixo peso molecular — as citocinas — que auxiliam a regulação da resposta imune.

Para a ativação dos linfócitos Tc, também são necessários dois sinais: o primeiro dá-se pela interação do TCR com o peptídeo/MHC-cl I expresso na superfície da célula-alvo e o segundo sinal é transmitido pela ação de IL-2, citocina produzida pelos linfócitos Th. Como se vê, a ativação dos linfócitos é um processo integrado que inclui células e moléculas solúveis e de membrana. Após a ativação celular, os linfócitos Tc passam pelo processo de expansão clonal e diferenciam-se nos linfócitos citotóxicos efetores ou em células de memória (Figura 76.5).

Numa infecção viral, quando os vírus já penetraram as células do hospedeiro e estão na sua fase intracelular, a neutralização das partículas virais por anticorpos não é possível uma vez que estes não têm acesso ao interior das células infectadas. Nesses casos, os linfócitos Tc são os mais eficientes elementos da imunidade adquirida para conter a infecção.

A interação do Tc com a célula infectada com vírus — célula-alvo — desencadeia alterações que resultam na desgranulação do linfócito. Nesse processo, os grânulos são dirigidos para a área de interação entre Tc e célula-alvo onde se fundem com a membrana do Tc (Fig. 76.6). Os grânulos do Tc (como os das células NK) contêm moléculas de perforina e granzimas que são liberadas sobre a célula-alvo. A perforina forma poros na membrana da célula-alvo, resultando em lise osmótica, e as granzimas induzem a morte da célula-alvo por apoptose. Nessa ocasião, em que

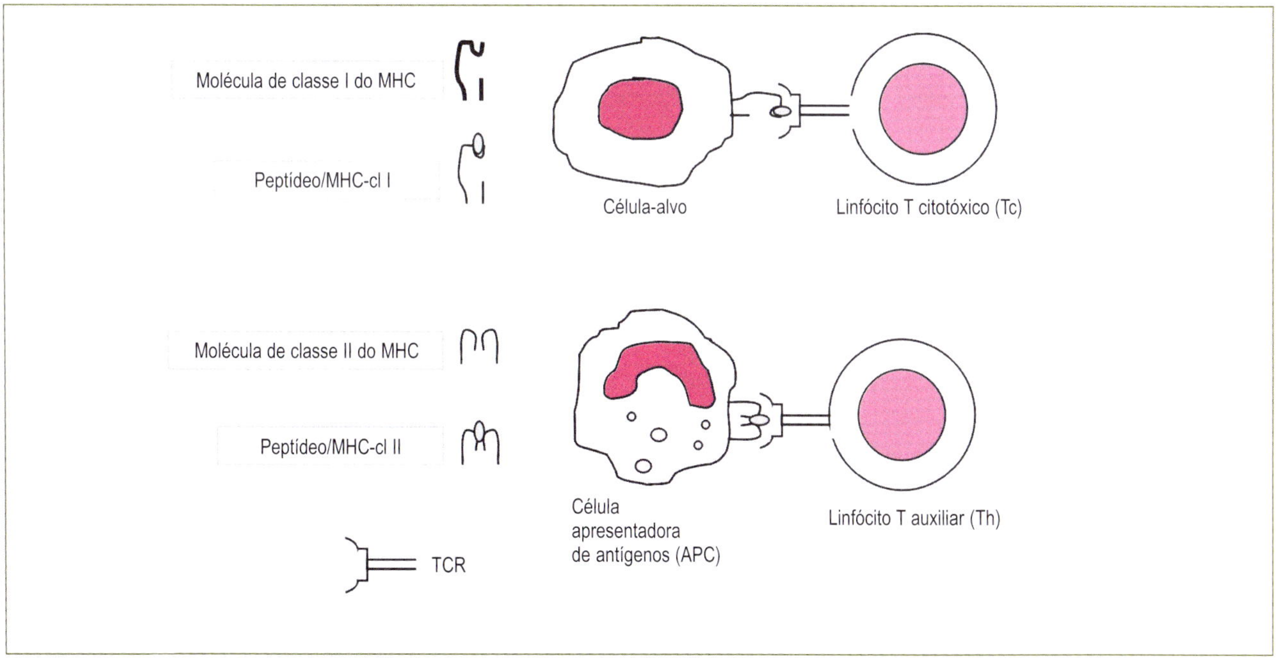

Figura 76.4 – *Reconhecimento dos receptores para antígenos (TCR) dos linfócitos T: peptídeos antigênicos associados às moléculas de classe I do MHC (complexo de histocompatibilidade principal) são reconhecidos pelos TCR de linfócitos T citotóxicos (Tc). Os peptídeos associados às moléculas de classe II do MHC são reconhecidos pelos TCR de linfócitos T auxiliares (Th).*

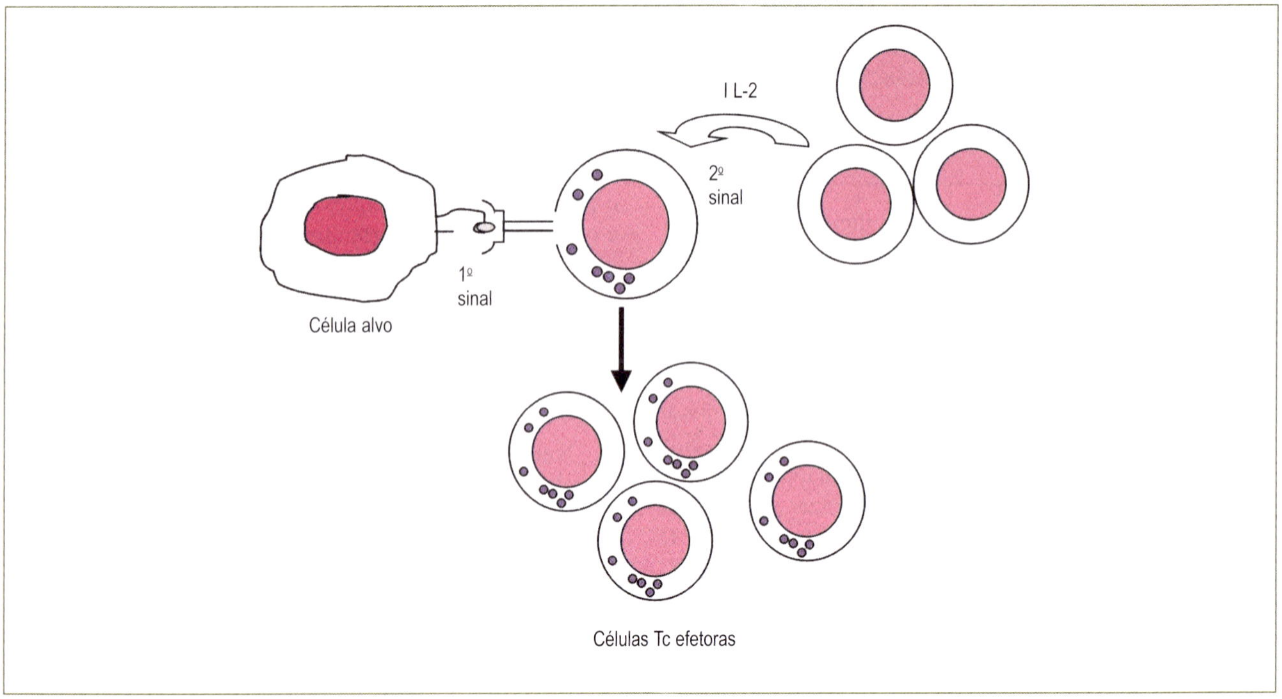

Figura 76.5 – *Representação esquemática da ativação de linfócitos T citotóxicos (Tc) resultando em expansão e diferenciação em células efetoras. O primeiro sinal dá-se pelo reconhecimento do TCR ao peptídeo associado à molécula de classe I do MHC, e o segundo sinal é dado pela ação da IL-2, citocina secretada pelos linfócitos Th.*

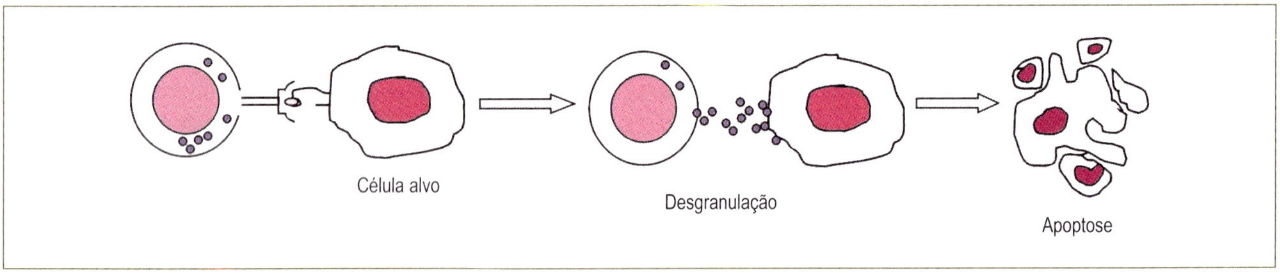

Figura 76.6 – *Mecanismo efetor de linfócitos T citotóxicos (Tc): após o reconhecimento da célula-alvo pelo TCR, os linfócitos Tc liberam grânulos citoplasmáticos que induzem a morte da célula-alvo.*

as células infectadas são destruídas pela ação citotóxica dos Tc, ou mesmo pela replicação viral ou ação de células NK, as partículas virais são expulsas da célula e voltam a ficar expostas no ambiente extracelular. Nesse momento, os anticorpos são muito eficazes para interagir com os epítopos antigênicos dos vírus e, assim, impedir que novas células sejam infectadas.

Como se percebe, o controle de uma infecção representa a eficiência da cooperação dos elementos das diversas vias efetoras da resposta imune — inata e adquirida, humoral e celular.

Bibliografia

1. Abbas AK, Lichtman AH, Pober JS. Cellular and molecular immunology. 4th ed. Philadelphia: WB Saunders Company; 2000.
2. Calich V, Vaz C. Imunologia. 1ª ed. Rio de Janeiro: Revinter; 2001.
3. Goldsby RA, Kindt TJ, Osborne BA. Kuby imunologia. 4ª ed. Rio de Janeiro; Revinter; 2002.
4. Knipe DM, Howley PM, Cohen JI, Griffin DE, Lamb RA, Martin MA et al. Fields Virology. 6th ed. Philadelphia: Lippincott Williams & Wilkins; 2013.

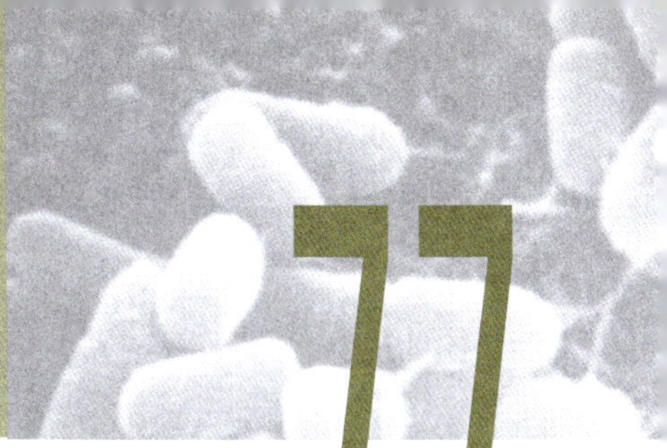

77

Maria Lucia Rácz

Patogênese da Infecção Viral

Patogênese viral é o processo que ocorre durante a infecção viral de um hospedeiro. Como a infecção viral não resulta sempre em doença aparente ou imediata, a fronteira entre infecção e doença torna-se menos clara. Desta forma, é mais adequado considerar a patogênese da infecção viral, independente da produção de doença imediata ou aparente. Grande parte do conhecimento atual da patogênese viral foi obtida por estudos experimentais em modelos animais.

A patogênese viral é o resultado integrado de fatores complexos e únicos, referentes a um determinado vírus, uma determinada espécie e um hospedeiro individual. Um vírus é patogênico para um hospedeiro quando pode infectar este hospedeiro. Virulência é a capacidade relativa de um vírus de causar doença; comparações de virulência só devem ser feitas para vírus relacionados, por exemplo, diferentes cepas de um mesmo vírus. Uma cepa viral mais virulenta que outra causa doença mais grave com maior frequência em um hospedeiro no qual ambas as cepas são patogênicas. A virulência depende de uma série de fatores do vírus e do hospedeiro, como dose de vírus, rota de entrada, idade, sexo, estado imune e espécie do hospedeiro.

Alguns princípios são importantes com relação às doenças virais: (1) muitas infecções virais são subclínicas; (2) a mesma doença pode ser causada por vírus diferentes; (3) o mesmo vírus pode causar doenças diferentes; (4) a doença não tem nenhuma relação com a morfologia viral e (5) o resultado da infecção é determinado por características do vírus e do hospedeiro. Para muitos vírus, as infecções subclínicas ou inaparentes ocorrem em maior número que os casos clínicos sintomáticos. Em adição à infecção aguda, a interação vírus–hospedeiro pode levar a uma variedade de outros resultados, incluindo o desenvolvimento de infecções latentes ou persistentes e transformação celular.

A infecção viral começa com a transmissão do vírus de um hospedeiro a outro. Essa transmissão pode ser horizontal, quando ocorre entre dois hospedeiros, e vertical, em que o vírus é transmitido à progênie. A transmissão horizontal pode ser direta, de um hospedeiro infectado para um suscetível, ou indireta, através de objetos contaminados, de um veículo, como água e alimentos ou de vetores, como os artrópodes que transmitem os arbovírus. A transmissão vertical pode ser congênita, quando ocorre pela passagem do vírus através da placenta, como na rubéola; perinatal, durante a passagem pelo canal de parto, como os herpesvírus, ou pelo leite materno, como o HIV.

Fases de Ataque ao Hospedeiro

A infecção de um hospedeiro por um agente viral pode ser dividida em várias fases: penetração do vírus no hospedeiro, replicação primária, disseminação, tropismo celular e tecidual, replicação secundária, dano celular e tecidual e recuperação da infecção.

Penetração do vírus no hospedeiro

São cinco as portas de entrada dos vírus num hospedeiro: a pele, o trato respiratório, o trato gastrointestinal, o trato geniturinário e a conjuntiva. Em qualquer dos casos, podem ou não ocorrer lesões locais, e a infecção pode ou não se manter localizada. A Figura 77.1 resume os locais de penetração dos vírus no hospedeiro.

Pele

A penetração de vírus através da pele intacta é uma situação rara pela dificuldade de ser ultrapassada a camada impermeável de células queratinizadas. Assim, a introdução de partículas virais através da pele pode ocorrer após picada de artrópodes, como mosquitos e carrapatos (dengue, febre amarela e outros), mordedura de animais (raiva, herpesvírus símios), injeções com agulhas contaminadas, incluindo as para tatuagens e acupuntura (hepatites virais B e C, HIV) e transfusões (hepatites virais B e C, HIV). Em determinadas circunstâncias, pequenas soluções de continuidade da pele permitem a penetração de partículas virais, com produção de lesões locais (verruga por papilomavírus) ou mesmo quadros generalizados (varíola).

Trato respiratório

A superfície mucosa da árvore respiratória, que está em contato constante com o ambiente exterior no processo de

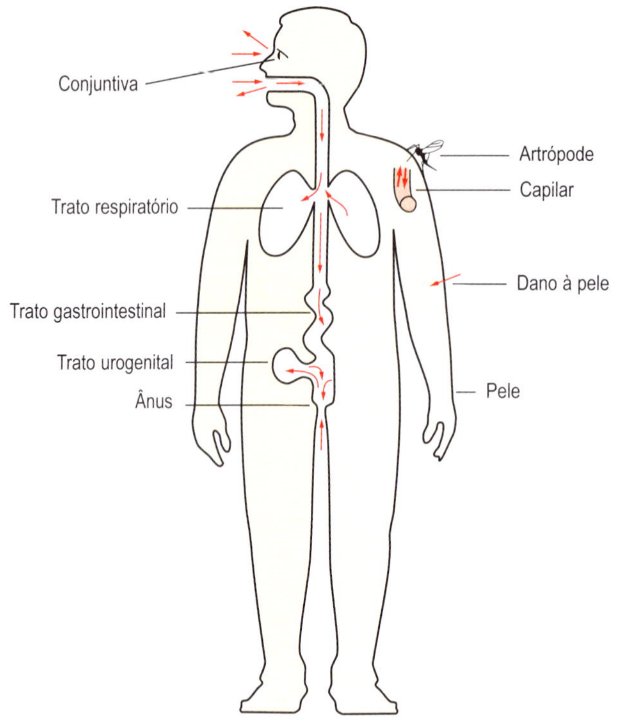

Figura 77.1 – *Locais de penetração e liberação de vírus no hospedeiro humano.*

respiração, desempenha um papel importante na penetração dos vírus em um hospedeiro. A entrada pelo trato respiratório pode ser inibida por vários fatores, como produção de muco, de proteases, de citocinas, e também pela imunidade humoral e celular.

As partículas virais podem ser inaladas após transmissão aérea de gotículas de saliva contaminadas expelidas a alta velocidade, como no espirro ou na tosse, ou por contato direto, como no beijo, ou pelas mãos ou objetos contaminados (fômites). Alguns vírus, como os rinovírus, ocasionam quadros de resfriado comum, nos quais a infecção é localizada nos primeiros segmentos da árvore respiratória. Outros são responsáveis por infecções mais profundas, que atingem os alvéolos pulmonares, como, por exemplo, o vírus respiratório sincicial, causa de bronquiolite ou broncopneumonia. Numerosos vírus, como os adenovírus, vírus da influenza ou vírus do resfriado comum, ao atingirem a mucosa respiratória, ocasionam quadros clínicos localizados, como resfriados e gripes. Outros vírus penetram pela via respiratória, mas são capazes de disseminar, dando origem a quadros generalizados com exantemas, sem manifestações respiratórias acentuadas, como, por exemplo, os vírus do sarampo e da rubéola.

Trato gastrointestinal

O ambiente físico-químico do trato gastrointestinal parece ser extremamente inóspito para os vírus. O pH do estômago é 2,0 ou menor, e as células gástricas e pancreáticas secretam uma variedade de proteases. No duodeno, sais biliares estão presentes e o muco secretado pode conter inibidores específicos, como anticorpos, e inespecíficos da infecção viral. Assim, os vírus que infectam por esta via devem ser estáveis em pH ácido e resistentes à inativação por sais biliares e enzimas proteolíticas. Alguns vírus necessitam da ação de proteases para infectar as células do trato gastrointestinal. Por exemplo, a infectividade dos rotavírus é aumentada pela clivagem de proteína que forma as espículas virais, a VP4, com tripsina. O envelope viral, derivado da bicamada lipídica das células do hospedeiro, é sensível à dissociação pelos sais biliares. Esse fato pode explicar porque, com exceção dos coronavírus, os vírus envelopados não iniciam a infecção pelo trato entérico.

Entre os vírus que utilizam essa via de penetração está a maioria dos picornavírus, entre eles os enterovírus e os vírus da hepatite A, os adenovírus, os vírus da hepatite C e os vírus causadores de gastroenterites, como os rotavírus, calicivírus e astrovírus.

Os vírus cuja porta de entrada é o tubo digestivo são eliminados pelas fezes, podendo infectar novos hospedeiros pela via fecal-oral, de forma direta ou indireta, após contaminação de água, leite ou outros alimentos.

Trato geniturinário

O trato geniturinário pode ser a porta de entrada de alguns vírus, tanto no homem como na mulher, durante o ato sexual. Os vírus de transmissão sexual incluem HIV, vírus herpes simples, papilomavírus humanos e vírus das hepatites

B e C. Alguns, como os papiloma, produzem lesões locais e outros podem ser disseminados, como, por exemplo, o HIV.

Conjuntiva

A conjuntiva pode ser uma via de penetração de vírus que produzem infecções localizadas, como conjuntivites, e, mais raramente, disseminam, produzindo infecções sistêmicas.

Entre os principais vírus que causam conjuntivite, estão os adenovírus e os herpesvírus. Certos tipos de enterovírus podem ocasionar lesões na conjuntiva, de maior ou menor gravidade. Têm sido descritas epidemias de conjuntivite ocasionadas pelo enterovírus 70. Este vírus pode, embora raramente, disseminar-se para o sistema nervoso central, produzindo sintomas neurológicos.

Replicação primária e disseminação

Tendo penetrado em um hospedeiro suscetível, o vírus pode multiplicar-se nas células do local de entrada. A replicação primária pode determinar se a infecção vai ser localizada ou sistêmica. Os vírus que causam infecções localizadas, em geral, disseminam-se por infecção das células adjacentes, raramente atravessando a camada de células epiteliais. Entre esses, podem ser citados os vírus que causam infecções do trato respiratório superior, como influenza, parainfluenza, rinovírus e coronavírus; vírus do trato gastrointestinal, como rotavírus, e da pele, como os papilomavírus.

Em alguns casos, a disseminação é controlada pela infecção de células epiteliais polarizadas e liberação preferencial pela superfície apical ou basolateral. A liberação apical favorece o desenvolvimento de infecções localizadas, e facilita a disseminação célula a célula na camada epitelial. Os vírus influenza, parainfluenza e rotavírus, entre outros, são liberados pela superfície apical. A liberação pela superfície basolateral leva, na maioria das vezes, a infecções sistêmicas, pois dirige os vírus, como, por exemplo, os vírus da estomatite vesicular, vaccínia e alguns retrovírus, para os tecidos mais profundos.

A disseminação viral pode ocorrer pela via sanguínea, linfática ou neuronal.

Dá-se o nome de *viremia* à presença de vírus na corrente sanguínea, e esta é a principal via de disseminação sistêmica dos vírus. O nível de viremia tem sido correlacionado com a severidade da doença viral aguda, com o prognóstico de doença viral crônica, como no HIV; com a extensão da disseminação viral e a com a eficiência da disseminação viral entre os hospedeiros. A inoculação direta de vírus na corrente sanguínea, ou viremia passiva, pode ocorrer por mordidas de artrópodes, agulhas contaminadas ou pela transfusão de sangue ou produtos de sangue contaminados. Após a replicação primária, os vírus podem circular na corrente sanguínea ou linfática de forma livre (exemplo: togavírus, enterovírus), ou associados a elementos celulares, como linfócitos (ex.: vírus Epstein-Barr, citomegalovírus, virus da hepatite B), monócitos e macrófagos (ex.: HIV, lentivírus, sarampo, poliovírus), hemácias (ex.: parvovírus B19), plaquetas (ex.: herpes simples, retrovírus) e neutrófilos (ex.: influenza). Os principais vírus que se disseminam através do sangue, bem como os órgãos-alvo e os locais de liberação dos vírus, estão resumidos na Figura 77.2.

Outro mecanismo importante de disseminação viral ocorre através dos nervos. Esse é o mecanismo pelo qual o vírus da raiva é disseminado. Herpesvírus, poliovírus e alguns arbovírus também podem utilizar essa via de disseminação. É importante reconhecer que a viremia e a disseminação neuronal não são processos mutuamente exclusivos. As infecções generalizadas que envolvem o sistema nervoso central constituem um processo de ocorrência rara, e os togavírus (encefalite japonesa B), os enterovírus (poliomielite e meningites) e os herpesvírus (encefalites) são os mais incriminados. A generalização pode ocorrer por via hematogênica, com passagem dos vírus através do endotélio dos pequenos vasos sanguíneos ou por difusão neural. Neste caso, há multiplicação viral nas células nervosas. Também os axônios, os linfáticos, os espaços entre as fibras nervosas, bem como as fibras nervosas do bulbo olfativo, oferecem uma via de acesso possível ao sistema nervoso central.

Tropismo celular e tecidual e replicação secundária

Após a disseminação do agente viral, segue-se sua fixação e replicação nos órgãos-alvo específicos. Tropismo é a predileção de vírus para infecção de certos tecidos e não de outros. O tropismo é dependente de pelo menos quatro parâmetros. Pode ser determinado pela distribuição de receptores para adsorção do vírus (suscetibilidade) ou por precisar de produtos de determinados genes para completar a infecção (permissividade). Mesmo que uma célula seja suscetível e permissiva, a infecção pode não ocorrer porque as partículas virais são impedidas de entrar em contato com tecido (acessibilidade). Mesmo com um tecido acessível e com células permissíveis e suscetíveis a infecção pode não ocorrer devido às defesas imunes inatas e adquiridas. O destino final das partículas virais é o ambiente extravascular, com início da multiplicação viral em células suscetíveis da pele, do sistema nervoso central, do coração, do fígado, do baço, das glândulas salivares ou de outros órgãos. Existem situações, como no caso das infecções pelo vírus da hepatite B, citomegalovírus e vírus de Epstein-Barr (EB), em que a viremia pode persistir por longos períodos de tempo, até vários anos, o que constitui sério risco nas transfusões de sangue.

O padrão de doença sistêmica durante uma infecção viral depende dos órgãos infectados do hospedeiro e da capacidade de os vírus infectarem populações de células nestes órgãos. Essa capacidade depende da presença de receptores virais nas células e também de outros fatores intracelulares, como fatores que afetam a expressão dos genes virais. Outro mecanismo implicado no tropismo tecidual envolve enzimas proteolíticas. Por exemplo, alguns paramixovírus só se tornam infecciosos quando uma glicoproteína do envelope é clivada por proteases. Assim, não ocorrem ciclos seguidos de replicação viral em tecidos que não expressem as enzimas apropriadas. A distribuição de vírus em tecidos é um processo dinâmico, determinado por processos que competem entre

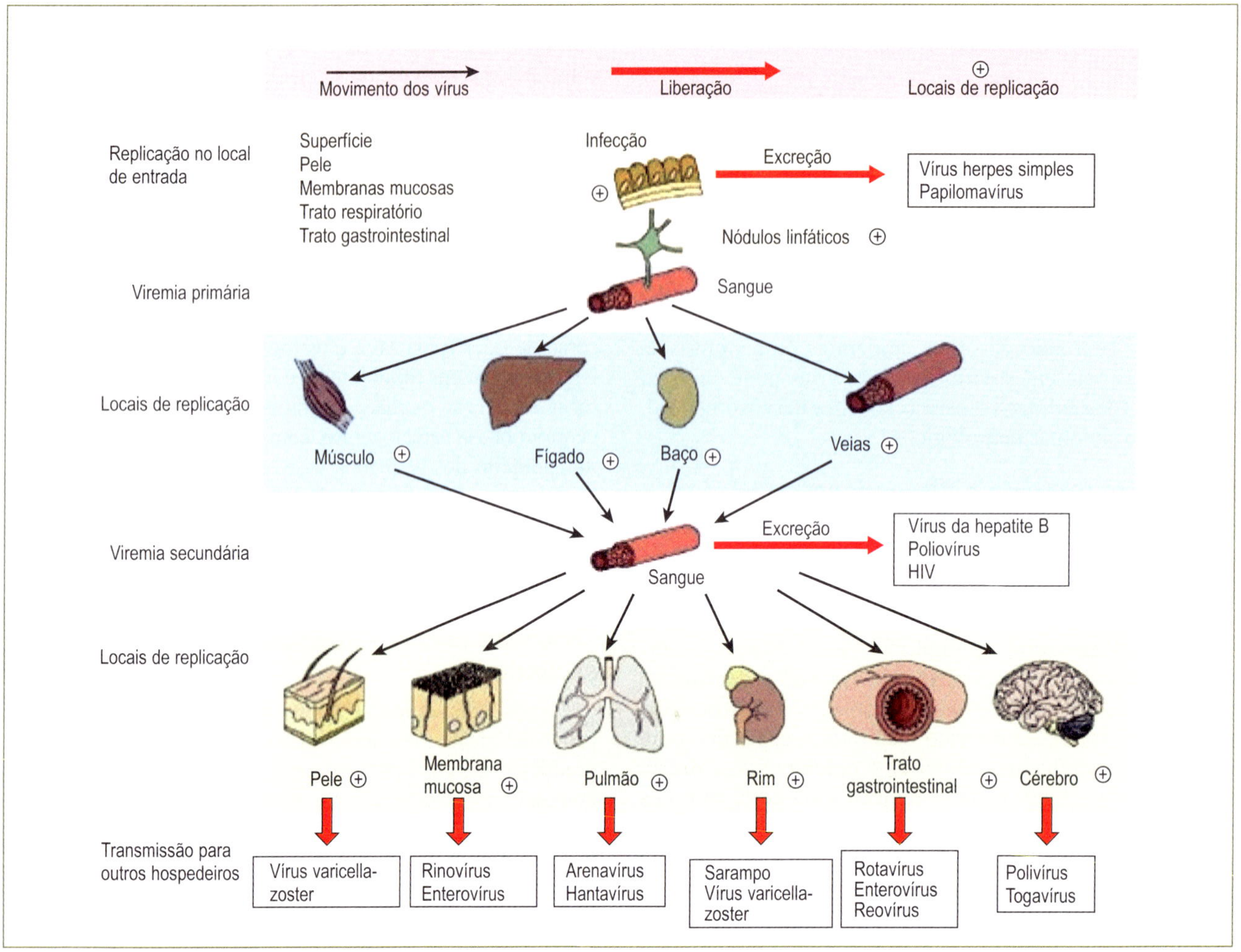

Figura 77.2 – *Penetração, disseminação e eliminação de vírus distribuídos para o organismo através do sangue.*

si, incluindo a velocidade da replicação viral, a presença de receptores virais específicos e outros fatores que permitem a entrada e replicação do vírus, a taxa de mutação do vírus, os genes de virulência viral, a susceptibilidade e resistência do hospedeiro, e a imunidade inata e adquirida. A distribuição de um vírus nos tecidos é uma batalha constante entre o vírus e o hospedeiro

Dano celular e tecidual

A destruição de células infectadas por vírus nos tecidos-alvos e alterações fisiológicas produzidas no hospedeiro pela injúria tecidual são responsáveis pelo desenvolvimento da doença clínica.

Chama-se *período de incubação* de uma doença infecciosa o período compreendido entre o início da infecção, isto é, o momento em que o agente infeccioso penetra no hospedeiro, e o momento em que aparecem os primeiros sintomas. De modo geral, nas infecções localizadas, como, por exemplo, resfriado comum ou gastroenterites virais, o período de incubação é curto, da ordem de três a dez dias. Nas infecções generalizadas, como doenças respiratórias acompanhadas de exantema, ou nas viroses do sistema nervoso central, cuja porta de entrada é o tubo digestivo (poliomielite), o período de incubação tem duração média de 10 a 20 dias. Finalmente, nas doenças, como a raiva, em que o agente viral tem disseminação neural, o período de incubação é, em geral, mais longo, com duração superior a 20 dias.

Em algumas doenças, pode ocorrer um período prodrômico, em que o indivíduo apresenta sintomas clínicos inespecíficos, como febre, mal-estar, cefalEia etc. Esse período é imediatamente anterior ao aparecimento dos sintomas característicos da doença.

Às vezes, a infecção viral generalizada pode estar associada a quadros exantemáticos, cujo aparecimento é relacionado com a formação de complexo antígeno–anticorpo (sarampo e rubéola) e dos quais os vírus não podem ser isolados. Os vírus da varíola, varicela, herpes simples e herpes zoster podem ser isolados das lesões cutâneas, que são resultantes da multiplicação local destes vírus.

Recuperação da infecção

O hospedeiro pode recuperar-se da infecção ou não. Os mecanismos de recuperação incluem a imunidade inata e a imunidade adquirida. O interferon e outras citocinas, imunidade humoral e celular e outros mecanismos de defesa são envolvidos. A importância de cada componente varia de acordo com o vírus, o hospedeiro e a doença. (ver Cap. 76).

Nas infecções agudas, a recuperação é associada à eliminação do vírus do organismo. Em alguns casos, o hospedeiro permanece infectado de forma persistente.

A eliminação dos vírus para o ambiente é necessária para a manutenção da infecção nas populações de hospedeiros. Esta eliminação pode ocorrer em estágios diferentes da infecção, dependendo do vírus e representa o tempo em que um hospedeiro pode infectar outros que entram em contato.

Tipos de Infecção Viral

As infecções virais podem manifestar-se sob duas formas: *infecções agudas*, que podem ser localizadas, sistêmicas ou inaparentes, *e infecções persistentes*, que podem ser crônicas, latentes, de evolução lenta e infecções tumorigênicas.

As infecções agudas, em que o vírus é produzido e eliminado rapidamente do hospedeiro, podem ser sintomáticas ou assintomáticas, apresentando-se de forma subclínica, isto é, sem sintomas aparentes. Esta última situação, que depende não só da dose infectante como também da capacidade de reação do hospedeiro, apesar de clinicamente silenciosa, não deixa de estimular a resposta imunológica, da mesma forma que as infecções sintomáticas.

Nas infecções persistentes do tipo crônicas, ao contrário do que ocorre nas infecções agudas, em que o agente viral é totalmente eliminado graças às respostas imunológicas, humoral e celular, o vírus causador da doença pode persistir por longos períodos de tempo. O vírus pode ser identificado de forma contínua e a doença é caracterizada por destruição celular, como, por exemplo, na infecção pelos vírus das hepatites B e C. A persistência de infecções pode estar relacionada à idade em que o hospedeiro é infectado. Por exemplo, as infecções congênitas pelo vírus da rubéola e pelo citomegalovírus no útero frequentemente resultam em persistência viral. Crianças quando infectadas pelos vírus da hepatite B também frequentemente tornam-se portadores crônicos.

Nas infecções persistentes do tipo latente, como nos quadros clínicos ocasionados pelos herpesvírus e pelo vírus da varicela zoster, o agente etiológico persiste de forma oculta e não é detectável de forma contínua, embora alguns antígenos ou sequências do genoma viral possam ser identificados na célula-alvo, que não sofre lise. A expressão gênica viral é limitada e não ocorre replicação viral. Por exemplo, os vírus herpes permanecem nos gânglios sensoriais de forma não infecciosa. Em determinadas situações, a infecção latente pode reativar-se, surgindo um quadro agudo com sintomatologia aparente, e nesse caso o agente etiológico pode ser isolado.

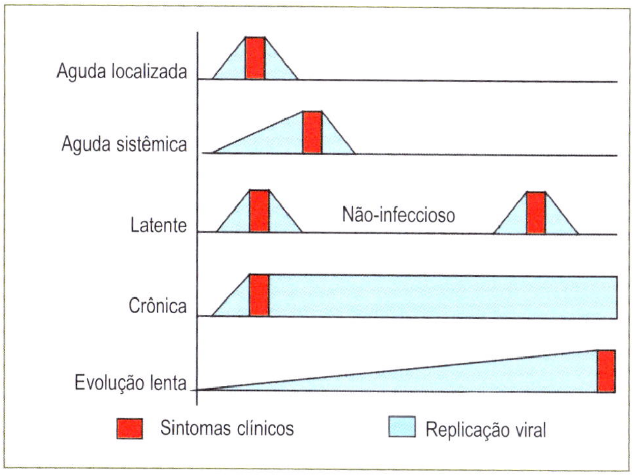

Figura 77.3 – *Tipos de infecções virais.*

O termo infecção de evolução lenta é usado para caracterizar um certo tipo de doença, em geral de localização nervosa, com um longo período de incubação e cuja evolução leva à morte. Tanto a resposta imunológica quanto a produção de interferon estão quase totalmente ausentes. A panencefalite subaguda esclerosante (ver Capítulo 90) e doenças causadas por prions, como o kuru e a doença de Creutzfeldt-Jakob (ver Capítulo 98), são exemplos deste tipo de infecção.

A Figura 77.3 resume graficamente alguns dos tipos de infecção viral comentados.

Bibliografia

1. Brooks GF, Carroll KC, Butel JS, Morse SA, Mietzner TA. Jawetz Melnick & Adelberg's Medical Microbiology. 26ª ed. New York: McGraw Hill; 2013.
2. Flint SJ, Enquist LW, Racaniello VR, Skalka AM. Principles of virology. 3ª ed. Washington: ASM Press; 2009.
3. Knipe DM, Howley PM, Cohen JI, Griffin DE, Lamb RA, Martin MA et al. Fields Virology. 6th ed. Philadelphia: Lippincott Williams & Wilkins; 2013.

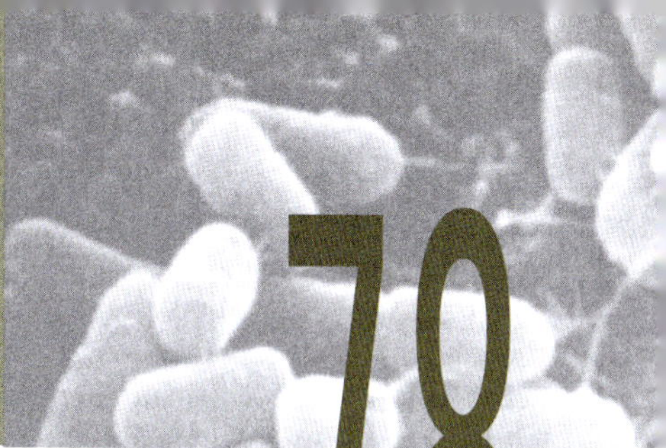

Maria Lucia Rácz

78 Epidemiologia das Infecções Virais

A epidemiologia é o estudo de eventos e ações que afetam a saúde e a doença de populações. As epidemias de doenças virais foram reconhecidas muito antes da descoberta dos agentes causais e a epidemiologia foi um dos primeiros aspectos da Virologia a ser desenvolvido. Os estudos epidemiológicos podem ser utilizados para a identificação de agentes etiológicos, avaliação de vacinas e para o desenvolvimento e avaliação de medidas de controle de enfermidades virais.

O aspecto principal da epidemiologia é a quantificação de doenças. Para esta quantificação, são utilizados os conceitos de incidência e prevalência. Incidência, ou número de casos da doença/população em determinado intervalo de tempo, é utilizada para doenças agudas ou de curta duração, por exemplo, número de casos/milhões de pessoas/ano. O termo prevalência (casos/população) é mais utilizado para doenças persistentes ou crônicas, principalmente doenças em que o início não pode ser facilmente definido.

O principal problema na epidemiologia das doenças virais é a disponibilidade de dados, especialmente o número de casos de cada doença. Uma das fontes de dados é a vigilância epidemiológica, definida, no Brasil, pela Lei Orgânica da Saúde (Lei 8.080/90), como "*o conjunto de atividades que permite reunir a informação indispensável para conhecer, a qualquer momento, o comportamento ou história natural das doenças, bem como detectar ou prever alterações de seus fatores condicionantes, com o fim de recomendar oportunamente, sobre bases firmes, as medidas indicadas e eficientes que levem à prevenção e ao controle de determinadas doenças*". No Brasil, fazem parte da lista de notificação compulsória (LCN), definida pela Portaria nº 104, de 25 de janeiro de 2011 do Ministério da Saúde, as seguintes doenças virais: dengue, doença de Creutzfeldt-Jacob, febre amarela, febre do Nilo Ocidental, hantaviroses, hepatites virais, infecção pelo vírus da imunodeficiência humana – HIV em gestantes e crianças expostas ao risco de transmissão vertical, influenza humana por novo subtipo, poliomielite, raiva humana, rubéola, síndrome da rubéola congênita, sarampo, síndrome da imunodeficiência adquirida (AIDS), síndrome respiratória aguda grave associada ao coronavírus (SARS-CoV), e varíola; o atendimento antirrábico também é de notificação compulsória. Fazem parte da lista de notificação compulsória imediata (LCNI) as seguintes doenças virais: caso suspeito ou confirmado de dengue nas seguintes situações: dengue com complicações (DCC), síndrome do choque da dengue (SCD), febre hemorrágica da dengue (FHD), óbito por dengue, dengue pelo sorotipo DENV 4 nos estados sem transmissão endêmica desse sorotipo, doenças conhecidas sem circulação ou com circulação esporádica no território nacional que não constam da LCN, como: Rocio, Mayaro, Oropouche, Saint Louis, Ilhéus, encefalites equinas do leste, oeste e venezuelana, Chikungunya, encefalite japonesa, entre outras; surto ou agregação de casos ou óbitos por influenza humana e meningites virais;

A pesquisa epidemiológica é a fonte tradicional de coleta de informações em surtos e epidemias de doenças virais. A finalidade destas pesquisas, que são em geral conduzidas por autoridades públicas, é a classificação e determinação do agente causal, determinação da extensão da doença e seu impacto econômico, para evitar a continuação do surto ou prevenir a recorrência da doença. Em muitos casos, o primeiro reconhecimento de um agente causal ou de sua reemergência é resultado de uma investigação epidemiológica. Como exemplo, temos a síndrome pulmonar por hantavírus, cujo agente etiológico foi descoberto nos EUA após a investigação de uma epidemia em *Four Corners*, fronteira dos Estados de Utah, Arizona, Colorado e Novo México (ver Capítulo 97).

Os inquéritos sorológicos também podem ser utilizados para determinar a taxa de infecção em uma população. São particularmente adequados para os vírus, pois a maioria das infecções virais determina uma imunidade duradoura em indivíduos infectados. Como muitos vírus causam infecções assintomáticas, os inquéritos sorológicos podem identificar esse tipo de infecção além das infecções com sintomas clínicos.

Dois tipos de estudos epidemiológicos são utilizados em Virologia: os estudos prospectivos ou longitudinais e os estudos retrospectivos. Em estudos prospectivos, a população é dividida em dois grupos, com e sem um determinado atributo. Ambos os grupos são seguidos prospectivamente para a incidência da doença em estudo e as taxas de incidência são computadas para os dois grupos. Esse tipo de estudo pode ser utilizado, por exemplo, para avaliar a eficácia de uma vacina ou de um medicamento: um grupo é recebe a vacina ou a droga e ao outro é administrado placebo. A melhor forma de avaliar este estudo é o chamado protocolo duplo-cego, no qual os pesquisadores não têm conhecimento de quem são os indivíduos vacinados ou controle. Os estudos retrospectivos têm um custo-benefício melhor porque envolvem um número menor de indivíduos e não requerem seguimento longitudinal. Esse tipo de estudo pode ser exemplificado pela pesquisa de dois grupos, um com a doença e outro sem, e sua classificação, de acordo com um atributo, por exemplo, presença do agente viral. Os grupos caso e controle devem ser semelhantes em termos de vários parâmetros como idade, sexo etc.

Transmissão de Vírus

Os vírus podem ser transmitidos das seguintes formas:

1. Transmissão direta pessoa a pessoa. Ocorre com maior frequência através de gotículas ou aerossóis, como na influenza, sarampo, varíola; pela via fecal-oral, como na transmissão dos enterovírus, rotavírus, hepatite A; pelo contato sexual, como na hepatite B, vírus herpes simples tipo 2, vírus da imunodeficiência humana (HIV); pela transmissão através de mão-boca, mão-olho, ou boca-boca, por exemplo, herpes simples, rinovírus, vírus Epstein-Barr; ou através de sangue ou produtos derivados de sangue contaminados, hepatite B e HIV.
2. Transmissão de animal para animal, com infecção humana acidental. Ocorre por meio da mordedura de animais, que pode transmitir a raiva, ou da infecção por aerossóis, em ambientes contaminados com vírus de roedores, como hantavírus.
3. Transmissão por vetores artrópodes, como os arbovírus (nome derivado do inglês: *arthropod borne viruses*), atualmente classificados como flavírus, togavírus e bunyavírus. Essa transmissão pode ser de três tipos: a) ciclo humano-artrópode, como na febre amarela e dengue; b) ciclo em vertebrados-artrópode com infecção tangencial de humanos, como na febre amarela silvestre e encefalite Saint Louis, em que o humano infectado não transmite a infecção; e c) ciclo artrópode-artrópode com infecção ocasional de humanos e outros vertebrados, como na febre do carrapato do Colorado e encefalite La Crosse. Neste tipo de ciclo, o vírus pode ser transmitido pelo artrópode adulto para sua progênie de forma transovariana, e o ciclo continua com ou sem a intervenção de viremia em hospedeiro vertebrado.

Os vários tipos de transmissão viral estão representados na Figura 78.1.

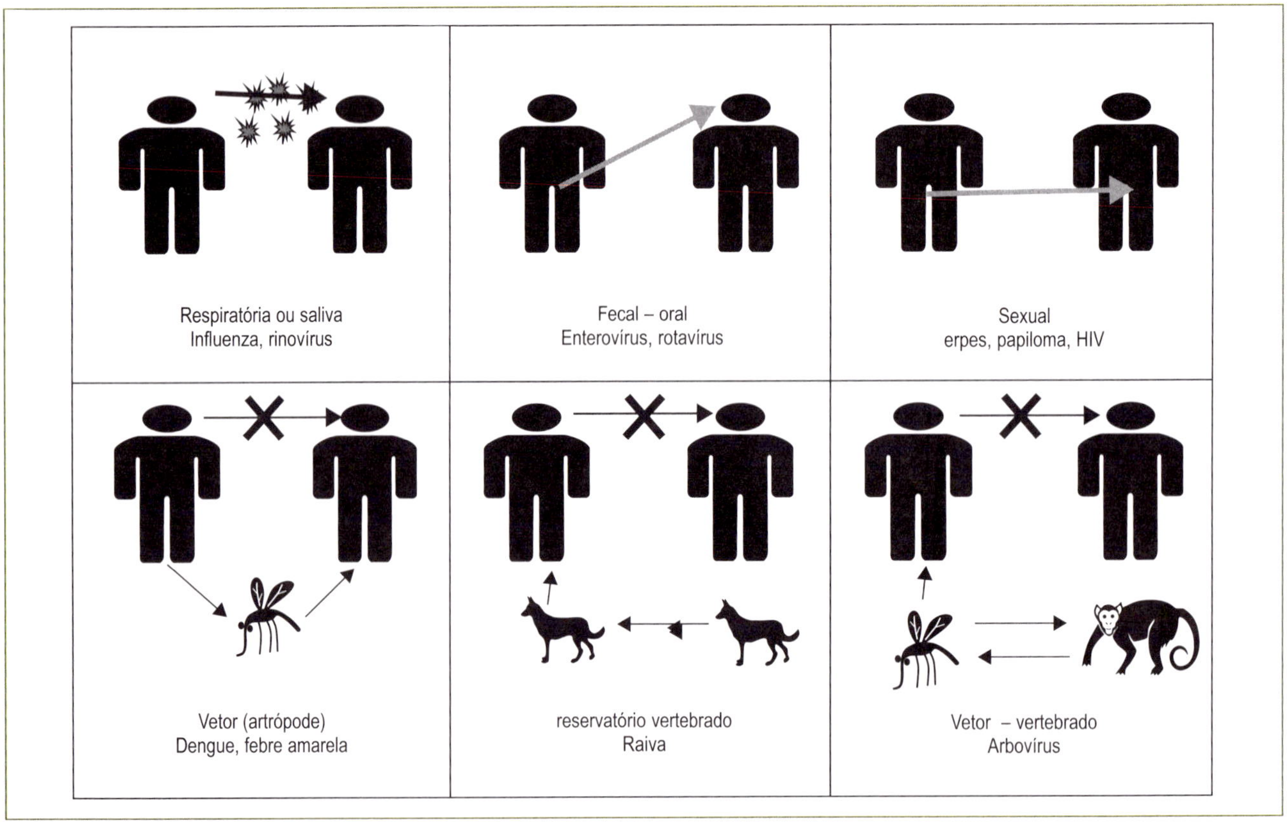

Figura 78.1 – *Tipos de transmissão dos vírus.*

Reservatórios

Outro conceito epidemiológico importante diz respeito aos reservatórios, que constituem o hábitat natural dos vírus entre as epidemias, que são os períodos de aumento temporário da doença, significativamente diferente da ocorrência natural. Tanto o homem quanto outros animais podem funcionar como reservatórios, assim como os artrópodes e helmintos. Os reservatórios humanos podem ser casos *clínicos* ou *portadores*, os primeiros com manifestação da doença e os segundos, albergando o agente etiológico, mas sem sintomas clínicos. A importância epidemiológica de uns e outros variam conforme a doença. Em certas viroses, como a varíola humana, não se conhecem portadores, de modo que os casos clínicos são a única fonte de infecção, ao contrário do que sucede na poliomielite ou nas hepatites virais, em que os portadores do agente etiológico podem ser eficientes fontes de infecção. Outro aspecto que deve ser considerado é o período de *infecciosidade*, havendo doenças a vírus em que os indivíduos infectados, antes de manifestarem sintomas de doença, eliminam o agente etiológico durante certo tempo (sarampo), enquanto, em outras, a eliminação se prolonga pelo período de convalescença (caxumba e poliomielite).

Os artrópodes podem desempenhar o papel de reservatórios, pela transmissão destes agentes infecciosos de geração a geração, através dos ovos infectados: é o caso dos carrapatos, reservatórios de arbovírus do grupo B, causadores de encefalites. Os artrópodes podem ainda desempenhar o papel de vetores, quer sejam *vetores mecânicos*, em que a transmissão dos vírus é feita mecanicamente de um hospedeiro para o outro, quer sejam *vetores biológicos*, em que parte do ciclo vital do vírus transmitido se processa no organismo do artrópode. Certas espécies de mosquitos operam como vetores mecânicos na transferência do vírus do mixoma do coelho, quando contaminam o aparelho bucal, sugando o sangue de um animal doente, e infectam um animal são, introduzindo a peça bucal infectada na pele deste. Em outras viroses transmitidas por mosquitos, estes funcionam como vetores biológicos, uma vez que os vírus, depois de ingeridos, infectam as células do tubo digestivo e daí passam às glândulas salivares, onde sofrem replicação, podendo, então, transmitir-se a novo hospedeiro, por picada (ver Capítulo 97). Em algumas viroses, como a raiva, a sobrevivência do agente etiológico parece resultar de um equilíbrio parcial entre o parasita e certos hospedeiros, como o morcego, que passariam a desempenhar o papel de um reservatório de elevada eficiência. Ainda em relação à raiva, outro reservatório, a raposa, poderia ser considerada um eficiente transmissor da doença, pelo fato de esta não ter progressão rápida neste animal, mantendo-se a eliminação salivar do vírus por período de 10 a 20 dias.

Epidemiologia Descritiva

A epidemiologia descritiva visa à descrição completa das doenças epidêmicas, endêmicas ou emergentes, incluindo parâmetros como pessoa, local e tempo. Esses estudos são necessários para entender os mecanismos epidemiológicos que levam à ocorrência, à distribuição e ao curso de uma epidemia.

Na tabulação de casos de uma doença viral, o epidemiologista estuda os fatores que distinguem os indivíduos infectados da população em geral. Assim, fatores como idade, sexo, raça, ocupação, residência e conduta pessoal devem ser considerados. Um dos fatores mais importantes é a distribuição etária da infecção, que reflete diferentes taxas de risco e pode ter implicações importantes na biologia das infecções virais. Em algumas doenças, como, por exemplo, nas infecções pelo rotavírus, a doença ocorre em crianças e não ocorre em indivíduos de maior idade, que são imunes como resultado de infecções prévias, sintomáticas ou não. Para vírus que infectam uma pequena proporção da população, a distribuição etária reflete diferenças na exposição ao agente, ou na proporção de casos clínicos/infecção inaparente, e não imunidade.

Muitas infecções virais agudas exibem uma sazonalidade, que reflete diferenças na transmissão da infecção. Algumas infecções, como as infecções respiratórias e as infecções por rotavírus, ocorrem com maior frequência no inverno, enquanto outras, por exemplo, infecções por enterovírus, têm sua maior ocorrência no verão. As infecções por arbovírus também aumentam nos meses de verão, quando a proliferação dos vetores é maior. Essas diferenças podem não ser tão marcadas em países da região tropical, que não apresentam uma grande variação climática durante o ano.

Viroses Emergentes

Um dos aspectos importantes é a emergência de novas doenças ou reemergência de doenças que haviam desaparecido. As infecções emergentes podem refletir: a) o aparecimento de um vírus novo na população, uma possibilidade rara mas possível; b) um aumento da taxa de casos/infecção, de forma que uma infecção endêmica torna-se associada a um aumento na incidência de casos clínicos; e c) o reconhecimento de uma doença existente e não identificada, que pode ser diagnosticada devido a novos testes laboratoriais.

A AIDS é o exemplo típico da emergência de um vírus novo na população humana. Apareceu inicialmente nos Estados Unidos e na Europa por volta de 1979, e estudos sorológicos demonstraram que a infecção ocorreu inicialmente em homens homossexuais de São Francisco, nos Estados Unidos, um a dois anos antes do reconhecimento da doença. Evidências sugerem que o HIV-1 pode ter se originado a partir de cepas do vírus da imunodeficiência símia (SIV — *simian immunodeficiency virus*) que circulavam em chipanzés, na África.

O aparecimento da poliomielite epidêmica na Europa e nos Estados Unidos, no século XIX, é um exemplo do aumento da taxa de casos clínicos em relação a indivíduos infectados. Os poliovírus eram endêmicos por muito tempo, mas os casos de paralisia eram poucos e esporádicos. Com o aumento dos padrões de saneamento e higiene, houve uma redução na transmissão do vírus, diminuindo a infecção de crianças nas idades em que ainda estão protegidas pela imunidade materna, resultando em epidemias de paralisia infantil. O aumento gradual de distribuição etária da poliomielite paralítica foi confirmado nos Estados Unidos, até a introdução da vacinação.

Como exemplo de reconhecimento de novas doenças causadas por vírus já existentes, pode-se citar a síndrome pulmonar por hantavírus, relatada inicialmente nos Estados Unidos, em 1993, quando uma investigação epidemiológica e laboratorial identificou um bunyavírus pertencente ao gênero *Hantavirus*. Em seguida a esse reconhecimento, a doença foi reconhecida em outros locais dos Estados Unidos e em outros países, inclusive no Brasil. A emergência do hantavírus deveu-se ao reconhecimento de um agente e de uma doença já existente que foi identificada por causa do número aumentado de casos no surto em *Four Corners* (ver Capítulo 97).

Parece que novas doenças virais têm sido identificadas com maior frequência nos últimos anos. Alguns fatores contribuem para essa maior emergência de viroses: o aumento da população mundial, a concentração de pessoas em áreas urbanizadas densamente povoadas, facilitando a transmissão de novas infecções; o transporte moderno, que permite levar as infecções ao mundo inteiro rapidamente; e as perturbações causadas pelo homem no meio ambiente, cada vez mais frequentes, que aumentam a possibilidade de transmissão de zoonoses e arboviroses para humanos. Além disso, o progresso enorme na Virologia tornou possível a detecção de vírus patogênicos antes desconhecidos.

O aparecimento, no início do ano de 2003, da doença conhecida como síndrome respiratória aguda grave (ou SARS, do inglês, *severe acute respiratory syndrome*) ou pneumonia asiática é um exemplo destas novas doenças virais. Os primeiros casos da doença ocorreram na China, em novembro de 2002, e esta rapidamente se disseminou para muitos países do mundo, a maioria na Ásia, causando surtos de uma doença respiratória grave, de mortalidade elevada. O agente etiológico foi rapidamente identificado como um novo coronavírus, transmitido por secreções respiratórias, através de contato próximo. O aparecimento deste coronavírus é atribuído a um vírus animal que cruzou a barreira das espécies, atingindo humanos e, com a adaptação ao novo hospedeiro, adquirindo a possibilidade de transmissão entre humanos. O último caso descrito ocorreu em cinco de julho de 2003 e a transmissão do vírus resultou em 8.098 casos em 26 países. O vírus não reapareceu na forma de infecção humana até o início de 2014.

Desde setembro de 2012, um novo coronavírus foi encontrado como causa de infecções respiratórias severas. O isolado viral não era conhecido anteriormente, e o sequenciamento do genoma demonstrou que o novo vírus era distinto dos demais coronavírus, inclusive o SARS. O novo vírus foi denominado Middle East Respiratory Syndrome Coronavírus (MERS-CoV). O vírus foi inicialmente isolado do trato respiratório de um paciente da Arábia Saudita, que apresentou pneumonia severa e falência renal aguda. De abril a maio de 2013, 21 casos confirmados de MERS-CoV foram descritos também na Arábia Saudita. A maioria dos casos foi associada a uma única unidade de saúde. Além destes, já foram descritos casos no Catar, Jordânia e Emirados Árabes Unidos. No Reino Unido, Alemanha, França e Tunísia já foram descritos casos em pessoas que viajaram para o Oriente Médio ou tiveram contato com pessoas que voltaram desta área. De setembro de 2012 a fevereiro de 2014, a Organização Mundial de Saúde foi informada de 182 casos com confirmação laboratorial, incluindo 79 mortes, em nove países: França. Alemanha, Itália, Jordânia, Arábia Saudita, Catar, Tunísia, Emirados Árabes Unidos e Reino Unido (UK). A maioria (63,4%) dos pacientes apresentou doença respiratória severa, enquanto 29,8% apresentaram doença não severa, incluindo 18 casos assintomáticos. A forma de transmissão e o período de incubação não são conhecidos. O vírus pode ser transmitido pessoa a pessoa, mas essa transmissão não é sustentável e a transmissão secundária é limitada, possibilitando a rápida finalização de surtos. Desde o início, havia suspeitas de que o vírus fosse de origem animal e observações subsequentes tendem a confirmar esta suspeita. Evidências sugerem que o vírus é geneticamente relacionado aos coronavírus encontrados em várias espécies de morcegos insetívoros, mas a forma de transmissão de reservatórios animais para humanos não é conhecida.

Bibliografia

1. Al-Tawfiq JA. Middle East Respiratory Syndome-coronavirus infection: An overview. J. Infection Public Health, 2013; 6:319-22.
2. Brooks GF, Carroll KC, Butel JS, Morse SA, Mietzner TA. Jawetz Melnick & Adelberg's Medical Microbiology. 26ª ed. New York: McGraw Hill ; 2013.
3. Flint SJ, Enquist LW, Racaniello VR, Skalka AM. Principles of virology. 3ª ed. Washington: ASM Press; 2009.
4. Knipe DM, Howley PM, Cohen JI, Griffin DE, Lamb RA, Martin MA et al. Fields Virology. 6th ed. Philadelphia: Lippincott Williams & Wilkins; 2013.
5. The WHO MERS-CoV Research Group -. State of Knowledge and Data Gaps of Middle East Respiratory Syndrome Coronavirus (MERS-CoV) in Humans. PLOS Currents Outbreaks. 2013. Disponível na Internet: http://currents.plos.org/outbreaks/article/state-of-knowledge-and-data-gaps-of-middle-east-respiratory-syndrome-coronavirus-mers-cov-in-humans-2/#ref30 (fevereiro 2014).

Telma Alves Monezi
Maria Lucia Rácz

79

Cultivo de Vírus

Vírus são parasitas intracelulares obrigatórios que necessitam, portanto, de células vivas para se replicarem. Esta característica os difere fundamentalmente de bactérias e de outros micro-organismos, assim como seu cultivo e isolamento. Os vírus que infectam bactérias, por exemplo, conhecidos como bacteriófagos, necessitam de meios líquidos ou sólidos (com ágar) que contenham bactérias para o seu crescimento. Para a quantificação destes fagos, diluições seriadas são feitas em meios com ágar e a multiplicação de partículas individuais é visualizada pela formação de halos no tapete bacteriano, denominados "unidades formadoras de placa". Os vírus de plantas, por sua vez, são cultivados diretamente na planta hospedeira e produzem alterações ou anormalidades visíveis na planta, os chamados sintomas da doença. Podemos citar, ainda, os recentemente descobertos mimivírus, que infectam a *Acanthamoeba polyphaga,* cujo cultivo pode ser realizado em amebas e os baculovírus, que infectam diferentes espécies de insetos artrópodes, cultivados em células de inseto.

Para o cultivo de vírus de vertebrados, são utilizados três sistemas: a inoculação em animais de laboratório, em ovos embrionados e em culturas celulares.

Animais de Laboratório

Até 1930, a inoculação de animais de laboratório era a única técnica disponível para o isolamento de vírus. Hoje em dia, a utilização desta técnica em diagnóstico viral está restrita ao estudo da oncogênese viral, na qual é da maior utilidade, e ao isolamento de alguns arbovírus, do vírus da raiva e de alguns vírus Coxsackie. O camundongo recém-nascido é o animal utilizado no isolamento destes vírus, podendo a inoculação do espécime clínico ser feita por via subcutânea ou intracerebral ou intraperitoneal. No caso dos vírus Coxsackie, é relativamente fácil fazer a distinção entre os vírus dos grupos A e B, uma vez que os últimos ocasionam uma paralisia espástica nos animais inoculados, enquanto os primeiros produzem uma síndrome típica, como degenerescência muscular, que leva a uma paralisia flácida. Os arbovírus causam no camundongo recém-nascido uma encefalite fatal de progressão rápida.

Inoculação em Ovos Embrionados

O fato de apresentar vários tipos de tecido em ambiente estéril deu ao ovo embrionado de galinha, antes do surgimento das técnicas de cultura celular, um papel de grande importância no isolamento e na identificação de alguns vírus. O cultivo de vírus em ovos embrionados é método útil no diagnóstico das infecções virais, na produção de vacinas, na manutenção de vírus em condições laboratoriais, por exemplo, para o preparo de antígenos utilizados em reações sorológicas e, também, para outras finalidades de pesquisas. Os anexos do ovo embrionado de galinha são apresentados na Figura 79.1.

Os ovos embrionados podem ser inoculados por quatro vias: cavidade amniótica, cavidade alantoica, membrana cório-alantoica ou saco vitelínico. A decisão sobre o tipo de via de inoculação depende da finalidade desta. No isolamento primário, utiliza-se, em geral, a cavidade amniótica, que aumenta as chances de isolamento viral, por conter o embrião, que representa muitos tipos celulares diferentes. Na adaptação do vírus ao ovo, para produção de reagentes ou vírus vacinais, utiliza-se a cavidade alantoica, cujo volume de material obtido é maior. Quando o vírus produz lesões na membrana cório-alantoica, esta via de inoculação é utilizada no diagnóstico. O saco vitelínico, por exemplo, é utilizado para a inoculação de reovírus aviários, como o vírus da doença de Gumboro e o vírus da leucose aviária.

Dependendo do tipo de inoculação, deve-se levar em conta o período de incubação do ovo. Por exemplo, a inoculação no saco vitelínico é geralmente feita em ovos embrionados com cinco a sete dias, enquanto para a inoculação nas cavidades alantoica e amniótica utilizam-se ovos com 9 a 12 dias de incubação.

Antes de serem inoculados, os ovos são examinados ao ovoscópio, para verificar se o embrião está vivo, observando a movimentação do embrião e os vasos sanguíneos da membrana cório-alantoica, que são facilmente visualizados.

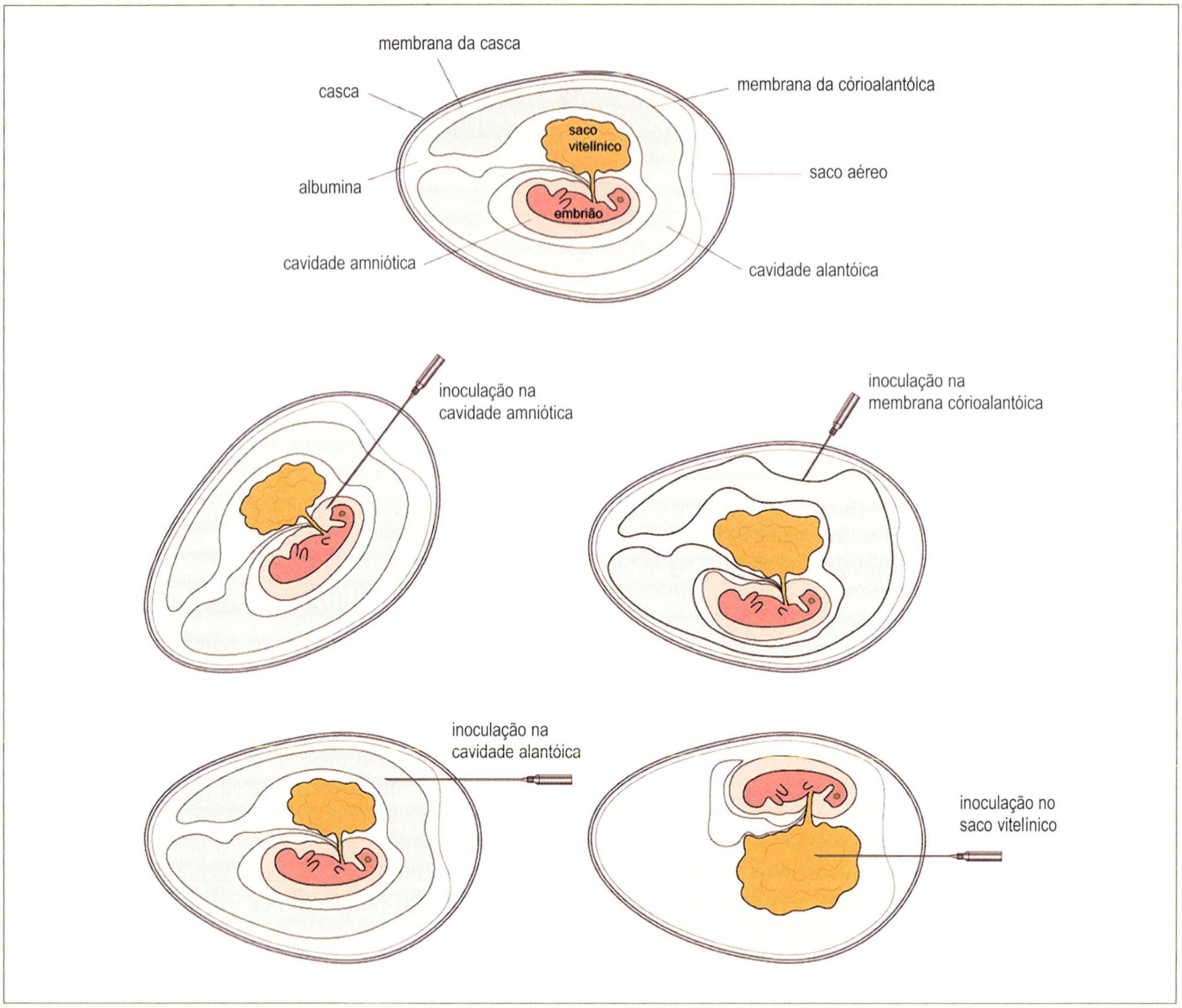

Figura 79.1 – *Esquema dos anexos do ovo embrionado e as possíveis vias de inoculação.*

Quando o embrião morre, não é possível observar as movimentações normais e ocorre colapso dos vasos sanguíneos da membrana cório-alantoica, tornando o ovo opaco, enquanto ovos não fecundados são translúcidos.

Os vírus cultivados em ovos embrionados podem provocar algumas modificações bem características, tais como: morte do embrião; hemorragias petequiais e congestionamento do embrião; inibição do crescimento do embrião e formação de focos típicos, como espessamento, edema ou necrose, na membrana cório-alantoica. Esse último tipo de lesão foi amplamente empregado no diagnóstico diferencial dos vírus da varíola, vaccínia e herpes simples. No caso de varíola, observam-se lesões opacas, altas e de superfície lisa, de mais ou menos 1 mm de diâmetro; o vírus vaccínia acarreta lesões achatadas e de superfície necrosada, de mais ou menos 3 a 4 mm de diâmetro e o herpes simples acarreta lesões puntiformes, sem hemorragias.

O desenvolvimento das técnicas de cultura celular modificou totalmente o panorama do isolamento e da identificação de vírus. Embora seja ainda utilizada para o preparo de reagentes e de vacinas virais, a inoculação de ovos embrionados desapareceu da lista das técnicas de rotina para diagnóstico.

Culturas Celulares

A Virologia teve um grande avanço a partir de 1948, quando Weller e Enders publicaram trabalho sobre o primeiro cultivo de vírus patogênicos para humanos, vírus da caxumba e influenza, em culturas de células.

O método mais utilizado na prática, para a obtenção de culturas celulares, baseia-se na possibilidade de obtenção de "culturas em monocamada". Essas culturas são preparadas pelo tratamento de tecido original com agentes dispersantes, tais como enzimas proteolíticas, por exemplo, tripsina, ou agentes quelantes, como o EDTA, que atuam retirando o cálcio e o magnésio necessários para a ligação intercelular. As células, dispersas através destes tratamentos, são novamente suspensas em meio nutritivo e, aderindo à superfície do frasco, multiplicam-se formando uma única camada celular, o que facilita sua manipulação. Um esquema de repique celular está representado na Figura 79.2. Quando as células em culturas são fixadas e coradas pelo método de hematoxilina-eosina (HE), o citoplasma celular torna-se róseo, pois é corado pela eosina, e o núcleo torna-se arroxeado, corado pela hematoxilina, como mostra a Figura 79.3A.

Existem três tipos básicos de culturas celulares, cada uma apresentando vantagens e desvantagens. As "culturas primárias" são derivadas diretamente dos tecidos, pelos métodos mencionados. Esse tipo de cultura celular é constituído por células diploides, isto é, as células contêm o mesmo número de cromossomos da espécie que deu origem à cultura e é geralmente mais sensível que as demais para o cultivo de vírus. Além disso, pode ser utilizada para a produção de vacinas. Entretanto, apresenta algumas desvantagens, entre elas, a maior dificuldade de obtenção, o alto custo e a possibilidade de contaminação por vírus latentes. As culturas primárias quando subcultivadas, em geral, degeneram e morrem após a segunda ou terceira passagem.

No decorrer de subcultivos das culturas primárias, pode haver a seleção de clones, capazes de sobreviver e se multiplicar indefinidamente, por 50 ou mais passagens. Esses clones dão origem às chamadas linhagens celulares, que podem ser de dois tipos: "linhagens diploides", que ainda conservam seu caráter diploide, e "linhagens aneuploides", também denominadas de linhagens estabelecidas ou contínuas.

Nas linhagens diploides, mais de 75% das células conservam seu caráter diploide, resistindo de 30 a 50 subcultivos. São sensíveis para o isolamento de vírus, são de obtenção relativamente fácil, devendo ser mantidas congeladas para seu uso rotineiro e contêm uma população celular mais selecionada que as culturas primárias. Além disso, também podem ser utilizadas para o preparo de vacinas e a possibilidade de contaminação por vírus latentes não existe.

As células de "linhagem estabelecida ou contínua" contêm um cariótipo aneuploide, isto é, um número de cromossomos diferentes de 2n e são consideradas linhagens a partir da 70ª passagem. Essas linhagens podem também ser derivadas de tecidos com caráter neoplásico ou de células normais que sofreram mutações. Esse tipo de cultura celular é extremamente útil para fins de diagnóstico, para isolamento e propagação de vírus e para produção de reagentes. Entretanto, não pode ser utilizada no preparo de vacinas, em virtude do caráter maligno dessas células. São as células de

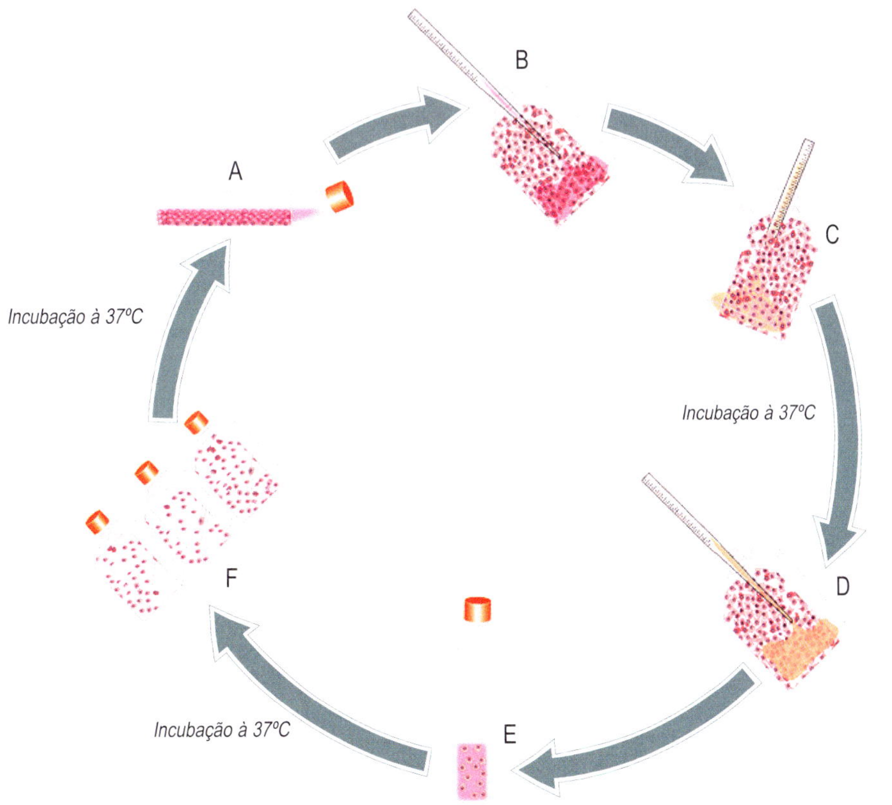

Figura 79.2 – *Etapas de subcultivo de cultura celular* in vitro *(A-F). Quando a monocamada celular atinge 100% de confluência (A), o meio de cultura é descartado e o tapete de células é lavado com solução salina (B); em seguida, adiciona-se uma solução de tripsina (C), com ou sem adição de agente quelante, e incuba-se por alguns minutos à 37ºC. Quando as células desprendem-se do substrato, descarta-se a tripsina, ficando apenas a tripsina residual (D). As células dissociadas são então ressuspendidas em meio fresco contendo fator de crescimento ideal, normalmente soro fetal bovino (E) e, em seguida, contadas e transferidas para novas garrafas, chamadas de células filhas (F).*

obtenção mais fácil, pois podem ser mantidas no laboratório através de repiques sucessivos e, consequentemente, são as culturas celulares de menor custo. A principal desvantagem das culturas de linhagem contínua é sua menor sensibilidade ao cultivo dos vírus, com relação às culturas primárias e linhagens diploides.

Alguns vírus, como o vírus Epstein-Barr, os herpesvírus humanos 6 a 8 e o HIV, podem ainda ser cultivados em células mononucleares do sangue periférico ou do cordão umbilical. Essas culturas crescem em suspensão e devem ser obtidas poucos dias antes da inoculação das amostras. Esse tipo de cultura não tem utilização rotineira na maioria dos laboratórios de Virologia diagnóstica.

O Quadro 79.1 apresenta os principais tipos de culturas celulares utilizadas no diagnóstico dos vírus de importância médica em humanos.

O cultivo de vírus em culturas celulares segue os seguintes passos: preparação da amostra, inoculação na cultura celular, manutenção da cultura inoculada e detecção do crescimento viral.

Fluidos corporais estéreis, como líquido cefalorraquidiano, podem ser inoculados diretamente. Amostras de urina devem ter o pH ajustado para neutro antes da inoculação. Amostras de locais potencialmente contaminados com bactérias, como secreções respiratórias, genitais e fezes, devem ser tratadas com antibióticos antes da inoculação. Após a inoculação, as culturas celulares são incubadas a 35°C a 37°C e observadas para o aparecimento de efeito citopático (ECP).

A detecção do crescimento viral em culturas celulares é feita pela observação do ECP, cujas alterações morfológicas podem ser visualizadas ao microscópio óptico. O ECP é, até certo ponto, característico para cada grupo de vírus, permitindo sua identificação, mas, em alguns casos, outras técnicas como imunofluorescência (IF) ou hemadsorção devem ser utilizadas para confirmar a presença do vírus. Alguns vírus podem ainda multiplicar-se em altos títulos sem produzir um efeito citopático visível e devem ser detectados por outras técnicas, como a IF (ver Capítulo 80). Exemplos de ECP são encontrados na Fig. 79.3.

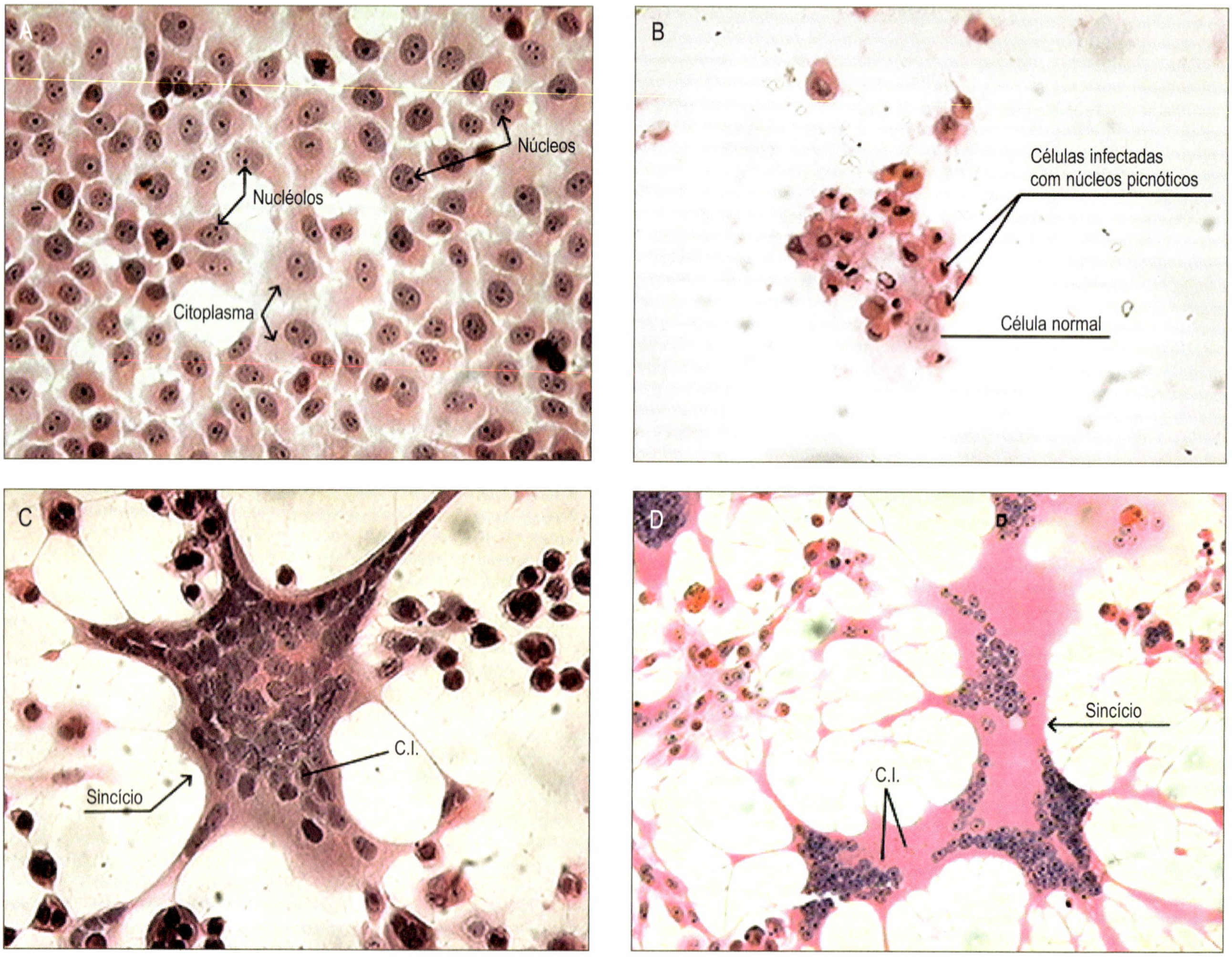

Figura 79.3 – *Efeito citopático produzido em culturas celulares pelos vírus. (A) Cultura celular não inoculada. (B) Poliovírus. (C) Herpesvírus. (D) Sarampo. C.I. Corpúsculo de inclusão*

Quadro 79.1
Tipos de Culturas Celulares Utilizadas na Detecção de alguns Vírus Humanos de Importância Médica

Tipo de Cultura	*Exemplos*	*Vírus*
Primária	Rim de macaco	Influenza, parainfluenza, enterovírus
	Rim de coelho	Herpes simples (HSV)
	Rim embriônico humano	Adenovírus, enterovírus
Linhagens diploides	Fibroblastos	Citomegalovírus, varicela-zóster, HSV, rinovírus, alguns enterovírus, adenovírus, vírus respiratório sincicial (RSV)
Linhagens contínuas	HEp2 (epitélio humano)	RSV, adenovírus, HSV, alguns parainfluenza, alguns enterovírus
	A549 (carcinoma pulmonar humano)	HSV, adenovírus, enterovírus
	MDCK (rim canino)	Influenza
	LLC-MK2 (rim de macaco)	Parainfluenza
	RD (rabdomiossarcoma)	Echovírus
	Buffalo green monkey (rim de macaco)	Coxsackievirus

Além do ECP, a multiplicação viral no núcleo ou no citoplasma das células pode produzir corpúsculos de inclusão. Esses corpúsculos podem ser identificados diretamente nos tecidos infectados por alguns vírus ou após cultivo do vírus em culturas celulares e refletem, em geral, um acúmulo de componentes virais em compartimentos celulares. Podem ser citoplasmáticos ou nucleares. Quando estão localizados no citoplasma celular são acidófilos e quando estão no núcleo são basófilos, em preparações coradas pelo método de Hematoxilina-Eosina (HE), como mostra a Figura 79.4 A, B e C. Alguns corpúsculos, pelas suas características, permitem a identificação do vírus que o produzem e, portanto, o diagnóstico da doença. Um exemplo é o corpúsculo de inclusão de Negri, característico do vírus da raiva, identificado em material clínico de animais infectados. A Figura 79.4B apresenta a representação esquemática de um corpúsculo citoplasmático acidófilo em neurônio infectado.

Atualmente, com o avanço de novas tecnologias e devido à disponibilidade de novos produtos para o diagnóstico laboratorial da doença viral, novos formatos de cultura de células estão sendo empregados como alternativas para o isolamento e detecção mais eficiente de vírus e tecnicamente menos exigente do que a cultura de células tradicional. Como exemplo, podemos citar o uso de culturas de células crio preservadas; a inoculação reforçada e combinada com centrifugação para a detecção de efeito pré-citopático; o uso de culturas de células cocultivadas, assim como o uso de linhagens de células transgênicas.

Células crio preservadas e prontas para uso

Embora o princípio seja o mesmo das culturas de células normais, a tecnologia de crio conservação consiste no uso de monocamadas de células crio preservados, cultivadas em pequenos frascos, e prontas para uso. Estas culturas, comercialmente disponíveis, são enviadas aos laboratórios em gelo seco e armazenadas a -70 ° C. Antes da utilização, as células são descongeladas e incubadas em banho-maria. O meio de congelamento é removido e substituído por meio de cultura de células fornecido pelo fabricante. A amostra clínica é então adicionada. Atualmente, esta técnica tem sido empregada na detecção dos vírus herpes simplex, do citomegalovírus, dos vírus influenza A e B e para vários vírus respiratórios, com sensibilidade comparável à técnica convencional.

Detecção de efeito pré-citopático

A monocamada de células é cultivada sobre uma lamínula que reside no fundo de um frasco adaptável à centrifugação, na técnica denominada *shell vial*. A amostra é inoculada no tubo e, em seguida, é centrifugada em baixa velocidade para melhorar a adsorção viral à superfície celular. Após intervalo de tempo designado, dependendo do antígeno viral, a monocamada infectada é corada com anticorpos específicos marcados para detecção de efeito

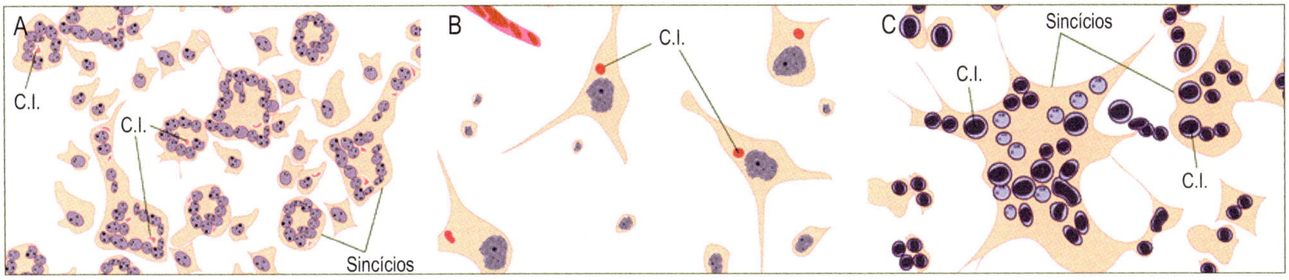

Figura 79.4 – *Representação esquemática de efeito citopático produzido pelos vírus da vaccínia (A); da raiva (B) e do herpes (C). Os corpúsculos de inclusão (C.I.) característicos estão apontados por setas: (A) Corpúsculo de Guarnieri; (B) Corpúsculo de Negri e (C) Corpúsculo de Lipschultz (C).*

pré-citopático. Estes ensaios facilitam e aceleram dramaticamente a detecção de vírus, em especial aqueles que crescem lentamente em culturas de células tradicionais, em comparação com o isolamento do vírus no sistema de cultura de células tradicional. Esta técnica foi inicialmente usada na tentativa de acelerar o isolamento de citomegalovírus, mas foi rapidamente adaptada para outros vírus, tais como o herpes simplex do tipo 1 e 2, o vírus da gripe, vários vírus respiratórios, os enterovírus, os adenovírus, os vírus da dengue e da varicela zoster, sendo igualmente eficiente.

Isolamento viral usando cocultivo de células

Neste método, combinações de diferentes tipos de células são cultivadas em conjunto como uma única monocamada em um frasco. A amostra é inoculada, segue-se o intervalo de tempo requerido, a monocamada é então corada com vários anticorpos monoclonais, cada qual marcado com um fluorocromo diferente. Após a adição de um segundo coquetel de anticorpos, as lamínulas coradas são examinadas em microscópio de fluorescência com diferentes filtros. Esta técnica possibilita não só o cultivo e o isolamento viral, como também a detecção de vários vírus no mesmo frasco. Atualmente, várias linhagens de células cocultivadas e comercialmente disponíveis são usadas para a identificação rápida de uma variedade de vírus como, por exemplo, o cultivo simultâneo de adenovírus, citomegalovírus e herpes simplex utilizando as células MRC- 5 e A549. Outro exemplo é a técnica de cultura celular rápida que utiliza monocamadas de células patenteadas com células mistas selecionadas pela sua capacidade para isolar uma variedade de vírus que causam infecções respiratórias. Neste caso, a mistura é constituída pelas células A549 e células de pulmão de vison (Mv1Lu) e são utilizados anticorpos monoclonais marcados contra os adenovírus, os vírus da influenza A, da gripe B, da parainfluenza tipos 1, 2 e 3 e o vírus respiratório sincicial.

O uso desta técnica também é uma alternativa para os laboratórios que pesquisam vírus altamente patogênicos, como é o caso do vírus SARS. Devido à natureza desse vírus, a maioria dos laboratórios não quer isolá-lo em cultura. Para reduzir o risco potencial de crescimento desse vírus, uma linhagem cocultivada, composta da mistura de células Madin-Darby de rim canino (MDCK) e de células A549, têm sido usada, pois é incapaz de suportar o crescimento do vírus SARS ou outro coronavírus, mas é muito sensível para o isolamento de vírus respiratórios.

Linhagens de células transgênicas

A aplicação das células transgênicas em culturas de células envolve a introdução estável de elementos genéticos em uma célula de tal modo que, quando um vírus, e apenas um vírus em particular, entra nesta célula, um evento específico do vírus é disparado e resulta na produção de uma enzima facilmente mensurável. Esta estratégia proporciona um sistema de detecção simples e específica de vírus, melhorando a velocidade e a precisão de detecção. Os elementos genéticos podem ser derivados de fontes virais, bacterianas e celulares. Nesse caso, o vírus a ser detectado deve ser capaz de se ligar à célula, entrar na célula e iniciar o seu ciclo replicativo e, consequentemente, disparar o sistema. Inicialmente esta tecnologia foi aplicada, usando diferentes linhagens susceptíveis de células transgênicas, para os vírus HIV, poliovírus e herpes simplex do tipo 1 e 2. Atualmente a linhagem de células transgênicas BHKICP6LacZ tem sido utilizada rotineiramente em laboratórios de diagnóstico de herpes simplex, pois além de proporcionar o isolamento rápido do vírus com o aparecimento de efeito citopático, possibilita ainda a identificação e tipagem destes vírus quando são utilizados os anticorpos monoclonais específicos. Para o isolamento de enterovírus, são usadas a linhagem de células engenheiradas denominada BGMK-hDAF e a mesma linhagem cocultivada com a linhagem CaCo-2, enquanto, para o vírus influenza A, são usadas as células engenheiradas 293T de rim embrionário humano.

Embora a maioria dos laboratórios possa combinar várias abordagens de cultura e métodos que não utilizam a cultura celular para aperfeiçoar o diagnóstico da doença viral, o isolamento de vírus em cultura de células continua a ser uma abordagem útil, especialmente quando um isolado viável é necessário; se os vírus viáveis e não viáveis devem ser diferenciados, quando a infecção não é característica de um único vírus, ou seja, quando o teste de um único vírus não é suficiente e quando os métodos com base em cultura disponíveis possam proporcionar um resultado de forma mais rápida do que os métodos moleculares.

Bibliografia

1. Brooks GF, Carroll KC, Butel JS, Morse SA, Mietzner TA. Jawetz Melnick & Adelberg's Medical Microbiology. 26ª ed. New York: McGraw Hill; 2013.
2. Flint SJ, Enquist LW, Racaniello VR, Skalka AM. Principles of virology. 3ª ed. Washington: ASM Press; 2009.
4. King AMQ, Adams MJ, Carsten EB, Lefkowitz, EJ *(eds.)*. Virus Taxonomy: Ninth Report of the International Committee on Taxonomy of Viruses. San Diego: Academic Press; 2012.
5. Knipe DM, Howley PM, Cohen JI, Griffin DE, Lamb RA, Martin MA et al. Fields Virology. 6th ed. Philadelphia: Lippincott Williams & Wilkins; 2013.
5. Leland DS, Ginocchio CC. Role of cell culture for virus detection in the age of technology. Clin Microbiol 2007;20:48-78.
6. Moraes AM, Augusto EFP, Castilho, LR Tecnologia do cultivo de células animais: de biofármacos à terapia gênica. 1ª. ed. Editora Roca; 2007.

Maria Lucia Rácz

80

Diagnóstico Laboratorial das Infecções Virais

Até recentemente, o diagnóstico laboratorial das viroses não era realizado em laboratórios clínicos e de hospitais, pois as técnicas utilizadas, como isolamento em culturas celulares, identificação viral e/ou sorologia, eram muito lentas e caras, os reagentes não estavam amplamente disponíveis e não existiam tratamentos para as infecções virais, o que limitava a utilidade dos testes diagnósticos. Com o desenvolvimento de técnicas mais rápidas e de drogas antivirais eficientes, atualmente, a virologia diagnóstica teve um grande desenvolvimento e é essencial à prática médica em diversos grupos de pacientes, como por exemplo, pacientes internados com infecções respiratórias agudas, recipientes de transplantes e outros pacientes imunocomprometidos, pacientes infectados com o vírus da imunodeficiência adquirida (HIV), vírus da hepatite B e C e crianças com infecções congênitas.

O diagnóstico laboratorial das viroses tem sido dividido em diagnóstico clássico, que inclui as técnicas de isolamento e identificação de vírus, e a sorologia e o diagnóstico rápido das viroses, que visa à demonstração direta do vírus, de antígenos ou de ácidos nucleicos virais em amostras clínicas.

Coleta de Material

Se considerarmos o custo médio elevado do diagnóstico laboratorial das infecções virais, é essencial não só que os espécimes destinados ao exame sejam colhidos no momento certo e mantidos em condições adequadas, como também que sejam os mais indicados ao diagnóstico em vista.

Para o diagnóstico de infecções virais agudas, os melhores espécimes clínicos devem ser obtidos do local da doença. Por exemplo, de pacientes com suspeita de meningite viral, o líquido cérebro-espinhal deve ser obtido. Em infecções da pele ou mucosas, espécimes destas superfícies são adequados. Os títulos virais são maiores nos primeiros dias da doença; assim, quanto antes a amostra for obtida, melhor será o resultado.

De modo geral, as amostras clínicas de quadros respiratórios devem ser colhidas nos cinco primeiros dias após o início dos sintomas. Nas infecções intestinais, em que a excreção de vírus pelas fezes é, em geral, mais prolongada, a coleta pode ser feita nas três semanas que se seguem ao aparecimento da diarreia.

Considerando a relativa labilidade dos vírus fora do organismo do hospedeiro, é necessário colher os espécimes em meio tamponado próprio para transporte, onde se conservam adequadamente por 24 horas a 4°C. A conservação em temperaturas mais baixas é contraindicada, pois pode levar à destruição das partículas virais, particularmente as que possuem envelope lipoproteico.

Na Tabela 80.1, estão discriminados os materiais a serem colhidos em casos de suspeita de infecção viral.

Sempre que se colhe sangue para as reações sorológicas, devem ser obtidas duas amostras, sendo uma delas, de fase aguda, nos primeiros dias após a manifestação dos sintomas, e a outra, de fase convalescente, cerca de duas a quatro semanas depois.

Isolamento e Identificação de Vírus

O isolamento de vírus é o método tradicional que oferece melhores resultados. No entanto, tem como inconveniente obrigar o uso de uma grande variedade de sistemas celulares e de só fornecer resultados depois de um período de tempo relativamente longo. Por outro lado, resultados negativos no isolamento não excluem a possibilidade de etiologia viral.

O isolamento de vírus faz-se, normalmente, em culturas celulares primárias (células de âmnio humano, de rim de feto humano ou de rim de várias espécies de macacos), culturas celulares diploides (WI$_{38}$ ou MRC-5), e culturas de linhagens contínuas, heteroploides, que podem ser subcultivadas indefinidamente (HeLa, HEp$_2$, MDCK, LLC-MK2, rhabdomiosarcoma – RD). Em geral, é necessário utilizar mais do que uma linhagem celular para se obter bons resultados no isolamento de vírus (ver Capítulo 79).

Os resultados da infecção viral, em culturas celulares, podem ser observados pela presença de efeito citopático (ECP), pela presença de corpúsculos de inclusão, pela produção de antígenos virais, pela hemadsorção (adsorção de hemácias a células infectadas com certo vírus), pelo chamado fenômeno de interferência e por métodos moleculares de identificação de ácidos nucleicos. As alterações morfológicas que podem ser visualizadas ao microscópio óptico ocorrem quando células em cultura infectadas por vírus recebem o nome de efeito citopático (ECP). O ECP não permite a identificação específica do vírus, mas é possível correlacionar este tipo de alteração com alguns grupos de vírus (ver Capítulo 79).

Um grande número de viroses humanas está associado à presença de corpúsculos de inclusão, intranucleares ou intracitoplásmicos, com características de coloração eosinófilas ou basófilas. Tanto a localização como a coloração dão uma indicação, mais ou menos segura, do tipo de vírus que infecta a célula. Não se deve esquecer, no entanto, de que nem todos os corpúsculos de inclusão são de origem viral, podendo ser encontrados em culturas de células não inoculadas com vírus ou em culturas de células submetidas à ação de íons metálicos, como alumínio, ferro e chumbo. Inclusões intracitoplásmicas podem ser identificadas, por exemplo, em culturas infectadas com vírus da vaccínia, vírus respiratório sincicial e vírus da raiva; células infectadas com vírus do herpes simples e adenovírus formam corpúsculos intranucleares; nos casos de vírus do sarampo e vírus respiratório sincicial, surgem inclusões dos dois tipos.

As partículas virais ou antígenos virais podem ser ainda detectados antes do aparecimento do ECP, usando-se as téc-

Tabela 80.1
Tipos de Amostras a Serem Coletadas para Diagnóstico de Infecções Virais (Adaptado de Leland, 1996)

Amostra para o Isolamento de Vírus e/ou Identificação Direta

Síndromes Clínicas/Vírus	*Sangue*	*Swab Nasal, Aspirado Nasofaringe, Lavado de Garganta*	*Escarro*	*Vesícula, Lesão*	*Urina*	*Fezes, Swab Retal*	*Líquido Cefalorraquidiano*	*Outros Testes*
Trato respiratório								LBA
Adenovírus		X	X		O			
Citomegalovírus	X	X	X		X			
Enterovírus		X	X			X		
Herpes simples		X	X					
Influenza		X	X					LBA
Caxumba		X			X			
Parainfluenza		X	X					LBA
Vírus respiratório sincicial		X	X					
Exantemas								
Enterovírus		X		X		X		
Herpes simples				X				
Sarampo	X	X			O			Sorologia
Rubéola		X			O		O	Sorologia
Varicela-zóster	O	O		X				
Gastroenterites								
Enterovírus		X				X		
Infecções do sistema nervoso central								
Enterovírus		X				X	X	Cérebro
Herpes simples		O		X			X	Cérebro
Sarampo	X						X	Sorologia
Caxumba		X			X		X	Sorologia
Infecções congênitas								
Citomegalovírus	X	X			X			
Enterovírus		X				X		
Herpes simples		X		X	O		O	
Rubéola		X			O		O	IgM
Mononucleose infecciosa								
Citomegalovírus	o	X			X			

X = Amostra mais adequada.
O = Amostra pode auxiliar o diagnóstico.
LBA = Lavado bronco-alveolar.

nicas de imunofluorescência direta ou indireta (Figura 80.1). Os resultados obtidos são de boa qualidade nas infecções pelos vírus respiratórios, como vírus sincicial respiratório, vírus parainfluenza 1 e 3, influenza e adenovírus, bem como para os vírus herpes tipos 1 e 2, sarampo e rubéola. As grandes vantagens deste método são a rapidez, a especificidade e a economia. Estudos com o vírus da influenza B mostram que o vírus pode ser identificado 24 horas antes do aparecimento de qualquer ECP e 48 horas antes que seja possível fazer a tipagem por inibição da hemaglutinação. A utilização simultânea da imunofluorescência e da hemadsorção pode permitir um diagnóstico de influenza A, em cerca de sete dias, em elevada porcentagem de casos (70%). No caso das infecções por citomegalovírus, cujo ECP pode demorar até 20 dias para evidenciar-se, a imunofluorescência permite o diagnóstico três dias após a inoculação das culturas celulares com espécimes clínicos.

A prova de hemadsorção é da maior utilidade para a evidenciação de vírus que dificilmente ocasionam ECP, mas possuem a propriedade de promover a adsorção de determinados tipos de hemácias, como é o caso dos vírus da influenza, parainfluenza, sarampo e caxumba. A hemadsorção ocorre porque a infecção de culturas celulares com alguns vírus ocasiona a expressão na superfície da célula de proteínas virais com capacidade de ligar-se à membrana de eritrócitos. Para testar a hemadsorção, uma suspensão de hemácias é introduzida na cultura celular previamente inoculada com uma amostra clínica. Após um período de incubação, em geral, de 30 minutos, a cultura é submetida à microscopia óptica para verificar a ligação dos eritrócitos às células. Se a hemadsorção for detectada, o vírus pode ser identificado por imunofluorescência.

O ensaio de interferência é baseado no fenômeno de que uma cultura celular infectada com um determinado vírus pode tornar-se resistente à infecção por outro vírus, ao qual era originalmente sensível. Para executar esse ensaio, uma cultura celular inoculada com uma amostra clínica é desafiada com um vírus teste, para o qual a célula apresenta suscetibilidade. Um controle de células deve também ser inoculado com o vírus desafio para demonstrar a viabilidade dele. A interferência é confirmada se o vírus desafiante se multiplica no tubo controle e não no tubo inoculado com as amostras em teste. Quando a interferência é demonstrada, o vírus pode ser identificado por imunofluorescência. Um exemplo dessa técnica é o isolamento do vírus da rubéola, em que o vírus Echo-11 é utilizado como desafiante.

Atualmente, a maioria dos cultivos virais é realizada pela a técnica de *shell vial*, na qual a amostra clínica é centrifugada sobre a monocamada celular e o crescimento viral é detectado através dos antígenos virais, independentemente do aparecimento de efeito citopático. Este método foi desenvolvido originalmente para a detecção de citomegalovírus, mas tem sido aplicado ao diagnóstico de outros vírus, como os vírus herpes simples, varicela-zóster, vírus respiratórios e enterovírus. A maior vantagem desta técnica é a diminuição do tempo necessário para a detecção dos antígenos virais. Um diagrama do método é apresentado na Figura 80.2.

Foram ainda desenvolvidas linhagens celulares alteradas por engenharia genética. Estas linhagens, que normalmente não são suscetíveis a determinados vírus, tornam-se suscetíveis. Com esta técnica também podem ser criados métodos novos de detecção do crescimento viral. Um exemplo é a linhagem celular derivada de rim de hâmster (*BHK – baby hamster kidney*) transfectada com o gen da beta-galatosidase de *Escherichia coli,* sob controle do promotor do gen UL39 do vírus herpes simplex (HSV). O promotor é ativado pela presença do HSV na amostra clínica, causando a produção de beta-galactosidase, que pode ser detectada por um método simples de coloração histoquímica, 16 a 24 horas após a inoculação, com sensibilidade comparável à cultura celular convencional para o diagnóstico de HSV.

A reação de neutralização da atividade da partícula viral por anticorpos homólogos é uma prova de elevada sensibilidade e alta especificidade, muito embora tenha o inconveniente de obrigar ao uso de elevado número de culturas celulares, o que consome longo tempo para a realização da prova. A reação é feita em duas etapas: na primeira, os vírus e anticorpos são misturados e incubados em temperaturas

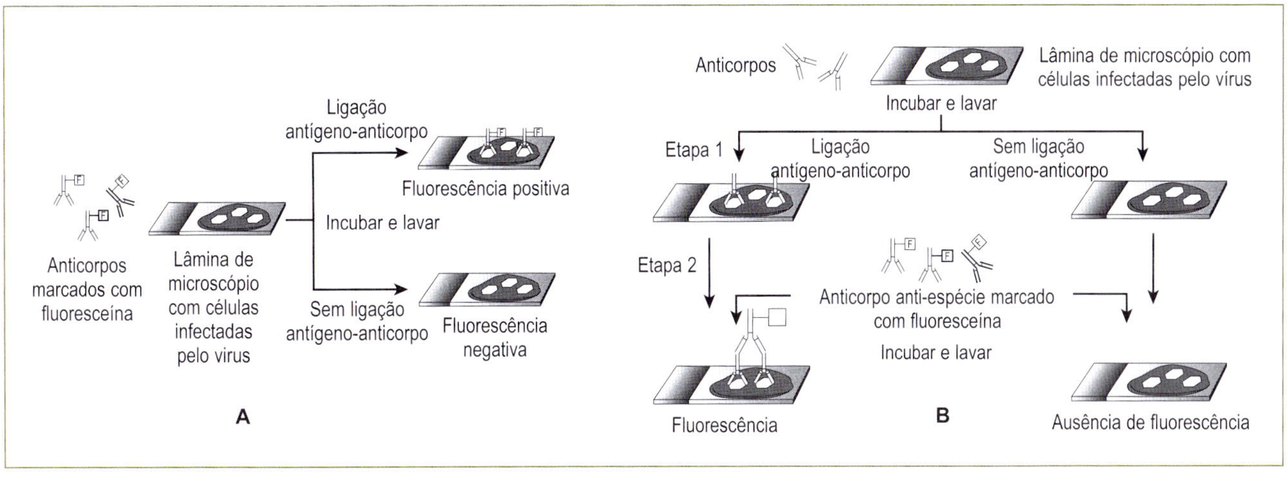

Figura 80.1 – *Reação de imunofluorescência direta (A) e indireta (B) para diagnóstico viral.*

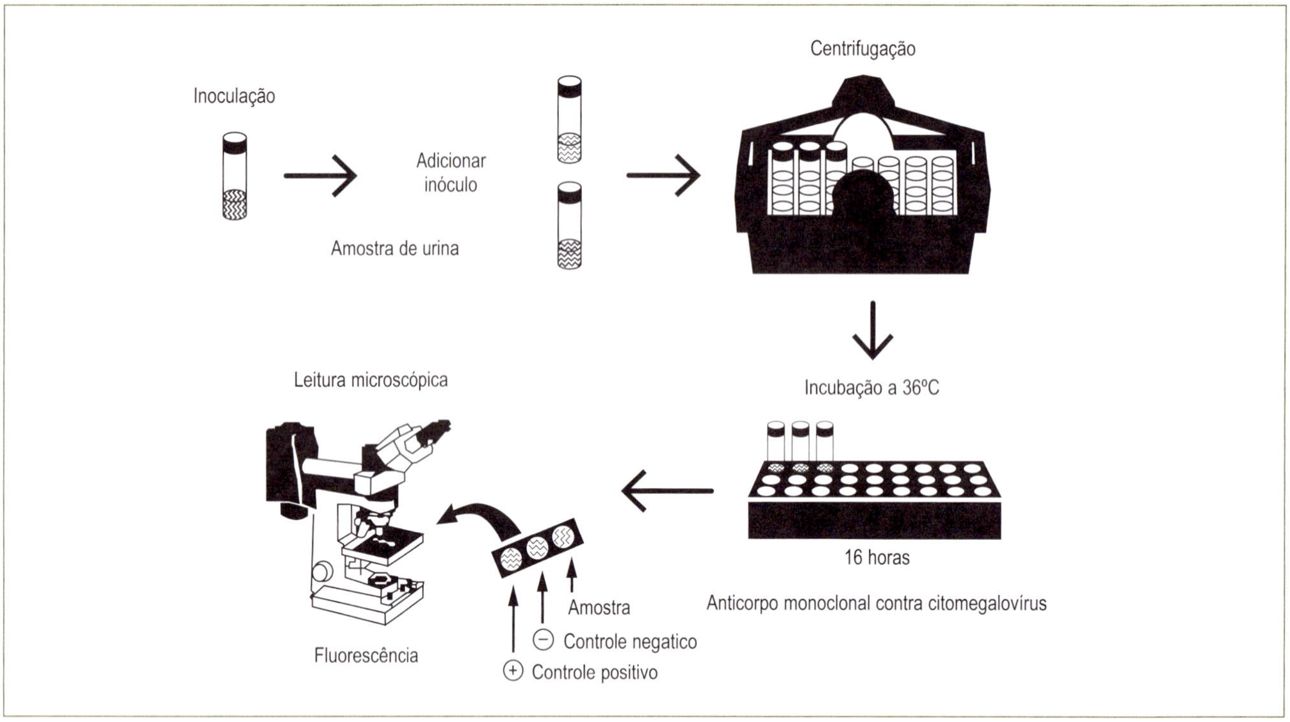

Figura 80.2 – *Técnica shell vial para o diagnóstico de* Citomegalovírus.

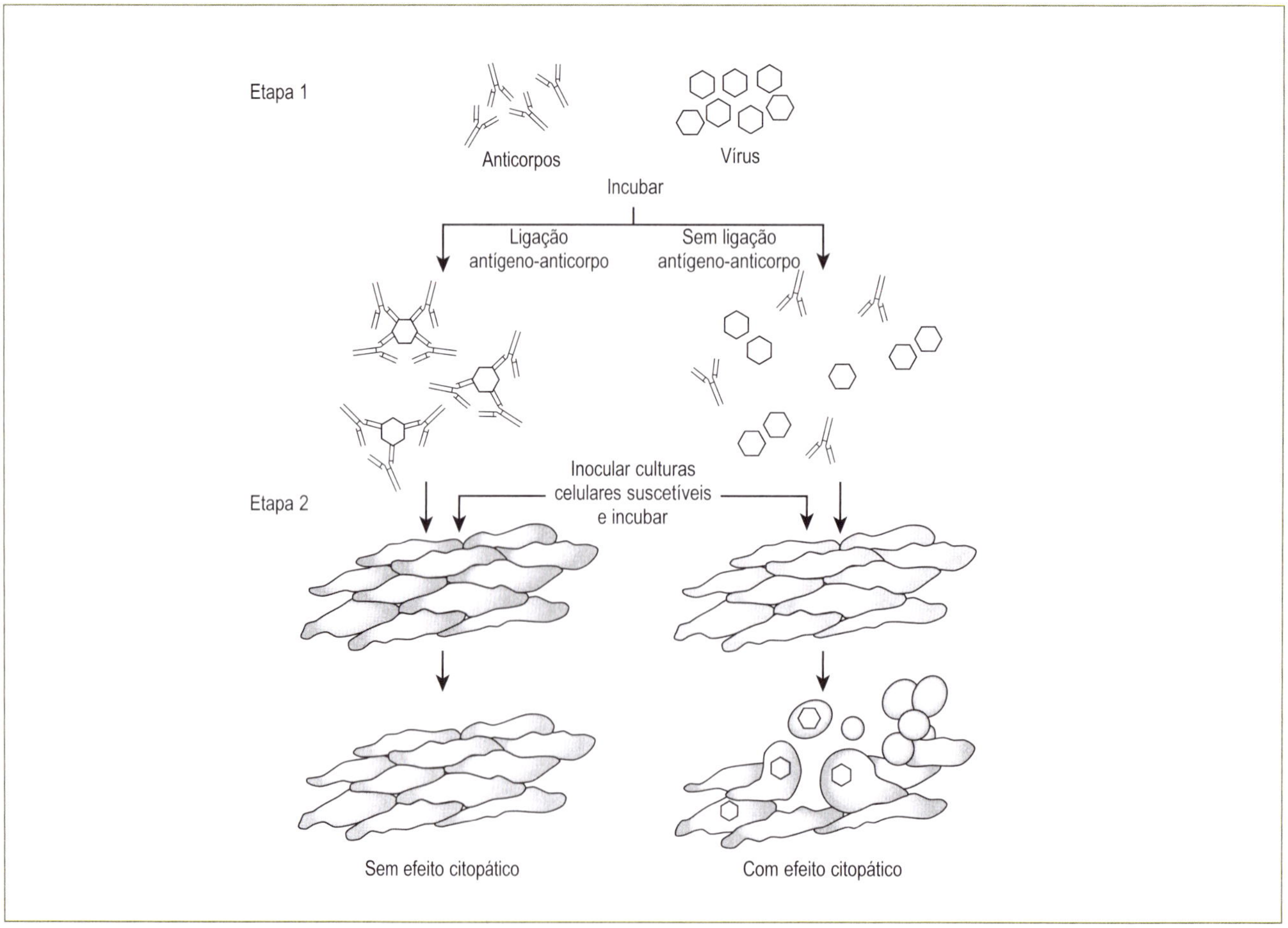

Figura 80.3 – *Reação de neutralização para o diagnóstico de vírus.*

apropriadas. Na segunda etapa, após a incubação, as culturas celulares são inoculadas com a mistura. Se o anticorpo utilizado na primeira etapa for específico, o vírus é neutralizado e não causa efeito citopático (ECP) nas culturas celulares; se o anticorpo não for específico, o vírus permanece ativo e causa ECP. O princípio da técnica é apresentado na Fig. 80.3. Por estas razões, têm sido desenvolvidas técnicas que utilizam microplacas em substituição aos tubos de cultura, que, para a identificação de poliovírus, outros enterovírus e herpesvírus, têm dado resultados satisfatórios. Com relação aos poliovírus e ao vírus do sarampo, a prova de neutralização em microplacas já foi adaptada à automação. A prova de inibição metabólica, em que se aproveitam as alterações do pH do meio de cultura como indicadores da presença ou da ausência de neutralização viral já foi padronizada para identificação de poliovírus, reovírus e alguns arbovírus.

Sorologia

A pesquisa de anticorpos no soro do paciente foi um dos primeiros métodos utilizados no diagnóstico virológico e ainda tem importância. Pode ser utilizada para o diagnóstico de infecção aguda ou para a determinação do estado imune a vírus específicos. Esse tipo de diagnóstico é importante para vírus que não são cultiváveis ou são de difícil cultivo, para infecções cuja amostra clínica não pode ser obtida com facilidade (por exemplo, biópsias), quando a amostra clínica para isolamento viral foi coletada tardiamente ou quando um vírus foi identificado, mas existem dúvidas sobre seu papel na doença.

Os testes sorológicos tradicionais identificam em geral IgG no soro do paciente. Para o diagnóstico de infecções agudas, os resultados da sorologia devem basear-se no aumento do título de anticorpos no soro convalescente, coletado de duas a três semanas após o aparecimento dos sintomas, de pelo menos quatro vezes em relação ao soro da fase aguda da doença. Esse aumento de título é denominado soroconversão. Pode-se ainda diagnosticar uma infecção aguda pela pesquisa de anticorpos da classe IgM, que, em geral, só estão presentes em infecções recentes (ver Capítulo 76). Para os vírus Epstein-Barr, citomegalovírus, hepatite A e B, sarampo, rubéola, caxumba, parvovírus B19 e vírus que causam encefalites, vírus das febres hemorrágicas e vírus da dengue, a pesquisa de IgM específica e/ou o diagnóstico através de soros pareados pode ser utilizado. Para os vírus da raiva, dengue, HIV e HTLV I e II, a infecção aguda também pode ser diagnosticada pela sorologia. A determinação do estado imune pode ser utilizada, entre outros, para os seguintes vírus: varicela-zóster, herpes simples, Epstein-Barr, rubéola, sarampo, parvovírus B19, hepatites A e B.

Várias técnicas podem ser empregadas, e as mais utilizadas são os ensaios de ligação, os ensaios de ligação imune, ensaios funcionais e ensaios de aglutinação.

Ensaios de ligação

Os ensaios de ligação medem diretamente a ligação de anticorpos aos antígenos virais. Os mais utilizados são o ensaio imunoenzimático (EIE), o radioimunoensaio (RIE) e a reação de imunofluorescência indireta (Fig. 80.1). Esses ensaios podem ser utilizados em diversas formas. Em um dos formatos mais comuns, os antígenos virais, que pode ser células infectadas, preparação de vírus purificados ou uma proteína viral recombinante são ligados a uma superfície sólida, que pode ser a superfície interna de uma microplaca, uma esfera de plástico ou uma lâmina de microscópio, no caso da imunofluorescência. O soro é adicionado, permitindo-se a ligação dos anticorpos específicos presentes. Após um período de incubação adequado, o soro é removido e o suporte sólido é lavado extensivamente. A próxima etapa é a adição de um segundo anticorpo, também chamado de anticorpo detector, com especificidade para imunoglobulinas humanas. Este segundo anticorpo é geralmente um anticorpo monoclonal ou um anticorpo policlonal obtido em uma espécie diferente. No ensaio imunoenzimático, este segundo anticorpo é ligado a uma enzima, em geral, a peroxidase. No radioimunoensaio, é ligado a um composto radioativo, em geral, I_{125} e na reação de imunofluorescência, à fluoresceína. O segundo anticorpo marcado liga-se ao anticorpo inicial e o suporte é lavado novamente. A presença do segundo anticorpo é detectada com base em uma reação colorimétrica após a adição de um substrato da peroxidase (EIE), por radiometria (RIE) ou em um sinal fluorescente ao microscópio de imunofluorescência. Uma vantagem importante destes ensaios é que podem ser modificados para detectar anticorpos específicos das classes IgM ou IgA, utilizando anticorpos detectores isotipo-específicos. Usa-se o EIE para a dosagem de anticorpos nas infecções pelo HIV, sarampo, caxumba, diarreia por rotavírus, infecções por citomegalovírus, adenovírus e nas hepatites A e B (Figura 80.5). O RIE, usado, inicialmente, com bons resultados na titulação de anticorpos nas hepatites A e B, tem hoje aplicação no diagnóstico de diversas infecções.

Ensaios de ligação imune (*Imunoblotting*)

A pesquisa de anticorpos específicos contra proteínas virais pode ser feita pelos ensaios do tipo *imunoblotting*, que combinam a separação eletroforética de proteínas com técnicas de detecção de anticorpos. A palavra *blotting* refere-se à transferência de DNA (*Southern Blot*), RNA (*Northern Blot*) ou proteínas (*Western Blot*) de géis de eletroforese, onde são separados, para membranas, em geral, de nitrocelulose.

Os ensaios de imunoblotting apresentam uma alta especificidade por causa da habilidade em detectar anticorpos para cada proteína viral. A maior aplicação destas técnicas é a confirmação de ensaios de triagem, como os EIE, que são menos específicos. A diferença entre o Western Blot, utilizado para a confirmação do diagnóstico de HIV e o *immunoblot, utilizado para confirmação do diagnóstico da hepatite C, é que no primeiro, as proteínas virais são produzidas em culturas celulares e separadas por eletroforese e no segundo, por sistemas de expressão in vitro de proteínas recombinantes e ligadas artificialmente às membranas em configurações pré-determinadas.* Essa técnica é utilizada na confirmação do diagnóstico sorológico da infecção pelo HIV e hepatite C.

Ensaios funcionais

Podem ainda ser utilizados os ensaios funcionais, baseados na detecção de atividades específicas resultantes da ligação de anticorpos aos antígenos virais, como as reações neutralização, fixação do complemento, inibição da hemaglutinação e da hemadsorção.

A reação de neutralização mede a habilidade de anticorpos de bloquear a infectividade viral (Figura 80.3). Algumas das desvantagens desta reação são a demora em se obterem os resultados, as reações cruzadas existentes entre vírus antigenicamente relacionados, e a necessidade de grande número de culturas celulares para proceder à titulação dos soros a testar, uma vez que esta deve ser feita em duplicata ou triplicata. Por ser trabalhosa e cara, a reação de neutralização é raramente utilizada em laboratórios de diagnostico, sendo mais utilizada em laboratórios de pesquisa.

As reações de inibição da hemaglutinação e inibição da hemadsorção permitem a pesquisa e a titulação de anticorpos contra vírus que possuem a capacidade de aglutinar ou hemadsorver certos tipos de hemácias, como hemácias humanas do tipo O, hemácias de diversas espécies de aves e de cobaia (vírus da influenza A e B, vírus da caxumba, vírus da rubéola, arbovírus e vírus da parainfluenza) e hemácias de macacos (vírus do sarampo). A Figura 80.4 apresenta o princípio da reação de inibição da hemaglutinação.

A reação de fixação do complemento (RFC) mede a habilidade de anticorpos específicos de fixar o complemento, prevenindo o complemento de lisar os eritrócitos indicadores. Foi uma das técnicas bastante utilizadas na pesquisa de anticorpos nas infecções a vírus no passado. Por ser em geral, menos sensível que outras técnicas e, como detecta anticorpos que declinam após a infecção, não pode ser utilizada para determinação do estado imune e seu uso vem sendo abandonado.

Ensaios de aglutinação

Os antígenos virais podem ser ligados a uma variedade de partículas, incluindo eritrócitos fixados e partículas de látex. Os ensaios de aglutinação são executados misturando diluições do soro com uma suspensão de partículas recobertas de antígenos. O título aglutinante é o inverso da maior diluição do soro que resulta em aglutinação visível das partículas. A vantagem destes tipos de testes é sua simplicidade, pois são testes rápidos que não requerem equipamentos sofisticados. Eles são apropriados para a determinação do estado imune específico contra alguns vírus e para trabalhos de campo.

Além da utilização de anticorpos detectores isotipo específico, a pesquisa de IgM específica para determinados vírus pode ser feita no soro total ou após separação desta imunoglobulina, da IgG, em gradiente de sacarose, usando-se a seguir quaisquer das técnicas sorológicas padrão.

Além do soro, anticorpos antivirais podem ser pesquisados em saliva e urina, com a vantagem de evitar a coleta de soro por punção. Podem ainda ser pesquisados no líquido

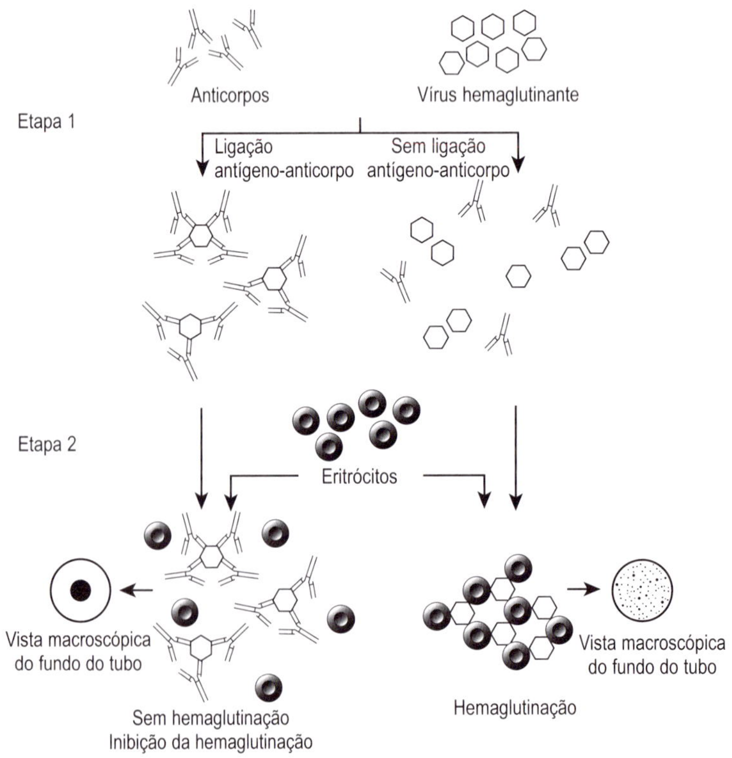

Figura 80.4 – *Reação de inibição da hemaglutinação para o diagnóstico viral.*

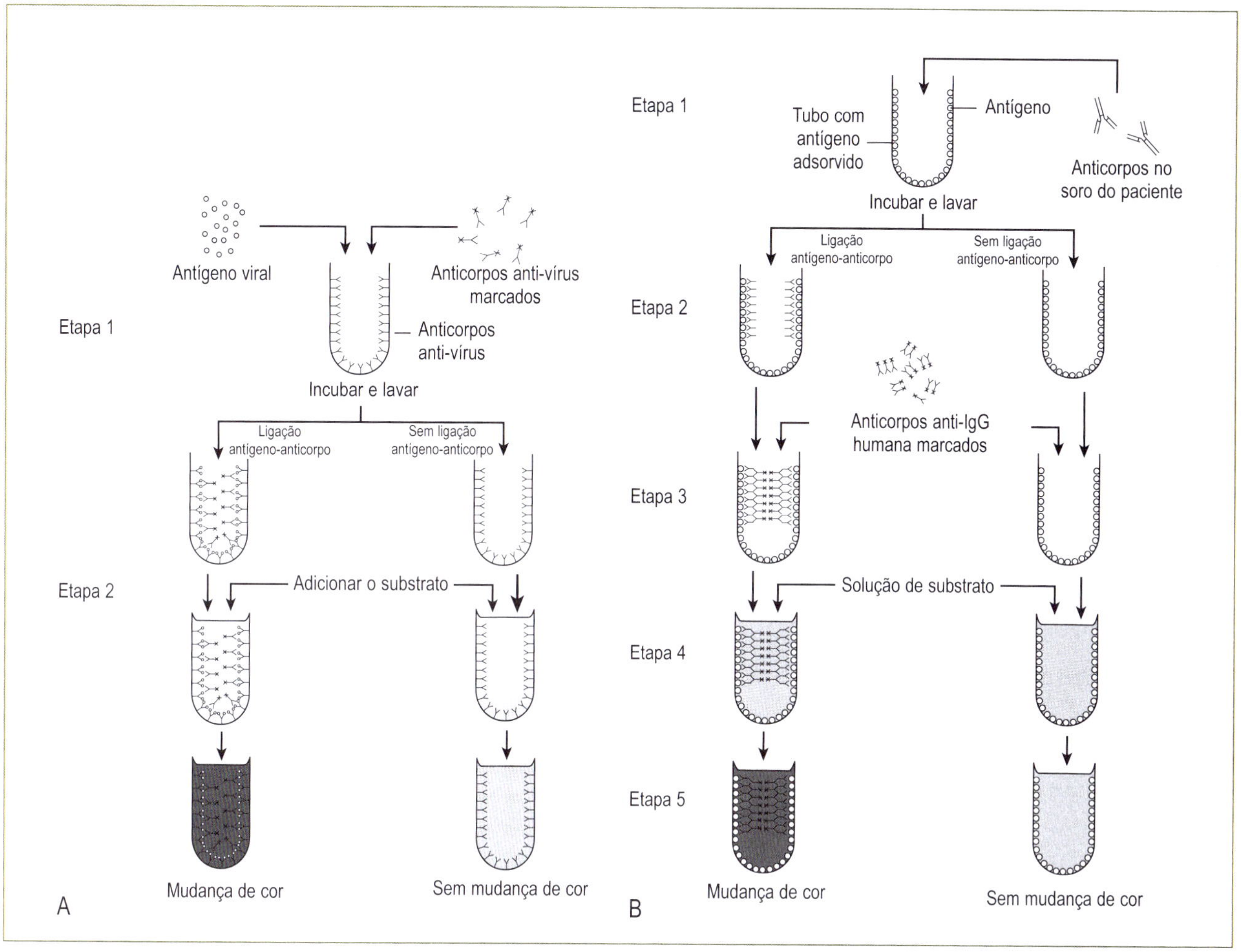

Figura 80.5 – *Ensaio imunoenzimático (ELISA) para detecção de antígenos (A) e de anticorpos (B).*

cerebroespinal, para diagnóstico de infecções do sistema nervoso central (Figura 80.6).

É ainda possível o uso dos chamados anticorpos monoclonais. A presença de antígenos complexos em qualquer preparação antigênica ocasiona, durante o processo de imunização, a produção de anticorpos policlonais, isto é, contra vários determinantes antigênicos. Para contornar este inconveniente, foi desenvolvida a chamada técnica dos *hibridomas,* pela qual é possível obter anticorpos monoespecíficos, os anticorpos monoclonais, de grande utilidade no diagnóstico sorológico. Os anticorpos monoclonais oferecem vantagens sobre os anticorpos policlonais, como a elevada especificidade para um só determinante antigênico.

Demonstração Direta do Vírus ou de Antígenos e Ácidos Nucléicos Virais

O uso cada vez mais difundido das drogas antivirais e a generalização do conceito de que na atividade clínica os resultados da terapêutica são mais promissores quando se conhece a etiologia da doença estão reforçando a necessidade de dispormos de métodos de diagnóstico virológico rápido. A rapidez do diagnóstico é caracterizada pela obtenção, no mais curto espaço de tempo, durante a fase aguda da doença, de resultados que permitam ao clínico uma intervenção benéfica para o paciente. Assim, os métodos sorológicos não podem ser considerados como de diagnóstico rápido, uma vez que é necessário comparar, em cada caso, os títulos de IgG da fase aguda com os da fase convalescente. É necessário dispor de técnicas que permitam ao clínico atuar rápida e racionalmente, avaliando o prognóstico e decidindo sobre a terapêutica a instituir.

Serve de exemplo para esta situação o diagnóstico diferencial entre as encefalites ocasionadas pelos vírus do herpes simples e herpes-zóster. No que diz respeito ao prognóstico, o das primeiras é reservado, enquanto o das segundas é, via de regra, benigno. Quanto à terapêutica, a encefalite ocasionada pelo vírus do herpes simples exige uma imediata administração de antivirais, enquanto na encefalite por vírus do herpes-zóster basta recorrer à administração de gamaglobulina. O diagnóstico rápido da rubéola em pacientes grávidas ou de infecções respiratórias de etiologia viral na primeira infância é também de extrema importância para, no primeiro caso, definir a posição do obstetra e, no segundo, interromper a administração inútil de antibióticos. A evidente necessidade de se recorrer ao chamado diagnóstico viro-

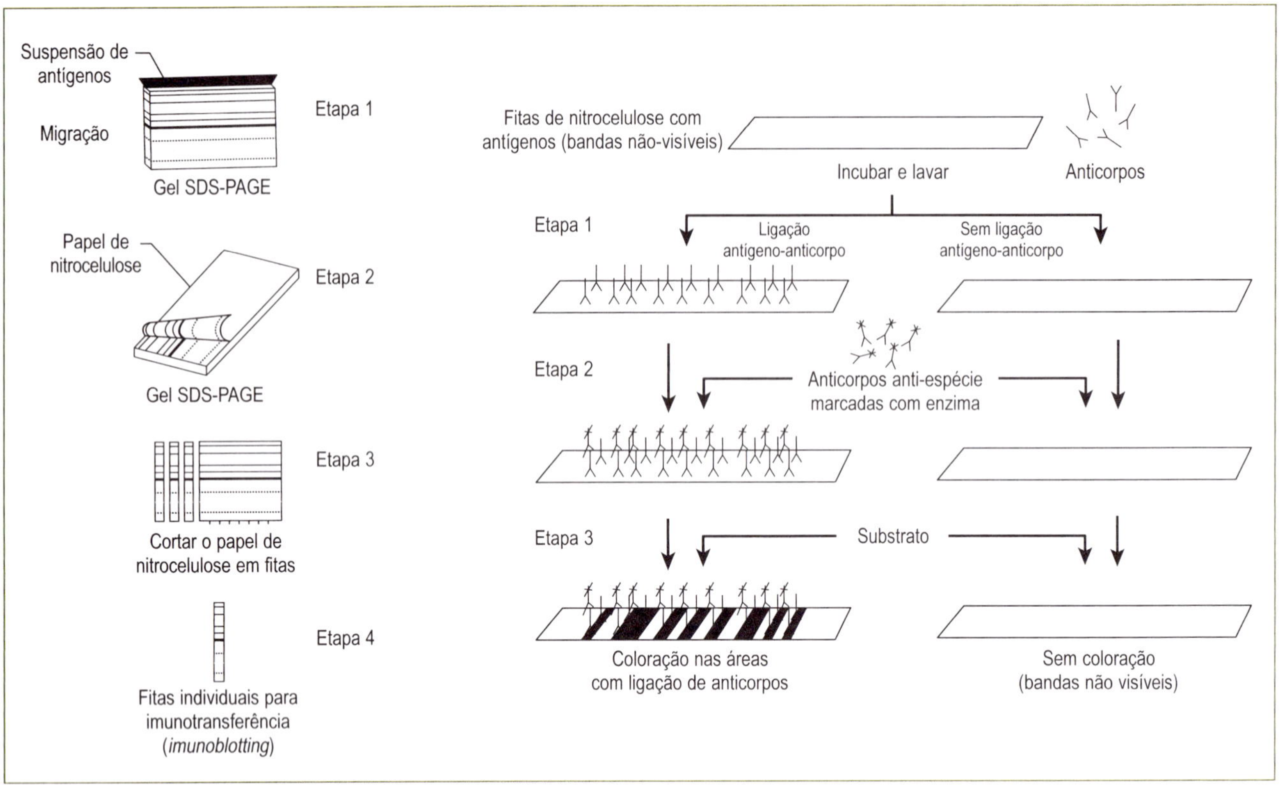

Figura 80.6 – *Técnica de Western-blot para detecção de anticorpos.*

lógico rápido é atestada ainda pelo número cada vez mais elevado de pacientes submetidos a terapias imunodepressoras, nas quais os quadros virológicos se exacerbam de modo acentuado, exigindo pronta ação.

Entre as técnicas de diagnóstico usadas na identificação de vírus ou antígenos virais, estão a microscopia e imunoeletromicroscopia eletrônicas, a imunofluorescência, as técnicas imunoenzimáticas, o radioimunoensaio e as técnicas de aglutinação.

A microscopia eletrônica é utilizada para visualização direta de partículas virais na amostra clínica. As vantagens incluem a rapidez e a não necessidade de viabilidade dos vírus; as desvantagens são o custo e complexidade da manutenção de microscópio eletrônico, a necessidade de um técnico bem treinado e a baixa sensibilidade, pois é necessária uma alta concentração de partículas virais, da ordem de 10^5 a 10^6 por ml para a visualização. A imunomicroscopia eletrônica é feita após a incubação da amostra com soros imunes, que criam agregados virais, mais fáceis de serem visualizados à microscopia eletrônica. A principal aplicação da microscopia eletrônica e da imunomicroscopia eletrônica é o diagnóstico de gastroenterites virais em amostras de fezes. Pode ainda ser utilizada para o exame de fluidos vesiculares, no diagnóstico diferencial de herpesvírus e poxvírus e na detecção de filovírus, como Marburg e Ebola em amostras clínicas. A Figura 80.7 apresenta a microscopia eletrônica de alguns vírus que causam gastroenterites.

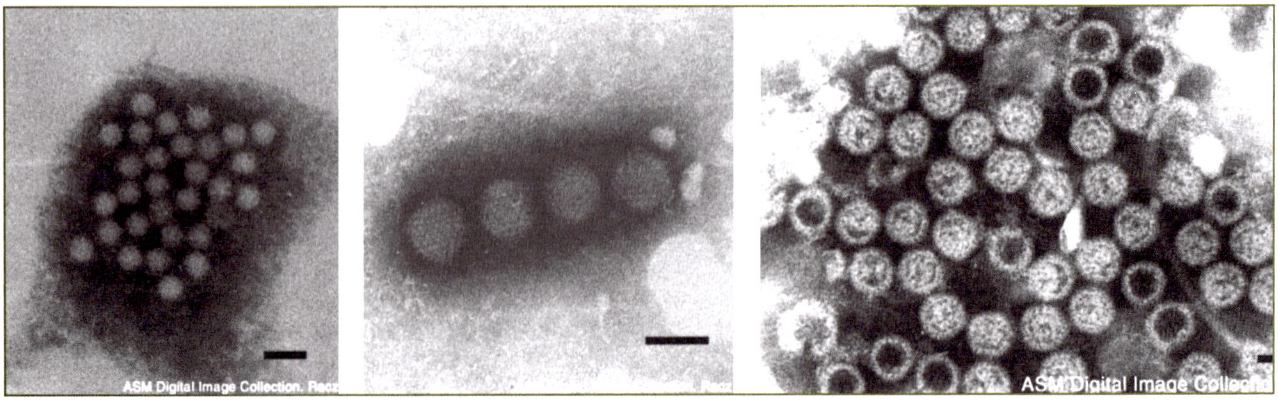

Figura 80.7 – *Microscopia eletrônica de* astrovírus, adenovírus e rotavírus.

A microscopia pode detectar evidência de infecção viral de forma indireta em amostras citológicas ou tecidos examinados após coloração histológica. Os sinais mais característicos são: a presença de corpúsculo de inclusão, de células multinucleadas e sincícios. As inclusões podem ser encontradas no núcleo, (herpes simples, varicela zoster, adenovírus, poliomavírus e parvovírus), no citoplasma (poxvírus, parainfluenza e raiva), ou em ambos (citomegalovírus, e sarampo). A detecção microscópica dos efeitos de infecções virais em amostras clínicas é mais utilizada em patologia cirúrgica e pouco utilizada em laboratórios de diagnóstico virológico.

Detecção de antígenos virais

A detecção de antígenos virais em amostras clínicas é um componente essencial no diagnóstico virológico por sua rapidez e não exigência de viabilidade viral, que pode ser um problema no cultivo dos vírus. As técnicas de detecção de antígenos podem ser aplicadas quando: a) os antígenos virais estiverem presentes em amostras clínicas de fácil obtenção; b) um anticorpo adequado estiver disponível; c) a variabilidade antigênica não impedir o reconhecimento imunológico de diferentes cepas do mesmo vírus; e d) o antígeno a ser detectado for estável e não sofrer degradação durante o transporte e processamento da amostra. Os principais métodos de detecção de antígenos são: a reação de imunofluorescência, imunoperoxidase e ensaio imunoenzimático. Os vírus que podem ser detectados por estas técnicas são apresentados na Tabela 80.2.

A reação de imunofluorescência (RIF) é empregada na detecção de antígenos virais associados a células. No formato direto, utiliza-se um anticorpo que reconhece diretamente o antígeno viral, conjugado a um composto fluorescente, normalmente o isotiocianato de fluoresceína. No formato indireto, o anticorpo antiviral não é marcado e é detectado por um segundo anticorpo, marcado com fluoresceína, que reconhece imunoglobulinas da espécie animal na qual o soro antiviral foi preparado. Após a reação com os anticorpos marcados, o material é examinado através de um microscópio de imunofluorescência, que utiliza luz ultravioleta, necessária para a excitação e visualização do composto fluorescente (Fig. 80.1). O método indireto é geralmente mais sensível e mais versátil que o direto, pois apenas um conjugado anti-imunoglobulina pode ser utilizado para diversos vírus. A RIF tem sido utilizada principalmente para a detecção de vírus respiratórios, oculares, cutâneos e sanguíneos. As amostras do trato respiratório, como *swabs* ou aspirados de nasofaringe, lavados nasais, aspirados traqueais, e fluidos de lavagem broncoalveolar, geralmente são centrifugadas para depositar as células, que são colocadas em lâminas de microscópio. As amostras obtidas por raspados de conjuntiva, córnea ou pela são colocadas diretamente sobre a lâmina de microscopia. As células são secas ao ar, fixadas em acetona e coradas com anticorpos monoclonais para os principais vírus.

A imunoperoxidase (IP) utiliza o mesmo princípio da imunofluorescência, com a enzima peroxidase substituindo a marcação fluorescente. Após a incubação do material clínico com o anticorpo marcado com peroxidase, um substrato da enzima é adicionado e muda de cor sob a ação da enzima. A vantagem deste método é a visualização em microscópio óptico. A IP é vantajosa principalmente em tecidos intactos, porque estes podem também ser corados com corantes histoquímicos, permitindo o exame da relação espacial entre o antígeno viral e as estruturas celulares. A IP é mais cara e trabalhosa que a RIF e alguns tipos de amostras podem conter peroxidases endógenas que podem produzir uma coloração de fundo inespecífica.

O ensaio imunoenzimático é um método versátil e amplamente utilizado na detecção de antígenos virais associados ou não a células. Como não são necessárias células intactas, a integridade da amostra é menos importante que para RIF ou IP. O formato mais comumente utilizado para detecção de antígenos é o sanduíche de anticorpos, esquematizado na Fig. 80.6. Este formato utiliza um anticorpo de captura específico para o antígeno viral, imobilizado em uma superfície que pode ser a cavidade de uma microplaca, esferas plásticas ou outro suporte sólido. Quando a amostra é adicionada, o antígeno viral liga-se, ou é capturado pelo anticorpo. O antígeno ligado é identificado utilizando-se um segundo anticorpo, chamado anticorpo detector. Este pode ser marcado com a enzima (reação direta) ou pode ser detectado por um terceiro anticorpo com especificidade para a imunoglobulina da espécie em que o anticorpo detector foi preparado. A adição de um substrato enzimático produz uma mudança de cor ou emissão luminosa se a enzima estiver presente, indicando a presença do antígeno viral pesquisado. As vantagens dos ensaios imunoenzimáticos, cujo formato mais conhecido são as reações denominadas ELISA (*enzyme-linked immunosorbent assay*), são sua aplicabilidade

Tabela 80.2
Detecção de Antígenos Virais: Amostras e Vírus Detectados

Amostra	*Vírus Detectado*
Respiratória (*swab* ou aspirado de nasofaringe, lavagem de nasofaringe ou bronco-alveolar, aspirado traqueal)	Vírus respiratório sincicial, influenza A e B, parainfluenza 1-3, adenovírus, metapneumovírus humanos, sarampo
Raspado de pele ou mucosa	Herpes simples, varicela-zóster
Raspado de córnea ou conjuntiva	Herpes simples, adenovírus
Fezes	Rotavírus, adenovírus entéricos. norovírus
Sangue	Citomegalovírus, hepatite B (HBsAg), HIV (p24)

para vários tipos de materiais clínicos e a possibilidade de automação da reação. Os principais vírus para os quais os ensaios imunoenzimáticos para detecção de antígenos têm sido utilizados são o vírus respiratório sincicial, influenza, rotavírus, adenovírus entéricos, herpesvírus, vírus da hepatite B e HIV.

Uma variante dos EIE é o ensaio imunocromatográfico de fluxo lateral (EIFL), onde a amostra é aplicada diretamente em uma membrana e é levada através da membrana por fluxo capilar. Os antígenos presentes nas amostras reagem com anticorpos específicos para o vírus sendo testado. Este anticorpo é conjugado a um marcador, como partículas de ouro ou fluoresceína. Se a ligação ocorrer, os complexos antígeno-anticorpo migram na membrana até serem capturados por um segundo anticorpo ligado à membrana. Quando os complexos antígeno-anticorpo são capturados, uma linha torna-se visível, por causa da concentração do marcador em um espaço físico limitado. A maioria dos ensaios contem um controle positivo. Estes ensaios podem ser configurados como uma fita ou em cassetes. O EIFL não requer instrumentos e os resultados são obtidos em 5 a 20 minutos. Existem versões comerciais para detecção dos vírus influenza, respiratório sincicial e rotavírus.

Outra técnica que pode ser utilizada na detecção direta de antígenos virais é a aglutinação, onde anticorpos específicos são artificialmente ligados a materiais particulados, como partículas de látex. Quando colocado em contato com o antígeno presente na amostra, este se liga ao anticorpo, aglutinando as partículas de forma visível a olho nu. Essa técnica tem sido utilizada na detecção de rotavírus em material fecal.

A eletroforese em gel de poliacrilamida deve ser considerada como de diagnóstico rápido, quando utilizada na identificação de rotavírus, em quadros diarreicos, permitindo ainda definir o tipo eletroforético do vírus, de acordo com a disposição dos 11 segmentos do RNA viral.

Detecção de ácidos nucleicos

A virologia diagnóstica vem sendo revolucionada pela aplicação das técnicas de detecção de ácidos nucleicos, que identificam sequências de nucleotídeos virais específicas e podem ser aplicadas para o diagnóstico da maioria dos vírus. Dependendo da sequência-alvo, as reações podem ser específicas para uma única espécie viral ou para um grupo de vírus relacionados. Esta última característica é vantajosa, pois permite o diagnóstico de grupos amplos de vírus, como os enterovírus, para os quais a diversidade antigênica dificulta a aplicação de técnicas de detecção de antígenos.

Inicialmente, foram testadas técnicas de hibridização direta de sondas marcadas a ácidos nucleicos virais presentes em amostras clínicas, mas esta técnica tem baixa sensibilidade, necessitando da presença de 10^4 a 10^5 cópias do ácido nucleico-alvo. O desenvolvimento da reação em cadeia pela polimerase (*polymerase chain reaction* — PCR) e outras técnicas de amplificação de ácidos nucleicos superaram essas barreiras de sensibilidade e levaram ao desenvolvimento de testes diagnósticos baseados na detecção de ácidos nucleicos para muitos vírus. A amplificação de ácidos nucleicos é importante no caso de vírus que são de difícil cultivo ou que ainda não foram cultivados, para vírus que crescem muito lentamente em culturas celulares, e vírus para os quais a detecção de antígenos é dificultada pela alta diversidade antigênica ou a quantidade de antígenos virais nas amostras clínicas é muito baixa para permitir sua detecção. A amplificação de ácidos nucleicos pode ser realizada em volumes pequenos, tornando-se vantajosa para amostras que são obtidas em pequenas quantidades como líquido cefalorraquidiano, ou fluidos oculares. Outra vantagem destes métodos é a estabilidade do DNA, que permite a identificação viral mesmo em condições em que o vírus perdeu a viabilidade.

As técnicas de amplificação de ácidos nucleicos podem ser divididas em técnicas que amplificam um ácido nucleico alvo, técnicas que amplificam a sonda e técnicas que amplificam o sinal de detecção.

A reação em cadeia pela polimerase (PCR — Figura 80.8) é o protótipo das técnicas de amplificação de alvos. A PCR emprega iniciadores curtos de oligonucleotídeos (*primers*) e uma DNA polimerase termoestável, como a Taq polimerase, para amplificar segmentos do DNA alvo, em geral de 100 a mil pares de bases. A PCR é feita através de ciclos que consistem na desnaturação, ligação do *primer* e extensão, e cada passo ocorre em temperaturas diferentes. A progressão dos ciclos é feita através de um termociclador, que controla as temperaturas da reação. Após a amplificação, o produto resultante, também chamado amplicom, é detectado através da eletroforese em gel, em geral de agarose, ou através de hibridização com sondas, ou *Southern Blot*. A sensibilidade da PCR pode ser de até uma cópia do DNA alvo. Para vírus que contêm RNA, antes da PCR, é necessária a transcrição reversa, que utiliza a enzima transcriptase reversa para converter o RNA em fita dupla de DNA. A reação combinada é chamada RT-PCR, da sigla em inglês para *reverse transcription — polymerase chain reaction*. Quando a PCR utiliza mais de um par de *primers* e detecta alvos múltiplos, a reação é chamada multiplex-PCR. A PCR pode também ser utilizada de forma quantitativa, utilizando um alvo competidor, em concentração conhecida, com os mesmos sítios de ligação dos *primers*. Após a amplificação, a quantidade do alvo nas amostras é determinada pela razão entre o amplificado alvo e o competidor.

Têm sido desenvolvidas novas técnicas de PCR, nas quais a síntese do produto é detectada enquanto está ocorrendo. Essas técnicas são denominadas PCR em tempo real, ou *real-time PCR*. A técnica utiliza equipamentos especiais, como Taqman (Applied Biosystems), Light Cycler (Roche Diagnostics), Rotor Gene (Qiagen) e outros, e é muito rápida, pois os ciclos são realizados em capilares que permitem a rapidez no aquecimento e no resfriamento. Os produtos da reação são detectados através de fluorescência. A forma mais simples é utilizar um corante capaz de ligar-se à fita dupla de DNA, o SYBR Green, que, incorporado à reação, emite luz fluorescente proporcionalmente à quantidade de produto de PCR gerado. Outras técnicas utilizam *primers* marcados com corantes fluorescentes, que emitem luz proporcionalmente

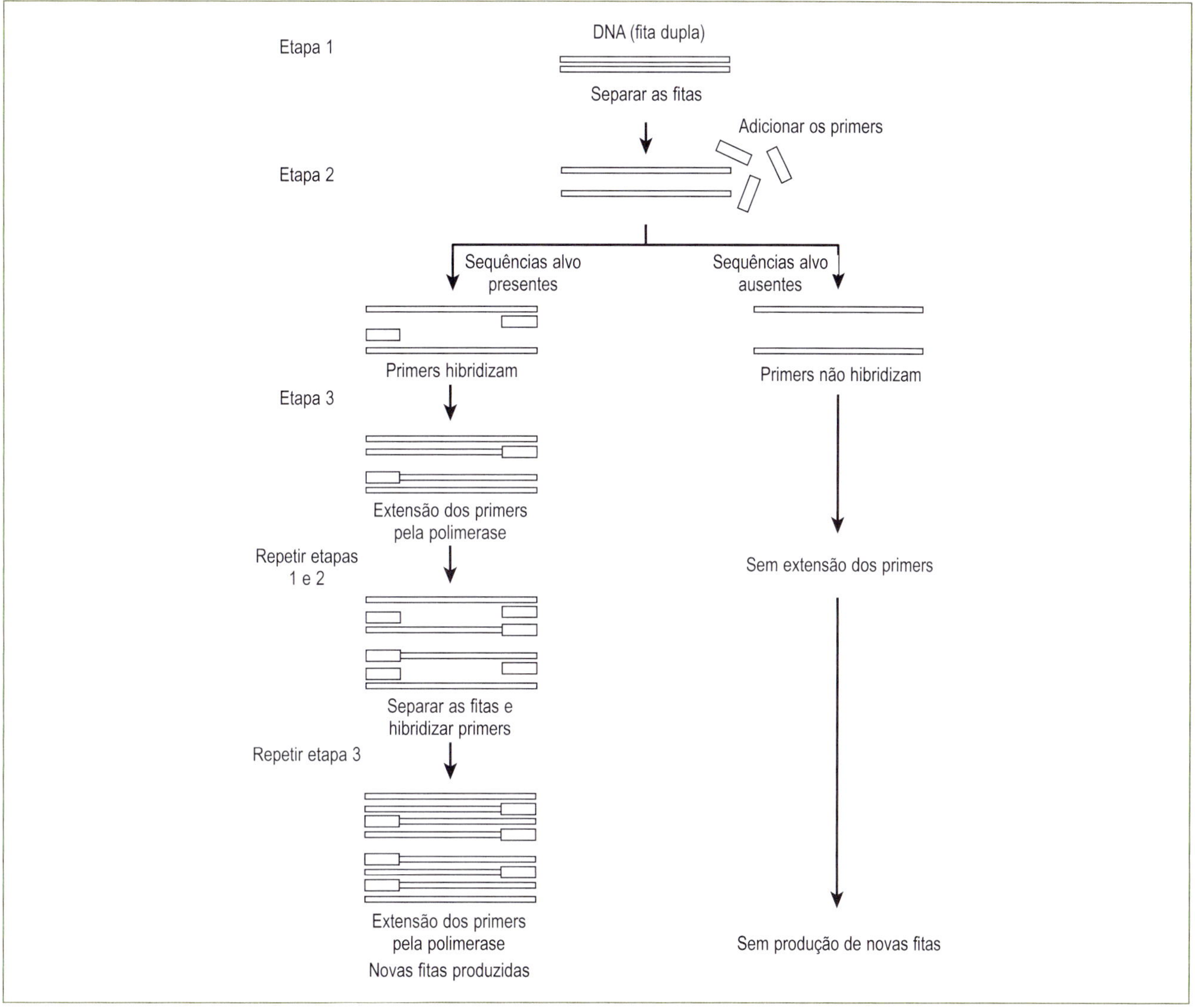

Figura 80.8 – *Esquema da reação em cadeia pela polimerase (PCR).*

à quantidade de produto de PCR. O PCR em tempo real apresenta vantagens, como a não necessidade de métodos de detecção, como a eletroforese em gel de agarose, diminuindo o tempo necessário para a realização do teste. Como o sistema é fechado, a possibilidade de contaminação é menor e o uso de corantes fluorescentes múltiplos permite a realização de reações do tipo multiplex, com amplificação simultânea de mais de um produto.

Recentemente, foram desenvolvidas reações para amplificação de RNA. A amplificação baseada em transcrição utiliza três enzimas, a transcriptase reversa (RT) a ribonuclease (RNase) H e a T7 RNA polimerase para amplificar uma sequência alvo de RNA, empregando uma série de reações que são semelhantes ao esquema de replicação dos retrovírus. A vantagem desta técnica (esquema na Figura 80.9) é ser isotérmica, não necessitando do termociclador. A técnica começa com a síntese de uma fita de DNA complementar ao RNA alvo, utilizando um *primer* que contém o sítio de ligação da T7 polimerase. O híbrido DNA-RNA é convertido em DNA de fita dupla pela ação da RNase H e um segundo *primer* que também contém o sítio de ligação da T7 polimerase. O DNA de fita dupla serve como molde para a transcrição pela T7 RNA polimerase. O novo RNA transcrito serve de molde para os novos ciclos da reação. Variações desta reação incluem as denominadas TMA (*transcription-mediated amplification*), 3SR (self-sustaiend sequence replication) e NASBA (*nucleic acid sequence based assay*). O NASBA tem sido utilizado de forma quantitativa para avaliar a carga viral do HIV e do citomegalovírus, e para detecção qualitativa de enterovírus em líquido cérebro-espinhal em pacientes com sinais e sintomas de meningite. A TMA tem sido utilizada para o diagnóstico de HIV, vírus das hepatites B e C (HBV e HCV) e vírus West Nile.

Os ensaios de amplificação de sinal incluem as técnicas denominadas b-DNA, do inglês, *branched-chain DNA e o ensaio de captura híbrida.*

A técnica b-DNA (Figura 80.10). utiliza sondas ramificadas para a captura da sequência-alvo de RNA. Depois da

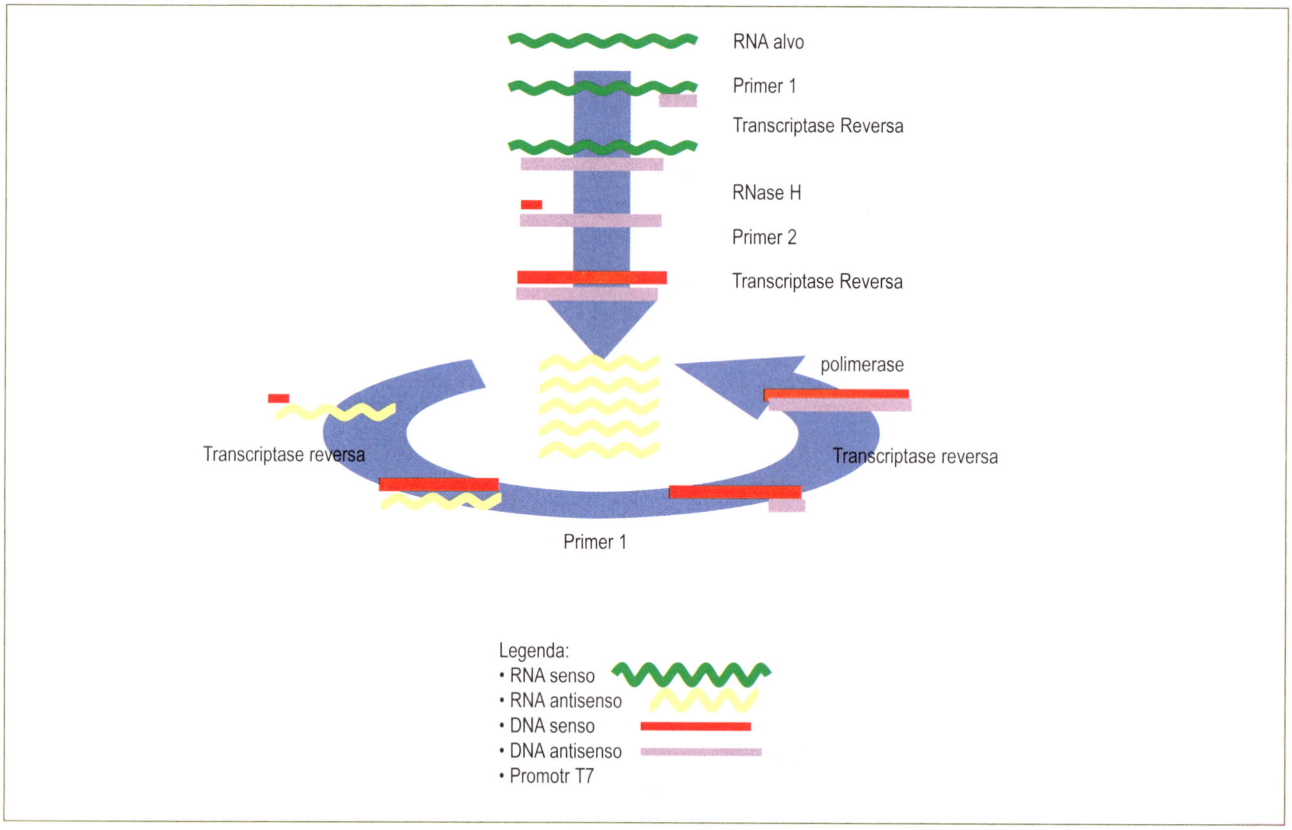

Figura 80.9 – *Esquema da técnica NASBA.*

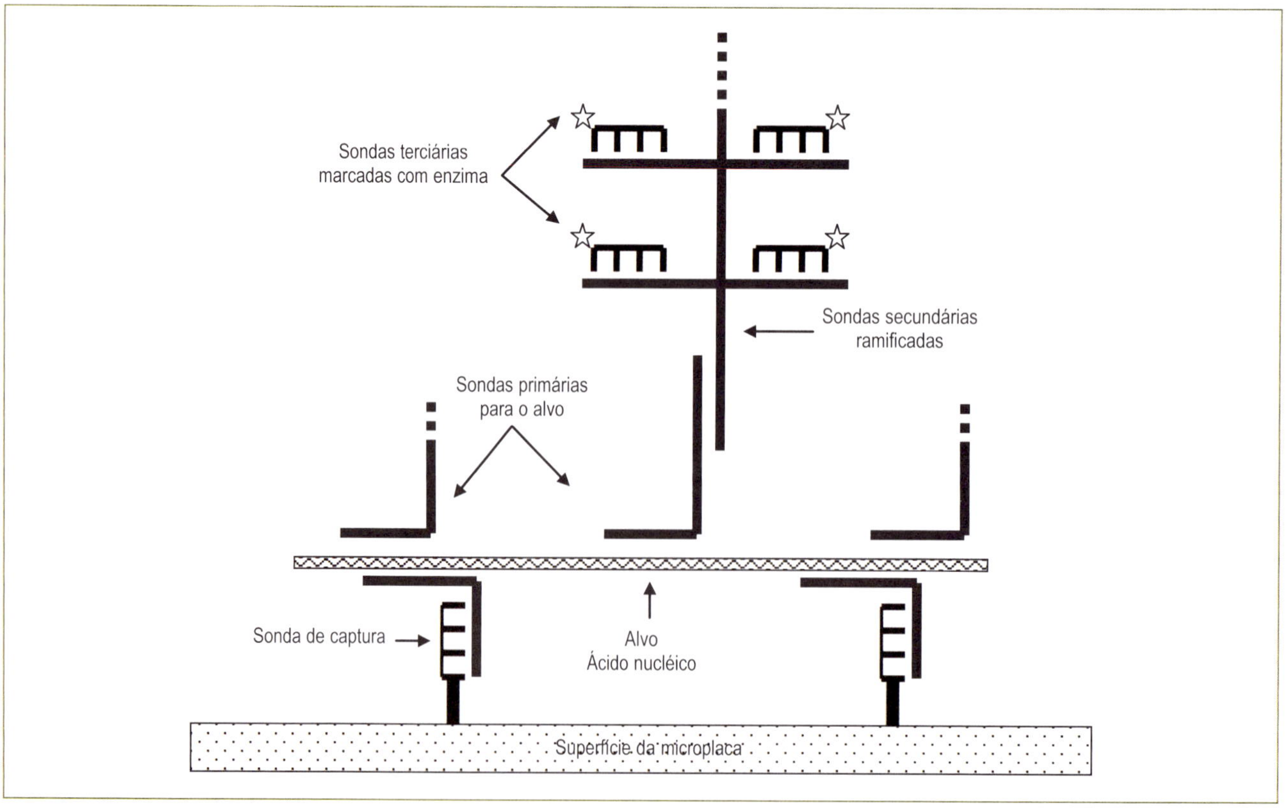

Figura 80.10 – *Esquema da técnica b-DNA*

captura do ácido nucleico alvo, as sondas de detecção primárias são adicionadas. Em seguida são adicionadas as sondas ramificadas secundárias e, finalmente, as sondas terciárias marcadas com enzimas. Um substrato quimioluminescente permite a detecção do alvo, e a medida da intensidade luminosa emitida pelo substrato permite a quantificação precisa do ácido nucleico alvo. Como a sequência alvo não é amplificada, essa técnica apresenta menor possibilidade de contaminação que a PCR. Esta técnica tem sido utilizada para o HIV e HCV.

O ensaio de captura híbrida envolve a reação de hibridização em meio líquido entre um DNA alvo desnaturado e sondas de RNA específicas para a sequência viral de interesse. Se o DNA viral estiver presente, o híbrido DNA-RNA é formado, capturado e detectado por um anticorpo monoclonal específico, que reconhece esses híbridos. Este teste pode ser qualitativo ou quantitativo e tem sido utilizado para a detecção de papilomavírus e de citomegalovírus. .

Sequenciamento de nucleotídeos

O sequenciamento de produtos amplificados por PCR pode ser feito utilizando reações cíclicas de sequenciamento ou o pirosequenciamento. As informações obtidas podem ser utilizadas para vários fins, como identificação precisa de um vírus, genotipagem e identificação de mutações associadas com a resistência a drogas antivirais ou manifestações clínicas não usuais.

Os ensaios de resistência a antivirais são utilizados para HIV, HBV, CMV e vírus da influenza A. Por exemplo, para o HBV, o sequenciamento do gen do nucleocapsídeo e de seu promotor associado pode ser utilizado para detecção de mutações que tem sido associadas com doença severa e progressão para infecções crônicas.

Bibliografia

1. Brooks GF, Carroll KC, Butel JS, Morse SA, Mietzner TA. Jawetz Melnick & Adelberg's Medical Microbiology. 26ª ed. New York: McGraw Hill ; 2013.
2. Flint SJ, Enquist LW, Racaniello VR, Skalka AM. Principles of virology. 3ª ed. Washington: ASM Press; 2009.
3. Jerome, K. R. – Lennette´s Laboratory diagnosis of viral infections. UK: Informa, 2010
4. King AMQ, Adams MJ, Carstens EB, Lefkowitz, EJ *(eds.)*. Virus Taxonomy: Ninth Report of the International Committee on Taxonomy of Viruses. San Diego: Academic Press; 2012.
5. Knipe DM, Howley PM, Cohen JI, Griffin DE, Lamb RA, Martin MA et al. Fields Virology. 6th ed. Philadelphia: Lippincott Williams & Wilkins; 2013.

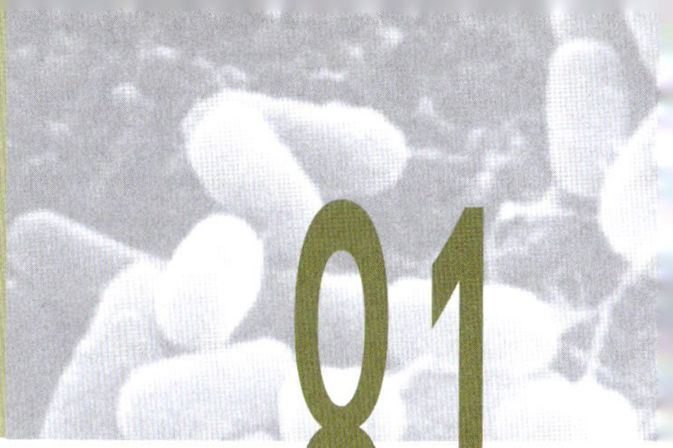

Maria Lucia Rácz

81

Controle das Infecções Virais

Existem dois aspectos importantes quando o controle de infecções virais é necessário: a prevenção das infecções e o tratamento da doença. A prevenção das doenças inclui duas estratégias: a higiene pessoal e pública, por exemplo, disponibilizando água limpa e tratamento de esgotos, boas práticas médicas, como esterilização de instrumentos cirúrgicos etc., e a vacinação, que utiliza a resposta imune dos hospedeiros para combater as infecções. O maior dano celular nas infecções virais ocorre, em geral, antes do aparecimento dos sintomas clínicos, o que torna o tratamento de infecções virais mais difícil e a prevenção através de vacinação mais adequada.

Vacinas Virais

As vacinas têm sido a forma clássica de controle das infecções virais. A vacinação utiliza a resposta imune do hospedeiro para prevenir e erradicar doenças virais ou para imunoterapia, e é o método com maior custo–benefício no controle de infecções virais. As vacinas virais atualmente disponíveis estão resumidas na Tabela 81.1.

Existem três tipos de vacinas: inativadas, atenuadas e vacinas de subunidades. Os vírus presentes nas vacinas inativadas são preparados em ovos embrionados (influenza A e B), culturas celulares (poliovírus, raiva, hepatite A) ou cérebro de camundongo (encefalite japonesa). Os vírus são inativados por tratamento químico, com formalina ou detergentes. As vacinas inativadas apresentam vantagens como imunização com o conteúdo antigênico completo do vírus, baixo ou nenhum risco de infecção pelo vírus vacinal, não contaminação com vírus latentes ou infecciosos e estabilidade dos antígenos. As desvantagens incluem a imunização parenteral, que pode não ser efetiva contra vírus que causam doenças em superfícies mucosas, porque esse tipo de vacina não estimula a produção de imunidade local do tipo IgA. Outra desvantagem é a menor produção, com relação a vacinas atenuadas, de imunidade celular, induzida com maior eficiência quando existe replicação viral no organismo. Também para alguns vírus não é possível obter vacinas inativadas, pois a desnaturação de proteínas virais pode levar à perda de antigenicidade, como ocorre para os vírus do sarampo.

A primeira vacina viral atenuada para humanos foi utilizada por Jenner, há mais de 200 anos, inoculando o vírus da vaccínia para o controle da varíola. A origem desta cepa vacinal é obscura: o vírus da vaccínia é uma espécie distinta de poxvírus, diferente dos vírus da varíola e da varíola bovina (*cowpox*). Atualmente, existem muitas outras vacinas atenuadas (Tabela 81.1). As vacinas atenuadas são produzidas com cepas virais capazes de se replicar no organismo e induzir imunidade, com patogenicidade reduzida. Os vírus vacinais podem ser uma variante de ocorrência natural, como o vírus da vaccínia e o poliovírus da vacina Sabin, tipo II, identificado pela ausência de virulência em macacos. Alguns vírus vacinais atenuados foram obtidos pela passagem seriada do vírus selvagem em culturas celulares ou em hospedeiros não usuais, levando à emergência de mutantes com replicação parcialmente restrita em humanos. Os poliovírus I e III atenuados da vacina oral Sabin, bem como as cepas atenuadas do vírus da rubéola, foram obtidos após passagens em culturas celulares de rim de macaco. As cepas vacinais de vírus da febre amarela e sarampo foram obtidas após passagem em culturas celulares de embrião de galinha e a atenuação do vírus da caxumba foi obtida por passagens em ovos embrionados. Os mutantes selecionados acumulam muitas mutações, tornando difícil estabelecer as bases genéticas da atenuação. A maior vantagem das vacinas atenuadas é a ativação de todos os componentes do sistema imune, gerando tanto a imunidade do tipo local, como imunidade humoral e celular. A maior desvantagem desse tipo de vacinas é a possibilidade de incluir vírus contaminantes, originários da cultura celular, como ocorreu com a vacina contra os poliovírus em 1960, contaminada com SV40. Outras desvantagens incluem a possibilidade de reversão da atenuação, durante a fabricação ou replicação no hospedeiro, a possibilidade de disseminação para contatos dos indivíduos vacinados e a perda de infectividade durante o transporte ou armazenagem. Apesar dessas dificuldades, a vacinação contra infecções virais é um dos triunfos da medicina no século XX. Em oito de maio de 1980, a Organização Mundial de

Tabela 81.1
Vacinas Virais Disponíveis em 2014

Vírus	*Números de Sorotipos Cobertos pela Vacina*	*Tipos de vacinas* *Atenuada*	*Inativada*	*Subunidade*	*População-alvo*	*Comentários*
Adenovírus	2 (tipos 4 e 7)	+			Recrutas militares	Vírus selvagem em cápsulas entéricas para infectar o intestino
Caxumba	1	+			Universal na infância	Imunização parenteral; reforço recomendado aos quatro/seis anos de idade
Febre amarela	1	+			Viajantes para regiões endêmicas	Imunização parenteral
Hepatite A	1		+		Universal na infância, viajantes, agentes de saúde	Imunização parenteral com vírus vacinal completo inativado, uma dose
Hepatite B	1			+	Universal na infância	Imunização parenteral com VLP recombinante, três doses
Influenza A e B	3 (H1N1, H3N2, e tipo B)	+	+		Idosos, pacientes com doenças cardiopulmonares, outros	Imunização parenteral anual
Herpes-zoster	1	+			Indivíduos de mais de 50 anos de idade	Imunização sub-cutânea, uma dose
Papilomavírus humanos	4 (tipos 6, 1,16, 18)			+	Mulheres de 9 a 26 anos	Imunização parenteral com VLP* recombinante, três doses
Poliovírus	3	+	+		Universal na infância	Imunização parenteral com vacina inativada ou oral com vacina atenuada
Raiva	1		+		Pessoas de alto risco	Uso profilático e terapêutico
Rotavírus [a]	1 ou 5	+			Universal na infância	Vacina oral, duas ou três doses, primeira dose entre 6 e 12 semanas de vida
Rubéola	1	+			Universal na infância	Imunização parenteral
Sarampo	1	+			Universal na infância	Imunização parenteral; reforço recomendado aos quatro/seis anos de idade
Varicela	1	+			Universal na infância; idosos para diminuir herpes-zoster	Imunização parenteral
Varíola	1	+			Uso especial	Vacina intradérmica usada para erradicar a varíola
Vírus da encefalite japonesa	1		+		Viajantes para regiões endêmicas	Imunização parenteral com vírus vacinal completo inativado

* VLP - partículas semelhantes a vírus (do inglês "virus-like particles")
[a] Rotarix®, GlaxoSmithKline Biologicals, monovalente, ou RotaTeq®, Merck, pentavalente

Saúde (OMS) declarou oficialmente a erradicação da varíola, a primeira doença a ser eliminada do mundo (ver Capítulo 93). A OMS tinha planos para a erradicação da poliomielite até o ano 2002, mas, ao final de 2013, três países ainda são considerados endêmicos para poliomielite: Afeganistão, Nigéria e Paquistão e os planos mudaram para interrupção da transmissão do poliovírus selvagem até o fim de 2014 e certificação da erradicação ao fim de 2018. O progresso da erradicação da poliomielite pode ser acompanhado pelo *site:* http://www.polioeradication.org.

As vacinas de subunidades são produzidas com partes do vírus e não contêm ácido nucleico viral. A primeira vacina de subunidades a ser produzida foi a vacina contra a hepatite B, que contém os antígenos de superfície (HBsAg) do vírus, obtidos por técnicas de engenharia genética em leveduras. O antígeno produzido em leveduras é naturalmente montado em partículas semelhantes a vírus (VLP - *virus-like particles*) e é altamente imunogênico para humanos. A vacina contra papilomavírus humanos também é produzida pela expressão das proteínas L1e L2 do capsídeo viral ou apenas da proteína L1. L1 monta-se em pentâmeros e cada VLP contem 72 capsômeros pentaméricos. Se presente, uma proteína L2 encontra-se associada a cada pentâmero de L1, na superfície interna da VLP. As vacinas licenciadas contra os papilomavírus humanos são tetravalentes e contem os sorotipos 16 e 18, causa mais comum de neoplasias cervicais e 6 e 11, causas mais comuns de verrugas ano-genitais. As vantagens das vacinas de subunidades são (1) a ausência de ácido nucleico viral, evitando ocorrências patogênicas da replicação viral, e (2) a necessidade de inativação química; (3) a apresentação de epitopos conformacionais ao sistema imune da mesma forma que a partícula viral, induzindo a resposta imune de forma eficiente; (4) muitos vírus não envelopados, para os quais foram desenvolvidas as VLPs, replicam muito mal em culturas celulares, impossibilitando o uso de vírus purificado como vacina; (5) o sistema imune responde melhor a partículas multiméricas montadas do que às proteínas monoméricas e (6) a estabilidade das VLPs pode simplificar o estoque e a distribuição de vacinas. A principal desvantagem destas vacinas é o custo e a complexidade de produção das mesmas, que, com o tempo devem diminuir sensivelmente.

Outros sistemas de produção de proteínas, como o baculovírus e células eucarióticas, estão em estudo para o preparo de vacinas virais.

Outras vacinas estão sendo estudadas, como as vacinas de DNA, vacinas que utilizam peptídeos sintéticos ou anticorpos antiidiotipos como imunógeno ou vacinas a partir de vetores virais (ver Capítulo 82).

As vacinas também podem ter uso terapêutico, para modificar o curso de algumas infecções. O exemplo clássico é a vacinação pós-exposição contra raiva, que visa a gerar uma resposta imune específica antes de o vírus chegar ao sistema nervoso central, possível porque o período de incubação da doença é longo.

Quimioterapia Antiviral

Uma das mais importantes conquistas da ciência nos últimos anos foi o desenvolvimento da quimioterapia antiviral. Anteriormente, parecia não ser possível o desenvolvimento de drogas antivirais, porque os vírus são parasitas intracelulares obrigatórios e a inibição das funções virais certamente ocasionaria a morte da célula. A chave para o desenvolvimento inicial de quimioterápicos antivirais foi a identificação de enzimas codificadas pelos vírus, essenciais para a replicação viral, e que são diferentes das enzimas celulares, possibilitando a interação química seletiva de compostos com as enzimas virais, sem afetar as celulares. Para que sejam efetivas e com poucos efeitos colaterais, as drogas têm que ser mais tóxicas para o vírus do que para a célula.

Apesar de todos os progressos no desenvolvimento de drogas antivirais, ainda existem poucas doenças para as quais estas drogas estão disponíveis. Os alvos das drogas são, em geral, específicos para cada vírus, e, portanto, não existem antivirais de amplo espectro, efetivos contra uma grande variedade de vírus. Alguns vírus, como os herpesvírus e HIV estabelecem infecções latentes ou persistentes, de forma que o tratamento não cura o paciente. O tratamento também tem que começar no início da infecção para que possa ser efetivo, o que, na maioria das vezes é difícil, por causa do diagnóstico viral, que pode ser demorado.

Existem dois tipos básicos de alvos para as drogas antivirais. O mais comum é uma proteína viral que possa ser inibida pela droga. O ideal é que essa proteína seja essencial para a replicação viral, mas, ao menos, precisa ser muito importante para a replicação e patogênese em humanos. O alvo também deve ser diferente de qualquer proteína do hospedeiro, para permitir a seletividade e deve ser tal que uma molécula pequena seja capaz de inibi-lo. Isso torna as enzimas em bons alvos, pois estão em baixa concentração na célula, seu mecanismo é bem estudado e interagem com moléculas pequenas como substratos. Um segundo tipo de alvo é uma proteína viral que pode ativar uma droga para fazê-la inibir a replicação viral e que seja suficientemente diferente de seu análogo celular para permitir a seletividade. Proteínas do hospedeiro também podem servir de alvo, se sua atividade for mais importante para a replicação viral do que para sua função original. Usar como alvo proteínas do hospedeiro apresenta maior probabilidade de resultar em toxicidade do que usar as proteínas virais.

Quando um antiviral age de forma seletiva contra o vírus, o vírus certamente irá gerar mutantes resistentes a este. A frequência e a velocidade do desenvolvimento de mutantes resistentes dependem de vários fatores. O primeiro é a taxa de mutação do vírus: quanto maior, mais rapidamente a resistência pode se desenvolver. Os vírus RNA em geral têm taxas de mutação maiores que os vírus DNA. Um segundo fator é o tamanho do alvo para a mutação. Quanto mais locais existem no genoma, onde a mutação confere resistência, mais rapidamente esta se desenvolve. O terceiro fator é a magnitude da replicação viral. Quanto mais cópias do genoma são produzidas, maior é a oportunidade para o aparecimento de mutações que afetem a eficácia da droga. O quarto fator é a tamanho da população viral, mesmo antes da administração do antiviral. Quanto maior a população, maior a probabilidade de que mutantes resistentes estejam presentes. O quinto fator envolve a aptidão para a replicação do mutante resistente à droga. Quanto maior a aptidão, maior probabilidade de ocorrência de resistência ao antiviral. O mutante, além de evadir da ação do antiviral, tem que manter sua patogenicidade e sua capacidade de replicação. Todos estes fatores influenciam o modo de tratamento das infecções virais, determinado a utilização de combinações de antivirais com mecanismos diferentes para minimizar o aparecimento de mutantes resistentes a todas as drogas, como na infecção pelo HIV, ou a utilização de uma só droga, como no caso da infecção por herpes simples.

Teoricamente, qualquer estágio do ciclo de replicação viral pode ser alvo de terapia antiviral: adsorção a receptores, desnudamento, inibição da expressão gênica do vírus, transcrição de alguns genomas virais, regulação da transcrição, integração do genoma viral no genoma celular, replicação do ácido nucleico viral, maturação ou montagem, e liberação da progênie viral (Figura 81.1).

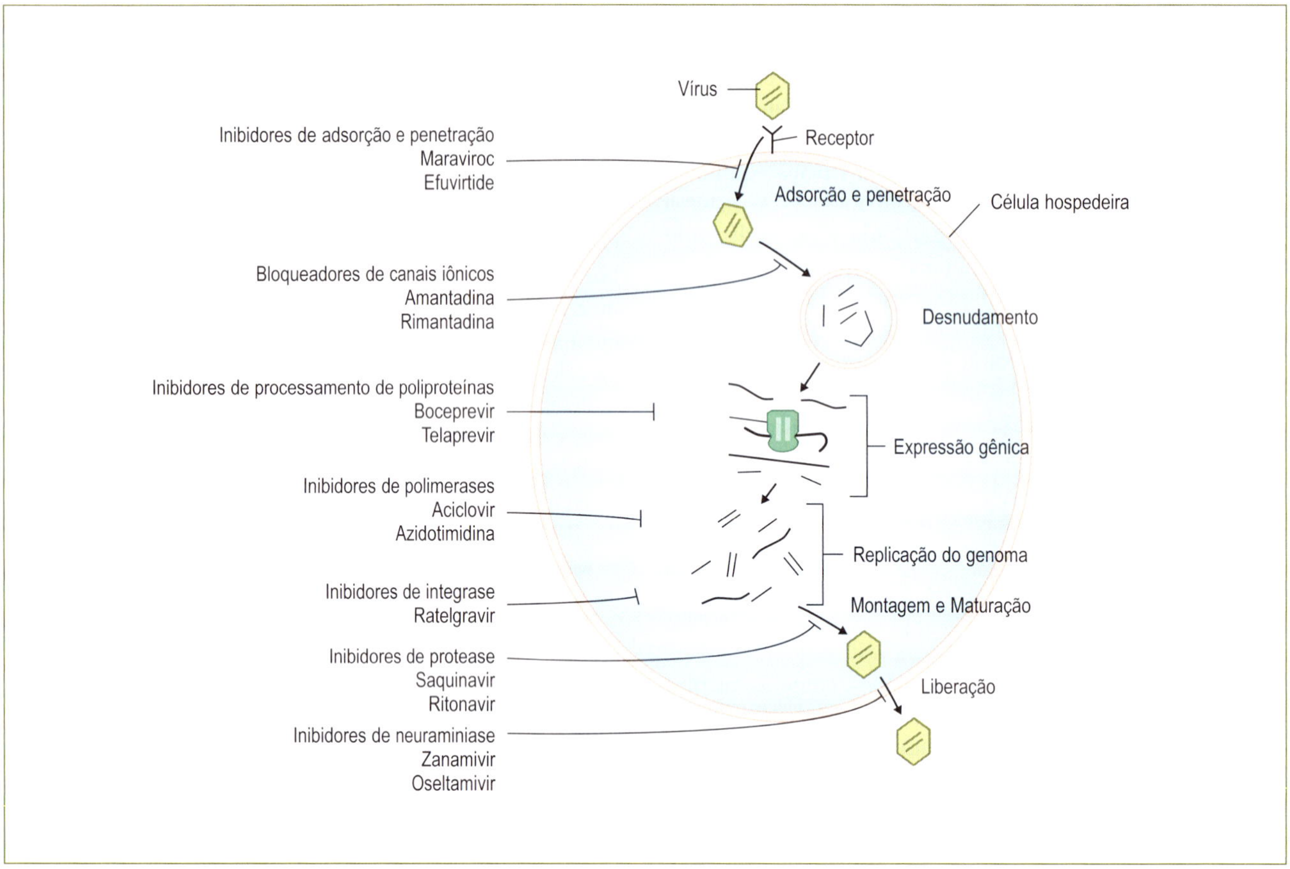

Figura 81.1 – *Ciclo genérico de replicação viral na célula hospedeira, mostrando as fases que as diferentes classes de antivirais podem bloquear, com alguns exemplos. Para alguns vírus (por exemplo, HIV), a ordem das fases difere do esquema e, para outros, existem fases adicionais.*

Antivirais que Atuam na Adsorção e Penetração

A inibição da adsorção do vírus ao receptor ou da entrada do vírus na célula previne todos os passos seguintes da replicação viral e permite que os vírus sejam removidos pelo sistema imune ou outros mecanismos. Dois mecanismos têm sido considerados para desenvolvimento desse tipo de antivirais: drogas que se ligam ao vírion e evitam sua ligação à célula, como o efuvirtide, e agentes que se ligam aos receptores ou co-receptores celulares, impedindo a ligação do vírus, como o maraviroc.

Inibidor da penetração do HIV por fusão do envelope: Efuvirtide

Este antiviral foi o primeiro aprovado para uso clínico a usar este mecanismo. É um peptídeo, semelhante a um segmento da gp41, a proteína do HIV que causa a fusão do envelope viral com a membrana celular (ver Capítulo 95). Quando o antiviral está presente, ele se liga a um dos segmentos da gp41, impedindo a fusão. Seu desenvolvimento em medicamento, por ser um peptídeo, apresenta algumas complicações, como síntese em larga escala e sua administração injetável, mas atualmente o medicamento encontra-se licenciado e em uso em pacientes infectados pelo HIV.

Inibidor do correceptor do HIV: Maraviroc

O maraviroc é um bloqueador do co-receptor CCR5 do HIV, inibindo a ligação do HIV a este co-receptor e, portanto sua penetração na célula hospedeira. O bloqueio do CCR5 não causa nenhum problema ao hospedeiro. O maraviroc foi aprovado para uso em combinação com outras drogas anti-HIV em pacientes infectados por vírus que usam o CCR5 como co-receptor. Os pacientes tem que ser testados para determinar se os vírus usam esse co-receptor ou o CXCR4. As falhas no tratamento com maraviroc são devidas, na maior parte dos casos, a uma população minoritária de vírus com tropismo para CXCR4 e não pela seleção de vírus com tropismo para CCR5 resistentes à droga.

Antivirais que Atuam no Desnudamento

Amantadina e rimantadina (Influenza A)

A amantadina é uma amina sintética (Figura 81.2) que inibe especificamente o vírus da influenza A, bloqueando o desnudamento do vírus. A droga age pela inibição do canal iônico responsável pela redução de pH, mediada pela proteína M2 do vírus da influenza. Essa diminuição do pH é essencial para o desnudamento durante o processo de endocitose, necessária para indução de modificações conformacionais nas hemaglutininas virais que permitem a fusão da membrana. A amantadina atua também nas etapas finais da replicação, nas quais a montagem viral é mediada por uma mudança no pH do complexo de Golgi. Essa mudança de pH induz alteração na hemaglutinina viral durante o transporte através do Golgi, que facilita a montagem viral. Na presença de amantadina, o pH intraluminal é diminuído e a hemaglutinina sofre a mudança conformacional prematura, diminuindo a liberação de partículas infecciosas. Quando administrada na profilaxia da doença, tanto a amantadina quanto a rimantadina têm um efeito significativo contra o vírus da influenza A, mas não contra os vírus B e C. A rimantadina é um derivado da amantadina com o mesmo espectro de atividade antiviral, menor toxicidade e que apresenta menos efeitos colaterais.

Antivirais que Atuam na Inibição da Expressão Gênica Viral

Inibidores da protease do HCV: Teleprevir e Boceprevir

A atividade da protease NS3/4A do vírus da hepatite C é essencial para a expressão correta dos produtos gênicos virais, essenciais para todos os demais passos da replicação viral. Após a entrada e desnudamento do vírus da hepatite C na célula, seu genoma atua com mRNA e produz uma poliproteína, que tem que ser processada pela protease viral e celular. A proteína viral NS3 contem um domínio N terminal com função de protease e a proteína viral NS4A forma um complexo com a NS3 e o complexo exibe a função protease aumentada. As drogas telaprevir e boceprevir são semelhantes a peptídeos e inibem esta protease (Figura 81.3). Estas drogas foram licenciadas para o tratamento da infecção pelo HCV em combinação com o interferon-α.

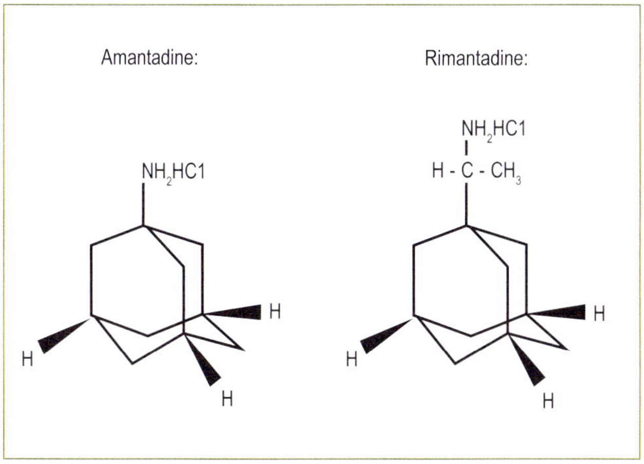

Figura 81.2 – *Estrutura da amantadina e rimantadina.*

Antivirais que Atuam na Transcrição e Replicação de Ácidos Nucleicos

Análogos de nucleosídeos

Constituem a maioria dos quimioterápicos antivirais. A atividade da maioria dos compostos é limitada ao uso em infecções por herpesvírus, HIV e pelo vírus da hepatite B. Os análogos impedem a replicação do ácido nucleico viral inibindo enzimas da via metabólica de purinas e pirimidinas, constituintes essenciais dos ácidos nucleicos ou por inibição de polimerases virais. Alguns análogos podem ser incorporados ao ácido nucleico e bloquear sua síntese ou alterar sua função. Todos os análogos de nucleosídeos devem ser ativados por fosforilação, normalmente para a forma trifosfato, para exercer seu efeito. Os análogos fosforilados inibem as polimerases por competição com os desoxinucleosídeos naturais; podem também ser incorporados às cadeias de ácido nucleico, onde terminam o elongamento da cadeia. Além de inibir as enzimas virais, os análogos podem ainda inibir enzimas celulares. Seu uso, portanto, depende de uma razão terapêutica alta, em que os benefícios da inibição viral superam a toxicidade do composto. Os análogos ideais são os que inibem especificamente enzimas codificadas pelos vírus, com inibição mínima das enzimas celulares correspondentes. É comum o aparecimento, durante terapia antiviral, de variantes resistentes às drogas. O uso de terapias combinadas, com diferentes antivirais, pode retardar a emergência de variantes resistentes.

A seguir, são relacionados os principais antivirais da classe dos análogos de nucleosídeos.

Idoxuridina

É uma pirimidina halogenada que inibe a timidina quinase viral dos herpesvírus e é incorporada ao DNA. Foi o primeiro agente antiviral a ser licenciado para uso humano, em infecções oculares pelo vírus herpes simples. Atualmente, tem sido substituído por outros compostos, como o aciclovir.

Aciclovir (Acicloguanosina)

O aciclovir (ACV) é um análogo da deoxiguanosina (Figura 81.4), que consiste de uma guanidina ligada a uma molécula acíclica semelhante ao açúcar. O ACV inibe a replicação de vários herpesvírus, apresentando-se pouco efetivo contra outros vírus DNA. A ação antiviral é baseada na sua fosforilação inicial pela timidina quinase viral, codificada pelo herpesvírus e, após mais duas fosforilações pelas quinases celulares, o composto trifosfatado causa inibição da DNA polimerase viral. O aciclovir é fosforilado pela timidina quinase do herpesvírus com eficiência 200 vezes maior que pelas quinases celulares. Quando o aciclovir é incorporado à cadeia de DNA, a síntese do mesmo é terminada (Fig. 81.5). Os herpesvírus que codificam sua própria timidina quinase, como herpes simples e herpes-zóster, são muito mais suscetíveis dos que os que não apresentam enzimas próprias, como o citomegalovírus e o vírus Epstein-Barr.

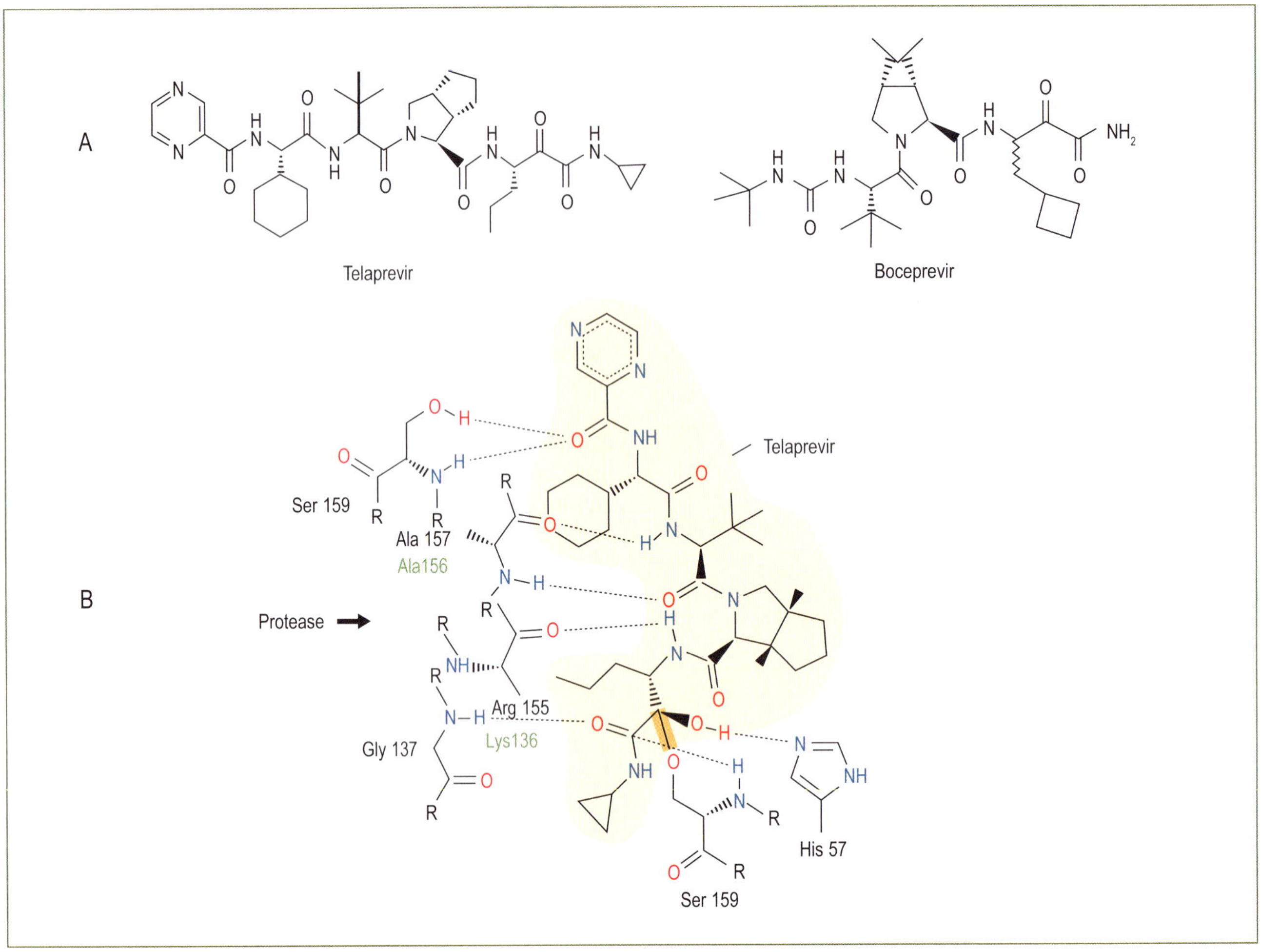

Figura 81.3 – *Inibidores da protease do vírus da hepatite C (HCV). Estrutura do telaprevir e boceprevir (A) e interação do telaprevir com a protease NS3/4ª do HCV (B).*

Clinicamente, é utilizado no tratamento das infecções ocasionadas pelos tipos 1 e 2 do vírus de herpes simples e pelo vírus do herpes zoster. Um éster do aciclovir, o valaciclovir, tem maior biodisponibilidade oral e, uma vez ingerido, é rapidamente convertido em aciclovir e é efetivo no tratamento por via oral de herpes zoster.

Ganciclovir e valganciclovir

O ganciclovir é um derivado metilguanina do aciclovir, ativo contra o citomegalovírus, inibindo a DNA polimerase viral e bloqueando a elongação durante a síntese de DNA. Tem sido bastante utilizado em pacientes transplantados com infecções graves pelo citomegalovírus. O valganciclovir é semelhante ao aciclovir e apresenta biodisponibilidade oral.

Ribavirina

É um nucleosídeo análogo à guanosina (Fig. 81.3) e é uma droga efetiva contra muitos vírus DNA e RNA. Seu mecanismo de ação ainda não é bem compreendido, mas parece ser múltiplo: inibe a inosina monofosfato desidrogenase, diminuindo a disponibilidade de guanosina trifosfato; inibe a guanililtransferase e a adição de *cap* ao RNA mensageiro (m-RNA) e impede a iniciação e elongação pela RNA polimerase viral, entre outros mecanismos. A ribavirina tem sido utilizada em conjunto com o interferon, no tratamento da hepatite C. Também é aprovada para no tratamento de infecções severas pelo vírus respiratório sincicial. .

Análogos de nucleosídeos inibidores da transcriptase reversa viral

As enzimas celulares fosforilam esses compostos, convertendo-os na forma ativa trifosfato.

Azidotimidina (AZT, Zidovudina) e outros

Análogo sintético da timidina, diferindo desta por conter um grupo azido na posição 3' do anel da desoxirribose em vez do grupo hidroxila (Fig. 81.3). A transcriptase reversa é 100 vezes mais sensível à inibição pelo AZT que a DNA polimerase celular. A droga é incorporada ao DNA no lugar da timidina (Fig. 81.5). O AZT foi a primeira droga antirretroviral aprovada para o tratamento das infecções pelo HIV, em 1987. Variantes resistentes ao AZT emergem por mutação no gene da transcriptase reversa. O AZT também é efetivo na redução da transferência do HIV da mãe para o recém-nascido.

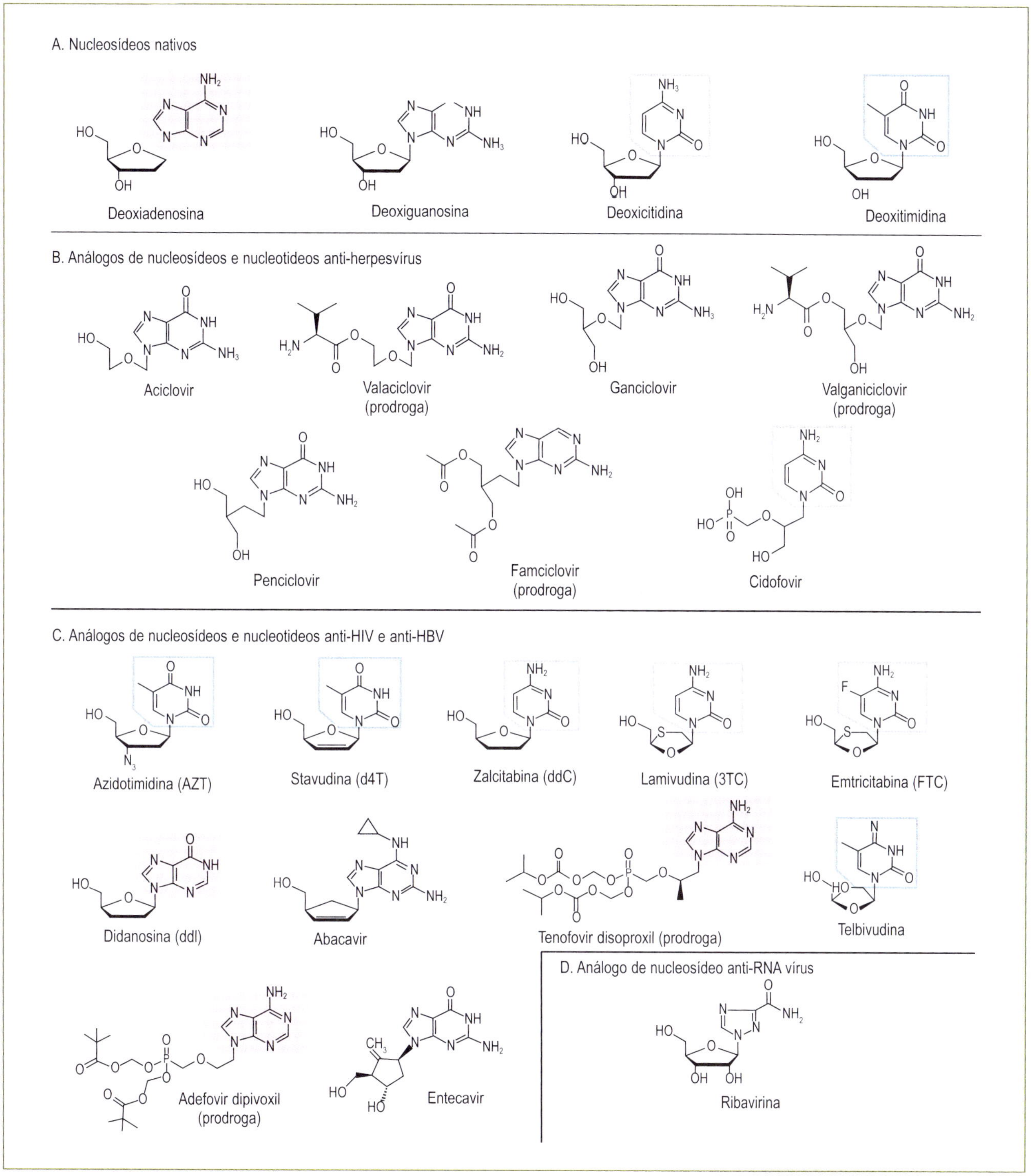

Figura 81.4 – *Nucleosídeos nativos (A); análogos de nucleosídeos e nucleotídeos anti-herpesvírus (B), anti-HIV e anti-HBV (C); ribavirina (D).*

Outros análogos de nucleotídeos com mecanismos de ação semelhante ao AZT incluem a didanosina (dideoxiinosina, ddI); zalcitabina (2', 3'-dideoxicitidina, ddC); stavudina (didehidrodeoxi-timidina, d4T), cujo uso foi aprovado em 1994, lamivudina (3'-thiacidina, 3TC), aprovada para uso em 1995, e abacavir, análogo da guanosina. (Fig. 81.4)

Na terapia anti-HIV, têm sido utilizadas combinações de drogas, ou coquetel, como são conhecidas no Brasil, para minimizar o aparecimento de cepas de vírus resistentes aos quimioterápicos. As combinações de AZT com ddI ou AZT com 3TC têm padrões antagônicos de resistência, favorecendo sua utilização, enquanto ddC e 3TC mostram resistência cruzada e sua combinação deve ser evitada.

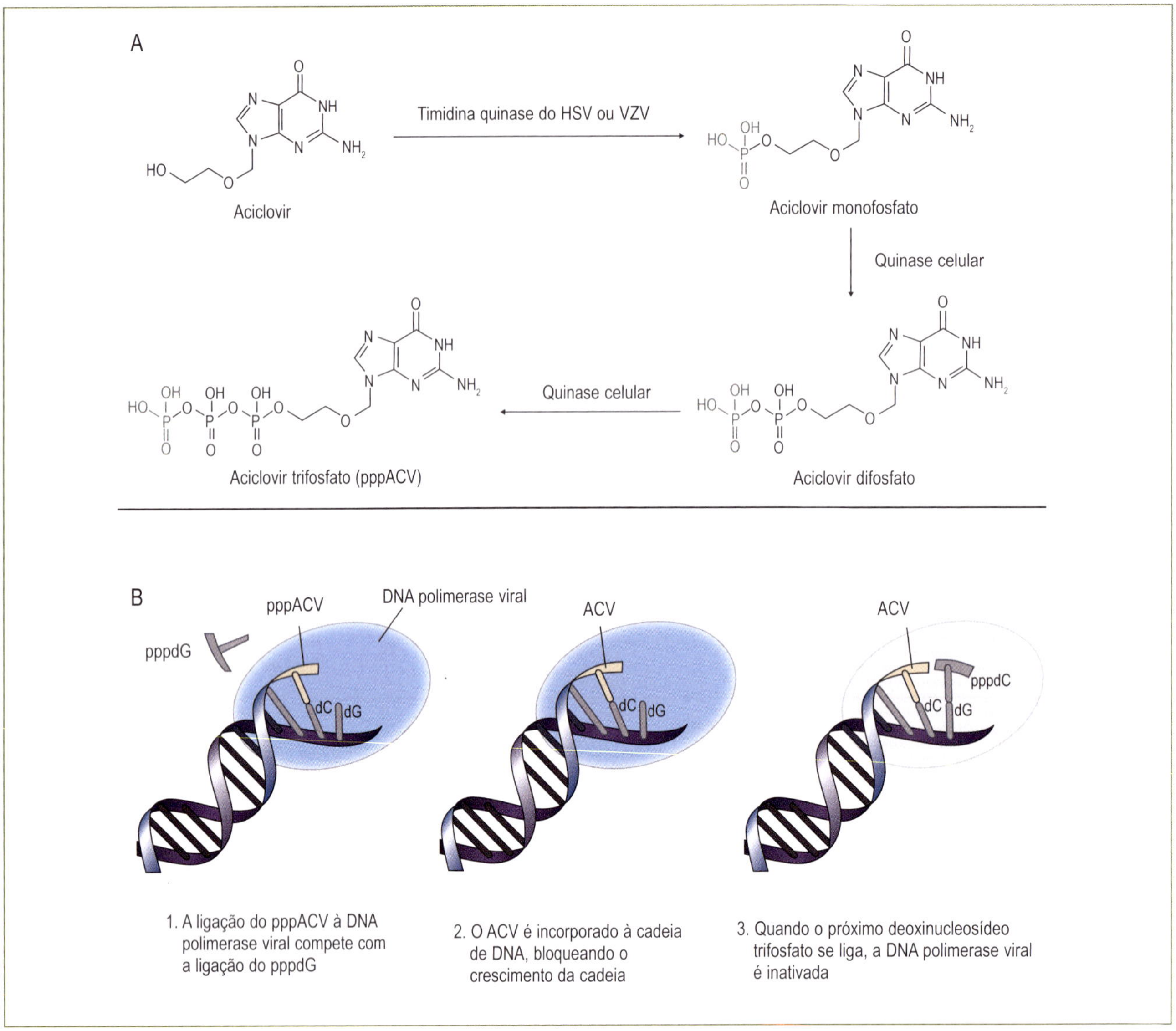

Figura 81.5 – *Mecanismo de ação do aciclovir na replicação dos herpesvírus.*

Análogos de nucleotídeos

Cidofovir

O cidofovir, análogo da deoxicitidina monofosfato, é o primeiro membro desta classe de antivirais análogos de nucleotídeos, diferindo dos análogos de nucleosídeos por conter um grupo fosfato. A habilidade de persistir nas células por longos períodos de tempo aumenta a potência desta droga. Este antiviral é ativo contra o citomegalovírus e o vírus herpes simples e foi aprovado para tratamento da retinite por citomegalovírus em 1996.

Outros antivirais contendo um grupo fosfato são análogos da deoxiadenosina monofosfato, tenofovir e adefovir, utilizados respectivamente contra o HIV e vírus da hepatite B. Ambos inibem a polimerase viral e também são terminadores de cadeia.

Por causa da semelhança da DNA polimerase do vírus da hepatite B com a transcriptase reversa (TR) do HIV, inibidores da TR do HIV também inibem replicação do HBV. Cinco análogos de nucleosídeos e de nucleotídeos, lamivudina, e tenofovir, também utilizados no tratamento da infecção pelo HIV e adefovir, telbivudine e entecavir (Fig. XX) são licenciados para tratamento da hepatite B.

Inibidores não nucleosídicos da transcriptase reversa viral

A subunidade p66 da transcriptase reversa do HIV tem uma região hidrofóbica, que é o sítio de ligação para esta família de compostos com atividade contra a transcriptase reversa (TR) do HIV. Esses compostos não precisam ser metabolizados dentro da célula para exibir a atividade antiviral e não competem com os substratos da TR; portanto, não apresentam risco de efeitos colaterais causados pela interferência com o metabolismo de nucleotídeos e com a biossíntese de ácidos nucleicos, inativando a TR diretamente. A nevirapina (Figura 81.6) foi a primeira droga desta categoria a ser aprovada para uso clínico, em 1996. Existem ainda mais quatro inibidores de RT não análogos de nucleosídeos, aprovados para uso: delavirdina, etravirina, rilpivirina e efavirenz, (Figura 81.6). O uso destes compostos na forma de monoterapia é limitado pelo rápido aparecimento de resistência, e seu uso só é recomendado em conjunto com outros antirretrovirais.

O foscarnet é um análogo do pirofosfato que é um produto da polimerização dos ácidos nucleicos. É um inibidor direto da DNA polimerase do citomegalovírus, não necessitando de ativação por enzimas virais ou celulares.

Antivirais que Atuam na Integração do Ácido Nucleico no Genoma do Hospedeiro

Inibidores da integrase do HIV: Ratelgravir, Elvitegravir e Dolutegravir

Um estágio crucial na replicação do HIV e de outros retrovírus é a integração do dsDNA, produzido na célula pela transcriptase reversa, no genoma do hospedeiro. A enzima viral integrase, que executa esta integração, pode ser inibida por uma droga chamada raltegravir, licenciada em 2007, nos Estados Unidos. Mais duas drogas, elvitegravir e dolutegravir, também inibidores da integrase dos retrovírus, foram aprovadas em 2012, para uso em combinação com outros medicamentos anti-HIV.

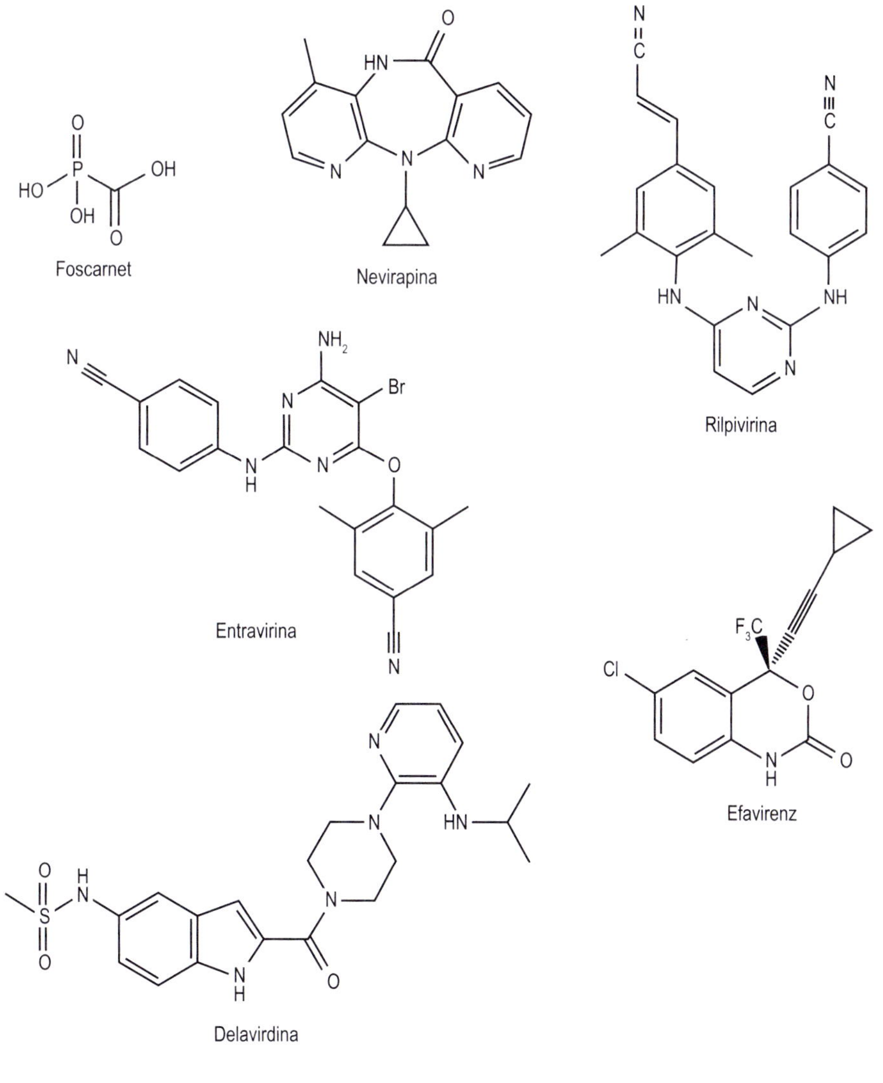

Figura 81.6 – *Inibidores não nucleosídicos da transcriptase reversa do HIV.*

Antivirais que Atuam na Maturação e Liberação

A maturação e liberação virais, que levam à formação de vírus infecciosos, são alvos adequados para a pesquisa de antivirais, pois são eventos únicos na biologia dos vírus. Para alguns vírus, incluindo o HIV, a montagem de proteínas virais e ácido nucleico em partículas virais não é suficiente para produzir uma partícula infecciosa. Para estes vírus, uma fase de maturação, que ocorre após a montagem dos vírus é necessária e essa maturação depende da protease viral. Alguns vírus, como os vírus influenza, dependem ainda, para sua liberação, de enzimas virais que atuam na liberação final da partícula viral da célula.

Inibidores de protease

A primeira droga da classe dos inibidores de proteases (Figura 81.7) licenciada para uso humano, o saquinavir, é

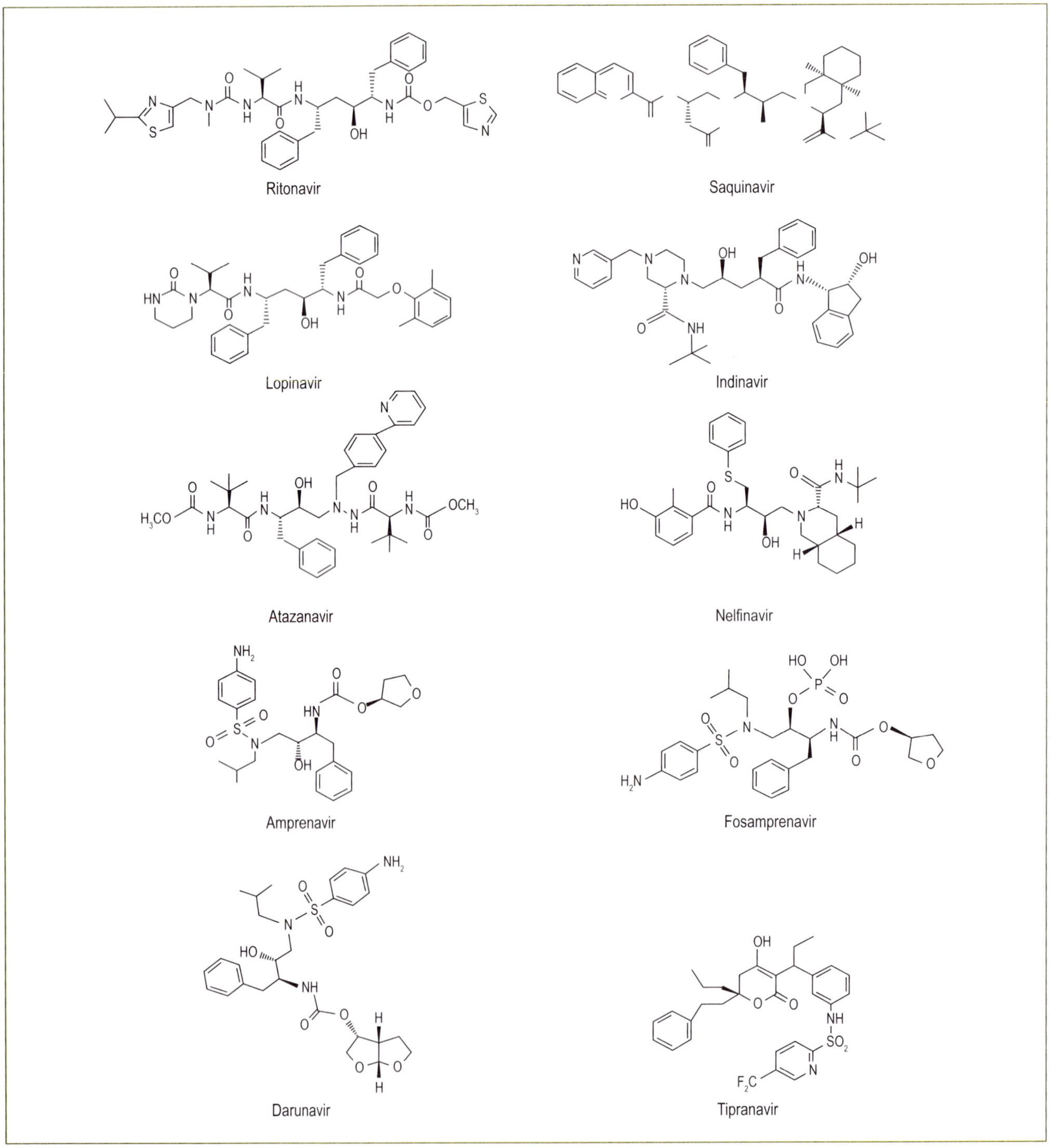

Figura 81.7 – *Inibidores da protease do HIV.*

uma molécula que foi desenhada por modelagem em computador para encaixar no sítio ativo da protease do HIV. A síntese desses compostos é um processo complicado, fazendo o custo da droga ser alto. O saquinavir inibe a enzima protease, necessária para o estágio final de replicação do HIV, na clivagem de proteínas virais estruturais que forma o *core* maduro do vírus. A inibição da protease torna a partícula viral não infecciosa. Os inibidores de proteases também só podem ser utilizados em combinação com outras drogas antivirais, pois o aparecimento de resistência após monoterapia é frequente. Encontram-se atualmente licenciados, além do saquinavir, os inibidores de protease amprenavir, atazanavir, darunavir, fosamprenavir, indinavir, lopinavir, nelfinavir, ritonavir e tipranavir.

Inibidores da neuraminidase dos vírus influenza: Zanamivir e Oseltamivir

O vírus da influenza liga-se à célula hospedeira através da interação entre a hemaglutinina viral e o ácido siálico (ver Capítulo 88). Ao sair da célula por brotamento, a hemaglutinina dos vírions recém-formados ligam-se novamente ao ácido siálico das glicoproteínas celulares e prendem o vírus à célula, impedindo o início de um novo ciclo replicativo. Para solucionar este problema, o vírus da influenza codifica uma neuraminidase, que cliva o ácido siálico das glicoproteínas da membrana celular.

O zanamivir é um análogo do ácido siálico, que é um inibidor potente da neuraminidase dos vírus influenza A e B, ligando-se ao sítio ativo da enzima. O zanamivir pode ser administrado por via endovenosa ou por aerossóis. O oseltamivir é uma pró-droga que tem biodisponibilidade oral. O zanamivir e o oseltamivir ligam-se a regiões diferentes do sítio ativo da neuraminidase e, portanto, o sítio ativo com baixa afinidade para uma droga pode ainda ser sensível à outra. Esses inibidores de neuraminidase podem ser utilizados efetivamente no tratamento da influenza, principalmente da doença grave, e é o tratamento mais efetivo, se iniciado até o segundo dia da doença (Figura 81.8).

Terapias Antivirais Cujos Alvos São Processos Imunes

Interferon

Interferons (IFN) são proteínas da família das citocinas, codificadas pelo hospedeiro, que inibem a replicação viral. Os interferons são produzidos por animais ou culturas celulares em resposta à infecção viral ou a outros indutores. São a primeira linha de defesa do organismo contra a infecção viral e foram as primeiras citocinas a serem reconhecidas. Existem espécies múltiplas de interferon, que pertencem a três grupos, denominados IFN-α, IFN-β e IFN-γ. Os mecanismos de ação dos interferons são apresentados no Capítulo 76.

O IFN-α recombinante tem sido utilizado no tratamento da infecção pelos vírus das hepatites B e C e no tratamento do sarcoma de Kaposi, causado pelo herpesvírus humano tipo 8. Recentemente, foi demonstrado que a ligação de uma cadeia de polietilenoglicol ao interferon α2A resulta em uma droga com maior meia-vida. Esse interferon "peguilado"

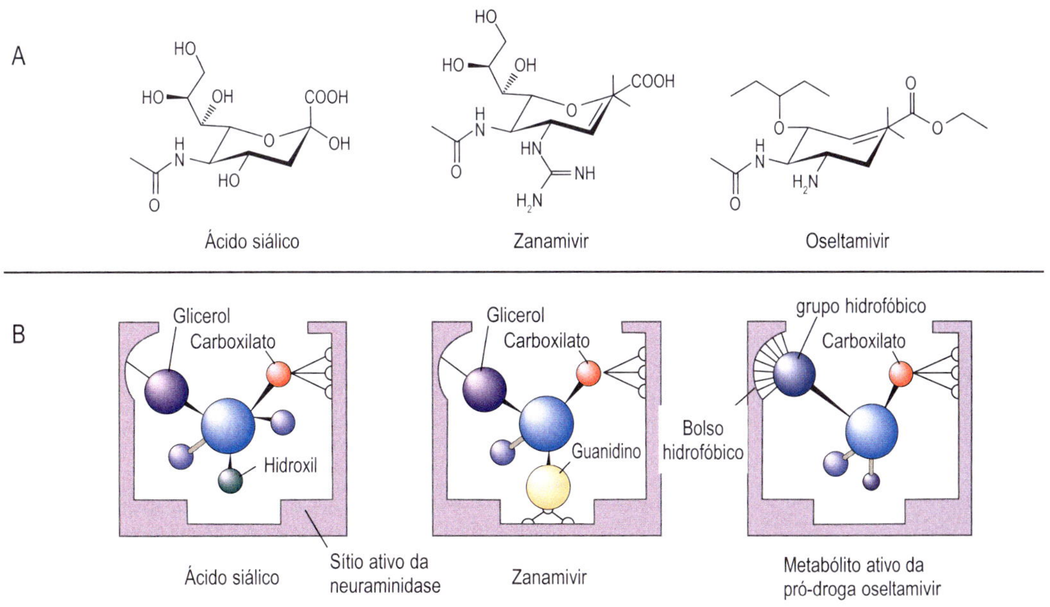

Figura 81.8 – *Inibidores da neuraminidase do vírus influenza (A) e diagrama do sítio ativo da neuraminidase do vírus influenza, mostrando a ligação do ácido siálico, do zanamivir e do metabólito do oseltamivir.*

requer uma única dose semanal, diferente do interferon "não-peguilado" que requer várias doses semanais. A terapia combinada de interferon com ribavirina tem mostrado benefícios no tratamento da hepatite C. Os interferons, mesmo recombinantes, apresentam efeitos colaterais tóxicos, como sintomas gastrointestinais e nervosos e depressão da medula óssea.

Imiquimod

É uma droga aprovada para o tratamento de doenças causadas pelos papilomavírus humanos, como o condiloma acuminata, que interage com alguns receptores Toll-like e aumenta a imunidade inata, incluindo a secreção de interferons.

Bibliografia

1. Brooks GF, Carroll KC, Butel JS, Morse SA, Mietzner TA. Jawetz Melnick & Adelberg's Medical Microbiology. 26ª ed. New York: McGraw Hill ; 2013.
2. Flint SJ, Enquist LW, Racaniello VR, Skalka AM. Principles of virology. 3ª ed. Washington: ASM Press; 2009.
3. Knipe DM, Howley PM, Cohen JI, Griffin DE, Lamb RA, Martin MA et al. Fields Virology. 6th ed. Philadelphia: Lippincott Williams & Wilkins; 2013.

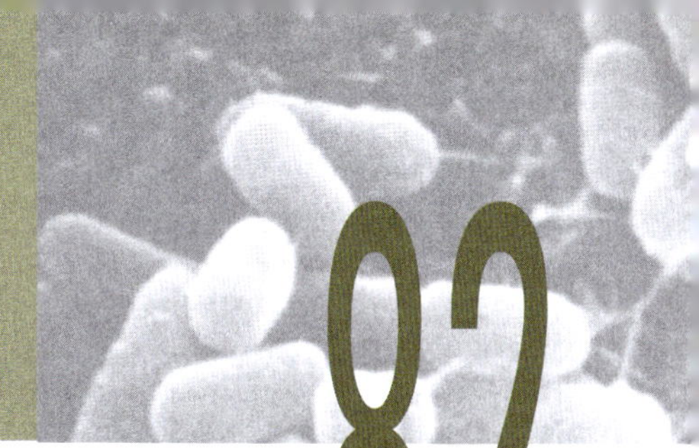

82

Veridiana Munford

Terapia Gênica Utilizando Vetores Virais

Os principais objetivos da terapia gênica são a introdução de um gene funcional em uma célula-alvo para restaurar a produção de uma proteína que está ausente ou deficiente devido a uma doença genética e o tratamento de câncer, com introdução de fatores supressores de tumores, genes ativadores de pro drogas, genes imunoestimuladores, entre outros, ou introdução de vírus que só se replicam e lisam células tumorais. Embora o princípio da terapia genética seja muito simples, os sucessos deste processo dependem do desenvolvimento dos vetores de transferência destes genes.

Ao longo dos anos, uma série de veículos de transferência de genes tem sido desenvolvida. De maneira geral, estes mecanismos podem ser divididos em três grandes grupos: sistemas de liberação biológicos, como os vetores virais; sistemas de liberação bioquímicos, como DNA nu e RNA de interferência e sistemas não biológicos, tais como sistemas químicos, por exemplo, lipossomos, lipoplexos (complexos de lipídios catiônicos) e poliplexos (complexos de polímeros catiônicos) e sistemas físicos, como microinjeção, eletroporação e bombardeamento gênico.

Sistemas de entrega bioquímicos e não biológicos exibem baixa toxicidade, mas a transferência de genes apresenta-se transiente ou pouco eficaz.

Por outro lado, os vírus podem ser considerados maquinas biológicas altamente evoluídas para executar a tarefa de entregar material genético dentro de uma célula hospedeira e alterar o funcionamento da maquinaria celular garantindo a replicação de seu material genético. Sendo assim, foram considerados como vetores altamente promissores para a terapia genética. A principal esperança era aproveitar as via de infecção viral, eliminando a expressão de genes virais que levasse a efeitos deletérios para a célula hospedeira. Desta forma, a capacidade natural que os vírus possuem para transportar, entregar e expressar seu material genético nas células hospedeiras poderia ser explorada.

Entretanto, com acontece muitas vezes na ciência, esta tarefa é bem mais complicada na prática do que na teoria. A história da terapia gênica baseada em vetores virais mostrou-se cheia de expectativas e decepções e, para que possa ter mais sucesso no futuro, é preciso uma profunda compreensão da biologia dos vetores. Ao longo dos últimos anos, os esforços têm sido concentrados no entendimento da base molecular dos vírus usados como vetores e como estes interagem com o hospedeiro.

De forma genérica, o primeiro passo a ser considerado na criação de um vetor viral é identificar as sequências gênicas necessárias para a montagem da partícula viral. Estas sequencias serão expressas pela célula empacotadora (do inglês *packaging cells*), que são linhagens celulares nas quais os vetores virais são produzidos, antes de serem utilizados para a transduzir a célula alvo. Em seguida devemos excluir do genoma viral todos os genes que não são necessários a estes processos, tais como genes relacionados à patogenicidade e imunogenicidade do vírus. Estas sequencias são substituídas pelo transgene (gene terapêutico), ladeado pelas sequencias regulatória de transcrição viral. A transferência destas sequencias de DNA para o interior das células empacotadoras pode ser realizado através do uso de métodos químicos ou físicos de transfecção, como é apresentado na Figura 82.1.

Na Figura 82.2 são apresentadas as estratégias gerais adotadas para a realização de um protocolo de terapia gênica. A transferência do gene terapêutico para o paciente pode ser realizada através da injeção direta do vetor no paciente, ou *ex vivo* processo no qual células são extraída do pacientes, transduzidas *in vitro* e reimplantadas no paciente.

Atualmente vários vetores virais foram desenvolvidos, sendo os principais baseados em retrovírus, adenovírus, vírus adeno-associado, e herpesvírus.

Os vetores virais atualmente disponíveis para terapia gênica são baseados em vírus de diferentes famílias e podem ser divididos em vetores capazes de se integrar e aqueles que não se integram ao genoma da célula hospedeira. Vetores baseados em retrovírus, inclusive lentivírus, e em vírus adeno-associados têm a capacidade de integrar o genoma viral ao DNA cromossômico da célula hospedeira,

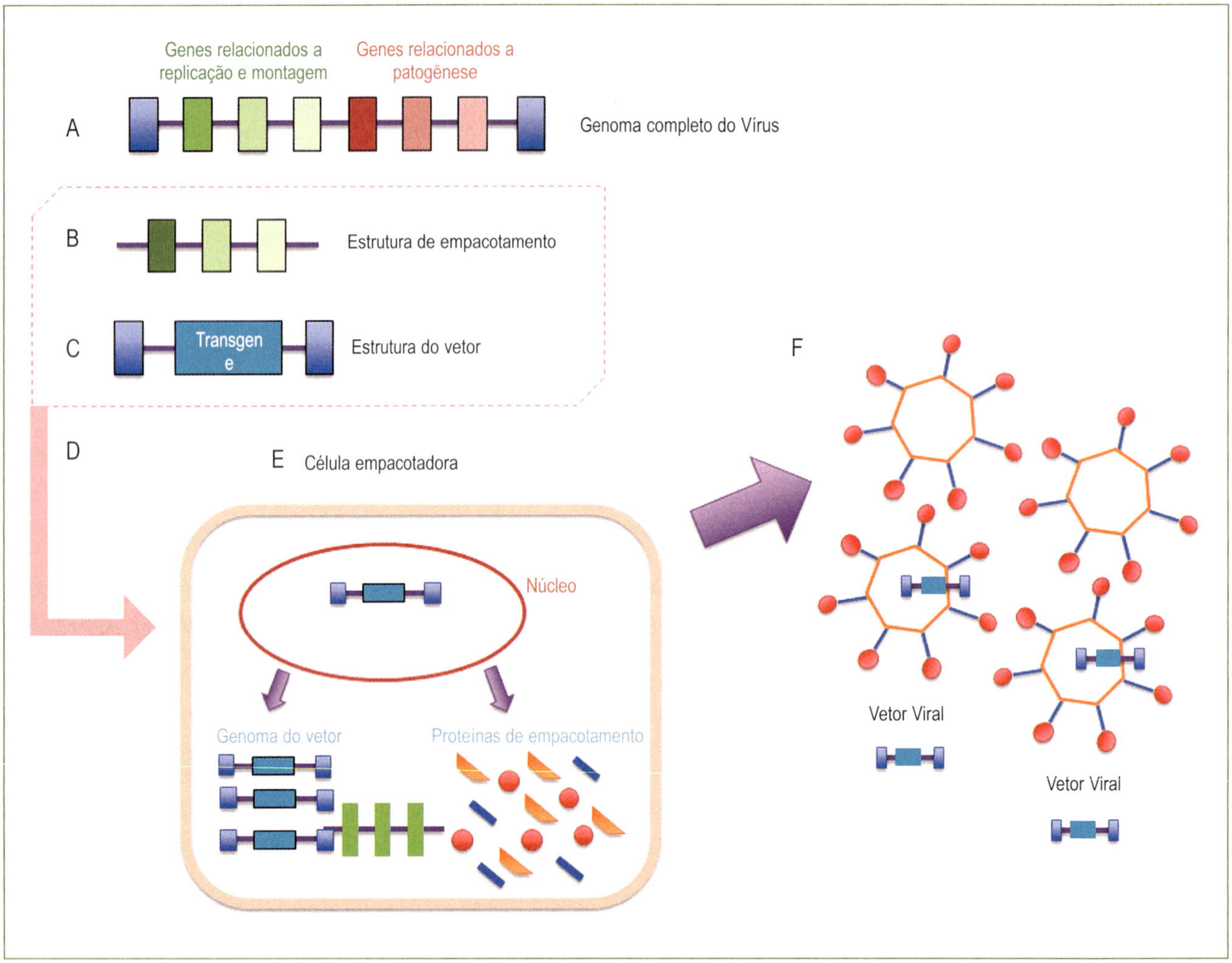

Figura 82.1 – *Representação esquemática da estratégia geral de construção de vetores virais para terapia gênica: (A) Estrutura completa do genoma de um vírus selvagem. A porção patogênica é retirada e o restante do genoma separado; (B) Estrutura de empacotamento, contendo as sequências que codificam as proteínas virais necessárias para a replicação e montagem do vetor; (C) estrutura do vetor contendo o transgene e as sequências reguladoras da transcrição viral (em azul); (D) As estruturas de empacotamento e do vetor são transfectados na célula hospedeira empacotadora; (E) Dentro da célula empacotadora são produzidas as partículas virais recombinantes; (F) Vetor viral montado. As partículas virais que contém o transgene são capazes de transduzir as células alvo, mas não se replicam.*

que irá eventualmente expressá-lo ao longo da vida. Vetores baseados em adenovírus (Ad) e herpesvírus simplex tipo 1 (HSV-1) não se integram ao genoma celular e nestes casos, o transgene permanece episomal e é expresso de forma transitória na célula alvo.

Vetores retrovirais

Os retrovírus são vírus envelopados, membros da família *Retroviridae* e apresentam três genes principais: *gag*, *pol* e *env*. O gene *gag* codifica as proteínas estruturais do virion, que formam a matriz, o capsídeo e o complexo de nucleoproteína. *Pol* codifica as enzimas responsáveis pela replicação do vírus: a transcriptase reversa e a integrase. *Env* codifica as glicoproteínas virais que compõe o envelope viral. Alguns retrovírus, como os lentivírus possuem um conjunto de genes adicionais, acessórios de transcrição, sendo considerados mais complexos. (ver capítulo 95)

Vetores retrovirais baseados no vírus da leucemia murina

Os primeiros vetores baseados em retrovírus a serem utilizados baseavam-se no retrovírus da leucemia murina – *Murine leukemia virus* (MuLV), membro do gênero Gammaretrovirus e seu estudo apresenta grande importância no desenvolvimento técnico e conceitual de vetores virais. Décadas atrás, o primeiro estudo clinico de terapia gênica utilizou um vetor baseado no retrovírus MuLV para expressar a cadeia Ɣ do receptor de citocina, para a terapia de duas crianças que sofriam de uma imunodeficiência combinada severa ligada ao cromossomo X (*X-SCID – X- linked severe combined immunodeficiency*). Os resultados deste primeiro tratamento mostraram-se extremamente promissores. Entretanto, em protocolos posteriores, alguns pacientes desenvolveram linfoma de células T, resultado da inserção do gene terapêutico em um local que ativou um oncogene.

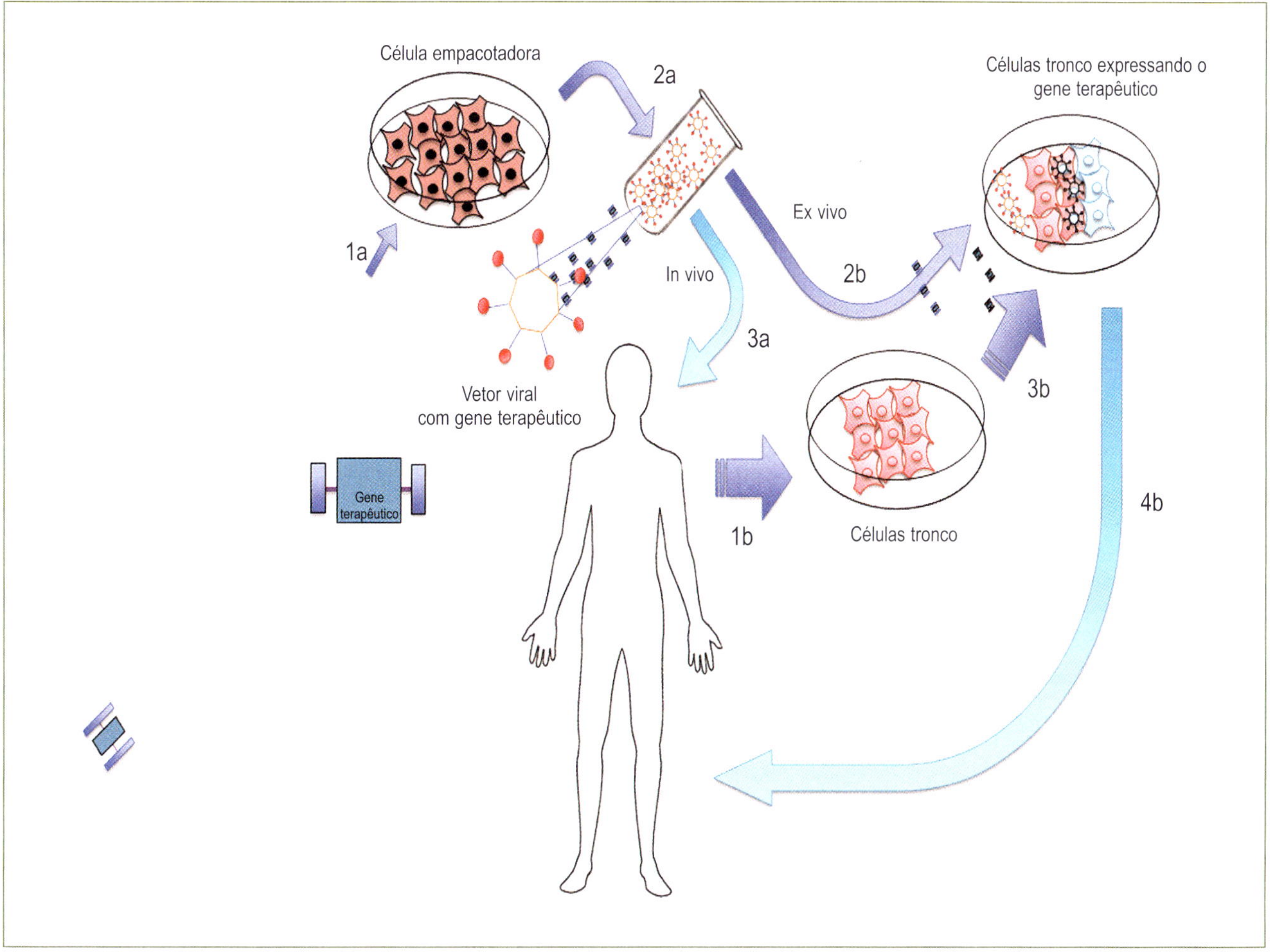

Figura 82.2 – *Estratégia de terapia gênica in vivo e ex vivo: (1A) A produção do vetor viral ocorre nas células empacotadora; (2A) Estes vetores são purificados e concentrados para a eliminação de restos celulares e outros contaminantes; A transferência do gene terapêutico para o paciente pode ser realizada de duas maneiras: (3a) através da injeção direta do vetor no paciente (in vivo). Outra estratégia é: (1B) a retirada de células do paciente, (2B e 3B) que são transduzidas in vitro e posteriormente (4B) transferidas ao paciente.*

Os retrovírus semelhantes ou MuLV são capazes de infectar somente células em divisão, pois sua entrada no núcleo da célula depende de um processo pré-mitótico, enquanto outros retrovírus, como os lentivírus são capazes de entrar no núcleo celular através de um processo independente da mitose. Esta característica é extremamente limitante para o uso destes retrovírus como vetores de terapia gênica.

Para a construção dos vetores baseados em retrovírus os três genes virais essenciais à replicação: gag, env e pol, são substituídos pelo transgene. Já as regiões LTRs (do inglês - *long terminal repeats)* do vírus, importantes para a inserção do transgene no genoma da célula hospedeira, são mantidas, bem como a sequência empacotadora psi (Ψ), essencial para que o RNA mensageiro (mRNA), que expressa o transgene, seja incorporado durante a montagem da partícula viral.

Durante a produção dos vetores, os genes removidos (gag, env e pol) passam a ser expressos pelas células empacotadoras, ou são co-transfectados com o gene terapêutico. Após a expressão do transgene flanqueado pelas LTRs e pela sequência psi original, estes são empacotados nas partículas virais produzidas no interior das células empacotadoras. Com isso, são produzidas partículas virais não replicativas que contém em seu interior o transgene. Estas partículas possuem ainda as enzimas transcriptase reversa e integrase que possibilitam a integração do transgene à célula alvo. O esquema geral de construção destes vetores é apresentado na Figura 82.3.

Uma das preocupações na utilização de vetores retrovirais é a possibilidade de recombinação do vetor com outro retrovírus endógeno. Isto levou ao desenvolvimento de vetores auto-inativantes (SIN, do inglês: *self-inactivating*). Nestes vetores, as regiões promotoras virais localizadas na extremidade 3' LTR são eliminadas, evitando assim a transcrição da LTR. Além disso, a expressão do transgene nestes vetores é mediada por um promotor interno, o que melhora a regulação e expressão do gene, já que quando o promotor é ativado, há uma maior expressão do gene regulado por este promotor. Este sistema de regulação é usado na construção de outros vetores virais, tendo representado um importante

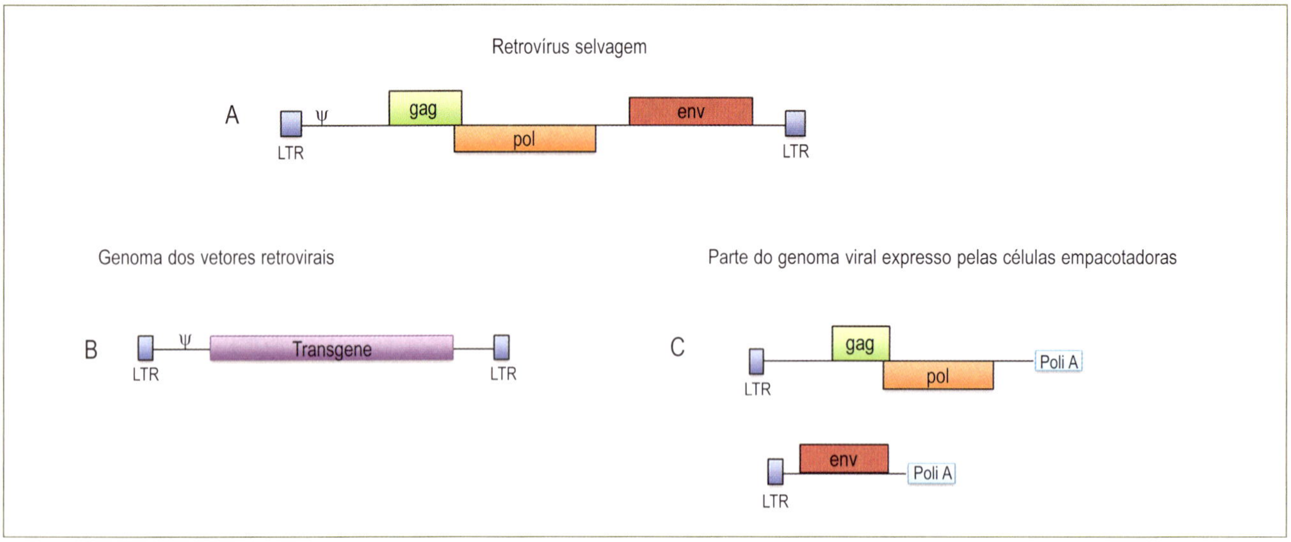

Figura 82.3 – *Representação esquemática do genoma de um retrovírus selvagem, estrutura do vetor retroviral e dos genes virais expressos pelas células empacotadoras. (A) Representação esquemática do MuLV selvagem. (B) Primeira geração de vetores retrovirais baseados no MLV: o transgene substitui a maior parte das sequências virais. Além disso, contém as LTRs e o sinal de empacotamento psi (Ψ). (C) Genes complementares expressos na célula empacotadora contêm mutações por supressão do sinal de empacotamento (Ψ), as LTRs 3' foram substituídas por um sinal de poliadenilação de eucariontes (poli A).*

avanço tecnológico e de segurança biológica para a terapia gênica em geral.

As primeiras linhagens celulares de empacotamento expressavam *gag, pol e env* a partir de um DNA proviral deficiente no sinal de empacotamento (Ψ), que era expresso associado ao transgene. Contudo, devido à homologia entre as sequências do vetor e a construção de empacotamento, pode ocorrer o reaparecimento de partículas replicativas resultado de recombinações homólogas. Para prevenir esta recombinação homóloga, as células de empacotamento foram aprimoradas para expressar *gag / pol e env* em construções separadas em dois plasmídeos (Figura 82.3 C).

Além disso, uma grande variedade de linhagens celulares de empacotamento e vetores com maior eficiência de transdução estão sendo utilizados. A manipulação genética das *LTRs* permitiu sua substituição por *LTRs* mais eficientes como as do CMV, o que confere a estes vetores a produção de um título de partículas mais elevado.

Entretanto, duas características importantes destes vetores baseados no vírus MuLV representam a principal barreira para sua ampla utilização: Em primeiro lugar, o local exato onde irá ocorrer a integração do transgene não pode ser controlado, o que pode levar a problemas de super expressão, não só do próprio transgene, como de outros genes próximos à região de inserção, podendo acarretar na indução de oncogenes. Outro fator limitante é o fato destes vetores serem incapazes de infectar células que não estejam em divisão, pois o processo de infecção deste grupo de retrovírus é dependente de mitose. Isto significa que células de órgãos como cérebro, olhos, pulmões e pâncreas não são passíveis de entrega direta do gene *in vivo*. Mesmo quando é feito o transplante de células previamente transduzidas *in vitro*, a transcrição do transgene no hospedeiro muitas vezes cessa por completo.

Estas sérias limitações dos retrovírus semelhantes ao MuLV têm levado à procura de outros vetores, capazes de infectar células que não estejam em divisão, bem como de integrar-se a um local específico do genoma do hospedeiro. Ainda assim, vetores retrovirais continuam a ser amplamente utilizados para a introdução de genes em células em divisão, tais como células tumorais e células hematopoiéticas.

Vetores retrovirais baseados lentivírus

Os lentivírus são membros da família *Retroviridae* e, além dos genes *gag*, *pol* e *env*, apresentam genes reguladores adicionais, que os diferenciam de outros retrovírus como MuLV e que desempenham um papel importante na replicação e persistência da infecção (Figura 82-4 A). Entre eles, podem ser citados: v*if*, que dá origem a uma proteína associada à infectividade e controle de replicação; *vpr*, relacionada ao transporte do DNA pró-viral para o núcleo da célula infectada; *nef* e *vpu*, associadas à regulação da expressão de CD4 pela células infectadas e liberação de novas partículas virais, e *tat* e *rev*, envolvidas com a regulação da expressão gênica.

Os lentivírus são capazes de transduzir células que não estão em divisão e células diferenciadas de mamíferos, incluindo linfócitos, macrófagos e neurônios. Esta capacidade resolve um dos problemas apontados no uso de outros retrovírus, tornando os lentivírus uma ferramenta muito atraente para a entrega do transgene na terapia gênica.

O desenvolvimento de vetores lentivirais tem se baseado principalmente no vírus da imunodeficiência humana tipo 1 (HIV-1). Uma das principais razões para isso é o fato deste vírus estar sendo extensivamente estudado. No entanto, outros lentivírus também têm sido usados como base para a construção de vetores, por exemplo, o HIV-2, o vírus da imunodeficiência felina (FIV), o vírus da anemia infecciosa equina e o vírus da imunodeficiência símia (SIV), entre outros.

Assim como para os vetores retrovirais descritos anteriormente, nos vetores lentivirais a sequência *psi* empacotadora e as sequencias contidas nas *LTRs* virais, que correspondem as sequencias de transcrição, integração e poliadenilação, bem como a necessária para a embalagem do DNA permanecem na construção do vetor, ladeando o transgene. As demais sequencias necessárias à montagem das partículas virais são expressas pelas células empacotadoras. O esquema da construção dos vetores lentivirais é apresentado na Figura 82.4.

O primeiro problema enfrentado para utilização do HIV como vetor foi sua dependência de CD4, proteína que atua como receptor nas células T e é necessária para a replicação por HIV. Este fato limitaria o uso destes vetores aos linfócitos T $CD4^+$. Para resolver esta limitação, a primeira geração de vetores baseados no HIV teve a proteína *env* viral substituída pela proteína G do vírus da estomatite vesicular, o que eliminou a dependência de CD4. Assim, estes vetores mostram um maior tropismo por células que não expressam a proteína CD4, incluindo neurônios, hepatócitos, fibras musculares e células da retina.

Embora a primeira geração de vetores lentivirais tenha cumprido muitos dos critérios que se espera para um vetor ideal, estes vetores eram vistos com certa desconfiança, principalmente devido à possibilidade de recombinação e à produção de partículas de HIV infecciosas. Os sistemas mais recentes de vetores lentivirais mantêm menos de 25% do genoma viral nas células empacotadoras e menos de 5% do genoma viral no vetor propriamente dito.

A escolha das proteínas virais de maior ou menor importância e que devem ser mantidas ou deletadas depende do papel desta proteína durante o processo de infecção viral e se este papel é ou não fundamental para o vetor. Por exemplo, sabe-se que as proteínas *gag* e *vpr* tem atividade cariofilica, o que ajuda a infecção de células que não estão em divisão, como é o caso de neurônios.

Outro exemplo são as sequências codificadoras de polipurina (PPTc 3' e o PPTc 5') que aumentam a importação nuclear de vetores derivados do HIV. Apesar da inclusão de um elemento PPTc não ser necessária à infecção de alguns tipos de tecido, isto melhora significativamente, em torno de duas a três vezes, a eficiência de transdução *in vivo*.

Para o desenvolvimento de vetores *SIN*, a partir de vetores lentivirais, foram adotados os mesmos princípios usados para gerar vetores MuLV-SIN, explicados anteriormente. O uso de vetores lentivirais SIN reduz ainda mais a chance de recombinação e diminui a chance de gerar vírus HIV capazes de se replicar. Sua eficiência já foi demonstrada em modelos animais.

Em comparação com outros vetores, como os vetores baseados em vírus adeno-associados (AAV), os vetores lentivirais têm a desvantagem de não possibilitarem a integração do transgene em um sítio específico do genoma. Além disso, a duração da expressão do transgene introduzidos por estes vetores ainda não é bem definida.

Com relação às linhagens celulares empacotadoras específicas para o uso com vetores lentivirais, foram desenvolvidas linhagens celulares estáveis que expressam as proteínas estruturais mínimas necessárias à montagem e ao empacotamento do vetor. Além disso, visando a redução da probabilidade de formação de partículas infecciosas por recombinação, as proteínas da matriz (MA) e a integrase (IN) são fornecidas pelas células empacotadoras.

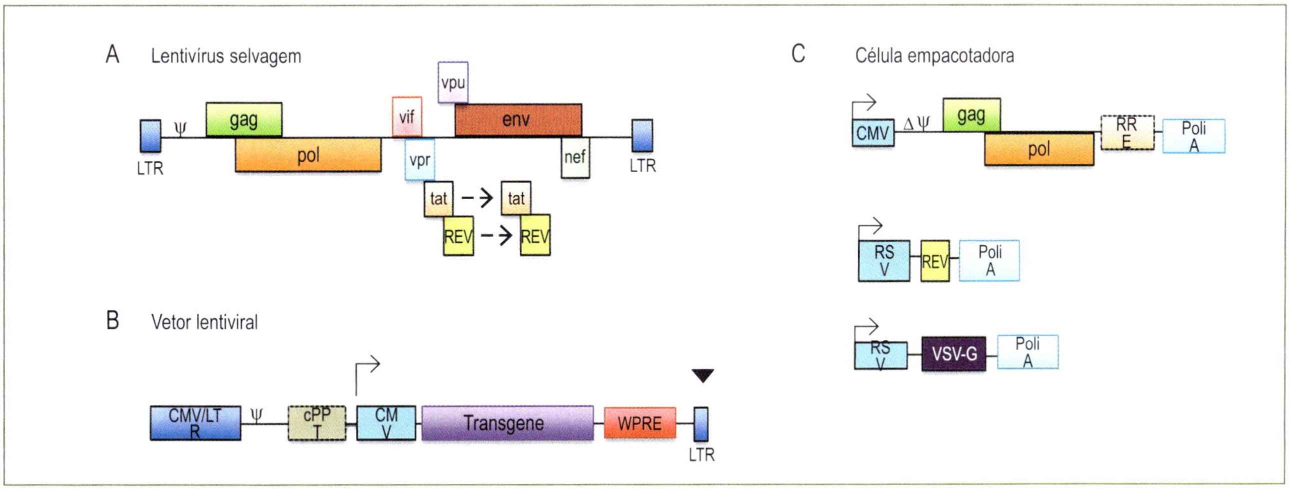

Figura 82.4 – *Representação esquemática do genoma de um lentivírus selvagem, estrutura do vetor lentiviral e das células empacotadora. (A) Representação esquemática do genoma do vírus HIV selvagem. (B) Geração mais recente de construções de vetores autoinativantes SIN-lentivirais. Esta geração incorporou à construção do vetor uma sequencia central de polipurina (cPPT) para aumentar a translocação nuclear do vetor na célula alvo. (C) Terceira geração de células empacotadoras, contendo três plasmídeos: um expressa gag e pol, enquanto rev é expresso em outro plasmídeo. O terceiro plasmídeo expressa a glicoproteína do vírus da estomatite vesicular (VSV-G), que substitui a glicoproteína do envelope (env) do HIV.*

Vetores Adeno-associados (AAV)

Os vírus adeno-associados (AAV) pertencem à família *Parvoviridae*, subfamília *Dependovirus* e são vírus não envelopados, que possuem um genoma composto por DNA de fita simples de aproximadamente 4,7 KB ladeado por sequências terminadoras invertidas (*ITRs*, do inglês *Inverted Terminal Repeats*).

O AAV é um vírus não patogênico e como o próprio nome sugere é incapaz de se replicar sozinho. Sua replicação só ocorre na presença de outro vírus *helper*, que pode ser adenovírus ou herpesvírus. Entretanto, quando ocorre a infecção por AAV sem a associação com outro agente viral, o genoma do AAV integra-se ao genoma da célula hospedeira e, diferente dos retrovírus, em um sítio especifico. No caso do genoma humano, o AAV integra-se no cromossomo 19. Esta é uma característica altamente desejável para um vetor de terapia gênica, uma vez que reduz a chance de ocorrer mutagênese insercional ou ainda a indução de algum oncogene. Para uma integração eficiente e sítio-específica, o AAV selvagem requer a presença da proteína *rep* viral. Desta forma esta proteína é expressa nas células de empacotamento. Por outro lado, mesmo quando não ocorre a integração ao genoma, a forma episomal do genoma recombinante de AAV foi encontrada até nove meses após a infecção no músculo e em tecido cerebral de ratos.

Apesar de seis sorotipos de AAV serem encontrados em humanos e primatas, a grande maioria dos vetores de AAV é derivada do sorotipo 2 (AAV-2). Outros sorotipos também têm sido usados, apresentando excelentes resultados, como por exemplo, o sorotipo 1. Esses vetores apresentam uma gama grande de hospedeiros e infectam uma grande variedade de células, incluindo células que não estão em divisão, hepatócitos, células musculares e neurônios. A escolha do sorotipo de AAV a ser usado deve levar em conta o tecido alvo da terapia, pois estudos tem demonstrado que diferentes sorotipos de AAV apresentam diferentes tropismos celulares. A análise da sequencia da proteína *cap* do capsídeo revelou uma grande diversidade, indicando que vários tipos de receptores e co-receptores são usados pelos diferentes sorotipos de AAV. A estratégia para a construção dos vetores AAV e as respectivas sequencias expressas nas células empacotadoras podem ser encontradas na Figura 82.5.

Ao contrário de outros vetores virais, o projeto inicial do vetor AAV tem sido mantido há décadas sem grandes alterações. Todos os requisitos funcionais estão localizados dentro das *ITRs* e dos 45 nucleotídeos imediatamente adjacentes. As duas *ORFs* (do inglês: *open reading frame*) virais (*rep* e *cap*) puderam ser completamente substituídas pelo transgene e seu promotor (Figura 82.5). Transgenes de até 5,2 Kb podem ser empacotados, no entanto, o tamanho ideal do genoma para o vetor AAV é entre 4,1 e 4,9 Kb. A baixa capacidade de empacotamento dos AAV parece ser a principal limitação na utilização de AAV como um veículo de entrega de genes.

Para aprimorar a produção dos vetores de AAV, um sistema de células empacotadoras com adenovírus ativos foi desenvolvido. Entre outras mudanças, este sistema de empacotamento proporcionou uma modificação da expressão da proteína *rep*, já que a super expressão desta tem um efeito negativo no título de vírus produzido. Para contornar este problema, o códon iniciador de tradução ATG do gene *rep* foi transformado em um códon ACG e uma segunda cópia do promotor p5 responsável por inibir sua própria atividade transcricional foi inserido na região 3' *cap* (Figura 82.5 D). Essas alterações aumentaram o rendimento da produção de vetores AAV em aproximadamente 15 vezes.

Outra estratégia para melhorar a produção e purificação de AAV foi obtida através de mudanças e aprimoramentos na metodologia utilizada para purificação destes vetores. Por exemplo, o uso de iodixanol em substituição à centrifugação em gradiente de cloreto césio permite uma recuperação de 70% a 80% dos vírus.

Outro obstáculo na utilização de vetores de AAV para terapia gênica é a presença de anticorpos neutralizantes em

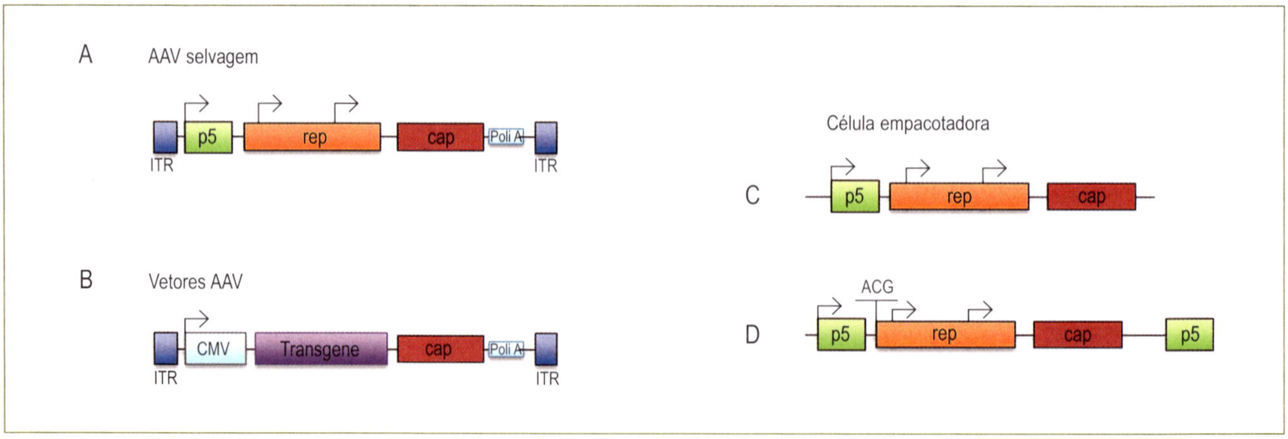

Figura 82.5 – *Representação esquemática dos genomas de vírus adeno-associados selvagem, vetores AAV e de célula empacotadora destes vetores. (A) Representação esquemática do genoma do AAV do tipo selvagem. (B) Vetor derivado de AAV, contendo o promotor do citomegalovírus (CMV) e sequências de poliadenilação (poli A), flanqueados pelas ITRs virais. (C) Primeira geração de empacotamento de AAV. (D) Sequencia de DNA linear de empacotamento com modificações na expressão da proteína viral rep gerada pela mudança do códon iniciador de tradução ATG para o códon ACG.*

circulação contra AAV na maioria da população, como resultado de infecções naturais. Além disso, uma única injeção de vetor de AAV provoca uma forte resposta imune humoral contra o capsídeo viral, o que interfere na re-administração do vetor. A utilização de vetores de AAV que contêm proteínas *cap* de diferentes sorotipos pode superar os problemas de anticorpos neutralizantes.

Entre os vetores virais que não integram o transgene ao genoma da célula hospedeira, permanecendo de forma episomal na célula transduzida, destacam-se, principalmente, os vetores derivados de adenovírus e, mais recentemente, aqueles derivados de herpesvírus.

Vetores Adenovirais

Os adenovírus são vírus com tamanho 70 a 90nm e têm sido isolados de aves e de várias espécies de mamíferos. Entre os adenovírus que infectam seres humanos, já foram identificados mais de 50 sorotipos que podem se replicar em uma ampla gama de órgãos, tais como o trato respiratório, os olhos, a bexiga, o trato gastrointestinal e o fígado (ver capítulo 84).

O genoma adenoviral consiste de uma única molécula de DNA de fita dupla linear de aproximadamente 36 KB que codifica 11 proteínas (Figura 82.6 A).

A transcrição do genoma adenoviral é didaticamente dividida em três grandes etapas, relacionadas ao período em que os genes são transcritos durante o processo de replicação: os genes das proteínas denominadas precoces (E1A, E1B, E2, E3 e E4, do inglês *early*), são transcritos logo no início da replicação viral. Os genes das proteínas intermediárias (por exemplo, Iva2, do inglês *intermediate*) são transcritos em seguida, e, no final do ciclo, são transcritos os genes das proteínas denominadas tardias (L1 a L5, do inglês *late*). O ácido nucleico dos adenovírus não se integra no genoma celular, mantendo-se episomal.

A maioria dos vetores adenovirais é derivada do sorotipo 5 (Ad-5), no entanto os sorotipos 2, 4 e 7 também estão sendo testados.

A replicação defectiva destes vetores foi conseguida através da substituição de regiões codificadoras cruciais à replicação dos adenovírus.

O alvo da primeira geração de vetores adenovirais foi a região codificadora E1, porque E1A desempenha um papel importante na replicação viral, sendo a principal proteína que ativa a expressão das outras unidades de transcrição.

Entretanto, E1 não é necessária para a replicação do adenovírus em células HEK-293. Estas células expressam 11% do genoma do Ad5 selvagem, incluindo a proteína E1. A vantagem deste sistema é que até 3,2 Kb, correspondente à região E1 do vetor viral pode ser substituído pelo transgene. Vetores derivados de Ad5 são capazes de acomodar no interior do cápside viral uma carga nucleica que pode chegara até a 105% do tamanho total do seu ácido nucleico original. Um vetor Ad5 defectivo em E1 pode carregar transgenes com tamanho variando de 4,7 até 4,9 Kb.

Com o objetivo de aumentar a capacidade de empacotamento do vetor, as gerações seguintes de vetores adenovirais consideraram a deleção de outros genes relacionados às proteínas replicativas do vírus, bem como o uso de plasmídeos auxiliares (em inglês *helpers*) para as novas construções.

Entretanto o maior problema enfrentado no uso de vetores adenovirais *in vivo* é a resposta imune do hospedeiro contra as proteínas adenovirais. A infecção por adenovírus causa, inicialmente, uma resposta imunológica inespecífica caracterizada pela síntese de citocinas, seguida por uma resposta específica de linfócitos T citotóxicos, dirigida contra células infectadas pelo vírus e que, consequentemente, apresentam antígenos virais. Além disso, ocorre a ativação de células B e de células T $CD4^+$, levando a uma resposta humoral. Mesmo um adenovírus recombinante ou inativado é capaz de induzir uma resposta T citotóxica potente.

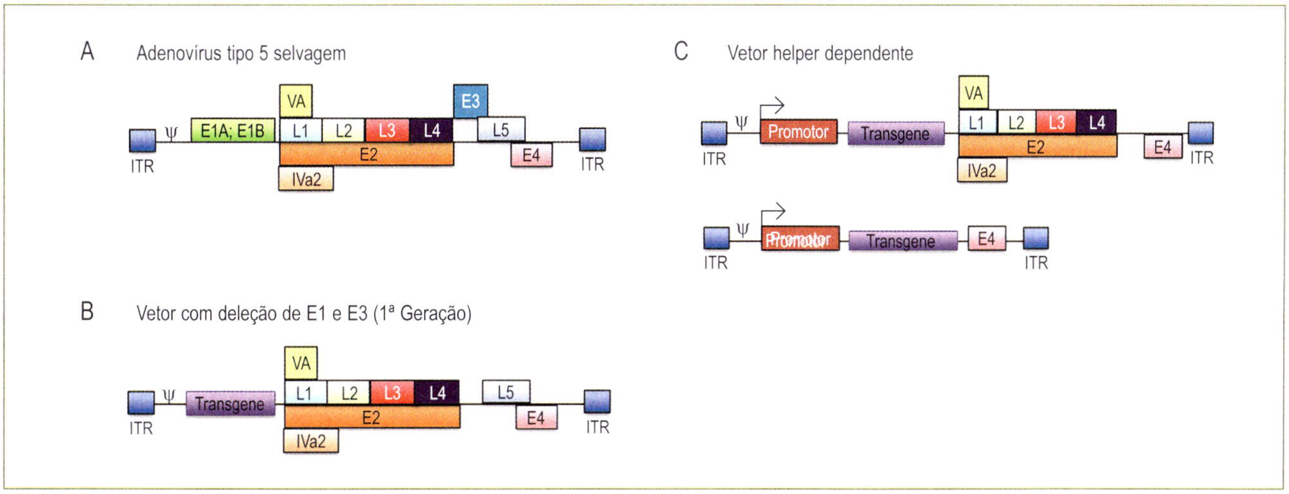

Figura 82.6 – *Representação esquemática dos genomas de adenovírus selvagem, do vetor adenoviral de primeira geração, e de vetores helper dependentes. (A) Representação esquemática do genoma do adenovírus tipo 5 selvagem. (B) Vetor adenoviral com a deleção de E1/E3. (C) Geração de vetores helper-dependente com deleção de L5 e com a deleção da maior parte do genoma adenoviral.*

Outro aspecto importante que deve ser considerado para o uso clínico dos vetores adenovirais é que estudos sorológicos têm demonstrado que cerca de 40% a 60% das crianças possuem anticorpos contra os sorotipos 1, 2, e 5 de adenovírus, sendo que este último é amplamente utilizado como vetor de terapia gênica.

As consequências deste tipo de problema ficaram claras no fim dos anos 90, durante os testes clínicos realizados na Universidade da Pensilvânia, na Filadélfia – EUA. Neste estudo foram usados vetores adenovirais para o tratamento de pacientes com deficiência da enzima ornitina transcarbamilase. Durante este estudo, após receber uma dose elevada de vetores adenovirais, um paciente morreu em decorrência de uma resposta imune maciça, que levou a um choque anafilático irreversível.

A partir de então, considerando o fato de que as proteínas do adenovírus podem induzir uma resposta imune fulminante, um objetivo importante no desenvolvimento de vetores adenovirais foi reduzir ao máximo as sequências genômicas do adenovírus selvagens presentes nos vetores. Teoricamente, deveria ser possível criar um vetor minimalista ou praticamente vazio contendo quase nenhum gene viral além das *ITRs* e do sinal de empacotamento. No entanto, as tentativas iniciais para criar tal vetor não foram muito bem sucedidas. Aparentemente, existe um intervalo ideal para o tamanho do genoma a ser empacotado. Para que este seja bem empacotado pelas proteínas adenovirais, o tamanho do genoma deve variar entre 75 a 105% do tamanho do genoma do vírus selvagem (~36 Kb). Vetores menores que 75% apresentaram-se instáveis e/ou com alta taxa de rearranjos. Além disso, as proteínas do cápside viral, por si, já induzem a um processo inflamatório significativo, que não pode ser impedido.

Diante das dificuldades de lidar com os problemas imunológicos e de citotoxicidade dos vetores adenovirais, uma alternativa foi usá-los em situações onde estes efeitos adversos podem ser uma característica terapêutica benéfica.

Durante o processo replicativo normal dos adenovírus, a consequência final da replicação viral é a morte da célula hospedeira, com o rompimento do citoesqueleto e lise celular. Este conhecimento associado ao uso do adenovírus como vetor para quimioterapia, levou ao processo conhecido como oncólise viral, que consiste na combinação da ação lítica do adenovírus à entrega de um transgene terapêutico ou tóxico, e se tornou uma abordagem promissora para o tratamento de câncer através de terapia genética.

Estes mecanismos associados às propriedades imunogênicas dos vetores adenovirais podem provocar um efeito antitumoral. O uso de vírus oncolíticos em humanos requer o direcionamento desses vírus às células de tumor e, portanto, adenovírus modificados que replicam preferencialmente em células do tumor têm sido isolados. Um exemplo deste tipo de vetor é o ONYX-015 (ou dl1520) que não tem a E1B-55K, proteína viral que se liga e inativa a p53, importante supressor tumoral celular. A inativação da proteína p53 é essencial para a replicação do adenovírus selvagem. A p53 não é expressa corretamente em muitos tumores, o que torna células tumorais p53 negativas alvos preferenciais para de replicação do vetor ONYX-015. Por outro lado, este vírus não consegue se replicar em células normais, capazes de expressar corretamente a proteína p53. Sendo assim, ONYX-015 é capaz de infectar produtivamente e promover a lise celular em um amplo espectro de tumores humanos com anomalias em p53. Isto ocorre tanto *in vitro* como *in vivo*.

Em um ensaio clínico de fase II realizado com pacientes com carcinoma de células escamosas recorrente de cabeça e pescoço, utilizando como abordagem a administração intratumoral de ONYX-015, em combinação com quimioterapia intravenosa, os resultados mostraram que a terapia combinada causou uma diminuição maior que 50% no volume do tumor, em mais de 60% dos pacientes. Além disso, nenhum dos tumores que responderam ao tratamento voltou a progredir após seis meses, enquanto todos os tumores tratados isoladamente com quimioterapia voltaram a progredir.

Vetores Herpesvirais

A partícula do herpesvírus simplex tipo 1 mede 120 a 300 nm. Trata-se de um vírus envelopado que contém 12 glicoproteínas virais essenciais para a penetração do vírus. Entre o envelope e o cápside viral apresenta-se uma camada de proteínas, que inclui a proteína VP16, fator de transcrição do herpes vírus simplex, e a VP22, domínio de translocação de membrana. O cápside é composto por sete proteínas e contém o genoma constituído de DNA de fita dupla (dsDNA) linear que varia de 125 a 240 Kb de tamanho (ver capítulo 87).

A infecção por HSV-1 pode seguir um ciclo lítico ou o vírus pode se tornar latente. Durante a latência, o genoma viral permanece episomal até que condições ou sinalizações celulares específicas favoreçam sua replicação. Esta característica torna este grupo de vírus promissor do ponto de vista de terapia gênica.

O desenvolvimento de vetores virais baseados em HSV-1 segue duas linhas de produção: uma baseada em vetores recombinantes e outra em um sistema denominados de amplicons.

Os vetores recombinantes contêm inúmeras deleções de proteínas relacionadas ao ciclo lítico da replicação viral e são capazes de abrigar um transgene de cerca de 30 KB. Esses vetores não replicativos podem ser produzidos apenas em linhagens celulares complementadas com os genes essenciais a replicação viral (α-genes). No entanto, vetores HSV-1 recombinantes ainda possuem grande parte do genoma dos HSV-1 selvagem, que podem expressar os genes virais que induzem citotoxicidade e respostas imunes. Além disso, a expressão do transgene por vetores recombinantes HSV- 1 é geralmente transiente.

Os vetores de HSV-1 obtidos pelo sistema de amplicons baseiam-se na capacidade do HSV -1 de empacotar genomas defeituosos, desde que contenham as sequencias de origem de replicação do DNA viral e as sequencias de empacotamento e sinalização de clivagem (*pac*). Estes vetores apresentam um DNA não viral ao lado destes elementos. Entretanto, o empacotamento deste tipo de vírus requer a presença de vetores auxiliares, o que resultou inicialmente em um problema de contaminação com estes vírus *helpers*. Para resolver este problema foi desenvolvido um sistema de empacotamento livre de *helpers,* no qual os genes virais são fornecidos por cinco cosmídeos, que são moléculas de DNA circulares extra cromossomais, que se replicam autonomamente, correspondentes ao genoma de HSV- 1, mas que não possuem o sinal de *pac* . Este sistema de empacotamento diminui muito a geração de contaminação com componentes virais e também a citotoxicidade. No entanto, os títulos de vetores produzidos é muito baixo. Recentemente, a totalidade do genoma de HSV- 1 sem o sinal de *pac* foi clonado em um único cromossomo bacteriano artificial (BAC), o que resultou em um melhor empacotamento e títulos mais elevados do vetor viral.

A grande capacidade de acondicionamento de produtos de amplificação de HSV - 1 (até 152 Kb em teoria) pode ser muito útil para fins de terapia genética, para entregar genes e sequências reguladoras complexas ou para entregar múltiplas cópias do transgene. No entanto, a expressão do gene em longo prazo, utilizando o HSV-1 não foi demonstrada, porque o transgene permanece de uma forma circular, não se integra ao cromossomo, e está sujeito à perda por divisão celular e degradação. A incorporação de elementos do vírus de Epstein-Barr, como a origem replicativa do plasmídeo (oriP - do inglês - *origin of plasmid replication)* e a proteína do nucleocápside (EBNA-1 - do inglês *Epstein-Barr nuclear antigen leader protein*) tem sido utilizada para manter o DNA viral estável e , consequentemente, prolongar a expressão do transgene.

Um resumo das características dos diferentes vetores empregados em terapia gênica é apresentado na Tabela 82.1

Utilização de Vetores Virais em Ensaios Clínicos

Nos últimos anos, muitos ensaios clínicos foram realizados e os primeiros sucessos têm sido relatados. Um dos mais conhecidos foi o tratamento de duas crianças acometidas de uma forma fatal de imunodeficiência severa, a SCID- XI, doença hereditária ligada ao cromossomo X, como citado anteriormente. Esta síndrome caracteriza-se por um bloqueio precoce na produção células T e NK devido a mutações na subunidade γc do receptor de citocina . Para o

Tabela 82.1
Principais Características dos Vetores Virais Empregados em Terapia Gênica

Vetor	*Material genético*	*Capacidade de empacotamento*	*Tropismo*	*Potencial inflamatório*	*Formas do genoma do vetor*	*Principais limitações*	*Principais vantagens*
Envelopados							
Retrovírus	RNA	8 kb	Apenas células em divisão	Baixo	Integrada	Só transduz células em divisão;	Persistência do gene transferido em células em divisão
						A integração pode induzir oncogênese em algumas aplicações	
Lentivirus	Integrada (<10%)	8 kb	Amplo	Baixo	Integrada	A integração pode induzir oncogênese em algumas aplicações	Persistência do gene transferido na maioria dos tecidos
HSV-1	dsDNA	40 kb*	Forte em neurônios	Alto	Episomal	Inflamatório	Grande capacidade de empacotamento
		150 kb‡				Expressão transiente do transgene em outras células que não neurônios	Tropismo forte para neurônios
Não-envelopados							
AAV	ssDNA	<5 kb	Amplo, com a possível exceção de células hematopoiéticas	Baixo	Episomal (>90%) Integrada (<10%)	Pequena capacidade de empacotamento	Não inflamatório; não patogênico
Adenovirus	dsDNA	8 kb*	Amplo	Alto	Episomal	O capsídeo causa	Extremamente eficiente
		30 kb§				uma resposta inflamatória	Transdução da maioria dos tecidos

*Replicação defectiva. ‡Amplicon. §Dependente de *helper* . AAV, vetor viral adeno associado; dsDNA, DNA de fita dupla; HSV-1, vírus herpes simplex 1; ssDNA, DNA de fita simples tratamento, células hematopoiéticas pluripotentes (células-tronco) dos pacientes foram transduzidas in vitro (*ex vivo*) com um vetor retroviral MuLV. Durante cerca de 10 meses, foram capazes de expressar as células T e NK em quantidades e funcionalidade comparáveis aos controles.

No entanto, tentativas para tratar pacientes, que sofriam de SCID (do inglês- *severe combined immunodeficiency*) relacionada à deficiência de adenosina deaminase (ADA, do inglês *adenosine deaminase*), usando vetores retrovirais, seguindo um protocolo semelhante, não foram bem sucedidas. Para estes pacientes, a reconstituição obtida com as células transduzidas atingiu níveis muito baixos. Entretanto, os pacientes participantes deste estudo receberam, além das células transduzidas, doses extras da enzima adenosina deaminase, o que pode ter inibido o crescimento das células-tronco transduzidas. Este fato foi confirmado após a suspensão do tratamento com a enzima, que resultou em aumento do número de células contendo o transgene no sangue destes pacientes. Embora as contagens de células T tenham permanecido dentro dos limites normais, uma perda de células B e NK foi observada nestes casos. Além disso, o acúmulo de metabólitos tóxicos de adenosina nos eritrócitos indicou que a produção ADA era insuficiente, devido ao número limitado de células transduzidas ou baixos níveis de expressão da proteína.

Embora casos assim demonstrem o sucesso da transdução de células tronco com vetores retrovirais, a manipulação extensiva destas células para a obtenção dos níveis satisfatórios de transdução é indesejável e pode induzir a diferenciação das células envolvidas no processo. O desenvolvimento de vetores lentivirais, que são capazes de transduzir células-tronco, na ausência de citocinas, pode melhorar ainda mais a terapia genética de células-tronco. Embora estes vetores ainda não tenham sido aprovado para utilização em ensaios clínicos, alguns resultados promissores foram obtidos em modelos animais. Em ratos, vetores lentivirais foram usados com sucesso para introduzir um gene funcional de β-globina em células-tronco, corrigindo a β-talassemia e a anemia falciforme. Além disso, os vetores lentivirais são uma grande promessa no tratamento de doenças neurológicas, como a doença de Parkinson e a leucodistrofia metacromática, para as quais foi observada eficácia terapêutica usando modelos animais.

Os vetores AAV foram usados para o tratamento da hemofilia B, doença hemorrágica causada pela falta do fator IX. Em testes de fases 1 e 2, o vetor AAV expressando o fator IX humano foi infundido na artéria hepática de sete pacientes. Toxicidade aguda ou de longa duração não foi detectada, mesmo com a maior dose, que foi capaz de produzir efeito terapêutico. Entretanto, em contraste com resultados obtidos em testes em cães, a expressão de níveis terapêuticos de fator IX só durou oito semanas, por causa da destruição imunogênica dos hepatócitos que expressavam antígenos do AAV.

O maior sucesso até o momento na utilização de vetores virais para a terapia gênica foi conseguido utilizando-se vetores baseados em vírus adeno-associados. No final de 2012, foi aprovada a venda de Glybera® na Europa. Este vetor foi desenvolvido para o tratamento de uma rara deficiência de lipoproteína lipase (*lipoprotein lipase deficiency, LPLD*) pela companhia holandesa UniQure. Indivíduos com esta deficiência não conseguem digerir gorduras corretamente, o que leva a intensas dores abdominais comumente associadas a pancreatites. O Glybera® consiste em um vetor AAV tipo I, denominado Alipogene tiparvovec, que carrega um transgene capaz de expressar a forma saudável do gene e expressá-la em células musculares após sua inserção no cromossomo 8 humano. Durante os testes clínicos, os pacientes receberam, em uma única intervenção, 12 injeções intramusculares na perna, em associação com imunossupressores. Dois anos após o tratamento os pacientes ainda apresentavam melhora significativa, com redução dos quadros de pancreatite. A droga ainda aguarda aprovação da *FDA* (Food and Drug Administration) para venda nos Estados Unidos.

O uso de vetores adenovirais para o tratamento de doenças genéticas tem sido visto com muita cautela. Com resultado obtidos em estudos *in vivo*, tornou-se claro que a administração de vetores adenovirais induzem uma resposta imune potente e inflamação do tecido tratado. Como dito anteriormente, a importância deste problema tornou-se ainda mais evidente após a trágica morte de um participante em um ensaio de fase I com vetor adenoviral, enfatizando a necessidade de compreender e controlar as respostas inflamatórias geradas por este tipo de vetor. Entretanto o uso deste tipo de vetor ainda representa uma ferramentas poderosa em estudos *in vitro* e em alguns modelos animais.

A Busca do Vetor Ideal

Nos últimos anos, muitos estudos relacionados à terapia gênica foram desenvolvidos, e, embora o progresso seja notável, a busca pelo vetor ideal ainda continua. A grande variedade de doenças que podem se beneficiar da terapia gênica irá determinar o vetor específico necessário. Portanto, é pouco provável que um único sistema de vetores seja suficiente para todos os tratamentos, o que torna esta ciência ainda mais complexa. Por outro lado, as abordagens de terapia genética tem grande potencial para influenciar a saúde humana no futuro.

A tarefa de encontrar o vetor ideal é multidisciplinar, envolvendo várias áreas da biomedicina: geneticistas buscando genes correspondentes a doenças que são potenciais candidatos a terapia; biólogos moleculares ajudando a projetar vetores com maior especificidade celular e eficiência de expressão do transgene; imunologistas buscando alternativas para prevenir as consequências imunológicas indesejadas causadas por estes vetores; e ainda biólogos celulares contribuindo para o aperfeiçoamento de linhagens e metodologias que garantam a produção elevada de vetores de maneira segura, bem como transferência de genes para vários tecidos inclusive células-tronco. Além disso, é cada vez mais claro que, provavelmente, não haverá um único vetor viral ideal e que cada situação clinica específica necessitará de uma estratégia diferente.

Bibliografia

1. Alexander IE, SC Cunningham, SC, GJ Logan, GJ, Christodoulou, J. Potential of AAV vectors in the treatment of metabolic disease. Gene Therapy 2008; 15:831–839.
2. Capasso C, Garofalo M, Hirvinen M, Cerullo V. The evolution of adenoviral vectors through genetic and chemical surface modifications. Viruses 2014;17:6:832-55.
3. Hemminki O, Hemminki. A. Oncolytic adenovirus in the treatment of cancer in humans. In: Lattime EC & Gerson SL. Gene Therapy of Cancer: Translational Approaches from Preclinical Studies to Clinical Implementation 3rd ed., 2012 pp153 -184.
4. Kootstra, NA, Verma IM. Gene therapy with viral vectors. Annu. Rev. Pharmacol. Toxicol. 2003; 43:413-39
5. Mancheño-Corvo P, Martín-Duque P. Viral gene therapy. Clin Transl Oncol. 2006;8: 858-67.
6. Miest TS, Cattaneo R. New viruses for cancer therapy: meeting clinical needs. Nat Rev Microbiol. 2014;12:23-34.
7. Salmon F, Grosios K, Petry H. Safety profile of recombinant adeno-associated viral vectors: focus on alipogene tiparvovec (Glybera(®)).Expert Rev Clin Pharmacol. 2014;7:53-65, 2014.
8. Thomas CT, Ehrhardt, A, Kay, MA Progress and problems with the use of viral vectors for gene therapy. Nature Reviews Genetics 2003;4:346-358.
9. Vannucci L, Lai M, Chiuppesi F, Ceccherini-Nelli L, Pistello M. Viral vectors: a look back and ahead on gene transfer technology. New Microbiol. 2013;36(1):1-22.
10. Warnock JN, Daigre C, Al-Rubeai M. Introduction to viral vectors. Methods Mol Biol. 2011;737:1-25.

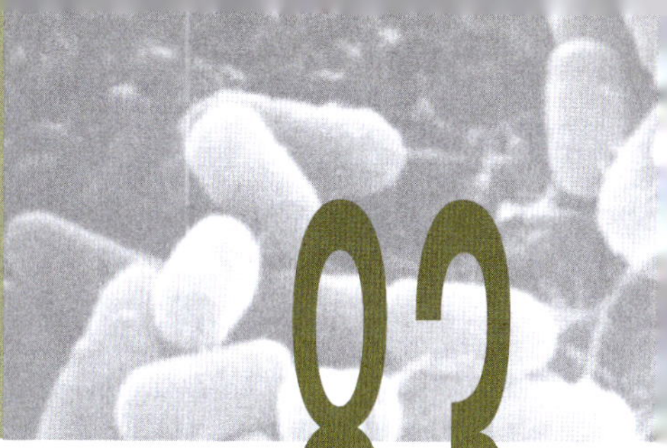

Enrique Boccardo

83 Transformação e Oncogênese Virais

Introdução

Aproximadamente 15% dos cânceres humanos estão associados a infecções por vários tipos de vírus. Mais de 60 anos de intensa investigação gerou uma grande quantidade de dados experimentais e epidemiológicos que apontaram diferentes vírus humanos como agentes causais de tumores específicos (Tabela 83.1). Os mecanismos de carcinogênese mediada por vírus podem ser diretos ou indiretos e variam de acordo com o tipo viral analisado e o tipo de hospedeiro. Alguns retrovírus conhecidos como retrovírus de transformação aguda em animais transduzem oncogenes ativados e causam tumores em 100% dos animais infectados. Além disso, estes vírus são capazes de transformar diferentes tipos celulares *in vitro*. Outros retrovírus que não apresentam genes com capacidade oncogênica podem induzir transformação celular por meio de sua integração na proximidade de proto-oncogenes celulares, alterando sua expressão e/ou atividade, mecanismo conhecido como ativação por inserção. Este é o caso típico do vírus MMTV (*mouse mammary tumor virus*) que causa tumores de mama em camundongos. Por outro lado, no caso dos retrovírus associados a tumores em humanos, a capacidade transformante está associada à indução de imunossupressão do indivíduo infectado como no caso do vírus da imunodeficiência humana tipo 1 (HIV1) ou à atividade de genes do próprio vírus como no caso do vírus da leucemia de células T do tipo I (HTLV-I). De maneira semelhante os vírus de DNA causadores de tumores em humanos carregam oncogenes de origem viral essenciais para sua replicação e para a indução de transformação celular. Os mecanismos diretos de transformação celular por vírus incluem o estímulo da proliferação celular e a inibição de apoptose por proteínas virais específicas. Este é o caso para os vírus das hepatites B e C (HBV e HCV), o vírus Epstein-Barr (EBV), o papilomavírus humano (HPV), o vírus do carcinoma de células de Merkel (MCPyV/MCV) e o vírus da leucemia de células T (HTLV-I) para os quais existem dados consistentes associando a expressão de produtos gênicos específicos ao processo de carcinogênese. Já os mecanismos indiretos incluem a indução de inflamação crônica, imunossupressão e a indução do acúmulo de alterações genéticas na célula infectada. Por exemplo, os indivíduos infectados com o vírus da imunodeficiência humana tipo 1 (HIV) apresentam alto risco para o desenvolvimento de certos linfomas assim como sarcoma de Kaposi. Porém, em todos estes casos, outros fatores químicos, físicos e biológicos contribuem para a progressão de lesões precursoras ao câncer invasivo. De fato, a tríade composta pela infecção viral, um cocarcinógeno e uma resposta imune ineficaz é comum a vários tumores humanos.

Muitos vírus estabelecem infecções persistentes e o câncer ocorre como um efeito colateral acidental resultante da interação do vírus e a célula hospedeira. Em geral, os vírus que causam tumores em humanos são carcinógenos incompletos que desempenham diferentes papéis no processo de transformação celular. Além disso, diversos estudos epidemiológicos mostram que apenas a minoria da população infectada por um vírus oncogênico desenvolve tumores e isto ocorre muitos anos depois da infecção inicial com o vírus. Estas observações sugerem que a infecção viral constitui um dos vários fatores que operam durante os diferentes estágios do desenvolvimento tumoral.

Atualmente, as infecções virais são consideradas o segundo maior fator de risco para o câncer depois do tabaco. Os vírus associados a tumores em humanos incluem vírus de RNA e vírus de DNA. Em alguns casos existe evidência suficiente, tanto molecular quanto epidemiológica, para considerar alguns vírus como carcinógenos de tipo I, ou seja, na mesma categoria que agentes como tabaco e radiações ionizantes. Em outros casos, os dados disponíveis permitem classificar alguns vírus como prováveis ou possíveis carcinógenos em humanos, carcinógenos tipo 2A e 2B respectivamente (Tabela 83.2). Ainda mais, avanços tecnológicos, como as metodologias de *next-generation sequencing* e progressos acelerados em bioinformática tem permitido a identificação de novos vírus humanos pertencentes a famílias virais com reconhecido potencial tumorigênico. Além disso, estudos recentes tem detectado a presença de vírus oncogênicos humanos em tipos tumorais diferentes aos classicamente associados a estes patógenos. Em conjunto, estas observações sugerem que envolvimento destes agentes nas neoplasias humanas está subestimado e que, certamente, novas associações serão descritas no futuro.

Tabela 83.1
Tumores Humanos Etiologicamente Associados a Vírus

Tipo de Tumor	*Vírus*
Carcinoma hepatocelular	#**Vírus da Hepatite B** (HBV)
Carcinoma hepatocelular	#**Vírus da Hepatite C** (HCV)
Linfoma de Burkitt, linfoma de derrame primário, Doença de Hodgkin, doença linfoproliferativa de células B[1], Linfoma nasal de célula NK-T, Carcinoma nasofaringe, Doenças linfoproliferativas ligadas ao X	#**Vírus Epstein-Barr** (EBV)
Carcinomas anogenitais (colo uterino, vulva, vagina, ânus, Pênis), carcinomas da orofaringe, Carcinoma cutâneo em pacientes com EV	#**Papilomavírus** (HPV)
Leucemia de Célula T de adulto	#**Vírus da Leucemia de células T Humano Tipo I** (HTLV I)
Linfoma relacionado à AIDS[2]-, doença de Hodgkin Mieloma múltiplo	#**Vírus da Imunodeficiência Humana** (HIV)
Sarcoma de Kaposi	#**Herpesvírus- humano 8** (HHV-8/KSHV)
Carcinoma de células de Merkel	***Vírus do carcinoma de células de Merkel** (MCPyV/MCV)

#Carcinógenos de tipo 1.*Carcinógeno tipo 2A. AIDS, síndrome da imunodeficiência adquirida; EV, Epidermodisplasia Verruciforme; KSHV, Herpesvírus do Sarcoma de Kaposi. 1. Em pacientes imunossuprimidos. 2. Inclui linfoma de Burkitt, Linfoma difuso de grandes células B, linfoma de efusão primária e linfoma de células B semelhante à doença linfoproliferativa pós-transplante.

Tabela 83.2
Principais Características dos Vírus Oncogênicos, Provavelmente Oncogênicos e Possívelmente Oncogênicos em Humanos

Vírus	*Família / Gênero*	*Genoma (kb/kbp)*	*Tamanho*	*Células alvo*	*Tipo de Carcinógeno*[¥]
EBV	Herpesviridae / Linfocriptovírus	dsDNA	170	Linfócitos-B, Células	1
HBV	Hepadnaviridae/ Orthohepadnavírus	dsDNA[a]	3.2	Hepatócitos	1
HPV*	Papillomaviridae / ?-papilomavírus	dsDNA	8	Células epiteliais epidermoides cutâneas e de mucosa epiteliais da orofaringe	1
KSVH/HHV8	Herpesviridae / Rhadinovírus	dsDNA	145	Células endoteliais Linfócitos	1
HCV	Flaviviridae / Hepacivírus	ssRNA	9.4	Hepatócitos	1
HIV 1	Retroviridae / Lentivírus	ssRNA	9.3	Células T CD4+, macrófagos, células dendríticas	1
HTLV-I	Retroviridae / Deltaretrovírus	ssRNA	9	Linfócitos-T	1
MCPyV/MCV	Polyomaviridae / Poliomavírus	ds DNA	5.4	Células de Merkel	2A
HPV68	Papillomaviridae / ?-papilomavírus	dsDNA	8	Células epiteliais epidermoides cutâneas e de mucosa epiteliais da orofaringe	2A
BKV	Polyomaviridae / Poliomavírus	ds DNA	5.2	Células do trato urinário, cérebro, sangue periférico	2B
HIV 2	Retroviridae / Lentivírus	ssRNA	9.3	Células T CD4+, macrófagos, células dendríticas	2B
HPV #&	Papillomaviridae / ? e β-papilomavírus	dsDNA	8	Células epiteliais epidermoides cutâneas	2B
JCV	Polyomaviridae / Poliomavírus	dsDNA	5.1	Células do rim, células da glia	2B

¥Classificação segundo IARC (http://monographs.iarc.fr/ENG/Classification/). Carcinôgeno tipo I: carcinogênico em humanos; Carcinôgeno tipo 2A: provavelmente carcinogênico em humanos; Carcinôgeno tipo 2B: possívelmente carcinogênico em humanos. EBV- vírus Epstein-Barr; HBV- vírus da hepatite B; HPV- papilomavírus humano * (tipos 16, 18, 31, 33, 35, 39, 45, 51, 52, 56, 58, 59), #(tipos 5 e 8 em pacientes com epidermodisplasia verruciforme), &(tipos 26, 30, 34, 53, 66, 67, 69, 70, 73, 82, 85, 97; JCV- Jamestown Canyon poliomavírus; KSHV/HHV8- vírus do Sarcoma de Kaposi/herpesvírus humano tipo 8; HCV- vírus da hepatite C ; HIV 1(2)- vírus da imunodeficiência humana tipo 1(2); HTLV-I- vírus linfotrópico de células T humano tipo I ou vírus da Leucemia de células T humano tipo I; MCPyV/ MCV- Vírus do carcinoma de células de Merkel.

Potencial Oncogênico dos Retrovírus

A identificação e o isolamento de retrovírus animais têm desempenhado um papel central no estudo das bases moleculares do câncer. O estudo destes vírus levou à descoberta de que os oncogenes virais (*v-onc*) são derivados de proto-oncogenes celulares e contribuiu para o atual entendimento dos mecanismos da carcinogênese. A facilidade com que os retrovírus podem ser manipulados juntamente com os modelos relativamente simples e bem caracterizados contribuiu para o esclarecimento das bases genéticas do desenvolvimento dos tumores. Entretanto, apesar do grande número de retrovírus causadores de tumor identificados em animais, somente o vírus da imunodeficiência humana tipo I (HIV-I) e o vírus da leucemia de células T humano tipo I (HTLV-I) são considerados carcinogênicos para o homem (ver Cap. 95 – Retrovírus).

Tumores associados ao HTLV-I

HTLV-I é um membro do gênero *Deltaretrovirus* que inclui o HTLV-II, o vírus da leucemia bovina e o vírus da leucemia de células T de símios (STLV). O HTLV-I causa leucemia de células T em adultos (ATL), que é a uma doença maligna de células T CD4+. Este vírus também está associado a outras doenças como a mielopatia/paraparesia espástica tropical (HAM/TSP), uveíte e dermatites infecciosas. O HTLV-I é endêmico no Japão, parte da África Central, Caribe e América do Sul; a frequência da soroprevalência é também alta nas ilhas do Sul do Pacífico. A ATL se desenvolve em 2-5% dos indivíduos infectados por HTLV-I após um longo período de latência, sugerindo um processo de múltiplos estágios de imortalização e transformação dos linfócitos T. Estudos sobre a rota de infecção pelo HTLV-I têm demonstrado que ele pode ser transmitido pelo sêmen, produtos do sangue, transplacentalmente, pelo leite materno e através de seringas compartilhadas.

O HTLV-I tem aproximadamente um genoma de 9 kb de RNA simples fita que contém os genes *gag*, *pol* e *env*, típicos dos retrovírus e não abriga nenhum oncogene de origem celular. Por outro lado, há uma região na porção terminal 3' do genoma conhecida como região pX que possui quatro janelas abertas de leitura sobrepostas. As proteínas regulatórias codificadas pelas ORFs III e IV da região pX, Tax e Rex, respectivamente, têm sido extensivamente caracterizadas. Rex é responsável pela exportação nuclear do RNA viral processado ou não processado. Tax é essencial para ambos os processos de ativação da expressão de genes virais e a indução da transformação celular. Esta proteína tem mostrado ser suficiente para a imortalização dos linfócitos T e transformação de fibroblastos de rato. Os efeitos de Tax incluem a reprogramação transcricional de muitos genes do hospedeiro, bem como a regulação das funções de fatores por meio da interação direta proteína-proteína e modificações pós-traducionais. Juntas, estas alterações contribuem para a transição desregulada entre as fases G1 e S e progressão do ciclo, favorecendo o aparecimento de alterações genômicas. A Tabela 83.3 resume os vários fatores celulares que são influenciados pela proteína Tax.

Tumores associados ao HIV

Dois outros vírus linfotrópicos de células T, o vírus da imunodeficiência humana tipos I e II (HIV I e HIV II) são os agentes etiológicos da síndrome da imunodeficiência adquirida (AIDS). A imunodeficiência severa apresentada

Tabela 83.3
Lista Representativa mas Não Exaustiva de Fatores Celulares que Interagem Fisicamente com Oncoproteínas Virais

Vírus	*Proteína Viral*	*Alvos celulares §*
HBV	HBx	p53, CBP/p300, Skp2, JAK/STAT, DDB1, RNA polimerase, Crm1, PI3K, Akt
HCV	core	p53, p73, pRb, LZIP, TNFR, 14-3-3,
	NS3	p53, H2B, H4, PKA
	NS5A	p53, TBP, CDK2, PI3K
EBV	LMP-1	TRAFs, TRADD, RIP, JAK3
HPV	E6	p53, E6-AP, E6-BP, telomerase, c-myc, hDLG, AP-1, hScrib,
		MAGI-1,2,3, TNFR, MUPP1
	E7	pRb, p107, p130, $p21^{waf1}$, $p27^{kip1}$, CycA, CycE, PCNA, AP-1,
		HDAC, S4, TBP, IRF-1
HTLV-I	Tax	pRb, CREB, NF-?B, SRF, CBP/p300, p15, $p16^{ink4a}$, $p21^{waf1}$, CycA, CycD2, CycE, CDK4
HIV	Tat	CycT1, TFIIH, PKR, pCAF, CBP/p300, TAFII250
KSVH	vIRF	CBP/p300
MCPyV	T Ag	pRb
JCV	T Ag	p53, pRb, p107, p130, ?-catenina

§ Exposto na tabela (em negrito) encontram-se os fatores alvo para mais de um tipo de vírus.

pelos indivíduos infectados está associada à alta incidência de linfoma, melanoma, carcinoma cutâneo e de mucosas, incluindo o câncer cervical. De fato, dois tumores associados a vírus denominados sarcoma de Kaposi (associado ao herpesvírus humano 8 [HHV-8] ou herpesvírus associado ao sarcoma de Kaposi [KSHV]) e linfoma não Hodgkin (positivo para o vírus Epstein-Barr [EBV]) são considerados marcadores para a AIDS. Porém, estudos recentes têm proposto o envolvimento direto da proteína Tat do HIV I na gênese tumoral. A Tat do HIV I transativa a expressão de genes virais, é necessária para a replicação do vírus e sua disseminação e interage com vários fatores celulares (Tabela 83.3). Além disso, foi observado que esta proteína aumenta especificamente a entrada do KSHV em vários tipos celulares, incluindo células endoteliais, evidenciando um papel ativo do HIV I no desenvolvimento de doenças associadas ao KSHV. Outras proteínas do HIV têm mostrado potencial oncogênico. Nef é uma proteína codificada pelos HIV I e HIV II que age como fator de virulência capaz de aumentar a replicação viral e a infectividade por meio da combinação de diferentes efeitos, como a modulação negativa de receptores de superfície CD4, MHC classe I e pela modulação da sinalização de células T e outras vias de sinalização celular.

Vírus da Hepatite e Carcinoma Hepatocelular

Dois vírus têm sido diretamente associados ao carcinoma hepatocelular humano (HCC), o vírus da hepatite humana tipo B (HBV) e o vírus da hepatite humana tipo C (HCV) (ver Capítulo 87). O HBV é um vírus hepatotrópico de DNA dupla fita pertencente à família *Hepadnaviridae* cujo pequeno genoma (~3.200 nucleotídeos) apresenta quatro janelas abertas de leitura parcialmente sobrepostas. O HCV pertence ao gênero *Hepacivirus* da família *Flaviviridae* e seu genoma de RNA simples fita (~9.600 nucleotídeos) codifica uma poliproteína precursora (~3.000 aminoácidos), da qual proteínas menores, estruturais e não estruturais, são geradas por clivagem. Ambos os vírus são altamente prevalentes em todos os continentes, com uma especial prevalência na África Austral e o sudeste da Ásia. Mais de 400 milhões de pessoas pelo mundo todo estão infectadas com o HBV e a Organização Mundial da Saúde (OMS) estima que aproximadamente 170 milhões de pessoas estejam infectadas com o HCV. Além disso, estima-se que o HBV e o HCV estão relacionados a 70-85% dos casos de carcinoma hepatocelular humano em todo o mundo.

Vírus da hepatite B

É aceito que o desenvolvimento do carcinoma de fígado devido à infecção do HBV envolve uma combinação de mecanismos indiretos que incluem o dano e inflamação crônicos ao fígado ocasionados pela resposta imune do hospedeiro. Além disso, o potencial oncogênico da proteína codificada pelo gene *X* (HBX) tem sido discutido. Esta é uma proteína pleiotrópica essencial para o estabelecimento de uma infecção produtiva. A proteína HBX é capaz de ativar várias vias de transdução de sinais incluindo a da proteína quinase ativada por mitógeno (MAPK), a da quinase N-terminal de c-Jun (JNK) e a da tirosina quinase Src. Além disso, ela é capaz de ativar vários fatores de transcrição, como o NF-?B, ATF/CREB, NF-AT, AP-1, C/EBP, p53, Egr-1 e STAT-3 (Tabela 83.3). Isto promove uma regulação positiva dos genes celulares associados à proliferação e é capaz de interferir nos mecanismos de reparo do DNA, contribuindo para o aparecimento e propagação de mutações que possam favorecer o estabelecimento de um fenótipo maligno.

Vírus da hepatite C

Comparativamente, a infecção pelo HCV causa uma inflamação do fígado mais severa do que a infecção pelo HBV, com mais de 80% dos portadores crônicos desenvolvendo cirrose e carcinoma hepatocelular. No entanto, não há evidências indicativas de que o HCV é um vírus oncogênico direto. Enquanto o genoma de RNA viral pode ser detectado em tumores induzidos pelo HCV bem como em fluidos de indivíduos soro positivos, estes vírus não replicam por meio de um intermediário de DNA e não se integram no genoma do hospedeiro, indicando que não ocorre mutagênese por inserção. De fato, acredita-se que o papel do HCV na gênese do carcinoma hepatocelular seja similar ao do HBV, onde o dano hepático gerado pela resposta imune crônica, em conjunto com a inflamação e a regeneração tecidual são fatores fundamentais para a progressão da lesão. Embora o HCV não codifique nenhum oncogene provado, pelo menos quatro produtos gênicos denominados *core*, NS3, NS4B e NS5A, exibem capacidade transformante *in vitro*.

Herpesvírus e o Cancer em Humanos

Vírus Epstein-Barr (EBV)

Mais de 90% da população mundial encontra-se infectada pelo vírus Epstein-Barr (EBV) (ver Cap. 86). A infecção inicial ocorre principalmente nas células epiteliais da orofaringe, nasofaringe posterior e glândulas paratireoides, onde o vírus se replica e produz novas partículas infectantes que podem ser transmitidas por meio da saliva. Este vírus é o agente causal da mononucleose, uma doença muito comum em adultos jovens e apesar dos sintomas desta infecção desaparecerem em 1 ou 2 meses, o EBV permanece latente em poucas células na garganta e no sangue, pelo resto da vida do indivíduo.

Em 1958, Denis Burkitt descreveu um linfoma de células B de rápido crescimento muito comum na África equatorial. Logo após a descrição do então chamado linfoma de Burkitt, Anthony Epstein e colaboradores (1964) utilizando microscopia eletrônica observaram partículas semelhantes à herpesvírus em uma linhagem celular derivada de um destes linfomas. Inicialmente, a distribuição geográfica desta doença sugeriu sua associação com um agente infeccioso transmitido por um vetor, provavelmente um inseto. De fato, esta doença é mais prevalente em regiões onde a malária é endêmica, com uma incidência 100 vezes maior na África do que nos Estados Unidos. Além disso, mais de 98% dos linfomas de Burkitt detectados na África apresentam o EBV de forma epissomal. Por outro lado, este número é menor (15-20%) no linfoma de Burkitt esporádico, sugerindo a existência de diferenças na sua etiologia.

O EBV também tem sido associado a outras neoplasias, como o carcinoma nasofaríngeo, doença muito comum no sul da China, linfoma de Hodgkin e linfomas em pacientes imunossuprimidos.

Após a infecção dos linfócitos B, o genoma de aproximadamente 180.000 pb do EBV circulariza e permanece principalmente em estado epissomal, sendo quase nunca encontrado integrado ao genoma do hospedeiro. O EBV induz a replicação do DNA 48 a 72 horas após a infecção dos linfócitos B. Muitas destas células podem ser imortalizadas *in vitro*, resultando no estabelecimento de uma linhagem linfoblastoide. O genoma deste vírus contém mais de 90 genes, porém poucos deles são importantes para a infecção latente e/ou estão associados à imortalização celular. Os genes melhor caracterizados são aqueles que codificam para antígenos nucleares (EBNA: *Antígenos Nucleares EBv*) e proteínas de membrana (LMP: *Proteína Latente de Membrana*).

Pelo menos, quatro vias de transdução de sinais são alvos da atividade da proteína LMP1: são as vias reguladas pelos fatores NF-?B (fator nuclear ?B), pelo fator JNK (*Quinase N-terminal de c-Jun*)-AP-1, pela MAPK p38 (*Proteína Quinase Ativada por mitógeno p38*) e por JAK-STAT (*Quinase JAnus e Transdutor de Sinal e Ativadores da Transcrição*). Em todos estes casos, a inserção da proteína LMP1 na membrana celular, uma propriedade intrínseca do domínio transmembrana, é crítica para mediar a transdução de sinal. Além da LMP1, outras proteínas codificadas pelo EBV apresentam potencial oncogênico. Por exemplo, a proteína EBNA-5 pode se ligar às proteínas retinoblastoma (Rb), p53 e p14ARF e eventualmente alterar a função que elas desempenham no controle do ciclo celular. Mais ainda, EBNA1 é a única proteína viral expressa invariavelmente no linfoma de Burkitt e potencia a imortalização de células B. Em conjunto, essas observações sugerem o envolvimento de várias proteínas virais na carcinogênese mediada pelo EBV.

Vírus do sarcoma de Kaposi ou herpesvírus humano 8 (KSHV ou HHV-8)

O sarcoma de Kaposi (SK) é um tumor vascular da derme e vísceras que consiste na proliferação de células que formam canais microvasculares. Ele ocorre na Europa e nos países do Mediterrâneo (SK clássico), na África (SK endêmico), em pacientes imunossuprimidos (SK iatrogênicos ou pós-transplante) e em indivíduos com a síndrome da imunodeficiência adquirida (AIDS), especialmente entre os que adquirem o vírus da AIDS por via sexual (KS-AIDS). Recentemente, um novo herpesvírus, o herpesvírus 8, tem sido detectado nestes tumores e denominado KSHV (*herpesvírus do sarcoma de Kaposi*) ou HHV-8. A maioria das células características desta doença está infectada com o herpesvírus do sarcoma de Kaposi e este vírus constitui a causa mais frequente de tumores malignos entre os pacientes com AIDS. Todas as formas clínicas do SK, tanto HIV-positivo quanto negativo, apresentam este vírus, que é um cofator necessário para a doença. Além disso, sequências do HHV-8 têm sido encontradas em muitos linfomas raros, como o linfoma de derrame primário (PEL) e a doença multicêntrica de Castleman (Moore e Chang, 2003). Vários estudos sorológicos têm mostrado a existência de uma forte correlação entre a conversão à soropositividade para este vírus e o risco para o SK. Assim, este vírus tem sido proposto como um agente etiológico para o SK e outros tumores associados ao HHV-8. Como os outros herpesvírus, o KSHV é um vírus de DNA de fita dupla grande (~140 Kbp) que replica no núcleo como um episoma circular durante a latência, mas lineariza durante o empacotamento do vírion e a replicação. Mais de 80 genes tem sido identificados na chamada região longa única e novas janelas abertas de leitura (ORFs) são frequentemente descritas. Interessantemente, têm sido identificados muitos genes de HHV-8 que apresentam homologia com proto-oncogenes celulares. No entanto, em geral as proteínas virais apresentam modificações para escapar da regulação celular normal. Estes genes estão envolvidos na evasão da resposta imune, inibição de apoptose e regulação do ciclo celular. Recentemente tem sido proposta a existência de uma associação entre a capacidade angiogênica da proteína tat do HIV I, atividade de citocinas inflamatórias do hospedeiro e a infecção com o HHV-8 no desenvolvimento do sarcoma de Kaposi, apoiando a hipótese de uma origem multifatorial desta doença.

Papilomavírus Humano (HPV)

Um grande número de estudos moleculares e epidemiológicos conduzidos nos últimos trinta e cinco anos confirmou que a infecção da cérvice uterina por certos tipos de HPV é um evento precursor na gênese da neoplasia cervical. Mais recentemente, os estudos tem visado a análise da história natural das infecções por estes vírus em mulheres com alto risco para o desenvolvimento de lesões cervicais, como em muitos países desenvolvidos. A persistência da infecção por HPV de alto risco por longos períodos e a alta carga viral são consideradas os principais fatores de risco para o desenvolvimento da neoplasia cervical.

Hoje, aproximadamente 200 tipos de papilomavírus humanos (HPV) diferentes têm sido identificados (ver Cap. 89). Os diferentes tipos de HPV infectam o tecido epitelial de regiões anatômicas específicas onde causam lesões conhecidas como verrugas, papilomas ou condilomas. Aproximadamente 40 tipos de HPV infectam células epiteliais do trato genital. Os tipos HPV16, 18, 31, 33, 35, 39, 45, 51, 52, 56, 58, e 59 , e estão associados a lesões epidermoides de alto grau e ao desenvolvimento de câncer cervical e outros cânceres anogenitais em homens e mulheres. Além disso, até 70% dos cânceres orofaríngeos apresentam DNA destes tipos de HPV. Mais ainda, ha um grupo de vírus envolvidos no carcinoma de células epidermoides em indivíduos imunossuprimidos ou em portadores de uma doença genética rara, denominada epidermodisplasia verruciforme (EV).

Dos genes codificados pelo HPV, apenas o E6 e o E7 são invariavelmente expressos em linhagens celulares derivadas de tumores cervicais. De fato, a expressão continua destas proteínas é requerida para a manutenção do fenótipo transformado *in vitro* e *in vivo*. Ainda mais, a expressão do E6 e E7 é suficiente para imortalizar fibroblastos humanos primários e queratinócitos. Isto é conseguido por meio de sua capacidade de interagir e/ou alterar a função de muitas proteínas celulares. A proteína E6 possui certas semelhanças funcionais com as proteínas E1B do adenovírus e com o antígeno T do vírus SV40. No caso dos tipos de vírus oncogênicos, a função melhor estudada do E6 é a sua capacidade de se ligar e promover a degradação da proteína supressora de tumor p53 por meio da interação com a ubiquitina-ligase celular E6-AP. A proteína E7 compartilha homologia funcional com a proteína E1A de adenovírus e com o antígeno T de SV40. De maneira semelhante a estas proteínas, E7 pode induzir a síntese de DNA em células quiescentes e cooperar com o oncogene *ras* ativado na transformação de células primárias de roedores. A função melhor descrita do E7 de HPV oncogênicos é a de se ligar à proteína de suscetibilidade ao retinoblastoma (pRb) e proteínas associadas, causando sua degradação. De uma maneira similar, E7 interage com vários fatores que regulam a proliferação celular, especialmente a transição entre as fases G1 e S do ciclo celular. Isto inclui a interação com outros membros da família pRb (p107 e p130), e com a histona deacetilase (HDAC), com o fator de transcrição Proteína ativadora-1 (AP-1), ciclinas, quinases dependentes de ciclinas (CDKs) e inibidores de CDKs (CKIs).

Em conjunto, estas proteínas previnem a senescência dos queratinócitos, permitem sua sobrevida e retardam sua diferenciação terminal promovendo o acúmulo de defeitos mitóticos. Estes efeitos induzem a instabilidade genômica e contribuem para a transformação maligna. Isto pode ser agravado pelo fato que o genoma viral encontra-se frequentemente integrado ao DNA do hospedeiro o que leva à expressão constante das proteínas E6 e E7. Além disso, progressão tumoral das células infectadas pelo HPV é influenciada por fatores ambientais como carcinógenos químicos e físicos bem como por fatores restritos ao hospedeiro como hormônios, resposta imune, herança genética, e comportamento sexual do parceiro, entre outros.

Poliomavírus e Cânceres Humanos

Três poliomavírus denominados vírus de carcinoma de células de Merkel (MCPyV/MCV), vírus Jamestown Canyon (JCV) e vírus BK (BKV), têm sido associados a tumores em humanos. O JCV e o BKV são de origem humana e foram isolados em 1971 sendo muito comuns em humanos. Já o MCPyV foi identificado em 2007. Os resultados de estudos sorológicos indicam que mais de 80% da população adulta é soropositiva para os três vírus. Os mesmos normalmente permanecem latentes e a manifestação clínica em hospedeiros imunocompetentes é rara. Por outro lado, o JCV tem sido associado à doença neurodegenerativa leucoencefalopatia multifocal progressiva (PML) em pacientes com o vírus da AIDS. Além disso, o BKV é capaz de causar cistite hemorrágica e nefrite tubulointersticial especialmente em receptores de transplante renal. Enquanto o JCV tem sido associado a vários tumores do sistema nervoso central e gástrico, o papel do BKV em tumores humanos permanece desconhecido.

O MCPyV tem sido associado ao carcinoma do mesmo nome (*MCC – Merkel cell carcinoma*). Este carcinoma é um tumor maligno de células cutâneas de origem neuroendócrina e, portanto, acredita-se que derivam da transformação de células Merkel. A maioria dos MCC contém o DNA viral integrado de maneira clonal, expressam o antígeno T maior (mRNA e proteína) e exibem adição à expressão dos antígenos T maior e menor (t). O antígeno T do MCPyV apresenta mutações específicas do MCC que inibem sua capacidade de ativar a replicação viral, mas conservam suas funções oncogênicas. Diversos estudos moleculares e epidemiológicos apoiam a associação entre a infecção por este vírus e o MCC. No entanto, os mecanismos moleculares da transformação celular mediada por este agente não são ainda desconhecidos.

Conclusões

As primeiras observações consistentes de que os vírus poderiam estar associados com alguns tipos de câncer foram realizadas há quase um século atrás. Desde então, os pesquisadores têm dedicado muitos esforços para estabelecer a origem infecciosa dos cânceres humanos. Como resultado destes estudos, uma forte ligação entre alguns agentes virais e vários cânceres humanos tem sido estabelecida. Alguns vírus como o Epstein-Barr vírus (EBV), o vírus da hepatite B (HBV), vírus da hepatite C (HCV), vírus linfotrópico de células T humana do tipo I (HTLV I), vírus da imunodeficiência tipo I (HIV I) e vários tipos do papilomavírus humano (incluindo tipos 16, 18, 31, 33, 35, 39, 45, 51, 52, 56, 58, 59 e 66) têm sido classificados como carcinógenos do grupo I pela Agência Internacional para a Pesquisa do Câncer (IARC). As infecções por estes vírus têm um grande impacto sobre as populações humanas uma vez que quase 15% de todos os cânceres humanos possuem origem infecciosa. Além disso, muitos outros agentes virais vêm sendo classificados como prováveis (carcinógenos do grupo 2A) ou possíveis (carcinógenos do grupo 2B) carcinógenos e outros tem sido ocasionalmente encontrados em tumores humanos, sugerindo que o envolvimento real das infecções virais na etiologia do câncer humano é subestimado. Entretanto, a infecção viral aparece como um dos principais fatores de risco para o câncer que pode ser prevenido. A prevenção e o controle das infecções por estes agentes podem reduzir drasticamente a incidência de alguns cânceres prevalentes e consequentemente apresentar um grande impacto sobre a saúde pública. Resultados alentadores têm sido observados após desenvolvimento de vacinas contra o vírus da Hepatite B e, mais recentemente, contra os papilomavírus 16 e 18.

Bibliografia

1. Barillari G, Ensoli B. Angiogenic effects of extracellular human immunodeficiency virus type 1 Tat protein and its role in the pathogenesis of AIDS-associated Kaposi's sarcoma. Clin Microbiol Rev 2002;15:310-326.
2. Boshoff C, Weiss RA. Epidemiology and pathogenesis of Kaposi's sarcoma-associated herpesvirus. Philos Trans R Soc Lond B Biol Sci 2001; 356:517-34.
3. Butel JS. Viral carcinogenesis: revelation of molecular mechanisms and etiology of human disease. Carcinogenesis 2000;21:405-426.
4. Coffin J, Hughes S, Varmus H. Retroviruses. Cold Spring Harbor, NY:Cold Spring Harbor Laboratory Press; 1997.
5. Doorbar J. Molecular biology of human papillomavirus infection and cervical cancer. Clin Sci (Lond) 2006;110:525-41.
6. Eash S, Manley K, Gasparovic M, Querbes W, Atwood WJ. The human polyomaviruses. Cell Mol Life Sci 2006;63:865-876.
7. Feuer G, Green PL. Comparative biology of human T-cell lymphotropic virus type 1 (HTLV-1) and HTLV-2. Oncogene 2005; 24:5996-6004.
8. Freed EO, Mouland AJ. The cell biology of HIV-1 and other retroviruses. Retrovirology 2006;3:77.
9. Frisch M, Biggar RJ, Engels EA, Goedert JJ; AIDS-Cancer Match Registry Study Group. Association of cancer with AIDS-related immunosuppression in adults. JAMA 2001;285:1736-1745.
10. Gazdar AF, Butel JS, Carbone M. SV40 and human tumours: myth, association or causality? Nat Rev Cancer 2002;2:957-64.
11. Jeang KT, Giam CZ, Majone F, Aboud M. Life, death, and tax: role of HTLV-I oncoprotein in genetic instability and cellular transformation. J Biol Chem 2004; 279(31):31991-31994.
12. Levrero M. Viral hepatitis and liver cancer: the case of hepatitis C. Oncogene 2006; 25:3834–3847.
13. Lupberger J, Hildt E. Hepatitis B virus-induced oncogenesis. World J Gastroenterol 2007;13:74-81.
14. Matsuoka M, Jeang KT. Human T-cell leukaemia virus type 1 (HTLV-1) infectivity and cellular transformation. Nat Rev Cancer 2007;7:270-80.
15. Moore PS, Chang Y. Kaposi's sarcoma-associated herpesvirus immunoevasion and tumorigenesis: two sides of the same coin? Annu Rev Microbiol 2003;57:609-39.
16. Moscicki AB, Schiffman M, Kjaer S, Villa LL. Chapter 5: Updating the natural history of HPV and anogenital cancer. Vaccine 2006; 24 Suppl 3:S42-51.
17. Rehermann B, Nascimbeni M. Immunology of hepatitis B virus and hepatitis C virus infection. Nat Rev Immunol 2005;5:215-229.
18. Thompson MP, Kurzrock R. Epstein-Barr virus and cancer. Clin Cancer Res 2004;10:803-821.
19. Williams H, Crawford DH. Epstein-Barr virus: the impact of scientific advances on clinical practice. Blood 2006;107:862-869.

PARTE 4B

Virologia Especial

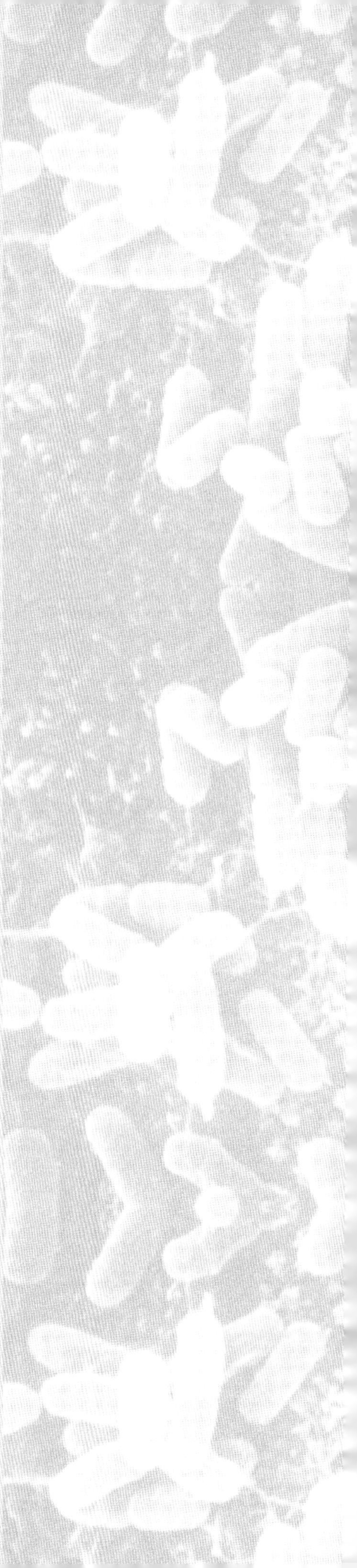

Maria Lucia Rácz

84 Adenovírus

Propriedades dos Vírus

Os adenovírus são classificados na família *Adenoviridae*, que contém cinco gêneros: *Mastadenovirus*, que inclui os vírus de mamíferos; *Aviadenovirus*, de vírus de aves; *Atadenovirus*, que inclui alguns adenovírus de bovinos, ovinos, marsupiais, patos e cobras; *Siadenovirus*, que inclui adenovírus de sapo, peru e aves de rapina; e *Ichtadenovirus*, que inclui um adenovírus de peixes. .

Os vírions não são envelopados, têm 70 a 90 nm de diâmetro e apresentam simetria icosaédrica. Os cápsides são constituídos por 252 capsômeros, 12 capsômeros do tipo penton no vértice do icosaedro e 240 capsômeros do tipo hexon, nas faces e arestas. Cada capsômero do vértice apresenta uma ou duas fibras que se projetam da superfície viral, cujos comprimentos podem variar de 9 a 77,5 nm. Os 240 hexons são formados pela interação de três polipeptídeos idênticos (II) e consistem de duas partes distintas — o topo triangular e uma base pseudo-hexagonal com uma cavidade central. As bases dos 12 pentons são formadas pela interação de cinco polipeptídeos (III) e são intimamente associadas com uma ou duas fibras, cada uma consistindo de três polipeptídeos (IV) que interagem, formando um talo de tamanho característico, com uma região globular distal. O genoma é constituído por uma única molécula de DNA de fita dupla (dsDNA), de aproximadamente 26 a 48 kbp. Uma proteína viral encontra-se covalentemente ligada à extremidade 5' de cada fita. O genoma codifica para aproximadamente 40 polipeptídeos diferentes, dos quais um terço representa proteínas estruturais. Um esquema do adenovírus é apresentado na Figura 84.1

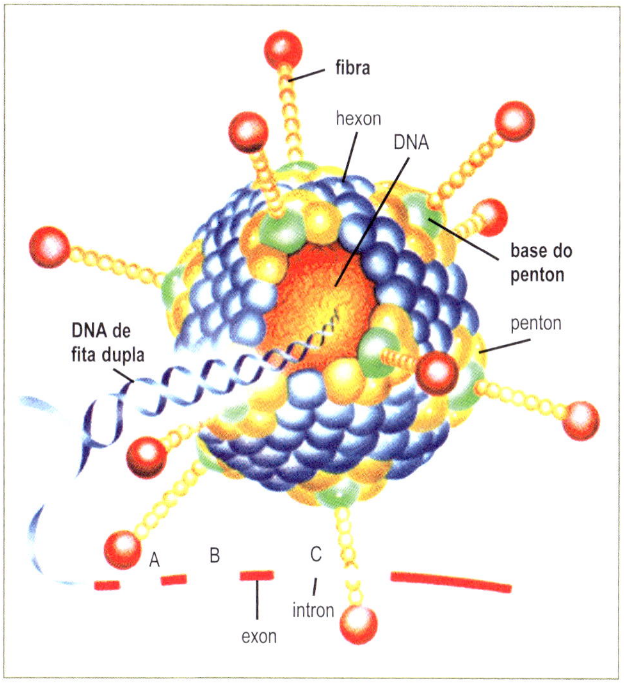

Figura 84.1 – *Esquema da partícula viral do adenovírus.*

Os sorotipos de adenovírus são diferenciados com base em reações de neutralização e mais recentemente, na distancia evolucionária, refletida pelas distâncias filogenéticas e diferenças de organização do genoma. Desde a 7ª Classificação do Comitê Internacional de Taxonomia dos Vírus (ICTV — *International Committee for Taxonomy of Viruses*), os sorotipos foram agrupados em espécies, cujo nome reflete o hospedeiro, complementado por uma letra se houver mais de uma espécie de adenovírus do mesmo hospedeiro e alguns sorotipos estão listados como espécies tentativas. Os critérios para a demarcação de tipos sorológicos estão sendo substituída por critérios semelhantes à demarcação de espécies. Assim, a designação de espécies depende de muitas das seguintes características: distância filogenética (> 5-15%, baseada na sequência de aminoácidos da DNA polimerase); organização genômica, composição de nucleotídeos (% de G+C); oncogenicidade em roedores, hospedeiros, neutralização cruzada, habilidade para recombinar e hemaglutinação. Assim, para os vírus do gênero *Mastadenovirus*, os dados sugerem a separação em 25 espécies, duas de morcegos, três de bovinos, uma de caninos, duas de equinos, três de murino, duas de ovinos, três de suínos, uma de símios, uma de musaranho e sete de humanos.

Os adenovírus humanos foram distribuídos em espécies conforme apresentado na Tabela 84.1. Mais três tipos humanos foram propostos, 55, na espécie B; 56, na espécie D e 57 na espécie C.

Os adenovírus podem ainda ser caracterizados em tipos genômicos, através da análise do DNA viral com enzimas de restrição. Até o momento, foram descritos mais de 200 tipos genômicos de adenovírus, e a maior variabilidade é observada nas espécies D, C e B.

Patogênese e Características Clínicas

Os adenovírus infectam e replicam-se em células epiteliais do trato respiratório, gastrointestinal, olhos e, com menor frequência, da bexiga urinária e fígado. Normalmente, não se disseminam após os nódulos linfáticos regionais. Alguns adenovírus podem persistir como infecções latentes por anos nas adenoides e tonsilas, e são eliminados nas fezes por muitos meses após a infecção inicial. Dependendo da porta de entrada, a multiplicação inicial dos vírus pode dar-se na mucosa da faringe, na conjuntiva ou no epitélio da mucosa intestinal, e são características as inclusões intranucleares basófilas, em qualquer dos epitélios referidos. A idade e o estado imunitário parecem condicionar a resposta à infecção, principalmente esta última, uma vez que a imunidade contra os adenovírus é muito duradoura, podendo prolongar-se até cerca de dez anos. As reinfecções pelo mesmo sorotipo são, assim, muito raras.

Os principais tipos sorológicos de adenovírus associados às doenças clínicas são apresentados na Tabela 84.2.

As infecções respiratórias são as mais frequentes causadas por adenovírus, de forma epidêmica (sorotipos 3, 4 e 7) e endêmica (sorotipos 1, 2, 5 e 6).

A doença respiratória aguda assemelha-se, clinicamente, ao quadro de influenza, apresentando-se, no entanto, com uma evolução mais rápida, de cerca de uma semana. Os sintomas típicos incluem tosse, congestão nasal e coriza, que podem ser acompanhados por sintomas sistêmicos, como febre, calafrios, mal-estar, dor de cabeça e mialgia. Ocorre, em geral, na forma de epidemias, mais comuns em acampamentos militares, em recrutas jovens, submetidos a treinamento intenso e aglomeração, condições que facilitam a disseminação do vírus por aerossol, sua inalação e a infecção dos indivíduos. Os casos esporádicos podem ser difíceis de

Tabela 84.1
Classificação dos Adenovírus Humanos em Espécies

Espécies	*Sigla*	*Tipos Humanos*	*Outros Adenovírus*
Human adenovirus A	HAdV-A	12, 18, 31	—
Human adenovirus B	HAdV-B	3, 7, 11, 14, 16, 21, 34, 35, 50	Símios
Human adenovirus C	HAdV-C	1, 2, 5, 6	Bovino, símios
Human adenovirus D	HAdV-D	8-10, 13, 15, 17, 19, 20, 22-30, 32, 33, 36-39, 42-49, 51, 53, 54	—
Human adenovirus E	HAdV-E	4	Símios
Human adenovirus F	HAdV-F	40, 41	Símios
Human adenovirus G	HAdV-G	52	Simios

Tabela 84.2
Principais Doenças Humanas Associadas aos Adenovírus

Espécie	*Principais Tipos*	*Doenças*
Human adenovirus B	3, 7, 14	Febre faringoconjuntival
	3, 7, 14, 21	Doença respiratória aguda
	3, 7	Pneumonia, faringite febril aguda em crianças pequenas
	11, 21	Cistite hemorrágica aguda
	34, 35	Pneumonia com disseminação; persistência no trato urinário
Human adenovirus C	1, 2, 5, 6	Faringite febril aguda em crianças pequenas, infecções latentes em tecidos linfáticos
	1, 2, 5	Hepatite em crianças com transplante de fígado
Human adenovirus D	8, 19, 37	Ceratoconjuntivite epidêmica
Human adenovirus E	4	Doença respiratória aguda com febre; pneumonia
Human adenovirus F	40, 41	Gastroenterite
Human adenovirus G	52	Gastroenterite

distinguir de outras infecções respiratórias, como influenza, parainfluenza e vírus respiratório sincicial.

A faringite febril aguda, mais comum em crianças, é, em geral, causada por vírus do grupo C. Os sintomas incluem tosse, congestão nasal febre e inflamação da faringe e, na maioria das vezes, os casos são difíceis de serem distinguidos de outras infecções respiratórias. Se estes sintomas incluírem ainda a conjuntivite, a doença é denominada febre faringoconjuntival. Pode surgir sob a forma de epidemias, sendo frequente o contágio em piscinas, e é mais frequentemente causada por vírus do grupo B. A pneumonia por adenovírus é, em geral, uma complicação em recrutas militares. Em crianças, os adenovírus também podem causar pneumonias, com mortalidade de 8% a 10%, em crianças de baixa idade.

As infecções oculares podem ser parte das síndromes respiratórias, quando normalmente não deixam sequelas, ou podem ocorrer na forma de ceratoconjuntivite epidêmica, doença altamente contagiosa, caracterizada por conjuntivite aguda, com linfadenopatia pré-auricular, seguida por ceratite, que pode deixar opacidades subepiteliais na córnea por até dois anos. O período de incubação é de seis a nove dias.

Muitos adenovírus replicam nas células da mucosa intestinal e podem ser identificados nas fezes, mas a presença dos tipos mais comuns de adenovírus não é, em geral, associada à gastroenterites. Dois sorotipos, 40 e 41, e mais recentemente, o sorotipo 55, têm sido associados a casos de gastroenterites infantis e podem ocorrer em 5% a 15% dos casos, em crianças de até dois anos. Os adenovírus entéricos, tipos 40 e 41, são vírus de difícil cultivo. A doença apresenta um período de incubação de três a dez dias, e duração de mais de uma semana. A diarreia é mais proeminente que vômitos, e febre e sintomas respiratórios estão presentes com frequência.

Os tipos 11 e 21 podem causar cistite hemorrágica aguda em crianças, especialmente do sexo masculino. O vírus pode ser identificado na urina destes pacientes.

O isolamento de adenovírus do líquido cerebroespinhal ou do cérebro é raro, mas já foi relatado em pacientes com meningoencefalite.

As infecções por adenovírus em pacientes imunocomprometidos são comuns, embora menos frequentes que as infecções pelos vírus herpes. O problema mais comum em pacientes de transplante é a pneumonia severa, em geral, causada pelos tipos 1 a 7. Os pacientes com AIDS, em geral, sofrem infecções pelo adenovírus tipo 35.

Epidemiologia

Os adenovírus têm distribuição mundial. Em crianças, são disseminados principalmente pela via fecal-oral, mas podem ser transmitidos por secreções respiratórias ou fômites. A maioria das infecções por adenovírus é assintomática.

A transmissão das infecções por adenovírus e doenças pode variar de esporádica a epidêmica, dependendo do sorotipo viral e da idade da população suscetível, crianças ou adultos.

Os adenovírus são responsáveis por 8% de todas as doenças clinicamente relevantes no mundo. São responsáveis por 3% a 5% de todas as doenças infecciosas da infância e por 2% a 4% de todas as infecções respiratórias na população em geral. Na cidade de São Paulo, Brasil, em 1995 e 2000, os adenovírus foram identificados em 8,2% das crianças internadas por sintomas respiratórios. A porcentagem de detecção de adenovírus em adultos imunocompetentes não hospitalizados com infecções respiratórias foi de 4,3% em pronto-socorro e de 3,4 em trabalhadores do setor de saúde. As infecções respiratórias por adenovírus apresentam uma distribuição sazonal e são mais frequentes nos meses de inverno.

As infecções oculares podem ser transmitidas de várias formas, mas a transferência das mãos para os olhos é a mais comum. As epidemias de conjuntivites em piscinas são transmitidas pela água contaminada.

A doença respiratória aguda, causada principalmente pelos sorotipos 4 e 7, ocorre principalmente em recrutas militares recém-chegados para treinamento e é mais comum no inverno. A doença não ocorre em soldados já estabelecidos e não é disseminada a indivíduos da população em geral, que mantêm contato com os recrutas, sugerindo que fatores adicionais, como a fadiga associada ao treinamento militar, contribuem para a infecção.

Os adenovírus entéricos são, depois dos rotavírus, a causa mais frequente de diarreia em crianças, com uma distribuição estacional nos meses de verão, ao contrário do que ocorre com as gastroenterites por rotavírus. Os adenovírus mais frequentemente encontrados em diarreias pertencem principalmente aos sorotipos 40 e 41, mas outros sorotipos, como o 31, também têm sido associados a esta síndrome. No Brasil, esses vírus foram identificados em 0,7 a 5,5 das amostras de crianças com gastroenterites, dependendo do Estado onde a pesquisa foi feita.

As infecções por adenovírus que resultam em muitas das síndromes podem ser adquiridas em hospitais.

Diagnóstico Laboratorial

A coleta de amostras logo após o aparecimento da doença é importante para o isolamento viral e para a detecção de antígenos ou ácido nucleico de adenovírus diretamente na amostra. Nas infecções agudas, o adenovírus é excretado por um a três dias na garganta de adultos; três a cinco dias no nariz, na garganta, nas fezes ou nos olhos de pacientes com febre faringoconjuntival; duas semanas nos olhos de pacientes com ceratoconjuntivite; três a seis semanas na garganta ou nas fezes de crianças com doença respiratória; e dois a 12 meses ou mais na urina, na garganta ou em biópsias de órgãos de pacientes imunocomprometidos.

O isolamento de adenovírus é feito com maior eficiência em células de origem humana. As células primárias de rim embriônico humano são as melhores, embora sejam caras e de difícil obtenção. A linhagem A549, derivada de um carcinoma de pulmão humano, é adequada para a maioria dos adenovírus, exceto para algumas cepas de origem ocular. As linhagens contínuas HEP-2, HeLa e KB também são sensíveis para o isolamento de adenovírus. A detecção de adenovírus em células epiteliais pode ser acelerada pela centrifugação da amostra contendo vírus diretamente nas culturas celulares, usando a técnica *shell vial*. Após o cultivo por dois a três dias, as culturas de células são testadas com anticorpos monoclonais para um epítopo comum de grupo no hexon do adenovírus. A linhagem celular HEK293, que é uma linhagem primária de rim embriônico humano transformada pelo adenovírus tipo 5 e retém as regiões E1A e E1B do genoma do adenovírus ligada de forma covalente ao DNA celular, é a mais adequada para as amostras de adenovírus entéricos dos tipos 40 e 41. O efeito citopático consiste em arredondamento e agrupamento semelhantes a cachos de uva das células aumentadas de tamanho e com inclusões nucleares basofílicas.

Em laboratórios de diagnóstico de rotina, em geral a tipagem do vírus não é feita. O vírus isolado pode ser tipado por sorologia, utilizando anticorpos de referência, pelas técnicas de imunofluorescência e fixação do complemento grupo-específicas e inibição da hemaglutinação e soroneutralização tipo-específicas. Podem ser ainda identificados e subtipados por meio da caracterização do DNA por hibridização ou pelos padrões de restrição após digestão com endonucleases. As técnicas de PCR e de PCR quantitativo também estão sendo utilizadas para o diagnóstico das infecções por adenovírus, e algumas técnicas permitem a identificação e tipagem simultâneas destes vírus. Para os tipos entéricos, 40 e 41, sondas tipo-específicas na região E1B do genoma têm sido utilizadas.

Os adenovírus podem ainda ser diagnosticados de forma direta, em material fecal, por microscopia eletrônica, pela reação de imunofluorescência em células das secreções de nasofaringe, ou por ensaio imunoenzimático, disponível em kit comercial, embora estas técnicas sejam menos sensíveis que o isolamento em culturas celulares.

As técnicas sorológicas não têm sido muito utilizadas no diagnóstico laboratorial das infecções por adenovírus, a não ser em inquéritos epidemiológicos.

Tratamento

Foram utilizados alguns antivirais no tratamento de infecções oculares ou infecções disseminadas pelos adenovírus, principalmente com cidofovir e ribavirina, mas os resultados não são conclusivos e mais estudos são necessários antes de algum antiviral ser recomendado.

Prevenção e Controle

A prevenção da doença respiratória aguda em militares era feita utilizando uma vacina de vírus atenuados, administrada de forma oral, em cápsulas de gelatina, para ser liberada no intestino, evitando a infecção respiratória. A vacina, que continha os sorotipos 4 e 7, conferia imunidade efetiva contra a doença, sem disseminar-se para contatos. A produção desta vacina foi descontinuada pelo único fabricante nos Estados Unidos, por razões econômicas, em 1996. Desde então, vem aumentando a morbidade em recrutas militares e têm ocorrido epidemias em centros de treinamento. A produção da vacina foi retomada por outro laboratório em 2011, e aprovada para utilização somente em indivíduos de populações militares de 17 a 50 anos de idade.

As epidemias de ceratoconjuntivite podem ser evitadas pela cloração adequada de piscinas e pela assepsia rígida de equipamentos oculares, que também podem transmitir a doença.

Bibliografia

1. Brooks GF, Carroll KC, Butel JS, Morse SA, Mietzner TA. Jawetz Melnick & Adelberg's Medical Microbiology. 26ª ed. New York: McGraw Hill; 2013.
2. Flint SJ, Enquist LW, Racaniello VR, Skalka AM. Principles of virology. 3ª ed. Washington: ASM Press; 2009.
3. King AMQ, Adams MJ, Carstens EB, Lefkowitz, EJ *(eds.)*. Virus Taxonomy: Ninth Report of the International Committee on Taxonomy of Viruses. San Diego: Academic Press; 2012.
4. Knipe DM, Howley PM, Cohen JI, Griffin DE, Lamb RA, Martin MA et al. Fields Virology. 6th ed. Philadelphia: Lippincott Williams & Wilkins; 2013.
5. Moura PO, Roberto AF, Hein N, Baldacci E, Vieira SE et al. Molecular epidemiology of human adenovirus isolated from children hospitalized with acute respiratory infection in São Paulo. Brazil. J Med Virol. 2007;79:174-181.
6. Pereira HG, Linhares AC, Candeias JAN, Glass RI, Rácz ML and Brazilian Study Group on Viral Gastroenteritis. National laboratory surveillance of viral agents of gastroenteritis in Brazil. Bull PAHO. 1993;27:224-233.
7. Watanabe A, Carraro E, Camargo C, Puerari D, Guatura S, Granato C, Bellei N. - Human adenovirus detection among immunocompetent and immunocompromised patients presenting acute respiratory infection. Rev Soc Bras Med Trop. 2013; 46:161-165.

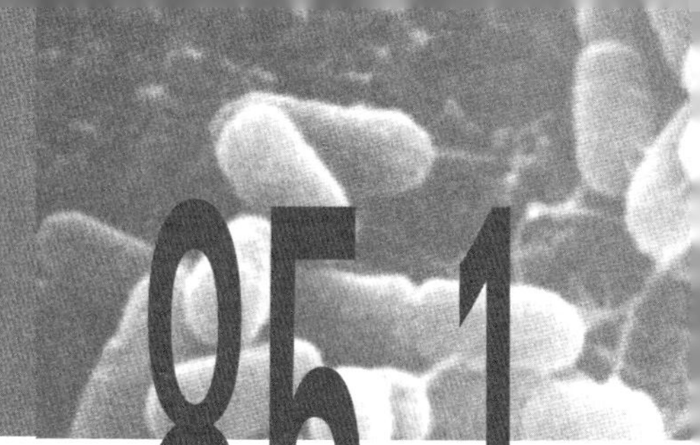

Veridiana Munford
Thabata Alessandra Ramos Caruzo
Maria Lucia Rácz

85.1 Gastroenterites Virais – Rotavírus

Embora há muito tempo se suspeitasse de que muitas gastroenterites infantis poderiam ter etiologia viral, as tentativas para se caracterizar o vírus, ou grupo de vírus responsável por estes quadros foram sempre malsucedidas. Tal situação só pôde ser modificada realmente após o emprego de técnicas de exame por microscopia eletrônica ter sido generalizado. Utilizando-se tais técnicas, tornou-se possível a visualização de partículas virais em fragmentos de mucosa duodenal ou em amostras fecais, além da identificação dos vírus por imunoeletromicroscopia. Entre a multiplicidade de partículas virais, visualizadas por microscopia eletrônica, as que podem ser relacionadas etiologicamente com quadros agudos de diarreia são os rotavírus, adenovírus (ver Capítulo 84), calicivírus (ver Capítulo 85.2) e astrovírus (ver Capítulo 85.3).

Propriedades dos Vírus

Os rotavírus são membros da família *Reoviridae*, *subfamília Sedoreoviridae*, gênero *Rotavirus*. Atualmente, encontram-se descritas cinco espécies, *Rotavirus A*, *B*, *C*, *D* e *E*, bem como duas espécies tentativas, Rotavírus E e F.

A partícula viral tem morfologia esférica, simetria icosaédrica, com 100 nm de diâmetro e não apresenta envelope lipoproteico. O capsídeo viral é constituído por três camadas proteicas concêntricas. À microscopia eletrônica podem ser observadas partículas completas, partículas desprovidas do capsídeo externo (partículas incompletas) e partículas vazias, sem ácido nucleico (Figura 85.1.1). Essas diferentes partículas podem ser separadas por centrifugação em gradiente de cloreto de césio. As partículas completas são infecciosas, enquanto as incompletas não o são.

A camada interna do capsídeo, ou *core* viral, é constituída por pelo menos quatro proteínas: a proteína VP1 (125 Kd), que é a polimerase viral; a proteína VP3 (88 Kd), que tem atividade de guanilil transferase; e, mais externamente, a proteína VP2 (94 Kd), responsável pela ligação do RNA ao interior do *core* e necessária para a atividade de replicase da VP1. Circundando o *core*, tem-se o capsídeo interno, constituído pela proteína VP6 (46 Kd), que possui propriedades imunogênicas. Na terceira camada, o capsídeo externo contém duas proteínas estruturais: a proteína VP4 (88 Kd), que representa as espículas da partícula viral, e a glicoproteína VP7 (38 Kd).

O genoma dos rotavírus é constituído por 11 segmentos de RNA de fita dupla (dsRNA), com pesos moleculares que variam de 0,6 a 3,3 Kbp, permitindo sua separação por técnicas de eletroforese em gel de poliacrilamida. Cada segmento codifica para pelo menos uma proteína, e a correspondência entre os segmentos do dsRNA e as proteínas do rotavírus é bem conhecida A Figura 85.1.2 apresenta um esquema do genoma dos rotavírus e a correspondência com suas proteínas, bem como a localização das proteínas estruturais (VP – proteína viral, *viral protein*) na partícula viral. As proteínas que não fazem parte da partícula viral são denominadas proteínas não estruturais (NSP – *non-strutural protein*).

Os rotavírus são atualmente divididos em cinco espécies (A, B, C, D, E) e três grupos adicionais ainda não foram classificados (F, G e NADRV-). Os rotavírus mais frequentemente encontrados em todas as espécies animais pertencem ao grupo A. Os demais grupos, anteriormente chamados de rotavírus atípicos ou pararotavírus, são mais raramente encontrados.

As demais classificações sorológicas, subgrupo e sorotipo, foram estabelecidos apenas para os rotavírus do grupo A. O antígeno de subgrupo está situado no polipeptídeo VP6 do capsídeo interno. Atualmente, são reconhecidos quatro subgrupos distintos, I, II, I e II e não I–não II, sendo detectados por ensaio imunoenzimático ou por hemaglutinação por imunoaderência.

Os antígenos que determinam o sorotipo estão localizados em duas proteínas do capsídeo externo dos rotavírus: a glicoproteína VP7, codificada, dependendo da cepa, pelos segmentos genômicos 7, 8 ou 9; e a proteína VP4, codificada pelo quarto segmento genômico. Inicialmente, acreditava-se que a glicoproteína VP7 constituísse o determinante primário da especificidade de sorotipo, enquanto a proteína VP4 teria um papel secundário. Entretanto, sabe-se atualmente que as duas proteínas possuem papéis igualmente importantes na imunogenicidade dos rotavírus. De acordo com a proposta

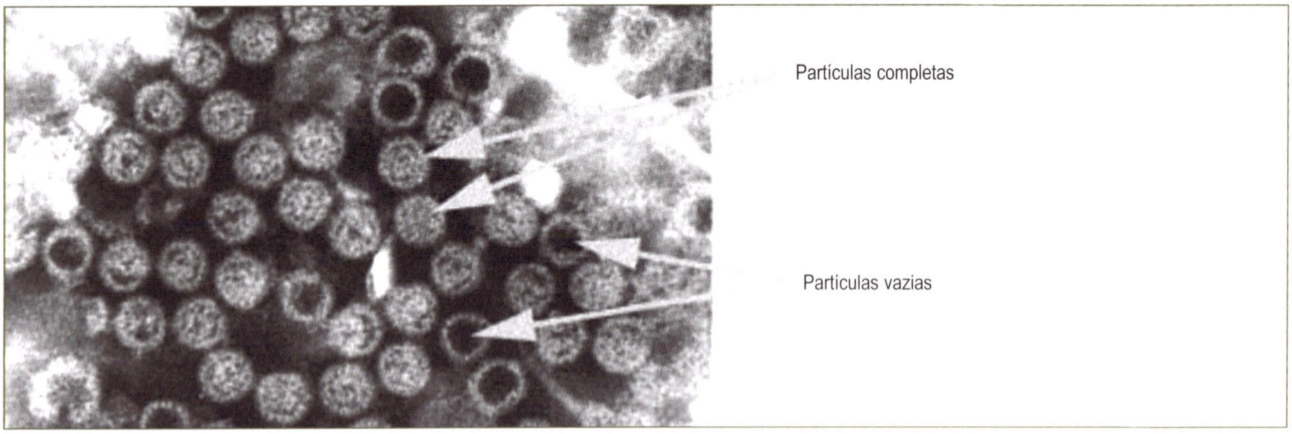

Figura 85.1.1 – *Microscopia eletrônica de rotavírus.*

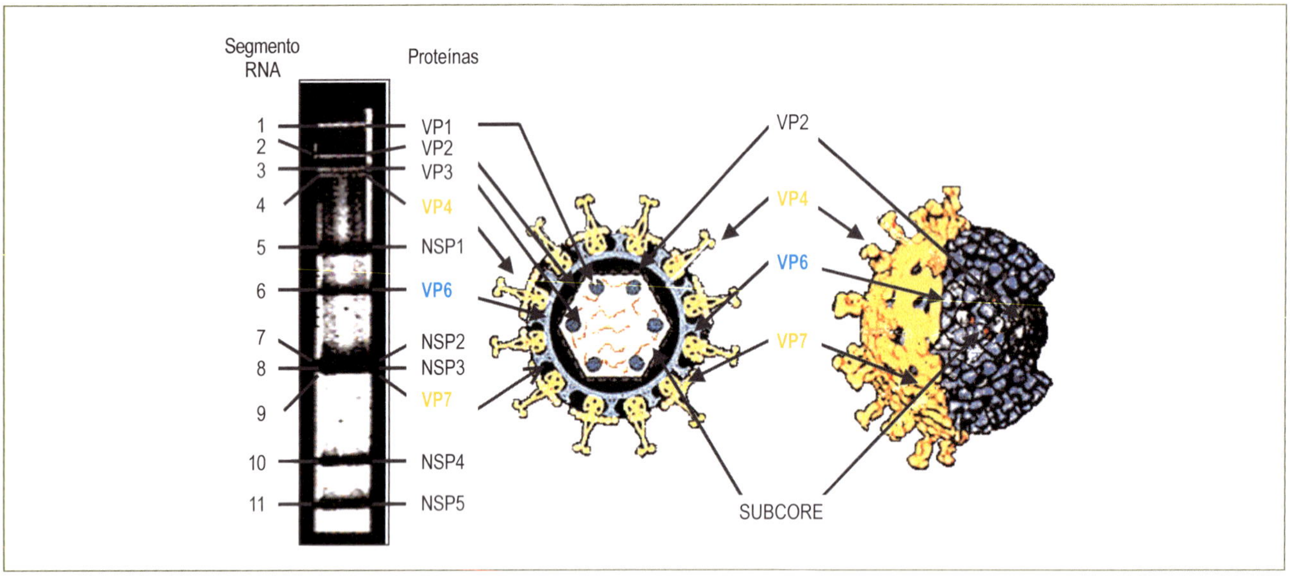

Figura 85.1.2 – *Genoma, proteínas e localização das proteínas estruturais na partícula viral.*

de nomenclatura binária para os sorotipos de rotavírus, a especificidade antigênica da glicoproteína VP7 dos sorotipos estabelecidos de rotavírus é designada utilizando-se a letra G, de glicoproteína. A nomenclatura proposta para a especificidade antigênica da proteína VP4 é a utilização da letra P, pelo fato de esta proteína ser sensível a proteases.

São atualmente bem estabelecidos 14 sorotipos G de rotavírus do grupo A, de acordo com a especificidade da glicoproteína VP7, designados G1 a G14. Em amostras de rotavírus de humanos, são mais frequentemente encontrados os sorotipos G1 a G4, G8, G9 e G12. Mais recentemente, os sorotipos G5, G6, G10, G11 e G12 também foram descritos em amostras de rotavírus de humanos. Em amostras de rotavírus de animais, foram identificados principalmente os sorotipos G5 e G11 em suínos e G6, G8 e G10 em bovinos. Os genótipos G13 e G14 foram identificados exclusivamente em amostras de rotavírus de equinos e o G7, somente em amostras de rotavírus de aves. Com relação à proteína VP4, existem descritos 14 sorotipos P de rotavírus.

Com a introdução de tecnologias novas e avançadas no estudo dos vírus, como o sequenciamento de ácidos nucleicos, a classificação antigênica vem sendo substituída por um sistema de classificação em genótipos, baseado na sequência de nucleotídeos dos genes da VP4 e VP7. Existe uma maior discrepância de dados provenientes do emprego de diferentes técnicas de caracterização dos rotavírus no que diz respeito aos sorotipos e genótipos P. Assim, uma dupla nomenclatura foi adotada para a classificação antigênica e genética da VP4: o sorotipo é designado por um número e o genótipo por um número entre colchetes, imediatamente após o sorotipo. Se o sorotipo não for conhecido, apenas o genótipo é utilizado. Por exemplo, a amostra padrão HRV-WA é designada P1A[8].

Recentemente, foi estabelecido, pelo Grupo de Trabalho para Classificação dos rotavírus (*Rotavirus Classification*

Working Group) um sistema de classificação baseado na identidade de nucleotídeos dos 11 segmentos do genoma dos rotavírus A. O sistema designa um genótipo específico para cada um dos segmentos do genoma, de acordo com a porcentagem de identidade de nucleotídeos encontrada (Tabela 85.1.1). O Grupo também recomenda a nomenclatura de cepas individuais como RV grupo/espécie de origem/País da identificação/Nome comum/Ano da identificação/Tipo G e P. Por exemplo, a cepa SA11, protótipo da espécie A, identificada na África do Sul, passou a ser designada como RVA/Símio/ZAF/SA-11/1958/G3P5B[2].

Patogênese e Características Clínicas

Os rotavírus replicam-se nos enterócitos maduros do topo das vilosidades intestinais, não sendo atingidas as células que formam as criptas de Lieberkuhn. O exame de cortes finos à microscopia eletrônica evidencia enterócitos vacuolizados contendo partículas de rotavírus. O processo infeccioso instala-se rapidamente, em cerca de 48 horas, entrando em regressão ao fim de três a cinco dias, apesar de os vírus poderem ser eliminados, ainda por oito dias e, em alguns casos, por cerca de até 40 dias. A reconstituição dos enterócitos ocorre lentamente, o que pode ser considerado uma das causas da longa duração dos quadros diarreicos por rotavírus; a outra causa seria, eventualmente, o acentuado aumento do peristaltismo no íleo inflamado. No caso das gastroenterites ocasionadas por rotavírus, o fluxo da água e eletrólitos no intestino sofre alterações não somente pela lesão do enterócito, mas também por perturbações do processo de reabsorção de fluidos intestinais. A proteína não estrutural NSP4, sintetizada durante a infecção viral, tem atividade de enterotoxina, sendo a primeira enterotoxina viral descrita.

As infecções por rotavírus podem produzir um espectro de respostas que variam de infecções subclínicas, diarreia autolimitadas com grau leve de desidratação até diarreia severa com possível óbito. Os principais sintomas incluem o aparecimento súbito de vômitos e diarreia, febre e dores abdominais. Quanto à quantidade das perdas eletrolíticas intestinais, a etiologia viral por rotavírus parece promover mais frequentemente perdas do tipo isonatrêmicas. A duração dos quadros diarreicos causados por rotavírus parece não estar relacionado com o estado nutricional do paciente, mas, obviamente, as perdas de fluidos acarretam maiores prejuízos em crianças de baixo peso.

A infecção por rotavírus é seguida do aparecimento de anticorpos das classes IgM e IgG. Ao nascer, 73% a 80% das crianças possuem anticorpos do tipo IgG contra rotavírus, de origem materna, havendo depois um declínio acentuado destes, seguido por sua elevação a partir do sexto mês; aos 18 meses, 50% a 90% das crianças possuem anticorpos contra rotavírus.

Os estudos sobre infecções por rotavírus em bezerros e suínos evidenciam que a imunidade local, no intestino, esteja relacionada não com os anticorpos circulantes, mas com a presença de anticorpos secretores de tipo IgA no lúmen intestinal, não importando se estes foram produzidos localmente, ou ingeridos com o colostro ou com o leite, situação esta idêntica à que ocorre durante as infecções em humanos. Além da amamentação natural, que explicaria a baixa incidência dos quadros de gastroenterite por rotavírus e sua benignidade em recém-nascidos, outros elementos parecem interferir, como a ocorrência no leite de fatores inespecíficos de ação antiviral.

Epidemiologia

A grande maioria das crianças é infectada durante o período compreendido entre os seis meses e os seis anos de idade. Em crianças com menos de um ano apresentando quadros de gastroenterite, cerca de 30% dos casos são positivos para rotavírus. Esta porcentagem atinge valores de até 90%

Tabela 85.1.1
Porcentagem de identidade de nucleotídeos para determinação de genótipos de rotavírus para os 11 segmentos do genoma e número de genótipos descritos até o final 2013

Produto gênico	*% identidade*	*Denominação dos genótipos*	*Origem da sigla*	*Número de genótipos*
VP7	80	G	Glicoproteína	27
VP4	80	P	Sensível à protease	35
VP6	85	I	Capsídeo interno	16
VP1	83	R	RNA polimerase- RNA dependente	9
VP2	84	C	Proteína do core	9
VP3	81	M	Metiltransferase	8
NSP1	79	A	Antagonista do interferon	16
NSP2	85	N	NTPase (Nucleotídeo trifosfatase)	9
NSP3	85	T	Aumenta a tradução	12
NSP4	85	E	Enterotoxina	14
NSP5	91	H	Fosfoproteína (*phospoprotein*)	11

em crianças com idade entre um e três anos, para decrescer a cerca de 30% em crianças de quatro a seis anos. Antes da vacinação extensiva de crianças (ver Prevenção e Controle) ocorriam cerca de 100 milhões de episódios de diarreia por rotavírus, mais de 20 milhões de visitas médicas, e mais de 500 mil mortes por ano no mundo.

O período de incubação do vírus é de 24 a 48 horas, seguido de vômitos por três dias e diarreia por três a oito dias. A excreção máxima dos vírus ocorre entre o terceiro e o quarto dia da doença, sendo possível encontrar mais de 10^9 partículas virais por grama de fezes. Com a idade de quatro anos, a maioria das pessoas já foi infectada e pode ser considerada imune à síndrome grave, mas inóculos altos ou imunidade debilitada podem produzir doença leve em crianças maiores e adultos. Também têm sido descritos casos de reinfecção, provavelmente ocasionados por sorotipos diferentes dos responsáveis pela infecção inicial. Em adultos, as infecções estão normalmente associadas a indivíduos que possuem um estreito relacionamento com crianças infectadas, além de terem sido relatados surtos em adultos causados por rotavírus das espécies B e C, apesar de mais raros.

Vale lembrar que podem ocorrer infecções no período neonatal, em geral de acentuada benignidade, uma vez que os anticorpos transplacentários, transferidos para a criança durante a gravidez, protegem contra a doença durante os três a seis meses de vida. Podem ainda ocorrer infecções em crianças de mais idade e em adultos. Estudos realizados em comunidades isoladas parecem sugerir que, na ocorrência de infecções por rotavírus com características epidêmicas, indivíduos de todas as idades acabam sendo infectados.

A distribuição sazonal das infecções por rotavírus, antes da vacinação, era evidente em países de clima temperado, com epidemias nos meses mais frios do ano atribuída, em alguns estudos, à baixa umidade relativa do ar, que facilitaria a viabilidade dos rotavírus em superfícies diversas. Em países tropicais, essa sazonalidade geralmente não pode ser observada.

Os rotavírus são de fácil transmissão nos ambientes familiar e hospitalar. Particularmente em berçários, parecem ocorrer condições para uma longa permanência de rotavírus viáveis dadas a frequência com que os recém-nascidos, pouco depois da admissão, apresentam sintomas de infecção. Esta pode surgir sob a forma de diarreia muito discreta, ou mesmo sem sintomas manifestos, o que contrasta com os quadros de sintomatologia mais acentuada, que podem, ainda que raramente, levar à morte por desidratação e hipernatremia em grupos de maior idade. Esta infecção neonatal assintomática é associada a uma redução da severidade da doença causada pelo rotavírus, mas não à ausência completa de infecção. Embora se saiba que no colostro e no leite materno possivelmente encontram-se anticorpos específicos da classe IgA, cujo título, no entanto, cai rapidamente, não está ainda esclarecido em que medida o leite exerce seu papel protetor quando a amamentação natural se prolonga para mais de seis meses, período em que a doença por rotavírus também passa a ser mais frequente.

Em crianças imunodeficientes, há certa tendência para a evolução crônica dos quadros de gastroenterite.

Não existem evidências que permitam concluir sobre a existência de portadores adultos de rotavírus, muito embora no homem, como em outras espécies animais, possa ocorrer o estado de infecção sem quaisquer sintomas aparentes (infecção assintomática). Para isto, deve contribuir, além de certo grau de imunidade em decorrência de infecções anteriores, a ocorrência de cepas avirulentas de rotavírus, cuja existência, no entanto, ainda não foi comprovada.

Estudos de epidemiologia molecular têm evidenciado que os rotavírus tipos G1P1A[8], G2P1B[4], G3P1A[8] e G4P1A[8] são os mais comumente encontrados em humanos, em diversos países. No Brasil, além desses tipos, tem sido relatado o sorotipo G5, característico de suínos, infectando crianças. Na última década, o sorotipo G9 foi apareceu como um sorotipo importante, tendo sido descrito em muitos países, inclusive no Brasil. Além disso, ainda no Brasil, existem vários relatos de diferentes associações entre os genótipos P e G, como, por exemplo, G1P1B[4], G2P1A[8] ou G2P2A[6], em amostras de rotavírus de humanos. Genótipos característicos de amostras de rotavírus de humanos foram descritos e confirmados por sequenciamento de nucleotídeos e clonagem genômica em amostras de rotavírus de bovino do estado de Goiás. Esses genótipos foram encontrados formando combinações atípicas de genótipos G e P e/ou como misturas de dois ou mais genótipos em uma mesma amostra, principalmente em relação ao genótipo P.

Diagnóstico Laboratorial

Inicialmente, foi encontrada grande dificuldade no cultivo dos rotavírus em culturas celulares, o que levou ao desenvolvimento de técnicas de diagnóstico através da identificação direta dos vírus nas fezes, onde os mesmos estão presentes em número elevado: cerca de 10^{11} partículas virais/grama de fezes.

Para o exame direto do material fecal, é possível recorrer a uma série de técnicas não imunológicas, das quais as mais utilizadas são a microscopia eletrônica e a eletroforese do genoma dsRNA em gel de poliacrilamida. As técnicas imunológicas mais utilizadas são o ensaio imunoenzimático e a aglutinação de partículas de látex e identificam apenas os *Rotavirus A*. Outras técnicas foram utilizadas anteriormente, como imunoeletromicroscopia, imunoeletrosmoforese, imunofluorescência, radioimunoensaio e fixação do complemento.

A eletroforese em gel de poliacrilamida, que separa o RNA segmentado dos rotavírus em 11 bandas, cuja localização no gel depende de seu peso molecular, permite o estudo dos rotavírus de acordo com os tipos eletroforéticos. Algumas características eletroforéticas podem permitir a distinção dos rotavírus dos grupos A e de grupos não-A. Lançando mão desta técnica, pode-se realizar o diagnóstico laboratorial das infecções intestinais por rotavírus, uma vez que em material fecal só estes vírus possuem um genoma com semelhantes características (Figura 85.1.3).

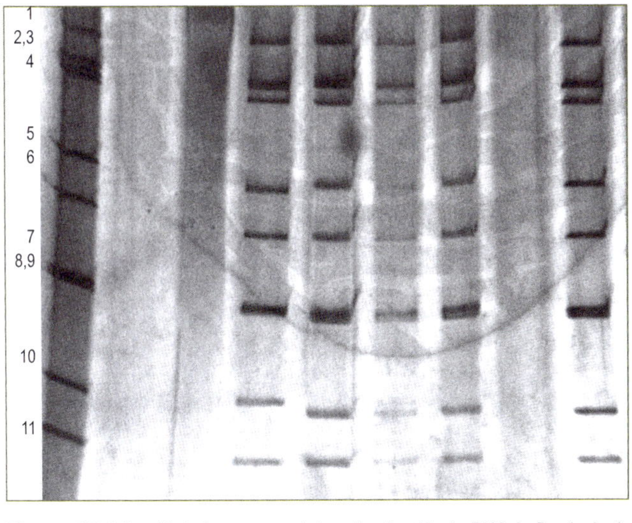

Figura 85.1.3 – *Eletroforese em gel de poliacrilamida de RNA de fita dupla de amostras de rotavírus.*

A imunoeletromicroscopia foi a primeira técnica sorológica a ser utilizada no diagnóstico das infecções humanas por rotavírus. No entanto, a complexidade da técnica e o tempo consumido para sua execução rapidamente obrigaram a sua substituição por outras técnicas, como o ensaio imunoenzimático, que não requer equipamento especializado, está disponível comercialmente, é relativamente barato, e utiliza controles para detectar as reações inespecíficas.

A sorotipagem de rotavírus, importante em estudos epidemiológicos, foi utilizada no passado, através das reações imunoenzimáticas com anticorpos monoclonais específicos para grupo, subgrupo e sorotipo. Devido a pouca disponibilidade destes reagentes, esta técnica foi substituída pelo sequenciamento genômico.

Com o avanço da biologia molecular, surgiram as técnicas que atualmente fornecem dados mais específicos e completos sobre os rotavírus circulantes em uma população: a reação de transcrição reversa (RT) seguida pela reação em cadeia pela polimerase (PCR — *polymerase chain reaction*) e o sequenciamento genômico. Estas duas técnicas, disponíveis para todos os segmentos de dsRNA do rotavírus, permitem a caracterização de amostras, além de detectar possíveis misturas de genótipos em uma mesma amostra.

Tratamento

A amamentação ao peito ainda é uma das ações preventivas de melhor eficácia, pela imunidade que confere e pelo poder protetor de fatores inespecíficos do leite. Em caso de infecção o tratamento indicado é o restabelecimento do equilíbrio hídrico e eletrolítico do paciente através de terapia de reidratação oral ou, em casos graves, parenteral.

Prevenção e Controle

Estima-se que a vacinação de crianças contra infecções por rotavírus seja capaz de evitar a morte de 352.000 a 592.000 de crianças a cada ano no mundo. Há mais de duas décadas, a Organização Mundial da Saúde – OMS (*World Health Organization* – WHO) e a Aliança Global para Vacinação e Imunização (*Global Aliance for Vaccination and Immunization* – GAVI) identificaram o desenvolvimento da vacina de rotavírus como uma das prioridades no campo da saúde pública, especialmente visando à vacinação de crianças em regiões da África, Ásia, Índia e China, onde ocorrem 90% dos óbitos.

A primeira vacina que completou os testes clínicos e foi liberada para uso, foi a vacina tetravalente Rotashield-RRT™ (*Wyeth Lederle Vaccines, Philadelphia*). A vacina era composta de quatro vírus vivos, sendo um atenuado (MMU18006 de macaco *Rhesus*, com especificidade para o sorotipo G3 humano), e três vírus recombinantes, contendo este mesmo vírus com um único gene (VP7) substituído, correspondendo aos sorotipos G1, G2 e G4 humanos. Esta vacina demonstrou, durante os testes clínicos, alta eficácia (90%) contra casos graves de diarreia por rotavírus e 60% contra todos os casos de infecções por rotavírus. Sendo assim, foi licenciada em outubro de 1998, nos Estados Unidos, e recomendada para uso oral, em três doses, aos 2, 4 e 6 meses de idade. Entretanto, nove meses após sua liberação e com aproximadamente 600 mil crianças vacinadas com três doses de vacina, em junho de 1999 foram diagnosticados 15 casos de intussuscepção (obstrução aguda do intestino) em crianças, em até duas semanas após a vacinação com a Rotashield™. Em julho desse mesmo ano, o Centro de Controle e Prevenção de Doenças (CDC – *Center for Diseases Control and Prevention*), nos Estados Unidos, suspendeu temporariamente o uso desta vacina em território americano. Em outubro de 1999, 98 casos de intussuscepção haviam sido reportados, sendo que 60 ocorreram sete dias após a aplicação da primeira, segunda ou terceira dose da vacina. Como consequência dessas evidências, o Comitê Assessor para a Prática de Imunizações (ACIP – *Advisory Committee on Inmunization Practices*) cancelou a recomendação de uso da RRV-TV nesse mesmo ano.

Os estudos para o desenvolvimento de uma vacina contra rotavírus segura e eficaz continuaram. A vacina pentavalente bovino-humana, RotaTeq®, produzida pelo laboratório Merck Sharp & Dohme, EUA, contém cinco vírus obtidos por recombinação gênica. Quatro vírus recombinantes expressam uma das proteínas do capsídeo externo da amostra humana de rotavírus (G1, G2, G3 e G4) e a proteína VP4 do rotavírus de bovino original (WC3, (P7[5]G6). O quinto recombinante expressa a proteína VP4 do rotavírus humano (P1A[8]) e a proteína VP7 G6 do vírus bovino original. O resultado final é uma vacina pentavalente que oferece proteção contra os genótipos G1, G2, G3, G4 e P1A[8], que representam 75% dos casos de rotavírus identificados em casos de infecção em humanos em todo o mundo. No total, os estudos da RotaTeq® envolveram mais de 72.000 crianças, para verificar a possível ocorrência de intussuscepção pós-administração da vacina. Os resultados demonstraram eficácia de 74% para proteção contra qualquer gastroenterite causada por rotavírus e 98% contra formas graves de infecção. Além disso, durante a fase de testes, a vacina demonstrou não aumentar o risco de intussuscepção nos lactentes que foram vacinados. Portanto, a vacina passou a ser administrada por via oral em três doses: aos dois, quatro e seis meses de idade. A primeira dose deve ser administrada somente a crianças entre seis e 12 semanas de idade, e a série deve estar completa antes de 32 semanas de idade. Esta vacina encontra-se licenciada nos Brasil, desde 2005 e também em mais de 100 países. Nos estudos feitos após a introdução desta vacina na população, foi demonstrada a redução na detecção de rotavírus nas fezes, associada à diminuição substancial do número de hospitalizações e visitas médicas por conta de gastroenterite. Alguns estudos sugerem uma associação muito rara entre a administração desta vacina e a ocorrência de intussuscepção, mas os benefícios são substancialmente maiores do que os riscos de reações adversas.

A outra vacina comercializada atualmente, Rotarix®, do laboratório GlaxoSmithKline, é monovalente e preparada com uma amostra rotavírus de humano atenuado P1A[8]G1. Os resultados do estudo pré-clínicos com mais de 60.000 crianças demonstraram uma eficácia de cerca de 70% em prevenir qualquer forma de gastrenterite causada por rotavírus e de 85% em prevenir formas graves da doença. Esta vacina também não foi associada a um aumento no risco de intussuscepção e foi demonstrado que ela confere proteção eficiente contra sorotipos diferentes do sorotipo vacinal. A Rotarix® foi inicialmente licenciada no México, República Dominicana e Brasil e atualmente encontra-se licenciada em mais de 110 países.

No Brasil, esta vacina foi incorporada ao Programa Nacional de Imunizações (PNI) Brasileiro e a sua aplicação rotineira iniciou-se em março de 2006. A partir desta data, o Ministério da Saúde passou a oferecer, através do Sistema Único de Saúde (SUS), a administração de vacina contra rotavírus em duas doses gratuitas: uma aos dois meses de idade e outra, aos quatro meses. O Brasil foi o primeiro país a incluir a vacina contra o rotavírus em seu sistema público de saúde. Após a implementação da vacina, foi observado um declínio acentuado nas hospitalizações por gastroenterites agudas causadas pelos rotavírus.

Na China, uma vacina monovalente encontra-se licenciada desde o ano 2000, e é composta pela amostra de rotavírus de cordeiro Lanzhou (LLR), genótipo P[12]G10. Durante os testes clínicos, crianças de 6 a 24 meses, após receberem uma única dose da vacina, apresentaram uma boa resposta imune e sem evento adverso associado. Esta vacina está disponível em algumas partes da China, mas não está incluída em programas nacionais de imunização.

Bibliografia

1. Brooks GF, Carroll KC, Butel JS, Morse SA, Mietzner TA. Jawetz Melnick & Adelberg's Medical Microbiology. 26ª ed. New York: McGraw Hill ; 2013.
2. Caruzo TA1, Brito WM, Munford V, Rácz ML. Molecular characterization of G and P-types bovine rotavirus strains from Goiás, Brazil: high frequency of mixed P-type infections. Mem Inst Oswaldo Cruz. 2010;105:1040-1043.
3. Flint SJ, Enquist LW, Racaniello VR, Skalka AM. Principles of virology. 3ª ed. Washington: ASM Press; 2009.
4. King AMQ, Adams MJ, Carstens EB, Lefkowitz, EJ *(eds.)*. Virus Taxonomy: Ninth Report of the International Committee on Taxonomy of Viruses. San Diego: Academic Press; 2012.
5. Knipe DM, Howley PM, Cohen JI, Griffin DE, Lamb RA, Martin MA et al. Fields Virology. 6th ed. Philadelphia: Lippincott Williams & Wilkins; 2013.
6. Ministério da Saúde: Informe Técnico - Doença Diarréica por Rotavírus:Vigilância Epidemiológica e Prevenção pela Vacina Oral de Rotavírus Humano – VORH. Disponível em http://portal.saude.gov.br/portal/arquivos/pdf/informe_rotavirus_02_03_2006.pdf (Acesso em 05/11/2013).
7. Munford V, Gilio AE, de Souza EC, Cardoso DM, Cardoso Dd, Borges AM, Costa PS, Melgaço IA, Rosa H, Carvalho PR, Goldani MZ, Moreira ED Jr, Santana C, El Khoury A, Ikedo F, Rácz ML. - Rotavirus gastroenteritis in children in 4 regions in Brazil: a hospital-based surveillance study. J Infect Dis., 2009;200(Suppl 1):S106-113.
8. Patel MM, Glass R, Desai R, Tate JE, Parashar UD. Fulfilling the promise of rotavirus vaccines: how far have we come since licensure? Lancet Infect Dis. 2012;12:561-570.
9. Sáfadi MA, Berezin EN, Munford V, Almeida FJ, de Moraes JC, Pinheiro CF, Racz ML. Hospital-based surveillance to evaluate the impact of rotavirus vaccination in São Paulo, Brazil. Pediatr Infect Dis J. 2010;29:1019-1022.

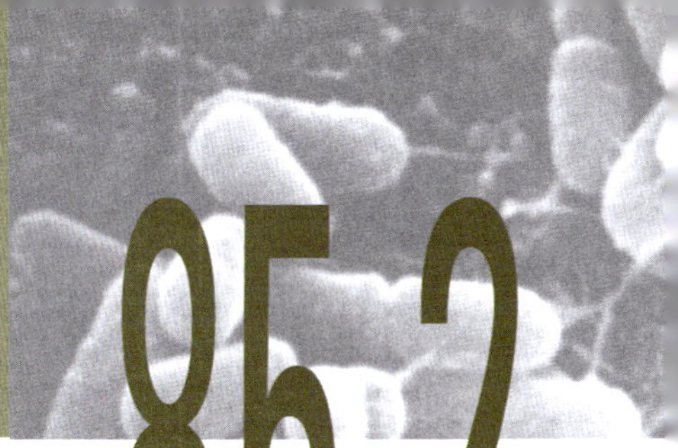

Veridiana Munford
Maria Lucia Rácz

85.2 Gastroenterites Virais – Norovírus e Sapovírus

Propriedades dos Vírus

Os calicivírus pertencem à família *Caliciviridae*, que compreende cinco gêneros: *Lagovirus, Vesivirus e Nebovirus*, contendo vírus de animais, e *Norovirus* e *Sapovirus* que contêm os calicivírus humanos (HuCV), que são agentes etiológicos de gastroenterites. O nome calicivírus é derivado do latim *calix*, que significa cálice e refere-se a depressões em forma de cálice, visíveis na superfície do vírus, ao microscópio eletrônico.

A partícula viral é composta de um capsídeo proteico, não envelopado, com simetria icosaédrica, e diâmetro de 27 a 40 nm. O cápside viral é formado por 90 dímeros da proteína estrutural VP1. O genoma viral consiste de uma molécula linear de RNA de fita simples de polaridade positiva (+ssRNA) de 7,4 a 8,3 kb, contendo três janelas abertas de leitura (ORF — *Open Reading Frame*). Para o vírus Norwalk (NV), a primeira ORF da extremidade 5' codifica uma poliproteína com sequências semelhantes às proteínas não estruturais dos picornavírus, incluindo a RNA polimerase dependente de RNA. A ORF2 codifica a proteína VP1, presente em maior quantidade no capsídeo. A ORF3, na extremidade 3' do genoma, codifica uma proteína pequena VP2, associada ao vírion, presente em apenas uma ou duas cópias por vírion. Uma proteína (VPg) encontra-se ligada covalentemente à extremidade 5' do RNA genômico e a extremidade 3' é poliadenilada. Acredita-se que essa proteína seja necessária para infectividade do RNA viral e também para iniciação da síntese do RNA viral.

No gênero *Norovirus* (NoV), existe apenas uma espécie definida, *Norwalk vírus*, O vírus tipo Norwalk deve seu nome ao fato de ter sido isolado de um surto de gastroenterite em alunos e professores de uma escola primária de Norwalk, Ohio, em 1968, surto este em que 50% dos professores e alunos e até 35% dos contatos familiares adoeceram. A identificação do agente etiológico foi feita por microscopia eletrônica, e foi observado tratar-se de um vírus esférico com diâmetro entre 23 e 30 nm. O vírus Norwalk é o agente representativo de um grupo heterogêneo de vírus, anteriormente chamados vírus pequenos esféricos estruturados (*SRSV — Small Round Structured Viruses*) ou vírus semelhantes ao Norwalk (*Norwalk-like*). A relação antigênica entre os muitos membros desta espécie de vírus são complexas e os agentes são normalmente identificados pelo local onde os surtos ocorreram. Os NV, espécie *Norwalk vírus*, são classificados em cinco genogrupos. Os genogrupos GI e GII contêm a maioria dos norovírus humanos. O genogrupo GI inclui oito genótipos; o GII engloba 19 genótipos, humanos e de suínos. No GIII estão dois genótipos de norovírus bovinos, o GIV inclui o vírus Alphatron e o GV contém um genótipo de norovírus de camundongo (Tabela 85.2.1).

Os vírus do gênero *Sapovirus* (SaV) têm, à microscopia eletrônica, a morfologia mais característica do calicivírus, com estrutura mais definida que os norovírus. Os SaV, espécie *Sapporo vírus*, são também classificados em cinco genogrupos. Os genogrupos GI e GII apresentam, cada um, três genótipos de vírus de humanos. O genogrupo GIII inclui dois genótipos de sapovírus de suínos. O GIV e o GV contêm, cada um, um genótipo de sapovírus de humanos (Tabela 85.2.2).

Patogênese e Características Clínicas

Ao contrário da gastroenterite ocasionada por rotavírus, o quadro diarreico causado pelos norovírus tem uma curta duração, de 24 a 48 horas, com duração média de 24 horas; ocorre com frequência em ambiente familiar e escolas, atingindo, indistintamente, crianças e adultos. A diarreia é mais frequente em adultos, enquanto uma alta proporção de crianças apresenta vômitos. O período médio de incubação é de 10 a 51 horas, com média de 24 horas, e os sintomas são idênticos aos da gastroenterite por rotavírus (náuseas e vômitos, dores abdominais, diarreia e febre). Embora os sintomas normalmente desapareçam dentro de 12 a 72 horas, a excreção viral pode exceder 22 dias. Infecções por norovírus são caracterizadas frequentemente por um grande número de infecções secundárias, em taxas maiores que 50%, pois existe uma diversidade suficiente de cepas virais, resultando, assim, em repetições da infecção por diferentes tipos antigênicos. Comparação de características clínicas

Tabela 85.2.1
Genogrupos e Genótipos de Norovírus

Genogrupo	*Genótipo*	*Vírus Padrão*	*Acesso GenBank*
I	GI.1	Norwalk/1968/US	M87661
I	GI.2	Southampton/1991/UK	L07418
I	GI.3	Desert Shield 395/1990/US	U04469
I	GI.4	Chiba 407/1987/JP	AB042808
I	GI.5	Musgrove/1989/UK	AJ277614
I	GI.6	Hesse 3(BS5)/1997/DE	AF093797
I	GI.7	Winchester/1994/UK	AJ277609
I	GI.8	Boxer/2001/US	AF538679
I	GI.9	Vancouver730/2004/CA	HQ637267
II	GII.1	Hawaii/1971/US	U07611
II	GII.2	Melksham/1994/UK	X81879
II	GII.3	Toronto/24/1991/CA	U02030
II	GII.4	Bristol/1993/UK	X76716
II	GII.5	Hillingdon/1990/UK	AJ277607
II	GII.6	Seacroft/1990/UK	AJ277620
II	GII.7	Leeds/1990/UK	AJ277608
II	GII.8	Amsterdam/1998/NL	AF195848
II	GII.9	VA97207/1997/US	AY038599
II	GII.10	Erfur546/200/DE	AF427118
II	GII.11	Po/SW918/1997/JP	AB074893
II	GII.12	Wortley/1990/UK	AJ277618
II	GII.13	Fayetteville/1998/US	AY113106
II	GII.14	M7/1999/US	AY130761
II	GII.15	J23/1999/US	AY130762
II	GII.16	Tiffin/1999/US	AY502010
II	GII.17	CS-E1/2002/US	AY502009
II	GII.18	Po/OH-QW101/2003/US	AY823304
II	GII.19	Po/OH-QW170/2003/US	AY823306
II	GII.20	Luckenwalde591/2002/DE	EU373815
II	GII.21	IF1998/2003/IR	AY675554
II	GII.22	Yuri/2002/JP	AB083780
III	GIII.1	Bo/Jena/1980/DE	AJ011099
III	GIII.3	Bo/Newbury-2/1976/UK	AF320625
III	GIII.3	Ov/Norsewood30/2007/NZ	EU193658
IV	GIV.1	Alphatron 98-2/1998/NL	AF195847
IV	GIV.2	Lion/Pistoia/387/2006/IT	EF450827
V	GV.1	Mu/MNV-1/2003/US	AY228235
VI	GVI.1	Ca/Bari/91/2007/IT	FJ875027
VI	GVI.2	Ca/Viseu/2007/PT	GQ443611

Abreviações de países: CA = Canadá; DE = Alemanha; IR = Iraque; IT = Itália; JP = Japão; NL = Holanda; NZ = Nova Zelândia; PT = Portugal; SA = Arábia Saudita; UK = Reino Unido; US =Estados Unidos
Abreviações de espécies: Bo = Bovina; Ca = Canina; Mu = Murina; Po = Porcina; OV = Ovina; quando não houver sigla, os vírus são da espécie humana.

Tabela 85.2.2
Genogrupos e Genótipos de Sapovírus

Genogrupo	*Genótipo*	*Vírus Padrão*	*Acesso GenBank*
I	GI.1	Sapporo/19982/JP	U65427
I	GI.2	Parkville/1994/US	U73124
I	GI.3	Stockholm318/1997/SE	AF194182
I	GI.4	Chiba000496/2000/JP	AJ606693
I	GI.5	Yokote1/2006/JP	AB253740
I	GI.6	Chiba000764/200/JP	AJ606694
I	GI.7	Ehime04-1680/2004/JP	AB258428
II	GII.1	London/1992/UK	U95645
II	GII.2	Mex340/1990/MX	AF435812
II	GII.3	Cruise ship/2000/US	AY289804
II	GII.4	Kumamoto2/2003/JP	AB429084
II	GII.5	Cruise Ship 2000/2000/US	AY289804
II	GII.6	SaKaeo15/TH	AY646855
II	GII.7	20072248/2008/JP	AB630067
III	GIII.1	Po/PEC-Cowden/1980/US	AF182760
IV	GIV.1	Hou7-1181/1990/US	AF435814
V	GV.1	Arg39/2004/AR	AY289803

da gastroenterite causada pelos norovírus ou sapovírus em crianças concluiu que os norovírus induzem vômitos como principal sintoma, enquanto os sapovírus normalmente causam diarreia.

A transmissão dos norovírus ocorre através da via fecal-oral, e o vírus consegue atravessar o estômago por ser resistente à acidez. A infecção primária ocorre na porção proximal do intestino delgado com expansão das criptas, encurtamento das microvilosidades, infiltração de células mononucleares e vacuolização citoplasmática. Ocorrem lesões na mucosa intestinal, o lúmen torna-se inflamado e células epiteliais de absorção desenvolvem uma aparência anormal. Entretanto, em duas semanas, o intestino delgado retorna à aparência histológica normal.

O vírus infeccioso pode ser transmitido não somente durante o período da doença, mas também durante o período de incubação e após recuperação do indivíduo, com 30% dos casos excretando vírus por até três semanas após infecção. Assim, pessoas infectadas continuam sendo fontes de infecção, mesmo após recuperação da doença.

Relativamente à imunidade, estudos em voluntários estabeleceram que existem duas formas de resistência aos norovírus, uma de curta duração (6 a 14 semanas) e outra de longa duração (9 a 15 meses). A imunidade de curta duração parece ser sorotipo-específica e pode ser correlacionada com o desenvolvimento de resposta imune sérica e mucosa. A de longa duração aparentemente não segue o padrão dos demais vírus, pois a presença de anticorpos séricos contra os norovírus não apresenta correlação com a resistência à doença. Os níveis de anticorpos locais no jejuno também não podem ser correlacionados com a resistência à doença. Os sapovírus não foram estudados em voluntários e a imunidade a esse grupo de vírus é menos conhecida, mas acredita-se que haja uma correlação da presença de anticorpos com a resistência à infecção em crianças.

Epidemiologia

Os norovírus são a causa mais frequente de surtos de gastroenterite não bacteriana que ocorrem em comunidades, escolas, hospitais, instituições, acampamentos, navios de cruzeiro, casas de repouso, universidades e famílias. Vários alimentos têm sido implicados em surtos de norovírus, como saladas, melão, salada de fruta, sanduíches, gelo e água. É também a causa mais frequente de surtos de gastroenterite aguda após ingestão de ostras e mariscos crus. Além dos surtos, os norovírus são responsáveis por numerosos casos esporádicos de gastroenterite e também são patógenos importantes em doenças endêmicas, sendo responsáveis por 10% a 20% de todos os casos de gastroenterite endêmica em alguns países. Os sapovírus são mais frequentemente associados à gastroenterites pediátricas e não são associados a surtos em adultos e crianças maiores.

A infecção por norovírus tem sido observada durante todos os meses do ano, porém com maior circulação dos vírus no inverno. Em virtude da rapidez com que são disseminados na população e da predominância de sua transmissão nos meses frios, acredita-se que esses vírus possam também ser transmitidos pelo ar, caracterizando esta como uma suposta rota secundária de transmissão.

Os estudos da epidemiologia molecular mostram uma grande diversidade genética dos norovírus. Os vírus do genogrupo GII têm sido encontrados com maior frequência do que os vírus do genogrupo GI, na maioria dos países onde norovírus foram estudados. A genotipagem de amostras circulantes é uma ferramenta importante para elucidar a origem e disseminação dos vírus em surtos. Sistemas para tipagem de norovírus foram propostos, baseados ou na sequência de nucleotídeos completa da VP1, que supostamente é correlacionada à especificidade antigênica, ou na sequência parcial de nucleotídeos desta mesma proteína. Esses sistemas mostram a divisão dos gêneros *Norovirus* e *Sapovirus* em genogrupos e genótipos. As Tabelas 85.2.1 e 85.2.2 apresentam essa divisão, mostrando o protótipo de cada genótipo de norovírus e sapovírus em seu respectivo genogrupo. Os norovírus do genogrupo GII, especialmente os do genótipo GII.4, são os predominantes na maioria dos países. Estudos realizados em São Paulo, Belém e Rio de Janeiro mostraram que este é o genótipo mais frequente também em nosso meio.

Podem ocorrer mudanças no genótipo circulante, em diferentes épocas, em uma mesma localidade, mas os fatores do hospedeiro ou virais responsáveis pela emergência de um norovírus epidêmico não são conhecidos. Evidências de infecções mistas com diferentes genótipos de norovírus foram descritas, inclusive no Brasil. Estas infecções podem permitir a recombinação entre os genomas RNA, uma possibilidade sugerida recentemente pela análise de sequências de nucleotídeos de diversas amostras de norovírus.

Os sapovírus também apresentam diversidade genética e um sistema de tipagem também foi proposto para estes vírus (Tabela 85.2.2).

O significado biológico e epidemiológico da diversidade genética de norovírus e sapovírus ainda não é bem definido. Os relacionamentos antigênicos não podem ser definidos pela reação de neutralização, pois estes vírus ainda não foram cultivados, e, assim, ainda é desconhecido o impacto da diversidade genética em estudos de prevenção da doença através da vacinação.

Diagnóstico Laboratorial

Uma análise de surtos indica que pode ser feito um diagnóstico provisório de norovírus se os seguintes critérios forem cumpridos: a) patógenos bacterianos ou parasitas não forem detectados; b) vômitos ocorrendo em mais de 50% dos casos; c) a duração média ou mediana da doença de 12 a 60 horas e d) período de incubação de 24 a 48 horas.

Entre os vírus que causam gastroenterite aguda, somente os calicivírus humanos ainda não foram cultivados em culturas celulares, dificultando, assim, sua detecção, pela impossibilidade da produção de imunorreagentes, que levaria à utilização de técnicas sensíveis e específicas.

A identificação do norovírus por microscopia eletrônica é dificultada em razão da curta duração da excreção do vírus e porque este vírus não possui uma morfologia bem definida e está presente, na maioria das vezes, em baixas concentrações nas fezes. Pode ser utilizada a imunomicroscopia eletrônica, mas soros específicos, de convalescentes humanos ou anticorpos específicos produzidos por proteínas recombinantes, são de difícil obtenção.

O radioimunoensaio (RIA) foi desenvolvido como uma alternativa à imunomicroscopia eletrônica, pois é considerado um método mais sensível e exige menor quantidade de antígeno.

O desenvolvimento de partículas semelhantes a vírus (VLP – *Virus-Like Particles*) através de técnicas de expressão de proteínas virais, principalmente em sistemas que usam baculovírus, possibilitou o desenvolvimento de testes de diagnóstico baseados em anticorpos. O ensaio imunoenzimático (EIA), utilizando soros hiperimunes preparados contra as VLPs, tem sido descrito para detecção de vários norovírus e sapovírus. Estes testes apresentam boa sensibilidade, mas são altamente específicos para a VLP utilizada na produção do anticorpo. Foram também desenvolvidos alguns testes baseados em anticorpos monoclonais, já disponíveis de forma comercial.

Os ensaios imunoenzimáticos utilizando VLPs como antígeno são específicos, sensíveis e eficientes para detecção de anticorpos e têm sido utilizados em inquéritos soroepidemiológicos.

A técnica mais utilizada atualmente para detecção de norovírus é a reação de transcrição reversa combinada com a reação em cadeia pela polimerase (RT-PCR) para detecção do ácido nucleico viral. Com este método, o RNA viral pode ser detectado em amostras clínicas, como fezes ou vômito, e em água e alimentos contaminados. A RT-PCR quantitativa em tempo real (*real-time RT-PCR*) também tem sido utilizada, pois possibilita a detecção rápida e a comparação da quantidade de RNA viral nas amostras. A região mais utilizada, nesta amplificação corresponde ao gene da RNA polimerase, altamente conservado. Essa técnica é considerada mais sensível do que a microscopia eletrônica para a detecção dos norovírus, pois possibilita a identificação do vírus, mesmo que as amostras apresentem um número pequeno de partículas virais, e é capaz de detectar o vírus duas semanas após o desaparecimento dos sintomas.

Tratamento, Prevenção e Controle

Não há tratamento específico, nem se dispõe de qualquer tipo de vacina. Em surtos, em geral, as medidas de contenção e prevenção da disseminação dos vírus incluem lavagem frequente das mãos e a descontaminação ambiental. Os norovírus são resistentes a produtos de limpeza contendo detergentes e etanol e a desinfecção de superfícies requer a utilização de produtos contendo hipoclorito de sódio, peróxido de hidrogênio ou compostos fenólicos.

As infecções são autolimitantes e muitos pacientes recuperam-se sem sequelas. A hidratação é normalmente mantida usando fluido oral com líquidos isotônicos. Se os sintomas como diarreia e vômitos forem graves, pode ser necessária a administração de fluidos de forma parenteral. As pessoas incapazes de manter a hidratação, especialmente indivíduos debilitados, como idosos e crianças imunocomprometidas, podem necessitar hospitalização. A morte, embora muito rara, pode ocorrer como resultado de um distúrbio eletrolítico.

Um dos maiores obstáculos para a formulação de uma estratégia de imunização contra os norovírus e sapovírus é que a base para a imunidade ainda não é bem compreendida. Como ainda não existe possibilidade de cultivo destes vírus, estão sendo estudadas as partículas semelhantes a vírus (VLP — *virus-like particles*) como potenciais vacinas de subunidades (ver Capítulo 15). Essas VLPs são imunogênicas, seguras, estáveis em pH ácido, e, portanto, podem ser administradas por via oral.

Bibliografia

1. Brooks GF, Carroll KC, Butel JS, Morse SA, Mietzner TA. Jawetz Melnick & Adelberg's Medical Microbiology. 26a ed. New York: McGraw Hill; 2013.
2. Castilho JG, Munford V, Resque HR, Fagundes-Neto U, Vinjé J, Rácz ML. Genetic diversity of norovirus among children with gastroenteritis in São Paulo State, Brazil. J Clin Microbiol. 2006;44(11):3947-3953.
3. Fioretti JM, Ferreira MS, Victoria M, Vieira CB, Xavier Mda P, Leite JP, Miagostovich MP..Genetic diversity of noroviruses in Brazil. Mem Inst Oswaldo Cruz. 2011;106:942-947.
4. Flint SJ, Enquist LW, Racaniello VR, Skalka AM. Principles of virology. 3a ed. Washington: ASM Press; 2009.
5. King AMQ, Adams MJ, Carstens EB, Lefkowitz, EJ *(eds.)*. Virus Taxonomy: Ninth Report of the International Committee on Taxonomy of Viruses. San Diego: Academic Press; 2012.
6. Knipe DM, Howley PM, Cohen JI, Griffin DE, Lamb RA et al. Fields Virology. 6th ed. Philadelphia: Lippincott Williams & Wilkins; 2013.
7. Kroneman A, Vega E, Vennema H, Vinjé J, White PA et al. Proposal for a unified norovirus nomenclature and genotyping. Arch Virol. 2013;158:2059-2068
8. Siqueira JA, Linhares Ada C, de Carvalho TC, Aragão GC, Oliveira D de S, Dos Santos MC, de Sousa MS, Justino MC, Mascarenhas JD, Gabbay YB. Norovirus infection in children admitted to hospital for acute gastroenteritis in Belém, Pará, Northern Brazil. J Med Virol. 2013;85(4):737-744.

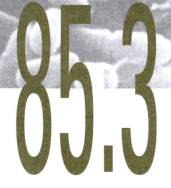

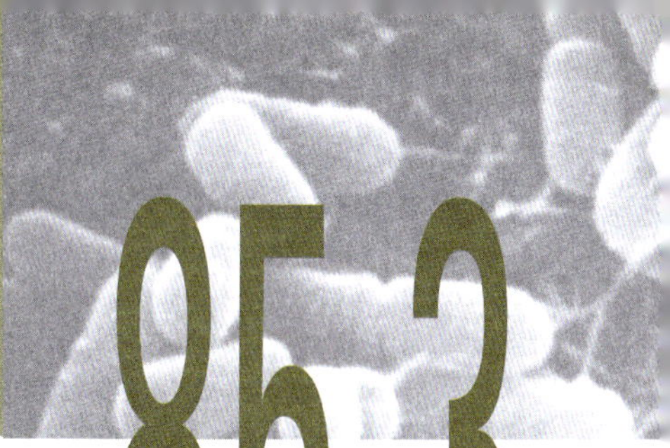

Hugo Reis Resque

85.3 Gastroenterites Virais – Astrovírus

Os astrovírus humanos (HAstVs) foram observados pela primeira vez em 1975 em casos de crianças hospitalizadas com quadro de diarreia e durante um surto de gastroenterite ocorrido em enfermarias neonatais na Inglaterra. Hoje, sugere-se que os HAstVs são a segunda ou terceira causa de diarreia em crianças de até cinco anos de idade, além de serem associados também a casos de gastroenterite em idosos e indivíduos imunossuprimidos.

Propriedades dos Vírus

Os astrovírus (AstVs) pertencem à família *Astroviridae*, a qual se divide nos gêneros *Mamastrovirus* (infecção em mamíferos) e *Avastrovirus* (infecção em aves), que por sua vez são subdivididos em dois genogrupos cada (genogrupos I e II). Os AstVs são descritos como sendo partículas esféricas de aproximadamente 28 a 30 nanômetros (nm) de diâmetro, desprovidos de envelope lipídico e com um capsídeo de simetria icosaédrica que possui a superfície em forma de uma estrela de 5 a 6 pontas, principal característica dos astrovírus e que lhes conferiu a atual nomenclatura (*astron* = estrela, em grego). No entanto, alguns vírions derivados de cultura celular revelaram a presença de espículas na superfície viral, fazendo com que o diâmetro final passasse a ser de 41 nm. Mas ainda que seja sua principal característica, a forma de estrela do vírus é observada em apenas 10% dos vírions eliminados nas fezes, o que dificulta uma identificação do patógeno baseada somente na visualização por microscopia eletrônica.

O genoma dos astrovírus é constituído por uma molécula de RNA de fita simples e polaridade positiva (ssRNA+), com 6,17 a 7,72 kb de extensão, dependendo da cepa e espécie da qual o vírus foi isolado, e não contando a cauda poli-A na extremidade 3'. O material genético é organizado em três janelas abertas de leitura (*open reading frames-ORFs*), denominadas ORF 1a, ORF 1b e ORF 2. As ORFs 1a e 1b se localizam na extremidade 5' do genoma e codificam proteínas não estruturais que podem estar ligadas aos processos de transcrição e replicação do genoma. A ORF 2 (extremidade 3') codifica a poliproteína estrutural do capsídeo e é a região com maior variabilidade de sequencias no genoma dos astrovírus, servindo como alvo preferencial para testes que visam à detecção e classificação desses patógenos. Além das ORFs 1a, 1b e 2, uma quarta ORF alternativa (ORF-X) tem sido descrita em todos os astrovírus humanos, além de outros mamíferos. No entanto, o papel da ORF-X no processo de replicação viral ainda precisa ser mais bem estudado.

As partículas de astrovírus são estáveis em pH 3, além de serem resistentes ao clorofórmio, a solventes lipídicos e a uma variedade de detergentes. O HAstV perde a infectividade se colocado a uma temperatura de 60°C por mais de 5 minutos. Já em temperaturas extremamente baixas (-70°C) as partículas permanecem estáveis por anos, a menos que haja uma sequencia contínua de congelamentos e descongelamentos, o que levaria ao rompimento da partícula viral, com consequente perda da atividade infectante do vírus.

Patogênese e Características Clínicas

Os astrovírus possuem como sítio de replicação principal as células epiteliais das vilosidades do intestino delgado. No entanto, o processo de adsorção do vírus a essas células ainda precisa ser mais bem estudado, pois o receptor para astrovírus ainda não foi identificado. Além disso, o tropismo dos HAstVs às células hospedeiras pode variar de acordo com a cepa viral, fazendo com que a interação vírus-célula não seja uniforme para todos os tipos de HAstVs. Por exemplo, linhagens de célula CaCo-2 suportam infecção por todos os astrovírus "clássicos" (1 a 8), enquanto outras linhagens derivadas de carcinoma de cólon permitem apenas a infecção por HAstV-1. Quanto ao ciclo replicativo, ainda há a necessidade de estudos mais detalhados, mas algumas etapas são baseadas em comparações com outros vírus que compartilham com os astrovírus a mesma organização genética. Como o astrovírus é um vírus de RNA, sugere-se que todo o ciclo de replicação ocorra no citoplasma da célula infectada, uma vez que esse RNA atua como mensageiro pronto para ser traduzido.

Além dos tecidos intestinais, estudos com aves detectaram astrovírus nos rins, pâncreas, fígado e na corrente sanguínea, sugerindo um estágio de viremia durante a infecção. Astrovírus também já foram detectados no sistema nervoso central, em um caso de encefalite em paciente imunossuprimido.

O HAstV utiliza como via de infecção principal a rota fecal-oral, podendo o contágio ser de pessoa a pessoa, por contato com fômites ou por ingestão de alimentos e/ou água contaminados. Nesse último caso, frutos do mar parecem ser uma importante fonte de contaminação de HAstV, podendo-se citar como exemplo as ostras. Com relação à contaminação por água, estudos já detectaram astrovírus em água potável, rios, esgotos, represas e efluentes de estações de tratamento de água. Vale ressaltar que a pesquisa por vírus em amostras de alimentos e água é realizada por uma vertente relativamente nova da Virologia, chamada de Virologia Ambiental.

O HAstV acomete principalmente crianças jovens de até cinco anos de idade. No entanto, casos de diarreia causada por astrovírus já foram descritos em adultos, principalmente em indivíduos imunossuprimidos, idosos e militares.

Uma vez dentro do organismo, o vírus passa por um período de incubação que varia de 3 a 4 dias, com a doença durando de 2 a 3 dias em média, dependendo do tamanho do inoculo. No entanto, em pacientes imunossuprimidos pode-se observar uma cronicidade do quadro de gastroenterite. Mortes decorrentes de diarreia causada por HAstV já foram reportadas, embora sejam raras.

O principal sintoma clínico observado em indivíduos infectados por astrovírus é a diarreia aquosa, característica da gastroenterite aguda causada por esse patógeno, e que pode estar presente em até 100% dos casos. Além desse, vômito, dores abdominais, febre e desidratação branda também podem ser observados ocasionalmente. Devido ao fato de ser considerada de baixa gravidade, a pessoa infectada por astrovírus normalmente não necessita de internação hospitalar e o quadro se resolve espontaneamente. A intussuscepção, embora pouco comum em casos de gastroenterite causada por HAstV, já foi associada a esse patógeno em casos de diarreia em crianças, fazendo com que a vigilância a esse quadro clínico seja reforçada, visando à elucidação do real papel do astrovírus nesses casos.

Por outro lado, a infecção por astrovírus também pode ser assintomática, uma vez que aproximadamente 2% das pessoas infectadas excretam o patógeno nas fezes sem apresentar sintomas clínicos de gastroenterite, ampliando assim a transmissão do vírus e dificultando seu controle.

Epidemiologia

Os astrovírus já foram observados em diversas espécies animais, incluindo porcos, bezerros, cães, gatos, morcegos, ovelhas, galinhas, perus, patos e o homem, sendo que a infecção é espécie-específica, não tendo sido descrito até o momento nenhum caso de transmissão interespécie. A detecção desse patógeno já foi relatada em diversas regiões do mundo. Em humanos, o HAstV-1 é o que mais circula segundo vários estudos já realizados ao longo dos anos. Além desse, os HAstV-2, HAstV-3, HAstV-4 e HAstV-8, mesmo considerados menos comuns, também são detectados em estudos envolvendo genotipagem de astrovírus. Já os HAstV-6 e 7 são raramente detectados. Ainda com relação aos astrovírus "clássicos" (1 a 8), existe uma grande diversidade genética dentro de cada genótipo, fazendo com que estes sejam subdivididos em linhagens. Alguns estudos sugerem que uma identidade abaixo de 95% com relação a uma cepa padrão já seria suficiente para caracterizar um novo subtipo. Sendo assim, as linhagens de HAstV descritas até o momento são: HAstV-1a-1f, HAstV-2a-2c, HAstV-3a-3b e HAstV-4a-4b.

Mais recentemente, novos tipos de astrovírus vêm sendo descritos, como os denominados de HAstV-MLB1, HAstV-VA1 e 2 e HMOAstV-A, B e C. Estes são geneticamente relacionados a alguns astrovírus de animais e, por isso, a possibilidade de haver registros de transmissão interespécies não está totalmente descartada. No entanto, mais estudos com os novos tipos de HAstV serão necessários para que essa hipótese seja comprovada.

Com relação a casos de coinfecção, alguns estudos descrevem a observação de mais de um patógeno em uma mesma amostra de fezes, podendo a mistura ser de mais de um tipo de vírus (astrovírus + norovírus/rotavírus/adenovírus entéricos) ou até mesmo de vírus com bactérias e protozoários. Além de dificultar a detecção do verdadeiro causador da gastroenterite, essas coinfecções podem levar a um quadro de diarreia mais grave e prolongado, se comparadas a uma infecção causada apenas por astrovírus.

Os casos de infecção por astrovírus podem ser observados de forma esporádica ou em surtos, que podem ocorrer em comunidades fechadas, como hospitais, creches, escolas e asilos para idosos.

Com relação à sazonalidade, sugere-se que, assim como ocorre com outros vírus causadores de gastroenterite, o astrovírus siga um padrão onde em países de climas temperados o maior número de casos ocorra nos meses mais frios, enquanto em países de clima tropical os casos sejam mais comuns nos períodos chuvosos.

No Brasil, diversos estudos foram realizados, visando à pesquisa de astrovírus, tanto em humanos como em animais. Em 2007, um trabalho conduzido em São Paulo relatou a prevalência de 28,2% de amostras positivas para HAstV em crianças de até seis anos de idade, com e sem diarreia, sendo a maioria dos casos caracterizados como HAstV-1. Nesse mesmo estudo, não foi possível determinar a sazonalidade dos casos positivos, uma vez que estes foram observados ao longo dos meses analisados, não havendo assim um aumento de detecção em nenhum dos meses. Em 2009, um estudo conduzido com amostras coletadas em Salvador detectou os tipos 6, 7 e 8 de astrovírus, o que é relativamente raro, uma vez que o HAstV-1 ainda é o tipo mais observado em estudos no mundo todo. Em 2010, uma pesquisa realizada em Goiânia descreveu a presença de HAstV em mulheres grávidas, infectadas com HIV. Nesse caso, os pesquisadores concluíram que o estado de gravidez ou a provável imunossupressão causada pelo HIV não influenciou no aumento do risco de infecção pelos HAstVs, uma vez que também se observou casos positivos para HAstV em mulheres não infectadas pelo HIV. Em 2013, uma amostra positiva para HAstV-3 foi detectada em uma comunidade quilombola localizada nas adjacências da cidade de Belém, sugerindo que, mesmo em comunidades isoladas, o vírus é capaz de circular, inclusive junto com outros vírus entéricos, como norovírus e sapovírus. Também em 2013, um estudo realizado no Rio de Janeiro detectou astrovírus em casos de enterite em cães. No campo da Virologia Ambiental, em 2008, um grupo de pesquisadores do Rio de Janeiro detectou HAstVs em 16,7% das amostras de água de esgoto urbano, procedentes de uma estação de tratamento de água da cidade. Nesse caso, o fato de se ter detectado HAstV em amostras de água tratada e não tratada sugere que esse patógeno possui uma alta resistência nesses ambientes.

Diagnóstico Laboratorial

Microscopia eletrônica

A microscopia eletrônica (ME) foi o método pioneiro para a detecção de astrovírus e, durante muito tempo, o único método disponível para se detectar esses patógenos em amostras clínicas. No entanto, o fato de somente 10% das partículas de astrovírus apresentarem a forma característica de estrela dificulta sua identificação morfológica, contribuindo para possíveis resultados falso-negativos na detecção desse vírus. A sensibilidade da ME tem sido estimada em 10^6 a 10^7 partículas virais por grama de fezes. Normalmente, pacientes com diarreia causada por astrovírus liberam aproximadamente 10^{10} ou 10^{11} partículas virais por grama de fezes. No entanto, em pessoas que excretam uma quantidade menor de partículas, o uso de anticorpos antivirais na técnica (imunomicroscopia eletrônica-IME) facilita a identificação do vírus.

Ensaios imunoenzimáticos

O ensaio imunoenzimático (EIE) ainda é um dos principais métodos utilizados atualmente para detecção de astrovírus, por ser um método rápido e útil quando se faz necessário testar um grande número de amostras. O método utiliza anticorpos monoclonais grupos-reativo que mapeiam uma região conservada do capsídeo dos oito tipos "clássicos" de HAstV para detecção do antígeno viral e antissoros policlonais para detectar anticorpos. No entanto, até o momento não há um EIE que permita detectar os novos tipos de HAstV.

Cultivo celular

O cultivo em cultura de células pode ser considerado como um método de auxílio às técnicas de detecção, uma vez que esta prática aumenta a quantidade de partículas virais por meio de várias passagens após a inoculação do vírus na monocamada celular. Em geral, os astrovírus humanos são capazes de se replicar em três tipos de linhagens celulares: linhagens de adenocarcinoma (CaCo-2, HT-29, T-84 e SK-CO1), linhagens de hepatoma de fígado humano 37 (PLC/PRF/5) e linhagens derivadas de rim de macaco (MA-104, Cos-1 e vero), sendo essas duas últimas susceptíveis a apenas algumas cepas de HAstV. De todas as linhagens celulares citadas anteriormente, CaCo-2, T-84 e PLC/PRF/5 são as mais eficientes para cultivo de astrovírus diretamente de amostras de fezes.

Técnicas moleculares

Nos dias atuais, as técnicas moleculares se tornaram o padrão-ouro no que se refere à detecção e genotipagem de astrovírus.

A reação em cadeia da polimerase precedida de transcrição reversa (RT-PCR) talvez seja o método molecular mais utilizado atualmente. A técnica utiliza iniciadores (*primers*) voltados para regiões conservadas das ORFs do genoma de HAstV visando à detecção do patógeno. No caso de genotipagem, os iniciadores são específicos para cada tipo de astrovírus humano (1 a 8), possibilitando assim sua caracterização molecular. Ao contrário do que ocorre com o EIE, a RT-PCR também pode ser utilizada para a detecção dos novos tipos de HAstV, utilizando iniciadores específicos para os mesmos.

Mais recentemente, uma variação da RT-PCR – a *Real Time RT-PCR* ou qPCR – vem sendo cada vez mais utilizada. Assim como a RT-PCR convencional, a qPCR também permite a detecção e genotipagem de HAstV por meio da utilização de sondas específicas para cada genótipo, além de permitir a quantificação da carga viral em uma determinada amostra. Como o próprio nome da técnica sugere, a principal vantagem desse método é a observação dos resultados à medida que a reação está acontecendo, ou seja, em tempo real.

O sequenciamento completo ou parcial do material genético é uma técnica molecular largamente utilizada para estudos de filogenia e identidade entre cepas de astrovírus. Com esta metodologia podem ser feitos estudos mais detalhados de epidemiologia, uma vez que se torna possível a observação da origem do patógeno, bem como mutações e variações genéticas, através da comparação da sequencia de nucleotídeos obtida com outras disponíveis em bancos de dados onde sequencias de vários países são depositadas.

Tratamento

No que diz respeito ao tratamento de indivíduos apresentando quadro de gastroenterite causada por astrovírus, por esta ser autolimitada e geralmente branda, não há a necessidade de um tratamento específico, a não ser em pacientes que apresentem quadro de desidratação, onde a reposição de fluidos se faz necessária. Em pacientes imunossuprimidos graves que não respondem a um tratamento convencional, sugere-se o uso da injeção intravenosa de imunoglobulinas, como uma forma de auxílio ao tratamento.

Prevenção e Controle

A interrupção da transmissão da infecção é o fator principal para se prevenir e controlar a doença causada por astrovírus. Por isso, hábitos de higiene, como lavar as mãos e manter o ambiente limpo são muito importantes, principalmente em hospitais, creches, residências ou qualquer outro local onde a transmissão pessoa a pessoa seja facilitada. Além disso, medidas de saneamento básico são sempre muito importantes para a prevenção e controle de infecções causadas por astrovírus, bem como outros vírus causadores de gastroenterite.

Vale ressaltar que ainda não existe uma vacina contra astrovírus, mas estudos envolvendo modelos animais estão sendo realizados e podem gerar dados importantes para que no futuro uma vacina seja desenvolvida.

Bibliografia

1. Aragão GC, Mascarenhas JD, Kaiano JH, de Lucena MS, Siqueira JÁ et al. Norovirus diversity in diarrheic children from an African-descendant settlement in Belém, Northern Brazil. PLoS One. 2013;8(2).
2. Castro TX, Cubel Garcia RC, Costa EM, Leal RM, Xavier M da P, Leite JP. Molecular characterisation of calicivirus and astrovirus in puppies with enteritis. Vet Rec. 2013;172(21):557.
3. De Benedictis P, Schultz-Cherry S, Burnham A, Cattoli G. Astrovirus infections in humans and animals - molecular biology, genetic diversity, and interspecies transmissions. Infect Genet Evol. 2011;pp. 1529-1544.
4. Ferreira RG, Borges AM, Fiaccadori FS, Souza MB, Santos RA, Cardoso DD. Gastroenteric virus detection in fecal samples from women in Goiânia, State of Goiás, Brazil. Rev Soc Bras Med Trop. 2010;43(3):240-243.
5. Gabbay YB, De Oliveira CS, Mascarenhas JDP, Linhares AC. Gastroenterites por Calicivírus, Astrovírus e Adenovírus Entéricos. In: de Leão, RNQ Medicina Tropical e Infectologia na Amazônia, Belém: Samauma Editorial. 2013; p. 619-643.
6. King AMQ, Adams MJ, Carstens EB, Lefkowitz, EJ *(eds.)*. Virus Taxonomy: Ninth Report of the International Committee on Taxonomy of Viruses. San Diego: Academic Press; 2012.
7. Méndez E, Arias CF. Astroviruses. In: Knipe DM, Howley PM, Cohen JI, Griffin DE, Lamb RA, Martin MA et al. Fields Virology. 6th ed. Philadelphia: Lippincott Williams & Wilkins. 2013; p. 609-628.
8. Resque HR, Munford V, Castilho JG, Schmich H, Caruzo TA, Rácz ML. Molecular characterization of astrovirus in stool samples from children in São Paulo, Brazil. Mem Inst Oswaldo Cruz. 2007;102(8):969-974.
9. Xavier MP, Oliveira SA, Ferreira MS, Victoria M, Miranda V et al. Detection of caliciviruses associated with acute infantile gastroenteritis in Salvador, an urban center in Northeast Brazil. Braz J Med Biol Res. 2009;42(5):438-444.

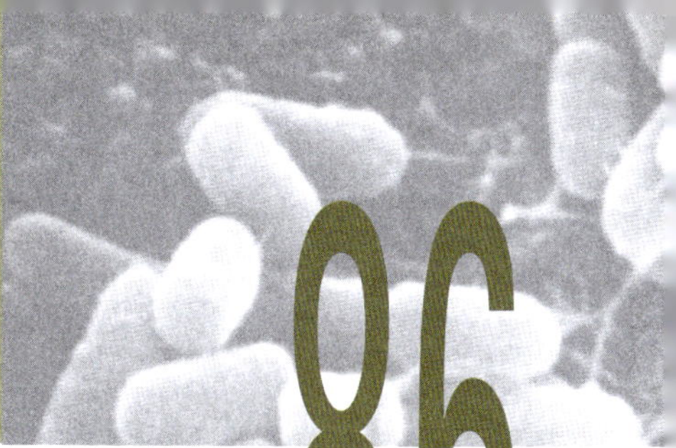

Maria Lucia Rácz
José Alberto Neves Candeias

86 Hepatites Virais

A designação de viroses hepáticas é utilizada para caracterizar processos inflamatórios agudos do fígado, provocados por diferentes vírus, tais como os vírus da família *Herpesviridae*; alguns tipos de vírus Coxsackie, em geral relacionados com quadros pré-natais; citomegalovírus e vírus da rubéola relacionados com quadros neonatais; vírus de Epstein-Barr; vírus da caxumba e os vírus causadores de hepatites, propriamente ditos. Apesar da existência de vários agentes etiológicos, as características clínicas das hepatites são muito semelhantes, variando desde a ausência de sintomas a quadros clínicos graves que podem evoluir para a morte do paciente.

As hepatites virais compreendem: a) a hepatite A (VHA), durante muito tempo denominada hepatite infecciosa, mais frequente em crianças e transmitida pela via fecal-oral; b) a hepatite B (VHB), conhecida também por hepatite por soro homólogo, de transmissão parenteral, como, por exemplo, nas transfusões; c) as hepatites anteriormente chamadas não-A não-B, hoje reconhecidas como hepatite C, de transmissão parenteral; e hepatite E, de transmissão fecal-oral e d) a hepatite D causada pelo agente Delta.

Na Tabela 86.1, apresentam-se características clínicas e epidemiológicas das hepatites virais.

Hepatite A

Esta forma de hepatite foi considerada, durante muito tempo, como manifestação secundária de uma infecção entérica. Atualmente, sabe-se que o vírus se instala primariamente no fígado utilizando o aparelho digestivo como via de entrada, sem causar lesão neste local.

Propriedades dos vírus

O vírus da hepatite A, anteriormente classificado como “enterovírus humano 72”, pertence à Ordem *Picornavirales*, família *Picornaviridae*, gênero *Hepatovirus*, espécie *Hepatitis A* vírus, sendo o único membro deste gênero. Os vírions consistem de um cápside de simetria icosaédrica, não envelopado, de 27 nm de diâmetro, sem projeções. O cápside é composto de 60 unidades idênticas (protômeros), cada uma formada por três proteínas na superfície externa (1B ou VP2, 1C ou VP3, 1D ou VP1) e uma proteína interna (1A ou VP4), menor que nos demais picornavírus. Os vírions contêm uma molécula de RNA de fita simples de polaridade positiva (+ssRNA), de 7,5 kb, com uma única janela aberta de leitura, poli-A na extremidade 3’ e uma proteína pequena, VPg, ligada de forma covalente à extremidade 5’. O RNA viral é infeccioso, e tem função de RNA genômico e de RNA mensageiro (m-RNA). A semelhança da sequência genômica dos hepatovírus com os demais picornavírus é pequena.

Trata-se de um vírus muito estável, apresentando elevada resistência ao calor, suportando temperaturas da ordem de 60ºC, por dez minutos. Também é resistente a condições de pH baixo, com pequena perda de infectividade em pH 1,0. Só se conhece um único sorotipo do vírus da hepatite A e seis genótipos, com identidades ≤ 85%, sendo que três genótipos, I, II, e III são subdivididos em subtipos A e B. O subtipo IA e o genótipo III são os mais prevalentes no mundo. Os genótipos IV, V e VI foram isolados somente de símios. . No Brasil, foram descritos os subtipos IA e IB. Este vírus não é hemaglutinante. É um vírus de difícil adaptação ao cultivo em sistemas celulares, replicando de maneira limitada, sem apresentar efeito citopático.

Patogênese e características clínicas

O vírus da hepatite A (HAV) é transmitido pela via fecal-oral, e os alimentos e as águas contaminados são os principais veículos de transmissão durante epidemias. Nos ambientes familiar e institucional, o contato pessoal íntimo pode facilitar o contágio. A transmissão por via parenteral, sob a forma de transfusão ou uso de drogas, ainda que teoricamente possível, não tem sido verificada.

A sequência de eventos após a entrada pelo trato gastrointestinal ainda não está bem determinada. Uma vez atingida a mucosa intestinal, onde a multiplicação viral não está confirmada, a passagem do vírus para o fígado se faz, provavelmente, pela via sanguínea do sistema porta. As lesões hepáticas consistem em necrose celular do parênquima, proliferação das células de Küpfer e acúmulo, nas áreas de

Tabela 86.1
Características Clínicas e Epidemiológicas das Hepatites Virais

Vírus	*Hepatite A* *VHA*	*Hepatite B* *VHB*	*Hepatite C* *VHC*	*Não-Hepatite E* *VHE*	*Hepatite D* *Agente Delta*
Transmissão	Fecal-oral	Sanguínea Sexual Vertical	Sanguínea Sexual? Perinatal	Fecal-oral Esporádica	Sanguínea Superinfecção Vertical
% de associação com transfusão	Raro	5%-10%	50%	raro	Alta
Período de incubação	2-6 semanas	4-26 semanas	2-20 semanas	4-8 semanas	?
Distribuição	Mundial	Mundial	Mundial	Mundial + frequente na África	Mediterrâneo, Oriente Médio
Faixa etária	Crianças, jovens	Adultos	Jovens, adultos	Jovens, adultos	Adultos
Mortalidade	< 0,5%	1%-2%	0,5%-1%	10%-20% em gestantes	alta
Profilaxia	Vacinas, globulina imune	Vacinas, globulina específica, controle de doadores	Globulina imune, controle de doadores		Prevenir VHB
Severidade	Leve	Ocasionalmente severa	Normalmente subclínica		Co-infecção: ocasionalmente severa Superinfecção: frequentemente severa
Hepatite fulminante	Rara	Muito rara	Extremamente rara		Ocasional em superinfecções
Portador	Não	Sim	Sim	Não	Sim
Cronicidade	0%	5%-10%	50%	Não	Ocorre com frequência desconhecida
Associação com cirrose	Não	Sim	Sim		Sim
Associação com carcinoma hepático	Não	Sim	Sim		Sim

necrose, de macrófagos, linfócitos e neutrófilos. Estas alterações desaparecem após a cura. O período de incubação é de 10 a 50 dias, com média de aproximadamente um mês. Quanto maior a dose de vírus ingerida, menor o período de incubação. Durante o período de incubação, o paciente é assintomático, apesar da replicação ativa do vírus.

O período prodrômico pode variar de alguns dias a mais de uma semana, precede a icterícia e é caracterizado por anorexia, febre, fadiga, mal-estar, mialgia, náusea e vômitos.

Os pacientes mantêm sua capacidade infectante durante um período que se estende de duas a três semanas antes do aparecimento da icterícia até duas semanas após a regressão deste sintoma. A fase ictérica é acompanhada pelo aparecimento de urina escura, devido à bilirrubinúria, seguida por fezes descoloradas e coloração amarelada de membranas mucosas, conjuntivas e pele. Esta fase inicia-se após até 10 dias depois do aparecimento dos sintomas iniciais.

A doença é mais leve em crianças do que em adultos, e a recuperação é completa, não se observando infecção crônica.

Epidemiologia

A hepatite A é uma doença universal, com uma distribuição anual uniforme, e todos os grupos etários podem ser atingidos, ainda que isso ocorra mais frequentemente em crianças e adolescentes. O homem e outros primatas são os únicos reservatórios naturais do HAV.

A presença do vírus nas fezes facilita a disseminação e é causa de surtos de hepatite A em contatos familiares e creches, acampamentos militares e outros locais.

Muitos surtos de hepatite A são resultado do consumo de alimentos contaminados, principalmente mariscos e ostras, criados em águas contaminadas com esgotos e consumidos crus. Em 1988, em uma epidemia em Shangai, foram identificados mais de 300 mil casos de hepatite A, transmitida por ostras contaminadas. Os vírus humanos não se replicam em moluscos, mas estes atuam como concentradores de vírus em águas poluídas por esgotos. Durante a alimentação, os moluscos bivalves, como ostras e mariscos, podem filtrar até 38 litros de água por hora, período durante o qual o HAV pode ser concentrado pelo menos 100 vezes e pode persistir por aproximadamente sete dias.

A taxa de incidência da hepatite A em países em desenvolvimento é estimada entre 20 e 250 casos por 100 mil habitantes ao ano. No Brasil, em 2011, o Ministério da Saúde relata a ocorrência de 7.000 casos/ano e incidência de aproximadamente 120 casos/100.000 habitantes. Crianças menores de 13 anos representam o grupo mais acometido pela hepatite A e compreendem 75,6% dos casos notificados no país, de 1999 a 2011.

Diagnóstico laboratorial

Os agentes das hepatites virais não podem ser diferenciados clinicamente; assim, para o diagnóstico correto, os testes sorológicos são necessários.

Para hepatite A, utiliza-se a detecção de anticorpos totais e IgM antivírus da hepatite A (anti-HAV), através do ensaio imunoenzimático do tipo ELISA. O título de anticorpos IgM aumenta rapidamente após quatro a seis semanas e declina em níveis não detectáveis em três a seis meses, na maioria dos pacientes. Os anticorpos IgG persistem por anos após a infecção.

O vírus é eliminado nas fezes antes do aparecimento dos sintomas e pode ser detectado por ensaio imunoenzimático, microscopia eletrônica, hibridização ou PCR, mas a identificação viral não é normalmente executada com finalidades diagnósticas, podendo ser utilizada em estudos epidemiológicos.

Tratamento, prevenção e controle

Na profilaxia da hepatite A, recomenda-se o uso de imunoglobulina humana normal (IGHN) modificada para administração intravenosa, em escolas ou instituições hospitalares, sempre que existirem evidências de surtos epidêmicos. Do mesmo modo, os contatos pessoais próximos devem receber IGHN como medida profilática pós-exposição. A profilaxia pré-exposição está recomendada para viajantes que, vivendo em áreas de baixa prevalência da hepatite A, se desloquem para regiões de elevada prevalência.

A imunização ativa contra hepatite A é feita com vacinas inativadas por formalina, licenciadas em 1995, para pacientes com mais de dois anos e administrada por via intramuscular. Deve ser administrada em duas doses, uma para imunização primária e outra, um mês depois, como reforço.

No Brasil, a vacina ainda não é incluída no calendário oficial de vacinação, embora esteja disponível em clínicas de vacinação.

Hepatite B

Propriedades dos vírus

O vírus da hepatite B é um vírus DNA de fita dupla, classificado na família *Hepadnaviridae*, gênero *Orthohepadnavirus*, espécie *Hepatitis B* vírus. A partícula viral mede de 40 a 45 nm de diâmetro; são vírus envelopados, contendo um nucleocapsídeo icosaédrico de 32 a 36 nm de diâmetro e 240 subunidades proteicas. A infecção pelo vírus da hepatite B induz uma superprodução de proteínas de superfície que são secretadas como partículas lipoproteicas, na forma esférica, de 16 a 25 nm de diâmetro ou na forma de filamentos, com diâmetro de 20 nm e comprimentos variáveis (Figura 86.1). O genoma consiste de uma única molécula de DNA de fita parcialmente simples e circular, ligado de forma não covalente. A fita negativa tem o comprimento total de 3,2 Kb, enquanto o comprimento da fita positiva varia.

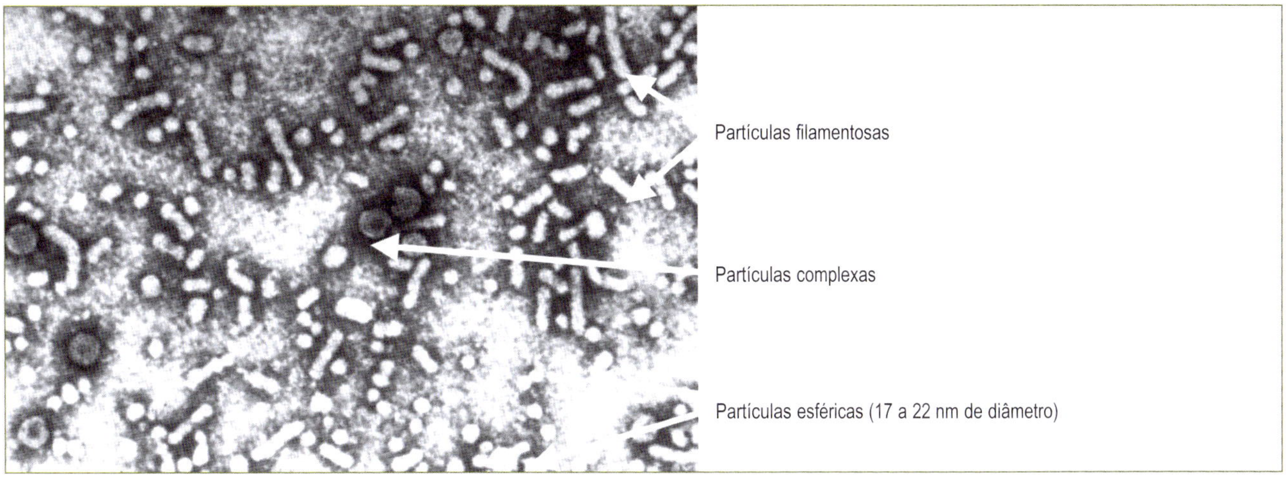

Figura 86.1 – *Microscopia eletrônica de soro contendo partículas do vírus da hepatite B (fonte: CDC – Center for Disease Control and Prevention).*

Os vírions ou partículas subvirais vazias podem conter duas ou três proteínas do envelope, com a extremidade C comum e diferindo na extremidade N, devido a diferentes sítios de iniciação de tradução. A proteína S (*small*) do envelope viral (HBsAg), de 226 aminoácidos, representa o antígeno de superfície do vírus. Apresenta ainda as proteínas M (*medium*), de 271 aminoácidos e a proteína L (*large*), de 400.

Foram identificados três antígenos principais para o vírus da hepatite B, um associado ao envelope viral, designado como antígeno de superfície (HBsAg), e dois associados ao core viral, os antígenos C (HBcAg) e antígeno E (HBeAg). O HBsAg, anteriormente chamado de antígeno Austrália, é o antígeno envolvido na neutralização e é detectado nas partículas de 22 nm. As proteínas que contêm o HBeAg e o HBcAg apresentam sequências e epítopos em comum, mas também contêm epítopos capazes de diferenciá-las. O HBcAg é o antígeno associado ao core viral de 27 nm; o HBeAg é uma forma truncada do HBcAg e é encontrado como um antígeno solúvel no soro de pacientes.

Para o HBsAg, pelo menos cinco especificidades antigênicas foram descritas. Um determinante de grupo (a) está presente em todas as preparações de vírus. Dois pares de determinantes de subtipos (d, y e w, r) foram demonstrados e, em geral, são mutuamente exclusivos. Assim, existem descritos oito subtipos sorológicos principais (ayw, ayw_2, ayw_3, ayw_4, ayr, adw_2, adw_4 e adr) com distribuição geográfica distinta. A análise da sequência do gene do antígeno de superfície também é utilizada para distinguir diferentes genótipos, ou grupos *(clades)* de A a H, que apresentam 8% a 14% de diferença na sequência de nucleotídeos.

O vírus da hepatite B é bastante resistente ao calor e a outros agentes físicos; o tratamento de plasma infectado pelo calor, a 60ºC, durante cinco horas é insuficiente para inativar o vírus. A autoclavação durante 30 a 60 minutos e a ação do hipoclorito de sódio destroem o poder infectante do vírus.

Patogênese e características clínicas

A infecção pelo vírus da hepatite B pode resultar em diversas patologias, mas 65% a 80% das infecções ocorrem de forma subclínica; 20% a 35% ocorrem na forma de doença com icterícia. Dos indivíduos infectados, 90% a 98% têm recuperação completa e 2% a 10% evoluem para doença crônica. Aproximadamente 0,1% a 1% dos pacientes com hepatite B aguda desenvolve hepatite severa ou fulminante. Quanto menor for a idade do paciente infectado, maior a probabilidade de desenvolvimento de infecção crônica.

O vírus da hepatite B pode ser transmitido horizontalmente, de três formas: a) através de contato percutâneo com sangue ou produtos de sangue infectados; b) através de contato sexual ou c) por transmissão perinatal da mãe infectada para a criança. Em crianças que vivem em comunidades de baixo nível socioeconômico, pode ocorrer a transmissão horizontal sem aparecimento de sintomas, provavelmente devido à exposição de soluções de continuidade na pele ou a membranas mucosas ao vírus, de forma não reconhecível. As duas primeiras vias são mais comuns em comunidades com baixa prevalência da infecção, enquanto as duas últimas ocorrem com maior frequência em comunidades com alta prevalência da infecção. O período de incubação da doença pode variar de 35 a 120 dias e é influenciado pela dose de vírus que infectou o paciente: quanto maior a quantidade de vírus, menor o período de incubação.

Os hepadnavírus infectam os hepatócitos e a infecção aguda pode levar à hepatite B aguda de gravidades variadas, de leve à hepatite fulminante, com necrose extensiva do fígado. O mecanismo de lesão do fígado na hepatite aguda e crônica não está completamente definido, mas parece existir um mecanismo imune celular envolvido. Algumas evidências indicam que linfócitos T citotóxicos, dirigidos para o antígeno viral HBcAg, que aparece na superfície dos hepatócitos, podem levar à morte destes.

Alguns pacientes cronicamente infectados podem não ter nenhuma evidência clínica ou bioquímica de doença hepática. Para distingui-los de pacientes com hepatite crônica, são denominados portadores assintomáticos ou portadores de HBsAg.

Podem ainda ocorrer algumas manifestações extra-hepáticas, em 10% a 20% dos pacientes, como vasculite necrotizante aguda (poliarterite nodosa), síndrome semelhante à doença do soro, glomerulonefrite e acrodermatite papular da infância (síndrome de Gianotti-Crosti). A patogênese destas doenças não está completamente esclarecida, mas a maioria é causada provavelmente por danos mediados por imunocomplexos específicos.

Os pacientes infectados de forma crônica com o vírus da hepatite B têm um risco aumentado de desenvolver o carcinoma hepatocelular. A aquisição do HBV na infância frequentemente leva à infecção persistente, replicação viral ativa prolongada, integração do DNA do HBV e eventualmente cirrose. A transformação maligna ocorre com expansão clonal dos hepatócitos até que o carcinoma hepatocelular se torna detectável. Os pacientes têm uma taxa de sobrevivência de 25% a 60%, dependendo do tamanho do tumor e da possibilidade de remoção.

Epidemiologia

As infecções pelo vírus da hepatite B têm distribuição mundial. As vias de transmissão e a resposta à infecção variam dependendo da idade em que ocorre a infecção. A maioria dos indivíduos infectados durante a infância desenvolve infecção crônica. Quando a infecção ocorre em adultos, a doença hepática e o carcinoma hepatocelular são mais prováveis.

Existem mais de 250 milhões de portadores assintomáticos da doença no mundo. Destes, 25% desenvolvem hepatite crônica ativa e um milhão de mortes anuais podem ser atribuídas às doenças hepáticas relacionadas com a infecção pelo HBV.

Não existe um padrão de sazonalidade das infecções pelo HBV. Os grupos de risco incluem usuários de drogas injetáveis; profissionais da saúde; pacientes multitransfundidos, como hemofílicos; pacientes submetidos a transplantes ou à hemodiálise, bem como os profissionais que trabalham em centros de hemodiálise, pessoas promíscuas e recém-nascidos de mães infectadas pelo vírus.

Quando foi implantada a obrigatoriedade de triagem de doadores de sangue para o HBsAg, o número de casos de hepatites associadas a transfusões sanguíneas foi reduzido.

O HBsAg pode ser detectado na saliva, em lavados de nasofaringe, no sêmen, no fluido menstrual e em secreções vaginais. A transmissão de portadores para contatos pela via oral ou sexual pode ocorrer, bem como todos os fluidos corporais de pacientes infectados pelo HBV devem ser considerados infectantes.

Existe um risco ocupacional para indivíduos que trabalham na área da saúde, como médicos, dentistas, enfermeiros, técnicos de laboratório e pessoal de bancos de sangue, que apresentam incidência maior de hepatite B do que a população em geral.

Diagnóstico laboratorial

O diagnóstico de casos agudos de hepatite e crônicos de hepatite B baseia-se na identificação de antígenos e de anticorpos presentes no soro do paciente.

Atualmente, as reações imunoenzimáticas do tipo ELISA são as mais utilizadas para o diagnóstico de antígenos e anticorpos para o HBV, por serem altamente sensíveis e específicas.

A evidência de infecção aguda pelo HBV é obtida pela detecção do HBsAg e do anticorpo IgM anti-HBc. O desaparecimento do HBsAg no soro é uma indicação da eliminação completa do vírus, embora o DNA viral possa permanecer no fígado. O anticorpo anti-HBsAg é usado como marcador de proteção contra o HBV, porque é responsável pela neutralização do vírus, e prevenção da infecção. A infecção crônica é caracterizada pela persistência do HBsAg no soro por mais de seis meses. O HBeAg é um marcador sorológico da replicação viral ativa. O desaparecimento do HBeAg circulante e o aparecimento do anticorpo anti-HBe podem indicar o fim da replicação viral ativa e o início da resolução clínica tanto da infecção aguda quando da infecção crônica. Já a persistência de HBsAg e HBeAg é segura indicação de que se trata de um portador cujo sangue tem elevado poder infeccioso. O HBcAg, que representa a proteína do nucleocapsídeo, é altamente imunogênico e o aparecimento, na circulação, do anticorpo IgM anti-HBc é normalmente o primeiro sinal imunológico da infecção aguda pelo HBV. Este é substituído pelo anticorpo IgM anti-HBc, que persiste na circulação até anos após a resolução da infecção. Os padrões sorológicos das infecções agudas e crônicas pelo HBV são apresentados na Figura 86.2.

As infecções pelo HBV podem permanecer clinicamente silenciosas É importante utilizar métodos precisos para determinar a presença de vírus ativo, replicando, especialmente em indivíduos que não apresentam o HBeAg, para monitorar o tratamento e identificar mudanças na atividade viral antes que provoquem sintomas clínicos. A forma mais precisa de determinar a presença de vírus circulante ou carga viral é a detecção do DNA viral. O limite inferior considerado para risco de dano ao fígado é ao redor de 10^4 vírions/ml. A presença de HBeAg tem sido utilizada para diminuir os custos dos testes de carga viral. A perda deste antígeno e o aparecimento de anticorpo anti-Hbe é associado à queda da carga viral abaixo do limite crítico e à remissão dos sintomas. A Figura 87.2 apresenta a evolução da carga viral durante a história natural da doença.

Tratamento

Não são recomendados tratamentos para as infecções agudas benignas pelo vírus da hepatite B. Na hepatite B crônica, a finalidade da terapia é suprimir a replicação viral para reduzir os sintomas, minimizar inflamações crônicas e prevenir a progressão para cirrose e carcinoma hepatocelular. A erradicação completa da infecção não é possível e, assim, o tratamento é feito visando a um estado mínimo de replicação viral e remissão da doença hepática. O tratamento só é recomendado para pacientes com valores elevados persistentes de aminotransferases, replicação viral ativa e evidência histológica de inflamação grave ou fibrose. O tratamento não é recomendado para portadores com níveis normais de aminotransferases.

O interferon tem sido utilizado no tratamento da hepatite B crônica, na dosagem de cinco milhões de unidades diárias ou dez milhões de unidades três vezes por semana, por quatro a seis meses. São frequentes os efeitos colaterais do tratamento com interferon, como supressão da medula óssea, efeitos neuropsiquiátricos e ocorrência de doença autoimune especialmente da tireoide.

Os agentes antivirais testados contra o HBV são, em sua maioria, inibidores da transcriptase reversa (TR) do HBV, que têm as mesmas características estruturais e homologias de sequência que a TR do HIV. O que mostrou maior eficiência foi a lamivudina, que causa redução rápida e efetiva do DNA do HBV no soro, diminuição do nível de aminotransferases e soroconversão de HBeAg para anti-HBe, que pode ser observada em 17% a 20% dos pacientes tratados, critérios para definir o final do tratamento. O maior problema com relação à terapia com lamivudina é a emergência de mutantes resistentes ao medicamento. Em alguns estudos, 14% a 39% dos pacientes imunocompetentes desenvolvem evidência de vírus resistentes à droga, que ocorre após oito a dez meses de tratamento. Foi ainda aprovado o uso de adefovir, tenofovir, entecavir e telbivudina. O tratamento com interferon combinado com tenofovir ou entecavir está sendo estudada.

A combinação de interferon com lamivudina está sendo mais bem avaliada, mas parece oferecer melhores resultados que o tratamento com uma das drogas. A terapia combinada, como utilizada para o HIV (ver Capítulos 81 e 95), tem sido considerada a mais promissora no tratamento da hepatite B.

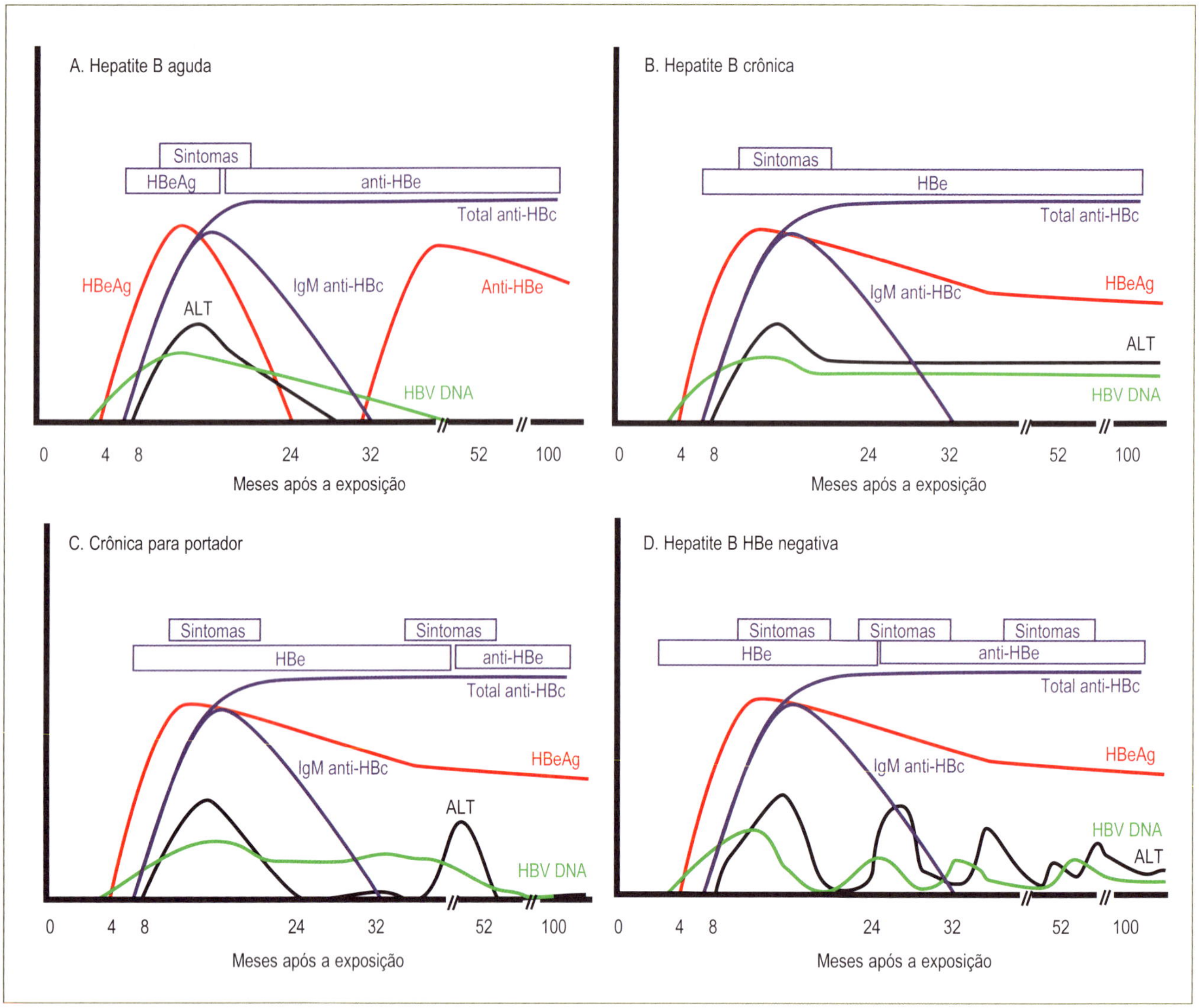

Figura 86.2 – *Perfis sorológicos da infecção pelo HBV. A: Diagnóstico laboratorial da hepatite B aguda: a evidência laboratorial é obtida pela detecção de HBsAg e anticorpo IgM anti-HBc. A replicação viral é confirmada pela detecção de HBeAG e do DNA do HBV no soro. A resolução da infecção é acompanhada pelo declínio na carga viral, soroconversão para o anticorpo anti-HBe e normalização dos níveis da ALT. A soroconversão para o HBs é observada e representa um marcador sorológico para a cura da infecção B: Diagnóstico laboratorial da hepatite B crônica: a evidência laboratorial é obtida pela persistência do HBsAg e de marcadores da replicação viral (HBeAg e DNA do HBV). Dependendo da fase da infecção, os níveis de ALT podem ser normais ou elevados. C: Diagnóstico laboratorial da transição da hepatite B crônica para o estado de portador: A soroconversão para o HBe é associada ao desaparecimento do HBeAg sérico, o aparecimento do anticorpo anti-HBe, o declínio dos níveis séricos de DNA do HBV e a normalização dos níveis de ALT. Algumas vezes, essa conversão é precedida por um aumento nos níveis de ALT, sugerindo que a conversão do HBe pode estar associada com lise de hepatócitos imunomediada. Essa soroconversão é associada à melhora clínica e os pacientes são classificados como portadores assintomáticos.*
D: Diagnóstico laboratorial da hepatite crônica negativa para o HBeAg: Em alguns pacientes, mutantes pré-C são selecionados quando ocorre a soroconversão para HBe e a doença continua a progredir com uma flutuação típica do DNA do HBV no soro e dos níveis de ALT. Esta forma de hepatite crônica, frequente na Bacia do Mediterrâneo, é denominada hepatite crônica negativa para HBeAg.

Prevenção e controle

A pesquisa de HBsAg e a eliminação de sangue e plasma de doadores infectados diminuem grandemente o risco de infecções por estes produtos.

Na imunoprofilaxia pós-exposição, para prevenção da infecção perinatal pelo vírus da hepatite B ou nos casos de exposição sanguínea acidental percutânea ou de mucosa, comunicantes sexuais de casos agudos de hepatite B e vítimas de abuso sexual, recomenda-se o uso de imunoglobulina humana anti-hepatite B. Esta é obtida de plasma de doadores selecionados com altos títulos de anticorpos específicos, em dose única de 0,06 ml/kg; em lactentes, aplicar 0,5 ml (1 ml = 200 UI), por via intramuscular.

O mais importante avanço no controle das infecções pelo VHB é a vacinação. Partículas de HBsAg, contendo o polipeptídeo HBsAg produzido em leveduras pela técnica de DNA recombinante, são utilizadas atualmente como uma vacina altamente efetiva. A vacina faz parte do calendário oficial de vacinação infantil; a primeira dose é administrada ao nascimento, e mais três doses, são administradas na forma de vacina pentavalente (difteria, tétano, *pertussis*, hepatite B e *Haemophilus influenzae B*), aos dois, quatro e seis meses). No Brasil, a vacina contra a hepatite B começou a ser implantada a partir de 1992 e, atualmente, com o objetivo de reduzir os níveis de infecção pelo VHB, foi estendida em todo o território nacional para a faixa de até 19 anos, e para adultos, de 20 a 59 anos, em três doses.

Hepatite C

O reconhecimento da existência do vírus da hepatite C é recente. Com a constatação de grande número de casos de hepatite não-B, associada a transfusões, casos de hepatite não-B em viciados em drogas e hemofílicos, de alto grau de cronicidade em hepatite não-B associada a transfusões, e a distribuição de períodos de incubação de sete a oito semanas, intermediário entre os períodos de incubação da infecção por HAV (três a quatro semanas) e da infecção por HBV (12 a 14 semanas), criou-se a denominação de hepatite não-A não-B, até a descrição dos vírus responsáveis pelas hepatites C e E.

Propriedades do vírus

O vírus da hepatite C (HCV) tem características genéticas e biológicas que permitem sua inclusão na família *Flaviviridae*, gênero *Hepacivirus*, cuja única espécie é *Hepatitis C virus*. As partículas virais esféricas têm 50 nm de diâmetro e contêm um envelope lipoproteico. O *core* viral é esférico e tem aproximadamente 30 nm, mas ainda não foram determinadas as propriedades estruturais detalhadas desses vírions. O genoma viral contém uma molécula de RNA de fita simples de polaridade positiva, de aproximadamente 9,6 kb. O vírion consiste de pelo menos três proteínas: a proteína C (*core* - p19), do nucleocápside e duas glicoproteínas de envelope E1 (gp31) e E2 (gp70), codificadas pela porção aminoterminal do genoma viral. O genoma codifica, ainda, na terminação 3', seis proteínas não estruturais (NS2-NS3-NS4A-NS4B-NS5A-NS5B).

Os HCV diferem dos demais flavivírus pela sua capacidade limitada de replicação em culturas celulares. Apenas duas cepas de HCV, denominadas JFH1 e H77-S, infectam com eficiência uma única linhagem de hepatoma humano (Huh7). O desenvolvimento de sistemas de replicação *in vitro* para o VHC, em 2005, foi uma das mais importantes conquistas na pesquisa deste agente. Os hepatócitos transfectados com genomas virais produzem vírions que são infecciosos não apenas *in vitro*, mas também *in vivo* em camundongos e chimpanzés. Estes modelos experimentais devem possibilitar o rápido avanço nos estudos dos mecanismos moleculares da patogênese e imunidade do HCV.

As regiões conservadas do genoma têm sido estudadas e utilizadas para a classificação dos vírus em sete genótipos (1 a 7) e cada genótipo difere dos demais em 25% a 35% na sequência de nucleotídeos. Foram ainda descritos mais de 100 subtipos (1a 1b, 1c etc.), que diferem entre si por 15% a 25% na sequência de nucleotídeos.

O HCV é inativado pela exposição ao calor, a 60°C, por dez horas, ou a 100°C por dois minutos e é relativamente instável à temperatura ambiente.

Patogênese e características clínicas

O vírus da hepatite C (HCV) é transmitido quase exclusivamente pela exposição parenteral a sangue, produtos de sangue e objetos contaminados com sangue. A triagem de doadores de sangue e a implementação de procedimentos para a inativação do vírus quase eliminaram a transmissão do HCV por esta via, embora o risco mais importante atualmente seja a contaminação de seringas compartilhadas por usuários de drogas injetáveis. A transmissão sexual e a perinatal já foram encontradas, mas não parecem ser comuns. Embora teoricamente o HCV possa ser transmitido por exposição de mucosas aos vírus, comparando-se com o HBV, essa via é muito ineficiente. Os baixos títulos de HCV no sangue com relação aos títulos do HBV são responsáveis por essa diferença na transmissão mucosa.

O período de incubação da hepatite C é, em média, de sete semanas, podendo variar de duas a 26 semanas. As infecções podem variar desde subclínicas até fulminantes. A infecção pelo HCV é normalmente assintomática. Quando presentes, os sintomas clínicos são semelhantes aos das demais hepatites virais,

As características clínicas e o padrão sorológico das infecções agudas e crônicas pelo vírus da hepatite C são apresentados na Figura 86.3.

A persistência do vírus ocorre em aproximadamente 80% das infecções e, destes, 20% progridem para hepatite crônica ativa e cirrose, mesmo que a infecção não seja clinicamente aparente. A infecção persistente pelo HCV tem sido ligada epidemiologicamente ao câncer primário de fígado, à cirrose criptogênica e a algumas formas de hepatite autoimune. As manifestações extra-hepáticas incluem crioglobulinemia associada à glomerulonefrite e, possivelmente, porfiria cutânea tardia, síndrome semelhante à de Sjögren e outras condições autoimunes.

Epidemiologia

Dados soroepidemiológicos indicam que o HCV tem distribuição mundial e a prevalência estimada é de 2,2% da população mundial, equivalente a 185 milhões de pessoas infectadas pelo vírus. Em alguns países em desenvolvimento, a prevalência de anticorpos para o HCV já foi determinada em 20% da população, principalmente devido à utilização de seringas e agulhas contaminadas.

No Brasil, a notificação compulsória de casos de hepatite C começou em 1996 e,em 1999, a taxa de detecção desse agravo no país era de 0,1 por 100.000 habitantes. A partir desse ano, a taxa aumentou, alcançando 5,0 em 2006 e mantendo-se estável, com oscilações entre 5,2 e 5,5, (5,4 em 2010). No período de 1999 a 2011, foram notificados 82.041 casos confirmados de hepatite C no Brasil, a maio-

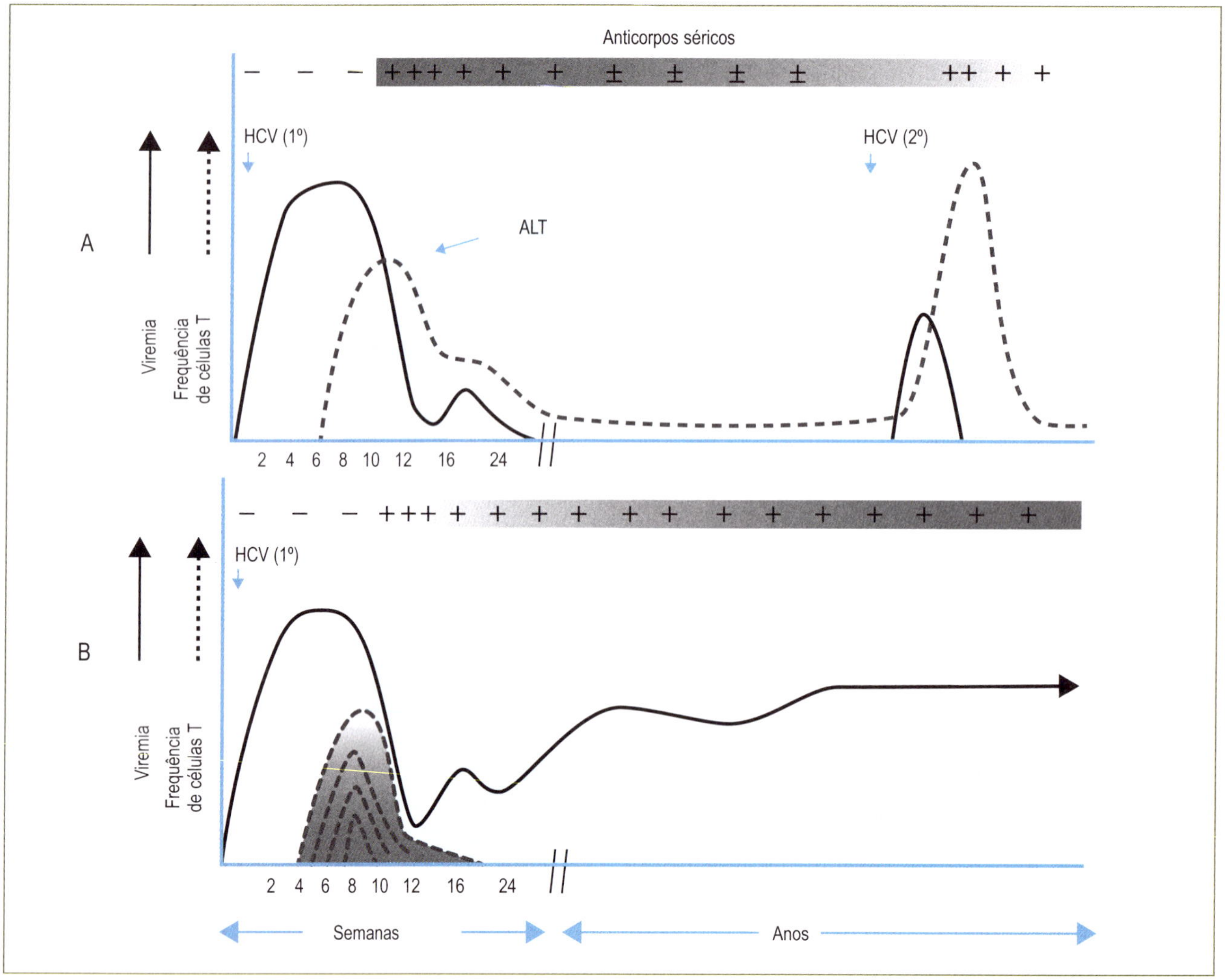

Figura 86.3 – *Replicação do HCV e resposta do hospedeiro. Padrões típicos de viremia, elevação da ALT, respostas imune celular e humoral nas infecções pelo HCV. A: Infecção aguda pelo HCV: A resposta específica de linfócitos T é associada ao aumento dos valores de ALT e é sustentada após o desaparecimento do HCV. A sororeversão é observada algumas vezes. As respostas aceleradas da memória celular são correlacionadas com o controle rápido das infecções secundárias pelo HCV. B: Infecção persistente pelo HCV: A resposta de linfócitos T é fraca, quando presente, e falha antes do desaparecimento do vírus. O tempo e a magnitude relativa da viremia, elevação da ALT e respostas do hospedeiro representadas são médias e variam muito entre indivíduos.*

ria dos quais nas Regiões Sudeste (67,3%) e Sul (22,3%). Atualmente, a transmissão da hepatite C via transfusão sanguínea e hemoderivados é rara; porém, esta forma de contágio teve grande importância nos anos anteriores a 1993, quando foi instituído o teste em bancos de sangue após a disponibilização de *kits* comerciais.

A forma de transmissão mais importante, na maioria dos países que utilizam o teste de doadores de sangue, é o uso ilícito de drogas injetáveis. A transmissão sexual não é tão comum quanto na hepatite B, mas parece ocorrer em menor grau.

Qualquer condição de comportamento, ocupação ou médica que resulte em exposição constante a sangue ou produtos de sangue constitui risco para aquisição de hepatite C. A partir da constatação de que o HIV podia ser transmitido por transfusão de sangue, os doadores começaram a ser submetidos a questionários sobre comportamento de risco, e muitos destes comportamentos também apresentam risco para a aquisição do HCV.

Diagnóstico laboratorial

O HCV replica-se em vários tipos de linhagens celulares derivadas de hepatócitos e linfócitos, mas o crescimento viral não tem sido suficiente para a aplicação prática destes sistemas, principalmente para a produção de antígenos virais.

Atualmente, existem testes específicos para a detecção de anticorpos contra o vírus da hepatite C, baseados no ensaio imunoenzimático do tipo ELISA, com antígenos recombinantes, obtidos por clonagem e expressão do genoma viral. Os testes diagnósticos que detectam anticorpos foram desenhados para a triagem de amostras em bancos de sangue, para detectar indivíduos infectados de forma crônica, em que os anticorpos contra os diversos antígenos estão sempre presentes. Esses testes não são adequados para o diagnóstico de infecções agudas pelo HCV, pois não detectam pacientes infectados durante a chamada janela imunológica, ou seja, o período entre a infecção e o aparecimento dos anticorpos detectáveis pelos testes. Para o diagnóstico da hepatite C aguda, a detecção do genoma viral é recomendada.

A soroconversão ao antígeno utilizado nos testes de primeira geração, utilizando o antígeno denominado C100-3, derivado do gene não estrutural NS4, ocorre dois a três meses após a infecção e o teste não tinha sensibilidade e especificidade adequadas e foi substituído, em 1992, pelos testes de segunda geração. Estes utilizam antígenos derivados dos genes C do *core* e não estruturais NS3, em adição ao antígeno derivado de NS4, representando um teste multiantigênico, levando a um aumento substancial de sensibilidade e a um aumento pequeno na especificidade, e à diminuição da janela imunológica em quatro a dez semanas. Um teste de terceira geração, utilizando antígenos reconfigurados da proteína do *core* (c22-3) e da NS3 (c200) e mais um antígeno adicional derivado do gene *NS5,* passou a ser utilizado em 1995. Os testes de anticorpos positivos na triagem devem ser confirmados. Em geral, utiliza-se o teste de *imunoblot* RIBA (*recombinant immunnoblot assay*), que contém antígenos recombinantes no formato imunoblot.

O RNA viral pode ser identificado por RT-PCR, de forma qualitativa ou quantitativa. A determinação da carga viral, ou níveis de RNA viral no soro de pacientes, é feita por PCR quantitativo (q-PCR) ou técnica de *branched* DNA (bDNA) e é utilizada para avaliar a eficiência da terapia antiviral.

A amplificação por PCR e análise da sequência de nucleotídeos é a melhor técnica para a determinação dos genótipos do vírus da hepatite C, que também é utilizada na avaliação do sucesso da terapia antiviral.

Tratamento

A imunoglobulina normal não mostrou eficácia na proteção contra a transmissão associada à transfusão do HCV.

O tratamento ideal para o vírus da hepatite C deveria conseguir a erradicação do HCV no início da doença, para prevenir a progressão para doença hepática, mas até o momento isso não é possível. As terapias em uso atualmente consistem em agentes antivirais e imunomoduladores que alteram a replicação viral e modificam a resposta imune do hospedeiro.

As drogas aprovadas para o tratamento da hepatite C são: o interferon-α, licenciado desde 1991, e o interferon peguilado (ligado ao polietilenoglicol), a ribavirina, licenciada para uso em combinação com o interferon e dois inibidores de proteases, boceprevir e telaprevir. A terapia anti-HCV tem como finalidade a resposta virológica sustentada, definida como RNA do HCV indetectável após 24 semanas. Este resultado é associado com perda do RNA intra-hepático e melhoras histológicas.

A genotipagem do vírus pode auxiliar na determinação do tratamento: tem sido demonstrado que pacientes infectados com o genótipo 1 são mais resistentes à terapia com interferon. Na terapia combinada interferon-ribavirina, pacientes infectados com os genótipos 2, 3, 5 ou 6 de HCV podem necessitar de apenas seis meses de terapia, enquanto os infectados com o genótipo 1 devem ser tratados por pelo menos um ano.

Prevenção e controle

Atualmente, o controle das infecções pelo HCV só é conseguido através da prevenção de sua transmissão por sangue ou derivados de sangue, através de testes que identificam a maioria dos portadores crônicos do vírus. Não existem vacinas conta o vírus da hepatite C, pois a falta de um sistema de cultivo do vírus torna impraticável a produção de grandes quantidades de vírus vacinais. Além disso, a diversidade genética do vírus também torna difícil o desenvolvimento de uma vacina.

Hepatite E

Recentemente, foi descrito o agente etiológico da anteriormente chamada hepatite não-A não-B de transmissão entérica (ENANBH — *enterically transmitted non A-non B hepatitis*), hoje reconhecida como hepatite E.

Propriedades do vírus

O vírus da hepatite E (HEV) é atualmente classificado na família *Hepeviridae*, gênero *Hepevirus*, espécie *Hepatitis E virus*. São vírus pequenos, medindo de 27 a 34 nm, não envelopados, com simetria icosaédrica. O cápside viral é constituído de uma única proteína CP. O genoma viral é um RNA de fita simples (+ssRNA) de aproximadamente 7,2 kb, com uma cauda poli-A. Quatro genótipos do HEV foram descritos, 1 a 4. Os genótipos 1 e 2 infectam apenas humanos e primatas, os genótipos 3 e 4 também infectam humanos e primatas, mas o hospedeiro principal é suíno, embora tenham sido também isolados de veados e coelhos e de um mangusto. Todos os genótipos apresentam o mesmo sorotipo.

Patogênese e características clínicas

O HEV é a principal causa de hepatite viral em jovens adultos que moram em regiões do mundo onde a contaminação fecal é comum. Afeta principalmente indivíduos entre 15 e 45 anos de idade.

O vírus é transmitido pela via oral e, embora o sítio de replicação primária não tenha sido determinado, supõe-se que seja o trato intestinal. O período de incubação pode variar de duas semanas a dois meses. O vírus replica-se em hepatócitos e é liberado nas fezes pela bile. Em amostras de fezes, poucas partículas virais são encontradas, o que provavelmente reflete a degradação destas partículas, devido à presença de proteases, como a tripsina. A presença de poucas partículas nas fezes é a causa da baixa transmissibilidade do VHE por contato pessoa a pessoa, quando comparada à hepatite A.

A hepatite E pode manifestar-se desde a forma de infecções subclínicas até infecções fulminantes. É uma doença frequentemente benigna, com mortalidade de 1%, mas difere das demais hepatites porque é associada a altas taxas de mortalidade em mulheres grávidas, que aumenta com a progressão da gestação, podendo chegar até a 20%.

Nas epidemias, a maioria dos pacientes apresenta icterícia, anorexia e hepatomegalia e aproximadamente metade apresenta dor abdominal, náusea, vômitos e febre. A hepatite E, assim como a hepatite A, não progride para formas crônicas.

Epidemiologia

A hepatite com características clínicas e epidemiológicas de hepatite E, como pico de ataque em adultos jovens, alto grau de doença fulminante na gravidez e epidemia de doenças associadas ao consumo de água, foi descrita na Ásia Central e Sudoeste, no Oriente Médio, no Norte e Oeste da África e no México. As epidemias nessas regiões foram confirmadas sorologicamente. O VHE tem distribuição mundial, mas a doença é quase confinada a regiões onde a contaminação da água potável é comum. A maioria dos surtos de hepatite E ocorreu após chuvas fortes, contaminação de água de poço, inundações ou contaminação do sistema de captação de água por esgotos.

No Brasil, apesar de apresentar condições sanitárias deficientes em muitas regiões, ainda não foi descrita nenhuma epidemia pelo HEV. No período de 1999 a 2011, foram registrados 967 casos confirmados de hepatite E no Brasil, a maioria dos quais nas Regiões Sudeste (470 casos; 48,6%) e Nordeste (173 casos; 17,9%). O vírus também já foi identificado em suínos em vários locais do Brasil.

Diagnóstico laboratorial

Foram desenvolvidos testes imunoenzimáticos do tipo ELISA para a detecção de IgM e IgG específicos para o VHE, utilizando antígenos obtidos por clonagem molecular. Os testes detectam IgM em 90% das infecções agudas em soros obtidos uma a quatro semanas após o início da doença. O aumento de título de IgG também tem sido utilizado no diagnóstico da hepatite E. O IgG anti-HEV atinge título máximo em duas a quatro semanas e diminui rapidamente em seguida.

A imunomicroscopia eletrônica é um teste pouco sensível, detectando apenas 10% dos casos. As técnicas moleculares, especialmente o RT-PCR, têm sido utilizadas na detecção do vírus no sangue e nas fezes, durante a fase aguda da infecção.

Tratamento

Não existe tratamento específico para hepatite E.

Prevenção e controle

A gamaglobulina não se mostrou efetiva na prevenção da infecção pelo VHE e não existem vacinas para prevenção da hepatite E. Atualmente, duas vacinas recombinantes estão sendo testadas, uma delas no Nepal, onde ocorrem epidemias anuais de hepatite E, com bons resultados.

Hepatite D

Propriedades do vírus

O agente etiológico da hepatite D, ou agente delta, necessita, para sua replicação, da infecção concomitante com o vírus da hepatite B e pode, assim, ser considerado um vírus satélite. É atualmente classificado no gênero *Deltavirus*, espécie *Hepatitis delta virus*. Os vírions são esféricos, com diâmetro médio de 36 a 43 nm, e consistem de um envelope contendo lipídeos e as três proteínas do envelope do vírus coinfectante da hepatite B (HBV) e um nucleocápside interno de 19 nm, que inclui o genoma RNA do HDV e 70 cópias da única proteína codificada pelo genoma do HDV, o antígeno delta (HDAg). O HDAg existe em duas formas, L-HDAg (*large*) ou p27 e S-HDAg (*small*) ou p24, que diferem apenas em 19 aminoácidos na extremidade C terminal. A simetria do nucleocápside não está determinada.

O genoma consiste em uma única molécula de RNA de fita simples (ssRNA) de polaridade negativa circular de 1,7 Kb. Tanto o RNA genômico quanto o antigenômico podem funcionar como ribozimas, para clivagem e ligação próprias: esta propriedade torna o genoma do HDV único e distinto de todos os outros vírus animais. Oito genótipos de HDV forma descritos: o genótipo 1 tem distribuição mundial e os demais genótipos parecem ter uma restrição geográfica. Os genótipos 2 e 4 são encontrados principalmente no Extremo Oriente e o genótipo 3 é encontrado exclusivamente na América do Sul. Os genótipos 5 a 8 somente são encontrados na África Central e Oeste.

Estudos moleculares determinaram a existência de pelo menos três genótipos de HDV, com diferentes distribuições geográficas.

Patogênese e características clínicas

O agente delta causa uma forma grave de hepatite, através de superinfecção de portadores crônicos do vírus da hepatite B ou de coinfecção simultânea com hepatite B e agente delta. Este agente está etimologicamente relacionado com a febre negra de Lábrea.

A hepatite D tende a ser mais grave que as demais hepatites virais, mas não pode ser diferenciada destas clínicas ou histologicamente.

Após o período de incubação de três a sete semanas, ocorre uma fase prodrômica, com fadiga, letargia, anorexia e náuseas, que dura de três a sete dias e é seguida pela fase ictérica.

A doença aguda ocorre em dois padrões, dependendo da situação do HBsAg no paciente infectado pelo HDV. A infecção simultânea ou coinfecção resulta em hepatites agudas B e D e, como elas apresentam períodos de incubação diferentes, pode ocorrer hepatite em duas fases, em geral a primeira pelo HBV e a doença em geral é leve, com recuperação completa em 12 a 16 semanas e evolução para doença crônica em 1% a 3% dos casos. A infecção pelo HDV em indivíduos infectados de forma crônica pelo HBV, ou superinfecção, causa, em geral, uma hepatite aguda severa, com período de incubação curto, que leva à hepatite D crônica em 90% dos casos. A superinfecção é frequentemente associada à hepatite fulminante, hepatite crônica ativa e cirrose hepática.

Epidemiologia

A hepatite D apresenta alta prevalência na região do Mediterrâneo, leste da Europa, no Oriente Médio, no norte da e Ásia Central, leste e centro da África, em algumas ilhas do Pacífico Sul e na Bacia Amazônica. No período de 1999 a 2011, foram notificados 2.197 casos confirmados de hepatite D no Brasil, a maioria dos quais na Região Norte (1.679 casos; 76,4%), seguida da Região Sudeste (200 casos; 9,1%). A mortalidade por hepatite D é de 2% a 20%, dez vezes maior que a taxa para o HBV. A transmissão do HDV ocorre principalmente através de sangue e produtos de sangue. Os usuários de drogas injetáveis estão incluídos na população de alto risco em países industrializados. A infecção com o HDV é menos frequente que a infecção pelo HBV ou HIV em grupos sexualmente promíscuos, sugerindo que não é uma doença sexualmente transmissível típica, embora essa transmissão deva ocorrer, pois a prevalência do HDV é alta em prostitutas. .

Diagnóstico laboratorial

Não foi ainda descrito o cultivo do VHD em culturas celulares. O diagnóstico é feito com base em testes sorológicos. A Figura 86.4 apresenta os padrões sorológicos na coinfecção e superinfecção pelo VHD. Os anticorpos contra o HDAg (anti-HD) podem estar presentes de forma temporária e em baixos títulos. Os testes de IgM anti-HD e RNA do HDV ou antígeno HD no soro são os melhores marcadores da infecção aguda. Na superinfecção, a progressão para hepatite crônica é associada a altos níveis de IgM anti-HD, que persistem, assim como os testes para RNA e antígeno HD, evidenciando a viremia.

Tratamento

Não existe tratamento específico para a hepatite D. Por causa da dependência absoluta do HDV na replicação do HBV, as terapias para hepatite B podem ser efetivas para controlar também o HDV. A única droga aprovada para o tratamento da infecção crônica pelo VHD é o interferon-α, que funciona melhor quando o tratamento é iniciado logo que a infecção é adquirida.

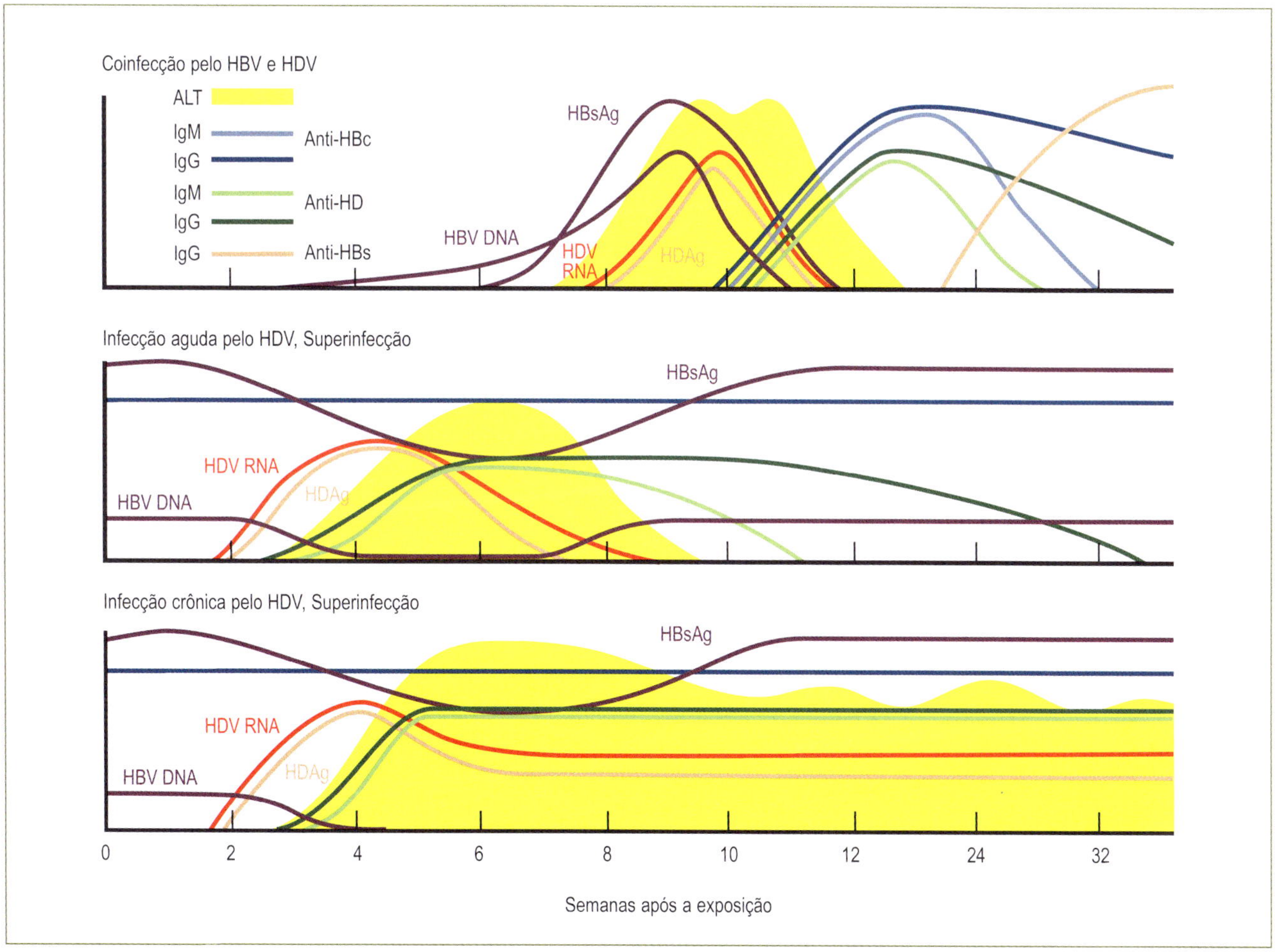

Figura 86.4 – *Perfis sorológicos da hepatite D. A: Hepatites B e D coexistentes. B: Hepatite D aguda superimposta à infecção crônica pelo VHB. C: Hepatite D aguda progredindo para hepatite crônica, superimposta à infecção crônica pelo HBV.*

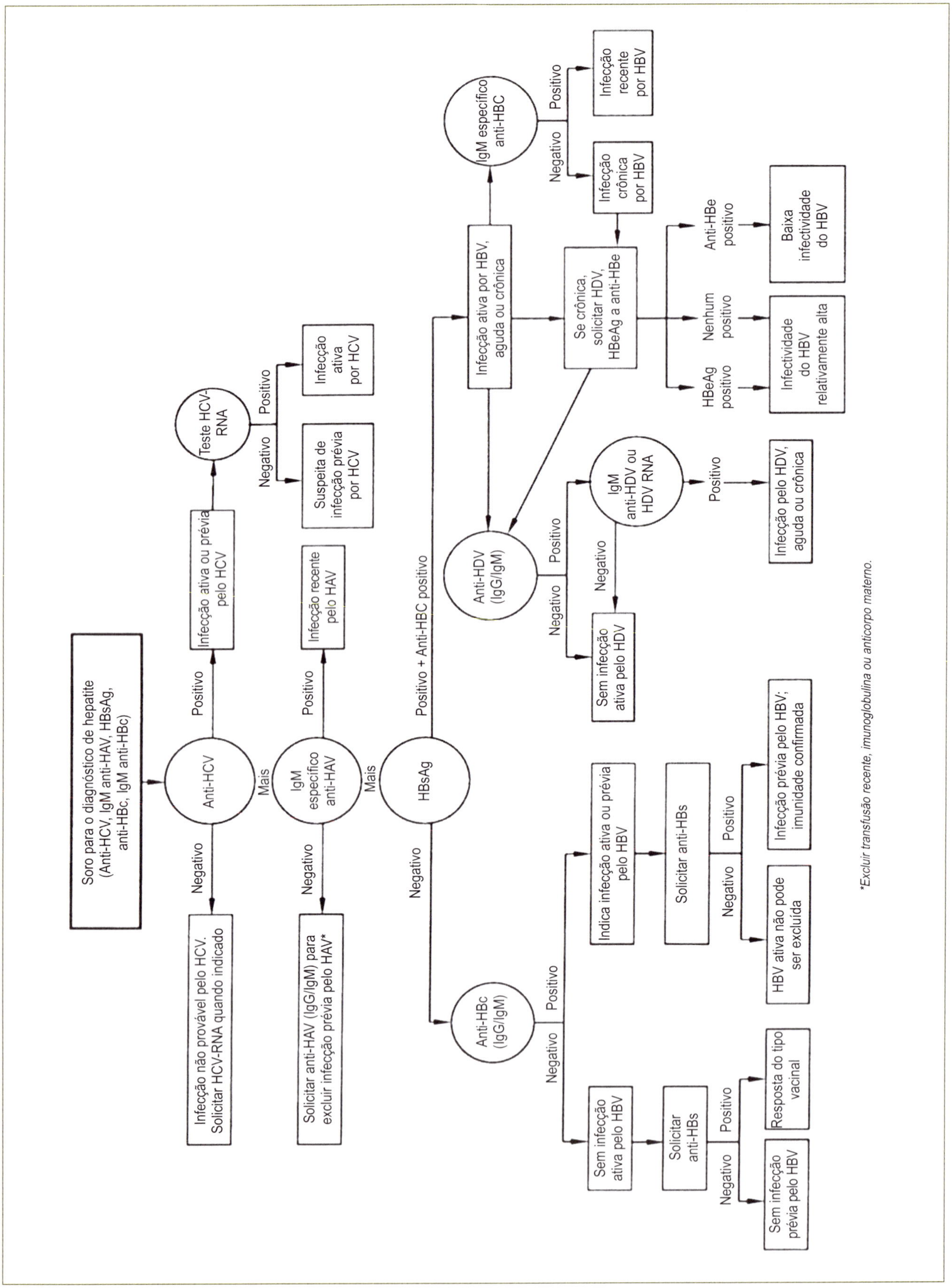

Figura 86.5 – *Algoritmo para o diagnóstico das hepatites virais (fonte: Fields, 5th ed.)*

Prevenção e controle

Todas as medidas de prevenção da hepatite B, como triagem de doadores de sangue e vacinação de indivíduos suscetíveis, são altamente efetivas na prevenção da infecção pelo HDV.

Outros Vírus Causadores de Hepatites

Em 1994, foi descrito um vírus, denominado vírus da hepatite F, que posteriormente foi definido como uma variante do HCV, descrita no Japão.

Em 1995, outro vírus de origem humana foi descrito, denominado vírus GBV-C (GB a partir das iniciais do paciente). Em 1996, foi descrito o vírus da hepatite G (HGV), clonado a partir da amostra de um paciente com hepatite não ABCDE inoculada em saguis, e que apresentava 95% de homologia de sequência com o GBV-C. Esses vírus são membros prováveis da família *Flaviviridae*, e constituem um provável novo gênero. Foram descritos originalmente como causadores de hepatites, mas, até o momento, a patogenicidade e o local de replicação ainda não foram confirmados. Esses vírus podem ser transmitidos verticalmente, da mãe para o feto, por sangue ou produtos de sangue e por contato sexual, e não foram associados com doenças hepáticas ou com outras doenças em humanos.

Em 1997, foi descrito, no Japão, um novo vírus DNA associado com níveis elevados de transaminases em hepatites pós transfusionais de etiologia desconhecida. O Torque Teno Virus (TTV), atualmente classificado na família *Anelloviridae*, gênero *Alphatorquevirus*, foi descrito em vários trabalhos e apresenta uma alta prevalência na população geral, havendo evidências de transmissão parenteral, entérica e vertical. Não foi descrita nenhuma associação do TTV com hepatite ou com qualquer outra doença em humanos. A partícula viral mede 30 a 32 nm de diâmetro e o genoma do vírus é composto de DNA de fita simples, circular, de aproximadamente 3,6 a 3,9 kb. Em 1999, foi descrito outro vírus denominado SEN-V, atualmente classificado também como TTV no gênero *Alphatorquevirus*. Nenhum destes vírus foi claramente associado como causa de hepatites ou de qualquer outra doença em humanos.

Como os agentes das hepatites virais não podem ser distinguidos clinicamente e a superinfecção com o HAV, HCV ou HDV em portadores de HBV pode ocorrer, testes sorológicos são imprescindíveis para o diagnóstico. A Figura 86.5 é um algoritmo para o diagnóstico das hepatites em geral, para diagnosticar hepatites agudas A, B, C ou D; hepatites crônicas B, C ou D; infecções passadas com o HAV, HBV ou HCV; infectividade relativa de pacientes com hepatite B e a determinação de vacinação prévia com o HAV ou HBV.

Bibliografia

1. Amado LA, Villar LM, de Paula VS, Pinto MA, Gaspar AM. Exposure to multiple subgenotypes of hepatitis A virus during an outbreak using matched serum and saliva specimens. J. Med Virol. 2011;83:768-775
2. Brooks GF, Carroll KC, Butel JS, Morse SA, Mietzner TA. Jawetz Melnick & Adelberg's Medical Microbiology. 26ª ed. New York: McGraw Hill; 2013.
3. Fiaccadori FS, Pereira M, Coelho AS, Borges AM, Parente JA, Soares CM, Cardoso DD. Molecular characterization of hepatitis A virus isolates from Goiânia, Gioás, Brazil. Mem Inst Oswaldo Cruz. 2008;103:831-835.
4. Flint SJ, Enquist LW, Racaniello VR, Skalka AM. Principles of virology. 3ª ed. Washington: ASM Press; 2009.
5. King AMQ, Adams MJ, Carstens EB, Lefkowitz, EJ *(eds.)*. Virus Taxonomy: Ninth Report of the International Committee on Taxonomy of Viruses. San Diego: Academic Press; 2012.
6. Knipe DM, Howley PM, Cohen JI, Griffin DE, Lamb RA, Martin MA et al. Fields Virology. 6th ed. Philadelphia: Lippincott Williams & Wilkins; 2013.
7. Knipe DM, Howley PM, Griffin DE, Lamb RA, Martin MA et al. Fields Virology. 5th ed. Philadelphia: Lippincott Williams & Wilkins; 2007.III - nº 1, 2012
8. Santos DR, Villar LM, Paula VS, Lima GS, Gaspar AM. Molecular characterization of hepatitis A virus isolates from Goiânia, Gioás, Brazil. Mem Inst Oswaldo Cruz. 2008;103:254-258.

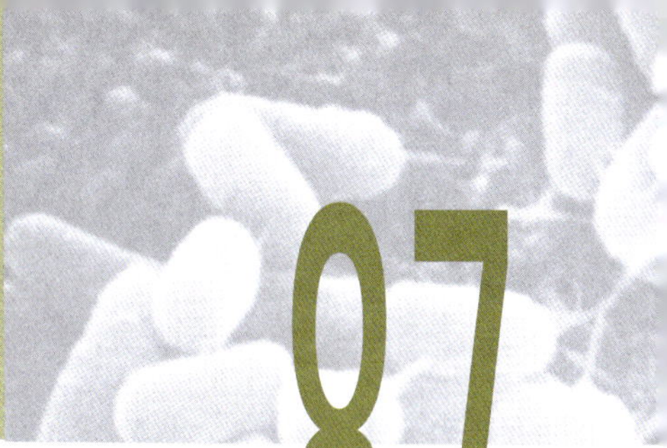

Maria Lucia Rácz

87 Herpesvírus

Os herpesvírus pertencem à ordem *Herpesvirales*, que compreende três famílias *Alloherpesviridae, Herpesviridae* e *Malacoherpesviridae*. A família *Alloherpesviridae inclui herpesvírus de peixes e sapos; a família Malacoherpesviridae* contém o único herpesvírus de invertebrados, o herpesvírus de ostras. O membro da família Herpesviridae tem como hospedeiros répteis, pássaros e mamíferos e inclui três subfamílias *Alphaherpesvirinae*, *Betaherpesvirinae* e *Gammaherpesvirinae*. Os vírus que causam doenças em humanos são apresentados na Tabela 87.1.

Os vírions têm estruturas complexas e são esféricos. A partícula viral compreende o core, o capsídeo, o tegumento e o envelope. O core consiste do genoma viral, uma fita única de dsDNA, de 125 a 295 kbp, mais alguns segmentos pequenos de RNA não codificantes, empacotados em um capsídeo pré-formado, que é preenchido por um líquido cristalino. Nos herpesvírus humanos do tipo 1, o capsídeo apresenta um diâmetro de 125 nm, composto de 12 pentâmeros e 150 hexâmeros. A estrutura do tegumento, que contém inúmeras proteínas, não é bem definida, mas existe uma evidência de simetria nas proximidades do capsídeo; há evidências de que existam duas camadas no tegumento, uma interna, associada ao capsídeo e outra externa, associada ao envelope. O envelope viral é uma bicamada lipídica, contendo 10 ou mais glicoproteínas que formam uma rede de espículas próximas umas das outras, é intimamente associado com a superfície externa do tegumento. O tamanho da partícula viral pode variar de 120 a 260 nm, dependendo da espessura de tegumento.

O genoma dos herpesvírus pode codificar para 70 a 200 proteínas. A composição proteica das partículas virais é variável, dependendo da espécie viral. O HHV-1, o herpesvírus mais estudado, contém mais de 30 polipeptídeos.

Mais de 200 herpesvírus já foram identificados em diferentes espécies animais, como bovinos, símios, caninos, caprinos, ovinos, equinos e outros mamíferos, e também em aves, anfíbios, peixes e invertebrados. Na espécie humana, oito herpesvírus são reconhecidos como patogênicos (Tabela 86.1).

Herpesvírus Humanos Tipos 1 e 2 (HHV-1, HHV-2)

Propriedades do vírus

O vírus do herpes simples é representado pelas espécies *Human herpesvirus 1* (HHV-1) e *Human herpesvirus 2* (HHV-2), de humanos. Os vírus também são denominados herpes simples 1 e 2 (HSV-1 e HSV-2).

Patogênese e características clínicas

A transmissão do HSV depende de contato íntimo e pessoal entre um indivíduo suscetível e um indivíduo excretando vírus. O vírus deve entrar em contato com as superfícies mucosas ou pele não íntegra, para que a infecção seja iniciada. Após a infecção da orofaringe, causada pelos HSV-1, o gânglio trigêmeo fica colonizado e abriga os vírus latentes. A aquisição da infecção pelo HSV-2 é consequência da transmissão por contato sexual. Os vírus replicam na pele genital, perigenital ou anal, colonizando o gânglio sacral. Após a infecção primária, os vírus migram pelos axônios até os gânglios sensitivos regionais, onde permanecem em latência, em equilíbrio com a célula hospedeira.

Para indivíduos suscetíveis, a primeira exposição aos HSV resulta em infecção primária, cuja epidemiologia é distinta da infecção recorrente. Um reaparecimento do HSV, ou infecção recorrente, resulta em um número limitado de lesões vesiculares nos lábios ou nos genitais. O herpes simples também apresenta duas propriedades biológicas importantes, que influenciam a doença humana: a neurovirulência, ou capacidade do vírus invadir e replicar no sistema nervoso central, e a latência, que normalmente ocorre nos neurônios sensoriais.

Os sintomas clínicos da infecção primária pelo HSV-1 podem variar desde infecções inaparentes, muito comuns, até infecções com combinações dos seguintes sintomas: febre, lesões vesiculares e ulcerativas, gengivoestomatite, edema, linfoadenopatia localizada, anorexia e mal-estar. O período de incubação é de 2 a 12 dias, com média de quatro dias. A duração da doença clínica pode ser de duas a três

Tabela 87.1
Classificação dos Herpesvírus Patogênicos para Humanos

Subfamília	*Gênero*	*Vírus*
Alphaherpesvirinae	*Simplexvirus*	Herpes simples tipos 1 e 2 (HHV-1, HHV-2)
	Varicellovirus	Vírus da varicela-zóster (HHV-3)
Betaherpesvirinae	*Cytomegalovirus*	Citomegalovírus (HHV-5)
	Roseolovirus	Vírus do exantema súbito (HHV-6, HHV-7)
Gammaherpesvirinae	*Lymphocryptovirus*	Vírus Epstein-Barr (HHV-4)
	Rhadinovirus	Vírus associado ao sarcoma de Kaposi (HHV-8)

HHV: human herpesvirus

semanas. Se a primo infecção ocorrer mais tardiamente, é comum a faringite herpética, associada à doença semelhante à mononucleose. As lesões orolabiais recorrentes apresentam sintomas prodrômicos de dor, queimação, coceira ou formigamento, que ocorre por aproximadamente seis horas antes do aparecimento das lesões. As vesículas persistem por aproximadamente 48 horas, progredindo para pústula e crosta em 72 a 96 horas. A cura total ocorre em 8 a 10 dias. Os fatores para a recorrência podem incluir febre, estresse, imunossupressão e exposição à luz ultravioleta.

A infecção primária ocorre frequentemente em crianças com menos de cinco anos de idade e são, na maior parte das vezes, assintomáticas; a infecção primária é rara em crianças de menos de seis meses de idade, pois os anticorpos maternos conferem proteção. Pode ainda ocorrer a gengivoestomatite herpética.

O maior reservatório de HSV-1 são as infecções latentes, que são reativadas, dando origem ao herpes labial. A infecção recorrente pode ser assintomática em 1% das crianças e 1% a 5% dos adultos com infecção latente.

O herpes genital pode ser causado pelos HSV-1 e HSV-2, sendo mais comum o HSV-2. A infecção pelo HSV-2 é, em geral, adquirida por contato sexual. A infecção genital pelo HSV-1 é frequentemente menos grave e menos propensa à recorrência.

A infecção primária pelo herpes genital apresenta características clínicas mais graves. Máculas, pápulas, seguidas por vesículas, pústulas e úlceras são frequentes na mucosa infectada. A infecção primária é associada à grande quantidade de replicação viral e um período de excreção que pode durar três semanas. A gravidade da infecção primária e sua associação com complicações são estatisticamente maiores em mulheres do que em homens, por razões desconhecidas. Em mulheres com infecção primária, as lesões aparecem de forma bilateral na vulva, com envolvimento cervical. As lesões são muito dolorosas e são associadas à adenopatia inguinal e podem envolver a vulva, períneo, nádegas, cérvix e a vagina. As complicações são a meningite asséptica, que ocorre em aproximadamente 25% dos casos. No homem, a infecção primária é associada a lesões vesiculares na glande ou no corpo do pênis. A preexistência de anticorpos contra o HSV-1 parece ter um efeito na gravidade da doença primária do HSV-2, mas não previne a infecção. O herpes genital recorrente é a forma mais leve da doença. Um número limitado de lesões aparece no corpo do pênis ou na vulva, durando aproximadamente 7 a 10 dias. Nas recorrências, o vírus é excretado por dois a cinco dias e em concentrações menores que na infecção primária. Quanto mais grave a infecção primária, maior a probabilidade de ocorrência de reativações, tanto sintomáticas quanto assintomáticas. Quanto à frequência de recorrência do herpes genital, aproximadamente 90% dos pacientes infectados apresentam uma ou mais recorrências/ano. As mulheres são mais suscetíveis à infecção que os homens e, em 70% dos casos, a transmissão ocorre através de um indivíduo assintomático. A infecção pelo HSV-2, por ser ulcerativa, é associada ao risco aumentado de infecção pelo HIV e pelo HTLV (ver Capítulo 95).

A infecção genital de mulheres grávidas pode ter como consequência riscos grave para o feto e o recém-nascido. Fatores associados com a gravidez podem aumentar o risco de infecções graves tanto para mãe como para o feto. Se a mãe adquirir a infecção primária genital antes de 20 semanas de gestação, pode abortar e se esta for adquirida durante o último trimestre da gestação, a transmissão para o feto pode acontecer em 30% a 50% dos casos. A infecção recorrente é associada a um risco de transmissão de 3% ou menos. A infecção do recém-nascido pode ocorrer no útero, durante o parto ou pode ser pós-natal. A infecção no útero ocorre como consequência de infecção transplacentária ou infecção ascendente. A forma mais comum de infecção, que ocorre em 75% a 80% dos casos de herpes neonatal é o contato do recém-nascido durante o parto, com secreções maternas infectadas. A infecção pós-natal ocorre em 10% dos casos; parentes ou funcionários hospitalares com herpes orolabial podem atuar como reservatório para a infecção de recém-nascidos. A infecção neonatal é, em geral, sintomática e letal. Pode ocorrer doença localizada da pele, olhos ou boca, encefalite com ou sem envolvimento da pele e infecção disseminada, atingindo vários órgãos, incluindo o sistema nervoso central, pulmão, fígado, adrenais, pele, olhos e boca. A infecção intrauterina pode levar à microcefalia ou hidrocefalia, e a ceratoconjuntivite também é característica. A infecção disseminada leva aos piores prognósticos. Os sinais e sintomas incluem irritabilidade, convulsões, dificuldade respiratória, icterícia, choque e, frequentemente, exantemas vesiculares, que são patognomônicos para a infecção. Aproximadamente 75% dos casos de infecção disseminada apresentam encefalites. A mortalidade excede 80% e os sobreviventes, em geral, apresentam retardo psicomotor, microcefalia, coriorretinite, cegueira ou deficiências de aprendizado.

A ceratoconjuntivite viral causada pelo HSV-1 pode ocorrer a qualquer momento após o nascimento. A infecção ocular pelo HSV-1 pode ser associada à conjuntivite unilateral ou bilateral, fotofobia, lacrimejo, edema da pálpebra e lesões dendríticas características, que podem levar à ulceração da córnea. A doença pode durar por um mês, mesmo com tratamento com antivirais.

O HSV pode ainda causar eczema herpético ou infecções nos dedos (paroníquia herpética), que são particularmente problemáticas para o pessoal de hospitais, e infecções do sistema nervoso central, como encefalite herpética ou meningite asséptica.

Pacientes imunocomprometidos, por imunossupressão ou doenças como o HIV, apresentam risco maior de infecções graves pelo HSV.

Epidemiologia

As infecções pelos HSV-1 e HSV-2 têm distribuição mundial e foram descritas tanto em países desenvolvidos quando em desenvolvimento, incluindo tribos indígenas brasileiras. Humanos são os únicos reservatórios da infecção e o maior reservatório são as pessoas infectadas de forma latente.

Não existe variação sazonal da infecção e, como os vírus apresentam a capacidade de latência, provavelmente metade da população mundial tem infecções pelos herpes simples e capacidade de transmiti-lo durante os episódios de infecção produtiva. A localização geográfica, condição socioeconômica e idade são os principais fatores que influenciam a aquisição da infecção. Nos países em desenvolvimento, assim como nos indivíduos de classes socioeconômicas mais baixas, a soroconversão ocorre mais cedo, enquanto, em países desenvolvidos e indivíduos de classe média e alta, os anticorpos são adquiridos mais tardiamente. A soroprevalência do HSV-1 é, em geral, maior que a do HSV-2.

Para o HHV-2, a transmissão sexual, através de contato íntimo, tanto oral-genital quanto genital-genital, é a via primária de disseminação. Fatores que afetam a aquisição de anticorpos contra o HSV-2 incluem sexo (maior para mulheres do que para homens), raça (maior frequência em indivíduos da raça negra), estado civil (maior em indivíduos divorciados do que em solteiros ou casados) e local de residência (maior nas cidades do que nos subúrbios). O número de parceiros sexuais também é diretamente correlacionado à probabilidade de adquirir a infecção pelo HSV-2.

Diagnóstico laboratorial

O isolamento do vírus continua sendo o método de diagnóstico definitivo, mas a detecção molecular do DNA viral, através da reação em cadeia pela polimerase (PCR) tem sido bastante utilizada.

Se as lesões na pele estiverem presentes, as vesículas devem ser raspadas e transferidas para os meios apropriados de transporte viral. O material deve ser conservado em gelo, para inoculação nas culturas celulares apropriadas para demonstração do efeito citopático, que aparece em 24 a 48 horas após a inoculação.

O vírus pode ainda ser isolado de outros materiais, como fezes, urina, material de nasofaringe e conjuntiva. Os resultados das culturas virológicas devem ser avaliados juntamente com os dados clínicos para definir a extensão da doença em recém-nascidos e imunossuprimidos.

Na ausência de facilidades para o isolamento de vírus, o exame citológico das células do cérvix materno ou da pele, boca ou conjuntiva da criança pode ser utilizado em um diagnóstico presuntivo. Estes métodos têm sensibilidade de 60% a 70% e, portanto, não devem ser utilizados como único método de diagnóstico no herpes neonatal. Deve ser obtido um esfregaço do material celular que deve ser imediatamente fixado em etanol refrigerado. A lâmina deve ser corada pelos métodos de Papanicolaou, Giemsa ou Wright e observada ao microscópio para a detecção de inclusões intranucleares ou células gigantes multinucleadas.

O diagnóstico sorológico pode ser útil no diagnóstico de gestantes com infecção primária. Os testes mais utilizados são a fixação do complemento, hemaglutinação passiva, neutralização, imunofluorescência e ensaio imunoenzimático do tipo ELISA. Existem no mercado, atualmente, testes comerciais capazes de diferenciar o tipo de HSV.

A experiência com a PCR indica que este teste é útil para o diagnóstico de encefalite herpética e de lesões na pele e mucosas, tanto orolabiais quanto genitais. A sensibilidade do método é de 95% e a especificidade, 100%. Resultados falso-negativos podem ocorrer pela presença de hemoglobina ou inibidores no material testado.

Tratamento

Têm sido utilizados vários antivirais no tratamento do herpes simples. Uma das drogas antivirais mais utilizadas em casos de infecção por herpes simples é o aciclovir (ACV), análogo da deoxiguanosina, que consiste de uma guanidina ligada a uma molécula acíclica semelhante ao açúcar, disponível comercialmente em forma de pomada ou injetável. A ação antiviral é baseada na sua fosforilação inicial pela timidina quinase viral, codificada pelo herpesvírus e, após mais duas fosforilações pelas quinases celulares, o composto trifosfatado causa inibição da DNA polimerase viral. O aciclovir é fosforilado pela timidina quinase do herpesvírus com eficiência 200 vezes maior que pelas quinases celulares. Quando o aciclovir é incorporado à cadeia de DNA, a síntese dele é terminada. Um éster do aciclovir, o valaciclovir, tem maior biodisponibilidade oral e uma vez ingerido é rapidamente convertido em aciclovir e é efetivo no tratamento por via oral.

O aparecimento de resistência ao aciclovir e seus derivados é, na maioria das vezes, devido a mutações na timidina quinase viral. Neste caso, podem ser utilizados outros antivirais com mecanismo de ação diferente, como o foscarnet e o cidofovir.

Prevenção e controle

Existem diversas maneiras de prevenir a infecção pós-HSV. A quimioterapia antiviral de gestantes é eficiente na prevenção de herpes neonatal. A educação também tem papel importante, especialmente na prevenção do herpes genital, com a utilização de preservativos.

A vacinação é o método ideal de prevenção das infecções virais. As infecções por herpesvírus apresentam um problema sério para este tipo de prevenção, pela existência de infecções recorrentes na presença de imunidade humoral. As vacinas em desenvolvimento utilizam a aplicação de técnicas moleculares para preparação de antígenos, como a produção de proteínas virais recombinantes, de vírus atenuados por deleções no DNA e de vírus recombinantes.

Vírus da Varicela-Zóster (HHV-3)

Propriedade dos vírus

O agente etiológico da varicela (catapora) e do herpes-zóster é o vírus da espécie *Human herpesvirus 3* do gênero *Varicellovirus*. Existe um só tipo sorológico do vírus de varicela-zóster (VZV).

Patogênese e características clínicas

A infecção primária pelo VZV é iniciada pela inalação de gotículas respiratórias ou pelo contato com fluidos vesiculares infectados. O VZV difere dos demais herpesvírus, pois sua disseminação é respiratória, possibilitando o contágio pelo ar. Após a inoculação mucosa e um período de incubação de 10 a 21 dias, a infecção pelo VZV resulta em varicela. O vírus é disseminado para os linfonodos regionais, resultando na viremia primária e infectando as células do sistema reticuloendotelial, seguido pela viremia secundária, resultando na infecção de células epiteliais da pele. O vírus apresenta tropismo para as células T, células epiteliais cutâneas e células da raiz do gânglio dorsal. Na varicela, as células da epiderme tornam-se os locais principais da replicação viral. As lesões são iniciadas pela vasculite do endotélio dos pequenos vasos sanguíneos, enquanto a presença de células epiteliais aumentadas de tamanho, multinucleadas com inclusões eosinófilas intranucleares, é típica do segundo estágio das lesões, o maculopapular. As lesões evoluem para vesículas e, depois para ulcerações e necrose da derme. Os vírions podem ser detectados nos queratinócitos e no fluido vesicular. Na ausência de controle pela resposta imune do hospedeiro infectado, o VZV produz infecção disseminada que pode envolver os pulmões, provocando pneumonia viral; o fígado, causando hepatite; o sistema nervoso central, em geral, causando meningoencefalite, e outros órgãos.

Os sintomas prodrômicos como febre, mal-estar, cefaleia e dor abdominal frequentemente ocorrem por 24 a 48 horas antes do aparecimento do exantema. Febre, irritabilidade, letargia e anorexia permanecem por 24 a 72 horas após aparecimento do exantema. O exantema se inicia na face ou no tronco. As lesões cutâneas consistem em máculas que envolvem rapidamente para vesículas, que geram um prurido intenso. Após 24 a 48 horas, o fluido vesicular torna-se turvo e as crostas aparecem. Lesões de membranas mucosas da orofaringe, conjuntiva e vagina são comuns. As lesões novas aparecem durante três a seis dias e o número de lesões pode variar de 10 a 2000; a maioria das crianças apresenta por volta de 300 lesões. A varicela subclínica é muito rara. Embora raras, podem ocorrer complicações, como infecção bacteriana secundária, pneumonia, hepatite, encefalite e nefrite,

A latência do VZV é estabelecida durante a infecção primária. O vírus atinge os tecidos nervosos por via hematogênica ou por transporte neural. O vírus estabelece latência nos gânglios dorsais. A persistência do VZV difere da dos demais herpesvírus humanos, pois não existem episódios frequentes de reativação assintomática. Os fatores que desencadeiam a reativação não são conhecidos. A reativação apresenta-se tipicamente como herpes-zóster, um exantema vesicular em geral confinado à distribuição de um ou mais nervos sensoriais, principalmente os do tronco, face e extremidades. As lesões na pele são semelhantes à varicela e são precedidas por dor e prurido. A cura demora, em geral, duas semanas, podendo acontecer em até quatro a seis semanas. Pode ainda acontecer a neuralgia pós-herpética, caracterizada pela hipersensibilidade da pele ao toque e a mudanças de temperatura, persistindo por vários meses. Indivíduos com herpes-zoster podem transmitir varicela para crianças ou adultos não imunes.

Em indivíduos imunocomprometidos, o exantema é em geral mais extenso, e a replicação cutânea é acompanhada por viremia. Novas lesões aparecem por até sete dias.

A reinfecção por VZV parece ocorrer raramente.

Epidemiologia

A varicela tem distribuição mundial e as epidemias anuais ocorrem, em geral, no final do inverno e início da primavera. Os anos com alta incidência de varicela são geralmente seguidos por anos com baixa incidência. As epidemias de varicela provavelmente começam com casos esporádicos em crianças, causada pela exposição ao herpes-zóster em adultos. A amplificação da infecção envolvendo muitas crianças suscetíveis resulta da eficiência da transmissão pela via respiratória e pelo contato com altos títulos virais nas lesões da pele. A introdução da vacinação em 1995 diminuiu a incidência da varicela.

Os casos de herpes-zóster não apresentam um padrão sazonal. A sugestão de que contato com varicela pode precipitar episódios de herpes-zóster não foi confirmado.

Diagnóstico laboratorial

Historicamente, o diagnóstico diferencial mais importante para a varicela era a varíola ou a vaccínia generalizada após a vacinação contra varíola.

Na maioria das infecções pelo VZV, o diagnóstico laboratorial não é necessário, mas as técnicas de diagnóstico rápido são úteis para decidir sobre o tratamento com antivirais, especialmente em pacientes de alto risco.

O diagnóstico é feito pela detecção direta de vírus, por cultivo, detecção de antígenos ou de ácido nucleico viral. Os vírus podem ser isolados durante a infecção primária ou durante a reativação, mas os títulos são mais altos durante a infecção primária. O VZV é mais difícil de cultivar que o HSV. O vírus cresce em culturas de fibroblastos humanos ou células de rim de macaco e requer quatro a oito dias para tornar-se detectável. O método de *shell-vial* pode aumentar a sensibilidade do isolamento e permite uma identificação de amostras em um a três dias.

O diagnóstico rápido pode ser feito por imunofluorescência, utilizando células da base das lesões em lâminas de microscópio. O material é seco ao ar, fixado com acetona, e os anticorpos monoclonais marcados com fluoresceína são adicionados.

Alguns laboratórios utilizam a reação em cadeia pela polimerase (PCR), comum ou em tempo real, para detectar o VZV. Esta técnica Oe o método de preferência, pois é rápida e altamente sensível, especialmente no diagnóstico de doenças neurológicas sem exantema. .

A sorologia, às vezes, é útil quando não são obtidas amostras adequadas para cultivo. A detecção de soroconversão (aumento de título de pelo menos quatro vezes entre o soro das fases aguda e convalescente) é a melhor evidência sorológica, mas a detecção de anticorpos IgM específicos também confirma a infecção recente. Este tipo de anticorpo pode estar presente tanto na infecção primária quanto no herpes-zóster. A sorologia pode ser feita por imunofluorescência, ensaio imunoenzimático e reação de aglutinação do látex.

Tratamento

O aciclovir as drogas relacionadas são eficientes no tratamento das infecções pelo vírus varicela-zóster. O vírus também possui uma timidina quinase capaz de fosforilar o aciclovir e o penciclovir. As infecções por vírus resistentes podem ser tratadas com o análogo do pirofosfato, foscarnet. O cidofovir, um novo nucleosídeo acíclico, também possui atividade antiviral contra as amostras de VZV resistentes ao aciclovir. Dois tipos de pró-drogas, o valaciclovir, que é metabolizado para aciclovir, e o famciclovir, que é convertido para penciclovir são úteis no tratamento, por via oral, do herpes-zóster, pois são mais bem absorvidos pelo trato gastrointestinal do que o aciclovir e o penciclovir.

A terapia com aciclovir diminui a gravidade clínica da varicela em crianças imunocomprometidas e também diminui a doença cutânea, reduzindo o risco de infecções bacterianas secundárias. O aciclovir oral pode diminuir os sintomas de varicela em crianças saudáveis, adolescentes e adultos se administrado 24 horas após o aparecimento das lesões.

O aciclovir é eficiente contra o herpes-zóster recorrente tanto em indivíduos saudáveis como em imunocomprometidos, por causa do risco de infecção disseminada. O tratamento reduz a duração do aparecimento de novas lesões, a dor aguda e o tempo para a completa recuperação. O medicamento pode reduzir a dor neuropática, mas não tem efeito na neuralgia pós-herpética, sugerindo que estes dois tipos de dor apresentam mecanismos diferentes.

Prevenção e controle

A prevenção da transmissão do vírus varicela-zóster é, na maioria das vezes, difícil, pois os pacientes são infecciosos por 24 a 48 horas antes do início dos sintomas. O tratamento de pacientes com varicela em hospitais deve ser feito em isolamento, em salas com filtração de ar.

A imunoglobulina humana antivaricela-zóster pode ser obtida do soro humano com altos títulos de anticorpos. A profilaxia com anticorpos é recomendada para imunização passiva de indivíduos com alto risco de doença séria, expostos a pessoas com varicela ou herpes-zóster. A imunoglobulina deve ser ministrada preferencialmente em 48 horas após a exposição e não elimina a possibilidade de infecção primária. A profilaxia com anticorpos não reduz o risco de reativação em populações de alto risco e não altera a gravidade da varicela ou herpes-zóster. A administração de aciclovir durante o período de incubação após exposição de um indivíduo suscetível pode prevenir a doença, se administrado logo após a exposição.

A vacina atenuada contra a varicela é a primeira vacina contra um herpesvírus humano e está licenciada para uso clínico em vários países. O vírus vacinal Oka é derivado de um isolado clínico, atenuado por diversas passagens em culturas celulares. Nos EUA, é recomendada como vacina de rotina na infância e para a imunização de crianças maiores e adultos suscetíveis. A vacina é imunogênica quando administrada juntamente com a vacina tríplice viral, contra sarampo, caxumba e rubéola.

No Brasil, tanto a imunoglobulina antivaricela-zóster quanto a vacina fazem parte dos imunobiológicos de uso especial nos centros de referência do Ministério da Saúde. A vacina é indicada nos seguintes casos: imunocomprometidos nas indicações da literatura: leucemia linfocítica aguda e tumores sólidos em remissão (pelo menos 12 meses), desde que apresentem 1.200 linfócitos/mm^3, sem radioterapia; caso estejam em quimioterapia, suspendê-la sete dias antes e sete dias depois da vacinação; profissionais de saúde, pessoas e familiares suscetíveis à doença e imunocompetentes que estejam em convívio domiciliar ou hospitalar com pacientes imunocomprometidos; pessoas suscetíveis à doença que serão submetidas a transplante de órgãos (fígado, rins, coração, pulmão e outros órgãos sólidos), pelo menos três semanas antes do ato cirúrgico; pessoas suscetíveis à doença e imunocompetentes, no momento da internação em enfermaria onde haja caso de varicela; vacinação antes da quimioterapia, em protocolos de pesquisa.

A vacina contra herpes-zoster contem 14x mais vírus vacinal Oka que a vacina pediátrica e é administrada de forma subcutânea. É recomendada para prevenção do herpes-zóster em adultos de 50 anos ou mais

Vírus Epstein-Barr (HHV-4)

Propriedades dos vírus

O vírus Epstein-Barr (EBV) faz parte da espécie *Human herpesvirus 4 do* gênero *Lymphocryptovirus*. É conhecido também como herpesvírus humano tipo 4 e é o agente etiológico da mononucleose infecciosa.

Patogênese e características clínicas

O vírus Epstein-Barr apresenta duas características relacionadas ao hospedeiro humano. O vírus é disseminado na espécie humana e mais de 90% dos adultos apresentam anticorpos para o antígeno viral do capsídeo. O vírus persiste para a vida inteira, no hospedeiro sorologicamente imune, e pode ser recuperado *in vitro* a partir de linfócitos circulantes e lavagens faríngeas do indivíduo soropositivo.

O vírus é disseminado por contato oral, estabelece focos de replicação na orofaringe, possivelmente envolvendo o epitélio da língua ou o epitélio oral, e a infecção é facilitada pela ligação inicial do vírus a células B adjacentes. Ao mesmo tempo,o vírus coloniza o sistema de células B, tornando-se latente.

Pelo menos 25% das infecções confirmadas sorologicamente em adolescentes e adultos apresentam um quadro de mononucleose infecciosa. O período de incubação é de quatro a seis semanas. Os sintomas podem variar de febre baixa até várias semanas de faringite e mal-estar geral. Após o pico dos sintomas de mononucleose, o número de células B positivas para EBV e a carga viral nas células mononucleares do sangue periférico diminui nas duas a três semanas seguintes, mas os níveis de excreção pela garganta permanecem elevados por muitos meses. Após a resolução da infecção primária, o *pool* circulante de células B de memória forma um reservatório de células em latência, evadindo o sistema imune. Nos portadores assintomáticos existe um *pool* de células B de memória, positivas para EBV, que permanecem em latência e, quando recebem um sinal de diferenciação, podem ativar a replicação viral lítica. Assim, os portadores continuam a secretar baixos níveis de vírus infeccioso, que podem ser detectados em lavados de garganta e em saliva, apesar de apresentarem anticorpos específicos.

Atualmente, estes agentes estão também associados a outras doenças: doença linfoproliferativa pós-transplante, linfomas de células B em pacientes com AIDS, tumores do músculo liso, a leucoplasia pilosa oral, carcinoma de nasofaringe, carcinoma gástrico, linfoma de Burkitt, linfoma de Hodgkin e leiomiossarcoma.

O linfoma de Burkitt (BL) é o câncer infantil mais comum na África Equatorial, apresentando-se em locais não usuais, como a mandíbula, a órbita ocular ou os ovários. Todas as células dos tumores abrigam um EBV epissômico monoclonal. A associação do EBV com linfomas de Burkitt esporádicos, que ocorrem em outras partes do mundo, inclusive na América do Sul, é menos consistente. Uma terceira forma de linfoma de Burkitt emergiu após a epidemia de AIDS e é denominado AIDS-BL, causando aproximadamente 30% dos casos de linfomas em pacientes com AIDS. Neste caso, 30% a 40% das células tumorais são positivas para EBV.

O EBV tem sido ainda encontrado nos linfomas de Hodgkin e a evidência de que este vírus pode ser a causa deste tipo de linfoma é forte, mas circunstancial. O EBV também é encontrado em células do carcinoma de nasofaringe, do carcinoma gástrico e em alguns linfomas do tipo não Hodkin.

A associação do EBV com a síndrome da fadiga crônica não foi comprovada e atualmente encontra-se descartada.

Epidemiologia

A mononucleose infecciosa tem distribuição universal, e 90% da população mundial apresenta anticorpos para o EBV. A maioria das crianças em países em desenvolvimento é infectada nos primeiros três anos de vida, através de contatos familiares, e a maioria das infecções parece ser assintomática. Em países desenvolvidos, o contato é retardado e a maioria das crianças não se infectou até a idade de 10 anos, adquirindo o vírus na adolescência ou na fase adulta. O EBV é em geral transmitido pela saliva infectada e a infecção é aumentada em indivíduos jovens com vida sexual ativa.

Em pacientes submetidos a transplantes e à terapia imunossupressora, ocorre a doença linfoproliferativa associada ao EBV, em geral até um ano após o transplante. Pacientes infectados com HIV também apresentam alto risco de desenvolvimento de linfomas de células B, associados, em 50% dos casos, ao EBV.

O linfoma de Burkitt é um quadro endêmico em crianças na África equatorial, ocorrendo com maior frequência em indivíduos do sexo masculino. O carcinoma de nasofaringe apresenta alta incidência na Ásia, especialmente no sul da China, em populações inuítes (indígenas que habitam as regiões árticas do Alasca, Canadá e Groenlândia) e também em algumas populações do norte e leste da África.

Diagnóstico laboratorial

O cultivo do EBV pode ser obtido por inoculação em culturas em suspensão de linfócitos do cordão umbilical. A evidência para presença do EBV é a imortalização das células e a demonstração de antígenos nas células imortalizadas. Este procedimento não é prático para a maioria dos laboratórios de diagnóstico, que utilizam principalmente os testes sorológicos. A maioria dos casos de mononucleose pode ser diagnosticada com base na presença de linfócitos atípicos no sangue periférico e com presença de anticorpos heterofilos, anticorpos da classe IgM que aglutinam eritrócitos de carneiros, bois e cavalos.

A sorologia específica para EBV consiste em testes que medem os anticorpos para antígenos do capsídeo viral (VCA – do inglês *viral capsid antigen*), antígenos precoces (EA – do inglês *early antigens*) ou antígenos nucleares (NA – do inglês *nuclear antigens*). Estes testes, originalmente baseados na imunofluorescência, estão cada vez mais sendo substituídos pelos ensaios imunoenzimáticos utilizando proteínas recombinantes ou antígenos sintéticos. A detecção do anticorpo da classe IgM contra o VCA é útil para definir a infecção aguda, pois este é detectável no início do aparecimento dos sintomas e permanece apenas por dois ou três meses. O anticorpo anti-VCA do tipo IgG pode ser utilizado para determinar o estado imune do paciente. Os anticorpos anti-EA aparecem em poucas semanas, mas não são detectados em todos os pacientes. Os anticorpos anti-NA aparecem mais tardiamente e permanecem por toda a vida.

Em pacientes com AIDS, com suspeita de linfoma, a reação em cadeia pela polimerase (PCR) é útil para detectar o DNA viral no líquido cefalorraquidiano. O diagnóstico da doença linfoproliferativa pós-transplante é confirmado pela demonstração de antígenos ou ácido nucleico do EBV em amostras obtidas por biópsia de tecidos linfoides. Devem ser utilizadas técnicas quantitativas, pois muitas vezes o DNA do EBV é detectado no sangue periférico de transplantados, sem significar a doença linfoproliferativa. Os pacientes com alta carga viral são os que apresentam a doença ou têm maior probabilidade de desenvolvê-la. Os testes sorológicos não são adequados para este diagnóstico.

Tratamento

O tratamento da mononucleose infecciosa é apenas sintomático. A imunoterapia pela transferência de células T tem sido utilizada para evitar a doença linfoproliferativa pós-transplante de células da medula óssea, especialmente em crianças de baixa idade.

Vacinas terapêuticas, para aumentar a resposta de células T em pacientes com tumores associados ao EBV, têm como alvo os antígenos virais expressos no tumor. Na maioria das vacinas testadas foram utilizados vetores virais recombinantes, como vaccínia e adenovírus, expressando proteínas do EBV.

Prevenção e controle

O amplo espectro de doenças causadas pelo EBV enfatiza a importância do desenvolvimento de vacinas profiláticas ou de estratégias terapêuticas que têm como alvo as lesões positivas para o vírus.

Vacinas têm sido desenvolvidas com base na glicoproteína gp350 do envelope viral, mas a conclusão, através de modelos animais, é que os anticorpos neutralizantes e a imunidade mediada por células contra um único componentes do envelope não parecem ser eficientes para imunizar os indivíduos contra agentes transmitidos por via oral, como o EBV.

Citomegalovírus (HHV-5)

Propriedades dos vírus

O citomegalovírus humano (HCMV) pertence à espécie *Human herpesvirus 5* do gênero *Citomegalovirus*. O genoma deste vírus é composto de 236 kbp, com capacidade de codificar pelo menos 167 proteínas. À microscopia eletrônica, o vírus é maior que os demais herpesvírus e mede de 200 a 230 nm, com um envelope mais irregular. As células infectadas aumentam de tamanho, daí o nome *cito* (célula) *megalo* (grande). Os vírus replicam-se de forma lenta em culturas celulares e permanecem associados à célula. Os citomegalovírus são espécie-específicos.

Patogênese e características clínicas

O HCMV é o único herpesvírus humano que apresenta transmissão intraplacentária natural. Esta transmissão pode ocorrer com maior frequência durante a infecção primária.O vírus é transmitido através de contato direto com secreções infectadas. A saliva é uma fonte comum de infecção de adultos e a excreção persistente na urina é importante fonte de transmissão entre crianças e de crianças para adultos. O leite materno também transmite o CMV, bem como as secreções cervicais e seminais, consideradas fontes de vírus na transmissão sexual.

A resposta imune ao citomegalovírus é de grande amplitude, durável, nas não previne a reinfecção.

O HCMV é o clássico agente de infecção oportunista, cuja infecção primária ou reativação gera doença na ausência de imunidade suficiente. A doença ocorre em indivíduos com resposta imune deficientes, como pacientes de AIDS e transplantados, ou ausentes, como na infecção congênita

A infecção primária, após a transmissão direta, inicia-se tipicamente com a replicação viral no epitélio mucoso na porta de entrada. A fase sistêmica da infecção depende da viremia associada a leucócitos, que pode durar vários meses. O vírus alcança as glândulas salivares, onde o vírus é excretado e transmitido para outros hospedeiros. O vírus também é excretado em altos títulos na urina, leite materno e secreções genitais. A viremia continua por um longo período de tempo, após o aparecimento da imunidade, durando meses em adultos e anos em crianças pequenas, por causa da resposta imune celular pouco eficiente nestas últimas.

Como em todas as infecções por herpesvírus, a latência do HCMV é mantida em todos os indivíduos que sofrem a infecção primária. A propensão do vírus à reativação após imunossupressão ou imunodeficiência é um fator importante nas doenças associadas ao citomegalovírus.

A infecção no hospedeiro imunocompetente é em 90% dos casos subclínica, embora possa apresentar uma doença aguda semelhante à mononucleose em 10% dos indivíduos.

As crianças infectadas de forma congênita, quando sintomáticas, o que ocorre em 5% a 10% dos casos, podem apresentar sintomas não neurológicos, como púrpura, hepatoesplenomegalia, icterícia, anemia hemolítica e pneumonia e sintomas neurológicos, como calcificação intracranial, microcefalia, audição deficiente, coriorretinite e convulsões. A doença congênita pode ser grave, levando à hospitalização prolongada e à morte em aproximadamente 10% dos casos, e em 90% dos casos sintomáticos ocorrem sequelas neurológicas, como retardo mental, paralisia cerebral, perda de audição e de visão. Aproximadamente 7% a 25% dos casos de infecções congênitas não sintomáticas levam a sequelas, principalmente perda de audição. A infecção materna durante os primeiros meses de gestação tem maior probabilidade de gerar sequelas. O tipo de infecção materna, primária ou recorrente, também pode ser um determinante importante do resultado. A infecção primária tem maior probabilidade de ocasionar infecção congênita sintomática de maior gravidade, mas alguns autores não associam o tipo de infecção materna com a gravidade da doença congênita.

Em crianças prematuras de baixo peso, a infecção adquirida pelo HCMV, especialmente através de transfusões de sangue ou do leite materno, pode ocasionar uma síndrome clínica com hepatoesplenomegalia, linfocitose atípica, trombocitopenia e deficiência respiratória, semelhante à infecção congênita, mas com menor probabilidade de sequelas.

O HCMV é um dos patógenos oportunistas mais comuns e significantes que complicam o cuidado com pacientes imunocomprometidos. A infecção pode ser resultante da reativação do vírus latente, reinfecção do paciente ou infecção primária. Transfusões ou transplantes de órgãos podem transmitir o citomegalovírus e a gravidade da infecção é diretamente proporcional ao grau de imunodepressão. As infecções mais graves ocorrem em pacientes de transplantes alogênicos de células-tronco e em pacientes com AIDS com baixas contagens de $CD4^+$. A doença também ocorre em pacientes que recebem drogas imunossupressoras para o tratamento de câncer ou doença vascular do colágeno e em imunodeficiências congênitas. A infecção é, em geral, subclínica e, quando ocorre doença, a gravidade pode variar desde uma doença febril limitada e breve até uma doença em múltiplos sistemas, que pode ser fatal ou debilitante. As doenças mais comuns causadas pelo HCMV são a pneumonite, lesões gastrointestinais, hepatite, retinite, pancreatite, miocardite e, mais raramente, encefalite. A infecção pelo citomegalovírus também aumenta o risco de infecções oportunistas bacterianas ou fúngicas. Em pacientes com AIDS, as doenças mais comuns pelo HCMV são a retinite, esofagite e colite. O tratamento da AIDS com antivirais reconstitui o sistema imune e diminui a possibilidade de infecção pelo HCMV.

Epidemiologia

O citomegalovírus encontra-se amplamente distribuído nas populações. A prevalência da infecção por este vírus aumenta com a idade em todos os grupos estudados, mas a prevalência geral e a idade da aquisição inicial do vírus variam de acordo com as condições de vida em diferentes países. Em geral, a prevalência é maior e a infecção é adquirida mais cedo nos países em desenvolvimento. Em países desenvolvidos, a prevalência da infecção é maior em populações de baixo nível socioeconômico e em imigrantes de países em desenvolvimento.

Não foi descrita variação sazonal na ocorrência da infecção por citomegalovírus, nem epidemias da doença.

O HCMV é transmitido pelo contato direto com fluidos corporais de pessoas excretando o vírus e não parece ocorrer por transmissão aérea ou através de aerossóis. Após a aquisição inicial, o vírus infeccioso está presente na urina, saliva, lágrima, sêmen e secreções cervicais por meses ou anos. As formas de exposição mais frequente são a atividade sexual e o contato com crianças.

Apesar de a excreção do citomegalovírus ser comum em pacientes de hospitais, os funcionários dos hospitais não parecem ter o risco aumentado de infecção pelo HCMV. Este fato sugere que as medidas de controle de infecção adotadas na rotina dos hospitais são efetivas na prevenção de infecções pelo citomegalovírus. A transmissão horizontal ocorre também através de transplantes e transfusões.

O HCMV é único entre os herpesvírus pelo fato de que a transmissão vertical da mãe para o feto ou recém-nascido é comum e desempenha um papel importante na manutenção da infecção na população. O citomegalovírus é transmitido por três vias: transplacentária, intraparto ou através do leite materno. As infecções congênitas podem ser adquiridas em infecções primárias ou recorrentes. A transmissão durante o parto é devida à excreção local do vírus, na vagina ou cérvix. Se o vírus estiver presente no trato genital materno no momento do parto, a transmissão ocorre em 50% dos casos. A via mais comum de transmissão entre mãe e filho é através do leite materno, devido à presença de vírus. Aproximadamente 25% das crianças amamentadas por mães soropositivas infectam-se até a idade de um ano. Em países com alta prevalência de mães soropositivas que amamentam, 50% das crianças adquirem o HCMV antes de um ano de idade. Crianças pequenas que adquirem o citomegalovírus da mãe normalmente excretam o vírus por vários anos e tornam-se importantes fontes de vírus para outras crianças e para adultos.

Através da epidemiologia molecular dos isolados de HCMV, os seguintes fatos foram comprovados laboratorialmente: transmissão vertical de vírus reativados; transmissão do vírus de criança para criança e de crianças para os pais; disseminação do vírus de crianças para funcionários de creches; disseminação nosocomial do vírus em berçários; aquisição do vírus do doador por pacientes transplantados; reinfecção por vírus diferentes em pacientes imunocomprometidos, em crianças sadias, em mulheres sexualmente ativas e em mães de recém-nascidos com infecção congênita. Em alguns casos, os testes moleculares também são capazes de excluir uma determinada fonte de infecção em hospitais.

Diagnóstico laboratorial

As técnicas de cultivo são o padrão, mas estão sendo rapidamente substituídas pelas técnicas de detecção de antígenos ou de ácido nucleico, que são mais rápidas, mais sensíveis e mais fáceis de quantificar.

Quando necessário, o vírus pode ser cultivado em culturas celulares de fibroblastos humanos e requer 7 a 21 dias para exibir o efeito citopático. A técnica de *shell-vial* utilizando imunofluorescência é importante, pois permite um resultado em 24 a 48 horas. A interpretação do cultivo viral requer cuidados, porque o vírus é frequentemente excretado na saliva e urina de indivíduos assintomáticos.

O teste de antigenemia pp65, disponível comercialmente, é utilizado para o diagnóstico rápido de infecção pelo HCMV. Neste teste, os leucócitos são separados das demais células sanguíneas colocados em uma lâmina de microscópio e detectados com um anticorpo monoclonal antiproteína pp65, a fosfoproteína da matriz do HCMV. Os resultados são rápidos, a sensibilidade do método é maior que a do cultivo celular, a reação pode ser feita de forma quantitativa e existe uma forte correlação com a presença de infecção clínica significativa.

A detecção do DNA do HCMV pode ser feita através da reação em cadeia pela polimerase (PCR) ou sistemas de captura híbrida disponíveis comercialmente. Os testes são normalmente realizados em amostras de sangue, para o diagnóstico de infecção ativa pelo vírus. A detecção de DNA em amostras de indivíduos soropositivos normais não é comum, e o resultado positivo sugere infecção clinicamente significativa, atual ou no passado recente. Os testes de carga viral são mais fáceis de interpretar do que os testes qualitativos e têm se tornado o teste-padrão de diagnóstico da infecção ou do resultado do tratamento.

A sorologia tem menor valor diagnóstico, mas é útil na determinação do diagnóstico de infecção em hospedeiros normais, com suspeita de mononucleose. O teste mais frequentemente empregado é o ensaio imunoenzimático do tipo ELISA. Se o teste de anticorpos heterofilos for negativo, assim como os testes de IgM para o vírus Epstein-Barr, deve ser utilizado o teste de IgM para HCMV. A sorologia deve ser ainda empregada em bancos de sangue. A legislação brasileira para bancos de sangue exige que seja efetuada uma sorologia para CMV em todas as unidades de sangue ou componentes destinados aos seguintes pacientes: a) submetidos a transplantes de órgãos com sorologia para CMV não reagente; b) recém-nascidos com peso inferior a 1.200 g ao nascer, de mães CMV negativo ou com resultados sorológicos desconhecidos. A realização dessa sorologia não é obrigatória, se for transfundido sangue desleucocitado nestes grupos de pacientes. As bolsas CMV reagentes devem ser identificadas como tal.

Tratamento

Existem quatro antivirais aprovados para tratamento de doenças por citomegalovírus em pacientes imunocomprometidos: ganciclovir (administração intravenosa ou oral), valganciclovir (oral), foscarnet (intravenosa) e cidofovir (intravenosa). As drogas são tóxicas e devem ser utilizadas com cautela. Em pacientes infectados pelo HIV, a profilaxia com ganciclovir é recomendada para adultos, adolescentes e crianças com baixas contagens de linfócitos $CD4^+$.

Existem indicações para o tratamento com antivirais de infecções graves e de infecções congênitas pelo HCMV, mas ainda não foi aprovado nenhum antiviral para esta finalidade.

As drogas antivirais são normalmente utilizadas na medicina dos transplantes, para prevenir e tratar a infecção pelo CMV humano. As dosagens variam de acordo com o tipo de transplante.

Mutações no HCMV após tratamento prolongado com antivirais ocorrem, tornado o vírus resistente aos antivirais. A resistência aos antivirais deve ser considerada em pacientes que não respondem ao tratamento.

A prevenção da infecção materna que leva à infecção congênita por citomegalovírus deve ser uma meta importante, mas é difícil de alcançar: a infecção na comunidade é muito comum e, na maior parte das vezes, silenciosa, e resulta na excreção do vírus por meses ou anos. Na maioria dos países, o teste de HCMV não faz parte dos procedimentos de rotina em gestantes.

Existem ainda muitas dúvidas sobre a eficiência da imunoglobulina hiperimune, com altos níveis de anticorpos anti-HCMV.

Prevenção e controle

Não existe nenhuma vacina licenciada para a prevenção da infecção por citomegalovírus. Têm sido avaliadas vacinas de vírus atenuados, proteínas recombinantes e vacinas de DNA.

Herpesvírus Humano Tipos 6 e 7 (HHV-6, HHV-7)

Propriedades dos vírus

Estes vírus foram inicialmente denominados vírus linfotrópico B humanos, mas posteriormente descobriu-se que esses vírus infectam principalmente células T. Pertencem ao gênero *Roselovirus*, espécies *Human herpesvírus 6* e *Human herpesvírus 7*. Os isolados do HHV-6 são classificados em duas variantes, HHV-6A e HHV-6B. Este último é o principal causador do exantema súbito ou *roséola infantum*, também chamada quarta doença. Nenhuma doença foi associada ao HHV-6A. O HHV-7 também causa exantema súbito e tem sido associado com convulsões febris em crianças pequenas.

Patogênese e características clínicas

Os vírus HHV-6 e HHV-7 são muito comuns no mundo e a infecção ocorre durante a infância. Seu modo de transmissão não é ainda bem determinado. Na infância ocorre a transmissão horizontal pessoa–pessoa, através de contato íntimo. A saliva e secreções nasais foram sugeridas como veículo da transmissão do HHV-6. Este vírus está presente nas secreções genitais de mulheres grávidas, sugerindo a transmissão ao recém-nascido durante o parto. A transmissão intrauterina também é possível, porque é comum a reativação do vírus durante a gravidez. O HHV-7 pode ser isolado da saliva de adultos sadios e pode também ser transmitido por contato próximo no ambiente familiar. As infecções congênitas por HHV-7 não foram detectadas.

O HHV-6 possivelmente inicia a infecção através do trato respiratório, incluindo as tonsilas ricas em linfócitos. Infecta uma variedade de células, tanto *in vitro* (linfócitos B e T do sangue periférico, fibroblastos, megacariócitos, células do glioblastoma e outras), quanto *in vivo* (células do fígado, sistema nervoso central, glândulas salivares e células endoteliais). O HHV-6 parece estabelecer sua latência em monócitos/macrófagos e células tronco $CD34^+$.

O HHV-7 infecta, *in vivo*, os linfócitos $CD4^+$, o provável local da infecção latente e células epiteliais da glândula salivar, local de infecção produtiva e excreção. Células expressando o antígeno estrutural do HHV-7 foram encontradas nos pulmões, pele e glândulas mamárias e, com frequência reduzida, no fígado, rins e tonsilas.

O exantema súbito é uma doença comum na infância. Os sintomas clássicos incluem febre súbita, que dura alguns dias, seguida imediatamente por uma erupção que se inicia no tronco e faces e se propaga para ara as extremidades, quando a febre cessa. A infecção pode também ser assintomática. Na maioria dos casos, o exantema súbito é uma doença benigna. Complicações como convulsões febris, em geral autolimitadas e benignas, encefalite, linfoadenite e hepatite podem ocorrer.Em adultos, a infecção primária pode causar uma doença semelhante à mononucleose. O exantema súbito é causado pelo HHV-6B e, em menor frequência, pelo HHV-7. .

A reativação do vírus latente é comum em transplantados e pode ser assintomática ou estar associada a encefalites, supressão da medula óssea, gastroduodenite, colite, pneumonite e exantemas. O HHV-6 foi também associado à rejeição do transplante renal em pacientes infectados, que não tinham anticorpos antes do transplante. O HHV-6 é considerado um cofator nas infecções pelo HIV, pois os dois vírus podem infectar células $CD4^+$ e existe a hipótese de que o HHV-6 contribua para a imunodeficiência.

Epidemiologia

O período de incubação da doença varia de uma a duas semanas. A soroprevalência do HHV-6 diminui em crianças de zero a cinco meses de idade, quando os anticorpos maternos desaparecem e, iniciando aos seis meses de idade, aumenta rapidamente, e a maioria das crianças são positivas aos dois anos de idade. A infecção primária pelo HHV-6 causa aproximadamente 20% de todos os casos de febre aguda em crianças entre seis e 12 meses de idade e é geralmente causada pelo HHV-6B e não pelo HHV-6A. Não é conhecido o período de soroconversão para a variante 6A, que frequentemente é isolada de adultos, mas esta parece ocorrer depois da aquisição da variante B, sem manifestações clínicas.

A infecção pelo HHV-7 parece ocorrer mais tardiamente, também declina por causa dos anticorpos maternos e aumenta rapidamente até os quatro anos de idade.

A soroprevalência de anticorpos anti-HHV-6 varia de 70% a 100% em diversos países. No Brasil, anticorpos foram detectados em 76,5% dos brasileiros e 77,2 % dos imigrantes japoneses testados.

Diagnóstico laboratorial

O exantema súbito e outros sintomas associados à infecção primária por HHV-6 e HHV-7 são leves e autolimitados e, por isso, o diagnóstico laboratorial não é indicado.

Em caso de complicações neurológicas, estes vírus devem ser incluídos no painel de agentes testados, especialmente se a criança foi vacinada recentemente. A evidência de infecção ativa inclui a detecção do vírus em culturas de células, de antígenos líticos em linfócitos circulantes, de transcritos dos genes do ciclo lítico por RT-PCR, ou de DNA viral em fluidos acelulares como plasma e soro.

O cultivo é feito em linfócitos obtidos do cordão umbilical. Os anticorpos podem ser detectados em crianças com infecção aguda, e a soroconversão confirma o diagnóstico de infecção aguda. A detecção de anticorpos da classe IgM contra os HHV-6 e HHV-7 também pode ser útil. A interpretação dos resultados de testes sorológicos em crianças com menos de seis meses pode ser complicada pela presença de anticorpos maternos. As reações sorológicas cruzadas entre os HHV-6 e HHV-7 ocorrem e devem ser consideradas nesta interpretação.

A reação em cadeia pela polimerase (PCR) é o método mais prático de diagnóstico das infecções por HHV-6 e HHV-7, mas deve ser interpretada com cuidado, pois esses vírus podem permanecer no sangue por meses após uma infecção aguda. O DNA dos HHV-6 também foi detectado no líquido cefalorraquidiano de crianças com infecção aguda, mas o significado deste encontro não foi determinado. Para fazer um diagnóstico de infecção recente, em uma amostra única, devem ser comparados os resultados da PCR e sorologia – resultados positivos pela PCR e negativos pela sorologia; PCR quantitativo em sangue total – a infecção aguda pode ser associada a maiores níveis de DNA que a reativação; detecção de HHV-6 por PCR em plasma – pode ser mais comum na infecção primária quando comparada à reativação e PCR em amostras de sangue e saliva – o DNA do HHV-6 presente no sangue e não na saliva pode ser indicativo dos primeiros dias de infecção. Nos adultos imunocomprometidos, a presença de DNA de HHV-6 e HHV-7 normalmente indica reativação. Para detectar infecções clinicamente significativas são usadas a detecção de altos níveis na PCR quantitativa ou de DNA viral no plasma. Esses resultados podem ocorrer na ausência de manifestações clínicas aparentes. A Tabela 86.2 apresenta os resultados esperados nos testes de diagnósticos dos HHV-6 e -7.

Tratamento, prevenção e controle

O ganciclovir, fosfonoformato (foscarnet) e o cidofovir são inibidores potentes da replicação dos roseolovírus *in vitro* e podem ser usados no tratamento destes vírus ; o aciclovir e outros inibidores dependentes da timidina quinase viral não têm efeito.

Herpesvírus Associado ao Sarcoma de Kaposi (HHV-8)

Propriedades dos vírus

Estes vírus são os herpesvírus mais recentemente descritos e foram inicialmente descobertos com base em sua associação com o sarcoma de Kaposi, um neoplasma endotelial. Pertencem ao gênero *Rhadinovirus*, espécie *Human herpesvirus 8*.

Patogênese e características clínicas

O sarcoma de Kaposi (KS) é a principal manifestação da infecção pelo HHV-8, ou herpesvírus associado ao sarcoma de Kaposi (KSHV), e não é um câncer por muitos critérios. Diferentemente de tumores clássicos, que são compostos predominantemente de um único tipo de células, as lesões do KS apresentam muitos tipos celulares, de origem endotelial, sendo a principal a célula fusiforme. Existe uma correlação estrita entre a soroprevalência de anticorpos contra o KSHV e o risco de adquirir KS. Apesar da infecção pelo vírus ser necessária, não é suficiente para a doença, e cofatores são necessários para a tumorigênese. A infecção pelo HIV é o cofator mais importante, mas o mecanismo pelo qual o HIV contribui para o KS não é conhecido. Sem a infecção pelo HIV, cofatores, como variações genéticas do hospedeiro, coinfecções, fatores ambientais, e formas de infecção são necessários e contribuem para o resultado oncogênico da infecção pelo KSHV. O sarcoma de Kaposi pode ocorrer em muitos tecidos, mas é, na maior parte das vezes, localizado na pele, envolvendo a derme. O comportamento clínico do KS clássico em adultos imunocompetentes é indolente e os indivíduos frequentemente apresentam sobrevivência prolongada, não necessitando de tratamento. Em imunocomprometidos, o KS pode ser muito mais agressivo, com disseminação para estruturas reticulares, trato gastrointestinal e pulmões, em adição à pele. O envolvimento pulmonar apresenta um prognóstico grave, com morte frequente por falência respiratória.

A apresentação clínica do KS é muito variável, desde doença mínima até um crescimento explosivo resultando em alta mortalidade. As lesões na pele, manifestação mais frequente do KS, aparecem nos pés, pernas, face, especialmente no nariz, e na genitália. Essas lesões são papulares e medem de alguns milímetros a centímetros de diâmetro. As lesões podem progredir para lesões similares a placas, afetando a derme e também podem tornar-se tumores ulcerados. A disseminação extracutânea é comum: KS na cavidade oral ocorre em um terço dos pacientes e o envolvimento gastrointestinal é encontrado em 40% dos pacientes. O KS pulmonar também é comum e apresenta-se com dificuldade respiratória, febre, tosse, hemoptise e dor no peito.

O genoma do KSHV foi também identificado em duas doenças de células B: o linfoma de efusão primário, uma doença maligna clássica, de origem clonal, rara em pacientes terminais de AIDS, caracterizada pela proliferação de células B em cavidades serosas (pleura, pericárdio e peritônio) e a doença de Castleman, uma lesão rara, linfoproliferativa, policlonal, que ocorre em pacientes HIV positivos e HIV negativos. São descritas duas formas clínicas, uma localizada, envolvendo um único nódulo, em pacientes HIV negativos e não ligadas aos KSHV. A segunda forma clínica, a doença de Castleman multicêntrica, é uma doença sistêmica agressiva, caracterizada por febre, suores, perda de peso, linfoadenopatia e esplenomegalia, que ocorre em pacientes HIV positivos. A raridade das duas doenças tornou difícil a comprovação de suas causas, mas a maioria dos pesquisadores aceita as relações com o KSHV. A infecção pelo KSHV começa, como em todos os herpesvírus, com uma infecção primária do hospedeiro suscetível. A latência é estabelecida, principalmente em células B, das quais a reativação da replicação intermitente pode ocorrer. Todas as doenças clínicas descritas resultam de infecções por um longo tempo, e demoram meses ou anos para aparecer. Na maioria dos indivíduos, o estado de latência é assintomático, caracterizado apenas por anticorpos para proteínas virais. A reativação periódica da replicação viral na orofaringe, com liberação de vírus pela saliva, ocorre com frequência, mas, em geral, sem sintomas clínicos, e exerce um papel importante na transmissão do vírus na população.

Epidemiologia

Estudos sorológicos indicam que o KSHV é encontrado em todo o mundo, mas existem diferenças marcantes na prevalência da infecção, com dois padrões de transmissão na população.

Na Europa e Estados Unidos, a prevalência é baixa (1% a 7%) e a infecção normalmente é adquirida de forma sexual. As crianças antes da puberdade não são infectadas. Ainda é discutível se a transmissão parenteral ocorre para o KSHV. Na maioria dos estudos, usuários de drogas injetáveis apresentam soroprevalência muito menor para o KSHV do que para os HIV, HCV e HBV, sugerindo que a transmissão do KSHV não é eficiente por esta via.

Um padrão epidemiológico completamente diferente é obtido em áreas de alta prevalência na bacia do Mediterrâneo e na África (5% a 50%). Nesses locais, as infecções são prevalentes em homens e mulheres adultos, e a infecção começa na infância. Algumas infecções são de aquisição vertical, através do contato com pais infectados, mas a maioria é adquirida por transmissão horizontal, geralmente intrafamiliar, durante a infância. Após a puberdade, a soroprevalência continua a aumentar de forma lenta, através da idade adulta, um padrão que sugere a transmissão heterossexual ineficiente. O encontro de infecção pré-puberdade de forma extensa indica a transmissão não sexual; por analogia com o vírus Epstein-Barr, a troca de saliva deve ser a forma principal de infecção.

Não foi determinado ainda se o HHV-8 pode ser transmitido através de transfusão de sangue. A transmissibilidade deste vírus por essa via pode ser limitada pela íntima associação do vírus com as células e a baixa frequência de vírus circulante em indivíduos soropositivos assintomáticos.

Diagnóstico laboratorial

A reação em cadeia pela polimerase (PCR) foi desenvolvida para a detecção do HHV-8 em sangue periférico, que é associada à progressão tanto do sarcoma de Kaposi quanto da doença de Castleman multicêntrica.

Nos testes sorológicos disponíveis para o diagnóstico de HHV-8, a especificidade e/ou sensibilidade são muito variáveis, dependendo do antígeno utilizado e não avaliam a replicação viral ativa. Anticorpos para o antígeno associado à latência (*Latency-Associated Nuclear Antigen* – LANA) são altamente específicos para a infecção pelo KSHV, mas são negativos em 20% dos pacientes com infecção confirmada. Teste utilizando antígenos líticos, como a ORF65 e K8.1 são mais sensíveis, mas apresentam alta taxa de resultados falso-positivos. Assim, nenhum teste com antígenos recombinantes tem especificidade e/ou sensibilidade para utilização no diagnóstico clínico de rotina (Tabela 87.2).

Tabela 87.2 Resultados Esperados nos Testes de Diagnósticos dos HHV-6 e -7				
Tipo de Infecção	*PCR em Sangue Total*	*PCR no Plasma*	*PCR na Saliva*	*HHV-6*
Primária, infecção aguda	Positiva, alto nível	Positiva	Negativa	Negativa
Primária, estágio convalescente	Positiva	Negativa	Positiva	Positiva
Reativação	Positiva	Positiva ou negativa	Positiva	Positiva

Tratamento, prevenção e controle

Antes da existência de terapia antirretrovírus altamente efetiva (HAART – *Highly Active Antiretroviral Therapy*), a prevalência do sarcoma de Kaposi era 20.000 vezes maior em pacientes com AIDS do que na população em geral. As terapias levaram a um declínio substancial na prevalência do KS relacionado à AIDS e pacientes em tratamento apresentam menor mobilidade e mortalidade, com doença menos agressiva. A situação contrasta com áreas geográficas onde as terapias não são disponíveis, como a África, onde o KS atinge proporções epidêmicas e pacientes têm um tumor de rápida progressão, resultando em expectativa de vida de menos de seis meses.

Os pacientes com KS devem receber terapia antirretroviral, que é associado tanto à redução da incidência quanto à regressão em tamanho e número de lesões existentes. Os efeitos da HAART no KS são multifatoriais e incluem a inibição da replicação do HIV, diminuição da proteína Tat, que transativa o HHV-8, melhora da resposta imune contra o HHV-8 e, possivelmente, atividade antiangiogênica pela inclusão de inibidores da protease.

Terapias locais (radioterapia, quimioterapia intralesão, tratamento com *laser*, tratamento fotodinâmico e cirurgia para excisão dos tumores) podem ser úteis no tratamento de lesões maciças e localizadas, mas são limitadas pelo fato de não afetarem o desenvolvimento de novas lesões em áreas não tratadas.

A quimioterapia sistêmica é indicada em pacientes com doença avançada e/ou de progressão rápida. Duas antraciclinas de administração lipossomal – doxorrubicina peguilada lipossomal e daunotrubicina lipossomal – e o paclitaxel (um taxano que previne o crescimento de células neoplásicas por inibição da despolimerização dos microtúbulos) são os únicos agentes terapêuticos sistêmicos aprovados para uso no tratamento do KS.

Os tratamentos que têm como alvo o KSHV podem, em teoria, ser efetivos contra o KS, mas nenhum tratamento deste tipo está disponível atualmente, porque as drogas anti-herpesvírus inibem a infecção lítica e não a latente. Essas drogas podem ter um efeito preventivo no desenvolvimento do KS. O risco de desenvolver KS em homens com AIDS mostrou uma redução de 75% em pacientes tratados com ganciclovir e foscarnet para prevenir a retinite por citomegalovírus.

Bibliografia

1. Brooks GF, Carroll KC, Butel JS, Morse SA, Mietzner TA. Jawetz Melnick & Adelberg's Medical Microbiology. 26ª ed. New York: McGraw Hill; 2013.
2. Di Lorenzo G, Konstantinopoulos PA, Pantanowitz L, Di Trolio R, De Placido S, Dezube BJ. Management of AIDS-related Kaposi's sarcoma. Lancet Oncol. 2007;8(2):167-176.
3. Flint SJ, Enquist LW, Racaniello VR, Skalka AM. Principles of virology. 3ª ed. Washington: ASM Press; 2009.
4. King AMQ, Adams MJ, Carstens EB, Lefkowitz, EJ *(eds.)*. Virus Taxonomy: Ninth Report of the International Committee on Taxonomy of Viruses. San Diego: Academic Press; 2012.
5. Knipe DM, Howley PM, Cohen JI, Griffin DE, Lamb RA, Martin MA et al. Fields Virology. 6th ed. Philadelphia: Lippincott Williams & Wilkins; 2013.
6. Linhares MI, Eizuru Y, Tateno S, Minamishima Y. Seroprevalence of human herpesvirus 6 infection in Brazilian and Japanese populations in the north-east of Brazil. Microbiol Immunol. 1991;35:1023-1027.

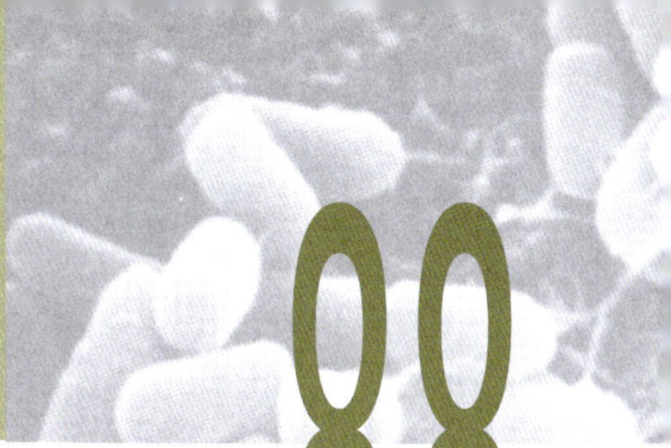

Maria Lucia Rácz

88

Ortomixovírus

Propriedades dos Vírus

Os vírus de influenza pertencem à família *Orthomyxoviridae*, que contém seis gêneros: *Influenzavirus A*, *Influenzavirus B*, *Influenzavirus C*, *Thogotovirus*, *Isavirus* e *Quaranjavirus*. Os gêneros Influenzavirus contêm apenas uma espécie cada, respectivamente *Influenza A virus* (FLUAV), *Influenza B virus* (FLUBV) e *Influenza C virus* (FLUCV). O gênero *Thogotovirus* inclui duas espécies de vírus transmitidos entre vertebrados por carrapatos. O gênero *Isavirus* inclui um único vírus, o vírus da anemia infecciosa do salmão. Os quaranjavírus foram inicialmente isolados de duas crianças com doença febril nas cidades de Quaranfil e Sindbis, Egito. Estes três últimos gêneros não serão abordados neste capítulo.

Os ortomixovírus têm morfologia esférica ou pleomórfica, de 80 a 120 nm de diâmetro, e podem apresentar formas filamentosas de vários µm de comprimento. Possuem um nucleocápside de simetria helicoidal e um genoma segmentado de RNA de fita simples e polaridade negativa (-ssRNA). Os vírus influenza A e B contêm oito segmentos e os influenza C, sete segmentos de ácido nucleico, não apresentando o gene da neuraminidase. A partícula viral apresenta envelope lipoproteico, com projeções ou espículas que correspondem à hemaglutinina (HA) e à neuraminidase (NA). Os vírus influenza A contêm as seguintes proteínas estruturais: três proteínas com atividade de polimerase (PA, PB_1, PB_2); uma proteína de nucleocápside (NP), grupo-específica, fosforilada e associada aos segmentos de RNA na forma de ribonucleoproteína; uma proteína matriz (M), localizada entre o cápside e o envelope viral; duas glicoproteínas integrais de membrana, a hemaglutinina (HA), envolvida na ligação do vírus à célula, na fusão do envelope e na neutralização, e a neuraminidase (NA), ou enzima destruidora de receptores. A Figura 88.1 apresenta um esquema da partícula do vírus da influenza A.

Todos os vírus da influenza aglutinam hemácias de aves e de alguns mamíferos; esta aglutinação é resultado da adsorção do vírus a receptores específicos existentes na superfície das hemácias. Em determinadas condições, a neuraminidase destrói estes receptores, e as partículas virais adsorvidas são liberadas, o que pode ser aproveitado para a concentração destas.

Quanto às propriedades antigênicas, as proteínas NP e M são gênero-específicas. Existe uma variabilidade considerável na hemaglutinina e neuraminidase dos vírus A e B e menor na hemaglutinina dos vírus influenza C. O vírus influenza A, que infecta várias espécies de mamíferos, como humanos, aves, equinos e suínos, é classificado em subtipos, que são caracterizados pela estrutura da hemaglutinina (16 subtipos) e da neuraminidase (nove subtipos), com reação sorológica cruzada mínima entre os diferentes subtipos. (Tabela 88.1). Por convenção, os vírus influenza isolados são designados pelo sorotipo/hospedeiro/nome da cepa/ano de origem e HA [H] e NA [N] subtipo, por exemplo, A/Swine/Iowa/15/30 (H1N1); o hospedeiro humano não é necessário na designação de cepas, por exemplo, A/Puerto Rico/8/34 (H1N1). Para os vírus da influenza B, que infectam apenas humanos e causam epidemias esporádicas a cada três a cinco anos, não há classificação em subtipos, e os vírus são designados apenas por sorotipo/local de origem ou nome da cepa/ano de origem, por exemplo, *B/Lee/40*. Os vírus influenza C causam surtos mais limitados e podem infectar suínos.

Patogênese e Características Clínicas

Os vírus influenza são disseminados pessoa a pessoa, por gotículas ou por contato com mãos e objetos contaminados e replicam no trato respiratório. O vírus pode ser isolado a partir dos tratos respiratórios superior e inferior. A maior replicação viral ocorre em 48 horas após a infecção e declina lentamente após esse tempo, com baixa produção de vírus após seis a oito dias. Como a liberação do vírus é feita pela superfície apical das células, existe uma limitação da disseminação sistêmica, facilitando a acumulação do vírus no trato respiratório e sua consequente transmissão ao próximo hospedeiro suscetível. Há uma correlação positiva entre a quantidade de vírus eliminada e a severidade da doença clínica. A infecção pode ser desde subclínica até pneumonia

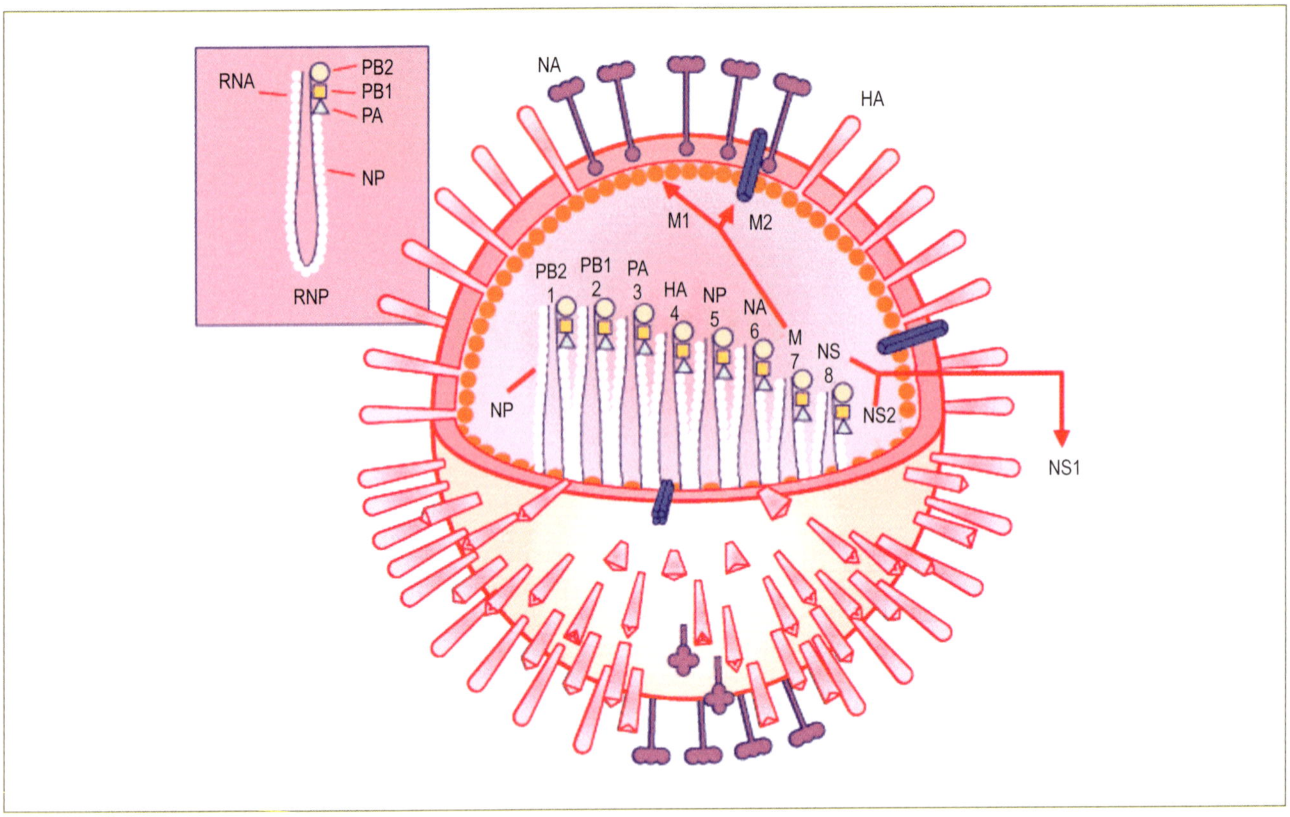

Figura 88.1 – *Esquema da partícula do vírus da influenza A.*

viral, que progride rapidamente para a morte. A doença típica é uma traqueobronquite, com início abrupto, dor de cabeça, arrepios e tosse seca, seguida rapidamente por febre alta, mialgia, mal estar e anorexia. A obstrução nasal, rinorreia, espirros e inflamação da faringe são comuns. Em crianças, a otite média, a laringotraqueobronquite (crupe) e miosite são frequentes.

As lesões primárias da influenza ocorrem no nível do epitélio ciliado das vias respiratórias, nos segmentos superior e médio, com destruição celular e descamação da mucosa superficial do trato respiratório, sem atingir a camada basal do epitélio. No quarto ou quinto dia de doença, inicia-se a regeneração do epitélio que se completa em cerca de 15 dias, sem qualquer lesão residual. Nos casos graves, o processo infeccioso estende-se ao segmento inferior, evoluindo para um quadro de pneumonia. As lesões anatomopatológicas da pneumonia por vírus da influenza são características com edema e hemorragia da mucosa da traqueia, brônquios e dos espaços interalveolares, com uma formação membranosa hialina recobrindo os alvéolos e destruição total do epitélio ciliado da traqueia, brônquios e bronquíolos. Tanto nas formas clínicas de pouca gravidade, como nos quadros graves de pneumonia, há uma viremia transitória que é responsável pelo mal-estar geral típico da doença. O dano ao epitélio respiratório diminui sua resistência às infecções bacterianas secundárias, especialmente por estafilococo, estreptococo e hemófilos.

A imunidade é subtipo-específica e deve-se principalmente à ação de anticorpos locais da classe IgA, bem como a anticorpos séricos. Os anticorpos contra a hemaglutinina e a neuraminidase são protetores, enquanto os anticorpos contra as demais proteínas virais não o são. A resistência ao início da infecção é relacionada com os anticorpos anti-HA, que neutralizam a infectividade dos vírus, enquanto a atividade antiviral dos anticorpos anti-NA é expressa pela restrição à disseminação do vírus no trato respiratório, diminuindo a gravidade e a capacidade de transmissão do vírus a contatos. A imunidade celular colabora no término de infecções estabelecidas: os linfócitos citotóxicos lisam células infectadas. Essa resposta de linfócitos T citotóxicos apresenta reatividade cruzada, sendo capaz de causar lise de células infectadas com qualquer subtipo viral e parece ser direcionada à nucleoproteína viral.

Epidemiologia

As análises filogenéticas, junto com a constatação de que todos os tipos de hemaglutininas e neuraminidases são mantidos nas espécies aviárias, levaram à hipótese de que todos os vírus influenza A que infectam mamíferos são derivados de vírus influenza aviários. Em aves aquáticas selvagens, os vírus influenza A estão em estágio estático de evolução, indicando uma adaptação ótima destes vírus ao hospedeiro. A Figura 88.2 apresenta os reservatórios conhecidos dos vírus influenza A na natureza.

Em humanos, o vírus influenza é transmitido pessoa a pessoa através de aerossóis, produzidos durante a tosse ou o espirro do indivíduo infectado. Crianças em idade pré-escolar e escolar são os principais transmissores do vírus nas comunidades, pois a aglomeração no ambiente escolar favorece a disseminação dos vírus. O período de incubação é de um a três dias para os influenzavírus A e de um a quatro dias para os B.

Os vírus influenza A apresentam variações antigênicas significativas. Os dois antígenos de superfície, a hemaglutinina e a neuraminidase, apresentam dois tipos de variação antigênica: a variação antigênica gradual (*antigenic drift*) e a variação antigênica brusca (*antigenic shift*). A variação antigênica gradual envolve mutações pontuais nos genes da HA e NA, com mudanças antigênicas pequenas e graduais nestas proteínas. As variações antigênicas bruscas envolvem mudanças antigênicas significativas, que são resultado da substituição do segmento do genoma que codifica para estas proteínas. O vírus A sofre ambos os tipos de mudança, enquanto no tipo B as mudanças antigênicas são do tipo gradual; o tipo C é antigenicamente estável (ver Tabela 88.1).

A variação antigênica gradual ocorre pela acumulação de uma série de mutações pontuais, tanto na HA quanto na NA, que resultam em substituição de aminoácidos nos sítios antigênicos destas proteínas. Essas substituições previnem a ligação de anticorpos induzidos por infecções prévias, tornando o vírus capaz de infectar o hospedeiro.

Desde que o primeiro influenzavírus foi isolado em 1934 (A/Puerto Rico/8/34 (H1N1), as variações antigênicas bruscas ocorreram em 1957, quando o vírus A/Singapore/1/157 (H2N2) substituiu a cepa H1N1, causando uma pandemia (epidemia de proporções mundiais) denominada gripe asiática. Em 1968, foi isolada a cepa A/Hong Kong/1/68 (H3N2), substituindo a cepa H2N2 e causando a pandemia de gripe Hong Kong. Em 1977, o vírus H1N1 reapareceu também causando epidemias no mundo todo. Cada uma das variações antigênicas bruscas tem várias características em comum: aparecimento súbito, ocorrência inicial na China e todos eram vírus antigenicamente diferentes dos vírus que circulavam em humanos (Figura 88.2).

Esse tipo de variação brusca pode ser explicado por três mecanismos:

Tabela 88.1
Subtipos de Hemaglutinina e Neuraminidase do Vírus Influenza A em Diferentes Hospedeiros

Subtipos	*Nomenclatura*	*Humanos*	*Suínos*	*Equinos*	*Aves*
H1	H0, H1, Hsw1	+	+	-	+
H2	H2	+	-	+	+
H3	H3, Hav7, Heq2	+	+	+	+
H4	Hav4	-	-	-	+
H5	Hav5	-	-	-	+
H6	Hav6	-	-	-	+
H7	Heq1, Hav1	-	-	+	+
H8	Hav8	-	-	-	+
H9	Hav9	-	-	-	+
H10	Hav2	-	-	-	+
H11	Hav3	-	-	-	+
H12	Hav10	-	-	-	+
H13	H13	-	-	-	+
H14	H14	-	-	-	+
H15	H15	-	-	-	+
H16	H16	-	-	-	+
N1	N1	+	+	-	+
N2	N2	+	+	-	+
N3	Nav2-3	-	-	-	+
N4	Nav4	-	-	-	+
N5	Nav5	-	-	-	+
N6	Nav1	-	-	-	+
N7	Neq1	-	-	+	+
N8	Neq2	-	-	+	+
N9	Nav6	-	-	-	+

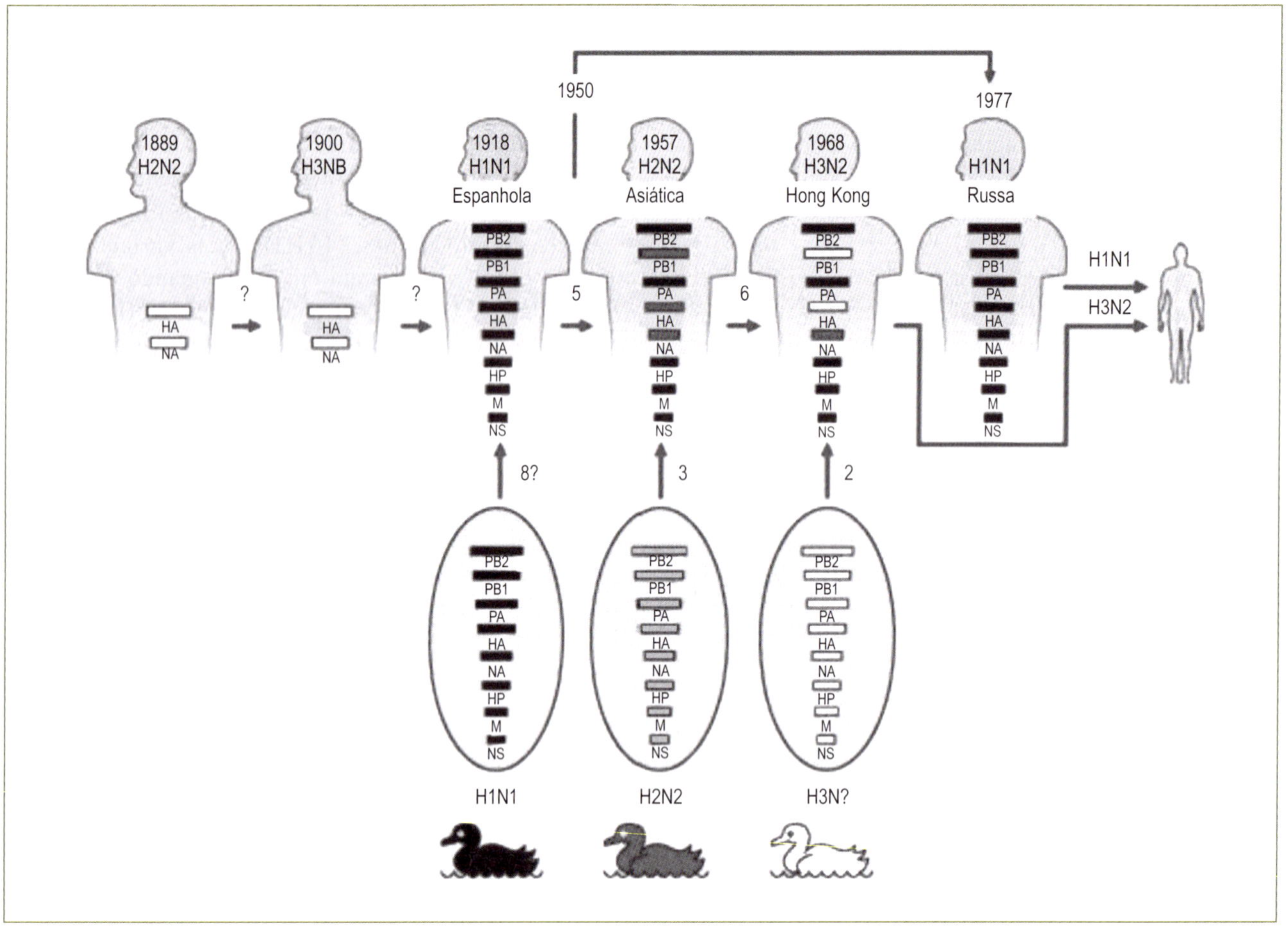

Figura 88.2 – *Origem dos vírus das pandemias de influenza A. A cor do segmento de RNA indica sua origem.*

1. Pela troca de segmentos genômicos (*reassortment*), que pode ocorrer entre vírus de humanos e vírus de aves. Por exemplo, o vírus da pandemia Hong Kong contém o gene da hemaglutinina H3 e o gene PB1 de um vírus aviário e a neuraminidase N2 e os outros cinco segmentos do vírus humano H2N2 que circulava em 1968.
2. Pela transmissão de um vírus de aves ou de outros mamíferos a humanos. Esta é a hipótese mais provável para o aparecimento do vírus da gripe espanhola, que causou uma pandemia de grandes proporções em 1918, ocasionando a morte de 50 milhões de pessoas em todo o mundo. Este vírus, tipo H1N1, foi recentemente recuperado do pulmão de vítimas da pandemia, enterrados e mantidos congelados no Alasca, e o sequenciamento de seus oito segmentos revelou que ele é mais relacionado aos vírus aviários do que todos os demais vírus H1N1 de humanos. Esse vírus apresentava a propriedade de transmissão eficiente entre humanos e era altamente patogênico. Recentemente foi demonstrado que o vírus da gripe espanhola é capaz de modular a resposta imune inata do hospedeiro. Apesar de essencial para a defesa do hospedeiro, esta resposta extrema pode ser prejudicial e contribuir para a patogenicidade viral, através da excessiva infiltração de células imunes, levando à destruição tecidual, um resultado consistente com os sintomas observados. Essa transmissão também foi comprovada em outras situações: em 1976, em Fort Dix, Nova Jersey, Estados Unidos, o vírus de suínos H1N1 infectou recrutas militares; e, em 1998 e 1999, o vírus H9N2 de galinhas causou doenças em cinco indivíduos na China. Em 1997, em Hong Kong, o vírus H5N1 de galinhas causou doença em 18 pessoas e seis mortes. A partir de 2003, este vírus H5N1 vem causando epidemias de grandes proporções em aves, principalmente galinhas, em diversos países, e, até o início de 2007, já foi identificado em mais de 60 países, incluindo alguns da Europa, como Alemanha e França. Apesar do sacrifício de 150 milhões de aves, o vírus continua endêmico em aves de diversos países. O vírus é altamente patogênico para humanos e, desde 2003, causou 641 infecções humanas e 380 mortes, em 15 países, principalmente da Ásia e nordeste da África (dados até 8 de outubro de 2013). A maioria destas transmissões não tem continuidade, pois estes vírus têm capacidade reduzida de transmissão secundária a contatos humanos e de iniciar uma epidemia. O vírus H1N1 que causou a pandemia de influenza em

2009-2010, chamada no Brasil de gripe suína, foi originado em suínos. Os suínos podem ser infectados por uma variedade de influenzavírus provenientes de outros hospedeiros, como aves e humanos, podem atuar como recipientes de misturas, facilitando a troca de segmentos genômicos entre diferentes vírus, criando um vírus novo. Este pode ter a maior facilidade de transmissão entre humanos ou causar doença mais severa que os vírus originais. Como os vírus H1N1 circulavam em humanos desde 1977, as pandemias não são limitadas a vírus com subtipos novos de HA, mas podem ser causadas por vírus que tenham a HA antigenicamente distinta da anterior. O novo vírus pandêmico, oficialmente denominado A (H1N1)pdm09, possui os genes PB2 e PA de origem aviária da América do Norte, o segmento PB1 do vírus humano H3N2, os segmentos HA, NP, e NS dos vírus clássicos de suínos e os segmentos NA e M de um vírus de suíno semelhante a vírus aviários da Eurásia. O vírus A (H1N1)pmd09 atualmente substituiu os vírus H1N1 anteriores em mais de 90% das infecções por influenza. Em agosto de 2011 a Organização Mundial de Saúde declarou o fim desta pandemia.

3. Pela reemergência de vírus. Um terceiro mecanismo para a origem de vírus pandêmicos é que alguns vírus que causaram epidemias em anos anteriores podem permanecer escondidos e sem modificações. O aparecimento da influenza russa (H1N1) é um exemplo desse mecanismo. O vírus que apareceu no norte da China, em 1977, e disseminou-se para o resto do mundo é idêntico em todos os genes a um vírus que causou epidemias de influenza em 1950. A hipótese mais provável é que este vírus foi mantido congelado e reintroduzido em humanos em 1977.

Os tipos B e C de vírus de influenza são responsáveis por casos esporádicos da doença ou por pequenas epidemias localizadas.

A Organização Mundial de Saúde mantêm 136 Centros Nacionais de Influenza, em 106 países e cinco Centros de Referência, em Atlanta (EUA), Londres (Inglaterra), Melbourne (Austrália), Beijing (China) e Tóquio (Japão). Esses centros estão constantemente isolando vírus de humanos e de animais para a rápida identificação de amostras potencialmente emergentes e pandêmicas. No Brasil, esse trabalho é feito por três centros: Instituto Adolfo Lutz, em São Paulo; o Instituto Evandro Chagas, em Belém, Pará; e o Instituto Oswaldo Cruz, no Rio de Janeiro.

Diagnóstico Laboratorial

A identificação do vírus da influenza pelo exame direto pode ser feita em células epiteliais das vias respiratórias, a partir de aspirados nasais, usando a técnica de imunofluorescência. . O interesse na identificação direta reside na rapidez com que podem ser isolados os casos positivos em ambiente hospitalar, diminuindo-se o risco de infecções cruzadas. Vários testes rápidos para o diagnóstico da influenza foram desenvolvidos e aprovados para análise de amostras humanas. A maioria utiliza o ensaio imunoenzimático que detecta os antígenos NP. Os resultados são obtidos em 5 a 30 minutos e alguns diferenciam entre influenza A e B. A sensibilidade destes testes é subótima, e resultados falso negativos são comuns, especialmente quando a atividade da influenza é alta. A especificidade é alta, mas resultados falsos positivos podem ocorrer, especialmente quando a atividade da influenza é baixa.

Lavados nasais e *swabs* de garganta são as melhores amostras para o isolamento do vírus influenza, que pode ser feito por inoculação na cavidade amniótica de ovos embrionados, de sete a oito dias de desenvolvimento. Podem ainda ser utilizadas culturas primárias de rim de macaco e linhagens contínuas de rim canino (MDCK) ou rim de macaco *Rhesus* (LLC-MK_2). O cultivo deve ser feito na ausência de soro, que pode conter inibidores, e na presença de tripsina, que cliva e ativa a HA, assim a disseminação do vírus na cultura celular é facilitada. Tanto na inoculação em ovo embrionado, como em culturas, a presença de vírus pode ser demonstrada por hemaglutinação e sua identificação pode ser feita por inibição de hemaglutinação ou neutralização. O diagnóstico pode ser feito também pela RT-PCR ou outras técnicas moleculares, para identificar a presença do RNA viral em amostras respiratórias. Alguns testes discriminam entre influenza A e B, enquanto outros podem identificar subtipos de HÁ e NA. Estes testes fornecem resultados e 3 a 8 horas. A detecção do RNA viral nem sempre indica a detecção de vírus viáveis ou replicação do vírus influenza. O diagnóstico sorológico faz-se utilizando as reações de inibição da hemaglutinação, específica para subtipo e reações de neutralização. Deve ser determinado aumento significativo dos títulos de anticorpos em duas amostras de soro, colhidas respectivamente nas fases aguda e convalescente da doença. Durante as epidemias, a pesquisa de anticorpos, inibidores da hemaglutinação, em uma só amostra de soro, pode ter valor de diagnóstico presuntivo, quando se analisam os soros de dois grupos de indivíduos, um deles, que já sofreu a doença, e o outro, durante o período de doença: se a diferença entre os títulos de anticorpos encontrados nos indivíduos já convalescentes é superior ou igual a quatro vezes os dos doentes, tal resultado tem valor diagnóstico. A sorologia deve ser utilizada pelos laboratórios de referência e não é recomendada para uso em laboratórios de diagnóstico por causa de sua complexidade.

Tratamento e Profilaxia

Amantadina e rimantadina são drogas antivirais licenciadas para uso na profilaxia e terapia de influenza A, não tendo ação contra influenza B ou C. Podem ainda ser utilizados os inibidores da neuraminidase, zanamivir e oseltamivir. O mecanismo de ação destes antivirais já foi discutido no Capítulo 81.

A vacinação é um dos meios mais efetivos de prevenção das infecções pelos vírus influenza e de suas complicações. Vacinas inativadas contra influenza A e B são aplicadas através de administração parenteral em humanos. A recomendação sobre as amostras virais a serem incluídas nos programas anuais de vacinação é feita duas vezes por ano pela Organização Mundial de Saúde: uma em fevereiro, para as vacinas a serem utilizadas no inverno (novembro a abril) de países do hemisfério Norte, e outra em setembro, para vacinas a serem utilizadas no inverno (maio a outubro) de países do hemisfério Sul. Por exemplo, a vacina a ser utilizada no hemisfério Sul em no inverno de 2014 deve conter amostras de influenza semelhantes aos vírus A/California/7/2009 (H1N1)pdm09, A/Texas/50/2012 (H3N2), e B/Massachusetts/2/2012. A vacinação anual é recomendada para todas as pessoas maiores que seis meses de idade. ; No Brasil, o Ministério da Saúde oferece a vacina antigripal anual de forma gratuita a indivíduos com 60 anos ou mais de idade, trabalhadores de saúde que exercem suas atividades em unidades que fazem atendimento de influenza, os povos indígenas, as crianças na faixa etária de seis meses a dois anos incompletos, as gestantes, as puérperas (até 45 dias após o parto), grupos portadores de doenças crônicas e outras condições clínicas especiais e a população privada de liberdade. As reações à vacina são raras e podem ser devidas a proteínas residuais dos ovos, visto que a vacina é produzida em ovos embrionados. Podem ocorrer durantes as primeiras 24 horas após a vacinação e causar manifestações sistêmicas, como febre, mal estar, mialgia e dor de cabeça e manifestações locais, como dor e eritema no local da inoculação. Uma vacina contendo vírus recombinantes atenuados foi licenciada nos Estados Unidos, para administração na forma de aerossol, em crianças com mais de dois anos e adultos até 49 anos. A vacina é obtida pela recombinação de um vírus atenuado com cada novo vírus potencialmente epidêmico. No vírus vacinal, os segmentos que codificam a hemaglutinina e a neuraminidase são originários do vírus epidêmico, enquanto os demais segmentos são provenientes do vírus atenuado. A vantagem sobre as vacinas inativadas é a indução de imunidade local, e esta vacina parece ser mais imunogênica na população pediátrica com mais de seis meses de idade.

Bibliografia

1. Brooks GF, Carroll KC, Butel JS, Morse SA, Mietzner TA. Jawetz Melnick & Adelberg's Medical Microbiology. 26ª ed. New York: McGraw Hill; 2013.
2. Flint SJ, Enquist LW, Racaniello VR, Skalka AM. Principles of virology. 3ª ed. Washington: ASM Press; 2009.
3. King AMQ, Adams MJ, Carstens EB, Lefkowitz, EJ *(eds.)*. Virus Taxonomy: Ninth Report of the International Committee on Taxonomy of Viruses. San Diego: Academic Press; 2012.
4. Knipe DM, Howley PM, Cohen JI, Griffin DE, Lamb RA, Martin MA et al. Fields Virology. 6th ed. Philadelphia: Lippincott Williams & Wilkins; 2013.

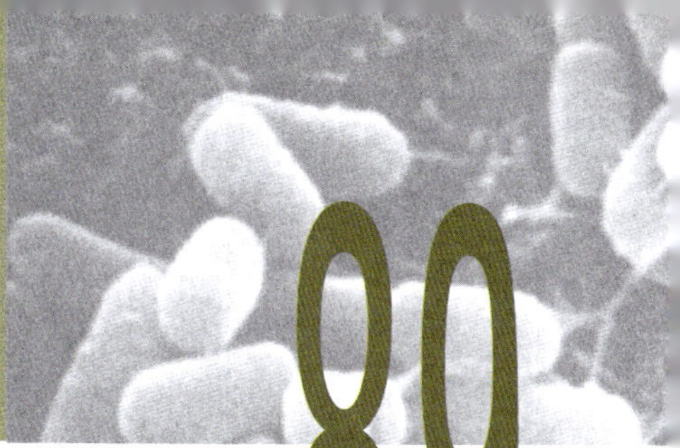

Enrique Boccardo
Maria Lucia Rácz

89

Papilomavírus

Propriedades dos Vírus

A origem infecciosa de verrugas em animais e humanos foi demonstrada no começo do século passado. No ano 1933, Richard Shope isolou um vírus a partir de um coelho "*cottontail*" selvagem e mostrou que o mesmo era capaz de induzir papilomas em coelhos domésticos quando aplicado em condições experimentais (Shope, 1933). Este vírus foi denominado papilomavírus de Shope, posteriormente conhecido como "*cottontail rabbit papillomavirus*" ou "CRPV". Interessantemente, foi observado que as lesões benignas causadas por este vírus podiam progredir a carcinomas metastáticos em até 25% dos coelhos "cottontail" e 75% dos coelhos domésticos infectados (Rous and Beard, 1935). Nestes experimentos foi mostrado que hidrocarbonetos policíclicos têm um papel sinergético neste processo.

Na década de 1970 vários estudos epidemiológicos sugeriram a existência de uma associação entre o câncer da cérvice uterina e um agente infeccioso de transmissão sexual. Esta ideia foi apoiada pelo fato que, no começo da década seguinte, o DNA dos papillomavirus humanos (HPV) tipos 16 e 18 foram detectados em amostras de câncer da cérvice uterina. Até o presente, mais de 200 tipos diferentes de papillomavirus humanos (HPV) foram identificados e mais de 160 tipos têm sido completamente caracterizados (Burk et al., 2013). Além disso, mais de 60 tipos de PV que infectam animais têm sido descritos.

Os papilomavírus (PV) são vírus pequenos de DNA, pertencentes à família *Papillomaviridae*, que infectam principalmente epitélios estratificados da pele e mucosas de muitos animais desde repteis a humanos. São vírus não envelopados, de 55 nm de diâmetro e simetria icosaédrica, com 72 capsômeros. O genoma viral é DNA de fita dupla (dsDNA), circular, de 6.800 a 8.400 pares de bases.

Os HPV são divididos em cinco gêneros baseados na análise de sua sequência de DNA. Além disso, os diferentes tipos de HPV apresentam diferentes características em seus ciclos biológicos e estão associados a diferentes patologias. Apesar desta grande variabilidade a estrutura dos HPV é muito semelhante entre os diferentes tipos desta família. O genoma viral de é dividido em três regiões principais que incluem: uma região de controle longa (LCR) que cobre quase 10% do genoma, e que regula principalmente a transcrição e replicação virais, uma região precoce (E) que codifica proteínas envolvidas na manutenção do genoma, replicação e regulação do ciclo celular (E1, E2, E4, E5, E6 e E7) e uma região tardia (L) que codifica proteínas estruturais (L1 e L2) que formam o capsídeo viral. Além disso, alguns papilomavírus apresentam duas janelas abertas de leitura (ORF — *open reading frames*), E3 e E8, cujas funções são desconhecidas.

Os membros do gênero *Alphapapillomavirus* infectam preferencialmente mucosas orais e anogenitais de primatas. Este gênero contém 14 espécies de vírus de humanos. Os membros do gênero *Betapapillomavirus* infectam preferencialmente a pele de hospedeiros humanos e contêm seis espécies. Os vírus do gênero *Gammapapillomavirus* causam lesões cutâneas em humanos e não apresentam a região E5 em seu genoma. Os gêneros *Mupapillomavirus* e *Nupapillomavirus* também incluem papilomavírus de humanos e são classificados em gêneros diferentes, pois apresentam diferenças genômicas significativas. Os demais gêneros contêm papilomavírus de diversas espécies animais, como bovinos, caninos, felinos, roedores, equinos, aves e outros.

Patogênese

Apesar das semelhanças estruturais descritas acima, os diferentes tipos de HPV infectam o tecido epitelial de regiões anatômicas específicas onde replicam como plasmídeos extracromossomais e causam lesões conhecidas como verrugas, papilomas ou condilomas. Aproximadamente 40 tipos de HPV infectam células epiteliais do trato genital. Os tipos de HPV genitais são classificados de alto ou baixo risco oncogênico dependendo do tipo de lesão associada à infecção. Os tipos HPV16, 18, 31, 33, 35, 39, 45, 51, 52, 56, 58 e 59 são considerados de alto risco oncogênico e classificados como carcinógenos de tipo I (comprovadamente carcinogênicos em humanos) pela Agência Internacional de Pesquisa sobre o Câncer (IARC). A infecção por estes vírus está associada ao surgimento de lesões epidermoides de alto grau e ao desenvolvimento de câncer cervical e outros cânceres anogenitais como, por exemplo, carcinomas anais, vulvares e de pênis. Além disso, até 70% dos cânceres orofaríngeos apresentam DNA destes tipos de HPV. O HPV 68 é considerado como provavelmente carcinogênico em humanos enquanto os tipos 26, 30, 34, 53, 66, 67, 69, 70, 73, 82, 85 e 97 são considerados como possivelmente carcinogênicos em humanos (categorias 2A e 2B da IARC, respectivamente). Finalmente, os tipos de baixo risco oncogênico, HPV 6 e 11, estão associados ao desenvolvimento de verrugas genitais a lesões com baixas chances de progressão para o câncer. Entre os tipos de HPV cutâneos apenas os tipos 5 e 8 são considerados como carcinógenos tipo 2B pela sua associação ao desenvolvimento do carcinoma de células epidermoides em áreas expostas à luz solar em portadores de uma doença genética rara, denominada epidermodisplasia verruciforme (EV). As principais associações etiológicas de diferentes tipos de HPV de mucosa e pele estão resumidas na Tabela 89.1. As bases moleculares da diferença no potencial oncogênico dos diferentes tipos de HPV não são completamente conhecidas. No entanto, estudos moleculares mostram que as proteínas E6 e E7 de HPV de alto risco oncogênico são mais eficientes na inativação das proteínas supressoras de tumor p53 e pRB, bem como outras proteínas que podem regular negativamente o crescimento celular ou fatores envolvidos na resposta do imune do hospedeiro.

Acredita-se que infecção inicial por estes vírus acontece através de pequenos traumas nas camadas superiores do epitélio. Desta maneira o vírus tem acesso às células da camada basal que são as únicas células do epitélio com capacidade proliferativa e que, portanto, expressam a maquinaria para síntese de DNA. Esses traumas devem ocorrer com frequência durante a relação sexual, pois esses vírus são altamente transmissíveis por contato sexual. Nas células basais o vírus replica até a atingir 50-100 cópias por célula com baixa transcrição de RNA virais. No entanto, altos níveis de replicação viral, de expressão de proteínas virais e montagem de novas partículas ocorrem nas camadas superiores da epiderme. Isto se deve ao fato que o principal promotor viral é regulado por fatores celulares presentes nas camadas mais diferenciadas do epitélio. Assim, o ciclo viral está estritamente ligado ao programa de diferenciação dos epitélios. As lesões associadas a estes vírus são caracterizadas pelo espessamento da epiderme (acantose), frequentemente com hiperceratose e paraceratose.

A infecção persistente com tipos de alto risco oncogênico, especialmente quando a carga viral é alta, é o principal fator de risco para o desenvolvimento de displasias intraepiteliais cervicais de alto grau que são as precursoras do câncer da cérvice uterina. O papel causal do HPV nestas patologias fica demonstrado pelo fato que a expressão contínua dos genes *E6* e *E7* é necessária para o desenvolvimento do câncer e manutenção do fenótipo transformado (Ver capítulo 83). Em lesões benignas de baixo grau, o genoma dos HPV de alto risco está presente na forma epissomal no núcleo das células infectadas. No entanto, durante a progressão a lesões de alto grau e carcinomas, o genoma encontra-se frequentemente integrado ao DNA do hospedeiro. Esta integração usualmente interrompe a região dos genes E1-E2, resultando

Tabela 89.1
Principais Associações Etiológicas para HPV de Mucosa e Pele

Doença	*Fração atribuível à infecção por HPV*	*Principais tipos de HPV envolvidos*
Câncer de colo uterino	~100%	**HPV16, 18***, 31, 33, 35, 39, 45, 51, 52, 56, 58 e 59
Carcinoma de vulva	~40-50%	HPV16
Carcinoma de vagina	~70%	HPV16
Carcinoma de pênis	~50%	HPV16
Carcinoma de ânus	~88%	HPV16
Carcinoma da orofaringe (incluindo tonsilas e base de língua)	13%- 56%	HPV16
Condilomas acuminados (verrugas genitais)	~100%	**HPV6 e HPV11**ˀ
Condilomas planos	~100%	HPV6, 11, 16, 18 e 31
Condiloma gigante⁺	~100%	HPV6 e HPV11
Papulose bowenoide	~100%	HPV16 e HPV18
Papilomatose respiratória juvenil	~100%	HPV6 e HPV11¥
Câncer de pele (não melanoma)	25-55%£	**HPV5, 8**, 17, 20 e 47

Por questões de espaço não foram listados os casos dos diferentes tipos de verrugas da pele.
*Os HPV16 e 18 são responsáveis por ~70% dos cânceres de colo uterino.
¥ Taxa de evolução para doença maligna <1% em crianças e de 3-6% em adultos.
ˀOs HPV6 e 11 são responsáveis por 90% dos casos.
⁺Alta tendência à progressão maligna.
£Pode chegar a 90% em indivíduos imunossuprimidos.

na perda do efeito repressor sobre a transcrição de E6 e E7 e no aumento dos níveis de expressão destas oncoproteínas.

É importante salientar que o câncer da cérvice uterina se desenvolve numa pequena proporção de mulheres infectadas pelo HPV e normalmente isso acontece muitos anos após a infecção inicial. Portanto, existe uma janela temporal importante onde as lesões precursoras podem ser diagnosticadas e tratadas. O longo intervalo entre a infecção inicial e o desenvolvimento de câncer implica a existência de outros fatores adicionais com papel importante na progressão maligna, e o principal é o estado imunitário, pois indivíduos imunodeprimidos e pacientes com AIDS têm risco aumentado de progressão para câncer.

Epidemiologia

As infecções por papilomavírus têm distribuição universal. As verrugas causadas por tipos de HPV cutâneos ocorrem mais frequentemente nas mãos e nos pés de crianças e de adultos jovens. Os HPV são resistentes à dessecação e podem permanecer infecciosos no ambiente por longos períodos de tempo, favorecendo a transmissão por fômites e superfícies contaminadas. Já as infecções por HPV genitais são de transmissão sexual e sua prevalência pode ser correlacionada com o número de parceiros e com histórico de outras infecções de transmissão sexual. A infecção cervical pelo HPV é muito comum em mulheres jovens sexualmente ativas. A prevalência da infecção varia com a idade e também depende da sensibilidade da técnica utilizada na detecção do DNA do HPV em amostras clínicas. A maior prevalência tem sido demonstrada em mulheres de 15 a 25 anos, declinando com o aumento da idade. Uma meta-análise recente que incluiu mais de um milhão de mulheres de 59 países mostrou que a prevalência de infecção genital por HPV em mulheres com citologia normal varia entre 1,6 e 41,9% dependendo da população estudada e do método de detecção utilizado (Bruni et al., 2010). A infecção por tipos genitais de HPV em homens também é muito comum em homens podendo variar entre 1% e 93% dependo de fatores como o grupo de risco analisado, o método de detecção empregado, a região anatômica testada e a região geográfica (Tota et al., 2012). Contrariamente ao observado em mulheres a prevalência da infecção por HPV em homens não muda significativamente com a idade.

Estudos conduzidos nas últimas quatro décadas mostram que a infecção por HPV é causa necessária, porém insuficiente, para o desenvolvimento do câncer da cérvice uterina. Estima-se que, anualmente, a infecção por HPV seja responsável por 530,000 novos casos de câncer da cérvice uterina e de aproximadamente 270,000 mortes por esta patologia. É importante salientar que a grande maioria dos casos (86%) e das mortes (88%) ocorre em países em desenvolvimento. Além disso, aproximadamente 90% dos cânceres anais e uma proporção menor (< 50%) de outros carcinomas (orofaringe, pênis, vagina e vulva) são atribuídos à infecção por este vírus. Os HPV 16 e 18 são responsáveis por 70% dos cânceres da cérvice uterina e o HPV 16 é responsável por uma alta proporção dos outros tumores descritos. Em conjunto, a infecção por HPV é responsável por 5.2% dos tumores que afetam as populações humanas no mundo todo.

Diagnóstico Laboratorial

O diagnóstico laboratorial das infecções pelo HPV é realizado pela detecção do DNA do HPV, utilizando dois tipos de testes: hibridização do DNA/RNA viral presente nas amostras, ou por amplificação *in vitro* dos genomas virais, seguida de identificação tipo-específica por hibridização.

O único método que permite a localização dos genomas virais com relação à topografia do tecido é a hibridização *in situ*. Esta técnica permite a localização do DNA ou RNA viral de forma específica nas células. Este método é muito trabalhoso e apresenta baixa sensibilidade (300 cópias/célula). No teste de captura híbrida, o DNA extraído das amostras é hibridado com sondas específicas de RNA, um anticorpo monoclonal específico para híbridos DNA/RNA faz a captura em fase sólida, e os híbridos capturados são detectados por anticorpos conjugados à fosfatase alcalina, utilizando um substrato quimioluminescente. A reação é lida em um luminômetro. A sensibilidade do teste de segunda geração é de 1,0 pg/ml DNA-HPV ou 0,1 cópia/célula.

Os métodos baseados na reação em cadeia pela polimerase (PCR —*Polymerase Chain Reaction*) são os mais comumente empregados. Mais frequentemente são utilizados *primers* degenerados para amplificação de um segmento na região L1 dos HPVs que é capaz de amplificar vários tipos de HPV; os produtos de PCR são identificados com sondas tipo-específicas, preparadas a partir dos tipos importantes de HPV.

Tratamento

As verrugas, em geral, regridem espontaneamente. Dependendo da localização e extensão das lesões, os pacientes podem ser submetidos a tratamento: as terapias tradicionais incluem aplicação de agentes cáusticos, como podofilina e ácido salicílico, crioterapia, aplicação de inibidores da síntese da DNA, como 5-fluorouracil ou terapia com laser ou cirúrgica. Nas verrugas genitais, as terapias intralesão e parenteral com interferon mostram bons resultados.

Considerando que as neoplasias intraepiteliais cervicais (NIC) de alto grau afetam principalmente a mulheres na idade reprodutiva o tratamento deve ter como alvo as lesões clinicamente relevantes. As estratégias de tratamento focam, portanto, na remoção das células pré-cancerosas (infectadas por HPV) ao tempo que minimizam o dano causado ao colo uterino. Os procedimentos mais comuns são a exérese da lesão por alça (LEEP: *Loop Excison Electrosurgical Procedure*), eletrofulguração, criocoagulação e crioterapia. A remoção cirúrgica das lesões genitais associadas ao HPV é a forma mais eficiente de tratamento tanto para verrugas quanto para neoplasias. No entanto, algumas lesões e cânceres não podem ser tratados de maneira eficiente apenas por procedimentos cirúrgicos. O tratamento com quimioterapia e radioterapia dos tumores de colo uterino pode contribuir de maneira significativa para a sobrevida em cinco anos. Além disso, e eficiência do tratamento de neoplasias intraepiteliais vulvares tem aumentado com o uso de agentes tópicos moduladores da resposta imune (Imiquimod), inibidores da replicação viral (cidofovir) ou a indução direta de dano celular por fototerapia. Finalmente, é importante considerar que as estratégias de tratamento podem variar para outros tipos de tumores associados ao HPV.

Prevenção e Controle

O exame citológico de Papanicolaou pode prevenir a maioria dos cânceres cervicais, que representam a consequência mais séria da infecção pelo HPV, pois identificam lesões pré-malignas que podem ser tratadas. Este é um teste barato e de alta especificidade. No entanto, sua relativamente baixa sensibilidade faz necessária a repetição periódica do mesmo. Atualmente existe uma tendência à aplicação de testes moleculares muito sensíveis como método de triagem.

A importância em saúde pública das infecções pelos HPV torna altamente desejável o desenvolvimento de uma vacina efetiva, principalmente contra as infecções por HPV associadas ao câncer cervical. Estudos de vacinas contra os papilomavírus de animais identificaram uma série de alvos, principalmente as proteínas L1, L2, E1, E2, E6 e E7. A maioria dos estudos é dirigida para vacinas profiláticas, mas, em razão das consequências graves das infecções e da imunidade existente contra algumas proteínas virais, poderia ser possível o desenvolvimento de uma vacina terapêutica, com atividade em infecções estabelecidas.

Em 2006, foi aprovada pelo *Food and Drug Administration* (FDA), nos Estados Unidos, e pela Agência Nacional de Vigilância Sanitária (Anvisa), no Brasil, uma vacina profilática quadrivalente recombinante – Gardasil® Merck –, que protege contra infecções pelos HPV dos tipos 6, 11, 16 e 18 e previne as seguintes doenças: lesões pré-cancerosas da cérvice uterina, alterações e lesões pré-cancerosas da vagina, alterações e lesões pré-cancerosas da vulva associadas à infecção por HPV16 e 18 que são responsáveis por 70% dos casos de câncer cervical. Além disso, esta vacina protege contra verrugas genitais que em 90% dos casos são causadas pelos HPV6 e 11. A vacina, constituída de partículas semelhantes a vírus (VLPs – *Virus-Like Particles*), preparadas com proteínas L1 do capsídeo viral, não contém vírus infeccioso, é recomendada para meninas e mulheres de 9 a 26 anos e é administrada por via intramuscular, em três doses, a primeira quando indicado pelo médico, a segunda dose, dois meses após a primeira, e a terceira dose, seis meses após a primeira. A partir de 2014, no Brasil, esta vacina foi incorporada ao calendário nacional de vacinação do Sistema Único de Saúde (SUS), para administração em meninas de 10-11 anos de idade.

No Brasil, em 2013, uma vacina bivalente, contra os HPV tipos 16 e 18 – Cervarix® GlaxoSmithKline – também foi aprovada para uso na prevenção da neoplasia intraepitelial cervical e do câncer cervical e recomendada para meninas a partir de nove anos, sem limite superior de idade.

As vacinas profiláticas conferem imunidade contra os HPV mais prevalentes associados ao câncer do colo do útero. O uso de estas vacinas poderá ter, a médio e longo prazo, um impacto real nas taxas de câncer do colo do útero (e de lesões pré-malignas) que no Brasil continuam com índices muito elevados. Além disso, é esperado que estas vacinas sejam eficientes na prevenção de outros tumores associados a estes vírus como, por exemplo, os tumores de ânus, vagina, vulva, pênis, cabeça e pescoço, etc. No entanto, há a possibilidade de infecção por outros tipos de HPV de alto risco não incluídos nas mesmas. Além disso, as vacinas não são efetivas contra infecções estabelecidas. Por estes motivos, ainda se faz necessária a prevenção secundária do câncer do colo do útero através de citologia cervical.

Por ser uma infecção de transmissão sexual, as vacinas profiláticas devem idealmente ser administradas em idade anterior a primeira relação sexual. Isto implicaria em vacinar crianças/adolescentes de ambos os sexos. Entretanto, a faixa etária ideal para vacinação depende de uma série de fatores, incluindo o tempo de proteção (duração da resposta imune) que ainda estão sendo avaliados por ensaios clínicos em andamento. A expectativa para as próximas décadas, no entanto, é que a prevenção do câncer do colo do útero deverá continuar sendo baseada no rastreamento periódico da população através do teste de Papanicolaou, isoladamente ou em conjunto com testes de detecção molecular de HPV.

O desenvolvimento de vacinas profiláticas eficientes contra tumores da cérvice uterina, constitui uma vitória na luta contra o câncer. No entanto, é provável que devam transcorrer décadas até que estas vacinas estejam disponíveis para as populações de países em desenvolvimento e para que o impacto das mesmas na incidência destes tumores seja perceptível. Portanto, é importante o desenvolvimento constante de vacinas terapêuticas eficientes e seguras para acelerar o controle dos tumores associados ao HPV. Dados de testes pré-clínicos de vacinas terapêuticas contra o HPV sugerem que o controle do câncer da cérvice uterina, e de outros tumores associados a este vírus, requererá a combinação da vacinação terapêutica com outras modalidades de tratamento. O descobrimento de novas drogas, o melhor entendimento dos mecanismos de progressão e evasão imunológica dos tumores associados ao HPV, permitirá a combinação eficiente de diferentes modalidades terapêuticas no tratamento dos tumores associados ao vírus.

Bibliografia

1. Brooks GF, Carroll KC, Butel JS, Morse SA, Mietzner TA. Jawetz Melnick & Adelberg's Medical Microbiology. 26ª ed. New York: McGraw Hill; 2013.
2. Burk RD, Harari A, Chen Z. Human papillomavirus genome variants. Virology. 2013;445:232-243.
3. Doorbar J, Quint W, Banks L, Bravo IG, Stoler M, Broker TR, Stanley MA. The biology and life-cycle of human papillomaviruses. Vaccine. 2012;30(Suppl 5):F55-70.
4. Flint SJ, Enquist LW, Racaniello VR, Skalka AM. Principles of virology. 3ª ed. Washington: ASM Press; 2009.

5. International Agency for Research on Cancer. Agents Classified by the *IARC Monographs,* Volumes 1-109. Disponível na Internet: http://monographs.iarc.fr/ENG/Classification/ClassificationsAlphaOrder.pdf (fevereiro 2014).
6. International Human Papillomavirus Reference Center. Human papillomavirus reference clones. Disponível na Internet: http://www.hpvcenter.se/html/refclones.html (fevereiro 2014).
7. King AMQ, Adams MJ, Carstens EB, Lefkowitz, EJ *(eds.).* Virus Taxonomy: Ninth Report of the International Committee on Taxonomy of Viruses. San Diego: Academic Press; 2012.
8. Knipe DM, Howley PM, Cohen JI, Griffin DE, Lamb RA, Martin MA et al. Fields Virology. 6th ed. Philadelphia: Lippincott Williams & Wilkins; 2013.
9. Stern PL, van der Burg SH, Hampson IN, Broker TR, Fiander A, Lacey CJ, Kitchener HC, Einstein MH. Therapy of Human Papillomavirus-Related Diseases. Vaccine. 2012;30(Suppl 5):F71-82.
10. Tota JE, Chevarie-Davis M, Richardson LA, Devries M, Franco EL. Epidemiology and burden of HPV infection and related diseases: implications for prevention strategies. Prev Med. 2011;53(Suppl 1):S12-21.

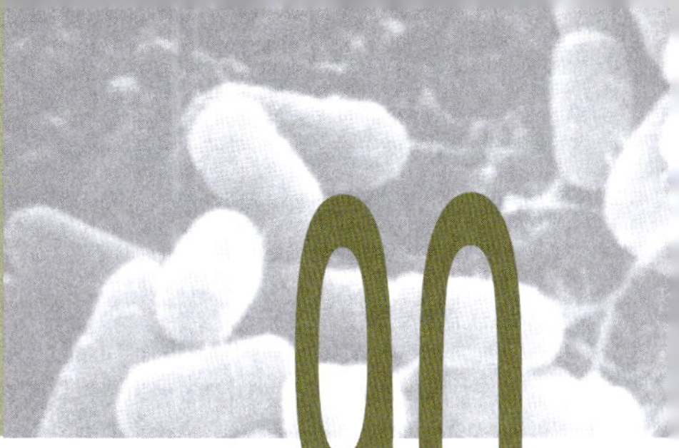

Maria Lucia Rácz

90

Paramixovírus

A família Paramyxoviridae, incluída na ordem *Mononegavirales*, contém duas subfamílias, *Paramyxovirinae* e *Pneumovirinae*. São vírions de 150 nm ou mais em diâmetro, pleomórficos, mas frequentemente esféricos, embora formas filamentosas sejam comuns. São vírus cujo envelope contém duas ou três glicoproteínas transmembrânicas. O nucleocápside viral tem simetria helicoidal e consiste de RNA de fita simples de polaridade negativa (-ssRNA), não segmentado e recoberto por nucleoproteínas. O RNA viral não contém cap na extremidade 5' e a extremidade 3' não é poliadenilada. Os membros da subfamília *Paramyxovirinae* codificam para 7 a 10 proteínas, enquanto os pneumovírus codificam 9 a 11 proteínas. Todos os gêneros apresentam algumas proteínas comuns: três proteínas associadas ao nucleocápside, uma associada ao RNA (N), uma fosfoproteína (P) e uma polimerase (L, de *large*, grande); três proteínas associadas à membrana, uma não glicosilada, interna à membrana ou matriz (M) e duas proteínas glicosiladas de envelope: uma proteína de fusão (F) e uma de ligação à célula (G, ou H, ou HN).

A classificação dos vírus de humanos na família Paramyxoviridae é apresentada na Tabela 90.1.

Sarampo

Propriedades dos vírus

O vírus do sarampo é a espécie tipo do gênero *Morbillivirus*. Os vírions têm tamanho de 100 a 300 nm e o envelope viral é composto das glicoproteínas hemaglutinina e proteína de fusão. O genoma viral contém 15.894 nucleotídeos e codifica para três proteínas de nucleocápside (N, P e L), uma proteína interna de membrana (M) e para as duas proteínas do envelope (F e H). A proteína H é a hemaglutinina viral e é importante na determinação do tropismo celular do vírus do sarampo. O vírus aglutina hemácias de certas espécies de macaco (macaco *Rhesus* e macaco verde). A replicação do vírus do sarampo em culturas celulares resulta em efeito citopático de três tipos: sincícios (células gigantes multinucleadas), alteração de morfologia da célula e corpúsculos de inclusão. A fusão de células produz sincícios com 50 ou mais núcleos, contidos em uma única membrana citoplasmática. As células infectadas podem ter sua morfologia alterada de poligonal para estrelada ou fusiforme, com refratilidade aumentada. Tanto as células fusiformes quanto os sincícios podem conter inclusões intracitoplasmáticas ou intranucleares.

O vírus do sarampo apresenta um só tipo sorológico e é considerado um vírus estável. Soros de indivíduos infectados há muitos anos retêm a habilidade de neutralizar vírus que causam infecções atuais e vice-versa. Quando a sequência de nucleotídeos, principalmente dos genes N e H, é comparada, são reconhecidos oito genogrupos e 22 genótipos, mas estes não têm importância na imunidade protetora contra o sarampo.

Patogênese e característica clínicas

O sarampo é caracterizado por um período de incubação de 10 a 14 dias, por um período prodrômico de dois a três dias, com febre, coriza, tosse e conjuntivite, seguido do aparecimento do exantema maculopapular, inicialmente na face e atrás das orelhas e depois no tronco e extremidades. O período de maior contágio estende-se desde quatro a cinco dias antes do aparecimento das lesões cutâneas até três a quatro dias após, fazendo-se a transmissão de indivíduo a indivíduo, principalmente pela inalação de gotículas de saliva ou aerossóis infectados.

A porta de entrada da infecção é a via respiratória, e a multiplicação inicial ocorre nas células do epitélio da traqueia e brônquios. A amplificação do vírus nos nódulos linfáticos regionais resulta no aparecimento da viremia e disseminação no organismo, infectando uma variedade de órgãos, principalmente órgãos linfoides (timo, baço, nódulos linfáticos, apêndice e tonsilas).

Estudos histopatológicos do exantema sugerem que o vírus infecta inicialmente as células endoteliais da derme e, em seguida, dissemina para a epiderme, infectando queratinócitos levando a um edema. Formam-se células epiteliais gigantes e um infiltrado perivascular mononuclear. As manchas de Koplik, manchas vermelhas com um centro branco, características do sarampo, e que aparecem durante o período prodrômico, são similares em origem ao exantema.

A necrose do epitélio das vias respiratórias pode facilitar a implantação e multiplicação bacteriana secundária, com complicações como pneumonia e broncopneumonia. A otite média é bastante frequente.

A resposta imune é importante na recuperação do paciente e é de longa duração. Tanto a imunidade humoral como a celular são importantes. Apesar do vírus infeccioso não ser isolado após o desaparecimento do exantema, o RNA viral pode ser detectado por muitas semanas, demonstrando que o desaparecimento completo do vírus é um processo prolongado.

Uma doença autoimune desmielinizante, a encefalomielite aguda disseminada, é uma complicação do sarampo, associada à resposta imune à mielina, e é induzida pelo vírus do sarampo em geral em crianças com mais de dois anos de idade. Outras complicações incluem diarreia, pneumonia, em geral causada por infecções bacterianas secundárias, otite média, laringotraqueobronquite e cegueira causada por lesões na córnea.

A *panencefalite subaguda esclerosante* é uma complicação rara da infecção pelo vírus do sarampo, ocorrendo em 1/10.000 pessoas infectadas. É uma doença com comprometimento do sistema nervoso central, que atinge crianças e adultos jovens, é mais frequente quando a infecção pelo vírus ocorre antes dos dois anos de idade e o período de incubação é de 7 a 10 anos. Análise da sequência de nucleotídeos do vírus no cérebro sugere que este seja de origem clonal, isto é, o vírus penetrou no sistema nervoso central uma única vez, provavelmente durante a infecção primária e disseminou-se pelo sistema nervoso. Do ponto de vista anatomopatológico e clínico, esta doença apresenta-se como uma encefalite esclerosante. A replicação viral parece ocorrer mesmo na presença de taxas de IgM e IgG, no sangue e liquor, persistentemente elevadas, ao contrário das imunoglobulinas de classe IgA, cujos níveis estão reduzidos. Além destas anomalias na resposta imunológica do organismo infectado, parece ser constante a presença de imunocomplexos e de fatores capazes de inibir a imunidade mediada por células. Apesar de ser a mais estudada de todas as infecções por "vírus lentos", continuam desconhecidos os verdadeiros mecanismos da patogenia.

Epidemiologia

O sarampo é uma das doenças mais infecciosas e é endêmico em todas as populações, excluídas populações isoladas, nos quais a introdução do vírus origina, indistintamente, o aparecimento da doença em todos os indivíduos não imunes, crianças ou adultos. Não existe um reservatório animal do sarampo ou evidência de infecções latentes ou persistentes. Em consequência, a manutenção do vírus do sarampo em uma população requer uma continuidade de indivíduos suscetíveis. Em grandes aglomerados populacionais, o sarampo é endêmico, com epidemias ocasionais quando o número de suscetíveis aumenta. Em países em desenvolvimento com alta população, as altas taxas de natalidade levam à infecção em indivíduos de menor idade. A imunização alterou a epidemiologia do sarampo, pela redução do número de indivíduos suscetíveis na população, causando um aumento na idade média da infecção e um período interepidêmico maior.

Trata-se de uma doença com distribuição estacional, mais frequente no inverno, ocorrendo, porém, em qualquer época do ano, sempre que um indivíduo infectado entra em contato com uma população destituída de imunidade. Em comunidades de baixo nível socioeconômico, o sarampo pode tornar-se uma doença de acentuada gravidade, principalmente em crianças com estado nutricional deficiente. Antes da instituição da vacinação compulsória, as epidemias de sarampo apresentavam um caráter cíclico, surgindo a cada dois a três anos, como resultado do acúmulo de indivíduos suscetíveis.

Tabela 90.1
Classificação dos Vírus da Família Paramyxoviridae

Gênero	*Vírus de Humanos*	*Tipos Sorológicos*	*H*	*N*
Subfamília *Paramyxovirinae*				
Respirovirus	Parainfluenza 1 e 3	2	+	+
Morbillivirus	Sarampo	1	+	-
Rubulavirus	Caxumba	2		
	Parainfluenza 2 e 4	1	+	+
Henipavirus	Hendra e Nipah	?	-	-
Avulavirus	Vírus da doença de Newcastle	1	+	+
Subfamília *Pneumovirinae*				
Pneumovirus	Vírus respiratório sincicial	1	-	-
Metapneumovirus	Metapneumovírus humano	?	?	?

No Brasil, o sarampo é uma doença de notificação compulsória desde 1968. Na década de 1970, as epidemias chegaram a acometer de dois a três 3 milhões de crianças. Até 1992, o País enfrentou dez epidemias, sendo uma a cada dois anos, em média. A última grande epidemia ocorreu em 1997, com aproximadamente 50 mil casos. Após a implantação do Plano de Erradicação do Sarampo, em 1999, o número de casos autóctones confirmados foi reduzido de 908 para zero em 2001. Em 2000, ocorreu o último surto de sarampo no País, no Acre, com 15 casos e, em novembro do mesmo ano, foi registrado o último caso autóctone, em Mato Grosso do Sul. No entanto, surtos têm sido periodicamente detectados em vários países do continente americano, a partir da reintrodução do vírus por pessoas infectadas, vindas de países de outros continentes. A baixa cobertura vacinal possibilitou a eclosão de um surto, iniciado no final de 1996 pelo Estado de São Paulo e que depois se propagou para outros 18 Estados, registrando-se um total de 53.664 casos. A realização, pelo Ministério da Saúde, de uma campanha nacional de vacinação em junho de 1997, que atingiu a cobertura adequada acima de 95%, juntamente com o reforço das ações de vigilância epidemiológica para detectar e bloquear rapidamente os casos suspeitos, possibilitou o controle desse surto. Em 2006, foi confirmada a ocorrência de 47 casos de sarampo em municípios do interior do estado da Bahia. Em 2010, ocorreram 57 casos de sarampo na Paraíba e três casos no Pará. Em 2012, ocorreram 43 casos em diversos estados do Brasil. Os casos de sarampo investigados apontam que todos são pacientes que foram infectados fora do País ou contaminados por estrangeiros que vieram ao Brasil.

Diagnóstico laboratorial

O diagnóstico laboratorial do sarampo pode ser feito, rapidamente, pelo exame citológico de secreções da nasofaringe, mucosa bucal ou conjuntiva, com ou sem demonstração da presença do antígeno específico, pela imunofluorescência. A simples demonstração da presença de células gigantes e inclusões é patognomônica. A detecção do RNA viral pela RT-PCR usando primers para as regiões conservadas N, M ou F tem sido aplicadas com sucesso em amostras clínicas.

O isolamento do vírus do sarampo em culturas celulares é raramente utilizado no diagnóstico da doença aguda. As linhagens celulares variam em suscetibilidade à infecção pelo vírus do sarampo, sendo as mais sensíveis, leucócitos de sangue de cordão humano, a linhagem COBL-a de células T de sangue de cordão, as células B95-8 e B95a de sagui e as células VERO que expressam SLAM (proteína transmembrânica, receptor do vírus do sarampo em tecidos linfoides). As células inoculadas devem ser mantidas em observação por 30 dias, de modo que se possa ser detectado o ECP típico, com formação de grandes massas sinciciais. Das culturas aparentemente negativas, devem ser feitas passagens para novas culturas, com o que se aumenta a probabilidade do isolamento. A identificação do vírus é feita por fixação do complemento, usando o sobrenadante das culturas inoculadas, ou por imunofluorescência indireta feita no substrato celular.

O diagnóstico clínico de sarampo é confirmado por sorologia. As amostras de soro de fase aguda e convalescente são testadas por ensaio imunoenzimático do tipo ELISA, utilizando antígenos virais ou proteínas recombinantes, que detecta tanto IgM quanto IgG específica. A determinação do anticorpo do tipo IgM, que aparece concomitantemente com o exantema e pode ser detectado até quatro semanas após o aparecimento do exantema, pode ser utilizada quando só uma amostra de soro estiver disponível.

Podem ainda ser utilizadas as técnicas de inibição da hemaglutinação (IHA), que apresentam limitações. Tais limitações são sentidas pela necessidade de utilizar hemácias de macacos e pela presença de inibidores inespecíficos e a reação de neutralização. Esta continua sendo padrão no desenvolvimento de outras técnicas de diagnóstico e é mais sensível que a IHA e a ELISA, fornecendo a melhor correlação com proteção contra a infecção e imunização.

Tratamento

Não existe tratamento com antivirais para o sarampo, recorrendo-se ao tratamento sintomático, na ausência de complicações. Quando há complicações por infecção secundária de origem bacteriana, deve-se instituir antibioticoterapia adequada.

Prevenção e controle

A vacinação é feita com uma vacina atenuada, de administração subcutânea ou intramuscular, havendo resposta imune similar à induzida pela infecção natural. Esta vacina confere uma proteção a cerca de 90% dos vacinados, durante oito a dez anos.

A idade para imunização varia de 6 a 15 meses. A probabilidade de soroconversão e os níveis induzidos de anticorpos são determinados pelos níveis de anticorpos maternos existentes. Assim, a idade recomendada para vacinação depende de um balanço entre a idade ótima para soroconversão e a probabilidade de adquirir sarampo antes daquela idade. Ambos os parâmetros mostram variações regionais. No Brasil, a vacinação é recomendada aos 12 meses, administrando-se a vacina tríplice viral, SRC, contra sarampo, rubéola e caxumba, vacina também conhecida como MMR (*Measles* — sarampo; *Mumps* — caxumba; *Rubella* — rubéola). Uma segunda dose deve ser administrada aos 15 meses.

As recentes tentativas de utilização de uma vacina contra o sarampo, sob a forma de aerossol, parecem constituir uma alternativa eficaz para induzir adequada resposta imunológica em crianças com anticorpos maternos, pois nestas a eficácia da vacina injetável é menor. Estão sendo realizados estudos clínicos em ampla escala com o objetivo de determinar a eficiência desta vacina.

O sarampo é o vírus ideal para a erradicação, pois tem um só sorotipo, a maioria das infecções apresenta sintomas clínicos, não existe reservatório animal e uma vacina altamente eficiente está disponível. Para atingir este objetivo, a alta transmissibilidade do vírus requer manutenção constante de altos níveis de imunização, com 98% de soropositividade presentes na população.

Em 2001, ainda ocorreram 30 milhões de casos e 777 mil mortes por sarampo, principalmente em países em desenvolvimento da África e Ásia. Somente em 2004, 454.000 crianças morreram devido a esta doença. Nas Américas, em 2005, ocorreram apenas 85 casos de sarampo, a maioria importados de outros continentes.

Em 2001, a Organização Mundial de Saúde, em parceria com o Centro de Controle de Doenças dos Estados Unidos, a Cruz Vermelha, Fundação das Nações Unidas e a UNICEF, lançou a Iniciativa do Sarampo, com a finalidade de diminuir em 90% as mortes por sarampo até 2010, quando comparadas ao ano de 2000. De 2000 a 2005, mais de 360 milhões de crianças foram vacinadas no mundo, a maioria através da Iniciativa. De 2009 a 2012, os casos confirmados de sarampo no mundo diminuíram 84% e a incidência da doença diminuiu 83%, de 34 para 5.9 casos/milhão de habitantes. Em 2012, lançaram o Plano Global Estratégico para Sarampo e Rubéola, que visa até o fim de 2015, reduzir a mortalidade global por sarampo em pelo menos 95%, comparado aos dados do ano 2000 e conseguir os objetivos regionais de eliminação do sarampo, rubéola e rubéola congênita e ao fim de 2020, eliminar o sarampo e a rubéola em pelo menos cinco regiões da Organização Mundial de Saúde.

Vírus Parainfluenza

Propriedades dos vírus

Os vírus parainfluenza humanos, incluídos em dois gêneros da família Paramyxoviridae, subfamília *Paramyxovirinae, Respirovirus* (parainfluenza 1 e 3) e *Rubulavirus* (parainfluenza 2 e 4), apresentam hemaglutinina e neuraminidase. O termo parainfluenza originou-se porque os sintomas desta doença são semelhantes à influenza. Além disso, as partículas virais, como o vírus da influenza, apresentam hemaglutinina e neuraminidase. Os vírus parainfluenza têm de 150 a 200 nm de diâmetro. As espículas do envelope são compostas das proteínas hemaglutinina-neuraminidase (HN) e proteína de fusão (F). O genoma do vírus parainfluenza humano 2 (HPIV-2) tem 15.646 bases e do parainfluenza humano 3, 15.462 bases. Esse genoma codifica para seis proteínas estruturais NP, P, M, F, HN e L. Os rubulavírus e respirovírus são os únicos vírus da ordem *Mononegavirales* a ter uma proteína (HN) com atividade de neuraminidase. As proteínas HN e F são os únicos antígenos que induzem anticorpos capazes de neutralizar a infectividade.

Patogênese e características clínicas

Os parainfluenzavírus humanos replicam-se nas células epiteliais do trato respiratório, causando rinites, faringites, laringites, traqueobronquite, bronquiolite e pneumonia. Os sintomas iniciais mais comuns incluem tosse, rouquidão e febre. Em infecções extensivas, os vírus parainfluenza 1 e 2 têm a tendência a infectar a laringe e a traqueia, resultando na síndrome chamada crupe, ou laringotraqueobronquite. Estas infecções podem ainda atingir a traqueia inferior e os brônquios, resultando em pneumonia. Quanto ao vírus parainfluenza 3, em 80% das infecções primárias, o paciente desenvolve apenas uma doença febril; em um terço das infecções clínicas, há o envolvimento do trato respiratório inferior, resultando em pneumonia ou bronquite.

As doenças respiratórias graves causadas pelos HPIV 1, 2 e 3 ocorrem em geral nos primeiros três a cinco anos de vida, indicando que a infecção primária confere ao hospedeiro uma relativa resistência a esse tipo de infecção. A imunidade sérica parece ser protetora. Alguns estudos demonstraram que a preexistência de anticorpos séricos neutralizantes pode ser correlacionada com a resistência contra a infecção e doença. Essa resistência é parcial, pois um terço das crianças com altos níveis de anticorpos foi infectado; esses infectados eliminaram vírus por um período menor de tempo. A resistência aos parainfluenzavírus é mediada principalmente pela imunidade mucosa local. Somente anticorpos contra as duas glicoproteínas do envelope viral têm atividade neutralizante contra os vírus.

Em pacientes imunocomprometidos os vírus parainfluenza podem causar infecções prolongadas e graves, e o HPIV do tipo 3 é o mais comumente isolado.

Epidemiologia

A transmissão dos HPIV humanos é através de contato direto pessoa a pessoa ou através de gotículas contendo vírus, mas estes não sobrevivem por muito tempo no meio ambiente. A dose infecciosa para estes vírus é pequena. O HPIV3 é geralmente eliminado na orofaringe por três a seis dias durante a infecção primária e, na reinfecção, por um período mais curto. Em infecções experimentais de adultos voluntários, o período de incubação variou de três a seis dias. Em crianças, o período de incubação foi calculado em dois a quatro dias.

Os vírus parainfluenza são causa importante de doença do trato respiratório inferior em crianças pequenas, só perdendo para o vírus respiratório sincicial. Também como esse vírus reinfecta crianças maiores e adultos, produzindo doença do trato respiratório superior. O HPIV-1 é a principal causa de crupe em crianças, enquanto a principal doença ocasionada pelo HPIV-3 é a pneumonia ou bronquiolite, principalmente em crianças de menos de seis meses de idade. O HPIV-2 é semelhante ao 1 em manifestações clínicas, mas doenças graves ocorrem com menor frequência. As doenças por HPIV-4 não são frequentes e são mais leves.

Os vírus parainfluenza, especialmente o HPIV-3, podem ser causa importante de infecções hospitalares em crianças.

Diagnóstico laboratorial

Em casos de crupe, outras doenças virais devem ser consideradas e deve ser feito o diagnóstico diferencial, especialmente com os vírus influenza e respiratório sincicial.

O diagnóstico laboratorial requer a identificação dos antígenos virais nas secreções do trato respiratório por imunofluorescência ou ensaio imunoenzimático ou detecção do RNA viral pela transcrição reversa-reação em cadeia pela polimerase (RT-PCR). Para cultivo viral ou imunofluorescência as melhores amostras são o aspirado nasal e lavado nasal. Para a RT-PCR *swabs* nasais ou de garganta parecem adequados.

O vírus pode ser isolado em culturas celulares primárias de rim de macaco ou em culturas de linhagem contínua, como LLC-MK2, de rim de macaco ou NCI-H292, de carcinoma pulmonar. O vírus pode ser detectado nas culturas celulares após dois a sete dias por imunofluorescência, utilizando anticorpos monoclonais. A RT-PCR pode aumentar sensibilidade da detecção viral em 1,5 vezes, quando comparada ao cultivo celular.

O diagnóstico sorológico, por inibição da hemaglutinação, fixação do complemento ou neutralização, é dificultado pela presença de resposta heterotípica de anticorpos.

Tratamento

O tratamento da crupe é sintomático, incluindo umidificação do ar e inalação periódica de epinefrina. Não existe tratamento antiviral específico. A ribavirina tem atividade *in vitro* contra os vírus parainfluenza, mas seu uso não é recomendado, pois sua efetividade não foi determinada.

Não existem antivirais licenciados para o tratamento desta virose.

Prevenção e controle

Já foram testadas vacinas inativadas contra os vírus parainfluenza, mas sem bons resultados, pois, apesar de imunogênicas, não induzem resistência à infecção, já que esta depende mais de anticorpos do tipo IgA locais. Foram ainda desenvolvidas vacinas atenuadas, de administração intranasal, que representam a estratégia mais efetiva para a prevenção das infecções pelos HPIV, mas, até o momento, não existem vacinas licenciadas para a prevenção das infecções pelos vírus parainfluenza.

Vírus Respiratório Sincicial e Metapneumovírus Humano

Propriedades dos vírus

Estes vírus pertencem à subfamília Pneumovirinae, gêneros *Pneumovirus* (virus respiratório sincicial – HRSV) e *Metapneumovirus* (metapneumovírus humano - HMPV). Para o RSV, os vírions têm dimensões semelhantes aos paramixovírus, de 150 a 350 nm. O genoma é composto de uma fita única de –ssRNA, com 15.191 a 15.226 nucleotídeos, e codifica para dez m-RNAs, comparado com os paramixovírus, que codificam seis ou sete m-RNAs. Codificam ainda algumas proteínas não encontradas nos paramixovírus, como NS1, NS2, M2-1 e M2-2. Foram identificados 11 genes no genoma, dos quais três codificam para proteínas não estruturais. As oito proteínas estruturais são análogas às dos paramixovírus, com exceção de uma pequena proteína hidrofóbica do envelope, SH, que tem função ainda desconhecida. Os pneumovírus não apresentam neuraminidase nem hemaglutinina.

Existe apenas um sorotipo de HRSV, com dois subgrupos antigênicos, A e B, que apresentam entre si diferenças recíprocas de título neutralizante de três a quatro vezes, utilizando soro convalescente policlonal. Amostras do subgrupo A estão, em geral, associadas a doenças mais graves.

Os metapneumovírus humanos são semelhantes aos vírus respiratórios sinciciais. As partículas esféricas medem de 150 a 600 nm. O genoma, menor que o do HVRS, de aproximadamente 13,2 kb, codifica para nove proteínas e os vírus parecem não apresentar hemaglutinina. Apresenta um único sorotipo, com dois subgrupos genéticos A e B.

Patogênese e características clínicas

O vírus respiratório sincicial parece ser um dos mais infecciosos vírus que afetam humanos.

A porta de entrada da infecção é a via respiratória, podendo as lesões do epitélio ficarem restritas à laringe ou traqueia, ou ampliarem-se pelos bronquíolos. A transmissão pode ocorrer por contato direto ou através de fômites contaminados. O HRSV pode permanecer infeccioso por até seis horas em superfícies. O período de incubação da doença é de três a cinco dias.

A replicação primária do HRSV, assim como do HMPV, ocorre na camada superficial do epitélio respiratório. A disseminação para o trato respiratório inferior envolve a aspiração de secreções ou a disseminação pelo epitélio. O envolvimento do trato respiratório inferior ocorre um a três dias após o aparecimento da rinorreia, e esse período reflete o tempo de disseminação aos brônquios e bronquíolos. A laringotraqueobronquite é um processo inflamatório da laringe e/ou traqueia, que pode estender-se até os bronquíolos, dando origem a um quadro de bronquiolite. A bronquiolite ou pneumonia ocorrem mais frequentemente entre as idades de seis semanas e nove meses, enquanto a maior incidência de doença do trato respiratório inferior é em crianças de dois a sete meses. Durante a bronquiolite, ocorre a necrose e a proliferação do epitélio bronquiolar e a destruição das células do epitélio ciliado, que interfere com a remoção do muco. Em crianças de baixa idade, o pequeno diâmetro dos bronquíolos e alvéolos facilita a obstrução, causando a gravidade da infecção.

Existe uma correlação positiva entre a carga viral e a gravidade da doença. O HRSV não causa infecções latentes ou persistentes.

Tanto a imunidade celular quanto a humoral contribuem para a resolução da infecção pelo HRSV. A proteção contra reinfecções é conferida pelos linfócitos T citotóxicos, que contribuem para a proteção de curta duração; por anticorpos da classe IgA secretores, que parecem ter um efeito protetor contra infecções múltiplas, e por anticorpos séricos, que conferem proteção duradoura, mas que frequentemente não é completa. Foi também sugerido que a resposta inflamatória desencadeada contra os HRSV contribui para as manifestações patológicas da doença.

Infecções agudas pelo HRSV são comuns em adultos e são caracterizadas por rinorreia, faringite, tosse, bronquite, dor de cabeça, fadiga e febre. A doença, em geral, dura cinco dias, mas pode ser mais prolongada.

As infecções pelos metapneumovírus, embora ainda não estudadas extensivamente, provavelmente são semelhantes às por HRSV.

Epidemiologia

As infecções pelo HRSV são a causa mais importante de hospitalização por doença do trato respiratório em crianças jovens no mundo todo. Podem infectar crianças muito pequenas e até neonatos, apesar da presença de anticorpos específicos de origem materna. As reinfecções são comuns, em geral com doença leve, e epidemias são produzidas anualmente.

O HRSV tem ocorrência mundial e é sempre o principal patógeno em infecções pediátricas do trato respiratório. A hospitalização por HRSV é mais frequente em crianças de famílias de baixo nível socioeconômico.

O HRSV é ainda causa importante de infecção hospitalar. Em alguns estudos, foram demonstradas taxas de aquisição hospitalar de HRSV que variaram de 26% a 47% em unidades neonatais e de 20% a 40% em enfermarias pediátricas.

O HRSV e o HMPV são ainda causas importantes de morbidade e mortalidade em idosos, que adquirem infecção durante um surto em casas de repouso, em hospitais ou, de forma esporádica, na comunidade.

As infecções pelo HRSV têm uma clara distribuição sazonal. No hemisfério Norte, as epidemias ocorrem ao final do outono, no inverno e na primavera, nunca no verão. Cada epidemia dura aproximadamente cinco meses com 40% dos casos ocorrendo nos meses de pico, em geral no centro do surto. Em áreas tropicais ou subtropicais, existe sazonalidade variável. Já foram descritos surtos em São Paulo, Ribeirão Preto e no Rio de Janeiro com início no outono (março a abril) e estendendo-se até o inverno, com pico de incidência em maio. Em outros locais, como no Havaí, há ocorrência de infecções durante o ano todo, com surtos durante a estação chuvosa.

Vírus dos dois subgrupos circulam concomitantemente em muitas epidemias. Alguns estudos indicaram que os vírus dos subgrupos A e B podem ter prevalência alternada em anos sucessivos, mas, na maioria dos anos estudados, os dois subgrupos cocirculam, com predominância de um dos subgrupos.

As epidemias por HMPV ocorrem anualmente durante o fim do inverno e início da primavera, frequentemente superpondo-se às epidemias anuais por HRSV. Infecções esporádicas por HMPV ocorrem em climas temperados. Podem ocorrer coinfecções com HRSV, com possibilidade de causar doença mais grave.

Diagnóstico laboratorial

As melhores amostras para diagnóstico dos dois vírus são os aspirados ou lavados de secreção de nasofaringe. Dada a pequena resistência do vírus respiratório sincicial, é aconselhável remeter o material ao laboratório com rapidez e sob refrigeração, sem congelamento.

A identificação dos antígenos virais é feita de forma direta nas secreções da nasofaringe usando técnicas de imunofluorescência direta ou indireta, e por ensaio imunoenzimático.

O diagnóstico rápido pode ainda ser feito pela detecção do ácido nucleico nas secreções, através da reação de transcrição reversa seguida pela reação em cadeia pela polimerase (RT-PCR), com sensibilidade igual ou maior do que o cultivo celular ou das técnicas de identificação de antígenos. A RT-PCR tem sido também utilizada na tipagem de amostras.

O isolamento do vírus pode ser feito em culturas celulares, mas esse método nãoé utilizado no diagnóstico de rotina, pois , o HRSV é muito lábil, o crescimento viral é lento, e as técnicas são muito caras. São utilizadas com maior eficiência as culturas HEp2 e HeLa. O vírus ocasiona, em três a sete dias, um ECP característico com formação de sincícios e inclusões citoplásmicas. A identificação do vírus pode ser feita por neutralização do ECP, por fixação do complemento e por imunofluorescência. O HMPV não pode ser cultivado com eficiência na maioria das culturas celulares utilizadas para o diagnóstico de vírus respiratórios.

O diagnóstico sorológico, usado com menor frequência, pode ser feito pelas reações de neutralização, fixação do complemento ou pela determinação de imunoglobulinas das classes IgG e IgM, por técnicas imunoenzimáticas do tipo ELISA ou pela imunofluorescência. É necessário demonstrar a soroconversão ou aumento de título de pelo menos quatro vezes entre as fases aguda e de convalescença. Em adultos, esse aumento de título, em geral, indica reinfecção.

Tratamento

O análogo de nucleosídeo ribavirina (ver Capítulo 81) foi aprovado, em 1986, para uso em infecções pelo HRSV, mas a droga é de difícil administração via aerossóis e pode causar anemia. A administração é feita na forma de aerossol, utilizando máscaras, tendas ou ventiladores mecânicos, por 12 a 18 horas diariamente, durante três a sete dias. A recomendação atual é para o uso de ribavirina apenas em crianças com riso de doença severa, A ribavirina tem efeito contra o metapneumovírus *in vitro*, mas sua eficácia, *in vivo*, não foi avaliada.

A administração parenteral de anticorpos para a imunoprofilaxia de crianças de alto risco sugere que esses anticorpos possam ser utilizados como terapia antiviral na infecção estabelecida.

Prevenção e controle

A imunoprofilaxia passiva é indicada para pacientes de alto risco de complicações se infectados com HRSV. Utiliza-se uma imunoglobulina de administração endovenosa (RSV-IVIG ou RespiGam®), que consiste em IgG humana fracionada, preparada a partir de soros com altos títulos de anticorpos neutralizantes anti-HRSV. Era administrada através de infusões mensais de 750 mg/kg, durante quatro ou cinco meses, na época dos surtos, em crianças com sérios riscos de contraírem HRSV. Esta terapia foi substituída pelo uso do anticorpo monoclonal, e não se encontra disponível desde 2004.

Em 1998, um anticorpo monoclonal murino neutralizante, específico para a proteína F dos HRSV, foi humanizado por métodos de recombinação e transferência das regiões ativas para a IgG1 humana, resultando em um anticorpo chamado Synagis® Palivizumab. Esse anticorpo é 50 a 100 vezes mais efetivo na neutralização do vírus que a IVIG. Assim, a quantidade total de imunoglobulina pode ser reduzida e administrada por via intramuscular, oferecendo vantagens sobre a administração endovenosa. Estas imunoterapias não são efetivas quando a infecção já se encontra instalada. Mais recentemente, o palivizumab foi modificado, resultando em um derivado mais potente, motavizumab, que difere em 13 aminoácidos e exibe um aumento de 70 vezes na ligação ao antígeno e de 20 vezes na atividade de neutralização *in vitro*. Este produto foi associado a um aumento da incidência de reações de hipersensibilidade e de anticorpos contra a droga e os testes foram suspensos.

A maior incidência de doença grave por HRSV ocorre entre as idades de dois a sete meses; uma vacina efetiva deve estimular resistência antes do segundo mês de vida. Os obstáculos para essa imunização são a imaturidade imunológica e os efeitos imunossupressivos dos anticorpos maternos transferidos por via transplacentária.

Uma vacina de vírus inativado pela formalina, de administração parenteral, foi avaliada em crianças na década de 1960. A vacina induziu uma resposta imune não protetora e, na infecção natural subsequente, aumentou a frequência e a gravidade da doença por HRSV. As possíveis razões para esta falha foram: a falta de indução de resposta imune secretora do tipo IgA no trato respiratório, a resposta sistêmica mais fraca que a induzida pela infecção natural, com a indução de anticorpos não neutralizantes, resposta imunopatológica quando ocorria a infecção natural após vacinação, mediada principalmente pela resposta celular aos antígenos virais; a resposta de anticorpos neutralizantes pelos vacinados foi reduzida quando comparada a controles não vacinados, retardando a resolução da infecção e aumentando a gravidade da doença.

Outros tipos de vacinas têm sido estudados, como vacinas preparadas com peptídeos sintéticos, antígeno viral recombinante, vacinas de DNA, vírus vaccínia e da estomatite vesicular recombinantes, HRSV atenuados e vacinas de subunidades, baseadas nas proteínas G e F purificadas de células infectadas.

As únicas vacinas em avaliação clínica para uso pediátrico atualmente são vacinas vivas de administração intranasal com HRSV atenuado ou com o paramixovírus tipo 3 atenuado, expressando a proteína F do vírus respiratório sincicial, usada como vacina bivalente. As vacinas atenuadas de administração intranasal têm a vantagem de simular a infecção natural e parecem ser as mais promissoras.

Algumas vacinas vivas atenuadas têm sido consideradas para a prevenção do HMPV, mas ainda estão em estágio muito preliminar.

Caxumba

Propriedades dos vírus

Todas as espécies do gênero *Rubulavirus* apresentam atividade de hemaglutinina e neuraminidase. O vírus da caxumba é um dos mais pleomórficos da família Paramyxoviridae e são encontradas partículas de 100 a 600 nm, contendo muitas formas filamentosas. Como os demais vírus deste gênero, o vírus da caxumba contém seis proteínas estruturais: nucleoproteína (NP); fosfoproteína (P) e polimerase (L), associadas ao nucleocápside; a proteína matriz (M); e duas glicoproteínas, a hemaglutinina-neuraminidase (HN) e a proteína de fusão (F), associadas ao envelope viral. Os dois antígenos virais S e V são compostos, respectivamente, das proteínas NP e HN.

Trata-se de um membro típico deste grupo, que possui capacidade aglutinante para hemácias de pinto, humanas e de cobaia, apresentando em seu envoltório uma neuraminidase e uma hemolisina. Só se conhece um sorotipo do vírus da caxumba, mas da sua estrutura antigênica fazem parte alguns componentes comuns a outros paramixovírus. A reação de fixação do complemento reconhece dois antígenos virais: antígeno V (viral) e antígeno S (RNA).

Patogênese e características clínicas

A porta de entrada do vírus da caxumba é a via respiratória. Durante o período de incubação de 16 a 18 dias, o vírus multiplica-se na mucosa do trato respiratório, dissemina-se para os linfonodos por viremia, provavelmente ligado a células T, com localização do vírus na glândula parótida, onde infecta o epitélio do duto, com descamação celular, edema intersticial e reação inflamatória local. Outros órgãos podem ser atingidos, como testículos, próstata, ovário, fígado, baço, glândula tireoide e timo. Nos casos graves, o vírus pode atingir o sistema nervoso central, causando encefalite e meningite, que ocorre após cinco dias depois do aparecimento da parotidite.

Aproximadamente um terço de todas as infecções pelo vírus da caxumba ocorre sem manifestação de sintomas. O sintoma clínico mais característico da caxumba é o inchaço das glândulas salivares, que ocorre em 95% dos casos sintomáticos, particularmente da glândula parótida, que tem envolvimento bilateral em 90% dos casos clínicos. As glândulas sublinguais também podem ser afetadas. A infecção pode envolver outros órgãos, como os testículos. Aproximadamente um quarto dos homens desenvolve orquite, com mais frequência de forma unilateral e após a puberdade. O inchaço e a dor associados à infecção ocorrem de forma similar ao envolvimento das glândulas salivares. A orquite associada à caxumba, em geral, leva à atrofia do testículo envolvido e, mais raramente, do testículo não envolvido na infecção. Esta atrofia é raramente implicada como causa de esterilidade masculina.

O vírus pode ser isolado da urina durante os primeiros 15 dias da doença e das secreções da orofaringe, desde seis dias antes de se manifestarem os sintomas até cinco dias após o aparecimento destes.

Após o restabelecimento da infecção, desenvolve-se uma imunidade permanente.

Epidemiologia

O homem é o único hospedeiro e reservatório natural do vírus da caxumba. Atualmente, a caxumba é uma doença de distribuição universal e, na ausência de imunização, ocorre de forma endêmica, com picos de incidência nos meses de inverno e primavera. Em populações não vacinadas, a imunidade contra caxumba é normalmente adquirida dos 5 aos 14 anos de idade. A obtenção de dados sobre a incidência de caxumba é dificultada pelo fato de ocorrerem 30% de infecções subclínicas.

Surtos de caxumba ainda ocorrem, mesmo em populações com altas taxas de vacinação em países desenvolvidos. Esses surtos podem ser devidos a falhas na vacinação primária ou, mais frequentemente, à imunidade diminuída devido ao tempo decorrido entre a vacinação e o surto: pessoas vacinadas a mais de três a cinco anos antes do surto são mais suscetíveis à doença.

O vírus da caxumba era a causa mais comum de encefalite viral nos Estados Unidos até 1975, e, em populações não vacinadas, é responsável por metade dos casos. A meningoencefalite é mais comum em crianças de cinco a nove anos de idade, com predominância em indivíduos do sexo masculino.

A imunidade natural ao vírus da caxumba é de longa duração e as reinfecções são raras.

Diagnóstico laboratorial

O diagnóstico laboratorial da caxumba baseia-se no isolamento do vírus, em estudos sorológicos de soro de fase aguda e convalescente e identificação do genoma viral por RT-PCR.

O isolamento do vírus a partir da saliva é mais eficiente durante os primeiros quatro a cinco dias após o aparecimento dos sintomas. O vírus da caxumba pode ser cultivado nas cavidades amniótica e alantoica de ovo embrionado e em culturas celulares primárias de origem humana e de macacos. Podem ainda ser utilizadas as linhagens contínuas BSC-1, Vero, MDBK ou HeLa. Os isolados primários do vírus da caxumba podem não apresentar o efeito citopático característico, na forma de sincícios, devendo-se utilizar técnicas de hemadsorção antes de descartar as culturas negativas. Pode ser ainda utilizada a reação de imunofluorescência, que fornece a confirmação direta do vírus isolado como caxumba.

Para o diagnóstico sorológico recorre-se principalmente a reações imunoenzimáticas do tipo ELISA e neutralização. As demais reações que eram utilizadas, como fixação do complemento, inibição da hemaglutinação, hemólise radial ou reação de imunofluorescência não são mais utilizadas pois apresentam menor sensibilidade e especificidade. . Devem ser testados dois soros, obtidos do mesmo paciente, um na fase aguda da doença, logo que aparecem os sintomas, e outro na fase convalescente, duas a quatro semanas após a obtenção do primeiro soro. A determinação de anticorpos específicos do tipo IgG ou IgM em um único soro pode ser uma alternativa, quando soros pareados não se encontram disponíveis. A técnica mais específica, rápida e barata para a sorologia da caxumba é o ensaio imunoenzimático do tipo ELISA.

A amplificação pela transcrição reversa seguida da reação em cadeia pela polimerase (RT-PCR) é altamente sensível e específica e pode ser útil no diagnóstico de infecções do sistema nervoso central pelo vírus da caxumba. O sequenciamento dos genes virais diretamente das amostras clínicas ou em extratos celulares após isolamento primário podem fornecer dados epidemiológicos e identificação de cepas virais.

Tratamento

O tratamento de caxumba e as suas complicações são, em geral, de caráter sintomático. A administração de imunoglobulinas específicas para o vírus da caxumba, preparadas a partir de soros humanos de convalescentes, em contatos e em indivíduos imunodeprimidos, pode impedir o aparecimento da doença, ou atenuar a sintomatologia, mas a administração deve ocorrer logo no início da doença. Este tipo de tratamento não está mais disponível na maioria dos países.

Prevenção e controle

A vacina atenuada fornece boa proteção e é, em geral, administrada em preparação trivalente, contendo ainda as cepas atenuadas dos vírus do sarampo e da rubéola, vacina esta conhecida como tríplice viral, SRC (sarampo, rubéola e caxumba) ou em inglês, MMR (*measles* — sarampo; *mumps* — caxumba; *rubella* — rubéola). Esta vacina é, normalmente, administrada aos 12 meses de idade e não deve ser administrada a crianças de idade inferior a um ano. Sua ação preventiva em contatos familiares de casos de doença é muito precária, porque o período máximo de infectividade no caso índice precede o aparecimento dos sintomas, de modo que nos contatos, em geral, a doença está no período de incubação.

Vírus Hendra e Nipah

Os vírus Hendra e Nipah são classificados no gênero *Henipavirus*, da família *Paramixoviridae*, subfamília *Paramixovirinae*.

O vírus Hendra, inicialmente chamado de morbilivírus equino, foi isolado em 1994, de amostras obtidas durante um surto de doença respiratória e neurológica em equinos e humanos em Hendra, subúrbio de Brisbane, na Austrália. O vírus Nipah foi isolado em 1999, em um surto de encefalite e doença respiratória em homens adultos na Malásia e Singapura, que tiveram contato com suínos infectados. O reservatório natural do vírus Hendra é o morcego do gênero *Pteropus*, também conhecido como raposa voadora, encontrado na Austrália, e este parece ser também o reservatório do vírus Nipah.

Bibliografia

1. Brooks GF, Carroll KC, Butel JS, Morse SA, Mietzner TA. Jawetz Melnick & Adelberg's Medical Microbiology. 26ª ed. New York: McGraw Hill; 2013.
2. Cane P (ed.). Respiratory syncytial virus. Perspectives in medical virology. Oxford: Elsevier Science. 2007; v. 14.
3. Flint SJ, Enquist LW, Racaniello VR, Skalka AM. Principles of virology. 3ª ed. Washington: ASM Press; 2009.
4. King AMQ, Adams MJ, Carstens EB, Lefkowitz, EJ *(eds.)*. Virus Taxonomy: Ninth Report of the International Committee on Taxonomy of Viruses. San Diego: Academic Press; 2012.
5. Knipe DM, Howley PM, Cohen JI, Griffin DE, Lamb RA, Martin MA et al. Fields Virology. 6th ed. Philadelphia: Lippincott Williams & Wilkins; 2013.
6. Portal da Saúde. Ministério da Saúde. Tópicos em Saúde: Sarampo. Disponível na Internet: http://portal.saude.gov.br/portal/saude/profissional/area.cfm?id_area=1570 (novembro 2013).
7. World Health Organization 2012 Global measles and rubella strategic plan : 2012-2020. Disponível na Internet: http://whqlibdoc.who.int/publications/2012/9789241503396_eng.pdf (novembro 2013).

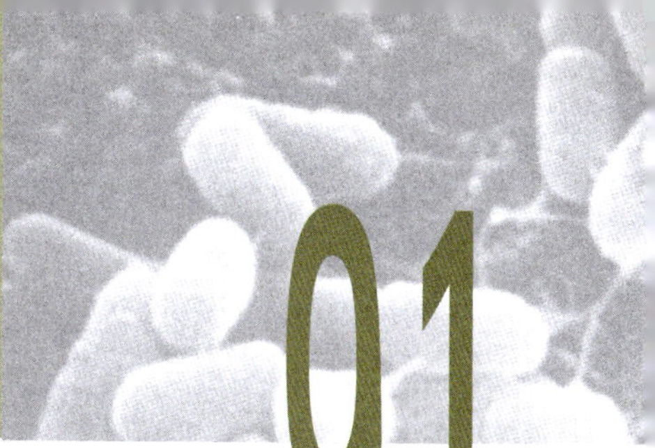

Maria Lucia Rácz

91 Parvovírus

Propriedades dos Vírus

A família Parvoviridae engloba duas subfamílias: *Densovirinae*, onde estão classificados vírus de invertebrados, e *Parvovirinae*, que contém os gêneros *Erythrovirus*, *Parvovirus*, *Dependovirus*, *Amdodovirus* e *Bocavirus* de vírus de vertebrados. O gênero *Parvovirus* contém 12 espécies virais e inclui, entre outros, os parvovírus canino e suíno e o vírus da panleucopenia de felinos, que causam doenças importantes nestes animais. O gênero *Erythrovirus* inclui as espécies *Human Parvovirus B19* (B19V) e três vírus de símios que são parvovírus autônomos, isto é, capazes de replicação sem a presença de outros vírus. O gênero *Dependovirus* inclui 12 espécies de vírus adeno-associados, de humanos, aves, bovinos, caninos, equinos e ovinos, que são dependentes da presença de outros vírus como os herpesvírus ou adenovírus, para sua replicação. O gênero *Amdovirus* inclui uma única espécie, que causa doença em martas, com grandes perdas econômicas. O gênero *Bocavirus* inclui um parvovírus bovino e um canino. Em 2005, foram descritos novos parvovírus humanos, o bocavírus humano (HBoV), que ainda não foi classificado em gênero ou espécie.

As partículas virais têm simetria icosaédrica, não são envelopadas e apresentam diâmetro de 21 a 26 nm. O genoma é constituído de DNA de fita simples (ssDNA) linear, com 4 a 6,3 kb de tamanho. Tanto a fita negativa quanto a positiva podem ser encapsidadas. Os parvovírus B19 têm o genoma de 5 kb, e as partículas virais maduras podem conter DNA de ambas as polaridades. Os vírions apresentam quatro proteínas (VP1, VP2, VP3 e VP4), que representam formas alternativas do mesmo produto, e nenhuma tem atividade enzimática. A replicação viral dos parvovírus autônomos ocorre no núcleo da célula e requer a célula na fase S de crescimento, indicando uma associação íntima entre os processos de replicação viral e do hospedeiro, que provavelmente envolve as DNA polimerases celulares.

Neste capítulo, será abordado o parvovírus humano B19 e o novo bocavírus humano.

Patogênese e Características Clínicas

O parvovírus B19, descoberto em 1975, tem sido associado à crise aplástica transitória em pacientes com anemia falciforme e outras doenças hemolíticas, com hidropisia fetal, à anemia hipoplástica crônica em imunodeprimidos e ao eritema infeccioso, ou quinta doença, comum em crianças em todo o mundo. Recentemente o parvovírus B19 tem sido associado também à síndrome purpúrica-papular na forma de "luvas e meias" (*papular-purpuric "gloves and socks" syndrome*)

Após transmissão respiratória, o vírus pode ser detectado no soro de cinco a seis dias após contato, com maiores quantidades de vírus no oitavo e nono dia. Na fase de viremia, o paciente apresenta sintomas inespecíficos, semelhantes à influenza, incluindo febre, mal-estar e mialgia. A aplasia de células vermelhas coincide com a viremia, levando a uma queda na hemoglobina, reticulocitopenia e linfopenia e neutropenia moderadas. Pacientes com crise aplástica transiente desenvolvem os sintomas mais cedo e podem ter de 10^8 a 10^{14} cópias do genoma viral na circulação. O aparecimento de anticorpos específicos das classes IgM e IgG, de 10 a 14 dias após a infecção, coincide com os sintomas clássicos do eritema infeccioso: erupção eritematosa generalizada e inflamação das juntas, indicando que as manifestações clínicas da doença são devidas à formação de complexos imunes.

O parvovírus B19 tem um tropismo para as células progenitoras eritroides. Assim, a replicação viral nos pacientes ocorre na medula óssea em adultos ou no fígado dos fetos infectados, locais onde ocorre a eritropoiese. Além disso, o vírus pode ser encontrado em qualquer órgão perfundido pelo sangue. Como o parvovírus B19 é transmitido pelo trato respiratório, e também da mãe para o feto, sugere-se que o vírus também replique em células não eritroides.

A erupção do eritema infeccioso é semelhante a "bochechas esbofeteadas" nas faces e uma erupção reticular, maculopapular no tronco e nas extremidades. Adultos, principalmente mulheres, apresentam mais frequentemente, em vez de erupção, artropatia que pode permanecer por semanas, meses ou anos.

Em pacientes com doenças hemolíticas, como anemia falciforme, esferocitose hereditária, talassemia e anemia hemolítica adquirida, a infecção pelo parvovírus B19 causa uma crise aplástica transitória, cessando a produção de células vermelhas, e reticulocitopenia, ausência de precursores eritroides na medula e viremia intensa.

O B19 pode ainda ser causa de hidropisia fetal. A infecção no útero pode ser persistente e caracterizada por anemia grave, falhas cardíacas e, frequentemente, morte. Os eritroblastos no fígado do feto mostram sinais claros de infecção pelo vírus, incluindo citopatologia, presença de DNA e de antígenos virais. Aproximadamente, 30% das infecções de gestantes são transmitidas de forma vertical ao feto e a morte fetal ocorre em 2% a 10% das mães infectadas. O risco de resultado fatal é maior durante os dois primeiros trimestres da gestação. As crianças nascidas após infecção apresentam anemia crônica severa e DNA viral de forma persistente na medula, mas não no sangue.

A síndrome papular-purpúrica na forma de luvas e meias é uma doença infecciosa rara, caracterizada pela presença de prurido, edema e eritema simétrico bem definido nos pulsos e calcanhares, com uma distribuição semelhante a luvas e meias. Outras áreas podem ser afetadas, com eritema moderado nas bochechas, cotovelos, joelhos, axilas, abdome, virilha, genitália externa e face interna das coxas e das nádegas. Erosões, úlceras pequenas, enantema e aftas podem ser observadas na cavidade oral e nos lábios. Dos casos publicados, 50% têm sido associados à infecção por parvovírus B19.

A maioria das infecções pelo parvovírus B19 é inaparente. Em epidemias, 25% dos pacientes infectados não apresentam nenhum sintoma e 50% não apresentam exantema, o sinal clínico mais característico do eritema infeccioso.

Epidemiologia

As infecções pelo parvovírus B19 têm distribuição universal e, na idade de 15 anos, 50% dos indivíduos apresentam anticorpos contra o vírus. O eritema infeccioso e a crise aplástica transitória apresentam ocorrência sazonal, com picos no final do inverno, da primavera e do verão. As epidemias das duas doenças podem ocorrer simultaneamente, em geral em ciclos de três a quatro anos.

Apesar de a prevalência de viremia ser baixa, a infecção pode ser transmitida através de sangue e de produtos de sangue. O parvovírus é bastante resistente ao aquecimento e a solventes e pode resistir aos tratamentos inativantes empregados para preparo dos produtos sanguíneos. As partículas virais, por serem de tamanho pequeno, podem escapar de filtros. Desta forma, uma única bolsa positiva pode infectar as preparações.

Diagnóstico Laboratorial

O diagnóstico laboratorial é útil para diferenciar o eritema infeccioso de outros exantemas virais, para determinar não só a presença de anticorpos protetores ou exposição recente na gestação, como também para determinar a causa de anemias. Como o vírus não pode ser cultivado na maioria dos laboratórios de diagnóstico viral, as técnicas de diagnóstico incluem os testes sorológicos, para detectar anticorpos específicos para o parvovírus B19 e a detecção de ácido nucleico.

O anticorpo da classe IgM pode ser detectado de 10 a 12 dias após o contato e é um bom marcador para infecção em curso. O método mais utilizado para detecção deste anticorpo é o ensaio imunoenzimático do tipo ELISA de captura. Também pode ser utilizada a soroconversão, determinando aumento no título de anticorpos de quatro ou mais vezes, em duas amostras de soro, uma coletada na fase aguda e outra na fase de convalescença da doença. O teste para IgG também tem valor em inquéritos epidemiológicos, indicando infecção prévia por este vírus.

O genoma viral pode ser detectado por hibridização do tipo *dot-blot* ou por PCR. Para o diagnóstico da crise aplástica, a PCR é o teste de escolha, porque a doença ocorre antes do desenvolvimento dos anticorpos. Os pacientes com anemia hipoplástica crônica, em geral, apresentam viremia constante e a PCR é a melhor técnica de diagnóstico, pois estes pacientes podem não desenvolver anticorpos específicos para parvovírus.

No caso de infecção ou soroconversão durante a gestação, a hidropisia pode ser detectada por ultrassom e a infecção fetal determinada por PCR.

Tratamento

Podem ser administradas imunoglobulinas nos casos de persistência viral, de forma endovenosa, por cinco a dez dias, mas nem todas as infecções persistentes respondem a este tratamento.

Prevenção e Controle

As perspectivas para uma vacina contra o parvovírus B19 são promissoras. Uma vacina derivada de capsídeos, produzidos através de expressão de proteínas em baculovírus recombinantes, induziu anticorpos neutralizantes em animais de laboratório. Algumas vacinas têm sido testadas em humanos, mas os resultados ainda são preliminares.

Outros Parvovírus Humanos

Em 2005, um novo parvovírus, semelhante aos vírus do gênero *Bocavirus*, foi identificado em materiais provenientes de crianças com doenças respiratórias, denominado bocavírus humano 1 (HBoV1). Em 2009-2010, mais três bocavírus humanos foram identificados em amostras de fezes, denominados HBoV-2, 3 e 4. O local primário da replicação do HBoV1 parece ser o trato respiratório superior, onde foi detectado com maior frequência e em maior número de cópias. Pode ainda ser encontrado no soro, sugerindo uma infecção sistêmica. O número de cópias do HBoV1 nas fezes é pequeno. Ao contrário, os HBOV2-4 foram detectados predominantemente nas fezes,

A prevalência global do DNA HBoV1 em crianças com infecções respiratórias é de aproximadamente 10%, mas em alguns estudos foi detectado em 33,4% das amostras. Ocorre durante todo ano, mais comumente no inverno. É detectado com mais frequência em crianças de menos de dois anos de idade do que em crianças maiores ou em adultos. O conhecimento da transmissão, persistência, estabelecimento de latência, reinfecções e reativações são limitados. Dos bocavírus entéricos, o HBoV2 é o mais prevalente, com taxas de detecção de até 26% em amostras de fezes de crianças. Os HBoV3 e HBoV4 foram detectados em menos de 5% das amostras de fezes. Os indivíduos com positivas para o DNA do HBoV1 tem uma alta taxa de coinfecção em amostras respiratórias de até 83% e em amostras fecais de até 100%. Existem dados ligando o HBoV1 com infecções do trato respiratório superior e inferior, alguns dados ligando o HBoV2 com gastroenterites e muito poucos dados ligando os HBoV3 e HBoV4 com qualquer doença clínica.

A infecção aguda pelo HBoV1 é diagnosticada pela detecção do DNA no soro por PCR e em amostras do trato respiratório por PCR quantitativo, simultaneamente com a detecção de anticorpos IgM, utilizando como antígeno proteínas recombinantes do cápside ou partículas semelhantes aos vírus. O valor de uma amostra de nasofaringe positiva por PCR é questionável, mas um alto número de cópias (>104 HBoV1 genomas/mL) pode indicar doença atual. Os HBoV2-4 podem ser detectados por PCR nas fezes e sorologia, mas a correlação da detecção viral com doença não foi estabelecida.

Bibliografia

1. Brooks GF, Carroll KC, Butel JS, Morse SA, Mietzner TA. Jawetz Melnick & Adelberg's Medical Microbiology. 26ª ed. New York: McGraw Hill; 2013.
2. Flint SJ, Enquist LW, Racaniello VR, Skalka AM. Principles of virology. 3ª ed. Washington: ASM Press; 2009.
3. Jartti T, Hedman K, Jartti L, Ruuskanen O, Allander T, Söderlund-Venermo M. Human bocavirus-the first 5 years. Rev Med Virol. 2012;22:46-64
4. King AMQ, Adams MJ, Carstens EB, Lefkowitz, EJ *(eds.)*. Virus Taxonomy: Ninth Report of the International Committee on Taxonomy of Viruses. San Diego: Academic Press; 2012.
5. Knipe DM, Howley PM, Cohen JI, Griffin DE, Lamb RA, Martin MA et al. Fields Virology. 6th ed. Philadelphia: Lippincott Williams & Wilkins; 2013.
6. Peltola V, Söderlund-Venermo M, Jartti T. Human bocavirus infections. Pediatr Infect Dis J. 2013;32:178-179.

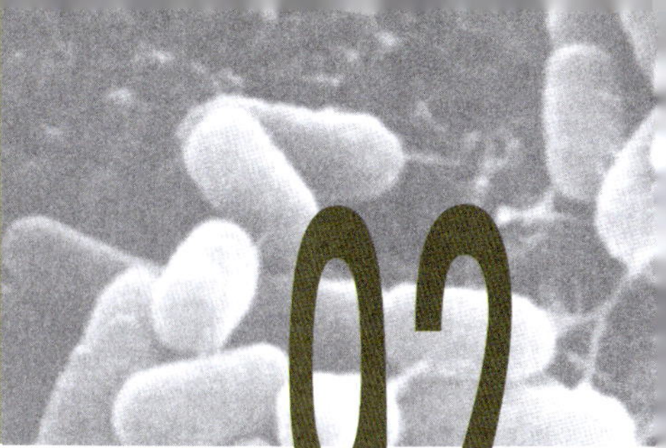

Maria Lucia Rácz

92

Picornavírus

A família *Picornaviridae*, da ordem *Picornavirales*, contém 12 gêneros: *Enterovirus*, *Cardiovirus*, *Aphtovirus*, *Hepatovirus*, *Parechovirus*, *Erbovirus*, *Kobuvirus*, *Teschovirus*, *Sapelovirus*, *Senecavirus*, *Tremovirus* e *Avihepatovirus*. Os vírions consistem de um cápsideo de simetria icosaédrica, não envelopado, de 22 a 30 nm de diâmetro, sem projeções. O cápside é composto de 60 unidades idênticas (protômeros), cada uma formada por três proteínas na superfície externa (1B ou VP2, 1C ou VP3, 1D ou VP1) e, na maioria dos picornavírus, uma proteína interna (1A ou VP4). Os vírions contêm uma molécula de RNA de fita simples de polaridade positiva (+ssRNA), de 7,0 a 8,8 kb, com uma única janela aberta de leitura, poli-A na extremidade 3' e uma proteína pequena, VPg, ligada de forma covalente à extremidade 5'. O RNA viral é infeccioso e tem função de RNA genômico e de RNA mensageiro (m-RNA). A maioria dos picornavírus é específica para uma ou poucas espécies, com exceção do vírus da febre aftosa (FMDV — *Foot-and-Mouth Disease Virus*) e o vírus da encefalomiocardite (EMCV – *Encephalomyocarditis Virus*).

As espécies de picornavírus são classes de sorotipos ou cepas relacionados filogeneticamente, que tem em comum: a) uma faixa limitada de hospedeiros ou receptores celulares; b) um grau significativo de compatibilidade no processamento proteolítico, encapsidação e recombinação genética; e c) mapas genômicos idênticos.

O gênero *Enterovirus* contém 10 espécies virais, que incluem a maioria dos vírus anteriormente classificados como poliovírus, vírus coxsackie, echovírus, e rinovírus, das quais três incluem os enterovírus de suínos, bovinos e símios. A classificação dos enterovírus de humanos é apresentada na Tabela 92.1.

Os gêneros *Cardiovirus* (vírus da encefalomiocardite de camundongos), *Aphtovirus* (vírus da febre aftosa), *Erbovirus* (vírus da rinite equina), *Teschovirus* (vírus da doença de Teschen dos suínos), *Sapelovirus* (suínos, símios e aviários), *Senecavirus* (*Seneca Valley virus* de suínos), *Tremovirus* (encefalomielite aviária) e *Avihepatovirus* (hepatite de patos) são vírus de animais e não serão abordados neste capítulo. Os gêneros *Parechovirus* e *Kobuvirus* (vírus Aichi) contêm vírus humanos que são causa provável de gastroenterites. O gênero *Hepatovirus* inclui o vírus da hepatite A, já abordado no Capítulo 86.

Este capítulo abordará os vírus do gênero *Enterovirus*, que incluem os enterovírus e os rinovírus, importantes patógenos de humanos.

Poliomielite e Outros Enterovírus

Propriedades dos vírus

A espécie *Poliovirus* inclui os três sorotipos de vírus da poliomielite: 1, 2 e 3. São estáveis em pH ácido, e o vírus infeccioso é resistente à maioria dos desinfetantes utilizados em laboratório, incluindo álcool 70%, isopropanol, lisol diluído e compostos quaternários de amônia. O vírus não é inativado por solventes lipídicos, incluindo éter e clorofórmio, e é estável em detergentes à temperatura ambiente.

Patogênese e características clínicas

A forma de transmissão fecal–oral dos poliovírus é semelhante à dos demais enterovírus. Esses vírus são resistentes à acidez do estômago, tornando possível a replicação viral no intestino após sua ingestão. O poliovírus é muito eficiente no estabelecimento de infecção, já que 100 doses infecciosas culturas de tecidos 50% (DICT50) podem infectar um indivíduo pela via oral. A eliminação fecal do vírus ocorre por um período prolongado de tempo, às vezes por mais de seis semanas. A elevada resistência dos poliovírus é um fator que favorece a transmissão: em água não-tratada, a resistência média é de 160 dias, no solo de 120 dias e, em mariscos, de cerca de 90 dias.

Os poliovírus multiplicam-se inicialmente nas mucosas, especificamente nas placas de Peyer e nas tonsilas, onde a replicação pode ser detectada em um a três dias. Os vírus multiplicam nos linfonodos mesentéricos e cervicais, levando a uma pequena viremia, com invasão do sistema reticuloendotelial, incluindo linfonodos, medula óssea, fígado e baço. O sistema nervoso central pode ser invadido neste estágio, mas provavelmente ocorre uma amplificação

Tabela 92.1 Classificação dos Vírus de Humanos do Gênero *Enterovirus*	
Espécies	*Vírus Humanos*
Human enterovirus A	Coxsackievírus humanos (CV) A2, A3 a A8, A10, A12, A14, A16 e enterovírus humano (EV) A71, A76, A89 a A92, A114,
Human enterovirus B	Coxsackievirus humanos B1 a B6, A9, echovírus humanos 1 a 7, 9, 11 a 21, 24 a 27, 29 a 33 e enterovírus humano (EV) B69, B73 a B75, B77 a B88, B93, B97, B100, B110,B106, B107, B110
Human enterovirus C	Poliovirus (PV) 1, 2 e 3, Coxsackievírus humanos A1, A11, A13, A17 a A22, A24, enterovírus (EV) C95, C96, C99, C102, C104, C105, C109, C113, C116
Human enterovirus D	Enterovírus humanos D68, D70, D94, D111
Human rhinovirus A	Rinovírus humanos (HRV) A1, A2, A7 a 13, A15, A16, A18 a A25, A28 a A34, A36, A38 a A41, A43 a A47, A49 a A51, A53 a A68, A71, A73 a A78, A80 a A82, A85, A88 a A90, A94 a A96, A98, A100 a A103
Human rhinovirus B	Rinovírus humanos B3 a B6, B14, B17, B26, B27, B35, B37, B42, B48, B52, B69, B70, B72, B79, B83, B84, B86, B91 a B93, B97, B99
Human rhinovirus C	Rinovírus humanos C1, C2 a C49

nos tecidos sistêmicos do reticuloendotelial, seguida de uma viremia maior, que pode levar à infecção do sistema nervoso central. A maioria dos indivíduos infectados com poliovírus controla a infecção antes da viremia secundária, o que resulta em infecção assintomática. Alguns estudos sugerem que a disseminação para o sistema nervoso central pode ser feita pelos nervos periféricos ou craniais, por fluxo axonal retrógrado.

A resposta imune é muito importante na resolução das infecções por poliovírus. A resposta humoral exerce um papel fundamental na proteção e na imunidade de longa duração. Uma resposta de anticorpos neutralizantes após a infecção natural ou vacinação protege contra a doença, mas ainda pode ocorrer replicação do vírus no intestino. O papel das imunoglobulinas séricas da classe IgG e das imunoglobulinas IgA presentes na mucosa do trato digestivo é da maior importância na proteção contra a doença.

A maioria das infecções pelo poliovírus é assintomática e aproximadamente 1% das infecções leva à doença em uma de suas formas. A poliomielite abortiva, que ocorre em 4% a 8% das infecções, pode ser inicialmente associada com sintomas gastrointestinais leves, que são seguidos de febre, dor de garganta e sintomas parecidos com gripe, e ocorre recuperação em poucos dias. Na poliomielite não paralítica, que pode acontecer em 1% a 2% das infecções, ocorrem os mesmos sintomas da poliomielite abortiva, seguida pela invasão do sistema nervoso central, levando à meningite asséptica, geralmente acompanhada de dores nas costas e espasmos musculares. Esta forma da doença dura de dois a dez dias e a recuperação é completa. A poliomielite paralítica ocorre em 0,1% a 2% das infecções, aproximadamente 7 a 30 dias após o contato. Normalmente, começa com os mesmos sintomas da poliomielite abortiva, progredindo para paralisia flácida. Dos pacientes com paralisia, 10% recuperam-se totalmente; 10% dos casos são fatais e, em 80%, persiste uma paralisia residual. A patologia da poliomielite paralítica é a inflamação e destruição da matéria cinza do sistema nervoso central, especialmente do cordão espinhal.

A poliomielite ou paralisia flácida aguda pode ocorrer como resultado da infecção por outros enterovírus, especialmente pelo enterovírus 71.

Os enterovírus são responsáveis ainda por outras doenças e são a principal causa de meningite asséptica, em adultos e crianças. A meningite asséptica é uma inflamação das meninges, com febre, dor de cabeça e fotofobia, causada principalmente por coxsackievírus do grupo B e alguns echovírus, como 4, 6, 9, 11 e 30. Em alguns países, epidemias de enterovírus 71 têm sido associadas a uma alta incidência de meningite asséptica assim como de encefalites, causando inclusive paralisia flácida.

A miocardite viral, inflamação do miocárdio, é, em geral, autolimitada e subclínica, e pode ser causada pelos coxsackievírus B. Aproximadamente 1,5% das infecções por enterovírus, incluindo 3,2% das infecções pelos coxsackievírus B, resulta em sinais e sintomas cardíacos. O vírus pode infectar o miocárdio, endocárdio, pericárdio ou todos os três.

Alguns coxsackievírus foram implicados na etiologia de *diabetes mellitus* dependente de insulina, especialmente os vírus coxsackie B.

A pleurodinia, mialgia epidêmica ou doença de Bornholm, causada por coxsackievírus B, causa febre e dor no peito, de aparecimento súbito, com dor abdominal presente em metade dos casos, durando de dois dias a duas semanas.

A conjuntivite hemorrágica aguda, causada pelo enterovírus 70 ou por uma variante do coxsackievírus A24, foi reconhecida como uma nova doença em 1969 e é caracterizada por um período de incubação curto de 24 a 48 horas, com sintomas e sinais característicos, como lacrimejamento, dor, inchaço periorbital e vermelhidão da conjuntiva.

Enterovírus são ainda uma causa comum de doenças respiratórias, causadas pelos vírus coxsackie A, B e echovírus. Essas infecções são normalmente do trato respiratório superior, como resfriados comuns, crupe e epiglotite, e, mais raramente, infecções do trato respiratório inferior, como pneumonias.

A herpangina é uma doença febril de instalação súbita, com sintomas de garganta inflamada e febre, causada por coxsackievírus sorotipos A e B, pelos echovírus tipos 6, 9, 11, 16, 17, 22 e 25 e pelo enterovírus 71. São identificadas lesões características da tonsila, palato, úvula e faringe posterior. A doença é autolimitada e desaparece em poucos dias.

A doença de pés, mãos e boca é associada a lesões vesiculares nas mãos, pés e boca e é causada principalmente pelos coxsackievírus A10 e A16 e pelo enterovírus 71.

Epidemiologia

A poliomielite apresentou três fases epidemiológicas distintas: fase endêmica, fase epidêmica e a era após vacinação. A melhora das condições de higiene e de saneamento ambiental promoveu a transição da fase endêmica para a epidêmica.

A poliomielite ocorria no mundo todo, durante todo o ano em países tropicais e no verão e outono em países de clima temperado. A doença ocorria em todos os grupos etários, mas crianças eram mais suscetíveis, visto que adultos adquirem imunidade ao longo da vida. Em populações isoladas, a poliomielite ocorre em todas as faixas etárias.

Em países em desenvolvimento, as condições favorecem a ampla disseminação do vírus e a poliomielite era uma doença da infância, chamada de paralisia infantil. Em países desenvolvidos, antes da vacinação, a doença era mais frequente em maiores de cinco anos de idade. A poliomielite e, possivelmente, outras doenças por enterovírus tendem a serem doenças do desenvolvimento. A melhoria da higiene e condições socioeconômicas, antes dos programas de vacinação, reduziu a incidência de poliomielite paralítica e levavam a um período de transição, no qual existe um atraso na idade da primeira infecção, com aumento subsequente da taxa de paralisia/infecção. A mortalidade infantil, um indicador geral do nível de desenvolvimento de saúde de um país pode ser inversamente correlacionado com a incidência por idade da poliomielite.

No Brasil, a poliomielite é considerada erradicada desde 1994 e o último isolamento de poliovírus selvagem no país ocorreu em 1989.

Os enterovírus podem ser transmitidos tanto pela via fecal–oral quanto pela via respiratória. A transmissão fecal–oral predomina em áreas com precárias condições de higiene, enquanto a transmissão respiratória pode ser mais importante em áreas mais desenvolvidas. Alguns enterovírus, como o enterovírus 70 e o coxsackie A24, agentes que causam a conjuntivite hemorrágica aguda, são transmitidos principalmente pelo contato direto ou indireto com secreções oculares. Já foram descritas várias infecções hospitalares por coxsackievírus A e B e echovírus, frequentemente em enfermarias de recém-nascidos; os funcionários do hospital, em geral, são envolvidos na transmissão em algumas destas infecções. As encefalites e meningites asépticas causadas por enterovírus parecem ser mais frequentes nas idades entre cinco e 14 anos.

Os humanos são o único reservatório da infecção. Em países em desenvolvimento, com condições precárias de higiene e saneamento, a maioria das crianças torna-se imune em baixa idade, e o poliovírus é mantido por infecção contínua de uma parte pequena da população. Em países desenvolvidos, com bons níveis de higiene, ocorrem epidemias, seguidas por períodos de baixa circulação do vírus. Quando o número de crianças suscetíveis atinge um determinado nível, novas epidemias ocorrem. As rotas de transmissão de enterovírus a partir do meio ambiente são apresentadas na Figura 92.1.

Em países de clima temperado, as infecções por enterovírus, incluindo poliomielite, ocorrem principalmente no verão, pois o tempo quente favorece a disseminação do vírus pelo aumento de contato entre humanos. Os enterovírus são encontrados em grande quantidade no esgoto e podem servir de fonte de contaminação para água potável, banhos e irrigação. Existe uma correlação direta entre níveis precários de higiene e saneamento, e a aquisição da infecção e de anticorpos em baixas idades.

Diagnóstico laboratorial

O processo de diagnóstico de uma infecção por enterovírus, ou seja, o estabelecimento que a infecção por determinado enterovírus produziu a doença pode ser complicado, devido à biologia e epidemiologia destes vírus. Embora seja possível demonstrar que um indivíduo foi infectado por um enterovírus, essa demonstração não necessariamente comprova que esse vírus é a causa da doença. A primeira dificuldade é a infecção assintomática que ocorre na maioria dos indivíduos infectados. Assim, a qualquer momento, é possível isolar enterovírus de material fecal, mesmo de indivíduos sadios. Outra dificuldade é que, mesmo que a doença resulte de uma infecção por enterovírus, a maioria dos sinais e sintomas é genérica e não apresenta especificidade. Por exemplo, nos casos de meningites, encefalites e miocardites, o material clínico é de difícil obtenção; o uso de materiais provenientes do sistema nervoso central e do coração é limitante para a detecção da infecção, pois os vírus não são facilmente isolados desses materiais. Em geral, a melhor amostra são as fezes, independentemente do caso clínico. Mesmo assim, o vírus pode não estar mais sendo eliminado nas fezes quando do aparecimento dos sintomas.

A aplicação das técnicas de biologia molecular no laboratório de virologia clínica mudou as técnicas mais utilizadas para o diagnóstico de enterovírus, especialmente pela rapidez com que os resultados são obtidos. O uso mais comum da reação de transcrição reversa seguida pela em cadeia pela polimerase (RT-PCR) no diagnóstico de enterovírus é a detecção direta do vírus em amostras clínicas. Os métodos mais utilizados detectam enterovírus de forma genérica, com *primers* que amplificam a região não traduzida na extremidade 5' do genoma. A maior vantagem desta reação é a rápida detecção de enterovírus, mesmo com pequena quantidade de amostras clínicas, como líquido cefalorraquidiano. É possível detectar

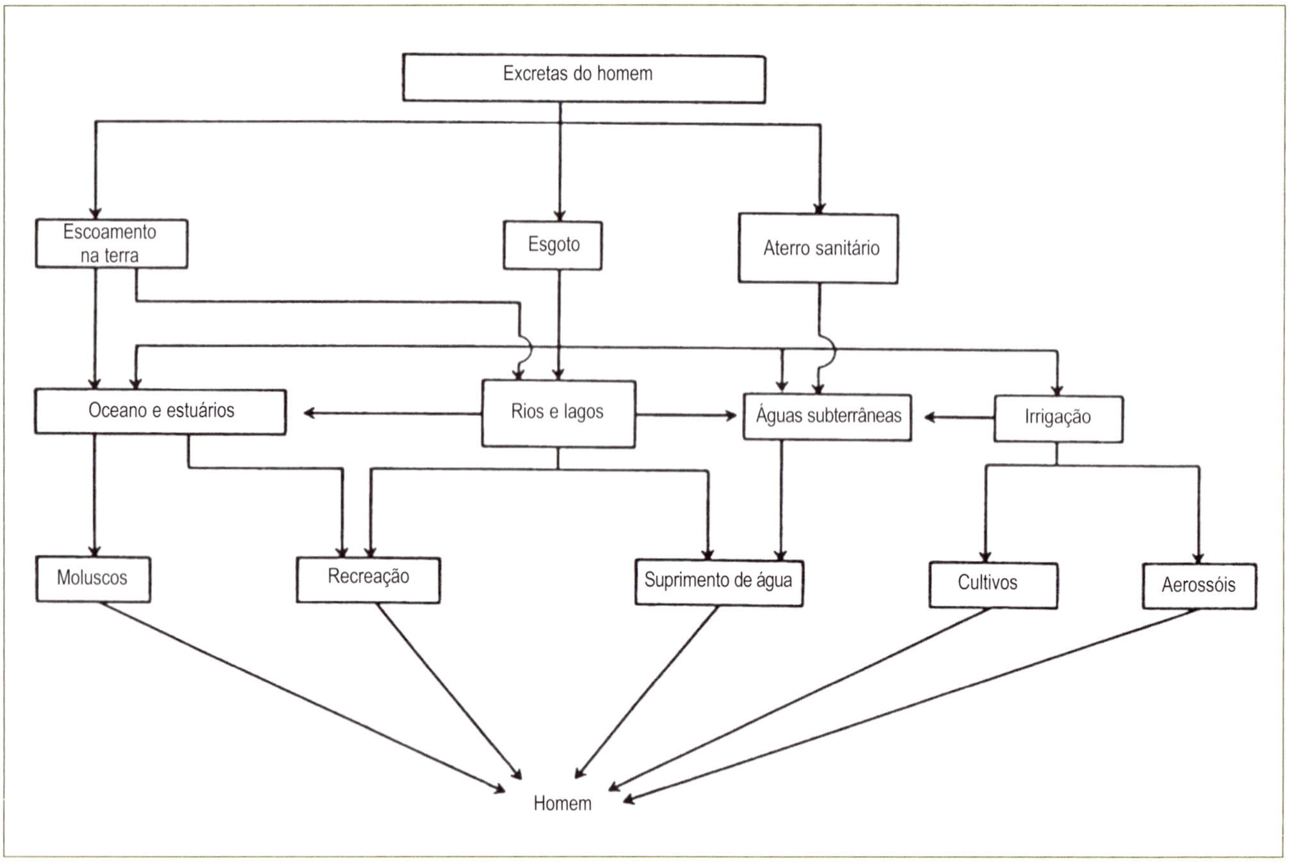

Figura 92.1 – *Rotas de transmissão potencial de vírus entéricos no meio ambiente.*

ainda alguns enterovírus que não crescem bem em culturas celulares. Mudando o alvo da RT-PCR para as proteínas do cápside, é possível caracterizar o sorotipo viral.

A técnica clássica para detecção e caracterização de enterovírus é o isolamento viral em culturas celulares e a reação de neutralização com antissoros tipo-específicos, reação de imunofluorescência com anticorpos monoclonais tipo específicos ou pelo RT-PCR seguido de sequenciamento genômico para identificação do vírus. Este isolamento é possível em dois a três dias, pois uma das características dos enterovírus é o rápido crescimento em culturas celulares, e o poliovírus é o protótipo de infecções virais líticas. O efeito citopático característico dos enterovírus apresenta arredondamento da célula, encolhimento, picnose nuclear, refratilidade e degeneração celular.

Com os esforços para a erradicação da poliomielite, a vigilância virológica adquire enorme importância, e o isolamento dos vírus em casos suspeitos deve ser feito de forma que seja determinada a origem do poliovírus, se selvagem ou vacinal.

O diagnóstico sorológico de infecções por poliovírus e outros enterovírus é utilizado, em geral, para fins epidemiológicos e não muito utilizado para o diagnóstico das infecções. Pode ser feito comparando os títulos de soros pareados, de fase aguda e convalescente. Esse diagnóstico é feito, em geral, pela reação de neutralização. A interpretação dos resultados, para definir um aumento de título de pelo menos quatro vezes entre os dois soros, pode ser complicada pela presença de anticorpos no soro de fase aguda, que pode ocorrer devido ao período de incubação longo de muitas doenças causadas por enterovírus. Muitos estudos sorológicos baseiam-se na detecção de anticorpo do tipo IgM como evidência de infecção recente, e, atualmente, a reação de ELISA específica para IgM tem sido utilizada como alternativa à reação de neutralização, embora não seja tipo-específicas.

Tratamento

Não existe atualmente tratamento para as infecções por enterovírus, mas alguns testes clínicos estão sendo realizados com algumas drogas antivirais, principalmente no tratamento de meningites assépticas. Uma das drogas que estão sendo testadas é o pleconaril, que interfere com as fases iniciais da replicação de alguns enterovírus.

Prevenção e controle

A vacinação contra a poliomielite foi introduzida em meados dos anos 1950 e ocasionou uma redução drástica na incidência da doença. Existem dois tipos de vacina: a vacina Salk, de administração intramuscular e preparada com vírus inativados, e a vacina Sabin, de administração oral, preparada com vírus atenuados. As vantagens e desvantagens de cada uma destas vacinas são apresentadas na Tabela 92.2.

Tabela 92.2
Vantagens e Desvantagens das Vacinas Atenuadas e Inativadas Contra o Vírus da Poliomielite

Vacina Atenuada (Sabin)	*Vacina Inativada (Salk)*
Vantagens	
Efetiva	Efetiva
Imunidade duradoura	Pode ser administrada com outras vacinas
Resposta de anticorpos secretores, semelhante à infecção natural	Boa estabilidade no transporte e estoque
Vírus atenuados circulam na comunidade, transmitindo-se a contatos	Não oferece risco de poliomielite em vacinados e contatos
Administração fácil	Não apresenta mutação ou reversão
Menor custo	
Desvantagens	
Risco de poliomielite associada à vacinação	Não induz imunidade local
Vacina pode disseminar a contatos, sem consentimento	Reforços necessários para imunidade duradoura
Não segura para imunodeficientes	Injeção é menos aceitável que administração oral
	Deve alcançar níveis maiores de imunização na comunidade
	Custo maior que a atenuada

Do ponto de vista da resposta imunológica dos vacinados, a vacina atenuada induz o aparecimento de anticorpos séricos e anticorpos da classe IgA, na mucosa intestinal, como ocorre na infecção natural. Por sua vez, a vacina inativada induz imunidade protetora pelo aparecimento de anticorpos séricos.

A vacinação oral com vacina Sabin é a vacina de escolha nos países em desenvolvimento, pois pode diminuir a circulação de cepas do vírus selvagem, evitando a replicação destes, com a indução de anticorpos locais do tipo IgA secretora. A vacinação do tipo Salk é recomendada em países em que a circulação do vírus selvagem é muito baixa, pois essa vacina oferece maior segurança aos vacinados, evitando a paralisia associada à vacina. No Brasil, utiliza-se um esquema sequencial, administrando a vacina oral do tipo inativada (VIP) em duas doses, aos dois e quatro meses de idade, seguida pela vacina do tipo atenuada (VOP) aos seis meses, com reforço aos 15 meses de idade.

A Organização Mundial de Saúde promove uma campanha de erradicação da poliomielite no mundo desde 1988. As Américas foram certificadas como livres de poliovírus selvagem em 1994. A Iniciativa Global para Erradicação da Poliomielite (Global Polio Erradication Initiative) reduziu a incidência global de pólio em mais de 99% e o número de países com pólio endêmica de 125 para três. Mais de 10 milhões de pessoas estariam hoje paralisadas e estão andando. Em 2013, ainda existem três países com transmissão endêmica de poliomielite: Afeganistão, Nigéria e Paquistão, e alguns surtos, descritos, por exemplo, na Somália, Quênia e Etiópia. O plano estratégico de erradicação da poliomielite 2013-2018, elaborado em 2013, visa completar a erradicação e conter todos os poliovirus selvagens e vacinais, para que nunca mais uma nenhuma criança sofra de poliomielite paralítica. O progresso deste programa de erradicação pode ser acompanhado pelo *site* da Internet: http://www.polioeradication.org/.

Existem quatro componentes fundamentais na estratégia para erradicar os poliovírus. O primeiro é a manutenção de altos níveis de imunização de rotina; o segundo é a utilização de dias nacionais de imunização, visando a vacinar todas as crianças com menos de cinco anos de idade no mesmo dia, pois esse tipo de imunização em massa interfere com a circulação do vírus selvagem. Recomenda-se a realização de dois dias de imunização, com um mês de diferença, em geral em épocas de baixa circulação de poliovírus, quando a transmissão é mais facilmente quebrada. O terceiro elemento é a utilização de vigilância epidemiológica de todos os casos de paralisia flácida aguda, com detecção e identificação do vírus, em geral realizada pelos laboratórios de saúde pública. A última estratégia é a eliminação dos últimos reservatórios conhecidos de vírus, quando as três estratégias anteriores conseguiram diminuir o número de casos da doença a um mínimo. Com a intensificação da imunização nestas áreas, elimina-se a última cadeia de transmissão do vírus.

Rinovírus

Propriedades dos vírus

Os rinovírus (HRV) compreendem os tipos A, B e C e são classificados no gênero *Enterovirus*, Esta classificação é baseada nas similaridades na organização genômica, propriedades do capsídeo e conservação da sequência de nucleotídeos. A designação de novos sorotipos de rinovírus era baseada na reação de neutralização; a ausência de reatividade cruzada de soros policlonais contra os sorotipos estabelecidos. Atualmente, são utilizados dados do sequenciamento de nucleotídeos da VP1 para essa designação. Constitui um critério para o novo sorotipo. Atualmente, existem 77 tipos de HRV-A, 25 tipos de HRV-B e 49 tipos de HRV-C. Os rinovírus são lábeis em pH ácido: a inativação corre para todos os rinovírus em pH abaixo de 6, e esta inativação é completa em pH 3. Também em contraste com os enterovírus, os rinovírus são relativamente termoestáveis entre 24°C a 37°C e sobrevivem por horas ou dias em superfícies do ambiente.

Patogênese e características clínicas

Os rinovírus são transmitidos de pessoa a pessoa, através de secreções respiratórias contaminadas com vírus. A porta de entrada primária são os olhos ou o nariz. O vírus está presente em altas concentrações nas secreções e foi identificado em 40% a 90% das mãos de pessoas com resfriados e de 6% a 15% de objetos que estiveram em contato com essas pessoas, como maçanetas de porta, bonecas, xícaras de café e copos. O período de incubação desde o contato até a liberação de vírus nas secreções nasais é de um a dois dias e os sintomas são mais frequentes do segundo ao quarto dia. O vírus pode permanecer detectável por até três semanas. O sítio primário da infecção são as células da superfície da mucosa nasal e não é detectada viremia em casos de resfriados por rinovírus. Infecções do trato respiratório inferior podem ocorrer, mas são raros e mais frequentes em idosos.

Os resfriados são mais comuns nos meses mais frios do ano, mas estudos atuais não demonstram associação entre o efeito do frio ambiente e de diminuição da temperatura corporal no desenvolvimento de resfriados.

Anticorpos neutralizantes são produzidos entre os dias 7 e 14 após a infecção e estão presentes no soro e nas secreções dos indivíduos infectados. Os anticorpos séricos persistem por dois a quatro anos após a infecção. Como o anticorpo tem aparecimento tardio, a recuperação da infecção não depende do aparecimento destes anticorpos. O interferon é detectável nas secreções nasais de um a dois dias após o pico do título viral e pode ter um papel nesta recuperação.

O resfriado é a doença típica que a infecção por rinovírus causa. Os sintomas principais são espirros, obstrução e congestão nasal e garganta inflamada, e, mais raramente, febre, tosse e mal-estar. Um terço dos pacientes é infectado de forma assintomática. A doença tem a duração de dois a três dias.

Os resfriados podem predispor o indivíduo ao desenvolvimento de otite média e sinusite, que pode ser o resultado da obstrução do orifício do tubo de Eustáquio ou do sinus, causada pelo edema local que acompanha a infecção pelo rinovírus.

Tem sido dedicada atenção especial às infecções respiratórias como exacerbantes da asma e a infecção mais comumente associada é pelos rinovírus. As crianças asmáticas sofrem de mais episódios de resfriado que seus irmãos e as doenças duram mais tempo.

Epidemiologia

O resfriado comum é uma doença de distribuição universal, é mais frequente em crianças e diminui com o aumento da idade. A unidade familiar é o maior sítio de disseminação dos rinovírus, com índices de ataque secundário de 30% a 70%. O contágio faz-se pela inalação de gotículas de saliva contaminadas ou pelo contato com fômites contaminados. Este último parece ser a forma mais importante de disseminação dos rinovírus.

Em países de clima temperado, as infecções por rinovírus ocorrem com mais frequência no início do outono e no final da primavera. O conceito, mais ou menos generalizado, de que acentuadas mudanças na temperatura, umidade e poluição poderiam aumentar a suscetibilidade à doença não tem sido confirmado em várias experiências feitas com voluntários.

O resfriado comum é a doença infecciosa aguda mais comum em humanos. De 30% a 50% de todas as infecções respiratórias são causadas pelos rinovírus.

Mais de 20 tipos de HRV podem circular de forma simultânea em uma população; os sorotipos prevalentes mudam de ano para ano. A multiplicidade de sorotipos inviabiliza a prevenção do rinovírus através de vacinação convencional.

Diagnóstico laboratorial

O diagnóstico laboratorial de rinovírus só é utilizado em pesquisas. Como a doença é benigna, limitada e de curta duração, normalmente não se utilizam técnicas de laboratório para fins de diagnóstico.

O isolamento do vírus em culturas celulares primárias e de linhagem, de origem humana, é o método mais satisfatório de diagnóstico. As culturas celulares mais utilizadas são as linhagens diploides de fibroblastos WI-38 e a MRC-5 e as linhagens contínuas HeLa. Os vírus devem ser cultivados na temperatura de 33°C. A confirmação do tipo sorológico é feita através da reação de neutralização, um processo demorado e pouco prático, dado o extenso número de sorotipos.

A detecção do vírus pode ser feita por RT-PCR ou outras técnicas moleculares, em lavados ou swabs de nasofaringe.

Tratamento, prevenção e controle

Não existem métodos eficientes para o tratamento ou para a prevenção de infecções por rinovírus. Os principais problemas encontrados na vacinação são a multiplicidade de sorotipos e a dificuldade de cultivo dos rinovírus em altos títulos, necessárias para a produção de uma vacina potente. A administração de vacinas inativadas em voluntários mostrou que um alto título de anticorpos séricos na maior parte dos indivíduos não está associado à elevação no título de anticorpos locais, que é o fator mais significativo na proteção contra o resfriado comum. Vários antivirais demonstram atividade *in vitro* contra os rinovírus, mas não são clinicamente efetivos, com exceção do pleconaril que pode ser utilizado clinicamente (ver Capítulo 81).

Bibliografia

1. Brooks GF, Carroll KC, Butel JS, Morse SA, Mietzner TA. Jawetz Melnick & Adelberg's Medical Microbiology. 26ª ed. New York: McGraw Hill; 2013.
2. Flint SJ, Enquist LW, Racaniello VR, Skalka AM. Principles of virology. 3ª ed. Washington: ASM Press; 2009.
3. King AMQ, Adams MJ, Carstens EB, Lefkowitz, EJ *(eds.)*. Virus Taxonomy: Ninth Report of the International Committee on Taxonomy of Viruses. San Diego: Academic Press; 2012.
4. Knipe DM, Howley PM, Cohen JI, Griffin DE, Lamb RA, Martin MA et al. Fields Virology. 6th ed. Philadelphia: Lippincott Williams & Wilkins; 2013.

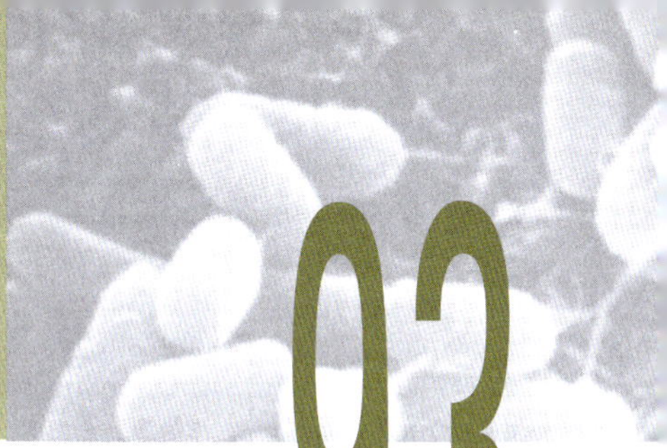

Maria Lucia Rácz

93

Poxvírus

Os poxvírus são os vírus maiores e mais complexos. A família compreende um grande número de agentes morfologicamente similares. Deste grupo de vírus faz parte o vírus da varíola, a doença viral que mais afetou a humanidade e a primeira doença erradicada do mundo.

A família *Poxviridae* compreende duas subfamílias de vírus contendo DNA de fita dupla (dsDNA) que multiplicam no citoplasma da célula e que infectam artrópodes (*Entomopoxvirinae*) ou vertebrados (*Chordopoxvirinae*). Os vírus de vertebrados têm a morfologia de um tijolo ou ovoide. Atualmente, são reconhecidos nove gêneros de poxvírus de vertebrados, que não apresentam proteção imunológica cruzada. Quatro gêneros contêm espécies que infectam humanos: *Orthopoxvirus*, *Parapoxvirus*, *Yatapoxvirus* e *Molluscipoxvirus*. Quatro espécies do gênero *Orthopoxvirus* podem infectar humanos: os vírus da varíola, monkeypox, cowpox e o vírus vaccínia. Membros dos outros dois gêneros, *Parapoxvirus* e *Yatapoxvirus*, infectam humanos causando nódulos localizados na pele. Três espécies de *Parapoxvirus* podem infectar humanos e são consideradas doenças ocupacionais: os vírus orf, pseudocowpox ou paravaccínia e o vírus da estomatite papular bovina. Duas espécies de *Yatapoxvirus*, os vírus tanapox e Yaba, infectam humanos na África. O vírus do molusco contagioso, o único do gênero *Molluscipoxvirus*, é um vírus que só infecta humanos, causando lesões papulares, e também é um agente de infecção oportunista em pacientes com AIDS. Neste capítulo, serão abordados, pela sua importância, os vírus da varíola e do molusco contagioso.

Varíola

Propriedades dos vírus

O agente etiológico da varíola pertence à família *Poxviridae*, subfamília *Chordopoxvirinae*, gênero *Orthopoxvirus e espécie Variola virus*. Morfologicamente, tem forma de um tijolo com dimensões 200 x 200 x 250 nm, e é um vírus de estrutura complexa. A superfície externa do vírus contém cumes. O vírus é envelopado e o cápside é composto de um *core* e duas estruturas conhecidas como corpos laterais (Figura 73.8). O genoma é constituído por DNA de fita dupla, contendo de 130 a 375 kbp, codificando de 150 a 300 proteínas, e aproximadamente 100 proteínas estão presentes nos vírions. A replicação viral processa-se no citoplasma celular. Os vírus pertencentes a este gênero produzem uma hemaglutinina. Uma das características do vírus da varíola é sua elevada resistência a temperatura ambiente, podendo manter-se viável por cerca de três meses quando em ambiente seco e fora da ação da luz.

Patogênese e características clínicas

A varíola, antes de sua erradicação, era considerada uma das doenças de maior contágio, e as epidemias eram muito frequentes, sempre que um caso de doença ocorria numa comunidade de suscetíveis. Não há diferenças particularmente evidentes de suscetibilidade relacionadas à idade, ao sexo e à raça, e o estado de imunidade é o condicionante.

Com base na gravidade da doença e mortalidade, são reconhecidas duas formas de varíola: a varíola *major*, causando doença grave, com 5% a 30% de mortalidade, e varíola *minor* (também conhecida como *alastrim* na América do Sul), que produz uma toxemia muito menos grave e mortalidade de menos de 1%.

O vírus da varíola só infecta humanos e, para manter-se na natureza, o vírus deve ser transmitido pessoa a pessoa. A porta de entrada do vírus é as vias respiratórias superiores, ocorrendo a multiplicação primária no tecido linfoide local durante o período de incubação da doença, de 10 a 14 dias. Após viremia, o vírus infecta as células dos órgãos reticulo endoteliais, como baço, fígado e medula óssea. A multiplicação secundária ocorre nessas células levando a uma viremia secundária mais intensa e ao aparecimento da doença clínica. O período prodrômico é caracterizado por febre, mal-estar, dor de cabeça e dor nas costas, e dura aproximadamente cinco dias. No terceiro dia após o início dos sintomas, aparece o exantema, inicialmente nas mucosas bucal e orofaríngea, e, a seguir, nas faces, nos antebraços e nos membros inferiores, e, no dia seguinte, no torso. As lesões da varíola aparecem simultaneamente, em geral quando a febre começa a ceder, em contraste com as lesões da varicela, em que as lesões ocorrem em ondas periódicas. Assim, as lesões da varíola estão todas no mesmo estágio, enquanto na varicela as lesões apresentam-se em estágios diferentes. A distribuição das lesões também é característica da varíola: as lesões têm distribuição centrífuga, mais abundante nas faces, nos antebraços e nas pernas, e escassas no tronco e no abdome. As lesões iniciam-se como máculas, que logo se transformam em pápulas e depois vesículas e pústulas. Após oito ou nove dias, as pústulas começam a secar e tornam-se crostas após 14 a 16 dias. Em quatro dias, as crostas caem, e as da sola dos pés e das palmas das mãos são as últimas a caírem. A varíola é contagiosa durante o período prodrômico, mas mais infecciosa durante os sete a dez dias após o aparecimento do exantema.

A imunidade ativa que surge após a cura do paciente é de longa duração, podendo ser encontrados anticorpos no soro, já no quarto dia de doença. A participação da imunidade celular parece restringir-se à supressão da disseminação do vírus de célula a célula.

Epidemiologia

Em 1967, a Organização Mundial de Saúde (OMS) lançou uma campanha mundial para a erradicação da varíola. Nesta época, existiam 33 países com varíola endêmica e 10 a 15 milhões de casos/ano. O último caso foi diagnosticado na Somália em 1977, e a varíola foi declarada erradicada em 1979. O sucesso da erradicação deve-se a vários fatores: não existe reservatório não humano conhecido, somente um sorotipo do vírus, uma vacina efetiva, quase nenhum caso de infecção subclínica, não existem portadores crônicos assintomáticos do vírus, o vírus no ambiente era derivado de lesões e os pacientes com infecções graves suficientes para transmitir o vírus estavam tão doentes que eram conduzidos à atenção médica rapidamente; os contatos eram facilmente identificados, de forma a interromper a transmissão viral.

A vacina contra varíola é feita como vírus vaccínia (gênero *Vaccinia virus*) preparado pela coleta de lesões vesiculares em bovinos ou ovinos, ou multiplicados em ovos embrionados. O sucesso da erradicação significa que a vacinação não é mais necessária, pois a vacinação apresenta riscos de complicações, como, por exemplo, vaccínia generalizada e encefalite pós-vacinal.

Após a erradicação, os estoques de vírus da varíola foram destruídos em todos os laboratórios, com exceção de dois centros colaboradores da OMS, o *Centers for Disease Control and Prevention* em Atlanta, Georgia, e um na Rússia, o *Russian State Centre for Research on Virology and Biotechnology*, em Koltsovo, região de Novosibirsk. Uma resolução da OMS, em 1996, determinou que esses estoques fossem destruídos ao fim de 1999. Em maio de 1999, esse prazo foi ampliado para o fim de 2002. Entretanto, surgiram notícias da produção em massa do vírus da varíola pela União Soviética nos anos 1980, como parte de um programa de pesquisa de armas biológicas. A dissolução da União Soviética e a migração de cientistas e outros recursos levaram à especulação de que outros países poderiam ter estoques de varíola ou meios de adquirir esses estoques. Com os ataques terroristas de 2001 e a possibilidade de utilização da varíola, considerada entre as mais perigosas armas biológicas, em maio de 2002, a Assembleia Mundial da Saúde, da OMS, decidiu adiar a destruição destes estoques indefinidamente, dando continuidade às pesquisas nesses dois laboratórios, principalmente relacionadas ao diagnóstico molecular e à atividade de drogas antivirais. A destruição dos estoques do vírus deve ser revista na Assembleia Geral da Organização Mundial de Saúde em 2014.

Mesmo com a erradicação da varíola, existe uma necessidade de continuar os estudos com o vírus vaccínia (utilizado na vacinação contra varíola) e suas possíveis complicações. É necessário também conhecer as outras doenças causadas por poxvírus, que podem ser semelhantes à varíola. Além disso, o vírus vaccínia é um dos principais vetores virais para a introdução de genes no organismo (ver Capítulo 82).

Diagnóstico laboratorial

A natureza dos espécimes destinados ao diagnóstico virológico depende da fase da doença. Na fase *pré-eruptiva*, usa-se o sangue colhido com anticoagulante; na fase *máculo-papular*, recorre-se ao material proveniente da raspagem das lesões cutâneas; na fase *vesículo-pustular*, usa-se o conteúdo das lesões cutâneas; e, finalmente, na fase de *crostas*, estas servem como fonte de isolamento do vírus.

O diagnóstico laboratorial compreende a identificação do vírus e a verificação de gênero e espécie por testes biológicos e moleculares, como PCR. A identificação morfológica das partículas virais pode ser feita por microscopia eletrônica no material proveniente das lesões das fases máculo-papular, vesículo-pustular e de crostas. A identificação por microscopia óptica, através de coloração histológica para demonstrar as inclusões virais, tem sido substituída por técnicas como ELISA, PCR ou hibridização *in situ*, para detecção do vírus.

O isolamento do vírus da varíola por inoculação na membrana corioalantoide de ovos embrionados é outra possibilidade de diagnóstico. Em dois a três dias, aparecem lesões pequenas, enquanto as lesões causadas pelo vírus vaccínia são grandes, com centro necrótico. Os vírus cowpox e monkeypox produzem lesões hemorrágicas. A identificação retrospectiva é feita por ELISA, Western-blot e neutralização, utilizando soros convalescentes.

Com a erradicação da varíola, é de fundamental importância que possamos reconhecer laboratorialmente, de modo rápido e preciso, os diversos quadros clínicos ocasionados pelos múltiplos agentes da família *Poxviridae*. Devemos manter um sistema de alerta fundamentado no diagnóstico diferencial.

Tratamento

Como já referimos, a propósito dos antivirais, o vírus da varíola é sensível a alguns daqueles compostos, mas os resultados obtidos no tratamento de casos humanos não foram concludentes.

Prevenção e controle

Foi a vacinação antivariólica, quando respeitadas as diversas fases da campanha de erradicação da doença, estabelecidas pela Organização Mundial de Saúde, que permitiu atingir o objetivo de eliminação da doença no homem.

O vírus vacínico é antigenicamente muito semelhante ao vírus variólico, razão pela qual confere uma sólida imunidade contra a varíola. Conforme o grau de imunidade dos indivíduos vacinados, as respostas ao processo vacinal podem ser de três tipos: reação vacinal típica com aparecimento de uma vesícula no local de inoculação sete a oito dias após a vacinação, com intensidade máxima no 12º dia, própria dos indivíduos não imunes; reação acelerada, caracterizada pelo aparecimento da lesão vesicular no quarto ou quinto dia, com intensidade máxima no sétimo dia, própria dos indivíduos parcialmente imunes; e reação alérgica, que, normalmente, restringe-se ao aparecimento de uma pápula dois a três dias após a vacinação, resultado de alergia aos constituintes da vacina.

Apesar da boa proteção conferida, a vacinação não é totalmente destituída de riscos, podendo ocorrer quadros de encefalite ou encefalomielite (1:100.000 vacinações), ou quadros de vaccínia generalizada 1:25.000 vacinações). Por este motivo, não é recomendada, pela Organização Mundial de Saúde, a vacinação em massa de populações na ausência de um risco real de infecção pelo vírus, por exemplo, em um possível ataque terrorista.

Apesar disso, a vacina Dryvax, uma vacina contendo vírus vaccínia derivado da cepa NYCBH dos Laboratórios Wyeth, produzida nos Estados Unidos até 1982, e mantida em estoque, foi utilizada nos Estados Unidos, a partir de 2002, para vacinação de mais de um milhão de militares e de pessoal selecionado da área civil. Alguns efeitos colaterais com complicações cardíacas foram relatados.

Molusco Contagioso

A única espécie no gênero *Molluscipoxvirus* é o *Molluscum contagiosum virus (MCV)*. Os vírions têm a forma de um tijolo de 320 x 250 x 200 nm. O DNA viral tem 188 kbp. O MCV não foi cultivado em culturas celulares, embora uma grande quantidade de partículas virais possa ser demonstrada nas lesões.

Patogênese e características clínicas

O molusco contagioso é um tumor benigno da epiderme, que ocorre somente em humanos. A lesão típica do molusco contagioso consiste em uma massa de epiderme hipertrofiada, que se estende até a derme e projetando-se acima da pele como um tumor visível. O citoplasma das células infectadas é preenchido com uma massa granular, conhecida como corpúsculo do molusco.

O molusco contagioso é caracterizado por pápulas múltiplas, de coloração perolada, pequenas, de 2 a 5 mm de diâmetro, na pele, distribuídas em grupo. Podem ocorrer em várias partes do corpo, incluindo o torso de crianças e na área ânus-genital de indivíduos que praticam sexo anal. As lesões raramente ocorrem nas palmas, solas dos pés e mucosa, e algumas vezes ocorrem na face, com envolvimento ocular. O período de incubação é de dois a sete dias e a doença se não tratada, dura de seis a nove meses.

Epidemiologia

A infecção ocorre pelo contato direto da pele ou de forma indireta, através de fômites, com a entrada do vírus por soluções de continuidade da pele ou pelo folículo piloso. A incidência da doença é mais comum em crianças de 10 a 12 anos de idade em países desenvolvidos e de um a quatro anos de idade em alguns países em desenvolvimento. Lesões secundárias podem ocorrer por autoinoculação. A doença normalmente ocorre de forma esporádica, mas pode tornar-se endêmica principalmente em instituições como creches ou escolas. O molusco genital, em geral, ocorre junto com outras doenças de transmissão sexual, incluindo AIDS. Em crianças, pode ser um sinal de abuso sexual.

Diagnóstico laboratorial

O diagnóstico pode ser feito clinicamente, pela aparência característica da lesão. Pode ainda ser feita a identificação histológica do corpúsculo de molusco e do poxvírus por microscopia eletrônica.

Tratamento

Pode ser feita a remoção cirúrgica das lesões ou estas são tratadas quimicamente ou por crioterapia. Em pacientes com AIDS, as lesões podem ocorrer de forma recorrente. As lesões em crianças tendem a desaparecer com a idade. Tem sido testado experimentalmente o tratamento com o antiviral Cidofovir, com resultados promissores.

Bibliografia

1. Brooks GF, Carroll KC, Butel JS, Morse SA, Mietzner TA. Jawetz Melnick & Adelberg's Medical Microbiology. 26ª ed. New York: McGraw Hill; 2013.
2. Flint SJ, Enquist LW, Racaniello VR, Skalka AM. Principles of virology. 3ª ed. Washington: ASM Press; 2009.
3. King AMQ, Adams MJ, Carstens EB, Lefkowitz, EJ *(eds.)*. Virus Taxonomy: Ninth Report of the International Committee on Taxonomy of Viruses. San Diego: Academic Press; 2012.
4. Knipe DM, Howley PM, Cohen JI, Griffin DE, Lamb RA, Martin MA et al. Fields Virology. 6th ed. Philadelphia: Lippincott Williams & Wilkins; 2013.

Ivanete Kotait
Maria Luiza Carrieri

94

Raiva

A raiva é uma zoonose transmitida ao homem pela inoculação do vírus da raiva, contido na saliva de animais (mamíferos) infectados, principalmente através de mordeduras, lambeduras e arranhaduras. Trata-se de uma encefalomielite aguda progressiva que leva ao óbito praticamente 100% dos casos, sendo uma das mais antigas doenças conhecidas. O vírus da raiva tem como principal reservatório o cão (*Canis familiaris*), que é também o transmissor de 99% dos casos humanos.

A palavra raiva deriva do latim *rabere*, "fúria", "delírio", do sânscrito *rhabas* que significa "tornar-se violento" e da palavra grega *lyssa,* que deu origem à denominação do gênero *Lyssavirus,* ao qual pertence o vírus da raiva.

Ainda nos dias atuais a raiva representa um sério problema de saúde pública por ser responsável, anualmente, pela morte de 55.000 pessoas, principalmente, na Ásia (31.000 óbitos) e na África (24.000 óbitos), em geral crianças de 0 a 15 anos (45% a 60%). A cada 15 minutos uma pessoa morre de raiva e mais 300 outras são expostas ao seu agente.

É uma doença perfeitamente passível de prevenção, porém continua ocorrendo em comunidades pobres, nas quais medidas que poderiam preveni-la em humanos, pelo controle da raiva canina, não são implementadas.

Taxonomia dos *Lyssavirus*

A doença, que acomete os mamíferos em geral, é causada por um vírus da família *Rhabdoviridae,* gênero *Lyssavirus* e espécie *Rabies virus* (RABV).

Na família *Rhabdoviridae* existe um grande número de espécies de vírus que infectam animais vertebrados (mamíferos, peixes e répteis), invertebrados e plantas, o que demonstra a grande diversidade destes vírus.

Esta família possui três gêneros que infectam mamíferos: *Lyssavirus*: vírus da raiva e relacionados ao vírus da raiva; *Vesiculovirus*: vírus da estomatite vesicular e vírus a ele relacionados; *Ephemerovirus:* vírus da febre efêmera dos bovinos.

Além destes três gêneros, há outros três: *Novirhabdovirus* (que infecta peixes), *Cytorhabdovirus* e *Nucleorhabdovirus* (que infectam plantas e invertebrados).

O estudo do vírus da raiva, que até a década de 1950 era considerado uma unidade, teve grande avanço a partir da década de 1980, com a utilização de anticorpos monoclonais.

O *Rabies virus* (RABV) é o vírus clássico da raiva, distribuído globalmente, que infecta mamíferos terrestres e morcegos hematófagos e morcegos não hematófagos das Américas e pertence ao genótipo 1. O *Lagos bat virus* (LBV), ou genótipo 2, foi o vírus isolado, pela primeira vez, de morcego frugívoro da região de Lagos (Nigéria), em 1956. O *Mokola virus* (MOKV), ou genótipo 3, foi isolado de musaranhos (*Crocidura* sp.) e humanos, também da Nigéria, e felinos do Zimbábue e Etiópia. O *Duvenhage virus* (DUVV), ou genótipo 4, foi isolado de humano e, posteriormente, de morcegos insetívoros da África do Sul e Zimbábue.

Na década de 1980, verificou-se que estes vírus (genótipos 3, 4 e 5) – denominados vírus relacionados ou aparentados ao vírus da raiva – pareciam estar mais difundidos, geograficamente, do que se supôs inicialmente. Nesta época foram isoladas várias cepas de vírus no continente europeu, com características similares aos vírus relacionados. Maiores estudos realizados, posteriormente, permitiram a classificação de mais dois genótipos: o *European bat lyssavirus 1* (EBLV1), que agrupou os isolamentos dos vírus de morcegos do gênero *Eptesicus* spp., e o *European bat lyssavirus 2* (EBLV2), que agrupou os isolamentos dos vírus de morcegos do gênero *Myotis* spp.

Na década de 1990, foi isolada na Austrália uma nova variante de morcegos frugívoros conhecidos como raposas-voadoras (*Pteropus alecto*), denominada *Australian bat lyssavirus* (ABLV), classificada como genótipo 7.

A partir do ano de 2000 foram registrados outros quatro lissavírus divergentes, isolados de morcegos insetívoros: *Aravan virus* (ARAV), a partir de morcego *Myotis blythi*, do Quirguistão (Ásia Central); *Khujand virus* (KHUV), de morcego *Myotis mystacinus*, do Tadjiquistão (Ásia Central); *Irkut virus* (IRKV), de morcego *Murina leucogaster*, de

Irkutsk (Rússia) e *West Caucasian bat virus* (WCBV), de morcego *Miniopterus schreibersii*, da região das montanhas do Cáucaso (Tabela 94.1).

Todos os vírus acima relacionados constituem-se em espécies do gênero *Lyssavirus*, segundo o ICTV (*International Committee on Taxonomy of Viruses*).

Mais recentemente, novos lissavírus foram descritos e poderão representar novas espécies: *Bokeloh bat lyssavirus* (BBLV), isolado na Europa em morcegos *Myotis natterenii*; *Ikoma virus* (IKOV), isolado de uma civeta na Tanzânia, que tem provavelmente um morcego como reservatório, e o *Lleida bat lyssavirus,* isolado de *Miniopterus schreibersii*, na Espanha.

O gênero *Lyssavirus* foi, inicialmente, classificado em quatro sorotipos (1 a 4), de acordo com suas características antigênicas, identificadas através de estudos de reações cruzadas com soros e anticorpos monoclonais: *Rabies virus*, *Lagos bat virus*, *Mokola virus* e *Duvenhage virus*, respectivamente.

Tabela 94.1
Classificação Taxonômica do Gênero Lyssavirus

Espécies reconhecidas e propostas (Filogrupo)	*Abreviatura*	*Hospedeiro natural*	*Distribuição geográfica*	*Comentários*
Rabies virus (tipo espécie) (I)	RABV	Morcegos (*Chiroptera*) de diferentes espécies e mamíferos silvestres (predominantemente carnívoros)	Distribuição mundial, com exceção da Austrália, Antártida e vários territórios insulares	Responsável pela maioria dos casos animais e humanos e cepas de produção de vacinas
Australian bat lyssavirus (I)	ABL	Morcegos do gênero *Pteropus* (raposa-voadora) e morcegos insetívoros	Austrália	Três casos humanos documentados e dois equinos
European bat lyssavirus type 1(I)	EBL-1	Morcegos insetívoros, predominantemente *Eptesicus serotinus*	Europa, da Espanha à Ucrânia	Infecções em animais domésticos e silvestres e um caso humano foram documentados
European bat lyssavirus type 2 (I)	EBL-2	Morcegos insetívoros, predominantemente *Myotis danbentonii* e *M. dasyeneme*	Noroeste da Europa	Dois casos humanos documentados
Khujand virus (I)	KHUV	Morcegos insetívoros *Myotis mystacinus*	Ásia Central, Tadjiquistão	Isolamento único
Aravan virus (I)	ARAV	Morcegos insetívoros *Myotis blythi*	Ásia Central, Quirguistão	Isolamento único
Bokeloh bat lyssavirus (I)	BBLV	Morcegos insetívoros *Myotis natterenii*	Alemanha e França	Dois isolamentos
Irkut virus (I)	IRKV	Morcegos insetívoros *Murina leucogaster*	Irkutsk (Rússia)	Dois isolados: um em morcegos *Murina leucogaster* e outro em humano
Duvenhage virus (I)	DUVV	Morcegos insetívoros	África (sub-Saara)	Quatro isolados, três em humanos e um em morcego presumivelmente *Micropterus* sp.
Lagos bat lyssavirus (II)	LBV	Morcegos *E. helvum, R. aegyptiacus* e *Epomophorus* spp.	África (sub-Saara)	Possui várias linhagens. No futuro poderá ser dividido em 2-3 espécies. Relatado em animais silvestres e domésticos. Não há casos humanos
Mokola virus (II)	MOKV	Desconhecido	África (sub-Saara)	Duas vezes isolados em musaranhos (*Crocidium* sp.) e uma vez em roedor. Outros isolamentos em animais domésticos e dois casos humanos
Shimoni bat virus (II)	SHIBV	Morcegos insetívoros *Hipposideros commersoni*	Quênia	Isolamento único
*West Caucasian bat virus (III)**	WCBV	Morcegos insetívoros do gênero *Miniopterus*	Sudeste da Europa (montanhas do Cáucaso)	Isolamento único
*Ikoma virus (III)**	IKOV	Civeta africana (*Civettictis civetta*)	Tanzânia	Isolamento único
*Lleida bat lyssavirus (III)**	LLEBV	Morcegos insetívoros *Miniopterus schreibersii*	Espanha	Isolamento único

* Provável novo filogrupo, dependendo da aprovação pelo ICTV (International Committee on Taxonomy of Viruses).

Neste período, o *Kotonkan virus* (KOTV) e o *Obodhiang virus* (OBOV) eram considerados vírus aparentados ao da raiva. Hoje, porém, estes dois vírus estão classificados no gênero *Ephemerovirus* juntamente com o agente causal da febre efêmera dos bovinos, pelas suas características antigênicas e genéticas e transmissão por vetores.

O gênero *Lyssavirus* possui 12 espécies distintas diferenciadas em dois filogrupos, os quais mostram certas características morfológicas e estruturais com o RABV. Estes vírus, geneticamente distintos, estão distribuídos em dois filogrupos, e também em um terceiro filogrupo ainda não determinado pelo ICTV (International Committee on Taxonomy of Viruses).

Atualmente, com a realização da caracterização genética dos genes N, P e G, foram classificadas 15 espécies (aprovadas e propostas ao ICTV) e, mais recentemente, estas espécies foram divididas em dois filogrupos: o filogrupo I, que inclui os RABV, DUVV, ABL, EBL-1, EBL-2 e BBLV, e o filogrupo II, que inclui os LBV, MOKV e SHBV. Os isolados mais recentes, da Ásia Central e da Rússia, também foram agrupados em filogrupos. O ARAV, o KHUV e o IRK estão mais relacionados ao filogrupo I e o WCBV a nenhum dos dois filogrupos. Propriedades biológicas, tais como patogenicidade, indução de apoptose e reconhecimento de receptores celulares, diferem entre os representantes dos dois filogrupos.

Nos morcegos já foram encontrados 13 das 15 espécies de lissavírus classificadas ou propostas, com exceção do MOKV e do IKOV. Recentemente, no continente africano foram isolados, após muitos anos, o LBV, MOKV e o DUVV, em diferentes espécies animais e em humanos.

O *Ikoma virus* (IKOV), isolado em 2012 de civeta africana, não possui reação cruzada com os outros membros dos dois filogrupos, podendo ser classificado como terceiro filogrupo.

Em 2012 um novo lissavírus, *Lleida bat lyssavirus*, foi encontrado na espécie de morcego *Miniopterus schreibersii*, na Espanha, bastante relacionado ao WCBV e IKOV, sugerindo a existência de um terceiro filogrupo.

É importante ressaltar, também, que no continente americano e no Caribe apenas o RABV foi isolado até o momento.

Evidências experimentais indicam que as cepas de produção de vacinas, as quais pertencem ao filogrupo I, são ineficientes contra a infecção por lissavírus do filogrupo II e do *West Caucasian bat virus*. Uma ausência de imunidade é observada nas infecções pelo *Ikoma virus*.

Principais Características do Vírus da Raiva

O *Rabies virus* (RABV), assim como os vírus pertencentes a esta família, possui RNA de fita simples, polaridade negativa, linear, não segmentado, da mesma forma que os representantes das outras famílias da ordem *Mononegavirales* (*Filoviridae*, *Paramyxoviridae*, *Bornaviridae*).

O vírus da raiva e seus relacionados possuem no seu RNA, 11.932 nucleotídeos e PM = 4,6 x 10^6 Dalton. Eles podem ser divididos em duas partes: o ribonucleocapsídeo e o envelope. O ribonucleocapsídeo possui o RNA e três proteínas: a nucleoproteína (N), que está associada ao RNA viral; a proteína L, que é uma RNA polimerase – RNA dependente (responsável pela transcrição e replicação do RNA viral) – e a proteína P (NS ou M1), que é uma fosfoproteína. O envelope é constituído por duas proteínas: a glicoproteína (G) e a proteína matriz (M ou M2).

A proteína mais estudada é a glicoproteína (G), responsável pela indução de anticorpos neutralizantes, pela estimulação das células T e pela adsorção vírus-célula. A resposta imune específica ao vírus da raiva possui dois componentes: a mediada por anticorpos e a mediada por células. Além da glicoproteína (G), a nucleoproteína (N) tem importante papel na resposta imune, visto que, através de uma interação, age na resposta imune celular.

Ressalta-se que uma boa relação N/G, na suspensão antigênica destinada às vacinas, é o ideal para a obtenção de uma vacina antirrábica eficiente.

No que diz respeito à morfologia, o vírus da raiva apresenta a forma de um projétil, com uma das extremidades plana e a outra arredondada. Seu comprimento médio é 180 nm (130-250 nm) e o diâmetro médio é 75 nm (60-110 nm). As espículas do envelope, glicoproteína, possuem 9 nm. Na sua constituição química, a partícula viral completa possui de 2% a 3% de ácido ribonucleico (RNA), 67% a 74% de proteínas, 20% a 26% de lipídeos e 3% de carboidratos.

O vírus da raiva é sensível aos solventes de lipídeos (sabão, éter, clorofórmio e acetona), etanol a 45-70%, preparados iodados e compostos de amônia quaternária. Outras relevantes propriedades são: a resistência à dessecação, assim como a congelamentos e descongelamentos sucessivos, relativa estabilidade a um pH entre 5 e 10 e a sensibilidade às temperaturas de pasteurização e à luz ultravioleta.

O vírus da raiva é também muito sensível aos outros agentes físicos e químicos, sendo possível a sua inativação em poucos minutos pela ação de ácidos e bases fortes, luz solar, alterações de pH e temperatura. É inativado a 60°C, em 35 segundos; a 4°C mantém-se infectivo por dias; a -70°C ou liofilizado (4°C), mantém-se durante anos.

A adsorção vírus-célula é feita pela glicoproteína, em uma ligação específica (receptor celular-antirreceptor viral) e o vírus penetra nas células por um processo de endocitose. Uma vez dentro das células, o ribonucleocapsídeo é liberado no citoplasma, onde o RNA negativo se replica, dando origem ao RNA mensageiro (ciclo de transcrição primária), que codifica as cinco proteínas e novos genomas, que são encapsidados e, em nível das membranas celulares, são liberados por brotamento.

A glicoproteína, como já foi dito, tem papel importante na penetração do vírus na célula, tendo também papel relevante na imunidade humoral e na celular, pela ativação de linfócitos T *helper* e citocinas.

A fosfoproteína interage com a nucleoproteína no processo de encapsidação, e a proteína matriz é muito importante na fase de maturação viral.

A polimerase (proteína L) – RNA dependente – tem múltiplas atividades enzimáticas: na síntese do RNA, na metilação, na fosforilação etc.

É essencial, também, distinguir entre os vírus rábicos clássicos: o vírus de "rua" e o vírus "fixo" (CVS, PV, PM etc.). A denominação vírus de "rua" utiliza-se para cepas isoladas de animais infectados em ciclos de transmissão natural da doença. Estas cepas caracterizam-se por um período de incubação variável, às vezes bastante prolongado, ao contrário das cepas denominadas "vírus fixo", que apresentam um período de incubação curto, geralmente de quatro a sete dias, utilizadas na produção de vacinas e como vírus-padrão para testes laboratoriais.

Patogenia e Resposta Imune Antirrábica

O vírus da raiva é altamente neurotrópico e sua difusão é via neural e invade o sistema nervoso central no qual causa uma infecção aguda.

Muito do que se conhece sobre a infecção rábica foi observado em modelos experimentais, utilizando animais.

A patogenia da raiva é semelhante em todas as espécies de mamíferos. O vírus se replica no local da inoculação, inicialmente nas células musculares ou nas células do tecido subepitelial, até que atinja concentração suficiente para alcançar terminações nervosas, sendo este período de replicação extraneural responsável pelo período de incubação relativamente longo da raiva, quando comparado com outras infecções virais. O vírus permanece latente no ponto de inoculação, replicando-se nas fibras musculares ou nas células dermais (no caso de duas variantes de morcegos *Lasyonicteris noctivagans* e *Pipistrellus subflavus*). O período de incubação longo favorece a manutenção da doença de forma enzoótica. Os vírus fixos, no entanto, não necessitam desta intensa replicação nas células musculares e atingem, mais rapidamente, os nervos periféricos.

Nas junções neuromusculares o vírus rábico, através da glicoproteína, liga-se especificamente ao receptor nicotínico da acetilcolina. Após esta fase, os vírus atingem os nervos periféricos, seguindo um trajeto centrípeto, em direção ao sistema nervoso central.

Atualmente, são relacionadas três proteínas celulares distintas para a ligação dos lissavírus: o receptor nicotínico da acetilcolina (nAChR), a molécula de adesão da célula neuronal (NCAM) e o neurorreceptor p75(p75NTR). O vírus da raiva é capaz de se ligar ao p75NTR de células de mamíferos, mas não ao de células de aves.

No caso da variante isolada de morcegos insetívoros *Lasyonicteris noctivagans*, sabe-se que possui boa replicação nas células da derme, fato este que garante o sucesso desta variante, uma vez que a mordedura ocasionada por esta espécie de morcego é superficial, em razão do seu pequeno tamanho e de seus pequenos dentes.

A propagação do vírus é passiva, seguindo o fluxo axoplasmático retrógrado e o transporte é célula a célula, através das junções sinápticas. Estima-se que o genoma viral tenha um deslocamento de até 100 mm por dia, na dependência da concentração de vírus e da cepa viral, até chegar ao sistema nervoso central (SNC).

A distribuição do vírus rábico não é homogênea no SNC e, por esta razão, a porção de eleição para encaminhamento ao laboratório de diagnóstico varia de espécie para espécie. As regiões mais habitualmente atingidas são: hipocampo, tronco cerebral, medula e células de Purkinje no cerebelo; muitas vezes, os sintomas estão associados com a localização anatômica no cérebro.

A partir da intensa replicação no SNC, o vírus da raiva segue em direção centrífuga, disseminando-se através do sistema nervoso periférico e autônomo para diferentes órgãos (pulmões, coração, rins, bexiga, útero, testículos, folículo piloso etc.) e glândulas salivares, sendo eliminado pela saliva. Esta disseminação faz com que o vírus atinja, também, terminações nervosas sensoriais do tecido cutâneo da cabeça e do pescoço, onde se pode demonstrar a presença de antígeno viral. Por esta razão, utiliza-se a biópsia de folículo piloso da nuca como método de diagnóstico, através da técnica imunofluorescência direta ou RT-PCR. O vírus rábico pode localizar-se também na retina e no epitélio da córnea. Tanto o folículo piloso da região da nuca como a impressão da córnea podem ser utilizados para diagnóstico *in vivo* (ou *ante mortem*) da raiva humana.

A viremia tem sido documentada em modelos experimentais, sendo fugaz e temporária, mas não há evidências de que tenha importância significativa durante o processo de disseminação viral.

As lesões histopatológicas são as inclusões intracitoplasmáticas de Negri, que são patognomônicas para a raiva. A sua ausência, porém, não descarta o diagnóstico da raiva, tendo em vista que nos episódios de evolução rápida, com período de incubação curto e óbito precoce, pode não haver tempo suficiente para o aparecimento destas inclusões. Outra lesão observada é a formação de vacúolos, dando ao sistema nervoso o aspecto espongiforme.

A via nasal e, particularmente, as células neuroepiteliais olfativas podem ser uma via alternativa de penetração viral, e este tipo de exposição pode resultar em uma infecção com baixa eficiência.

O período de incubação da raiva é extremamente variável e depende, fundamentalmente, da concentração do inoculo viral, da distância entre o local do ferimento e o cérebro e está relacionado com a extensão, a gravidade e o tamanho da ferida causada pelo animal agressor.

O período de transmissibilidade é o período em que existe a possibilidade de transmissão do agente infeccioso de um organismo a outro. Varia de espécie a espécie mas, em todos os animais, inclusive nos seres humanos, precede o aparecimento da sintomatologia e perdura durante o quadro clínico, até a morte. Este período foi bastante estudado em cães e gatos, sendo, na grande maioria das vezes, de cerca de dois a quatro dias antes do surgimento dos sintomas no animal, até sua morte, que ocorre geralmente cinco dias após. Estes estudos permitiram que se fixasse o período de observação de cães e gatos agressores em dez dias, com a finalidade de profilaxia antirrábica de humanos que tiveram contato com animais, em áreas de raiva controlada.

Ao contrário de muitos vírus que causam infecção aguda, o vírus da raiva ultrapassa as defesas imunes do hospedeiro por um longo período, devido ao seu extremo neurotropismo.

Ao penetrar nos neurônios, o vírus da raiva torna-se protegido da ação dos anticorpos, das células do sistema imune e da ação dos interferons e responsáveis pela resposta imune inespecífica. Os interferons, proteínas de baixo peso molecular, podem atuar inibindo diretamente a replicação viral e, assim, a sua disseminação, ou induzindo as reações das células imunes, e são extremamente importantes no início da infecção. O vírus da raiva é capaz de induzir a produção de interferons antes de sua migração para o sistema nervoso central.

As células apresentadoras de antígeno (macrófagos, células dendríticas, células de Langherans etc.), quando entram em contato com o vírus da raiva, fagocitam-no e o processam para apresentação às células imunes. Esta apresentação é fundamental para a ativação dos linfócitos T auxiliares, que vão produzir diferentes citocinas. Estas ativam diferentes células implicadas na eliminação direta do vírus ou de células infectadas, e auxiliam na produção de anticorpos pelos linfócitos B.

A estimulação dos linfócitos B para a produção de anticorpos, na infecção natural, só se dá após o aparecimento dos sintomas clínicos. A possibilidade de neutralização da capacidade infecciosa viral só se dá, portanto, após a invasão do sistema nervoso central e, neste momento, a doença adquiriu uma forma irreversível. O título de anticorpos neutralizantes permanece baixo até a fase terminal da doença e atinge seu pico próximo da morte.

A atividade principal dos anticorpos é o de bloquear o vírus extracelular, antes que ele encontre o receptor das células musculares, impedindo a sua propagação no local de infecção e sua progressão para o sistema nervoso central.

A resposta imune celular é, talvez, o mecanismo mais importante da resposta imune ao vírus da raiva. Os linfócitos T participam da proteção de diferentes maneiras: estimulando, através dos linfócitos T auxiliares, as células B a produzirem anticorpos: como efetoras de imunidade, na forma de células T citotóxicas, lisando células infectadas; induzindo a síntese de substâncias mediadoras da estimulação de diferentes células e como células de memória imunológica.

No fenômeno de apoptose (mecanismo do hospedeiro para limitar a disseminação viral) a célula se encolhe, destaca-se das outras, não havendo alterações evidentes no citoplasma, mas sim no núcleo, com aglomeração de cromatina e clivagem do DNA. Se a célula não morrer, acaba se fragmentando e, então, o material é fagocitado, não se observando sinais de inflamação. Este fenômeno tem um papel importante na patogenicidade e é mais induzido pelos *Lyssavirus* do filogrupo II e mutantes não patogênicas do filogrupo I. Os *Lyssavirus* do filogrupo I são mais patogênicos para camundongos inoculados pelas vias intracerebral e intramuscular do que os *Lyssavirus* do filogrupo II.

Um aspecto interessante em relação à infecção pelo vírus da raiva, diferentemente do que ocorre com a maioria das encefalites, é o fato de não haver uma grande reação inflamatória, com destruição de tecidos. No caso da raiva há poucas alterações neuropatológicas, fato contraditório com a intensidade dos sintomas e letalidade apresentada pela infecção. A doença ocorre por causa da disfunção neuronal e não pela morte celular. A disfunção neuronal é causada pelas anormalidades na neurotransmissão, envolvendo, principalmente, o GABA (ácido gama-aminobutírico).

Sintomatologia

A sintomatologia varia conforme a espécie infectada. Assim, serão apresentadas considerações sobre a sintomatologia em humanos, cães, gatos, outros animais domésticos e animais silvestres.

Raiva humana

O período de incubação, na maioria dos casos, é de duas a 12 semanas, podendo variar de dez dias até quatro a seis anos. Recentemente, em Boston/Massachusets/Estados Unidos, em uma investigação epidemiológica integrada entre americanos e brasileiros, foi constatado um caso humano com um período de incubação de oito anos, de raiva transmitida por cão, com confirmação laboratorial.

A transmissão da raiva ocorre, geralmente, através da inoculação do vírus contido na saliva de um animal infectado, por mordeduras, arranhaduras e lambeduras, embora outras vias sejam relatadas (membrana mucosa – olhos, nariz, boca), aerossóis e inter-humana, por transplantes de córnea. Oito óbitos por transplantes de córnea foram relatados, entre os anos de 1978 e 1994, em distintos países (Estados Unidos, França, Tailândia, Índia e Irã). No entanto, os primeiros casos de transmissão da raiva por transplantes de órgãos sólidos foram relatados em 2004 e 2005, nos Estados Unidos e Alemanha, respectivamente. Os receptores americanos (5) receberam rins (2), pulmão, fígado e segmento da artéria ilíaca e o doador tinha histórico de mordedura por morcego. Quatro deles foram a óbito nas semanas seguintes, e o receptor do pulmão faleceu por complicações relacionadas à cirurgia.

Na Alemanha, seis receptores estavam envolvidos: córneas, fígado, pulmão, rins e pâncreas. Três deles foram a óbito nas semanas seguintes, os receptores do pulmão, rim e pâncreas e somente rim. Os transplantes de córnea foram removidos e não demonstraram a existência de vírus da raiva.

Em ambos os casos, os doadores tinham histórico de envolvimento com droga (cocaína) e a investigação epidemiológica identificou relação com mordedura animal.

Mais recentemente, em março de 2013, novo caso foi relatado em Maryland/Estados Unidos, com a característica de período de incubação prolongado, 18 meses, tendo sido o doador infectado por guaxinim. Os quatros receptores receberam os rins, coração e fígado. Um dos receptores que recebeu um rim veio a óbito, e os demais receberam esquema de profilaxia antirrábica.

Esses casos recentes demonstram a necessidade de estratégias de seleção de doadores de órgãos, especialmente aqueles que apresentam sintomas neurológicos, embora haja um reconhecimento internacional de que não existe 100% de segurança nos testes de diagnóstico *ante mortem*.

Na raiva, durante o período de incubação, o paciente se apresenta absolutamente assintomático. A doença se inicia com alterações de comportamento, sensação de angústia, cefaleia, pequena elevação de temperatura, mal-estar e alterações sensoriais imprevistas, com frequência relacionada ao local da mordedura. O paciente costuma sentir dor, irritação e prurido na região lesionada. Na fase seguinte, de excitação e agressividade, surge hiperestesia de uma extrema sensibilidade à luz e ao som, dilatação das pupilas e aumento da salivação. Conforme a doença progride, surgem espasmos nos músculos da deglutição e a bebida é recusada por contrações musculares. Esta disfunção de deglutição observa-se na maioria dos doentes, muitos dos quais apresentam contrações espasmódicas laringofaríngeas à simples visão de um líquido (hidrofobia) e se abstêm de deglutir a sua própria saliva. Também podem ser observados espasmos dos músculos respiratórios e convulsões generalizadas. A fase de excitação pode ser predominante até a morte, ou ser substituída por uma fase de paralisia generalizada. Em alguns casos, a fase de excitação é muito curta e em quase todo o curso da doença predomina a sintomatologia paralítica. Este fato ocorre, principalmente, quando a espécie transmissora é o morcego. A doença dura de dois a seis dias ou mais e evolui sempre para o óbito. As mortes são atribuídas à falência das funções vegetativas centrais básicas e muitas vezes ocorrem em função da miocardite rábica concomitante.

Pacientes infectados com variantes de lissavírus originárias de morcegos podem apresentar quadro clínico diferente do apresentado por humanos infectados com RABV de origem canina.

Raiva canina e felina

A raiva em animais manifesta-se de duas formas: a raiva furiosa e a raiva paralítica ou muda, de acordo com a sintomatologia nervosa apresentada. Formas atípicas podem ocorrer em casos de infecção por variantes de morcegos.

O período de incubação é, em geral, de 15 dias a dois meses. Na fase prodrômica os animais apresentam mudança de comportamento, anorexia, febre, escondem-se em locais escuros ou mostram uma agitação inusitada. Após um a três dias, ficam acentuados os sintomas de excitação. O animal se torna agressivo, com tendência a morder objetos, outros animais, o homem, inclusive o seu proprietário, e morde-se a si mesmo, muitas vezes provocando graves ferimentos. A salivação torna-se abundante, uma vez que o animal é incapaz de deglutir sua saliva, em virtude da paralisia dos músculos da deglutição. Nos cães há alteração do seu latido, que se torna rouco ou bitonal, em virtude da paralisia parcial das cordas vocais. Os cães infectados pelo vírus rábico têm propensão de abandonar suas casas e percorrer grandes distâncias, podendo atacar outros animais e disseminando, desta maneira, a raiva. Na fase final da doença, é frequente observar convulsões generalizadas, que são seguidas de incoordenação motora e paralisia do tronco e dos membros.

A forma muda se caracteriza por predomínio de sintomas do tipo paralíticos, sendo a fase de excitação extremamente curta ou imperceptível. A paralisia começa pela musculatura da cabeça e do pescoço; o animal apresenta dificuldade de deglutição e suspeita-se de "engasgo". A seguir, vêm a paralisia e a morte.

Quando um indivíduo é exposto a um cão ou gato considerado suspeito de estar infectado com o vírus da raiva, este cão deve ser observado durante o período de 10 dias, segundo o Protocolo da América do Norte, que vem sendo aplicado na América Latina.

Na maioria das vezes a doença em felinos é do tipo furiosa, com sintomatologia semelhante à raiva canina. Destaca-se que os felinos não são considerados reservatórios e sim hospedeiros acidentais.

A raiva em cães, transmitida por morcegos, caracteriza-se por apresentar sintomatologia paralítica, ocorrer de forma isolada e ser confundida, com frequência, com cinomose ou parvovirose, doenças de alta prevalência em cães também causadas por vírus. Em alguns casos há descrição, simultaneamente à paralisia, de gastroenterite hemorrágica.

Especial atenção dever-se-á dar a outras sintomatologias que podem ocorrer quando a raiva em gatos for transmitida por morcegos, fato que vem ocorrendo em algumas regiões do país, em razão da característica predadora destes animais.

Raiva em bovinos

Na raiva transmitida por morcegos hematófagos – *Desmodus rotundus* –, o período de incubação é geralmente mais longo, com variação de 30 a 90 dias, ou até mais. A sintomatologia predominante é hipersalivação, alteração de comportamento, tremores musculares, hiperestasia ou hiperexcitabilidade, e a morte ocorre por paralisia. Frequentemente apresentam sintomas de "engasgo" e os proprietários ou trabalhadores rurais colocam as mãos em suas bocas na tentativa de extrair o corpo estranho.

No Brasil, em 2006, houve um caso de raiva em um médico veterinário, do Estado de Minas Gerais, que realizou este procedimento em ovinos e caprinos e não havia recebido esquema de profilaxia pré-exposição e se negou a receber esquema pós-exposição. O início dos sintomas foi cerca de 50 dias após a manipulação dos animais com diagnóstico laboratorial positivo.

Raiva em outros animais domésticos

A sintomatologia da raiva em equídeos, ovinos, caprinos e suínos é muito semelhante à dos bovinos. Depois de um período de excitação com duração e intensidade variáveis, apresentam sintomas paralíticos que dificultam a deglutição e provocam incoordenação das extremidades. Muitos animais apresentam alteração de comportamento e ingestão de objetos estranhos.

Os equinos, em particular, podem apresentar evolução rápida em função de paralisia bulbar. Por esta razão, para o diagnóstico laboratorial é imprescindível o envio de fragmentos de medula e tronco encefálico.

Animais silvestres

A raiva ocorre naturalmente em muitas espécies de canídeos e outros mamíferos. Com base em estudos epidemiológicos, considera-se que lobos, raposas, coiotes e chacais são os mais susceptíveis. Os morcegos (hematófagos ou não hematófagos), guaxinins e os mangustos apresentam um grau menor de suscetibilidade. A sintomatologia dos canídeos silvestres é, na maioria das vezes, do tipo furiosa, semelhante à dos cães.

Merece destaque, no Brasil, a raiva em cachorro-do-mato (*Cerdocyon thous*), relativamente frequente nos Estados do Nordeste e cuja distribuição geográfica vem aumentando.

Nos morcegos pode ocorrer uma fase de excitabilidade seguida de paralisia, principalmente das asas, o que faz com que estes animais deixem de voar. Deve-se suspeitar, portanto, de morcegos (hematófagos ou não), encontrados em local e hora não habituais. Eles não apresentam, porém, paralisia dos maxilares, o que os torna perigosos, até o momento do óbito. O encaminhamento de morcegos suspeitos para o diagnóstico laboratorial é a base para o desenvolvimento das atividades da vigilância epidemiológica passiva da raiva nestes animais, que vem sendo desenvolvida no Brasil, principalmente em alguns Estados do Sudeste.

Duas outras espécies animais, não pertencentes às ordens Carnívora e Chiroptera, estão sendo cogitadas como reservatórios do vírus da raiva. São elas o kudu (*Tragelaphus stepsiceros*), na Namíbia/África do Sul, e o sagui-de-tufo-branco (*Callitrix jacchus*), no Nordeste do Brasil. Para estas hipóteses, as pesquisas laboratoriais utilizando técnicas moleculares foram imprescindíveis.

Distribuição Geográfica e Epidemiologia

A distribuição da raiva é mundial. Atualmente, as únicas regiões sem ocorrência de raiva na população animal são: Antígua, Austrália, Bahamas, Barbados, Bermuda, Ilhas Cayman, Fiji, Finlândia, Havaí, Islândia, Irlanda, Jamaica, Japão, Nova Zelândia, Noruega, Nova Guiné, Santa Lúcia, Saint Martin, Suécia, Taiwan e Reino Unido. Após mais de 120 anos do desenvolvimento da vacina antirrábica por Louis Pasteur, ainda se depara com a raiva, em algumas regiões, sob a forma epidêmica. A razão mais importante para que este fato ocorra é a multiplicidade de reservatórios.

A raiva é uma enfermidade à qual todos os mamíferos são susceptíveis, que ocorre de maneira endêmica em diversos países, responsável por 55.000 óbitos humanos/ano, e as suas formas epidemiológicas obedecem a uma divisão didática, sendo as mais conhecidas a raiva urbana e a silvestre.

A raiva urbana é transmitida, principalmente, de cão para cão, sendo o vírus mantido primariamente na população canina, porém outros animais domésticos urbanos são frequentemente infectados. Os cães, como já mencionado, são os principais transmissores de raiva para o homem, em especial na Ásia e na África, sendo esta forma um grave problema de saúde pública, devido ao estreito relacionamento entre as pessoas e seus animais de companhia.

A classe *Mammalia* possui cerca de 5.400 espécies, sendo todas susceptíveis ao vírus da raiva, tendo como reservatórios de importância em saúde pública duas ordens: *Carnivora* e *Chiroptera*. Na ordem *Carnivora* destacam-se as famílias *Canidae* (cães, raposas, *raccoon dog*, cachorro-do-mato, raposinha etc.), *Procyonidae* (guaxinim), *Mustelidae* (furão), *Mephitidae* (gambá) e *Herpestidae* (mangusto).

Na Europa, nos Estados Unidos e no Canadá, os morcegos insetívoros e os canídeos silvestres são os principais reservatórios. Na Europa merecem destaque os *raccoon dogs* (*Nycterontes procyonoides*), que foram introduzidos neste continente na década de 1920, vindos da Ásia, bem como os morcegos dos gêneros *Eptesicus* e *Myotis*, sendo este último o de maior distribuição no continente. No Canadá destacam-se as raposas-vermelhas e cinzentas e morcegos das espécies *Lasiurus cinereus*, *Lasiurus borealis*, *Eptesicus fuscus*, *Lasionycteris noctivagans* e do gênero *Myotis* e, nos Estados Unidos, além das raposas-vermelhas e cinzentas, o gambá, o coiote, o guaxinim e os morcegos insetívoros das espécies *Lasyonicteris noctivagans* e *Pipistrellus subflavus*. Estas duas espécies de morcegos são, frequentemente, associadas a óbitos humanos, na maioria das vezes sem história definida de contato ou agressão por morcegos, razão pela qual a hipótese de transmissão criptogênica vem sendo estudada. No período de 1995 a 2011, ocorreram 49 óbitos humanos, 36 transmitidos por morcegos, na maioria pelas duas espécies de morcegos acima citadas, dos quais 28 não possuíam histórico de mordeduras.

Na América Latina, a partir de 2004, os morcegos hematófagos – *Desmodus rotundus* – substituíram os cães, como principais transmissores da raiva humana, especialmente na Região Amazônica (Brasil, Peru, Equador, Colômbia, Venezuela e Guianas).

No período de 2006 a 2012, foram registrados na região 235 casos humanos de raiva, principalmente no Peru (104), a maioria transmitida por morcegos hematófagos, no Brasil (70), na Colômbia (22), no México (20) e no Equador (14). Na atualidade, a Organização Pan-Americana da Saúde (OPAS) vem coordenando um trabalho de declaração de áreas livres, visando atingir o objetivo de eliminar a raiva canina e humana causadas pelas variantes próprias dos cães (variantes 1 e 2), até o ano de 2015.

Para isto, é indispensável que os países da região reforcem a vigilância epidemiológica e invistam em laboratórios de diagnóstico e recursos humanos.

No Brasil, os principais transmissores da raiva humana são os canídeos, especialmente domésticos e, eventualmente, silvestres (*Cerdocyon thous*), primatas (*Callithrix jacchus*) e morcegos hematófagos nas regiões Norte e Nordeste, e esporadicamente morcegos hematófagos e cães nas regiões Sudeste e Centro-Oeste (Figura 94.1).

Entre as 1.113 espécies de morcegos existentes no mundo, são encontradas no Brasil, atualmente, 173 espécies, entre insetívoros, fitófagos e hematófagos, e em 42 delas já foi isolado vírus da raiva.

Segundo dados da Secretaria de Vigilância em Saúde do Ministério da Saúde do Brasil, dos 425 óbitos humanos por raiva, no período de 1992 a 2012, 305 foram causados por animais domésticos e 120 (28%) por animais silvestres, destes 104 (88%) por morcegos hematófagos; 13(9%) por saguis (sagui-de-tufo-branco); 2 (2%) por cachorro-do-mato e 2 (2%) por guaxinim.

Em cavernas com grandes populações de morcegos infectados foi relatada a transmissão da doença por via aerógena para humanos e animais, bem como para humanos em laboratórios de produção de vacina.

O ciclo aéreo da raiva apresenta, atualmente, grande importância na manutenção do vírus em determinadas áreas geográficas. As diferentes espécies de morcegos, hematófagos ou não, são susceptíveis ao vírus, podendo transmiti-lo e, quando apresentam sintomatologia, evoluem para a morte.

O RABV está distribuído mundialmente entre os carnívoros, mas entre morcegos apenas no Novo Mundo. No Velho Mundo os morcegos abrigam várias espécies de lissavírus, mas não o RABV. Inúmeras pesquisas sugeriram que os morcegos são evolutivamente os hospedeiros primários do vírus da raiva, que depois se adaptou a carnívoros.

Em geral, o padrão de circulação dos lissavírus em carnívoros e morcegos é diferente. Os lissavírus causam a doença aguda e fatal e na maioria das vezes assegura a transmissão a outro hospedeiro susceptível. Mudanças de comportamento, tal como o aumento da agressividade, estão presente em uma significante proporção de animais raivosos facilitando a transmissão do vírus através de mordeduras.

Os carnívoros são altamente susceptíveis às variantes do RABV. A soroprevalência para RABV na população de raposas na Europa (antes do início do programa de vacinação oral) estava limitada a 3-5%, o que indicou que a maioria das exposições ao vírus causava raiva e morte dos animais, antes do desenvolvimento da imunidade.

A maioria dos morcegos são gregários e, frequentemente, formam grandes colônias, com altas taxas de contatos físicos e exposição. Se os morcegos fossem tão susceptíveis aos lissavírus como os carnívoros, todas as colônias e população morreriam durante o surto de raiva.

Milênios de coevolução tornaram os morcegos menos susceptíveis aos lissavírus e a maioria das exposições leva à infecção abortiva com o desenvolvimento de resposta imune. Apenas uma pequena proporção de morcegos (fracos ou imunocomprometidos) desenvolve a raiva e morre. Portanto a soroprevalência para lissavírus na população de morcegos é alta (30-70%), enquanto a presença de lissavírus no sistema nervoso central pode ser detectada em 0-0,5% de morcegos aparentemente saudáveis.

No Brasil, com os avanços obtidos no controle da raiva em animais domésticos de estimação, em grande parte do seu território, maior atenção deve ser dada à raiva silvestre e seus reservatórios: várias espécies de morcegos, ao cachorro-do-mato e sagui-de-tufo-branco.

Em relação à raiva dos morcegos, é importante o conhecimento das espécies que mais frequentemente apresentam raiva, seu comportamento e o manejo adequado destes animais, uma vez que são protegidos por leis ambientais.

A positividade para raiva em morcegos em centros urbanos brasileiros varia de 0-4%, valor significativamente inferior ao da América do Norte. Podem ocorrer exceções em áreas que sofrem fortes impactos ambientais.

Programas de vigilância epidemiológica da raiva silvestre e estudos multidisciplinares sobre reservatórios sil-

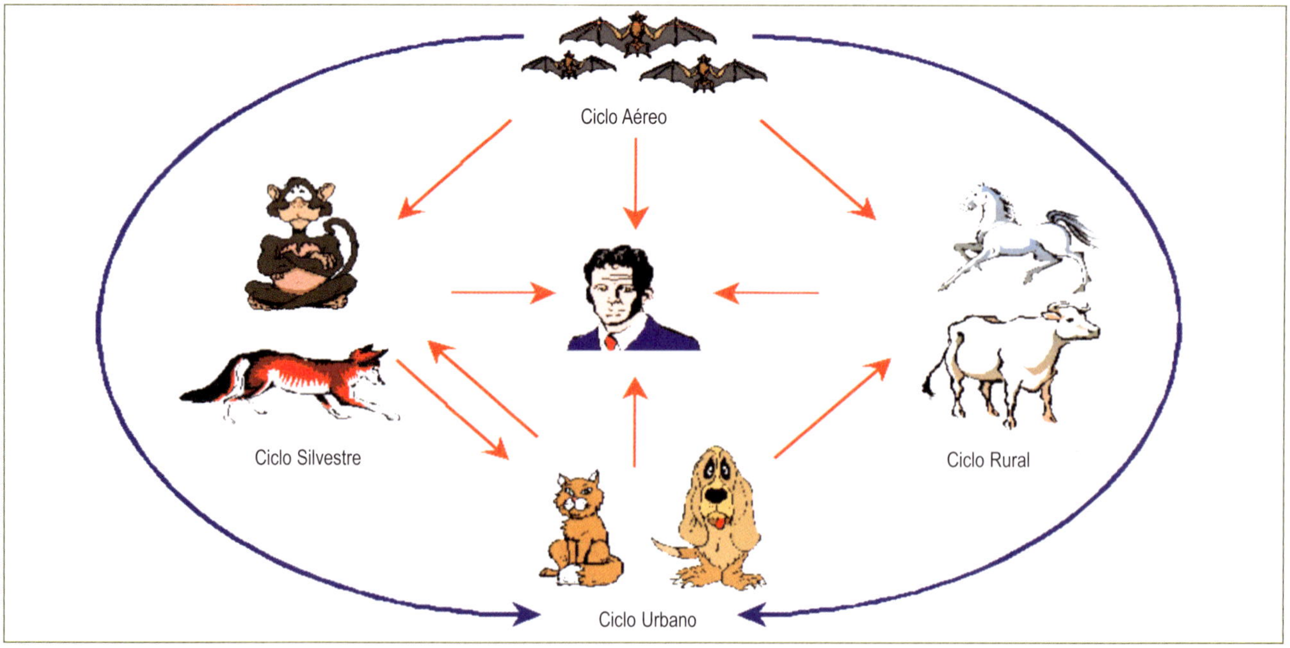

Figura 94.1 – *Ciclos epidemiológicos da raiva.*

vestres terrestres devem ser iniciados, urgentemente, dada a necessidade de utilização de vacinas para o controle da raiva nestas espécies.

Retardar os estudos epidemiológicos significa, com certeza, aceitar conviver com a raiva silvestre por muitos anos.

Diagnóstico Laboratorial

Diagnóstico virológico

O diagnóstico laboratorial é de fundamental importância na raiva para a confirmação do caso suspeito, bem como para o diagnóstico diferencial de outras encefalites. Também influencia a conduta médica em relação à necessidade ou não do tratamento antirrábico humano. É uma ferramenta necessária na avaliação das medidas de controle em áreas de epizootia e fundamental nos programas estabelecidos de vigilância epidemiológica da raiva.

As provas diagnósticas devem apresentar elevada sensibilidade e especificidade, bem como rapidez na obtenção dos resultados. Portanto, é recomendada na rotina laboratorial de diagnóstico a utilização de duas ou mais técnicas associadas, aumentando desta maneira a confiabilidade dos resultados finais.

O encéfalo do indivíduo suspeito, ou fragmentos de medula e cerebelo, não obrigatoriamente corno de Amon (hipocampo), deve ser encaminhado ao laboratório por uma via rápida, em recipiente hermeticamente fechado, perfeitamente identificado e refrigerado ou congelado, seguindo as normas de transporte de amostras biológicas. Este tipo de acondicionamento deve garantir a conservação da amostra assegurando a qualidade do resultado e protegendo as pessoas envolvidas com o transporte. É importante, também, o envio de fichas epidemiológicas devidamente preenchidas.

As técnicas mais comumente usadas são: as histológicas, o isolamento do vírus utilizando animais de laboratório, ou cultivo celular, ou a prova de anticorpos fluorescentes. As técnicas histológicas, como a coloração de Sellers, Faraco, Giemsa e Mann, constituem-se, basicamente, em detectar os corpúsculos de Negri através da utilização de corantes adequados. Os corpúsculos de Negri são inclusões intracitoplasmáticas, acidófilas, com granulações basófilas, que podem ser encontradas nos axônios e dendritos das células nervosas. Os corpúsculos de Negri são formados por ribonucleoproteína das partículas virais em maturação. Os métodos histológicos são rápidos, práticos e de baixo custo, mas apresentam menor grau de sensibilidade, que pode alcançar até 85%, dependendo da experiência do observador.

A técnica de inoculação em camundongos apresenta um alto grau de especificidade, porém com resultados mais demorados, uma vez que o período de incubação do vírus de rua, em camundongos, pode variar de 7 a 21 dias. Os sintomas dos animais inoculados com vírus rábico são: pelos arrepiados, falta de coordenação dos membros superiores, paralisia e prostração. No entanto, estes sinais clínicos não são suficientes para que se emita um laudo e a prova de imunofluorescência deve ser feita com o cérebro destes animais, para se visualizar os antígenos específicos.

Mortes ocorridas antes de 48 horas não são atribuídas ao vírus da raiva, pois o período de incubação é, em geral, de 7 a 21 dias, sendo recomendada a observação dos animais inoculados por um período de até 30 dias.

Por questões éticas, há uma tendência mundial para a diminuição do uso dos animais de experimentação e implantação de técnicas de isolamento viral em culturas celulares, sempre que possível.

O primeiro relato de cultivo do vírus rábico em células data de 1936. Entretanto, apenas recentemente o isolamento do vírus em células vem sendo mais intensamente aplicado. Esses estudos demonstraram que essa técnica apresenta altas sensibilidade e especificidade, menor tempo para a obtenção dos resultados (72 ou 96 horas), e menor custo, pois dispensa a necessidade de manutenção de animais de laboratório. As células de neuroblastoma murino (NA C1300) apresentam maior sensibilidade à infecção do vírus de rua do que outras linhagens celulares.

A prova de anticorpos fluorescentes é rápida, sensível e específica, com custo não muito elevado. Consiste em uma prova sorológica na qual, para detectar a reação antígeno-anticorpo, utiliza-se um sistema revelador, com uma substância fluorescente, o fluorocromo, unida ao anticorpo. Essa reação é visualizada ao microscópio de campo escuro e luz ultravioleta. Os antígenos, que reagiram com o anticorpo marcado, aparecem como partículas brilhantes de cor esverdeada, com diferentes formas, geralmente ovaladas ou arredondadas.

A acurácia da imunofluorescência depende, principalmente, de um microscópio adequado, da qualidade do conjugado e expertise do observador, sendo a efetividade desta prova cerca de 99%.

Embora existam técnicas sensíveis e especificas para a detecção da raiva em tecidos fixados em formol, estas técnicas não devem ser utilizadas na rotina diagnóstica por causa da demora do resultado. Métodos de detecção como ELISA e imuno-histoquímica rápida fornecem resultados reprodutíveis em diversos laboratórios internacionais.

Estudo antigênico e genético

Embora os métodos sorológicos que utilizam anticorpos policlonais permitam diferenciar o vírus da raiva dos outros *Lyssavirus*, só conseguem estabelecer ligeiras diferenças entre os subtipos do vírus clássico da raiva. Os métodos de caracterização antigênica e genética permitem identificar as variantes responsáveis por episódios e por casos individuais, tanto de humanos como de animais.

Os anticorpos monoclonais permitem análises antigênicas comparativas das variantes do vírus da raiva. A reatividade é determinada utilizando um painel de anticorpos monoclonais específicos para epítopos da nucleoproteína viral e é visualizada pela coloração fluorescente. O painel de anticorpos monoclonais antinucleoproteína tem se mostrado adequado tanto para possibilitar a máxima diferenciação entre os vírus da raiva importantes do ponto de vista de saúde pública, como a distribuição e a transmissão entre as diferentes espécies selvagens.

A caracterização das variantes tem sido muito útil também para entender a epidemiologia da raiva humana, sobretudo nas situações em que não há evidências de exposição ao vírus, como, por exemplo, em regiões onde a raiva canina está controlada.

O uso exclusivo de anticorpos monoclonais, no entanto, apresenta certas limitações. Por exemplo, a diversidade das variantes presentes em morcegos não é totalmente explicada com os anticorpos monoclonais existentes. A análise genômica é, evidentemente, mais adequada, pois proporciona informações mais detalhadas sobre a relação evolutiva dos isolados, as mudanças espaciais e temporais que se podem produzir e a semelhança entre os isolados.

A análise genética se realiza mediante a reação de polimerização em cadeia e a análise dos produtos da amplificação, mas o uso desta técnica não é recomendada pela OMS na rotina diagnóstica.

A aplicação da tipificação antigênica e genética na vigilância da raiva na América Latina e no Caribe tem sido essencial para aprimorar os atuais programas de controle da doença. O conhecimento da fonte de novos focos de raiva canina e a identificação das espécies silvestres, que mantêm os ciclos silvestres de transmissão da raiva, possibilita uma melhor utilização dos recursos de saúde pública.

É fundamental a realização de estudos integrados de genética e ecologia, para o conhecimento da dinâmica da raiva no meio silvestre.

Na atualidade, é o CDC/Atlanta/EUA, como Centro Colaborador da Organização Mundial de Saúde para a Investigação e Referência da Raiva, que proporciona aos países da América Latina o painel de oito anticorpos monoclonais anti-N. O uso do mesmo painel tem a vantagem de permitir a comparação dos resultados obtidos por diferentes grupos de pesquisa da região.

No Brasil, o Instituto Pasteur de São Paulo e outros laboratórios de diagnóstico têm realizado estudos antigênicos e filogenéticos, que permitem determinar a distribuição geográfica das variantes antigênicas e genéticas do vírus da raiva, descrever novas variantes e identificar variantes conhecidas em novos hospedeiros, informações muito úteis para a vigilância epidemiológica da raiva no Brasil.

Testes sorológicos

Soroneutralização em camundongos

É o método mais antigo para a dosagem de anticorpos e ainda continua sendo utilizado em muitos laboratórios, visto que não necessita de equipamentos sofisticados para sua execução, embora seja inviável quando o número de amostras de soros a ser processado é muito grande.

Neste teste, uma quantidade fixa de vírus (50 DL50% de CVS) é misturada às diluições seriadas de soro-teste e, após um período de incubação para permitir a neutralização viral, alíquotas de cada diluição são inoculadas em camundongos, por via intracerebral. Quando a diluição do soro contiver anticorpos suficientes, o animal sobreviverá e poder-se-á quantificar os anticorpos presentes no soro. Caso contrário, os animais apresentarão sintomas e morrerão entre sete e 21 dias.

Soroneutralização em células (inibição de focos fluorescentes-RIFFIT)

É o teste mais aceito em substituição à tradicional soroneutralização em camundongos. Consiste na adição de células BHK (*Baby Hamster Kidney*) à mistura previamente incubada de diluições de soro-teste e vírus. Em algumas horas as monocamadas são formadas e, após um período de incubação, verificar-se-á a replicação viral, fixando as monocamadas e corando com fluoresceína conjugada à imunoglobulina antirrábica. A visualização deve ser feita em microscópio UV. Na ausência de replicação viral a fluorescência específica não é observada, significando que anticorpos específicos existentes no soro-teste inibiram a ação viral, neutralizando-o e protegendo as monocamadas da infecção.

Esse teste necessita de equipamentos adequados e de uma rotina de cultivo celular, porém a presença de fatores inespecíficos que interfiram com as células ou com o vírus poderá resultar em reações falso-positivas.

ELISA (ensaio imunoenzimático)

Em relação à raiva, inúmeros testes já foram desenvolvidos em vários países do mundo, já existindo kits comerciais para a determinação de anticorpos antirrábicos em soros humanos de indivíduos previamente imunizados.

Para tanto, utiliza-se, como antígeno, vírus rábico semipurificado produzido em células BHK, realizando a prova em placas de poliestireno. Como conjugado foram usados anticorpos anti-IgG humana, conjugados à peroxidase, produzidos em carneiro. Foi verificada boa correlação entre este teste e a soroneutralização, sendo o ELISA considerado uma prova fácil de ser aplicada e que apresenta, também, a rapidez requerida nos testes de avaliação de anticorpos.

Diagnóstico *ante mortem* em humanos

O diagnóstico *ante mortem* da raiva em humanos adquiriu particular interesse e importância a partir dos casos de recuperação, já mencionados, nos Estados Unidos e Brasil, pois ele é fundamental para aplicação dos esquemas de tratamento. A detecção de RNA viral na saliva, liquor (CSF), folículo piloso da região da nuca, por técnicas moleculares, ou a identificação de anticorpos antirrábicos em soros ou CSF em pacientes não vacinados são fundamentais para este diagnóstico. A baixa sensibilidade dos testes e a necessidade de confirmação urgente do diagnóstico requerem que várias destas técnicas sejam utilizadas em todos os casos suspeitos. Mais recentemente, a técnica de Real Time PCR tem sido usada com elevada sensibilidade.

A sensibilidade das técnicas de diagnóstico *ante mortem* varia de acordo com o estágio da doença, excreção viral intermitente, "*status* imunológico" e treinamento dos profissionais envolvidos. Enquanto um resultado positivo é conclusivo, o negativo não elimina a suspeita clínica.

O diagnóstico *ante mortem* é muito importante por várias razões: caracterização do agente causal e potencial fonte de infecção; identificação de outras pessoas que podem ter sido expostas ao mesmo animal, através das investigações epidemiológicas; adoção de medidas apropriadas de prevenção e de exposição às excreções do paciente; aplicação de profilaxia pós-exposição em pessoas expostas às excreções do paciente e tentar tratamento experimental monitorando o paciente.

Tratamento

Após o aparecimento dos primeiros sintomas, não há tratamento eficaz contra a raiva, tanto humana como animal. O esquema de tratamento profilático antirrábico é administrado logo após a exposição ao vírus. A primeira conduta, em relação ao ferimento causado pelo animal, é lavá-lo com água e sabão em abundância e proceder a assepsia do ferimento com antissépticos, tais como álcool iodado, "polvedine". Para determinar a indicação ou não da profilaxia antirrábica (esquema com sorovacinação ou apenas a vacinação), o Ministério da Saúde recomenda que sejam observadas algumas condições tais como: natureza da exposição; como ocorreu a agressão; gravidade da lesão; animal agressor (a observação clínica do animal somente é recomendada para cães e gatos); a condição do animal agressor; situação epidemiológica da raiva na região. As vacinas preparadas com tecido nervoso de camundongo, tipo Fuenzalida & Palácios (F&P), vêm sendo substituídas por vacinas preparadas em cultivo celular. O Estado de São Paulo introduziu a vacina produzida em cultivo celular no ano de 2000 e, nos demais Estados da Federação, a vacina F&P foi substituída pela vacina de cultivo celular – PVCV (*Purified Vero Cell Vaccine*) no final de 2003. Existem outras vacinas antirrábicas humanas produzidas em culturas celulares, tais como as HDCV (*Human Diploid Cell Vaccine*), PCECV (*Purified Chicken Embryo Cell Vaccine*) e vacina de embrião de pato purificada – PDEV (*Purified Duck Embryo Vaccine*).

A soroterapia, quando indicada, deve ser administrada antes da vacinação, através da infiltração de soro antirrábico heterólogo ou homólogo no local dos ferimentos, o mais precocemente possível. As pessoas expostas aos animais silvestres devem receber, sempre, esquema de sorovacinação.

Cinco casos de recuperação, em pacientes infectados com o vírus da raiva, foram descritos até 2004, todos com histórico de início de tratamento profilático após o início dos sintomas, sendo apenas um com tratamento completo.

Em 2004, uma paciente, com 15 anos de idade, nos Estados Unidos, sobreviveu a uma infecção rábica por vírus de origem de morcegos, sem tratamento vacinal ou soroterapia. O tratamento constituiu-se em indução de coma e administração de antivirais, como quetamina, amantidina, ribavirina e outros.

Embora não tenha sido possível isolar vírus rábico, os altos títulos de anticorpos neutralizantes encontrados demonstraram que seu organismo foi capaz de controlar a infecção. O Protocolo de Tratamento ficou conhecido por Protocolo de Milwaukee.

Em 2008, em Pernambuco/Brasil, um jovem de 15 anos foi agredido por morcego hematófago e passou por uma internação hospitalar. Antes de apresentar sintomas característicos de raiva, recebeu duas doses de vacina antirrábica e, posteriormente, após apresentar sintomas compatíveis com a doença, recebeu o Protocolo de Milwaukee modificado, atualmente conhecido como Protocolo de Recife, tendo sobrevivido.

Prevenção e Controle

As técnicas de prevenção e controle da raiva melhoraram muito no século XX. O aumento gradual do conhecimento da etiologia, detalhes da transmissão e da imunologia e da dinâmica interespecífica entre os reservatórios revolucionaram as intervenções teóricas e práticas.

Produtos biológicos para humanos são de dois tipos: vacinas e imunoglobulinas antirrábicas homólogas – RIG. Estes imunobiológicos são usados para pré-exposição e pós-exposição, embora o segundo somente na pós-exposição.

Desde o tempo de Louis Pasteur, até o meio do século XX, todas as vacinas antirrábicas eram produzidas em cérebros de animais inoculados.

Durante os últimos 30 anos, muitas vacinas seguras e potentes produzidas em cultura de células foram licenciadas para uso humano: vacinas em células diploides humanas (HDCV); vacinas purificadas em embrião de galinha (PCECV); vacinas purificadas em células VERO (PVRV) e vacinas purificadas em embrião de pato (PDEV).

Estas vacinas modernas induzem uma resposta imune ativa, que inclui uma rápida produção de anticorpos neutralizantes (VNA). Esta resposta requer 7-10 dias para desenvolver e os VNA persistem por anos.

A administração do RIG, no entanto, fornece uma resposta imediata até que a resposta imune ativa se desenvolva a partir da administração da vacinação. O RIG persiste por curto período, impedindo o acesso do vírus ao sistema nervoso central.

Esquemas reduzidos e pontos alternativos de aplicação da vacina (intradérmica) são estratégicas empregadas para dar acessibilidade à vacinação às pessoas em áreas com raiva canina na forma enzoótica ou na região Amazônica, que possui grande número de pessoas expostas à raiva silvestre transmitida por morcegos hematófagos.

A profilaxia pré-exposição da raiva humana é recomendada apenas nos chamados grupos de risco de exposição ao vírus, ou seja, profissionais que lidam com animais susceptíveis ao agente: veterinários, biólogos, funcionários de zoológico, ou profissionais que atuam no diagnóstico laboratorial da raiva ou produção de vacinas antirrábicas e programas de controle da doença, entre outros. A avaliação sorológica periódica também é recomendada para estes profissionais. O esquema é de três doses nos dias 0, 7 e 28 (PVCV). O controle sorológico é realizado no 14º dia após a última dose do esquema e, sendo o título de anticorpos considerado insatisfatório, menor que 0,5 UI/ml, aplicar uma dose de reforço.

O enfoque principal para prevenir a raiva humana é o controle da raiva dos animais domésticos, principalmente dos cães. Para tal, devem ser estabelecidas uma série de atividades e uma efetiva vigilância epidemiológica para raiva. Entre as atividades destacam-se:

- vacinação das populações de cães e gatos (mínimo de 80% de cobertura vacinal);
- posse responsável;
- disponibilização de soro e vacinas antirrábicas humanas para o atendimento pós-exposição;
- vigilância epidemiológica, através do envio sistemático de amostras suspeitas para o diagnóstico laboratorial da raiva;
- atuação em áreas de focos;
- educação em saúde.

As campanhas de vacinação de animais domésticos devem utilizar vacinas inativadas. No controle da raiva silvestre terrestre, no entanto, vem sendo obtido êxito, em países da Europa e América do Norte, com a utilização de vacinas de vírus atenuados ou vacinas recombinantes, por via oral.

Em relação à raiva dos animais silvestres, do ciclo aéreo, o morcego hematófago – *Desmodus rotundus* – é a espécie de maior interesse para os países da América Latina, uma vez que esta espécie ocorre do México ao norte da Argentina. No Brasil, é o principal reservatório do vírus rábico. Entre as medidas de controle estão: a vacinação dos rebanhos bovinos, equinos e outros, de acordo com a condição epidemiológica da região e, principalmente, o controle das populações de morcegos hematófagos.

Os casos de agressões em humanos, por morcegos hematófagos, ocorrem quando eles vivem em moradias vulneráveis e de extrema pobreza, em regiões com acentuada interferência do homem, alterando processos produtivos e provocando modificações no equilíbrio ecológico. A raiva também pode ser transmitida ao homem através de agressões por morcegos não hematófagos, insetívoros ou frugívoros, de forma acidental, devendo a população ser orientada para não manipular ou tocar nesses animais, principalmente, quando são encontrados caídos no solo ou voando durante o dia, condições estas nas quais são considerados suspeitos.

Nestes casos é imperativo o tratamento pós-exposição das pessoas, com soro e vacina.

Bibliografia

1. Acha PN, Szyfres B. Zoonosis y enfermedades transmisibles al hombre y a los animales. 3rd ed. Washington: Organización Panamericana de la Salud; 2003.
2. Baer GM. The natural history of rabies. New York: Academic Press; 1975.
3. Boland TA, McGuone D, Jindal J, Rocha M, Cumming M, et al. Phylogenetic and epidemiologic evidence of multi-year incubation in human rabies. Ann Neurol. 2014 Aug 29. doi: 10.1002/ana.24016. [Epub ahead of print]
4. Brasil. Fundação Nacional de Saúde. Guia de vigilância epidemiológica. 5th ed. Brasília: Funasa; 2002, v. 2.
5. Brasil. Ministério da Saúde. Secretaria de Vigilância em Saúde. Manual de Diagnostico Laboratorial da Raiva / Departamento de Vigilância Epidemiológica. – Brasília: Editora do Ministério da Saúde, 2008. 108 p. (Serie A. Normas e Manuais Técnicos).
6. Brasil. Ministério da Saúde. Secretaria de Vigilância em Saúde. Departamento de Vigilância Epidemiológica. Protocolo de tratamento da raiva humana no Brasil. Brasília: Ministério da Saúde; 2011.
7. Brito, MG, Chamone TL, Silva FJ, Wada, MY, Miranda AB, et al. Antemortem diagnosis of human rabies in a veterinarian infected when handling a herbivore in Minas Gerais, Brazil. Rev Inst Med Trop. 2011;53(1):39-44.
8. Bronnert J, Wilde H, Tepsumethanon V, Lumlertdacha B, Hemachudha T. Organ transplantations and rabies transmission. J Travel Med. 2007;14:177-180.
9. Ceballos NA, Moron SV, Berciano JM, Nicolás O, Lopez CA, et al. Novel lyssavirus in bat, Spain. Emerg Infect Dis. 2013;19:793-795.
10. Dietzgen RG, Kuzmin IV, editors. Rhabdoviruses: molecular taxonomy, evolution, genomics, ecology, host-vector, interactions, cytopathology and control. Norfolk: Carster Academic Press; 2012.
11. Dietzgen RG, Calisher CH, Kusath G, Kuzmin IV, Rodriguez LL et al. Family Rhabdoviridae. In: King AMQ, Adams MJ, Carstens EB, Lefkowitz EJ, editors. Virus taxomony. Ninth Report of the International Committee on Taxonomy of Viruses. San Diego: Elsevier Academic Press; 2007:689-714.
12. Flint SJ, Enquist LW, Racaniello VR, Skalka AM. Principles of virology. 3a ed. Washington: ASM Press; 2009.
13. Jackson AC, editor. Rabies: scientific basis of the disease and its management. 3th ed. San Diego: Elsevier Academic Press; 2013.
14. Jackson AC, Wunner WH. Rabies. 2th ed. San Diego: Academic Press; 2007.
15. King AMQ, Adams MJ, Carstens EB, Lefkowitz, EJ *(eds.)*. Virus Taxonomy: Ninth Report of the International Committee on Taxonomy of Viruses. San Diego: Academic Press; 2012.
16. Kotait I, Carrieri ML, Carnieli Jr. P, Castilho JG, Oliveira RN, et al. Reservatórios silvestres do vírus da raiva: um desafio para a saúde pública. BEPA. 2007;40:2-8.
17. Lyles DS, Kuzmin IV, Rupprecht CE. Rhabdoviridae. In: Knipe DM, Howley PM, Griffin DE, Lamb RA, Martin MA, et al., editors. Fields virology. 6th ed. Philadelphia: Lippincott Williams & Wilkins; 2013.
18. Meslin F-X, Kaplan MM, Koprowsky H. Laboratory techniques in rabies. 4th ed. Geneva: World Health Organization; 1996.
19. Rupprecht CH, Hanlon CA, Hemachudha T. Rabies reexamined. Lancet Inf Dis. 2002;2:327-343.
20. Tordo N, Bahloul C, Jacob Y, Jallet C, Perrin P et al. Rabies: epidemiological tendencies and control tools. In: Dodet B, Schudel A, Pastoret PP, Lombard M, editors. First International Conference on Rabies in Europe. Dev Biol (Basel). 2006;125:3-13.
21. Vora NM, Basavaraju SV, Feldman KA, Paddock CD, Orciari L, et al. Raccoon rabies virus variant transmission through solid organ transplantation with a long incubation period. JAMA, 2013;310:398-407.
22. Warrel MJ, Warrel DA. Rabies and other lyssavirus diseases. Lancet. 2004;363:959-969.
23. Willoughby RE, Tieves KS, Hoffman GM, Ghanayem NS, Amlie-Lefond CM, et al. Survival after treatment of rabies with induction of coma. N Engl J Med. 2005;352:2508-2514.
24. World Health Organization. WHO Expert Consultation on Rabies. Second report. WHO [Technical Report Series 982]. Geneva; 2013.

Ricardo Ishak
Marluísa de Oliveira Guimarães Ishak
Luiz Fernando Almeida Machado
Antonio Carlos Rosário Vallinoto

95

Retrovírus

Nenhum outro grupo de agentes infecciosos tem recebido mais atenção dos cientistas, nos últimos anos, do que o dos retrovírus. Este fato reflete não apenas a sua importância como agentes infecciosos de humanos e animais, mas também seu grande valor no estudo das interações entre os agentes e o hospedeiro.

A família *Retroviridae* compreende um grande número de vírus que tem a capacidade de inserir o seu genoma no da célula hospedeira e que infectam primariamente vertebrados, apesar de já terem sido descritas infecções em outros animais, como moluscos e insetos. A integração do genoma dos retrovírus ao genoma da célula do hospedeiro infectado leva a consequências que incluem a transmissão vertical dos vírus quando da infecção de células germinativas e a sua permanência como os chamados retrovírus endógenos. Estima-se que cerca de 7% do genoma de mamíferos é constituído por ácido nucleico pertencente a retrovírus que se perpetuaram, ainda que tenham aprendido a reconhecer os genomas e silenciar a sua transcrição. Os membros desta família estão associados a muitas doenças, incluindo tumores malignos (leucemias, linfomas e sarcomas), desordens neurológicas e imunodeficiências.

Atualmente, o Comitê Internacional de Taxonomia Viral reconhece duas subfamílias dentro da família *Retroviridae*: a *Orthoretrovirinae* e a *Spumaretrovirinae*. A subfamília *Orthoretrovirinae* apresenta seis gêneros: *Alpharetrovirus*, *Betaretrovirus*, *Gammaretrovirus*, *Deltaretrovirus*, *Epsilonretrovirus* e *Lentivirus*. Os retrovírus humanos são classificados em dois gêneros. Os vírus do gênero *Lentivirus* são citopáticos (capazes de lisar células) e representados pelas duas espécies relacionadas a imunodeficiências, o *Human immunodeficiency virus 1* (vírus da imunodeficiência humana 1 - HIV-1) e o *Human immunodeficiency virus 2* (vírus da imunodeficiência humana 2 - HIV-2). Os *Deltaretrovirus* são usualmente capazes de proliferar células e fazem parte das espécies *Primate T-lymphotropic virus 1*, PTLV-1, que inclui o vírus linfotrópico de células T humanas tipo 1, HTLV-1 e *Primate T-lymphotropic virus 2*, PTLV-2, que inclui o HTLV-2.

As partículas virais da família *Retroviridae*, são esféricas, medem entre 80 a 110 nm de diâmetro e se constituem quimicamente por duas moléculas iguais de RNA de cadeia simples de polaridade positiva (+ssRNA), com 7 a 10 Kb, envoltas por um capsídeo que pode se apresentar de forma excêntrica para os vírus do gênero *Betaretrovirus*, como um cone truncado para os *Lentivirus* e central para os representantes dos demais gêneros. São partículas revestidas por um envelope lipoproteico, com projeções curtas que servem para iniciar a infecção ao se ligar com receptores celulares (Figura 95.1).

O genoma dos retrovírus apresenta uma estrutura comum de quatro genes representados na sequência em 5' –

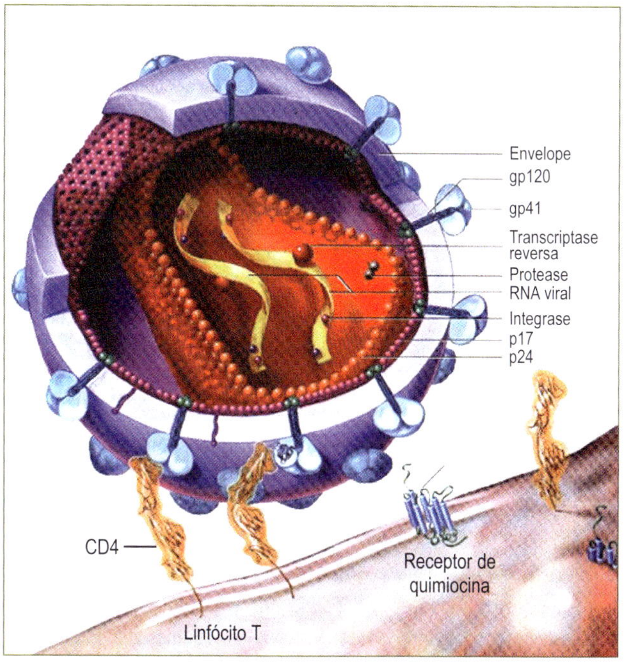

Figura 95.1 – *Representação esquemática do HIV-1, indicando as localizações das proteínas codificadas por gag (p17 e p24), das glicoproteínas codificadas por env (gp41 e gp120) e das enzimas codificadas por pol (integrase, transcriptase reversa e protease) (Adaptado de Abbas et al., 1997).*

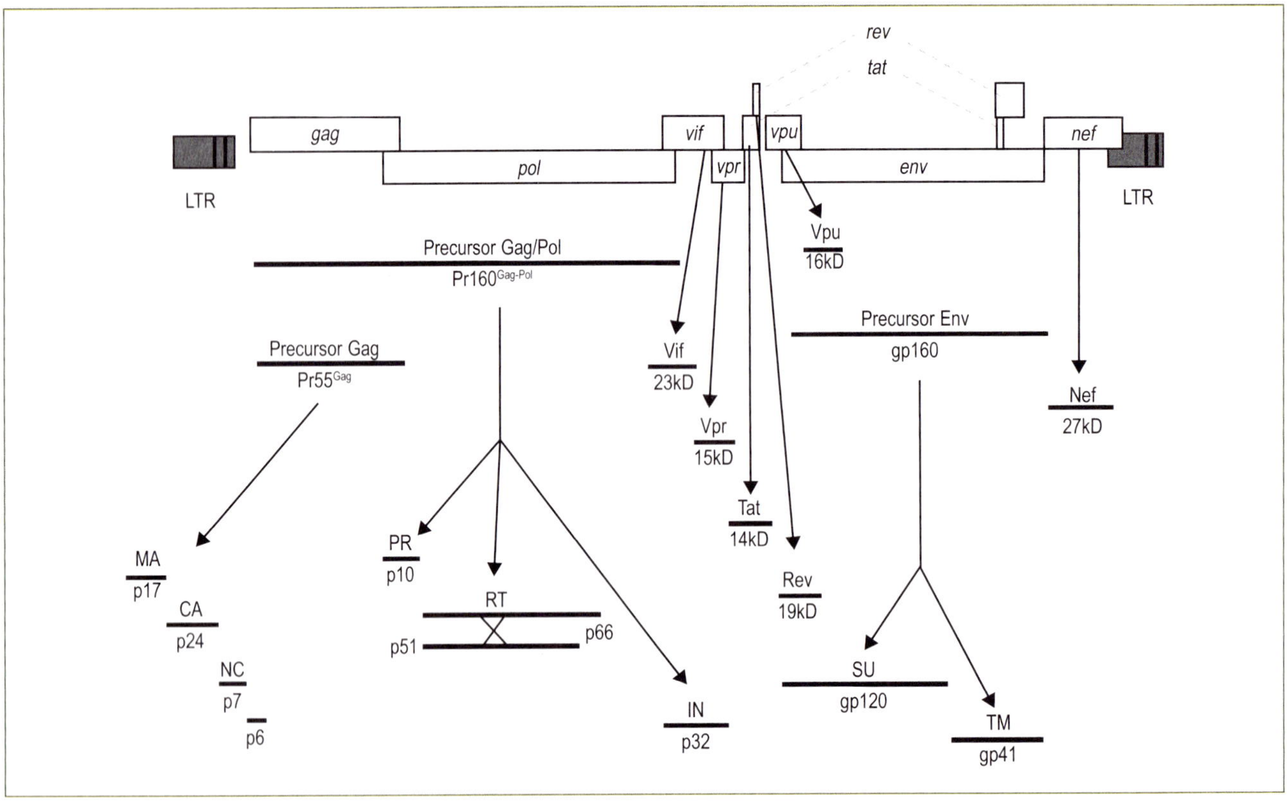

Figura 95.2 – *Representação esquemática do genoma do HIV (Adaptado de Fields, Virology 2013).*

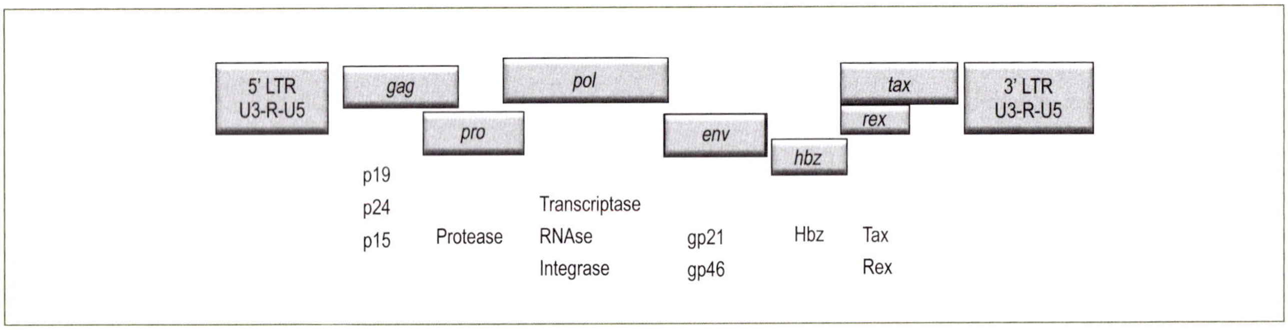

Figura 95.3 – *Representação esquemática do genoma do HTLV.*

gag – pro – pol – env – 3', sendo que *gag* produz proteínas do capsídeo viral, *pro*, codifica as proteínas associadas com a protease viral e *env* as proteínas do envelope. O gene *pol* codifica duas proteínas que participam ativamente da replicação viral: a transcriptase reversa (TR) que é uma proteína altamente versátil e pode ter atividade de DNA polimerase dependente de RNA e ribonuclease (RNAse H) e a integrase, que participa do processo de integração do genoma do vírus ao genoma da célula alvo. Pequenas variações nos genomas dos retrovírus ocorrem nas áreas codificantes de genes não estruturais (funcionais, regulatórios, acessórios) e estão representados nas Figuras 95.2 e 95.3.

A família *Retroviridae* apresenta uma grande vantagem em sua infecção com a atuação da TR, pois o genoma de RNA desses vírus consegue estabelecer uma infecção persistente ao usar o molde de RNA e realizar a transcrição de uma molécula de ssDNA, que posteriormente, duplica-se e, dessa forma, é capaz de se perpetuar após a sua integração ao genoma do hospedeiro infectado.

Vírus da Imunodeficiência Humana (HIV)

A pandemia, hoje conhecida com o nome de síndrome da imunodeficiência adquirida (SIDA/AIDS), é causada pelo HIV-1 e foi primeiramente reconhecida em 1981. A sua disseminação aconteceu em todas as regiões do mundo, causando grandes prejuízos, tanto em termos de vidas humanas como do ponto de vista econômico.

Os primeiros casos de AIDS foram relatados a partir da descrição de um grupo de doenças raras, como o sarcoma de Kaposi e de infecções oportunistas, como a pneumonia causada pelo *Pneumocystis jiroveci* (anteriormente denominado *Pneumocystis carinii*), entre homossexuais masculinos jovens, nas cidades de Nova Iorque e de Los Angeles, nos Estados Unidos. Posteriormente, em dezembro de 1981, houve a confirmação do comprometimento do sistema imunológico, detectado pela diminuição do número de linfócitos T $CD4^+$.

Além dos homossexuais masculinos, foi observado que a AIDS também atingia outros grupos, como o de usuários de drogas endovenosas, hemofílicos, receptores de transfusão sanguínea, parceiros de pacientes com AIDS e o de filhos de mães apresentando a síndrome.

A infecção pelo HIV-1 resulta em profunda desordem no sistema imunológico do hospedeiro, a qual é caracterizada pela diminuição do número de células que apresentam a glicoproteína CD4 em sua superfície, principalmente os linfócitos T auxiliares (LTh), com posterior reversão da razão de linfócitos T $CD4^+$/linfócitos T $CD8^+$ ($LTCD4^+/LTCD8^+$).

A origem do vírus

Existem duas espécies do vírus, designadas HIV-1 e HIV-2, com base em estudos filogenéticos. Desta forma, numerosas cepas de HIV-1, isoladas de várias regiões geográficas, têm mostrado que podem ser subdivididas em grupos, em subtipos, em sub-subtipos e em formas recombinantes circulantes (CRF).

Os isolados de HIV-1 são, filogeneticamente, classificados em quatro grupos: M (*major*), O (*outlier*), N (*non-M non-O*) e P. Os vírus do grupo M são subdivididos em nove subtipos (A, B, C, D, F, G, H, J e K) e em vários sub-subtipos (A1, A2, F1 e F2) sendo que 61 CRF já foram descritas mundialmente. Da mesma maneira, os isolados do HIV-2 também são classificados em subtipos genéticos, podendo ser categorizados como subtipos epidêmicos (A e B) e como subtipos não epidêmicos (C, D, E, F e G) apresentando, ainda, uma única forma recombinante, a A/B.

As evidências epidemiológicas e filogenéticas indicam que o HIV-1 e o HIV-2 foram introduzidos na população humana por meio de infecções interespecíficas, entre primatas não humanos infectados com pelo menos dois vírus da imunodeficiência de símios (SIV), provavelmente, em eventos múltiplos. O HIV-1 é mais estritamente relacionado ao SIVcpz, um retrovírus isolado da subespécie de chimpanzé *Pan troglodites troglodites*. A maioria das diversas formas do HIV-1 é encontrada na região geográfica correspondente ao local de maior densidade de *P. t. troglodites*, no oeste da África Equatorial. Os estudos indicam que *P. t. troglodites* é o reservatório primário do HIV-1 e que foi a fonte de, pelo menos, três introduções independentes do SIVcpz, na população humana. A divergência das sequências entre os primeiros isolados de HIV-1 e SIVcpz sugere que o evento da transmissão que resultou em sucesso de adaptação do vírus em seres humanos ocorreu, provavelmente, entre 1915 e 1931, embora ainda seja desconhecido o tempo decorrido do evento de transmissão interespecífica do vírus ancestral do grupo M pandêmico.

O mecanismo de transmissão do HIV-1 do chimpanzé para o homem foi, provavelmente, a contaminação de ferimentos abertos de uma pessoa com o sangue de um chimpanzé infectado possivelmente, quando o animal foi preparado para o consumo. Os chimpanzés, comumente, servem de caça, especialmente no oeste da África Equatorial e, como consequência, representaram uma rápida fonte de transmissão, inicialmente zoonótica, de SIVcpz para o homem.

O HIV-2 está, filogeneticamente, mais próximo ao SIVsm isolado de macacos mangabeus (*Cercocebus atys*). A estreita relação filogenética e a coincidência geográfica entre o HIV-2 e o SIVsm apoiam a hipótese de sua transmissão interespecífica, do SIVsm de macacos para o homem. É provável que a transmissão tenha ocorrido durante a primeira metade do século XX, e é estimado que as datas mais recentes do ancestral comum do subtipo A e do subtipo B do HIV-2 foram em 1940?16 e em 1945?14, respectivamente.

Propriedades dos vírus

O HIV-1 e o HIV-2 são caracterizados por possuir forma esférica com, aproximadamente, 110 nm de diâmetro. Os vírus apresentam um envelope, constituído por uma bicamada lipídica, que é adquirido a partir da membrana da célula alvo e por glicoproteínas virais de superfície (gp120) e transmembrana (gp41) no HIV-1 e gp125 e gp36 no HIV-2. Porém, além dessas moléculas, outras derivadas da célula hospedeira também podem ser observadas, como a $?_2$-microglobulina e as proteínas do complexo principal de histocompatibilidade (HLA). A superfície interna do envelope viral apresenta a proteína p17 que, também, é conhecida como proteína da matriz (Fig. 95.1).

O capsídeo viral apresenta uma simetria cônica, embora algumas evidências observadas por microscopia eletrônica de transmissão sugiram, também, a forma icosaédrica e é formado pela proteína p24. Esta camada proteica recobre as duas cópias do genoma de +ssRNA. O genoma viral, por sua vez, é estabilizado como um complexo de nucleoproteína com a proteína p7. O nucleocapsídeo, que é formado pelo conjunto do genoma viral com o capsídeo, também contém três proteínas que são essenciais à replicação viral: a protease, a transcriptase reversa e a integrase, além de seis proteínas acessórias importantes na replicação viral.

O genoma do HIV-1, integrado ao genoma celular na forma de DNA proviral, apresenta 9,2 kilobases (kb) ou 9.200 pares de base (pb), sendo constituído por três genes estruturais (*gag*, *env* e *pol*) e por seis genes funcionais ou acessórios (*nef*, *vif*, *vpr*, *rev*, *tat* e *vpu*), flanqueados por duas regiões conhecidas como *Long Terminal Repeats*, *LTR* (Fig. 95.2). Estas regiões são formadas por três domínios idênticos, U3-R-U5, nas extremidades 5' e 3', porém apresentam funções distintas de iniciador e de finalizador da transcrição, respectivamente. O HIV-2 apresenta um gene adicional, o *vpx*.

O gene *env* do HIV-1 codifica uma poliproteína precursora, a gp160, que é, posteriormente, clivada para dar origem à gp120 e à gp41. A gp120 é altamente glicosilada e contém cinco regiões variáveis (V1-V5), que são importantes para o escape da resposta imunológica pelo vírus e é onde se localiza o domínio de reconhecimento e de ligação ao receptor da célula alvo, a molécula CD4. O gene *gag* é o responsável por codificar um polipeptídio de 55 kDa, o qual é clivado para resultar na formação de proteínas estruturais (p1, p2, p6, p7, p17 e p24). O gene *pol* é o responsável pela codificação das enzimas virais transcriptase reversa (que também tem função de RNase H) e integrase, que são encontradas no interior das partículas infecciosas e estão relacionadas à síntese da molécula de DNA proviral e à integração da mesma ao genoma da célula hospedeira, respectivamente. O gene *pro* é uma região localizada de forma sobreposta aos genes *gag* e *pol* e codifica a enzima protease, a qual realiza a clivagem proteolítica das poliproteínas codificadas pelos genes *gag* e *pol*. Durante ou imediatamente após o brotamento da partícula viral, as poliproteínas são clivadas pela enzima em sítios diferentes de clivagem, para dar origem às proteínas estruturais (p1, p2, p6, p7, p17 e p24) e às proteínas transcriptase reversa, integrase e protease.

Patogênese e características clínicas

O HIV-1 infecta, preferencialmente, células que apresentam a glicoproteína CD4 em sua superfície, sendo que a principal delas é o $LTCD4^+$. A primeira fase da replicação do HIV-1 inicia pela adsorção da gp120 viral ao domínio aminoterminal da glicoproteína de superfície celular CD4, presente, principalmente, no $LTCD4^+$. Após a ligação inicial entre as moléculas gp120 e CD4, ocorre uma mudança conformacional na gp120, que promove a interação entre esta e uma molécula receptora de quimiocinas, que funciona como correceptor para o HIV, podendo ser tanto a CCR5 como a CXCR4.

Outras células também apresentam a molécula CD4 em sua superfície, tais como monócitos, macrófagos, células dendríticas foliculares, células da micróglia e astrócitos e podem ser infectadas pelo vírus. Estudos recentes têm demonstrado que uma subpopulação de linfócitos T chamada células T regulatórias (Tregs), que representam cerca de 5% dos $LTCD4^+$, possuem importante papel na patogênese do HIV-1, uma vez que são capazes de suprimir a ativação do sistema imunológico e a inflamação. Desta forma, as Tregs parecem ter um papel crucial na não progressão da infecção pelo HIV-1, podendo estar envolvida na manutenção dos níveis de $LTCD4^+$. A não infecção de células Treg é crucial para se pensar no modelo, hoje, de cura da infecção pelo HIV-1, daí a nova abordagem de se iniciar o tratamento tão logo se descubra a infecção e não mais acompanhando as quedas nos níveis dos $LTCD4^+$.

A entrada do vírus é seguida pela perda do capsídeo e liberação do genoma viral, no citoplasma da célula alvo, para que ocorra a transcrição reversa do mesmo. Inicialmente, ocorre a transcrição completa do +ssRNA viral em DNA linear de fita simples e de polaridade negativa (-ssDNA), no citoplasma celular, resultando em um híbrido RNA-DNA. Esta reação, mediada pela transcriptase reversa, é seguida pela degradação do molde de RNA viral pela ação de RNase H, que é desempenhada também pela TR. Esta proteína também atua como uma DNA polimerase mediando a formação da segunda fita, de polaridade positiva, a partir do molde de -ssDNA.

Posteriormente, a molécula de DNA é transportada para o núcleo onde se integra ao genoma das células alvo, por ação da enzima integrase. A partir da integração, em algumas células, o genoma pode ficar em latência e em outras, é transcrito para que ocorra a produção de proteínas estruturais e não estruturais. Após a produção de proteínas e a síntese de moléculas de RNA genômico, a montagem e o brotamento da partícula viral ocorrem de forma simultânea.

A história natural da infecção pelo HIV-1, ilustrada na Figura 95.4, pode ser dividida em três fases clínicas: a) infecção primária ou aguda, b) fase crônica assintomática ou latência clínica e c) AIDS.

Após a infecção inicial, o indivíduo infectado poderá transmitir o vírus rapidamente em 48 ou 72 horas, em virtude da intensa replicação viral, o que pode ser demonstrado pela carga viral plasmática bastante elevada neste período. Este momento caracteriza a infecção aguda pelo vírus, que, na maioria das vezes, é assintomática. O vírus se dissemina por todo o organismo, tendo uma maior replicação nos órgãos linfáticos secundários, tais como os linfonodos, em virtude da intensa concentração de $LTCD4^+$.

Em indivíduos não tratados, estima-se que o tempo entre a infecção inicial e o aparecimento dos sintomas clínicos característicos da AIDS seja de dez anos. No entanto, na atual era da terapia antirretroviral (TARV), o curso natural da infecção foi modificado significativamente, com uma maior expectativa de vida para os infectados pelo HIV-1.

Na infecção aguda, entre a primeira e a sexta semana após o contágio, pode ocorrer o aparecimento da chamada síndrome retroviral aguda (SRA) em 50 a 70% dos pacientes, semelhante à mononucleose infecciosa, que podem incluir sintomas e sinais como febre, linfadenopatia generalizada, faringite, mialgias e cefaleia. A SRA geralmente é autolimitada, desaparecendo em torno de três a quatro semanas, o que corresponde a um aumento no número de $LTCD4^+$ e ao aparecimento de uma resposta imunológica humoral e celular contra o HIV-1.

Após o período de infecção aguda, ocorre o período de latência clínica, onde o indivíduo permanece assintomático na maioria das vezes, sendo possível observar uma linfadenopatia generalizada persistente. Nesta fase ocorre um aumento no número de $LTCD4^+$ com uma significativa redução da carga viral plasmática do HIV-1. Neste período, o número de $LTCD4^+$ geralmente está acima de 350 células/mm^3 de sangue. No entanto, é importante ressaltar que mesmo durante o período de ausência de sinais e sintomas clínicos decorrentes da infecção, o vírus continua se replicando no organismo, especialmente em $LTCD4^+$ de memória.

Apesar de o organismo desencadear uma resposta imunológica humoral e celular contra o HIV-1, o vírus apresenta inúmeros mecanismos de evasão, tais como a sua grande

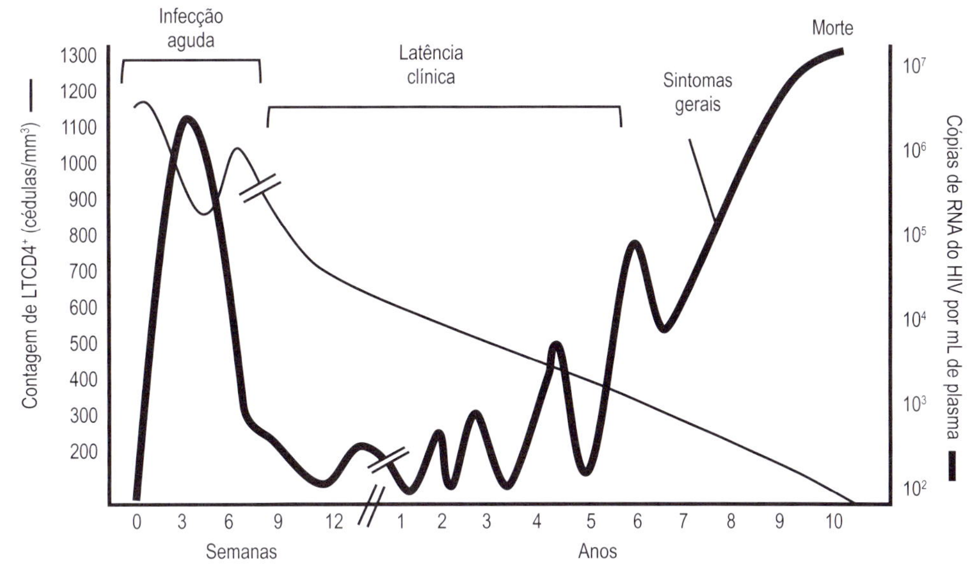

Figura 95.4 – *História natural da infecção pelo HIV-1, marcadores de replicação viral, LTCD4+ e progressão para a AIDS.*

heterogeneidade genética, que contribui para a persistência do mesmo.

Após o período de latência clínica, à medida que a infecção pelo HIV-1 progride, o indivíduo pode apresentar os sintomas constitucionais tais como febre baixa, sudorese noturna, diarreia crônica, infecções bacterianas oportunistas e lesões orais, que se tornam mais frequentes. A candidíase oral é um marcador de imunossupressão grave, sendo que o número de $LTCD4^+$ pode estar situado entre 200 e 300 células/mm^3 de sangue.

Considera-se como caso de AIDS em adultos todo indivíduo com 13 anos de idade ou mais que apresente evidência laboratorial da infecção pelo HIV-1 no qual seja diagnosticada imunodeficiência, independentemente da presença de outras causas de imunodeficiência. O diagnóstico de imunodeficiência é definido pela presença de, pelo menos, uma doença indicativa de AIDS e/ou o número de $LTCD4^+$abaixo de 350 células/mm^3 de sangue.

Em crianças menores de 18 meses de idade, expostas ao HIV-1 por transmissão vertical, considera-se criança infectada quando houver a presença de carga viral plasmática acima de 1.000 cópias/mL em duas amostras, obtidas em momentos diferentes. Apesar da possibilidade da realização desses testes após duas semanas de vida, o Ministério da Saúde preconiza que as amostras testadas sejam coletadas após o segundo mês de vida, em virtude do aumento da sensibilidade observado a partir dessa idade.

A ocorrência da AIDS propriamente dita é resultado da intensa supressão do sistema imunológico do indivíduo, o que resulta no aparecimento de infecções oportunistas e neoplasias. As mais comuns infecções oportunistas são: pneumocistose, tuberculose pulmonar atípica ou disseminada, neurotoxoplasmose, retinite por citomegalovírus e meningite criptocócica. As neoplasias mais comumente observadas são o sarcoma de Kaposi, os linfomas não Hodgkin e, em mulheres jovens, o câncer de colo de útero. Esta fase é caracterizada por um baixo número de $LTCD4^+$ (menos de 200 células/mm^3 de sangue). Outras manifestações clínicas podem ser causadas diretamente pelo HIV ou em virtude de processos inflamatórios, tais como miocardiopatia, neuropatias e nefropatias.

Epidemiologia

A maior responsável pela disseminação do HIV-1 é, sem dúvida, a rota de transmissão sexual. Outras formas de transmissão do HIV-1 incluem a transfusão de sangue e hemoderivados, o uso de seringas e agulhas contaminadas com o vírus durante procedimentos de uso de drogas injetáveis (com compartilhamento das mesmas) ou por acidentes em laboratórios, a exposição ocupacional, a transmissão vertical (transplacentária ou no momento do parto) e pelo aleitamento materno. Em todas as situações é preciso ter em mente que o vírus está presente nos fluidos orgânicos (sangue, sêmen, fluido vaginal, leite) circulando fora ou dentro de células infectadas como macrófagos e $LTCD4^+$.

Algumas variáveis são descritas como fatores de risco para a transmissão sexual do HIV-1, tais como as condições clínicas e imunológicas do parceiro infectado, o uso ou não da TARV, o tipo e a frequência da exposição sexual e, ainda, a coexistência de outras infecções, tais como as infecções sexualmente transmissíveis (IST) e de úlceras genitais. Entretanto, a carga viral plasmática é, provavelmente, o principal determinante da transmissibilidade do agente por esta via. É possível também que o fenótipo viral possa estar implicado, assim como na progressão mais rápida ou mais lenta do quadro clínico para a AIDS.

Apesar do HIV-1 e do HIV-2 compartilharem os modos de transmissão, existe uma grande diferença com relação às características epidemiológicas desses vírus, pois é notável a limitação da disseminação do HIV-2.

Até o final de 2012, aproximadamente 35,3 milhões de pessoas no mundo estavam infectadas com o HIV-1, sendo que neste mesmo ano foram identificadas 2,3 milhões de novas infecções. Anualmente, tem sido observado um declínio no número de novas infecções pelo HIV-1, assim como uma diminuição do número de pessoas que morrem de causas relacionadas à AIDS em virtude do maior acesso à TARV.

No Brasil, os primeiros casos de AIDS foram identificados no início da década de 1980 e até o final do ano de 2012, foram notificados 656.701 casos de AIDS, sendo 426.459 (64,9%) homens e 230.161 (35,1%) mulheres. A razão entre os sexos vem declinando gradativamente ao longo dos anos. Em 1985, para cada 26 casos entre homens havia um caso entre mulheres e em 2010, essa relação passou a ser de 1,8 homens para cada caso em mulheres. Do número total de notificações de AIDS no Brasil, em 2012, 56,4% foram provenientes da região sudeste, 20,2% do Sul, 12,9% do Nordeste, 5,8% do Centro-oeste e 4,7% da região Norte.

O Ministério da Saúde do Brasil informa que estudos realizados em 10 municípios brasileiros entre 2008 e 2009, com grupos populacionais em situação de maior vulnerabilidade, maiores de 18 anos, mostrou taxas estimadas de prevalências de HIV-1 de 5,9% entre usuários de drogas ilícitas, de 10,5% entre homens que fazem sexo com homens (HSH) e de 4,9% entre mulheres profissionais do sexo. Este fato é confirmado pelo relatório global da UNAIDS (2012) que confirma a maioria das epidemias de HIV-1 da América Latina em torno do grupo de HSH, com maior prevalência em 12 dos14 países.

O Ministério da Saúde ainda mostra a proporção de pessoas vivendo com AIDS em uma coorte de pessoas diagnosticadas vivas nos anos de 2002, 2003 e 2004 acompanhadas até cinco anos após a data do diagnóstico. A região Norte apresentou os menores percentuais de pacientes vivos em cada ano acompanhado, sendo que na região houve um aumento no coeficiente de mortalidade.

Na maioria das regiões do Brasil, o subtipo B é a principal cepa de HIV-1 circulante, sendo seguida pelo subtipo F, que é o responsável por cerca de 15 a 20% das infecções. No entanto, o subtipo C é o predominante na região Sul do país. É importante manter-se um programa de vigilância epidemiológica constante para o monitoramento de novas cepas do HIV-1 (assim como do HIV-2) circulantes no Brasil, tal como foi observada na entrada da forma recombinante CRF02_AG no país, já detectada nas cidades de Belém do Pará e Rio de Janeiro.

Diagnóstico laboratorial

No Brasil, o diagnóstico da infecção pelo HIV-1, em indivíduos acima de 18 meses de idade, é regido pela Portaria nº 151, do Ministério da Saúde, de 14 de outubro de 2009, a qual estabelece que o fluxograma mínimo para o diagnóstico laboratorial da infecção pelo HIV-1 deve compreender duas etapas: uma de triagem (Etapa I) e outra de confirmação (Etapa II).

Na primeira etapa, deverá ser utilizada uma metodologia de triagem sorológica para a detecção de anticorpos anti-HIV-1, incluindo o grupo O e anticorpos anti-HIV-2. Poderão ainda ser utilizados testes que combinem a detecção simultânea de anticorpos e de antígenos virais. Desta forma, podem ser utilizados: a) Ensaio imunoenzimático do tipo ELISA; b) Ensaio imunoenzimático de micropartículas - MEIA; c) Ensaio imunológico com revelação por quimioluminescência e suas derivações - EQL; d) Ensaio imunológico fluorescente ligado a enzima - ELFA; e) Ensaio imunológico quimioluminescente usando esferas magnéticas – CMIA e f) Testes rápidos que usam imunocromatografia e aglutinação de partículas em látex. Se o resultado do teste de triagem for reagente ou indeterminado, deverá ser solicitada uma nova amostra para confirmação e, persistindo o resultado, a amostra deverá ser submetida à Etapa II do fluxograma.

Na segunda etapa, poderão ser utilizadas as seguintes metodologias: a) Imunofluorescência indireta (IFI); b) Imunoblot (IB); c) Imunoblot rápido (IBR) e; d) Western Blot (WB). Para a interpretação dos resultados e liberação do laudo, deverão ser analisados, conjuntamente, os resultados obtidos nos testes das Etapas I e II. Estes poderão ser encontrados com as seguintes combinações:

a) Resultados reagentes nos testes das Etapas I e II: a amostra é positiva para HIV;
b) Resultados indeterminados ou discordantes entre as Etapas I e II, tal como reagente na Etapa I e não reagente ou indeterminado na Etapa II: a amostra é indeterminada para HIV, sendo obrigatória a liberação desse resultado.

É possível a ocorrência de resultados indeterminados ou falso-positivos, principalmente em gestantes ou portadores de algumas enfermidades. Nessas situações, deve ser avaliada a história clínica, o risco de exposição do indivíduo à infecção pelo HIV-1 e o resultado laboratorial antes de se tomar qualquer decisão.

O uso de metodologias de diagnóstico rápido pode ser realizado em algumas situações definidas que incluem laboratórios situados em locais de difícil acesso, em segmentos populacionais mais vulneráveis, em parceiros de pessoas vivendo com HIV/AIDS, em casos de acidentes em laboratórios e ocupacionais, no teste do paciente fonte, em gestantes, em parturientes e puérperas que não tenham sido testadas no pré-natal ou quando não é conhecido o resultado do teste no momento do parto e no abortamento espontâneo, independentemente da idade gestacional. O uso das metodologias só pode ser executada quando validada por treinamento específico pelo Ministério da Saúde.

Alguns exames periódicos devem ser realizados pelos portadores do HIV-1, como a contagem de $LTCD4^+$ e de $LTCD8^+$ e a quantificação da carga viral plasmática do HIV-1. No Brasil, os portadores do vírus podem realizar, de forma gratuita, anualmente, três procedimentos de carga viral plasmática e a contagem de $LTCD4^+$ e de $LTCD8^+$, para a avaliação do tratamento e do prognóstico da infecção. Os exames são realizados por meio de duas Redes Nacionais de laboratórios, estabelecidas em 1997 pelo Ministério da Saúde.

Uma das características marcantes do HIV-1 é a sua grande variabilidade genética, em consequência da elevada taxa de mutação em algumas regiões do genoma viral. Dessa forma, a pesquisa de mutações em regiões gênicas do vírus que codificam alvos importantes de medicamentos antirretrovirais é de grande importância na reorientação do tratamento e na seleção de uma terapia de resgate, quando ocorre falha terapêutica. Com o objetivo de monitorar o aparecimento de mutações de resistência, assim como estimar a prevalência dessas mutações em diferentes regiões geográficas do Brasil e sua associação a clínica, o Departamento de DST, AIDS e Hepatites Virais, do Ministério da Saúde, implantou, em 2001, uma Rede Nacional de Laboratórios de Genotipagem (RENAGENO). De uma forma simplificada, o teste de genotipagem tem como princípio, a amplificação de genes do HIV-1 (por meio da reação em cadeia mediada pela polimerase - PCR), que podem apresentar mutações que conferem resistência aos antirretrovirais em uso no País. As regiões gênicas que codificam a protease e a transcriptase reversa são as principais regiões estudadas. Posteriormente, a sequência viral amplificada é submetida ao sequenciamento nucleotídico para que seja comparada a uma sequência de referência, com o objetivo de se verificar a presença de mutações que conferem padrões de resistência já conhecidas. O teste de genotipagem deve ser interpretado em conjunto com os dados clínicos e a história prévia do uso de antirretrovirais, pois, quando não se detecta a presença da mutação de resistência, nem sempre significa que ela, de fato, não exista.

O Ministério da Saúde define que terão acesso ao teste de genotipagem os portadores do HIV-1 que apresentam evidência de falha terapêutica aos antirretrovirais, contendo duas características: a) carga viral igual ou maior a 5.000 cópias/mL e; b) falha virológica - caracterizada, em adultos, por redução menor do que 1 $\log_{10}$ (ou o equivalente a 10 vezes do valor inicial), após 6 meses de TARV, ou pela elevação da carga viral maior do que 0,5 $\log_{10}$ entre dois resultados de carga viral plasmática do HIV-1. Em crianças, essa variação biológica é de 0,7 $\log_{10}$ (ou cinco vezes o valor inicial) em menores de dois anos, e de 0,5 $\log_{10}$ em maiores de dois anos.

Tratamento

Em 1996, o Ministério da Saúde por meio da Lei 9.313, garantiu o acesso à TARV a todas as pessoas que vivem com HIV/AIDS e que tenham indicação para tal, conforme as recomendações terapêuticas vigentes no Brasil. A TARV não tem o objetivo de eliminar a infecção pelo HIV-1, mas diminuir a incidência de doenças oportunistas, tendo importante impacto na qualidade e expectativa de vida, com o mínimo de efeitos colaterais das drogas por um longo período, nos portadores de HIV/AIDS. No entanto, a eficiência da TARV pode ser limitada pela perda de acesso à terapia, pelo baixo nível de adesão ao tratamento, pela intolerância ou pela resistência viral.

Para a avaliação da indicação do início da TARV são considerados vários fatores, que incluem o estado de saúde geral do indivíduo, o número de $LTCD4^+$ e a carga viral plasmática do HIV-1. O número de $LTCD4^+$ é o principal parâmetro utilizado para o início da TARV em pacientes assintomáticos e é um importante indicador laboratorial da progressão da infecção pelo HIV-1 para AIDS.

O Ministério da Saúde recomenda o uso de TARV em todos os portadores do HIV-1 que apresentem sintomas indicativos de imunodeficiência grave ou moderada, independente da contagem de $LTCD4^+$. Em indivíduos assintomáticos, a TARV é indicada quando a contagem de $LTCD4^+$ é menor do que 500 células/mm^3 ou quando o indivíduo apresenta valores maiores do que este, mas está coinfectado com o vírus da hepatite B. Em gestantes, o início da TARV independe da sintomatologia e do número de $LTCD4^+$. Entretanto, estudos recentes realizados em vários países demonstram que quando o tratamento antirretroviral é iniciado precocemente, no momento da descoberta da infecção, há uma maior probabilidade de se alcançar e manter altos níveis de $LTCD4^+$. Trata-se do paradigma "descobrir e tratar" ("*test and treat*").

O início mais precoce da TARV, além de melhorar os aspectos clínicos da infecção pelo HIV-1, tem um importante impacto na redução da morbimortalidade e da transmissão do vírus. Além disso, tem um efeito importante na redução da tuberculose, que é uma das principais causas de óbito em portadores de HIV-1 no Brasil. No entanto, o principal obstáculo para a implantação desta abordagem a curto prazo é o elevado custo para a cobertura terapêutica em todos os indivíduos portadores do HIV-1 no país.

Atualmente, no Brasil, estão disponíveis três classes de antirretrovirais, que são mais potentes, menos tóxicos e de menor custo: a) Inibidores de transcriptase reversa análogos de nucleosídeos e nucleotídeos (ITRN/ITRNt); b) Inibidores de transcriptase reversa não análogos de nucleosídeos (ITRNN) e; c) Inibidores de protease reforçados com ritonavir (IP/r). Inicialmente, a TARV deve incluir a combinação de três antirretrovirais, dos quais dois devem ser ITRN/ITRNt associados a um ITRNN ou IP/r (ver Capítulo 81).

Os ITRN/ITRNt atuam em uma etapa inicial de transcrição viral, essencial para a replicação do vírus, impedindo a replicação do mesmo e os IRTNN, que se ligam próximo ao sítio da enzima TR, induzem uma alteração conformacional na proteína viral.

No Brasil, a associação de zidovudina (AZT) com lamivudina (3TC) é a mais utilizada das combinações ITRN/ITRNt sendo, normalmente, bem tolerada. Além disso, esta associação está disponível pelo Sistema Único de Saúde (SUS) em um só comprimido, ingerido duas vezes ao dia, o que apresenta maior comodidade ao paciente. Por ser fabricada no Brasil, a combinação apresenta um custo mais baixo quando comparada a outras drogas da mesma classe. Os dois ITRNN mais utilizados no início da TARV são o efavirens (EFV) e a nevirapina (NVP), sendo que o EFV não deve ser utilizado em gestantes.

Os inibidores de protease (IP) agem competitivamente, evitando a clivagem dos genes *gag* e *gag-pol*, impossibilitando a replicação viral e a montagem de novas partículas virais. Nas situações em que houver intolerância ou contraindicação para o uso de EFV ou NVP na terapia inicial, deve-se utilizar, preferencialmente, o IP/r chamado lopinavir/r (LPV/r).

Vale ressaltar que a erradicação da infecção pelo HIV-1 não pode ser obtida com os regimes antirretrovirais disponíveis atualmente devido ao estabelecimento de um grupo de $LTCD4^+$ infectados de forma latente durante os estágios iniciais da infecção pelo HIV-1, que persistem com uma meia vida longa, mesmo com uma supressão prolongada da viremia plasmática.

Prevenção e controle

No Brasil, a transmissão parenteral do HIV-1 por meio de transfusões de sangue e hemoderivados foi significativamente reduzida após a introdução de testes sorológicos de triagem anti-HIV-1 nos hemocentros de todo o país. Atualmente, no Brasil, os hemocentros também utilizam a tecnologia NAT (*Nucleic acid test* – Teste de amplificação de ácido nucleico) para a detecção do material genético do HIV-1, em bolsas de sangue destinadas à transfusão. Esta metodologia reduz o risco de contaminação durante o período da janela imunológica do HIV-1 (período de tempo compreendido entre a infecção e a detecção de anticorpos anti-HIV-1) de 19-22 dias para 10 dias, o que diminui, ainda mais, a transmissão do vírus por transfusão sanguínea. Vale ressaltar que o NAT é complementar à sorologia e não deve ser utilizado isoladamente.

Da mesma forma, o acompanhamento rigoroso do pré-natal de gestantes portadoras do HIV-1 teve grande impacto na redução da taxa de transmissão vertical do vírus, que caiu de 25% para menos de 2%. Muitas mulheres descobrem que estão infectadas pelo HIV-1 quando estão gestantes, no momento do pré-natal. A partir da 14ª semana de gestação, a mulher começa fazer um esquema terapêutico para reduzir a carga viral plasmática do HIV-1 e assim, diminuir a probabilidade de transmissão do vírus pela via vertical. A medicação por via oral é interrompida momentos antes do parto e substituída pela administração por via intravenosa. Após o nascimento, a criança passa a fazer uso da TARV por via oral ou intravenosa por, pelo menos 30 dias e é acompanhada por dezoito meses para a confirmação ou não, da transmissão do vírus. É importante ressaltar que a mãe portadora do HIV-1 não deve amamentar o seu filho.

A principal forma de transmissão do HIV-1 é por meio de relações sexuais, assim sendo, o uso de preservativos é um dos métodos de prevenção da transmissão do homem para a mulher e vice-versa. A promiscuidade sexual é um fator importante para a disseminação do HIV-1, principalmente na população mais jovem.

Até o momento, nenhuma vacina preventiva, para evitar a infecção pelo HIV-1, ou terapêutica, para o tratamento dos indivíduos infectados, foi disponibilizada, ainda que várias abordagens estejam em desenvolvimento. A principal dificuldade em se encontrar uma vacina eficaz é a grande variabilidade genética do HIV-1, principalmente nas glicoproteínas do envelope, responsáveis pela geração de anticorpos neutralizantes. Como o vírus tem elevada taxa de mutação, ocorre uma grande variação na estrutura destas glicoproteínas, facilitando a evasão do HIV-1 em relação à resposta imunológica.

Desta forma, a infecção pelo HIV-1, leva a uma infecção persistente e, até o momento, é difícil pensar em cura do hospedeiro infectado, sendo que o caminho mais sensato é o da prevenção. Sendo assim, a educação em saúde, incluindo a educação sexual no sentido de evitar infecções sexualmente transmissíveis e o uso de drogas injetáveis, é de fundamental importância para a mudança de comportamento das pessoas frente ao risco de aquisição do HIV-1. O não compartilhamento de agulhas e seringas contaminadas por usuários de drogas intravenosas e a educação dos pacientes portadores do HIV-1 são de grande importância para se evitar a disseminação do vírus e assim controlar a epidemia no mundo.

HTLV-1 e HTLV-2

Propriedades

O HTLV é um retrovírus com forma esférica e tamanho médio de 100 a 120 nm de diâmetro. Seu genoma é circundado por um capsídeo composto pelas proteínas estruturais p19, p24 e p15, formando assim o nucleocapsídeo ou core viral central, onde se encontram enzimas que desempenham papel importante na replicação, como a protease, a integrase e a transcriptase reversa. O envelope viral composto pela matriz lipídica possui as glicoproteínas virais gp21 e gp46.

O HTLV-1 e o HTLV-2 apresentam estrutura genômica similar com 70% de homologia na sequência nucleotídica. Possuem em seu genoma, na forma de DNA proviral (genoma viral integrado ao genoma celular), aproximadamente, 9.000 pares de bases (pb), onde estão inseridos três genes estruturais (*gag*, *pol* e *env*), uma região chamada *pro* sobreposta aos genes *gag* e *pol* e dois genes reguladores principais, *tax* e *rex*, situados em uma região denominada de *pX*, localizada entre as regiões *env* e *3'LTR*, exclusiva do HTLV. Recentemente, foi descrito o gene viral HTLV-1 b-ZIP fator (*HBZ*) sendo o único na região *pX* cujo promotor encontra-se na região *3'LTR*. Flanqueando esses genes, têm-se as duas Terminações Repetitivas Longas (*Long Terminal Repeats* – LTR), sem função codificadora (Fig. 95.3). O HTLV-1 e o HTLV-2 possuem propriedades biológicas semelhantes, apresentando tropismo por $LTCD4^+$ e $LTCD8^+$, respectivamente. Dois novos tipos de HTLV, o HTLV-3 e o HTLV-4, foram identificados em populações da República dos Camarões, vivendo próximos a florestas. O HTLV-3 foi isolado de um indivíduo com padrão de resposta sorológica indeterminado na metodologia de WB e por meio de análise filogenética, mostrou uma forte relação com o vírus linfotrópico de células T de símios 3 (STLV-3). O HTLV-4, um membro de linhagem filogenética distinta de todos os tipos de HTLV e STLV conhecidos, foi identificado a partir de um indivíduo com padrão de WB característico para HTLV-2. Convém ressaltar que os dois vírus, até o momento, não mostram circulação entre seres humanos e provavelmente, resultaram de transferências zoonóticas interespecíficas e ainda não se adaptaram ao hospedeiro humano.

O HTLV-1 é um agente infeccioso que foi descrito pela primeira vez associado a doenças linfoproliferativas (a Leucemia/Linfoma de Células T de Adultos, LLcTA e a uma malignidade de LTCD4$^+$ maduros), mas que, posteriormente, mostrou uma variabilidade de associações clínicas de maior abrangência que inclui quadros de doença neurológica, como a Paraparesia Espástica Tropical/Mielopatia Associada ao HTLV-1, PET/MAH, uma doença neurodegenerativa caracterizada por distúrbios neurológicos crônicos, e a uveíte associada ao HTLV-1, dentre outras manifestações de maior gravidade. Embora não haja indicadores nítidos associando o HTLV-2 a manifestações clínicas bem definidas, existem evidências que sugerem a sua associação a um quadro clínico semelhante à PET/MAH.

Patogênese e características clínicas

Os retrovírus animais induzem à formação de tumores, por dois mecanismos: pela ativação do oncogene viral e pela inserção de um promotor para a ativação de um gene celular, tal como um proto oncogene. O HTLV-1 promove o processo associado à LLcTA de forma similar aos vírus oncogênicos como o SV40 (por meio do antígeno T), os papilomavírus humanos (pela expressão dos genes *E6/E7*) e os adenovírus (gene *E1a*). (ver cap. 83)

A infecção primária do HTLV-1 resulta em uma interação do tipo latência sendo a expressão viral baixa, inclusive a do gene *tax*, o que é insuficiente para exercer seu efeito oncogênico. A ativação do vírus, ainda que transitória, pode aumentar a produção da proteína Tax de modo que algumas células sofrem mutações oncogênicas que as leva à produção do quadro clínico de LLcTA, mesmo com o HTLV-1 entrando, de novo, para a latência.

Os efeitos da expressão do gene *tax* são aceitos como cruciais para o aparecimento do LLcTA e da PET/MAH, o que implica em expressão continuada para manter o nível proteico efetivo. Após a infecção inicial e a montagem da resposta imunológica contra as proteínas do HTLV-1, a expressão do genoma viral é mantida em níveis baixos, garantindo uma expansão contínua em LTCD4$^+$ (proliferação clonal persistente).

Como é comum de acontecer, a manutenção de baixa expressão do gene *tax*, faz com que 95% dos infectados não desenvolvam qualquer quadro clínico durante a vida. A transformação celular ocasionada pelo HTLV-1 requer a reativação do vírus para haver elevação dos níveis da proteína Tax até o limite da oncogenicidade. A reativação porém, também implica na indução de mecanismos de controle (ciclo celular, apoptose, dentre outros). Por outro lado, a Tax que emerge da latência, protege as células infectadas do efeito da apoptose induzida por *stress*. Neste ponto, pode-se evoluir para a LLcTA ou para a PET/MAH, de acordo com fatores genéticos associados com o HLA, classe I.

A PET/MAH é associada à replicação continuada e a uma alta expressão viral (fator predisponente ao aparecimento do quadro clínico), enquanto a expressão é anulada ou está em níveis muito baixos nos casos de LLcTA (a atividade de linfócitos T citotóxicos anti Tax específicos elimina as raras células que apresentam-se com alta expressão de Tax). Esta diferença parece ser definida pelo tipo de HLA do hospedeiro. A característica genética do hospedeiro define a maior ou menor atividade da resposta imunológica, que pode permitir a expressão continuada em altos níveis do HTLV-1 após a reativação ou atuar como um novo supressor para que o vírus diminua a sua replicação ou volte para o estado de latência viral.

Em portadores assintomáticos, a proteína Tax estimula a expressão de genes virais e celulares, o que promove a multiplicação de linfócitos T ao mesmo tempo em que permite a replicação viral. A resposta imunológica destrói a maioria dos linfócitos que expressa antígenos virais e seleciona as células com baixo nível ou nenhuma produção de Tax. A proliferação celular é também progressivamente produzida pela proteína HBZ (Fig. 95.3). A replicação induzida por Tax gera lesões que ativam *checkpoints*, uma barreira em segunda linha para transformações. Em casos raros, esta barreira pode ser cruzada por meio de mecanismos de adaptação dos *checkpoints*, permitindo a promoção de mutações e o desenvolvimento da LLcTA. Células leucêmicas da LLcTA são defectivas no *checkpoint* do fuso mitótico, o que corrobora as anormalidades cromossômicas comumente evidenciadas, porém não se evidenciam mutações nos genes do *checkpoint* mitótico. Cerca de 30% das células mostram mais do que dois centrômeros e a expressão do gene *tax* sozinho é suficiente para o aparecimento de um número aberrante de centrômeros.

De uma forma geral, após a infecção pelo HTLV-1, o hospedeiro prepara uma resposta imunológica efetiva que faz com que o vírus seja induzido à latência em linfócitos T auxiliares, um fenômeno natural e contínuo dos retrovírus, que os mantém infectando o hospedeiro para o resto de sua vida. No processo de infecção pode ainda haver níveis baixos de produção viral, em consequência da baixa expressão gênica e, consequentemente, uma baixa produção da proteína Tax. Apesar da persistência viral, não são observados sinais e sintomas clínicos entre os infectados e que garante os estado de portadores do HTLV-1 e a sororreatividade duradoura. Por outro lado, um número que varia entre 3-5% dos portadores, desenvolve alguma doença associada ao HTLV-1.

Os quadros de doença ocasionados pelo HTLV-1 são associados com a reativação do vírus em um nível que torne ativa a produção de Tax. O caminho que leva o indivíduo a desenvolver a PET/MAH é dependente do *background* genético do hospedeiro (HLA, classe I), a produção contínua de Tax e uma elevada carga proviral. No caso do LLcTA, a produção de Tax é transitória, porém suficiente para induzir os processos de proliferação de linfócitos T CD4$^+$ (por meio do bloqueio do controle de mitoses e pela inibição da apoptose o que favorece maior replicação viral), a imortalização celular, a instabilidade cromossômica e as alterações no genoma celular. De maneira geral, o processo de expressão de *tax* é descontinuado pela entrada do vírus em latência, mas o processo oncogênico já está instalado e continua nas diversas formas clínicas da LLcTA.

Epidemiologia

As infecções pelo HTLV estão presentes em todos os continentes, porém a distribuição geográfica apresenta prevalência variável, de acordo com o tipo do vírus, se HTLV-1 ou HTLV-2. Estima-se que, mundialmente, existam cerca de 10 a 20 milhões de pessoas infectadas pelos dois vírus.

A epidemiologia molecular desses vírus mostra a existência de sete subtipos moleculares do HTLV-1 (a, b, c, d, e, f, g) e quatro do HTLV-2 (a, b, c, d).

O HTLV-1 é endêmico na África, na Europa, no Sudeste da Ásia, no Japão, nas Américas do Norte, Central, do Sul e Caribe, enquanto a infecção pelo HTLV-2 é prevalente entre usuários de drogas intravenosas de áreas urbanas dos Estados Unidos, da Europa e sudeste da Ásia, em diversas comunidades indígenas das Américas e em tribos pigmeias da África Central.

O Japão foi a primeira região a ser identificada como endêmica para o HTLV, com taxas de prevalência que variam de 0 a 37%, sendo as áreas localizadas no sudoeste do país (Shikoku, Kyushu e Okinawa), as que apresentam maiores índices. Em Israel, a prevalência da infecção por HTLV-1 em doadores de sangue é de 1/100.000 pessoas. A infecção pelo HTLV na Europa é, em geral, de baixa prevalência e, quando ocorre, é restrita a grupos específicos, como imigrantes de áreas endêmicas ou pessoas com comportamento de risco para a infecção por retrovírus humanos.

O continente africano representa um reservatório endêmico do HTLV. Há predominância do HTLV-1, mas o HTLV-2, também, foi encontrado entre pigmeus, em Camarões e Congo, incluindo um novo subtipo, o HTLV-2d, com as sequências nucleotídicas mais divergentes entre os HTLV-2 até então conhecidos.

A infecção pelo HTLV mostra-se endêmica em um grande número de populações indígenas americanas. Na América do Norte, o HTLV está presente entre as tribos Navajo e Pueblo do Novo México e entre os índios Seminole na Flórida.

Na América do Sul, distintas populações da Colômbia, da Argentina e do Brasil têm sido encontradas infectadas com o vírus. Dois subtipos moleculares, o HTLV-2a e o HTLV-2b foram identificados em ameríndios e usuários de drogas intravenosas, com maior prevalência do subtipo 2b entre os grupos populacionais indígenas. Ressalta-se, entretanto, que nas diversas populações do Brasil, em especial nos grupos indígenas da Amazônia brasileira, observa-se a circulação do subtipo molecular HTLV-2c, identificado pela primeira vez entre as tribos do grupo Kayapó. Esse novo subtipo apresenta-se filogeneticamente associado ao HTLV-2a, mas detêm propriedades fenotípicas da proteína Tax relacionadas ao subtipo HTLV-2b.

A infecção pelo HTLV-1 no Brasil é considerada endêmica, porém com baixo índice de prevalência na população geral, quando comparado com os índices do Japão. A infecção pelo HTLV-1 e pelo HTLV-2 encontra-se presente em todas as regiões brasileiras, mas as prevalências variam de um estado para o outro, sendo mais elevadas na Bahia, em Pernambuco e no Pará. A infecção pelo HTLV-1 tem sido descrita em populações remanescentes de comunidades quilombolas, em pacientes portadores de PET/MAH, em doadores de sangue, em usuários de drogas e em imigrantes japoneses.

A ocorrência de coinfecção HIV-1/HTLV é frequente. O HTLV-1 e o HTLV-2 compartilham as mesmas vias de transmissão que o HIV-1 e incluem o contato sexual, a transfusão sanguínea e de hemoderivados, o uso de agulhas e/ou seringas contaminadas, a transmissão da mãe para o filho, principalmente por meio da amamentação, mas, diferentemente do HIV-1, a transmissão depende da presença de linfócitos infectados nos fluidos orgânicos envolvidos.

A transfusão sanguínea e de hemoderivados é a mais eficiente via de transmissão do HTLV-1 e do HTLV-2, com uma taxa de soroconversão de aproximadamente 50%. A eficiência da transmissão do HTLV-2 via transfusão varia de 20% (Estados Unidos) a 60% (Japão/Estados Unidos).

A transmissão sexual do HTLV é bidirecional, entretanto a transmissão de homens para mulheres parece ser mais eficiente, o que pode explicar a maior soropositividade em mulheres. Entretanto, ressalta-se que estudos epidemiológicos em povos ameríndios da região amazônica brasileira, demonstraram uma constante e contínua transmissão do HTLV-2 entre homens e mulheres, mas sem diferenças significantes, sugerindo que a transmissão sexual pode ser igualmente eficiente entre os sexos.

Diagnóstico laboratorial

O diagnóstico da infecção pelo HTLV está fundamentado na detecção de anticorpos específicos para o vírus, que estão presentes em fluidos orgânicos e são gerados a partir de uma resposta imunológica direcionada contra antígenos virais codificados por genes estruturais e reguladores. De acordo com o poder de resolução diagnóstica, os métodos sorológicos podem ser classificados em duas categorias: os testes de triagem e as de confirmação. Os ensaios de triagem detectam anticorpos contra o HTLV-1 e HTLV-2, porém não apresentam capacidade discriminatória entre as infecções, sendo necessário a confirmação do resultado por meio dos ensaios confirmatórios, que detêm alta especificidade e que podem também discriminar a presença de anticorpos específicos contra o HTLV-1 ou HTLV-2.

O principal teste utilizado na triagem sorológica do HTLV é o ensaio imunoenzimático (EIA ou ELISA), onde antígenos específicos do vírus são adsorvidos a uma placa de poliestireno. A reação é realizada pela incubação do soro do paciente (onde poderão estar presentes os anticorpos específicos contra as frações antigênicas do vírus) na placa, e, posteriormente, do conjugado (anti-imunoglobulina humana) ligado a uma enzima. A adição de um substrato específico revela a presença de coloração na reação positiva.

A confirmação diagnóstica da infecção pelo HTLV pode ser realizada a partir de diferentes métodos sorológicos, dos quais, o ensaio mais utilizado é o teste de WB. Não existe um consenso internacional para a interpretação dos testes de WB, por isso é sugerido que se utilize os critérios do fabricante. Quando uma amostra reage com uma das bandas, porém não completa o critério de positividade, seu resultado é considerado "indeterminado".

As técnicas de biologia molecular, para diagnóstico confirmatório e diferencial da infecção pelos HTLV-1 e HTLV-2, fundamentam-se primariamente na detecção do ácido nucleico viral na forma de DNA proviral que se encontra integrado ao genoma da célula hospedeira. O HTLV, diferente do HIV, raramente apresenta viremia plasmática (presença de RNA viral circulante no plasma ou soro). Essa característica faz da procura do DNA proviral, o método de escolha e mais adequado para o diagnóstico molecular do HTLV.

A elevada especificidade e sensibilidade da metodologia são decorrentes: (i) do uso de iniciadores (*primers*) específicos a uma determinada região genômica do vírus e, (ii) da amplificação exponencial do ácido nucleico, o que permite a detecção do material genômico viral, mesmo presente em pequenas quantidades. A exemplo dos métodos baseados na amplificação genômica destacam-se a PCR, a Nested PCR e a PCR em tempo real (qPCR).

Tratamento

As diversas apresentações clínicas da LLcTA são tratadas de maneira diferente. Os subtipos crônico e indolente (*smoldering*) são tratados somente quando se tornam sintomáticos. As formas aguda e linfomatosa devem ser tratadas por quimioterapia convencional ou combinada, ou por meio de terapia antirretroviral (zidovudina) associada ao interferon-?. Outra abordagem é o transplante de medula óssea alogênico.

Não há terapêutica eficaz e específica para a PET/MAH, tanto contra o vírus, como para seus efeitos. A opção terapêutica mais comum é o uso de corticosteroides na fase inicial da doença, quando a predominância é do componente inflamatório. Simultaneamente às várias tentativas que são constantemente publicadas, deve-se tratar o paciente também do ponto de vista sintomático. A paraparesia e a espasticidade devem ser tratadas com fisioterapia, baclofeno, tizanidina ou diazepam ou toxina botulínica. É importante também realizar o tratamento da incontinência urinária, da dor neuropática e a profilaxia da infecção urinária e da constipação.

Prevenção e controle

Ainda não existe uma vacina para os dois tipos virais, portanto, a prevenção e controle são feitos por meio do bloqueio de suas diversas formas de transmissão. O HTLV é um vírus associado a células que estão presentes no sangue, no sêmen, no fluido vaginal e no leite materno. Todo o esforço de prevenção deve ser direcionado ao bloqueio desses fluidos orgânicos, para evitar a sua transferência para outros hospedeiros.

A transmissão pela via sanguínea é prevenida pela triagem do sangue (pesquisa de anticorpos contra o vírus) e de seus derivados, o que é feito de rotina no sangue recebido por doadores. É importante, também, que não exista o compartilhamento de agulhas e seringas contaminadas entre usuários de drogas injetáveis.

O aleitamento materno não é recomendado por parte de mães positivas para o HTLV-1/2. A transmissão pela via sexual é controlada por meio do uso de preservativos masculino ou feminino. Sem dúvida alguma, a educação e a informação continuada acerca do agente, são duas ferramentas importantes para o bloqueio da transmissão viral.

Bibliografia

1. Cook LB, Elemans M, Rowan AG, Asquith B. HTLV-1: persistence and pathogenesis. Virology. 2013;435(1): 131-140.
2. Gallo RC. Research and discovery of the first human cancer virus, HTLV-1. Best Pract Res Clin Haematol. 2011;24:559-565.
3. King AMQ, Adams MJ, Carstens EB, Lefkowitz, EJ *(eds.)*. Virus Taxonomy: Ninth Report of the International Committee on Taxonomy of Viruses. San Diego: Academic Press; 2012.
4. Knipe DM, Howley PM, Cohen JI, Griffin DE, Lamb RA, Martin MA et al. Fields Virology. 6th ed. Philadelphia: Lippincott Williams & Wilkins; 2013.
5. Ministério da Saúde Boletim Epidemiológico Aids e DST – 2013. Disponível na Internet: http://www.aids.gov.br/publicacao/2013/boletim-epidemiologico-aids-e-dst-2013 (fev 2014).
6. Satou Y, Matsuoka M. Virological and immunological mechanisms in the pathogenesis of human T-cell leukemia virus type 1. Rev Med Virol. 2013; 23:269-280.
7. World Health Organization. - UNAIDS/WHO. The 2014 Global AIDS response progress reporting. Disponível na Internet: http://www.unaids.org/en/media/unaids/contentassets/documents/epidemiology/2013/gr2013/UNAIDSGlobal_Report_2013_en.pdf (fev2014).

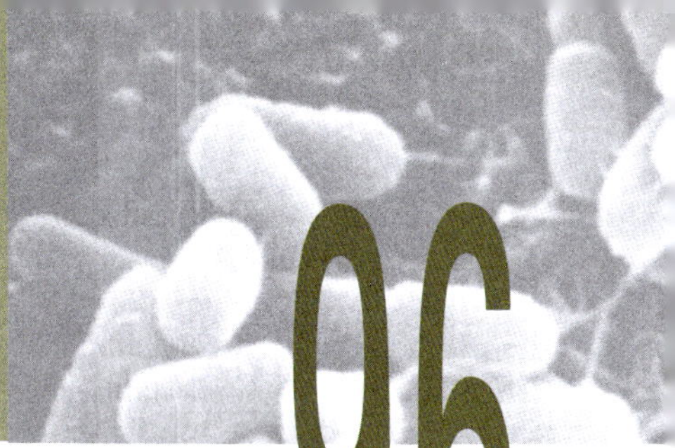

Maria Lucia Rácz

96

Rubéola

Propriedades dos Vírus

O agente etiológico da rubéola pertence à família *Togaviridae*, gênero *Rubivirus*, que contém uma única espécie, *Rubella virus* (RUBV). É um vírus de 60 a 70 nm de diâmetro, envelopado, pleomórfico e com nucleocápside de simetria icosaédrica. O nucleocápside viral mede 40 nm de diâmetro e contém o genoma, constituído de RNA de fita simples de polaridade positiva (+ssRNA). O genoma viral é constituído por 9.757 nucleotídeos e contêm um cap na extremidade 5' e poli A na extremidade 3'. O vírion contém quatro proteínas estruturais, a proteína básica CP do cápside e duas glicoproteínas de envelope E1 e E2. O genoma codifica ainda para duas proteínas não estruturais, denominadas P150 (metiltransferase e protease) e P90 (helicase e replicase). Existe apenas um sorotipo de vírus da rubéola, embora tenham sido descritos 10 genótipos.

Patogênese e Características Clínicas

Quando se estuda a patogênese da rubéola é necessário considerar, separadamente, as duas formas da doença: rubéola aguda e rubéola congênita (Figura 96.1).

A infecção aguda pelo vírus da rubéola em crianças e adultos é normalmente benigna, com a maioria das infecções ocorrendo de forma subclínica. A transmissão do agente etiológico ocorre pelas vias respiratórias superiores, a multiplicação viral primária ocorre na mucosa do trato respiratório superior e é seguida de disseminação linfática ou viremia que localiza o vírus nos nódulos linfáticos regionais. A replicação do vírus nos nódulos causa seu aumento, que pode ocorrer cinco a dez dias antes do aparecimento da erupção. O período de incubação 14 dias é seguido pelo aparecimento do vírus no soro e a liberação de vírus na nasofaringe e nas fezes, tornando o indivíduo infectante. Os vírus podem ser detectados por uma semana ou mais após o desaparecimento da erupção. A erupção maculopapular começa 14 a 21 dias após o contato com o vírus. A rubéola clínica é caracterizada por sintomas que podem incluir, além da erupção, linfoadenopatia, febre baixa, conjuntivite, faringite e artralgia. Os anticorpos da classe IgM podem ser detectados quando aparecem os sintomas e podem ser detectados por mais um ano após a infecção. Os anticorpos da classe IgG também podem ser detectados nesse período em alguns pacientes e, após duas semanas, os anticorpos anti-RV detectados são de todas as classes, incluindo IgA, IgD e IgE.

A rubéola era considerada uma doença benigna até que o Dr. Norman Gregg, oftalmologista alemão, em 1941, associou o encontro de um grande número de crianças com catarata e outros defeitos congênitos após uma epidemia de rubéola e propôs que a catarata bem como anormalidades cardíacas eram consequência da infecção materna durante a gestação.

A rubéola congênita é uma infecção transmitida por via transplacentária, no primeiro trimestre da gravidez, que pode ocasionar malformações congênitas e aborto. A infecção do feto ocorre em 90% dos casos durante as primeiras oito semanas de gestação, diminuindo para 25% a 35% durante o segundo trimestre e aumentando novamente perto do parto. Após o primeiro trimestre de gravidez, o feto pode ser infectado, mas não manifesta sintomas ao nascimento. O feto infectado no primeiro trimestre de gestação nasce com rubéola congênita e os sintomas mais comuns são: perda de audição, doença cardíaca congênita, retardo psicomotor, catarata ou glaucoma, retinopatia, púrpura trombocitopênica, hepatomegalia, esplenomegalia e retardo do crescimento intrauterino. O vírus da rubéola pode ser isolado da maioria dos órgãos no momento do nascimento e de alguns tecidos por um ano após o nascimento. Mais de 80% dos neonatos infectados de forma congênita excretam vírus na secreção de nasofaringe e na urina e aproximadamente 3% podem continuar a excretar vírus por até 20 meses. A liberação crônica de vírus em neonatos é um indicador de infecção gestacional precoce.

Em muitos países, a rubéola materna diagnosticada no primeiro trimestre de gravidez, quando a ocorrência de defeitos congênitos é de 67% a 85%, em geral, termina em aborto terapêutico, mas, no Brasil, esta prática não é autorizada por lei.

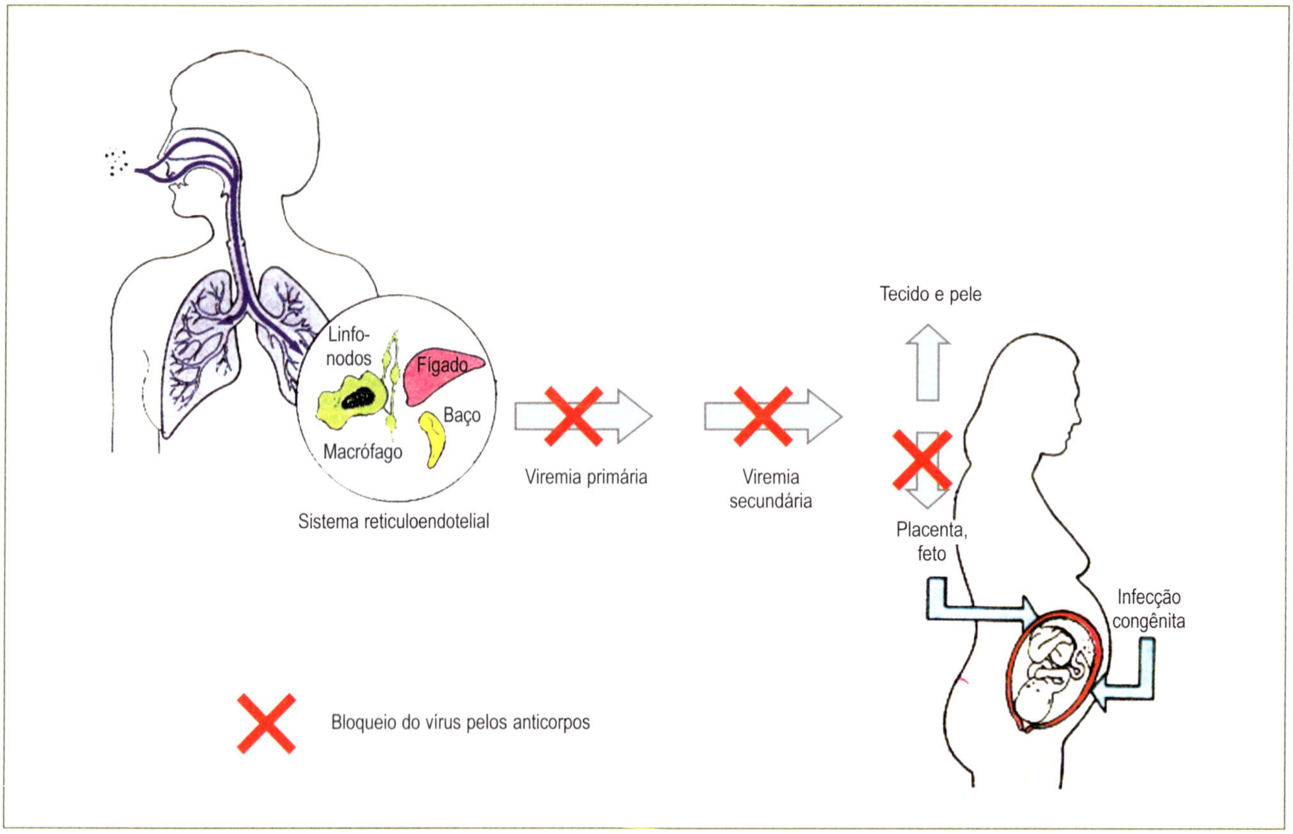

Figura 96.1 – *Patogênese da rubéola aguda e rubéola congênita.*

Epidemiologia

O homem é o único hospedeiro natural da rubéola e a circulação do vírus na população humana é necessária para a perpetuação da doença. É uma doença encontrada em todo o mundo e apresenta uma distribuição estacional típica, com maior frequência na primavera, em países de clima temperado. Antes da introdução das vacinas, ocorriam epidemias de rubéola em intervalos de seis a nove anos nos Estados Unidos. Em países tropicais, as epidemias também ocorrem, mas a falta de sintomas clínicos significativos em crianças afetadas pode permitir a passagem do vírus de forma não reconhecível.

Antes da vacinação, o pico de infecção ocorria na faixa etária de cinco a nove anos de idade, e a doença é pouco comum em crianças em idade pré-escolar. Com a vacinação, esse pico mudou de crianças para adultos jovens. Não se conhece o estado de portador nos casos de rubéola pós-natal, ao contrário do que sucede na rubéola congênita, em que a eliminação crônica do vírus pode persistir por alguns meses após o nascimento.

No Brasil, a rubéola pós-natal passou a integrar a lista de doenças de notificação compulsória em 1996. Em 1997, foram notificados cerca de 30 mil casos e, no período 1999/2001, ocorreram surtos da doença em vários estados brasileiros. Nesse mesmo período observou-se um aumento progressivo no número de casos de síndrome da rubéola congênita (de 200 para 600), o que reflete tanto um crescimento da circulação do vírus quanto o incremento de estratégias de vigilância para a detecção de casos. O Plano de Erradicação do Sarampo no País, implantado em 1999, impulsionou a vigilância e o controle da rubéola. Em 2002, ocorreram 443 casos de rubéola no Brasil, o que corresponde a uma redução de 98% em comparação com 1997. Entre os anos de 1998 e 2002, foram realizadas campanhas de vacinação em massa em todos os estados da Federação, com o objetivo de atingir as mulheres em idade fértil. Neste período foram vacinadas 29 milhões de mulheres, o que correspondeu a uma cobertura de 95,7%. Esta campanha também serviu para completar a introdução da vacina dupla ou tríplice viral no calendário básico de imunização, processo iniciado em 1992. Entre 2003 e 2004, foram confirmados 964 casos de rubéola no país. A integração das vigilâncias do sarampo e rubéola tem contribuído para a melhoria da qualidade da vigilância epidemiológica desta doença no país. Em 2007/2008, ocorreram epidemias de rubéola em vários estados, Foi durante 2008 que ocorreu a maior campanha de vacinação contra rubéola no mundo, com 65,9 milhões de pessoas entre a faixa etária de 19 a 39 anos de idade vacinadas, nos estados do Rio de Janeiro, Minas Gerais, Rio Grande do Norte, Mato Grosso e Maranhão. Nos outros estados, a faixa etária foi de 20 a 39 anos de idade. A cobertura vacinal geral foi de 94,06% da população meta. Desde 2010, não foram notificados casos de rubéola ou de rubéola congênita no Brasil.

A Organização Mundial de Saúde inclui a rubéola no Plano Global Estratégico para Sarampo e Rubéola, que visa até o fim de 2015, reduzir a mortalidade global por sarampo em pelo menos 95%, comparado aos dados do ano 2000 e conseguir os objetivos regionais de eliminação do sarampo, rubéola e rubéola congênita e ao fim de 2020, eliminar o sarampo e a rubéola em pelo menos cinco regiões da Organização Mundial de Saúde.

Diagnóstico Laboratorial

O diagnóstico laboratorial da rubéola pós-natal e da infecção congênita é feito sorologicamente, através da detecção de anticorpos da classe IgM por ELISA. Após a rubéola pós-natal, esse anticorpo pode ser detectado após o aparecimento dos sintomas e até seis a oito semanas após o desaparecimento da erupção. As crianças infectadas no útero produzem IgM específico para rubéola por muitos meses após o nascimento.

A infecção recente também pode ser confirmada pelo aumento de título de anticorpos entre duas amostras de soro, uma de fase aguda e outra de fase convalescente.

O vírus da rubéola hemaglutina glóbulos vermelhos de várias espécies animais, principalmente, hemácias de pintos de um dia, hemácias de pombo e hemácias de ganso. Outros testes sorológicos incluem a reação de inibição da hemaglutinação ou neutralização, mas essas técnicas não têm sido muito utilizadas, por causa de dificuldades na sua execução.

O isolamento do vírus pode ser realizado, especialmente, para confirmar infecção durante a gestação ou em neonatos. Na infecção aguda, o vírus pode ser facilmente isolado a partir de secreções nasofaríngeas, por seis dias antes e até seis dias depois do aparecimento da erupção. O vírus da rubéola pode ser isolado em culturas primárias de células humanas e de macaco e em algumas linhagens estabelecidas, como BHK21, RK13 e Vero. A presença do vírus da rubéola em culturas celulares é detectada pela pesquisa do ECP, cujo desenvolvimento se processa lentamente; por isso, as culturas devem ser mantidas em observação durante cerca de 21 dias. A identificação do vírus isolado é feita por neutralização, inibição da hemaglutinação ou imunofluorescência.

A identificação do ácido nucleico viral, através de RT-PCR, pode ser utilizada e tem sensibilidade semelhante ao isolamento de vírus. Em caso de infecção congênita, o diagnóstico *in utero* utilizando RT-PCR tem sido feito em amostras obtidas por amniocentese, cordocentese ou amostras de vilo coriônico, com alta sensibilidade e especificidade e resultados muito mais rápidos que os obtidos por isolamento viral.

Tratamento

Não há tratamento com antivirais específico para a rubéola.

Prevenção e Controle

Existem três cepas atenuadas do vírus da rubéola, utilizadas na vacinação em diferentes países: a cepa RA27/3, nos Estados Unidos; a Cendehill, utilizada na Europa; e To336, em uso no Japão. Após administração subcutânea, a vacina induz resposta de anticorpos em aproximadamente 95% dos vacinados. Com duração de pelo menos 12 anos de proteção, provoca poucos efeitos colaterais e não é transmitida a contatos.

A vacinação contra rubéola tem sido administrada a crianças, para fornecer uma imunidade populacional, evitando a circulação do vírus e protegendo os fetos de gestantes suscetíveis. Diferentes países podem empregar estratégias diversas na vacinação contra rubéola: nos Estados Unidos, é obrigatória a vacinação de crianças em idade pré-escolar, suplementada pela vacinação de mulheres em idade fértil suscetíveis; em países da Europa, optou-se por vacinar apenas mulheres em idade fértil e consequentemente dar continuidade à circulação do vírus, com receio de que a imunidade vacinal não fosse de longa duração. Atualmente, a maioria dos países, inclusive o Brasil, opta pela vacinação universal de crianças, complementada pela vacinação de mulheres adultas soronegativas. A vacina contra rubéola (vacina tríplice viral, que protege contra sarampo, rubéola e caxumba) foi implantada no Brasil em 1992, sendo atualmente aplicada em duas doses, aos 12 e 15 meses de idade.

As vacinas contra rubéola aparentemente não têm efeito sobre o feto, mas, como existe um risco potencial, a vacinação é contraindicada em casos de gestação. A vacinação inadvertida de mulheres grávidas não constitui razão suficiente para o término da gestação.

Estão sendo desenvolvidas vacinas de subunidades, produzidas pela tecnologia de DNA recombinante. Essa vacina teria a vantagem de poder ser administrada a gestantes, para aumentar a imunidade preexistente a indivíduos imunocomprometidos, pois não acarreta risco de disseminação do vírus vacinal, que pode ocorrer com a vacina atenuada.

Bibliografia

1. Brooks GF, Carroll KC, Butel JS, Morse SA, Mietzner TA. Jawetz Melnick & Adelberg's Medical Microbiology. 26ª ed. New York: McGraw Hill; 2013.
2. Flint SJ, Enquist LW, Racaniello VR, Skalka AM. Principles of virology. 3ª ed. Washington: ASM Press; 2009.
3. King AMQ, Adams MJ, Carstens EB, Lefkowitz, EJ *(eds.)*. Virus Taxonomy: Ninth Report of the International Committee on Taxonomy of Viruses. San Diego: Academic Press; 2012.
4. Knipe DM, Howley PM, Cohen JI, Griffin DE, Lamb RA, Martin MA et al. Fields Virology. 6th ed. Philadelphia: Lippincott Williams & Wilkins; 2013.
5. Portal da Saúde. Ministério da Saúde Rubéola – Disponível na Internet: http://portal.saude.gov.br/portal/arquivos/pdf/gve_7ed_web_atual_rubeola.pdf (fevereiro 2014).
6. World Health Organization 2012 Global measles and rubella strategic plan: 2012-2020. Disponível na Internet: http://whqlibdoc.who.int/publications/2012/9789241503396_eng.pdf (fevereiro 2014).

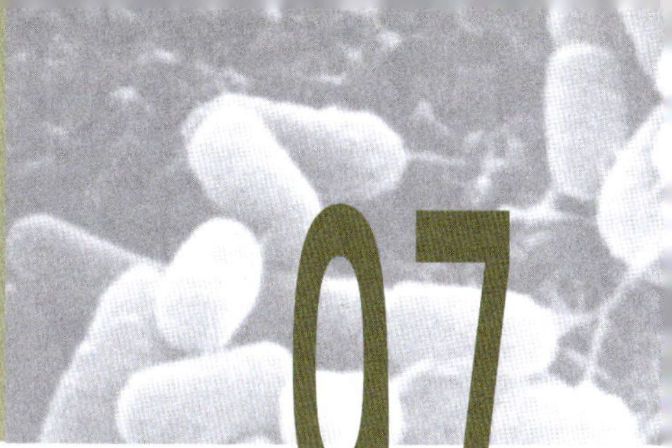

Maurício Lacerda Nogueira
Ana Carolina Bernardes Terzian
Maria Lucia Rácz

97

Doenças Virais Transmitidas por Artrópodes e Roedores

Os arbovírus (do inglês, *arthropod-borne viruses*) constituem um grupo de vírus transmitidos por artrópodes hematófagos, de um hospedeiro vertebrado a outro vertebrado. Esses arbovírus penetram no artrópode quando este exerce o hematofagismo em um hospedeiro infectado em período de viremia, passando pela parede do intestino para alcançar a glândula salivar onde ocorrerá a replicação viral, entretanto sem causar dano ou doença. Após uma ou duas semanas o artrópode se torna infeccioso e passa a transmitir o vírus. Alguns arbovírus são também mantidos na natureza por transmissão transovariana em artrópodes.

A manutenção na natureza ocorre através de ciclos complexos com participação de espécies de vertebrados silvestres e artrópodes hematófagos. Esses ciclos geralmente ocorrem em ambiente silvestre e passam despercebidos. As pessoas se infectam ao penetrarem nas áreas enzoóticas ou quando ocorre uma extensão da atividade viral dessas áreas para os locais habitados pelo homem. As pessoas que mantêm contato mais estreito com ambiente silvestre são atingidas com maior frequência. Inúmeros vertebrados atuam como hospedeiro de manutenção das arboviroses, como as aves silvestres, roedores, marsupiais, primatas, morcegos, répteis e outros. Quanto aos vetores conhecidos compreendem mosquitos, carrapatos, flebotomíneos e culicoides; e em algumas ocasiões ácaros, simulídeos e tabanídeos podem veicular certos arbovírus.

As arboviroses (doenças causadas pelos arbovírus) são frequentemente associadas a surtos, epidemias ou endemias em seres humanos e representam um problema sério de saúde pública. Apresentam ampla distribuição geográfica, abrangendo todos os continentes, mas estão presentes predominantemente nos trópicos, devido às condições climáticas favoráveis à manutenção do ciclo viral.

Os principais arbovírus de importância no Brasil são os vírus da febre amarela (*Yelllow Fever Virus* – YFV), dengue (DENV), encefalite de Saint Louis (SLEV), Oropouche (OROV), Mayaro (MAYV), entretanto, outros já foram também detectados, como os vírus Ilhéus (ILHV). Além desses, anticorpos circulantes para outros arbovírus já foram detectados, como Bussuquara (BUSV), Cacipacoré (CACV), Rocio (ROCV), West Nile (WNV) e Encefalites Equinas (EEV). Outros arbovírus, também, de importância mundial são os vírus da encefalite japonesa (JEV), encefalite de Murray Valley (MVV), encefalite transmitida por picada de carrapato (TBEV) e Chikungunya (CHIKV).

Devido à ampla distribuição geográfica das arboviroses, a massiva presença de vetores e a facilidade de deslocamento aéreo, um paciente virêmico pode se deslocar de um lugar para o outro, facilitando assim, a introdução de novos vírus e novas epidemias. Tanto que em 2010, foi diagnosticado, no Rio de Janeiro, o primeiro caso de Chikungunya de um paciente recém-chegado da Indonésia.

As doenças virais transmitidas por roedores (definidas como roboviroses) também são importantes. São mantidas na natureza por transmissão direta intraespécies, de roedor para roedor, sem a presença de vetores artrópodes. A transmissão ocorre através de várias formas de contato como fluídos corporais ou excreções.

Os arbovírus e vírus transmitidos por roedores representam um agrupamento ecológico de vírus que pertencem a diversas famílias. Existem mais de 500 arbovírus e vírus transmitidos por roedores, e aproximadamente 100 são patógenos humanos. Os principais vírus pertencem às famílias *Arenaviridae, Bunyaviridae, Filoviridae Flaviviridae, Reoviridae, Rhabdoviridae* e *Togaviridae* (Tabela 97.1).

Febre Amarela

Propriedades do vírus

O vírus da febre amarela (*Yellow Fever Virus* - YFV) pertence à família *Flaviviridae*, gênero *Flavivirus* e é agente etiológico da febre amarela. Os vírions apresentam morfologia esférica, com 40-60 nm de diâmetro e contêm um envelope lipoproteico contendo projeções superficiais. O genoma é constituído por RNA de fita simples e polaridade positiva (+ssRNA), de aproximadamente 11 kb. Não apresenta cauda poli-A na extremidade 3' e contém uma estrutura do tipo *cap* na extremidade 5'. O genoma atua como mRNA, que é codificado como uma única janela aberta de leitura (ORF,

Tabela 97.1
Classificação Taxonômica de Alguns Arbovírus e Vírus Transmitidos por Roedores

Família	*Gênero*	*Principais Vírus*
Arenaviridae	*Arenavirus*	Lassa, Junin, Machupo, Guanarito, Sabiá e vírus da coriomeningite linfocitária
Bunyaviridae	*Hantavirus*	Síndrome pulmonar por hantavírus, vírus Hantaaan, vírus Seoul
	Nairovirus	Febre hemorrágica Crimean-Congo
	Orthobunyavirus	Encefalite da Califórnia, Encefalite La Crosse, Oropouche
	Phlebovirus	Febre Rift Valley, Uukuniemi
Filoviridae	*Marburgvirus*	Vírus Marburg
	Ebolavirus	Vírus Ebola
Flaviviridae	*Flavivirus*	Dengue, Febre amarela, West Nile, Rocio, Encefalite Japonesa, Encefalite de Saint Louis, Ilhéus, Cacipacoré, Bussuquara
Reoviridae	*Coltivirus*	Febre do carrapato do Colorado
	Orbivirus	Vírus da língua azul
Rhabdoviridae	*Vesiculovirus*	Vírus da estomatite vesicular
Togaviridade	*Alphavirus*	Encefalites Equinas do Leste, Oeste e Venezuelana; Mayaro, Ross River, Semliki Forrest, Sindbis, Chikungunya

do inglês, *Open Reading Frame*) que origina uma única poliproteína, que é processada em três proteínas estruturais: do capsídeo (C), de membrana (M) e do envelope (E) e sete proteínas não estruturais: NS1, NS2A, NS2B, NS3, NS4A, NS4B e NS5. A proteína C forma um complexo ribonucleoproteico envolvendo o RNA, chamado nucleocapsídeo. As proteínas M e E fazem parte do envelope. A proteína E é a hemaglutinina viral, funciona como ligação do vírus a receptores celulares, sendo o maior determinante antigênico viral.

Patogênese e características clínicas

O vírus penetra na pele através da picada do artrópode infectado e dissemina para os linfonodos locais, onde ocorre a replicação primária. O espectro clínico da infecção pelo YFV varia de quadros assintomáticos, que acometem metade dos indivíduos infectados, a formas leves ou moderadas com doença febril não específica, ou até mesmo acompanhada de icterícia, em 30% dos casos, e formas ictéricas graves, aparecendo em aproximadamente 20% das infecções. Em sua forma clássica, o YFV apresenta-se com febre hemorrágica de elevada letalidade. A febre amarela foi a primeira a febre hemorrágica viral descrita no mundo, hoje responsável por mil vezes mais casos de doença e mortalidade do que o Ebola, a mais alarmante febre hemorrágica viral emergente da espécie humana. Como todas as febres hemorrágicas de origem viral, apresenta alta letalidade e produz distúrbios hemorrágicos, síndromes de extravasamento de fluidos, com ou sem dano capilar, e acomete comumente fígado, rins e sistema nervoso central. A letalidade global da febre amarela está estabelecida entre 5% a 10%, mas entre os casos graves que evoluem com síndromes ictero-hemorrágica e hepatorrenal pode alcançar 50%.

As lesões da febre amarela são devidas à localização e replicação viral em determinados órgãos. O parênquima hepático é o principal órgão-alvo e o dano hepatocelular é mediado diretamente pela infecção viral. A morte pode resultar de lesões necróticas no fígado e nos rins. A distribuição da necrose no fígado pode ser pontual, mas é mais evidente na zona central dos lóbulos. Durante a recuperação, as células do parênquima são repostas e o fígado pode ser completamente restaurado. Nos rins, ocorre uma degeneração do epitélio tubular. Degenerações também podem ocorrer no baço, nos linfonodos e no coração.

O período de incubação é de três a seis dias. A doença inicia-se com febre, calafrios, dor de cabeça e nas costas e, em seguida, náusea e vômitos. Esses sintomas duram de três a quatro dias, podendo ocorrer remissão dos sintomas, durante esse período. No quarto dia, inicia-se o período de intoxicação com febre alta e icterícia moderada. Em casos graves, aparece a proteinúria e manifestações hemorrágicas. O vômito pode ser negro e ocorre linfopenia. Quando a doença progride para um estágio grave (com vômitos negros e icterícia), a taxa de mortalidade é alta, ocorrendo no sétimo ao décimo dia da doença. A doença não deixa sequelas, ocorrendo, em geral, a convalescença prolongada, com astenia profunda durando de uma a duas semanas e recuperação completa.

Epidemiologia

A febre amarela (FA) caracteriza-se como uma zoonose. É endêmica ou enzoótica nas florestas tropicais da América, causando periodicamente surtos isolados ou epidemias de importante impacto para a saúde pública. Na África, epidemias de febre amarela são comuns e indicam que a febre amarela é uma zoonose de difícil contenção. Estes casos ocorrem devido ao grande influxo de pessoas suscetíveis, casos de febre amarela e presença do vetor.

No Brasil, o YFV é mantido em dois principais ciclos: a) ciclo urbano ou clássico e b) ciclo silvestre. O ciclo urbano envolve a transmissão através do mosquito doméstico

Aedes, principalmente o *Aedes aegypti*, que se reproduz em águas acumuladas em localidades urbanas. O mosquito fica perto das habitações e torna-se infectado ao picar um indivíduo com viremia. O vírus multiplica-se no mosquito, que permanece infectado por toda a vida. Após a infecção, são necessários 12 a 14 dias para que o mosquito se torne infeccioso.

No ciclo silvestre, a doença é endêmica em primatas, sendo transmitida principalmente por mosquitos *Haemagogus janthinomys* e pelos mosquitos do gênero *Sabethes*, que são considerados vetores secundários. A infecção nestes animais pode apresentar-se assintomática até a forma mais grave, evoluindo para morte. Os indivíduos que têm contato com esses mosquitos, em geral de forma ocupacional e recreacional, podem infectar-se.

Com o melhoramento da infraestrutura urbana, nas primeiras décadas do século XX, aliado às medidas de combate ao vetor e ao advento da vacina antiamarílica, em 1937, o número de casos de febre amarela urbana foi rapidamente reduzido. Desta forma, os últimos casos registrados da doença urbana no Brasil ocorreram em 1942 e em 1954, nas Américas. Assim, a ocorrência da febre amarela silvestre, tem sido alvo de intervenções pelas autoridades competentes, através de medidas de controle do vetor, pois devido à infestação urbana de *A. aegypti* na maioria das cidades brasileiras, não seria uma surpresa a reurbanização da febre amarela no Brasil.

No ano de 2001, a Secretaria de Vigilância em Saúde, do Ministério da Saúde, à época, Cenepi/Funasa, implementou o Plano de Intensificação das Ações de Prevenção e Controle da Febre Amarela com o objetivo de reduzir a incidência da forma silvestre e impedir a ocorrência da forma urbana, erradicada desde 1942. Entre 2001 e 2003, ocorreram dois surtos em Minas Gerais, o primeiro na região centro-oeste que contabilizou 32 casos e 16 óbitos; o segundo, na região nordeste do estado, no Vale Jequitinhonha (Alto Jequitinhonha), iniciou-se no final de dezembro de 2002, prosseguindo a transmissão em 2003, com o registro final de 63 casos e 23 óbitos. Em 2004, foram confirmados cinco casos humanos isolados de febre amarela silvestre (FAS), restritos à região amazônica e, em 2005, foram registrados três casos, todos procedentes da região amazônica. Em 2006, o perfil epidemiológico da doença permanece o mesmo. Entre outubro de 2008 e setembro de 2009, 177 casos de epizootias em macacos de diferentes espécies e 46 casos humanos foram confirmados envolvendo os estados do Rio Grande do Sul, São Paulo e Paraná. Em 2009, no estado de São Paulo (cidades do sul do estado) foram confirmados 11 óbitos em humanos por FAS. Os últimos dois casos de FA registrados no país ocorreram em 2011 na região Amazônica, que é considerada a área mais endêmica para a ocorrência da doença.

Entre 2007 e 2009, a área de ocorrência para FA expandiu nos sentidos sul e leste do país, atingindo regiões com populações não vacinadas em São Paulo, Rio Grande do Sul e Paraná. Esse período de ocorrências de casos extra-amazônico preocupou as autoridades, profissionais de saúde e a população. Assim, a expansão da doença levou a ampliação das áreas de vacinação para controle da doença e, atualmente, o Brasil é dividido em duas áreas para a ocorrência da febre amarela, baseadas principalmente na ocorrência da circulação do vírus, sendo 1) área com recomendação de vacinação, o que inclui 90% dos estados brasileiros, e 2) área sem recomendação de vacinação, composta principalmente por municípios da faixa litorânea do território, visando assim ampliar as estratégias de prevenção da doença.

A febre amarela acomete todas as faixas etárias, mas de forma geral, a doença acomete adultos jovens do sexo masculino que desenvolvem atividades ocupacionais ou de lazer em áreas silvestres sem estarem devidamente vacinados contra febre amarela.

Diagnóstico laboratorial

O diagnóstico específico de febre amarela depende de estudos histopatológicos, isolamento do vírus, demonstração de antígenos ou ácidos nucleicos virais ou resposta específica de anticorpos.

Métodos moleculares de RT-PCR podem ser utilizados na detecção precoce do vírus diretamente nas amostras de sangue.

Métodos sorológicos para o diagnóstico de febre amarela incluem a reação de inibição da hemaglutinação (IH), fixação do complemento (FC), neutralização, imunofluorescência indireta (IFI), ELISA e radioimunoensaio. Os anticorpos detectáveis por HI, IFI e neutralização aparecem em uma semana após o aparecimento da doença, enquanto os anticorpos detectáveis por FC aparecem mais tardiamente. Para estabelecimento de um diagnóstico de infecção presente, amostras pareadas de soros de fase aguda e convalescente devem ser utilizadas, demonstrando-se aumento significativo do título de anticorpos. As reações cruzadas em casos de exposição anterior a outros flavivírus podem complicar o diagnóstico sorológico. Os antígenos virais ou complexos IgM-antígeno no soro podem ser detectados por ensaios imunoenzimáticos. A sensibilidade da reação de ELISA do tipo captura de antígeno apresenta sensibilidade de 70%.

O isolamento do vírus pode ser realizado a partir de amostras de sangue, nos primeiros cinco dias da doença, com inoculação intracerebral em camundongo recém-nascido ou inoculação em culturas celulares de mosquito. A linhagem celular de *A. pseudoscutellaris* apresenta alta sensibilidade e um período de incubação curto, de três a seis dias. O vírus isolado pode ser identificado através da reação de neutralização, IFI com anticorpos poli ou monoclonais e RT-PCR.

Em casos fatais, o exame histopatológico do fígado é útil no esclarecimento do caso.

Tratamento

Não existe tratamento antiviral específico contra a febre amarela, apenas de suporte em terapia intensiva. A ribavirina e o interferon-γ já foram testados sem resultados satisfatórios, pois a droga não apresentou eficácia em inibir o curso da doença quando testadas em primatas. Assim, o tratamento desta doença, e para as causadas por arbovírus, baseia-se nos cuidados de suporte em terapia intensiva. Nas formas leves ou moderadas, a conduta é o tratamento da febre, cefaleia, mialgias e artralgias, evitando-se salicilatos, que podem causar hemorragias digestivas altas e acidose.

Prevenção e controle

O combate à infestação por *A. aegypti*, com a eliminação de criadouros e uso de inseticidas, é uma ferramenta fundamental para a prevenção do aparecimento de surtos da febre amarela urbana. Atuando simultaneamente nessa prevenção, está a vacina antiamarílica 17DD.

A vacina é preparada em ovos embrionados com a cepa 17DD, sendo altamente imunogênica segura e efetiva. A imunidade ocorre em mais de 95% dos vacinados, após dez dias. Para certificados de vacinação internacionais, a vacinação é válida por dez anos, mas alguns estudos demonstraram a persistência de anticorpos por 30 a 35 anos. Após a vacinação, ocorre multiplicação e o vírus pode ser isolado a partir do sangue; a vacina não deve ser administrada a pacientes com imunodeficiências, incluindo pacientes infectados pelo HIV e pacientes que tomam drogas imunossupressivas, como também a pessoas alérgicas a ovo.

No Brasil, a vacina contra febre amarela é indicada para toda a população com idade acima de nove meses de vida nas áreas onde há registro da circulação do vírus, sendo ministrada com reforço a cada dez anos.

A vigilância epidemiológica é da maior importância no controle da febre amarela. Esta atividade compreende a investigação da epizootia em primatas não humanos, o estudo clínico-epidemiológico de casos humanos suspeitos de terem contraído a doença e a investigação epidemiológica de casos confirmados e óbitos suspeitos.

Dengue*

Propriedades dos vírus

O agente etiológico da dengue também pertence à família *Flaviviridae*, gênero *Flavivirus*, apresentando as mesmas características descritas para o vírus da febre amarela.

Patogênese e características clínicas

A febre do dengue (DF) e febre hemorrágica do dengue (*Dengue Hemmorrhagic Fever* –DHF) e/ou síndrome do choque do dengue (*Dengue Shock Syndrome* –DSS)

* Os autores deste capítulo utilizaram a palavra dengue como sendo masculina ou feminina, o que é gramaticalmente aceito pela Língua Portuguesa.

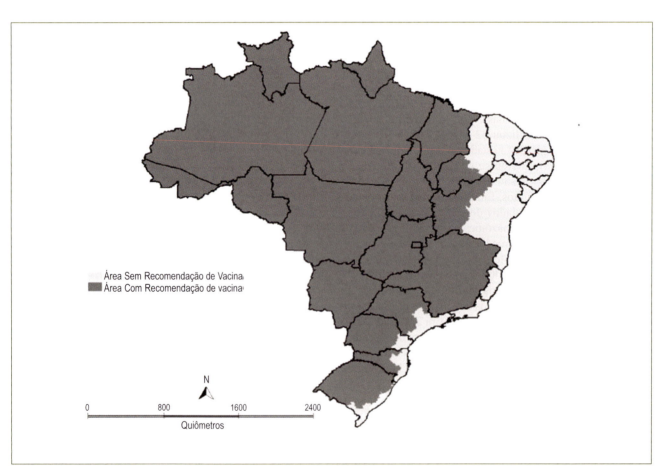

Figura 97.1 – *Áreas com e sem recomendação de vacinação para febre amarela – Brasil, 2012 (Fonte: Ministério da Saúde).*

são doenças causadas pelo vírus do dengue (DENV), que apresenta quatro sorotipos (1-4) distintos entre si, mas relacionados antigenicamente, sendo que a imunidade protetora induzida é especifica para cada sorotipo. Desta maneira, indivíduos que vivem em áreas endêmicas podem desenvolver, após a infecção, doença por qualquer um dos quatro sorotipos. A transmissão viral ocorre quando mosquitos *A. aegypti* infectados picam hospedeiros susceptíveis. Geralmente, estes pacientes apresentam a febre do dengue nas suas formas clássicas ou indiferenciadas, contudo, podem ocorrer manifestações mais graves, conhecidas como DHF/ DSS, podendo evoluir para a morte.

Na dengue clássica (febre da dengue), a febre pode aparecer de forma súbita ou após alguns sintomas característicos do período prodrômico, como mal-estar, calafrios e dor de cabeça. A febre é geralmente alta (39ºC a 40ºC), associada à cefaleia, prostração, mialgia, artralgia e dor retro-orbitária. Sintomas respiratórios, como tosse, rinite e garganta inflamada, não são incomuns, especialmente em crianças. Pode ainda aparecer um exantema maculopapular ou escalatiforme no terceiro ou quarto dia da doença, durando de 24 a 72 horas e diminuindo após a descamação da pele. Os linfonodos apresentam-se frequentemente aumentados e podem ser observados outros sintomas, como anorexia, náuseas, vômitos e diarreia. Em alguns casos, pode ocorrer sangramento, mais comum nas gengivas. O período de incubação varia de 2 a 15 dias, sendo em média de cinco a seis dias. A viremia está presente no momento do aparecimento de febre e pode persistir por três dias. A febre do dengue, nas formas indiferenciada e clássica é autolimitada e o desaparecimento da doença coincide com o aparecimento de vigorosa resposta imune.

A febre hemorrágica do dengue (DHF) pode ocorrer, em geral, na segunda infecção com um sorotipo heterólogo de vírus. No Brasil, a dengue hemorrágica ocorreu quando o sorotipo 2 foi introduzido no país, após a epidemia pelo sorotipo 1. As manifestações clínicas iniciais da dengue hemorrágica são as mesmas descritas para a dengue clássica, e o período crítico ocorre durante a transição da fase febril para a sem febre, geralmente após o terceiro dia da doença. A dengue hemorrágica é caracterizada pelo vazamento difuso capilar de plasma, hemorragias e trombocitopenia (diminuição no número de plaquetas para menos que $100.000/mm^3$). O aumento da permeabilidade vascular resulta na hemoconcentração (hematócrito com mais de 20% de aumento), diminuição do volume efetivo de sangue e hipóxia tecidual, podendo terminar em choque. A síndrome do choque da dengue (DSS) forma mais grave da doença, é caracterizada por hipotensão e choque.

A classificação de risco de dengue mais utilizada é baseada na classificação de 1997, da Organização Mundial da Saúde (WHO), que classifica os pacientes de acordo com o nível patofisiológico de progressão da doença, em DF, DHF e DSS. Entretanto, em 2009, a WHO propôs uma revisão para o sistema de classificação, com o objetivo de tornar mais eficaz a identificação de pacientes com risco maior de desenvolver complicações pela dengue. Neste novo sistema, a dengue seria classificada em: dengue sem sinais, dengue com sinais de alerta (dor abdominal, vômito persistente, acúmulo de líquido, sangramento de mucosas, letargia, hepatomegalia e aumento de hematócrito com diminuição de plaquetas) e dengue grave (dengue com grave extravasamento de plasma, sangramento ou falência de órgãos), utilizando sinais e sintomatologia clínica de acordo com a gravidade da doença. Estudos conduzidos a fim de comparar a efetividade das duas classificações chegaram à conclusão de que a classificação revisada (2009) se mostrou mais efetiva na identificação de casos graves de dengue e apresentou uma maior aplicabilidade, pois depende menos de exames complementares. Entretanto, a classificação tradicional (1997) demonstrava uma significante associação entre infecção por DENV-2 com desenvolvimento de DHF/DSS, sendo que essa associação com dengue grave não foi considerada na classificação revisada. Dessa forma, os pesquisadores concordaram que ainda são necessários ajustes para que os dois sistemas de classificação possam ser combinados, pois embora a classificação de 2009 seja mais efetiva para ser utilizada pelos médicos, a sua utilização na avaliação da epidemiologia e pato-fisiologia da doença ainda precisa ser avaliada.

A patogênese das síndromes mais graves da dengue não é completamente compreendida, mas parece envolver anticorpos preexistentes contra o vírus. A hipótese é de que os complexos vírus-anticorpos são formados nos primeiros dias da segunda infecção por dengue e que os anticorpos não neutralizantes promovem a infecção de números maiores de células mononucleares, seguidas pela liberação de mediadores vasoativos e procoagulantes, levando à coagulação intravascular disseminada observada na síndrome hemorrágica. As lesões detectadas nos pequenos vasos sanguíneos por histopatologia mostram células endoteliais inchadas, edema perivascular e infiltração de células mononucleares.

A literatura vigente sugere que o mecanismo que proporciona a DHF seja composto por três componentes interativos necessários para indução imune do dengue. O primeiro compreende os anticorpos potencializadores da infecção (ADE). Um segundo componente é a desregulação da imunidade mediada por células onde ocorre uma reação cruzada na resposta da célula T ao vírus, e o terceiro componente é a ativação do complemento. Estes três sistemas interagem entre si e reforçam-se mutuamente criando uma situação de potencial risco de vida durante uma segunda infecção pelo vírus do dengue. Uma das consequências da infecção secundária e ativação de células T é a produção de citocinas pró-inflamatórias como IFN-γ, IL1- β, IL-8 e FNT-α, e citocinas anti-inflamatórias como IL-6 e IL-10.

Casos de DHF são mais comuns de ocorrer em infecções secundárias por outro sorotipo distinto do sorotipo da primeira infecção. A infecção secundária difere imunologicamente da infecção primária pelo fato da resposta imune ocorrer em um contexto de uma imunidade heterotípica pré-existente, que apresenta reação cruzada. Células de memória B e T, produzidas pela exposição primária a um diferente sorotipo, são capazes de responder mais rapidamente do que novas células durante a fase aguda da infecção secundária. Entretanto, por causa da diferença genotípica entre os sorotipos, as células de memória B e T que são reativadas durante a infecção secundária podem não apresentar uma afinidade ótima aos epítopos do sorotipo causador da nova infecção. A alteração no sistema imune, causada pelas células de memória da primeira infecção, é denominada como "pecado antigênico original", sendo a primeira infecção o "antígeno original". Os títulos dos anticorpos específicos referente ao sorotipo da primeira infecção aumentam substancialmente, e frequentemente se mantém mais elevados do que os títulos dos anticorpos específicos do sorotipo da infecção atual, favorecendo assim, o quadro de síndrome hemorrágica já descrito anteriormente.

Os vírus dengue multiplicam-se no epitélio do intestino, do cérebro e das glândulas salivares dos mosquitos, de forma não patogênica e os mosquitos tornam-se infecciosos por toda a vida (um a três meses ou mais). O vírus da dengue é também transmitido de forma transovariana em mosquitos.

Epidemiologia

O dengue é exceção quando se observa o comportamento das arboviroses, pois é responsável por grandes epidemias urbanas no Brasil desde a década 80. Tal fato está associado à progressiva disseminação e infestação do vetor nas várias regiões do país, como também à incapacidade no controle dos vetores da doença, à intensificação do processo de urbanização em países tropicais da Ásia, Oceania, África, Austrália e Américas e à facilidade com que se faz a introdução viral através de meios de transporte rápido. Durante as duas últimas décadas, a incidência da infecção por DENV tem aumentado consideravelmente em áreas endêmicas, particularmente na região das Américas, em que os vírus têm mostrado uma característica hiperendêmica. Nos últimos 50 anos a incidência da doença aumentou 30 vezes e cerca de 2,5 bilhões de pessoas vivem em países endêmicos de dengue.

Em 1981, ocorreu a primeira epidemia de DENV 1 e 4, em Boa Vista (Roraima). Em 1986, o DENV-1 disseminou-se pelo país. No início de 1990, ocorreu a primeira epidemia de DENV-2 no Estado do Rio de Janeiro. Embora a epidemia tenha sido predominantemente de DF, 462 casos de DHF foram notificados totalizando oito óbitos. Em 2000, o DENV-3 foi introduzido no Rio de Janeiro, disseminando-se rapidamente para outros estados e, nos últimos três anos, tem sido o sorotipo responsável pela maioria dos casos de DF e de DHF no Brasil. Em 2007, ocorreu a reintrodução do DENV-4 em Manaus (AM). Recentemente, foi relatada a emergência de um novo sorotipo, a dengue sorotipo 5 (DENV-5), proveniente de casos de dengue silvática no sudoeste asiático. A real importância e relevância deste achado ainda precisa ser determinada.

O primeiro relato de coinfecção por dois sorotipos da dengue ocorreu em Porto Rico, em 1982. A partir deste ano, outros casos de coinfecções foram relatados em diversos países, como por exemplo, Somália, Taiwan, China e Brasil, incluindo infecções de DENV-1 com DENV-3, de DENV-2 com DENV-3. , DENV-1 com DENV-4 e de DENV-3 com DENV-4. Acredita-se que estas coinfecções ocorram apenas durante epidemias, onde circulam múltiplos sorotipos e onde há uma alta prevalência do vetor urbano, que é capaz de transmitir simultaneamente mais de um vírus.

Em 2013, dados consolidados até a 7ª semana epidemiológica (16 de fevereiro de 2013), pelo Programa Regional da Dengue da OPAS/OMS, mostraram que mais de 204.650 casos foram notificados no Brasil, com 324 casos graves e 33 óbitos ocorridos no Cone Sul, que compreende o Brasil, o Paraguai e a Argentina. Comparando esses resultados com o mesmo período de 2012, o que se nota é uma aumento de 190% nos casos notificados (70.489 casos em 2012), e uma importante redução de 44% nos casos graves (577 casos em 2012) e de 20% nos óbitos. As regiões Centro-Oeste e Sudeste do Brasil lideram em número notificações, com 80.976 casos e 80.876, respectivamente, o que equivale a 79% dos casos notificados no país. Nas demais regiões foram notificados os seguintes números: Norte (18.435), Nordeste (11.943) e Sul (12.420).

O *A. aegypti* multiplica-se em recipientes contendo água limpa, nas proximidades das habitações humanas, picando, em geral, durante o dia. A maioria das cepas de *A. aegypti* mostra baixa suscetibilidade à infecção oral, o que requer que o título viral no sangue humano seja alto, maior que 10^5/ml, para que a infecção e a transmissão sejam possíveis. Assim, o vetor serve como um mecanismo importante de seleção para a manutenção da virulência do vírus em altos níveis, porque apenas cepas de vírus que replicam com alta eficiência em humanos e produzem alta viremia são transmissíveis.

Fatores de ordem social e climática influem para o surgimento dos surtos de dengue. O vírus, quando introduzido em comunidade humana susceptível, idealmente densa e com moradias infestadas pelo mosquito vetor sob condições de temperatura e umidade elevadas, obtém as condições adequadas para o início de uma epidemia.

Diagnóstico laboratorial

Durante a fase inicial da doença, nos primeiros dias de febre e mal estar, o diagnóstico só é possível por isolamento do vírus, detecção do genoma viral ou do antígeno. No final da fase aguda da infecção geralmente no período da defervescência (declínio da febre), a sorologia é o método de escolha para o diagnóstico.

O isolamento viral (IV) pode ser realizado em camundongos recém-nascidos, culturas celulares ou em mosquitos. A inoculação em mosquitos é um método altamente sensível, porém é considerado laborioso e não disponível na maioria dos laboratórios de diagnóstico. Os camundongos albinos (*Swiss*) recém-nascidos são muito sensíveis à inoculação intracerebral, sendo, por isso, utilizados com frequência para o isolamento da maioria dos arbovírus. Por outro lado, o emprego de células de mosquito *A. albopictus*, clone C6/36 mostrou-se mais simples quando comparada à inoculação em animais e bastante apropriada para o isolamento. Para o IV, a amostra clínica deve ser colhida de pacientes na fase de viremia, preferencialmente até o quinto dia a partir do início dos sintomas. Após a inoculação, deve-se aguardar até duas semanas pelo aparecimento de efeito citopático nas culturas celulares, ou ainda, pelo desenvolvimento de encefalite nos camundongos. Em alguns casos, há necessidade de sucessivas passagens para adaptação viral ao sistema utilizado (célula ou animal) e consequente análise dos efeitos causados pela infecção. Para a identificação do agente isolado, testes de reatividade cruzada são realizados em ensaios de soroneutralização (SN), inibição da hemaglutinação (*Hemagglutination-Inhibition*-HI), fixação de complemento (FC) ou imunofluorescência (IF), utilizando, painel de soros hiperimunes, fluidos ascíticos ou anticorpos monoclonais de referência.

As técnicas de reação em cadeia pela polimerase associada à transcrição reversa (RT-PCR) e PCR em tempo real (qPCR) também têm sido utilizadas no diagnóstico rápido de infecções pelo vírus da dengue, com o uso de *primers* sorotipo-específico. A metodologia molecular permite a detecção de mais de um sorotipo em uma única amostra, bem como de coinfecções, gerando economia de tempo e dinheiro, sem comprometer a qualidade do teste, sendo indicado para amostras clínicas que apresentam baixo título viral, aumentando a sensibilidade e especificidade e tornando o resultado mais preciso.

O diagnóstico sorológico, através da pesquisa de anticorpos, preferencialmente com soros pareados, assume grande importância. Dentre os métodos sorológicos passíveis de serem utilizados para o diagnóstico das arboviroses, tais como FC, SN, HI e ensaio imunoenzimático (*Enzyme-Linked Immunosorbent Assay*-ELISA), os métodos de HI e ELISA são os mais empregados. Por ser uma técnica sensível, rápida e de fácil execução, a HI é recomendada na rotina laboratorial, principalmente nos estudos soro-epidemiológicos, devido à longa persistência dos anticorpos inibidores da hemaglutinação após a infecção. O teste de ELISA, utilizado para detecção de IgM, tem a vantagem de identificar infecção atual ou recente e, ademais, apresenta alta sensibilidade, é rápido e de fácil execução. Contudo, o estabelecimento do sorotipo infectante por sorologia é difícil, por causa das reações cruzadas, especialmente em pacientes com imunidade heteróloga preexistente.

Atualmente, o teste sorológico mais usado vem sendo a captura de anticorpos IgM anti-NS1, pois anticorpo contra a NS1, descritos nas infecções humanas pelo vírus dengue, são fixadores do complemento e estão presente no soro de indivíduos infectados desde o primeiro dia da doença. A detecção do antígeno NS1 em amostras de soros de pacientes em fase virêmica tem demonstrado ser um método alternativo eficiente para o diagnóstico rápido, sensível e específico da infecção por DENV.

Vários kits comerciais para testes rápidos, baseados em NS1, estão sendo desenvolvidos e comercializados com o intuito de agilizar o diagnóstico, com resultado entre 20-30 minutos, especialmente em períodos de epidemias ou suspeita de casos importados, embora não seja possível a distinção entre os sorotipos. A detecção de pacientes virêmicos em fase aguda da doença permite que os serviços de saúde tomem medidas rápidas de controle da doença e tratamento destes pacientes. Porém, estudos recentes têm questionado a sensibilidade deste teste em situações de infecção secundária ou infecção primária causada pelo DENV-4.

Tratamento

O tratamento visa apenas trata os sintomas e deve incluir repouso, antipiréticos e analgésicos. Não devem ser utilizados derivados do ácido acetilsalicílico, que podem aumentar a possibilidade da ocorrência de hemorragias. Não existem drogas antivirais para utilização no tratamento das infecções pelos vírus da dengue.

Prevenção e controle

O desenvolvimento de uma vacina efetiva e segura contra dengue é uma das maiores prioridades da Organização Mundial de Saúde, mas não tem sido de fácil obtenção. A imunidade vacinal deve ser induzida contra os quatro sorotipos simultaneamente, para evitar a exposição dos indivíduos vacinados aos sorotipos mais virulentos, evitando casos de dengue hemorrágica.

Vários estudos vêm sendo realizados com o objetivo de desenvolver vacinas contra o dengue e até o momento o candidato vacinal com maior avanço em testes clínicos se baseia em uma vacina quimérica de vírus atenuados entre os vírus da febre amarela e dengue. Nesta vacina foi utilizada a cepa vacinal YFV 17D como *backbone* e os genes preM e E de YFV são substituídos pelos mesmos genes dos sorotipos da dengue. Este candidato vacinal está na fase III dos testes clínicos, porém, os resultados iniciais realizados com esta vacina foram decepcionantes, pois embora houvesse a produção de anticorpos neutralizantes, a vacina não foi eficaz em prevenir a infecção pelos DENV-1 e 2. Muitas outras vacinas de vírus atenuados e de DNA estão nas fases iniciais de desenvolvimento clínico. Outras tecnologias como vacinas inativadas e vacinas de vírus fusionados a vetores estão em avaliação em estudos pré-clínicos.

Até o desenvolvimento e a implementação de vacinas contra dengue, a prevenção continuará a ser baseada na redução ou erradicação do vetor *A. aegypti* e na vigilância epidemiológica, para a detecção de casos em momento oportuno e orientação das medidas de controle apropriadas. Esses objetivos podem ser conseguidos com o uso de larvicidas e inseticidas; com o desenvolvimento de campanhas de informação e de mobilização das pessoas, de maneira que seja criada uma maior responsabilidade de indivíduos na manutenção do ambiente doméstico livre de potenciais criadouros do vetor; e com o fortalecimento da vigilância epidemiológica e entomológica para ampliar a capacidade de predição e de detecção precoce de surtos da doença.

Outros flavivírus

No Brasil já foram isolados, além dos *Flavivirus* da febre amarela (YFV) e da dengue (DENV 1-4), os da encefalite de Saint Louis (*Saint Louis Encephalitis* - SLEV), Rocio (ROCV), Ilhéus (ILHV), Bussuquara (BSQV), Iguape

(IGUV) e Cacipacoré (CACV). Muitos destes vírus são zoonóticos no meio silvestre e podem, eventualmente, infectar o homem, como os vírus YF, SLE, ROC, ILH e BUS.

Vírus da encefalite de Saint Louis

A encefalite de Saint Louis é uma doença infecciosa febril aguda causada pelo SLEV. Infecções por SLEV podem ser assintomáticas ou subclínicas, mas também podem levar a sintomas semelhantes a um resfriado comum e muitas vezes são diagnosticadas coma dengue. Os principais sinais e sintomas observados incluem febre, cefaleia, mialgia, náuseas/vômitos e sonolência. Normalmente, quadro grave com sinais neurológicos focais e encefalite ocorre em pacientes com mais de 60 anos ou imunodeprimidos, para os quais a letalidade varia de 7 a 24%. Entretanto, pela reatividade cruzada de anticorpo entre diferentes flavivírus, a imunização pelo vírus dengue também confere imunização contra o SLEV.

O vírus SLE encontra-se amplamente distribuído nas Américas, desde o Canadá até a Argentina. Ao contrário do que acontece nos Estados Unidos, em países da América Central e do Sul, a detecção do SLEV é rara, embora 5% da população do norte e sudeste do Brasil apresentem anticorpos contra o vírus. Entretanto, esses dados devem ser criteriosamente analisados, pois pode haver reação cruzada entre anticorpos de diferentes *Flavivirus*, que são induzidos principalmente por vacinação contra febre amarela ou exposições aos vírus DEN. No entanto, o SLEV pode estar circulando nestas áreas e causando infecções humanas, embora a maioria delas não seja diagnosticada.

Apenas três casos de SLEV em humanos foram relatados no Brasil, durante cerca de 30 anos, sendo dois na região Norte, na década de 70, e um no município de São Pedro (SP), em 2004. Nestes casos, os pacientes apresentavam quadro febril sem envolvimento neurológico. Dados sorológicos indicam a presença de anticorpos específicos circulantes na população localizada próximo às áreas florestais da Amazônia e Mata Atlântica, e apesar do raro isolamento do SLEV de humanos, este vírus tem sido isolado de artrópodes, aves e animais silvestres, indicando que é enzoótico nestas regiões.

No início de 2005, a Argentina registrou uma epidemia causada por SLEV, na cidade de Córdoba. Concomitante a esta epidemia, foi realizado um estudo com aves domésticas (gansos e galinhas) das áreas urbanas próximas às residências de pacientes positivos para SLEV. Destas aves, 62% foram positivas, sugerindo que estas aves serviram de hospedeiros amplificadores para a epidemia ocorrida em Córdoba. Em maio de 2005, no Brasil, a presença de anticorpos contra SLEV foi investigada em aves silvestres (residentes e migratórias) capturadas em Iguape, SP, porém a prevalência não foi significante. No entanto, em aves capturadas em maio de 2006, houve uma alta prevalência de anticorpos anti-SLEV. Os autores concluem que pode ter ocorrido uma importante transmissão de SLEV na região devido, provavelmente, à reintrodução do vírus ou à ativação do ciclo silencioso de transmissão por algum fator do meio. Neste mesmo ano de 2006, concomitante à epidemia de DENV-3, 12 casos de SLEV foram confirmados na cidade de São José do Rio Preto, sendo considerada a primeira epidemia registrada no Brasil, com um caso de coinfecção com o DENV-3.

As aves migratórias podem ser as responsáveis pela introdução do SLEV, pois além da grande variedade de espécies presentes no Brasil, estas participam tanto da manutenção do ciclo como da disseminação do vírus. O fato de SLEV ter sido causador de doença humana serve como um alerta para os profissionais de saúde sobre a necessidade de investigações clínicas e epidemiológicas mais completas sobre doenças febris, principalmente durante epidemias, já que segundo dados presentes neste estudo, infecções por SLEV podem não ser reconhecidas ou confundidas com o DENV, devido à sintomatologia clínica semelhante.

Vírus West Nile

A encefalite causada pelo vírus West Nile (WNV) é uma das principais doenças emergentes nas Américas. O WNV foi isolado de humanos e equinos com encefalite em Nova York no ano de 1999 e, desde então, difundido em direção ao México e Caribe. A presença do WNV na América do Sul vem sendo relatada pela detecção de anticorpos em aves e/ou equinos na Guatemala, Caribe, México, El Salvador e Colômbia, Venezuela, e em humanos em Cuba bem como pelo isolamento viral em três equinos na Argentina e no México. No Brasil, a presença de anticorpos tem sido detectada em equinos e galinhas na região do Pantanal Matogrossense, entretanto, anticorpos em humanos ou o vírus não foram detectados até o momento, embora o país apresente condições ecológicas favoráveis à transmissão deste vírus. Desde 2002, esforços têm sido realizados no sentido de se estabelecer uma vigilância epidemiológica ativa de aves migratórias.

Na América do Norte, epidemias por WNV estão associadas a doenças em equinos e aves migratórias que se acredita serem hospedeiros amplificadores, juntamente com mosquitos do gênero *Culex*. Os humanos e equinos são hospedeiros acidentais, entretanto, transplantes de órgãos, transfusões de sangue e o leite materno são importantes vias de transmissão em humanos. A doença já foi documentada em mais de 30 espécies de hospedeiros vertebrados, incluindo humanos, equinos, felinos, caninos, ungulados, roedores, morcegos, mamíferos marinhos e jacarés. A maioria das infecções humanas resulta de um mosquito infectado alimentando-se do sangue de uma pessoa. O vírus replica no local da picada, provavelmente nas células dendríticas, antes de disseminar-se pelo sistema linfático, corrente sanguínea e para outros órgãos.

No entanto, há poucas evidências da morbidade e/ou mortalidade de equinos ou humanos nos países tropicais. Este fato pode ser explicado pela proteção cruzada que ocorre com outros *Flavivirus*, coma dengue e febre amarela, que já circulam nestes países, o que leva a redução da virulência do WNV, ou pela diminuição da competência dos vetores e aves em transmitir o vírus quando se compara a transmissão em climas temperados, devido a grande variedade de espécies hospedeiras nos trópicos, e ainda pelo fato das aves hospedeiras quando doentes forem incapazes de migrarem grandes distâncias.

O período de incubação é de 2 a 14 dias. Uma vez infectados, 80% dos pacientes humanos são assintomáticos. A maioria dos casos sintomáticos se apresentam como doença febril, leve e auto-limitante. Entretanto, 1% dos casos sintomáticos pode evoluir para doença neurológica, incluindo meningite e encefalite. O caso típico é caracterizado por febre, cefaleia, dor nas costas, mialgia, vômitos, diarreia, anorexia e linfoadenopatia generalizada. Pode ocorrer, em aproximadamente metade dos casos, erupção do tipo maculopapular, envolvendo o peito, costas e extremidades superiores. A doença dura de três a seis dias com recuperação rápida. A doença neuroinvasiva varia de desorientação à morte, mas mais frequentemente resulta em meningite asséptica, encefalite ou paralisia flácida, semelhante à poliomielite, especialmente em pacientes idosos. Aproximadamente 50% das pessoas com doença neuroinvasiva têm sequelas persistentes 12 meses após a infecção.

Do mesmo modo, que ocorre para a febre amarela, não há tratamento para infecções causadas pelo WNV, seguindo-se as mesmas recomendações de tratamento de suporte ao paciente, com o agravante de que a prevenção pela vacinação é apenas disponibilizada para equinos.

Robovirose: *Hantavírus*

Propriedades dos vírus

Os hantavírus pertencem à família *Bunyaviridae*, gênero *Hantavirus*. A família *Bunyaviridae* compreende cinco gêneros: *Orthobunyavirus*, *Nairovirus*, *Phlebovirus*, *Hantavirus* e *Tospovirus*. Os vírus dos gêneros *Orthobunyavirus*, *Nairovirus* e *Phlebovirus* são capazes de replicação alternada em vertebrados e artrópodes. São vírus transmitidos por mosquitos, carrapatos, moscas e outros vetores artrópodes. Os hantavírus são transmitidos por reodores, enquanto os tospovírus são vírus de plantas. O gênero *Hantavirus* compreende 24 espécies, em geral denominadas pelo local da identificação inicial.

Os vírus deste gênero medem de 80 a 120 nm de diâmetro, apresentam cápside circundado por um envoltório lipoproteico com espículas superficiais. O genoma viral é constituído por três segmentos de RNA de fita simples (*Small-S, Medium-M e Large-L*), lineares e de simetria helicoidal, que codificam, respectivamente, proteínas estruturais de nucleocapsídeo (N), glicoproteínas do envelope (G1 e G2) e a proteína L (L), além das proteínas não estruturais NSs e NSm. As glicoproteínas G1 e G2 possuem propriedades biológicas importantes por causarem virulência, hemaglutinação, fixação do vírus e fusão com a célula hospedeira. A proteína N é o produto mais abundante nos *virions* e nas células infectadas. Esta proteína forma o nucleocapsídeo viral, e se liga ao RNA para formar o complexo denominado ribonucleoproteína. Esta proteína induz a formação de anticorpos fixadores de complemento durante infecções de mamíferos. E é importante na replicação viral, pois atua como uma chaperona de RNA, desdobrando continuamente o RNA para permitir que este forme estruturas mais estáveis. A proteína L tem função de RNA polimerase RNA-dependente, que participa da replicação. A proteína não estrutural *s* (NSs) parece ser um antagonista do interferon, favorecendo a ligação entre a proteína viral e a proteína do hospedeiro nas células de mamíferos. A proteína não estrutural *m* (NSm) embora não tenha a sua função bem definida, parece estar envolvida na montagem do *virion* no complexo de Golgi, onde está localizada.

Patogênese e características clínicas

Em roedores, a infecção por hantavírus não provoca doença clínica e estabelece uma infecção persistente prolongada que pode durar por vários meses. O vírus é transmitido horizontalmente em roedores e a infecção ocorre por arranhões e mordidas, embora a transmissão através de aerossóis possa ter um papel importante. Os alvos do hantavírus são as células endoteliais, com as maiores concentrações de antígenos virais observadas nos pulmões e rins. O vírus é eliminado na urina e nas fezes e provavelmente pela saliva, pois existe replicação viral considerável nas glândulas salivares.

Em contraste com a infecção em roedores, a infecção humana resulta com frequência em doenças, ou febre hemorrágica com síndrome renal (FHSR) ou síndrome pulmonar e cardiovascular por hantavírus (SPCVH), dependendo do tipo de hantavírus. A transmissão para espécie humana ocorre mais frequentemente pela inalação de aerossóis formados a partir de secreções e excreções dos roedores, reservatórios de hantavírus. Outras formas de transmissão foram também descritas: a) ingestão de alimentos e água contaminados; b) percutânea, por meio de escoriações cutâneas e mordeduras de roedor; c) contato do vírus com mucosa, por exemplo, a conjuntival e d) acidentalmente, em trabalhadores e visitantes de biotérios e laboratórios. Mais recentemente, em surtos de SPCVH pelo vírus Andes, ocorridos na Argentina e Chile, evidenciou-se casos de infecção por transmissão interpessoal.

O período de incubação da doença provocada por hantavírus varia de 7 a 21 dias. Um caso típico de FHSR apresenta sintomas semelhantes à influenza durante uma semana, seguida por uma fase de hipotensão com trombocitopenia, apresentando hemorragias petequiais e choque em aproximadamente 10% a 15% dos pacientes.

Na síndrome pulmonar por hantavírus, após o período de incubação, o paciente também apresenta sintomas de aparecimento abrupto, semelhantes à influenza, com uma fase febril de aproximadamente quatro dias. Em seguida, aparecem edema pulmonar, dispneia e hipóxia, e, frequentemente, hemoconcentração. Esses sintomas são ligados à infecção das células endoteliais microvasculares do pulmão, que aumenta a permeabilidade e causa o derrame de fluidos no pulmão. A deterioração das condições é rápida, com resultado fatal em grande número de casos. Anticorpos e células T específicos são detectáveis quando os sintomas da doença aparecem, o que é consistente com mudanças imunomoduladas em vez de morte celular associada à replicação viral dando origem aos sintomas.

A SPCVH, após incubação de 9 a 33 dias, manifesta-se por febre, mialgia, astenias, náuseas e cefaleia. Ressalta-se que a doença não inicia com tosse, coriza, ou outros sintomas respiratórios. Geralmente, após o terceiro dia, surge tosse, inicialmente seca e posteriormente produtiva, com expectoração muco-sanguinolenta, acompanhada por dispneia, que no inicio é de leve intensidade, mas, na maioria dos casos, evolui em menos de 24 horas para insuficiência respiratória. Acompanham o quadro, calafrios, náuseas e vômitos, não sendo incomum dor abdominal e diarreia. Nesta fase, observa-se estertoração pulmonar, taquicardia, e hipotensão arterial, seguidas por colapso cardiocirculatório, queda do débito cardíaco geralmente com resistência vascular sistêmica aumentada, diferindo do choque séptico.

Em casos fatais, antígenos virais são detectados em células endoteliais no corpo, predominantemente em células endoteliais pulmonares no caso de SPCVH e células endoteliais renais, nos casos de FHSR.

Epidemiologia

As hantaviroses são zoonoses transmitidas por roedores que ocorrem em quase todo o mundo. São conhecidas duas doenças humanas associadas à infecção por hantavírus: a *febre hemorrágica com síndrome renal* (FHSR), que ocorre na Ásia e Europa, e a *síndrome pulmonar e cardiovascular por hantavírus* (SPCVH). Após essa descrição, inúmeros hantavírus foram descritos em várias partes do mundo, entre eles, o vírus Puumala, na Europa, e o Prospect Hill, na América do Norte.

O vírus Hantaan, protótipo dos hantavírus, foi assim denominado por causa do Rio Hantaan, que ficava próximo ao local da ocorrência de alguns casos de FHSR em tropas das Nações Unidas na Coreia, que levaram ao descobrimento do vírus, em 1951-1953.

A SPCVH foi primeiramente descrita em 1993, nos Estados Unidos, quando se descobriu que os hantavírus americanos causavam doença humana. Este hantavírus americano foi denominado Sin Nombre. Desde então, a SPCVH vem sendo observada nas Américas. No Brasil foram descritos hantavírus associados à doença humana em cinco locais: Anajatuba no Maranhão, Castelo dos Sonhos no Pará, Araraquara no Sudeste e Planalto Central, Juquitiba na Serra do Mar e Sul, e Araucária no Paraná.

No Brasil, a hantavirose é uma doença emergente e qualquer caso suspeito é de notificação compulsória imediata para desencadeamento de medidas de controle, investigação e tratamento adequado. Os três primeiros casos clínicos de SPCVH foram identificados pelo Instituto Adolfo Lutz, no Estado de São Paulo, no município de Juquitiba, em 1993. Outros sete casos foram registrados: um no Estado de Mato Grosso, na cidade de Castelo dos Sonhos, e outros seis no Estado de São Paulo, nas cidades de Araraquara e Franca, ambos em 1996; um em Tupi Paulista e um em Nova Guataporanga, além de dois casos em Guariba, em 1998. Estudos em roedores, feitos pelo Instituto Adolfo Lutz, de São Paulo, determinaram uma prevalência de 19% a 21% de anticorpos para hantavírus na espécie de roedores *Bolomys lasiurus*. A partir de 1999, o número de casos de hantavirose no Brasil começa a aumentar, com 93 casos confirmados em todas as regiões do país, em 2012. Até maio de 2013, cinco casos foram confirmados com quatro casos de óbitos registrados.

Os hantavírus evoluíram estreitamente relacionados a seus reservatórios (roedores), que, no continente americano, são Muridae da subfamília *Sigmodontinae*. No Brasil, os reservatórios identificados são o rato do rabo peludo *Bolomys lasiurus*, reservatório do vírus Araraquara, *Akodon sp*, também infectado com vírus Araraquara e o ratinho do arroz, *Oligoryzomys sp*, infectado com o vírus Juquitiba.

Diagnóstico laboratorial

O diagnóstico laboratorial das infecções por hantavírus é comumente feito por teste sorológico de ELISA, visando à detecção de anticorpos IgM específicos. A presença destes anticorpos surge precocemente, com o aparecimento da doença. Os do tipo IgM mantêm-se detectáveis por 60 a 90 dias e seu encontro relaciona-se a infecção recente. A reação cruzada entre hantavírus relacionados não permite a identificação do vírus infectante. Métodos menos utilizados são a imunofluorescência indireta e o *Western blotting*. Os resultados falso-positivos podem ocorrer principalmente devido à presença de fator reumatoide, o que inviabiliza o uso da IFI em inquéritos sorológicos. Também, mostra-se muito útil para este diagnóstico a RT-PCR, com a detecção do genoma do hantavírus em materiais clínicos, para complementar os diagnósticos sorológicos e permitir a comparação genética dos hantavírus.

O isolamento de hantavírus de casos clínicos é inviável, pois devido à presença de anticorpos neutralizantes provenientes da resposta imune do hospedeiro, o resultado é quase sempre negativo.

Tratamento

O tratamento bem sucedido é dependente do diagnostico precoce. Não há tratamento especifico recomendado que o paciente seja transferido com urgência para unidade de terapia intensiva em condições de isolamento respiratório. A terapia para a SPCVH consiste na manutenção de oxigenação adequada e no suporte das funções hemodinâmicas e utilização de drogas vasoativas. A droga ribavirina é utilizada no tratamento da FHSR, entretanto, não funciona adequadamente na SPCVH que é de evolução mais aguda. A droga não teria tempo para agir permitindo evolução para insuficiência respiratória com choque.

Prevenção e controle

Não existe vacina que previna infecção por hantavírus americanos e para a profilaxia das mesmas recomenda-se evitar contato com roedores silvestres, especialmente, tomando medidas que não os atraiam às proximidades das habitações ou locais onde sementes são armazenadas, através de medidas que permitam a correta estocagem de alimentos, ventilação e desinfecção de ambientes onde existe a presença de roedores.

Outros Arbovírus e Robovirus de Importância

Bunyavírus

O arbovírus do gênero *Orthobunyavirus* de maior importância no Brasil é o vírus Oropouche (OROV) responsável pela a febre do Oropouche.

O vírus é mantido na natureza pelos ciclos silvestre e urbano. No ciclo silvestre, preguiças, macacos e aves são os hospedeiros vertebrados e o *Aedes serratus, Culex quinquefasciatus* e *Culicoides paraensis* (maruim) vetores. No ciclo urbano, o vírus é transmitido de pessoa a pessoa através da picada do *Culicoides paraensis*, amplamente disseminado em áreas tropicais e subtropicais das Américas.

A febre do Oropouche é uma doença aguda febril que cursa com cefaleia, mialgia, artralgia, podendo estar acompanhado de meningite asséptica. O OROV é considerado, depois do DENV, o arbovírus de maior importância no Brasil, principalmente na região Amazônica, onde causa epidemias explosivas, como as que ocorreram nos estados do Amazonas, Acre e Pará, acometendo simultaneamente milhares de pessoas em um curto período, sem que houvesse o registro de casos fatais, implicando em sérias consequências de ordem social e econômica. No entanto, o isolamento e evidências sorológicas constataram a circulação deste vírus em outras regiões do país fora de períodos de epidemias, como o isolamento feito a partir de amostra de um primata não humano no estado de Minas Gerais, em 2003. Desde o primeiro isolamento em Trinidad em 1955, OROV tem sido associado com grandes epidemias nas Américas, com 500.000 casos descritos nos últimos 45 anos. As epidemias ocorrem tanto em grandes centros como em pequenas cidades, uma vez que o vetor (maruim) encontra-se distribuído em áreas urbanas e rurais.

O OROV pode ainda circular esporadicamente, fora do período de epidemias. Casos de circulação esporádica deste virus já foram descritos em Acrelândia (AC), em 2004 e em Manaus, entre 2007 e 2008, através da realização de inquéritos sorológicos. Em Acrelândia, 1,7% dos pacientes foram positivos para OROV por teste inibição da hemaglutinação e em dois casos o genoma viral foi detectado por RT-PCR. Em Manaus, 20,3% dos pacientes, apresentando febre aguda com menos de cinco dias, cefaleia, mialgia e artralgia, exantema, petequias, epistaxe e sangramento gengival e que eram negativos para dengue (Mac-ELISA) e malaria (teste de gota espessa), apresentaram anticorpos IgM anti-OROV. Embora, haja a ocorrência de várias arboviroses na região amazônica, vários casos não são diagnosticados ou são erroneamente diagnosticados. No caso do OROV, infecções que causam febre aguda, podem ser facilmente confundidas com dengue ou malaria que também são endêmicas nesta região.

Estudos filogenéticos do segmento S classificam o vírus ORO dentro de três genótipos distintos, I, II e III. No genótipo I encontra-se o protótipo de Trinidad e a maioria das estirpes brasileiras. No genótipo II estão agrupadas as estirpes isoladas no Peru entre 1992 e 1998 e duas cepas do Brasil isoladas em 1991, nos estados do Pará e Acre. No genótipo III estão as estirpes isoladas no Panamá, em 1989 e a estirpe isolada de um primata (*Callithrix* sp.) no estado de Minas Gerais, em 2000, sendo esta a primeira estirpe do genótipo III detectada no Brasil.

Togavirus

São vírus classificados na família Togaviridae, gênero *Alphavirus*. Os vírus deste gênero medem 70 nm de diâmetro, apresentam capsídeo de simetria icosaédrica, circundado por envoltório constituído de espículas em sua superfície. O genoma viral é constituído de RNA de fita única, linear, de polaridade positiva com aproximadamente 11700 nucleotídeos distribuídos por oito genes, que codificam proteínas não estruturais (nsP1 a nsP4), envolvidas na replicação viral e proteínas estruturais do envoltório (glicoproteínas E1 e E2), do capsídeo, além de pequenos polipeptídeos E3 e 6Ks. Os *Alphavirus* se ligam a receptores específicos expressos em muitos tipos celulares de várias espécies, mas cada um apresenta tropismo tecidual diferente, o que causa diferentes manifestações da doença.

Os alfavírus são transmitidos a vertebrados pela picada de um mosquito infectado. O local da replicação primária varia de acordo com o vírus e o hospedeiro, mas, em geral, todos os alfavírus induzem um alto nível de viremia nos hospedeiros suscetíveis. Os vírus cuja replicação inicial ocorre em músculos esqueléticos e linfonodos, em geral, disseminam através do sangue para outros músculos esqueléticos e tecidos linfáticos. O alvo para alfavírus que causam encefalites é o sistema nervoso; o mecanismo pelo qual esses vírus penetram no sistema nervoso central (SNC) não está claro; a célula-alvo no SNC é o neurônio e o dano a este tipo de célula pode ser irreversível.

Os mosquitos infectam-se ao se alimentarem em um hospedeiro na fase de viremia, e o vírus deve ser capaz de replicar na glândula salivar do mosquito; estes são capazes de transmitir o vírus de quatro a dez dias após a infecção, tornando-se persistentemente infectados. A manutenção deste ciclo requer um hospedeiro vertebrado que amplifique a infecção e desenvolva viremia de magnitude suficiente para infectar os mosquitos: para muitos alfavírus, os humanos são hospedeiros terminais, pois não infectam os mosquitos de forma eficiente.

Dentre os *Alphavirus* de importância no Brasil, o vírus Mayaro (MAYV) é responsável por causar a febre do Mayaro, os vírus da encefalite equina venezuelana (*Venezuelan Equine Encephalitis* – VEEV), da encefalite equina do leste (*Eastern Equine Encephalitis* – EEEV) e da encefalite equina do oeste (*Western Equine Encephalitis* – WEEV) são causadores das encefalites equinas e Chikungunya (CHIKV).

Vírus *Mayaro*

No Brasil, o MAYV é amplamente distribuído nas regiões da Amazônia, Central e Nordeste, onde o principal vetor, *Haemagogus janthinomys*, é encontrado em abundância. Os primatas não humanos, bem como aves silvestres, atuam, respectivamente, como hospedeiro primário e secundário, desempenhando papel fundamental na manutenção e disseminação do vírus. Desta forma, existe a possibilidade de o vírus MAY causar grandes epidemias urbanas, pois pode ser transmitido pelo mosquito *A. aegypti*, amplamente disseminado nas cidades brasileiras. O homem parece ser amplificador na transmissão do MAYV durante epidemias, pois enquanto a quantidade de vírus necessária para infectar o vetor não é estabelecida, parece que o vírus pode circular em humanos em quantidade suficiente para infectar alguns vetores. A febre do Mayaro é uma doença aguda cujos sintomas são febre, cefaleia, mialgia, artralgia, e artrite e exantema em casos mais graves, podendo facilmente ser confundida com sintomatologia de dengue.

As epidemias de MAYV estão limitadas às áreas rurais ou dentro de florestas onde o vetor *Haemagogus janthinomys* é encontrado em abundância. Na Amazônia, o vírus é endêmico, com altas taxas de anticorpos na população (10-60%), por isso há dificuldade de se isolar o vírus de amostras clínicas. Além disso, o período virêmico é curto, podendo se estender por três dias. Primatas não humanos e aves migratórias são importantes disseminadores do vírus, pois podem voar longas distâncias, em fase virêmica, em um curto período de tempo.

Infecções pelo vírus MAY já foram descritas em países como Trinidad, Bolívia, Guiana Francesa e Brasil. Em 1979, durante uma epidemia em Beltarra, Pará, o vírus foi isolado em 43 pacientes. Em 2000, no estado de São Paulo, este vírus foi isolado de um paciente que havia realizado pescaria no estado do Mato Grosso do Sul. Entre os anos de 2007-2008, a Fundação de Medicina Tropical Dr. Heitor Dourado (FMT-HVD), situada em Manaus, realizou um estudo de vigilância para casos de doença febril aguda. Durante esta pesquisa, dos pacientes que apresentaram febre de até cinco dias, negativos para malaria e dengue, 5,2% apresentaram anticorpos IgM anti-MAYV. Como acontece para OROV, o MAYV também apresenta circulação esporádica na região Amazônica, mas acaba não sendo diagnosticado por apresentar sintomatologia semelhante a dengue.

Encefalites equinas

As encefalites equinas causam epizootias com quadros de encefalite e doenças respiratório em equinos domésticos e surtos de doença febril aguda ou meningoencefalites em seres humanos. Apresentam como hospedeiros primários as aves.

No Brasil, roedores silvestres são os principais hospedeiros do VEEV, além de morcegos, aves silvestres e marsupiais atuarem como hospedeiros secundários. Os mosquitos do gênero *Culex* podem estar envolvidos na transmissão do vírus ao homem. Nenhum caso humano de encefalite, causada por estes vírus, foi registrado no país, tendo sido observados apenas casos de doença febril aguda, apesar da alta prevalência de anticorpos entre moradores das regiões Amazônica e Mata Atlântica. Por outro lado, surtos ocorrem periodicamente em alguns países da América Central, México, Venezuela e Estados Unidos, causando grande problema econômico, social e para saúde pública.

O vírus EEE está amplamente distribuído nas Américas. No Brasil, já foi isolado em equinos localizados nos estados do Amazonas, Pará, Pernambuco, Bahia, Minas Gerais, Rio de Janeiro, São Paulo, Paraná e Mato Grosso do Sul. Os equinos, aves silvestres e os vetores *Culex pedroi* e *Aedes taeniorhynchus* desempenham importante função na manutenção destes vírus, que causam desde doença febril aguda a casos fatais de encefalite em seres humanos (30-50%), além de determinar alta morbidade e mortalidade em equinos (50-90%).

O vírus WEE é causador de encefalite no homem e em equinos, principalmente na América do Norte, onde causa epidemias esporádicas. No Brasil, apenas um caso foi relatado da doença em seres humanos. Alguns isolamentos foram realizados em aves silvestres, as quais parecem desempenhar papel importante no ciclo de manutenção destes vírus, apresentando viremia com títulos altos, suficientes para infectar vetores, principalmente do gênero *Culex*. Humanos e equinos são hospedeiros acidentais e apresentam viremia com títulos baixos.

Virus *Chikungunya*

O CHIKV foi inicialmente detectado na África e Ásia, mas também no Caribe, Itália, França, Estados Unidos e Brasil. Até o momento, o Brasil tem detectado casos importados de doença febril causado por esse vírus.

Os vetores deste vírus são os mosquitos do gênero *Aedes*, principalmente o *Aedes aegypti*, entretanto, o *A. albopictus* tem se mostrado um importante vetor, especialmente nas epidemias ocorridas na Índia, por apresentar características rurais e urbanas. A transmissão materno-fetal pode ocorrer quando a mãe estiver em fase aguda no momento do nascimento.

O período de incubação varia de 2 a 12 dias, causando uma infecção geralmente assintomática e raramente fatal. Os sintomas clínicos são febre alta, durando alguns dias a duas semanas, acompanhada de cefaleia, dores nas costas, calafrios, mialgia, náuseas vomito. O sintoma mais característico é a artralgia, que junto com outras manifestações clinicas, necessitam de um diagnóstico diferencial mais acurado de outras infecções causadas por arbovírus, principalmente com dengue. A artralgia costuma ser severa, afetando as extremidades, tornozelos, pulso e dedos, mas também articulações maiores. Após a fase aguda, alguns pacientes desenvolvem sintomas com duração prolongada, de algumas semanas a meses, incluindo fadiga, poliartrite e tenosinovite nos dedos. Manifestações cutâneas, petequias, coceiras, erupções, inflação do linfonodo cervical também podem ser observadas. Complicações causadas pela infecção podem incluir miocardite, meningoencefalite, hemorragia moderada, como também afetar o sistema nervoso central.

O diagnóstico pode ser realizado por isolamento viral, RT-PCR e ELISA para IgG e IgM, sendo que os níveis de IgM aparecem de 5-7 dias após o inicio dos sintomas, permanecendo por vários meses. Não há tratamento específico nem vacina contra o CHIKV, sendo o tratamento de suporte ao paciente e medidas de controle ao vetor, as medidas recomendadas contra o vírus.

Arenavírus (Robovírus)

O nome arenavírus deve-se à presença de conteúdo semelhante à areia nas partículas virais, em fotos de microscopia eletrônica. Os arenavírus são classificados na família *Arenaviridae*, que contém um único gênero, *Arenavirus*. São vírus esféricos ou pleomórficos, de 50 a 300 nm de diâmetro, com um envelope lipoproteico com espículas. O genoma viral consiste de duas moléculas de RNA de fita simples, ambisenso, L (*large*) e S (*small*), de 7,5 e 3,5 kb, respectivamente. Os vírus apresentam entre suas proteínas estruturais a nucleoproteína N, a proteína L, que é a RNA polimerase, e uma proteína Z, bem como duas glicoproteínas de superfície, G1 e G2.

As espécies virais compreendem arenavírus do Velho Mundo, como o vírus da febre de Lassa e o vírus da coriomeningite linfocitária e os arenavírus do Novo Mundo, identificados nas Américas, e os principais vírus são: Junin (Argentina), Machupo (Bolívia), Guanarito (Venezuela) e Sabiá (Brasil).

Arenaviroses são zoonoses causadas por roedores. No caso dos vírus Junin e Machupo são reservatórios virais o *Callomys musculinus* e o *Callomys callosus*, respectivamente. Não se conhece o roedor-reservatório do vírus Sabiá. Acredita-se que as infecções por estes vírus ocorram por inalação de poeiras contendo excretas de roedores infectados. Relatos de transmissão pessoa a pessoa são associados a contato próximo e/ou prolongado com pacientes.

A febre hemorrágica argentina, causada pelo arenavírus Junin, é um importante problema de saúde pública em áreas rurais da Argentina. O primeiro surto de febre hemorrágica boliviana, causada pelo vírus Machupo, foi descrito em 1962, e a doença tem um taxa de fatalidade de 20%. O controle do roedor, *Calomys callosus,* reduziu o número de casos na Bolívia nos últimos anos. O vírus Guanarito, agente de febre hemorrágica venezuelana, foi identificado em 1990. O vírus Sabiá foi identificado em 1990, a partir de um caso fatal de febre hemorrágica, no bairro Sabiá, perto de Cotia, no Estado de São Paulo, Brasil.

As febres por arenavírus levam a extravasamento capilar e alterações hemorrágicas por mecanismo imunopatológico pouco conhecido. Após incubação de 10 a 14 dias, surge doença febril de início insidioso com mal estar, lombomialgias, dor epigástrica e retro-orbital, tonturas, fotofobia e constipação, a doença se agrava com síndrome vascular, doença neurológica e hepatite. Observa-se viremia por 1 a 3 semanas em sobreviventes de arenavirose.

O diagnóstico específico de infecções por arenavírus é feito por isolamento viral em camundongos ou cultura celular de mamíferos. O uso das técnicas de RT-PCR e sequenciamento nucleotídeo facilita identificar o vírus. Em casos fatais, podem-se observar antígenos virais em diferentes órgãos, por imunoistoquímica. O diagnóstico sorológico é comumente realizado por detecção de anticorpos IgM específicos em teste de imunofluorescência indireta e Mac-ELISA.

O tratamento dos pacientes deve ser realizado em condição de isolamento respiratório. Tem-se utilizado a droga ribavirina, que reduziu a letalidade da febre de Lassa de 55% para 5%, quando iniciada antes de sete dias do inicio da doença. Entretanto, a droga para uso parenteral não é disponível no Brasil. Completam o tratamento cuidados hemodinâmicos e ventilatórios em UTI. Ainda, são descritos casos de febre de Lassa e Junin em que a imunização com soro de convalescente reduziu a letalidade de 16% para 1%.

A prevenção de arenavirose na Argentina tem sido feita pelo uso da vacina de vírus Junin atenuado, com mais de 170.000 vacinados. Sabe-se que esta vacina, também induz anticorpos neutralizantes para o vírus Machupo e possivelmente, teria o mesmo efeito para o vírus Sabiá. Se confirmada esta capacidade imunizante, a vacina de Junin poderia ser utilizada em comunidades acometidas por vírus Sabiá.

Filovírus

A família Filoviridae, da ordem *Mononegavirales*, é composta por dois gêneros *Ebolavirus e Marburgvirus*. O gênero *Marburgvirus* compreende uma única espécie *Lake Victoria marburgvirus*, que tem dois membros, o vírus Marburg e o vírus Ravn. O gênero *Ebolavirus* inclui cinco espécies, cada qual tem um único membro*: Zaire ebolavirus* (vírus Ebola), *Sudan ebolavirus* (vírus Sudan), *Taï Forest ebolavirus* (virus Taï Forest), *Bundibugyo ebolavirus* (vírus Bundibugyo) e *Reston ebolavirus* (vírus Reston).

São vírus pleomórficos, mas a maioria apresenta morfologia filamentosa, com diâmetro uniforme de 80 nm e comprimentos variáveis, que podem chegar a 14 mil nm. São vírus envelopados, com espículas e nucleocápside de simetria helicoidal. O genoma não é segmentado e é composto de uma molécula linear de RNA de fita simples de polaridade negativa (-ssRNA) de aproximadamente 19 kb de tamanho. As partículas virais contêm sete proteínas, incluindo a proteína L (*large*) que é a RNA polimerase RNA dependente; a glicoproteína GP de superfície, que forma as espículas do envelope; a nucleoproteína NP; as proteínas VP40, proteína matriz primária, VP35, cofator da RNA polimerase RNA dependente, VP30, ativadora de transcrição e VP24, proteína matriz secundária.

A infecção por filovírus causa febre hemorrágica grave em humanos e primatas não humanos. Epidemias de febre hemorrágica por filovírus ocorrem na África equatorial e estão associadas com altas taxas de mortalidade. Até o momento, nenhuma vacina ou droga antiviral foi aprovada para o combate a infecção por filovírus.

Os filovírus exibem diferente virulência em humanos: infecção por Ebola e Marburg esta associada com taxas de mortalidade de até 90% enquanto o vírus Reston parece não ser patogênico. Apesar disso, infecções pelo vírus Reston em primatas não humanos podem causar febre hemorrágica.

Na África, Ásia e também Europa há a evidência de que morcegos são reservatórios naturais dos filovírus. Esses animais poderiam transmitir o vírus diretamente para humanos ou via hospedeiros intermediários, incluindo gorilas e suínos.

Normalmente, as epidemias em humanos ocorrem com um foco da infecção que dissemina a doença para outros pacientes. Os casos secundários ocorrem após contato íntimo com pacientes, como, por exemplo, contato entre membros de uma mesma família ou pessoal médico. A principal rota de transmissão entre humanos é o contato com sangue ou fluidos corporais, embora possa ocorrer transmissão através de aerossóis. O uso de seringas e agulhas contaminadas é a principal fonte de infecção hospitalar.

O vírus Marburg foi isolado inicialmente de pacientes com febre hemorrágica, na Alemanha, que foram infectados após contato com macacos importados de Uganda. Outros surtos ocorreram no Zimbábue, em 1975, e no Quênia, em 1980 e 1987. O primeiro surto de Ebola foi observado no Zaire (atual República Democrata do Congo), em 1976, e no Sudão, em 1976 e 1979. Em 1994, ocorreu o primeiro caso de doença pelo Ebola no oeste da África, na Costa do Marfim, quando um ecologista infectou-se ao examinar um macaco morto. Em 1995, o vírus Ebola reemergiu no Zaire, em Kikwit, causando uma epidemia com 316 casos e 254 mortes. De 1994 a 1997, três surtos de Ebola ocorreram no Gabão. Em 2000, ocorreu uma epidemia em Uganda, com 425 casos e 224 mortes. Entre 2001 e 2008, ocorreram seis epidemias na República Democrata do Congo, com mortalidades entre 44% e 90%. Em 2007, foi descrita uma epidemia em Uganda, pelo vírus Bundibugyo, com 149 casos e 47 mortes e 2011, foi descrito um caso fatal de Ebola em Uganda, causado pelo Ebola Sudan. A mortalidade da febre hemorrágica por Ebola em humanos é de 25% a 90% dos casos, dependendo da espécie do vírus. O vírus Ebola Reston, não patogênico para humanos, foi isolado na cidade de Reston, EUA, de macacos provenientes da Filipinas.

A doença causada pelos vírus Marburg e Ebola é caracterizada por aparecimento súbito de febre, calafrios, dor de cabeça, mialgia e anorexia, seguida por sintomas como dor abdominal, náusea, vômitos, tosse, artralgia, diarreia e infecção da faringe e conjuntiva. Os pacientes ficam apáticos, desorientados e podem desenvolver uma erupção maculopapular. As manifestações hemorrágicas iniciam-se durante o pico da doença e ocorrem na pele, nas membranas mucosas, nos órgãos viscerais e no lúmen do estômago e intestino. Os filovírus têm tropismo pelos macrófagos, hepatócitos, células adrenocorticais, fibroblastos e células endoteliais. Os vírus distribuem-se em todos os tecidos do corpo, com altas concentrações no fígado, no rim, no baço e nos pulmões. A ativação da cascata de coagulação com diástese hemorrágica ocorre em vários graus dependendo da cepa do vírus.

Filovírus apresentam uma ameaça para a saúde de homens e animais em diferentes países, mas os fatores de transmissão e a patogenia não são completamente compreendidos.

Considerações Finais

Por fim, cabe aos profissionais da área de saúde o conhecimento da epidemiologia dos arbovírus, que na maioria das vezes apresentam sintomatologia semelhante ao DENV e por isso não são diagnosticados, principalmente, quando os sintomas ocorrem em períodos não epidêmicos.

É necessária a implementação de um sistema de vigilância ativo, baseado na prevenção e controle de pacientes com doença febril aguda, reservatórios, animais domésticos e mosquitos vetores, a fim de monitorar a circulação no país e evitar que ocorra a introdução ou reintrodução destes vírus, o que poderia causar grandes epidemias.

Bibliografia

1. Colombo TE, Vedovello D, Araki CS,, Cogo-Moreira H, Santos INP, Reis AFN, Costa FR, Cruz LEAA, Casagrande L, Regatieri LJ, Junior JF, Bronzoni RVM, Nogueira ML Dengue-4 false negative results by Panbio® Dengue Early ELISA assay in Brazil. J Clin Virol. 2013;58:710-712.
2. Coller BA, Clements DE. Dengue vaccines: progress and challenges. Curr Opin Immunol. 2011;23(3):391-398.
3. Figueiredo, LT Emergent arboviruses in Brazil. Rev Soc Bras Med Trop, 2007;40:224-229.
4. Figueiredo, LTM. The Brazilian flaviviruses. Microbes Infect. 2000;2:1643-1649.
5. Figueiredo, LTM. Febres hemorrágicas por vírus no Brasil. Rev Soc Bras Med Trop, 2006;2:203-210.
6. Figueiredo RM, Naveca FG, Oliveira CM, Bastos Mde S, Mourão MP, Viana Sde S, Melo Mdo N, Itapirema EF, Saatkamp CJ, Farias IP. Co-infection of Dengue virus by serotypes 3 and 4 in patients from Amazonas, Brazil. Rev Inst Med Trop Sao Paulo. 2011;53:321-323.
7. Figueiredo RM, Naveca FG, Bastos MS, Melo MN, Viana SS, Mourão MP, Costa CA, Farias IP. Dengue virus type 4, Manaus, Brazil. Emerg Infect Dis. 2008;14:667-669.
8. Hofmann-Winkler H, Kaup F, Pöhlmann S. Host cell factors in filovirus entry: novel players, new insights Viruses. 2012;4:3336-3362.
9. Knipe DM, Howley PM, Cohen JI, Griffin DE, Lamb RA, Martin MA et al. Fields Virology. 6th ed. Philadelphia: Lippincott Williams & Wilkins; 2013.
10. Lima FR, Croda MG, Muniz DA, Gomes IT, Soares KR, Cardoso MR, Tauro RL, Croda J. Evaluation of the traditional and revised World Health Organization classifications of dengue cases in Brazil. Clinics (Sao Paulo) 2013;68:1299-1304.
11. Melandri, V, A E Guimaraes, Komar N, Nogueira ML, Mondini A, Fernandez-Sesma A, Alencar J, Bosch I. Serological detection of West Nile virus in horses and chicken from Pantanal, Brazil Mem Inst Oswaldo Cruz. 2012;107:1073-1075.
12. Ministério da Saúde Dengue Disponível na Internet: http://portal.saude.gov.br/portal/saude/profissional/area.cfm?id_area=1525 (fev 2014).
13. Ministério da Saúde Portal da Saúde Febre amarela Disponível na Internet: http://portal.saude.gov.br/portal/saude/profissional/area.cfm?id_area=1552 (fev 2014) Ministério da Saúde Hantaviroses Disponível na Internet: http://portal.saude.gov.br/portal/saude/profissional/area.cfm?id_area=1558 (fev 2014).

14. Mondini A, Bronzoni RV, Cardeal IL, dos Santos TM, Lázaro E, Nunes SH, Silva GC, Madrid MC, Rahal P, Figueiredo LT, Chiaravalloti FN, Nogueira ML. Simultaneous infection by DENV-3 and SLEV in Brazil J Clin Virol 2007;40:84-86.

15. Mondini A, Cardeal IL, Lázaro E, Nunes SH, Moreira CC, Rahal P, Maia IL, Franco C, Góngora DV, Góngora-Rubio F, Cabrera EM, Figueiredo LT, da Fonseca FG, Bronzoni RV, Chiaravalloti-Neto F, Nogueira ML. Saint Louis encephalitis virus, Brazil. Emerg Infect Dis. 2007;13:176-178.

16. Morais Bronzoni RV, Baleotti FG, Ribeiro Nogueira RM, Nunes M, Moraes Figueiredo LT Duplex reverse transcription-PCR followed by nested PCR assays for detection and identification of Brazilian alphaviruses and flaviviruses. J Clin Microbiol. 2005;43:696-702.

17. Mourão MP, Bastos Mde S, de Figueiredo RP, Gimaque JB, Galusso Edos S, Kramer VM, de Oliveira CM, Naveca FG, Figueiredo LT. Mayaro fever in the city of Manaus, Brazil, 2007-2008 Vector Borne Zoonotic Dis. 2012;12:42-46.

18. Navarro JC, Medina G, Vasquez C, Coffey LL, Wang E, Suárez A, Biord H, Salas M, Weaver SC. Postepizootic persistence of Venezuelan equine encephalitis virus, Venezuela Emerg Infect Dis. 2005;11:1907-1915.

19. Pan American Health Organization (PAHO) Dados da dengue no Brasil, 2013 Doenças Transmissíveis e Não Transmissíveis Disponível na Internet: http://www.paho.org/bra/index.php?option=com_content&view=article&id=3159&Itemid=1 (fev 2014).

20. Shu PY, Yang CF, Kao JF, Su CL, Chang SF, Lin CC, Yang WC, Shih H, Yang SY, Wu PF, Wu HS, Huang JH. Application of the dengue virus NS1 antigen rapid test for on-site detection of imported dengue cases at airports. Clin Vaccine Immunol. 2009;16:589-591.

21. Terzian ACB, Bronzoni RVM, Drumond BP, Silva-Nunes M, Silva NS, Ferreira MU, Speranҫa MA, Nogueira ML. Sporadic Oropouche Virus Infection, Acre, Brazil. Emerg Infect Dis. 2009;15:348-350.

22. Travassos da Rosa JFS, Travassos da Rosa APA, Vasconcelos, PFC, Pinheiro FP; Rodrigues SG; Travassos da Rosa, ES, Dias LB, Cruz ACR. Arboviroses isolates in the Evandro Chagas Institute, including some described for the first time in the Brazilian Amazon region, their known hosts, and their pathology form man In: Travassos da Rosa APA, Vasconcelos, PFC, Travassos da Rosa JFS (eds.) An overview of Arbovirology in Brazil and neighbouring countries Belém: Instituto Evandro Chagas, 1998; p19-31. Disponível na Internet http://iah.iec.pa.gov.br/iah/fulltext/pc/monografias/iec/overview/overview02p18-31.pdf (fev 2014)

23. World Health Organization. Dengue: guidelines for diagnosis, treatment, prevention and control - New Edition. 2009. Disponível na Internet: http://www.who.int/rpc/guidelines/9789241547871/en/ (fev 2014)

24. World Health Organization Global strategy for dengue prevention and control 2012-2020. Disponível na Internet: http://www.who.int/denguecontrol/9789241504034/en/index.html (fev 2014).

Maria Lucia Rácz

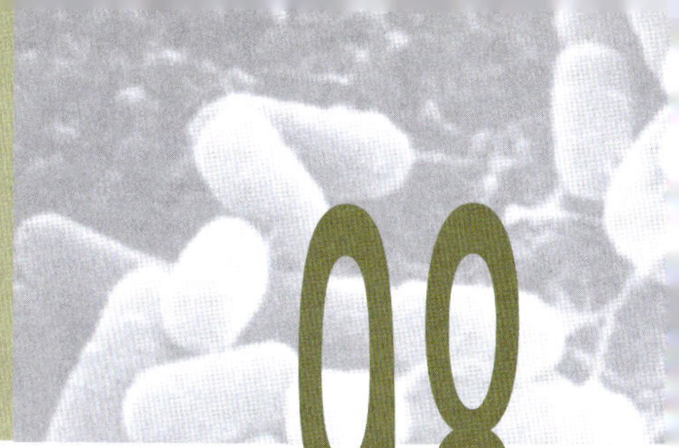

98 Prions

Os prions são proteínas infecciosas, identificadas em fungos e em mamíferos, nos quais são causa de neurodegeneração em humanos e em animais. As doenças causadas por prions, ou encefalopatias espongiformes transmissíveis (TSE, do inglês, *transmissible spongiform encephalopathy*), podem ser doenças infecciosas, esporádicas ou genéticas. Por muitos anos, as doenças causadas por prions, cujo protótipo é o *scrapie*, de carneiros, foram classificadas como doenças por vírus lentos, devido ao longo período de incubação. As principais doenças e os respectivos hospedeiros são encontrados na Tabela 98.1.

Propriedades dos Prions

Os prions são proteínas que podem adotar pelo menos duas conformações diferentes e multiplicam-se forçando a proteína precursora a adquirir outra conformação. Em mamíferos, os prions são compostos de uma isoforma anormal e patogênica da proteína prion PrP, codificada por um gene cromossômico. Em humanos, o gene da proteína prion é encontrado no braço curto do cromossomo 20 e codifica para uma proteína de 254 aminoácidos, denominada PrP^{c}. Após processamento dos terminais N e C, os príons passam a apresentar 209 aminoácidos. O único componente do prion infeccioso é uma proteína, designada PrP^{Sc}, e não foram encontrados nem ácidos nucleicos nem partículas semelhantes aos vírus em preparações infecciosas de prions. O índice Sc é derivado do termo *scrapie*, doença de ovinos, que é o protótipo das doenças causadas por prions. Todas as doenças causadas por prions envolvem uma proteína similar ao PrP observado no *scrapie*, assim o Comitê Internacional de Taxonomia dos Vírus (ICTV — *International Committee on Taxonomy of Viruses*) sugere o uso do índice Sc para designar a isoforma do PrP semelhante ao *scrapie*, que pode ainda significar doença por prion (do inglês, *prion sickness*).

Tabela 98.1
Principais Doenças Causadas por Prions

Doença (Abreviação)	*Hospedeiro Natural*	*Isoforma Patogênica do Prion*
Scrapie	Carneiro, cabra	$OvPrP^{Sc}$
Encefalopatia transmissível do vison (TME)	Vison	$MkPrP^{Sc}$
Chronic wasting disease (CWD)	Cervo, alce	$MDePrP^{Sc}$
Encefalopatia espongiforme dos bovinos (BSE)	Bovino	$BoPrP^{Sc}$
Encefalopatia espongiforme dos felinos (FSE)	Gato	$FePrP^{Sc}$
Encefalopatia exótica dos ungulados (EUE)	Niala, oryx e kudu	$UngPrP^{Sc}$
Kuru	Humano	$HuPrP^{Sc}$
Doença de Creutzfeldt-Jakob esporádica (sCJD)	Humano	$HuPrP^{Sc}$
Doença de Creutzfeldt-Jakob familiar (fCJD)	Humano	$HuPrP^{Sc}$
Doença de Creutzfeldt-Jakob iatrogênica (iCJD)	Humano	$HuPrP^{Sc}$
Doença de Creutzfeldt-Jakob variante (vCJD)	Humano	$HuPrP^{Sc}$
Síndrome de Gerstmann-Sträussler Sheinker (GSS)	Humano	$HuPrP^{Sc}$
Insônia familiar fatal esporádica (sFFI)	Humano	$HuPrP^{Sc}$
Insônia familiar fatal familiar (fFFI)	Humano	$HuPrP^{Sc}$

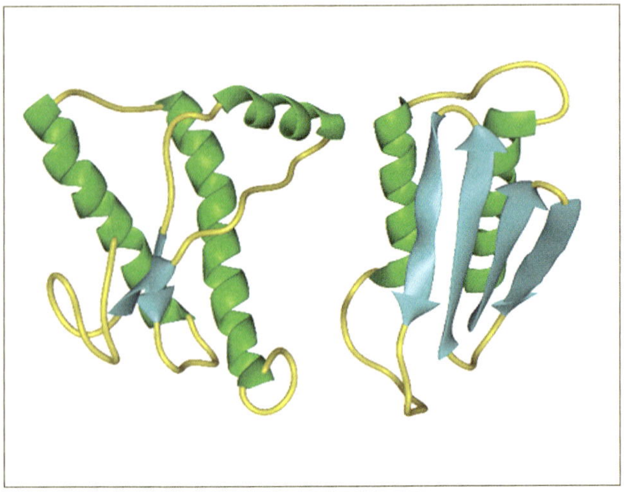

Figura 98.1 – *Representação da proteína priônica humana normal (PrP^c) e patológica (PrP^{Sc}).*

Um processo pós-tradução converte a isoforma celular normal PrP^c na proteína PrP^{Sc}. Tanto a PrP^c quanto a PrP^{sc} têm a mesma estrutura e não existe diferença química que possa distinguir as duas isoformas. A conformação das duas isoformas é completamente diferente: a PrP^c quase não apresenta folhas β, enquanto a PrP^{Sc} tem um conteúdo alto de folhas β (Figura 98.1). Por um processo ainda não bem compreendido, a PrP^c é convertida em PrP^{Sc}. O acúmulo de PrP^{Sc} no sistema nervoso central causa doença neurológica. Existem evidências da existência de três tipos diferentes de prions em fungos.

Como os vírus, os prions são infecciosos porque estimulam um processo pelo qual mais patógeno é produzido. Um prion, assim como um vírus, acumula-se em um hospedeiro infectado e pode eventualmente causar doença. As características da estrutura e da replicação dos prions distinguem esses agentes infecciosos dos vírus e de todos os demais patógenos.

O prion difere dos vírus e viroides por não conter ácido nucleico para dirigir a síntese da progênie. Os prions são compostos de formas anormais de proteínas celulares, enquanto as proteínas virais são codificadas pelo genoma viral. Os prions podem existir em formas moleculares múltiplas, enquanto os vírus existem em uma única forma com morfologia estrutural característica. Os prions não são imunogênicos, em contraste com os vírus, que quase sempre provocam uma resposta imune.

Os prions são resistentes à inativação por nucleases, irradiação ultravioleta a 254 nm, tratamento com psoralen (que inativa ácidos nucleicos), cátions divalentes, quelantes de íons metálicos, pH ácido (entre 3 e 7), hidroxilamina, formalina, fervura e proteases. A infectividade é diminuída pela digestão prolongada com proteases ou por tratamentos com ureia, fervura em SDS ou álcalis em pH > 10, autoclavação a 132°C por mais que duas horas, desnaturação em solventes orgânicos, como, por exemplo, fenol ou agentes caotrópicos, como o isotiocianato de guanidina.

A PrP^c é uma proteína que contém 40% de α-hélices; quando é convertida em PrP^{Sc}, a região entre os resíduos 90 a 125 sofre uma mudança estrutural profunda, exibindo um decréscimo modesto do conteúdo de α-hélice para 30% e um aumento para 45% de folhas β. A PrP^{Sc} pode ser distinguida da Pr^{Pc} por suas propriedades bioquímicas e biofísicas. A proteólise da PrPSc produz uma molécula menor, resistente a proteases, de 142 aminoácidos, designada $PrP^{27\text{-}30}$. Nas mesmas condições, a PrP^c é completamente hidrolizada. A sequência de aminoácidos da PrP^{Sc}, estabelecida pelo sequenciamento proteico e por espectrometria de massa, é idêntica à sequência deduzida a partir da sequência genômica.

A multiplicação da infectividade do prion envolve a conversão pós-traducional da proteína precursora, codificada pelo hospedeiro, PrP^c em PrP^{Sc}.

Patogênese e Características Clínicas

As doenças causadas por prions constituem um grupo de doenças neurodegenerativas que afetam mamíferos. As doenças são transmissíveis, mas podem também ser causadas por mutações nos genes PrP do hospedeiro.

Existem várias características comuns às doenças causadas por prions. São doenças confinadas ao sistema nervoso central; a lesão básica é a vacuolização progressiva em neurônios, extensa hipertrofia e proliferação da astroglia, além de uma mudança espongiforme na matéria cinzenta. Podem estar presentes placas amiloides. As doenças são sempre fatais e não existem casos descritos de remissão ou recuperação. O hospedeiro não apresenta resposta inflamatória, resposta imune ou produção de interferon e não há alteração nas funções de células B ou T. A imunossupressão do hospedeiro não tem nenhum efeito na patogênese da doença.

Em humanos, as doenças por príons ocorrem em três formas diferentes: esporádica, hereditária e infecciosa. Nas formas esporádica e hereditária, os príons aparecem de forma espontânea. Apesar da incidência de doença esporádica por príons ser baixa (um a cinco casos por 10^6pessoas), esta é a forma mais comum de doenças por príons, respondendo por 90% dos casos. As formas hereditárias causam 10% de todos os casos de doenças priônicas e a forma infecciosa, menos de 1% dos casos.

Os sintomas do kuru, semelhante às demais doenças causadas por prions, incluem três fases: na fase ambulante, os sintomas são falta de firmeza no andar, na voz, nas mãos e nos olhos; deterioração da fala, tremores e descoordenação das extremidades inferiores. No segundo estágio, sedentário, os pacientes são incapazes de andar sem suporte, ocorrem tremores mais graves e ataxia (perda de coordenação dos músculos), desarticulação da fala, labilidade emocional e depressão. No estágio terminal, o paciente torna-se incapaz de sentar sem suporte; ataxia, tremores e desarticulação da fala tornam-se graves; ocorre incontinência fecal e urinária e dificuldade de engolir, embora não ocorra demência. A causa destes sintomas é a disfunção cerebelar.

A doença de Creutzfeldt-Jakob (CJD) esporádica desenvolve-se progressivamente, com sintomas de demência, ataxia, sonolência e leva à morte em seis a oito meses. A síndrome de Gerstmann-Sträussler Sheinker (GSS) e a insônia familiar fatal (FFI) são duas formas familiares de CJD; são hereditárias, e mutações diferentes do gene *PrP* foram demonstradas como causa dessas doenças. A insônia familiar fatal é uma condição geneticamente determinada, que ocorre entre as idades de 40 e 60 anos, envolvendo insônia progressiva, intolerância ao calor, olhos lacrimejantes, dificuldade progressiva ao andar, defeitos da fala, deterioração física e mental e morte em 7 a 33 meses após o início da doença.

O mecanismo de transmissão de prions entre carneiros e cabras que desenvolvem *scrapie* de forma natural não é conhecido. As demais doenças por prions ocorrem após contato ou consumo de materiais infectados por prions.

Os casos iatrogênicos de CJD podem ser atribuídos à inoculação de prions após consumo de hormônios de crescimento derivados de glândulas pituitárias humanas extraídas de cadáveres, em 90 casos descritos, com períodos de incubação que variam de três a mais de 20 anos, transplantes de córnea e enxertos de dura-máter, em 60 casos descritos, com períodos de incubação de um a mais de 14 anos, ou implantes de eletrodos no cérebro.

A nova variante de CJD (vCJD) é atribuída ao consumo de produtos cárneos contaminados com o príon da encefalite espongiforme bovina (BSE).

Epidemiologia

O kuru era uma doença comum na tribo Fore, na Nova Guiné. A infecção era transmitida pela prática de canibalismo, em cerimônias fúnebres. A maioria das vítimas da doença era mulher, e a infecção ocorria oito vezes mais em mulheres do que em homens, pois estas manipulavam os mortos e consumiam seu cérebro. A incidência do kuru sofreu grande declínio após a suspensão da prática do canibalismo, por volta de 1956.

A doença de Creutzfeldt-Jakob em sua forma clássica foi descrita inicialmente em 1920, na Alemanha, e em 85% dos casos é uma doença esporádica, sem causa descrita. É uma doença rara, que ocorre mundialmente com incidência anual de 0,5 a um caso por milhão de pessoas. Aproximadamente 14% dos casos são hereditários, associados a mutações genéticas, constituindo a CJD familiar. Menos de 1% dos casos tem origem iatrogênica, por transmissão acidental de um paciente a outro como resultado de intervenção médica. Nos casos esporádicos, a média de idade dos pacientes no aparecimento da doença é de 55 a 75 anos, embora casos iatrogênicos e familiares possam ocorrer em pacientes mais jovens.

Em 1994, foram descritos na Inglaterra os primeiros casos de CJD em adolescentes e adultos jovens, com média de idade de 27 anos, denominados variante da doença de Creutzfeldt-Jakob (vCJD). A baixa idade destes pacientes não era comum. A restrição geográfica e cronologia da vCJD sugeriram que a encefalopatia espongiforme bovina (BSE) havia sido transmitida para humanos. De 1994 a 1998, a incidência da vCJD foi de oito casos por ano, mas, em 2000, 27 novos casos foram descritos. Até janeiro de 2003, 129 casos de vCJD foram descritos na Inglaterra, com 121 mortes. Foram descritos também casos na França, Irlanda e Itália. A origem mais provável para os casos de vCJD é a exposição ao agente da encefalopatia espongiforme bovina (BSE), através de ingestão de carne de animais infectados.

Estudos concluíram que a BSE ou "doença da vaca louca" na Inglaterra originou-se no início dos anos 1970 e tornou-se epidêmica por causa das práticas de utilizar restos de bovinos para produzir proteína animal administrada como suplemento na ração de bovinos, prática esta banida em 1989. Esse procedimento resultou em reciclagem e ampla distribuição do agente da BSE. Nesta epidemia, não foi encontrada nenhuma evidência de transmissão entre bovinos e também de transmissão direta do *scrapie*, que ocorre na Inglaterra há 200 anos, para bovinos. A epidemia teve o pico em 1992, com 36.680 casos confirmados e vem declinando aproximadamente 40% por ano, desde essa data.

Diagnóstico Laboratorial

Os métodos de diagnóstico de doenças por prions envolvem o exame clínico, a identificação do agente infeccioso, os exames histológicos e, no caso de CJD clássica, a eletroencefalografia.

Atualmente, não existe teste de laboratório para o diagnóstico de infecções por prions antes do aparecimento dos sintomas em humanos. O diagnóstico é geralmente feito por neuro-histopatologia, em amostras obtidas após a morte do paciente. O cérebro de pessoas com CJD mostra a formação anormal de fibrilas e acúmulo de PrP^{Sc}, a forma amiloide do prion anormal, como ocorre em bovinos com BSE e carneiros com *scrapie*. O sistema nervoso central não apresenta inflamação, mas exibe mudanças do tipo espongiforme, frequentemente acompanhada de gliose. As placas amiloides ocorrem em aproximadamente 10% dos casos de CJD e podem ser evidenciadas por imunoistoquímica. As placas amiloides em pacientes com GSS consistem em um *core* denso, rodeado por glóbulos pequenos amiloides. A característica da vCJD é a presença de placas do tipo "florida", compostas de um *core* de PrP^{Sc} rodeado por vacúolos.

O diagnóstico laboratorial de BSE conta atualmente com técnicas de detecção do prion anormal em amostras de cérebro bovino. Existem duas técnicas já comercializadas, uma baseada na ELISA e outra na técnica de *Western-blot*. Um teste imunocromatográfico está sendo desenvolvido para a detecção de vCJD.

Tratamento

Não existe tratamento específico para as doenças causadas por prions. A pesquisa de um tratamento para a vCJD é difícil, pois as drogas seriam mais efetivas nos estágios pré-clínicos da doença, antes do desenvolvimento dos sintomas.

A droga ideal deveria impossibilitar a conversão do prion normal para patogênico.

Prevenção e Controle

O controle das doenças causadas por prions é feito pela prevenção. Na Inglaterra, esse controle visa a evitar que produtos de animais contaminados com BSE entrem na cadeia de consumo humano. O maior esforço tem sido no desenvolvimento de testes diagnósticos para as encefalopatias espongiformes transmissíveis, cujo maior problema é identificar marcadores que possam reconhecer os estágios precoces das doenças, antes do aparecimento dos sintomas.

Bibliografia

1. Brooks GF, Carroll KC, Butel JS, Morse SA, Mietzner TA. Jawetz Melnick & Adelberg's Medical Microbiology. 26ª ed. New York: McGraw Hill; 2013.
2. Flint SJ, Enquist LW, Racaniello VR, Skalka AM. Principles of virology. 3ª ed. Washington: ASM Press; 2009.
3. King AMQ, Adams MJ, Carstens EB, Lefkowitz, EJ *(eds.)*. Virus Taxonomy: Ninth Report of the International Committee on Taxonomy of Viruses. San Diego: Academic Press; 2012.
4. Knipe DM, Howley PM, Cohen JI, Griffin DE, Lamb RA, Martin MA et al. Fields Virology. 6th ed. Philadelphia: Lippincott Williams & Wilkins; 2013.

PARTE 5

Doenças Sexualmente Transmissíveis por Bactérias, Fungos e Vírus

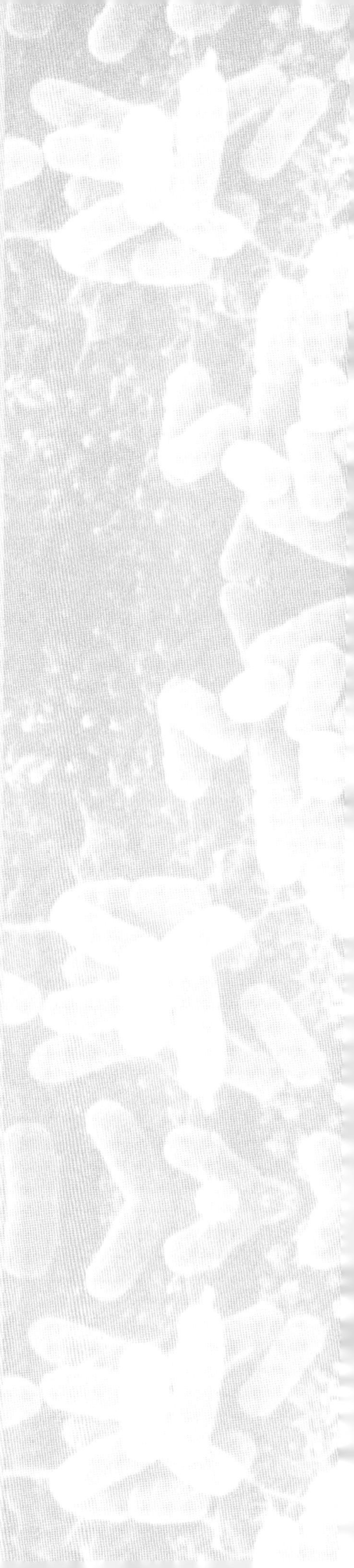

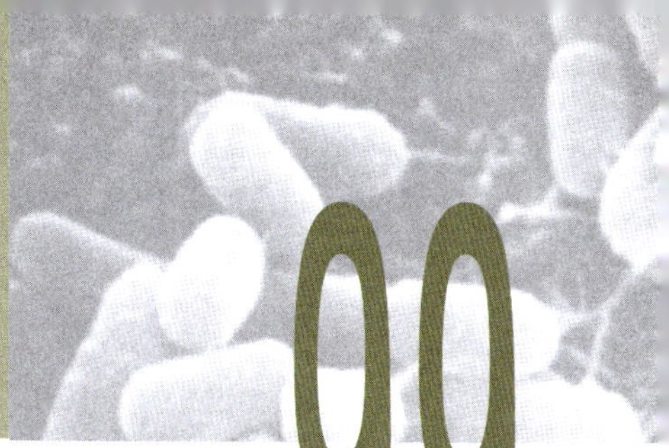

99

Waldemar Francisco

Manifestações Clínicas e Diagnósticos Laboratoriais das Doenças Sexualmente Transmissíveis

As doenças sexualmente transmissíveis (DST) são de importância médica fundamental em todo o mundo, pois afetam homens, mulheres e crianças de todos os grupos sociais e níveis econômicos. O atual aumento das DST é resultante de uma conjugação de vários fatores, tais como: aumento da densidade e mobilidade das populações; dificuldade de administração das alterações do comportamento sexual humano; maior resistência aos antimicrobianos da maioria dos agentes e da inexistência de vacinas, para quase a totalidade dos agentes.

Elas são mais prevalentes entre os adolescentes e adultos jovens, pois, cerca de 65% de todos os casos de DST ocorrem em pessoas na faixa de 25 anos de idade.

O aparecimento da infecção pelo HIV e da AIDS obscureceu outras DST, apesar do imenso impacto como uma doença infecciosa nova e altamente letal para a qual, até o momento, não existe cura nem vacina (Capítulo 95).

As DST podem ser divididas, sob o ponto de vista didático, em corrimentos genitais, lesões genitais e verrugas genitais e continuam existindo de maneira preocupante para as autoridades em saúde pública, apesar de serem conhecidas desde os tempos mais remotos, possuírem diagnósticos laboratoriais muitas vezes de fácil execução e existirem esquemas terapêuticos eficazes (Figuras 99.1 e 99.2).

As DST englobam cerca de 30 doenças, possíveis de serem transmitidas via contato sexual, e incluem as chamadas doenças venéreas, ou doenças essencialmente transmitidas por contato sexual, tais como: gonorreia, sífilis, cancro mole, linfogranuloma venéreo e granuloma inguinal; as doenças frequentemente transmitidas por contato sexual, como: uretrites não gonocócicas, herpes simples genital, condiloma acuminado, candidíase genital, tricomoníase, hepatites virais, AIDS e pediculose púbica; e as demais, cuja transmissão é eventualmente por contato sexual: molusco contagioso, escabiose, shigelose, amebíase, entre outras.

É bom lembrar que as DST não são reciprocamente excludentes, e a possibilidade de infecção múltipla deve sempre ser considerada. A prática de sexo seguro é fundamental para a prevenção destas doenças. A utilização de preservativo de borracha (camisinha) tem provado reter gonococo, o vírus do herpes simples, HIV e clamídia em exames de coito simulado, tipo seringa e êmbolo. Indivíduos infectados, porém assintomáticos, representam um importante papel na cadeia epidemiológica de transmissão das DST.

Corrimentos Genitais

Os corrimentos genitais são causados principalmente por *Neisseia gonorrhoeae*, *Chlamydia trachomatis, Mycoplasma* spp., *Candida albicans, Trichomonas vaginalis*, *Gardnerella vaginalis* e alguns micro-organismos anaeróbios.

Infecção por *Neisseria gonorrhoeae*

A gonorreia é uma doença antiga. Secreções uretrais de origem venérea já são relatadas pelos chineses durante o império de Huang-Ti; em 2637 a.C. Moisés, no capítulo 50 do livro Leviticus, do Velho Testamento, cita as recomendações para casos individuais e medidas saneadoras para seu controle. Hipócrates descreveu a doença em 400 a.C.; Galeno, em 130 a.C., denomina-a de gonorreia (espermatorreia). Neisser descreveu o agente etiológico em 1879 e, apesar de ser uma doença bem documentada de longa data, continua sendo de difícil controle. Em 1881, Crede demonstra a validade da solução de nitrato de prata na prevenção da oftalmia gonocócica do recém-nascido.

A gonorreia possui como agente etiológico a *Neisseria gonorrhoeae*, bactéria que cresce e se multiplica rapidamente em áreas quentes e úmidas do corpo humano, incluindo o trato reprodutivo, cavidade oral e o reto. As características importantes das neisserias estão descritas no capítulo 27 deste livro.

A principal característica clínica é a presença de abundante corrimento uretral purulento e viscoso. É também conhecida como "blenorragia", "pingadeira" e "gota militar".

Embora na mulher a cérvix uterina usualmente seja o local inicial da infecção, a doença pode se disseminar e infectar o útero, trompas ovarianas, resultando em Doença Inflamatória Pélvica (DIP). Pode também ser causa de infertilidade, gravidez ectópica, oftalmia *neonatorum* e oftalmia do adulto. Os sintomas precoces da gonorreia podem ser

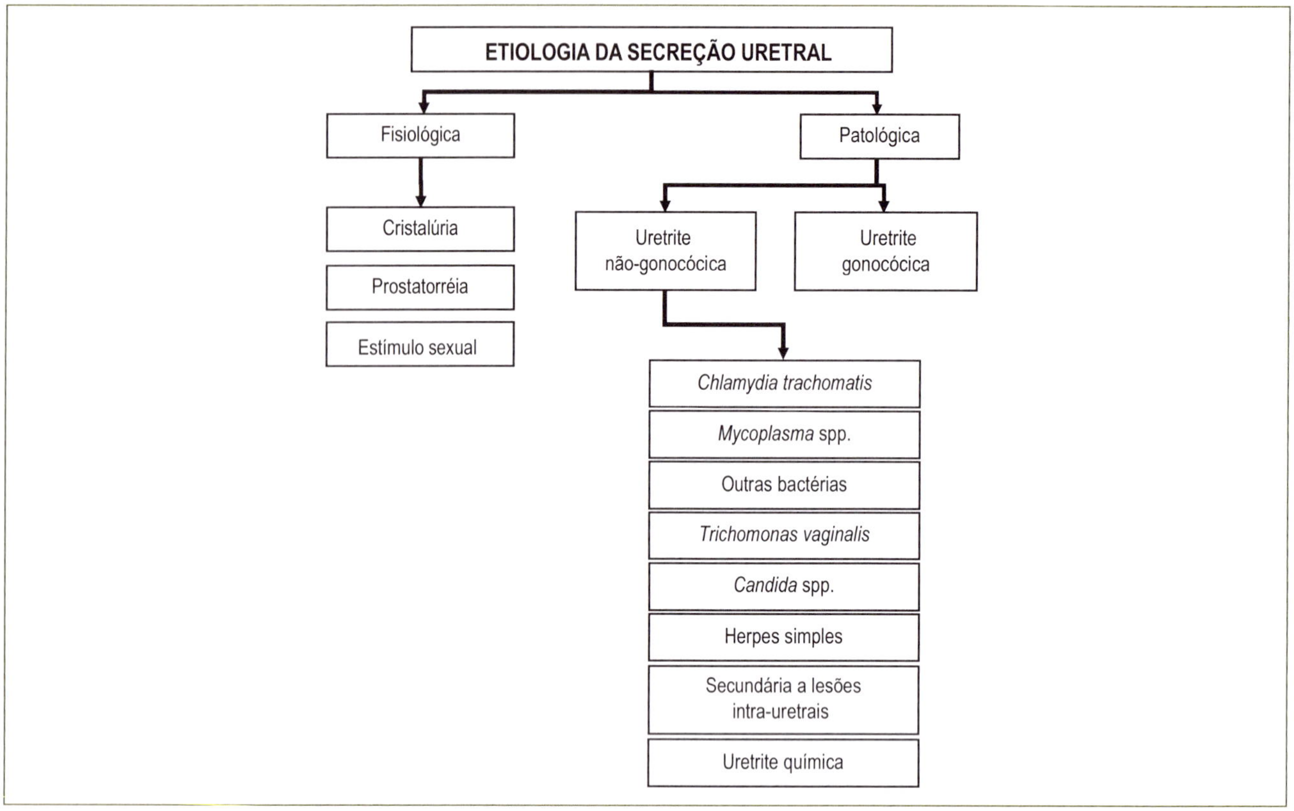

Figura 99.1 – *Etiologia da secreção uretral.*

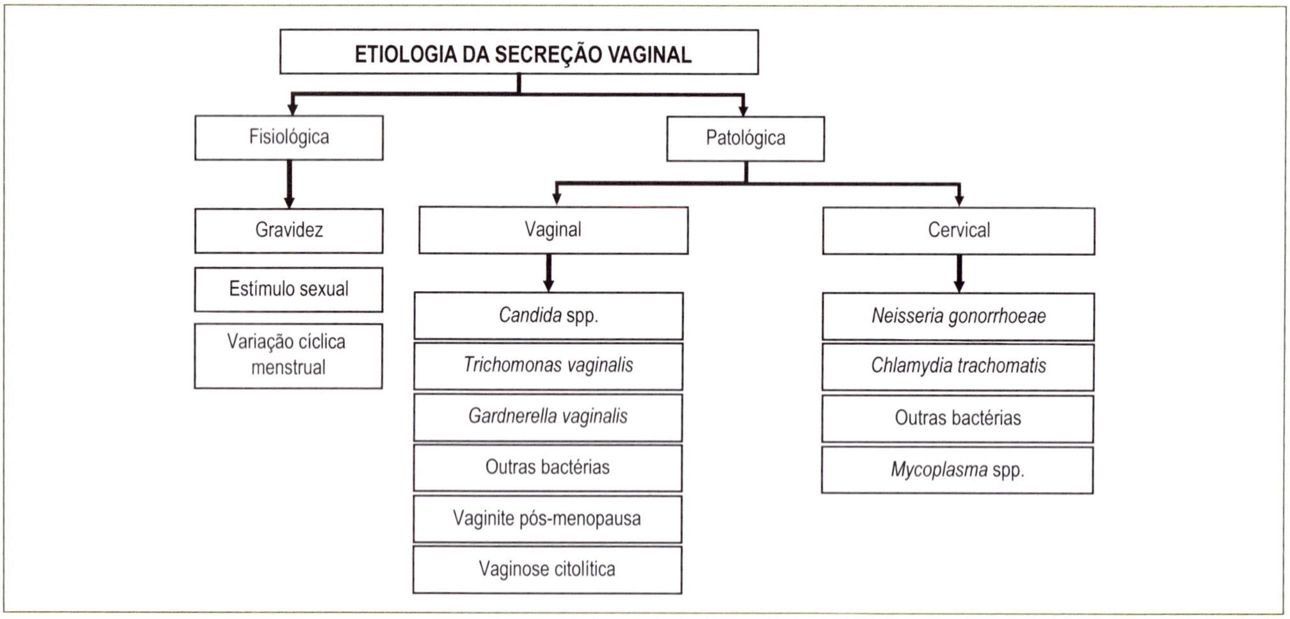

Figura 99.2 – *Etiologia da secreção vaginal.*

brandos, e muitas mulheres infectadas podem não apresentar sintomas da doença. Se os sintomas da gonorreia se desenvolvem, eles usualmente aparecem dentro de 2 a 10 dias após o contato sexual com o parceiro infectado. Os sintomas mais graves são indicados pela progressão da DIP, incluindo dor abdominal, sangramento entre períodos menstruais, vômitos e febre.

O homem é mais frequentemente sintomático que a mulher. Ele apresenta corrimento uretral, dor e sensação de ardor durante a micção urinária. A resposta inflamatória inicial é um corrimento mucoide seguido por um exsudato purulento, usualmente dois a cinco dias após a relação suspeita. Os sintomas de infecção no reto incluem: corrimento, prurido e, algumas vezes, dor durante a evacuação.

As infecções gonococias extragenitais podem ser localizadas ou disseminadas. As infecções locais ocorrem primariamente em várias áreas do corpo determinadas, usualmente, pelo modo de contato. Assim, faringite, conjuntivite e proctite são exemplos de infecções gonocócicas extragenitais. A oftalmia *neonatorum* pode ocorrer em recém-nascidos de mães portadoras que se contaminaram no canal do parto. O gonococo, a partir dos sítios primários de infecção (endocérvice, reto, uretra, faringe etc.), pode alastrar-se, via sanguínea, e causar comumente artrite e infecção cutânea. Mais raramente poderão ocorrer meningite e endocardite.

Tratamento e prevenção

Após longos anos de uso da solução de permanganato de potássio em instilações intrauretrais, surgiram, em 1935, as sulfas como primeira medicação eficaz no combate à doença, sendo substituída, em 1945, pela penicilina. Por muitos anos a penicilina foi a droga de escolha no tratamento da gonorreia, entretanto, a partir da segunda metade da década de 1950, vários trabalhos foram publicados, mostrando uma redução de sensibilidade do gonococo à penicilina. O aumento da resistência era acompanhado por um aumento de insucessos de cura com o tratamento clássico de uma única dose de penicilina. Mais recentemente, foram verificados aumentos de resistência à tetraciclina, espectinomicina e outros antibióticos.

Em 1976 foram descritos os primeiros isolamentos de cepas de gonococos produtores de β-lactamase (PPNG). Essas cepas são completamente refratárias à terapia com penicilina, mas respondem ao tratamento com antibióticos alternativos. As cefalosporinas de terceira geração como ceftriaxone e cefixime e as quinolonas como ciprofloxacina e ofloxacina, possuem altos níveis de atividade contra cepas PPNG.

O fato de o indivíduo que foi curado da gonorreia poder reinfectar-se sugere que a infecção não proporciona uma resposta protetora do hospedeiro. Indivíduos infectados produzem resposta adequada com anticorpos anti-*N. gonorrhoeae*. Esta resposta inclui IgA contra as proteínas da superfície bacteriana. Por que então estas pessoas não se tornam imunes à reinfecção? A razão principal é que a *N. gonorrhoeae* varia seus antígenos de superfície, especialmente os antígenos do *pili* e de proteínas de superfície, de modo que a resposta IgA original se torna rapidamente obsoleta. Nos casos dos *pili,* a bactéria possui um repertório antigênico que pode chegar a um milhão de variações antigênicas.

O uso de preservativo de barreira para a prática de sexo seguro e a administração de colírio de nitrato de prata para os recém-nascidos constituem medidas excelentes na prevenção da gonorreia.

Diagnóstico laboratorial

As três técnicas mais frequentemente utilizadas para o diagnóstico da gonorreia incluem: coloração de Gram, cultura em meios seletivos e detecção de ácidos nucleicos por técnica de PCR. Usando-se mais de um teste, aumenta-se a acuidade do diagnóstico.

O método de Gram é mais sensível para o homem que para a mulher. Somente cerca de 50% das mulheres com gonorreia possuem o resultado positivo pelo Gram, enquanto no homem a sensibilidade pode chegar a 95%. O teste envolve o exame microscópico de esfregaços de corrimento uretral do homem e de conteúdo vaginal e endocervical na mulher. Quando a mulher apresenta também uretrite, o exame da secreção uretral é bastante satisfatório, com sensibilidade maior que a do conteúdo vaginal/cervical, pois a microbiota normal presente é pequena, facilitando a visualização do gonococo.

O encontro de diplococos Gram-negativos intra e/ou extracelulares, com morfologia característica, em esfregaços de secreção genital é evidência presuntiva de gonorreia.

Para o diagnóstico no homem, na maioria das vezes, o método de Gram é suficiente, reservando-se a cultura para os casos negativos. Para a mulher, como o exame de um exsudato endocervical ou vaginal, corado pelo Gram, por si só não é suficiente para estabelecer o diagnóstico, deve-se sempre realizar a cultura, para isolar a *N. gonorrhoeae* e confirmar o diagnóstico.

A cultura, realizada em meios seletivos, tais como Thayer-Martin e Martin-Lewis, envolve a tomada de amostras de material vaginal/cervical e uretral, e incubação em atmosfera de 5% de CO_2 pelo menos por 48 horas, para que a bactéria se desenvolva. A sensibilidade do teste depende do local de tomada da amostra. Amostras cervicais detectam a infecção em aproximadamente 90% dos casos. Pode-se também tomar amostras da faringe, da conjuntiva ou do reto para realização de cultura, na detecção de gonococo nesses locais.

A detecção de ácido nucleico de *N. gonorrhoeae* pelo método de Reação em Cadeia da Polimerase (PCR) é particularmente útil no diagnóstico da infecção em mulheres que, frequentemente, são assintomáticas e podem evoluir para DIP. O método molecular apresenta sensibilidade superior aos métodos microbiológicos clássicos e pode ser realizado em amostra endocervical, uretral ou urina de primeiro jato.

O antibiograma é normalmente desnecessário, sendo substituído pela pesquisa de β-lactamase em todas as cepas isoladas. Quando o teste é positivo, indica que a cepa é uma PPNG e refratária ao tratamento com penicilina. Justifica-se a realização do antibiograma para fins epidemiológicos.

Uretrites e Cervicites Não Gonocócicas

Infecção por *Chlamydia trachomatis*

A infecção por *Chlamydia trachomatis* é considerada a doença bacteriana, sexualmente transmitida, mais comum na atualidade. As clamídias são bactérias, parasitas intracelulares obrigatórios, patógenos importantes amplamente distribuídos através do reino animal, cujas principais características estão descritas no Capítulo 62 deste livro.

A infecção por clamídia tornou-se altamente prevalente, mas, por causa de sua natureza mais branda, ela não tem sido reconhecida e muitas vezes permanece sem tratamento. Segundo a Organização Mundial de Saúde (OMS), em 1995 ocorreram 89 milhões de novos casos em nível mundial e 92 milhões em 1999. Além disso, *C. trachomatis* é a maior causa de infecções geniturinárias nos países em desenvolvimento, e a prevalência de infecção no trato genital inferior é de 2% a 25%.

Todo estudo epidemiológico de infecção por clamídia, publicado até o momento, tem documentada uma prevalência substancial do micro-organismo em adultos jovens entre 15 e 25 anos de idade e ativos sexualmente. Estes estudos relatam taxas de prevalência na faixa de 5% a 20% entre mulheres que frequentam clínicas de planejamento familiar; frequências mais altas, de 20% a 40%, foram notadas entre mulheres e garotas adolescentes, sexualmente ativas, que frequentavam clínicas de DST e, em cerca de 25% de todas as mulheres atendidas em clínicas ginecológicas.

Aproximadamente 8% de todas as mulheres jovens atendidas em maternidades, sem sintomas de infecção urogenital, são portadoras de *C. trachomatis*. Da mesma maneira, pelo menos 3% dos homens atendidos em clínicas de DST, sem sintomas geniturinários, são portadores de *C. trachomatis*. Aproximadamente 50% das uretrites não gonocócicas (UNG) são causadas por este agente.

A infecção por clamídia pode ser transmitida durante contato sexual vaginal, oral ou anal com parceiro infectado. A mulher grávida pode transmitir a infecção a seu recém-nascido durante o parto, com risco de ocorrência de oftalmia *neonatorum* ou pneumonia.

Estudos mais detalhados demonstram também que grande parte dos indivíduos acometidos de infecção por clamídia pode permanecer assintomática por longos períodos. Estes pacientes transmitem a infecção a seus contactantes sexuais. Entretanto, homens e mulheres com *C. trachomatis* podem apresentar corrimento genital discreto ou dor durante a micção urinária. Se os sintomas ocorrem, eles aparecem usualmente dentro de uma a três semanas após a exposição. Cerca de 65% das mulheres e 25% a 50% dos homens infectados não apresentam sintomas. Como resultado, a doença frequentemente pode não ser diagnosticada e tratada até que as complicações se desenvolvam.

As infecções por clamídias nas mulheres podem causar cervicite mucopurulenta, endometrite, salpingite e gravidez ectópica. A doença inflamatória pélvica (DIP) é a mais séria complicação da infecção por clamídia, responsável pela maior causa de infertilidade entre mulheres na idade reprodutiva.

As infecções por clamídias no homem não são facilmente identificadas pelos sintomas clínicos, pois a infecção pode ser assintomática e outros patógenos causam sintomas semelhantes. A epididimite é a mais importante complicação da uretrite no homem; além disso, infecções mistas com *C. trachomatis* e *N. gonorrhoeae* ocorrem frequentemente. Há relatos de que 20% dos homens e 40% das mulheres com gonorreia estão coinfectados por *C. trachomatis*. Nas uretrites pós-gonocócicas, a clamídia está presente em até 90% dos casos. Além disso, infecções por *C. trachomatis* têm sido associadas com altas taxas de transmissão do vírus da imunodeficiência humana (HIV)

A *C. trachomatis* e também a *N. gonorrhoeae* podem causar uma síndrome uretral aguda em mulheres, nas quais pode aparecer com sintomas de infecção das vias urinárias, com piúria, disúria e dor no baixo ventre. Entretanto, a cultura de urina é negativa ou com contagem de colônias de 10^2 UFC/ml (unidades formadoras de colônias/ml) ou menos e as técnicas de rotina de cultivo de urina não detectam essas bactérias. O clínico deverá informar o laboratório de microbiologia quando existe suspeita de síndrome uretral aguda, para que medidas adequadas possam ser tomadas visando ao diagnóstico correto do quadro.

Acredita-se que a síndrome de Reiter, composta de uretrite, conjuntivite, poliartrite e lesões mucocutâneas, tenha início por uma infecção genital por *C. trachomatis*. Aproximadamente 50% a 65% dos pacientes com síndrome de Reiter apresentam uma infecção genital por *Chlamydia* no início da artrite, e estudos sorológicos indicam que mais de 80% dos homens com esta síndrome possuem evidências de uma infecção anterior ou concomitante por *C. trachomatis*.

Tratamento e prevenção

Pacientes com infecções genitais por clamídias diagnosticadas clinicamente, seus contatos sexuais e recém-nascidos de mães infectadas devem ser tratados.

Infecções oculares e genitais em adultos devem ser tratadas com azitromicina ou doxiciclina. Conjuntivite e pneumonia em recém-nascidos devem ser tratadas com eritromicina. É recomendável que pacientes recebendo tratamento para gonorreia também se tratem com doxiciclina para uma possível ocorrência simultânea de infecção por clamídia.

Conjuntivite e infecções genitais por *Chlamydia* são prevenidas por práticas sexuais seguras e pelo tratamento precoce de pacientes sintomáticos e seus parceiros sexuais.

Diagnóstico laboratorial

O diagnóstico de clamídia pode ser feito através da cultura celular, citologia, detecção direta do antígeno ou de ácidos nucleicos e sorologia. As seções seguintes descrevem os métodos de coleta e de diagnóstico de *C. trachomatis*.

Em pacientes sintomáticos, o diagnóstico presuntivo de infecção genital por clamídia pode ser feito, geralmente, pela exclusão de infecção por *N. gonorrhoeae*. Porém, o micro-organismo não é identificado com precisão e o tratamento é feito às cegas. Além disso, a investigação e o tratamento dos parceiros sexuais serão realizados sem conhecimento certo de que o paciente inicial possui atualmente infecção por clamídia.

As infecções por clamídia são muito frequentes; além disso, são oligo ou assintomáticas e podem ter consequências bastante sérias. Por estes motivos, houve grande interesse no Laboratório Clínico para o desenvolvimento de técnicas para o diagnóstico desta infecção. Passamos de técnicas de citologia, sorologia e cultivo celular para métodos de detecção direta através da coloração por imunofluorescência direta, ensaio imunoenzimático e técnicas moleculares.

Na citologia, células epiteliais são obtidas da uretra ou região endocervical. Os métodos de coloração mais utilizados são Giemsa e imunofluorescência direta.

A citologia pelo método de Giemsa é utilizada na detecção do tracoma e conjuntivite de inclusão, não sendo recomendada para amostras genitais.

Nos métodos de detecção de antígenos, podemos destacar a imunofluorescência direta (IFD) e enzimaimunoensaio (EIA) direto.

A imunofluorescência direta, usando anticorpos policlonais ou monoclonais, detecta todos os 15 sorotipos de *C. trachomatis*, é utilizada em todas as situações, especialmente em amostras uretrais e endocervicais. Este teste possui 85% de sensibilidade e 98% de especificidade, quando comparado ao isolamento em cultura de células.

O isolamento de *C. trachomatis* em cultura de células McCoy é realizado em material de raspado de mucosa, esperma, secreção de bubão inguinal, raspado anal ou lesão genital. O teste utiliza uma monocamada de células suscetíveis que são examinadas 48 a 72 horas após a inoculação. As inclusões citoplasmáticas presentes podem ser identificadas por imunofluorescência direta ou indireta.

O desenvolvimento de testes baseados na amplificação de ácidos nucleicos tem sido o mais importante avanço no campo do diagnóstico de clamídia. As técnicas de amplificação detectam com rapidez pequenas quantidades de ácidos nucleicos em amostras clínicas, oferecendo sensibilidades aumentadas de detecção, normalmente acima de 90%, e mantendo uma alta especificidade. Os principais testes utilizados são: Reação em Cadeia da Polimerase (PCR), Reação em Cadeia da Ligase (LCR), Amplificação Mediada por Transcrição (TMA), Amplificação por Deslocamento da Fita (SDA).

Das técnicas moleculares, a mais utilizada atualmente é o PCR. A técnica de detecção do DNA de *C. trachomatis* por método de Reação em Cadeia da Polimerase (PCR) poderá ser realizada em raspado de colo uterino, urina de primeiro jato e raspado uretral. Esta técnica é muito superior às técnicas anteriormente empregadas, tais como imunofluorescência direta e cultura, pois aumentam o limiar de detecção em aproximadamente 1.000 vezes. A sensibilidade é de 97% e a especificidade de 100%, quando comparado à cultura. Esta técnica não pode ser utilizada para pesquisa da *C. trachomatis* em outros locais, tais como: conjuntiva, reto e esperma, que permanecem sendo analisados por imunofluorescência direta ou cultura. As sondas de DNA foram aprovadas para serem utilizadas em amostras genitais e oculares, mas não para urina. Como as infecções simultâneas com *C. trachomatis* e *N. gonorrhoeae* são comuns, a vantagem desse teste é que o uso de sondas duplas permite que ambos os testes sejam executados numa única amostra.

Os testes sorológicos, em geral, não são úteis no diagnóstico de infecção urogenital causada por *C. trachomatis*. Isso é devido à frequência de exposição aos sorotipos de *C. trachomatis*, pela ocorrência de reações cruzadas com outras espécies, principalmente *C. pneumoniae* e porque um teste positivo para anticorpos IgG não distingue uma infecção prévia de uma atual.

Devido a limitações técnicas no teste para IgM, o diagnóstico sorológico depende da variação nos títulos da classe IgG. Um aumento de título IgG de quatro vezes entre duas amostras, colhidas com intervalo de 14 dias, é sugestivo de infecção ou reinfecção. Título igual ou maior que 1/160 sugere infecção recente. A sorologia é recomendada para o diagnóstico de complicações em infecções ascendentes, para pneumonia em neonatos e para o diagnóstico de linfogranuloma venéreo, cujos títulos de IgG são frequentemente elevados.

Infecções por micoplasmas

Os micoplasmas são bactérias destituídas de parede celular, demonstrando pleomorfismo marcante, apresentando desde formas esféricas ou periformes até filamentos ramificados. Estão distribuídos amplamente na natureza como parasitas do homem, de animais e de plantas. Mais de 180 espécies de micoplasmas têm sido bem definidas, muitas delas são patogênicas, causando em animais e plantas uma série de doenças. As principais características deste grupo estão descritas no capítulo 58 deste livro.

Ureaplasma urealyticum, *Mycoplasma hominis* e *Mycoplasma genitalium* são os micoplasmas mais frequentemente isolados do trato geniturinário e, aos quais, tem sido atribuída uma participação efetiva nas patologias humanas. Infecções por estes agentes são transmitidas por contato sexual.

Tanto o *U. urealyticum* como o *M. hominis* aparecem como verdadeiros comensais pertencentes à microbiota dos tratos geniturinários masculino e feminino. A presença destes micoplasmas na microbiota normal tem dificultado o estabelecimento de relação entre sua presença e a real participação nas doenças. Assim, 40% a 70% de mulheres sexualmente ativas e assintomáticas possuem *U. urealyticum* no trato genital inferior. Da mesma maneira, *M. hominis* é encontrado na vagina de 30% a 60% de mulheres com sintomas e 10% de assintomáticas.

O significado desses achados não está nas taxas de colonização, mas sim na quantidade de bactérias encontradas, sendo este utilizado para analisar a relação entre o número de microrganismos isolados e seu papel no quadro clínico. A maioria dos autores considera como concentração limítrofe, clinicamente significativos, para ambos os micro-organismos em secreções vaginais, uretrais, endocervicais, primeiro jato urinário e esperma, valores iguais ou maiores que 10^3 UTC/ml (unidades trocadoras de cor/ml).

O *M. hominis* está relacionado a casos de cervicite, vaginose bacteriana, abscessos tubo-ovarianos e doença inflamatória pélvica. *U. urealyticum* tem sido implicado em uretrite não gonocócica, partos prematuros, abortos, ruptura prematura de membranas e doenças pulmonares em recém-nascidos com baixo peso. Existem evidências de associação entre *U. urealyticum* e infertilidade.

Tratamento e prevenção

O tratamento é geralmente feito com tetraciclina ou derivados, como eritromicina, tianfenicol ou ofloxacina. Alguns *Ureaplasma* são resistentes à tetraciclina. A clindamicina tem sido utilizada para tratar infecções por estas cepas resistentes.

O antibiograma torna-se cada vez mais necessário e pode ser realizado com método semiquantitativo em que é pesquisada a suscetibilidade à tetraciclina, eritromicina, tianfenicol, roxitromicina, ofloxacina e clindamicina.

A melhor prevenção é praticar sexo seguro.

Diagnóstico laboratorial

Pela ausência de parede celular e seu intenso pleomorfismo, os micoplasmas não podem ser visualizados em exames bacterioscópicos.

O método de referência para o diagnóstico laboratorial de micoplasmas genitais é a cultura quantitativa em meios seletivos de materiais tais como: secreção uretral, vaginal, endocervical, esperma e primeiro jato urinário. Títulos iguais ou maiores que 10^3 UTC/ml são clinicamente significativos.

Os testes sorológicos somente têm valor nos quadros pulmonares ou articulares. Normalmente são realizados em infecções causadas pelo *M. pneumoniae* e incluem a pesquisa de crioaglutininas, anticorpos IgG e IgM, no soro dos pacientes.

Vaginites Causadas por Infecções Vaginais

Vaginite é uma inflamação da vagina caracterizada por corrimento, odor, irritação e prurido. A causa da vaginite pode não ser determinada adequadamente, somente com bases nos sintomas ou no exame físico. Para um diagnóstico correto, alguns testes de laboratório devem ser realizados, incluindo avaliação microscópica do fluido vaginal.

A vaginite frequentemente é causada por infecção, que causa desconforto e sofrimento. Algumas infecções estão associadas com doenças mais sérias.

As causas mais comuns de infecção vaginal incluem a vaginose bacteriana, tricomoníase e a infecção vaginal por leveduras. Algumas infecções vaginais são transmitidas através de contato sexual, mas outras provavelmente não o são, dependendo do agente causal. Em meninas, a presença de ovos de *Enterobius vermicularis* (oxiúrus) causa irritação e prurido na região perivaginal.

Vaginose bacteriana

A vaginose bacteriana (VB) é a causa mais comum dos sintomas de vaginite entre as mulheres sexualmente ativas.

No passado denominada de vaginite não específica ou vaginite associada à *Gardnerella,* a vaginose bacteriana está associada também com atividade sexual.

As principais bactérias envolvidas são: *Gardnerella vaginalis*, *Mycoplasma hominis*, *Mobiluncus* spp., *Bacteroides* spp., *Prevotella melaninogenica* e *Bifidobacterium* spp.

A VB reflete uma mudança no ecossistema vaginal, incluindo diminuição ou ausência de *Lactobacillus sp.* e neutrófilos polimorfonucleares e aumento de micro-organismos envolvidos na vaginose bacteriana. O Quadro 99.1 mostra as diferenças observadas no ecossistema vaginal.

Os sintomas primários da VB incluem corrimento vaginal com odor desagradável. O odor de "peixe" é especialmente percebido logo após as relações sexuais. Entretanto, cerca de 50% das mulheres com sinais clínicos de VB não reportam os sintomas de odor desagradável, pois está associado somente quando estão presentes bactérias anaeróbias. O clínico pode observar os sintomas durante o exame físico e confirmar o diagnóstico com exames laboratoriais do fluido vaginal. O percentual de incidência de vaginose bacteriana, em diferentes populações, pode variar de 10% a 37%.

A *Gardnerella vaginalis* também pode causar infecções em outros sítios: infecção materna intrauterina, intra-amniótica, endometrite pós-parto etc.; infecção neonatal-oral, aspirado gástrico, pus conjuntival, meningite; infecção no trato urinário em homens e mulheres e bacteremia, mais frequente em mulheres.

Tratamento e prevenção

O tratamento inclui metronidazol e clindamicina e a prevenção o uso de preservativo de borracha.

Diagnóstico laboratorial

Os exames presuntivos de vaginose bacteriana incluem determinação do pH vaginal, que pode estar alterado para valores entre 4,5 e 5,0 ou mesmo mais altos; a presença de

Quadro 99.1
Microbiota Vaginal em Mulheres sem e com Vaginose Bacteriana

Normal	*Vaginose Bacteriana*
Predomínio de *Lactobacillus*	Poucos *Lactobacillus* produtores de peróxido de hidrogênio
Usualmente menos que 10^7 micro-organismos por grama de conteúdo	10^9 a 10^{10} micro-organismos por grama de conteúdo
Relação de anaeróbios e aeróbios: 2 a 5:1	Relação de anaeróbios e aeróbios: 100 a 1.000:1
Gardnerella presente em 5% a 60% de mulheres	*Gardnerella* presente em 95% de mulheres
Mobiluncus presente em 0% a 5% de mulheres	*Mobiluncus* presente em 50% a 70% de mulheres
Mycoplasma hominis presente em 15% a 30% de mulheres sexualmente ativas	*Mycoplasma hominis* presente em 60% a 75% de mulheres

"odor de peixe" na secreção, quando alcalinizada, e o exame de esfregaços do conteúdo vaginal, corados pelo método de Gram, que revelam a diminuição ou ausência de lactobacilos e neutrófilos polimorfonucleares, aumento de bactérias associadas à VB, presença de numerosas *clue cells* (células do epitélio vaginal, recobertas com microrganismos da VB).

O isolamento das bactérias associadas à VB pode ser realizado em meios de cultura seletivos. Assim, quando necessário, pode-se realizar a cultura do conteúdo vaginal, para um melhor esclarecimento e também para a realização do antibiograma.

Tricomoníase

Tricomoníase é uma DST que afeta cerca de 180 milhões de mulheres e cerca de 30% de homens, seus parceiros sexuais, anualmente em todo o mundo.

Ela é causada por um protozoário flagelado, *Trichomonas vaginalis,* que afeta primariamente o trato urogenital: a uretra é o local mais comum da infecção no homem e a vagina é a mais frequentemente infectada na mulher.

A tricomoníase, semelhante às outras DSTs, pode ocorrer com ou sem sintomas. O homem quase nunca apresenta sintomas. Quando a mulher possui sintomas, eles aparecem dentro de 4 a 20 dias após o contato suspeito.

Os sintomas na mulher variam desde assintomática até doença aguda inflamatória e incluem um corrimento vaginal abundante, de coloração cinzenta ou amarelo-esverdeada, desconforto durante as relações sexuais, odor vaginal desagradável, devido à microbiota anaeróbia que acompanha o parasita, e dor durante a micção. Irritação e prurido na área genital e, em raras ocasiões, dor abdominal podem estar presentes. Em mulheres grávidas, sem tratamento, pode estar associado com ruptura prematura de membranas, nascimento de prematuros e recém-nascidos de baixo peso.

Os sintomas no homem, quando presentes, incluem secreção uretral escassa e esbranquiçada, dor local e alguma dificuldade para urinar.

As complicações incluem: doença inflamatória pélvica atípica, infertilidade, aumento na predisposição para câncer cervical e infecção por HIV.

Tratamento e prevenção

A droga de escolha para o tratamento da tricomoníase é o metronidazol. Ambos os parceiros devem ser tratados para evitar a reinfecção. A higiene pessoal, evitar compartilhar o uso de artigos de toalete e roupas e práticas sexuais seguras são medidas preventivas de grande importância.

Diagnóstico laboratorial

O diagnóstico laboratorial pode ser realizado pelo exame, direto a fresco ou após coloração pelo Gram ou Leishman, da secreção ou raspado uretral e vaginal. O exame colpocitológico de Papanicolaou também revela a presença de tricomonas.

O isolamento, em meios de cultura específicos, pode ser realizado nos casos de suspeita, em que o método direto revelou-se negativo ou em casos especiais, para o estudo de sensibilidade a novas drogas.

A pesquisa de *Trichomonas vaginalis* pode também ser realizada com o uso de sondas de DNA, um método sensível e específico, disponível também para *Gardnerella vaginalis* e *Candida albicans.*

Infecção vaginal por leveduras

A infecção vaginal por leveduras ou candidíase vulvovaginal (CVV) é uma causa muito comum de irritação vaginal, com corrimento branco em grumos. Estima-se que aproximadamente 75% de todas as mulheres pré-menopausadas já apresentaram pelo menos um episódio de candidíase. Em mulheres pós-menopausa, a incidência é mais rara. A candidíase vulvovaginal é denominada recorrente, quando quatro ou mais episódios anuais acontecem.

Leveduras podem estar presentes na vagina em pequena quantidade, mas os sintomas só aparecem quando a quantidade de leveduras aumenta. Vários fatores predisponentes podem estar associados: gravidez, diabetes não controlada, uso de anticoncepcionais orais e antimicrobianos de largo espectro. Outros fatores que podem aumentar a incidência da infecção por levedura incluem: uso de duchas e *sprays* perfumados para higiene feminina íntima.

Candida albicans é responsável por aproximadamente 90% dos casos, mas outras leveduras, tais como *C. glabrata, C. krusei C. parapsilosis* também podem ser patogênicas.

No homem, a candidíase geralmente é assintomática, podendo ocorrer prurido e corrimento discretos. Em pacientes diabéticos as balanites e bálano-postites por leveduras são bastante frequentes.

Tratamento

As infecções genitais por *Candida* podem ser tratadas com vários agentes antifúngicos à base de imidazólicos. Pode ser cremes tópicos, pomadas e óvulos. A terapia sistêmica oral pode ser feita com fluconazol ou com itraconazol.

Diagnóstico laboratorial

A CVV é um dos diagnósticos mais frequentes na prática diária em ginecologia e sua incidência tem aumentado drasticamente, tornando-se a segunda infecção genital mais frequente nos Estados Unidos e no Brasil, representando 20% a 25% dos corrimentos vaginais de natureza infecciosa, precedida apenas pela vaginose bacteriana.

O diagnóstico laboratorial pode ser realizado pelo exame direto a fresco ou após coloração, de material de conteúdo vaginal. A presença de leveduras e/ou hifas micelianas pode ser facilmente reconhecida. O isolamento da levedura em meios de cultura comuns ou seletivos aumenta a sensibilidade do diagnóstico e fornece algumas informações importantes: a determinação da espécie para, em casos de recorrência, separarmos recidiva de reinfecção, proporcionando também condições para a eventual realização do antifungigrama, em que são testados os principais antifúngicos.

Sintetizando o estudo dos corrimentos e secreções uretrais masculinos e femininos, apresentamos as Figuras 99.3 e 99.4, respectivamente.

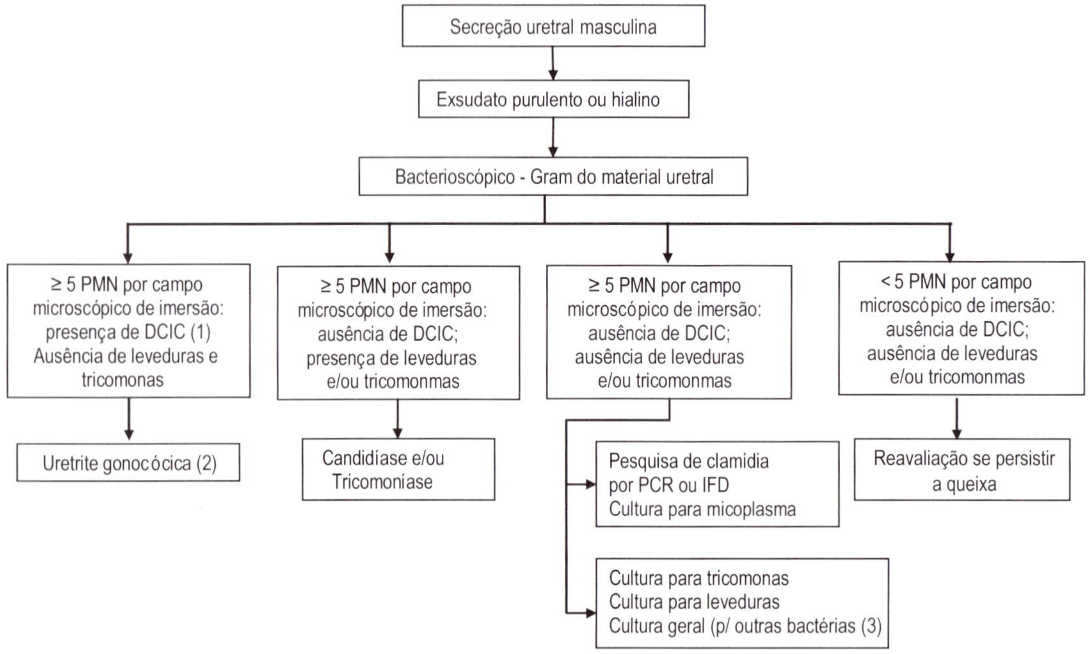

(1) PMN = leucócitos polimorfos nucleares; DCIC = diplococo Gram-negativo intracelular.
(2) Em 15 a 30% dos homens com uretrite gonocócica, a *C. trachomatis* também pode estar presente.
(3) *Staphylococcus aureus*, enterobactérias, enterococos eventualmente podem causar uretrite.

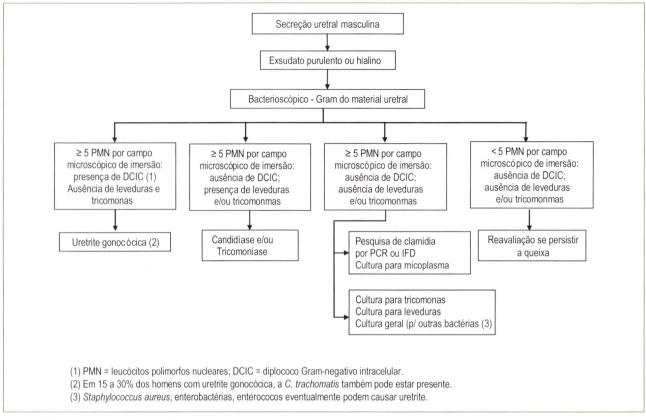

Figura 99.3 – *Algoritmo do diagnóstico laboratorial das secreções uretrais masculinas.*

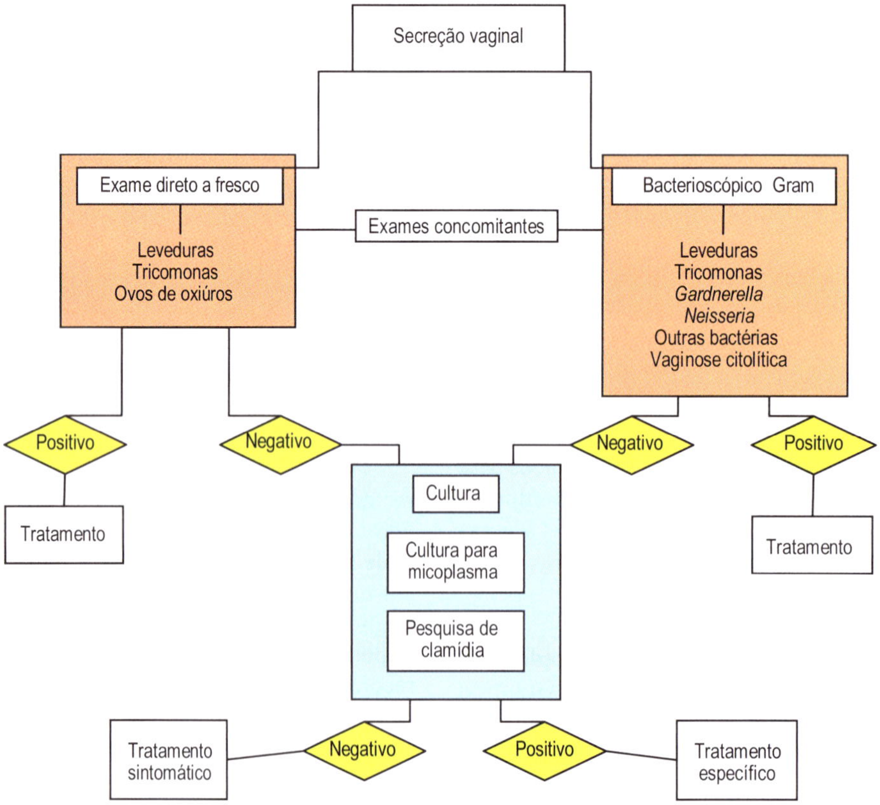

Figura 99.4 – *Algoritmo do diagnóstico laboratorial das secreções vaginais*

Lesões ou Úlceras Genitais

As lesões genitais incluem: sífilis, causada pelo *Treponema pallidum*; cancroide ou cancro mole, causada pelo *Haemophilus ducreyi*; linfogranuloma venéreo, causado por alguns sorotipos de *C. trachomatis*; granuloma inguinal, causado pela bactéria *Calymmatobacterium granulomatis* e herpes genital, causado pelo vírus *Herpes simples* (Figura 99.5).

Sífilis

Doença infecciosa causada pelo espiroqueta *Treponema pallidum*, a sífilis, no passado, foi causa de epidemias devastadoras e, atualmente, apresenta índices crescentes de incidência, como observado para as demais doenças de transmissão sexual (ver mais detalhes no Capítulo 55).

Após o contato sexual, a lesão primária no local de inoculação, denominada de cancro duro ou protossifiloma, surge cerca de dez dias a três meses após, como ulceração indolor, de bordas endurecidas e linfadenopatia satélite. A lesão tende a desaparecer espontaneamente após quatro a seis semanas, seguindo-se a fase de secundarismo.

A fase do secundarismo se manifesta cerca de 1 a 6 meses após o desaparecimento do cancro inicial, como processo infeccioso com roséolas, lesões mucosas e linfadenopatia generalizada, podendo também ocorrer reação meníngea, mas que cedem espontaneamente após um período de duas a seis semanas.

Ao secundarismo segue-se a fase de sífilis latente recente, nos primeiros anos pós-infecção, quando pode haver recorrências de lesões cutâneas e mucosas e ocasionalmente neurossífilis recente. Segue-se a fase latente tardia que, 5 a 20 anos ou mais após a infecção, pode dar lugar à sífilis terciária, sintomática, com lesões destrutivas cardiovasculares ou do SNC, com demência, psicose, *tabes dorsalis* ou com o aparecimento de gomas na pele, ossos ou vísceras.

Tratamento e prevenção

A penicilina é a droga de escolha para o tratamento das infecções causadas por *T. pallidum*. A penicilina benzatina, de ação prolongada, é usada nos estágios iniciais da sífilis e a penicilina G é recomendada para a sífilis tardia e congênita. Para pacientes alérgicos à penicilina, a tetraciclina pode ser usada como alternativa. A sífilis só pode ser controlada através da prática de sexo seguro e tratamento dos parceiros sexuais dos pacientes doentes, além de exames pré-natais adequados.

Diagnóstico laboratorial

O diagnóstico laboratorial da sífilis baseia-se na demonstração do treponema nas lesões ou, mais frequentemente, na detecção de anticorpos seja no soro como também no liquor do paciente.

O exame microscópico direto em campo escuro, após coloração de Fontana-Tribondeau ou por imunofluorescência direta, demonstra o espiroqueta no material do protossifiloma ou nas lesões cutâneas ou mucosas do secundarismo.

O exame imunoistoquímico, com anticorpo marcado com enzima, pode evidenciar a presença do treponema em cortes de tecidos, fixados em formol a 10%, assim como preparados citológicos podem também ser submetidos a exame imunocitoquímico através de técnica semelhante.

O encontro de treponema, com morfologia característica nas lesões suspeitas, constitui diagnóstico absoluto para a sífilis.

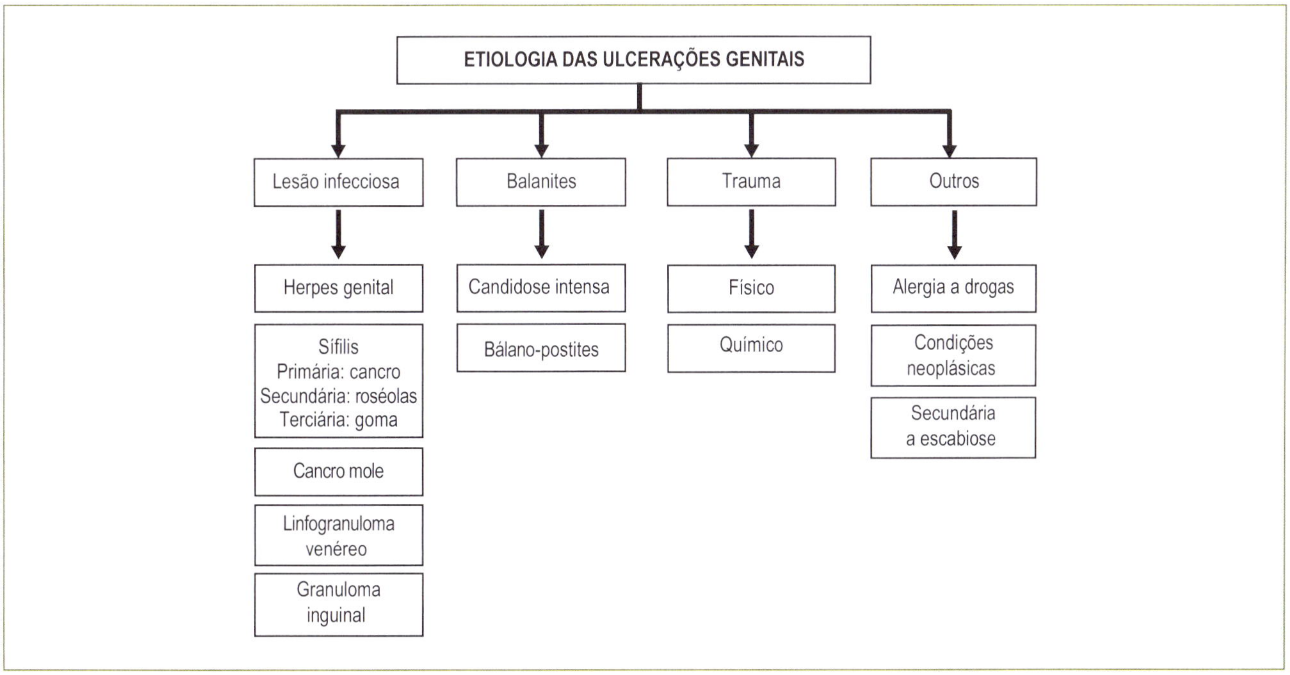

Figura 99.5 – *Etiologia das ulcerações genitais.*

Os testes sorológicos dividem-se em dois grupos de anticorpos pesquisados: testes de cardiolipina, nos quais os anticorpos são dirigidos contra um antígeno não treponêmico, de natureza fosfolipídica, resultante da infecção pelo *T. pallidum*, detectados pelo teste do VDRL e pelo teste RPR (*Rapid Plasma Reagin*). São testes de alta sensibilidade, mas sujeitos a resultados falsos-positivos, ocorrendo em pacientes com doenças autoimunes, malária, infecções virais e bacterianas e mesmo em gestantes, assim como a resultados falso-negativos, especialmente na sífilis tardia. Desta maneira devem ter seus resultados confirmados pelos testes treponêmicos.

O segundo tipo de anticorpos é dirigido contra constituintes do próprio treponema e sua pesquisa pode ser realizada pelo teste da imunofluorescência indireta (FTA-Abs) ou microemaglutinação passiva (MHA-TP) e, mais recentemente, por técnicas imunoenzimáticas (ELISA). Apesar de serem consideradas como específicas, reações falso-positivas podem ser encontradas em menos de 1% dos indivíduos normais e em pacientes com doenças associadas a globulinas anormais ou aumentadas, lúpus e viciados em drogas. Reações de ELISA falso-positivas são verificadas na doença do Lyme, hanseníase, malária, mononucleose infecciosa e leptospirose. Testes treponêmicos com antígenos de *T. pallidum* são positivos também em outras infecções treponêmicas, tais como pinta, a bouba e a sífilis endêmica.

Os testes de cardiolipina permitem acompanhar a terapêutica, pela rápida resposta representada pela queda de títulos e mesmo pela negativação da reação. Os testes treponêmicos devem ser reservados para confirmação dos resultados dos testes de cardiolipina, quando então assumem elevado valor diagnóstico.

Na sífilis congênita sintomática, a pesquisa do treponema em raspado de lesões cutâneas, mucosas, na secreção nasofaríngea ou no liquor permite um diagnóstico microbiológico. O significado de testes positivos de cardiolipina ou treponêmicos no soro do recém-nascido é limitado pela transferência passiva de anticorpos IgG maternos, entretanto títulos do VDRL quatro vezes ou mais acima dos títulos maternos são evidência de infecção congênita. Como para outras infecções congênitas, a pesquisa de anticorpos IgM no soro do recém-nascido é de grande valor para o diagnóstico da sífilis congênita.

Cancroide ou cancro mole

É uma importante infecção bacteriana causada pelo *Haemophilus ducreyi*, um bacilo Gram-negativo delgado, disseminada por contato sexual (ver mais detalhes no Capítulo 31). A lesão genital, de bordos moles e recoberta de exsudato purulento, ocorre cerca de quatro a sete dias após o contato suspeito. Em geral, são várias lesões com reação inflamatória pequena, bastante dolorosas, com linfadenopatia unilateral.

As lesões no homem estão frequentemente localizadas no prepúcio distal (mucosa e freio), sulco da coroa, na glande e no corpo do pênis ou na área perianal. Na mulher, na entrada da vagina (fúrcula, lábios e clitóris) na cérvix e parede vaginal.

Clinicamente, a lesão do cancroide pode ser de difícil distinção das úlceras causadas pelo herpes ou pelo treponema.

Tratamento e prevenção

A maioria das cepas de *H. ducreyi* é suscetível à eritromicina, droga recomendada para o tratamento. O uso de preservativo de barreira constitui importante medida na prevenção.

Diagnóstico laboratorial

O exame bacterioscópico pelo método de Gram, de esfregaços de material colhido das bordas das lesões, constitui um método rápido e sensível para o diagnóstico. O encontro de cocobacilos ou bacilos Gram-negativos delgados, intra e extracelulares, muitas vezes dispostos em cadeias curtas, associados a cocos Gram-positivos no exsudato das lesões, é altamente sugestivo de cancro mole.

O importante no exame bacterioscópico é fazer o diagnóstico diferencial entre sífilis, herpes e cancro mole.

O isolamento do *H. ducreyi* em cultura com meios seletivos, embora menos utilizado na rotina, pode ser realizado com excelentes resultados. O melhor meio de cultura é o ágar GC suplementado com 2% de hemoglobina, 5% de soro fetal bovino, enriquecido com Isovitalex e vancomicina (3 μg/ml), incubados em 10% de CO_2.

Linfogranuloma venéreo

O linfogranuloma venéreo (LGV), também denominado de doença de Nicolas-Favre ou quarta moléstia venérea, é causado por sorotipos específicos (L1, L2, L2a, L3) de *Chlamydia trachomatis* (ver mais detalhes no Capítulo 62). Sua distribuição é universal, com maior frequência ocorrendo entre os trópicos, sendo mais comum em países em desenvolvimento do que em países industrializados. O hospedeiro natural é o homem como também o é seu reservatório.

A doença, após período de incubação de uma a três semanas, apresenta discreta lesão genital, de duração rápida e nem sempre notada pelo paciente, seguida de linfadenopatia inguinal uni ou bilateral, que evolui para supuração de material purulento por vários orifícios.

Os danos tardios provocados no tecido que perdeu a drenagem linfática incluem as manifestações anorretais como proctite, hiperplasia intestinal, fístulas e estenose retal; linfedema do pênis e escroto e hipertrofia vulvar. Também ocorrem manifestações extragenitais, com produção de linfadenite e formação de bubão em linfonodos satélites à lesão primária.

Tratamento e prevenção

Recomenda-se que pacientes com LGV sejam tratados com doxiciclina por 21 dias. Para crianças o tratamento é feito com azitromicina ou eritromicina, ou ainda sulfa. As infecções genitais por *Chlamydia* são prevenidas por práticas sexuais seguras e pelo tratamento precoce dos pacientes sintomáticos e seus parceiros sexuais.

Diagnóstico laboratorial

O diagnóstico é basicamente clínico. Laboratorialmente pode-se realizar a imunofluorescência direta com anticorpos monoclonais ou pesquisa da clamídia por PCR do pus do bubão; reações sorológicas como a Reação de Fixação do Complemento, sorologia clássica que, nos casos positivos, apresenta títulos elevados (acima de 1:64) e isolamento em cultura de células McCoy.

Granuloma inguinal

O granuloma inguinal ou donovanose é uma doença de transmissão sexual de ocorrência rara, causada por uma bactéria, *Calymmatobacterium granulomatis*. Esta bactéria foi recentemente reclassificada como *Klebsiella granulomatis* com base em critérios genômicos e porque provoca alterações tissulares e clínicas semelhantes àquelas de duas outras espécies de *Klebsiella*: *K. rhinoscleromatis* e *K. ozaenae*. Os aspectos clínicos são caracterizados por úlceras genitais crônicas com lesões granulomatosas e destrutivas, possuindo período de incubação de aproximadamente 40 a 50 dias, podendo chegar a seis meses.

As lesões genitais e perigenitais podem ser ulcerosas, ulcerovegetantes e vegetantes. As lesões extragenitais localizam-se mais frequentemente nas gengivas, axilas e parede abdominal. As manifestações sistêmicas podem ser ósseas, articulares e hepáticas.

Tratamento e prevenção

Tetraciclinas, eritromicina e sulfametoxazol-trimetoprim têm sido utilizados como drogas de escolha no tratamento. A profilaxia antibiótica não demonstrou efetividade na prevenção e controle da infecção. Prática de sexo seguro é ainda a melhor proteção.

Diagnóstico laboratorial

O diagnóstico é basicamente clínico. O diagnóstico laboratorial é realizado com o exame anatomopatológico de biópsia das lesões, ou então, pelo exame citológico de raspado subsuperficial da lesão, corado pelo Leishman, Giemsa ou Gram. O encontro no interior de macrófagos de bacilos Gram-negativos, envoltos em massas hialinas formadas pela fusão de suas cápsulas (corpúsculos de Donovan), é altamente sugestivo da presença de *K. granulomatis*. A cultura, embora possa ser realizada, não é recomendada na rotina laboratorial.

Herpes genital

Herpes genital é uma doença contagiosa viral, de ocorrência muito frequente, afetando milhões de pessoas em todo o mundo. A infecção é causada pelo vírus Herpes simples (HSV) responsável por lesões cutâneas e que penetram no hospedeiro através de microfissuras ou escarificações da pele e mucosas.

Existem dois tipos de HSV e ambos podem causar herpes genital. O HSV tipo 1 está mais frequentemente relacionado com a gengivoestomatite herpética e o HSV tipo 2 com o herpes genital (ver mais detalhes no Capítulo 86).

Ambos, HSV-1 e HSV-2 podem produzir lesões na área vaginal, no pênis, ao redor do ânus e também nas nádegas e coxas.

As lesões surgem na pele e mucosas apresentando uma evolução caracterizada pelo aparecimento de mácula e evoluindo até o estágio final de crosta. O estágio de vesícula é o mais contagioso, devido ao elevado número de partículas virais presentes no exsudato.

Com a cura da infecção primária, o vírus entra em estado de latência, ficando em equilíbrio com a célula hospedeira. Quando este equilíbrio é rompido por fatores como imunodepressão, infecções, excesso de radiação ultravioleta, estresse e alterações hormonais, os vírus são reativados. Esta reativação manifesta-se, em geral, sob a forma de herpes labial ou herpes genital. Essas manifestações cutâneas são precedidas de dor, formigamento e prurido no local de erupção das lesões.

Tratamento e prevenção

A maioria das drogas anti-herpéticas consiste em análogos de nucleosídeos e outros inibidores da DNA polimerase. O protótipo das drogas anti-HSV é o aciclovir. Apresentando propriedades farmacológicas diferentes mas mecanismos de ação relacionados, temos: valaciclovir, penciclovir e fanciclovir. Embora a utilização de preservativos de borracha possa não proteger completamente, seu uso certamente deve ser estimulado.

Diagnóstico laboratorial

A presença do vírus do herpes simples em material proveniente de lesões cutâneas pode ser demonstrada por exame citológico que permite detectar as células epiteliais gigantes observadas nas infecções herpéticas, tanto as do H. simples como do H. zóster. É um método bastante simples e sensível, detectando cerca de 50% dos casos de lesão ativa.

Em fragmentos de tecidos, obtidos por biópsia e fixados em formol a 10%, o exame imunoistoquímico, para Herpes simples tipos 1 e 2, permite determinar e localizar antígenos relacionados com os micro-organismos pesquisados, detectados através de anticorpos específicos.

O isolamento do vírus do Herpes simples, H. zóster e Varicela-zóster, realizado em cultura de células, é o método de referência. Técnica de elevada especificidade, porém com sensibilidade relativa, pois a capacidade de se isolar um vírus depende de uma série de variáveis nem sempre controláveis, especialmente após a introdução da terapêutica. O diagnóstico é habitualmente feito através do isolamento do agente e da conversão sorológica.

As reações sorológicas são realizadas por técnicas imunoenzimáticas para anticorpos da classe IgG e de imunofluorescência indireta para anticorpos da classe IgM. A presença de anticorpos IgG não permite distinguir entre infecção atual e pregressa, exceto quando se detecta aumento de títulos entre duas amostras sucessivas. O diagnóstico final sobre uma provável infecção pelo HSV-1 ou HSV-2 depende da oscilação de títulos de anticorpos da classe IgG dirigidos contra cada um dos agentes separadamente. A presença de anticorpos da classe IgM, dirigidos contra o HSV, está associada à infecção recente, porém não distingue HSV-1 do HSV-2, devido à extensa reatividade cruzada entre eles.

Os valores de referência são:

- para anticorpos IgG:
  - não reagente: inferior a 0,9
  - indeterminado: de 0,9 a 1,1
  - reagente: superior a 1,1.
- para os anticorpos da classe IgM: não reagente

Verrugas genitais

As infecções pelo vírus do papiloma humano (HPV), com tropismo cutâneo ou mucoso em região genital, incluem principalmente as verrugas genitais (condiloma acuminado) e as lesões planas aceto-brancas (displasias). O vírus é adquirido por contato próximo e infecta as células epiteliais da pele ou mucosas. O tropismo tecidual e a apresentação da doença dependem do tipo de papilomavírus.

Mais de 70 tipos distintos de HPV, infectando o homem, já foram caracterizados com o auxílio de técnicas de hibridização molecular, tendo como base o grau de homologia do DNA viral. O vírus HPV pertence à família *Papillomaviridae*, com forma icosaédrica, apresenta genoma de DNA de fita dupla e as proteínas do capsídeo são antigênicas e usadas como alvo para sua detecção por reações imunoistoquímicas (ver Capítulo 89).

A infecção pelo HPV pode ser adquirida por contato direto através de pequenas lesões na pele ou mucosas; durante o ato sexual ou enquanto um bebê está passando pelo canal do parto infectado.

O papilomavírus humano é possivelmente a infecção sexualmente transmitida mais prevalente no mundo. Pelo menos 20 milhões de pessoas nos Estados Unidos estão infectadas por HPV, com aproximadamente 5,5 milhões de novos casos genitais ao ano. Múltiplos parceiros sexuais, início precoce de atividade sexual, tabagismo, história familiar de câncer de colo uterino e imunossupressão são os principais fatores de risco para a infecção e progressão ao câncer.

Os diferentes tipos tendem a causar manifestações clínicas características. Alguns (1, 2, 3, 4, 10) apresentam tropismo cutâneo em regiões não genitais e estão associados a verrugas benignas; outros (6, 11, 16, 18, 31, 33, 51, 58, 72, 73), têm tropismo cutâneo ou mucoso em região geniturinária, causando os condilomas e lesões aceto-brancas; outros (9, 12, 14, 15, 17, 19, 20), identificados em pacientes imunocomprometidos, são cutaneotrópicos e levam a quadros conhecidos como epidermodisplasia verruciforme.

A transmissão se faz habitualmente através do contato direto das lesões de um indivíduo para outro, preferencialmente em pontos de microtraumatismos. Acredita-se que possa ocorrer também a transmissão por fômites.

Quando não tratadas, as infecções genitais pelos HPVs possibilitam a transmissão do vírus aos parceiros sexuais de seus portadores, aos recém-nascidos pelas mães infectadas e, ainda, o risco de desenvolvimento de carcinomas.

As infecções pelo papilomavírus estão associadas ao câncer de colo de útero, vulva, pênis e reto. A capacidade de alguns tipos de HPV possuírem potencial oncogênico está bem estabelecida. Os tipos mais envolvidos são os que causam lesões genitais e orais, particularmente os tipos: 16, 18, 31, 33, 35, 39, 51, 58, 72 e 73.

Tratamento e prevenção

As verrugas regridem espontaneamente, mas a regressão pode levar de meses a anos. Elas podem ser removidas através da crioterapia cirúrgica, eletrocauterização ou ainda pela aplicação de agentes químicos como podofilina e ácido salicílico, embora as recorrências sejam comuns.

Uma vacina, recentemente introduzida, parece ser muito promissora na prevenção da infecção. No momento, a melhor maneira de prevenir a transmissão de verrugas, consiste em evitar o contato direto com o uso de preservativos de borracha.

Diagnóstico laboratorial

O diagnóstico presuntivo de infecção pelo HPV pode ser realizado pelos exames citológicos de esfregaços cérvico-vaginais, de secreção uretral e de mucosa de pênis, de raspado de lesões cutâneas ou mucosas ou ainda pelo exame anatomopatológico de biópsias. O encontro nos preparados do efeito citopático do vírus, apresentado morfologicamente como coilocitose, é sugestivo, mas não conclusivo da etiologia pelo HPV.

O diagnóstico etiológico de certeza poderá ser realizado:

- Utilizando-se o teste do PCR, método de maior sensibilidade (93%), todavia não discrimina o estado de latência do de infecção ativa e não caracteriza o tipo de lesão epitelial.
- Pela captura híbrida que, apesar de menor sensibilidade 89%, apresenta maior valor preditivo quanto à correlação com a doença quando comparada com o PCR; não especifica, porém, os tipos de acometimento.
- Por meio da hibridização *in situ* que, apesar de menor sensibilidade que os dois anteriores, permite a demonstração clara da correlação entre a lesão observada e a presença do DNA específico dos diversos grupos de HPV de alto, baixo e potencial oncogênico intermediário.

Sintetizando o estudo das lesões e úlceras genitais, apresentamos a Figura 99.6.

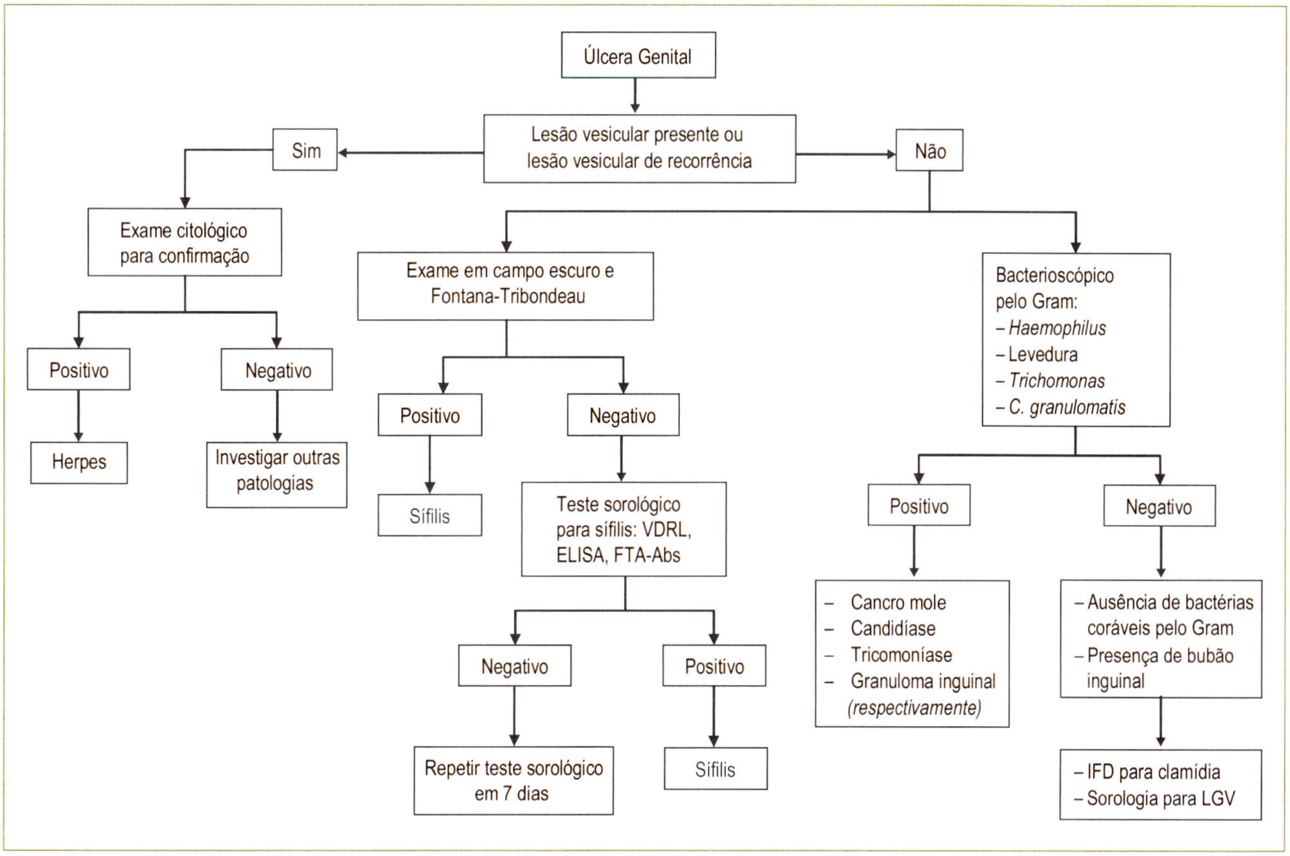

Figura 99.6 – *Algoritmo do diagnóstico laboratorial das úlceras genitais.*

Bibliografia

1. Black C. Current methods of laboratory diagnosis of Chlamydia trachomatis infections. Clin Microbiol Rev. 1997;10:160-184.
2. Camargo ME. Sífilis. In: Ferreira WA, Ávila SLM (ed.). Diagnóstico laboratorial das principais doenças infecciosas e auto-imunes. 2a ed. Rio de Janeiro: Guanabara Koogan. 2001;p. 127-132.
3. Corsello S et al. An epidemiological survey of vulvovaginal candidiasis in Italy. Eur J Obstet Gynecol Reprod Biol. 2003;110:66-72.
4. Cunha RAF. Infecções por Mycoplasma. In: Ferreira WA, Ávila SLM (ed.). Diagnóstico laboratorial das principais doenças infecciosas e auto-imunes. 2a ed. Rio de Janeiro: Guanabara Koogan. 2001;p. 186-194.
5. Duarte MIS. Infecção pelo papilomavírus (HPV). Diagnóstico laboratorial de patologias infecciosas na gestação – Laboratório Fleury-Medicina Diagnóstica. 1998;p. 32-37.
6. Francisco W. Gonococcias e clamídias. In: Ferreira AW, Ávila SLM. Diagnóstico laboratorial das principais doenças infecciosas e auto-imunes. 2a ed. Rio de Janeiro: Guanabara Koogan. 2001;p. 169-176.
7. Gaydos CA. Nucleic acid amplification tests for gonorrhea and chlamydia: practice and applications. Infect Dis Clin North Am. 2005;19:367-86.
8. Seadi CF et al. Diagnóstico laboratorial da infecção pela Chlamydia trachomatis: vantagens e desvantagens das técnicas. J Bras Patol Med Lab. 2002;38:125-133.
9. Tuuminen T, Palomäki P, Paavonen J. The use of serologic tests for the diagnosis on chlamydial infections. J Microbiol Methods. 2000;42:265-179.
10. US Department of Health and Human Services. National Institutes of Health. Sexually Transmitted Diseases – Bethesda, MD 20892 – july, 1999.
11. Waites K et al. Laboratory diagnosis of mycoplasmal and ureaplasmal infections. Clin Microbiol. 1996;18:105-112. (Newsletter)
12. Wang S. The microimmunofluorescence test for Chlamydia pneumoniae infection: technique and interpretation. J Infect Dis. 2000;181:S241-S245.
13. Watson EJ et al. The accuracy and efficacy of screening tests for Chlamydia trachomatis: a systematic review. J Med Microbiol. 2002;51:1021-1031.

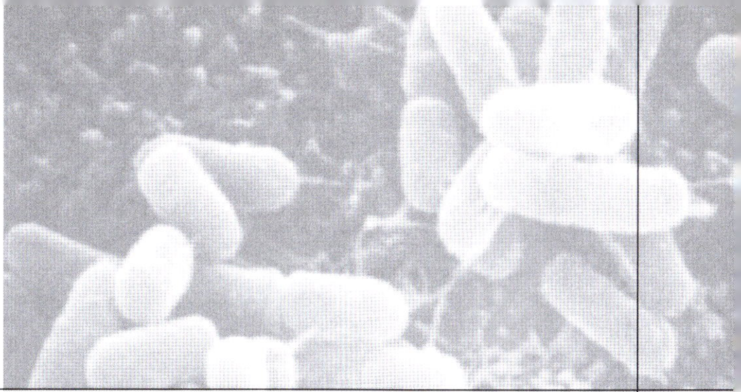

Índice Remissivo

B

C

D

E

F

G

H

I

J

K

L

M

N

O

P

Q

R

S

T

U

V

W

X

Y

Impressão e acabamento:
Geográfica
editora